Bibliographie der gesamten Gynaekologie und Geburtshilfe

sowie deren Grenzgebiete

für das Jahr 1913

Auf Grund des Zentralblattes für die
gesamte Gynaekologie und Geburtshilfe
sowie deren Grenzgebiete

zusammengestellt und herausgegeben

von

E. Runge

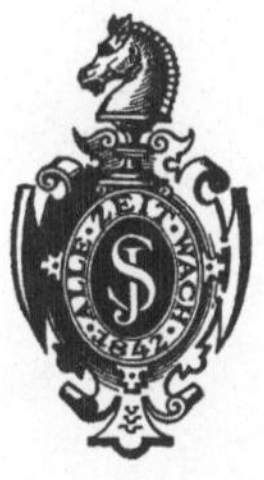

Berlin

Verlag von Julius Springer

1914

ISBN-13:978-3-642-90328-1   e-ISBN-13:978-3-642-92185-8

DOI: 10.1007/978-3-642-92185-8

Softcover reprint of the hardcover 1st edition 1914

Vorwort.

Die vorliegende, an und für sich selbständige Jahresbibliographie ist aus dem Wunsche hervorgegangen, einmal die Gesamtliteratur auf dem Gebiete der Gynaekologie, Geburtshilfe und deren Grenzgebieten systematisch geordnet zusammenzustellen, und andrerseits, den Wert des „Zentralblattes für die gesamte Gynaekologie und Geburtshilfe sowie deren Grenzgebiete" noch zu steigern. Wenn auch in jedem Hefte des Zentralblattes die Materie stofflich geordnet ist, so mußten doch naheliegende Kapitel zusammengefaßt werden. In der vorliegenden Bibliographie ist nun eine weit ausgedehntere Verteilung der Materie auf einzelne Gruppen vorgenommen worden. Es geschah dies einmal, um nicht zu umfangreiche, und dadurch unübersichtliche Gruppen entstehen zu lassen, vor allem aber, um durch Verteilung des gesamten Stoffes auf recht viele einzelne Abschnitte es dem Leser zu ermöglichen, schnell die gesamte Literatur einzelner, bestimmter umschriebener Fragen sofort zusammengefaßt zur Hand zu haben. Manche Artikel behandeln nun aber nicht bloß eine bestimmte, scharf umschriebene Frage, sondern streifen außerdem noch naheliegende Gebiete oder beschäftigen sich gleichzeitig mit zwei oder mehreren ganz verschiedenen Materien. Es ist deshalb großer Wert darauf gelegt worden, in derartigen Fällen den betreffenden Artikel nicht nur an einer Stelle anzuführen, sondern an allen einschlägigen, sodaß jeder Abschnitt der Bibliographie auch die gesamte einschlägige Literatur vollständig enthält. Die Durchführung dieses Prinzipes mußte natürlich den Umfang der Bibliographie vergrößern, ein Moment, das jedoch wohl sicher dadurch reichlich aufgewogen wird, daß sich hierdurch der Benutzungswert der Bibliographie wesentlich erhöht. Der Benutzer findet das Material einer ihn interessierenden Frage aus den verschiedenen Abschnitten vollständig beieinander, wenn er in zweckentsprechender Weise das Inhaltsverzeichnis benutzt.

Bis auf geringe Ausnahmen (Dissertationen usw.) ist von jedem in der Bibliographie abgedruckten Titel ein Referat im Zentralblatt erschienen. Die Zahlen hinter den Titeln geben an, in welchem Band und auf welcher Seite das Referat im Zentralblatt abgedruckt ist.

Es sind in dieser Bibliographie alle erreichbaren, den Gynaekologen und Geburtshelfer interessierende Arbeiten angeführt, die im Kalenderjahr 1913 erschienen sind.

Sehr eingehend fanden die Grenzgebiete Berücksichtigung. Mancher Leser wird sogar der Ansicht sein, daß hier zu weit gegangen ist. Andrerseits muß jedoch berücksichtigt werden, daß der eine Leser für dieses Grenzgebiet, der andere für jenes mehr Interesse hat. Bei unserem Prinzip der möglichsten Vollständigkeit nach allen Richtungen mußte aber jedem Wunsche Rechnung getragen werden, was hoffentlich erreicht ist.

Berlin, im November 1914. **E. Runge.**

Inhaltsverzeichnis.

(Ein alphabetisches Register der einzelnen Abschnitte ist auf den Seiten 588—590 abgedruckt.)

Allgemeines.

Gynaekologie.

Geburtshilfe.

---

* Die hier vorkommenden Arbeiten sind auch in die vorhergehenden Abschnitte unter Harnorgane nach anderen Gesichtspunkten eingeordnet.

Grenzgebiete.

Allgemeines.
Allgemeine Physiologie und Pathologie.
Entwicklung und Entwicklungsstörungen der Genitalien.

Albrecht, Paul, Über plastischen Ersatz der Vagina bei angeborenem Defekt derselben. Dtsch. Ztschr. f. Chirurg. Bd. 122, H. 5/6, S. 562—590. **2, 376.**

Alfieri, E., Utero bicorne con adenomiomi mülleriani multipli uterini e tubarici. (Multiple Adenomyome in einem Uterus bicornis und in den Tuben, ausgehend von den Müllerschen Gängen.) Folia gynaecol. Bd. 8, Nr. 2, S. 165—174. **3, 526.**

Bäumler, Ch., Über Kombination der Entwicklungshemmung des uropoetischen Systems und solcher der weiblichen Genitale. Dissertation: München. **4, 1.**

Baldwin, J. F., Dysmenorrhea from imperfect development of the uterus or malformation. (Dysmenorrhöe auf Grund von schlechter Entwickelung oder Mißbildung des Uterus.) Med. rec. Bd. 84, Nr. 11, S. 480—481. **3, 207.**

Bertlich, H., Schwangerschafts- und Geburtsstörungen bei Mißbildung des Uterus, speziell bei Uterus bicornis. Dissertation: Heidelberg. **4, 345.**

Blau, Albert, Wesen und Behandlung der Dysmenorrhöe. Med. Klinik Jg. **9,** Nr. 17, S. 653—657 u. Nr. 18, S. 698—702. **2, 20.**

Bockstaele, van, Un cas d'absence de l'utérus. (Ein Fall vom Fehlen des Uterus.) Journal de chirurg. et ann. de la soc. belge de chirurg. Jg. 13/21, Nr. 5. S. 94—95. **2, 282.**

Breil, W., Über einen Fall von Uterus unicornis gravidus mit Myom des rudimentären Nebenhornes. Dissertation: Bonn. **4, 351.**

Brindeau, A., A propos de deux cas d'utérus septus gravides. (Zwei Fälle von Uterus septus gravidus.) Bull. de la soc. d'obstétr. et de gynécol. de Paris Jg. 2, Nr. 6, S. 539—541. **3, 289.**

Brock, A. I. P. van den, Verdoppelung der äußeren Genitalien und Spaltbecken, aufgefaßt als Duplicitas posterior. Ned. Tijdschr. voor verlosk. en gyn. Jg. **23,** Nr. 2, S. 132—154. (Holländisch.) **3, 673.**

Bucura, Constantin J., Geschlechtsunterschiede beim Menschen. Eine klinisch-physiologische Studie. Wien u. Leipzig: Alfred Hölder. 165 S. M. 3,—. **4, 1.**

Caballero, J. M., Doppelseitige Leistenhernie, enthaltend die mißbildeten inneren Genitalien. Rev. de la Soc. méd. Argentina Bd. 21, Nr. 120, S. 386—391. (Span.) **3, 692.**

Cantilena, A., Intorno a un caso di pseudo-ermafroditismo femminile. (Ein Fall von Pseudohermaphroditismus femininus.) Gazz. degli osp. **34,** S. 237—239. **1, 330.**

Cova, Ercole, Dell'azione esercitata dalla gravidanza sopra un corno uterino vuoto negli animali ad utero bicorne. (Über die Wirkung der Schwangerschaft auf ein leeres Uterushorn bei Tieren mit Uterus bicornis.) Ginecologia Jg. **10,** Nr. 12, S. 361—376. **4, 115.**

Crecchio, Giuseppe de, Sopra due casi di pseudoermafroditismo. (Zwei Fälle von Pseudohermaphroditismus.) Giornale internaz. d. scienze med. Jg. **35,** Nr. 20, S. 913—921. **3, 465.**

Dalché, Paul, Aménorrhée pubérale, bains de mer, hydrothérapie, climatologie. (Pubertätsamenorrhöe.) Gaz. des hôp. Jg. **86,** Nr. 59, S. 955—958 u. Pédiatrie prat. Jg. 11, Nr. 17, S. 305—309. **2, 193, 417.**

Di Mattei, Em., Di un caso di malformazioni vescico-genitali. (Über einen Fall von vesico-genitaler Mißbildung. Sassari. 8 S. **5, 357.**

Doléris, J.-A., Aménorrhée d'origine tératologique. (Amenorrhöe infolge einer Mißbildung.) Sem. gynécol. **18,** S. 9—11. **1, 23.**

Doyen, Présentation d'un hermaphrodite. (Demonstration eines Pseudohermaphroditen.) Bull. de la soc. de l'internat. des hôp. de Paris Jg. 10, Nr. 7, S. 188—191.
4, 433.
Durlacher, Über eine Frühgeburtseinleitung bei platt rachitischem Becken bei Gravidität des rechten Hornes eines Uterus bicornis unicollis mit einigen epikritischen Bemerkungen. Münch. med. Wochenschr. Jg. 60, Nr. 34, S. 1882—1883.   3, 77.
Fabre et Trillat, Étude anatomique d'un utérus cordiforme. (Anatomische Betrachtung über einen Uterus arcuatus.) Bull. de la soc. d'obstétr. et de gynécol. de Paris Jg. 2, Nr. 3, S. 237—239.   3, 219.
Fellner, O. O,, Experimentelle Beiträge zur Physiologie der weiblichen Genitalorgane. 15. Versamml. d. dtsch. Ges. f. Gynaekol. Halle a. S., 14.—17. Mai 1913.
2, 19.
Fischer, A., Über Doppelbildungen der weiblichen Genitalien in geburtshilflicher und gynaekologisch-klinischer Bedeutung. Dissertation: Königsberg.   4, 289.
Fränkel, L., Geburt nach operativer Vereinigung doppelter Gebärmütter. (Med. Sekt. d. schles. Ges. f. vaterl. Kultur, Breslau, Sitzg. v. 13. VI. 1913.) Berl. klin. Wochenschr. Jg. 50, Nr. 34, S. 1589.   3, 456.
Frank, Schwangerschaft und Geburt bei doppelter Gebärmutter und Scheide. (Geburtsh.-Gynaekol. Ges. Cöln, Sitz. v. 12. II. 1913.) Monatsschr. f. Geburtsh. u. Gynaekol. Bd. 38, Ergänzungsh., S. 339—340.   2, 495.
Franqué, Otto v., Über Spaltbecken. Zugleich ein Beitrag zur Verdoppelung der inneren Genitalien. Zeitschr. f. Geburtsh. u. Gynaekol. Bd. 75, H. 1, S. 76—100.
3, 634.
Gemmel, J. E., and A. M. Paterson, Duplication of bladder, uterus, vagina and vulva, with successive full time pregnancy and labour in each uterus. (Verdoppelung der Blase, des Uterus, der Vagina und Vulva, mit ausgetragener Schwangerschaft jedes Uterus.) Journal of obstetr. a. gynaecol. of the Brit. emp. 23, S. 25 bis 32.   1, 122.
Gerdes, I. U., Ein Fall von Pseudohermaphroditismus femininus externus. Hospitalstidende 56, Nr. 47, S. 1391—1397.   3, 570.
Glynn, Ernest, and J. T. Hewetson, Adrenal hypernephroma in an adult female associated with male secondary sex characters. (Hypernephrom bei einer erwachsenen Frau, verbunden mit sekundären männlichen Geschlechtscharakteren.) Journal of pathol. a. bacteriol. Bd. 18, Nr. 1, S. 81—88.   3, 169.
Godin, Paul, Rôle réel de la puberté et son caractère embryogénique. (Wesen der Pubertät und ihr embryonaler Charakter.) Progr. méd. 41, S. 30—33.   1, 49.
Godin, Paul, Conséquences physiologiques et pathologiques du caractère embryogénique de la puberté. (Physiologische und pathologische Folgen des embryogenen Charakters der Pubertät.) Progr. méd. 41, S. 70—74.   1, 428.
Graff, E., v., und J. Novak, Basedow und Genitale. 15. Versamml. d. dtsch. Ges. f. Gynaekol., Halle a. S., 15.—17. Mai 1913.   1, 803.
Gross, Georges, et Fruhinsholz, Un cas de grossesse normale après hémihystérectomie pour hématométrie dans un utérus double. (Normale Schwangerschaft nach Exstirpation eines Uterushorns bei Uterus duplex wegen Hämatometra.) Bull. de la soc. d'obstétr. et de gynécol. de Paris Jg. 2, Nr. 5, S. 504 bis 510.   3, 401.
Gruneberg, Pseudohermaphrodismus masculinus. (Altonaer ärztl. Ver., Sitz. vom 28. V. 1913.) Münch. med. Wochenschr. Jg. 60, Nr. 27, S. 1516.   2, 417.
Guérin-Valmale et Moiroud, Utérus double avec hématométrie unilatérale. (Doppelter Uterus mit einseitiger Hämatometra.) Bull. de la soc. d'obstétr. et de gynécol. de Paris Jg. 2, Nr. 3, S. 269—273.   3, 361.
Hart, D. Berry, Note on Dr. Gemmell's and Prof. A. M. Paterson's case of duplication of bladder, uterus, vagina and vulva, with successive full-time pregnancy and lobour in each uterus. (Bemerkung zu Gemmell und Patersons Veröffentlichung über einen Fall von Verdoppelung der Blase, des Uterus, der Vagina und Vulva, mit ausgetragener Schwangerschaft in jedem der beiden Uteri.) Journal of obstetr. a. gynaecol. of the Brit. emp. 23, S. 139—141.   1, 434.
Hirschfeld, Magnus, und Ernst Burchard, Der sexuelle Infantilismus. Jur.-psychiatr. Grenzfragen Bd. 9, H. 5, S. 3—46.   2, 304.
Hofstätter, R., Unser Wissen über die sekundären Geschlechtscharaktere. Zentralbl. f. d. Grenzgeb. d. Med. u. Chirurg. 16, S. 37—420.   1, 191.
Holste, C., Vagina septa bei einfachem Uterus. Zentralbl. f. Gynaekol. Jg. 37, Nr. 26, S. 965—966.   2, 375.
Jacobsohn, Sidney D., Septate uterus causing fatal puerperal septicemia. (Uterus septus duplex, als Ursache einer letal endenden Wochenbettsepsis.) (New York

acad. of med., sect. of obstetr. a. gynaecol., meet. 27. II. 1913.) Americ. journal of obstetr. Bd. 68, Nr. 1, S. 111—112. **3, 132.**

Kalmanowitsch, Frieda, Schwere Veränderungen der Extremitäten eines Neugeborenen als Folge der Geburt bei Uterus bicornis unicollis. Gynaekol. Rundsch. Jg. 7, H. 14, S. 512—515. **2, 605.**

Keller, R., Keimdrüsentumoren bei einem Pseudohermaphroditen. Arch. f. Gynaekol. Bd. 101, H. 1, S. 188—204. **3, 570.**

Kemnitz, M. v., Der asthenische Infantilismus des Weibes in seinen Beziehungen zur Fortpflanzungstätigkeit und geistigen Betätigung. Dissertation: München. **4, 289.**

Kermauner, Fritz, Zur Ätiologie der Gynatresien. Beitr. z. Geburtsh. u. Gynaekol. 18, S. 187—200. **1, 462.**

Kerr, Munro, Plastische Operationen bei Uterusmißbildungen. 17. internat. med. Kongr., London, Sekt. f. Geburtsh. u. Gynaekol., 6.—12. VIII. 1913. **3, 56.**

Kirchbach, Uterus bicornis unicollis mit gleichzeitiger Gravidität in jedem der beiden Hörner und verschiedenzeitiger Ausstoßung lebender und lebensfähiger Früchte. Dtsch. med. Wochenschr. Jg. 39, Nr. 26, S. 1253—1254. **2, 502.**

Klein, C. U., Uterus bicornis (supraseptus) als Ätiologie chronischer Querlage. (Sechs eigene Wendungen in einem, Sectio caesarea in einem anderen Falle.) Zentralbl. f. Gynaekol. 37, S. 452—456. **1, 437.**

Kostmayer, H. W., and Maurice J. Gelpi, Developmental defects of the female genitalia; report of five cases. (Entwicklungsdefekte der weiblichen Genitalien; Bericht über fünf Fälle.) New Orleans med. a. surg. journal Bd. 65, Nr. 8, S. 573 bis 577. **2, 81.**

Küstner, Otto, Pseudohermaphroditismus femininus externus. Zeitschr. f. Geburtsh. u. Gynaekol. Bd. 73, H. 3, S. 816—825. **3, 207.**

Kuhlmann, C., Ein Fall von Uterus septus. (Bei der Placentarlösung diagnostiziert.) Straßburg. med. Ztg. Jg. 10, H. 7, S. 177—178. **2, 562.**

Laudon, A., Über die Wirkung der epiduralen Injektion bei der Behandlung von Dysmenorrhöe und Kreuzschmerzen. Dissertation: Freiburg i. Br. **4, 370.**

Laurent, F., L'utérus bicorne unicervical. Etude anatomo-clinique. (Uterus bicornis unicervicalis. Anatomisch-klinische Studie.) Thèse de Montpellier. Nr. 23. 53 S. **5, 49.**

Lawrence, C. S., Double uterus and vagina. (Doppelter Uterus und Vagina.) Southern med. journal Bd. 6, Nr. 7, S. 477—478. **2, 748.**

Lenz, J., Vorzeitige Menstruation, Geschlechtsreife und Entwicklung. (Menstruatio, Pubertas et Evolutio praecox.) Mit besonderer Berücksichtigung der Skelettentwicklung. Arch. f. Gynäkol. 99, S. 67—144. **1, 131.**

McDonald, Ellice, Studies in gynecology and obstetrics. Chapt. 1. Sterility in the female; its etiology and treatment, with report of a case of instrumental impregnation. (Ätiologie und Behandlung der Sterilität der Frau und Mitteilung eines Falles von künstlicher Befruchtung.) Americ. med. Bd. 19, Nr. 3, S. 141—150. **2, 21.**

Macnaughton-Jones, H., Note on a case of (?) absence of the internal genitalia. (Notiz über einen Fall von Fehlen (?) der inneren Genitalien.) (Obstetr. a. gynaecol. sect., 9. X. 1913.) Proceed. of the roy. soc. of med. Bd. 7, Nr. 1, S. 4—5. **4, 185.**

Macnaughton-Jones, H., Pyosalpinx in an accessory fallopian tube. (Pyosalpinx in einer akzessorischen Tube.) (Obstetr. a. gynaecol. sect., 9. X. 1913.) Proceed. of the roy. soc. of med. Bd. 7, Nr. 1, S. 1—4. **4, 319.**

Magnan, Ed. Lévy A., et Ch. Sellet, De la croissance des organes chez l'homme. (Über das Wachstum der Organe beim Menschen.) Rev. prat. d'obstétr. et de paediatr. Jg. 26, Nr. 291, S. 233—238. **3, 385.**

Maiss, Über Gynatresie. (Med. Sekt. d. schles. Ges. f. vaterl. Kultur, Breslau, Sitzg. v. 7. III. 1913.) Berl. klin. Wochenschr. Jg. 50, Nr. 18, S. 848—849. **2, 156.**

Marchal, E., Ein Fall von Uterus bicornis unicollis myomatosus gravidus. Dissertation: Straßburg. **4, 316.**

Marshall, G. Balfour, Case of maldevelopment: congenital absence of vagina: partial development of right Müllers duct: ectopie left kidney in pelvis. (Mißbildung. Kongenitales Fehlen der Vagina; teilweise Entwicklung des rechten Müllerschen Ganges; ektopische linke Niere im Becken.) Journal of obstetr. a. gynaecol. of the Brit. empire Bd. 23, Nr. 4, S. 238—240. **2, 20.**

Marshall, G. Balfour, Artifical vagina. A review of the various operative procedures for correcting atresia vaginae. (Die künstliche Vagina. Übersicht über die verschiedenen Operationsmethoden bei Atresia vaginae.) Journal of obstetr. a. gynaecol. of the Brit. empire Bd. 23, Nr. 4, S. 193—212. **2, 42.**

Martius, K., Ein Fall von persistierender wahrer Kloake mit bandförmigem Ovarium
    und anderen seltenen Mißbildungen im Urogenitalsystem. Frankfurter Zeitschr. f.
    Pathol. 12, S. 47—62.   1, 110.
Mayer, A., Die Bedeutung des Infantilismus in Geburtshilfe und Gynaekologie.
    15. Versamml. d. dtsch. Ges. f. Gynaekol., Halle a. S., 14.—17. Mai 1913 u. Gynaekol.
    Rundsch. Jg. 7, H. 14, S. 505—508.   1, 825; 2, 577.
Michailesco, C. D., et Al. Bolintineano, Étude sur un cas de pseudo-herma-
    phrodisme. (Ein Fall von Pseudohermaphrodismus.) Journal de chirurg. de Bu-
    carest Jg. 1, Nr. 2/3, S. 125—135.   4, 369.
Moiraud, De l'hématométrie latérale simple sans hématosalpinx ni hématocolpos
    dans les cas de bifidité utérine. (Die einfache laterale Uterusblutung ohne Haemato-
    salpinx und ohne Hämatokolpos bei Uterus bifidus.) Thèse de Lyon. Nr. 90.
    127 S.   5, 59.
Moore, B. S., Imperfect development a factor in genesis of discases of women. (Ent-
    wickelungsstörungen als Ursache von Frauenleiden.) Journal rec. of med. Bd. 60,
    Nr. 4, S. 148—156.   2, 721.
Morris, Robert T., Stigmata of decadence in gynecology. (Stigmata der Decadenz
    in der Gynaekologie.) New York State journal of med. Bd. 13, Nr. 10, S. 527—529.
                                                                            3, 417.
Öhman, K. H., Ein Fall von Uterus bicornis mit ausgetragener Schwangerschaft
    im rechten Horn. Gynaekol. Rundschau Jg. 7, H. 20, S. 738—742 u. Finska
    Läkaresällskapets Handlinger 55, S. 10—17.   3, 454; 1, 235.
Oertel, Christian, Ein Fall von Pseudoatresie der Scheide und Uterus bei per-
    sistierender Kloake und Uterus duplex cum vagina duplici septa. Zeitschr. f. Ge-
    burtsh. Bd. 75, H. 1, S. 137—148.   3, 673.
Pellegrini, Agusto, Utero colle due trombe e due testicoli nel sacco erniario di un
    soggetto con genitali esterni machili normalmente conformati. (Uterus mit zwei
    Tuben und zwei Hoden im Herniensack bei einem männlichen Individium mit
    äußerlich normalen männlichen Genitalien.) Ginecologia Jg. 10, Nr. 5, S. 135—138.
                                                                            2, 754.
Potherat, L'antéflexion congénitale de l'uterus. (Die kongenitale Anteflexio der
    Gebärmutter.) Bull. méd. Jg. 27, Nr. 25, S. 411—414.   1, 744.
Poucher, John Wilson, A large calcareous fibroid with absence of ovaries and
    uterine ligaments. (Ein großes verkalktes Uterusmyom mit Fehlen der Ovarien
    und Ligamente.) Americ. journal of obstetr. 67, S. 333—338.   1, 425.
Pozzi, S., Résultats immédiats et éloignés de la méthode autoplastique (avec mobili-
    sation de l'urètre) dans le cas d'abscence congénitale de vagin. (Unmittelbare und
    spätere Resultate der autoplastischen Methode [mit Mobilisation der Urethra] in
    einem Fall von kongenitalem Fehlen der Scheide.) Bull. et mém. de la soc. de chirurg.
    de Paris Bd. 39, Nr. 26, Nr. 1127—1135.   2, 619.
Prince, E. M., Reports of uterine malformations. (Bericht über Mißbildungen des
    Uterus.) Journal of the Americ. med. assoc. 60, S. 174—176.   1, 334.
Rössle, Uterus bicornis ohne Gangsystem im Rudiment des einen Hornes. (Natur-
    wiss.-med. Ges., Jena, Sitzg. v. 13. Nov. 1913.) Münch. med. Wochenschr. Jg. 60,
    Nr. 51, S. 2862.   4, 1.
Rössle, Uterus bicornis unicollis mit mächtiger Hypertrophie des einheitlichen Cervix-
    teiles. (Naturwiss.-med. Ges., Jena, Sitzg. v. 13. Nov. 1913.) Münch. med. Wochen-
    schr. Jg. 60, Nr. 51, S. 2862.   4, 42.
Rosenthal, Trois cas d'utérus bicorne avec une corne rudimentaire. (3 Fälle von
    Uterus bicornis mit rudimentärem Horn.) Bull. de la soc. belge de gynécol. et
    d'obstétr. Bd. 24, Nr. 4, S. 296—301.   3, 273.
Rosenthal, S., Über die kombinierten Nieren-Uterusmißbildungen. Dissertation:
    Heidelberg.   4, 289.
Rouville de, et Georges Roux, Utérus bicorne unicervical, présentation de pièces.
    (Demonstration eines Präparates von Uterus bicornis unicervicalis.) (Soc. des
    sciences méd., Montpellier, séance 28. XI. 1913.) Montpellier méd. Bd. 37, Nr. 51.
    S. 593—596.   4, 97.
Sadler, H. F., Familial errors of sexual development. (Irrtum in der Familie hin-
    sichtlich sexueller Entwicklung.) Australas. med. gaz. Bd. 34, Nr. 18, S. 407—408.
                                                                            4, 97.
Sikora, Fausse bifidité utérine dans un cas d'hématométrie avec hématocolpos.
    Hystérectomie abdominale subtotale. Ouverture et drainage de la poche vaginale.
    (Falsche Zweiteilung des Uterus in einem Fall von Hämatometra mit Häma-
    tocolpos. Subtotale abdominale Hysterektomie. Eröffnung und Drainage der
    Vaginaltasche.) Bull. et mém. de la soc. de chirurg. de Paris 39, S. 461—462. 1, 463.

Socquet, J., Un cas d'hermaphrodisme. (Ein Fall von Hermaphroditismus.) Bull. de la soc. de méd. lég. de France Jg. 45, Nr. 5, S. 98—102. 2, 358.

Stewart, T. Grainger, and R. Rutson James, Case of pituitary tumour (Lorain type), small adult body with retarded sexual development, but no adiposity; failure of function of anterior lobe. (Ein Hypophysentumor bei einem körperlich zurückgebliebenen Mädchen mit verzögerter Geschlechtsentwicklung, ohne Fettsucht. Funktioneller Defekt des Vorderlappens.) Proceed. of the roy. soc. of med. Bd. 6, Nr. 7. Sect. of neurol. a. ophthalmol. S. 25—26. 3, 385.

Stratz, C. H., Falsche Diagnose bei einer selteneren Mißbildung der inneren Genitalien. Gynaekol. Rundsch. Jg. 7, H. 12, S. 435—436 u. Frauenarzt Jg. 28, H. 8, S. 347 bis 348. 2, 358; 3, 673.

Tandler, J., Entwicklungsgeschichte und Anatomie der weiblichen Genitalien. (Sonderdruck aus dem Handbuch der Frauenheilkunde von Menge und Opitz.) Wiesbaden: J. F. Bergmann. 4, 290.

Tandler, Julius, und Siegfried Grosz, Die biologischen Grundlagen der sekundären Geschlechtscharaktere. Berlin: Springer. 169 S. M. 8.—. 2, 194.

Thomä, Fr., Zur Ätiologie der Gynatresien. Monatsschr. f. Geburtsh. u. Gynaekol. Bd. 38, Erg.-H., S. 1—59. 2, 477.

Tucker, Ernest F., Report of a case of absence of vagina and its reconstruction. (Bericht über einen Fall von Fehlen der Vagina und ihren Ersatz.) Northwest med. Bd. 5, Nr. 1, S. 17—18. 2, 376.

Unterberger, jun., Carcinoma corporis bei Uterus duplex unicollis. (Nordostdtsch. Ges. f. Gynaekol., Sitzg. v. 28. VI. 1913.) Monatsschr. f. Geburtsh. u. Gynaekol. Bd. 38, H. 3, S. 361. 3, 437.

Velden, Reinhard von den, Zur Lehre vom Infantilismus. Zeitschr. f. Geburtsh. u. Gynaekol. Bd. 74, H. 1, S. 393—399. 3, 207.

Ward, C., Case of prolonged gestation, double uterus, tubal abdominal pregnancy. (Ein Fall von übertragener Tubar-Abdominal-Gravidität mit doppeltem Uterus.) Transvaal med. Journal Bd. 8, S. 289. 4, 275.

Watkins, Thomas J., Infantile type of uterus with dysmenorrhoea. Report of cases treated during the last eight years. (Infantiler Uterus und Dysmenorrhöe.) Surg., gynecol. a. obstetr. Bd. 17, Nr. 4, S. 461—463. 3, 465.

Weizmann, M., Fötale Peritonitis und Gynatresien. Dissertation: Berlin. 3, 555.

Wells, Brooks, Ectopic pregnancy in one tube of a double uterus. Right supravaginal hysterectomy, recovery. (Schwangerschaft in einer Tube bei Uterus duplex; Extirpatio uteri supravaginalis auf der rechten Seite; Heilung.) Americ. journal of obstetr. 67, S. 141—142. 1, 197.

Wiesel, Josef, Agenitalismus und Hypogenitalismus. Die Bindegewebsdiathese als Ursache multiglandulärer Störungen. (Insuffisance pluriglandulaire.) Handb. d. Neurol. Bd. 4. Spez. Neurol. 3, S. 407—433, Berlin: Springer. 2, 361.

Wilcox, The undeveloped anteflexed uterus and the steril woman. (Der schlecht entwickelte, anteflektierte Uterus und die weibliche Sterilität.) Journ. of the Americ. inst. homeop. Bd. 5, S. 883. 2, 82.

Wilson, Thomas, Endothelioma of the undescended testis in a male pseudohermaphrodite. (Endotheliom [Sarkom] eines nicht herabgestiegenen Hodens eines männlichen Pseudohermaphroditen als Beckentumor. 5 Abb.) Journal of obstetr. a. gynaecol. of the Brit. emp. 23, S. 142—147. 1, 535.

Yates, H. Wellington, an Plinn F. Morse, A case of uterus septus with hyperemesis gravidarum, interruption of pregnancy at three and one-half months, followed by peritonitis. Recovery. (Ein Fall von Uterus septus mit Hyperemesis, Unterbrechung der Schwangerschaft von 3½ Monaten und folgende Peritonitis mit Ausgang in Heilung.) Americ. journal of obstetr. 67, S. 347—358. 1, 340.

Zundel, C. E., Infantilism. (Infantilismus.) Practitioner Bd. 91, Nr. 5, S. 681—687. 3, 609.

Zurhelle, Erich, Erreur de sexe infolge von Hypospadiasis peniscrotalis. Dtsch. med. Wochenschr. Jg. 39, Nr. 27, S. 1312—1313. 3, 358.

Menstruation, Ovulation und ihre Anomalien.

Alquier, La femme á Vichy. L'idéal de la thérapeutique vaginale alcaline réalisé par la nouvelle douche en hamac. (Die Frau in Vichy. Das Ideal einer vaginalen Behandlung mit alkalischen Spülungen im „Hängemattenstuhl".) Journal de méd. de Paris Jg. 33, Nr. 26, S. 524—525. 2, 423.

Bab, Hans, Organotherpeutische Erfahrungen und Anwendung von Aphrodisiaca in der Gynaekologie. Klin.-therapeut. Wochenschr. Jg. 20, Nr. 51, S. 1569—1572.
    4, 225.

Baldwin, J. F., Dysmenorrhea from imperfect development of the uterus or malformation. (Dysmenorrhöe auf Grund von schlechter Entwickelung oder Mißbildung des Uterus) Med. rec. Bd. 84, Nr. 11, S. 480—481. **3, 207.**

Bandler, Samuel Willys, The therapeutic-differential diagnosis of constitutional dysmenorrhea. (Therapie und Differentialdiagnose der konstitutionellen Dysmenorrhöe.) Arch. of diagn. 6, S. 5—8. **1, 471.**

Baumgart, G., und R. Beneke, 4jährige Amenorrhöe nach Atmokausis, ausgetragene Gravidität, Geburtsbeendigung durch Entfernung des graviden Uterus. Monatsschr. f. Geburtsh. u. Gynaekol. Bd. 38, H. 6, S. 635—655. **4, 73.**

Bell, W. Blair, The pathology of uterine casts passed during menstruation. (Pathologie der menstruellen Abgüsse des Uterusinnern.) Surg., gynecol. a. obstetr. Bd. 16, Nr. 6, S. 651—655. **2, 433.**

Bennstein, Martin, Ein neuer Fall von vikariierender Menstruation. Dtsch. Monatsschr. f. Zahnheilk. Jg. 31, H. 5, S. 323—330. **2, 20.**

Berchmann, J., Über den Zusammenhang zwischen Halsinfektionen und Menstruation. Dissertation: Halle. **5, 50.**

Bezançon, Fernand, La période menstruelle chez les tuberculeuses. (Die Menstruation der Tuberkulösen.) Bull. méd. Jg. 27, Nr. 83, S. 907—911. **3, 417.**

Bilsted, E., Fall von Galaktorrhöe. (Ver. f. Gynaekol. u. Obstetr., 82. Sitz.) Ugeskrift for Laeger Jg. 75, Nr. 26, S. 1125—1127. (Dänisch.) **3, 696.**

Blau, Albert, Wesen und Behandlung der Dysmenorrhöe. Med. Klinik Jg. 9, Nr. 17, S. 653—657 u. Nr. 18, S. 698—702. **2, 20.**

Boas, Hugo, Zur forensischen Bedeutung und Behandlung der mit psychischen Störungen eingehenden Menstruationszustände. Arch. f. Kriminalanthropologie 53, S. 324—326. **2, 465.**

Branch, J. R. Bromwell, Some gynecological disorders dependent upon general rather than local causes. (Einige gynaekologische Leiden, die mehr auf allgemeinen als auf lokalen Ursachen beruhen.) Americ. journal of obstetr. a. dis. of women a. childr. Bd. 68, Nr. 4, S. 678—683. **3, 513.**

Brettauer, Joseph, Further report of cases of dysmenorrhea relieved by nasal treatment. (Weitere Mitteilung von Fällen von Dysmenorrhöe, die durch nasale Behandlung geheilt wurden.) (Americ. gynecol. soc., meet. 6.—8. V. 1913.) Americ. journal of obstetr. Bd. 68, Nr. 1, S. 95—96; Surg., gynecol. a. obstetr. Bd. 17, Nr. 3, S. 381—385 u. Transact. of the Americ. gyneocl. soc. Bd. 38, S. 80—111.
    2, 609; 3, 465; 5, 49.

Buschan, G., Schilddrüsenbehandlung. Real-Encyclop. d. ges. Heilk. 4. Aufl. Berlin u. Wien, Urban u. Schwarzenberg. S. 174—197. **1, 125.**

Caesar, Gustav, Der migränöse Anfall, seine Kennzeichen, seine Ursachen und sein Wesen unter besonderer Berücksichtigung der Wechselwirkung zwischen Migräne und Sexualleben. Med. Klinik 9, S. 49—53. **1, 87.**

Calhoun, F. Phinizy, The report of a case of optic atrophy caused by uterine hemorrhage. (Mitteilung eines Falles von Opticusatrophie infolge uteriner Blutung.) Ophthalmic rec. Bd. 22, Nr. 7, S. 358—361. **3, 514.**

Cantoni, Vittorio, Über die Blutveränderungen während der Menstruation. Arch. f. Gynaekol. Bd. 99, H. 3, S. 541—554. **2, 145.**

Carstens, J. H., Dysmenorrhea. Cleveland med. journal Bd. 12, Nr. 4, S. 233—240. u. New York State journal of med. Bd. 13, Nr. 11, S. 612—614. **2, 145; 4, 1.**

Charlier, Disparition d'un fibrome utérin, avec conservation de la menstruation. Technique radiothérapique. (Verschwinden eines Uterusmyoms mit Erhaltenbleiben der Menstruation. Röntgentherapeutische Technik.) Bull. et mém. de la soc. de radiol. méd. de Paris Jg. 5, Nr. 44, S. 111—115. **2, 195.**

Chase, Walter B., Menorrhagia and metrorrhagia. Suggestions as to treatment and remarks on recent clai msfor radio-therapy. (Menorrhagien und Metrorrhagien — therapeutische Vorschläge und Bemerkungen über die gegenwärtig geforderte Radiotherapie.) New York State journal of med. Bd. 13, Nr. 9, S. 468—471.
    3,354.

Chisholm, Catherine, Menstrual molimina. (Menstruationsstörungen.) Journal of obstetr. a. gynaecol. of the Brit. emp. Bd. 23, Nr. 5, S. 288—299. **2, 273.**

Chisholm, Catherine, Menstrual molimina: adult cases. (Menstruationsbeschwerden bei Erwachsenen.) Journal of obstetr. a. gynaecol. of the Brit. emp. Bd. 23, Nr. 6, S. 389—395. **2, 522.**

Clare, T. C., A note upon the pathology and treatment of dysmenorrhoea and sterility. (Pathologie und Behandlung der Dysmenorrhöe und Sterilität.) Journal of obstetr. a. gynaecol. of the Brit. emp. Bd. 23, Nr. 6, S. 404—405. 2, 673.

Dalché, Les dysménorrhées dites essentielles et leur traitement. (Die sog. essentiellen Dysmenorrhöen und ihre Behandlung.) Progrès méd. Jg. 44, Nr. 25, S. 329—333. u. Clin. obstetr. Jg. 15, Nr. 20, S. 457—462. 2, 722; 3, 514.

Dalché, Amenorrea della pubertà. (Amenorrhöe zur Zeit der Pubertät.) Gazz. degli osp. e delle clin. Jg. 34, Nr. 79, S. 817—819. 2, 722.

Dalché, Hygiène de la puberté chez la femme. (Hygiene des Pubertätsalters der Frau.) Rev. de thérapeut. Jg. 80, Nr. 10, S. 333—336 u. Nr. 11, S. 369—373. 2, 523.

Dalché, Paul, Aménorrhée pubérale, bains de mer, hydrothérapie, climatologie. (Pubertätsamenorrhöe.) Gaz. des hôp. Jg. 86, Nr. 59, S. 955—958 u. Pédiatrie prat. Jg. 11, Nr. 17, S. 305—309. 2, 193, 417.

Dalché, Paul, Dysménorrée et opothérapie. (Dysmenorrhöe und Opotherapie.) Rev. mens. de gynécol., d'obstétr. et de pédiatr. Jg. 8, Nr. 11, S. 641—656. 5, 1.

Dalché, Paul, Obésité et métrorrhagies. (Metrorrhagien bei Fettleibigen.) Sem. gynécol. 18, S. 2—3. 1, 22.

Dalché, Paul, Métrorragies virginales. (Virginelle Metrorrhagien.) Sem. gynécol. Jg. 18, Nr. 18, S. 141—145. 2, 145.

Dalché, Paul, Accidents de la puberté; Céphalée. Albuminurie. Cardiopathie. (Pubertätsstörungen; Kopfschmerzen, Albuminurie, Herzschwäche.) Sem. gynécol. 18. S. 49—51. 1, 284.

Dastre, Sur un mémoire de M. le Dr. Stapfer, intitulé: Les vagues utéro-ovariennes, les jours fatidiques de la femme, l'aspect protéiforme des lésions génitales. (Die utero-ovariellen Wallungen, die besonderen Tage der Frau, die Wandlungen der genitalen Störungen.) Bull. de l'acad. de méd. Bd. 69, Nr. 15, S. 312—316. 2, 81.

Dibailoff, S. J., Vergrößerung der Leber während der Menstruation. Wratschebnaja Gazeta 20, S. 439—441. 5, 547.

Doléris, J.-A., Aménorrhée d'origine tératologique. (Amenorrhöe infolge einer Miß-bildung.) Sem. gynécol. 18, S. 9—11. 1, 23.

Drießen, Ungewöhnliche Ursache und Behandlung von Dysmenorrhöe. Niederl. gynae-kol. Ges., Sitzg. v. 12. X. 1913, Amsterdam. (Holländisch.) 3, 514.

Drießen, Die Uterusschleimhaut während der Menstruation. Niederl. gynaekol. Ges. Sitzg. v. 12. X. 1913, Amsterdam. (Holländisch.) 3, 513.

Dubois, Zur Frage der sogenannten Ausfallserscheinungen. Monatsschr. f. Geburtsh. u. Gynäkol. 37, S. 206—217. 1, 119.

Duchamp, Hémoptysies et opothérapie ovarienne. (Blutsturz und Organbehandlung mit Ovarialextrakt.) Rev. internat. de la tubercul. Bd. 24, Nr. 2, S. 85—87. 3, 49.

Dyrenfurth, Felix, Zum Nachweis des Menstrualblutes durch die Glykogenjod-reaktion. Zeitschr. f. Medizinalbeamte Jg. 26, Nr. 12, S. 452—455. 2, 411.

Edling, Lars, Erfahrungen über Radiumtherapie der Myome und klimakterischen Blutungen des Uterus. Fortschr. a. d. Geb. d. Röntgenstrahl. Bd. 20, H. 3, S. 303—316. 2, 243.

Essig, K., Die Ursachen der Menorrhagien. Dissertation. München. 4, 2.

Farfell, Des cystématomes menstruels post-opératoires. (Postoperative menstruelle Cysthämatome.) Thèse de Montpellier. Nr. 20 (univ.) 46 S. 5, 50.

Fekete, Alexander, Über den Wert der Bossischen Cervixdilatation bei Dys-menorrhoea und Sterilität. Gynaekologia Jg. 1913, Nr. 2, S. 153. (Ungarisch.) 4, 2.

Fraenkel, L., Ovulation, Konzeption und Schwangerschaftsdauer. Zeitschr. f. Ge-burtsh. u. Gynaekol. Bd. 74, H. 1, S. 107—111. 3, 232.

Fränkel, Manfred, Die Röntgenstrahlen in der Gynaekologie. Fortschr. a. d. Geb. d. Röntgenstrahl. 19, S 412—422. 1, 585.

Frankl, Oskar, Über die Ovarialfunktion bei Morbus Basedowii. 15. Versamml. d. dtsch. Ges. f. Gynaekol. Halle a. S., 14.—17. Nov. 1913. 1, 750.

Franqué, v., Kastration in der Schwangerschaft wegen Osteomalacie. 15. Versamml. d. dtsch. Ges. f. Gynaekol. Halle a. S. 14.—17. Mai 1913. 1, 786.

Franz, Die physikalischen Behandlungsmethoden in der Gynaekologie. Zeitschr. f. ärztl. Fortbild. 10, S. 137—144. 1, 361.

Friedrich, Margarete, Amenorrhöe und Phthise. Eine klinische und experimentelle Studie. Arch. f. Gynaekol. Bd. 101, H. 2, S. 376—388. 4, 129.

Fries, Behandlung der Amenorrhöe. (Med. Ver. Greifswald, 25. I. 1913.) Deutsche med. Wochenschr. 39, S. 675. 1, 547.

Galloway, D. H., A unique case of vicarious menstruation. (Ein bisher noch nicht beschriebener Fall von vikariierender Menstruation.) Journal of the Americ. med. assoc. Bd. 61. Nr. 21, S. 1897—1898. 4, 98.

Gengenbach, F. P., Precocious menstruation. (Vorzeitige Menstruation.) Journal of
    the Americ. med. assoc. Bd. 61, Nr. 8, S. 563—565.   3, 465.
*Gibert, De l'âge de l'apparition de la fonction menstruelle. (Über das Alter, in dem
    die menstruelle Funktion einsetzt.) Thèse: Paris.   5, 50.
Girol, D. Sebastian Recasens, L'homoorganothérapie dans le traitement de
    quelques gynécopathies. (Die Homoorganotherapie bei der Behandlung einiger
    Genitalerkrankungen.) Semaine gynécol. Jg. 18, Nr. 34, S. 269—272. 3, 214.
Godin, Paul, Conséquences physiologiques et pathologiques du caractère embryo-
    génique de la puberté. (Physiologische und pathologische Folgen des embryo-
    genen Charakters der Pubertät.) Progr. méd. 41, S. 70—74.   1, 428.
Godin, Paul, Rôle réel de la puberté et son caractère embryogénique. (Wesen der
    Pubertät und ihr embryonaler Charakter.) Progr. méd. 41, S. 30—33.   1, 49.
Gohl, V. J. G., Vorübergehende Sterilität durch Röntgenbestrahlung bei hart-
    näckiger Dysmenorrhöe. Ned. Tijdschr. v. Geneesk, Jg. 1913, Tweede helft,
    Nr. 24, S. 2095. (Holländisch.)   4, 4.
Goldschmidt, Maximilian, Zur Therapie der Dysmenorrhöe. Fortschr. d. Med.
    Jg. 31, Nr. 20, S. 546—547.   2, 20.
Graff, E. v., und J. Novak, Basedow und Genitale. 15. Versamml. d. dtsch. Ges. f.
    Gynaekol. Halle a. S., 15.—17. Mai 1913.   1, 803.
Graves, W. P., Relationship between gynecological and neurological diseases.
    (Über die Beziehungen zwischen gynaekologischen und Nervenerkrankungen.)
    Boston med. a. surg. journal Bd. 169, Nr. 16, S. 557—567.   3, 606.
Greife, H., Über periodische Schmerzen bei Frauen. Petersburg. med. Zeitschr. Jg. 38,
    Nr. 15, S. 175—176.   2, 730.
Gross, Georges, et Fruhinsholz, Un cas de grossesse normale après hémi-
    hystérectomie pour hématométra dans un utérus double. (Ein Fall von nor-
    maler Schwangerschaft nach Hemi-Hysterektomie wegen Hämatometra in
    einem Uterus duplex.) Ann. de gynécol. et d'obstétr. Bd. 10, H. 9, S. 507—512.
                                                                         3, 370.
Grubbe, Emil H., Treatment of dysmenorrhea with faradic electricity. (Behandlung
    der Dysmenorrhöe mit dem faradischen Strom.) Med. brief. Bd. 41, Nr. 7, S. 417
    bis 422.   2, 722.
Haenisch, G. F., Meine Erfahrungen, Resultate und Technik in der gynaekologischen
    Röntgentherapie. Fortschr. a. d. Geb. d. Röntgenstrahl. 20, S. 18—33. 1, 457.
Hansen, Th. Begtrup, Über prämenstruelle Temperatursteigerungen. Brauers Beitr.
    z. Klin. d. Tuberkul. Bd. 27, H. 3, S. 291—310 u. Ugeskrift for Læger 75, Nr. 50,
    S. 2023—2025.   2, 721; 4, 1.
Haymann, Uterussarkom. (Verein d. Ärzte Wiesbadens, Sitzg. v. 29. X. 1913.) Berl.
    klin. Wochenschr. 50, Nr. 49, S. 2304.   4, 107.
Haymann, Hermann, Menstruationsstörungen bei Psychosen. Zeitschr. f. d. ges.
    Neurol. u. Psychiatr. Orig. Bd. 15, H. 5, S. 511—527.   1, 745.
Heimann, Fritz, Die gynaekologische Röntgentherapie. Monatsschr. f. Geburtsh.
    u. Gynaekol. 37, S. 325—337.   1, 536.
Hein, S., Resultate der Dysmenorrhöebehandlung mit Dilatatio, Abrasio und Lage-
    korrektur. Dissertation: Freiburg i. Br.   4, 290.
Henkes, J. C., Nasenkrankheiten und Dysmenorrhöe. Nederl. Tijdschr. v. Geneesk.
    Tweede helft Nr. 5, S. 327—333. (Holländ.)   3, 145.
Herz, Max, Kropfherz, Myomherz, Klimakterium. Wien. med. Wochenschr. Jg. 63,
    Nr. 22, S. 1355—1364.   2, 157.
Hill, Charles A., A further consideration of the use of corpora lutea in the treatment
    of artificial menopause. (Weitere Mitteilungen über den Gebrauch von Corpus
    luteum bei Behandlung der artificiellen Menopause.) Surg., gynecol. a. obstetr.
    Bd. 16, Nr. 6, S. 712.   2, 418.
Hoehne und Behne, Experimentelle Untersuchungen über das Schicksal arteigener und
    artfremder Spermatozoen im weiblichen Genitalapparat und in der Bauchhöhle.
    15. Versamml. d. dtsch. Ges. f. Gynaekol., Halle a. S. 14.—17. Mai 1913. 1, 801.
Hoeven, van der, Die Bedeutung der Curettage. Niederl. Gynaekol. Gesellschaft,
    Sitzg. v. 12. X. 1913, Amsterdam. (Holländisch.)   3, 571.
Hoeven, P. C. T. van der, Mammine tegen Baarmoeder bloedingen. (Mammin gegen
    Uterusblutungen.) Ned. Tijdschr. v. Geneesk. Helft 1, Nr. 12, S. 606—609. 1, 424.
Holden, Frederick C., The treatment of sterility by the Dudley-Reynolds operation.
    (Behandlung der Sterilität durch die Dudley-Reynoldsche Operation.) Americ.
    journal of obstetr. a. dis. of wom. a. childr. Bd. 68, Nr. 6, S. 1064—1072. 4, 130.
Houssay, François, Conception dans l'aménorrée. (Schwangerschaft trotz Amenor-
    rhoe.) Rev. mens. de gynécol., d'obstétr. et de pédiatr. 8, S. 26—28.   1, 591.

Hoytema, C. G. van, Menstruatie en uterus. (Menstruation und Uterus.) Ned. maandschr. voor verlosk. en vrouwenz. Jg. 2, Nr. 1, S. 27—34. **1, 745.**

Huffmann, Otto V., Decidual casts. (Abgänge von Decidualgewebe.) Americ. journal of obstetr. a. dis. of women. a. childr. Jg. 68, Nr. 4, S. 704—710. **3, 628.**

Jaquerod, L'opothérapie ovarienne dans le traitement de la tuberculose pulmonaire. (Die Organtherapie mit Eierstockssubstanz bei der Behandlung der Lungentuberkulose.) Rev. méd. de la Suisse Romande Jg. 33, Nr. 5, S. 397—401. **2, 193.**

Jaschke, Rud. Th., Der klimakterische Symptomenkomplex in seinen Beziehungen zur Gesamtmedizin. Prakt. Ergebn. d. Geburtsh. u. Gynaekol. Jg. 5, H. 2, S. 275 bis 304. **3, 322.**

Imhof, A., Über Geisteskrankheit und Osteomalacie. Zeitschr. f. d. ges. Neurol. u. Psychiatr. Orig. 14, S. 137—157. **1, 88.**

Joelsohn, Fanny, Über die Ursachen der Menstruation. Physiologische, anatomische und statistische Theorien und Untersuchungen. Bern: Max Drechsel. 49 S. M. 1.50. **3, 641.**

Jones, H. Mac Naughton, The relation of puberty and the menopause to neurasthenia. (Die Beziehungen von Pubertät und Menopause zur Neurasthenie.) Med. brief. Bd. 41, Nr. 8, S. 485—491. **3, 137.**

Jung, Ph., Therapie der klimakterischen Störungen der Frau. Monatsschr. f. mod. Klinik u. Therap. Jg. 12, H. 5, S. 234—240. (Russisch.) **2, 305.**

Keller, R., Über Veränderungen am Follikelapparat des Ovariums während der Schwangerschaft. Beitr. z. Geburtsh. u. Gynaekol. Bd. 19, H. 1, S. 13—38. **3, 364.**

Lirstein, Die Röntgentherapie in der Gynaekologie. Berlin, Springer. **1, 362.**

Klein, Gustav, Adrenalin und Pituitrin bei Dysmenorrhöe. Monatsschr. f. Geburtsh. u. Gynäkol. 37, S. 169—173. **1, 132.**

Kostmayer, H. W., and Maurice J. Gelpi, Developmental defects of the female genitalia; report of five cases. (Entwicklungsdefekte der weiblichen Genitalien; Bericht über fünf Fälle.) New Orleans med. a. surg. journal Bd. 65, Nr. 8, S. 573 bis 577. **2, 81.**

Krömer, Bedeutung des Röntgenapparates für die Gynaekologie und Geburtshilfe. (Med. Ver. Greifswald, 25. I. 1913.) Dtsch. med. Wochenschr. 39, S. 676. **1, 537.**

Laffont, Typhus exanthématique. Insuffisance ovarienne et stérilité consécutive. (Flecktyphus, danach Ovariensuffizienz und Sterilität.) Bull. de la soc. d'obstétr. et de gynécol. de Paris Jg. 2, Nr. 2, S. 61—62. **3, 208.**

Lee, D. F., Conservation of ovarian tissue and its power of compensation. (Über Erhaltung von Ovarialgewebe und dessen Fähigkeit des kompensatorischen Wachstums.) Indianapolis med. journal Bd. 16, Nr. 5, S. 180—184. **2, 383.**

Lehmann, Franz, Klimakterische Blutungen und Carcinomprophylaxe. Zentralbl. f. Gynäkol. 37, S. 96—100. **1, 225.**

Lenz, J., Vorzeitige Menstruation, Geschlechtsreife und Entwicklung. (Menstruatio, Pubertas et Evolutio praecox.) Mit besonderer Berücksichtigung der Skelettentwicklung. Arch. f. Gynäkol. 99, S. 67—144. **1, 131.**

Lerner, S., Die inneren Erkrankungen und ihre Beziehungen zur Menstruation. Dissertation: Straßburg. **4, 370.**

Levy, S., Auftreten der Menstruation im Klimakterium. Dtsch. med. Wochenschr. Jg. 39, Nr. 52, S. 2561. **4, 129.**

Lindemann, Walther, Quantitative Gesamtfett-, Cholesterin- und Cholesterinesterbestimmungen bei Eklampsie und Amenorrhöe. 15. Versamml. d. dtsch. Ges. f. Gynaekol. Halle a. S., 14.—17. Mai 1913. **2, 134.**

Lindemann, Walther, Untersuchungen zur Lipoidchemie des Blutes bei Schwangerschaft, Amenorrhöe und Eklampsie. (Zugleich ein Beitrag zur Verdauungslipämie und zur Theorie der Schwangerschaftslipämie.) Zeitschr. f. Geburtsh. u. Gynaekol. Bd. 74, H. 2/3, S. 819—845. **3, 494.**

Lindsay, John, The ovum in relation to sterility and abortion. (Über die Beziehungen des Ovarium zur Sterilität und Fehlgeburt.) Glasgow med. journal 79, S. 1—14. **1, 23.**

Loose, Gustav, Die Röntgentherapie juveniler Menorrhagien. Verhandl. d. dtsch. Röntgen-Ges. Bd. 9, S. 70—73. **3, 573.**

Luchsinger, H., Über Metrorrhagien. Petersburger med. Zeitschr. Jg. 38, Nr. 20, S. 241—250. **3, 652.**

McIlroy, Louise, Ovarian secretion. A review. (Ovariensekretion. Ein Überblick.) Journal of obstetr. a. gynaecol. of the Brit. emp. Bd. 23, Nr. 5, S. 265 bis 287. **5, 384.**

Macnaughton-Jones, H., The relation of puberty and the menopause to neurasthenia. (Beziehung von Pubertät und Menopause zur Neurasthenie.) Lancet 184, S. 879 bis 881. **1, 518.**

Marchionneschi, O., Mestruazione e metranodina. (Menstruation und Metranodina.)
Rass. di clin., terap. e scienz. aff. Jg. 12, Nr. 7, S. 205—214.   2, 723.
Margoniner, J., Die Behandlung der Dysmenorrhöe und essentieller Blutungen der
weiblichen Genitalorgane. Med. Klinik 5, S. 179—181.   1, 132.
Matthews, James D., Stenosis of cervix uteri; treatment by a new method. (Cervix-
stenose; neue Behandlungsmethode.) Journal of the Michigan State med. soc.
Bd. 12, Nr. 12, S. 656—658.   4, 2.
Sur la cardiopathie de la ménopause. (Die Kardiopathie der Menopause.) Gaz. de gynécol.
Bd. 28, Nr. 658, S. 337—344.   3, 571.
Meyer, P., Die Syphilis der inneren Genitalien des Weibes. Dtsch. med. Wochenschr.
39, S. 169—171.   1, 50.
Meyer, Robert, Über die Beziehung der Eizelle und des befruchteten Eies zum
Follikelapparat, sowie des Corpus luteum zur Menstruation. (Ein Beitrag zur nor-
malen und pathologischen Anatomie und Physiologie des Ovariums.) Arch. f. Gy-
naekol. Bd. 100, H. 1, S. 1—19.   2, 544.
Meyer, Robert, und Carl Ruge II, Über Corpus luteum-Bildung und Menstruation
in ihrer zeitlichen Zusammengehörigkeit. Zentralbl. f. Gynäkol. 37, S. 50—52.
    1, 101.
Monheim, Maria, Menstruation bei Herzfehlern. Dissertation: München.   4, 290.
Mosbacher, Emil, und Erwin Meyer, Klinische und experimentelle Beiträge zur
Frage der sogenannten Ausfallserscheinungen. Monatsschr. f. Geburtsh. u. Gynae-
kol. 37, S. 337—354.   1, 422.
Müller, Joseph, Röntgentherapie in der Gynaekologie. (Sitzungsber. d. Vereins
d. Ärzte Wiesbadens.) Berl. klin. Wochenschr. 50, S. 566—567.   1, 537.
Nemenoff, M. I., Die Röntgentherapie in der Gynaekologie. Verhandl. d. 12.
Pirogoff-Kongr., St. Petersburg, 29. V. bis 6. VI. 1913, Bd. 2, S. 89. (Russisch.)
    4, 378.
Nemenow, M., Beitrag zur Röntgenbehandlung in der Gynaekologie. Fortschr. a. d.
Geb. d. Röntgenstrahl. Bd. 20, H. 3, S. 326—339.   2, 242.
Nessmelowa, S. N., Beiträge zu den Veränderungen des Blutes durch die Menstruation.
Dissertation: Tomsk. 189 S. (Russisch.)   4, 369.
Novak, Josef, Zur Atropinbehandlung der Dysmenorrhöe. Wien. klin. Wochenschr.
Jg. 26, Nr. 50, S. 2068—2070.   4, 97.
Öhman, K. H., Über Ovarialblutungen und Ovarialhämatom. Monatsschr. f. Ge-
burtsh. u. Gynaekol. Bd. 38, H. 3, S. 283—295.   3, 110.
Offergeld, Heinrich, Über synthetisches Hydrastinin und seine Anwendung.
Berl. klin. Wochenschr. 50, S. 62—64.   1, 69.
Ogata, M., Die Symptomatologie der Rachitis und Osteomalacie in Japan. Beitr. z.
Geburtsh. u. Gynäkol. 18, S. 8—38.   1, 70.
Oppenheim, Hans, Die Behandlung klimakterischer Störungen mit Adamon. Dtsch.
med. Wochenschr. Jg. 39, Nr. 23, S. 1103—1104.   2, 273.
Pazzi, Muzio, Modificazioni fisiologiche e patologiche negli apparati organici della
donna nello stato di gestazione ed all'infuori del medesimo. (Physiologische und
pathologische Veränderungen in den organischen Apparaten des Weibes im
Schwangerschaftszustande und außerhalb desselben.) Clin. ostetr. Jg. 15, Nr. 10,
S. 222—231, Nr. 11, S. 251—255 u. Nr. 12, S. 276—281.   3, 260.
Pazzi, Muzio, Influenza dei traumi psichici e fisici sulla mestruazione, sulla gravidanza,
sul parto, sul puerperio e sull'allattamento. (Einfluß psychischer und physischer
Traumen auf Menstruation, Schwangerschaft, Geburt, Wochenbett und Still-
geschäft.) Arte ostetr. Jg. 27, Nr. 7, S. 97—101.   1, 819.
Pettus, C. S., An inquiry into the pathology of dysmenorrhea. (Untersuchung über
die Pathologie der Dysmenorrhöe.) Journal of the Arkansas med. soc. Bd. 10, Nr. 3,
S. 74—78.   3, 97.
Pfeiffer, Serodiagnostik nach Abderhalden. 15. Versamml. d. dtsch. Ges. f. gynaekol.
Halle a. S., 14.—17. Mai 1913.   2, 22.
Phillips, S. Latimer, Unilateral amblyopic and diplopia following suppressio
mensium. (Einseitige Amblyopie und Diplopie im Anschluß an Suppressio mensium.)
Med. record Bd. 84, Nr. 13, S. 573.   3, 353.
Pierra, Louis, Sur quelques particularités de la menstruation chez les neuroarthritiques.
(Über Besonderheiten bei der Menstruation der Neuro-Arthritiker.) Rev. mens. de
gynécol., d'obstétr. et de pédiatr. 8, S. 85—95, u. Journal des sages-femmes
Jg. 41, Nr. 22, S. 364—366 u. Nr. 23, S. 370—372.   1, 677; 4, 185.
Plantenga, P., Das Radfahren. Ned. Tijdschr. v. Geneesk. Tweede helft. Jg. 1913.
Nr. 22, S. 1862—1872. (Holländisch.)   3, 675.

Plicque, A.-F., Le traitement des aménorrhées. (Die Behandlung der Amenorrhöe.) Bull. méd. 27, S. 109—111. 1, 225.

Plicque, A.-F., Les métrorragies virginales; leurs causes et leur traitement. (Virginelle Blutungen; ihre Ursachen und ihre Behandluug.) Bull. méd. 27, S. 40—41. 1, 22.

Plicque, A.-F., Le traitement de la dysménorrhée pseudo-membraneuse. (Behandlung der Dysmenorrhoea pseudomembranacea.) Bull. méd. Jg. 27, Nr. 35, S. 416—418. 1, 836.

Poiarkov, E., L'influence du jeûne sur le travail des glandes sexuelles du chien. (Der Einfluß des Hungerns auf die Funktion der Geschlechtsdrüsen des Hundes.) (Réun. biol. de Saint-Pétersbourg, séance du 12. XII. 1912.) Cpt. rend. hebdom. des séanc. de la soc. de biol. 74, S. 141—143. 1, 205.

Pollak, Rudolf, Gallenblase und weibliches Genitale. Zentralbl. f. d. ges. Gynaekol. u. Geburtsh. s. d. Grenzgeb. Bd. 1, H. 12, S. 521—535. 1, 521.

Polland, Rudolf, Weitere Beiträge zur Dermatosis dysmenorrhoica symmetrica (Matzenauei-Polland). Arch. f. Dermatol. u. Syphil., Orig. Bd. 118, H. 1, S. 260 bis 284. 3, 353.

Un caso raro de funcion catamenial. (Ungewöhnliche prämenstruelle Erscheinung.) Gaceta médica del Sur de España 31, S. 67—68. 1, 192.

Prochownick, L., Beitrag zur Röntgenbehandlung in der Frauenheilkunde. Fortschr. a. d. Geb. d. Röntgenstrahl. Bd. 20, H. 3, S. 316—322. 2, 242.

Recasens, Organtherapie in der Gynäkologie. 17. internat. med. Kongr., London, Sekt. f. Geburtsh. u. Gynaekol., 6.—12. VIII. 1913. 3, 48.

Redlich, Die Bedeutung der inneren Sekretion in der Physiologie und Pathologie der weiblichen Genitalsphäre. Arb. a. d. geburtshilfl.-gynaekolog. Klinik von Prof. Redlich, St. Petersburg, Bd. 1, S. 1—31. (Russ.) 2, 466.

Rieck, Zur Therapie übermäßig starker menstrueller Blutungen. (Sitzungsber. d. ärztl. Ver. Hamburg.) Berl. klin. Wochenschr. 50, S. 330 u. Dtsch. med. Wochenschr. 39, S. 653—655. 1, 192, 470.

Ries, Alternierende Adnexschwellungen. (Dtsch. med. Ges. in Chicago. Sitz. vom 27. II. 1913.) Münch. med. Wochenschr. Jg. 60, Nr. 27, S. 1522. 2, 436.

Riggles, J. Lewis, Premature menopause. (Frühzeitige Menopause.) Virginia med. semi-monthly Bd. 18, Nr. 12, S. 302—303. 3, 466.

Rinehart, J. S., Menstruation and its disorders. (Menstruation und ihre Störungen.) Nation. elect. med. assoc. quart. Bd. 4, Nr. 4, 325—328. 2, 609.

Rist, Chlorose des jeunes filles; oligosidérémie des jeunes enfants. (Chlorose junger Mädchen; mangelhafter Eisengehalt des Blutes bei kleinen Kindern.) Pédiatrie prat. Jg. 11, Nr. 15, S. 262—267. 2, 540.

Robinson, Amy, The causes of diseases peculiar to women. (Die Gründe von den Frauen eigentümlichen Krankheiten.) Nation. elect. med. assoc. quart. Bd. 4, Nr. 4, S. 334—335. 2, 540.

Rössle, Über die Hypophyse nach Castration. (Naturwiss. med. Ges., Jena. Sekt. f. Heilk. Sitzg. vom 27. II. 1913.) Münch. med. Wochenschr. Jg. 60, Nr. 17, S. 952. 1, 817.

Rouville, de, et Arrivat, Un cas de cysthématome menstruel post-opératoire. (Ein Fall von postoperativem menstruellen Cysthämatom.) Sem. gynécol. Jg. 18, Nr. 30, S. 239—240. 3, 156.

Ruge II, Carl, Über Ovulation, Corpus luteum und Menstruation. Arch. f. Gynaekol. Bd. 100, H. 1, S. 20—48. 2, 522.

Runge, E., Röntgentherapie in der Gynäkologie. 15. Versamml. d. dtsch. Ges. f. Gynaekol., Halle a. S., 14.—17. Mai 1913. 1, 732.

Rusoakova-Swowitsch, A. A., Schlamm- und Mineralbäder während der Menstruation. Zeitschr. f. Geburtsh. u. Gynaekol. Bd. 28, H. 5—6, S. 783—797. (Russ.) 2, 309.

Sanes, K. I., Is membranous dysmenorrhea caused by endometritis. (Ist die Dysmenorrhoea membranacea durch Endometritis verursacht?) Journal of the Americ. med. assoc. Bd. 61, N°. 16, S. 1433—1437. 3, 479.

Schäffer, K., Über die Beeinflussung der Menstruation durch gynaekologische Operation. Dissertation: München. 4, 290.

Schickele, G., Die nervösen Ausfallserscheinungen der normalen und frühzeitigen Menopause in ihren Beziehungen zur inneren Sekretion. Handb. d. Neurol. Bd. 4. Spez. Neurol. 3, 434—454. Berlin: Springer. 3, 145.

Schickele, G., Die Bedeutung der Keimdrüsen für das Auftreten der Brunstveränderungen. Zeitschr. f. d. ges. exp. Med. Bd. 1, H. 6, S. 539—544. 3, 42.

Schickele, G., Die Beziehungen der Menstruation zu allgemeinen und organischen Erkrankungen. Ergebn. d. inn. Med. u. Kinderheilk. Bd. 12, S. 385—488 (Berlin: Springer). 4, 210.

Schickele, G., Der Einfluß der Ovarien auf das Wachstum der Brustdrüsen. Beiträge
    zur Lehre der inneren Sekretion. Zeitschr. f. Geburtsh. u. Gynaekol. Bd. 74, H. 1
    S. 332—361.   3, 209.
Schmauch, G., Die Schilddrüse der Frau und ihr Einfluß auf Menstruation und
    Schwangerschaft. Monatsschr. f. Geburtsh. u. Gynaekol. Bd. 38, H. 6, S. 662—680. 4, 2.
Schminke, Die kombinierte Röntgentherapie der Uterusmyome und Menorrhagien.
    Fortschr. d. Med. Jg. 31, Nr. 29, S. 794—796.   2, 579.
Schmotkin, St., Klinische Untersuchungen über die Menstruation bei gesunden
    Individuen. Dissertation: Straßburg.   4. 1.
Schnock, Über Schwangerschaft bei primärer Amenorrhöe. (Geburtsh.-Gynaekol. Ges.
    Cöln, Sitz. v. 12. II. 1913.) Monatsschr. f. Geburtsh. u. Gynaekol. Bd. 38, Er-
    gänzungsh., S. 338.   2, 465.
Schröder, Rob., Ein Fall von Atresia hymenalis mit großem glykosehaltigem Epi-
    theliokolpos in der Menarche. Frauenarzt 28, S. 2—7.   1, 21.
Schröder, Robert, Über die zeitlichen Beziehungen der Ovulation und Menstruation.
    15. Versamml. d. dtsch. Ges. f. Gynaekol. Halle a. S., 14.—17. Mai 1913. 1, 676.
Schröder, Robert, Über die zeitlichen Beziehungen der Ovulation und Menstruation.
    (Zugleich ein Beitrag zur Corpus-luteum-Genese.) Arch. f. Gynaekol. Bd. 101, H. 1,
    S. 1—35.   3, 609.
Schröder, Robert, Neue Ansichten über die Menstruation und ihr zeitliches Ver-
    halten zur Ovulation. Monatsschr. f. Geburtsh. u. Gynaekol. Bd. 38, H. 1, S. 1—8.
                                                                         2, 417.
Schröder, Rob., Der normale menstruelle Zyklus der Uterusschleimhaut. Berlin:
    A. Hirschwald. M. 16.—.   3, 329.
Sellheim, Hugo, Der Einfluß der Kastration auf das Knochenwachstum des ge-
    schlechtsreifen Organismus und Gedanken über die Beziehungen der Kastration
    zur Osteomalacie. Zeitschr. f. Geburtsh. u. Gynaekol. Bd. 74, H. 1, S. 362—373.
                                                                         3, 154.
Siedentopf, Röntgenbehandlung der Metropathia haemorrhagica. 15. Versamml. d.
    dtsch. Ges. f. Gynaekol., Halle a. S., 14.—17. Mai 1913.   1, 672.
Sigwart, W., und P. Händly, Das Mesothorium in der Gynaekologie. Med. Klinik
    Jg. 9, Nr. 33, S. 1322—1326.   3, 574.
Snoo, K. de, Over het wezen en de behandeling van osteomalacie. (Wesen und Behand-
    lung der Osteomalacie.) Ned. maandschr. v. verlosk. en vrouwenz. Jg. 2, Nr. 1,
    S. 1—17.   1, 786.
Spinner, J. R., Periodenstörungsmittel. Ein Beitrag zur Kenntnis des kriminellen
    Kurpfuschertums. Arch. f. Kriminal-Anthropol. u. Kriminalist. Bd. 54, H. 3/4,
    S. 226—250.   3, 191.
Spitzig, B. L., The cause and treatment of menstrual membranes. Ursache und Be-
    handlung der Menstrualmembranen.) Cleveland med. journal Bd. 12, Nr. 11,
    S. 760—761.   4, 98.
Stein, Ludwig, Einfluß des Diuretins auf die Menses. Wien. med. Wochenschr.
    Jg. 63, Nr. 31, S. 1906.   2, 674.
Sudakoff, J. W. Die Blutgefäße des Uterus in der Menopause. Monatsschr. f. Ge-
    burtsh. u. Gynaekol. Bd. 28, H. 4, S. 589—601. (Russisch.)   2, 43.
Theilhaber, A., Der Einfluß des Klimakteriums auf die Carcinome. 15. Versamml. d.
    dtsch. Ges. f. Gynaekol. Halle a. S., 14.—17. Mai 1913 u. Gynaekol. Rundsch. Jg. 7,
    H. 13, S. 469—472.   1, 677; 2, 481.
Thiemich, Die Amenorrhöe der Stillenden und ihr Einfluß auf die Neukonzeption.
    Med. Klinik Jg. 9, Nr. 50, S. 2065—2066.   4, 92.
Tibone, D., Sui rapporti fra mestruazione, allattamento e lattante. (Wechselbeziehung
    zwischen Menstruation, Stillung und Säugling.) Rass. d'ostetr. e ginecol. Jg. 22,
    Nr. 3, S. 129—151.   3, 41.
Toulouse, E., et L. Marchand, Influence de la menstruation sur l'épilepsie. (Der
    Einfluß der Menstruation auf die Epilepsie.) Rev. de psychiatr. Bd. 17, Nr. 5,
    S. 177—184.   2, 359.
Tschudi, Rob., Pubertät und Schule. Zeitschr. f. Kinderforsch. Jg. 18, H. 8/9.
    S. 364—374.   2, 412.
Tuffier, Th., Les greffes ovariennes humaines. (Suites éloignées.) (Ovarientrans-
    plantationen beim Weibe. [Spätfolgen.]) Journal de chirurg. Bd. 10, Nr. 5, S. 529
    bis 537.   2, 751.
Viville, G., Die Beziehungen der Menstruation zum Allgemeinorganismus bei gynaeko-
    logischen Erkrankungen. Dissertation: Straßburg.   4, 370.
Walther, H., Synthetisches Hydrastinin-Bayer, ein Ersatz für Extr. Hydrastis ca-
    nadensis fluidum. Münch. med. Wochenschr. 60, S. 694—696.   1, 539.

*Wassilieff, R., De l'influence des études supérieures sur la menstruation. (Einfluß der höheren Studien auf die Menstruation.) Dissertation: Genève. **5, 50.**

Watkins, Thomas J., Infantile type of uterus with dysmenorrhoea. Report of cases treated during the last eight years. (Infantiler Uterus und Dysmenorrhöe.) Surg., gynecol. a. obstetr. Bd. 17, Nr. 4, S. 461—463. **3, 465.**

Wehmer, Ch., Über die Zeitdauer der Gestationsperiode in Thüringen und den Zusammenhang von Lactationsatrophie des Uterus und Menstruation. Dissertation: Jena. **4, 370.**

Weil, Émile, Le menorragie della pubertà. (Blutungen im Beginn der Menarche.) Clin. ostetr. 15, S. 25—31. **1, 131.**

Weil, P., Émile, Les hémorragies supplémentaires des règles et les règles dévisées. (Über ergänzende Blutungen während der Regel und vikariierende Menstruation. Bull. méd. 27, S. 37—40; Bull. et mém. de la soc. méd. d. hôp. de Paris 29, S. 13—27; Gaz. des hôp. 86, S. 75—76 u. Rev. prat. d'obstétr. et de gynecol. 21, S. 33—47. **1, 63; 225.**

Weil, P. Émile, Ménorragies et troubles de coagulation sanguine. (Menorrhagien und Störungen der Blutgerinnung.) Bull. et mém. de la soc. méd. des hôp. de Paris 29, S. 532—534. **1, 366.**

Whitehouse, B., Menstrual pain. (Dysmenorrhöe.) Universal med. rec. Bd. 4. S. 383. **5, 49.**

Wiener, S., Prolonged amenorrhea with bilateral ovarian dermoid cysts. (Langdauernde Amenorrhöe bei doppelseitigen Ovarial-Dermoidcysten.) Americ. journal of obstetr. a. dis. of women a. childr. Bd. 68, Nr. 4, S. 683—685. **3, 466.**

Wiese, Friedrich Wilhelm, Über menstruelle Temperatursteigerungen bei Lungentuberkulose. Beitr. z. Klin. d. Tuberkul. Bd. 26, H. 4, S. 335—366. **2, 358.**

Wijn, C. L., Over Orgaantherapie by Menstruatiestoornissen en Fibromyomata uteri. (Über Organotherapie bei Menstruationsstörungen und Uterusmyomen.) Ned. Tydschr. v. Geneesk. Helft 1, Nr. 12, S. 604—606. **1, 426.**

Williams, Philip F., The use of the metranoikter in the treatment of dysmenorrhea and sterility. (Behandlung der Dysmenorrhöe und Sterilität mit dem Metranoikter.) New York med. journal Bd. 97, Nr. 23, S. 1190—1191. **2, 465.**

Winternitz, Wilhelm, Die Hydrotherapie auf physiologischer und klinischer Grundlage. Vorträge für praktische Ärzte und Studierende. Faks.-Abdr. d. 1. Aufl. vom Jahre 1877. Wien u. Leipzig: Heller. X, 492 S. M. 20.—. **2, 423.**

Witas, P., Rapports de l'ovulation et de la menstruation. Constatations faites au cours de deux laparatomies. (Beziehungen zwischen Ovulation und Menstruation auf Grund von Beobachtungen bei 2 Laparotomien.) Prov. méd. 26, S. 61—62; Rev. prat. d'obstétr. et de gynécol. Jg. 21, Nr. 5, S. 134—135 u. Journal de méd. de Paris Jg. 33, Nr. 36, S. 709—710. **1, 193; 2, 465; 3, 208.**

Wittek, Josef, Über das Verhalten der Rinderhypophyse bei den verschiedenen Geschlechtern, in der Gravidität und nach der Kastration. Arch. f. Anat. u. Physiol., anat. Abt. Jg. 1913, Suppl.-Bd. S. 127—152. **4, 292.**

Zoeppritz, Zur Behandlung der Amenorrhöe. Versamml. d. dtsch. Ges. f. Gynaekol. Halle a. S., 14.—17. Mai 1913. **1, 745.**

Zuloaga, P., Die diagnostische Bedeutung der Metrorrhagien in der Menopause. Rev. sanit. de Jaen, Jg. 10, Nr. 205. (Spanisch.) **3, 673.**

Zuntz, L., Stoffwechselversuche bei Osteomalacie. Arch. f. Gynäkol. 99, S. 145—166. **1, 71.**

Sterilität.

Abels, A., Arzneimittel zur Erregung des Geschlechtstriebes. 1. Canthariden. Arch. f. Kriminalanthropologie 50, S. 201—230. **1, 126.**

Clare, T. C., A note upon the pathology and treatment of dysmenorrhoea and sterility. (Pathologie und Behandlung der Dysmenorrhöe und Sterilität.) Journal of obstetr. a. gynaecol. of the Brit. emp. Bd. 23, Nr. 6, S. 404—405. **2, 673.**

Dalsjö, Olof, Spermatozoen im Uterusschleim nachgewiesen. Allm. Sv. Läkartidning. Bd. 10, Nr. 46, S. 1207—1208. (Schwedisch.) **3, 686.**

Daude, Otto, Über die Bäderbehandlung der weiblichen Sterilität. Med. Klin. Jg. 9, Nr. 30, S. 1209—1212 u. Fortschr. d. Med. Jg. 31, Nr. 39, S. 1072—1079. **2, 674; 3, 323.**

Dickinson, Robert L., and William Sidney Smith, The treatment of anteflexion, defective function, and sterility by glass or silver stems. (Die Behandlung von Anteflexion, Funktionsstörung und Sterilität mit Glas- oder Silberstiften.) Americ. journal of obstetr. a. dis. of women a. childr. Jg. 68, Nr. 4, S. 686—704. **3, 482.**

Fekete, Alexander, Über den Wert der Bossischen Cervixdilatation bei Dysmenorrhoea und Sterilität. Gynaekologia Jg. 1913, Nr. 2, S. 153. (Ungarisch.) 4, 2.

Franz, Die physikalischen Behandlungsmethoden in der Gynaekologie. Zeitschr. f. ärztl. Fortbild. 10, S. 137—144.   1, 361.

Funck-Brentano, L., De la fécondation artificielle. (Über künstliche Befruchtung.) Sem. gynécol. 18, S. 25—26.   1, 127.

Funk-Brentano e Plauchu, Trattamento della sterilità nella donna. (Behandlung der Sterilität der Frau.) (Soc. ostetr. di Francia, sess. 15.) Riv. internaz. di clin. e terap. Jg. 8, Nr. 7, S. 81—83.   1, 668.

Gellhorn, Georges, Chemical factors as a cause of sterility in the female. (Einfluß von chemischen Faktoren auf die Sterilität der Frau.) Journ. of the Missouri State med. assoc. Bd. 10, Nr. 5, S. 159—161.   5, 338.

Gennari, Giovanni, Orecchioni e sterilità nell'uomo. (Über Parotitis und Sterilität beim Mann.) Gaz. degli osp. e delle clin. Jg. 34, Nr. 42, S. 439—441.   1, 640.

Gohl, V. J. G., Vorübergehende Sterilität durch Röntgenbestrahlung bei hartnäckiger Dysmenorrhöe. Ned. Tijdschr. v. Geneesk, Jg. 1913, Tweede helft, Nr. 24, S. 2095. (Holländisch.)   4, 4.

Goldberger, M. F., The relation of the cervix to sterility and pregnancy. (Die Beziehungen der Cervix zu Sterilität und Schwangerschaft.) Internat. journal of surgery Bd. 26, Nr. 8, S. 269—272.   3, 97.

Graves, W. P., Sterility. (Sterilität.) Transact. of the Americ. gynecol. soc. Bd. 38, S. 526—576.   4, 689.

Harms, W., Überpflanzung von Ovarien in eine fremde Art. Mitteilg. 2. Versuche an Tritonen. Arch. f. Entwicklungsmech. d. Organism. 35, S. 748—780.   1, 746.

Hoehne und Behne, Experimentelle Untersuchungen über das Schicksal arteigener und artfremder Spermatozoen im weiblichen Genitalapparat und in der Bauchhöhle. 15. Versamml. d. dtsch. Ges. f. Gynaekol., Halle a. S. 14. —17. Mai 1913. 1, 801.

Holden, Frederick C., The treatment of sterility by the Dudley-Reynolds operation. (Behandlung der Sterilität durch die Dudley-Reynoldsche Operation.) Americ. journal of obstetr. a. dis. of wom. a. childr. Bd. 68, Nr. 6, S. 1064—1072.   4, 130.

Kleemann, Erich, Experimentelle Ergebnisse über die Wirkung von Hypophysenextrakt kastrierter und der Corpora lutea beraubter Tiere. Arch. f. Gynaekol. Bd. 101, H. 2, S. 351—361.   4, 63.

Kosmak, Geo W., The role of ovarian disease in the production of sterility. (Die Rolle der Ovarialerkrankungen bei der Entstehung der Sterilität.) Bull. of the lying-in-hosp. of the city of New York Bd. 9, Nr. 2, S. 107—113 u. New York State journal of med. Bd. 13, Nr. 12, S. 638—640.   2, 418; 4, 196.

Laffont, Typhus exanthématique. Insuffisance ovarienne et stérilité consécutive. (Flecktyphus, danach Ovarieninsuffizienz und Sterilität.) Bull. de la soc. d'obstétr. et de gynécol. de Paris Jg. 2, Nr. 2, S. 61—62.   3, 208.

Lerner, S., Die inneren Erkrankungen und ihre Beziehungen zur Menstruation. Dissertation: Straßburg.   4, 370.

Lewis, T. Hope, On dilatation of the Fallopian tubes for sterility. (Dilatation der Tuben bei Sterilität.) Brit. med. journal Nr. 2741, S. 70—71.   2, 466.

Lindsay, John, The ovum in relation to sterility and abortion. (Über die Beziehungen des Ovarium zur Sterilität und Fehlgeburt.) Glasgow med. journal 79, S. 1—14.
                                                                            1, 23.

McDonald, Ellice, Studies in gynecology and obstetrics. Chapt. 1. Sterility in the female; its etiology and treatment, with report of a case of instrumental impregnation. (Ätiologie und Behandlung der Sterilität der Frau und Mitteilung eines Falles von künstlicher Befruchtung.) Americ. med. Bd. 19, Nr. 3, S. 141—150.
                                                                            2, 21.

Marr, Johannes, Die Unfruchtbarkeit des Weibes. Geschlecht u. Gesellschaft Bd. 8, H. 7, S. 273—283.   3, 323.

Matthews, James D., Stenosis of cervix uteri; treatment by a new method. (Cervixstenose; neue Behandlungsmethode.) Journal of the Michigan State med. soc. Bd. 12, Nr. 12, S. 656—658.   4, 2.

Philips, Theodor Benoit, Myom und Sterilität. Dissertation. 184 S. (Holländisch.)
                                                                            3, 391.

Rawls, Reginald M., The treatment of sterility by intrauterine stems. (Die Behandlung der Sterilität durch intrauterine Pessare.) Americ. journal of obstetr. Bd. 68, Nr. 1, S. 35—42.   2, 609.

Reynolds, Edward, The theory and practice of the treatment of sterility in women. (Theorie und Praxis der Behandlung der Sterilität des Weibes.) Journal of the Americ. med. assoc. 60, S. 93—101.   2, 21.

Reynolds, Edward, Further points on the sterility of women. (Weitere Punkte über die weibliche Sterilität.) Journal of the Americ. med. assoc. Bd. 61, Nr. 15, S. 1363—1368. **3, 466.**
Schaeffer, R., Über Häufigkeit, Ursachen und Behandlung der Sterilität der Frauen. Ein statistischer Beitrag. Zeitschr. f. Bekämpf. d. Geschlechtskrankh. Bd. 15, S. 39—62. **4, 513.**
Torelli, Quintino, Comportamento delle agglutinine e delle opsonine negli animali castrati o inietati di prodotti testicolari. (Das Verhalten der Agglutinine und der Opsonine bei kastrierten oder mit Hodenextraktion vorbehandelten Tieren.) Rif. med. Jg. 29, Nr. 47, S. 1289—1296. **4, 215.**
Tweedy, E. Hastings, Female sterility as a salient feature of general tuberculosis of the peritoneum. (Weibliche Sterilität als Hauptsymptom allgemeiner Bauchfelltuberkulose.) Transact. of the roy. acad. of med. in Ireland Bd. 31, S. 226—234. **4, 326.**
Viville, G., Die Beziehungen der Menstruation zum Allgemeinorganismus bei gynaekologischen Erkrankungen. Dissertation: Straßburg. **4, 370.**
Wilcox, The undeveloped anteflexed uterus and the steril woman. (Der schlecht entwickelte, anteflektierte Uterus und die weibliche Sterilität.) Journ. of the Americ. inst. homeop. Bd. 5, S. 883. **2, 82.**
Williams, Philip F., The use of the metranoikter in the treatment of dysmenorrhea and sterility. (Behandlung der Dysmenorrhöe und Sterilität mit dem Metranoikter.) New York med. journal Bd. 97, Nr. 23, S. 1190—1191. **2, 465.**

Histologische Technik.

Apáthy, Stefan v., Neuere Beiträge zur Schneidetechnik. Zeitschr. f. wiss. Mikroskop. u. f. mikr. Techn. Bd. 29, H. 4, S. 449—515. **1, 608.**
Becher, Siegfried, Über neue Mikrotomkonstruktionen. Zeitschr. f. wiss. Mikroskop. u. mikroskop. Techn. Bd. 30, H. 2, S. 192—202. **4, 371.**
Bondy, Mikrophotogramme von Bakterien im Schnitt. 15. Versamml. d. dtsch. Ges. f. Gynaekol., Halle a. S., 14.—17. Mai 1913. **1, 815.**
Crile, George W., The relation between the blood pressure and the prognosis in abdominal operations. (Beziehungen zwischen Blutdruck und Prognose bei Laparotomien.) Transact. of the Americ. gynecol. soc. Bd. 38, S. 179—187. **4, 689.**
Farkas, B., Bemerkungen über das Auswaschen und Beschreibung eines einfachsten Auswaschapparates. Zeitschr. f. wiss. Mikr. Bd. 30, H. 1, S. 33—39. **2, 360.**
Farkas, B., Ein neuer Einbettungsapparat. Zeitschr. f. wiss. Mikr. u. mikroskop. Techn. Bd. 30, H. 1, S. 40—44. **2, 466.**
Fischer, Hugo, Entwässerung zur Paraffineinbettung. Zeitschr. f. wiss. Mikroskop. u. mikroskop. Techn. Bd. 30, H. 2, S. 176—177. **3, 571.**
Fröhlich, A., Eine Vorrichtung für Dauerdurchströmungen von Kaltblüterorganen mit kleinen Flüssigkeitsmengen. Zentralbl. f. Physiol. Bd. 27, Nr. 19, S. 1011 bis 1013. **4, 63.**
Funck-Brentano, L., De la fécondation artificielle. (Über künstliche Befruchtung.) Sem. gynécol. 18, S. 25—26. **1, 127.**
Gurwitsch, Alex., Vorlesungen über allgemeine Histologie. Jena: G. Fischer. V, 345 S. u. 204 Abbild. M. 11.—. **3, 323.**
Holland, E. D., Indispensable adjuncts in diagnosis. (Unentbehrliche Hilfsmittel zur Diagnose.) Journal of the Arkansas med. soc. Bd. 9, Nr. 11, S. 258—262. **2, 24.**
Hornowski, Joseph, Über die gleichzeitige Färbung der elastischen Fasern und des Fettgewebes. Zentralbl. f. allg. Pathol. u. pathol. Anat. Bd. 24, Nr. 20, S. 908 bis 909. **4, 210.**
Jacobson, Max, und Kurt Jacobson, Betrachtungen zur künstlichen Befruchtung. Ärztl. Sachverst. Zeit. 19, S. 58—60. **1, 598.**
Jagic, N. v., und H. K. Barrenscheen, Atlas und Grundriß der klinischen Mikroskopie. Mit Berücksichtigung der Technik. Mit e. Vorwort von v. Noorden. 2. umgearb. u. verm. Aufl. Wien: Perles. XV, 128 S., 40 Taf. M. 28.—. **3, 323.**
Jores, Demonstration einer zweckmäßigen Modifikation des Konservierungsverfahrens. Verhandl. d. Dtsch. pathol. Ges. 16. Tag., Marburg, 31. III.—2. IV. 1913, S. 357 bis 358. **3, 354.**
Jores, L., Über eine verbesserte Methode der Konservierung anatomischer Objekte. Münch. med. Wochenschr. Jg. 60, Nr. 18, S. 976. **2, 193.**
Kabsch, Technisches aus dem Laboratorium. Zeitschr. f. wiss. Mikr. u. mikroskop. Techn. Bd. 30, H. 1, S. 68—72. **3, 353.**

Klein, Stanislaus, Eine einfache Methode der panoptischen Blut- und Gewebs-
  färbung mit „Polychrom". Dtsch. med. Wochenschr. Jg. **39,** Nr. 46, S. 2254 bis
  2255.									**4,** 63.
Loofs, Friedrich A., Paraffineinbettungsverfahren für Uterus und Ovarien. Monats-
  schr. f. Geburtsh. u. Gynaekol. Bd. **38,** H. 2, S. 177—185.			**2,** 610.
McClendon, J. F., Preparation of material for histology and embryology, with an
  appendix on the arteries and veins in a thirty millimeter pig embryo. (Die Vorbereitung histologischen und embryologischen Materials mit einem Anhang über
  die Arterien und Venen eines Schweineembryo von 30 mm Länge.) Anat. record.
  7, S. 51—61.								**1,** 350.
McDonald, Ellice, Studies in gynecology and obstetrics. Chapt. 1. Sterility in
  the female; its etiology and treatment, with report of a case of instrumental
  impregnation. (Ätiologie und Behandlung der Sterilität der Frau und Mitteilung eines Falles von künstlicher Befruchtung.) Americ. med. Bd. **19,** Nr. 3,
  S. 141—150.								**2,** 21.
Metz, C., Das Doppelmikroskop. Zeitschr. f. wiss. Mikroskop. u. mikroskop. Techn.
  Bd. **30,** H. 2, S. 188—191.						**4,** 371.
Možejko, B., Mikrotechnische Mitteilungen 7, 8, 9. Zeitschr. f. wiss. Mikroskop u.
  f. mikr. Techn. Bd. **29,** H. 4, S. 516—525.				**1,** 704.
Možejko, B., Mikrotechnische Mitteilungen. 10. Über Carminfütterung des Am-
  phioxus. Zeitschr. f. wiss. Mikr. u. mikroskop. Techn. Bd. **30,** H. 1, S. 59—67.
									2, 360.
Neumayer, L., Ein elektrisch heizbarer Universalwärmeschrank. Zeitschr. f. wiss.
  Mikr. u. mikroskop. Techn. Bd. **30,** H. 1, S. 49—58.			**2,** 360.
Plumier-Clermont, La technique de l'examen microscopique du sang en clinique.
  (Technik der klinischen mikroskopischen Blutuntersuchung.) Scalpel et Liège med.
  Jg. **65,** Nr. 50, S. 845—847.						**2,** 307.
Reimann, Th., Eine Methode zur Verstärkung der Färbung schwer färbbarer Gewebe
  bei Anwendung der Methoden: polychrome Methylenblaulösung — Glycerinäther
  und Carbol + Methylgrün + Pyronin. Med. Klin. Jg. **9,** Nr. 25, S. 999—1001.
									2, 359.
Richter, Hans, Eine Methode zur Behandlung und Aufbewahrung von Celloïdin-
  schnittserien. Zeitschr. f. wiss. Mikroskop. u. f. mikr. Techn. Bd. **29,** H. 4, S. 528
  bis 530.								**1,** 568.
Ruffo, Albino, Di un nuovo metodo di colorazione delle cellule granulose (Mast-
  zellen). (Eine neue Methode zur Färbung der Mastzellen.) Gaz. internaz. di med.,
  chirurg., ig. Nr. **26,** S. 609—610.					**3,** 145.
Salkind, J., Zur Vereinfachung der histologischen Technik. Zeitschr. f. wiss. Mikro-
  skop. u. f. mikr. Techn. Bd. **29,** H. 4, S. 540—544.			**1,** 653.
Strong, L. W., Methode der Schnellreifung des Hämatoxylins. Zeitschr. f. wiss. Mikro-
  skop. u. mikroskop. Techn. Bd. **30,** H. 2, S. 175.			**3,** 466.
Völker, Ottomar, Eine Modifikation der van Giesonschen Färbung. Zeitschr. f. wiss.
  Mikroskop. u. mikroskop. Techn. Bd. **30,** H. 2, S. 185—187.		**3,** 610.
Wieser, Wolfgang Freiherr v., Ein Durchspülungsapparat zur Fixierung ganzer
  Tiere. Zeitschr. f. wiss. Mikroskop. u. f. mikr. Techn. Bd. **29,** H. 4, S. 535—539.
									1, 569.
Zieglwallner, F., Nachtrag zum Aufsatz: „Über die Fixierung und Färbung von
  Glykogen und die mikroskopische Darstellung desselben gleichzeitig neben Fett".
  Zeitschr. f. wiss. Mikr. u. mikroskop. Technik Bd. **30,** H. 1, S. 72.	**2,** 360.

Verschiedenes.

(Osteomalacie, Hämophilie, chronische Anämie, Beziehungen
anderer Organe zu den Genitalien usw.)

Badolle, Le syndrome osteomalacique (nature et pathogénie.) (Natur und Patho-
  genese der Osteomalacie.) Thèse de Lyon. Nr. 92, 151 S.			**5,** 2.
Baumel, J. et J. Margarot, Un cas d'achondroplasie. (Fall von Achondroplasie.)
  Prov. méd. Jg. **26,** Nr. 46, S. 508—510.				**4,** 99.
Bell, W. Blair, The relation of the internal secretions to the female characteristics
  and functions in health and disease. (Die Beziehung der inneren Sekretion zu den
  weiblichen Geschlechtscharakteren und -funktionen im gesunden und kranken Zu-
  stand.) British med. journal Nr. **2750,** S. 1274—1280.			**4,** 211.
Blau, A., R. Th. Jaschke, Fr. Kermauner u. a., Die Erkrankungen des weibliches
  Genitale in Beziehung zur inneren Medizin. Bd. 2: Akute Infektionskrankheiten,

Schwangerschaftstoxikosen, Eklampsie, Sepsis, Hautkrankheiten, Asthenie, Enteroptose, Metastasen der Tumoren, Nervenkrankheiten. Wien: Hölder. XIX, 988 S. M. 22.40. **3, 436.**

Bolognesi, Gius., Il sangue in chirurgia. (Blut in der Chirurgie.) Milano. 143 S. **4, 130.**

Bonnamour, S., et Albert Badolle, L'ostéomalacie sénile. (Die senile Osteomalacie.) Gaz. des hôp. Jg. **86,** Nr. 145, S. 2301—2310. **4, 291.**

Bornstein, Zur Behandlung der Alveolarpyorrhöe bei Chlorose, Anämie und sonstigen Stoffwechselkrankheiten. Frauenarzt Jg. **28,** H. 11, S. 482—483. **3, 610.**

Brandt, Kr., Über Osteomalacie. Norsk Magaz. for Laegevidenskaben Jg. **1913,** H. 10, S. 1332. **3, 547.**

Brelet, Les anémies et leur traitement. (Die Anämien und ihre Behandlung.) Rev. de chirurg. **13,** S. 2—5. **1, 121.**

Butler, T. Harrison, A case of optic neuritis with retinitis and consecutive atrophy associated with pregnancy. (Ein Fall von Neuritis optica mit Retinitis und nachfolgender Atrophie in der Schwangerschaft.) Ophthalmoscope Bd. **11,** Nr. 10, S. 597—599. **3, 546.**

Cabot, Richard C., The lymphocytosis of infection. (Lymphocytose bei septischer Infektion.) Americ. journal of the med. sciences **145,** S. 335—339. **1, 735.**

Calhoun, F. Phinizy, The report of a case of optic atrophy caused by uterine hemorrhage. (Mitteilung eines Falles von Opticusatrophie infolge uteriner Blutung.) Ophthalmic rec. Bd. **22,** Nr. 7, S. 358—361. **3, 514.**

Carnot, Thérapeutique pratique des syndromes hémorragiques. (Die Therapie hämorrhagischer Zustände.) Gaz. de gynécol. **28,** S. 1—8. **1, 55**

Colorni, C., Glicosuria e diabete sotto il punto di vista ostetrico-ginecologico. (Glykosurie und Diabetes vom geburtshilflichen und vom gynaekologischen Standpunkt aus.) Lucina Jg. **18,** Nr. 5, S. 69—74; Gaz. med. lombardà Jg. **72,** Nr. 29, S. 227 bis 229 u. Ann. di ostetr. e ginecol. **35,** S. 113—197 u. 381—485. **2, 374; 707; 3, 571.**

Commiskey, Leo John Joseph, Morbid hemorrhagie conditions in children. (Hämorrhagische Erkrankungen bei Kindern.) (New York acad. of med., sect. on pediatr., meet. 13. II. 1913.) Americ. journal of obstetr. Bd. **67,** Nr. 4, S. 827 bis 828. **1, 801.**

Cooley, Thomas B., The treatment of hemorrhagie disorders. (Die Behandlung hämorrhagischer Störungen.) Journal of the Americ. med. assoc. Bd. **61,** Nr. 14, S. 1277—1281. **3, 641.**

Czyborra, Arthur, Über Hämophilie bei Frauen. Monatsschr. f. Geburtsh. u. Gynaekol. **37,** S. 487—495. **1, 540.**

Dabney, Virginius, Connection of the sexual apparatus with the ear, nose and throat. A contribution to the study of the subject. (Über den Zusammenhang des Sexualapparates mit dem Ohr, der Nase und Kehlkopf.) New York med. journal **97,** S. 533—537. **1, 540.**

Delacour, J., Relations entre la sphère génitale et les voies respiratoires supérieuers. (Beziehungen zwischen dem Traktus genitalis und respiratorius superior.) Sem. gynécol. Jg. **18,** Nr. 26, S. 205—210 u. Nr. 27, S. 213—217. **2, 724.**

Deluen, Contribution à l'étude de l'anémie pernicieuse progressive chez les femme enceintes. (Über progressive perniziöse Anämie bei Schwangeren.) Thèse: Paris. **5, 183.**

Dennett, Roger Herbert, The treatment of hemorrhagic conditions by the injection of human serum. (Die Behandlung hämorrhagischer Erkrankung durch Einspritzung von Menschenserum.) (New York acad. of med., sect. on pediatr., meet. 13. II. 1913.) Americ. journal of obstetr. Bd. **67,** Nr. 4, S. 826—827. **1, 736.**

De Witt Stetten and Jacob Rosenbloom, Clinical and metabolic studies of a case of hypopituitarism due to cyst of the hypophysis with infantilism of the lorain type (so-called typus Froehlich or adiposo-genital dystrophy of Bartels.) (Klinik und Stoffwechselstudien eines Falles von Hypopituitarismus infolge einer Cyste der Hypophyse mit Dystrophia adiposo-genitalis.) Americ. journal of the med. scienc. Bd. **146,** Nr. 5, S. 731—741. **4, 373.**

Diesing, Die Übertragung der Schlafkrankheit durch den Geschlechtsakt. Arch. f. Schiffs- u. Tropen-Hyg. Bd. **17,** H. 22, S. 786—788. **4, 211.**

Eccles, R. G., Disease and genitics. (Krankheit und Artentwicklung.) Med. record Bd. **84,** Nr. 5, S. 189—197. **2, 723.**

Ehrlich, P., und A. Lazarus, Die Anämie. Abt. 2: Klinik der Anämien von A. Lazarus. 2. verm. u. umgearb. Aufl. Wien u. Leipzig: Alfred Hölder. VIII, 256 S., 2 Taf. u. 3 Kurv. M. 7.60. **3, 674.**

Engelmann, F., und L. Elpers, Über das Verhalten der Blutviscosität bei der Eklampsie sowie bei anderen Erkrankungen und Veränderungen des weiblichen Körpers. Gynaekol. Rundsch. Jg. 7, H. 9, S. 315—323.   2, 69.
Die Erkrankungen des weiblichen Genitales in Beziehung zur inneren Medizin red. v. L. v. Frankl-Hochwart, C. v. Noorden u. A. v. Strümpell. Bd. 2. Akute Infektionskrankheiten, Schwangerschaftstoxikosen, Eklampsie, Sepsis, Hautkrankheiten, Asthenie, Enteroptose, Metastasen der Tumoren, Nervenkrankheiten. Wien u. Leipzig: Alfred Hölder. XIX, 988 S. M. 22.40.   3, 673.
Funck-Brentano et Roulland, Deux cas de septicémie grave guéris par le sérum antistreptococcique associé à l'abcès de fixation. (Zwei Fälle von schwerer Septicämie durch Antistreptokokkenserum und Fixationsabsceß geheilt.) Journal de méd. interne Jg. 17, Nr. 18, S. 174—176.   4, 130.
Galup, J., Le facteur génital chez la femme dans les affections des voies respiratoires inférieures. (Einwirkung des weibl. Genitalapparates auf die Erkrankungen der unteren Atmungswege.) Sem. gynécol. 18, S. 89—100.   1, 461.
Galup, J., Le retentissement des affections des voies respiratoires inférieures sur l'appareil génital de la femme. (Die Bedeutung der Erkrankung der Luftwege für die weiblichen Geschlechtsorgane.) Semaine gynécol. Jg. 18, Nr. 45, S. 357—362 u. Gynécologie Jg. 17, Nr. 11, S. 654—670.   4, 477.
Grober, Behandlung akut bedrohlicher Erkrankungen. Ein Zyklus klinischer Vorträge. 1. Behandlung akuter schwerer Anämie. Dtsch. med. Wochenschr. Jg. 39, Nr. 47, S. 2281—2283.   3, 610.
Gundrum, F. F., Use of sera in medical hemorrhage. (Anwendung von Serum bei hämorrhagischer Diathese.) California State journal of med. Bd. 11, Nr. 10, S. 400—402.   3, 385.
Hart, C., Konstitution und Krankheit, mit besonderer Berücksichtigung des weiblichen Genitalapparates. Zeitschr. f. Geburtsh. u. Gynaekol. Bd. 74, H. 1, S. 161 bis 179.   3, 257.
Henkes, J. C., Nasenkrankheiten und Dysmenorrhöe. Nederl. Tijdschr. v. Geneesk. Tweede helft Nr. 5, S. 327—333. (Holländ.)   3, 145.
Heudorfer, Emil, Untersuchungen über die Konzentration des Blutserums bei Anämien und Blutkrankheiten. Zeitschr. f. klin. Med. Bd. 79, H. 1/2, S. 103—127.   4, 211.
Heyter, Hubert, Kasuistische Beiträge zur Hämophilie. Mitteilg. a. d. Hamburg. Staatskrankenanst. Bd. 14, H. 2, S. 931.   2, 305.
Hirschmann, A., Hämophilie in der Gynaekologie. Dissertation: München.   4, 291.
Jaschke, Rud. Th., Beziehungen zwischen Venenerkrankungen und weibliches Genitale. Zentralbl. f. d. Grenzgeb. d. Med. u. Chirurg. Bd. 17, Nr. 1/3, S. 115 bis 154.   3, 42.
Johnson, Joseph Taber, The influence of the gonococcus in the causation of sterility in both sexes. (Der Einfluß des Gonokokkus auf die Sterilität beider Geschlechter.) Urol. a. cut. rev. Bd. 17, Nr. 12, S. 637—640.   4, 129.
Knauer, F., Über einen Fall von Echinokokkus im weiblichen Becken. Dissertation: Leipzig.   4, 291.
Köhne, W., Über den Einfluß der Generationsvorgänge auf die Lungentuberkulose. Dissertation: Göttingen.   4, 2.
Kolisko, Alex., Plötzlicher Tod aus natürlicher Ursache. Wien. M. 22.—.   4, 130.
Kusama, Shigeru, Über Aufbau und Entstehung der toxischen Thrombose und deren Bedeutung. Zieglers Beitr. z. pathol. Anat. u. z. allg. Pathol. 55, S. 459—544.   1, 570.
Kwan, J., Über den Einfluß der physiologischen Kochsalzlösung bzw. Ringerschen Flüssigkeit auf die akute Anämie. Arch. internat. de pharmacodyn. et de thérap. Bd. 23, Nr. 5/6, S. 407—416.   4, 434.
Lampé, Basedowsche Krankheit und Genitale. 15. Versamml. d. dtsch. Ges. f. Gynaekol., Halle a. S., 14.—17. Mai 1913.   1, 829.
Lampé, Arno Ed., Basedowsche Krankheit und Genitale. Untersuchungen mit Hilfe des Abderhaldenschen Dialysierverfahrens. Monatsschr. f. Geburtsh. u. Gynaekol. Bd. 38, H. 1, S. 45—51.   2, 360.
Laudon, A., Über die Wirkung der epiduralen Injektion bei der Behandlung von Dysmenorrhöe und Kreuzschmerzen. Dissertation: Freiburg i. Br.   4, 370.
Löhlein, M., Die Gesetze der Leukocytentätigkeit bei entzündlichen Prozessen. Jena, Fischer, IV, 25 S. M. 1.—.   2, 82.
Lomer, Georg, Über einige Beziehungen zwischen Gehirn, Keimdrüsen und Gesamtorganismus. Arch. f. Psychiatr. u. Nervenkrankh. Bd. 51, H. 2, S. 578—586.   3, 190.

Lyle, Henry H. M., Treatment of hemorrhagic conditions by direct blood transfusion. (Behandlung hämorrhagischer Erkrankungen mit direkter Bluttransfusion.) (New York acad. of med., sect. on pediatr., meet. 13. II. 1913.) Americ. journal of obstetr. Bd. 67, Nr. 4, S. 828—829. **1, 736.**

M'Ilroy, A. Louise, Intestinal toxaemia in its relationship to obstetrical and gynaecological affections. (Darmtoxikosen und ihre Beziehungen zu geburtshilflichen und gynaekologischen Leiden.) Glasgow med. journal Bd. 80, Nr. 3, S. 166—177. **3, 572.**

Mankiewicz, Otto, Nierenblutungen bei Hämophilen. Zeitschr. f. Urol. Bd. 7, H. 11, S. 865—878. **4, 260.**

Mead, Kate Campbell, The middle-aged woman, what can be done to increase her efficiency. (Die Frau im mittleren Alter; was kann zur Erhöhung ihrer Leistungsfähigkeit geschehen?) Med. rec. Bd. 84, Nr. 22, S. 976—981. **4, 98.**

Milne, Lindsay S., Über Blutungsanämie. Dtsch. Arch. f. klin. Med. **109**, S. 401 bis 409. **1, 112.**

Mohr, Über die innere Sekretion der Speicheldrüsen und ihre Beziehungen zu den Genitalorganen. 15. Versamml. d. dtsch. Ges. f. Gynaekol. Halle a. S. 14.—17. Mai 1913 u. Zeitschr. f. Geburtsh. u. Gynaekol. Bd. 74, H. 1, S. 408—433. **1, 830; 3, 261.**

Nagelschmidt, Franz, Über die elektrische Behandlung der Fettleibigkeit. Berl. klin. Wochenschr. **50**, S. 162—165. **1, 155.**

Neusser, Edmund v., Über Anämien. Vortrag 2. Herz und Chlorose. Wien. klin. Wochenschr. Jg. 26, Nr. 40, S. 1601—1607. **3, 208.**

Novak, J., Nebennieren und Genitale. 15. Versamml. d. dtsch. Ges. f. Gynaekol. Halle a. S. 14.—17. Mai 1913. **2, 146.**

Novak, J., und O. Porges, Über die Acidität des Blutes bei Osteomalacie. Wien. klin. Wochenschr. Jg. 26, Nr. 44, S. 1791—1793. **3, 573.**

Novak, Josef, Über den Einfluß der Nebennierenausschaltung auf das Genitale. Arch. f. Gynaekol. Bd. 101, H. 1, S. 36—64. **3, 572.**

Palazzo, Giuseppe, Sulla resistenza delle arterie al processo di suppurazione. (Über die Widerstandskraft der Arterien gegenüber dem Eiterungsprozeß.) Rif. med. **29**, S. 63—68, 99—104, 127—131 u. 151—155. **1, 506.**

Parreidt, R., Über die erfolgreiche Behandlung von hämophilen Blutungen mittels des Thermokauters. Münch. med. Wochenschr. Jg. 60, Nr. 21, S. 1150. **2, 432.**

Phillips, S. Latimer, Unilateral amblyopic and diplopia following suppressio mensium. (Einseitige Amblyopie und Diplopie im Anschluß an suppressio mensium.) Med. record Bd. 84, Nr. 13, S. 573. **3, 353.**

Pick, Alois, Die Behandlung der Appetitlosigkeit mit besonderer Berücksichtigung ihrer nervösen Formen. Mitteilg. d. Ges. f. d. ges. Therap. Jg. 1, H. 3, S. 14—29. **2, 22.**

Pinard, De la femme en état de rétention. (Über die Frau im Zustand der Retention.) Rev. prat. d'obstétr. et de paediatr. Jg. 26, H. 10, S. 289—306. **4, 99.**

Plicque, A. F., Les anémies de la puberté et leur traitement. (Die Anämien in der Entwicklungszeit und ihre Behandlung.) Bull. méd. Jg. 27, Nr. 71, S. 793—794. **3, 97.**

Polland, Rudolf, Weitere Beiträge zur Dermatosis dysmenorrhoica symmetrica (Matzenauer-Polland). Arch. f. Dermatol. u. Syphil., Orig. Bd. 118, H. 1, S 260. bis 284. **3, 353.**

Pozzi, S., Vie autonome d'appareils viscéraux séparés de l'organisme d'après les nouvelles expériences du Dr. Alexis Carrel. (Selbständiges Leben der vom Organismus getrennten Eingeweide nach den neuen Erfahrungen von Carrel.) Bull. méd. **27**, S. 27—28. **1, 45.**

Reinhardt, Edwin, Über Arsentherapie bei Anämien. Mitteilg. a. d. Hamburg. Staatskrankenanst. Bd. 14, H. 5, S. 51—72. **2, 679.**

Rist, Chlorose des jeunes filles; oligosidérémie des jeunes enfants. (Chlorose junger Mädchen; mangelhafter Eisengehalt des Blutes bei kleinen Kindern.) Pédiatrie prat. Jg. 11, Nr. 15, S. 262—267. **2, 540.**

Robinson, R., Les glandes génitales et le système dentaire. (Genitaldrüsen und Zahnsystem.) Cpt. rend. hebdom. des séanc. de l'acad. des scienc. Bd. 156, Nr. 26, S. 2016—2018. **2, 729.**

Roedel, W., Über die Wechselbeziehungen zwischen Generationsvorgängen und Schwerhörigkeit. Dissertation: Freiburg i. Br. **4, 2.**

Salis, Hans v., Erfolgreiche Adrenalinbehandlung bei rezidivierter Osteomalacie. Münch. med. Wochenschr. Jg. 60, Nr. 46, S. 2563—2565. **3, 674.**

Schlimpert, Hans, Wechselbeziehungen zwischen Instinaltraktus und Genitale.

Zentralbl. f. d. ges. Gynaekol. u. Geburtsh. s. d. Grenzgeb. Bd. 2, H. 14, S. 657 bis
673.   2, 657.
Schmid, A.,   Die Therapie der Osteomalacie mit besonderer Berücksichtigung der
Organtherapie. Dissertation: Erlangen.   4, 291.
Schnell, F., Die Behandlung der Osteomalacie in den letzten 15 Jahren 1898 bis 1912.
Kritisches Sammelreferat. Zeitschr. f. Geburtsh. u. Gynaekol. Bd. 75, H. 1, S. 179
bis 220.   3, 674
Schockaert, R., Psychopathies d'origine génitale. (Psychische Störungen infolge
von Genitalveränderungen.) Bull. de la soc. belge de gynécol. et d'obstétr. Bd. 23,
Nr. 10, S. 263—277.   2, 141.
Schütz, Ch., Klinische Beiträge zur Frage der Blutgerinnung. Dissertation: Berlin.
                                                                        4, 291.
Sellheim, Hugo, Der Geschlechtsunterschied des Herzens. Umschau 17, Nr. 29,
S. 585—587 u. Zeitschr. f. angew. Anat. u. Konstitutionslehre Bd. 1, H. 2, S. 162
bis 175.   2, 476; 3, 208.
Sellheim, Hugo, Der Einfluß der Kastration auf das Knochenwachstum des ge-
schlechtsreifen Organismus und Gedanken über die Beziehungen der Kastration
zur Osteomalacie. Zeitschr. f. Geburtsh. u. Gynaekol. Bd. 74, H. 1, S. 362—373.
                                                                        3, 154.
Smith, Geoffrey, Studies in the experimental analysis of sex. P. 10. The effect
of sacculina on the storage of fat and glycogen, and on the formation of pigment
by its host. (Beiträge zur experimentellen Geschlechtsanalyse. 10. Abschnitt. Der
Einfluß von Sacculina [ein parasitärer Wurzelkrebs] auf Fett und Glykogenanreiche-
rung und auf Pigmentbildung des Wirtstieres.) Quart. journal of microscop. science
Bd. 59, Nr. 234, S. 267—295.   2, 674.
Sparrow, G., Some cases of haemophilia. (Einige Fälle von Hämophilie.) St. Bartho-
lomew's hosp. journal Bd. 20, Nr. 12, S. 189—190.   3, 103.
Stolz, Max, Die Beziehungen der akuten Infektionskrankheiten zu den weiblichen
Geschlechtsorganen.   Klin.-therap. Wochenschr. Jg. 20, Nr. 18, S. 541—547 u.
Nr. 19, S. 569—575.   2, 93.
Tixier, Maladies hémorrhagipares (purpura, maladie de Wehrloff, hémophilie, maladie
de Barlow.) (Hämorrhagische Erkrankungen [Purpura, Wehrloffsche Krankheit,
Hämophilie, Barlowsche Krankheit].) Pédiatr. prat. Jg. 11, Nr. 31, S. 546—553.
                                                                        3, 418.
Waldo, Ralph, Gynecological hints. (Gynäkologische Ratschläge.) Internat. journal
of surg. Bd. 26, Nr. 10, S. 376.   4, 63.
Ward, George Gray, The relation of the internal secretions to the female generative
organs. (Die Wechselbeziehungen zwischen innerer Sekretion und weiblichen Ge-
schlechtsorganen.) (Clin. soc. of the New York post-graduate med. school a. hosp.,
meet., 18. IV. 1913.) Post-graduate Bd. 28, Nr. 7, S. 644—654.   3, 1.
Wiesel, Josef, Der Status thymico-lymphaticus. Handb. d. Neurol. Bd. 4, Spez.
Neurol. 3, S. 380—406. Berlin: Springer.   2, 724.
Zuntz, L., Stoffwechselversuche bei Osteomalacie. Arch. f. Gynäkol. 99, S. 145—166.
                                                                        1, 71.
Zurhelle, Erich, Osteogenesis imperfecta bei Mutter und Kind. (Beitrag zur Frage
der Identität dieser Erkrankung mit der Osteopsathyrosis idiopathica.) Zeitschr. f.
Geburtsh. u. Gynaekol. Bd. 74, H. 2/3, S. 942—950.   3, 553.

Bakteriologie, Biologie, Biochemie und innere Sekretion.

Abderhalden, Emil, Abwehrfermente des tierischen Organismus gegen körper-,
blutplasma- und zellfremde Stoffe, ihr Nachweis und ihre diagnostische Bedeutung
zur Prüfung der Funktion der einzelnen Organe. 2. verm. Aufl. Berlin: Springer.
XII, 199 S. M. 5.60.   3. verm. Aufl. Berlin: Springer.   XV, 229 S. u. 1 Taf.
M. 6.80.   2, 525; 4, 3.
Abderhalden, Emil, Weiterer Beitrag zur Frage nach dem Einfluß des Blutgehaltes
der Substrate auf das Ergebnis der Prüfung auf spezifisch eingestellte Abwehr-
fermente mittels des Dialysierverfahrens. Münch. med. Wochenschr. Jg. 60, Nr. 50,
S. 2774—2776.   4, 292.
Handbuch der biochemischen Arbeitsmethoden. Hrsg. von Emil Abderhalden. Bd. 7.
Bearb. von Herm. Dold, Fel. Ehrlich, H. v. Euler u. a. Wien. XXVIII, 912 S.
M. 38.—.   4, 186.
Abderhalden, Emil, Der Nachweis blutfremder Stoffe mittels des Dialysierverfahrens
und der optischen Methode und die Verwendung dieser Methoden mit den ihnen

zugrunde liegenden Anschauungen auf dem Gebiete der Pathologie. Beitr. z. Klin. d. Infektionskrankh. u. z. Immunitätsforsch. **1**, S. 243—270.   **1**, 454.

Abderhalden, Emil, und Erwin Schiff, Weiterer Beitrag zur Kenntnis der Spezifität der Abwehrfermente. Das Verhalten des Blutserums schwangerer Kaninchen gegenüber verschiedenen Organen. Münch. med. Wochenschr. Jg. **60,** Nr. 35, S. 1923—1924.   **3**, 42.

Abderhalden, Emil, und Arthur Weil, Beitrag zur Kenntnis der Fehlerquellen des Dialysierverfahrens bei serologischen Untersuchungen. Über den Einfluß des Blutgehaltes der Organe. Münch. med. Wochenschr. Jg. **60,** Nr. 31, S. 1703—1704.   **2**, 726.

Achard, Ch., Ch. Foix et H. Salin, L'origine des hémolysines. (Der Ursprung der Hämolysine.) Presse méd. **21,** S. 129—130.   **1**, 404.

Achard, Ch., Ch. Foix et H. Salin, Les propriétés hémolytiques des extraits d'organes. (Die hämolytischen Eigenschaften der Organextrakte.) Presse méd. **21,** S. 121—124.   **1**, 405.

Adler, L., Das Abderhaldensche Dialysierverfahren. 15. Versamml. d. dtsch. Ges. f. Gynaekol. Halle a. S., 14.—17. Mai 1913.   **2**, 22.

Albrecht, Zur Frage der inneren Sekretion der Mamma. 15. Versamml. d. dtsch. Ges. f. Gynaekol. Halle a. S., 14.—17. Mai 1913.   **2**, 59.

Ando, J., Über die antitryptische Wirkung des Serums bei der Anaphylaxie. Zeitschr. f. Immunitätsforsch. Orig. Bd. **18,** Nr. 1, S. 1—4.   **2**, 524.

Arloing, Fernand, et René Biot, Les techniques bactériologiques, biologiques et vaccinothérapiques de Wright. (Die bakteriologische, biologische und vaccinotherapeutische Arbeitsmethode Wrights.) Bull. méd. Jg. **27,** Nr. 96, S. 1063—1067.   **4**, 100.

Armand-Delille, P., A propos des anaphylatoxines. (Zur Frage der Anaphylatoxine.) Cpt. rend. hebdom. des séances de la soc. de biol. **74,** S. 562—563.   **1**, 581.

Aschner, Bernhard, Über brunstartige Erscheinungen (Hyperämie und Hämorrhagie am weiblichen Genitale) nach subcutaner Injektion von Ovarial- oder Placentarextrakt. Arch. f. Gynaekol. Bd. **99,** H. 3, S. 534—540.   **2**, 226.

Bacterial vaccine therapy, its indications and limitations. Classification of bacterial vaccines. (Die Bakterienvaccinetherapie, ihre Indikationen und Kontraindikationen. Die Klassifizierung der Bakterienvaccine.) Journal of the Americ. med. assoc. Bd. **60,** Nr. 20, S. 1539—1541.   **2**, 146.

Bandler, The ductless glands in relation to gynecological conditions. (Die Bedeutung der Drüsen ohne Ausführgang für die Gynaekologie.) Med. soc., New York, meet. 21. IV. 1913. Americ. journal of obstetr. a. dis. of women a. childr. Bd. **68,** Nr. 3, S. 572—575.   **3**, 209.

Bandler, Samuel Wyllis, The internal secretions as they concern the gynecologist. (Die innere Sekretion in ihrer Bedeutung für den Gynaekologen.) New York med. Journal Bd. **98,** Nr. 3, S. 111—115.   **3**, 98.

Bańkowski, J., und Z. Szymanowski, Anaphylaktische Studien. 4. Zur toxischen Wirkung des menschlichen Blutserums. A. Die Toxizität im Verlauf von Infektionskrankheiten. B. Toxizitätsunterschiede zwischen dem Mutter- und Fötalserum. Zeitschr. f. Immunitätsforsch. Orig. **16,** S. 330—341.   **1**, 119.

Baron, La bacillémie tuberculeuse. (Tuberkelbacillen im Blut.) Thèse: Paris. **4**, 291.

Battle, Ivan, The principles of serum therapy. (Die Prinzipien der Serumtherapie.) Old Dominion journal of med. a. surg. Bd. **16,** Nr. 3, S. 119—124.   **2**, 524.

Bauer, Julius, Über den Nachweis organabbauender Fermente im Serum mittels des Abderhaldenschen Dialysierverfahrens. Mitteilg. 2. Wien. klin. Wochenschr. Jg. **26,** Nr. 27, S. 1109—1115.   **2**, 675.

Bedson, S. Phillips, Lésions des organes à sécrétion interne dans l'intoxication vermieuse. (Veränderungen in den Drüsen mit innerer Sekretion unter dem Einfluß von Wurmgiften.) Ann. del'inst. Pasteur Bd. **27,** Nr. 8, S. 682—699.   **3**, 261.

Belin, Un nouveau bacille coagulant le lait après chauffage à 100°. (Ein neuer Bacillus, der die Milch nach Erhitzung auf 100° zum Gerinnen bringt.) Rev. de pathol. comp. **13,** S. 28—30.   **1**, 209.

Bell, W. Blair, The Arris and Gale lectures on the genital function of the ductless glands in the female. Lect. 1. 2. (Die genitalen Funktionen der Drüsen mit innerer Sekretion bei der Frau.) Lancet **184,** S. 809—816 u. 937—944; Brit. med. journal **2726,** S. 652—655 u. Riv. med. Jg. **29,** Nr. 22, S. 602—603. **1**, 817; **2**, 193, 252.

Bennecke, H., Behandlung schwerster Sepsis mit intravenöser Infusion größerer Mengen menschlichen Normalserums nach vorausgegangenem Aderlaß. Münch. med. Wochenschr. Jg. **60,** Nr. 35, S. 1926—1929.   **3**, 457.

Bermbach, Paul, Beitrag zur Serologie der Geschwülste. Ärztl. Sachverst.-Zeit. **19,** S. 76.   **1,** 211.
Bernhardt, Georg, und Otto Ornstein, Über Variabilität pathogener Mikroorganismen. Berl. klin. Wochenschr. **50,** S. 16—19.   **1,** 160.
Berthelot, Recherches sur quelques caractères du proteus vulgarie. Nouvelles données expérimentales sur le rôle des associations microbiennes en pathologie intestinale. (Untersuchungen über einige Eigentümlichkeiten des Proteus vulgaris. Neue experimentelle Ergebnisse über die Rolle der Bakterien-Vereinigung in der Darmpathologie.) Thése: Paris.   **5,** 50.
Bertholet, Ed., Die Wirkung des chronischen Alkoholismus auf die Organe des Menschen, insbesondere auf die Geschlechtsdrüsen. Autoris. Übers. m. Ergänzg. v. Alfred Pfleiderer. Stuttgart, Mimir Verl. 101 S.   **4,** 375.
Bessemans, A., De l'importance respective des deux constituants de l'alexine dans le phénomène de l'hémolyse. (Über die Beziehungen der beiden Komponenten des Komplements bei der Hämolyse.) Zeitschr. f. Immunitätsforsch. Orig. **17,** S. 36 bis 46.   **1,** 663.
Besson, A., Practical bacteriology, microbiology and serum therapy,. medical and veterinary. A text-book for laboratory use. (Praktische Bakteriologie, Mikrobiologie und Serumtherapie auf medizinischem und veterinärmedizinischem Gebiet.) London. 922 S. sh. 36.—.   **4,** 213.
Biedl, Art., Innere Sekretion. Ihre physiologischen Grundlagen und ihre Bedeutung für die Pathologie. Mit einem Vorwort von R. Paltauf. 2. neubearb. Aufl. Tl. 1. Wien: Urban u. Schwarzenberg. X, 534 S., 8 Taf. M. 24.—.   **3,** 419.
Black, E. Hamilton, The qualitative and quantitative effect observed on polymorph neutrophile leucocytes in the treatment of tuberculosis by tuberculin. (Die qualitative und quantitative Beeinflussung der polymorphkernigen neutrophilen Leukocyten durch die Tuberkulinbehandlung.) Brit. med. journal **2716,** S. 113—114.   **1,** 87.
Böhme, A., Opsonine und Vaccinationstherapie. Ergebn. d. inn. Med. u. Kinderheilkd. Bd. **12.** S. 1—142 (Berlin: Springer).   **4,** 375.
Boehnke y Mouriz, Vergleichende Studien über verschiedene Antipneumokokken. Sera. Boletin del Instituto nacional de Higiene de Alfonso XIII **9,** Nr. 33, S. 1—20. (Span.)   **2,** 468.
Bondioli, A., L'opoterapia ipofisaria in ostetricia. (Die Organctherapie durch Hypophysenpräparate in der Geburtshilfe.) Arte ostetr. Jg. **27,** Nr. 9, S. 129—136. **2,** 401.
Bondy, Mikrophotogramme von Bakterien im Schnitt. 15. Versamml. d. dtsch. Ges. f. Gynaekol. Halle a. S., 14.—17. Mai 1913.   **1,** 815.
Bontemps, Hans, Über die Verhütung der mikroskopischen Fehldiagnose der Tuberkelbacillen. Dtsch. med. Wochenschr. **39,** S. 454—455.   **1,** 358.
Bordet, J., Le mécanisme de l'anaphylaxie. (Die Entstehung der Anaphylaxie.) Cpt. rend. hebdom. d. séanc. de la soc. de biol. **74,** S. 225—227.   **1,** 262.
Bosch, Frz., Die Begründer der neueren Biologie. Kempten. M. 1.—.   **4,** 130.
Briot, Augustin, et Marcel Aynaud, Hypersensibilité du cobaye au sérum de cheval. (Pferdeserum-Anaphylaxie des Meerschweinchens.) Cpt. rend. hebdom. des séanc. de la soc. de biol. **74,** S. 180—182.   **1,** 505.
Briz, H., Anaphylaxie beim Stillen? Progresos de la clinica Jg. **1,** Nr. 4, S. 155. (Spanisch.)   **3,** 183.
Brockmann, R. St. Leger, The diagnostic value of Abderhalden's method in carcinoma. (Die diagnostische Bedeutung der Abderhaldenschen Reaktion bei Carcinom.) Lancet Bd. 2, Nr. 20, S. 1385—1387.   **4,** 236.
Brown, Hugh Arbuthnot, Measles: periodic cycles of virulence. (Periodische Zu- und Abnahme der Virulenz.) New York med. journal Bd. **97,** Nr. 23, S. 1187—1188.
                                                                                                                            2, 241.
Bruck, Franz, Über den diagnostischen Wert der Abderhaldenschen Serumreaktion (Fermentreaktion). Münch. med. Wochenschr. Jg. **60,** Nr. 32, S. 1775.   **2,** 727.
Brüggemann, Alfred, Beitrag zur Serumdiagnose maligner Tumoren. (Kellingsche hämolytische Proben, Ascolische Meiostagminreaktion und Wassermannsche Reaktion.) Mitteilg. a. d. Grenzgeb. d. Med. u. Chirurg. **25,** S. 877—901.   **1,** 394.
Brugnatelli, Ernesto, Über die Bildung des Streptokokkenanaphylatoxins in vitro. Zeitschr. f. Immunitätsforsch., Orig. **16,** S. 342—347.   **1,** 611.
Bucura, Constantin J., Zur Theorie der inneren Sekretion des Eierstocks. Zentralbl. f. Gynaekol. Jg. **37,** Nr. 51, S. 1839—1849.   **4,** 320.
Bürger, M., und Beumer, Zur Lipoidchemie des Blutes. 1. Über die Verteilung von Cholesterin, Cholesterinestern und Lecithin im Serum. Berl. klin. Wochenschr. **50,** S. 112—114.   **1,** 517.

Buetow, Lucie, Zur Kenntnis der Hypophysenenzyme. Biochem. Zeitschr. Bd. 54, H. 1/2, S. 40—52. **3,** 419.

Burn, J. H., The oxygen capacity of blood considered in relation to the concentration of haemoglobin. (Die Beziehungen von Sauerstoff- zu Hämoglobinkonzentration des Blutes.) Journal of physiol. **45,** S. 482—488. **1,** 569.

Caravani, L., L'azione degli autolizzati fetali e neoplastici, studiata in rapporto alla dose, negli animali normali e portatori di tumore maligno. (Die Einwirkung der Autolysate von Föten und Geschwülsten in verschieden großen Dosen auf normale und geschwulstkranke Tiere.) Tumori Jg. **2,** Nr. 6. S. 653—661. **3.** 514.

Carlson, A. J., The correlation between the physiological state of the thyroid of the mother and of the fetus. (Die physiologischen Beziehungen der mütterlichen und fötalen Schilddrüsen.) Proceed. of the soc. for exp. biol. a. med. Bd. **10,** Nr. 5, S. 185 bis 187. **2,** 677.

Carrel, Alexis, Neue Untersuchungen über das selbständige Leben der Gewebe und Organe. Berl. klin. Wochenschr. Jg. **50,** Nr. 24, S. 1097—1101. **3,** 208.

Carrel, Alexis, Artificial activation of the growth in vitro of connective tissue. (Künstliche Aktivierung des Wachstums von Bindegewebe in vitro.) Journ. of exp. med. **17,** S. 14—19. **1,** 515.

Castelli, G., Neuere Untersuchungen über den Mechanismus der anaphylaktischen Vergiftung mit besonderer Berücksichtigung der Anaphylatoxinvergiftung. 5. Vergleich zwischen der Toxizität der Antigen-Antikörperverbindungen und dem daraus abgespaltenen Anaphylatoxin. (Über Anaphylaxie. Mitteilg. 41.) Zeitschr. f. Immunitätsforsch. Orig. Bd. **18,** H. 3, S. 300—323. **3.** 258.

Cavagnis, Giuseppe, Contributo clinico e sperimentale allo studió della secrezione interna mammaria. (Klinischer und experimenteller Beitrag zum Studium der inneren Milchdrüsensekretion.) Ann. di ostetr. e ginecol. Jg. **35,** Nr. 11, S. 563—574. **4,** 216.

Cohn, Franz, Die innersekretorischen Beziehungen zwischen Mamma und Ovarium. Monatsschr. f. Geburtsh. u. Gynäkol. **37,** S. 93—119. **1,** 24.

Colgin, I. E., Vaccine therapy. (Vaccinetherapie.) Southern med. journal Bd. **6,** Nr. 6, S. 367—370. **2,** 610.

Colle, Guido, Azione degli estratti di placenta sul sistema cardio-vascolare e sulla coagulazione del sangue. (Wirkung von Placentarextrakten auf das Gefäß- und Herzsystem und die Gerinnung des Blutes.) Gaz. degli osp. e delle clin. **34,** S. 394. **1,** 581.

Costantini, G., Il valore del metodo di Much per la colorazione dei bacilli tubercolari. (Über den Wert der Muchschen Färbungsmethode für die Färbung von Tuberkelbacillen.) Ann. dello istit. Maragliano Bd. **7,** Nr. 1, S. 1—20. **2,** 418.

Costantini, G., La sorte dei bacilli tubercolari dentro i vasi sanguigni. (Das Schicksal der Tuberkelbazillen in Blutgefäßen.) Ann. dello istit. Maragliano Bd. **7,** Nr. 1, S. 36—49. **2,** 675.

Crowe, H. Warren, A new method for the differentiation of certain of the streptococci. (Eine neue Methode zur Unterscheidung von bestimmten Streptokokkenarten.) Proceed. of the roy. soc. of med. Bd. **6,** Nr. 5. Pathol. sect., S. 117—125. 2, 83.

Cummins, S. L., and C. C. Cumming, A preliminary note on the differentiation of staphylococci. (Vorläufige Mitteilung über die Differenzierung von Staphylokokken.) Journal of the roy. army med. corps Bd. **20,** Nr. 5, S. 499—511. 3, 97.

Curtis, Arthur H., A motile curved anaerobic bacillus in uterine discharges. (Ein beweglicher, gebogener, gramnegativer Bac. im Ausfluß aus dem Uterus.) Journal of infect. dis. **12,** S. 165—169. **1,** 740.

Czubalski, Fr., Asphyxie und Adrenalin. Zentralbl. f. Physiol. Bd. **27,** Nr. 11, S. 580—581. **3,** 419.

Daels, Frans, und C. Deleuze, Beiträge zum Studium der autolytischen und autoplastischen Vorgänge im embryonalen Gewebe. Zentralbl. f. Gynaekol. Jg. **37,** Nr. 27, S. 989—998. **2,** 675.

Davidson, A. W., Serum and vaccine therapy. (Serum und Vaccinetherapie.) Americ. med. journal Bd. **41,** Nr. 9, S. 685—694. **3,** 385.

De Blasi, Dante, Sul reperto di una forma non comune di streptococco nell' urina. (Über den Befund einer ungewöhnlichen Streptokokkenart im Urin.) Ann. d'ig. sperim. Bd. **23,** Nr. 4, S. 437—443. **5,** 339.

Deycke und Much, Einiges über Tuberkulin und Tuberkuloseimmunität. Münch. med. Wochenschr. **60,** S. 119—121 u. 190—193. **1,** 210.

Dieudonné, A., Immunität, Schutzimpfung und Serumtherapie. Zusammenfassende Übersicht über die Immunitätslehre. 8. umgearb. Aufl. Leipzig. VII, 248 S. M. 6.80. **4,** 186.

Doerr, R., Die Anaphylaxie als Vergiftung durch Eiweißabbauprodukte. Dtsch. med. Wochenschr. Jg. **39**, Nr. 24, S. 1149—1150. **2,** 241.

Dold, H., und Sagio Ogata, Weitere Beiträge zur Kenntnis der wässerigen Organextraktgifte. Zeitschr. f. Immunitätsforsch., Orig. **16**, S. 475—490. **1,** 404.

Dominici, H., et Ostrovsky, De l'action des poisons diffusibles du bacille de Koch sur les tissus normaux. (Über die Wirkung der diffundierbaren Toxine der Kochschen Bacillen auf normales Gewebe.) Cpt. rend. hebdom. des séances de l'acad. des sciences Bd. **157**, Nr. 23, S. 1171—1173. **5,** 83.

Dominici, Henri, Simone Laborde et Albert Laborde, Etude sur les injections de sels de radium. (Studie über die Injektion von Radiumsalzen.) Cpt. rend. hebdom. des séanc. de l'acad. des scienc. Bd. **156**, Nr. 14, S. 1107—1109. **1,** 710.

Dostal, H., und Fritz Ender, Zur Differenzierung säurefester Bakterien. (Kaltblüter-Tuberkelbacillus.) Wien. klin. Wochenschr. Jg. **26,** Nr. 27, S. 1121—1122. **3,** 1.

Drüg, W., Die Koagulation des Blutes und ihre Verwertung in Geburtshilfe und Gynaekologie. Dissertation: Bonn. **3,** 675.

Duchamp, Hémoptysies et opothérapie ovarienne. (Blutsturz und Organbehandlung mit Ovarialextrakt.) Rev. internat. de la tubercul. Bg. **24**, Nr. 2, S. 85—87. **3,** 49.

Dunan, F., Rapports de l'hypophyse avec les autres glandes à sécrétion interne. (Beziehungen der Hypophyse zu den anderen Drüsen mit innerer Sekretion.) Gaz. des hôp. Jg. **86**, Nr. 83, S. 1351—1356. **2,** 729.

Durruti, E., Neue Arbeiten über homo- und heterostimulante Eigenschaften gewisser Lipoide (Hoden, Schilddrüse, Hypophyse, Blut, Nebennieren). Siglo méd. Jg. **60**, Nr. 3118, S. 585—586. (Spanisch.) **4,** 186.

Dutoit, A., The ovarian hormones in their relations to various skin-diseases. (Die Hormone der Ovarien in ihren Beziehungen zu verschiedenen Hautkrankheiten.) Urol. a. cutan. rev., techn. suppl. Bd. **1**, Nr. 2, S. 159—165. **2,** 545.

Eastman, E. H., Some phases of vaccine therapy. (Über Vaccintherapie.) Journal of the Arkansas med. soc. Bd. **10**, Nr. 2, S. 47—50. **3,** 49.

Eichholz, Wilhelm, Die Vermeidung der Anaphylaxiegefahr durch eine neue Art der Serumeinverleibung. (Injektionsfertiges Trockenserum.) Münch. med. Wochenschr. Jg. **60**, Nr. 46, S. 2558—2560. **4,** 215.

Epstein, Emil, Die Abderhaldensche Serumprobe auf Carcinom. Wien. klin. Wochenschr. Jg. **26,** Nr. 17, S. 649—653. **2,** 204.

Erpf-Lefkovics, Thuisco A., and Jacob Rosenbloom, The biochemistry of the female genitalia. 3. A quantitative study of certain enzymes of the ovary, uterus, and bladder, of pregnant and non-pregnant sheep. (Die Biochemie der weiblichen Genitalien. 3. Eine quantitative Untersuchung gewisser Enzyme des Ovariums, des Uterus und der Blase beim schwangeren und nicht schwangeren Schaf.) Biochem. bull. Bd. **2**, Nr. 6, S. 233—235. **2,** 23.

Evler, Beiträge zu Abderhaldens Serodiagnostik. Med. Klin. Jg. **9**, Nr. 26, S. 1042 bis 1044 u. Nr. 27, S. 1086—1088. **5,** 324.

Ewald, G., Über intravenöse Verabreichung von Nucleinsäure und ihren Abbauprodukten beim Hund. Zeitschr. f. exp. Pathol. u. Therap. **12**, S. 348—359. **1,** 358.

Falta, Wilhelm, Die Erkrankungen der Blutdrüsen. Berlin: Springer. XII, 550 S. M. 22.—. **2,** 676.

Fellenberg, R. v., und A. Döll, Über die biologischen Beziehungen zwischen Mutter und Kind. Zeitschr. f. Geburtsh. u. Gynaekol. Bd. **75**, H. 2, S. 285—319. **4,** 99.

Fellner, O. O., Herz und Schwangerschaft; Innere Sekretion. 15. Versamml. d. dtsch. Ges. f. Gynaekol. Halle a. S. 14.—17. Mai 1913. **2,** 65.

Fellner, Otfried O., Experimentelle Untersuchungen über die Wirkung von Gewebsextrakten aus der Placenta und den weiblichen Sexualorganen auf das Genitale. Arch. f. Gynaekol. Bd. **100**, H. 3, S. 641—719. **3,** 354.

Ferguson, John, The physiology and pathology of the internal secretory organs. (Die Physiologie und Pathologie der innersekretorischen Organe.) Canad. practit. a. rev. Bd. **38**, Nr. 6, S. 319—331 u. Nr. 7, S. 397—410. **2,** 677.

Fischer, Hans, und E. Bartholomäus, Experimentelle Studien über die Konstitution des Blut- und Gallenfarbstoffs. Mitteilg. 1. Hoppe-Seylers Zeitschr. f. physiol. Chem. **83**, S. 50—71. **1,** 516.

Flatow, L., Über die Abderhaldensche Schwangerschaftsdiagnose. Münch. med. Wochenschr. Jg. **61**, Nr. 9, S. 468—469. **5,** 129.

Foulkrod, Collin, A consideration of the reaction of the human organism to the class of foreign proteids represented by the syncytial cell. (Untersuchungen über die Reaktion des menschlichen Organismus auf diejenige Klasse der artfremden Proteide, deren Vertreter die Syncytialzellen darstellen.) Transact. of the Americ. gynecol. soc. Bd. **38**, S. 590—600. **5,** 243.

Fraenkel, L., Zum Hauptthema des 15. Kongresses der deutschen Gesellschaft für Gynaekologie. Monatsschr. f. Geburtsh. u. Gynaekol. Bd. 37, H. 5, S. 663—667. 2, 83.

Fraenkel, L., Vasomotorische Phaenomene am Kopf durch Extrakte innerer Drüsen. 15. Versamml. d. dtsch. Ges. f. Gynaekol. Halle a. S., 14.—17. Mai 1913. 1, 709.

Frank, Erich, und Felix Rosenthal, Experimentelle Untersuchungen über die Spezifität der proteolytischen Schutzfermente (Abderhalden). Münch. med. Wochenschr. Jg. 60, Nr. 26, S. 1425—1427. 2, 526.

Frank, Erich, Felix Rosenthal und Hans Biberstein, Experimentelle Untersuchungen über die Spezifizität der proteolytischen Abwehr-(Schutz-)Fermente (Abderhalden). Mitteilg. 2. Münch. med. Wochenschr. Jg. 60, Nr. 29, S. 1594 bis 1597. 2, 726.

Frankl, Oskar, Über die Ovarialfunktion bei Morbus Basedowii. 15. Versamml. d. dtsch. Ges. f. Gynaekol. Halle a. S., 14.—17. Nov. 1913. 1, 750.

Frazier, Charles H., Lesions of the hypophysis from the viewpoint of the surgeon. (Erkrankungen der Hypophyse vom Standpunkt der Chirurgie.) Surg. gynecol. a. obstetr. Bd. 17, Nr. 6, S. 724—736. 4, 292.

Freund, Hermann, und Fritz Marchand, Über das Verhalten des Blutzuckers im Fieber. Dtsch. Arch. f. klin. Med. 110, S. 120—127. 1, 516.

Friedberger, E., Neuere Untersuchungen über den Mechanismus der anaphylaktischen Vergiftung mit besonderer Berücksichtigung der Anaphylatoxinvergiftung. 1. Kritik des gegenwärtigen Standes der Anschauungen über Anaphylaxie und Anaphylatoxinvergiftung. (Über Anaphylaxie. Mitteilg. 37.) Zeitschr. f. Immunitätsforsch., Orig. Bd. 18, H. 3, S. 227—271. 3, 257.

Friedberger, E., und A. Lurà, Neuere Untersuchungen über den Mechanismus der anaphylaktischen Vergiftung mit besonderer Berücksichtigung der Anaphylatoxinvergiftung. 2. Über Antigenresorption nach der intraperitonealen Reinjektion bei präparierten Meerschweinchen. (Über Anaphylaxie. Mitteilg. 38.) Zeitschr. f. Immunitätsforsch. Orig. Bd. 18, H. 3, S. 272—280. 3, 259.

Friedberger, E., Neuere Untersuchungen über den Mechanismus der anaphylaktischen Vergiftung mit besonderer Berücksichtigung der Anaphylatoxinvergiftung. 3. Weitere Versuche über den Mechanismus der schützenden Wirkung des Kochsalzes bei der Anaphylaxie. (Über Anaphylaxie. Mitteilg. 39.) Zeitschr. f. Immunitätsforsch. Orig. Bd. 18, H. 3, S. 280—284. 3, 258.

Friedberger, E., und A. O. Cederberg, Neuere Untersuchungen über den Mechanismus der anaphylaktischen Vergiftung mit besonderer Berücksichtigung der Anaphylatoxinvergiftung. 4. Weitere Versuche über die Notwendigkeit des Komplements und Amboceptors für das Zustandekommen der Anaphylaxie und Anaphylatoxinbildung. (Über Anaphylaxie. Mitteilg. 40.) Zeitschr. f. Immunitätsforsch. Orig. Bd. 18, H. 3, S. 284—299. 3, 258.

Friedberger, E., Neuere Untersuchungen über den Mechanismusan der aphylaktischen Vergiftung mit besonderer Berücksichtigung der Anaphylatoxinvergiftung. 6. Handelt es sich bei der Anaphylatoxinbildung aus Agar-Agar nach Bordet um eine physikalische Adsorptionswirkung? (Über Anaphylaxie. Mitteilg. 42.) Zeitschr. f. Immunitätsforsch. Orig. Bd. 18, H. 3, S. 323—330. 3, 259.

Frothingham jr., C., R. Fitz, Otto Folin and W. Denis, The relation between non-protein nitrogen retention and phenolsulphonephthalein excretion in experimental uranium nephritis. (Die Beziehung zwischen der Retention des an Harnstoff gebundenen — non-protein — Stickstoffes und der Ausscheidung von Phenol-Sulphon-Phthalein bei Uran-Nephritis.) Arch. of internal med. Bd. 12, Nr. 3, S. 245—258. 3, 595.

Fuchs, Adolf, Tierexperimentelle Untersuchungen über die Organspezifität der proteolytischen Abwehrfermente (Abderhalden). Münch. med. Wochenschr. Jg. 60, Nr. 40, S. 2230—2231. 3, 572.

Gaifami, Paolo, Über die Giftigkeit der wässerigen Placentaextrakte und über die giftabschwächende Wirkung des Blutserums. Pathologica Bd. 5, Nr. 113, S. 415 bis 419. (Italienisch.) 3, 262.

Gambaroff, G. v., Die Diagnose der bösartigen Neubildungen und der Schwangerschaft mittels der Abderhaldenschen Methode. Münch. med. Wochenschr. Jg. 60, Nr. 30, S. 1644. 2, 643.

Gellhorn, Ernst, und Hans Lewin, Veränderungen des Blutdruckes bei psychischen Vorgängen an gesunden und kranken Menschen. Arch. f. Anat. u. Physiol., physiol. Abt., Jg. 1913, H. 3/4, S. 225—239. 3, 354.

Genella, L. J., Clinical studies in pituitary irritation, with report of a case. (Klinische Studien über Reizung der Hypophysis mit Bericht eines Falles.) New Orleans med. a. surg. journal Bd. 66, Nr. 2, S. 93—98. 2, 728.

Gilford, Hastings, The effects of the ductless glands upon development. (Die Beeinflussung der Entwicklung durch die Drüsen ohne Ausführungsgang.) Lancet Bd. 2, Nr. 10, S. 718—720.   3, 261.

Girol, Sébastian Recasens, L'homoorganothérapie dans le traitement de quelques gynécopathies. (Die Homoorgantherapie bei der Behandlung einiger Frauenleiden.) Arch. mens. d'obstétr. et de gynécol. Jg. 2, Nr. 10, S. 170—178.   3, 610.

Gizelt, A., Über einige chemische und physiologische Eigenschaften der Organextrakte auf Grund von Versuchen über Extrakte von Uterus, Ovarium, Placenta und Foetus. Pflügers Arch. f. d. ges. Physiol. Bd. 152, H. 11/12, S. 562—566. 2, 728.

Gley, E., Classification des glandes à sécrétion interne et des produits qu'elles sécrètent. (Einteilung der Drüsen mit innerer Sekretion und ihrer Sekretprodukte.) Presse méd. Jg. 21, Nr. 60, S. 605—606.   2, 728.

Gley, E., et Alf. Quinquaud, Action de l'extrait thyroidien sur la sécrétion surrénale. (Wirkung des Schilddrüsenextrakts auf die Nebennierensekretion.) Compt. red. hebdom. des séanc. de l'acad. des scienc. Bd. 156, Nr. 26, S. 2013—2016. 2, 677.

Glintschikoff, W. J., Über die Leukocytenveränderungen bei Kaninchen unter dem Einfluß verschieden virulenter Staphylokokkenkulturen. Virchows Arch. f. pathol. Anat. u. Physiol. Bd. 212, H. 3, S. 461—475.   3, 1.

Goetsch, Emil, and Harvey Cushing, The pars anterior and its relation to the reproductive glands. (Der Hypophysen-Vorderlappen und seine Beziehung zu den Keimdrüsen.) Proceed. of the soc. f. exp. biol. a. med. Bd. 11, Nr. 1, S. 26—27.   4, 217.

Goffe, Riddle, Über die biologische und biochemische Funktion des Endometriums. 17. internat. med. Kongr., London, Sekt. f. Geburtsh. u. Gynaekol., 6.—12. VIII. 1913.   3, 55.

Golanitzky, J., Über Transplantationsversuche an farbstoffgespeicherten Tieren. Zentralbl. f. allg. Pathol. u. pathol. Anat. Bd. 24, Nr. 18, S. 809—811. 3, 208.

Good, Wm. Harmar, Some obstetric observations pertaining to internal secretion. (Geburtshilfliche Beobachtungen zur inneren Sekretion.) Americ. journal of obstetr. Bd. 67, Nr. 6, S. 1100—1106.   2, 498.

Gordon, M. H., Sensitised vaccine in acute bacterial infection. Results obtained in a series of cases. (Über sensibilisierte Vaccine bei akuter bakterieller Infektion; Erfolge in einer Reihe von Fällen.) Lancet Bd. 184, Nr. 26, S. 1796—1801. 2, 523.

Goudsmit, M. E., Zur Technik des Abderhaldenschen Dialysierverfahrens. Münch. med. Wochenschr. Jg. 60, Nr. 32, S. 1775—1776.   3, 146.

Graff, E. v., Schilddrüse und Gestation. 15. Versamml. d. dtsch. Ges. f. Gynaekol. Halle a. S., 14.—17. Mai 1913.   1, 769.

Graff, E. von, Die Serodiagnose maligner Tumoren. Zentralbl. f. d. ges. Gynaekol. u. Geburtsh. s. d. Grenzgeb. Bd. 3, H. 13, S. 561—570.   3, 561.

Gratia, André, Physiologie de la coagulation du sang. (Physiologie der Blutgerinnung.) Journal méd. de Bruxelles Jg. 18, Nr. 23, S. 215—222.   2, 578.

Graves, William P., Influence of the ovary as an organ of internal secretion. (Einfluß des Ovariums als Organ innerer Sekretion.) Americ. journal of obstetr. Bd. 67, Nr. 4, S. 649—665.   1, 678.

Guggenheimer, Hans, Über Förderung autolytischer Enzymwirkung durch pathologisches und Schwangerschaftsserum. Dtsch. Arch. f. klin. Med. Bd. 112, H. 3/4, S. 248—286.   4, 214.

Guggisberg, Hans, Über die Wirkung der inneren Sekrete auf die Tätigkeit des Uterus. Zeitschr. f. Geburtsh. u. Gynaekol. Bd. 75, H. 2, S. 231—245. 4, 138.

Gundrum, F. F., Use of sera in medical hemorrhage. (Anwendung von Serum bei hämorrhagischer Diathese.) California State journal of med. Bd. 11, Nr. 10, S. 400—402.   3, 385.

Hachtel, F. W., The use of blood-agar in the routine examination of milk sediments. (Die Verwendung von Blutagar bei der Untersuchung von Milchsedimenten.) Journal of the Americ. med. assoc. Bd. 61, Nr. 8, S. 565.   3, 146.

Halpern, J., Über Serodiagnostik der Geschwülste mittelst Komplemtablenkungsreaktion. Münch. med. Wochenschr. Jg. 60, Nr. 17, S. 914—915.   2, 40.

Hamburger, Elisabeth, Über die Wirkung chlorierter Narcotica auf den Eiweißumsatz. Beiträge zur Physiologie der Schilddrüse. Mitteilg. 4. Pflügers Arch. f. d. ges. Physiol. Bd. 152, H. 1,3, S. 56—60.   2, 533.

Hamburger, Franz, Über die diagnostische Bedeutung des Nachweises von auf blutfremde Stoffe eingestellten Fermenten. Bemerkungen zu E. Abderhaldens gleichnamigem Vortrag in Münch. med. Wochenschr. Nr. 25. Münch. med. Wochenschr. Jg. 60, Nr. 28, S. 1549.   2, 419.

Hamm, A., Ein seltener Fall von Kolipyämie; zugleich ein Beitrag zur klinischen Bedeutung des Bakterienanaphylatoxins. Münch. med. Wochenschr. 60, S. 292—294. 1, 386.

Hanser, Robert, Zur Frage der Thrombose. Virchows Arch. f. pathol. Anat. u. Physiol. Bd. 213, H. 1, S. 65—122. 2, 527.

Hara, K., Untersuchungen über die Eigenhemmung der Sera. Zeitschr. f. Immunitätsforsch. Orig. 17, S. 209—219. 1, 580.

Hara, K., Serodiagnostik der malignen Geschwülste. Dtsch. med. Wochenschr. Jg. 39, Nr. 52, S. 2559—2560. 4, 570.

Hartoch, O., Über die Rolle des Eiweißes bei der Anaphylaxie. Petersburg. med. Zeitschr. 38, S. 1—6. 1, 86.

Hausmann, Theodor, Über die einfachste Gramfärbungsmethode. Berl. klin. Wochenschr. Jg. 50, Nr. 22, S. 1021. 3, 208.

Heilner, Ernst, und Th. Petri, Über künstlich herbeigeführte und natürlich vorkommende Bedingungen zur Erzeugung der Abderhaldenschen Reaktion und ihre Deutung. Münch. med. Wochenschr. Jg. 60, Nr. 32, S. 1775. 2, 675.

Heimann, Über die Beziehungen von Thymus und Ovarium zum Blutbild. 15. Versamml. d. dtsch. Ges. f. Gynaekol. Halle a. S., 14.—17. Mai 1913 u. Münch. med. Wochenschr. Jg. 60, Nr. 51, S. 2829—2831. 1, 710; 4, 291.

Heimann, Fritz, Innersekretorische Funktion der Ovarien und ihre Beziehungen zu den Lymphocyten. Zeitschr. f. Geburtsh. u. Gynaekol. Bd. 73, H. 2, S. 538 bis 553. 2, 383.

Hemenway, Henry Bixby, Principles of therapy under modern biology. (Prinzipien der Therapie im Lichte der modernen Biologie.) Internat. clin. Bd. 2, Ser. 23, S. 35—55. 2, 466.

Hicks, J. A. Braxton, An account of a bacillus of an unusual kind isolated from a case of septicaemia. (Über einen in einem Falle von Sepsis isolierten ungewöhnlichen Bacillus.) Proceed. of the roy. soc. of med. Bd. 6, Nr. 8, pathol. sect. S. 133—135. 4, 2.

Hirschbruch und Ziemann, Das Bacterium lactis aërogenes als Erreger einer tödlichen Septicämie. Zentralbl. f. Bakteriol., Parasitenk. u. Infektionskrankh. Abt. 1, Orig. Bd. 70, H. 5/6, S. 281—290. 3, 323.

Hoge, M. D., Staining tubercle bacilli in urine. (Färben der Tuberkelbacillen im Urin.) Virginia med. semi-monthly Bd. 18, Nr. 3, S. 68—69. 2, 247.

Holzbach, Bleiglastubus für Röntgentherapie. (Med.-naturwiss. Ver. Tübingen. Sitz. vom 10. Febr. 1913.) Münch. med. Wochenschr. Jg. 60, S. 1410. 2, 244.

Jacqué, L., et Fernand Masay, Abcès rétro-utérin à strepto bacterium foetidum. (Retrouteriner Absceß durch Streptobacterium foetidum.) Rev. mens. de gynécol., d'obstétr. et de pédiatr. 8, S. 99—100. 2, 577.

Jaeger, Franz, Experimentelle Glykosurie bei graviden und nichtgraviden Frauen. Zeitschr. f. Geburtsh. u. Gynaekol. Bd. 74, H. 2/3, S. 586—599. 4, 215.

Jaffé, Berko, Blutgerinnungsbestimmungen bei Carcinom und Sarkom. Folia haematol., Arch. 15, S. 167—180. 1, 581.

Janosik, J., Corrélations fonctionelles entre les capsules surrénales et les glandes génitales. (Funktionelle Beziehungen zwischen Nebennierenkapsel und Geschlechtsdrüsen.) Arch. de biol. Bd. 28, Nr. 4, S. 627—635. 4, 217.

Jaquerod, L'opothérapie ovarienne dans le traitement de la tuberculose pulmonaire. (Die Organtherapie mit Eierstocksubstanz bei der Behandlung der Lungentuberkulose.) Rev. méd. de la Suisse Romande Jg. 33, Nr. 5, S. 397—401. 2, 193.

Jasonni, V., La siero-reazione di Rivalta in rapporto all'eclampsia. (Die Seroreaktion nach Rivalta in ihrer Beziehung zur Eklampsie.) (Soc. Emiliana e Marchigiana di ostetr. e ginecol., 34. adunanza, Bologna 29. VI. 1913.) Lucina Jg. 18, Nr. 7, S. 112 u. Lucina Jg. 18, Nr. 8, S. 121—129. 2, 503, 776.

Kalledey, Ludwig, Beiträge zur Sublimat-Affinität. Virchows Arch. f. pathol. Anat. u. Physiol. Bd. 213, H. 2/3, S. 395—399. 3, 418.

Kalmikoff, K. N., Ein Fall von Osteomalacie geheilt durch Kastration. Russ. Monatsschr., f. Geburtsh. u. Gynaekol. 28, S. 123—131. (Russisch.) 1, 239.

Kaminer, Gisa, und Ernst Mayerhofer, Über den klinischen Wert der Bestimmung des anorganischen Phosphors im Harne unnatürlich ernährter Säuglinge. Zeitschr. f. Kinderheilk. Orig.-Bd. 8, H. 1, S. 24—49. 2, 302.

Klausner, E., Über einen haltbaren Gramfarbstoff für Gonokokken-, Pilz- und Spirochätenfärbung. Berl. klin. Wochenschr. 50, S. 310. 1, 262.

Kleemann, Erich, Experimentelle Ergebnisse über die Wirkung von Hypophysenextrakt kastrierter und der Corpora lutea beraubter Tiere. Arch. f. Gynaekol. Bd. 101, H. 2, S. 351—361. 4, 63.

Handbuch der pathogenen Mikroorganismen. Hrsg. v. W. Kolle u. A. v. Wassermann, 2. verm. Aufl. Jena: Fischer. Bd. 2, Hälfte 2. III, 768 S. u. 1 Taf. Bd. 5. III. 1356 S. u. 26 Taf. M. 24.— u. M. 53.—. **3, 466.**

Krukenberg, R., Sind Retroplacentar- und Nabelvenenblut zur Diagnose der mütterlichen bzw. kindlichen Syphilis durch die Wassermann-Neisser-Brucksche Komplementbindungsreaktion verwendbar? Zeitschr. f. Geburtsh. u. Gynaekol. Bd. 74, H. 2/3, S. 451—480. **3, 430.**

Küster, Ernst, Anleitung zur Kultur der Mikroorganismen. Für den Gebrauch in zoolog., botan., medizin. u. landwirtschaftl. Laboratorien. 2. verm. u. verb. Aufl. Leipzig: Teubner. VII, 218 S. M. 8.—. **3, 418.**

Küster, Hermann, Die Pathologie der Blutgerinnung und ihre klinische Bedeutung. Ergebn. d. inn. Med. u. Kinderheilk. Bd. 12, S. 666—732 (Berlin: Springer). **4, 642.**

Kuhn, F., Das biologische Moment bei der Behandlung der Vagina. Zentralbl. f. Gynaekol. 37, S. 228—235. **1, 220.**

Lampé, Arno Ed., Zur Technik der Bereitung der Organe für das Abderhaldensche Dialysierverfahren. Münch. med. Wochenschr. Jg. 60, Nr. 51, S. 2831—2832. **4, 99.**

Lampé, Arno Ed., und Lavinia Papazolu, Serologische Untersuchungen mit Hilfe des Abderhaldenschen Dialysierverfahrens bei Gesunden und Kranken. Studien über die Spezifität der Abwehrfermente. Mitteilg. 1. Untersuchungen bei Gesunden. Münch. med. Wochenschr. Jg. 60, Nr. 26, S. 1423—1425. **2, 524.**

Lampé, Arno Ed., und Lavinia Papazolu, Serologische Untersuchungen mit Hilfe des Abderhaldenschen Dialysierverfahrens bei Gesunden und Kranken. Studien über die Spezifität der Abwehrfermente. Mitteilg. 2. Untersuchungen bei Morbus Basedowii, Nephritis und Diabetes mellitus. Münch. med. Wochenschr. Jg. 60, Nr. 28, S. 1533—1534. **2, 467.**

Landsberg, Erich, Die Bedeutung der innersekretorischen Drüsen für den Stoffwechsel in der Schwangerschaft. 15. Versamml. d. dtsch. Ges. f. Gynaekol., Halle a. S., 14.—17. Mai 1913. **1, 766.**

Landsberg, Erich, Untersuchungen von Harn und Blut bei Eklamptischen bezüglich der Verteilung der Stickstoffsubstanzen und des Gehaltes an Fibrinogen und Reststickstoff. Ein Beitrag zur Frage der Bedeutung der Leberfunktion und Fibrinogenmenge für die Schwangerschaftsstörungen. Zeitschr. f. Geburtsh. u. Gynaekol. Bd. 73, H. 1, S. 234—265. **2, 504.**

Landsberg, M., Studien zur Lehre von der Blutgerinnung. Physikalisch-chemische Vorgänge in ihrer Bedeutung für die Thrombinwirkung. Biochem. Zeitschr. Bd. 60, H. 3/4, S. 245—272. **2, 83.**

Landsteiner, Karl, und Emil Prášek, Über die bindenden und immunisierenden Substanzen der roten Blutkörperchen. Mitteilg. 2. Über Blutantigene. Zeitschr. f. Immunitätsforsch. u. exp. Therap. Orig. Bd. 17, H. 4, S. 363—377. **2, 526.**

Lehmann, Habituelle Schwangerschaftsunterbrechung und interne Sekretion. 15. Versamml. d. dtsch. Ges. f. Gynaekol. Halle a. S. 14—17. Mai 1913. **1, 775.**

Le Lorier et Le Cointe, Considérations sur les réactions intersexuelles du sang chez l'homme et nouvelles recherches sur les réactions intersexuelles du sang chez le cheval. (Betrachtungen über Blutreaktionen bei beiden Geschlechtern des Menschen und neue Untersuchungen über die Blutreaktionen bei beiden Geschlechtern des Pferdes.) Gynécologie Jg. 17, Nr. 4, S. 201—204. **2, 307.**

Lematte, L., Séparation et dosage volumétrique de l'urée et de l'ammoniaque urinaires. (Trennung und volumetrische Dosierung des Harnstoffs und Ammoniaks.) Cpt. rend. hebdom. d. séanc. de la soc. de biol. 74, S. 217—219. **1, 232.**

Lenk, Robert, und Leo Pollak, Über das Vorkommen von peptolytischen Fermenten in Exsudaten und dessen diagnostische Bedeutung. Dtsch. Arch. f. klin. Med. 109, S. 350—377. **1, 161.**

Léopold-Lévi, et H. de Rotschild, La petite insuffisance thyroidienne et son traitement. (Die kleine Insuffizienz der Thyreoidea und ihre Behandlung.) Semaine gynécol. Jg. 18, Nr. 40, S. 318—319. **4, 64.**

Leschke, Erich, Beiträge zur serologischen Geschwulstdiagnostik. Beitr. z. Klin. d. Infektionskrankh. u. z. Immunitätsforsch. 1, S. 271—288. **1, 515.**

Liefmann, H., Die Unterscheidung verwandter Bakterienarten durch die Ausfällung ihres Eiweißes mittels konzentrierter Salzlösungen. Münch. med. Wochenschr. Jg. 60, Nr. 26, S. 1417—1420. **2, 725.**

Liepmann, W., Eklampsie und Anaphylaxie, eine kritische Studie. Gynäkol. Rundsch. 7, S. 55—57. **1, 108.**

Lindemann, Walther, Vereinfachung der Anaerobenzüchtung nebst Angabe eine. praktisch verwertbaren neuen Kulturverfahrens. Münch. med. Wochenschr. 60, S. 236—238. **1, 403.**

Lingen, L. v., Die Bedeutung der innersekretorischen Organe als Heilmittel. Petersburg. med. Zeitschr. 38, S. 6—9.   1, 56.

Löwy, Julius, Alkalitherapie und Autotoxikosen. Prag. med. Wochenschr. Jg. 38, Nr. 26, S. 361—365.   2, 703.

Luger, A., und E. Pollak, Zur Kenntnis der Wirkung von Röntgenstrahlen auf Fermentlösungen. Wien. med. Wochenschr. Jg. 63, Nr. 21, S. 1298—1299.   2, 241

Luithlen, Friedrich, Über die Einwirkung parenteral eingeführter Kolloide und wiederholter Aderlässe auf die Durchlässigkeit der Gefäße. Med. Klink Jg. 9, Nr. 42, S. 1713—1714.   3, 676.

Lydston, G. Frank, Bacteriologic research in its relations to genito-urinary surgery. (Bakteriologische Forschung in ihren Beziehungen zur Chirurgie der Urogenitalorgane.) Illinois med. journal Bd. 23, Nr. 6, S. 603—614.   3, 323.

McIlroy, Louise, Ovarian secretion. A review. (Ovariensekretion. Ein Überblick.) Journal of obstetr. a. gynaecol. of the Brit. emp. Bd. 23, Nr. 5, S. 265—287.   5, 384.

Macleod, J. J. R., und R. G. Pearce, Über das Verschwinden der Glucose aus dem Blut normaler und pankreasloser Hunde nach Entfernung der Unterleibsorgane. Zentralbl. f. Physiol. Bd. 26, Nr. 26, S. 1311—1315.   2, 241.

M'Leod, J. W., A method for plate culture of anaerobic bacteria. (Eine Methode der Plattenkultur anaerober Bakterien.) Journal of pathol. a. bacteriol. Bd. 17, Nr. 4, S. 454—457.   2, 360.

Mansfeld, Tödliche Atonie bei Hypoplasie des Adrenalin-Systems. 15. Versamml. d. dtsch. Ges. f. Gynaekol. Halle a. S., 14.—17. Mai 1913.   1, 852.

Manwaring, Wilfred H., and J. Bronfenbrenner, Intraperitoneal lysis of tubercle bacilli. (Intraperitoneale Auflösung von Tuberkelbacillen.) Journal of exp. med. Bd. 18, Nr. 6, S. 601—617.   4, 213.

Mautè, A., Le vaccin antistaphylococcique. (Antistaphylokokkenvaccine.) Clinique (Brüssel) Jg. 27, Nr. 45, S. 715—717.   4, 292.

Mayer, A., Über die klinische Bedeutung des Abderhaldenschen Dialysierverfahrens. Zentralbl. f. Gynaekol. Jg. 37, Nr. 32, S. 1183—1189.   2, 727.

Mayer, A., Über das Abderhaldensche Dialysierverfahren und seine klinische Bedeutung. (Med.-naturwiss. Verein, Tübingen, Sitzg. v. 30. VI. 1913.) Münch. med. Wochenschr. Jg. 60, Nr. 35, S. 1972.   3, 146.

Mayer, Arthur, Über das Vorkommen von Tuberkelbacillen im strömenden Blute und in der menschlichen Milch. Zeitschr. f. Tuberkul. Bd. 21, H. 5, S. 447—457.   4, 655.

Meyer, Kurt, Über das Verhalten des Serumantitrypsins bei der Anaphylaxie. Zeitschr. f. Immunitätsforsch. Orig. Bd. 19, H. 2, S. 179—185.   3, 260.

Moewes, C., und Fr. Bräutigam, Tuberkelbacillen im Blute. Dtsch. med. Wochenschr. Jg. 39, Nr. 42, S. 2031—2032.   3, 650.

Mohr, Über die innere Sekretion der Speicheldrüsen und ihre Beziehungen zu den Genitalorganen. 15. Versamml. d. dtsch. Ges. f. Gynaekol., Halle a. S., 14.—17. Mai 1913.   1, 830.

Müller, Franz, Über den derzeitigen Standpunkt der Lehre von den Eigenschaften des Hämaglobins. Folia haematol., Arch. 14, S. 251—259.   1, 404.

Münzer, Arthur, Über die Bedeutung der Abderhaldenschen Forschungsergebnisse für die Pathologie der inneren Sekretion. Berl. klin. Wochenschr. Jg. 50, Nr. 17, S. 777—779.   1, 816.

Murray, H. Leith, The immunology of pregnancy, some complement-fixation, lecithin-precipitation and cobra-haemolysin reactions in normal and toxic pregnancy; with a review of recent literature. (Die Immunität der Schwangerschaft. Mitteilungen über Komplementfixation, Lecithinpräcipitation und Cobrahämolyse bei normaler und toxischer Schwangerschaft; nebst einem Überblick über die neuere Literatur.) Journal of obstetr. a. gynaecol. of the Brit. emp. 23, S. 87—108. 1, 296.

Nägeli, Ergebnisse von Untersuchungen des Blutplasmas und Blutserums. Kongreß f. inn. Med. Wiesbaden.   2, 527.

Nakano, H., Untersuchungen über den Staphylococcus pyogenes. Arch. f. Hyg. Bd. 81, H. 2/3, S. 92—127.   4, 213.

Natonek, Desider, Zur Kenntnis der kulturellen Eigenschaften einiger Koli-Stämme. Zentralbl. f. Bakteriol., Orig. 68, S. 166—173.   1, 815.

Nesfield, V. B., Sterilized pus for the treatment of infections and sterilized cancer inoculations. (Impfungen mit sterilisiertem Eiter und sterilisiertem Krebsextrakt.) Indian med. gaz. Bd. 48, Nr. 8, S. 307—309.   3, 98.

Neumann, W., Das diastatische Ferment des Urins. Dtsch. Arch. f. klin. Med. Bd. 111, H. 1/2, S. 164—187.   2, 241.

Nolf, P., Eine neue Theorie der Blutgerinnung. Ergebn. d. inn. Med. u. Kinderheilk.
    10, S. 275—341. 1, 48.
Novak, J., Nebennieren und Genitale. 15. Versamml. d. dtsch. Ges. f. Gynaekol.
    Halle a. S., 14.—17. Mai 1913. 2, 146.
Novak, J., und O. Porges, Über die Acidität des Blutes bei Osteomalacie. Wien.
    klin. Wochenschr. Jg. 26, Nr. 44, S. 1791—1793. 3, 573.
Novak, Josef, Über den Einfluß der Nebennierenausschaltung auf das Genitale.
    Arch. f. Gynaekol. Bd. 101, H. 1, S. 36—64. 3, 572.
Nyulasy, Arthur J., The thyroid in gynaecology. (Thyreoidea und Gynaekologie.)
    Austral. med. journal Bd. 2, Nr. 116, S. 1241—1242. 4, 111.
Oeller, Hans, und Richard Stephan, Technische Neuerungen zur Dialysier-
    methode. Dtsch. med. Wochenschr. Jg. 39, Nr. 51, S. 2505—2507. 4, 216.
Oliviéro, Procédé pratique de culture de gonocoques. (Verfahren zur Kultur der Gono-
    kokken.) Rev. de pathol. comp. 13, S. 14—16 u. Gaz. méd. de Nantes Jg. 31,
    Nr. 21, S. 407—409. 1, 580; 3, 430.
Handbuch der Biochemie des Menschen und der Tiere. Hrsg. v. Carl Oppenheimer.
    Erg.-Bd. Jena. XII, 746 S. M. 26.—. 4, 130.
Orlovius, Eine neue Flasche zur sterilen Aufbewahrung von Blut für bakteriologische
    Zwecke. Münch. med. Wochenschr. Jg. 60, Nr. 47, S. 2627. 3, 675.
Pagniez, Ph., Du rôle et de l'importance des plaquettes dans la coagulation du sang.
    (Bedeutung der Plättchen bei der Blutgerinnung.) Presse méd. 21, S. 44—45. 1, 263.
Pazzi, Muzio, Modificazioni fisiologiche e patologiche negli apparati organici della
    donna nello stato di gestazione ed all'infuori del medesimo. (Physiologische und
    pathologische Veränderungen in den organischen Apparaten des Weibes im Schwan-
    gerschaftszustande und außerhalb desselben.) Clin. ostetr. Jg. 15, Nr. 10, S. 222
    bis 231, Nr. 11, S. 251—255 u. Nr. 12, S. 276—281. 3, 260.
Pearce, Richard M., The scientific basis for vaccine therapy. (Die wissenschaftliche
    Basis der Vaccinetherapie.) Journal of the Americ. med. assoc. Bd. 61, Nr. 24,
    S. 2115—2119. 4, 297.
Pelosi, Romano, Influenza dell'adrenalina, dello estratto pancreatico, della scialopina
    sul potere coagulante del sangue. (Einfluß der Adrenalins, des Pankreas- und
    Speicheldüsenextrakts auf die Gerinnungsfähigkeit des Blutes.) Gaz. internaz. di
    med., chirurg., ig. Jg. 1913, S. 35—37. 1, 48.
Pende, N., Sull'esistenza di una nuova glandola a secrezione interna. (Über eine neue
    Drüse mit innerer Sekretion.) Rif. med. Jg. 29, Nr. 22, S. 589—591. 2, 419.
Perazzi, Piero, Sui fermenti proteolitici dell'urina in gravidanza et puerperio.
    (Über proteolytische Fermente des Harms in Schwangerschaft und Wochenbett.)
    Folia gynaecol. Bd. 8, Nr. 1, S. 129—151. 3, 72.
Perdrizet, L.-E., La réaction d'Abderhalden. (Die Abderhaldensche Reaktion.)
    Clinique (Paris) Jg. 8, Nr. 30, S. 474—475. 3, 573.
Pern, S., Some congenital abnormalities of the thyroid gland. (Einige kongenitale
    Abnormitäten der Schilddrüse.) Austral. med. journal Bd. 2, Nr. 101, S. 1087
    bis 1090. 2, 780.
Petri, Th., Über das Auftreten von Fermenten im Tier- und Menschenkörper nach
    parenteraler Zufuhr von art- und individuumeigenem Serum. Münch. med. Wochen-
    schr. Jg. 60, Nr. 21, S. 1137—1138. 2, 273.
Petri, Th., Biologische Reaktionen und ihre Bedeutung für die Geburtshilfe und
    Gynaekologie. Monatsschr. f. Geburtsh. u. Gynaekol. Bd. 38, H. 1, S. 34—44.
    2, 468.
Petridis, Pavlos A., Séro-diagnostic des tumeurs malignes. (Réaction de v. Dungern.)
    (Serodiagnostic maligner Tumoren [Reaktion von v. Dungern].) Lyon chirurg. 9,
    S. 133—149. 1, 394.
Pfeiffer, Serodiagnostik nach Abderhalden. 15. Versamml. d. dtsch. Ges. f. Gynaekol.
    Halle a. S., 14.—17. Mai 1913. 2, 22.
Pfeiler, W., und G. Weber, Über eine neue serodiagnostische Methode. Berl. tier-
    ärztl. Wochenschr. Jg. 29, Nr. 25, S. 449—452. 2, 467.
Philibert, André, L'importance pratique de l'azotémie (rétention de l'urée dans le
    sang.) (Die praktische Bedeutung des Stickstoffgehaltes des Blutes [die Harn-
    stoffretention im Blut].) Progr. méd. 41, S. 76—77. 1, 454.
Philibert, André, Recherches sur la virulence du pus tuberculeux, avant et après
    filtration. (Untersuchungen über die Virulenz des tuberkulösen Eiters vor und
    nach der Filtration.) Bull. de la soc. d'études scient. sur la tubercul. 2, S. 191 bis
    206. 1, 403.
Piorkowski, Über biologische Reaktionen. (Sitzungsber. d. Hufelandischen Ges.)
    Berl. klin. Wochenschr. 50, S. 323—324. 1, 197.

Poensgen, Fritz, Beitrag zur Frage der Wechselbeziehungen zwischen Thymus, Schilddrüse und lymphatischem System. Med. Klinik Jg. 9, Nr. 37, S. 1504—1506.
3, 419.

Popielski, L., Über die spezifischen gerinnungshemmenden und blutdruckherabsetzenden Substanzen des weiblichen Genitalapparates. Biochem. Zeitschr. 49, S. 168—172.
1, 517.

Popielski, L., Die Theorie der Hormone und innere Sekretion. Klin.-therapeut. Wochenschr. Jg. 20, Nr. 38, S. 1133—1144.
3, 419.

Przygode, P., Über die Bildung spezifischer Agglutinine in künstlichen Gewebskulturen. Wien. klin. Wochenschr. Jg. 26, Nr. 21, S. 841—842.
2, 273.

Redlich, Die Bedeutung der inneren Sekretion in der Physiologie und Pathologie der weiblichen Genitalsphäre. Arb. a. d. geburtshilfl.-gynaekolog. Klinik von Prof. Redlich, St. Petersburg, Bd. 1, S. 1—31 (russisch) u. Zeitschr. f. Geburtsh. u. Gynaekol. Jg. 28, H. 9, S. 1092—1120.
2, 466; 3, 385.

Reeser, H. E., Über Tetanusbacillen und Tetanustoxin. Folia microbiol. 2, S. 66—78.
2, 83.

Rénon, L., et Thibaut, Rapports entre l'hémolyse et la toxicité du sérum humain. Influence de la réactivation. (Beziehungen zwischen Hämolyse und Toxizität des menschlichen Serum. Einfluß der Reaktivation.) Cpt. rend. hebdom. des séanc. de la soc. de biol 74, S. 89—90.
1, 211.

Retterer, Éd., Vitalité des éléments figurés et amorphes de la lymphe et du sang. (Lebensfähigkeit der geformten und ungeformten Bestandteile von Blut und Lymphe.) Journal de l'anat. 49, S. 75—87.
1, 87.

Richards, John H., Vaccine therapy for general practitioners. (Vaccinetherapie für den allgemeinen Praktiker.) Journal of the Americ. med. assoc. Bd. 61, Nr. 11, S. 845—847.
3, 419.

Rössle, Über die Hypophyse nach Castration. (Naturwiss. med. Ges., Jena. Sekt. f. Heilk. Sitzg. vom 27. II. 1913.) Münch. med. Wochenschr. Jg. 60, Nr. 17, S. 952.
1, 817.

Roger, H., Quelques considérations sur les bactéries de l'intestin. (Einige Betrachtungen über Darmbakterien.) Presse méd. Jg. 21, Nr. 92, S. 917—920.
4, 20.

Rollmann, Beitrag zur Abwehrfermenttheorie. Dtsch. med. Wochenschr. Jg. 39, Nr. 46, S. 2239—2240.
4, 3.

Rosenbloom, Jacob, The biochemistry of the female genitalia. 2. The lipins of the ovary and corpus luteum of the pregnant and non-pregnant cow. (Die Biochemie des weiblichen Genitales. II. Die Lipoide des Ovarium und Corpus luteum bei der schwangeren und nicht schwangeren Kuh.) Journal of biol. chem. Bd. 13, Nr. 4, S. 511—512.
2, 419.

Rosenbloom, Jacob, The biochemistry of the female genitalia. 4. On the absence of certain enzymes from the human chorion. (Die Biochemie der weiblichen Genitalien. 4. Über das Fehlen gewisser Enzyme im menschlichen Chorion.) Biochem. bull. Bd. 2, Nr. 6, S. 236—237.
2, 262.

Rosenthal, Eugen, Über ein einfaches Instrument zur Bestimmung der Bakterienmenge. Berl. klin. Wochenschr. Jg. 50, Nr. 38, S. 1751—1752.
3, 514.

Rueben, F., Über das Vorkommen von Tuberkelbacillen im strömenden Blute. Dissertation: Freiburg i. Br.
3, 675.

Ruediger, Edgar, Zur Frage der gerinnungsfördernden Wirkung der Gelatine. Med. Klin. 9, S. 293.
1, 569.

Ruffo, Albino, Di un nuovo metodo di colorazione delle cellule granulose (Mastzellen). (Eine neue Methode zur Färbung der Mastzellen.) Gaz. internaz. di med., chirurg., ig., Nr. 26, S. 609—610.
3, 145.

Sabouraud, R., et H. Noiré, Milieu rendant facile la culture du gonocoque. (Guter Nährboden für Gonokokken.) Ann. de dermatol. et de syphiligr. Bd. 4, Nr. 7, S. 438—439.
2, 610.

Sakaguchi, Kozo, Über den Fettgehalt des normalen und pathologischen Harns. Biochem. Zeitschr. 48, S. 1—34.
1, 77.

Salle, V., und A. von Domarus, Beiträge zur biologischen Wirkung von Thorium X. Zeitschr. f. klin. Med. Bd. 78, H. 3/4, S. 231—254.
3, 418.

Sata, A., Passive Übertragbarkeit der Tuberkulinempfindlichkeit durch Tuberkuloseserum und dessen Wertbestimmung durch dieselbe Wirkung. Zeitschr. f. Immunitätsforsch. Orig. 17, S. 62—75.
1, 514.

Sata, A., Untersuchungen über die spezifischen Wirkungen des Tuberkuloseserums durch Mischungsversuche von Tuberkulin und Tuberkuloseserum. Zeitschr. f. Immunitätsforsch. Orig. 17, S. 84—98.
1, 515.

Savaré, M., Ricerche serologiche e batteriologiche sull' influenza della sifilide nell'
    interruzione abortiva della gravidanza. (Serologische und bakteriologische Unter-
    suchungen über die Beziehungen der Syphilis zur Schwangerschaftsunterbrechung.)
    Ginecologia Jg. 10, Nr. 16, S. 485—509.   4, 186.
Scaffidi, Vittorio, Sulla trasmissione dello stato anafilattico dalla madre alla prole.
    (Die Übertragung des anaphylaktischen Zustandes von der Mutter auf die Nach-
    kommenschaft.) Rif. med. Jg. 29, Nr. 47, S. 1296—1300.   4, 272.
Schäfer, E. A., The structure and functions of the pituitary body. (Struktur und
    Funktion der Glandula pituitaria.) Med. mag. Bd. 22, Nr. 7, S. 416—426. 3, 42.
Schäfer, P., Fermentreaktion nach Abderhalden. 15. Versamml. d. dtsch. Ges. f.
    Gynaekol. Halle a. S. 14.—17. Mai 1913.   1, 844.
Schenk, Ferdinand, Zur Serodiagnostik der malignen Geschwülste. Wien. klin.
    Wochenschr. 26, S. 529—530.   1, 611.
Schickele, Nierenstörungen und innere Sekretion während der Schwangerschaft.
    15. Versamml. d. dtsch. Ges. f. Gynaekol. Halle a. S., 14.—17. Mai 1913. 1, 693.
Schickele, G., Die nervösen Ausfallserscheinungen der normalen und frühzeitigen
    Menopause in ihren Beziehungen zur inneren Sekretion. Handb. d. Neurol. Bd. 4,
    Spez. Neurol. 3, S. 434—454. Berlin: Springer.   3, 145.
Schickele, G., Über die Herkunft der blutdrucksteigernden Substanz in der Hypo-
    physis. Zeitschr. f. d. ges. exp. Med. Bd. 1, H. 6, S. 545—554.   2, 677.
Schickele, G., Die Bedeutung der Keimdrüsen für das Auftreten der Brustverände-
    rungen. Zeitschr. f. d. ges. exp. Med. Bd. 1, H. 6, S. 539—544.   3, 42.
Schickele, G., Der Einfluß der Ovarien auf das Wachstum der Brustdrüsen. Bei-
    träge zur Lehre der inneren Sekretion. Zeitschr. f. Geburtsh. u. Gynaekol. Bd. 74,
    H. 1, S. 332—361.   3, 209.
Schiffmann, Josef, und Adolf Vystavel, Versuche zur Frage einer inneren Se-
    kretion der Mamma. Wien. klin. Wochenschr. 26, S. 261—262.   1, 516.
Schiller, Ignaz, Über somatische Induktionen auf die Keimdrüsen bei den Säuge-
    tieren. Mitteilg. 1. Arch. f. Entwickelungsmech. d. Organism. Bd. 38, H. 1, S. 136
    bis 143.   3, 688.
Schklowsky, E. B., Experimentelle Untersuchungen über die Behandlung von Bak-
    teriämie mit intravenösen Sublimatinjektionen. Russkji Wratsch Bd. 12, Nr. 20,
    S. 732—735. (Russisch.)   2, 305.
Schlimpert, Untersuchungen auf Cholesterin im Blut von geburtshilflichen und gy-
    näkologischen Fällen. (Freiburger med. Gesellsch. 18. II. 13.) Deutsche med.
    Wochenschr. 39, S. 583.   1, 361.
Schlimpert, Hans, Experimentelle Untersuchungen zur Physiologie der Hypo-
    physe. Monatsschr. f. Geburtsh. u. Gynaekol. Bd. 38, H. 1, S. 8—23.   2, 401.
Schlimpert, Hans, und Ernst Issel, Die Abderhaldensche Reaktion mit Tier-
    placenta und Tierserum. Münch. med. Wochenschr. Jg. 60, Nr. 32, S. 1758—1760.
                                                                               2, 727.
Schmauch, G., Die Schilddrüse der Frau und ihr Einfluß auf Menstruation und
    Schwangerschaft. Monatsschr. f. Geburtsh. u. Gynaekol. Bd. 38, H. 6, S. 662 bis
    680.   4, 2.
chmidt, P., Physikalisch-chemische Untersuchungen über die Serum-Agglutination,
    Arch. f. Hyg. Bd. 80, H. 1/6, S. 62—69.   2, 241.
Schnell, F., Die Behandlung der Osteomalacie in den letzten 15 Jahren 1898 bis 1912.
    Kritisches Sammelreferat. Zeitschr. f. Geburtsh. u. Gynaekol. Bd. 75, H. 1, S. 179
    bis 220.   3, 674.
Schneller, Julius, Zur Methodik der Harnsäurebestimmung im Urin und im Blut.
    Zeitschr. f. exp. Pathol. u. Therap. 12, S. 341—347.   1, 87.
Scholl, E., und W. Kolde, Bakteriologische Untersuchungen bei gynaekologischen Er-
    krankungen. Zentralbl. f. Gynaekol. Jg. 37, Nr. 16, S. 561—564.   1, 666.
Schürmann, W., und T. Fellmer, Organsafttherapie. Fortschr. d. Med. Jg. 13,
    Nr. 18, S. 477—487.   1, 816.
Schumm, O., und C. Hegler, Untersuchungen über den Gehalt des Blutes an Zucker
    unter physiologischen und pathologischen Verhältnissen. Mitteilg. 2. Der Blut-
    zucker unter pathologischen Verhältnissen. Mitteilg. a. d. Hamburg. Staatskranken-
    anst. Bd. 13, H. 15, S. 187—200.   2, 527.
Seiffert, G., Behrings neue Diphtherieschutzimpfung. Reichs-Med. Anz. Jg. 38,
    Nr. 13, S. 386—389.   2, 333.
Seitz, Die Störungen der inneren Sekretion in ihren Beziehungen zu Schwangerschaft,
    Geburt und Wochenbett. 15. Versamml. d. dtsch. Ges. f. Gynaekol., Halle a. S.,
    14.—17. Mai 1913.   1, 757; 2, 60.

Seitz, L., Ein Vorwort zu meinem Referat: Über Störungen der inneren Sekretion in ihren Beziehungen zu Schwangerschaft, Geburt und Wochenbett. Monatsschr. f. Geburtsh. u. Gynaekol. 37, S. 417—420.   1, 555.

Sella, Ugo, Contributo allo studio delle localizzazioni genitali dei microorganismi nelle setticemie sperimentali. (Beitrag zur Kenntnis der Lokalisation der Mikroorganismen bei experimentellen Septicämien.) Ann. di ostetr. e ginecol. 35, S. 206—231. 1, 735.

Sellheim, Innere Sekretion der Keimdrüsen und Knochenwachstum. 15. Versamml. d. dtsch. Ges. f. Gynaekol., Halle a. S., 14.—17. Mai 1913.   1, 815, 816.

Sémionow, V. P., De la valeur clinique que le dosage de l'azote colloïde urinaire, d'après le procédé de Salkowski et Kojo, offre pour le diagnostic du cancer des viscères. (Über den klinischen Wert der Bestimmung des kolloidalen Harnstickstoffs nach Salkowski und Kojo für die Diagnostik der Carcinome innerer Organe.) Presse méd. 21, S. 265—267.   1, 663.

Sieburg, E., Zur Chemie der Hydrocephalusflüssigkeit. Hoppe-Seylers Zeitschr. f. physiol. Chemie Bd. 86, H. 6, S. 503—510.   2, 728.

Sivori, Luigi, Riccardo Corradi e Dario Caffarena, Antigeni ed anticorpi tubercolari, streptococcici, stafilococcici e deplococcici negli espettorati di tubercolosi. (Antigene und Antikörper der Tuberkelbacillen, der Strepto-, Staphylo- und Diplokokken im Auswurf Tuberkulöser.) Ann. dello istit. Maragliano Bd. 7, Nr. 1, S. 50—55.   2, 418.

Skar, O., Eine schnelle und genaue Methode zum direkten Zählen von Bakterien, Leukocyten und dergleichen. Zeitschr. f. Fleisch- und Milchhyg. 23, S. 301—303.   1, 653.

Smith, Joseph T., Complement deviation by corpus lutean antigens. (Komplementablenkung durch Corpus luteum-Antigen.) Americ. journal of obstetr. Bd. 67, Nr. 6, S. 1107—1110.   2, 360.

Soula, L.-C., Influence de la castration sur les processus de protéolyse et d'aminogenèse dans les centres nerveux. (Der Einfluß der Kastration auf den Prozeß der Proteolyse und der Aminogenese im Zentralnervensystem.) Cpt. rend. hebdom. des séanc. de la soc. de biol. Bd. 74, Nr. 13, S. 758—760.   1, 817.

Spiethoff, B., Zur Behandlung mit Eigenserum und Eigenblut. Med. Klinik. Jg. 9, Nr. 24, S. 949—950.   2, 361.

Stefko, W., Adrenalin und seine Einwirkung auf die Ovarien und den Uterus einiger Mammalia. Fortschr. d. Med. 31, S. 67—71.   1, 56.

Steising, Zdzislaw, Über die Natur des bei der Abderhaldenschen Reaktion wirksamen Fermentes. Münch. med. Wochenschr. Jg. 60, Nr. 28, S. 1535—1536. 2, 675.

Stern, Maximilian, The grafting of preserved amniotic membrane to burned and ulcerated surfaces, substituting skin grafts. A preliminary report. (Transplantation von konservierter Amnionhaut auf Brandwunden und Geschwürsflächen. Vorläufiger Bericht.) Journal of the Americ. med. assoc. 60, S. 973—974.   1, 597.

Stolper, Lucius, Über den Einfluß der weiblichen Keimdrüse auf den Zuckerstoffwechsel. Gynaekol. Rundschau 7, S. 93—107.   1, 298.

Surface, Frank M., The inhibiting effect of excess cow serum in complement fixation with infections abortion. (Der hemmende Einfluß von Überschuß des Kuhserums in der Komplementfixation bei infektiösem Abort.) Zeitschr. f. Immunitätsforsch., Orig. Bd. 17, H. 5, S. 487—505.   2, 23.

Swope, S. D., The present status of serum therapy. (Der gegenwärtige Stand der Serumtherapie.) Texas State journal of med. Bd. 9, Nr. 6, S. 184—185.   3, 466.

Tandler, Julius, und Siegfried Grosz, Die biologischen Grundlagen der sekundären Geschlechtscharaktere. Berlin, Springer. 169 S. M. 8.—.   2, 194.

Torelli, Quintino, Comportamento delle agglutinine e delle opsonine negli animali castrati o iniettati di prodotti testicolari. (Das Verhalten der Agglutinine und der Opsonine bei kastrierten oder mit Hodenextrakten vorbehandelten Tieren.) Rif. med. Jg. 29, Nr. 47, S. 1289—1296.   4, 215.

Trögele, F., Über die normale und pathologische Physiologie der Hypophysis cerebri nebst einem Beitrag zur Differentialdiagnose der mit Störungen der Hypophysenfunktion verlaufenden intrakraniellen Prozesse. Mitteilg. a. d. Hamburg. Staatskrankenanst. Bd. 13, H. 16, S. 201—303.   2, 305.

Tschudnowsky, Zur Frage über den Nachweis der Abwehrfermente mittels der optischen Methode und des Dialysierverfahrens nach Abderhalden im Blutserum bei Schwangerschaft und gynaekologischen Erkrankungen. Münch. med. Wochenschr. Jg. 60, Nr. 41, S. 2282—2283.   3, 386.

Turney, H. G., Pituitary and (?) adrenal syndrome. (Gleichzeitige Erkrankung des Hypophysen- und Adrenalinsystems.) Proceed. of the roy. soc. of med. Bd. 6, Nr. 7, sect. of neurol. a. ophthalmol. S. XVIII.   2, 361.

Uffreduzzi, O., Innesti di tumori e autolizzato fetale e neoplastico. (Einimpfung von Tumoren und fötalem und neoplastischem Autolysate.) Tumori Jg. 2, Nr. 4, S. 393 bis 409.   **3,** 581.
Ulrich, Henry L., Vaccines and vaccine therapy. (Vaccine und Vaccinetherapie.) Journal-lancet Bd. **33,** Nr. 2, S. 39—44.   **2,** 84.
Urstein, M., Die Bedeutung des Abderhaldenschen Dialysierverfahrens für die Psychiatrie und das korrelative Verhältnis der Geschlechtsdrüsen zu anderen Organen mit innerer Sekretion. Wien. klin. Wochenschr. Jg. **26,** Nr. 33, S. 1325—1331.   **3,** 146.
Valletti, Guido, Über einen neuen Nährboden zur sehr raschen Entwicklung des Tuberkelbacillus. Zentralbl. f. Bakteriol. Orig. **68,** S. 239—241.   **1,** 663.
Veil, Über gesetzmäßige Schwankungen der Blutkonzentration. Kongreß f. inn. Med. Wiesbaden.   **2,** 526.
Velden, R. von den, Die Nierenwirkung von Hypophysenextrakten beim Menschen. Berl. klin. Wochenschr. Jg. **50,** Nr. 45, S. 2083—2086.   **4,** 3.
Vogt, E., Die geburtshilfliche Bedeutung des Status hypoplasticus. Dtsch. med. Wochenschr. Jg. **39,** Nr. 28, S. 1361—1363.   **2,** 505.
Vogt, H., Der Kretinismus. Handb. d. Neurol. Bd. **4.** Spez. Neurol. 3, S. 138—158. Berlin: Springer.   **4,** 479.
Waele, Henri de, Considérations sur la coagulation du sang. (Über Blutgerinnung.) Zeitschr. f. Immunitätsforsch., Orig. **16,** S. 311—317.   **1,** 162.
Waele, Henri de, Sur les rapports entre la coagulabilité du sang et la pression sanguine dans l'anaphylaxie. (Über die Beziehungen zwischen Blutgerinnung und Blutdruck bei der Anaphylaxie.) Zeitschr. f. Immunitätsforsch., Orig. **16,** S. 318 bis 329.   **1,** 162.
Ward, George Gray, The relation of the internal secretions to the female generative organs. (Die Wechselbeziehungen zwischen innerer Sekretion und weiblichen Geschlechtsorganen.) (Clin. soc. of the New York post-graduate med. school a. hosp., meet., 18. IV. 1913.) Post-graduate Bd. **28,** Nr. 7, S. 644—654.   **3,** 1.
Warden, Carl C., Studies on the gonococcus. 1. (Studien über den Gonokokkus.) Journal of infect. dis. **12,** S. 93—105.   **1,** 210.
Wassing, Hans, Zur Frage der „Ausführwege der Hypophyse". Wien. klin. Wochenschr. Jg. **26,** Nr. 31, S. 1270—1271.   **3,** 2.
Weaver, George H., Antistreptococcus serum. (Antistreptokokkenserum.) Journal of the Americ. med. assoc. Bd. **61,** Nr. 9, S. 661—662.   **3,** 325.
Weber, Ernst, Zur fortlaufenden Registrierung der Schwankungen des menschlichen Blutdrucks. Die Änderung des Blutdrucks durch Bewegungsvorstellung. Arch. f. Anat. u. Physiol., physiol. Abt., Jg. **1913,** H. 3/4, S. 205—224.   **3,** 354.
Weichardt, W., und H. Schlee, Über das Studium unbekannter Gemische mit Hilfe von Katalysatoren. Mitteilg. 9. Beeinflussung organischer und anorganischer Katalysatoren bei Proteotoxikosen. Zeitschr. f. d. ges. exp. Med. Bd. **1,** H. 5, S. 472—490.   **2,** 241.
Weidenfeld, Stephan, und Otto Specht, Beiträge zur Biologie der Röntgenhaut. Wien. med. Wochenschr. Jg. **63,** Nr. 39, S. 2558—2560.   **3,** 418.
Weil, Edmund, Über die Wirkungsweise des Komplementes bei der Hämolyse. Biochem. Zeitschr. **48,** S. 347—361.   **1,** 580.
Weil, P. Émile, Le traitement des hémorragies génitales de la femme par les sérums sanguins. (Die Behandlung der Genitalblutungen mit Blutserum.) Journal de méd. interne Jg. **17,** Nr. 28, S. 271—274.   **3,** 675.
Weil, P. Émile, Ménorragies et troubles de coagulation sanguine. (Menorrhagien und Störungen der Blutgerinnung.) Bull. et mém. de la soc. méd. des hôp. de Paris **29,** S. 532—534.   **1,** 366.
Weil, Richard, The nature of anaphylaxis, and the relations between anaphylaxis and immunity. (Das Wesen der Anaphylaxie und die Beziehungen zwischen Anaphylaxie und Immunität.) Journ. of med. res. **27,** S. 497—527.   **2,** 84.
Werner, P., und J. v. Zubrzycki, Über die Beeinflussung der Opsonine durch Elektrargol. Münch. med. Wochenschr. **60,** S. 583—584.   **1,** 517.
Wiesel, Josef, Agenitalismus und Hypogenitalismus. Die Bindegewebsdiathese als Ursache multiglandulärer Störungen. (Insuffisance pluriglandulaire.) Handb. d. Neurol. Bd. **4.** Spez. Neurol. 3, S. 407—433, Berlin: Springer.   **2,** 361.
Wintz, H., Experimentelle Untersuchungen über Chemismus und Bakteriengehalt des Scheidensekrets sowie über die bactericiden Eigenschaften gegenüber dem Tuberkelbacillus. Dissertation: Erlangen. 88 S. u. 6 Tab.   **5,** 202.
Wittek, Josef, Über das Verhalten der Rinderhypophyse bei den verschiedenen

Geschlechtern, in der Gravidität und nach der Kastration. Arch. f. Anat. u. Physiol., anat. Abt. Jg. 1913, Suppl.-Bd., S. 127—152. **4**, 292.
Wohlgemuth, Julius, Grundriß der Fermentmethoden. Ein Lehrbuch für Mediziner, Chemiker und Botaniker. Berlin: Springer. IX, 355 S. M. 10.—. **2**, 524.
Wolff, Alfred, Oxydasenreaktion in der Placenta. Monatsschr. f. Geburtsh. u. Gynäkol. **37**, S. 173—179. **1**, 161.
Wolff, Bruno, Über fetale Hormone. Rostock, Habilitationsschr. 54 S. (Jena, Fischer.) **2**, 261.
Wolfsohn, Georg, Über eine Modifikation des Staphylokokkenvaccins. Dtsch. med. Wochenschr. **39**, S. 112—113. **1**, 219.
Wolz, E., Untersuchungen zur Morphologie der interstitiellen Eierstockdrüse des Menschen. Dissertation: Bonn. **4**, 320.
Wulff, O., Studien über die spontane Phagocytose. Hospitalstidende Jg. 1913, Nr. 47, S. 1381—1390. (Dänisch.) **3**, 676.
Wulff, Ove, Über Vaccinebehandlung der Infektionen der Harnwege. Zeitschr. f. Urol. Bd. 7, H. 9, S. 705—727. **3**, 169.
Zazkin, A. E., Zu der Frage der Bedeutung der hämolytischen Streptokokken in der Pathologie des Wochenbettes.) Monatsschr. f. Geburtsh. u. Gynaekol. 28, S. 377 bis 399. (Russ.) **1**, 495.
Zinsser, A., Untersuchungen über Harngiftigkeit bei Anaphylaxie. Zeitschr. f. Geburtsh. u. Gynaekol. Bd. 74, H. 1, S. 400—407. **3**, 260.
Zubrzycki, J. v., Beitrag zur Bekämpfung der Anämie durch intramuskuläre Injektionen von defibriniertem Menschenblut. Wien. klin. Wochenschr. 26, S. 95—97. **1**, 19.
Zubrzycki, Januarius v., und Richard Wolfsgruber, Normale Hämagglutinine in der Frauenmilch und ihr Übergang auf das Kind. Dtsch. med. Wochenschr. **39**, S. 210—212. **1**, 303.
Zuntz, L., Stoffwechselversuche bei Osteomalacie. Arch. f. Gynäkol. **99**, S. 145—166. **1**, 71.
Zunz, Edgard, Recherches sur les modifications physico-chimiques du sang au cours de l'anaphylaxie. (Untersuchungen über die physikalisch-chemischen Veränderungen des Blutes im Verlauf der Anaphylaxie.) Zeitschr. f. Immunitätsforsch., Orig. 17, S. 47—62. **1**, 818.

Allgemeine Diagnostik.

Adam, G. Rothwell, Bacilluria in gynaecological practice. (Bacillurie in gynaekologischer Praxis.) Austral. med. journal Bd. 2, Nr. 104, S. 1117—1118. **3**, 262.
Alperin, M. S., Reflektorische Schmerzempfindungen bei Druck auf den Plexus coeliacus bei entzündlichen Erkrankungen der weiblichen Geschlechtsorgane. Zentralbl. f. Gynaekol. **37**, S. 340—344. **1**, 361.
Arneth, Technik des Blutausstriches und eine neue Differentialzähltafel für Leukocyten. Bemerkungen zu dem Aufsatz von Schilling-Torgau in Nr. 41 dieser Wochenschrift. Dtsch. med. Wochenschr. Jg. **39**, Nr. 52, S. 2560—2561. **4**, 217.
Backmann, Wold, Zur Topographie des Nabels. Finska Läkaresällsk. Handl. Bd. **55**, H. 9, S. 324—331. (Schwedisch.) **3**, 263.
Barlow, A. H. F., and B. P. Weston, Gynecological diagnosis and pathology. London. 236 S. sh. 7/6. **4**, 518.
Beck, Alfred, Über die Entwicklung, Technik und Bedeutung des klinischen Blutnachweises mit besonderer Berücksichtigung der Benzidinprobe. Berlin: R. Trenkel. 46 S. M. 1.20 u. Dissertation: Leipzig. **4**, 4, 293.
Bergel, Klinische Bedeutung der Lymphocytose. Kongreß f. inn. Med. Wiesbaden. **2**, 528.
Billings, Frank, Internal hemorrhages; can we control them? (Innere Blutungen., Können wir sie kontrollieren?) Journal of the Americ. med. assoc. Bd. 61, Nr. 4. S. 255—257. **3**, 102.
Black, E. Hamilton, The value of polymorph neutrophile leucocytes in disease; with special reference to vaccine treatment in tuberculosis. (Der Wert der polymorphen neutrophilen Leukocyten bei Erkrankungen, mit besonderer Berücksichtigung der Vaccinebehandlung der Tuberkulose.) Journal of clin. res. Bd. **6**, Nr. 2, S. 39—51. **2**, 40.
Bloch, Ferdinand, Beiträge zur Methodik der Blutuntersuchung. Mitteilg. 2, Hämoglobinbestimmung. Prag. med. Wochenschr. Jg. **38**, Nr. 22, S. 297—298. **2**, 420.

Blumreich, L., Der gynaekologische Untersuchungskursus am natürlichen Phantom als Ergänzung und Ersatz der Untersuchungsübungen an der Lebenden. Wiesbaden, Bergmann. 201 S. u. 105 Abbild. M. 12—.   1, 585.

Bogdánovitsch, Milos, Appendix und weibliche Genitalien. Bruns Beitr. z. klin. Chirurg. Bd. 84, H. 1, S. 47—60.   2, 24.

Bonsdorff, Axel v., Untersuchungen über die Arnethsche Methode der Bestimmung des neutrophilen Blutbildes und das neutrophile Blutbild bei Gesunden. Beitr. z. Klin. d. Tuberkul. Suppl. Bd. 5, S. 319—524.   2, 529.

Bontemps, Hans, Über die Verhütung der mikroskopischen Fehldiagnose der Tuberkelbacillen. Dtsch. med. Wochenschr. 39, S. 454—455.   1, 358.

Bret, J., et R. Boulud, Le coefficient azoturique de l'urine dans les affections rénales et les cardiopathies. (Der „azoturische" Koeffizient des Urins bei Nieren- und Herzerkrankungen.) Journal d'urol. Bd. 4, Nr. 2, S. 185—205.   3, 336.

Bürker, K., Zur Technik feinerer Erythrocytenzählungen. Pflügers Arch. f. d. ges. Physiol. Bd. 153, H. 1/4, S. 128—136.   3, 2.

Bürker, K., Die Thoma-Zeißsche und verwandte Zählmethoden. Kongreß f. inn. Med. Wiesbaden.   2, 528.

Buhlig, Walter H., The use of tuberculin in diagnosis and treatment. (Tuberkulin als diagnostisches und therapeutisches Hilfsmittel.) Illinois med. journal Bd. 23, Nr. 2, S. 154—157.   1, 667.

Cabot, Richard C., The causes of ascites: a study of five thousand cases. (Die Ursachen des Ascites: Auf Grund von 5000 Fällen.) Publ. of the Massachusetts gen. hosp. Bd. 4, Nr. 1, S. 117—131.   2, 731.

Carrion, Ch. Ovide Guillemin et F. Cathelin, Sur la valeur de la constante uréosecrétoire. (Über den Wert der Uratausscheidungskonstante.) Médecin pratic. Jg. 9, Nr. 7, S. 101—103.   2, 610.

Carson, Herbert W., A clinical lecture on conditions simulating appendicitis. (Klinische Vorlesung über Zustände, welche Appendicitis vortäuschen können.) Clin. journal Bd. 42, Nr. 6, S. 90—96.   2, 147.

Cathelin, F., Valeur chirurgicale de la constante uréo-sécrétoire. (Über den Wert der Uratausscheidungskonstante [von Ambard].) Médecin pratic. Jg. 9, Nr. 4, S. 53—54.   2, 611.

Cazin, Maurice, De l'utilité de l'examen du sang dans les cas douteux d'appendicite aiguë au point de vue du diagnostic et des indications opératoires. (Über die Nützlichkeit der Leukocytenzählung bei zweifelhaften Fällen von Appendicitis puncto Diagnose und Indikation zur Operation.) Rev. internat. de méd. et de chirurg. Jg. 24, Nr. 8, S. 122—126 u. Journal de méd. interne Jg. 17, Nr. 12, S. 114—116.   2, 254; 4, 540.

Chauffard, Diagnostic différentiel entre une ascite et un kyste de l'ovaire. Rev. internat. de méd. et de chirurg. Jg. 24, Nr. 13, S. 199—202.   2, 752.

Chiaravallotti, Leoluca, La cutireazione del Pirquet. Importanza diagnostica della reazione generale. (Die Cutanreaktion nach Pirquet. Diagnostische Wichtigkeit der Allgemeinreaktion.) Rif. med. 29, S. 57—63 u. 94—99.   1, 729.

Cole, Lewis Gregory, An X-ray table for serial and stereoscopic radiography and fluoroscopy. (Ein Röntgentisch für Serien- und stereoskopische Aufnahmen und für Durchleuchtung.) Arch. of the Roentgen ray Bd. 18, Nr. 4, S. 147—150.   3, 264.

Cottin, E., La réaction de Moriz Weisz dans les urines. (Die Reaktion von Moritz Weiß im Harne.) Rev. méd. de la Suisse romande Jg. 33, Nr. 8, S. 625—632.   3, 262.

Dally, J. F. Halls, The use of tuberculin in diagnosis and treatment. (Die Verwendung des Tuberkulins zur Diagnosenstellung und zur Therapie.) Lancet Bd. 184, Nr. 18, S. 1228 u. Med. magazine Bd. 22, Nr. 5, S. 274—281.   2, 39, 373.

Dapper, Max, Über die Bestimmung und das Vorkommen von Milchsäure im Harn. Biochem. Zeitschr. Bd. 51, H. 5, S. 398—406.   2, 450.

Davis, Theodore G., Hema-uro-chrome. A new laboratory test for cancer and sarcoma, also a method of separating bile acids and pigment with the application of Torquay's test, indican being obtained if present. (Häma-Uro-Chrom. Ein neues Reagens auf Carcinom und Sarkom, zugleich eine Methode zur Trennung von Gallensäuren und Pigment durch Verwendung von Torquays Reagens, Nachweis von Indican.) Americ. journal of the med. scienc. Bd. 145, Nr. 6, S. 857—865. 2, 685.

Descomps, Pierre, L'épigastralgie dans les métro-annexites. (Der epigastrische Schmerz bei den Entzündungen von Gebärmutter und Adnexen.) Sém. gynécol. Jg. 18, Nr. 17, S. 133—135.   2, 24.

Descomps, Pierre, Paul Descomps et Pierre Brousse, Les points douloureux abdominaux. (Die abdominalen Schmerzpunkte.) Paris méd. Nr. 26, S. 613—623 u. Nr. 28, S. 37—48 u. Arch. of diagn. Bd. 6, Nr. 3, S. 201—252.   2, 468, 730.

Donnarumma, Benilde Corsini, L'analisi delle orine in rapporto all'arte della levatrice. (Urinanalyse in der Hebammentätigkeit.) Ginecol. minore Jg. **6,** Nr. 2, S. 25—27. **2,** 510.

Dunzelt, Hans, Die Differentialauszählung der weißen Blutkörperchen in der Zählkammer. Münch. med. Wochenschr. Jg. **60,** Nr. 47, S. 2616—2618. **4,** 217.

Durel, Wallace J., The clinical value of the tuberculin in the diagnosis and the treatment of tuberculosis. (Der klinische Wert des Tuberkulins in Diagnose und Behandlung der Tuberkulose.) Southern med. journal Bd. **6,** Nr. 5, S. 303—307. **2,** 617.

Dyrenfurth, Felix, Zum Nachweis des Menstrualblutes durch die Glykogen-jodreaktion. Zeitschr. f. Medizinalbeamte Jg. **26,** Nr. 12, S. 452—455. **2,** 411.

Ehrmann, R., Über den Nachweis von Jod im Urin. Berl. klin. Wochenschr. Jg. **50,** Nr. 30, S. 1400. **2,** 731.

Ellermann, V., Über Anwendung getrennter Pipetten und Mischgefäße bei der klinischen Blutzählung. Dtsch. Arch. f. klin. Med. **109,** S. 378—382. **1,** 217.

Analyse des Harns. Zum Gebrauch f. Mediziner, Chemiker u. Pharmazeuten, zugleich 11. Aufl. v. Neubauer-Hupperts Lehrbuch. Bearb. v. A. Ellinger, H. Eppinger, F. Falk, F. N. Schulz, K. Spiro u. W. Wiechowski. Hälfte 2. Wiesbaden: Kreidel. XXI, 974 S., 6 Taf. M. 27.—. **3,** 420.

Engel, Karl, Über die Besichtigung der unteren Darmpartie mit Spiegel (Rektoskopie, Rektoromanoskopie, Proktosigmoskopie.) Orvosképzés **3,** S. 95—103. (Ungar.) **1,** 402.

Engelhorn, E., Über die Beeinflussung des Hämoglobinkatalysators in der Schwangerschaft. (Weichardtsche Reaktion.) 15. Versamml. d. dtsch. Ges. f. Gynaekol. Halle a. S., 14.—17. Mai 1913. **1,** 767.

Forest, Henry P. de, An epitome of urinalysis. (Ein Auszug einer Urinanalyse.) Post-graduate Bd. **28,** Nr. 7, S. 630—631. **2,** 641.

Frazer, Thompson, The significance of the temperature in tuberculosis. (Die Bedeutung der Temperatur bei Tuberkulose.) Therapeut. gaz. Bd. **37,** Nr. 6, S. 381 bis 387. **2,** 537.

Freund, Hugo H., The diagnostic value of the electrocardiograph before gynecological and obstetric operations. (Der diagnostische Wert des Elektrokardiographen vor gynaekologischen und geburtshilflichen Operationen.) (Transact. of the Americ. gynecol. soc., 38. ann. meet., Washington 6.—8. V. 1913.) Americ. journal of obstetr. Bd. **68,** Nr. 2, S. 313—315 u. Transact. of the Americ. gynecol. soc. Bd. **38,** S. 210—222. **4,** 377; **5,** 52.

Fronstein, R. M., Zur Frage der neuen diagnostischen Methoden bei gonorrhoischen Erkrankungen. Med. Rundsch. Jg. **40,** H. 3, S. 225—231. (Russisch.) **1,** 729.

Fuchsbüchler, H., Diagnostischer Wert der Rectoskopie und deren Gefahren. Dissertation: München **4,** 331.

Gale, S. S., Internal injuries of the abdomen. (Innere Bauchverletzungen.) Virginia med. semi-monthly Bd. **18,** Nr. 14, S. 344—347. **3,** 611.

Gaudin, Appendicite chronique et point de Mac Burney. (Über chronische Appendicitis und Mac Burneyschen Punkt.) Journal de méd. de Paris Jg. **33,** Nr. 25, S. 502—503. **3,** 16.

Gayet et Boulud, La constante uréo-sécrétoire d'Ambard. Quelques applications cliniques en chirurgie urinaire. (Die Urinkonstante von Ambard. Einige Anwendungen in der Chirurgie der Harnwege.) Lyon méd. Bd. **120,** Nr. 3, S. 97—105. **2,** 450.

Goudsmit, M. E., Zur Technik des Abderhaldenschen Dialysierverfahrens. Münch. med. Wochenschr. Jg. **60,** Nr. 32, S. 1775—1776. **3,** 146.

Gouget, Quelques contributions récentes à l'étude des lymphocytoses. (Einige neuere Beiträge zum Studium der Lymphocytose.) Presse méd. Jg. **21,** Nr. 51, S. 510—511. **2,** 419.

Guillaumin, André, Considérations sur les urines albumineuses. (Betrachtungen über die eiweißhaltigen Urine.) Journal de pharmacie et de chim. **105,** S. 21—26. **1,** 26.

Hallez, G. L., Critique expérimentale de différents procédés en usage pour la recherche des hémorragies occultes du tube digestif. (Experimentelle Kritik der verschiedenen Methoden zum Nachweis okkulter Blutungen des Darmkanals.) Arch. d. mal. de l'app. dig. Jg. **7,** Nr. 7, S. 361—374 u. Nr. 8, S. 433—455. **3,** 641.

Hammer, Carl, Die serologische Diagnose der Tuberkulose. Kongreß f. inn. Med. Wiesbaden. **2,** 538.

Harris, Chas. H., A plea for more care in the diagnosis of abdominal surgical conditions: some ot the newer methods of diagnosis. (Befürwortung größerer Sorgfalt bei der Diagnose in Fällen von Bauchhöhlenchirurgie: einige der neueren diagnostischen Methoden.) Texas State journal of med. Bd. **8,** Nr. 12, S. 325—329. **2,** 24.

Haupt, Temperaturbeobachtungen mittels Dauerregistrierung. Kongreß f. inn. Med.
 Wiesbaden. **2**, 528.
Hausmann, Theodor, Ergebnisse der topographischen Gleit- und Tiefenpalpation
 des Verdauungsschlauches. Berl. klin. Wochenschr. Jg. **50**, Nr. 32, S. 1478—1481.
 2, 731.
Hausmann, Theodor, Über Urobilin und seinen Nachweis mit Hilfe der Chloroform-
 extraktion des mit Kupfersulfat versetzten Harnes. Zeitschr. f. exp. Pathol. u.
 Therap. Bd. **13**, H. 3, S. 373—399. **2**, 308.
Heitzmann, Louis, Differential diagnosis of diseases of the genito-urinary tract.
 (Differentialdiagnose der Erkrankungen des Urogenitaltraktus.) Arch. of diagn.
 6, S. 16—24. **1**, 430.
Hellier, John Benjamin, Points and pitfalls in gynaecological diagnosis. (Be-
 merkungen über wichtige Punkte bei der gynaekologischen Diagnose sowie über
 Vermeidung von Irrtümern.) Practitioner Bd. **91**, Nr. 2, S. 157—168. **2**, 730.
Henius, Max, Ein neuer Gärungssaccharometer. (Diabetometer.) Münch. med.
 Wochenschr. Jg. **60**, Nr. 29, S. 1603—1604. **3**, 420.
Heynemann, Demonstration stereoskopischer Röntgenbilder. 15. Versamml. d.
 dtsch. Ges. f. Gynaekol. Halle a. S., 14.—17. Mai 1913. **1**, 734.
Heyninx, Präzisionsureometer (Harnstoffmesser) zur Bestimmung des Harnstoff-
 gehaltes im Harn, im Blute und in der Cerebrospinalflüssigkeit. Über die Größe
 der Nieren- und Lebertätigkeit. Biochem. Zeitschr. Bd. **51**, H. 5, S. 355—368. **2**, 259.
Hiblot, L., Du pronostic éloigné de l'albuminurie chez les femmes. (Spätere Prognose
 der Albuminurie bei Frauen.) Paris: Vigot frères Frcs. 2.—. **3**, 368.
Holland, E. D., Indispensable adjuncts in diagnosis. (Unentbehrliche Hilfsmittel
 zur Diagnose.) Journal of the Arkansas med. soc. Bd. **9**, Nr. 11, S. 258—262. **2**, 24.
Holst, L. v., Über die Lagebestimmung von Fremdkörpern mit Hilfe des Stereo-
 Röntgenverfahrens. Beitr. z. klin. Chirurg. Bd. **86**, H. 2/3, S. 419—425. **3**, 209.
Hough, Theodore, New methods of determining the urea in urine. (Neue Me-
 thoden zur Bestimmung des Harnstoffs im Urin.) Virginia med. semimonthly
 Bd. **18**, Nr. 5, S. 108—110. **3**, 28.
Jackson, E. Sandford, Two cases simulating appendicitis. (Zwei Fälle, welche Appen-
 dicitis vortäuschten.) Austral. med. gaz. Bd. **34**, Nr. 1, S. 4. **3**, 167.
Jacoboeus, H. C., Travaux sur la laparothoracoscopie. (Arbeiten über die La-
 parothorakoskopie.) Journal de méd. de Paris Jg. **33**, Nr. 15, S. 307—310. **1**, 708.
Jolles, Adolf, Azotometer zur quantitativen Bestimmung des Harnstoffes, der
 Harnsäure und der Purinbasen im Harne. Münch. med. Wochenschr. Jg. **60** Nr. 42,
 S. 2345—2346. **3**, 386.
Jolles, Adolf, Über die volumetrische quantitative Harnstoffbestimmung. Klin.-
 therapeut. Wochenschr. Jg. **20**, Nr. 41, S. 1246—1247. **3**, 386.
Jonass, Anton, und A. Edelmann, Ein neues Albuminimeter zur sofortigen
 quantitativen Eiweißbestimmung. Wien. med. Wochenschr. Jg. **63**, Nr. 36, S. 2205
 bis 2207. **2**, 767.
Junger, E., Beitrag zur Methodik der Hämoglobinbestimmung. Prag. med. Wochen-
 schr. Jg. **38**, Nr. 35, S. 488—489. **3**, 263.
Kabanow, B. Th., Über die Diagnose der Magendarmaffektionen mit Hilfe des Ab-
 derhaldenschen Dialysierverfahrens. Münch. med. Wochenschr. Jg. **60**, Nr. 39,.
 S. 2164—2165. **3**, 536.
Kahn, L. Miller, Abdominal rigidity. (Bauchdeckenspannung.) New York med.
 journal **97**, S. 184—186. **1**, 356.
Kakowski, A., The application of exactness in urinary observations. (Über die Not-
 wendigkeit der genauen Harnuntersuchung.) Urol. a. cutan. rev., techn. suppl
 Bd. **1**, Nr. 2, S. 191—200. **2**, 640
Kakuschkin, N. M., Beobachtungen über die Probepunktion bei Exsudaten und
 verschiedenen Ansammlungen im Becken. Zeitschr. f. Geburtsh. u. Gynaekol. Jg. **28**
 H. 12, S. 1783—1803. (Russisch.) **4**, 197
Kakuschkin, N. M., Bemerkungen zur Probepunktion von cystischen Tumoren
 und Flüssigkeitsansammlungen im Becken. Zeitschr. f. Geb. u. Gynaekol
 Bd. **28**, S. 1783—1803. (Russisch.) **4**, 197
Kolischer, G., Mid-operative diagnosis in urologic operations. (Diagnose während
 der Operation bei urologischen Operationen.) Journal of the Americ. med. assoc
 Bd, **61**, Nr. 3, S. 174—176. **3**, 209
Krotoszyner, M., and George W. Hartman, Practical value of blood-cryoscopy
 for the determination of renal function. (Der praktische Wert der Blutkryoskopi
 für die Nierenfunktionsprüfung.) Journal of the Americ. med. assoc. **60**, S. 18
 bis 191. **1**, 376

Kurschakow, N. A., Die diagnostische Bedeutung der ultravioletten Strahlen. Nachricht. d. Kaiserl. militär-med. Akad. 1, S. 36—40. (Russisch.) **1**, 457-

Symposium. The necessity of an early exploratory incision in obscure abdominal conditions. (Notwendigkeit einer frühzeitigen Probelaparotomie bei unklaren Verhältnissen im Abdomen.) Atlanta-Journal rec. of med. Bd. **60**, Nr. 9, S. 401—408. **4**, 293.

Lematte, L., Séparation et dosage volumétrique de l'urée et de l'ammoniaque urinaires. (Trennung und volumetrische Dosierung des Harnstoffs und Ammoniaks.) Cpt. rend. hebdom. d. séanc. de la soc. de biol. **74**, S. 217—219. **1**, 232.

Lenhartz, Hermann, Mikroskopie und Chemie am Krankenbett. 7. umgearb. u. verm. Aufl. v. Erich Meyer. Berlin: Springer. VIII, 391 S. M. 10.—. **3**, 262.

Lenk, Robert, und Leo Pollak, Über das Vorkommen von peptolytischen Fermenten in Exsudaten und dessen diagnostische Bedeutung. Dtsch. Arch. f. klin. Med. **109**, S. 350—377. **1**, 161.

Lenzmann, Die Differenzierung der weißen Blutzellen in der Zählkammer. Med. Klinik Jg. **9**, Nr. 15, S. 587—589. **1**, 608.

Leullier, E., La douleur lombo-sacrée. La valeur dans le diagnostic étiologique. Indications physiothérapiques. (Der Kreuzschmerz. Seine Verwertung zur Diagnostik der Ätiologie. Anzeichen für Physiotherapie.) Journal de méd. de Paris Jg. **33**, Nr. 16, S. 319—321. **1**, 730.

Löhlein, M., Die Gesetze der Leukocytentätigkeit bei entzündlichen Prozessen. Jena, Fischer. IV, 25 S. M. 1,—. **2**, 82.

MacGregor, Murdock, The early diagnosis of cancer. (Die Frühdiagnose des Krebses.) Journal-lancet Bd. **33**, Nr. 16, S. 445—446. **3**, 209.

Marenduzzo, L., La diagnosi del cancro. (Diagnose des Carcinoms.) Neapel: F. Giannini. 255 S. **3**, 573.

Marinelli, Filippo, Cistomi ovarici voluminosi e diagnosi differenziale. (Große Ovarialcysten und Differentialdiagnose.) Gaz. d. osped. e d. clin. **34**, S. 76—77. **1**, 64.

Mayer, A. Über das Abderhaldensche Dialysierverfahren und seine klinische Bedeutung. (Med.-naturwiss. Verein, Tübingen, Sitzg. v. 30. VI. 1913.) Münch. med. Wochenschr. Jg. **60**, Nr. 35, S. 1972. **3**, 146.

Müller, Otfried, Über Tuberkulin-Diagnostik und -Therapie. Med. Korrespondenzbl. d. württemb. ärztl. Landesver. Bd. **83**, Nr. 15, S. 213—216 u. Nr. 16, S. 229—231. **1**, 729.

Müllerheim, Robert, Diagnostische Schwierigkeiten bei Abdominaltumoren. Zeitschr. f. Geburtsh. u. Gynaekol. Bd. **74**, H. 1, S. 278—298. **3**, 147.

Münzer, E., Weitere Beiträge zur Methodik der Blutuntersuchung. Med. Klinik Jg. **9**, Nr. 18, S. 716—717. **2**, 194.

Onimus, Expériences sur les leucocytes. Diapédèse, phagocytose. (Experimentelle Untersuchungen über die Leukocyten. Diapedese und Phagocytose.) Journal de l'anat. **49**, S. 41—47. **1**, 569.

Peple, W. L., The right kidney. Disquieting factor in the diagnosis of acute intraabdominal conditions. (Die rechte Niere — ein störender Faktor in der Diagnose von intraabdominalen Affektionen.) Journal-rec. of med. Bd. **59**, Nr. 11, S. 566 bis 575. **1**, 730.

Perazzi, Piero, Intorno alle variazioni della formula leucocitaria e del quadro neutrofilo di Arneth nella gravidanza, nel parto e nel puerperio. (Untersuchung über die Veränderung des Leukocytenbefundes und des Arnethschen Blutbildes während Schwangerschaft, Geburt und Wochenbett.) Fol. gynaecol. Bd. **8**, Nr. 3, S. 459 bis 477. **4**, 479.

Petridis, Pavlos Ar., Über Serodiagnostik der Geschwülste nach v. Dungern. Münch. med. Wochenschr. Jg. **60**, Nr. 24, S. 1318—1319. **2**, 539.

Pfeiffer, Emil, Quantitative Eiweißbestimmungen im Urine für den praktischen Arzt. Berl. klin. Wochenschr. Jg. **50**, Nr. 15, S. 677—681. **1**, 647.

Pinkham, Edward W., The value of a more accurate diagnosis in gynecology. (Der Wert einer exakteren gynaekologischen Diagnose.) (New York acad. of med., sect. on obstetr. a. gynecol., meet. 24. IV. 1913.) Americ. journal of obstetr. a. dis. of women a. childr. Bd. **68**, Nr. 3, S. 565—568. **3**, 209.

Plumier-Clermont, La technique de l'examen microscopique du sang en clinique. (Technik der klinischen mikroskopischen Blutuntersuchung.) Scalpel et Liège méd. Jg. **65**, Nr. 50, S. 845—847. **2**, 307.

Pollosson, Auguste, Des fausses gynécologiques. (Gynaekologische Fälschungen.) Rev. internat. de méd. et de chirurg. Jg. **24**, Nr. 22, S. 344—346. **3**, 611.

Posner, C. und W. Scheffer, Zur klinischen Mikroskopie und Mikrophotographie (Ver. f. innere Med. u. Kinderheilk., Berlin, Sitz. v. 13. I. 1913.) Dtsch. med. Wochenschr. **39**, S. 433—434. **1**, 310.

Prochownik, J. B., Übertragen der Schmerzempfindungen bei Erkrankungen der Genitalsphäre. Monatsschr. f. Geburtsh. u Gynaekol. Jg. **28**, H. 5/6, S. 719—734. (Russisch.) **3**, 190.

Rattermann, Frank L., Abdominal diagnosis. (Abdominaldiagnosen.) Lancet-clin. Bd. **109**, Nr. 25, S. 676—679. **3**, 98.

Reder, Francis, A sign of diagnostic value in obscure cases of chronic appendicitis elicited by rectal palpation. (Rectalpalpation als diagnostisches Zeichen in dunklen Fällen chronischer Appendicitis.) Internat. clin. Bd. **23**, H. 1, S. 13—17. **1**, 662.

Rénon, Louis, Technique et indications de la laparoscopie (Présentation d'instruments). (Technik und Indikationen der Laparoskopie mit Demonstration des Instrumentariums.) Bull. et mém. de la soc. méd. des hôp. de Paris **29**, S. 510—513. **1**, 572.

Robb, Hunter, Examination of the pelvic organs in doubtful cases through a vaginal incision. (Untersuchung der Beckenorgane in zweifelhaften Fällen von einer vaginalen Incision aus.) Cleveland med. journal Bd. **12**, Nr. 4, S. 269—273. **2**, 148.

Roerdansz, W., Neue Blutkörper-Zählkammer nebst Kritik über die Blutkörper-Zählmethoden. Pflügers Arch. f. d. ges. Physiol. Bd. **152**, H. 1/3, S. 81—128. **2**, 528.

Romeo, Pasquale, D'un voluminoso calcolo fecale inglobante l'utero e simulante neoplasia. (Ein großer Kotstein, der den Uterus einschloß und einen malignen Tumor vortäuschte.) Gaz. degli osp. e delle clin. Jg. **34**, Nr. 51, S. 536—538. **1**, 730.

Schilling, V., Technik des Blutausstriches und eine neue Differential-Zähltafel für Leukocyten. Dtsch. med. Wochenschr. Jg. **39**, Nr. 41, S. 1985—1987. **3**, 262.

Schneller, Julius, Zur Methodik der Harnsäurebestimmung im Urin und im Blut. Zeitschr. f. exp. Pathol. u. Therap. **12**, S. 341—347. **1**, 87.

Scholl, E., und W. Kolde, Bakteriologische Untersuchungen bei gynaekologischen Erkrankungen. Zentralbl. f. Gynaekol. Jg. **37**, Nr. 16, S. 561—564. **1**, 666.

Schottlaender, J., Über histologische Geschwulstdiagnostik im Bereiche der Gebärmutter. Arch. f. Gynaekol. Bd. **100**, H. 1, S. 225—231. **2**, 688.

Schultze, Walter, Die heutige Bewertung der Blutuntersuchungen bei der Appendicitis bzw. freien fortschreitenden appendicitischen Peritonitis. Mitteilg. a. d. Grenzgeb. d. Med. u. Chirurg. Bd. **26**, H. 1, S. 61—81. **2**, 214.

Sémionow, V. P., De la valeur clinique que le dosage de l'azote colloïde urinaire, d'après le procédé de Salkowski et Kojo, offre pour le diagnostic du cancer des viscères. (Über den klinischen Wert der Bestimmung des kolloidalen Harnstickstoffs nach Salkowski und Kojo für die Diagnostik der Carcinome innerer Organe.) Presse méd. **21**, S. 265—267. **1**, 663.

Shaw, J. C., Pelvic pain and backache in women. Based on reports of two hundred cases. (Schmerzen im Becken und im Rücken bei Frauen; Erfahrungen an 200 Fällen.) Internat. journal of surg. Bd. **26**, Nr. 7, S. 254—256. **3**, 208.

Sigwart, W., Die bakteriologische Kontrolle der Asepsis bei gynaekologischen Laparotomien. Arch. f. Gynaekol. **99**, S. 284—293. **2**, 147.

Sippel, Albert, Über differentiell-diagnostische Schwierigkeiten in der Gynaekologie. Dtsch. med. Wochenschr. **39**, S. 263—265. **1**, 121.

Skar, O., Eine schnelle und genaue Methode zum direkten Zählen von Bakterien, Leukocyten und dergleichen. Zeitschr. f. Fleisch- und Milchhyg. **23**, S. 301—303. **1**, 653.

Smith, Joseph T., The prognostic value of the leucocyte count in pelvic suppurative conditions. (Prognostischer Wert der Leukocytenwerte bei eitrigen Beckenerkrankungen.) Surg., gynecol. a. obstetr. Bd. **16**, Nr. 4, S. 403—406. **2**, 85.

Smith, Richard R., The abdominal cutaneous reflexes in the diagnosis of acute abdominal diseases. (Die Bauchdeckenreflexe bei der Diagnose akuter Baucherkrankungen.) Journal of the Michigan State med. soc. Bd. **12**, Nr. 12, S. 654—656. **4**, 401.

Smith, Robert H., One case of ascites with differential diagnosis. (Fall von Ascites mit Differentialdiagnose.) Illinois med. journal Bd. **23**, Nr. 6, S. 656—659. **3**, 165.

Ssobolew, L. W., Zur Diagnostik der Bauchgeschwülste. Frankfurt. Zeitschr. f. Pathol. Bd. **13**, H. 2, S. 344—346. **3**, 111.

Stewart, William H., Recent advancement in the Röntgen ray diagnosis of diseases of the genito urinary tract. (Neue Fortschritte in der Röntgendiagnostik des Urogenitaltraktus.) Arch. of diagn. **6**, S. 59—61. **1**, 431.

Stolz, Max, Die vaginale Untersuchung der Kinder. Zentralbl. f. Gynaekol. Jg. **37**, Nr. 41, S. 1534—1536. **3**, 391.

Stuber, B., und F. Rütten, Über eine einfache Methode zur Bestimmung des phagocytären Index und dessen klinische Bedeutung. Münch. med. Wochenschr. Jg. 60, Nr. 29, S. 1585—1587. 4, 218.

Sturrock, W. D., The reaction of the blood serum as an aid to the diagnosis of cancer. (Die Blutserumreaktion als Hilfsmittel zur Diagnostik des Krebses.) British med. journal Nr. 2752, S. 780—782. 3, 642.

Swan, John M., Some remarks on the diagnostic value of hematological examinations. (Einige Bemerkungen über den diagnostischen Wert von Blutuntersuchungen.) Interstate med. journal 20, S. 19—26. 1, 121.

Taylor, Frederick, Some acute abdominal pains which do not require operation. (Akut auftretende Leibschmerzen ohne operative Indikation.) Canad. Practit. a. Rev. Bd. 38, Nr. 3, S. 155—163. 2, 440.

Terhola, Lauri, Die Genauigkeit der Methode zur Bestimmung der Kernlappenzahl und die Regelmäßigkeit in dem Arnethschen Blutbild. Finska Läkaresällsk. Handl., Bd. 55, H. 8, S. 269—279. (Schwedisch.) 2, 611.

Thornton, G. Lestock, The significance of renal tube casts in the urinary sediment. (Die Bedeutung von Zylindern im Urinsediment.) Lancet Bd. 184, Nr. 23, S. 1883 bis 1585. 2, 362.

Urstein, M., Die Bedeutung des Abderhaldenschen Dialysierverfahrens für die Psychiatrie und das korrelative Verhältnis der Geschlechtsdrüsen zu anderen Organen mit innerer Sekretion. Wien. klin. Wochenschr. Jg. 26, Nr. 33, S. 1325—1331. 3, 146.

Villaret, Maurice, Contribution à l'étude dans les sérosités normales et pathologiques de quelques réactions destinées au diagnostic entre les exsudats et les transsudats (réactions de Rivalta, de Gangi, violette et du collargol). Mém. 1. Considérations générales sur ces réactions. (Beitrag zum Studium normaler und pathologischer seröser Flüssigkeiten. Über einige Reaktionen zwecks Differentialdiagnose zwischen Ex- und Transsudaten. 1. Allgemeine Betrachtungen über 4 Reaktionen.) Journal de physiol. et pathol. gén. Bd. 15, Nr. 3, S. 617—632. 2, 420.

Vitry, G., La réaction de Weisz (ou épreuve du permanganate) dans l'urine des tuberculeux. Valeur pronostique. (Die Weißsche Reaktion [Permanganatprobe] im Urin Tuberkulöser und ihre prognostische Bedeutung.) Bull. de la soc. d'études scient. sur la tubercul. 2, S. 223—227. 1, 377.

Vries Reilingh, D. de, Zur Blutdruckmessung. Zeitschr. f. klin. Med. 77, S. 67—95. 1, 457.

Webster, T. A., Die Bestimmung des Kalkgehaltes des Blutes nach W. Blair Bells Methode. Zeitschr. f. Geburtsh. u. Gynaekol. Bd. 73, H. 3, S. 829—831. 3, 263.

Weinert, August, Über rectale Temperatursteigerungen. Münch. med. Wochenschr. Jg. 60, Nr. 28, S. 1542—1545. 2, 730.

Weiss, R., Ein einfacher Apparat zur Bestimmung der Chloride im Harn (Chlorometer). Münch. med. Wochenschr. Jg. 60, Nr. 51, S. 2842. 4, 217.

Weitz, Geo. J., Abdominal pain. (Unterleibsschmerzen.) Journal of the Missour. State med. assoc. Bd. 9, Nr. 12, S. 406—408. 2, 729.

White, George R., Contracture of the psoas parvus muscle simulating appendicitis. (Über Contracturen des M. psoas minor, die eine Appendicitis vortäuschen.) Ann. of surg. Bd. 58, S. 483—489. 3, 591.

Wilson, Thomas, Endothelioma of the undescended testis in a male pseudohermaphrodite. (Endotheliom [Sarkom] eines nicht herabgestiegenen Hodens eines männlichen Pseudohermaphroditen als Beckentumor. 5 Abb.) Journal of obstetr. a. gynaecol. of the Brit. emp. 23, S. 142—147. 1, 535.

Yatsushiro, Toyoo, Experimentelle Studie über die Emigration von Leukocyten bei der Entzündung. Frankfurter Zeitschr. f. Pathol. 12, S. 80—95. 1, 393.

Zapf, L., Praktische Winke zur Blutuntersuchung. Med. Klinik 9, S. 170—172. 1, 217.

Zbinden, Theodore, Blood examination as aids to diagnosis. (Blutuntersuchung als diagnostisches Hilfsmittel.) Americ. med. compend. Bd. 39, Nr. 6, S. 111—115. 2, 362.

Allgemeine Therapie.

Strahlentherapie.

Abbe, Robert, The use of radium in malignant disease. (Der Gebrauch von Radium bei bösartigen Erkrankungen.) Lancet Bd. 185, Nr. 4695, S. 524—527. 3, 422.

Adler, Behandlung mit Mesothorium. 15. Versamml. d. dtsch. Ges. f. Gynaekol. Halle a. S., 14.—17. Mai 1913. 2, 35.

Albers, Das Problem der Sekundärstrahlentherapie. Fortschr. a. d. Geb. d. Röntgenstrahl. Bd. 21, H. 1, S. 60—67. 4, 101.
Albers, Referat über die gynaekologische Tiefentherapie (Myome). Internat. med.
Kongr., London, 6.—12. VIII. 1913. Mit einem Nachtrag über die Entwicklung
der Hamburger Technik. Strahlentherapie Bd. 3, H. 2, S. 408—428. 3, 676.
Albers-Schönberg, Das Problem der Sekundärstrahlentherapie. Fortschr. a. d. Geb.
d. Röntgenstrahl. Bd. 27, Heft 1, S. 60—67. 3, 679.
Albers-Schönberg, Der Kampf um die Röntgentherapie in den allgemeinen Kranken-
häusern. Fortschr. a. d. Geb. d. Röntgenstrahl. Bd. 20, H. 6, S. 576—577. 3, 263.
Albers-Schönberg, Röntgentherapie in der Gynaekologie. 17. internat. med. Kongr.,
London, Sekt. f. Geburtsh. u. Gynaekol., 6.—12. VIII. 1913. 3, 43.
Albers-Schönberg, Die Röntgentechnik. Handbuch f. Ärzte und Studierende. 4. Aufl.
bearb. v. Walter, Albers-Schönberg, Hauptmeyer, Drüner, F. M. Groedel. Ham-
burg: Gräfe & Sillem. VIII, 733 S., 17 Taf. M. 23.—. 3, 357.
Albers-Schönberg, Referat über die gynaekologische Tiefentherapie (Myome).
4. internat. Kongreß für Physiotherapie Berlin 1913. Fortschr. a. d. Geb. d.
Röntgenstrahl. Bd. 20, H. 2, S. 93—104. 2, 149.
Albert-Weil, E., Principes généraux de la technique des applications radiothérapiques.
(Technik der Röntgentherapie.) Journal de physiothérap. Jg. 11, H. 9, S. 457—464.
3, 386.
Alexander, Béla, Ein Kapitel aus der Röntgenologie: Historische Momente. Lenard
und Röntgen. Entwicklung der heutigen Form der Entladungsröhre. Pest. med.-
chirurg. Presse Jg. 49, Nr. 50, S. 409—413 u. Nr. 51, S. 418—422. 4, 131.
Alexandroff, F. A., Behandlung der Fibromyome des Uterus mit Röntgenstrahlen.
Zeitschr. f. Geburtshilfe u. Gynaekol. Jg. 28, Heft 11, S. 1517—1528. (Russisch.)
3, 677.
Allaire, G., A propos de quelques cas de Radiodermite. (Bemerkungen zu einigen
Fällen von Radiodermatis.) Gaz. méd. de Nantes Jg. 31, Nr. 29, S. 561—570.
3, 517.
Allmann, Die Behandlung des Carcinoms mit Mesothorium. Dtsch. med. Wochenschr.
Jg. 39, Nr. 49, S. 2402—2403. 4, 65.
Allmann, Vorsicht beim Umgang mit radioaktiven Substanzen! Dtsch. med. Wochen-
schr. Jg. 39, Nr. 51, S. 2514. 4, 66.
Arcelin, Traitement des fibromes par la radiothérapie. Technique et résultats. (Be-
handlung der Myome durch Radiotherapie. Technik und Resultate.) Bull. et mém.
de la radiol. méd. de Paris Jg. 5, Nr. 45, S. 146—156 u. Journal de méd. interne
Jg. 17, Nr. 21, S. 201—204. 2, 362; 4, 64.
Aschoff, Krönig und Gauss, Zur Frage der Beeinflußbarkeit tiefliegender Krebse
durch strahlende Energie. Münch. med. Wochenschr. 60, S. 337—343 u. 413—417.
1, 667.
Aubertin, Ch., et E. Beaujard, Action des rayons X sur les polyadénomes de
l'intestin. (Wirkung der Röntgenstrahlen auf Adenome des Darms.) Bull. et mém.
de la soc. méd. des hôp. de Paris Jg. 29, Nr. 22, S. 1221—1224. 2, 363.
Badstübner, Das Milliampèremeter bei Röntgenaufnahmen und bei der Härte-
bestimmung von Röhren. Dtsch. militärärztl. Zeitschr. Jg. 42, H. 9, S. 339—342.
2, 25.
Bainbridge, William Seaman, Fulguration und Thermo-Radiotherapie. Allg.
Wien. med. Zeit. Jg. 58, Nr. 31, S. 341—342, Nr. 32, S. 353—354 u. Nr. 33, S. 365
bis 366. 2, 733.
Baisch, B., Die Röntgentherapie der chirurgischen Tuberkulose. Ergebn. d. Chirurg.
u. Orthop. Bd. 7, S. 110—146. Berlin: Springer. 4, 102.
Bangert, Über Röntgenröhren mit Wolfram-Antikathode. Neue Methoden zur
Messung der Intensitätsdosis und Härte von Röntgenstrahlen. Verhandl. d. dtsch.
Röntgen-Ges. Bd. 9, S. 87—90. 3, 423.
Bassenge, R., Ein Filterapparat für Radiumbestrahlungen. Wien. klin. Wochenschr.
Jg. 26, Nr. 38, S. 1494—1495. 3, 422.
Bateson, J. C., Cancer and its cure. (Der Krebs und seine Heilung.) Therap. record.
Bd. 8, Nr. 88, S. 92—95. 2, 202.
Bauer, H. F., (Gynaekologische Röntgenbehandlung. Ned. maandschrift voor ver-
losk. en vrouwenz. Jg. 2, Nr. 2, S. 77—96. (Holländisch.) 1, 733.
Bauer, Heinz, Beiträge zur Röntgenometrie. Fortschr. a. d. Geb. d. Röntgenstrahl.
Bd. 20, H. 2, S. 195—201; Arch. d'électr. méd. exp. et clin. Jg. 21, Nr. 362, S. 64
bis 72 u. Arch. of the Roentgen ray Bd. 18, Nr. 6, S. 220—229. 2, 25, 678; 3, 517.

Baumeister, L., und Fr. Janus, Entwicklung der Apparatur für Intensiv-Röntgentiefentherapie. Fortschr. a. d. Geb. d. Röntgenstrahl. Bd. 21, H. 2, S. 240—244.
3, 469.

Bayet, A., Die Behandlung des Krebses mittels Radium. Strahlentherapie Bd. 3, H. 2, S. 473—489 u. Journal méd. de Bruxelles Jg. 18, Nr. 32, S. 311—319.
4, 65; 3, 150.

Becker, Ph. Ferdinand, Was soll der Nicht-Röntgenarzt über das X-Erythem wissen? Dtsch. med. Wochenschr. 39, S. 510—513. 1, 458.

Béclère, La Roentgenthérapie des fibromes utérins. (Die Röntgentherapie der Uterusfibrome.) Gynécologie Jg. 17, Nr. 10, S. 577—589 u. Fortschr. a. d. Geb. d. Röntgenstrahl. Bd. 21, H. 3, S. 284—290. 4, 218.

Béclère, Henri, Chalumeau à éther. (Ätherstichflamme.) Bull. et mém. de la soc. de radiol. méd. de Paris Jg. 5, Nr. 49, S. 333—335. 4, 296.

Belot, A propos du localisateur pour radiothérapie des affections utéro-annexielles. (Zur Lokalisation in der Radiotherapie der Uterus- und Adnexerkrankungen.) Bull. et mém. de la soc. de radiol. méd. de Paris Jg. 5, Nr. 47, S. 256—258. 3, 387.

Belot, J., Parafoudre pour régulateur du type Bauer (modèle Pilon). (Blitzableiter für den Regulator der Bauer-Röhre [Modell Pilon].) Bull. et mém. de la soc. de radiol. méd. de France Jg. 5, Nr. 50, S. 349. 4, 564.

Belot, J., Nouveau modèle du tube Belot pour radiothérapie intensive (H. Pilon constructeur). (Neues Modell der Belotschen Röhre für Tiefenbestrahlung [Fabrikant H. Pilon].) Bull. et mém. de la soc. de radiol. méd. de France Jg. 5, Nr. 50, S. 343 bis 348. 4, 564.

Berdez, Über die Röntgentherapie der Myome. Fortschr. a. d. Geb. d. Röntgenstrahl. Bd. 20, H. 4, S. 393—397. 3, 98.

Binda, Cosimo, Morte immediata per raggi Röntgen? (Unmittelbarer Tod durch Röntgenstrahlen?) Gazz. med. lombarda Jg. 72, Nr. 42, S. 331—332. 3, 642.

Blackmarr, Frank H., The new radium and thorium therapy. (Die neue Radium- und Thoriumtherapie.) Med. times Bd. 41, Nr. 5, S. 135—137. 2, 365.

Böhm, C. Richard, Die Verwendung der seltenen Erden. Eine kritische Übersicht. Leipzig: Veit u. Comp. 1913. VIII, 107 S. M. 4.50. 4, 66.

Boidi-Trotti, G., La radioterapia dei fibromiomi uterini. (Radiotherapie bei Fibromyomen des Uterus.) Rass. d'ostetr. e. ginecol. Jg. 22, Nr. 7, S. 385—398. 3, 44.

Bondy, Oskar, Versuche über die bactericide Wirkung des Mesothorium. Zentralbl. f. Gynaekol. Jg. 37, Nr. 31, S. 1142—1146. 3, 150.

Bordier, H., Biochemische Strahlenwirkung mit besonderer Berücksichtigung der Röntgenstrahlen. Übersetzt von Ernst Peters. Fortschr. a. d. Geb. d. Röntgenstrahl. Bd. 20, H. 2, S. 202—220; Arch. d'électr. méd. Jg. 21, Nr. 355, S. 289—314; Strahlentherapie Bd. 2, H. 2, S. 368—395 u. Rev. de méd. Jg. 33, Nr. 10, S. 784 bis 815. 2, 26, 363; 3, 642.

Bordier, H., Die Fortschritte der Röntgentherapie in der Gynaekologie, ihre Vorteile — genaue Technik — Indikationen und Kontraindikationen — Resultate — Zukunft. Fortschr. a. d. Geb. d. Röntgenstrahl. 20, S. 1—8 u. Bull. et mém. de la soc. de radiol. méd. de Paris Jg. 5, Nr. 44, S. 120—131. 1, 419; 2, 194.

Borell, H., Klinische Untersuchungen über die Erythemgrenze bei gynaekologischer Röntgentiefentherapie mit stark gefilterten Strahlen. Strahlentherapie Bd. 2, H. 2, S. 683—698. 3, 579.

Bouchacourt, Des avantages d'une compression méthodique dans la pratique de la radiothérapie en gynécologie. Présentation d'un appareil métallique de compression, comportant trois modèles d'ajutage de dimensions différentes correspondant à des portes d'entrée cutanées suivant des cercles de 6, 8 et 10 centimètres de diamètre. (Vorzüge der Kompression in der gynaekologischen Radiotherapie. Demonstration von Kompressionszylindern mit Aperturen von 6, 8 und 10 cm.) Bull. et mém. de la soc. de radiol. méd. de Paris Jg. 5, Nr. 45, S. 167—172. 2, 363.

Bouchacourt, Sur le mode d'action des rayons de Röntgen, dans la thérapeutique dirigée contre les gros utérus saignants. (Über die Wirkungsweise der Röntgenbehandlung der Uterusblutungen.) Bull. et mém. de la soc. de radiol. méd. de Paris Jg. 5, Nr. 48, S. 302—311. 4, 100.

Bouchacourt, L., et H. Chéron, De l'association de la radiumthérapie à la radiothérapie, dans le traitement des fibromes utérins. (Über Kombination der Radium- mit der Röntgentherapie bei der Behandlung der Uterusmyome.) Bull. et mém. de la soc. de radiol. méd. de Paris 5, S. 78—87. 1, 467.

Broglie, M. de, Recherches sur la diffraction du rayons de Röntgen par les milieux cristallins. (Untersuchungen über die Brechung der Röntgenstrahlen durch krystallinische Medien.) Radium Bd. 10, Nr. 8, S. 245—249. 3, 470.

Brown, W. Langdon, The non-operative treatment of malignant disease. (Die unblutige Behandlung bösartiger Krankheiten.) Med. rev. Bd. 16, Nr. 6, S. 285—289.
2, 249.

Bucky, G., Über die optisch korrekte Ablesung von Farbänderungen bei Röntgenstrahlendosimetern. Strahlentherapie Bd. 3, H. 1, S. 172—176.
3, 265.

Bumm, E., Über die Erfolge der Röntgen- und Mesothoriumbehandlung beim Uteruscarcinom. 15. Versamml. d. dtsch. Ges. f. Gynaekol. Halle a. S. 14.—17. Mai 1913 u. Berl. klin. Wochenschr. Jg. 50, Nr. 22, S. 1001—1006.
1, 834; 2, 243.

Bumm, E., und H. Voigts, Zur Technik der Carcinombestrahlung. Münch. med. Wochenschr. Jg. 60, Nr. 31, S. 1697—1701.
2, 733.

Butcher, W. Deane, Über die Grundlagen der Röntgen- und Radiumtherapie. Strahlentherapie Bd. 2, H. 2, S. 396—402 u. Arch. of the Roentgen ray Bd. 18, Nr. 1, S. 16—24.
2, 243; 4, 379.

Caan, Albert, Therapeutische Versuche mit lokaler Thoriumchloridbehandlung bei Carcinommäusen und Sarkomratten. Münch. med. Wochenschr. Jg. 60, Nr. 20, S. 1078—1079.
2, 248.

Caan, Albert, Zur Behandlung maligner Tumoren mit radioaktiven Substanzen. Münch. med. Wochenschr. 60, S. 9—12.
1, 18.

Cabot, S., On analysis of the various forms of energy supply for the generation of X-rays. (Analisierung der verschiedenen Formen der Energiequellen zur Erzeugung von Röntgenstrahlen.) Americ. quart. of roentgenol. Bd. 5, Nr. 1, S. 1—14.
3, 357.

Calatayud Costa, C., La roentgenothérapie des fibromyomes utérins. (Die Röntgenotherapie der Uterus-Fibromyome.) (6. congr. internat. d'électrol. et de radiol. gén. et méd., Prag.) Journal de radiol. Bd. 7, Nr. 1, S. 39—51, Nr. 2, S. 113—148 u. Nr. 3, S. 201—226 u. Ann. d'électrobiol. et de radiol. 15, S. 793—828, 1912, 16, S. 40—63.
3, 611; 1, 425.

Carletti, La radioterapia nel 1913. (Die Radiotherapie im Jahre 1913.) Gaz. degli osp. e delle clin. Jg. 34, Nr. 59, S. 615—616.
2, 148.

Chabachpaschew, K., Behandlung der gynaekologischen Tumoren mit strahlenden Substanzen (Radium und Mesothorium). Dissertation: Freiburg i. Br.
4, 295.

Charlier, Disparition d'un fibrome utérin, avec conservation de la menstruation Technique radiothérapique. (Verschwinden eines Uterusmyoms mit Erhaltenbleiben der Menstruation. Röntgentherapeutische Technik). Bull. et mém. de la soc. de radiol. méd. de Paris Jg. 5, Nr. 44, S. 111—115.
2, 195.

Chase, Walter B., Menorrhagia and metrorrhagia. Suggestions as to treatment and remarks on recent claims for radio-therapy. (Menorrhagien und Metrorrhagien — therapeutische Vorschläge und Bemerkungen über die gegenwärtig geforderte Radiotherapie.) New York State journal of med. Bd. 13, Nr. 9, S. 468—471 u. Virginia med. semi-monthly Bd. 18, Nr. 12, S. 289—293.
3, 354, 386.

Chéron, H., Considérations sur la technique de la radiumthérapie des fibromes utérins. (Betrachtungen über die Technik der Radiumtherapie der Uterusmyome.) Arch. mens. d'obstétret de gynécol. 2, S. 1—41.
1, 222.

Chéron, H., et H. Rubens-Duval, Aperçu sur les résultats de la radiumthérapie des cancers de l'utérus et du vagin. (Bericht über die Resultate der Radiumtherapie bei Uterus- und Scheidencarcinomen.) Bull. de la soc. d'obstétr. et de gynécol. de Paris Jg. 2, Nr. 5, S. 418—429.
3, 356.

Chéron, H., et Rubens-Duval, Valeur de la radiumthérapie des cancers utérins et vaginaux. (Wert der Radiumtherapie der Gebärmutter- und Scheidenkrebse.) Gynécologie Jg. 17, Nr. 10, S. 590—603 u. Fortschr. a. d. Geb. d. Röntgenstrahl. Bd. 21, H. 2, S. 229—238.
4, 6; 3, 516.

Chilaïditi, Demetrius, Sur la technique radiothérapique des fibromyomes utérins. (Über die radiotherapeutische Technik der Uterusfibromyome.) Bull. et mém. de la soc. de radiol. méd. de Paris Jg. 5, Nr. 45, S. 157—167.
2, 470.

Chilaïditis, D., et G. Stavridès, Le traitement des fibromyomes de l'utérus par les rayons X. (Röntgenbehandlung der Myome.) Ann. de gynécol. et d'obstétr. 10, S. 152—162.
2, 29.

Christen, Die physikalischen Grundlagen für die Dosierung der Röntgenstrahlen. Strahlentherapie Bd. 3, H. 1, S. 162—164.
3, 265.

Christen, Th., Das Prinzip des Iontoquantimeters. Verhandl. d. dtsch. Röntgen-Ges. Bd. 9, S. 96—97.
3, 469.

Christen, Th., Maße und Messungen in der Röntgenkunde. Fortschr. a. d. Geb. d. Röntgenstrahl. Bd. 20, H. 2, S. 182—187.
2, 85.

Christen, Th., Über einige aktuelle Fragen der Röntgenphysik. Fortschr. a. d. Geb.
d. Röntgenstrahl. Bd. 21, H. 1, S. 1—22. 3, 265.
Christen, Th., Messung und Dosierung der Röntgenstrahlen. Mit e. Vorwort v. Albers-
Schönberg. Hamburg: Gräfe-Sillem. VIII 122 S. 5 Taf. M. 12.—. 3, 518
Cohn, Franz, Röntgenanlage der Universitäts-Frauenklinik in Greifswald. (Med.
Ver. Greifswald, 25. I. 1913.) Dtsch. med. Wochenschr. 39, S. 676. 1, 538.
Cole, Lewis Gregory, An X-ray table for serial and stereoscopic radiography
and fluoroscopy. (Ein Röntgentisch für Serien- und stereoskopische Aufnahmen
und für Durchleuchtung.) Arch. of the Roentgen ray Bd. 18, Nr. 4, S. 147—150.
3, 264.
Colin, A., Die moderne Krebsbehandlung. Zentralbl. f. d. ges. Therap. Jg. 31, H. 10,
S. 505—508. 3, 390.
Comby et de Vaugiraud, Papillomes verruqueux hypertrophiques de la vulve, bons
effets de la radiothérapie, présentation de malade. (Günstiger Erfolg der Radiotherapie in einem Falle von hypertrophischen, verrucösen Papillomen der Vulva
mit Krankenvorstellung.) Bull. de la soc. de pédiatr. de Paris S. 18—20. 1, 284.
Corbett, Dudley, A method of standardising the tints given by the Sabouraud-Noiré
pastille. (Eine Methode zur Feststellung der Farbentöne der Sabouraud-Noiré-
Pastillen.) Brit. journal of dermatol. Bd. 25, Nr. 8, S. 249—253. 3, 212.
Corbett, Dudley, A new radiometer for Sabouraud's pastilles. (Ein neues Radio-
meter für Sabourauds Pastillen.) (Dermatol. sect. 20. XI. 1913.) Proceed. of the
roy. soc. of med. Bd. 7, Nr. 2, S. 30—34. 4, 436.
Cottenot, Paul, L'irradiation glandulaire. Ses applications thérapeutiques. (Drüsen-
bestrahlung. Ihre therapeutische Verwendung.) Médecin pratic. Jg. 9, Nr. 15,
S. 229—231. 2, 471.
Cumberbatch, E. P., Fatal leucopenia following X-ray treatment. (Bedenkliche
Leukopenie nach Behandlung mit Röntgenstrahlen.) Arch. of the Roentgen ray
Bd. 18, Nr. 5, S. 187—189. 3, 642.
Czyborra, Arthur, Uterus und Ovarien nach Röntgenbestrahlung. — Ovarial-
tumor im Anschluß an Blasenmole. Fortschr. d. Med. Jg. 31, Nr. 38, S. 1037
bis 1042. 3, 148.
Danne, Gaston, L'instrumentation en radiumthérapie. (Das Instrumentarium in der
Radiumtherapie.) Journal de radiol. Bd. 7, Nr. 5, S. 473—493. 4, 646.
Dautwitz, Fritz, Radiumbehandlung in der Chirurgie und Dermatologie. (Bericht
über die in Joachimsthal erzielten Erfolge mit Radiumtherapie.) Wien. klin. Wochen-
schr. Jg. 26, Nr. 41, S. 1662—1664. 3, 6 1.
Delherm, Louis, Action de la radiothérapie dans la sciatique. (Die Wirkung der
Radiotherapie bei Ischias.) Médicin pratic. Jg. 9, Nr. 17, S. 264. 4, 295.
Dessauer, Physikalische und technische Grundlagen der Tiefenbestrahlung. Versamml.
d. dtsch. Ges. f. Gynaekol., Halle a. S. 14.—17. Mai 1913. 1, 826.
Dessauer, Fréd., La production des rayons pénétrants. (Die Erzeugung penetranter
Strahlen.) Journal de radiol. Bd. 7, Nr. 3, S. 235—238. 3, 515.
Dessauer, Friedrich, Versuche über die harten Röntgenstrahlen. Fortschr. a. d.
Geb. d. Röntgenstrahl. Bd. 20, H. 6, S. 586—590. 3, 355.
Dessauer, Friedrich, Versuche über die harten Röntgenstrahlen (mit Berück-
sichtigung der Tiefenbestrahlung). Münch. med. Wochenschr. 60, S. 696—698.
1, 538.
Dessauer, Friedrich, Fortschritte in der Erzeugung harter Röntgenstrahlen. Münch.
med. Wochenschr. Jg. 60, Nr. 41. S. 2268—2269. 3, 388.
Dessauer, Friedrich, Arbeiten über harte Röntgenstrahlen. Erwiderung auf den
Artikel des Herrn Dr. Groedel in Nr. 20 (der Münchener medizinischen Wochen-
schrift). Münch. med. Wochenschr. Jg. 60, Nr. 25, S. 1383. 2, 364.
Dessauer, Fr., Eine neue Wechselstrom-Röntgenmaschine. Verhandl. d. dtsch.
Röntgen-Ges. Bd. 9, S. 98. 3, 423.
Dessauer, Friedrich, Der Wechselstrom-Reform-Röntgenapparat. Zentralbl. f.
Röntgenstrahl., Radium u. verw. Geb. Jg. 4, H. 6/7, S. 233—243. 3, 99.
Deutsch, Joseph, Zur Behandlung der chronischen Röntgenulcerationen. Arch. f.
physik. Med. u. med. Techn. 7, H. 3, S. 179—181. 1, 638.
Dieffenbach, William H., Radium in the treatment of cancer. (Radium bei der
Behandlung des Krebses.) Med. rec. Bd. 84, Nr. 24, S. 1068—1072. 4, 522.
Dieterich, W., Beitrag zur Röntgentherapie in der Gynaekologie. Fortschr. a. d. Geb.
d. Röntgenstrahl. Bd. 21, H. 2, S. 151—153. 3, 676.
Dieterich, W., Ein Fall von Spätschädigung bei Röntgentiefentherapie. Fortschr.
a. d. Geb. d. Röntgenstrahl. Bd. 20, H. 2, S. 159—161. 2, 85.

Dietlen, H., Zur Röntgenbehandlung in der Gynaekologie. Fortschr. a. d. Geb. d.
    Röntgenstrahl. 20, S. 15—18.   1, 419.
Döderlein, A., Röntgen- und Mesothoriumbehandlung bei Myom und Carcinom des
    Uterus. 15. Versamml. d. dtsch. Ges. f. Gynaekol., Halle a. S., 14.—17. Mai 1913
    u. Monatsschr. f. Geburtsh. u. Gynaekol. Bd. 37, H. 5, S. 553—593. 1, 741; 2, 26.
Dohan, N., Zur Frage der gynaekologischen Röntgenbestrahlung. Fortschr. a. d. Geb.
    d. Röntgenstrahl. Bd. 20, H. 4, S. 390—392.   2, 362.
Dohan, Norbert, Über den derzeitigen Stand der Röntgentherapie. Wien. med.
    Wochenschr. 63, S. 935—944.   2, 27.
Dominici, H., Die Rezeptivität der normalen und pathologischen Gewebe für die
    Radiumstrahlung. Strahlentherapie Bd. 3, H. 2, S. 379—387.   4, 221.
Dominici, Henri, Simone Laborde et Albert Laborde, Étude sur les injections
    de sels de radium. (Studie über die Injektion von Radiumsalzen.) Cpt. rend. heb-
    dom. des séanc. de l'acad. des scienc. Bd. 156, Nr. 14, S. 1107—1109.   1, 710.
Drießen, Rundreise für Radiumtherapie. Sitzungsber. Niederl. Gynaekolog. Ges.
    vom 18. Mai 1913. (Holländisch.)   2, 277.
Droit, L. G., Nouveaux tissus de protection contre les rayons X. (Neuer Schutzstoff
    gegen die Röntgenstrahlen.) Arch. d'électr. méd. exp. et clin. Jg. 21, Nr. 362,
    S. 73—75.   2, 732.
Drouven, E., Untersuchungen mit dem Christenschen Energometer. Dissertation:
    München.   4, 296.
Eben, Robert, Fall von Röntgenulcus von elfmonatiger Dauer ohne Heilungstendenz.
    Heilung mit Zellerscher Pasta. Prag. med. Wochenschr. Jg. 38. Nr. 36, S. 498—500.
                                                                         3, 264.
Edling, Lars, Erfahrungen über Radiumtherapie der Myome und klimakterischen
    Blutungen des Uterus. Fortschr. a. d. Geb. d. Röntgenstrahl. Bd. 20, H. 3, S. 303
    bis 316.   2, 243.
Engelhorn, E., Über den derzeitigen Stand der Strahlentherapie in der Gynaekologie.
    (Auf Grund der Verhandlungen des 15. Gynaekologenkongresses zu Halle a. S.)
    Strahlentherapie Bd. 3, H. 1, S. 216—225.   3, 210.
Exner, Alfred, Erfahrungen über Radiumbehandlung maligner Tumoren. Wien.
    klin. Wochenschr. Jg. 26, Nr. 29, S. 1203—1204.   2, 678.
Eymer, H., Die Röntgenstrahlen in Gynaekologie und Geburtshilfe. Fortschr. a. d.
    Geb. d. Röntgenstrahl., Ergänzungsbd. 29. Hamburg: Gräfe u. Sillem. 132 S.
    M. 25.—.   1, 666.
Fabre, S. Rôle de la radiumthérapie comme adjuvant de l'exerese chirurgicale. (Die
    Bedeutung der Radiumtherapie zur Unterstützung des chirurgischen Eingriffs.)
    Rev. prat. d'obstétr. et de gynécol. Jg. 21, Nr. 5, S. 145—149 u. Journal de méd.
    de Paris Jg. 33, Nr. 36, S. 706—707.   2, 579; 3, 264.
Falta, Chemische und biologische Wirkung der strahlenden Materie. Strahlentherapie
    Bd. 2, H. 2, S. 357—367.   2, 277.
Falta, W., Radium als Heilmittel. Wien. klin. Wochenschr. Jg. 26, Nr. 43, S. 1744
    bis 1749.   4, 5.
Faure, J. L., Traitement du cancer utérin par les rayons ltra-pénétrants de radium.
    (Behandlung des Uteruscarcinoms mit ultrapenetranten Radiumstrahlen.) Bull.
    de la soc. d'obstétr. et de gynécol. de Paris Jg. 2, Nr. 7, S. 610—616.   3, 468.
Fehling, H., Über die Bedeutung der radioaktiven Mittel für die Krebsbehandlung.
    Straßburg. med. Zeit. Jg. 10 H. 11, S. 241—249.   4, 101.
Fernau, Schramek und Zarzycki, Über die Wirkung von induzierter Radio-
    aktivität. Wien. klin. Wochenschr. 26, S. 94—95.   1, 363.
Finzi, N. S., Review of recent literature on X-rays and radium. (Überblick über die
    neue Literatur der Röntgen- und Radiumstrahlen.) Practitioner Bd. 90, Nr. 2,
    S. 471—483.   1, 586.
Foges, Arthur, Über Röntgentherapie bei Uterusblutungen. Wien. med. Wochenschr.
    Jg. 63, Nr. 16, S. 995—999.   1, 543.
Fournier, François, Il y a du sang au méat urétral ou dans l'urine. (Blut am Meatus
    urethrae oder im Urin.) Rev. prat. des malad. des organ. génito-urin. Jg. 10, Nr. 59,
    S. 335—348.   3, 623.
Foveau de Courmelles, Röntgentherapie der Myome. Fortschr. a. d. Geb. d.
    Röntgenstrahl. 20, S. 9.   1, 426.
Foveau de Courmelles, Die Röntgen- und Radiumstrahlen in der Gynaekologie.
    (17. internat. med. Kongr., London, 6.—12. VIII. 1913.) Strahlentherapie Bd. 3,
    H. 2, S. 388—407 u. Journal de physiothérap. Jg. 11, H. 9, S. 465—485. 4, 5; 3, 388.
Fränkel, Ernst, Blutuntersuchungen an röntgenbestrahlten Tieren. (Naturhist.-

med. Verein, Heidelberg, Sitzg. v. 20. V. 1913.) Münch. med. Wochenschr. Jg. **60**, Nr. 34, S. 1912. **3**, 152.

Fränkel, Ernst, und Werner Budde, Histologische, cytologische und serologische Untersuchungen bei röntgenbestrahlten Meerschweinchen. Fortschr. a. d. Geb. d. Röntgenstrahl. Bd. **20**, H. 4, S. 355—363. **2**, 529.

Fraenkel, Manfred, Lösung parametritischer Verwachsungen durch Röntgenstrahlen. Zentralbl. f. Gynaekol. Jg. **37**, Nr. 42, S. 1570—1572. **3**, 466.

Fraenkel, Manfred, Über Röntgenstrahlen und ihre biologische Wirkung. Radium-Therap. Bd. **1**, H. 1, S. 4—11 u. H. 2, S. 36—48. **4**, 435.

Fränkel, Manfred, Die Röntgenstrahlen in der Gynaekologie. Fortschr. a. d. Geb, d. Röntgenstrahl. **19**, S. 412—422. **1**, 585.

Frankl, Oskar, Zur Technik der Röntgen-Gyniatrie. Gynaekol. Rundsch. **7**, S. 247 bis 251. **1**, 536.

Franqué, v., Heilung eines Ovarialcarcinoms mit Metastasenbildung durch Operation mit nachfolgender Röntgenbestrahlung. 15. Versamml. d. dtsch. Ges. f. Gynaekol., Halle a. S., 14.—17. Mai 1913 u. Zeitschr. f. Röntgenkunde Bd. **15**, H. 6, S. 173 bis 178. **1**, 749; **3**, 224.

Freund, Ernst, und Gisa Kaminer, Über chemische Wirkungen von Röntgen- und Radiumbestrahlung in bezug auf Carcinom. Wien. klin. Wochenschr. **26**, S. 201 bis 203. **1**, 123.

Freund, Herm., Über partielle Myomoperationen. 15. Versamml. d. dtsch. Ges. f. Gynaekol. Halle a. S., 14.—17. Mai 1913. **1**, 741.

Freund, Leopold, Die Bestrahlung und chirurgische Behandlung maligner Neubildungen. Dtsch. med. Wochenschr. Jg. **39**, Nr. 43, S. 2078—2083. **3**, 515.

Fuchs, H., Röntgentherapie oder Vaporisation bei hämorrhagischen Metropathien. Monatsschr. f. Geburtsh. u. Gynaekol. **37**, S 496—503. **1**, 542.

Füth, Röntgentherapie in der Gynaekologie. 15. Versamml. d. dtsch. Ges. f. Gynaekol., Halle a. S., 14.—17. Mai 1913. **1**, 731.

Gastou, P., La fusibilité des anticathodes dans les tubes de Röntgen. (Die Schmelzbarkeit der Antikathode.) Arch. d'électr. méd. Jg. **21**, Nr. 360, S. 548—550. **2**, 471.

Gauss und Krinski, Zur Mesothoriumbehandlung der Myome und Metropathien. 15. Versamml. d. dtsch. Ges. f. Gynaekol. Halle a S , 14.—17. Mai 1913. **2**, 32.

Gauß, C. J., Zur Technik der gynaekologischen Mesothoriumtherapie. Strahlentherapie Bd. **3**, H. 1, S. 348—364. **2**, 732.

Gauß, C. J., Gynaekologische Tiefentherapie. Strahlentherapie Bd. **2**, H. 2, S. 623 bis 641. **1**, 363.

Gerlach, Die Behandlung des Krebses mit Röntgenlicht und Mesothorium. Dtsch. militär-ärztl. Zeitschr. Jg. **42**, H. 18, S. 699—703. **3**, 211.

Gerson, A., Die Röntgenstrahlen in der Geburtshilfe. Dissertation: Freiburg i. Br. **4**, 295.

Giraud, Untersuchungen über die Absorption der γ-Strahlen des Radiums durch einige organische Substanzen. Strahlentherapie Bd. **3**, H. 1, S. 82—85. **3**, 152.

Giraud, Paul, État actuel des applications médicales du rayonnement du radium. Technique médicale et résultats. (Gegenwärtiger Stand der Radiumtherapie. Technik und Resultate.) Journal de radiol. Bd. **7**, Nr. 5, S. 411—449. **4**, 645.

Gohl, V. J. G., Vorübergehende Sterilität durch Röntgenbestrahlung bei hartnäckiger Dysmenorrhöe. Ned. Tijdschr. v. Geneesk, Jg. **1913**, Tweede helft, Nr. 24, S. 2095. (Holländisch.) **4**, 4.

Graeßner und Benthaus, Ergebnisse der Röntgentherapie bei Frauenleiden. Fortschr. a. d. Geb. d. Röntgenstrahl. Bd. **20**, H. 3, S. 322—326. **2**, 242.

Graff, Erwin v., Zur Technik der Röntgentherapie in der Gynaekologie. Wien. med. Wochenschr. Jg. **63**, Nr. 16, S. 999—1003. **1**, 537.

Grineff, D., Über die biologische Wirkung des Mesothoriums. Der Einfluß des Thorium X auf die Gerinnung des Blutes. Strahlentherapie Bd. **3**, H. 1, S. 94—103. **3**, 264.

Groedel, Franz M., Werden die verschiedenen Härtegrade der Röntgenstrahlen, aus denen sich das durch den einzelnen Stromimpuls erzeugte Strahlengemisch zusammensetzt, gleichzeitig oder nacheinander von der Röntgenröhre ausgesandt? Fortschr. a. d. Geb. d. Röntgenstrahl. Bd. **20**, H. 4, S. 419—422. **2**, 364.

Groedel, Franz M., Vierjährige Erfahrungen mit unterbrecherlosen (Gleichrichter) Röntgenapparaten und einige wichtige Neuerungen an denselben. Zugleich ein Beitrag zur Frage der Apparatbeurteilung durch den Arzt. Münch. med. Wochenschr. **60**, S. 471—473. **1**, 364.

Groedel, Franz M., Versuche über die harten Röntgenstrahlen. Münch. med. Wochenschr. Jg. **60**, Nr. 20, S. 1090. **2**, 24.

Gudzent und Hugel, Über den Einfluß verschieden hoher Dosen von Radiumemanation auf das Blutbild. Radium in Biol u. Heilk. Bd. 2, H. 7, S. 202—214. 2, 530.

Gudzent, F., Über Dosierung und Methodik der Anwendung radioaktiver Stoffe bei inneren Krankheiten und die erzielten therapeutischen Heileffekte. Radium in Biol. u. Heilk. Bd. 2, H. 8, S. 243—249, H. 9, S. 272—283, H. 10, S. 305—308 u. H. 11, S. 313—329. 3, 356.

Gudzent, F., Therapeutische Erfahrungen bei Anwendung von Thorium X und Thorium-Emanation. Charité-Ann. Jg. 37, S. 7—14. 4, 65.

Guilleminot, H., Sur la loi d'action biologique des rayons X filtrés et non filtrés. (Über die biologische Wirkung der gefilterten und nicht gefilterten Röntgenstrahlen.) Cpt. rend. hebdom. des séanc. de l'acad. des scienc. Bd. 156, Nr. 25, S. 1943—1946. 3, 357.

Gunsett, A., Eine Fehlerquelle beim Ablesen der Sabouraud-Noiré-Tabletten. Münch. med. Wochenschr. Jg. 60, Nr. 18, S. 980—981. 1, 25.

Gunsett, A., La question du radium dans le traitement du cancer. (Das Radium bei der Behandlung des Krebses.) (85. congr. allemand de méd. et d'hist. nat., Vienne, sept. 1913.) Arch. d'électr. méd. Jg. 21, Nr. 369, S. 436—440. 4, 5.

Gunsett, A., Die Frage der Radiumbehandlung der gynaekologischen Krebse in Frankreich. Straßburg. med. Ztg. Jg. 10, H. 12, S. 272—277. 4, 101.

Gunsett, A., La question du mésothorium dans le traitement du cancer en Allemagne. (Mesothorium bei der Behandlung des Krebses in Deutschland.) Arch. d'électr. méd. Jg. 21, Nr. 363, S. 102—112. 3, 265.

Gunsett, A., Zur Technik der Dosierung der Röntgenstrahlen speziell bei hohen Dosen. Strahlentherapie Bd. 2, H. 2, S. 568—572. 3, 148.

Gutiérrez y González, Eugenio, Behandlung des Gebärmutterkrebses. Rev. valenc. de cienc. méd. Jg. 15, Nr. 292, S. 138—148. (Span.) 2, 481.

Haendly, Paul, Die Wirkung der Mesothorium- und Röntgenstrahlen auf das Carcinom, den Uterus und die Ovarien. Strahlentherapie Bd. 3, H. 1, S. 300—307. 3, 149.

Haendly, Paul, Anatomische Befunde bei mit Mesothorium und Röntgenstrahlen behandelten Carcinomen. Arch. f. Gynaecol. Bd. 100, H. 1, S. 49—69. 3, 211.

Haendly, Paul, Die Verwendung der strahlenden Energie in der Gynaekologie. Therapeut. Monatsh. Jg. 27, H. 11, S. 760—765. 3, 515.

Haendly, Paul, Die therapeutische Verwendung der Röntgenstrahlen in der Gynäkologie. Strahlentherap. 2, S. 227—248. 1, 637.

Haenisch, G. F., Meine Erfahrungen, Resultate und Technik in der gynaekologischen Röntgentherapie. Fortschr. a. d. Geb. d. Röntgenstrahl. 20, S. 18—33. 1, 457.

Haenisch, G. Fedor, Über die Röntgenbehandlung der Uterusmyome. Strahlentherap. 2, S. 249—255. 1, 221.

Hager, W., Zur Klinik des Röntgenulcus. Strahlentherapie Bd. 2, H. 2, S. 642—664. 2, 579.

Hamm, A., Die Röntgentherapie in der Gynaekologie. Therapeut. Monatsh. Jg. 27, H. 7, S. 469—478. 2, 308.

Haret, Nouveau modèle d'ampoule à osmo-régulateur et anticathode de tungstène de la maison Pilon pour la radiothérapie. (Ein neues Modell einer Röhre mit Osmo-Regulation und einer Antikathode von Scheelit für Radiotherapie von der Firma Pilon.) Bull. et mém. de la soc. de radiol. méd. de Paris Jg. 5, Nr. 45, S. 172—174. 2, 364.

Haret, Die Röntgentherapie der Uterusmyome. (Persönliche Erfahrungen.) Fortschr. a. d. Geb. d. Röntgenstrahl. Bd. 21, H. 2, S. 148—151. 3, 515.

Haret, G., Traitement par l'introduction de l'ion radium d'une récidive postopératoire de sarcome. (Behandlung eines postoperativen Sarkomrezidives mit Radiumionen.) Journal de radiol. Bd. 7, Nr. 1, S. 32—36. 2, 366.

Heber, Georg, Der Betrieb von Röntgenröhren mit dem Gasunterbrecher. Strahlentherapie Bd. 3, H. 2, S. 724—736. 3, 880.

Heimann, Die gynäkologische Röntgentherapie. 15. Versamml. d. dtsch. Ges. f. Gynaekol., Halle a. S., 14—17. Mai 1913 u. Monatsschr. f. Geburtsh. u. Gynaekol. 37, S. 325—337. 1, 732, 536.

Heimann, Fritz, Über Röntgentiefentherapie. Berl. Klin. Jg. 25, H. 301, S. 10—18. u. Strahlentherapie Bd. 3, H. 1, S. 276—278. 2, 421; 3, 467.

Heineke, H., Wie verhalten sich die blutbildenden Organe bei der modernen Tiefenbestrahlung. Münch. med. Wochenschr. Jg. 60, Nr. 48, S. 2657—2659. 3, 679.

Henriques, Adolph, The role of the X-ray in progressive medicine. (Die Bedeutung der Röntgenstrahlen in der Entwicklung der Medizin.) New Orleans med. a. surg. journal Bd. 65, Nr. 8, S. 607—610. 2, 85.

Herczel, E., Die Behandlung der Geschwülste mit radioaktiven Substanzen. Sitzungs-
ber. d. Budapester kgl. Ärztevereins Jg. 2, Nr. 22, S. 448—450. (Ungarisch.)
3, 679.
Hertz, Johanna, Über die Beeinflussung der Röntgenreaktion nach der Bestrahlung.
Versuche am Kaninchen. Zeitschr. f. Röntgenk. u. Radiumforsch. Bd. 15, H. 10,
S. 313—321 u. H. 11, S. 333—346. 4, 221.
Heynemann, Th., Die Röntgentherapie gynaekologischer Erkrankungen und ihre
bisherigen Ergebnisse. Prakt. Ergebn. d. Geburtsh. u. Gynaekol. Jg. 5, H. 2, S. 159
bis 183. 3, 354.
Hirsch, Georg, Die Röntgenbehandlung bei Myomen und Fibrosis uteri. Fortschr. a.
d. Geb. d. Röntgenstrahl. Bd. 20, H. 4, S. 373—389. 2, 470.
Hirsch, Georg, Die Röntgenstrahlen-, Radium- und Mesothoriumtherapie bei ma-
lignen Tumoren in der Gynaekologie. Fortschr. a. d. Geb. d. Röntgenstrahl. Bd. 21,
H. 2, S. 123—147. 3, 574.
Hirsch, Georg, Die Röntgentherapie bei Myomen und Fibrosis uteri. Münch. med.
Wochenschr. Jg. 60, Nr. 17, S. 906—908. 1, 469.
Hirschfeld, H., und S. Meidner, Experimentelle Untersuchungen über die bio-
logische Wirkung des Thorium X nebst Beobachtungen über seinen Einfluß auf
Tier- und Menschentumoren. Zeitschr. f. klin. Med. Bd. 77, H. 5/6, S. 407—437.
2, 580.
Hirtz, E. J., Le régulateur automatique pour ampoules à osmo-régulateur. (Ana-
tomische Osmoregulierung.) Bull. et mém. de la soc. de radiol. méd. de Paris, Jg. 5,
Nr. 49, S. 322—329. 4, 66.
Hörder, Alexander, Kritisches Referat über den Stand der Thorium X-Therapie
und 2. Bericht über Thorium X-Trinkkuren in der Praxis. Zeitschr. f. Röntgenk. u.
Radiumforsch. Bd. 15, H. 8, S. 237—247 u. H. 9, S. 281—293. 3, 357.
Holding, Arthur F., Technique in radiotherapy with especial reference to deep
therapy as practiced at Freiburg by Krönig and Gauss. (Technik der Tiefentherapie
unter besonderer Bezugnahme auf die in Freiburg von Krönig und Gauß geübte
Tiefentherapie.) Americ. journal of roentgenol. Bd. 1, Nr. 2, S. 59—64. 4, 294.
Holzbach, Bleiglastubus für Röntgentherapie. (Med.-naturwiss. Ver. Tübingen, Sitz.
vom 10. Febr. 1913.) Münch. med. Wochenschr. Jg. 60, S. 1410. 2, 244.
Holzbach, Über Erfahrungen mit der Röntgentherapie. 15. Versamml. d. dtsch. Ges.
f. Gynaekol., Halle a. S., 14.—17. Mai 1913. 1, 666.
Holzbach, Ernst, Theoretisches und Praktisches zur Röntgentiefentherapie. Strah-
lentherapie Bd. 3, H. 1, S. 279—286. , 3, 43.
Holzknecht, G., Durchleuchtungs-Kompressorium mit Bucky-Effekt. Eine kleine
Vorrichtung zur Erzeugung überaus deutlicher Durchleuchtungsbilder. Münch.
med. Wochenschr. Jg. 60, Nr. 49, S. 2727—2729. 3, 680.
Holzknecht, G., Eine Fehlerquelle beim Ablesen der Sabouraud-Noiré-Tabletten.
Bemerkung zu der Mitteilung von Dr. A. Gunsett-Straßburg in Münch. med. Wochen-
schr. Jg. 60, Nr. 18. Münch. med. Wochenschr Jg. 60, Nr. 21, S. 1150—1151. 2, 195.
Holzknecht, G., Das neue Zentralröntgeninstitut im k. k. allgemeinen Krankenhause
in Wien und einige technische Neuerungen. Münch. med. Wochenschr. Jg. 60,
Nr. 29, S. 1608—1909. 2. 578.
Holzner, Josef, Ein kasuistischer Beitrag zur Radiumbehandlung maligner Tumoren.
Prag. med. Wochenschr. Jg. 38, Nr. 31, S. 436—438. 3, 99.
Hoppenstedt, G., Die Imitation der biologischen Strahlenwirkung. Dissertation:
Freiburg. 4, 295.
Horder, T. J., The non-operative treatment of malignant disease. (Die nicht operative
Behandlung von malignen Tumoren.) Clin. journal Bd. 42, Nr. 10, S. 145—151.
2, 373.
Hüffel, Adolf, Die Röntgenbehandlung der Uterusmyome. Fortschr. d. Med. Jg. 31,
Nr. 33, S. 897—910. 3, 2.
Jaugeas, Einige Betrachtungen über die Röntgentherapie der Uterusmyome. Strah-
lentherapie Bd. 3, H. 2, S. 445—450. 4, 4.
Jaulin, Ma technique et mes résultats dans le traitement du fibrome utérin par les
rayons X. (Meine Technik und meine Erfolge in der Behandlung der Uterusfibrome
mit Röntgenstrahlen.) Bull. et mém. de la soc. de radiol. méd. de Paris Jg. 5, Nr. 44,
S. 115—120. 2, 149.
Jedlicka, Rudolf, Sur la radiothérapie des tumeurs malignes. (Über die Radiotherapie maligner Tumoren.) Ann. d'électrobiol. et de radiol. 16, Nr. 4, S. 263 bis
265. 2, 195.
Immelmann, M., Zur Technik der gynäkologischen Röntgenbestrahlung. Fortschr.
a. d. Geb. d. Röntgenstrahl. 19, S. 411. 1, 97.

Iselin, Über Wachstumsschädigungen junger Tiere durch Röntgenstrahlen. (Ergänzung zum Artikel von Richard Walter.) Fortschr. a. d. Geb. d. Röntgenstrahl. **19,** S. 473—474. **1,** 318.

Jung, Röntgenbestrahlung der Myome und Mesothorium. 15. Versamml. d. dtsch. Ges. f. Gynaekol., Halle a. S., 14.—17. Mai 1913. **1,** 742.

Jung, Ph., Zur Mesothoriumbehandlung bei Genitalcarcinomen. Strahlentherapie Bd. **3,** H. 1, S. 246—250. **3,** 468.

Kaestle, Karl, Einiges über Technik und Erfolge meiner gynaekologischen Röntgenbestrahlungen. Fortschr. a. d. Geb. d. Röntgenstrahl. Bd. **20,** H. 2, S. 85—87. **2,** 27.

Kahn, Friedel, Physikalische, chemische und biologische Eigenschaften von Thorium X. Strahlentherapie Bd. **2,** H. 2, S. 480—488. **2,** 276.

Kailan, A., Über die chemischen Wirkungen der Strahlen radioaktiver Körper. Radium in Biol. u. Heilk. Bd **2,** H. 9, S. 257—271 u. H. 10, S. 289—304. **3,** 211.

Kawasoye, M., Über die Einwirkung der Röntgenstrahlen auf die Eihäute. Zentralbl. f. Gynaekol. **37,** S. 488—493. **1,** 485.

Keetman, B., Zur Strahlentherapie der Geschwülste. Berl. klin. Wochenschr. Jg. **50,** Nr. 39, S. 1806—1808. **3,** 573.

Keetman, B., und M. Mayer, Gesichtspunkte für die Mesothoriumtherapie. Strahlentherapie Bd. **3,** H. 2, S. 745—758. **4,** 102.

Keetman, B., und M. Mayer, Zur Messung von Thorium-X-Präparaten. Strahlentherapie Bd. **2,** H. 2, S. 543—555. **2,** 472.

Keitler, H., Zur Radiumbehandlung des Gebärmutterkrebses. Wien. klin. Wochenschr. Jg. **26,** Nr. 45, S. 1839—1841. **3,** 517.

Kempf, Fr., und A. Pagenstecher, Ein Fall von Röntgenverbrennung nach diagnostischer Durchleuchtung und dessen chirurgische Behandlung. Mitt. a. d. Grenzgeb. d. Med. u. Chirurg. Bd. **27,** H. 2, S. 257—274. **4,** 295.

Kienböck, Robert, Über die Arten der photochemischen Radiometer für Messung des Röntgenlichtes. Strahlentherapie Bd. **2,** H. 2, S. 556—567. **2,** 244.

Kienböck, Robert, Über die Verwendung der photochemischen Radiometer zur Bestimmung der Hautdosen. Strahlentherapie Bd. **3,** H. 2, S. 687—710. **4,** 383.

Kirchberg, Franz, Röntgenschädigungen und ihre rechtliche Beurteilung. Strahlentherapie Bd. **3,** H. 1, S. 121—161. **2,** 579.

Kirstein, Die Röntgentherapie in der Gynaekologie. Berlin, Springer. 123 S. M. 4.—. **1,** 362.

Kirstein, F., Gynaekologische Röntgentherapie. Zentralbl. f. d. ges. Gynaekol. u. Geburtsh. s. d. Grenzgeb. Bd. **1,** H. 10, S. 409—419. **1,** 409.

Klein, G., Erfolge der Röntgenbehandlung bei Carcinom des Uterus, der Ovarien und der Mamma. 15. Versamml. d. dtsch. Ges. f. Gynaekol., Halle a. S., 14.—17. Mai 1913; Strahlentherapie Bd. **3,** H. 1, S. 260—271 u. Münch. med. Wochenschr. Jg. **60,** Nr. 17, S. 905—906. **2,** 150; **3,** 99; **1,** 733.

Klein, Gustav, Röntgen-Therapie bei Myomen und Fibrosis uteri. 15. Versamml. d. dtsch. Ges. f. Gynaekol., Halle a. S., 14.—17. Mai 1913. **2,** 149.

Klingelfuß, Fr., Das Sklerometer, seine physikalischen Grundlagen und seine Verwendung bei der Röntgenstrahlen-Therapie. Strahlentherapie Bd. **3,** H. 2, S. 772 bis 838. **4,** 6.

Klotz, Rudolf, Ersparnis an strahlender Energie bei der Behandlung des inoperablen Carcinoms. Dtsch. med. Wochenschr. Jg. **39,** Nr. 52, S. 2554—2557. **4,** 220.

Klotz, Rudolf, Die Beeinflussung des inoperablen Uteruscarcinomes mit Strahlen- und intravenöser Chemotherapie. Münch. med. Wochenschr. Jg. **60,** Nr. 31, S. 1704 bis 1705. **2,** 733.

Klotz, Strahlentherapie in der Gynaekologie. 15. Versamml. d. dtsch. Ges. f. Gynaekol., Halle a. S., 14.—17. Mai 1913. **1,** 825.

Knox, Robert, A lecture on radium in the treatment of malignant disease. (Über Radium in der Behandlung maligner Geschwülste.) Brit. med. journal Nr. **2736,** S. 1196—1199. **2,** 365.

Köhler, Alban, Zu Technik und Erfolgen der gynäkologischen Röntgentherapie. Fortschr. a. d. Geb. d. Röntgenstrahl. **19,** S. 408—411. **1,** 189.

Kolde, W., Experimentelle Untersuchungen über die Tiefenwirkung der Röntgenstrahlen. Strahlentherapie Bd. **2,** H. 2, S. 710—713. **2,** 364.

Krause, Paul, Einige technische Verbesserungen im Betriebe des Röntgenlaboratoriums. Zeitschr. f. Röntgenk. **15,** S. 32—37. **1,** 218.

Krause, Paul, Neuer Schutzstoff gegen Röntgenstrahlen. Verhandl. d. dtsch. Röntgen-Ges. Bd. **9,** S. 30. **3,** 423.

Krause, Paul, Über eine neue Tiefenbestrahlung. Verhandl. d. dtsch. Röntgen-Ges. Bd. **9,** S. 68—69. **3,** 469.

Krause, Paul, Kritische Beiträge zur Kenntnis der Röntgentiefentherapie. Fortschr. a. d. Geb. d. Röntgenstrahl. Bd. 20, H. 2, S. 187—195. **2, 27.**

Kreuzfuchs, Siegmund, Zur Frage der Röntgenbehandlung in der Gynaekologie. Wien. med. Wochenschr. Jg. 63, Nr. 24, S. 1482—1484. **3, 210.**

Krinski, B., Entwicklung und augenblicklicher Stand der Therapie mit strahlenden Substanzen in der Gynaekologie. Zentralbl. f. d. ges. Gynaekol. u. Geburtsh. s. d. Grenzgeb. Bd. 3, H. 2, S. 33—41. **3, 33.**

Kriosky, I. A., Uterus fibromyomatosus, mit Röntgenstrahlen behandelt. (Sitzung d. geburtsh.-gynaekol. Ges., St. Petersburg, April 1913.) Zeitschr. f. Geburtshilfe u. Gynaekol., Jg. 28, H. 10, S. 1470—1476. (Russisch.) **3, 677.**

Kroemer, Bedeutung des Röntgenapparates für die Gynaekologie und Geburtshilfe. (Med. Ver. Greifswald, 25. I. 1913.) Dtsch. med. Wochenschr. 39, S. 676. **1, 537.**

Kroemer, P., Mesothorium-Einwirkung auf genitale Neubildungen. 15. Versamml. d. dtsch. Ges. f. Gynaekol., Halle a. S., 14.—17. Mai 1913 u. 17. internat. med. Kongr., London, Sekt. f. Geburtsh. u. Gynaekol., 6.—12. VIII. 1913. **1, 827; 3, 45.**

Kroemer, P., Über die Einwirkung von Röntgen- und Mesothoriumstrahlen auf maligne Neubildungen der Genitalien. Strahlentherapie Bd. 3, H. 1, S. 226—245. **4, 522.**

Krönig, Röntgen- und Radiumtherapie in der Gynäkologie. 17. internat. med. Kongr. London, Sekt. f. Geburtsh. u. Gynaekol., 6.—12. VIII. 1913 u. Strahlentherapie Bd. 3, H. 2, S. 429—436. **3, 44; 4, 100.**

Krönig und Gauß, Die Strahlentherapie in der Gynaekologie: Röntgen- oder Radiumtherapie? Zentralbl. f. Gynaekol. 37, S. 153—159. **1, 217.**

Krönig und Gauß, Die operationslose Behandlung des Krebses. 15. Versamml. d. dtsch. Ges. f. Gynaekol., Halle a. S., 14.—17. Mai 1913. **2, 30.**

Krönig und Gauß, Die Behandlung des Krebses mit Röntgenlicht und Mesothorium. Dtsch. med. Wochenschr. Jg. 39, Nr. 26, S. 1233—1237. **2, 365.**

Krüger, R., Zur Frage der Fernwirkung der Röntgenstrahlen. Strahlentherapie Bd. 3, H. 2, S. 859—865. **4, 382.**

Krüger, Rudolf, Experimentelle Untersuchungen zum Röntgenschutz mit besonderer Berücksichtigung der Sekundärstrahlenwirkung. Strahlentherapie Bd. 3, H. 2, S. 839—858. **4, 102.**

Krukenberg, H., Ein neuer Vorschlag zur Radiotherapie. Münch. med. Wochenschr. Jg. 60, Nr. 38, S. 2112. **3, 423.**

Kuchendorf, Einführung in die Röntgentechnik f. Ärzte, Studierende und das Hilfspersonal. Berlin. 191 S. u. 8 Taf. M. 3.50. **4, 131.**

Kurihara, K., Experimentelle Untersuchungen über die Röntgenstrahlenwirkung auf die Uterusmuskulatur. Dissertation: Göttingen. **4, 293.**

Labeau, Roger, Traitement par la radiothérapie de quelques cas de sarcomes et de tumeurs malignes cliniquement diagnostiqués. (Die radiotherapeutische Behandlung einiger Fälle von klinisch diagnostiziertem Sarkom und bösartigen Tumoren.) Gaz. hebdom. des scienc. méd. de Bordeaux Jg. 34, Nr. 34, S. 397—402 u. Bull. offic. de la soc. franç. d'électrothérap. et de radiol. Jg. 21, Nr. 5, S. 212—225. **3, 152, 516.**

Lacaille, E., Cancer du sein guéri par les rayons X; huit ans après accouchement allaitement, abcès du sein autrefois malade, incision, maintien de la guérison du cancer. (Durch Röntgenstrahlen geheiltes Mammacarcinom; nach acht Jahren Geburt, Stillen, Absceß der früher kranken Brust, Incision, Fortbestehen der Heilung des Krebses.) Rev. prat. d'obstétr. et de gynécol. 21, S. 18—21. **1, 190.**

Lacassagne, Étude histologique et physiologique des effets produits sur l'ovaire par les rayons X. (Histologische und physiologische Röntgenwirkung auf Ovarien.) Thèse de Lyon. Nr. 80. 255 S. **5, 52.**

Lacassagne, Antoine, Sur la roentgénisation expérimentale des ovaires. (Experimentelle Röntgenbestrahlung der Ovarien.) Lyon chirurg. Bd. 10, Nr. 4, S. 371 bis 377. **3, 357.**

Lacassagne, Antoine, Les résultats expérimentaux de l'irradiation des ovaires. Conclusions à en tirer sur l'importance thérapeutique des rayons X en gynécologie. (Experimentelle Resultate der Ovarienbestrahlung. Folgerungen hieraus über die therapeutische Bedeutung der X-Strahlen für die Gynaekologie.) Ann. de gynécol. et d'obstétr. Bd. 10, H. 8, S. 449—457. **3, 47.**

Lange, Sidney, Roentgentherapy in measured massive doses. (Röntgentherapie unter Anwendung hoher Dosen.) Journal of the Americ. med. assoc. Bd. 61, Nr. 8, S. 556 bis 559. **3, 147.**

Langes, Erfahrungen mit der Röntgenbehandlung bei Myomen und Methropatien. (Med. Ges., Kiel, Sitz. vom 5. VI. 1913.) Münch. med. Wochenschr. Jg. 60, Nr. 31, S. 1740 u. Strahlentherapie Bd. 3, H. 1, S. 287—299. **2, 611, 678.**

Laquerrière, L'électrolyse du radium (méthode de Haret). (Elektrolyse des Radiums [Haretsche Methode] in der Gynaekologie.) Journal de radiol. Bd. 7, Nr. 1, S. 28 bis 31 u. Arch. d'électr. méd. Jg. 21, Nr. 371, S. 516—518.   2, 365; 4, 102.
Laquerrière und Delherm, Unsere Ansicht über die Röntgentherapie des Uterusmyoms. Fortschr. a. d. Geb. d. Röntgenstr. 20, S. 10—15.   1, 466.
Laquerrière, A., Indications et contre-indications de la radiothérapie contre le fibrome et les hémorragies de la ménopause. (Indikation und Kontraindikation der Radiotherapie bei Fibromen und Blutungen im Klimakterium.) Rev. mens. de gynécol., d'obstétr. et de pédiatr. Jg. 8, Nr. 9, S. 530—533.   3, 421.
Laquerrière, A., La radiothérapie du fibrome uterin. (Die Radiotherapie der Uterusfibrome.) Rev. prat. d'obstétr. et de gynécol. Jg. 21, H. 6, S. 179—183 u. Journal de méd. de Paris Jg. 33, Nr. 22, S. 444—446 u. Nr. 40, S. 779—780.
2, 308, 421; 3, 421.
Latzko, W., und H. Schüller, Zur Radiumbehandlung des Krebses. Wien. klin. Wochensch.r Jg. 26, Nr. 39, S. 1541—1546.   3, 212.
Lazarus, Paul, Zur Radiotherapie der Carcinome. Berl. klin. Wochenschr. Jg. 50, Nr. 28, S. 1304—1305.   2, 679.
Lazarus-Barlow, W. S., Die Wirkung radioaktiver Substanzen und deren Strahlen auf normales und pathologisches Gewebe. (17. internat. med. Kongr., London, 6. bis 12. VIII. 1913.) Strahlentherapie Bd. 3, H. 2, S. 365—378.   4, 221.
Lazzaraga, Die postoperative Röntgenbestrahlung des Mammacarcinoms. (Ärztl. Verein, Marburg, Sitzg. v. 28. VI. 1913.) Münch. med. Wochenschr. Jg. 60, Nr. 34, S. 1913.   3, 153.
Ledoux-Lebard, Sur la nouvelle ampoule Muller pour radiothérapie. (Eine neue Müller-Röhre für Röntgentherapie.) Bull. et mém. de la soc. de radiol. méd. de Paris, Jg. 5, Nr. 46, S. 193—194.   2, 471.
Ledoux-Lebard, R., Les substances radioactives de la série du thorium en thérapeutique. (Die radioaktiven Substanzen der Thoriumreihe in der Therapie.) Arch. d'électr. méd. Jg. 21, Nr. 358, S. 451—460.   2, 365.
Lemcke, H., Die Bedeutung des Filters für die Röntgentiefentherapie. Dissertation: Freiburg i. Br.   4, 383.
Levant, A., Des effets produits sur l'ovaire par les rayons X d'après les recherches histologiques et physiologiques de M. Lacassagne. (Wirkungen der Röntgenstrahlen auf das Ovarium nach histologischen und pathologischen Untersuchungen von Lacassagne.) Arch. mens. d'obstétr. et de gynécol. Jg. 2, Nr. 12, S. 494—504. 4, 218.
Levy-Dorn, Max, Erzeugung von Radioaktivität aus nicht radioaktiven Elementen. Mitteilg. 2. Berl. klin. Wochenschr. Jg. 50, Nr. 15, S. 2095.   3, 423.
Levy-Dorn, Max, Zur Frage der gynaekologischen Röntgenbestrahlungen. Fortschr. a. d. Geb. d. Röntgenstrahl. 19, S. 407—408.   1, 122.
Levy-Dorn, Max, Zur Wirkung der Röntgenstrahlen auf maligne Geschwülste. Strahlentherapie Bd. 3, H. 1, S. 210—215.   3, 150.
Lindrum, W., Die Beziehungen zwischen Oberflächen- und Tiefenwirkung harter Röntgenstrahlen ohne und mit Benutzung von Filtern. Strahlentherap. 2, S. 293 bis 313.   1, 586.
Loewenthal, S., Zur Strahlentherapie der Geschwülste. Berl. klin. Wochenschr. Jg. 50, Nr. 33, S. 1519—1525.   2, 732.
Lomon, Nouveau type d'ampoules pour radiothérapie intensive. (Ein neuer Röhrentyp für Intensivbestrahlung.) Bull. et mém. de la soc. de radiol. méd. de Paris, Jg. 5, Nr. 45, S. 174—176.   2, 364.
Lomon, André, et Camille Hahn, Précis de radiologie pratique. (Praktische Röntgenkunde.) Paris: Soc. d'éd. scient. et méd. 217 S. Frs. 9.—.   3, 147.
Loose, Gustav, Weitere Erfahrungen mit der Bauerschen Luft-Fernregulierung der Röntgenröhren. Fortschr. a. d. Geb. d. Röntgenstrahl. 20, S. 46—49.   1, 420.
Loose, Gustav, Die Röntgentherapie juveniler Menorrhagien. Verhandl. d. dtsch. Röntgen-Ges. Bd. 9, S. 70—73.   3, 573.
Lorey, Ein transportabler Röntgenapparat. Verhandl. d. dtsch. Röntgen-Ges., Bd. 9, S. 97.   3, 423.
Lorey, Alexander, Einführung in die Physik und Chemie der radioaktiven Elemente. Festschr. a. d. Geb. d. Röntgenstrahl. Bd. 21, H. 3, S. 299—312.   4, 66.
Lorey, Alexander, Die Röntgentherapie in der Gynaekologie. Gynaekol. Rundschau 7, S. 239—247.   1, 586.
Luger, A., und E. Pollak, Zur Kenntnis der Wirkung von Röntgenstrahlen auf Fermentlösungen. Wien. med. Wochenschr. Jg. 63, Nr. 21, S. 1298—1299.
2, 241.
MacKee, George M., and John Remer, A technique for measuring the quality

and quantity of the X-ray, with a discussion regarding the value of the pastilles of platino-cyanide of varium. (Technik der Messung von Qualität und Quantität der Röntgenstrahlung, mit einer Diskussion über den Wert der Bariumplatincyanür-pastillen.) Americ. journal of roentgenol. Bd. 1, Nr. 2, S. 49—58. **4**, 383.

Mannaberg, J., Über Versuche, die Basedowsche Krankheit mittels Röntgenbestrahlung der Ovarien zu beeinflussen. Wien. klin. Wochenschr. Jg. **26**, Nr. 18, S. 693 bis 696. **1**, 303.

Mayer, Karl, Über eine Methode, eminent größere Röntgenstrahlenmengen als bisher zu erreichen. Fortschr. a. d. Geb. d. Röntgenstrahl. Bd. **21**, H. 3, S. 318—321. **4**, 66.

Meidner, Zur Mesotherapie maligner Geschwülste. Radium-Therap. Bd. **1**, H. 2, S. 27—36. **4**, 563.

Meidner, Der gegenwärtige Stand der Mesothoriumtherapie gynaekologischer Carcinome. Therap. d. Gegenw. Jg. **54**, H. 9, S. 406—410. **2**, 733.

Meidner, Wirtschaftliches und Physikalisch-Technisches zur modernen Radiotherapie. Therap. d. Gegenw. Jg. **54**, H. 10, S. 458—461. **3**, 263.

Meidner, S., Bericht über einige mit Mesothorium behandelte Fälle von inoperablem Mastdarm- und Speiseröhrenkrebs. Therap. d. Gegenw. Jg. **54**, H. 10, S. 447—451. **3**, 574.

Meidner, S., Weitgehende Beeinflussung eines Portiocarcinoms durch Mesothorbestrahlung. Therap. d. Gegenw. **54**, S. 149—152. **1**, 546-

Ménard, Maxime, Sur un moyen certain d'éviter les brûlures par les rayons de Roentgen. (Über ein sicheres Mittel, die Verbrennungen durch die Röntgenstrahlen zu vermeiden.) Bull. méd. Jg. **27**, Nr. 89, S. 981—982 u. Arch. d'électr. méd. Jg. **21**, Nr. 370, S. 500—504. **3**, 612.

Meyer, Fritz M., Zur Frage der röntgenfraktären Fälle. Strahlentherapie Bd. **2**, H. 2, S. 598—604. **2**, 422.

Meyer, Fritz M., Moderne Röntgentherapie mit besonderer Berücksichtigung der Oberflächentherapie. Dtsch. med. Wochenschr. Jg. **39**, Nr. 31, S. 1508—1512. **2**, 530.

Meyer, Fritz M., Zur Frage der Röntgenbehandlung des Carcinoms der weiblichen Genitalien. Zentralbl. f. Röntgenstrahl., Radium u. verw. Geb. Jg. **4**, Nr. 9, S. 365 bis 369. **3**, 263.

Meyer, Hans, Das Problem der „Kreuzfeuerwirkung" in der gynaekologischen Röntgentherapie. Zentralbl. f. Gynaekol. Jg. **37**, Nr. 48, S. 1741—1752. **4**, 480.

Meyer, P., Mode d'action des rayons de Roentgen sur le fibrome. (Einwirkungsart der Röntgenstrahlen auf das Myom.) Gaz. de gynécol. Bd. **28**, Nr. 645, S. 129—137. **2**, 28.

Meyer, Stefan, Über die Normalmaße des Radiums und die Meßmethodik der Radioaktivität. Strahlentherapie Bd. **2**, H. 2, S. 533—542. **2**, 471.

Miller, James Ragland, The relation between sarcoma and myoma of the uterus and its bearing on X-ray therapy of uterine myomata. (Beziehungen zwischen Sarkom und Myom in Rücksicht auf die Röntgentherapie.) Surg., gynecol. a. obstetr. **16**, S. 315—321 u. Strahlentherap. **2**, S. 256—292. **1**, 589, 333.

Miller, James R., Experimentelle Untersuchungen über die biologische Wirkung verschieden gefilterter Röntgenstrahlen. Strahlentherapie Bd. **2**, H. 2, S. 699—709. **2**, 275.

Mircoli, Che cosa deve sapere un medico delle malattie da raggi X. (Was muß der Arzt von den Röntgenkrankheiten wissen?) Gazz. d. osp. e d. clin. Jg. **34**, Nr. 146, S. 1527—1529. **4**, 222.

Mohr, Ludwig, Statistische Bearbeitung der bis zum 1. Januar 1913 veröffentlichten mit Röntgenstrahlen behandelten gynaekologischen Erkrankungen. Fortschr. a. d. Geb. d. Röntgenstrahl. Bd. **20**, H. 2, S. 105—159. **2**. 28.

Moses, Über Röntgentiefenbestrahlung bei Morbus Basedow und Myom. (Ärztl. Ver., Frankfurt a. M. Sitz. 7. IV. 1913.) Münch. med. Wochenschr. Jg. **60**, Nr. 19, S. 1062—1063. **2**, 29.

Moses, Leo, Kombinierte Filter zur Erzielung eines günstigen Verhältnisses zwischen Oberflächen- und Tiefen-Dosis. Zentralbl. f. Röntgenstrahl., Radium u. verw. Geb. Jg. **4**, H. 4, S. 131—133. **2**, 196.

Müller, Befund bei Rezidivblutungen nach Röntgenbestrahlung. (Mittelrhein. Ges. f. Geburtsh. u. Gynaekol., Sitz. v. 16. II. 1913.) Monatsschr. f. Geburtsh. u. Gynaekol. Bd. **38**, Ergänzungsh., S. 397. **2**, 471.

Müller, Christoph, Die Krebskrankheit und ihre Behandlung mit Röntgenstrahlen und hochfrequentierter Elektrizität resp. Diathermie. Strahlentherap. **2**, S. 170—191. **2**, 34.

Müller, Christoph, Die Röntgenstrahlenbehandlung der malignen Tumoren und
  ihre Kombinationen.   Strahlentherapie Bd. **3**, H. 1, S. 177—199.   **3**, 151.
Müller, Christoph, Physikalische und biologische Grundlagen der Strahlenwirkung
  radioaktiver Substanzen, besonders des Mesothoriums und der Ersatz derselben
  durch Röntgenstrahlen. Münch. med. Wochenschr. Jg. **60**, Nr. 44, S. 2448—2450.
                                                                          3, 518.
Müller, Christoph, Tiefenbestrahlung unter gleichzeitiger Sensibilisierung mit
  Diathermie in einer neuen Anwendungsform. Fortschr. a. d. Geb. d. Röntgenstrahl.
  Bd. **21**, H. 1, S. 49—60.   **3**, 421.
Müller, Joseph, Röntgentherapie in der Gynaekologie. (Sitzungsber. d. Vereins d.
  Ärzte Wiesbadens.) Berliner klin. Wochenschr. **50**, S. 566—567.   **1**, 537.
Nägeli, O. E., und Max Jessner, Über die Verwendung von Mesothorium und
  von Thorium-X in der Dermatologie. Therapeut. Monatsh. Jg. **27**, H. 11, S. 765
  bis 772.   **3**, 423.
Nemenow, M., Beitrag zur Röntgenbehandlung in der Gynaekologie. Fortschr. a.
  d. Geb. d. Röntgenstrahl. Bd. **20**, H. 3, S. 326—339 u. Verhandl. d. 12. Pirogoff-
  Kongr., St. Petersburg, 29. V. bis 6. VI. 1913, Bd. **2**, S. 89. (Russisch.) **2**, 242; **4**, 378.
Neu, Heinz, Wirkung der Röntgenstrahlen bei chirurgischer Tuberkulose. Eine
  kritische Darstellung auf Grund der bisherigen Erfahrungen. Dtsch. Zeitschr. f.
  Chirurg. **121**, S. 256—279.   **1**, 538.
Nobele, de, Action physiologique et thérapeutique des dérivés du thorium. (Die
  physiologische und therapeutische Wirkung der Derivate des Thorium.) Arch.
  d'électr. méd. Jg. **21**, Nr. 361, S. 9—16.   **2**, 733.
Nobele, J. de, Action des dérivés du thorium. (Wirkung der Abkömmlinge des
  Thoriums.) Belgique méd. Jg. **20**, Nr. 43, S. 507—509 u. Nr. 44, S. 519—521. **4**, 6.
Nobl, G., Fore-runners of X-ray cancer. (Vorläufer des Röntgenstrahlenkrebses.)
  Urol. a. cut. rev. Bd. **1**, Nr. 3, S. 235—252.   **3**, 423.
Nogier, Th., Das Radiochromoskop, ein Apparat der eine exakte Schätzung der
  Röntgenstrahlendosen unter immer vergleichbaren Bedingungen gestattet. Strahlen-
  therapie Bd. **3**, H. 1, S. 165—171.   **3**, 265.
Nogier, Th., et Cl. Regaud, Les effets biologiques des hautes doses de rayons
  X durs sélectionnés par filtration, applications thérapeutiques. (Biologische Wir-
  kungen hoher Dosen harter gefilterter Röntgenstrahlen und ihre therapeutische
  Anwendung.) Paris méd. S. 117—124.   **1**, 57.
Noorden, Carl v., Radium and Thorium-X-therapy. (Radium und Thorium-X-
  Therapie.) Med. record. **83**, S. 95—103.   **1**, 123.
Opitz, Erich, Über die Wirkung von Radiumemanation auf Uterusblutungen.
  Zentralbl. f. Gynaekol. Jg. **37**, Nr. 22, S. 806.   **2**, 367.
Opitz, Erich, Randbemerkungen über Unterstützung und Ersatz der Strahlen-
  behandlung bösartiger Geschwülste. Strahlentherapie Bd. **3**, H. 1, S. 251—259.
                                                                          3, 151.
Oppermann, Karl, Die Entwicklung von Forelleneiern nach Befruchtung mit
  radiumbestrahlten Samenfäden. Arch. f. mikroskop. Anat., Abt. 2, Bd. **83**, H. 1/2,
  S. 141—189.   **3**, 357.
Oram, Walter C., The X-rays as therapeutic agents. (Röntgenstrahlen als Heil-
  mittel.) Liverpool med.-chirurg. journal Bd. **33**, Nr. 64, S. 472—486.   **3**, 357.
Pagenstecher, Alexander, Über die praktische Identität von Radium und Röntgen-
  strahlen. Münch. med. Wochenschr. Jg. **60**, Nr. 46, S. 2562—2563.   **3**, 612.
Pagenstecher, Alexander, Röntgentiefentherapie. Zeitschr. f. ärztl. Fortbild.
  Jg. **10**, Nr. 18, S. 558—563.   **3**, 43.
Pagenstecher, Alexander, Über die Benutzung von Sekundärstrahlen zur Ver-
  stärkung der Röntgenstrahlenwirkung. Münch. med. Wochenschr. Jg. **60**, Nr. 24,
  S. 1319—1320.   **2**, 308.
Partos, E., Les bases scientifiques de la radiothérapie en gynécologie. (Die wissen-
  schaftlichen Grundlagen der gynaekologischen Radiotherapie.) Rev. méd. de la
  Suisse Romande Jg. **33**, Nr. 6, S. 459—471.   **3**, 386.
Peham, H., Zur Radiumbehandlung in der Gynaekologie. Wien. klin. Wochenschr.
  Jg. **26**, Nr. 41, S. 1650—1651.   **3**, 388.
Petersen, O. H., Zur Frage der Dauerheilungen von Sarkomen durch Röntgen-
  strahlen. Strahlentherapie Bd. **3**, H. 2, S. 490—507.   **4**, 219.
Petry, Eugen, Zur Mechanik der biologischen Wirkung der Röntgenstrahlen.
  Biochem. Zeitschr. Bd. **56**, H. 4, S. 341—352.   **4**, 5.
Pfahler, George E., Über die Behandlung von Fibroiden des Uterus und der
  Blutungen im Klimakterium mittels Röntgenstrahlen. Fortschr. a. d. Geb. d.
  Röntgenstrahl. Bd. **20**, H. 2, S. 87—93.   **2**, 29.

Pfahler, George E., The treatment of uterine hemorrhage by means of the Röntgen rays. (Die Behandlung von Uterusblutungen durch Röntgenstrahlen.) Americ. journal of obstetr. Bd. **67,** Nr. 5, S. 860—874. **2,** 469.

Pfahler, George E., Inoperable primary carcinoma of the breast. Some good results in treatment by means of the Röntgen rays. (Inoperables primäres Carcinom der Brust. Einige gute Erfolge in der Behandlung mit Röntgenstrahlen.) New York med. journal Bd.**97,** Nr. 17, S. 853—857. **2,** 223.

Pfahler, George E., The use of Roentgen rays in the treatment of gynaecological conditions. (Die Verwendung der Röntgenstrahlen bei gynaekologischen Leiden.) Americ. journal of roentgenol. Bd. **1,** Nr. 2, S. 65—73. **4,** 379.

Pinch, A. E. Hayward, A report of the work carried out at the radium institute from Aug. 14th 1911 to Dec. 31st 1912. (Bericht über die Arbeit im Radiuminstitut vom 14. August 1911 bis 31. Dezember 1912.) Brit. med. journal 2717, S. 149—163. **1,** 98.

Pinkuss, A., Die Mesothoriumbehandlung bei hämorrhagischen Metropathien und Myomen. Dtsch. med. Wochenschr. Jg **39,** Nr. 22, S. 1041—1044. **2,** 275.

Pinkuss, A., Über die Erfolge der Mesothoriumbestrahlung bei Carcinom. Berl. klin. Wochenschr. Jg. **50,** Nr. 24, S. 1105—1107 u. 15. Versamml. d. dtsch. Ges. f. Gynaekol., Halle a. S., 14.—17. Mai 1913. **2,** 580; **1,** 734.

Pinkuss, A., Die Behandlung des Krebses mit Mesothorium und ihre Kombination mit anderen Verfahren. Dtsch. med. Wochenschr. Jg. **39,** Nr. 36, S. 1720—1722. **3,** 151.

Polano, O., Ein Kasten zur Entwicklung der Kienböckfilms bei Tageslicht. Strahlentherapie Bd. **3,** H. 2, S. 711—712. **3,** 680.

Prochownick, L., Beitrag zur Röntgenbehandlung in der Frauenheilkunde. Fortschr. a. d. Geb. d. Röntgenstrahl. Bd. **20,** H. 3, S. 316—322. **2,** 242.

Puelles, J. M. de, et Ruiz, Brûlures produites par les rayons X. (Verbrennung durch Röntgenstrahlen.) Ann. d'électrobiol. et de radiol. **16,** S. 111—116. **1,** 735.

Pusey, William Allen, What can be done in cancer with Roentgen rays? (Was läßt sich mit Röntgenstrahlen bei der Behandlung des Carcinoms erreichen?) Journal of the Americ. med. assoc. Bd. **61,** Nr. 8, S. 552—556. **3,** 264.

Ranzi, E., H. Schüller und R. Sparmann, Erfahrungen über Radiumbehandlung der malignen Tumoren. Wien. klin. Wochenschr. Jg. **26,** Nr. 41, S. 1651—1661. **3,** 469.

Regaud, Cl., et Ant. Lacassagne, Sur les processus de la dégénérescence des follicules, dans les ovaires röntgenisés de la lapine. (Über die Degenerationsprozesse an den Follikeln der röntgenisierten Kaninchenovarien.) Cpt. rend. hebdom. des séanc. de la soc. de biol. Bd. **74,** Nr. 15, S. 869—871. **2,** 85.

Regaud, Cl., et Ant. Lacassagne, Sur les conditions de la stérilisation des ovaires par les rayons X. (Über die Bedingungen der Sterilisation der Ovarien mittels Röntgenstrahlen.) Cpt. rend. hebdom. des séanc. de la soc. de biol. Bd. **74,** Nr. 14, S. 783—786. **2,** 28.

Regaud, Cl., et Ant. Lacassagne, Sur l'évolution générale des phénomènes déterminés dans l'ovaire de la lapine par les rayons X. (Über die Einwirkung von Röntgenstrahlen auf das Ovarium des Kaninchens und die allgemeine Entwicklung dieser Erscheinungen.) Cpt. rend. hebdom. des séances de la soc. de biol. **74,** S. 601—604. **1,** 471.

Regaud, Cl., et Ant. Lacassagne, Sur la radiosensibilité (aux rayons X) des cellules épithéliales des follicules ovariens, chez la lapine. (Über die Radiosensibilität gegen Röntgenstrahlen der epithelialen Zellen der Follikel von Kaninchenovarien.) Cpt. rend. hebdom. des séanc. de la soc. de biol. Bd. **74,** Nr. 23, S. 1308 bis 1311. **2,** 470.

Regaud, Cl., et Th. Nogier, Les effets produits sur la peau par les hautes doses de rayons X, sélectionnés par filtration à travers 3 et 4 millimètres d'aluminium. Applications à la Röntgenthérapie. (Die Wirkung hoher Dosen Röntgenstrahlen, die durch 3 bis 4 mm starkes Aluminium filtriert sind, auf die Haut und deren Anwendung in der Röntgentherapie.) Arch. d'électr. méd. **21,** S. 49—66 u. 97—128. u. Strahlentherapie Bd. **2,** H. 2, S. 733—787. **1,** 459; **2,** 308.

Lehrbuch der Röntgenkunde. Bd. 1. Unter Mitwirkg. v. A. Cieszynski, H. Dietlen, M. Faulhaber u. a., hrsg. v. Herm. Rieder u. Jos. Rosenthal. Leipzig: Barth. V, 606 S., 5 Taf. M. 25.—. **3,** 420.

Riehl, G., Carcinom und Radium. Wien. klin. Wochenschr. Jg. **26,** Nr. 41, S. 1645 bis 1647. **3,** 516.

Rintelen, August, Über die forense Bedeutung der Röntgenstrahlen. Eine chronologische Fortsetzung der Abhandlung des Dr. Goldfeld in Bd. 6 (des Arch. f. Kriminal-

Anthropol. u. Kriminalistik, S. 161). Arch. f. Kriminal-Anthropol. u. Kriminalistik
Bd. **54**, H. 1/2, S. 114—129.   **2**, 784
Ripperger, Albert A., Der gegenwärtige Stand der Röntgentherapie in der Gynae-
kologie. Allg. Wien. med. Zeit. Jg. **58**, Nr. 13, S. 140—141, Nr. 14, S. 152—153 u.
Nr. 15, S. 163—164.   **3**, 354.
Rivière, J. A., La physicothérapie du cancer. (Die physikalische Carcinombehandlung.)
Ann. d'electrobiol. et de radiol. Jg. **16**, Nr. 9, S. 572—584 u. Nr. 10, S. 641—649.
                                                                                  4, 235.
Roberts, E. l., The therapeutic value of secondary rays produced from metal by
the action of the Röntgen rays. (Therapeutische Verwertung der durch Röntgen-
strahlen bewirkten Sekundärstrahlen von Metallen.) Australas. med. gaz. Bd. **34**,
Nr. 11, S. 239—243.   **3**, 420.
Der Unterricht in der medizinischen Röntgenologie auf den deutschen Hochschulen.
Fortschr. a. d. Geb. d. Röntgenstrahl. Bd. **21**, H. 2, S. 245—249.   **3**, 582.
Merkblatt 1913 der D. R. G. über den Gebrauch von Schutzmaßregeln gegen Röntgen-
strahlen. Zeitschr. f. Röntgenkunde Bd. **15**, H. 6, S. 187—188.   **3**, 212.
Rominger, Erich, Klinische Erfahrungen über die Hautschädigungen bei gynae-
kologischer Tiefentherapie mit schwachgefilterten Röntgenstrahlen. Strahlen-
therapie Bd. 2, H. 2, S. 665—682.   **2**, 578.
Roques, C. M., Radiothérapie des néoplasmes, exposé pratique des indications et de
la technique. (Röntgenbehandlung der Neubildungen, ihre Indikationen und
Technik.) Arch. d'électr. méd. **21**, S. 145—160.   **1**, 329.
Rosenthal, W. J., Die Lilienfeldsche Röntgenröhre. Fortschr. a. d. Geb. d. Röntgen-
strahl. Bd. **20**, H. 5, S. 448—453.   **2**, 580.
Rost, G. A., und R. Krüger, Experimentelle Untersuchungen zur gynaekologischen
Tiefentherapie. Strahlentherapie **2**, S. 314—348.   **1**, 420.
Rudolfi, E., Übersicht über die neueren Ansichten über die Radioaktivität. Radium-
Therap. Bd. 1, H. 1, S. 12—22.   **4**, 435.
Runge, E., Röntgentherapie in der Gynaekologie. 15. Versamml. d. dtsch. Ges. f.
Gynaekol., Halle a. S., 14. bis 17. Mai 1913.   **1**, 732.
Ruß, S., Die im tierischen Gewebe entstehenden Sekundärstrahlen. Strahlentherapie
Bd. **3**, H. 1, S. 308—313.   **3**, 153.
Ryerson, George Sterling, and S. Edin, Some experiences with radium. (Einige
Erfahrungen mit Radium.) Americ. practitioner Bd. **47**, Nr. 9, S. 472—474. **3**, 211.
Salle, V., und A. von Domarus, Beiträge zur biologischen Wirkung von Thorium X.
Zeitschr. f. klin. Med. Bd. **78**, H. 3/4, S. 231—254.   **3**, 418
Salzmann, Untersuchungen über den Ersatz radioaktiver Substanzen durch Röntgen-
strahlen bei der Tiefentherapie. Dtsch. med. Wochenschr. Jg. **39**, Nr. 52, S. 2557
bis 2558.   **4**, 480.
Saretzky, S. G., Die Wege der gynaekologischen Röntgenbehandlung. (Arb. a. d.
geburtshilfl.-gynaekol. Klin., Prof. Redlich, St. Petersburg) Bd. **1**, S. 113—140.
(Russ.)   **2**, 529.
Saubermann, An address on the progress of radiumtherapy. (Fortschritt in der
Radiumtherapie.) Arch. of the Roentgen ray Bd. **18**, Nr. 3, S. 99—116. **2**, 733.
Schaefer, Ernst, Bestrahlungen mit Röntgenlicht und radioaktiven Substanzen
in der Gynaekologie. Korrespondenzbl. d. allg. ärztl. Ver. v. Thüringen Jg. **42**,
Nr. 7, S. 389—396.   **2**, 731.
Schatz, G., Über die Anwendung von Strahlenfiltern in der Tiefentherapie. Disser-
tation: Kiel.   **4**, 383.
Schauta, F., Über moderne Myombehandlung. Wien. med. Wochenschr. **63**, S. 13
bis 19 u. Mitteilg. d. Ges. f. d. ges. Therap. Jg. **1**, H. 3, S. 3—13.   **1**, 21; **2**, 45.
Schauta, F., Die bisherigen Erfahrungen der I. Frauenklinik mit Radium und Meso-
thorium bei Krebs. Wien. med. Wochenschr. Jg. **63**, Nr. 46, S. 2953—2956. **4**, 6.
Schauta, F., Radium und Mesothorium bei Carcinoma cervicis. Monatsschr. f.
Geburtsh. u. Gynaekol. Bd. **38**, H. 5, S. 503—517.   **3**, 468.
Scherer, A., und B. Kelen, Über die Behandlung des Uteruskrebses mit Röntgen-
und Radiumstrahlen. Vortrag, geh. a. d. 85. Vers. dtsch. Naturforscher u. Ärzte,
Wien, 23. IX. 1913.   **3**, 324.
Schindler, Otto, Erfahrungen über Radium- und Mesothoriumtherapie maligner
Tumoren. Wien. klin. Wochenschr. Jg. **26**, Nr. 36, S. 1413—1420 u. Nr. 37, S. 1463
bis 1469.   **3**, 422.
Schlenk, Friedrich, Eine vom Vakuum unabhängig „regulierbare" Röntgen-
röhre. Fortschr. a. d. Geb. d. Röntgenstrahl. Bd. **21**, H. 2, S. 206—208.   **3**, 469.
Schlesinger, Erich, Über den gegenwärtigen Stand der Radiumtherapie bösartiger
Geschwülste. Dtsch. med. Wochenschr. Jg. **39**, Nr. 47, S. 2289—2291.   **4**, 64.

Schlichting, Rich. Friedr., Röntgenstrahlen in der Gynaekologie. Reichs-Med.-Anz. Jg. 38, Nr. 15, S. 452—455. 3, 211.
Schmidt, H. E., Zur Technik und Pathologie der gynaekologischen Röntgenbehandlung. Gynaekol. Rundsch. Jg. 7. H. 8, S. 277—281. 1, 638.
Schmidt, H. E., Fortschritte auf dem Gebiete der Röntgenbehandlung in den letzten Jahren. Berl. klin. Wochenschr. Jg. 50, Nr. 20, S. 927—930. 1, 829.
Schmidt, H. E., Kompendium der Röntgen-Therapie (Oberflächen- u. Tiefenbestrahlung). 3. verm. u. verb. Aufl. Berlin: A. Hirschwald. X, 228 S. M. 5.—. 3, 357.
Schmidt, H. E., Spätschädigungen der Haut und innerer Organe nach therapeutischer Röntgenbestrahlung. Dtsch. med. Wochenschr. Jg. 39, Nr. 32, S. 1553 bis 1556. 2, 731.
Schmidt, H. E., Die Unzulänglichkeit der üblichen Schutzvorrichtungen in den Röntgeninstituten. Strahlentherapie Bd. 3, H. 2, S. 722—723. 4, 66.
Schmidt, H. E., Über die früher und heute erzielten Erfolge der Strahlenbehandlung bei tiefgelegenen Carcinomen. Fortschr. a. d. Geb. d. Röntgenstrahl. Bd. 21, H. 1, S. 33—39. 3, 388.
Schminke, Die kombinierte Röntgentherapie der Uterusmyome und Menorrhagien. Fortschr. d. Med. Jg. 31, Nr. 29, S. 794—796. 2, 579.
Schnée, Adolf, 9. Kongreß der Deutschen Röntgengesellschaft am 29. und 30. März 1913 im Langenbeckhaus zu Berlin. Zeitschr. f. Röntgenk. u. Radiumforsch. Bd. 15, H. 8, S. 248—255. 3, 265.
Schnée, Adolf, Zur Technik der Tiefenbestrahlung. Zeitschr. f. physikal. u. diätet. Therap. Bd. 17, H. 5, S. 290—296; Fortschr. a. d. Geb. d. Röntgenstrahl. Bd. 20, H. 6, S. 573—574 u. Ann. d'électrobiol. et de radiol. Jg. 16, Nr. 10, S. 655—665. 1, 827; 3, 265, 574.
Schönfeld, August, Das Röntgeninstitut des Kaiser-Jubiläums-Spitales der Stadt Wien. Fortschr. a. d. Geb. d. Röntgenstrahl. Bd. 21, H. 2, S. 208—229. 3, 469.
Schroeder, Rudolf v., In welcher Weise wird das Uterusmyom durch Röntgenstrahlen beeinflußt? Dissertation: München. 84 S. M. 2.—. (Verlag d. ärztl. Rundschau.) 4, 518.
Schüller, Hugo, Über die Erfahrungen mit Rademanit bei Carcinom. Wien. klin. Wochenschr. Jg. 26, Nr. 41, S. 1661—1662. 3, 470.
Schüller, Hugo, Zur Technik der Radium-Mesothoriumbestrahlung in der Urologie. Strahlentherapie Bd. 3, H. 2, S. 531—536. 4, 221.
Schütze J., Über das Luftkühlrohr „Stabil". Fortschr. a. d. Geb. d. Röntgenstrahl. Bd. 20, H. 5, S. 509—511. 3, 212.
Schwarz, E., Der Wachstumsreiz der Röntgenstrahlen auf pflanzliches und tierisches Gewebe. Münch. med. Wochenschr. Jg. 60, Nr. 39, S. 2165—2169. 4, 7.
Schwarz, Gottwald, Zur Frage der Sekundärstrahlentherapie. Wien. klin. Wochenschr. Jg. 26, Nr. 46, S. 1899—1900. 3, 515.
Schwenter, J., Leitfaden der Momentaufnahme im Röntgenverfahren. Leipzig, Nemnich. 103 S. 17 Taf. M. 14.—. 2, 25.
Seeligmann, Ludwig, Über eine erfolgreiche, kombinierte Methode der Chemo- und Röntgentherapie maligner Tumoren. Ein schweres Rezidiv eines Ovarial-Sarkoms mit Metastase in der Wirbelsäule geheilt. 15. Versamml. d. dtsch. Ges. f. Gynaekol. Halle a. S. 14.—17. Mai 1913. 1, 748.
Seeligmann, Ludwig, Die Beeinflussung des inoperablen Uteruscarcinoms mit Strahlen und intravenöser Chemotherapie. Bemerkungen zu obigem Aufsatz von Dr. Rudolf Klotz in Münch. med. Wochenschr. Nr. 31, S. 1704. Münch. med. Wochenschr. Jg. 60, Nr. 34, S. 1884. 3, 8.
Seeligmann, Ludwig, Die kombinierte Chemo- und Röntgentherapie maligner Geschwülste. Dtsch. med. Wochenschr. Jg. 39, Nr. 27, S. 1310—1312. 2, 367.
Sellheim, Hugo, Neue Wege zur Steigerung der zerstörenden Wirkung der Röntgenstrahlen auf tiefliegende Geschwülste. Münch. med. Wochenschr. Jg. 60, Nr. 41, S. 2266—2268. 3, 387.
Serdini de Mari, G., ed A. de Leva, Il radio nella terapia. (Radium in der Therapie.) Gazz. med. lombarda Jg. 72, Nr. 25, S. 193—196, Nr. 27, S. 209—212, Nr. 28, S. 218—222 u. Nr. 32, S. 249—250. 3, 212.
Seuffert, von, Die Erfahrungen der Königl. Universitäts-Frauenklinik München (Doederlein) mit dem Mesothorium und Röntgenbehandlung der Uteruscarcinome. Strahlentherapie Bd. 2, H. 2, S. 729—732. 3, 210.
Seuffert, von, Über gynaekologische Röntgentherapie. Strahlentherapie Bd. 2, H. 2, S. 714—728. 3, 211.

58   Allgemeine Therapie.

Seuffert, von, Sur la radiothérapie en gynécologie. (Die Radiotherapie in der Gynae-
    kologie.)   Arch. d'électr. méd. Jg. 21, Nr. 368, S. 375—388.   3, 467.
Siedentopf, Röntgenbehandlung der Metropathia haemorrhagica. 15. Versamml. d.
    dtsch. Ges. f. Gynaekol., Halle a. S., 14.—17. Mai 1913.   1, 672.
Sigwart, W., Über die Rückbildung der Blasenveränderungen bei bestrahlten Collum-
    carcinomen. Zentralbl. f. Gynaekol. Jg. 37, Nr. 45, S. 1645—1648.   3, 469.
Sigwart, W., und P. Händly, Das Mesothorium in der Gynaekologie. Med. Klinik
    Jg. 9, Nr. 33, S. 1322—1326.   3, 574.
Simmonds, M., Über Mesothoriumschädigung des Hodens. Dtsch. med. Wochenschr.
    Jg. 39, Nr. 47, S. 2291—2292.   3, 612.
Simon, S., Untersuchungen über die Einwirkung der Röntgenstrahlen auf die Eier-
    stöcke. Dissertation: Bonn.   4, 6.
Simonson, S., Die schmerzstillende Wirkung der Röntgen- und Radiumstrahlen.
    Strahlentherap. 2, S. 192—223 u. Dissertation: Heidelberg.   1, 363; 4, 295.
Simpson, C. Augustus, A plea for the more accurate administration of X-ray in
    the treatment of skin diseases and cancer. (Ein Antrag für sorgfältigere Dosierung
    der X-Strahlen bei der Behandlung von Hautkrankheiten und Carcinom.) South.
    med. journal Bd. 6, Nr. 12, S. 784—789.   4, 132.
Sippel, Albert, Die Behandlung der Uterusmyome mit Röntgenstrahlen. Münch.
    med. Wochenschr. Jg. 60, Nr. 40, S. 2226—2230.   3, 387.
Siredey, M. A., La radiothérapie des fibromes utérins. (Die Radiotherapie der Uterus-
    myome.) Rev. de gynécol. et de chirurg. abdom. 20, S. 113—128.   1, 467.
Snow, William Benham, Dosage, measurements and control of the X-ray and other
    agents in therapeutics. (Dosierung, Messung und Kontrolle der Röntgenstrahlen
    und anderer Heilmittel.) Internat. journal of surg. Bd. 26, Nr. 6, S. 199—202.
                                                                               2, 732.
Somerville, W. F., X-rays in malignant disease. (Röntgenstrahlen bei malignen Er-
    krankungen.) Glasgow med. journal Bd. 80, Nr. 3, S. 184.   3, 263.
Sommer, Ernst, Röntgen-Taschenbuch (Röntgenkalender) Bd. 5. Leipzig: Otto
    Nemnich. VII, 378 S. M. 5.—.   4, 66.
Sparmann, Bericht über den weiteren Krankheitsverlauf der mit Radium behandelten
    Fälle maligner Tumoren. Wien. klin. Wochenschr. Jg. 26, Nr. 50, S. 2072—2074.
                                                                               4, 382.
Stein, Albert E., Das Kopieren von Röntgenaufnahmen auf Gaslicht-Entwicklungs-
    papier. Zentralbl. f. Röntgenstrahl., Radium u. verw. Geb. Jg. 4, H. 5, S. 179—183.
                                                                               2, 580.
Steinhaus, Jules, L'action des rayons X sur les tissus néoplasiques comparativement
    à celle sur les tissus normaux. (Die Wirkung der Röntgenstrahlen auf Geschwulst
    gewebe verglichen mit der auf normale Gewebe.) Journal méd. de Bruxelles Jg. 18,
    Nr. 35, S. 351—354.   3, 467.
Steinitz, K., Radioaktive Substanzen und Mesothoriumtherapie. Zeitschr. f. ärztl.
    Fortbild. Jg. 10, Nr. 14, S. 424—429.   2, 733.
Stern, Samuel, X-ray treatment of uterine fibroids, menorrhagia and metrorrhagia.
    (Behandlung der Uterusmyome, Menorrhagien und Metrorrhagien mit Röntgen-
    strahlen.) (Transact. of the med. soc. of the county of New York, meet. 21. IV.
    1913.) Americ. journal of obstetr. Bd. 67, Nr. 6, S. 1206—1209 u. S. 1133—1142.
                                                                           2, 421, 469.
Sterzel, K. A., Der Uniplan-Transverter für Rapid-Tiefentherapie. Fortschr. a. d.
    Geb. d. Röntgenstrahl. Bd. 21, H. 3, S. 352—358.   4, 296.
Sticker, Anton, Radium- und Mesothoriumbestrahlung. Ihre theoretischen Grund-
    lagen und ihre praktische Anwendung in der Heilkunde. Strahlentherapie Bd. 3,
    H. 1, S. 1—63.   3, 324.
Sticker, Anton, Steigerung der Radiumwirkung durch statische Elektrizität. (4. inter-
    nat. Kongr. f. Physiotherapie, Berlin 1913.) Strahlentherapie Bd. 3, H. 2, S. 737
    bis 740.   4, 220.
Sticker, Anton, Die Strahlenbehandlung der Krebse auf der 3. internationalen Kon-
    ferenz für Krebsforschung. Strahlentherapie Bd. 3, H. 2, S. 451—456.   4, 222.
Stoeckel, W., Die Strahlentherapie in der Gynaekologie. Med. Klinik Jg. 9, Nr. 50,
    S. 2053—2059.   4, 100.
Straßmann, Gynaekologische Röntgentherapie. 15. Versamml. d. dtsch. Ges. f.
    Gynaekol. Halle a. S., 14.—17, Mai 1913.   2, 274.
Strassmann, P., Zur Verwendung der Röntgenstrahlen für die Behandlung der
    Myome des Uterus. Therap. d. Gegenwart 54, S. 24—28.   1, 61.
Strauss, Strahlentherapie. Med. Klinik Jg. 9, Nr. 22, S. 876—879, Nr. 34, S. 1384
    bis 1388, Nr. 50, S. 2080—2084 u. Nr. 51, S. 2123—2125.   2, 195, 678; 4, 102.

Szilard, B., Über einen neuen Apparat für sämtliche Messungen der Radioaktivität.
Berl. klin. Wochenschr. Jg. 50, Nr. 29, S. 1352—1353.   3, 388.
Tauffer, Wilhelm, Über Heilungsversuche mit Radium bei Gebärmutterkrebs mit
Demonstrationen. Sitzungsber. d. Budapester kgl. Ärztevereins Jg. 2, Nr. 21,
S. 431—432. (Ungarisch.)   3, 678.
Thedering, Ein einfacher Röntgen-Härtemesser. Zentralbl. f. Röntgenstrahl., Radium
u. verw. Geb. 4, S. 5—7.   1, 283.
Theilhaber, A., Zur Frage von der operationslosen Behandlung des Carcinoms. Berl.
klin. Wochenschr. 50, S. 348—349.   1, 353.
Tousey, Sinclair, Treatment of deep seated cancer by X-rays excited by a current
of unfluctuating voltage. (Die Behandlung tiefliegender Carcinome mit Röntgen-
strahlen, die durch einen Strom mit gleichmäßiger Spannung erzeugt werden.)
Internat. journal of surg. Bd. 26, Nr. 5, S. 169—170.   2, 679.
Tousey, Sinclair, A new unit of X-ray power. (Eine neue Einheit der Röntgen-
strahlendosis.) Arch. of the Röntgen ray Bd. 17, Nr. 11, S. 427—433.   1, 667.
Turner, D., Radium, its physics and therapeutics. 2. ed. (Radium, seine physikalischen
Eigenschaften und seine Anwendung.) London. sh. 5/—.   4, 522.
Vallet, E., Nouveau mode d'application externe du radium. (Eine neue Art der äußer-
lichen Radiumanwendung.) Presse méd. Jg. 21, Nr. 69, S. 697—698.   3, 264.
Voigts, H., Mesothorium als Röntgenstrahlenersatz. 15. Versamml. d. dtsch. Ges. f.
Gynaekol., Halle a. S. 14.—17. Mai 1913 u. Münch. med. Wochenschr. Jg. 60,
Nr. 22, S. 1188—1191.   1, 827; 2, 366.
Walter, B., Über die Röntgenschutzwirkung des Bleies und einiger anderer Stoffe.
Verhandl. d. dtsch. Röntgen-Ges.Bd. 9, S. 90—96 u. Strahlentherapie Bd. 3, H. 2,
S. 713—721.   3, 422, 680.
Walter, B., Über radioaktive Substanzen und ihre therapeutische Verwendung.
Fortschr. a. d. Geb. d. Röntgenstrahl. Bd. 20, H. 5, S. 511—520.   2, 470.
Wanner, Mesothorbehandlung bei inoperablen Geschwülsten. 15. Vers. d. dtsch. Ges.
f. Gynaekol., Halle a. S., 14.—17. Mai 1913.   1, 828.
Wanner und O. Teutschlaender, Das Mesothorium und seine Wirkung auf bös-
artige Neubildungen. Monatsschr. f. Geburtsh. u. Gynaekol. Bd. 38, H. 3, S. 296
bis 306.   3, 356.
Warden, A. A., Inoperable cancer and radium. pome experiences. (Inoperabler Krebs
und Radium. Einige Erfahrungen.) Practitioner Bd. 91, Nr. 1, S. 19—32.   3, 99.
Watrin, Maurice, Les rayons de Röntgen dans le traitement des métrorragies.
(Die Röntgenstrahlen bei der Behandlung der Metrorrhagien.) Scalpel et Liège
méd. 65, S. 463—467.   1, 62.
Weber, A., Automatische Entwicklung von Röntgenplatten. Münch. med. Wochenschr.
Jg. 60, Nr. 23, S. 1264.   2, 580.
Weber, Fr., Über die Fortschritte der Krebsbehandlung. Petersburg. med. Zeitschr.
Jg. 38, Nr. 10, S. 112—117.   2, 373.
Weckowski, Eine Absorptions- bzw. Dosierungstafel für Radium- und Mesothorium-
bestrahlung. Berl. klin. Wochenschr. Jg. 50. Nr. 47, S. 2186—2188.   4, 103.
Weidenfeld, Stephan, und Otto Specht, Beiträge zur Biologie der Röntgenhaut.
Wien. med. Wochenschr. Jg. 63, Nr. 39, S. 2558—2660.   3, 418.
Weil, E. Albert, Le traitement radiothérapique des néoplasies malignes. (Die radio-
therapeutische Behandlung der malignen Neoplasmen. Journal de physiothérap.
Jg. 11, Nr. 127, S. 349—359.   3, 152.
Weishaupt, Elisabeth, Über eosinophile Leukocyten in entzündlichen Infiltraten,
besonders der mit und ohne Strahlentherapie vorbehandelten Uteruscarcinome.
Arch. f. Gynaekol. Bd. 101, H. 2, S. 489—500.   4, 65.
Weitzel, Röntgentiefen-Therapie. 15. Versamml. d. dtsch. Ges. f. Gynaekol., Halle a. S.,
14.—17. Mai 1913 u. Strahlentherapie Bd. 3, H. 1, S. 272—275.   1, 733; 3, 148.
Welsch, John A., Cancer of the cervix. (Carcinom der Cervix.) Nation. eclect. med.
assoc. quart. Bd. 4, Nr. 3, S. 223—226.   1, 742.
Werner, R., Die Radiotherapie der Geschwülste. Strahlentherapie Bd. 2, H. 2,
S. 614—622.   2, 367.
Wertheim, Radiumbehandlung des Gebärmutterkrebses. Wien. klin. Wochenschr.
Jg. 26, Nr. 41, S. 1648—1650.   3, 355.
Wertheim, E., Radium- und Uterus-Krebs. (85. Vers. dtsch. Naturforsch. u. Ärzte,
Wien.) Strahlentherapie Bd. 3, H. 2, S. 437—444.   3, 678.
Westermaier, H., Radiumtherapie in der Gynaekologie. Dissertation: Freiburg i. Br.
                                                                          4, 5.
Westphal, W. H., Das Wesen der Röntgenstrahlen. Klin.-therapeut. Wochenschr.
Jg. 20, Nr. 50, S. 1537—1544.   3, 680.

Wetterer, Josef, Handbuch der Röntgentherapie nebst Anhang: Die radioaktiven
Substanzen in der Therapie. Ein Lehrbuch für Studierende und Ärzte. Bd. 1.
2. umgearb. u. erw. Aufl. Leipzig: Otto Nemnich. X, 411 S. u. 17 Taf. M. 20.—.
4, 220.
Wickham und Degrais, Kann das Radium der Chirurgie bei der Behandlung maligner
Tumoren Dienste leisten? (17. internat. med. Kongr., London, 6.—12. VIII. 1913.)
Strahlentherapie Bd. 3, H. 2, S. 457—472 u. Fortschr. a. d. Geb. d. Röntgenstrahl.
Bd. 21, H. 3, S. 333—340.
4, 219, 294.
Wickham et Degrais, L'émanation du radium et ses applications thérapeutiques,
(Radiumemanation und ihre therapeutische Anwendung.) Paris méd. S. 128—133.
1, 19.
Wickham, Degrais et Slavik, Emploi du radium dans le traitement du cancer
grave. (Die Anwendung des Radiums bei der Behandlung weit fortgeschrittener
Krebse.) Ann. d'électrobiol. et de radiobiol. 16, S 37—39.
1, 459.
Wickham, Louis, Allgemeine histologische Veränderungen der Gewebe unter dem
Einfluß der Strahlenwirkung. Berl. klin. Wochenschr. Jg. 50, Nr. 22, S. 1006 bis
1008 u. Nr. 23, S. 1058—1062 u. Arch. d'électr. méd. Jg. 21, Nr. 358, S. 433—447
2, 276, 422.
Ziegler, Joseph, Zum Wert des Gasunterbrechers und des Bauerschen Qualimeters.
Fortschr. a. d. Geb. d. Röntgenstrahl. Bd. 21, H. 2, S. 154—159.
3, 612.

Sonstige physikalische Therapie.

Abel, Die Elektrokoagulation bei der chirurgischen Behandlung des Krebses, speziell
des Gebärmutterkrebses. Berl. klin. Wochenschr. 50, S. 394—395.
1, 333.
Ackermann, Fr., Der heutige Stand der Lichtheilmethode. Dissertation. Berlin.
3, 518.
Aimes, A., L'héliothérapie. (Heliotherapie.) Paris. Frcs. 7,50.
4, 132.
Aimes, A., L'héliothérapie en gynécologie. (Die Sonnenlichtbehandlung in der Gynaekologie.) Gynécologie Jg. 17, Nr. 3, S. 129—140.
2, 151.
Aimes, A., L'utilisation de l'héliothérapie après les interventions. (Die Nutzbar-
machung der Heliotherapie nach [chirurgischen] Eingriffen.) Progr. méd. Jg. 44.
Nr. 22, S. 288—289.
2, 422.
Alfieri, Emilio, L'azione terapeutica del bagno addominale di aria calda nel campo
ginecologico. (Die therapeutische Wirkung der Heißluft in der Gynaekologie.)
Ann. d. facoltà di med. Bd. 3, Nr. 1, S. 3—23.
3, 358.
Alquier, La femme à Vichy. L'idéa, de la thérapeutique vaginale alcaline réalisé
par la nouvelle douche en hamac. (Die Frau in Vichy. Das Ideal einer vaginalen
Behandlung mit alkalischen Spülungen im „Hängemattenstuhl".) Journal de méd.
de Paris Jg. 33, Nr. 26, S. 524—525 u. Rev. prat. d'obstétr. et de gynécol. Jg. 21,
H. 8, S. 241—243.
2, 423, 734.
Bainbridge, William Seaman, Fulguration und Thermo-Radiotherapie. Allg.
Wien. med. Zeit. Jg. 58, Nr. 31, S. 341—342, Nr. 32, S. 353—354 u. Nr. 33, S. 365
bis 366.
2, 733.
Behm, Spülapparat. Gynaekol. Ges., Berlin, Sitzg. v. 14. II. 1913.
2, 376.
Bergonié, J., Die medizinischen Anwendungen der Diathermie. Berl. klin. Wochenschr. Jg. 50, Nr. 39, S. 1796—1799.
3, 575.
Bonstedt, A., Zur Therapie chronischer Frauenleiden. Petersburg. med. Zeitschr.
38, S. 18—20.
1, 99.
Bum, Ant., Technik der ärztlichen Massage. Für prakt. Ärzte. Wien: Urban &
Schwarzenberg. VII, 112 S. M. 3.40.
3, 358.
Cantilena, A., Deux cas de péritonite tuberculeuse traités par l'héliothérapie. (Zwei
mittels Sonnenbestrahlung behandelte Fälle von tuberkulöser Peritonitis.) Pédiatr.
prat. Jg. 11, Nr. 22, S. 393—398 u. Pediatria Jg. 21, Nr. 5, S. 340—353.
3, 441;
2, 629.
Carl, Eine neue Anwendungsweise der Hochfrequenz in der Chirurgie. 24. Kongr. d.
dtsch. Ges. f. Chirurg. Berlin, 26.—29. III. 1913.
2, 151.
Carulla, Elektrotherapie gegen Fettleibigkeit. Berl. klin. Wochenschr. Jg. 50, Nr. 34,
S. 1564—1566.
3, 266.
Chapple, Harold, The treatment of pelvic inflammation. (Die Behandlung der
entzündlichen Erkrankungen der Beckenorgane.) Guy's hosp. gaz. Bd. 27, Nr. 649,
S. 194—197.
2, 46.
Cirera-Salse, Behandlung der Appendicits mit Galvanisation und Faradisation.
(Vortr., geh. a. d. internat. Kongr. f. Physiotherap., Berlin, März 1913.) Berl. klin.
Wochenschr. Jg. 50, Nr. 38, S. 1750—1751.
3, 228.

Cirera-Salse, L., Die Galvanisation und Faradisation bei der Appendicitis und anderen entzündlichen Abdominalaffektionen. Zeitschr. f. med. Elektrol. 14, S. 35—38.　　　　　　　　　　　　　　　　　　　　　　　　　　1, 253.

Cottenot, P., Traitement des métrites par l'étincelle de haute fréquence. Le curettage électrique. (Behandlung der Metritiden durch Hochfrequenzströme. Elektrisches Curettement.) Bull. off. de la soc. franç. d'électrothérap. et de radiol. Jg. 21, Nr. 1, S. 15—17.　　　　　　　　　　　　　　　　　　　　　　　　　　　　2, 95.

Dalché, Considerazioni pratiche sulle iniezioni vaginali in ginecologia. (Praktische Betrachtungen über vaginale Spülungen in der Gynaekologie.) Gaz. degli osp. e delle clin. Jg. 34 Nr. 83, S. 860—862. u. Clinique (Paris), Jg. 8, Nr. 23, S. 354. bis 357.　　　　　　　　　　　　　　　　　　　　　　　　　2, 586, 541.

Dalché, Paul, A propos des injections vaginales. (Über Scheidenspülungen.) Sem. gynécol. Jg. 18, Nr. 20, S. 157—159 u. Rev. prat. des mal. des organes génito-urin. Jg. 10, Nr. 58, S. 275—281.　　　　　　　　　　　　　　2, 204; 3, 55.

Dalché, Paul, Aménorrhée pubérale, bains de mer, hydrothérapie, climatologie. (Pubertätsamenorrhöe.) Gaz. des hôp. Jg. 86, Nr. 59, S. 955—958 u. Pédiatrie prat. Jg. 11, Nr. 17, S. 305—309.　　　　　　　　　　　　　　　　2, 193, 417.

Daude, Otto, Über die Bäderbehandlung der weiblichen Sterilität. Med. Klin. Jg. 9, Nr. 30, S. 1209—1212 u. Fortschr. d. Med. Jg. 31, Nr. 39, S. 1072—1079. 2, 674; 3, 323.

Determann, H., Zur Hydrotherapie der nervösen Schlaflosigkeit. Zeitschr. f. physikal. u. diätet. Therap. 17, S. 85—87.　　　　　　　　　　　1, 254.

Dreesen, H., Experimentelle und therapeutische Erfahrungen mit Diathermie. Dtsch. med. Wochenschr. Jg. 39, Nr. 37, S. 1787—1789.　　　　　3, 642.

Dreuw, Über Druckscheidenspülungen in der gynaekologischen Praxis vor vaginalen Operationen und bei der Prostituiertenuntersuchung. Münch. med. Wochenschr. Jg. 60, Nr. 25, S. 1382—1383.　　　　　　　　　　　　　　　2, 377.

Dreuw, Ekto-Endomassage. (Ein therapeutisches System.) (17. internat. med. Kongr., London.) Prag. med. Wochenschr. Jg. 38, Nr. 52, S. 719—727.　4, 602.

Dupont, Robert, L'air chaud, l'air surchauffé et la vapeur en gynécologie. (Die heiße und überhitzte Luft und der Dampf in der Gynaekologie.) Arch. mens. d'obstétr. Jg. 2, Nr. 10, S. 182—206.　　　　　　　　　　　　　3, 612.

Farkas, Martin, Hat die Hydrotherapie unmittelbare psychische Wirkungen? Pest. med.-chirurg. Presse Jg. 49, Nr. 21, S. 173—176.　　　　　　2, 196.

Fenini, Guido, La galvano-terapia in ginecologia. (Die Galvanotherapie in der Gynaekologie.) Arte ostetr. Jg. 27, Nr. 12, S. 177—185.　　　　　2, 472.

Foveau de Courmelles, Ionisation et électrolyse médicamenteuse en gynécologie. (Ionisierung und elektrolytische Anwendungen von Arzneimitteln in der Gynae-kologie. Gaz. d. gynécol. 28, S. 33—35.　　　　　　　　　　　　1, 190.

Foveau de Courmelles, La thermothérapie. L'air chaud. Les lampes. La lumière. (Die Thermotherapie. Heißluft, Lampen, Licht.) Journal de méd. interne Jg. 17, Nr. 15, S. 146—147 u. Nr. 16, S. 152—154.　　　　　　　　　　4, 188.

Frankl, Oscar, Les méthodes physiques de traitement en gynécologie. (Die physi-kalischen Behandlungsmethoden in der Gynaekologie.) Paris: A. Maloine. 62 Fig. Frcs. 10.—.　　　　　　　　　　　　　　　　　　　　　　　3, 470.

Franz, Die physikalischen Behandlungsmethoden in der Gynaekologie. Zeitschr. f. ärztl. Fortbild. 10, S. 137—144.　　　　　　　　　　　　　　1, 361.

Freudenberg, A., Ein elektrisches Beckendammheizkissen in Badehosenform. Münch. med. Wochenschr. Jg. 60, Nr. 18, S. 981—982 u. Urol. a. cut. rev. Bd. 17, Nr. 9, S. 473.　　　　　　　　　　　　　　　　　　　　1, 735; 3, 389.

Friedlaender, R., Über die Kombination von Wärme und Massage. Klin.-therap. Wochenschr. Jg. 20, Nr. 19, S. 575—579.　　　　　　　　　　　2, 35.

Fürstenberg, Alfred, Über Diathermie. Zentralbl. f. d. ges. Therap. Bd. 31, H. 11, S. 561—563.　　　　　　　　　　　　　　　　　　　　　　3, 575.

Girard, L'aérothermotherapie en gynécologie. (Heißluftbehandlung in der Gynae-kologie.) Thèse. Paris.　　　　　　　　　　　　　　　　　　　3, 470.

Grunspan, Mensuration de la température réelle des tissus au cours de traitement par l'air chaud et la diathermie. (Exakte Temperaturmessung der Gewebe im Verlauf der Heißluft- und Diathermiebehandlung.) Bull et mém. de la soc. méd. des hôp. de Paris Jg. 29, Nr. 33, S. 575—576.　　　　　　　　　4, 223.

Grunspan, Mathilde, Essais de mensuration des températures réelles des tissus au cours de traitements par l'air chaud, la diathermie et l'électro-coagulation. (Versuche, die tatsächlichen Temperaturen der Gewebe unter dem Einflusse der Behandlung mit Heißluft, Diathermie und Elektrokoagulation zu messen.) Rev. de chirurg. J. 33, Nr. 10, S. 585—589.　　　　　　　　　　　　4, 296.

Guibert, H., Les maladies de l'utérus et de ses annexes à Balaruc-les-Bains. (Die

Behandlung von Erkrankungen des Uterus und seiner Adnexe in Balaruc les Bains.)
Montpellier méd. **36,** S. 153—161 u. 177—173.   **1,** 291.

Hallock, Harry M., Some aspects of hydrotherapy in the United States. (Die
Hydrotherapie in den Vereinigten Staaten.) Journal of the Americ. med. assoc.
Bd. **61,** Nr. 4, S. 260—262.   **2,** 581.

Herzer, G., Die Durchwärmung von Geweben mittelst Hochfrequenzströmen (Diathermie). Schweizer. Rundsch. f. Med. Bd. **13,** Nr. 22, S. 905—913.   **2,** 48.

Hett, J. E. The treatment of cancer by fulguration. (Krebsbehandlung mit Fulgurisation.) Canada lancet Bd. **16,** Nr. 12, S. 897—900.   **3,** 213.

Huismans, L., Die Heilwirkung der deutschen Seebäder. Therapie d. Gegenw. **54,**
S. 97—104.   **1,** 330.

Jeddeloh, zu, Die tausendjährigen Quellen des Sol- und Moorbades Lüneburg, sowie
Statistisches über die Heilerfolge in den letzten 5 Jahren. Zeitschr. f. Balneol. Jg. **6,**
Nr. 17, S. 496—497.   **3,** 680.

Joly, P. R., Deux modes d'emploi de l'eau dans le traitement des phlébites aiguës.
(Zwei Anwendungsweisen von Wasser bei der Behandlung der akuten Venenentzündung.) Clinique (Paris) **8,** S. 167—169.   **1,** 656.

Jones, H. Lewis, Fortschritte in der Elektrotherapie. Berl. klin. Wochenschr. **50,**
S. 97—99.   **1,** 31.

Joseph, Eugen, Der gegenwärtige Stand der Hyperämiebehandlung. Therap. d.
Gegenw. Jg. **54,** H. 6, S. 241—253.   **2,** 422.

Kirchberg, Franz, Druck- und Saugbehandlung in der ärztlichen Praxis. Münch.
med. Wochenschr. Jg. **60,** Nr. 30, S. 1653—1656.   **2,** 734.

Kowarschik, Josef, Die Diathermie. Berlin, Springer. VIII, 136 S. M. 4.80. **2,** 86.

Krebs, Walter, Beitrag zur Technik der Bäder und des Badens. Zeitschr. f. physik.
u. diätet. Therap. **17,** S. 31—35.   **1,** 70.

Krone, Bericht über den 4. internationalen Kongreß für Physiotherapie mit besonderer
Berücksichtigung der 34. Versammlung der Balneologischen Gesellschaft (Sektion I
des Kongresses). 26.—30. März 1913 in Berlin. Fortschr. d. Med. Jg. **31,** Nr. 32,
S. 876—886; Nr. 29, S. 797—802 u. Nr. 30, S. 831—834.   **2,** 581, 530.

Kurschakow, N. A., Die diagnostische Bedeutung der ultravioletten Strahlen.
Nachricht d. Kaiserl. militär-med. Akad. **1,** S. 36—40.   **1,** 457.

Lachmund, F., Über Heliotherapie. Dissertation: Freiburg i. Br.   **4,** 564.

Langenhagen, R. de, De l'emploi abusif et inconsidéré des irrigations vaginales
trop chaudes en gynécologie. (Vom unvorsichtigen Gebrauch der heißen Scheidenspülungen in der Gynaekologie.) Gynécologie Jg. **17,** Nr. 3, S. 141—146; Rev. prat.
prat. d'obstétr. et de gynécol. Jg. **21,** Nr. 5, S. 129—133 u. Jounral de méd. de
Paris Jg. **33,** Nr. 34, S. 674—676.   **2,** 205, 277; **3,** 358.

Langes, E., 4. internationaler Kongreß für Physiotherapie in Berlin. Auszugsweise
berichtet. Zentralbl. f. Gynaekol. Jg. **37,** Nr. 17, S. 601—607.   **1,** 669.

Laquerrière, Présentation d'une électrode pour électrolyse intra utérine de solutions
médicamenteuses (en particulier de solutions radifères). (Demonstration einer
Elektrode für die intrauterine Elektrolyse von medikamentösen, speziell radioferen Lösungen.) Bull. offic. de la soc. franç. d'électro-thérap. et de radiol. Jg. **21,**
Nr. 4, S. 151—152.   **3,** 265.

Laquerrière, A., Présentation d'un nouveau modèle d'électrode pour l'appil-
cation intra-utérine de la méthode de Haret. (Demonstration eines neuen Elektro-
denmodells für die intrauterine Applikation nach der Methode Haret.) Journal
de radiol. Bd. **7,** Nr. 1, S. 37—38.   **2,** 206.

Laqueur, A., Zur Anwendung der physikalischen Therapie bei gynaekologischen Erkrankungen. Zeitschr. f. Geburtsh. u. Gynaekol. Bd. **74,** H. 1, S. 211—218. **3,** 153

Leullier, E., La douleur lombo-sacrée. La valeur dans le diagnostic étiologique
Indications physiothérapiques. (Der Kreuzschmerz. Seine Verwertung zur Dia-
gnostik der Ätiologie. Anzeichen für Physiotherapie.) Journal de méd. de Paris
Jg. **33,** Nr. 16, S. 319—321.   **1,** 730

Meyer, Fritz M., Zur Frage der röntgenrefraktären Fälle. Strahlentherapie Bd. 2
H. 2, S. 598—604.   **2,** 422

Miranda, Pinto de, Bewegungstherapie in der Gynäkologie. A medicina con
temporanea **31.** S. 2—4. (Portugiesisch.)   **1,** 98

Müller, Christoph, Die Krebskrankheit und ihre Behandlung mit Röntgen
strahlen und hochfrequentierter Elektrizität resp. Diathermie. Strahlentherap. 2
S. 170—191.   **2,** 34

Müller, Christoph, Tiefenbestrahlung unter gleichzeitiger Sensibilisierung mit
Diathermie in einer neuen Anwendungsform. Fortschr. a. d. Geb. d. Röntgen
strahl. Bd. **21,** H. 1, S. 49—60.   **3,** 421

Nagelschmidt, Franz, Lehrbuch der Diathermie für Ärzte und Studierende. Berlin: Springer. XI, 328 S. M. 10.—. 4, 223.

Nagelschmidt, Franz, Über die elektrische Behandlung der Fettleibigkeit. Berl. klin. Wochenschr. 50, S. 162—165. 1, 155.

d'Oelsnitz, Les indications de l'héliothérapie dans le traitement de la péritonite tuberculeuse. A propos de trois cas graves rapidement guéris. (Die Indikationen der Heliotherapie bei tuberkulöser Peritonitis auf Grund dreier schwerer, rasch ausgeheilter Fälle.) Ann. de méd. et chirurg. infant. 17, S. 17—28. 1, 399.

Orthner, Franz, Verwendung des Heißluftapparates bei der Nachbehandlung Operierter. Wien. klin. Wochenschr. Jg. 26, Nr. 49, S. 2040. 4, 383.

Percy, J. F., A method of applying heat both to inhibit and destroy inoperable carcinoma of the uterus and vagina. (Eine Hitzeapplikationsmethode zur Hemmung und Zerstörung des inoperablen Krebses des Uterus und der Vagina.) Surg., gynecol. a. obstetr. Bd. 17, Nr. 3, S. 371—376. 3, 221.

Pesnel, La phlébite et les maladies de la femme à Bagnoles-de-l'Orne. (Phlebitis und Frauenleiden in Bagnoles-de-l'Orne). Thèse. Paris. 3, 519.

Pototzky, Carl, Entgegnung auf den Artikel von: Determann, H., Zur Hydrotherapie der nervösen Schlaflosigkeit. Zeitschr. f. physikal. u. diätet. Therap. 17, S. 88. 1, 254.

Prudnikoff, J. W., Zur Frage der künstlichen Sterilisation der Frauen mittels Elektrokoagulation. Diss., ref. in Med. Rundschau Jg. 40, H. 9, S. 800—861. (Russisch.) 2, 245.

Prudnikow, I. W., Materialien zur Frage der künstlichen Sterilisierung der Frau mit Hilfe der Elektrokoagulation. Inaug.-Diss. St. Petersburg. 122 S. (Russisch.) 3, 153.

Riss, R., De l'emploi des compresses chauffantes électriques en gynécologie et en chirurgie abdominale. (Über den Gebrauch der elektrischen Kompressen in der Gynaekologie und abdominalen Chirurgie.) Rev. mens. de gynécol., d'obstétr. et de pédiatr. Jg. 8, Nr. 7, S. 433—439; Gaz. de gynécol. Bd. 28, Nr. 655, S. 289—295; u. Ann. de chirurg et d'orthop. Bd. 26, Nr. 11, S. 335—341. 2, 734; 3, 325; 4, 524

Rothschuh, E., Über die Einwirkung der Thermalduschemassage auf die einzelnen Urinbestandteile. Med. Klinik Jg. 9, Nr. 32, S. 1290—1293. 2, 734.

Roziés, L'air chaud en thérapeutique. Ses applications en médecine et en chirurgie. (Heißluftbehandlung in Medizin und Chirurgie.) Thèse de Montpellier. Nr. 65. 100 S. 5, 8.

Roziès, Henry, Douches d'air chaud. (Über Heißluftdusche.) Progr. méd. Jg. 14, Nr. 47bis, S. 620—623. 4, 223.

Roziès, Henry, De l'instrumentation en aérothermothérapie. (Über Heißluftapparate.) Gaz. des hôp. Jg. 86, Nr. 138, S. 2189—2192. 4, 383.

Rusoakova-Swowitsch, A. A., Schlamm- und Mineralbäder während der Menstruation. Zeitschr. f. Geburtsh. u. Gynaekol. Bd. 28, H. 5—6, S. 783—797. (Russisch.) 2, 309.

Schmerz, Hermann, Improvisierte Heißluftapparate. Münch. med. Wochenschr. Jg. 60, Nr. 39, S. 2169—2172. 3, 518.

Schmincke, R., Vergleichende Untersuchungen über die Beeinflussung der Körpertemperatur durch Wasser-, Kohlensäure- und Moorbäder. Med. Klin. Jg. 9, Nr. 27, S. 1080—1081. 2, 367.

Schnee, Adf., Kompendium der Hochfrequenz in ihren verschiedenen Anwendungsformen einschließlich der Diathermie. Leipzig: Otto Nemnich. M. 10.—. 3, 519.

Scholz, Ergebnisse und Fortschritte auf dem Gebiete der Physiotherapie. Dtsch. militärärztl. Zeitschrift Jg. 42, H. 11, S. 417—427. 2, 196.

Seeliger, F., Die Fulguration und ihre Erfolge bei der Behandlung des Krebses. Dissertation: Leipzig. 4, 318.

Stein, Albert E., Die Verwendung der Diathermie bei chirurgischen Erkrankungen. Zeitschr. f. ärztl. Fortbildg. Jg. 10, Nr. 16, S. 486—491. 3, 266.

Strasser, Alois, Die wissenschaftlichen Grundlagen der Hydrotherapie. Med. Klin. Jg. 9, Nr. 26, S. 1027—1031. 2, 367.

Vinaj, G. S., Sulla termopenetrazione. (Über Thermopenetration.) Gaz. med. lombarda Jg. 72, Nr. 23, S. 177—180. 2, 581.

Weber, Fr., Über die Fortschritte der Krebsbehandlung. Petersburg. med. Zeitschr. Jg. 38, Nr. 10, S. 112—117. 2, 373.

Weil, E. Albert, La physiothérapie en 1913. (Die Physiotherapie im Jahre 1913.) Paris méd., S. 101—110. 1, 57.

Winternitz, Wilhelm, Die Hydrotherapie auf physiologischer und klinischer Grundlage. Vorträge für praktische Ärzte und Studierende. Faks.-Abdr. d. 1. Aufl. vom Jahre 1877. Wien u. Leipzig: Heller. 1912. X, 492 S. M. 20.—. 2, 423.

Winternitz, Wilhelm, Über den Unterricht in den physikalischen Heilmethoden an den Universitäten. Wien. med. Wochenschr. 63, Nr. 39, S. 2561—2562. 3, 216.

Worthington, Diathermie (Nagelschmidt) und Elektrokoagulation (Doyen). Allg
Wien. med. Zeit. Jg. 58, Nr. 34, S. 375—377. 3, 48.
Zeynek, von, Die wissenschaftlichen Grundlagen der Thermopenetration odei
Diathermie. Strahlentherapie Bd. 3, H. 1, S. 200—209. 3, 265.
Zimmern, A., La diathermie. (Die Diathermie.) Presse méd. Jg. 21, Nr. 85, S. 84£
bis 848. 3, 643.

Medikamentöse, Chemo- und Organotherapie.

Abels, A., Arzneimittel zur Erregung des Geschlechtstriebes. I. Canthariden. Arch. f.
Kriminalanthropologie 50, S. 201—230. 1, 126.
Abraham, Otto, Zur Xerasebehandlung des weiblichen Fluors. Berl. klin. Wochen-
schr. Jg. 50, Nr. 23, S. 1065—1067. 2, 205.
Albrecht, Henry F., Pituitrin therapy. (Pituitrintherapie.) Albany med. ann. Bd. 34,
Nr. 12, S. 707—719. 4, 298.
Alcober, Tomás, Pituitrin als geburtförderndes Mittel. Crón. méd. Valencia 25,
S. 29—32. (Spanisch.) 1, 481.
Alden, B. F., Experiences with phylacogens in surgical infections. (Erfahrungen mit
Phylacogen bei chirurgischen Infektionen.) Therapeut. gaz. Bd. 37, Nr. 12, S. 847
bis 856. 4, 383.
Anscherlik, Hugo, Erfahrungen mit Noviform im allgemeinen mit besonderer Er-
wähnung der erfolgreichen Anwendung von Noviformgaze und -dochten in der
Bauchchirurgie. Wien. med. Wochenschr. Jg. 63, Nr. 51, S. 3212. 4, 437.
Antecki, St., i Z. Zakrzewski, Das Pituitrin und dessen Anwendung in der Ge-
burtshilfe. Przeglad chirurgiczny i ginekologiczny 7, H. 2. 1912. (Polnisch.)
1, 378.
Aravandinos, A. J., Beobachtungen in der Athèner Univ.-Poliklinik für innere
und Nervenkrankheiten. U. a. die Erfolge mit Salvarsan. Grèce med. Jg. 1913,
Nr. 13/14, S. 199—200. (Griechisch.) 3, 575.
Arends, G., Neue Arzneimittel und pharmazeutische Spezialitäten einschließlich der
neuen Drogen, Organ- und Serumpräparate, mit zahlreichen Vorschriften zu Ersatz-
mitteln und einer Erklärung der gebräuchlichsten medizinischen Kunstausdrücke.
4. verm. u. verb. Aufl. neubearb. von A. Rathje. Berlin: Springer. XI, 672 S.
M. 6.—. 2, 581.
Armand-Delille, P. F., Le traitement martial de l'anémie post-hémorragique
du nouveau-né et le rôle eutrophique du fer chez certains nourrissons. (Die Behandlung der posthämorrhagischen Anämie mit Eisen und der gewichtsvermehrende
Einfluß des Eisens bei einigen Säuglingen.) Rev. mens. de gynécol. d'obstétr. et de
pédiatr. 8, S. 104—105. 2,463.
Arrivat, M., et H. Roziès, L'huile camphrée à hautes doses en thérapeutique. (Die
therapeutische Verwendung des Campheröles in hohen Dosen.) Gaz. des hôp. Jg. 86,
Nr. 66 S. 1080—1082. 3, 100.
Athanasesco, N., Quelques bons résultats obtenus par l'emploi de la pâte bismuthée
dans le traitement des trajets fistuleux suppurés. (Einige gute Resultate bei der Verwendung der Wismutpaste in der Behandlung eitriger fistulöser Gänge.) Journal
de chirurg. de Bucarest Jg. 1, Nr. 2/3, S. 102—114. 4, 298.
Bab, Hans, Organotherapeutische Erfahrungen und Anwendung von Aphrodisiaca in der Gynaekologie. Klin.-therapeut. Wochenschr. Jg. 20, Nr. 51, S. 1569
bis 1572. 4, 225.
Bachem, C., Ein haltbarer Ersatz der Jodtinktur in fester Form. Münch. med. Wochenschr. Jg. 60, Nr. 47, S. 2626. 4, 225.
Bail, Oskar, Über Serotherapie und ihre Grundlagen. (Vollvers. d. Zentralver. dtsch.
Ärzte in Böhmen, Brünn, 19. X. 1913.) Prag. med. Wochenschr. Jg. 38, Nr. 47,
S. 648—650. 3, 613.
Barth, O., Ein Beitrag zur Wirkung der Opiumalkaloide unter besonderer Berück-
sichtigung des Pantopons. Dissertation: Tübingen. 4, 9.
Basset, Richard, Klinische Erfahrungen mit Pituglandol. Med. Klin. 9, S. 457—461.
1, 481.
Basso, G. L., Sull'uso dell'estratto di ghiandola pituitaria in ostetricia ed in gineco-
logia. (Über die Anwendung der Hypophysenextrakte in der Geburtshilfe und in
der Gynaekologie.) Ann. di ostetr. e ginecol. Jg. 35, Bd. 1, Nr. 6, S. 537—632.
2, 600.
Baudet, Pierre, De l'emploi de l'huile camphrée en chirurgie. (Anwendung des
Campheröles in der Chirurgie.) Prov. méd. 26, S. 1—2. 1, 421.
Baudouin, A., Sur la recherche du principe actif de l'hypophyse. (Untersuchungen

über das aktive Prinzip der Hypophysis.) Cpt. rend. hebdom. des séanc. de la soc. de biol. Bd. 74, Nr. 20, S. 1138—1140. **2, 309.**

Bauereisen, A., Über die postoperative Infektion der weiblichen Harnorgane. Med. Klinik Jg. **9,** Nr. 22, S. 863—866. **2, 201.**

Beck, Über Eisensajodin. Fortschr. d. Med. Jg. **31,** Nr. 24, S 660—664. **2, 278.**

Beco, Lucien, et L. L. Plumier, Recherches expérimentales sur les actions physiologiques cardio-vasculaire et diurétique de l'extrait du lobe postérieur de l'hypophyse (pituitrine) chez le chien. (Experimentelle Untersuchungen über die Wirkung des Extraktes des Hinterlappens der Hypophyse [Pituitrin] auf den Herz-Gefäßapparat und auf die Diurese.) Bull. de l'acad. roy. de méd. de Belg. Ser. 4, Bd. **27,** Nr. 5, S. 369—404. **3, 100.**

Bennecke, H., Klinische Beobachtungen über „Isticin", ein neues Abführmittel. Münch. med. Wochenschr. Jg. **60,** Nr. 50, S. 2789—2790. **4, 225.**

Beretta, Giovanni, La ricerca chimica nell'avvelenamento per segele cornuta. (Chemische Untersuchung auf Secalevergiftung.) Giornale internaz. delle scienze med. **35,** S. 105—109. **1, 218.**

Berger, Hermann, Das Magnesiumsulfat in der Therapie des Tetanus. Berl. klin. Wochenschr. Jg. **50,** Nr. 44, S. 2047—2050. **3, 424.**

Bernoulli, E., Neuere Arbeiten über die Wirkung der wichtigsten Opiumalkaloide und ihrer Kombinationen. Korrespondenzbl. f. Schweiz. Ärzte Jg. **43,** Nr. 29, S. 903—911. Übersichtsreferat. **2, 424.**

Beveridge, J. W., A preliminary report on the importance of glandular extracts. (Vorläufiger Bericht über die Wichtigkeit glandulärer Extrakte.) Med. times Bd. **41,** Nr. 11, S. 330. **3, 575.**

Bircher, E., Leukofermantin statt Campheröl in der Behandlung peritonealer Affektionen. Zentralbl. f. Chirurg. Jg. **40,** Nr. 43, S. 1657—1659. **4, 247.**

Blum, Richard, Tryenpuderbehandlung in der Gynaekologie. Dtsch. med. Wochenschr. Jg. **39,** Nr. 30, S. 1466—1467. **2, 688.**

Blumenthal, Ferdinand, Der gegenwärtige Stand der Behandlung der bösartigen Geschwülste. 1. Chemotherapie. Berl. klin. Wochenschr. Jg. **50,** Nr. 42, S. 1942 bis 1945 u. Nr. 43, S. 1993—1995. **4, 13.**

Blumenthal, Ferdinand, Die Bekämpfung der bakteriellen Infektionen im Organismus durch Chemikalien. Journal of state med. **21,** S. 119—121. **1, 252.**

Böhme, A., Opsonine und Vaccinationstherapie. Ergebn. d. inn. Med. u. Kinderheilk. Bd. **12,** S. 1—142 (Berlin: Springer). **4, 375.**

Bohm, Guido, Hegonon in der Gonorrhöebehandlung. Münch. med. Wochenschr. Jg. **60,** Nr. 50, S. 2787—2788. **4, 71.**

Boltenstern, O. von, Über Pantopon. Würzburg. Abhandl. a. d. Ges.-Geb. d. prakt. Med. **13,** S. 93—142. **1, 364.**

Bondioli, A., L'opoterapia ipofisaria in ostetricia. (Die Organotherapie durch Hypophysenpräparate in der Geburtshilfe.) Arte ostetr. Jg. **27,** Nr. 9, S. 129—136. **2, 401.**

Bonnet-Laborderie, A., et H. Fourdinier, A propos de l'emploi comme ocy. tocique de l'extrait hypophysaire (pituitrine). (Über die Anwendung des Hypophysenextraktes [Pituitrin] als Wehenmittel.) Journal des sag.-femmes Jg. **41,** Nr. 19, S. 337—339. **3, 376.**

Borde, Administration de la morphine à une nourrice sans aucun inconvénient pour le nourrisson. (Anwendung des Morphium bei einer stillenden Mutter ohne Schaden für den Säugling). (Soc. de méd. et de chirurg., séance 7. II. 1913. Bordeaux.) Gaz. hebdom. des sciences méd. de Bordeaux Jg. **34,** Nr. 19, S. 225—226. **2, 267.**

Bosse, Hugo, Die Vorzüge des Pituglandols für die Geburtshilfe des Praktikers. Dtsch. med. Wochenschr. Jg. **39,** Nr. 36, S. 1731—1732. **3, 81.**

Bräutigam, Erfahrungen mit Valamin, einem neuen Beruhigungs- und Einschläferungsmittel. Dtsch. med. Wochenschr. Jg. **39,** Nr. 47, S. 2302—2303. **3, 613.**

Brodfeld, Eugen, Nachbehandlung der Gonorrhöe mit Balsamicis insbesonders Gonaromat. Reichs-Med. Anz. Jg. **38,** Nr. 18, S. 550—551. **2, 743.**

Brömel, Über Secalysatum (Bürger). Dtsch. med. Wochenschr. Jg. **39,** Nr. 33, S. 1598—1599. **2, 737.**

Brouardel, Phélip et R. Giroux, Un cas de phlébite prolongée traitée par l'électrargol en injection intra-veineuse. (Ein mit intravenöser Injektion von Elektrargol behandelter Fall von lange dauernder Phlebitis.) Progrès méd. Jg. **44,** Nr. 37. S. 482—483. **4, 231,**

Broughton-Alcock, et A. Tzanck, Un cas de réaction locale précoce au cours de vaccination antigonococcique. (Ein Fall von frühzeitiger lokaler Reaktion nach antigonorrhoischer Vaccination.) Cpt. renc. hebdom. des séanc. de la soc. de biol. Bd. **75,** Nr. 26, S. 54—55. **2, 535.**

Bruck, Zur Wirkung des Phenakodins bei Kopfschmerzen und Migräne. Klin.-therapeut. Wochenschr. Jg. 20, Nr. 39, S. 1182—1186. **3**, 254.

Buchtala, Hans, und Rudolf Matzenauer, Merlusan (Tyrosin-Quecksilber) in der Syphilis- und Gonorrhöetherapie. Wien. med. Wochenschr. Jg. 63, Nr. 39, S. 2504—2510. **3**, 214.

Burmeister, R., Bolus alba. Zentralbl. f. Chirurg. Jg. 40, Nr. 29, S. 1141. **2.** 680.

Burnham, A. C., Hexamethylenamine in surgery. (Hexamethylentetramin [Urotropin] in der Chirurgie.) Med. record Bd. 84, Nr. 1, S. 15—18. **2,** 737.

Camphausen, Ferrocarnin, ein nährendes Eisenpräparat. Fortschr. d. Med. Jg. 31, Nr. 40, S. 1109—1112. **3,** 214.

Carnot, Thérapeutique pratique des syndromes hémorragiques. (Die Therapie hämorrhagischer Zustände.) Gaz. de gynécol. 28, S. 1—8. **1,** 55.

Cerecedo, M., Beitrag zur Kontraindikation des Pituitrins. Siglo méd. Jg. 60, Nr. 3117, S. 564—566. (Spanisch.) **4,** 190.

Cerrano, E., L'estratto ipofisario nell'esercizio ostetrico del medico pratico. (Das Hypophysenextrakt in der geburtshilflichen Praxis des praktischen Ärztes.) Gaz. degli osp. e delle clin. Jg. 34, Nr. 62, S. 648—650. **2,** 228.

Chidichimo, Francesco, Dell'uso degli estratti ipofisari in ostetricia e ricerche sperimentali sull'azione del „Pituglandol" sui muscoli lisci con speciale riguardo all'utero. (Anwendung der Hypophysenextrakte in der Geburtshilfe und Experimentelles über die Wirkung des Pituglandols auf die glatte Muskulatur, insbesondere auf den Uterus.) Arch ital. di ginecol. Jg. 16, Nr. 6, S. 137—149. **2,** 500.

Compañ, V., Beitrag zur Behandlung der gonorrhoischen Gelenks- und Sehnen-Schleimbeutelentzündungen mit Antimeningokokkenserum. Rev. d. med. y cirurg. 27, S. 10—14. (Spanisch.) **1,** 191.

Crawford, Albert C., and James P. Crawford, The cock's-comb test for the activity of ergot preparations. (Die Hahnenkammprobe als Zeichen der Wirksamkeit von Mutterkornpräparaten.) Journal of the Americ. med. assoc. Bd. 61, Nr. 1, S. 19—23. **2,** 679.

Credé-Hörder, Carl, Zur Therapie der atonischen Nachblutungen. Med. Ref. Jg. 21, Nr. 11, S. 213—215. **2,** 403.

Croci, Cesare, Sull'impiego degli estratti ipofisari in ostetricia. (Über die Wirkung von Hypophysenextrakten in der Geburtshilfe.) Ginecologia 9, S. 521—529. 1, 293.

Daels, Franz, Über die Wirkung des Elektrargols Clin. Zentralbl. f. Gynaekol. 37, S. 329—334. **1,** 538.

Dalché, Paul, Dysménorrée et opothérapie. (Dysmenorrhöe und Opotherapie.) Rev. mens. de gynecol., d'obstétr et de pédiatr. Jg. 8, Nr. 11, S. 641—656. **5,** 1.

Delcourt, A., Utilisation de la pituitrine en phases d'accouchement. (Anwendung des Pituitrin in der Geburtshilfe.) Scalpel et Liège méd. Jg. 66, Nr. 19, S. 303—307. **3,** 601.

Delmas, P, Une série d'insuccès de la médication hypophysaire. (Eine Reihe von Fällen mit Versagen der Hypophysenwirkung.) Bull. de la soc. d'obstétr. et de gynécol. de Paris Jg. 2, Nr. 4, S. 374—378 u. Rev. prat. d'obstétr. et de gynécol. Jg. 21, Nr. 9, S. 269—272. **3,** 326, 267.

Delmas, Paul, Du tamponnement à l'essence de térébenthine pure dans l'endométrite puerpérale. (Tamponade mit unverdünntem Terpentinöl bei puerperaler Endometritis.) Bull. de lo soc. d'obstétr. et de gynécol. de Paris Jg. 2, Nr. 3, S. 278—281. **3,** 346.

Deutsch, Alfred, Pituitrin als Wehenmittel. Wien. med. Wochenschr. Jg. 63, Nr. 22, S. 1367—1369. **2,** 228.

Dietsch, Carl, Zur funktionellen Nierendiagnostik mittels Phenolsulfophthalein. Zeitschr. f. exp. Pathol. u. Therap. Bd. 14, H. 3, S. 512—526. **4,** 269.

Dittler, Rudolf, und Richard Mohr, Neue Untersuchungen über das Hormonal. Mitteilg. a. d. Grenzgeb. d. Med. u. Chirurg. 25, S. 902—915. **1,** 315.

Dogasso, Pa., L'elettrargolo nella cura delle perimetro-salpingiti acute. (Elektrargol bei der Behandlung der akuten Perimetritis und Salpingitis.) Turin. **4,** 143.

Dold, H., und Sagio Ogata, Weitere Beiträge zur Kenntnis der wässerigen Organextraktgifte. Zeitschr. f. Immunitätsforsch., Orig. 16, S. 475—490. **1,** 404.

Drews, H., Über die Anwendung des Narkophin in der Geburtshilfe. Zentralbl. f. Gynaekol. Jg. 37, Nr. 20, S. 717—718. **2,** 86.

Dührssen, Über synthetisches Hydrastinin. hydrochloricum. Berl. klin. Wochenschr. 50, S. 64—65. **1,** 29.

Duncan, Charles H., Autotherapy in purulent infections and the technic of its application. (Autotherapie bei eitrigen Infektionen und ihre Technik.) Americ. practitioner Bd. 47, Nr. 9, S. 461—472. **3,** 358.

Ebeler, F., Zur Bekämpfung der Retentio urinae durch Pituitrin. Zeitschr. f. gynaekol. Urol. Bd. 4, H. 2, S. 55—62. 1, 554.

Ehrl, Fritz, Valerianadialysat Golaz. Med. Klin. 9, S. 415—416. 1, 364.

Ellingwood, Finley, Some uses of gelsemium. (Über einige Verwendungsmöglichkeiten von Gelsemium.) Prescriber Bd. 7, Nr. 85, S. 275—277. 3, 613.

Enriquez, Ed., et R. A. Gutmann, Sur les injections intra-veineuses de solution sucrées hypertoniques an cours des états toxi-infectieux. Action sur la diurèse et sur l'état général. (Über intravenöse Injektion hypertonischer Zuckerlösungen im Verlauf toxisch-infektiöser Zustände. Wirkung auf Diurese und Allgemeinzustand.) Cpt. rend. hebdom. des séanc. de la soc. de biol. 74, S. 73—75. 1, 125.

Erdélyi, Paul, Über die Ausscheidung der stickstoffhaltigen Stoffwechselprodukte bei Nephritis und über die intravenöse Anwendung der Diuretica. Dtsch. Arch. f. klin. Med. 109, S. 209—222. 1, 154.

Espeut, Germanus, Uterusruptur nach Pituglandol. Münch. med. Wochenschr. Jg. 60, Nr. 32, S. 1774. 2, 711.

Evler, Zur Wirkung des Tryens. Therap. Monatsh. Jg. 27, H. 9, S. 648—652. 3, 424.

Ewald, C. A., Über Arsentriferrol. Med. Klinik 9, S. 94—96. 1, 218.

Fekete, Alexander, Zur Wirkung der intrauterinen Argentamin-Injektionen bei den gonorrhoischen Erkrankungen der Adnexe. Gynaekologia 1913, Nr. 2, S. 142. (Ungarisch.) 4, 17.

Ferguson, John, Medical aspects of septic peritonitis. (Medizinische Betrachtungen über septische Peritonitis.) Canad. practit. a. rev. Bd. 38, Nr. 2, S. 69—77. 2, 387.

Fischer, Ein schwerer Anfall cerebraler Erkrankung nach Arthigoninjektionen Dermatol. Wochenschr. Bd. 57, Nr. 29, S. 858—859. 2, 617.

Foges, Arthur, Pituitrinanwendung in der Geburtshilfe. Arch. f. Gynaekol. Bd. 99, H. 3, S. 455—462. 3, 179.

Franke, Felix, Die Belladonna (Atropin) in der Behandlung der Fettleibigkeit. Med. Klin. Jg. 9, Nr. 25, S. 995. 2, 679.

Fries, Behandlung der Amenorrhöe. (Med. Ver. Greifswald, 25. I. 1913.) Deutsche med. Wochenschr. 39, S. 675. 1, 547.

Fröhlich, A., und E. P. Pick, Zur Kenntnis der Wirkungen der Hypophysenpräparate. Mitteilg. 1. Wirkung auf Lunge und Atmung. Arch. f. exp. Pathol. u. Pharmakol. Bd. 74, H. 1/2, S. 92—106. 4, 224.

Fröhlich, A., und E. P. Pick, Zur Kenntnis der Wirkungen der Hypophysenpräparate. Mitteilg. 2. Wirkung auf die Blutgefäße des Frosches. Arch. f. exp. Pathol. u. Pharmakol. Bd. 74, H. 1/2, S. 107—113. 4, 224.

Fröhlich, A., und E. P. Pick, Zur Kenntnis der Wirkungen der Hypophysenpräparate. Mitteilg. 3. Beeinflussung der Ergotoxinwirkung durch Hypophysin. Arch. f. exp. Pathol. u. Pharmakol. Bd. 74, H. 1/2, S. 114—118. 4, 224.

Fuchs, Arnold, Erfahrungen mit Pituglandol in der geburtshilflichen Praxis. Zeitschr. f. Geburtsh. u. Gynaekol. Bd. 73, H. 2, S. 517—527. 2, 325.

Fühner, Hermann, Über die isolierten wirksamen Substanzen der Hypophyse. Dtsch. med. Wochenschr. 39, S. 491—493. 1, 364.

Fühner, Hermann, Pharmakologische Untersuchungen über die wirksamen Bestandteile der Hypophyse. Zeitschr. f. d. ges. exp. Med. Bd. 1, H. 5, S. 397—443.

Furth, Julius, Zur Behandlung gonorrhoischer Komplikationen speziell der Epididymitis gonorrhoica, mit Elektrargol. Dermatol. Wochenschr. Bd. 56, Nr. 25, S. 689 bis 693. 2, 535.

Gall, Piero, Pituglandol in der Behandlung der Placenta praevia. Zentralbl. f. Gynaekol. 37, S. 334—337. 1, 343.

Gaugain, De l'emploi de l'iode en gynécologie. (Jodanwendung in der Gynaekologie.) Journal des sages-femmes Jg. 41, Nr. 24, S. 379—380. 4, 189.

Gehring, F., Meine Erfahrungen mit Arsentriferrin. Fortschr. d. Med. Jg. 31, Nr. 31. S. 847—853. 2, 736.

Geissler, Über den Wert des Gonosans bei der Behandlung des Harnröhrentrippers. Reichs-Med.-Anz. 38, S. 35—38. 1, 64.

Girol, D. Sebastian Recasens, L'homoorganothérapie dans le traitement de quelques gynécopathies. (Die Homoorganotherapie bei der Behandlung einiger Genitalerkrankungen.) Semaine gynécol. Jg. 18, Nr. 34, S. 269—272 u. Arch. mens. d'obstetr. et de gynécol. Jg. 2, Nr. 10, S. 170—178. 3, 214, 610.

Gisel, Alfred, Die Styptica mit besonderer Berücksichtigung des Erystypticum „Roche". Dtsch. med. Wochenschr. Jg. 39, Nr. 22, S. 1046—1047. 2, 152.

Gousew, Pituitary extract in obstetrics. (Hypophysenextrakt in der Geburtshilfe.) Med. Press u. Circ. Bd. 146, S. 149. 1, 595.

Gregor, Adalbert, Klinische und experimentelle Grundlagen der Schlafmittel-
    therapie. Therapeut. Monatsh. Jg. 27, H. 8, S. 549—561.   2, 81.
Grumann, Zur Kasuistik der Pituitrinwirkung. Münch. med. Wochenschr. Jg. 60,
    Nr. 26, S. 1436—1437.   2, 500.
Güsbeck und Orth, Experimenteller Beitrag zur Hormonaltherapie. 24. Kongr. d.
    dtsch. Ges. f. Chirurg., Berlin, 26.—29. III. 1913.   2, 152.
Guggenheim, M., Beitrag zur Kenntnis der Wirkung von Hypophysenextrakten
    (Pituglandol). Med. Klinik Jg. 9, Nr. 19, S. 755—756.   2, 132.
Gunn, James A., The antagonism between adrenine and chloroform, chloral, etc.
    on the heart; and the induction of rhythmic contractions in the quiescent heart by
    adrenine. (Über den Antagonismus zwischen Adrenalin und Chloroform, Chloral
    usw. in ihrer Herzwirkung; zugleich eine Untersuchung über die Hervorrufung
    rhythmischer Kontraktionen am ruhenden Herzen durch Adrenalin.) Quart.
    journal of exp. physiol. Bd. 7, Nr. 1, S. 75—85.   3, 576.
Haedicke, Georg, Interne Antigonorrhoica und Kavakavin. Allg. med. Zentral-
    Zeit. Jg. 82, Nr. 16, S. 190—192 u. Nr. 17, S. 202—203.   2, 39.
Hahl, Carl, Der Einfluß des Pituitrins auf den Blutdruck nach Blutungen. Finska
    Läkaresällsk. Handl., Bd. 55, H. 8, S. 218—225. (Schwedisch.)   2, 648.
Hahn, Gustav, Beitrag zur Atophantherapie unter Berücksichtigung der kom-
    binierten Arzneiwirkung. Prag. med. Wochenschr. Jg. 38, Nr. 26, S. 367.   2, 713.
Hammer, F., Ein neues Wundpulver. Münch. med. Wochenschr. Jg. 60, Nr. 21,
    S. 1150.   2, 278.
Hanasiewicz, Oskar, Die Wundbehandlung mit Mastisol und die mechanische
    Asepsis nach v. Oettingen. Wien. med. Wochenschr. Jg. 63, Nr. 35, S. 2150—2154.
                                                                                 4, 226.
Hanzlik, Paul J., The mechanism of the action of hexamethylenamin. (Der Mecha-
    nismus bei der Wirkung des Hexamethylenamins.) Cleveland med. journal Bd. 12,
    Nr. 12, S. 837—850.   4, 297.
Hanzlik, Paul J., and R. J. Collins, Hexamethylenamin. The liberation of formal-
    dehyd and the antiseptic efficiency under different chemical and biological con-
    ditions. (Hexamethylenamin. Das Freiwerden des Formaldehyds und die anti-
    septische Wirkung unter verschiedenen chemischen und biologischen Bedingungen.)
    Arch. of internal med. Bd. 12, Nr. 5, S. 578—612.   4, 225.
Harrison, F. C., On the use of pituitary extract in obstetrics. (Über die Anwendung
    des Pitruitrins in der Geburtshilfe.) Arch. of internal med. Bd. 12, Nr. 3, S. 323.
    bis 330.   3, 293.
Harrower, Henry R., The therapeutics of the pituitary hormones. (Die therapeutische
    Verwendung der Hormone der Glandula pituitaria.) Med. council Bd. 18, Nr. 11.
    S. 422—425.   3, 613.
Hartung, Egon, Über Arsen-Triferrol. Klin.-therap. Wochenschr. 20, S. 54—56. 1, 29.
Haultain, F. W. N., Notes on some cases of eclampsia treated by veratrone. (Be-
    richt einiger Fälle von Eklampsie behandelt mit Veratrone.) Edinburgh med.
    journal Bd. 11, Nr. 4, S. 313—316.   3, 345
Heaney, N. Sproat, A contribution to the study of pituitrin. (Beitrag zur Lehre
    vom Pituitrin.) Transact of the Americ. gynecol. soc. Bd. 38, S. 577—589 u. Surg.,
    gynecol. a. obstetr. Bd. 17, Nr. 1, S. 103—109.   4, 693; 3, 50.
Hedén, K., Über die Behandlung gonorrhoischer Arthritis mit Gonargin. Allm.
    Svenska Läkartidn. Bd. 10, H. 29, S. 781—786. (Schwedisch.)   3, 6.
Herrligkoffer, C., und J. Lipp, Neuere klinische Erfahrungen über die Wirksam-
    keit der Dürkheimer Maxquelle. Münch. med. Wochenschr. Jg. 60, Nr. 35, S. 1932
    bis 1933.   2, 736.
Herz, Emanuel, Zur ungleichmäßigen Wirkung der Hypophysenextrakte. Wien.
    med. Wochenschr. Jg. 63, Nr. 34, S. 2100—2102.   3, 406.
Herz, Emanuel, Hypophysenextrakte bei Placenta praevia. Zentralbl. f. Gynaekol.
    Jg. 37, Nr. 41, S. 1536—1539.   3, 378.
Herzberg, Erfahrungen mit Aponal bei chirurgischen Fällen. Fortschr. d. Med. Jg. 13,
    Nr. 16, S. 427—431.   1, 668.
Hesse, Friedrich Adolf, Klinisches über das Hormonal. Therapeut. Monatsh. Jg. 27,
    H. 10, S. 698—706.   3, 576.
Hill, Charles A., Report on the use of pituitary extract (pituitrin) in surgical shock.
    (Bericht über die Anwendung von Hypophysenextrakt, Pituitrin, bei chirurgischem
    Shock.) Boston. med. a. surg. journal Bd. 168, Nr. 20, S. 720—722.   2, 428.
Himmelheber, Über die Ausräumung von Placentarresten. (Bemerkungen zu dem
    Aufsatz: Beitrag zur Wirkung des Digalens.) Med. Klin. 9, S. 294.   1, 236.

Hinman, Frank, An experimental study of the antiseptic value in the urine of the internal use of hexamethylenamin. (Eine experimentelle Studie über den antiseptischen Wert im Urin nach internem Gebrauch von Hexamethylenamin [Urotropin].) Journal of the Americ. med. assoc. Bd. **61,** Nr. 18, S. 1601—1605.   **4,** 269.

Hirsch, Josef, Über die Behandlung von Störungen der inneren Sekretion der Ovarien mit Glanduovin (Extractum ovariale). Berl. klin. Wochenschr. Jg. **50,** Nr. 39, S. 1819—1820.   **3,** 331.

Hirschberg, A., Das Thigenol in der gynaekologischen Therapie. Berl. klin. Wochenschr. **50,** S. 597—598.   **1,** 459.

Hirschfeld, Die Behandlung des Fluor albus mit Levurinose. Klin.-therapeut. Wochenschr. Jg. **20,** Nr. 48, S. 1482—1484.   **3,** 686.

Hirschfeld, J., Über die Anwendung der Fermentintabletten in der Gynaekologie. Fortschr. d. Med. Jg. **31,** Nr. 22, S. 606—610.   **2,** 205.

Hite, G. M., Important remedies in gestation and parturition. (Wichtige Heilmittel in der Schwangerschaft und im Wochenbett.) Nation. eclect. med. assoc. quart. Bd. **4,** Nr. 4, S. 348.   **2,** 452.

Höfling, Hans, Die moderne Trockenbehandlung des Fluor albus mittels Tyren in kritischer Beleuchtung. Allg. med. Zentralzeit. Jg. **82,** Nr. 18, S. 214—215. **2,** 94.

Hofstätter, R., Über Mißerfolge und Schädigungen durch die Hypophysen-Medikation. Monatsschr. f. Geburtsh. u. Gynaekol. Bd. **38,** Erg.-H., S. 142—186.   **2,** 600.

Holländer, E., Pituitrin in der Geburtshilfe. Gyógyászat. Bd. **53,** Nr. 14, S. 239—241. (Ungarisch.)   **2,** 181.

Hoskins, R. G., and Clayton McPeek, Is the pressor effect pituitrin due to adrenal stimulation. (Ist die pressorische Wirkung des Pituitrins durch Nebennierenreizung bedingt?) Americ. journal of physiol. Bd. **32,** Nr. 5, S. 241—244.   **3,** 266.

Hoskins, R. G., and John W. Means, The relation of vascular conditions to pituitrin diuresis. (Über die Beziehung der Zirkulationsbedingungen zur Pituitrindiurese.) Journal of pharmacol. a. exp. therapeut. Bd. **4,** Nr. 5, S. 435—441.   **2,** 278.

Houssay, B. A., Wirkung des aktiven Prinzips der Hypophysenextrakte auf Motilität und Sekretion des Magens. Semana méd. Jg. **1913,** Nr. 46. (Spanisch.)   **4,** 384.

Houssay, B. A., und Berutti, Hypophyse als darmanregendes Mittel. Rev. de la soc. méd. Argentina Bd. **21,** Nr. 119, S. 245—261. (Spanisch).   **3,** 676.

Houssay, B. A., L. Giusti und C. Maag, Wirkung der Hypophysenextrakte und ihres aktiven Prinzips auf die Milchsekretion. Rev. Soc. méd. Argentina. Bd. **21,** Nr. 120, S. 365—385. (Spanisch.)   **3,** 710.

Huët, G. J., Einfluß von Malztropon auf die Milchsekretion. Ned. tijdschr. v. geneesk. Nr. 18, S. 1267. (Holländisch.)   **1,** 796.

Hynek, K., Theoretisches zur Wirkung der Styptica. Wien. klin. Wochenschr. Jg. **26,** Nr. 37, S. 1458—1462.   **4,** 7.

Jaeger, Franz, Versuche zur Verwendung des β-Imidazolyläthylamins in der Geburtshilfe. Zentralbl. f. Gynaekol. **37,** S. 265—269.   **1,** 232.

Jäger, Franz, Ein neuer, für die Praxis brauchbarer Secaleersatz (Tenosin). Münch. med. Wochenschr. Jg. **60,** Nr. 31, S. 1714—1715.   **2,** 736.

Jelke, R., Intraperitoneale Anwendung von Kollargol bei diffuser eitriger Peritonitis. Münch. med. Wochenschr. Jg. **60,** Nr. 33, S. 1828.   **3,** 164.

Illman, G. Morton, The therapeutic indications for antitoxins, serums and vaccines. (Die therapeutischen Indikationen für Antitoxine, Sera und Vaccine.) Internat. clin. Bd. **2,** Ser. 23, S. 1—34.   **4,** 297.

Ingraham, C. B., The treatment of puerperal infection. (Die Behandlung des Wochenbettfiebers.) Americ. journal of obstetr. a. dis. of women a. childr. Bd. **68,** Nr. 3, S. 470—478.   **3,** 346.

Jordan, Anson, Report on urinary antiseptics. (Bericht über Harnantiseptica.) British med. journal Nr. **2750,** S. 648—654.   **3,** 213.

Issekutz, B. v., Über das Gesetz Bürgis von den Arzneikombinationen. Pflügers Arch. f. d. ges. Physiol. Bd. **151,** H. 7/10, S. 456—478.   **2,** 424.

Käsbohrer, Max, Erfahrungen mit Noviform. Münch. med. Wochenschr. Jg. **60,** Nr. 44, S. 2455—2456.   **4,** 67.

Kalabin, J. S., Über die Anwendung des Phobrols in der geburtshilflichen und gynaekologischen Praxis. Zentralbl. f. Gynaekol. Jg. **37,** Nr. 44, S. 1627—1629. **3,** 470.

Kalledey, Zur Lehre von der Aetiologie und Organotherapie der Uterusblutungen. 15. Versamml. d. dtsch. Ges. f. Gynaekol. Halle a. S. 14.—17. Mai 1913 u. Gynaekol. Rundsch. Jg. **7,** H. 13, S. 473—484.   **1,** 831; **2,** 378.

Kaminskaja, L. A., Extr. fluidum Poligoni hydropiperis bei Uterusblutungen. (Vorläufige Mitteilung.) Wratschebnaja Chaz. Jg. **20,** Nr. 29, S. 116—118. (Russisch.)   **3,** 8.

Kastein, Über ein neues wirksames Hämorrhoidalmittel. Allg. med. Zentral-Zeit.
    Jg. 82, Nr. 17, S. 201—202.   1, 815.
Katz, Georg, Zur Behandlung des Ausflusses der Frau. Berl. klin. Wochenschr.
    Jg. 50, Nr. 17, S. 780—782.   1, 739.
Katz, Georg, Zur medikamentösen Behandlung der Gebärmutterblutung. Med.
    Klinik, Jg. 9, Nr. 17, S. 670—672.   1, 832.
Kausch, W., Über Kollargol. (42. Kongr. d. dtsch. Ges. f. Chirurg., 26. III. 1913.)
    Arch. f. klin. Chirurg. Bd. 102, H. 1, S. 159—181.   4, 298.
Keibel, E., Erfahrungen mit dem Erystypticum „Roche". Dtsch. med. Wochenschr.
    39, S. 269—270.   1, 125.
Kikodze, T., Klinische Beobachtungen über Pantopon. Dissertation: Bern.   4, 7.
King, C. E., and O. O. Stoland, The effect of pituitary extract upon renal activity.
    (Über die Wirkung des Hypophysenextrakts auf die Nierentätigkeit.) Americ.
    journal of physiol. Bd. 32, Nr. 7, S. 405—416.   4, 82.
Klein, Gustav, Adrenalin und Pituitrin bei Dysmenorrhöe. Monatsschr. f. Geburtsh.
    u. Gynäkol. 37, S. 169—173.   1, 132.
Klein, S. R., Morphinerscheinungen nach plötzlichem Abortus. Allg. Wien. med. Zeit.
    Jg. 58, Nr. 16, S. 176.   1, 692.
Klotz, Rudolf, Die Beeinflussung des inoperablen Uteruscarcinomes mit Strahlen-
    und intravenöser Chemotherapie. Münch. med. Wochenschr. Jg. 60, Nr. 31, S. 1704
    bis 1705.   2, 733.
Koch, C., Kritische Betrachtung zur Frage unserer modernen Wehenmittel mit be-
    sonderer Berücksichtigung des β-Imidazolyläthylamins. Zentralbl. f. Gynaekol.
    Jg. 37, Nr. 16, S. 564—570.   1, 686.
Kottmann, K., Über intravenöse Therapie. Schweiz. Rundschau f. Med. Bd. 13,
    Nr. 24, S. 985—1006.   3, 213.
Kraus, Emil, Eine Modifikation der Tamponbehandlung. Gynaekol. Rundsch. 7,
    S. 174—175.   1, 365.
Kretschmer, Herman L., The treatment of profuse kidney hemorrhage by means
    of epinephrin. (Behandlung profuser Nierenblutung durch Anwendung von Epine-
    phrin.) Journal of the Americ. med. assoc. Bd. 61, Nr. 1, S. 17—18.   3, 335.
Krosz, Über Erfahrungen mit Tenosin. Zentralbl. f. Gynaekol. Jg. 37, Nr. 43, S. 1587
    bis 1590.   3, 456.
Kurdinowsky, E. M., Grundzüge des rationellen experimentell-klinischen Studiums
    der Uterinmittel im allgemeinen und besonders der Pituitrin. Wratschebnaja Gaz.
    S. 49—51, 91—94, 134—137. (Russisch.)   1, 218.
Lebreton, A., Note sur l'emploi du vioforme en gynécologie. (Mitteilung über die An-
    wendung der Vioform in der Gynaekologie.) Journal de méd. interne Jg. 17, Nr. 14,
    S. 136.   4, 67.
Legueu, Félix, Les repaires du gonocoque chez la femme. (Die Schlupfwinkel
    des Gonococcus bei der Frau.) Sém. gynécol. Jg. 18, Nr. 16, S. 125—127. 1, 737.
Leibecke, A., Beitrag zur Sekretion des Urotropins durch Schleimhäute und seröse
    Häute. Dissertation: Göttingen.   4, 297.
Leo, H., Neue Gesichtspunkte für die therapeutische Anwendung des Camphers. Münch.
    med. Wochenschr. Jg. 60, Nr. 43, S. 2397 bis 2399.   4, 67.
Leszlényi, O., Zur internen Behandlung der Gonorrhöe mit Kawotal. Wien. med.
    Wochenschr. Jg. 63, Nr. 43, S. 2794—2796.   3, 470.
Lewin, Carl, Die Wirkung von Schwermetallen auf die bösartigen Tiergeschwülste.
    Berl. klin. Wochenschr. 50, S. 541—542.   1, 656.
Liepmann, W., Der Antifluor, ein neues Instrument zur Trockenbehandlung der
    Scheidenkatarrhe. Münch. med. Wochenschr. Jg. 60, Nr. 25, S. 1383 u. Gynaekol.
    Rundsch. Jg. 7, H. 15, S. 554—556.   2, 477, 748.
Liepmann, W., Retentio placentae und Pituglandol. Zentralbl. f. Gynaekol. Jg. 37,
    Nr. 21, S. 764—765.   2, 402.
Liertz, Rhaban, Pantopon, Pantopon-Scopolamin und Secacornin in der Landarzt-
    praxis. Med. Klin. Jg. 9, Nr. 26, S. 1041—1042.   2, 368.
Lieven, F., Zur Wirkung des Hypophysenextraktes. Zentralbl. f. Gynaekol. 37, S. 337
    bis 339.   1, 338.
Limnell, Axel R., Semina Cucurbitae maximae, ein beachtenswertes Anthelmin-
    thicum. Finska Läkaresallck. Handb. Bd. 55, H. 8, S. 232—241. (Schwed.) 3, 2.
Lindemann, Walther, und Bernhard Aschner, Über Natur und Verbreitung
    vasokonstriktorischer und wehenerregender Substanzen im Körper. (85. Natur-
    forsch. u. Ärztekongr., Wien, 1913.) Münch. med. Wochenschr. Jg. 60, Nr. 50,
    S. 2779—2782.   4, 67.

Litzenberg, Jennings C., Pituitrin in obstetrics. With report of cases and warning against its promiscuous use. (Pituitrin in der Geburtshilfe. Mit Krankenberichten und Warnung vor seiner unterschiedslosen Anwendung.) Saint Paul med. journal Bd. 15, Nr. 8, S. 399—411. **2, 710.**

Loeb, Leo, Moyer S. Fleisher, W. E. Leighton and O. Ishii, The influence of intravenous injections of various colloidal copper preparations upon tumors in mice. (Der Einfluß intravenöser Injektionen von verschiedenen kolloidalen Kupferpräparaten auf Mäusetumoren.) Interstate med. journal 20, S. 16—18. **1, 163.**

Loeb, Leo, H. N. Lyon, C. B. McClurg and W. O. Sweek, Further observations on the treatment of human cancer with intravenous injections of colloidal copper. (Weitere Beobachtungen über die Behandlung des Krebses beim Menschen mit intravenösen Injektionen von kolloidalem Kupfer.) Interstate med. journal 20, S. 9—16. **1, 163.**

Loeb, Leo, C. B. McClurg and W. O. Sweek, The treatment of human cancer with intravenous injections of colloidal copper. (Die Behandlung des menschlichen Krebses mit intravenösen Injektionen von kolloidalem Kupfer.) Americ. journal of pharmacy Bd. 85, Nr. 4, S. 190—193. **1, 706.**

Löfqvist, Reguel, Die Bedeutung des Pituitrins in der Geburtshilfe. 10. Versammlung des Nordischen chirurgischen Vereins, Kopenhagen, 31. Juli bis 2. Aug. 1913. **2, 709.**

Lörincz, B., Die Behandlung entzündlicher Adnextumoren mittels intrauteriner Einspritzungen. Gyógyászat 53, S. 40—42. (Ungarisch.) **1, 225.**

Loewy, A., Versuche über die Wirkungen des Bürgerschen Secalysats. Therap. d. Gegenw. 54, S. 66—68. **1, 190.**

Mañueco, P. Zuloaga, Verabreichung von Hypophyse. Rev. méd. de Sevilla, Bd. 61, Nr. 4, S. 97—116; Nr. 5, S. 130—146; Nr. 6, S. 162—177; Nr. 7, S. 203—213; Nr. 8, S. 241—248; Nr. 9, S. 277—288; Nr. 10, S. 301—312; Nr. 11, S. 335—347 u. Nr. 12, S. 353—361. (Spanisch.) **4, 298.**

Marquié, Traitement de l'infection puerpérale généralisée à forme pyohémique par les injections sous-cutanées d'ergotine. (Die Behandlung der pyämischen Form der allgemeinen puerperalen Infektion mit subcutanen Ergotininjektionen.) Journal des sages-femmes Jg. 41, Nr. 11, S. 276—277. **2, 231.**

Mátyás, Mátyás, Über die Wirkung des Glanduitrin. Med. Klin. Jg. 9, Nr. 29, S. 1164—1166. **2, 711.**

Mayor, A., et B. Wiki, Un principe actif de l'ergot de seigle, la paraoxyphényléthylamine. (Ein aktives Prinzip des Mutterkorns, das Paroxyphenyläthylamin.) Rev. méd. de la Suisse rom. Jg. 33, Nr. 9, S. 661—673. **3, 213.**

Meille, L., Un nuovo preparato solido a base di acido pirosilico (irrigal Jaffè) nell'antisepsi e terapia ginecologica ed obstetrica. (Ein neues Präparat, aufgebaut auf der Basis von Pyrrosilsäure [Irrogal Jaffé] in der Antisepsis und in der gynaekologischen und geburtshilflichen Therapie.) Arte ostetr. Jg. 27, Nr. 15, S. 232—237, Nr. 16, S. 248—254, Nr. 17, S. 265—270, Nr. 18, S. 279, Nr. 19, S. 293—299, Nr. 20, S. 313—317 u. Nr. 21, S. 328—333. **4, 646.**

Meinicke, E., Die Chemotherapie der malignen Tumoren. Dtsch. Ärzte-Zeit. S. 1—5. **1, 53.**

Meoni, Luciano, Die Wirkung des Extraktes des hinteren Hypophysenlappens „Pituglandol" auf die Darmbewegung. Gazz. internaz. di med., chirurg., ig. etc. Jg. 1913, Nr. 32, S. 745—747. (Italienisch.) **3, 266.**

Metzger, De l'utilisation des extraits hypophysaires en obstétrique et en gynécologie. (Über die Verwendung der Hypophysenextrakte in Geburtshilfe und Gynaekologie.) Arch. mens. d'obstetr. et de gynécol. Jg. 2, Nr. 5, S. 481—499. **2, 228.**

Milota, W., Beitrag zur internen Behandlung der Gonorrhöe mit Gonoktein. Wien. med. Wochenschr. 63, S. 455—457. **1, 127.**

Monikowski, S., Beiträge zur Kenntnis des Peristaltins. Dissertation: Bern. **4, 298.**

Musser jr., John H., The effects of continuous administration of extract of the pituit ary gland. (Die Wirkung fortgesetzter Anwendung von Hypophysenextrakt.) Americ. journal of the med. scienc. Bd. 146, Nr. 2, S. 208—213. **3, 267.**

Neuwirth, Karl, Pituitrin in der Eröffnungsperiode. Münch. med. Wochenschr. Jg. 60, Nr. 38, S. 2120. **3, 632.**

Noehte, R., Zusammenfassendes über Luminal für den Praktiker. Reichs-Med.-Anz. 38, S. 68—75. **1, 99.**

Öhman, K. H., Die Anwendbarkeit des Pituglandols, Pantopons, Pantopon-Scopolamins, Secacornins und Narcophins in der Geburtshilfe. Duodecim. Bd. 29, Nr. 11, S. 597—605. (Finnisch.) **3, 681.**

Offergeld, Heinrich, Über synthetisches Hydrastinin und seine Anwendung. Berl.
    klin. Wochenschr. **50**, S. 62—64.   **1**, 69.
Officer, E. A., Pituitrin in labour. (Pituitrin während der Geburt.) Australas. med.
    gaz. Bd. **34**, Nr. 11, S. 243—244.   **3**, 601.
Ollendorff, Erfahrungen mit Aponal. Allg. med. Zentral-Zeit. Jg. **82**, Nr. 30, S. 359
    bis 360.   **2**, 581.
Oppenheim, M., Lupoidähnliche Hauterkrankungen nach subcutanen Injektionen.
    Dermatol. Wochenschr. Bd. **57**, Nr. 44, S. 1289—1293.   **4**, 7.
Oppenheimer, Hermann, Pituitrin in der Geburtshilfe. Arch. f. Gynaekol. Bd. **101**,
    H. 2, S. 501—512.   **4**, 119.
Parsamoff, O. S., Klinische Beobachtung über die Wirkung von Hämostin bei Uterus-
    blutungen. Wratschebnaja Gazeta **20**, S. 396—399. (Russisch.)   **1**, 539.
Patek, Rudolf, Erfahrungen mit Noviform. Dtsch. med. Wochenschr. Jg. **39**, Nr. 25.
    S. 1204.   **2**, 612.
Pearce, Richard M., The scientific basis for vaccine therapy. (Die wissenschaft-
    liche Basis der Vaccinetherapie.) Journal of the Americ. med. assoc. Bd. **61**, Nr. 24,
    S. 2115—2119.   **4**, 297.
Pestalozza, E., e Pa. Gaifami, Sul lysoform primo come disinfettante nel campo
    della chirurgia ginecologica. (Über Lysoform als Desinfektionsmittel des Operations-
    feldes in der Gynaekologie.) Roma. 30 S.   **4**, 526.
Philipp, Rudolf, Über die Behandlung inoperabler Tumoren mit Elektroselenium
    Clin. Prag. med. Wochenschr. Jg. **38**, Nr. 34, S. 473—474.   **3**, 158.
Pic, Adrien, Diurétiques hydruriques chloruriques et azoturiques. (Die wasser-
    treibenden, die chlortreibenden und die stickstofftreibenden Diuretica.) Paris méd.
    Jg. **1912/13**, Nr. 48, S. 490—498.   **3**, 519.
Pick, J., Meine Erfahrungen mit Styptol. Gynaekol. Rundsch. Jg. **7**, H. 22, S. 831.
                                                                                 3, 613.
La pituitrina e la sua azione sul cuore e sui vasi sanguigni. (Pituitrin und dessen Wirkung
    auf Herz und Blutgefäße.) Giorn. internaz. delle scienze med. **35**, S. 222—224.
                                                                                 1, 459.
General discussion of the value of pituitrin in obstetrics. (Allgemeine Diskussion über
    den Wert des Pituitrins in der Geburtshilfe.) Journal of the Arkansas med. soc.
    Bd. **10**, Nr. 6, S. 147—150.   **4**, 36.
Plicque, A.-F., Les moyens diurétiques non médicamenteux et médicamenteux. (Die
    nicht medikamentösen und die medikamentösen Diuretica.) Bull. méd. **27**, S. 11
    bis 13.   **1**, 58.
Polland, R., Die Behandlung gonorrhoischer Prozesse mit Tanargentan-Stäbchen.
    Dtsch. med. Wochenschr. **39**, S. 656—658.   **1**, 540.
Popielski, L., Hypophysis und ihre Präparate in Verbindung mit ihren wirksamen
    Substanzen. Berl. klin. Wochenschr. Jg. **50**, Nr. 25. S. 1156—1158.   **2**, 368.
Pouliot, L., Une petite remarque à propos de l'ektogan. (Eine kleine Bemerkung über
    Ektogan.) Rev. prat. d'obstétr. et de gynécol. Jg. **21**, S. 113.   **2**, 76.
Pouliot, Léon, La bactériothérapie lactique en obstétrique et gynécologie. (Die
    Milchbakteriotherapie in Geburtshilfe und Gynaekologie.) Progrès méd. **41**, S. 147.
                                                                                 1, 421.
Puppel, Ernst, Geburtshilfliche Indikationen und Kontraindikationen der Hypo-
    physenpräparate. Monatsschr. f. Geburtsh. u. Gynaekol. Bd. **38**, H. 4, S. 399—405.
                                                                                 3, 375.
Recasens, Organtherapie in der Gynäkologie. 17. internat. med. Kongr., London.
    Sekt. f. Geburtsh. u. Gynaekol., 6.—12. VIII. 1913.   **3**, 48.
Regnault, Jules, De l'éosine employée comme mordant dans le traitement des
    cancers et en particulier dans le traitement des épithéliomas superficiels par les
    pâtes arsenicales silicatées. (Über die Anwendung von Eosin als Ätzmittel in der
    Behandlung der Krebse und im besonderen in der Behandlung der oberflächlichen
    Krebse mit Arsen-Siliciumpasten.) Bull. gén. de thérapeut. Bd. **165**, Nr. 22, S. 886
    bis 894.   **3**, 158.
Reinhard, Hans, Zur medikamentösen Behandlung der Wehenschwäche während
    der Geburt. Dtsch. med. Wochenschr. Jg. **39**, Nr. 16, S. 747—748.   **1**, 699.
Reinhardt, Edwin, Über Arsentherapie bei Anämien. Mitteilg. a. d. Hamburg.
    Staatskrankenanst. Bd. **14**, H. 5, S. 51—72.   **2**, 679.
Reiter, Hans, Vaccinetherapie und Vaccinediagnostik. Stuttgart. VII, 236 S.
    M. 8.—.   **4**, 189.
Richards, John H., Vaccine therapy for general practitioners. (Vaccinetherapie
    für den allgemeinen Praktiker.) Journal of the Americ. med. assoc. Bd. **61**, Nr. 11,
    S. 845—847.   **3**, 419.

Rieck, A., Zur Therapie übermäßig starker menstrueller Blutungen. Dtsch. med. Wochenschr. **39**, S. 653—655. **1,** 470.
Rockitzki, W., Über ein neues Instrument für Haemorrhoidaloperationen. Weljaminows Archiv für Chirurgie **28**, S. 961—962. (Russisch.) **1,** 514.
Roith, Otto, Über die Mechanik der rectalen Einläufe. Kongreß f. inn. Med., Wiesbaden 1913. **2,** 552.
Rose, A., Contribution to the history of ichthyol. Its new external employment in internal disorders. (Beitrag zu der Geschichte des Ichthyols. — Seine neue äußere Verwendung bei inneren Leiden.) Med. council Bd. **18**, Nr. 2, S. 49—51 u. Nr. 4, S. 133—134. **4,** 103.
Roth, Max, und Theodor Mayer, Welchen Wert haben die Balsamica, insbesondere die neueren, für die Behandlung der Gonorrhöe? Zeitschr. f. Urol. Bd. **7**, H. 10, S. 821—834. **3,** 327.
Rotschild, Beiträge zur Chemotherapie der Tuberkulose. Kongreß f. inn. Med. Wiesbaden. **2,** 537.
Rouvier, La morphine dans le traitement de l'éclampsie. (Morphium zur Eklampsiebehandlung.) Rev. prat. d'obstétr. et de gynécol. Jg. **21**, Nr. 9, S. 272—275. **3,** 345.
Roux, Jean Ch., Les lavements alimentaires. (Nährklistiere.) Clinique (Paris) Jg. **8**, Nr. 19, S. 298—299. **3,** 103.
Roziès, H., La cuprase dans le cancer inopérable. (Cuprase bei inoperablem Krebs.) Gaz. des hôp. **86**, S. 327—329. **1,** 806.
Rübsamen, Klinisch-experimentelle Untersuchungen über die Wirksamkeit synthetischer Mutterkornpräparate. (Mit Demonstrationen von Kurven.) 15. Versamml. d. dtsch. Ges. f. Gynaekol., Halle a. S., 14.—17. Mai 1913 u. Münch. med. Wochenschr. Jg. **60**, Nr. 49, S. 2724—2726. **4,** 67.
Ruediger, Edgar, Zur Frage der gerinnungsfördernden Wirkung der Gelatine. Med. Klin. **9**, S. 293. **1,** 569.
Sackur, Paul, Experimentelle und klinische Beiträge zur Kenntnis der Hormonalwirkung. Dtsch. med. Wochenschr. **39**, S. 401—404. **1,** 421.
Salant, William, and C. T. Harris, Some observations on the action of ergot. (Versuche über Ergotinwirkung.) Proceed. of the soc. f. exp. biol. a. med. Bd. **11**, Nr. 1, S. 21—22. **4,** 190.
Sambalino, L., Il „pilolo" in ginecologia. (Das „Pilolo" in der Gynaekologie.) Ginecologia **9**, S. 539—540. **1,** 284.
Sauerland, F., Über die Resorption von Arzneimitteln aus Salben bei Anwendung verschiedener Salbengrundlagen. Dissertation: Berlin. **3,** 470.
Saxl, Paul, Über Calciumtherapie. Med. Klinik Jg. **9**, Nr. 15, S. 578—580. **1,** 638.
Schäfer, E. A., On the effect of pituitary and corpus luteum extracts on the mammary gland in the human subject. (Über die Wirkung von Hypophysen- und Corpusluteum-Extrakten auf die menschliche Brustdrüse.) Quart. journal of exp. physiol. Bd. **6**, Nr. 1, S. 17—19. **2,** 73.
Schapiro, Nicolai, Über die Wirkung von Morphium, Opium und Pantopon auf die Bewegungen des Magen-Darm-Traktus des Menschen und des Tieres. Pflügers Arch. f. d. ges. Physiol. Bd. **151**, H. 1—3, S. 65—96. **2,** 106.
Schattauer, Über Ersatz des Ichthyols durch Ichthynat Heyden. Allg. med. Zentral-Zeit. **82**, S. 151—152. **1,** 538.
Schickele, Wehenerregende Substanzen und innere Sekretion. 15. Versamml. d. dtsch. Ges. f. Gynaekol., Halle a. S. 14.—17. Mai 1913. **1,** 686.
Schlagintweit, E., Experimentelle Versuche mit Hormonal. Dissertation: München. **4,** 301.
Schlimpert, Experimentelle Untersuchungen zur Physiologie der Hypophyse. 15. Versamml. d. dtsch. Ges. f. Gynaekol., Halle a. S., 14.—17. Mai 1913 u. Monatsschr. f. Geburtsh. u. Gynaekol. Bd. **38**, H. 1, S. 8—23. **1,** 769; **2,** 401.
Schmidl, Franz, Erfahrungen mit Noviform. Prag. med. Wochenschr. Jg. **38**, Nr. 44, S. 612. **4,** 226.
Schoenborn, S., Ein neues Sennapräparat. Therap. d. Gegenw. Jg. **54**, H. 9, S. 392 bis 394. **3,** 267.
Schossberger, Alexander, Zwei Fälle von Eklampsie geheilt mit Hypophysenextrakt. Dtsch. med. Wochenschr. Jg. **39**, Nr. 22, S. 1046. **2,** 229.
Schreiber, E., Über Stillung innerer Blutungen durch intravenöse Traubenzuckerinjektionen. Therap. d. Gegenw. Jg., **54**, H. 5, S. 195—196. **2,** 278.
Schricker, Hans, Der derzeitige Stand der Hormonaltherapie. Klin.-therap. Wochenschr. **20**, S. 198—205. **1,** 460.
Schubert, Th., Präparierte, anästhesierende Visia-Vaginalhefe gegen ansteckenden

Scheidenkatarrh. Eine zweckmäßige Behandlungsmethode des ansteckenden
Scheidenkatarrhes und der Sterilität. Berl. tierärztl. Wochenschr. Jg. **29**, Nr. 49,
S. 877—878.   **3**, 686.
Schumacher, J., Über Gonargin, ein neues Vaccinepräparat. Dermatol. Zeitschr.
Bd. **20**, H. 5, S. 400—411.   **1**, 829.
Schumacher, J., Perhydrit, ein festes Wasserstoffsuperoxyd. Dtsch. med. Wochen-
schr. Jg. **39**, Nr. 46, S. 2253—2254.   **4**, 226.
Schwenk,Erwin, Grundlagen und derzeitiger Stand der Chemotherapie. Stuttgart:
Enke. 80S. M. 2.40.   **4**, 384.
Seeligmann, Ludwig, Die Beeinflussung des inoperablen Uteruscarcinoms mit
Strahlen und intravenöser Chemotherapie. Bemerkungen zu obigem Aufsatz von
Dr. Rudolf Klotz in Münch. med. Wochenschr. Nr. 31, S. 1704. Münch. med.
Wochenschr. Jg. **60**. Nr. 34, S. 1884.   **3**, 8.
Seeligmann, Ludwig, Die kombinierte Chemo- und Röntgentherapie maligner
Geschwülste. Dtsch. med. Wochenschr. Jg. **39**, Nr. 27, S. 1310—1312.   **2**, 367.
Sellei, Josef, Zur Chemotherapie der Tumoren beim Menschen. Zeitschr. f. Chemo-
therap., Orig. **1**, S. 406—411.   **1**, 395.
Senge, Jos., Klinisch-experimentelle Versuche über das Wehenmittel Hypophysin.
Dtsch. med. Wochenschr. Jg. **39**, Nr. 38, S. 1833—1834.   **3**, 376.
Speck,Walther, Über Noviform zur Wundbehandlung. Münch. med. Wochenschr.
Jg. **60**, Nr. 34, S. 1881—1882.   **3**, 267.
Spittel, R. L., The effects of emetine on abscess of the liver. (Die Wirkung von Emetin
auf Leberabscesse.) British med. journal Nr. **2756**, S. 1058.   **4**, 333.
Stein, Ludwig, Einfluß des Diuretins auf die Menses. Wien. med. Wochenschr.
Jg. **63**, Nr. 31, S. 1906.   **2**, 674.
Steiner, Ernst, Beitrag zur Wirkung des Digalens. Med. Klinik **9**, S. 101.   **1**, 190.
Stephan, Über Trockenhefepräparate. (Ärztl. Ver. Wiesbaden, Sitz. 5. II. 1913.)
Berlin. klin. Wochenschr. **50**, S. 703—704.   **1**, 539.
Sternberg, Willy, Erfahrungen mit dem Schlafmittel Aponal. Allg. Zentral-Zeit.
Jg. **82**, Nr. 50, S. 594.   **3**, 681.
Stocker, S., Die Anwendung der Jodtinktur bei der trockenen Peritonealtuberkulose.
Schweiz. Rundsch. f. Med. Bd. **13**, Nr. 18, S. 745—748.   **2**, 590.
Stoney, Atkinson, A year's experience of dioradin in surgical tuberculosis. Er-
fahrungen eines Jahres über Dioradin bei chirurgischer Tuberkulose.) Transact
of the roy. acad. of med. in Ireland Bd. **31**, S. 123—136.   **4**, 297.
Straub, Walther, Über die Gefährlichkeit der Kombination von Morphin mit
allgemeiner Narkose und mit Schlafmitteln. Münch. med. Wochenschr. Jg. **60**. Nr. 33
S. 1823—1824.   **3**, 156.
Summers, Ed., Pituitrin. (Coles County med. soc., Charleston), 1. VII. 1913. Illinois
med. journal Bd. **24**, Nr. 2, S. 127—128.   **2**, 711.
Szenassy, Josef, Zueltzers Peristaltik-Hormon in der operativen Gynaekologie.
Orvosi Hetilap. Jg. **57**, Nr. 30, S. 559. (Ungarisch.)   **3**, 100.
Tedesko, Fritz, Über Arthigonbehandlung der Arthritis gonorrhoica. Wien. med.
Wochenschr. **63**, S. 635—636.   **2**, 639.
Témoin, De l'emploi de l'éther dans les infections péritonéales. (Über den Gebrauch
des Äthers bei Infektionen des Peritoneums.) Bull. et mém. de la soc. de chirurg.
de Paris Bd. **39**, Nr. 18, S. 766—777.   **2**, 628.
Tigerstedt, Carl, und Yrjö Airila, Über die Einwirkung des Pituitrins auf die
durch die Aorta strömende Blutmenge. Skandinav. Arch. f. Physiol. Bd. **30**, H. 4/6,
S. 302—308.   **4**, 224.
Tilles, Randall S., Hypophyseal extract in obstetrics and gynecology. (Hypo-
physenextrakt in Geburtshilfe und Gynaekologie.) Interstate med. journal Bd. **20**,
Nr. 5, S. 451—459.   **2**, 196
Trebing, Johannes, Klinische Studien über Arsen und Eisen. Allg. med. Zentral-
Zeit. **82**, S. 2—3.   **1**, 69
Trebing, Johannes, Über Eisen-Jodocitin und Eisen-Bromocitin sine et cum
Arsen. Zentralbl. f. d. ges. Therap. Jg. **31**, H. 7, S. 337—341.   **2**, 423
Treitel, Klinische Erfahrungen mit Adamon bei den Reizzuständen der akuten Go-
norrhöe. Berl. klin. Wochenschr. **50**, S. 168.   **1**, 103
Triboulet, H., La médication par l'argent colloidal. (Collargol, électrargol, argosol.
Après dix années dans la pratique médicale. (Die Behandlung mit Argentum
collodiale. (Collargol, Electrargol, Argosol.) Nach 10 jähriger ärztlicher Praxis.
Journal de méd. et de chirurg. Montréal, Canada Jg. **8**, Nr. 8, S. 281—289.   **3**, 2
Triboulet, L'urotropine. (Das Urotropin.) Journal de méd. de Paris Jg. **33**, Nr. 24
S. 481—482.   **2**, 369

Troschke, Mitteilungen über Gynesan, Frauen-Nährsalz. Allg. med. Zentral-Zeit.
Jg. **82**, Nr. 16, S. 189—190. **1**, 651.
Turenne, A., L'extrait hypophysaire dans la pratique obstétricale. (Die Verwendung
des Hypophysenextraktes in der Geburtshilfe.) Ann. de gynécol. et d'obstétr. Jg. **40**,
Nr. 12, S. 708—718. **4**, 352.
Urban, Michael, Zur ältesten Ärztegeschichte der Kurstadt Marienbad. Prag. med.
Wochenschr. Jg. **38**, Nr. 30, S. 424—427 u. Nr. 31, S. 438—441. **2**, 586.
Ury, Hans, Zur Theorie der Bitterwasserwirkung. Arch. f. Verdauungskrankh.
Bd. **19**, H. 3, S. 293—298. **2**, 245.
Velden, R. von den, Die Nierenwirkung von Hypophysenextrakten beim Menschen.
Berl. klin. Wochenschr. Jg. **50**, Nr. 45, S. 2083—2086. **4**, 3.
Villapardierno, E. M., Behandlung der Gonorrhöe mit Uranoblen. Siglo méd.
Jg. **61**, Nr. 3137, S. 53—55 u. Nr. 3138, S. 66—69. (Spanisch.) **4**, 529.
Vogelsberger, Ernst, Über die künstliche Einleitung der vorzeitigen und recht-
zeitigen Geburt durch Galvanisation in Verbindung mit Pituitrin. Arch. f. Gynaekol.
Bd. **99**, H. 3, S. 609—637. **2**, 601.
Walkhoff, Die erste biologische Radiumwirkung. Münch. med. Wochenschr. Jg. **60**,
Nr. 36, S. 2000—2001. **3**, 2.
Walther, H., Synthetisches Hydrastinin-Bayer, ein Ersatz für Extr. Hydrastis
canadensis fluidum. Münch. med. Wochenschr. **60**, S. 694—696. **1**, 539.
Warnecke, K., Erfahrungen mit Pituitrin in der Geburtshilfe. Dissertation: Göt-
tingen. **4**, 422.
Weaver, George H., Antistreptococcus serum. (Antistreptokokkenserum.) Journal
of the Americ. med. assoc. Bd. **61**, Nr. 9, S. 661—662. **3**, 325.
Weiermiller, R., Neuere Erfahrungen mit dem Pantopon „Roche". Klin. therap
Wochenschr. Jg. **20**, Nr. 16, S. 492—496. **2**, 36
Weintraud, W., Über intravenöse Campheranwendung. Dtsch. med. Wochenschr
Jg. **39**, Nr. 28, S. 1352. **2**, 679
Wellmann, E., Resultate mit Hypophysenextrakten als wehenanregende und blut-
stillende Mittel bei der Geburt. Dissertation: Freiburg i. Br. **4**, 422.
Welz, W. E., The use of pituitrin in obstetrics, with report of sixty-one cases. (Der
Gebrauch von Pituitrin in der Geburtshilfe mit Bericht über 61 Fälle.) Journal
of the Michigan State med. soc. Bd. **12**, Nr. 9, S. 464—467. **3**, 127.
Werner, R., und St. Szécsi, Experimentelle Beiträge zur Chemotherapie der ma-
lignen Geschwülste. Mit einem Beitrag von Paul Schneider. Zeitschr. f. Chemotherap.,
Orig. **1**, S. 357—405. **1**, 395.
White, J. A. Henton, Cotton-seed extract and pituitary extract during lactation.
(Including an account of a case of triplets entirely breast-fed for seven months.)
(Baumwollsamenextrakt und Hypophysenextrakt in der Laktation, zugleich ein
Bericht über Drillinge, welche durch sieben Monate ausschließlich an der Brust er-
nährt wurden.) Practitioner Bd. **91**, Nr. 3, S. 422—423. **3**, 637.
Widmer, Charles, Pantopon bei Lungenödemen und in der Agone. Schweiz.
Rundsch. f. Med. Bd. **13**, Nr. 15, S. 632—636. **2**, 152.
Wijn, C. L., Über Organotherapie bei Menstruationsstörungen und Uterusmyo-
men. Ned. Tydschr. v. Geneesk. Helft 1, Nr. 12, S. 604—606. (Holländisch.)
1, 426.
Wilde, A. G., Iodine idiosyncrasy. (Jod-Idiosynkrasie.) Milit. surgeon Bd. **33**,
Nr. 3, S. 260—263. **3**, 325.
Wolf, Wilhelm, Über die Wirksamkeit von Kollargolklysmen bei septischen Pro-
zessen. Dtsch. med. Wochenschr. Jg. **39**, Nr. 20, S. 944—945. **2**, 244.
Wolff, P., Über Anregung der Darmperistaltik (besonders der postoperativen) durch
parenteral zugeführte Mittel. Zentralbl. f. d. ges. Gynaekol. u. Geburtsh. s. d.
Grenzgeb. Bd. **3**, H. 5, S. 193—206. **3**, 193.
Wolff-Eisner, Zur Vaccinationstherapie. Berl. klin. Wochenschr. **50**, S. 310—311.
1, 252.
Wolfheim, M., Aleudrin, ein neues Beruhigungs- und Schlafmittel. Fortschr. d.
Med. Jg. **31**, Nr. 34, S. 933—936. **2**, 680.
Wolfsohn, Georg, Grundlagen und Wert der Vaccinetherapie. Mitteil. a. d. Grenz-
geb. d. Med. u. Chirurg. Bd. **27**, H. 1, S. 72—125. **4**, 693.
Wood, Horatio C., The drug treatment of uterine hemorrhages. (Die Behandlung
der Uterushämorrhagien mit Arzneimitteln.) Americ. journal of obstetr. Bd. **67**,
Nr. 5, S. 875—885. **2**, 250.
Wynn, W. H., The vaccine treatment of septicaemia. (Die Vaccintherapie der Septi-
cämie.) Med. rev. **16**, S. 125—126 u. Birmingham med. rev. Bd. **73**, Nr. 413, S. 1—20.
1, 347, 605.

Wyss, Oskar, Über Phobrol (Chlor-m-Kresol). Med. Klinik Jg. 9, Nr. 43, S. 1767
   bis 1768.   4. 226.
Zanfrognini, Organoterapia surreno-midollare in ostetricia. (Organotherapeutische
   Anwendung des Adrenalins in der Geburtshilfe.) (Soc. Emiliana e Marchigiana di
   ostetr. e ginecol., 26 1913, Bologna.) Ann. di ostetr. e ginecol. 35, S. 247—248.
   u. Morgagni Jg. 55, P. 2, Nr. 20, S. 314.   1, 481, 692.
Zimmermann, Rob., Über Tenosin. (Ein neues Secaleersatzpräparat.) Münch.
   med. Wochenschrift Jg. 60, Nr. 48, S. 2675—2678.   4, 66.
Zinsmeister, A., Beeinflussung der Wehentätigkeit durch Scopolamin-Pantopon- und
   Scopolamin-Narkophin-Injektionen.   Dissertation: München.   4, 36.

Sterilisierung.

Agnoletti, G., e N. Lanzillotti, Contributo sperimentale allo studio della castra-
   zione. (Experimenteller Beitrag zum Studium der Kastration.) Clin. veterinaria
   Jg. 36, Nr. 13, S. 563—577.   2, 676.
Bandler, Samuel Willys, The therapeutic-differential diagnosis of constitutional
   dysmenorrhea. (Therapie und Differentialdiagnose der konstitutionellen Dys-
   menorrhoe.) Arch. of diagn. 6, S. 5—8.   1, 471.
Blumberg, Neue Operation zur Sterilisierung des Weibes mit Möglichkeit der späteren
   Wiederherstellung der Fruchtbarkeit. Berl. klin. Wochenschr. Jg. 50, Nr. 16, S. 729
   bis 731.   1, 679.
Boas, Hugo, Zur forensischen Bedeutung und Behandlung der mit psychischen
   Störungen einhergehenden Menstruationszustände. Arch. f. Kriminalanthropologie
   53, S. 324—326.   2, 465.
Bogdan, Georges, et A. Grosi, Trois nouveaux cas de castration rituelle. (Drei
   neue Fälle von ritueller Kastration.) Arch. d'anthropol. crim. de méd. lég. Bd. 28,
   Nr. 233, S. 364—372.   2, 142.
Cova, Ercole, A proposito della esclusione delle ovaie dalla cavità peritoneale a
   scopo di sterilizzazione temporanea. (Vorschlag zur temporären Sterilisation durch
   Ausschaltung der Ovarien aus der Peritonealhöhle.) Fol. gynaecol. Bd. 8, Nr. 3,
   S. 425—445.   4. 481.
Dew, H. W., Sterilization of the feeble-minded, insane and habitual criminials. (Steri-
   lisieren der Schwachsinnigen, Irrsinnigen und Gewohnheitsverbrecher.) Virginia
   med. semi-month. Bd. 18, Nr. 1, S. 4—8.   2, 192.
Dufourt, Paul, Sécrétion mammaire consécutive à l'hystérectomie totale avec
   castration double. (Milchabsonderung nach Hysterektomie mit doppelseitiger
   Kastration.) (Soc. nat. de méd. de Lyon, séance 24. II. 1913.) Lyon méd. Bd. 120,
   Nr. 18, S. 959—960.   2, 59.
Ekstein, Über Schutzpessare. Zentralbl. f. Gynäkol. 37, S. 100—102.   1, 99.
Fehling, H., Der Geburtenrückgang und seine Beziehung zum künstlichen Abort
   und zur Sterilisierung. Zeitschr. f. Geburtsh. u. Gynaekol. Bd. 74, H. 1, S. 68—74.
                                                                        3, 254.
Fränkel, Manfred, Die Röntgenstrahlen in der Gynaekologie. Fortschr. a. d. Geb.
   d. Röntgenstrahl. 19, S. 412—422.   1, 585.
Gerngroß, Friedr. Ludw., Sterilisation und Kastration als Hilfsmittel im Kampfe
   gegen das Verbrechen. München: Lehmann. 42 S. M. 1.20.   3, 256.
Goldstein, Kurt, Ein Fall von Akromegalie nach Kastration bei einer erwachsenen
   Frau. Münch. med. Wochenschr. 60, S. 757—759.   1, 548.
Gozzi, Celestino, Castrazione e tiroparatirodectomia. (Kastration und Entfernung
   der Schild- und Nebenschilddrüse.) Gaz. med. ital. Bd. 64, S. 31—35.   2, 23.
Gross, Hans, Zur Frage der Kastration und Sterilisation. Arch. f. Kriminal-
   Anthropol. u. Kriminalistik 51, S. 316—325.   1. 408.
Hamm, A., Die Indikationen zur Sterilisation des Weibes. Med. Klinik Jg. 9, Nr. 35,
   S. 1422—1424.   2, 737.
Harrison, Virginius W., The treatment of abortion. (Über die Behandlung des
   Abortus.) Virginia med. semi-month. Bd. 18, Nr. 1, S. 8—9.   1, 775.
Hegar, August, Beitrag zur Frage der Sterilisierung aus rassehygienischen Gründen.
   Münch. med. Wochenschr. 60, S. 243—247.   1, 216.
Heineck, Aimé Paul, Removal of a foreign body introduced into the uterine cer-
   vical canal to prevent conception. (Entfernung eines zur Verhütung der Kon-
   zeption in den Cervicalkanal eingeführten Fremdkörpers.) Journal of the Americ.
   med. assoc. Bd. 61, Nr. 11, S. 868.   3, 214.
Hoffmann Geza von, Sterilisierung der Minderwertigen im Staate Kalifornien.
   Arch. f. Kriminalanthropologie 53, S. 337—341.   2, 576.

Hoffmann, Géza von, Die Durchführung der Sterilisierungsgesetze in den Vereinigten Staaten von Nordamerika. Monatsschr. f. Kriminalpsych. u. Strafrechtsref. Jg. 10, H. 5/6, S. 297—302. **2, 784.**

Hofmann, E., Zur einzeitigen Aborteinleitung und Tubensterilisation. Zeitschr. f. Geburtsh. u. Gynaekol. Bd. 75, H. 2, S. 320—323. **4, 149.**

Holzapfel, Karl, Zur Technik der tubaren Sterilisierung. Zeitschr. f. Geburtsh. u. Gynaekol. Bd. 74, H. 1, S. 189—191. **3, 154.**

Jordon, H. E., Surgical sex-sterilization. Its value as a eugenic measure. (Chirurgische Geschlechtssterilisation. Ihr Wert als Hilfsmittel zur Rassenhygiene.) Americ. journal of clin. med. Bd. 20, Nr. 12, S. 983—987. **4, 159.**

Kalmikoff, K. N., Ein Fall von Osteomalacie geheilt durch Kastration. Russ. Monatsschr. f. Geburtsh. u. Gynaekol. 28, S. 123—131. (Russisch.) **1, 239.**

Kayser, Der Kaiserschnitt im Wandel der Zeiten. Fortschr. d. Med. Jg. 31, Nr. 30, S. 813—826. **2, 603.**

Leonard, V. N., The difficulty of producing sterility by operations on the Fallopian tubes. (Über die Schwierigkeit der Sterilisierung durch Tubenoperationen.) Americ. journal of obstetr. 67, S. 443—450. **1, 591.**

Lydston, G. Frank, Is sterilization destined to be a social menace. (Ist die Sterilisation bestimmt, eine soziale Drohung zu werden?) Illinois med. journal Bd. 24, Nr. 6, S. 321—323. **4, 288.**

Mack, C. W., The psychiatrical aspects of a sterilization law. (Ansicht eines Psychiaters über das Sterilisationsgesetz.) Journal of the Michigan State med. soc. Bd. 12, Nr. 8, S. 421—424. **2, 784.**

Nowikoff, A., Therapeutische Bedeutung der Kastration. Zeitschr. f. Geburtsh. u. Gynaekol. Bd. 28, H. 5—6, S. 777—780. (Russisch.) **2, 309.**

Plauchu, Ligature bilatérale des trompes après une 3e opération césarienne dans un but de stérilisation. Castration unilatérale ultérieure. Grossesse consécutive. (Beiderseitige Unterbindung der Tuben nach einem dritten Kaiserschnitt ad sterilisandum. Einseitige spätere Kastration. Nachfolgende Schwangerschaft.) Bull. de la soc. d'obstétr. et de gynécol. de Paris Jg. 2, Nr. 5, S. 479—482. **3, 359**

Prudnikow, I. W., Materialien zur Frage der künstlichen Sterilisierung der Frau mit Hilfe der Elektrokoagulation. Inaug.-Diss. St. Petersburg. 122 S. (Russisch) u. Diss., ref. in Med. Rundschau Jg. 40, H. 9, S. 800—861. (Russisch) **3, 153; 2, 245.**

Puppel, Ernst, Erwiderung an Max Hirsch. Monatsschr. Gf. eburtsh. u. Gynaekol. 37, S. 508—509. **1, 583.**

Regaud, Cl., et Ant. Lacassagne, Sur les conditions de la stérilisation des ovaires par les rayons X. (Über die Bedingungen der Sterilisation der Ovarien mittels Röntgenstrahlen.) Cpt. rend. hebdom. des séanc. de la soc. de biol. Bd. 74, Nr. 14, S. 783—786. **2, 28.**

Reibmayr, Albert, Über die Zu- und Abnahme der geschlechtlichen Reproduktionskraft der Rassen und Völker. Polit.-anthropol. Rev. 9, S. 518—534, 577—592 u. 631—650. **1, 614.**

Retterer, Éd., et Aug. Lelièvre, Influence de la castration sur l'évolution et les transformations cellulaires. (Einfluß der Kastration auf die Zellenentwicklung und -Veränderung.) Cpt. rend. hebdom. des séanc. de la soc. de biol. Bd. 74, Nr. 24, S. 1403—1405. **2, 582.**

Robitschek, Max, Pessarkappen Autoflex. (Zwei neue elastische Metallpessare pro vagina et pro portione. Klin.-therapeut. Wochenschr. Jg. 20, Nr. 49, S. 1513 bis 1517. **4, 7.**

Rössle, Über die Hypophyse nach Castration. (Naturwiss. med. Ges., Jena, Sekt. f. Heilk. Sitz. vom 27. II. 1913.) Münch. med. Wochenschr. Jg. 60, Nr. 17, S. 952. **1, 817.**

Rosenfeld, Die strafrechtlichen Grundlagen der Sterilisation. Vierteljahrsschr. f. gerichtl. Med. 45, Suppl.-H. 1, Verhandl. d. 8. Tag. d. dtsch. Ges. f. gerichtl. Med., S. 160—174. **1, 582.**

Sellheim, Schwangerschaftsunterbrechung und Sterilisation in einer Sitzung auf abdominalem Wege. 15. Versamml. d. dtsch. Ges. f. Gynaekol. Halle a. S., 14. bis 17. Mai 1913 u. Monatsschr. f. Geburtsh. u. Gynaekol. Bd. 38, H. 2, S. 116—170. **1, 775; 2, 646.**

Sellheim, Hugo, Der Einfluß der Kastration auf das Knochenwachstum des geschlechtsreifen Organismus und Gedanken über die Beziehungen der Kastration zur Osteomalacie. Zeitschr. f. Geburtsh. u. Gynaekol. Bd. 74, H. 1, S. 362—373. **3, 154.**

Soula, L.-C., Influence de la castration sur les processus de protéolyse et d'aminogenèse dans les centres nerveux. (Der Einfluß der Kastration auf den Prozeß der Proteolyse und der Aminogenese im Zentralnervensystem.) Cpt. rend. hebdom. des séanc. de la soc. de biol. Bd. 74, Nr. 13, S. 758—760. **1, 817.**

Sterner, E. G., Pregnancy after ligation of Fallopian tubes. (Schwangerschaft nach
    Tubenunterbindung.) Saint Paul med. journal Bd. 15, Nr. 5, S. 230—231.   2, 86.
Stetten, de Witt, A method of ventrofixation combined with certain tubal sterili-
    zation by means of extra-abdominal displacement. (Eine Methode der Ventrofixation
    kombiniert mit Tubensterilisation durch extraabdominale Verlagerung.) Surg.,
    gynecol. a. obstetr. Bd. 17, Nr. 1, S. 120—121.   3, 10.
Stutz, Gustav, Beitrag zum Thema: Tuberkulose und Gravidität (Sterilisation).
    Zeitschr. f. Geburtsh. u. Gynaekol. Bd. 73, H. 2, S. 397—403.   2, 564.
Tandler, Julius, und Siegfried Grosz, Die biologischen Grundlagen der sekun-
    dären Geschlechtscharaktere. Berlin, Springer. 169 S. M. 8.—.   2, 194.
Tarnowsky, George de, Tubal reimplantation. A new conservative operation
    for sterilization of women. (Reimplantation der Tuben. Eine neue konservative
    Operation zur Sterilisation der Frau.) Journal of the Americ. med. assoc. Bd. 60,
    Nr. 16, S. 1221—1223.   2, 46.
Taussig, Fred J., The technique of tubal sterilization. (Die Technik der tubaren
    Sterilisation.) Surg., gynecol. a. obstetr. 16, S. 92—93.   1, 133.
Thorn, Das Intrapessar in foro. (Med. Ges., Magdeburg, 10. VI. 1913.) Münch. med.
    Wochenschr. Jg. 60, Nr. 31, S. 1745.   2, 717.
Torkel, Demonstration eines intrauterin zerbrochenen sogenannten Sicherheits-
    pessars aus Beinmasse, das zur Konzeptionsverhütung eingeführt war. (Gynaekol.
    Ges. Breslau, Sitzg. v. 24. VI. 1913.) Monatsschr. f. Geburtsh. u. Gynaekol. Bd. 38,
    H. 3, S. 363.   3, 424.
Werner, Paul, Erfolge und Technik der einzeitigen Schwangerschaftsunterbrechung
    und Sterilisierung bei Tuberkulose der Lungen. Zentralbl. f. Gynaekol. Jg. 37,
    Nr. 43, S. 1581—1585.   3, 404.
Yatsushiro, T., Experimentelle Versuche über den Einfluß der Kastration auf die
    tuberkulöse Infektion und den Verlauf der Tuberkulose. Dtsch. Zeitschr. f. Chir.
    Bd. 125, H. 5/6, S. 497—510.   4, 565.

Allgemeine Chirurgie.

Asepsis, Antisepsis, Desinfektion.

Ahlfeld, F., Die Händedesinfektion in den verschiedenen Ausgaben des preußischen
    Hebammen-Lehrbuches. Zeitschr. f. Medizinalbeamte Jg. 26, Nr. 9, S. 346—353.
                                                                            2, 140.
Ahlfeld, F., Handschuhverletzungen und Händedesinfektion. Bruns Beitr. zur
    klin. Chirurg. 83, S. 212—223.   1, 352.
Andrés Bueno, V. de, Jodtinktur-Händedesinfektion. Gaceta médica del Sur de
    España 31, S. 83—84. (Spanisch.)   1, 206.
Anikeeff, A. W., Zur Frage der Desinfektion der Haut des Operationsfeldes und
    der Hände mit Alkohol und Jodtinktur. Monatsschr. f. Geburtsh. u. Gynaekol.,
    Jg. 28, H. 7/8, S. 963—976. (Russisch.)   3, 155.
Aperlo, Giovanni, Sulla disinfezione delle mani in chirurgia. (Desinfektion der
    Hände in der Chirurgie.) Clin. chirurg. 21, S. 331—353.   1, 502.
Bachem, C., Ein haltbarer Ersatz der Jodtinktur in fester Form. Münch. med.
    Wochenschr. Jg. 60, Nr. 47, S. 2626.   4, 225.
Besançon-Gillot, Accidents cardiaques au cours de l'intoxication par le sublimé.
    (Das Herz bei Sublimatvergiftung.) Thèse. Paris.   3, 470.
Bilhaut, père, M., Nettoyage de la peau avant les opérations chirurgicales. (Die
    Hautreinigung vor chirurgischen Operationen.) Ann. de chirurg. et d'orthop. Bd. 26,
    Nr. 9, S. 257—259.   3, 519.
Billet, H., La désinfection des mains par l'alcool iodé sans savonnage préalable en
    chirurgie du temps de paix et du temps de guerre. (Über die Händedesinfektion
    mit Jodalkohol ohne vorherige Seifenwaschung in der Kriegs- und Friedens-
    chirurgie.) Gaz. des hôp. Jg. 86, Nr. 146, S. 2317—2318.   4, 437.
Bovee, J. Wesley, The use of iodine in abdominal surgery, gynaecology and ob-
    stetries. (Der Gebrauch des Jods in der Abdominalchirurgie, der Gynaekologie
    und der Geburtshilfe.) Internat. clin. Bd. 2, Ser. 23, S. 219—225.   3, 155.
Bovee, J. Wesley, The application of iodine to the externel and internal generative
    organs of women in the treatment of infections and preparation for surgical on the
    operations on the same. (Die Verwendung der Jodtinktur zur Behandlung von In-
    fektionen an den äußeren und inneren weiblichen Genitalien und zur Desinfektion
    derselben.) Americ. journal of obstetr. 67, S. 226—231.   1, 316.

Brüning, Aug., Einfacher Handschutz bei eitrigen Operationen. Münch. med. Wochenschr. Jg. 60, Nr. 31, S. 1716. 3. 3.

Brulé, M., La stérilisation de l'eau par les rayons ultra-violets et son application en pratique chirurgicale. (Sterilisierung des Wassers mittels ultravioletter Strahlen und ihre Anwendung in der chirurgischen Praxis.) Rev. de chirurg. Jg. 34, Nr. 2, S. 178 bis 180. 5. 92.

Burmeister, R., Bolus alba. Zentralbl. f. Chirurg. Jg. 40, Nr. 29, S. 1141. 2, 680.

Burmeister, R., Bolus alba im Handschuh. Zentralbl. f. Chirurg. 40, S. 157—158. 1, 254.

Candea, Aurel, Ein Beitrag zur Jodtinkturdesinfektion. Wien. med. Wochenschr. Jg. 63, Nr. 37, S. 2266—2297. 3, 424.

Chauvin, E., et Sp. N. Oeconomos, Recherches sur la nutrition des anaesthésiés et des opérés. (Untersuchungen über die Ernährung allgemein und örtlich Anästhesierter und Operierter.) Rev. de chirurg. 33, S. 345—371. 1, 609.

Clarke, Colin, The sterilization of skin and wounds. (Die Sterilisation der Haut und der Wunden.) Journal of the roy. army med. corps Bd. 20, Nr. 4, S. 458—461. 2, 36.

Cooper, E. A., On the relations of phencl and meta-cresol to proteins; a contribution to our knowlege of the mechanism of disinfection (Über die Beziehungen des Phenols und Metakresols zu den Proteinen; ein Beitrag zu unserer Kenntnis über den Mechanismus der Desinfektion.) Biochem. journal 6, S. 362—387. 1, 803.

Cooper, Evelyn Ashley, On the relations of the phenols and their derivatives to proteins. A. contribution to our knowledge of the mechanism of disinfection. P. 2. A comparative study of the effects of various factors upon the germicidal and protein-precipitating powers of the phenols. (Über die Beziehungen des Phenols und seiner Derivate zu den Proteinen. Ein Beitrag zu unserer Kenntnis des Mechanismus der Desinfektion. Teil 2. Eine vergleichende Studie der Wirkung verschiedener Faktoren hinsichtlich der keimtötenden und proteinfällenden Kraft der Phenole). Biochem. journal, 7, S. 175—185. 1, 654.

Cotret, E. A. René de, Les devoirs du médecin auprès d'une parturiente. (Die Pflicht des Arztes gegenüber einer Gebärenden.) Union méd. du Canada Bd. 42, Nr. 1, S. 31—41, Nr. 2, S. 69—73. 2, 62.

Croner, Fr., Lehrbuch der Desinfektion. Für Ärzte, Chemiker, Techniker, Tierärzte und Verwaltungsbeamte. Leipzig, Klinkhardt. XII, 534 S. M. 20.—. 2, 37.

Cunéo, B., et P. Rolland, Stérilisation des instruments par la vapeur d'eau sous pression, en milieu alcalin gazeux. (Sterilisation der Instrumente durch Wasserdampfentwicklung unter Druck in Ammoniakdämpfen.) Bull. et mém. de la soc. de chirurg. de Paris Bd. 39, Nr. 25, S. 1057—1061. 3, 4.

Curschmann, Lysolvergiftung. (Ärztl. Kreisver., Mainz, Sitz. v. 4. Nov. 1913.) Münch. med. Wochenschr. Jg. 60, Nr. 51, S. 2864. 4, 8.

Dobbert, Th., Rückblicke auf eine zweite Serie von fünfhundert Laparotomien. Samml. klin. Vortr., Gynaekol. 250, S. 621—638. 1, 509.

Dufaux, Bemerkungen zu dem in (Zeitschrift für Urologie) Bd. 7, H. 1, 1913, S. 34 erschienenen Aufsatz von Dr. Felix Hagen über: Aufbewahrung und Sterilisation halbweicher Instrumente. Zeitschr. f. Urol. Bd. 7, H. 5, S. 378—385. 2, 279.

Eastman, Thomas B., Some observations on the details of abdominal surgery. (Einige Beobachtungen über Kleinigkeiten der Abdominalchirurgie.) Journal of the Indiana State med. assoc. Bd. 6, Nr. 9, S. 385—388. 3, 332.

Eichholz, Wilhelm, Wirkung des Wasserstoffsuperoxyds auf Metalle und seine Verwendbarkeit zur Desinfektion von Instrumenten. Med. Klinik Jg. 9, Nr. 51, S. 2115—2116. 4, 385.

Eisenberg, Philipp, und Marie Okolska, Untersuchungen zur Theorie der Desinfektion. Zentralbl. f. Bakteriol., Orig. Bd. 69, H. 4, S. 312—346. 2, 530.

Elschnig, A., Aseptik der Hände. Klin. Monatsbl. f. Augenheilk. Jg. 51, H. 6, S. 793—796. 2, 737.

Fieber, E. L., Erwiderung auf den Artikel Hohlbaums, betreffend die Frage der Jodierung bei Operationen am Magen-Darmtrakt. Zentralbl. f. Chirurg. Jg. 40, Nr. 19, S. 720—721. 2, 285.

Fossati, Giuseppe, Contributo allo studio della disinfezione e della protezione della mano. (Untersuchung über die Desinfektion und den Schutz der Hand). Ann. di ostetr. e ginecol. Jg. 35, Nr. 1, S. 1—33. 2, 196.

Gaetano, Crucillà, Contributo clinico-statistico alla disinfezione della pelle con tintura iodica. (Klinisch statistischer Beitrag zur Desinfektion der Haut mit Jodtinktur.) Gaz. degli. osp. e delle clin. 34, 257—260. 1, 351.

Gaus, Friedrich, Desinfektion in der Geburtshilfe und manuelle Placentarlösung.

Bemerkungen zu der Arbeit von C. Sievert in Dtsch. med. Wochenschr. Jg. 39 Nr. 23. Dtsch. med. Wochenschr. Jg. **39**, Nr. 28, S. 1363. **2**, 500.

Gayet et Honot, Stérilisation des sondes en gomme. (Zur Sterilisation der Gummisonden.) Gaz. des hôp. Jg. **86**, Nr. 78, S. 1273. **2**, 612.

Geinitz, R., Vergleichende Versuche über die narkotischen und desinfizierenden Wirkungen der gangbarsten ätherischen Öle und deren wirksame Bestandteile. Dissertation: Rostock. **5**, 55.

Gray, F. D., Some practical observations on surgery in the abdomen. (Einige praktische Beobachtungen für die Abdominal-Chirurgie.) Med. times Bd. **41**, Nr. 12, S. 359—362 **4**, 301.

Gros, Georges, et Marc Barthélemy, La stérilisation aux vapeurs de formol en gynécologie et en obstétrique. (Über Sterilisation mit Formalindämpfen in der Gynaekologie und Geburtshilfe.) Journal de méd. de Paris **33**, S. 56—57 u. Rev. de chirurg. **33**, S. 1—25. 1, 315, 32.

Günther, Zur Verwendung der Bolus alba bei der Händedesinfektion. Zentralbl. f. Chirurg., **40** S. 461—462. **1**, 653.

Hagen, Felix, Aufbewahrung und Sterilisation halbweicher Instrumente. Zeitschr. f. Urol. **7**, S. 34—38. **1**, 156.

Hanasiewicz, Oskar, Die Wundbehandlung mit Mastisol und die mechanische Asepsis nach v. Oettingen. Wien. med. Wochenschr. Jg. **63**, Nr. 35, S. 2150—2154. **4**, 226.

Hancock, M. W., Antiseptic surgery in a country practice. (Antiseptische Chirurgie auf dem Lande.) Nation. eclect. med. assoc. quart. Bd. **4**. H. 4, S. 307—309. **2**, 530.

Heinemann, Zur Frage der Grossichschen Jodtinkturdesinfektion. Zentralbl. f. Chirurg. Jg. **40**, Nr. 46, S. 1773—1774. **4**, 8.

Hellendall, H., und W. Fromme, Erwiderung auf die von R. Schaeffer in (Zentralbl. f. Gynaekol. Jg. 37) Nr. 6 1913 gegen unsere Arbeit „Der Handschuhsaft" erhobenen Einwände. Zentralbl. f. Gynaekol. Jg. **37**, Nr. 17, S. 619—621. **2**, 87.

Hirschbruch und L. Levy, Die Tiefenwirkung der Desinfektion mit Formaldehyddämpfen. Arch. f. Hyg. Bd. **80**, H. 7/8, S. 310—333. **4**, 437.

Hirschbruch und L. Levy, Über Vorzüge und Nachteile der Zimmerdesinfektion mit Formaldehyd und Autan. Zeitschr. f. Medizinalbeamte **26**, S. 131—138. **1**, 389.

Hoffmann, W., Rück- und Ausblicke auf dem Gebiete der praktischen Desinfektion (unter besonderer Berücksichtigung aus den hygienisch-chemischen Untersuchungsstellen des Heeres hervorgegangener Arbeiten.) Festschrift zum 60. Geburtstage v. Otto v. Schjerning S. 136—150. **3**, 268.

Hohlbaum, J., Zur Frage der Schleimhautjodierung bei Operationen am Magen-Darmtrakt. Zentralbl. f. Chirurg. Jg. **40**, S. 344—347. **2**, 285.

Holt, Chas. H., Sterilization of skin in emergency work, with special reference to benzine-iodin and iodin methods. (Hautdesinfektion bei dringenden Eingriffen, mit besonderem Bezug auf Jodbenzin und Jodmethoden.) Journal of the Arkansas med. soc. Bd. **9**, Nr. 9, S. 211—213. **2**, 37.

Horn, C. ten, Desinfektion mit Jodtinktur. Ned. Maandschr. v. Verloskunde. Jg. **2**, Nr. 7, S. 429—440. (Holländ.) **3**, 155.

Teinture d'iode tétrachlorocarbonée. (Tetrachlorcarbonizierte Jodtinktur.) Gaz. des hôp. **86**, S. 329. **1**, 654.

Joly, P. R., Deux modes d'emploi de l'eau dans le traitement des phlébites aiguës. (Zwei Anwendungsweisen von Wasser bei der Behandlung der akuten Venenentzündung.) Clinique (Paris) **8**, S. 167—169. **1**, 656.

Jüngling, Otto, Bedingt die Methode der Hautdesinfektion mit Jodtinktur eine Gefahr der Jodintoxikation für den operierenden Arzt? Münch. med. Wochenschr. Jg. **60**, Nr. 32, S. 1766—1767. **3**, 155.

Kalabin, J. S., Über die Anwendung von Phobrol in der gynaekologischen und geburtshilflichen Praxis. Praktizeskji Wratsch Jg. **12**, Nr. 16, S. 243—245. (Russ.) **2**, 36.

Kondring, Heinrich, Klinische Erfahrungen mit Chlormetakresol zur Schnelldesinfektion der Hände. Dtsch. med. Wochenschr. **39**, S. 513—515. **2**, 36.

Konrich, Untersuchungen über Quecksilberoxycyanid. Dtsch. militärärztl. Zeitschr. Jg. **42**, H. 17, S. 654—657. **3**, 3.

Kouwer, B. J., Gynaecologische Buikoperaties. (Gynaekologische Laparotomien.) Tydschr. voor Verloskunde en Gynaecol. **22**, S. 158—235. (Holländisch.) **1**, 423.

Kozlowki, Bronislaw, Alkoholoperationshandschuhe. Zentralbl. f. Chirurg. Jg. **40**, Nr. 26, S. 1038—1040. **2**, 737.

Kühl, Hugo, Eine Methode zur Bestimmung der Desinfektionskraft. Zentralbl. f. Bakteriol., Parasitenk. u. Infektionskrankh., Orig. Bd. **71**, H. 4, S. 331—336. **3**, 268.

Kusama, Shigeru, Über Aufbau und Entstehung der toxischen Thrombose und deren Bedeutung. Zieglers Beitr. z. pathol. Anat. u. z. allg. Pathol. **55,** S. 459—544.
1, 570.

Kutscher, Über die Händedesinfektion mit Bolusseife und -paste nach Liermann. Berl. klin. Wochenschr. **50,** S. 629—630. **1, 653.**

Langfeldt, Der Krystall-Alkohol als Desinfektionsmittel. Frauenarzt Jg. **28,** H. 10, S. 438—439. **3, 470.**

Le Masson, C., et J. **Marchal,** De l'imprégnation formolée dans la thérapeutique gynécologique médicale. (Über die Einwirkung von Formoldämpfen in der gynaekologischen medikamentösen Therapie.) Ann. de gynécol. et d'obstétr. Jg. **40,** Nr. 12, S. 733—742. **4, 132.**

Lucarelli, Vincenzo, Disinfezione peritoneale con la tintura jodica. (Desinfektion des Peritoneums mit Jodtinktur.) Clin. chirurg. **21,** S. 361—374. **1, 398.**

Lucas-Championnière, Just, De l'emploi de la méthode antiséptique en chirurgie. (Über die Antisepsis in der Chirurgie.) Bull. méd. Jg. **27,** Nr. 84, S. 919 bis 921. **3, 424.**

Lumpe, Zur Händedesinfektion für Hebammen. Ann. f. d. ges. Hebammenwes. **4,** S. 87—91. **1, 309.**

McDonald, Ellice, Studies in gynecology and obstetrics. Chapt. 6. Sterilization of the skin. (Sterilisation der Haut.) Americ. med. Bd. **19,** Nr. 3, S. 167—168. **2, 37.**

Marquis, E., Le sublimé en chirurgie. (Das Sublimat in der Chirurgie.) Rev. de chirurg. Jg. **33,** Nr. 7, S. 69—95. **3, 267.**

Martius, Heinrich, Festalkol, ein neues Händedesinfektionsmittel für die Hebammen- und Außenpraxis. Dtsch. med. Wochenschr. Jg. **39,** Nr. 43, S. 2088—2091. **3, 575.**

Mazel, Recherches sur l'intoxication aiguë par le sublimé. (Akute Sublimatvergiftung.) Thèse de Lyon. Nr. 81. 329 S. **5, 8.**

Merkens, W., Kritische Bemerkungen über den Wert der Grossichschen Methode und ein Beitrag zur Vereinfachung unserer Desinfektionsmethoden. Dtsch. med. Wochenschr. Jg. **39,** Nr. 26, S. 1249—1251. **2, 737.**

Milian, Appareil permettant d'obtenir et de conserver de l'eau distillée aseptique et absolue. (Apparat zur Gewinnung und Aufbewahrung von chemisch-reinem und keimfreiem destilliertem Wasser.) Sem. gynécol. Jg. **18,** Nr. 19, S. 150—151. **2, 369.**

Million, H., Boroform, ein flüssiges Desinfiziens. Zentralbl. f. d. ges. Therap. **31,** S. 113—115. **1, 389.**

Monzardo, Gino, Sterilizazzione delle mani e del campo operatorio, nella pratica chirurgica ed ostetrica, con soluzione alcoolica di timolo. (Sterilisierung der Hände und des Operationsfeldes in der Chirurgie und Geburtshilfe mit Thymolalkohol.) Gazz. d. osp. e d. clin. Jg. **34,** Nr. 136, S. 1423—1424. **4, 103.**

Morestin, H., Lavage du péritoine à l'éther. (Bauchfellspülung mit Äther.) Bull. et mém. de la soc. de chirurg. de Paris **39,** S. 284—287. **1, 399.**

Mouchet, Albert, Méthode d'asepsie du champ opératoire dite asepsie mécanique. (Die sog. mechanische Asepsis des Operationsfeldes.) Semaine gynécol. Jg. **18,** Nr. 46, S. 365. **4, 385.**

Nannini, G., La disinfezione delle mani del chirurgo. L'uso dell'ipocloriti di calcio e carbonato di soda. Nota riassuntiva e dimostrazione del metodo. (Die Händedesinfektion des Chirurgen. Der Gebrauch von Calciumhypochlorid und Natriumcarbonat. Technik der Methode.) Morgagni P. 1, Jg. **55,** Nr. 7, S. 258—270. **3, 3.**

Orr, T. G., Tincture of iodin in the treatment of fresh wounds. (Jodtinktur bei der Behandlung frischer Wunden.) Journal of the Missouri State med. assoc. Bd. **9,** Nr. 11, S. 371—372. **2, 612.**

Ozaki, Y., Über die Alkoholdesinfektion. 1. Alkoholdesinfektion mit und ohne vorherige Seifenwaschung. Dtsch. Zeitschr. f. Chirurg. **120,** S. 545—561. **1, 113.**

Pellegrini, Augusto, La disinfezione della cute coll' alcool clorato. (Die Desinfektion der Haut mit Chloralkohol.) Riv. osp. Bd. **3,** Nr. 14, S. 593—596. **2, 738.**

Pestalozza, E., e Pa. **Gaifami,** Sul lysoform primo come disinfettante nel campo della chirurgia ginecologica. (Über Lysoform als Desinfektionsmittel des Operationsfeldes in der Gynaekologie.) Roma. 30 S. **4, 526.**

Pompe van Meerdervoort, N. J. F., Eine Sublimatvergiftung. Ned. maandschr. v. verlosk. en vrouwenz. Jg. **2,** Nr. 3, S. 154—156. (Holländisch.) **1, 804.**

Puccinelli, Vittorio, Contributo allo studio della flora batterica nell'ambiente e nel campo operatorio. (Beitrag zum Studium der Bakterienflora in der umgebenden Luft und auf dem Operationsfelde.) Riv. osped. Bd. 3, Nr. 7, S. 297 bis 304.   2, 86.

Reich-Brutzkus, B., Über eine modifizierte Grossichsche Jodtinkturdesinfektion bei Operationen. Dissertation: Bern.   5, 55.

Robb, Hunter, Iodine in sterilization of the skin. (Die Joddesinfektion der Haut.) Surg., gynecol. a. obstetr. Bd. 17, Nr. 3, S. 324—327 u. Transact. of the Americ. gynecol soc. Bd. 38, S. 353—361.   3, 613; 5, 8.

Roberts, W. O., Anent the so-called iodin methods of skin sterilization. (Über die sogenannte Jodierungsmethode zur Hautdesinfektion.) Internat. journal of surg. 26, S. 56—61.   1, 804.

Roosen, Rud., Eine Vorrichtung zur aseptischen Einführung der Hand in den Uterus. Zentralbl. f. Gynaekol. Jg. 37, Nr. 31, S. 1146—1147.   2, 612.

Roux, C., Benzin und Toilette. Korrespondenzbl. f. Schweiz. Ärzte Jg. 43, Nr. 16, S. 496—497.   2, 245.

Rubner, Max, Modern steam sterilization. (Moderne Dampfsterilisation.) Journal of the Americ. med. assoc. Bd. 60, Nr. 18, S. 1344—1348.   2, 37.

Sauton, B., Sur l'action antiseptique de l'or et de l'argent. (Über die antiseptische Wirkung von Gold und Silber.) Cpt. rend. hebdom. des séanc. de la soc. de biol. Bd. 74, Nr. 22, S. 1268—1270.   2, 738.

Schaeffer, R., Der Handschuhsaft. Entgegnung auf die Arbeit von H. Hellendall und W. Fromme. Zentralbl. f. Gynaekol. 37, S. 206—207.   1, 156.

Schneider, Franz, Disinfection and disinfectants. (Desinfektion und Desinfektionsmittel.) Public health journal Bd. 4, Nr. 5, S. 300—302.   2, 369.

Schottelius, Bemerkungen zur Händedesinfektion. Zeitschr. f. Medizinalbeamte Jg. 26, Nr. 14, S. 530—532.   2, 472.

Schumacher, J., Perhydrit, ein festes Wasserstoffsuperoxyd. Dtsch. med. Wochenschr. Jg. 39, Nr. 46, S. 2253—2254.   4, 226.

Sehrwald, Ernst, Verätzungen durch Benzin. Dtsch. med. Wochenschr. 39, S. 318.   1, 254.

Sievert, Carl, Lehren für die Desinfektion in der Geburtshilfe und für die Behandlung der Nachgeburtsblutungen an der Hand von 42 manuellen Placentarlösungen. Dtsch. med. Wochenschr. Jg. 39, Nr. 23, S. 1100—1102.   2, 402.

Sigwart, W., Die bakteriologische Kontrolle der Asepsis bei gynaekologischen Laparotomien. Arch. f. Gynaekol. 99, S. 284—293.   2, 147.

Sorel, Robert, Étude sur la désinfection des mains. (Studie über die Desinfektion der Hände.) Arch. prov. de chirurg. Bd. 22, Nr. 3, S. 159—166.   2, 88.

Souligoux, Sur l'emploi de l'éther dans les infections. (Über Anwendung von Äther bei Infektionen.) Bull. et mém. de la soc. de chirurg. de Paris 39, S. 293—296.   1, 317.

Spiess, Gustav, Neuer, mehrteiliger Instrumentensterilisator, automatisch genügende Sterilisation garantierend. Dtsch. med. Wochenschr. Jg. 39, Nr. 22, S. 1049.   2, 196.

Steinegger, Alfred, Vom Import der Hautkeime durch das Messer. Zentralbl. f. Chirurg. Jg. 40, Nr. 26, S. 1033—1036.   2, 738.

Stewart, Douglas H., Antisepsis in general practice. (Antisepsis in der Praxis.) Americ. practit. Bd. 47, Nr. 12, S. 638—639.   4, 226.

Süpfle, K., Die Desinfektionswirkung von Alkohol-Seifenpasta. Arch. f. Hyg. Bd. 81, H. 1, S. 48—57.   3, 519.

Thibaut, Recherche sur la stérilisation des instruments de chirurgie et de gants de caoutchouc par immersion dans l'alcool. (Untersuchungen über die Sterilisation chirurgischer Instrumente und Gummihandschuhe durch Eintauchen in Alkohol.) Rev. internat. de méd. et de chirurg. Jg. 24, Nr. 4, S. 55—56.   2, 279.

Tijmstra, S., Pourquoi l'action bactéricide de l'alcool est porté à son plus haut degré d'intensité par une concentration de 70% ? (Warum ist die Desinfektionskraft des Alkohols am größten bei einer Konzentration von 70% ? Folia microbiol. Jg. 2, H. 2, S. 162—172.   4, 226.

Vannier, Contribution à l'étude de la désinfection par l'alcool. (Zur Alkoholdesinfektion.) Thèse: Paris.   5, 55.

Voigt, J., Händedesinfektion und Wundschutz. Zentralbl. f. d. ges. Gynaekol. u. Geburtsh. s. d. Grenzgeb. Bd. 2, H. 11, S. 513—522.   2, 513.

Walker, J. T. Ainslie, The standardization of disinfectants. (Die Musterung von Desinficientia.) Canad. med. assoc. journal Bd. 3, Nr. 1, S. 21—24.   2, 424.

Weiler, Fr., Die anatomischen Veränderungen bei der Sublimatvergiftung des Kaninchens in ihrer Abhängigkeit vom Gefäßnervensystem. Dissertation. Berlin.   3, 519.

Wilde, A. G., Iodine idiosyncrasy. (Jod-Idiosynkrasie.) Milit. surgeon Bd. **33**, Nr. 3, S. 260—263. **3**, 325.
Wolff, Hans, Über Handschuhverletzungen. Zentralbl. f. Chirurg. Jg. **40**, Nr. 26, S. 1036—1038. **2**, 738.
Wyss, Oskar, Über Phobrol (Chlor-m-Kresol). Med. Klinik. Jg. **9**, Nr. 43, S. 1767 bis 1768. **4**, 226.

Narkose, Anaesthesie.

Aguglia, Eugenio, Affezione del cono midollare in seguito a rachiostovainizzazione. (Verletzung des Conus medullaris nach Lumbalanästhesie mit Stovain.) Riv. ital. di neuropatol., psichiatr. ed elettroterap. Bd. **6**, Nr. 9, S. 389—393. **3**, 577.

Alexander, Franz G., und Stephan Cserna, Einfluß der Narkose auf den Gaswechsel des Gehirns. Biochem. Zeitschr. Bd. **53**, H. 1/2, S. 100—115. **2**, 612.

Anspach, Brooke, M., Experiences with spinal anesthesia in pelvic surgery. Erfahrungen mit der Spinalanästhesie in der Beckenchirurgie.) Americ. journ. of obstetr. a. dis. of wom. a. childr. Bd. **69**, Nr. 5, S. 753—766. **5**, 458.

Babcock, W. Wayne, Spinal anesthesia in gynecology, obstetrics and abdominal surgery. (Lumbalanästhesie in der Gynaekologie, Geburtshilfe und Abdominalchirurgie.) Journal of the Americ. med. assoc. Bd. **61**, Nr. 15, S. 1358—1363. **3**, 472.

Babcock, W. Wayne, The dangers and disadvantages of spinal anesthesia. (Die Gefahren und Nachteile der Rückenmarksanästhesie.) New York med. journal Bd. **98**, Nr. 19, S. 897—903. **4**, 10.

Bailey, Francis W., Aether: the technique of its administration. (Äther: Die Technik seiner Darreichung.) Liverpool med.-chirurg. journal **33**, S. 142—153. **1**, 503.

Bainbridge, William Seaman, Spinale Entwicklung und gegenwärtiger Status der Methode, mit einer kurzen Übersicht persönlicher Erfahrungen in 1065 Fällen. Allg. Wien. med. Zeit. **58**, S. 117—118 u. 129—130. **1**, 654.

Bainbridge, William Seaman, Spinal analgesia, development and present status of the method. (Lumbalanästhesie, Entwicklung und gegenwärtiger Stand der Methode.) Pacific med. journal Bd. **56**, Nr. 3, S. 149—153. **2**, 531.

Bardet, G., Les accidents de l'anesthésie au chlorure d'éthyle. (Zufälle bei der Chloräthylnarkose.) (Soc. de thérapeut., séance du 14. V. 1913.) Bull. gén. de thérapeut. Bd. **165**, Nr. 21, S. 836—843. **3**, 5.

Barten, Otto, Über kombinierte Narkose. VI. Mitteilg.: Über die Kombination der Äther- und Chloroformnarkose mit Schlafmitteln (Chloralhydrat, Veronal, Paraldehyd) beim Kaninchen. Arch. internat. de pharmacodyn. et de thérap. Bd. **23**, Nr. 5/6, S. 505—528. **4**, 437.

Barth, O., Ein Beitrag zur Wirkung der Opiumalkaloide unter besonderer Berücksichtigung des Pantopons. Dissertation. Tübingen. **4**, 9.

Barton, Wilfred M., Potassium permanganate as a local anesthetic to the genitourinary mucous membranes. (Kaliumpermanganat als lokales Anästheticum für die Schleimhäute des Urogenitaltraktus.) Journal of the Americ. med. assoc. Bd. **61**, Nr. 3, S. 196—197. **2**, 766.

Baruch, D., La rachianesthésie. (Rachianaesthesie.) Journal méd. de Bruxelles Jg. 18, Nr. 22, S. 205—208. **2**, 246.

Baß, R., und E. Klausner, Über Veränderungen des Serums nach Chloroform- bzw. Äthereinwirkung. Biochem. Zeitschr. Bd. **56**, H. 1/2, S. 105—113. **3**, 646.

Bean, J. W. B., Rigidity of the belly in anaesthesia. (Steifigkeit des Körpers in der Narkose.) Austral. med. gaz. **33**, S. 27—30. **1**, 503.

Becker, H., Die kombinierte Darreichung von Narkoticis. Fortschr. d. Med. **31**, S. 201—204. **1**, 312.

Bedeschi, Primo, Considerazioni sopra 924 casi di rachistovainizzazione. (Betrachtungen über 924 Fälle von Rückenmarksanästhesie mit Stovain.) Gaz. degli osp. e delle clin. **34**, S. 249—251. **1**, 352.

Beresnegowsky, N., Über die intravenöse Isopralnarkose. Arch. f. klin. Chirurg. Bd. **101**, H. 1, S. 215—229. **2**, 89.

Beresnegowsky, N., Über die intravenöse Hedonalnarkose. Arch. f. klin. Chirurg. Bd. **103**, H. 1, S. 209—240. **4**, 228.

Berry, Dickinson, Notes on the administration of anaesthetics in America, with special reference to the practice at the Mayo clinic. (Bericht über die Darreichungsweise der Anästhetica in Amerika, mit besonderer Berücksichtigung des in der Mayoschen Klinik üblichen Vorgehens.) Proceed. of the roy. soc. of med. **6**, Sect. of anaesthetics S. 13—21. **1**, 31.4

Besançon, Des accidents toxiques post-anesthésiques. (Toxische Zustände nach Anästhesie.) Thèse. Paris. 4, 438.

Bettinger, H., De la rachicocainisation suivant le procédé du Dr. le Filliatre. (Rachicocainisation nach dem Vorgehen von Dr. le Filliatre.) Paris. Vigot frères. Frcs. 2.50. 3, 470.

Bigou, De l'anesthésie générale obtenue par le procédé de l'éther goutte à goutte avec injection pré-operatoire de pantopon. (Allgemeinnarkose mit Äthertropf-methode und voroperativer Pantoponinjektion.) Thèse de Toulouse. Nr. 47. 71 S. 5, 8.

Bleek, Th., Über Extraduralanästhesie für chirurgische und gynäkologische Opera-tionen. Monatsschr. f. Geburtsh. u. Gynäkol. 37, S. 122—130. 1, 30.

Bloodgood, Joseph C., Studies in blood pressure before, during and after opera-tions under local and general anesthesia. (Studien über den Blutdruck vor, während und nach Operationen unter lokaler und allgemeiner Anästhesie.) (Transact. of the Americ. gynecol. soc., 38. ann. meet., Washington 6.—8. V. 1913.) Americ. journal of obstetr. Bd. 68, Nr. 2, S. 313. 2, 738.

Blumfeld, J., A critical summary of some recent work on anaesthesia. (Kritische Übersicht über einige neuere Anästhesiearbeiten.) Practitioner Bd. 91, Nr. 5, S. 619—626. 3, 614.

Boltenstern, O. von, Über Pantopon. Würzburg. Abhandl. a. d. Ges.-Geb. d. prakt. Med. 13, S. 93—142. 1, 364.

Boothby, Present day methods of anaesthesia. (Die gegenwärtigen Methoden der Anästhesie.) J. Maine M. Ass. 3, S. 1219. 1, 804.

Boothby, Walter M., Ether percentages. (Über die Konzentration der Äther-dämpfe.) Journal of the Americ. med. assoc. Bd. 61, Nr. 11, S. 830—834. 3, 425.

Brackel, A. v., Die akute gelbe Leberatrophie im Anschluß an die überstandene Chloroformnarkose. Ein kasuistischer Beitrag und klinische Studie zur Frage der deletären Spätwirkung des Chloroformes. Samml. klin. Vortr. 674, S. 539—564 u. Leipzig: J. A. Barth. 26 S. M. 0.75. 1, 571; 3, 427.

Braun, H., Über die Potenzierung der örtlichen Novocainwirkung durch Kalium-sulfat. Zentralbl. f. Chirurg. Jg. 40, Nr. 39, S. 1513—1516. 3, 424.

Braun, Heinr., Die Lokalanästhesie, ihre wissenschaftlichen Grundlagen und prakti-sche Anwendung. Ein Hand- und Lehrbuch. 3. v. umgearb. Aufl. Leipzig. J. A. Barth. XV, 486 S. M. 15.—. 3, 520.

Brunn, M. v., Die Allgemeinnarkose. Neue dtsch. Chirurg. Bd. 5, Stuttgart, Enke. XX, 477 S. M. 18,60. 2, 88.

Brunn, M. v., Grundlagen der Indikationsstellung für die Allgemeinnarkose bei gleich-zeitig bestehenden inneren Erkrankungen. Zentralbl. f. d. Grenzgeb. d. Med. u. Chirurg. Bd. 17, Nr. 1/3, S. 77—114. 3, 4.

Bryan, C. W. G., Some points in the technique of anoci-association. (Einige Punkte in der Technik der Anoci-Assoziation.) (Sect. of anaesthetics, 7. XI. 1913.) Pro-ceed. of the roy. soc. of med. Bd. 7, Nr. 2, S. 9—13. 4, 301.

Buchmann, P., Allgemeine lokale Anästhesie mit Pantopon „Roche" und Cocain, Dtsch. med. Wochenschr. Jg. 39, Nr. 49, S. 2403—2405. 4, 192.

Buengner, v., Der heutige Stand der Lokalanästhesie. (Ärztl. Kreisverein, Mainz, Sitzg. v. 14. X. 1913.) Münch. med. Wochenschr. Jg. 60, Nr. 46, S. 2595 u. Klin.-therapeut. Wochenschr. Jg. 20, Nr. 47, S. 1437—1444 u. Nr. 48, S. 1475—1481. 3, 520; 4, 68.

Bürgi, Emil, Die Pantopon-Scopolaminnarkose. Dtsch. Zeitschr. f. Chirurg. Bd. 125, H. 3/4, S. 211—256. 4, 9.

Bull, Charles P., A drop method of giving ether with a closed inhaler. (Eine Äther-Tropfmethode mit geschlossener Maske.) Med. record Bd. 83, Nr. 21, S. 938 bis 939. 2, 369.

Burger, T. O., and J. L. Ross, Nitrous-oxide and oxygen anaesthesia. (Stickstoff-oxydul-Sauerstoff-Anästhesie.) Southern med. journal Bd. 6, Nr. 2, S. 93—95. 2, 681.

Buxton, Dudley W., The dosimetric method of administering chloroform. (Die dosimetrische Methode der Chloroformanwendung.) Lancet Bd. 185, Nr. 4694, S. 464—466. 3, 101.

Carter, Wm. S., A safe and convenient method of giving a uniform vapor of an anesthetic. (Sichere und bequeme Methode zur gleichmäßigen Verdunstung eines Anästheticums.) Texas State journal of med. Bd. 9, Nr. 6, S. 179—181. 3, 471.

Chaldecott, J. H., Some impressions of anoci-association. (Einige Eindrücke von der Anociassoziation.) (Sect. of anaestetics, 7. XI. 1913.) Proceed. of the roy. soc. of med. Bd. 7, Nr. 2, S. 3—8. 4, 301.

Chaldecott, J. Henry, and C. W. G. Bryan, The value of anoci-association (Crile). (Der Wert der Anociassociation. [Crile].) Lancet Bd. 2, Nr. 10, S. 721—722. **3,** 268.

Chaput, L'anesthésie lombaire combinée à la chloréthylisation courte. (Lumbal-anästhesie kombiniert mit kurzem Chloräthylrausch.) Rev. de gynécol. et de chirurg. abdom. Bd. **21,** Nr. 3, S. 187—190. **3,** 359.

Chase, I. C., Venous anaesthesia. (Venenanästhesie.) Texas State journal of med. Bd. **8,** Nr. 11, S. 308—309. **1,** 804.

Chaudron, P. O., Anesthetics. (Anaesthetica.) South. med. journal Bd. **6,** Nr. 12, S. 794—797. **4,** 228.

Coburn, Raymond C., The importance and prevention of respiratory restriction during general anesthesia in the inhalation methods. (Die Wichtigkeit und Ver-hütung der Luftwechselbehinderung während der Narkosen mittels der Inhalations-methoden.) Americ. journal of surg. Bd. **27,** Nr. 10, S. 361—363. **3,** 644.

Coburn, Raymond C., The selection of the anaesthetic upon the basis of its ultimate physiology. (Über die Wahl des Anaesteticums auf Grund seiner endgültigen physiologischen Wirkung.) Surg., gynecol. a. obstetr. Bd. **17,** Nr. 6, S. 759—762. **4,** 133.

Cocke, Charles Hartwell, Recent advances in the methods of administration of general anesthetics. (Neue Fortschritte in den Methoden der Allgemeinnarkose.) Southern med. journal Bd. **6,** Nr. 11, S. 719—723. **3,** 576.

Connell, Karl, A new ether-vaporizer. A preliminary report on the technic of intra-pharyngeal insufflation anesthesia. (Ein neuer Ätherverdampfer. Ein vorläufiger Bericht über die Technik der intrapharyngealen Insufflationsnarkose.) Journal of the Americ. med. assoc. **60,** S. 892—894. **1,** 655.

Connell, Karl, Accuracy in anaesthesia. Advantage, technic and dosage in auto-matic insufflation of vapors and gases. Preliminary tables and charts of ether anaesthesia. (Genauigkeit in der Anästhesie. Vorteile, Technik und Dosierung bei der automatischen Einblasung von Dämpfen und Gasen. Vorläufige Tabellen und Statistiken über Ätheranästhesie.) Ann. of surg. Bd. **58,** Nr. 6, S. 877—890. **4,** 133.

Cotton, F. J., Deaths from anaesthesia and lessons to be drawn from them. (Narkosen-todesfälle und die daraus zu ziehenden Lehren.) Ann. of surg. Bd. **58,** Nr. 6, S. 934—938. **4,** 229.

Cotton, Frederic J., and Walter M. Boothby, Intratracheal insufflation an-aesthesia. Considered from its physiological and clinical aspects. (Physiologische und klinische Betrachtungen über die intratracheale Anästhesie.) Ann. of surg. **57,** S. 43—63. **1,** 113.

Crawford, H. de L., Intratracheal insufflation of ether. (Die Insufflationsnarkose mit Äther.) Dublin journal of the med. science. Bd. **135,** Nr. 498, S. 413—429. **2,** 531.

Crawford, Herbert de Lisle, Hedonal as an anæsthetic. (Hedonal als Anaestheti-cum.) Transact. of the roy. acad. of med. in Ireland Bd. **31,** S. 102—113. **4,** 646.

Crick, L., La narcose par l'administration alternée de l'éther et du chloroform. (Nar-kose mit abwechselnder Verwendung von Äther und Chloroform.) Journal méd. de Bruxelles Jg. **18,** Nr. 46, S. 491—492. **4,** 8.

Crile, George W., Anaesthesia and anoci-association. (Narkose und Anoci-Assoziation.) Surg., gynecol. a. obstetr. Bd. **16,** Nr. 6, S. 627—631. **2,** 425.

Crile, George W., Anoci-association with a special reference to abdominal and ex-ophtalmic operations. („Anoci-association" mit besonderem Bezug auf abdominale und Kropf-Operationen.) Old dominion journal of med. a. surg. Bd. **16,** Nr. 6, S. 277—286. **2,** 582.

Crile, George W., The kinetic theory of shock and its prevention through anoci-association (shockless operation). (Die kinetische Theorie des Shocks und seine Ver-hütung durch Anoci-Assoziation [Operationen ohne Shock].) Cleveland med. journal Bd. **12,** Nr. 8, S. 513—536. **4,** 231.

Cunningham, jr., John H., Neue Methoden der Allgemeinnarkose. Rectale Ätherisa-tion. Berl. klin. Wochenschr. Jg. **50,** Nr. 42, S. 1934—1938. **4,** 8.

Cunningham, Orval J., Nitrous oxide and oxygen narcosis. (Die Lachgas-Sauerstoff-narkose.) Ann. of surg. Bd. **58,** Nr. 6, S. 917—926. **4,** 134.

Damköhler, Erich, Über kombinierte Narkose. Mitteilg. 3. Über die gegenseitige Beeinflussung der Konzentrationen von Chloroform und Äther bei der Inhalations-narkose des Kaninchens. Arch. internat. de pharmacodyn. et de thérap. Bd. **23,** Nr. 3/4, S. 229—245. **5,** 93.

Danis, L'anesthésie régionale. Résultats obtenus. (Die Resultate der regionären Anästhesie.) Journal de chirurg. et ann. de la soc. belge de chirurg. Jg. **21,** Nr. 8/9, S. 245—252. **4,** 482.

Davies, Frank L., Administration of ether with the Shields mask. (Die Anwendung
    der Shields-Maske für die Äthernarkose.) Austral. med. journal Bd. 2, Nr. 92,
    S. 998—1000.   2, 279.
Dax, Robert, Über 1500 Lumbalanästhesien. Bruns Beitr. z. klin. Chirurg. Bd. 83,
    H. 3, 713—717.   2, 197.
Delle Chiaje, S., Étude sur l'amylogenèse hépatique, l'albuminurie et l'urobiline
    chez les rachistovaïnisées. (Studie über Stärkebildung in der Leber, Albuminurie
    und Urobilinurie bei Stovainlumbalanästhesie.) Bull. de la soc. d'obstétr. et de
    gynécol. de Paris Jg. 2, Nr. 4, S. 357—358; Ann. de gynécol. et d'obstétr. Jg. 40,
    Nr. 12, S. 719—732 u. Arch. ital. di ginecol. Jg. 16, Nr. 11, S. 249—262.
                                                        3, 215', 4, 191, 10.
Demmer, Fritz, Über katarrhalische Lungenkomplikationen bei chirurgischen Er-
    krankungen und deren Behandlung mit Oxygen-Adrenalin-Inhalationen. Dtsch.
    Zeitschr. f. Chirurg. Bd. 125, H. 3/4, S. 257—293.   3, 648.
Depree, H. T., Adrenalin in chloroform anaesthesia. (Adrenalin bei Chloroform-
    narkose.) Brit. med. journal Nr. 2730, S. 878—880.   2, 279.
Dimitriou et Saghinesco, 503 cas de rachianesthésie par la méthode du professeur
    Ionnesco. (503 Fälle von Lumbalanästhesie nach der Methode von Jonnesco.)
    Presse méd. 21, S. 276—277.   1, 654.
Dittler, Rudolf, und Richard Mohr, Neue Untersuchungen über das Hormonal.
    Mitteilg. a. d. Grenzgeb. d. Med. u. Chirurg. 25, S. 902—915.   1, 315.
Donaldson, H. J., A years experience with spinal anesthesia. (Einjährige Erfahrung
    mit der Rückenmarksanästhesie.) Americ. journal of surg. Bd. 27, Nr. 9, S. 325
    bis 327.   3, 426.
Dougal, Daniel, A combined anaesthetist's screen and instrument shelf for use in
    abdominal gynaecological operations. (Kombination eines Schutzschirms für den
    Narkotiseur und Instrumententisches für gynaekologische Bauchoperationen.)
    Journal of obstetr. a. gynaekol. of the British emp. Bd. 24, Nr. 5, S. 278—279. 4, 134.
Drews, H., Über die Anwendung des Narkophin in der Geburtshilfe. Zentralbl. f.
    Gynaekol. Jg. 37, Nr. 20, S. 717—718.   2, 86.
Dunn, J. J. F., On the use of scopolamine morphine and atropine in preventing shock
    during chloroform anaesthesia. (Über den Gebrauch von Scopolamin, Morphium
    und Atropin zur Vermeidung des Shocks bei der Chloroformnarkose.) Indian med.
    gaz. Bd. 48, Nr. 10, S. 385—387.   4, 9.
Edge, Frederick, A case of delayed chloroform poisoning with obscure septicaemia
    after abdominal hysterectomy. (Ein Fall von verzögerter Chloroformvergiftung
    mit unaufgeklärter Septicämie nach abdominaler Hysterektomie.) Birmingham
    med. rev. Bd. 73, Nr. 413, S. 21—24.   1, 705.
Egidi, Guido, Sulla tecnica della intubazione per la narcosi secondo Auer e Meltzer.
    (Die Technik der Intubation für die Narkose nach Auer und Meltzer.) Policlinico,
    sez. prat. Jg. 20, Nr. 49, S. 1769—1773.   4, 229.
Embley, E. H., The anaesthesia of nitrous oxide and ether with oxygen. (Die Nar-
    kose mit Lachgas und Äther-Sauerstoff.) Austral. med. journal Bd. 2, Nr. 92,
    S. 997—998.   2, 280.
Fairlie, H. P., Nitrous oxide-oxygen anaesthesia in major surgery. (Stickstoffoxydul
    (Lachgas)-Sauerstoff-Anästhesie in der großen Chirurgie.) Practitioner Bd. 91,
    Nr. 2, S. 267—288.   2, 613.
Falk, Henry Charles, Vapor anesthesia and its advantages. (Narkose mittels
    Dämpfen und ihre Vorteile.) Med. record Bd. 83, Nr. 14, S. 610—611.   2, 196.
Ferguson, Robert H., An artificial airway for surgical anesthesia. (Eine Kanüle für
    chirurgische Narkose.) Journal of the Americ. med. assoc. Bd. 60, Nr. 24, S. 1858
    bis 1859.   3, 101.
Finsterer, Hans, Über die Bedeutung der Anästhesie für den Verlauf der Laparo-
    tomien. Wien. klin. Wochenschr. Jg 26, Nr. 39, S. 1560—1564.   3, 425
Fischler, F., Über das Wesen der zentralen Läppchennekrose in der Leber und über
    die Rolle des Chloroforms bei dem sogenannten Narkosenspättod. Mitt. a. d. Grenz-
    geb. d. Med. u. Chirurg. Bd. 26, H. 4, S. 553—595.   3, 576
Flemming, A. L., Demonstration of a modified and simplified apparatus for ad-
    ministering gas and oxygen without ether. (Demonstration eines modifizierten und
    vereinfachten Apparates für die Stickoxydul-Sauerstoffnarkose ohne Äther.) Pro-
    ceed. of the roy. soc. of med. Bd. 6, Nr. 5, sect. of anaesthet. S. 43.   1, 804
Fowelin, H., Die Anästhesierung der rechten Darmbeingrube bei der Operation
    der chronischen Appendicitis. Zentralbl. f. Chirurg. 40, S. 342—344.   1, 579
Franceschi, Italo, La persistenza del timo e la morte per narcosi. (Thymuspersistenz
    und Narkosentod.) Clin. chirurg. Jg. 21, Nr. 11, S. 2305—2313.   4, 437

François, Adhémar, De la chloroformisation en cardiopathie. (Chloroformnarkose bei Herzkrankheiten.) Ann. de l'inst. chirurg. de Bruxelles Jg. 20, Nr. 6, S. 102 bis 112. 3, 101.

Fredericq, Henri, Théorie de la narcose et associations de narcotiques. (Zur Theorie der Narkose und der Wirkung narkotischer Mittel.) Scalpet et Liège méd. Jg. 66, Nr. 22, S. 349—351. 4, 227.

Fredet, Pierre, Nouvel appareil pour l'anesthésie chloroformique. (Neuer Apparat zur Chloroformnarkose.) Journal de chirurg. Bd. 11, Nr. 2, S. 155—170. 3, 326.

Fuchs, H., Narkose und Anästhesie bei Geburten. Med. Klin. Jg. 9, Nr. 30, S. 1196 bis 1200. 3, 50.

Gatch, W. D., Dewell Gann and F. C. Mann, The danger and prevention of severe cardiac strain during anesthesia. (Die Gefahr schwerer Herzüberdehnung während der Narkose und ihre Verhütung.) Journal of the Americ. med. assoc. Bd. 60, Nr. 17. S. 1273—1278. 2, 309.

Gatewood, William L.. Some practical points in anesthesia. (Einige praktische Winke für die Anästhesie.) Virginia med. semi-monthly Bd. 18, Nr. 18, S. 456—460. 4, 190.

Gaza, v., Gewebsnekrose und arterielle Arrosionsblutung nach Anwendung alter Novocainlösungen zur Infiltrationsanästhesie. Dtsch. med. Wochenschr. Jg. 39, Nr. 16, S. 746—747. 1, 705.

Gellhorn, George, Spinal anesthesia in gynecology. (Spinalanästhesie in der Gynaekologie.) Journal of the Missouri State med. assoc. Bd. 9, Nr. 11, S. 357—361. 4, 438.

Gellhorn, George, Local and spinal anesthesia in gynecology and obstetrics. (Lokal- und Lumbalanästhesie in Gynaekologie und Geburt.) Journal of the Americ. med. assoc. Bd. 61, Nr. 15, S. 1354—1358. 3, 471.

Giordano, Giacinto, Apparecchio per la narcosi con insufflazione intratracheale continua e per la narcosi con maschera ad iperpressione. (Apparat zur intratrachealen Insufflationsnarkose und zur Narkose mit der Überdruckmaske.) Giornale d. accad. di med. di Torino Jg. 76, Nr. 5, S. 202—204. 3, 644.

Gorrell, Charles W. F., Some observations in anaesthesia. (Beobachtungen in bezug auf Anästhesie.) Canad. pract. a. rev. Bd. 38, Nr. 2, S. 63—68. 2, 473.

Gorse, P., La rachianesthésie. (Die Lumbalanästhesie.) Gaz. des hôp. 86, S. 485—492. 1, 445.

Gourfinkel, A., Études sur l'anesthésie chloral-chloroforme. (Über Chloral-Chloroform-Anästhesie.) Dissertation: Lausanne. 5, 55.

Gräf, Über unsere bisherigen Erfahrungen mit der intravenösen Äther- und Isopraläthernarkose. (Ärztl. Verein, Nürnberg. Sitzung v. 6. II. 1913.) Münch. med. Wochenschr. Jg. 60, Nr. 21, S. 1178. 2, 153.

Graef, Wilhelm, Bericht über Erfahrungen mit den intravenösen Äther- und Isopral-Äther-Narkosen. Bruns Beitr. zur klin. Chirurg. 83, S. 173—211. 1, 256.

Graham, Evarts A., Further observations on the relation of fats to anesthesia. (Weitere Betrachtungen über die Beziehung von Fetten zur Anästhesie.) Transact. of the Chicago pathol. soc. Bd. 9, Nr. 2, S. 49—51. 3, 520.

Grober, Behandlung der Asphyxie (nach Erhängen, Ertrinken, Verbluten, Intoxikation, Einatmung irrespirabler Gase). Dtsch. med. Wochenschr. Jg. 39, Nr. 52, S. 2545—2547. 4, 104.

Groves, E. W. Hey, A simple apparatus for intratracheal anaesthesia. (Einfacher Apparat für die intratracheale Anästhesie.) Bristol med.-chirurg. journal Bd. 31, Nr. 122, S. 347—349. 4, 300.

Grunert, E., Der gegenwärtige Stand der Allgemeinnarkose. Ergebn. d. Chirurg. u. Orthop. 5, S. 1—38. 1, 30.

Guedea, Don Luis, Lokalanästhesie bei Bruchoperationen. Progresos de la clinica Jg. 1, Nr. 1, S. 34—53. (Spanisch.) 3, 146.

Güsbeck und Orth, Experimenteller Beitrag zur Hormonaltherapie. 24. Kongr. d. dtsch. Ges. f. Chirurg. Berlin, 26.—29. III. 1913. 2, 152.

Gunn, James A., The antagonism between adrenine and chloroform, chloral, etc., on the heart; and the induction of rhytmic contractions in the quiescent heart by adrenine. (Über den Antagonismus zwischen Adrenalin und Chloroform, Chloral usw. in ihrer Herzwirkung; zugleich eine Untersuchung über die Hervorrufung rhythmischer Kontraktionen am ruhenden Herzen durch Adrenalin.) Quart. journal of exp. physiol. Bd. 7, Nr. 1, S. 75—85. 3, 576.

Gwathmey, J. T., Oil-ether anesthesia. (Öl-Äther-Anästhesie.) New York med. journal Bd. 98, Nr. 23, S. 1101—1104. 4, 385.

Gwathmey, James T., The American association of anaesthetists. (Die amerikanische Gesellschaft der Narkotiseure.) Ann. of surg. Bd. **58**, Nr. 6, S. 865—876. **4**, 133.

Hadfield, C. F., Ethyl chloride anaesthesia. (Anästhesie mit Äthylchlorid.) Clin. journal **41**, S. 412—416. **1**, 655.

Haim, Emil, Über Lokalanästhesie in der kleinen operativen Gynaekologie. Prag. med. Wochenschr. **38**, S. 98—100. **1**, 310.

Hamburger, Elisabeth, Über die Wirkung chlorierter Narcotica auf den Eiweiß-umsatz. Beiträge zur Physiologie der Schilddrüse. Mitteilg. 4. Pflügers Arch. f. d. ges. Physiol. Bd. **152**, H. 1/3, S. 56—60. **2**, 533.

Hammes, Th., La narcose théorique et pratique. Trad. par C. Dam, avec préf. du Th. Tuffier. (Theorie und Praxis der Narkose.) Paris: O. Doin et fils. 280 S. Frcs. 5.—. **3**, 520.

Hecht, Adolf F., und Edmund Nobel, Elektrokardiographische Studien über Narkose. Zeitschr. f. d. ges. exp. Med. **1**, S. 23—58. **1**, 572.

Heile, B., Der epidurale Raum. Arch. f. klin. Chirurg. Bd. **101**, H. 4, S. 845—877. **2**, 724.

Hellendall, Beitrag zur gynaekologischen Laparotomie auf Grund des 5 Jahres-Berichtes über seine größeren Operationen. Klin.-therapeut. Wochenschr. Jg. **20**, Nr. 44, S. 1333—1338 u. Nr. 45, S. 1372—1379. **3**, 691.

Hellwig, W., Über Lokalanästhesie. Klin.-therap. Wochenschr. **20**, S. 265—268. **1**, 352.

Henderson, Yandell, Vergleich der unmittelbaren und Nachwirkungen der Spinal- und Lokalanästhesie mit denen der Inhalationsanästhesie hinsichtlich des Shocks und psychischen Shocks. Berl. klin. Wochenschr. Jg. **50**, Nr. 43, S. 1989—1992. **4**, 68.

Herb, Isabella C., Administration of alkaloids before anesthesia. (Die Anwendung von Alkaloiden vor der Anästhesierung.) Journal of the Americ. med. assoc. Bd. **61**, Nr. 11, S. 834—837. **3**, 424.

Hesse, Friedrich Adolf, Klinisches über das Hormonal. Therapeut. Monatsh. Jg. **27**, H. 10, S. 698—706. **3**, 576.

Hewitt, H. W., The value of anoci-association in abdominal surgery. (Die Bedeutung der Empfindungslosigkeit in der abdominalen Chirurgie.) Journal of the Michigan State med. soc. Bd. **12**, Nr. 12, S. 650—653. **4**, 190.

Hildebrandt, Wilhelm, Chloroformnarkose und Leberkrankheiten. Münch. med. Wochenschr. **60**, S. 527—528. **1**, 609.

Hinterstoisser, Hermann, Postoperative Morphiumvergiftung. (Ein Beitrag zu den Gefahren der kombinierten Narkose.) Wien. klin. Wochenschr. Jg **26**, Nr. 50, S. 2070—2072. **4**, 300.

Hölder, Helene, Gestattet der Probedämmerschlaf eine Bestimmung der Toleranz für Scopolamin-Pantopon bei der nachfolgenden Operation? Zentralbl. f. Gynaekol. **37**, S. 380—383. **1**, 389.

Hoffmann, Adolph, Zur Frage der Lokalanästhesie mit Novocain-Suprarenin-Kaliumsulfat. Zentralbl. f. Chirurg. Jg. **40**, Nr. 35, S. 1361—1362. **3**, 268.

Hoffmann, Adolph, Die modernen Anästhesierungsverfahren. Med. Klinik Jg. **9**. Nr. 49, S. 2010—2014. **3**, 614.

Honan, William Francis, and J. Wyllis Hassler, Intravenous anaesthesia. (Intravenöse Anästhesie.) Ann. of surg. Bd. **58**, Nr. 6, S. 900—916. **4**, 229.

Honan, William Francis, and J. Wyliss Hassler, General anesthesia by the intravenous route. (Allgemeinnarkose durch intravenöse Injektion.) Med. record **83**, S. 231—235. **1**, 255.

Honan, William Francis, and J. Wyliss Hassler, Experiences with intravenous anaesthesia. (Erfahrungen mit der intravenösen Anästhesie.) Surgery, gynecol. a. obstetr. **16**, S. 206—209. **1**, 313.

Hornabrook, R. W., A condemnation of the unnecessary use of chloroform as an anaesthetic. (Verurteilung des unnötigen Gebrauchs von Chloroform als Narkoti-kum.) Austral. med. journal Bd. **2**, Nr. 94, S. 1021—1022. **2**, 246.

Hornabrook, R. W., A plea for the more considerate treatment of patient and an-aesthetist by the surgeon. (Antrag für rücksichtsvollere Behandlung von Patient und Narkotiseur durch den Chirurgen.) Austral. med. journal Bd. **2**, Nr. 93, S. 1009 bis 1012. **2**, 246.

Hornowski, J., Ein durch Chloroform verursachter Todesfall und die Drüsen mit innerer Sekretion. Lwowski Tygodnik lekarski **8**, S. 97—99 u. 113—114. (Polnisch). **1**, 504.

Horsley, J. Shelton, Some modern factors of safety in surgery. (Einige moderne Sicherheitsfaktoren in der Chirurgie.) Southern med. journal Bd. **6**, Nr. 3, S. 181 bis 184. **3**, 425.

Hubbard, B. Roswell, Anesthetics in labor. (Anästhetica in der Geburt.) National eclectic med. assoc. quart. Bd. 5, Nr. 2, S. 157—159. 4, 103.

Hunt, Charles S., Preparation of patient for general anesthesia. Selection of the anesthetic and its application. (Vorbereitung des Patienten für Allgemeinnarkose. Auswahl des Anaestheticums und seine Anwendung.) Internat. journal of surg. Bd. 26, Nr. 4, S. 114—118. 2, 280.

Jackson, Chevalier, The technique of insertion of intratracheal insufflation tubes. (Die Technik der Applikation der Kanüle bei intratrachealer Insufflation.) Surg., gynecol. a. obstetr. Bd. 17, Nr. 4, S. 507—509. 3, 359.

Jackson, John B., Some observations on anesthesia. (Einige Beobachtungen bei Anaesthesie.) Journal of the Michigan State med. soc. Bd. 12, Nr. 9, S. 461—464. 3, 4.

Jacobsohn, Sidney D., Spinal anesthesia. A case of acute appendicitis operated four days after labor. Recovery. (Lumbalanästhesie. Eine akute Appendicitis vier Tage nach einer Entbindung operiert. Heilung.) Americ. journal of obstetr. Bd. 68, Nr. 1, S. 43—48. 2, 696.

Jacquemart, Recherches expérimentales sur les modifications déterminées par l'injection de certains composés phosphorés organiques sur les phénomènes consécutifs à la narcose. (Experminetelle Untersuchungen der Veränderungen, welche durch Injektion gewisser organischer Phosphorverbindungen auf die postnarkotischen Erscheinungen ausgeübt werden.) Thèse: Paris. 5, 56.

Janeway, Henry H., Intratracheal anaesthesia. a) By nitrous oxide and oxygen. b) By nitrous oxide and oxygen under conditions of differential pressure. (Intratracheale Narkose a) mit Stickoxyd und Sauerstoff, b) mit Stickoxyd und Sauerstoff unter Anwendung des Druckdifferenzverfahrens.) Ann. of surg. Bd. 58, Nr. 6, S. 927—933. 4, 104.

Jaschke, Rud. Th., Über die Verwendung des Narkophins in der Geburtshilfe. Münch. med. Wochenschr. 60, S. 72—73. 1, 45.

Impens, E., Über die Dosierung des Alypins. Med. Klinik 9, S. 138. 1, 125.

Jonnesco, La rachianesthésie générale. (Allgemeine Rückenmarksanästhesie.) Bull. de l'acad. de méd. Bd. 70, Nr. 30, S. 201—205. 3, 645.

Julliard, Ch., La narcose à l'éther chauffé. (Narkose mit erwärmtem Äther.) Rev. méd. de la Suisse romande Jg. 33, Nr. 8, S. 633—642. 3, 643.

Karakacheff, C., Études d'anesthésies mixtes chloral-protoxyde d'azote et morphine protoxyde d'azote. (Studien über Anästhesie durch Mischung von Chloral-Stickstoff-Protoxyd un dMorphium-Stickstoff-Protoxyd.) Dissertation: Lausanne. 5, 55.

Kasashima, Y., Über den Pantapon-Scopolamindämmerschlaf. Beitr. z. Geburtsh. u. Gynäkol. 18, S. 90—107. 1, 156.

Keim, K. F., Die Scopolamin-Morphium- und die Scopolamin-Pantoponnarkose in Verbindung mit Inhalationsanaestheticis. Dissertation: Heidelberg. 5, 55.

Kelly, Robert E., Intratracheal anaesthesia. (Intracheale Anästhesie.) Brit. journal of surg. Bd. 1, Nr. 1, S. 90—95. 2, 739.

Kelly, Robert E., and W. Thelwall Thomas, Anaesthetic fatalities. (A review of Prof. Hendersons work on Acapnia and shock.) (Über Narkosezufälle.) Liverpool med.-chirurg. journal 33, S. 154—158. 1, 390.

Keppler, W., und F. Breslauer, Zur Frage der intravenösen Narkose. Dtsch. Zeitschr. f. Chirurg. 120, S. 265—301. 1, 67.

King, E. L., A review of about 650 anesthesias. (Übersicht über ca. 650 Anästhesien.) New Orleans med. a. surg. journal Bd. 66, Nr. 1, S. 48—56. 2, 582.

Kisch, Bruno, Untersuchungen über Narkose. Zeitschr. f. Biol. 60, S. 399—456. 1, 655.

Kisch, Eugen, Über Äthertropfnarkosen nach vorheriger Injektion von Pantopon-Atropinschwefelsäure. Münch. med. Wochenschr. 60, S. 352—354. 1, 311.

Klammer, Marie Hedwig, Über die Verstärkung der Wirkung eigentlicher Narkotica durch Bromsalze. Zeitschr. f. d. ges. exp. Med. Bd. 1, H. 6, S. 575—584. 2, 736.

Kochmann, M., Neue Arzneimittel. 3. Die Lokalanaesthetica, nebst Bemerkungen über die Grundlagen der Lokalanästhesie. Med. Klinik Jg. 9, Nr. 50, S. 2076 bis 2078. 4, 67.

Kochmann, M., Über Chloroform- und Äthernarkose, den Wert von Narkoseapparaten und die Unterstützung der Inhalationsnarkose durch Morphin, Skopolamin und einige Schlafmittel. Dtsch. med. Wochenschr. Jg. 39, Nr. 40, S. 1934—1936. 4, 482.

Kochmann, Martin, Beiträge zur Pharmakologie der Mischnarkose. 1. Wirkung von Narkoticagemischen auf poikilotherme Wassertiere. Zeitschr. f. exp. Pathol. u. Therap. 12, S. 328—340. 1, 29.

Kramer, B., The rôle of the lipoids and particulary lecithin in narcosis. (Die Rolle
    der Lipoide speziell des Lecithins bei der Narkose.) Journal of exp. med. 17, S. 206
    bis 218.   1, 257.
Kruskal, Isaac D., Intratracheal ether anaesthesia. (Intratracheale Äthernarkose.)
    Surg., gynecol. a. obstetr. Bd. 17, Nr. 1, S. 117—118.   2, 680.
Kühl, Hugo, Die entwicklungshemmende und die bactericide Wirkung des Liquor
    Aluminii acetici. Zeitschr. f. Hyg. u. Infektionskrankh. Bd. 75, H. 1, S. 49—54.
                                                                               2, 735.
Kuhn, Die erste Hilfe bei Asphyxien mittels direkter Einblasung von Luft. Münch.
    med. Wochenschr. 60, S. 647—650.   1, 655.
Kuhn, E., Le masque inspirateur en théorie et en pratique. (Die Inspirationsmaske
    in Theorie und in der Praxis.) Belgique méd. Jg. 20, Nr. 36, S. 423—426, Nr. 37,
    . S. 435—439, Nr. 38, S. 447—453, Nr. 39, S. 459—463 u. Nr. 40, S. 471—475. 4, 68.
Läwen, A., Die Extraduralanästhesie. Ergebn. d. Chirurg. u Orthop. 5, S. 39—84.
                                                                                1, 31.
Latham, L. S., Observations on some recent methods in anaesthesia. (Erfahrungen
    mit neuen Narkosemethoden.) Austral. med. journal 2, S. 855—856.   1, 254.
Laurence, J., Comment choisir un anesthésique général? (Über die Wahl eines
    Allgemein-Anaestheticum.) Journal de méd. et de chirurg. Jg. 8, Nr. 9, S. 344
    bis 346.   3, 268.
Lautenschläger, A., Die Einführung des Trachealrohres bei der Meltzerschen In-
    sufflationsnarkose. Berl. klin. Wochenschr. Jg. 50, Nr. 45, S. 2093.   3, 427.
Le Filliatre, G., Analgésie générale par rachicocainisation lombo-sacrée. (Allgemeine
    Schmerzlosigkeit durch lumbosakrale Rachicocaïnisation.) Cpt. rend. hebdom. des
    séanc. de la soc. de biol. Bd. 74, Nr. 24, S. 1401—1402 u. Journal de méd. de Paris
    Jg. 33, Nr. 29, S. 582—583.   2, 474.
Leigh, Southgate, Further report on nitrous oxideoxygen anesthesia. (Über weitere
    Erfahrungen mit der Stickoxydulsauerstoffnarkose.) Americ. journal of surg. Bd. 27,
    Nr. 6, S. 222—224.   2, 681.
Liertz, Rhaban, Pantopon. Pantopon-Scopolamin und Secacornin in der Land-
    arztpraxis. Med. Klin. Jg. 9, Nr. 26, S. 1041—1042.   2, 368.
Liljestrand, G., G. Wollin und J. O. Nilsson, Untersuchungen über die Ventilation
    bei künstlicher Atmung beim Menschen. Skandinav. Arch. f. Physiol. 29, S. 149
    bis 216.   1, 572.
Loeb, Jacques, und Hardolph Wasteneys, Narkose und Sauerstoffverbrauch.
    Biochem. Zeitschr. Bd. 56, H. 4, S. 295—306.   3, 646.
Loewe, S., Membran und Narkose. Weitere Beiträge zu einer kolloidchemischen
    Theorie der Narkose. Biochem. Zeitschr. Bd. 57, H. 3/4, S. 161—260.   4, 227.
Ludewig, Herbert, Über kombinierte Narkose. Mitteilg. 5: Über die Beeinflussung
    der Chloroform- und Äthernarkose durch Scopolamin allein und in Verbindung mit
    Morphin. Arch. internat. de pharmacodyn. et de thérap. Bd. 23, Nr. 5/6, S. 479
    bis 503.   4, 566.
Luke, H. Clifton, A case of extensive subcutaneous emphysema following intra-
    tracheal anaesthesia, with recovery. (Ein Fall von ausgedehntem, subcutanem
    Emphysem im Anschluß an intratracheale Narkose.) Surgery, gynecol. a. obstetr.
    16, S. 204—205.   1, 353.
Lynch, Jerome M., A preliminary report of operations under extradural anesthesia.
    (Vorläufiger Bericht über Operationen in extraduraler Anästhesie.) Med. record
    83, S. 235—237.   1, 352.
McGrath, Bernard Francis, A discussion of various anesthetics and methods: Ex-
    perimental observations. (Diskussion über verschiedene Anaesthetica und Methoden.
    Experimentelle Beobachtungen.) Journal of the Americ. med. assoc. Bd. 61, Nr. 17,
    S. 1516—1521.   3, 645.
McMechan, F. Hoeffer, Medicolegal aspects of anaesthesia. (Gerichtlich medizinische
    Betrachtungen über die Narkose.) Ann. of surg. Bd. 58, Nr. 6, S. 956—974. 4, 386.
McMechan, F. Hoeffer, Oxygen and anesthesia. (Sauerstoff und Narkose.) Internat.
    journal of surg. Bd. 26, Nr. 6, S. 205—209.   2, 682.
Mansfeld, G., und Stephan Bosányi, Untersuchungen über das Wesen der
    Magnesiumnarkose. Pflügers Arch. f. d. ges. Physiol. Bd. 152, H. 1/3, S. 75—80.
                                                                             2, 532.
Marangoni, Giuseppe, L'anestesia locale negli interventi di alta chirurgia. (Die
    lokale Anästhesie in der großen Chirurgie.) Riv. veneta di scienze med. Bd. 58,
    Nr. 7. S. 289—308.   3. 156.
Masterman, E. W. G., A case of death from diabetic coma after appendicectomy
    under local anaesthesia. (Ein Todesfall im diabetischen Koma nach Appen-

dicektomie unter Lokalanästhesie.) St. Bartholomew's hosp. journal Bd. 21, Nr. 1,
S. 7—8. **3, 280.**
Mehlhorn, W., Erfahrungen mit der Pantopon-Scopolaminnarkose. Dtsch. med.
Wochenschr. Jg. **39**, Nr. 45, S. 2197—2199. **3, 614.**
Meisen, J., Meine Erfahrungen mit Eusemin bei leichten bis mittelschweren Opera-
tionen. Med. Klinik **9**, S. 504, **1, 655.**
Meißner, R., Über Beeinflussung der Morphinwirkung durch die Nebenalkaloide des
Opiums. Biochem. Zeitschr. Bd. **54**, H. 5/6, S. 395—429. **2, 736.**
Meltzer, S. J., und John Auer, Über die anästhetische und lähmende Wirkung von
Magnesium, unterstützt durch Äther. Zentralbl. f. Physiol. Bd. 27, Nr. 12/13,
S. 632—635. **4, 10.**
Mereness jr., Harry E., Stovaine spinal analgesia in prison surgery. (Stovain-
Spinalanalgesie in der Gefängnischirurgie.) Ann. of surg. Bd. **58**, Nr. 6, S. 947 bis
955. **4, 191.**
Meyer, George, Über künstliche Atmung. Zeitschr. f. ärztl. Fortbild. **10**, S. 11—16.
1, 29.
Milroy, T. H., The apnoeic pause. (Apnöe.) Quart. journal of exp. physiol. Bd. **6**,
Nr. 4, S. 373—391. **3, 645.**
Molinari, G., Beitrag zur Ätiologie der Narkosenlähmungen. Veröffentl. a. d. Geb. d.
Marine-Sanitätswesens. Heft 4. 24 S. und 6 Abbildungen. Als Buch: Berlin:
Mittler & Sohn. 24 S., 6 Taf. M. 1.—. **1, 314; 3, 427.**
Moore, W., Hedonal anaesthesia. (Hedonalnarkose.) Austral. med. journal 2, S. 875.
1, 503.
Morcom, A. F., Scopolamine-morphine-atropine as an adjunct in inhalation anaesthesia.
(Morphium-Scopolamin-Atropininjektionen in Verbindung mit Narkose.) Proceed.
of the roy. soc. of med Bd. **6**, Nr. 6, sect. of anaesthet. S. 62—65. **2, 197.**
Moreau, Laurent, Note sur l'application de l'anesthésie locale à la chirurgie.
(Über die Anwendung der örtlichen Lokal-Anästhesie in der Chirurgie.) Clinique
(Paris) Jg. 8, Nr. 39, S. 618—620. **5, 92.**
Morrison, J. T. J., The Ingleby lecture on spinal anaesthesia by tropacocaine; with
a review of 1295 cases. (Der Ingleby-Vortrag über Rückenmarksanästhesie mit
Tropacocain.) Brit. med. journal Nr. 2738, S. 1305—1313. **2, 531.**
Munro, D., and A. Denham Whithe, Delayed chloroform poisoning. (Über den
Chloroformspättod.) Indian med. gaz. Bd. **48**, Nr. 10, S. 382—385. **4, 9.**
Muroya, S., Experimentelle Untersuchungen über Novocain bei Paravertebralinjektion.
Dtsch. Zeitschr. f. Chirurg. Bd. **122**, H. 1/2, S. 1—25. **2, 89.**
Nannini, G., Osservazioni sull'anestesia generale con l'etere solforico. Nota clinico-
statistica. (Beobachtungen über Allgemeinnarkose mit Äther. Klinisch-statisti-
scher Bericht.) Policlinico, sez. prat. Jg. **20**, Nr. 45, S. 1621—1623. **4, 9.**
Nelson, Harry E., The use of heated ether vapor as an anesthetic. (Die Anwendung
erhitzter Ätherdämpfe als Anaestheticum.) New Orleans med. a. surg. journal. Bd. **66**,
Nr. 1, S. 57—59. **5, 473.**
Nentwig, Max, Erfahrungen mit der Pantopon-Scopolamin-Mischnarkose. Arch. f.
klin. Chirurg. Bd. **102**, H. 4, S. 988—1013. **4, 228.**
Nicolich, Rachi-anesthésie en chirurgie génito-urinaire. (Die Rückenmarksanästhesie
in der urogenitalen Chirurgie.) Rev. prat. des mal. des org. génito-urin. Jg. **10**,
Nr. 57, S. 197—202. **2, 370.**
Nicosia, S., Sur l'anesthésie médullaire et sur quelques problèmes qui s'y rattachent.
(Über die medulläre Anästhesie und einige Probleme, welche sich daran knüpfen.)
Arch. ital. de biol. **58**, S. 393—416. **1, 445.**
Noel, H., and H. S. Souttar, The anaesthetic effects of the intravenous injection of
paraldehyde. (Die anästhesierende Wirkung von Paraldehyd bei intravenöser
Injektion.) Ann. of surg. **57**, S. 64—67. **1, 113.**
Norbury, Lionel E. C., Scopolamine-morphine-atropine as a general anaesthetic.
(Morphium-Scopolamin-Atropin zur Allgemeinanästhesie.) Proceed. of the roy. soc.
of med. Bd. **6**, Nr. 6, sect. of anaesthet. S. 57—62. **2, 197.**
Oberst, A., Die Anwendung der lokalen Anästhesie in der ärztlichen Praxis. Zeitschr.
f. ärztl. Fortbild. Jg. **19**, Nr. 17, S. 513—519. **3, 4.**
Oliva, C., Einfluß der Chloroform-, Äther- und Misch-Narkose auf die physikalisch-
chemische Beschaffenheit des Blutes. Zeitschr. f. klin. Med. **77**, S. 136—144. 1, 312.
Olivares, Intravenöse Allgemeinnarkose mit Hedonal. Progr. de la clínica Jg. 1,
Nr. 11, S. 304—314. (Spanisch.) **4, 8.**
Oppermann, Franz, Experimentelle Studie über den Kohlenhydratstoffwechsel in
der Narkose. Dtsch. Zeitschr. f. Nervenheilk. Bd. **47/48**, Festschr. v. Strümpell,
S. 590—616. **2, 680.**

Orlovius, Die moderne peritoneale Wundbehandlung. Prakt. Ergebn. d. Geburtsh. u. Gynaekol. Jg. 5, H. 2, S. 212—218.   3, 366.
Page, H. M., Nitrous oxide and oxygen in major surgery. (Die Stickoxydul-Sauerstoffnarkose bei größeren chirurgischen Eingriffen.) Proceed. of the roy. soc. of med. Bd. 6, Nr. 5, sect. of anaesthet. S. 27—37.   1, 804.
Parham, F. W., Shock, its nature and management. (Wesen und Behandlung des Shocks.) South. med. journal Bd. 6, Nr. 12, S. 763—770.   4, 193.
Parsons, Carl G., Reflex action during general surgical anaesthesia. (Die Reflextätigkeit während der chirurgischen Allgemeinnarkose.) Ann. of surg. Bd. 58, Nr. 6, S. 891—899.   4, 103.
Peck, Charles H., Intratracheal insufflation anesthesia (Meltzer-Auer). Report of a series of four hundred and twelve cases. (Intratracheale Insufflationsanästhesie [Meltzer-Auer]. Bericht über 412 Fälle.) Journal of the Americ. med. assoc. Bd. 61, Nr. 11, S. 839—841 u. Arch. gén. de méd. Jg. 92, Nr. 12, S. 1061—1070.
                                    3, 426; 4, 300.
Perez, A. M., Über Thermo-Ätherisierung. Siglo méd. Jg. 60, Nr. 3101, S. 307—308. (Span.)   2, 473.
Philipps, Hugh R., Oxygen as an adjuvant in general anaesthesia. (Sauerstoff als Hilfsmittel bei allgemeiner Narkose.) Practitioner Bd. 90, Nr. 3, S. 607—610.
                                    1, 705.
Piantoni, Giovanni, L'anestesia epidurale specialmente in riguardo al parto spontaneo. (Die epidurale Anästhesie, speziell in bezug auf die normale Geburt.) Riv. osp. Bd. 3, Nr. 22, S. 986—1000.   3, 681.
Pieri, Gino, Il massaggio del cuore nella sincope cloroformica. (Herzmassage bei Chloroformsynkope.) Riv. osped. Bd. 3, Nr. 7, S. 304—311.   2, 197.
Piquand, G., Précis d'anesthésie locale à l'usage du médicin praticien et des étudiants. (Leitfaden der Lokalanästhesie für den praktischen Arzt und Studenten.) Paris: Soc. d'édit. scientif. et méd. VIII, 263 S. Frs. 9.—.   2, 740.
Pirrung, J. Edw., The intravenous use of hedonal as an anesthetic. (Die intravenöse Hedonalnarkose.) Lancet-clin. Bd. 109, Nr. 10, S. 269—270.   5, 349.
Pope, Saxton Temple, Intratracheal insufflation anesthesia. (Intratracheale Insufflationsnarkose.) California State journal of med. Bd. 11, Nr. 7, S. 255—257.
                                    2, 739.
Porter, Miles F., Influence of kidney lesions in determining the selection of anesthetics and surgical risks. Operative procedures and postoperative results. (Die Bedeutung von Nierenschädigungen für die Auswahl der Anästhetica und für die Beurteilung chirurgischer Gefahren.) Journal of the Indiara State med. assoc. Bd. 6, Nr. 12, S. 543—551.   4, 227.
Prince, E. M., Nitrous oxide and oxygen anaesthesia. Observations in 2500 cases. (Stickstoffoxydsauerstoffanästhesie; Beobachtungen an 2500 Fällen.) Surg., gynecol. a. obstetr. Bd. 16, Nr. 6, S. 622—627.   2, 473.
Prince, E. M., Nitrous-oxide oxygen anaesthesia. (Stickstoffoxydul-Sauerstoff-Anästhesie.) Southern med. journal Bd. 6, Nr. 2, S. 89—93.   2, 681.
Proskauer, Arthur, Plötzlicher Tod nach Lokalanästhesie mit Alypin bei einseitiger Nebennierentuberculose. Therap. d. Gegenw. Jg. 54, H. 12, S. 555—557.   4, 227.
Pruvost, Traitement opératoire de la hernie inguinale sous l'anesthésie régionale. (Operative Behandlung des Leistenbruchs unter Lokalanästhesie.) Clinique (Paris) Jg. 8, Nr. 44, S. 697—699.   5, 20.
Putney, George E., The technic of anaesthesia. (Die Technik der Narkose.) Journal-lancet Bd. 33, Nr. 9, S. 261—263.   2, 88.
Reichel, Hans, Erfahrungen mit dem Scopolamindämmerschlaf in Verbindung mit Morphium, Pantopon und Narkophin. Münch. med. Wochenschr. 60, S. 638—642.
                                    1, 444.
Remy, Charles E., Chloroform anesthesia. (Chloroformanästhesie.) Med. council Bd. 18, Nr. 10, S. 373—375.   4, 438.
Reusch, W., Ein Fall von Exitus nach Lumbalpunktion. Med. Klin. Jg. 9, Nr. 26, S. 1041.   2, 531.
Ritschel, Walter, und Otto Stange, Über kombinierte Narkose. Mitteilg. 11. Bestimmung der narkotisierenden Chloroform- und Ätherkonzentrationen in der Einatmungsluft des Kaninchens. Arch. internat. de pharmacodyn. et de thérap. Bd. 23, Nr. 3/4, S. 191—227.   5, 92.
Rittenhouse, William, Hyoscine, Morphine and cactin in obstetrics. A record of six years' experience. (Hyoscin, Morphin und Cactin in der Geburtshilfe. Mitteilung aus 6 jähriger Erfahrung.) Americ. journal of clin. med. Bd. 20, Nr. 2, S. 148—149.   3, 51.

Robinson, Samuel, Intratracheal ether anaesthesia. 1400 cases from 22 surgical clinics. (Intratracheale Äthernarkose. 1400 Fälle aus 22 chirurgischen Kliniken.) Surg., gynecol. a. obstetr. **16**, S. 296—301. **1**, 655.

Rockey, A. E., Death from spinal anesthesia. (Tod nach Lumbalanästhesie.) Journal of the Americ. med. assoc. **60**, S. 442. **1**, 257.

Rogers, John, A simple apparatus for insufflation anaesthesia. (Ein einfacher Apparat für die Insufflationsnarkose.) (Transact. of the New York surg. soc., state meet. 13. XI. 1912.) Ann. of surg. **57**, S. 276. **1**, 503.

Roith, Otto, Über die Mechanik der rectalen Einläufe. Kongreß f. inn. Med. Wiesbaden 1913. **2**, 552.

Rübsamen, W., Technische Schwierigkeiten bei der Punktion des Sakralkanals rachitischer Becken. Zentralbl. f. Gynaekol. **37**, S. 378—380. **1**, 390.

Salzer, Moses, Nitrous-oxid oxygen analgesia. (Lachgas-Sauerstoffnarkose.) Lancetclin. Bd. **110**, Nr. 5, S. 114—117. **2**, 739.

Salvetti, Carlo, Cloroformio od etere?! (Chloroform oder Äther.) Rif. med. Jg. **29**, Nr. 16, S. 428—432, Nr. 17, S. 457—460, Nr. 18, S. 488—490, Nr. 19, S. 516—519 u. Nr. 20, S. 545—549. **2**, 279.

Sanderson, E. L., Intravenous ether anesthesia. And report of cases. (Erfahrungen mit intravenöser Äthernarkose.) New Orleans med. a. surg. journal Bd. **65**, Nr. 10, S. 719—727. **2**, 88.

Saphir, J. F., Operations upon the rectum under local anaesthesia. (Operationen am Rectum unter Lokalanästhesie.) Americ. med. **19**, S. 106—111. **2**, 113.

Schiassi, Relazione sui varî metodi di anestesia. (Bericht über einige Methoden der Anästhesie.) (24. congr. d. soc. ital. di chirurg., Roma, 2.—9. XI. 1912.) Roma: Tip. naz. G. Bertero e C. 103 S. **4**, 300.

Schlagintweit, E., Experimentelle Versuche mit Hormonal. Dissertation: München. **4**, 301.

Schlimpert, Sakralanästhesie. 15. Versamml. d. dtsch. Ges. f. Gynaekol., Halle a. S., 14.—17. Mai 1913 u. Surg., gynecol. a. obstetr. Bd. **16**, Nr. 5, S. 488—493. **2**, 246, 245.

Schlimpert, Hans, Ein Kippstuhl zur Ausführung der hohen extraduralen Anästhesie. Zentralbl. f. Gynäkol. **37**, S. 92—96. **1**, 156.

Schmid, A., Über die Wirkungen von Kombinationen aus der Gruppe der Lokalanæsthetica. Zeitschr. f. exp. Pathol. u. Therap. Bd. **14**, H. 3, S. 527—536. **4**, 226.

Schmid, Hans H., Lokalanästhesie in der Geburtshilfe. 17. internat. med. Kongr., London, Sekt. f. Anästhesie 6.—12. VIII. 1913. **3**, 389.

Schnaudigel, Otto, Hornhautläsionen nach Narkosen. Münch. med. Wochenschr. Jg. **60**, Nr. 29, S. 1600—1601. **2**, 739.

Seifert, Sammelreferat über Alypin. Würzburg. Abhandl. a. d. Ges.-Geb. d. prakt. Med. **13**, Suppl.-H., S. 1—27. **1**, 390.

Senge, J., Meningitis purulenta et Encephalitis haemorrhagica nach Lumbalanästhesie, verursacht durch einen eigenartigen Sporenbildner. Zeitschr. f. Geburtsh. u. Gynaekol. Bd. **74**, H. 2/3, S. 699—708 u. Zentralbl. f. Bakteriol., Parasitenk. u. Infektionskrankh., Orig. Bd. **70**, H. 7, S. 353—368. **3**, 472, 646.

Seyboldt, John W., The benefits of double anesthesia. (Die Vorteile der zweifachen Anästhesierung.) Denver med. times Bd. **33**, Nr. 2, S. 44—46. **3**, 471.

Shipway, F. E., An apparatus for the intratracheal administration of ether. (Apparat für die intratracheale Anwendung von Äther.) Bristol med.-chirurg. journal Bd. **31**, Nr. 122, S. 341—343. **4**, 300.

Shipway, Francis E., The intratracheal insufflation of ether. (Die Insufflationsnarkose mit Äther.) British med. journal Nr. **2765**, S. 1621—1623. **4**, 483.

Sieber, H., Zur Scopolaminfrage. Zentralbl. f. Gynaekol. **37**, S. 496. **1**, 503.

Siegel, P. W., Der Dämmerschlaf in der Geburtshilfe mit konstanten Scopolaminlösungen. Münch. med. Wochenschr. Jg. **60**, Nr. 41, S. 2280—2281. **3**, 389.

Singleton, A. O., The practical application of intratracheal anesthesia. (Die praktische Anwendung der intratrachealen Narkose.) Texas State journal of med. Bd. **9**, Nr. 6, S. 181—184. **3**, 577.

Skeel, Roland E., The selection of the anesthetic for abdominal and pelvic surgery. (Auswahl der Narkosenart für Laparotomien und Operationen im Becken.) Americ. journal of obstetr. **67**, S. 103—114. **1**, 255.

Sloan, Harry G., Nitrous oxid and oxygen anesthesia. (Stickoxydul-Sauerstoffnarkose.) Journal of the Americ. med. assoc. Bd. **61**, Nr. 11, S. 838—839. **3**, 426.

Smith, R. B., Über den Zusammenhang zwischen Bronchitis nach Äthernarkose und den Oxydationsprodukten des Äthers. Therapeut. Monatsh. Jg. **27**, H. 6, S. 426 bis 430; Med. council Bd. **18**, Nr. 7, S. 261—263 u. Nr. 9, S. 347—351. **2**, 613; **3**, 681.

Soli, T., L'analgesia scopomorfinica in ostetricia. (Die Scopomorphinanalgesie in der Geburtshilfe.) Rass. d'ostetr. e ginecol Jg. 22, Nr. 11/12, S. 593—613. **4**, 230.
Souttar, H. S., A note on local anaesthesia. (Bemerkungen über Lokalanästhesie.) Brit. med. journal Nr. 2741, S. 69—70. **2**, 614.
Sprengel, Die Wahl des Narkoticums bei Operationen wegen akut entzündlicher Prozesse in der Bauchhöhle. Arch. f. klin. Chirurg. Bd. 101, H. 4, S. 1043—1060. **3**, 4.
Stange, Otto, Über kombinierte Narkose. Mitteilg. 4: Über die Kombination von Morphin mit Chloroform bzw. Äther bei der Inhalationsnarkose des Kaninchens. Arch internat. de pharmacodyn. et de thérap. Bd. 23, Nr. 5/6, S. 461—478. **4**, 566.
Sternberg, Carl, Im Anschluß an die Momburgsche Blutleere und an Lumbalanästhesie aufgetretene Todesfälle. Med. Klinik 9, S. 166—170. **1**, 115.
Stock, Stuart V., and J. D. Fry: A combined manometer and safety valve vor intratracheal anaesthesia. (Ein kombiniertes Manometer und Sicherheitsventil für intratracheale Anästhesie.) Bristol. med.-chirurg. journal Bd. 31, Nr. 122, S. 344 bis 347. **4**, 300.
Straub, Walter: Über die Gefährlichkeit der Kombination von Morphin mit allgemeiner Narkose und mit Schlafmitteln. Münch. med. Wochenschr. Jg. 60, Nr. 33, S. 1823—1824. **3**, 156.
Straub, Walther, Über Zersetzung und Konservierung von Scopolaminlösungen. Münch. med. Wochenschr. Jg. 60, Nr. 41, S. 2279—2280. **3**, 577.
Suchy, M., Über die Anwendung der Sakralanästhesie in der Chirurgie. Dtsch. Zeitschr. f. Chirurg. Bd. 125, H. 1/2, S. 1—82. **3**, 644.
Sutherland, R. Tate, Some remarks on anaesthetics. (Bemerkungen über Anästhetika.) Austral. med. journal Bd. 2, Nr. 98, S. 1057—1058. **2**, 532.
Swan, R. H. Jocelyn, New tourniquet for intravenous injection. (Neue Stauungsbinde für intravenöse Injektionen.) Lancet 184, S. 254. **1**, 505.
Tenani, Ottorino, Della rachianalgesia lombare ottenuta per mezzo della novocaina. (Über die Lumbalanästhesie mit Novocain.) Riv. veneta di scienze med. Bd. 58, Nr. 10, S. 455—462. **3**, 5.
Tenani, Ottorino, Paralisi del sesto paio come complicanza della rachianestesia stovainica. (Lähmung des sechsten Nervenpaares nach Rückenmarksanästhesie mit Stovain.) Gaz. degli osp. e delle clin. 34, S. 89—91. **1**, 114.
Tourneux, J. P., et A. Ginesty, Contribution à l'étude des injections antéopératoires de pantopon. (Ein Beitrag zum Studium der anteoperativen Pantoponinjektionen.) Prov. méd. 26, S. 15—16. **1**, 79.
Traube, J., Über Narkose und verwandte Erscheinungen. Dtsch. med. Wochenschr. Jg. 39, Nr. 39, S. 1876—1878. **3**, 519.
Traube, J., Theorie der Narkose. Pflügers Arch. f. d. ges. Physiol. Bd. 153, H. 5/7, S. 276—308. **3**, 268.
Viale, Gaetano, Ricerche fisico-chimiche su la fisiologia della narcosi. (Physikalisch-chemische Untersuchungen über die Physiologie der Narkose.) Arch. di fisiol. Bd. 11, Nr. 6, S. 535—557. **4**, 482.
Vogel, K., und A. Kraemer, Eine Beobachtung von herzblockähnlichen Erscheinungen nach der Lumbalanästhesie. Med. Klinik 9, S. 369—370. **1**, 446.
Voll, A., Schmerzlose Entbindungen. Münch. med. Wochenschr. 60, S. 300—301. **1**, 199.
Weiermiller, R., Neuere Erfahrungen mit dem Pantopon „Roche". Klin. therap. Wochenschr. Jg. 20, Nr. 16, S. 492—496. **2**, 36.
Wilde, A. G., Post anesthetic nausea. (Postnarkotisches Erbrechen.) Military surg. Bd. 33, Nr. 2, S. 126—129. **3**, 427.
Winterstein, Hans, Beiträge zur Kenntnis der Narkose. Mitteilg. 1. Kritische Übersicht über die Beziehungen zwischen Narkose und Sauerstoffatmung. Biochem. Zeitschr. Bd. 51, H. 3, S. 143—170. **2**, 424.
Woker, Gertrud, Theoretisches über die Mischnarkose. Antwort auf die Erwiderung Bürgis „Über Narkotikakombinationen". Zeitschr. f. allg. Physiol. Bd. 15, H. 1/2, S. 49—71. **2**, 532.
Wolf, Wilhelm, Zur Frage des Wundschmerzes nach Lokalanästhesie. Zentralbl. f. Chirurg. Jg. 40, Nr. 49, S. 1882—1883. **4**, 227.
Wolfermann, S. J., Local anesthesia in minor gynecology. (Lokalanästhesie in der kleinen Gynaekologie.) Journal of the Missouri State med. assoc. Bd. 9, Nr. 11, S. 361—362. **3**, 575.
Wolfsohn, Julian Mast, A new lumbar-puncture needle. (Eine neue Nadel zur Lumbalpunktion.) Journal of the Americ. med. assoc. Bd. 60, Nr. 16, S. 1204 bis 1205. **2**, 198.
Woolsey, William C., General anesthesia in the surgery of childhood. (Allgemeine

Narkose in der Kinderchirurgie.) Journal of the Americ. med. assoc. Bd. **61**, Nr. 11, S. 847—850. **3, 520.**
Wrede, L., Über direkte Herzmassage. Arch. f. klin. Chirurg. Bd. **101**, H. 3, S. 833 bis 842. **2, 613.**
Zaaijer, J. H., Nasale Überdrucknarkose. Zentralbl. f. Chirurg. Jg. **40**, Nr. 45, S. 1737 bis 1738. **3, 472.**
Zorn, Leo, Beiträge zur Pharmakologie der Mischnarkose. Kombination der Lokalanaesthetica. Dissertation: Greifswald. 20 S. (L. Schumacher, Berlin.) **4, 646.**
Zweifel, Erwin, Klinisch-experimentelle Versuche mit Lachgas-Sauerstoff-Narkose. Monatsschr. f. Geburtsh. u. Gynaekol. Bd. **38**, H. 5, S. 546—560. **3, 470.**

Operative Technik.

(Schnittführung, Blutstillung, Nahttechnik, Wundbehandlung, Entzündung, Drainage, Verband, Kochsalz- und Bluttransfusion, Haut- und Fascien-Transplantation usw.)

Ach, Fascientransplantation zum Zwecke der Rectopexie und Nephropexie. 24. Kongr. d. dtsch. Ges. f. Chirurg. Berlin, 26.—29. III. 1913. **2, 165.**
Ahlborn, M. B., A new retractor for the abdominal contents during peritoneal closure. (Ein neuer Bauchspatel zum Zurückhalten des Bauchinhaltes während der Peritonealnaht.) Journal of the Americ. med. assoc. Bd. **61**, Nr. 23, S. 2066. **4, 302.**
Ahlström, Erik, Über die Anwendung der Momburgschen Methode. Nord. med. Arkiv, 1: Kirurgi Bd. **46**, Nr. 3, S. 1—92. **3, 427.**
Auerbach, B., Über die Behandlung schwerer Anämien mit Blutinjektion. Dissertation: Leipzig. **4, 695.**
Auschtrow, M., Der suprasymphysäre Querschnitt nach Rapin-Küstner-Pfannenstiel. Dissertation: Basel. **3, 682.**
Axhausen, G., Die freie Schleimhautüberpflanzung (Abdominalschleimhaut) im Experiment. Arch. f. klin. Chirurg. Bd. **102**, H. 1, S. 121—138. **3, 157.**
Baer, B. F., Points in technic that have helped me out of some former difficulties. (Technische Gesichtspunkte, die mir in früheren schwierigen Situationen geholfen haben.) Americ. journal of obstetr. Bd. **68**, Nr. 2, S. 222—229. **5, 301.**
Baldwin, J. F., Surgical efficiency. (Ausnutzung der Chirurgie.) Lancet-clinic. Bd. **110**, Nr. 19, S. 483—486. **3, 647.**
Barbour, H. W., A simple and safe method of preparing catgut. (Einfache und sichere Methode der Catgutbereitung.) Journal-lancet Bd. **33**, Nr. 18, S. 519. **3, 326.**
Bartlett, Willard, Improved device for illuminating the operating-room. (Eine verbesserte Operationssaalbeleuchtung.) Journal of the Americ. med. assoc. Bd. **60**, Nr. 24, S. 1846—1847. **2, 583.**
Becker, Ernst, Eine Warmwasserversorgung für Operationssäle mit einfacher Waschbeckenanlage. Zentralbl. f. Chirurg. Jg. **40**, Nr. 29, S. 1141—1144. **2, 371.**
Bergeat, Hermann, Zur Behandlung granulierender Wunden. Münch. med. Wochenschr. Jg. **60**, Nr. 25, S. 1377. **3, 5.**
Bergl, Klemens, Neue Instrumente zur Lumbal- und Venaepunktion. Dtsch. med. Wochenschr. Jg. **39**, Nr. 49, S. 2410. **4, 303.**
Bilhaut, M., La ligature mécanique en chirurgie. (Die mechanische Ligatur der Chirurgie.) Ann. de chirurg. et d'orthop. Bd. **26**, Nr. 3, S. 65—69. **1, 805.**
Billings, Frank, Internal hemorrhages; can we control them? (Innere Blutungen. Können wir sie kontrollieren?) Journal of the Americ. med. assoc. Bd. **61**, Nr. 4, S. 255—257. **3, 102.**
Bland, P. Brooke, The abdominal incision in the treatment of ovarian cysts. (Der abdominale Schnitt bei der Behandlung der ovarialen Cysten.) Surg., gynecol. a. obstetr. Bd. **17**, Nr. 5, S. 576—579. **4, 528.**
Blühdorn, Kurt, Moderne Methoden der Blutstillung. Med. Klin. 9, S. 422—423. **1, 391.**
Blumenthal, A., Ein neuer Nadelhalter. Dtsch. med. Wochenschr. Jg. **39**, Nr. 28, S. 1372. **2, 682.**
Boehme, Hermann, Technique of venous infusion. (Technik der venösen Infusion.) Urol. a. cutan. rev., techn. suppl. Bd. **1**, Nr. 2, S. 206—209. **3, 5.**
Borchardt, M., Ein neuer Operationstisch. Berl. klin. Wochenschr. Jg. **50**, Nr. 31, S. 1441—1443. **2, 582.**
Borgwardt, Fritz, Über den Bauchschnitt. Dissertation: Berlin. 47 S. (E. Ebering.) **4, 18.**
Brickner, Walter M., A criticism of hypogastric laparotomy through the linea

alba. (Kritische Bemerkungen zur hypogastrischen Laparotomie durch die Linea
    alba.) (Soc. of the alumni of the Sloane hosp. f. women, meet. 24. I. 1913.) Americ.
    journal of obstetr. Bd. **67**, Nr. 5, S. 994—995.   **2, 153.**
Briggs, J. Emmons, Appendix excisor. (Eine Appendixquetsche.) Boston med. a.
    surg. journal Bd. **168**, Nr. 23, S. 847—848.   **2, 550.**
Castiglioni, Giobanni, Untersuchungen über Transplantation von Blutgefäßen.
    Zieglers Beitr. z. pathol. Anat. u. z. allg. Pathol. Bd. **56**, H. 1, S. 63—76.   **2, 198.**
Chamberlain, N. H., Transfusion. (Transfusion.) California State journal of med.
    11, S. 23—25.   **1, 317.**
Christian and Sanderson, A mechanical device for blood-vessel anastomosis.
    (Eine mechanische Erfindung für die Blutgefäßreinigung.) New Orleans med.
    a. surg. journal Bd. **66**, Nr. 5, S. 382—384.   **3, 614.**
Chrysospathes, Joh. G., Über ein erfolgreiches einfaches, im Balkankrieg er-
    probtes Wundbehandlungsmittel. Zentralbl. f. Chirurg. Jg. **40**, Nr. 45, S. 1739
    bis 1740.   **4, 69.**
Cordua, Ernst, Zur Nephropexie mittels freien Fascienstreifens. Zentralbl. f.
    Chirurg. Jg. **40**, Nr. 32, S. 1253—1255.   **3, 118.**
Cornell, Edward L., A case of blood transfusion in ectopic pregnancy. (Ein Fall
    von Bluttransfusion bei ektopischer Schwangerschaft.) Surg., gynecol. a. obstetr.
    Bd. **16**, Nr. 5, S. 577—578.   **2, 264.**
Courtenay, Gordon T., Experimental study of intestinal sutures. (Experimentelle
    Untersuchungen über Darmnähte.) Illinois med. journal Bd. **24**, Nr. 3, S. 166
    bis 170.   **3, 647.**
Crile, George W., Shock. (Shock.) (17. internat. congr. of med., London, 6.—12.
    VIII. 1913.) Journal of the Americ. med. assoc. Bd. **61**, Nr. 23, S. 2027—2029.
                                                                                4, 305.
Cunha, Aroldo Leitao da, Appareil pour sutures artérielles. (Apparat für Arterien-
    nähte.) Presse méd. **21**, S. 112—113.   **1, 391.**
Debuchy, Contribution à l'étude des catguts. Catgut à l'azotate d'argent, catgut
    iodé. (Beitrag zum Catgutstudium. Silbernitrat- und Jodcatgut.) Journal de
    pharm. et de chimie Jg. **105**, Nr. 9, S. 431—438.   **2, 199.**
Delétrez, Considérations générales sur la technique opératoire abdominale suivie
    dans notre service. (Allgemeine Betrachtungen über die auf unserer Abteilung be-
    folgte Technik der Bauchchirurgie.) Ann. de l'inst. chirurg. de Bruxelles **20**, S. 2—31.
                                                                                1, 206.
Dickinson, Über Catgut-Nahtligaturen bei Hysterektomie. 17. internat. med.
    Kongr., London, Sekt f. Geburtsh. u. Gynaekol., 6.—12. VIII. 1913.   **3, 61.**
Dobbert, F. A., Tausend Laparotomien. Monatsschr. f. Gynaekol. u. Geburtsh. **28**,
    H. 4, S. 563—588. (Russisch.)   **2, 100.**
Dobrowolskaja, N. A., Zur Technik der End-zu-Seit-Gefäßanastomose. Russki
    Wratsch Bd. **12**, Nr. 48, S. 1679—1681 (Russisch) und Beitr. z. klin. Chirurg.
    Bd. **89**, H. 2/3, S. 428—434.   **4, 605.**
Dobrowolskaja, N., Über eine das Lumen der Gefäßanastomose erweiternde Me-
    thode der Venennaht. Beitr. z. klin. Chirurg. Bd. **86**, H. 2/3, S. 426—445.   **3, 269.**
Doyen, E., Traité de thérapeutique chirurgicale et de technique opératoire. (Chirur-
    gische Therapie und operative Technik.) Bd. **5**. Paris. Frcs. 25.—.   **4, 192.**
Dreyer, Lothar, Transfusion und Infusion. Ergebn. d. Chirurg. u. Orthop. Bd. **6**,
    S. 76—108. Berlin, Springer.   **2, 615.**
Einhorn, Max, Neue Instrumente für das Duodenum und den Dünndarm. Berl.
    klin. Wochenschr. Jg. **50**, Nr. 29, S. 1344—1345 u. Med. record Bd. **83**, Nr. 25,
    S. 1119—1120.   **2, 614; 3, 15.**
Eiselsberg, A. Frhr. v., Grundzüge und Vorschläge zur Vereinheitlichung des
    ersten Wundverbandes. Wien. klin. Wochenschr. Jg. **26**, Nr. 23, S. 917—921. **2, 614.**
Eskridge, Belle C., Use and abuse of the uterine curette. (Über Gebrauch und
    Mißbrauch der Uteruscurette.) Texas State journal of med. Bd. **8**, Nr. 11, S. 298
    bis 299.   **2, 160.**
Esslinger, Fr., Über den Einfluß des Rohparaffinöls auf das Epithelwachstum.
    Bruns Beitr. z. klin. Chirurg. Bd. **85**, H. 3, S. 715—723.   **3, 102.**
Floeckinger, F. C., Median transverse fascia incision. (Facienquerschnitt.) Texas
    State journal of med. Bd. **9**, Nr. 7, S. 217—220.   **3, 682.**
Fonio, Anton, Über die neue Blutstillungsmethode und Wundbehandlung durch
    das Koagulin Kocher-Fonio. Korrespondenzbl. f. Schweiz. Ärzte Jg. **43**, S. 385
    bis 398, 422—431 u. 456—463.   **1, 639.**
Frank, Louis, The use of jodine in abdominal surgery. (Der Gebrauch des Jods
    in der abdominalen Chirurgie.) (Transact. of the Americ. assoc. of obstetr. a.

gynecol., 26. ann. meet., Providence, Rhode Island, 16.—18. IX. 1913.) Americ. journal of obstetr. a. dis. of women a. childr. Bd. **68**, Nr. 5, S. 910—921. **3**, 682.

Friedemann, Zur Frage der freien Transplantation des Peritoneum. Kurze Bemerkung zu dem Artikel mit gleichem Thema von Dr. A. Hofmann. Zentralbl. f. Chirurg. **40**, S. 270—271. **1**, 400.

Friedemann, M., Über intravenöse Dauerinfusion. Münch. med. Wochenschr. Jg. **60**, Nr. 19, S. 1022—1025. **2**, 281.

Friedemann, M., Über intravenöse Dauerinfusion. Nachtrag zu meiner gleichlautenden Arbeit in Nr. 19 [der Münchener medizinischen Wochenschrift Jg. 60]. Münch. med. Wochenschr. Jg. **60**, Nr. 23, S. 1264. **2**, 682.

Gelinsky, Die Vorbereitung und Nachbehandlung bei Laparotomien. Charité-Ann. Jg. **37**, S. 291—298. **4**, 388.

Gelli, Un nuovo speculum a valve mobili. (Ein neues Speculum mit beweglichen Blättern.) (Soc. toscana di ostetr. e. ginecol., nov. 1911, Siena.) Ann. di ostetr. ginecol. **35**, S. 236—238. **1**, 585.

Gelpi, Maurice J., A new self-retaining perineal retractor. (Ein neuer selbsthaltender Dammspanner.) New Orleans med. a. surg. journal Bd. **66**, Nr. 3, S. 182 bis 183. **3**, 326.

Göbell, Direkte Bluttransfusion. (Med. Ges. Kiel, Sitz. vom 8. V. 1913.) Münch. med. Wochenschr. Jg. **60**, Nr. 28, S. 1574. **2**, 425.

Golanitzki, J., Ein autoplastischer Faden zur Verwendung bei der Operation der Herniotomie. Zentralbl. f. Chirurg. Bd. **40**, Nr. 23, S. 905—908. **2**, 546.

Graham, Henry F., Shelf for rectal and vaginal operations. (Instrumentenbrett für Rectal- und Vaginaloperationen.) Journal of the Americ. med. assoc. Bd. **60**, Nr. 20, S. 1537. **2**, 615.

Gray, F. D., Some practical observations on surgery in the abdomen. (Einige praktische Beobachtungen für die Abdominal-Chirurgie.) Med. times Bd. **41**, Nr. 12, S. 359—362. **4**, 301.

Green, Robert M., Transfusion in the treatment of ruptured tubal pregnancy. (Bluttransfusion bei der Behandlung der geplatzten Tubenschwangerschaft.) Boston med. a. surg. journal **168**, S. 270—272. **1**, 380.

Grober, Behandlung akut bedrohlicher Erkrankungen. Ein Zyklus klinischer Vorträge. 1. Behandlung akuter schwerer Anämie. Dtsch. med. Wochenschr. Jg. **39**, Nr. 47, S. 2281—2283. **3**, 610.

Guillemet, Contribution à l'étude du drainage en gynécologie. (Zur Kenntnis der Drainage in der Gynaekologie.) Thèse de Paris. **5**, 56.

Guillot et Dehelly, A propos de dix-neuf cas de transfusion directe de sang. (19 Fälle direkter Bluttransfusion.) Arch. provinc. de chirurg. Jg. **22**, Nr. 9, S. 520. bis 542 u. Bull. et mém. de la soc. chirurg. de Paris Bd. **39**, Nr. 27, S. 1155—1168. **3**, 648, 428.

Guleke, Zur Technik der Fascientransplantation. Zentralbl. f. Chirurg. Jg. **40**, Nr. 18, S. 683. **2**, 101.

Hadden, David, A visceral depressor. (Ein Eingeweidezurückhalter.) Journal of the Americ. med. assoc. **60**, S. 897. **1**, 659.

Hahn, O., Über das Aufbrechen von Laparotomiewunden. Mit Bericht zweier eigener Fälle. Dissertation: München. **4**, 324.

Hanasiewicz, Oskar, Die Wundbehandlung mit Mastisol und die mechanische Asepsis nach v. Oettingen. Wien. med. Wochenschr. Jg. **63**, Nr. 35, S. 2150—2154. **4**, 226.

Handley, W. Sampson, A new method of administering saline after abdominoperineal excision of the rectum. (Eine neue Methode von Kochsalzdarreichung nach abdomino-perinealer Rectumresektion.) (Surg. sect., 12. XI. 1913.) Proceed. of the roy. soc. of med. Bd. **7**, Nr. 2, S. 74—75. **4**, 303.

Harman, N. Bishop, The finger grips of forceps. (Die Fingergriffe der Pinzetten.) Lancet **184**, S. 254. **1**, 504

Hartung, Egon, Zur Beseitigung der Emboliegefahr bei Paraffininjektionen. Dtsch. med. Wochenschr. Jg. **39**, Nr. 34, S. 1641—1642. **4**, 11.

Hebert, P. Z., Improvements in the speculum. Two simple modifications, of value to the general practitioner. (Erfindung neuer Specula; zwei einfache Modifikationen, wertvoll für den Praktiker.) New York med. journal Bd. **97**, Nr. 15, S. 756. **1**, 805.

Heisler, August, Zur Behandlung granulierender Wunden. Münch. med. Wochenschr. Jg. **60**, Nr. 44, S. 2460. **4**, 11.

Hellendall, Hugo, Längsschnitt oder Querschnitt? Zentralbl. f. Gynaekol. Jg. **37**, Nr. 25, S. 936—938. **2**, 474.

Henrot, H., Transfusion du sang. (Bluttransfusion.) Rev. de thérapeut. 80, S. 109 bis 118 u. 145—153. 3, 269.
Henschen, Karl, Dauerdrainage stagnierender Ascitesergüsse in das subcutane oder retroperitoneale Zellgewebe mit Hilfe von Gummi- oder Fischblasenkondoms. Zentralbl. f. Chirurg. 40, S. 41—43. 1, 208.
Herff, Otto v., Verbesserte Serres fines. Münch. med. Wochenschr. Jg. 60, Nr. 52, S. 2911—2912. 4, 387.
Hilse, Armin, Die freie Fettransplantation bei Blutungen der parenchymatösen Bauchorgane. Zentralbl. f. Chirurg. Jg. 40, Nr. 48, S. 1849—1852. 4, 230.
Hirano, T., Über die praktischen Erfahrungen von Anwendung des Pferdeserums zur Resistenzvermehrung des Peritoneums gegen Infektion. Dtsch. Zeitschr. f. Chirurg. Bd. 124, H. 5/6, S. 525—545. 3, 428.
Hirsch, Maximilian, Zur Kasuistik der zirkulären Gefäßnaht. Wien. med. Wochenschr. Jg. 63, Nr. 20, S. 1233—1236. 2, 89.
Hirst, John Cooke, The preparation of private houses for operations. (Die Vorbereitungen zur Operation in einem Privathaus.) Journal of the Americ. med. assoc. Bd. 61, Nr. 23, S. 2041—2042. 4, 301.
Horsley, J. Shelton, Some modern factors of safety in surgery. (Einige moderne Sicherheitsfaktoren in der Chirurgie.) Southern med. journal Bd. 6, Nr. 3, S. 181 bis 184. 3, 425.
Jachontoff, A., Zur Frage des Fascienquerschnittes der Bauchwand bei gynaekologischen Laparotomien. Zeitschr. f. Geburtsh. u. Gynaekol. Jg. 28, H. 12, S. 1675—1710. (Russisch.) 4, 104.
Jacomet, A., A propos d'un cas de transfusion directe du sang par suture bout à bout de l'artère radiale à la veine basilique. (Ein Fall von direkter Bluttransfusion durch End-zu-End-Anastomose zwischen der Arteria radialis und der Vena basilica.) Bull. méd. Jg. 27, Nr. 37, S. 435—436. 2, 89.
Jambé, Une nouvelle curette utérine. (Eine neue Uterus-Curette.) Rev. méd. de la Suisse Romande Jg. 33, Nr. 5, S. 401—402. 2, 209.
Jeannin, C., et Roux-Berger, Deux cas de transfusion du sang, suivie de succès chez deux accouchées atteintes d'infection et de grave anémie post-hémorragique. (Bluttransfusion bei zwei infizierten Wöchnerinnen mit schwerer Anämie nach Blutungen.) Bull. de la soc. d'obstétr. et de gynécol. de Paris Jg. 2, Nr. 9, S. 750 bis 751. 4, 605.
Jeannin, Cyrille, et J. L. Roux-Berger, A propos de deux cas de transfusion du sang suivie du succès chez deux accouchées atteintes d'infection et de grave anémie post-hémorrhagique. (Über 2 Fälle von erfolgreicher Bluttransfusion bei fiebernden Wöchnerinnen mit schwerer Anämie.) Arch. mens. d'obstétr. et de gynécol. Jg. 2, Nr. 12, S. 465—474. 4, 282.
Jiano, Jean, Angioplastie péritonéale pédiculée. (Gefäßplastik mittels gestielter Peritoneallappen.) Journal de chirurg. de Bucarest Jg. 1, Nr. 1, S. 20—28. 4, 651.
Joubrel, Contribution à l'étude de la médication spécifique des plaies par le sérum de cheval hyperimmunisé. (Spezifische Wundbehandlung mit Serum vom überimmunsierten Pferd.) Thése de Paris. 5, 95.
Jurgens, H. J., Gauze or rubber-tube drainage for the peritoneal-cavity. (Gaze- oder „Rauhrohr"-Drainage (Umwickeltes Gummirohr) für die Bauchhöhle.) Journ. of the Missouri State med. assoc. Bd. 10, Nr. 2, S. 57—58. 5, 301.
Kahn, L. Miller, Visceral depressor for use in closing laparotomy wounds. (Eingeweidezurückhalter zum Gebrauch beim Schluß von Laparotomiewunden.) Journal of the Americ. med. assoc. 60, S. 897. 1, 659.
Kautt, Emil, Ein neues Rahmenspeculum für Laparotomien DRGM. Zentralbl. f. Gynaekol. Jg. 37, Nr. 24, S. 902—905. 2, 371.
Kenyon, James H., Continuous suction, and its application in postoperative treatment. (Kontinuierliche Saugbehandlung nach Operationen.) Surg., gynecol. a. obstetr. Bd. 17, Nr. 1, S. 115—116. 2, 683.
Kimpton, A. R., and J. Howard Brown, A new and simple method of transfusion. (Neue und einfache Methode der Transfusion.) Journal of the Americ. med. assoc. Bd. 61, Nr. 2, S. 117—118. 2, 583.
Kirschner, Martin, Der gegenwärtige Stand und die nächsten Aussichten der autoplastischen, freien Fascien-Übertragung. Beitr. z. klin. Chirurg. Bd. 86, H. 1, S. 5—149. 3, 578.
Knorp, Francis F., A useful instrument. (Ein praktis hes Instrument.) Pacific med. journal Bd. 56, Nr. 6, S. 326. 2, 533.
König, Fritz, Umführungszange für den Draht oder die Giglisäge bei Knochenoperationen. Zentralbl. f. Chirurg. Jg. 40, Nr. 22, S. 861—862. 2, 425.

Kolb, Karl, Über die Schrumpfung der frei transplantierten Fascie und die Be-
deutung derselben bei plastischen Operationen und bei Umschnürung des Darmes.
(Experimentelle Untersuchungen.) Dtsch. Zeitschr. f. Chirurg. Bd. 125, H. 3/4,
S. 398—407. 3, 647.
Kolinski, Josef, Serviettenhalter bei Bauchhöhlenoperationen. Zentralbl. f. Gy-
naekol. 37, S. 462—463. 1, 448.
Kornew, P., Über die freie Fascientransplantation. Experimentelle und klinische
Untersuchungen. Bruns Beitr. z. klin. Chirurg. Bd. 85, H. 1, S. 144—238. 2, 682.
Kouwer, B. J., Gynaekologische Laparotomien. Tydschr. voor Verloskunde en
Gynaecol. 22, S. 158—235. (Holländisch.) 1, 423.
Küster, Hermann, Indikationen und Resultate abdominaler Tampondrainage.
Münch. med. Wochenschr. 60, S. 241—243. 1, 208.
Kuhn, Fr., Zur Technik der Kochsalzinfusionen. Zentralbl. f. Chirurg. 40, S. 301
bis 304. 1, 396.
Lacroix, Des sutures. Exposé de deux méthodes permettant d'opérer plus vite et
offrant de nouvelles garanties d'asepsie. (Die Nähte. Über 2 Methoden, welche
ein schnelleres Operieren ermöglichen und neue Garantien für die Asepsis bieten.)
Thèse de Paris. 5, 157.
Landon, L. H., A simplified method of direct blood transfusion with selfretaining
tubes. (Eine vereinfachte Methode direkter Bluttransfusion mittels selbsthaltender
Röhren.) Journal of the Americ. med. assoc. Bd. 61, Nr. 7, S. 490—491. 3, 269.
Landsberg, M., Studien zur Lehre von der Blutgerinnung. Physikalisch-chemische
Vorgänge in ihrer Bedeutung für die Thrombinwirkung. Biochem. Zeitschr. Bd. 50,
H. 3/4, S. 245—272. 2, 83.
Lange, Johannes, Instrument zur Anlegung und Entfernung der v. Herffschen
Klammern. Zentralbl. f. Gynaekol. Jg. 37, Nr. 34, S. 1263—1264. 2, 741.
La Torre, Felice, Per la compressione dell'aorta abdominale. (Kompression der
Aorta abdominalis bei Uterusblutungen.) Ginecol. minore Jg. 6, Nr. 5, S. 65—69.
3, 86.
La Torre, Felice, A proposito del compressore lombardo dell'aorta abdominale
nelle emorragie ostetriche. Note polemiche. (Lombardo und die Einführung
seines Kompressionsapparates der Aorta bei Hämorrhagien in der Geburtshilfe.)
Arch. ital. di ginecol. Jg. 16, Nr. 10, S. 236—244. 3, 548.
Leborgne, La transfusion du sang dans les anémies aiguës post-hémorrhagiques.
(Bluttransfusion bei akuten posthämorrhagischen Anämien.) Thèse de Lille.
Nr. 31. 154 S. 5, 96.
Lefevre, La transfusion du sang et ses applications en obstétrique. (Die Blut-
transfusion und ihre Anwendung in der Geburtshilfe.) Thèse: Paris. 5, 96.
Le Filliatre, G., Pansement transparent. (Durchsichtiger Verband.) Journal de
méd. de Paris 33, S. 206. 1, 573.
Legueu, F., La transfusion du sang dans les grandes hémorragies urinaires. (Blut-
transfusion bei großen Hämorrhagien aus den Harnwegen.) Journal d'urol. Bd. 4,
Nr. 1, S. 1—14. 3, 21.
Leitao da Cunha, Aroldo, Contribution à l'étude des sutures des vaisseaux san-
guins. (Beitrag zum Studium der Blutgefäßsuturen.) Paris. Frcs. 1.50. 4, 134.
Leschke, Erich, Ein Troikart mit seitlichen Öffnungen. Münch. med. Wochenschr.
Jg. 60, Nr. 47, S. 2627—2628. 3, 683.
Lescuras, Le traitement des plaies par la teinture d'iode. (Behandlung von Wunden
mit Jodtinktur.) Thèse. Paris. 3, 521.
Levant, A., La transfusion du sang plus particulièrement étudiée en gynécologie
et en obstétrique. Indications. Techniques. Résultats. (Indikationen, Technik und
Resultate der Bluttransfusion mit besonderer Berücksichtigung ihrer Anwendung
auf geburtshilflich-gynaekologischem Gebiete.) Arch. mens. d'obstétr. et de gyné-
col. Jg. 2, Nr. 11, S. 366—406. 4, 652.
Loewe, Otto, Über Hautimplantation an Stelle der freien Fascienplastik. Münch.
med. Wochenschr. Jg. 60, Nr. 24, S. 1320—1321. 2, 545.
Lognos, Le drainage en gynécologie. (Drainage in der Gynaekologie.) Thèse de
Montpellier. Nr. 75. 67 S. 5, 56.
Lombardo, Antonino, Il mio compressore dell' aorta addominale nelle emorragie
ostetriche in sostituzione del laccio elastico alla Momburg. (Mein Kompressor der
Abdominalaorta bei Geburtsblutungen als Ersatz des Momburgschen Schlauches.)
Arch. ital. di ginecol. Jg. 16, Nr. 8, S. 185—192. 3, 295.
Lombardo, A., Studio critico comparativo dei varii metodi di compressione diretta
ed indiretta dell'aorta abdominale come mezzi di emostasi provvisoria preventiva
e curativa nella metà inferiore del corpo. (Kritisches Vergleichsstudium der ver-

schiedenen Methoden für die direkte und indirekte Kompression der Aorta abdominalis zur provisorischen, prophylaktischen und therapeutischen Blutstillung
an der unteren Körperhälfte.) Rass. d'ostetr. e ginecol. Jg. 22, Nr. 7, S. 399—413
u. Nr. 8, S. 460—474. **3, 269.**

Lotsch, Fritz, Eine einfache Kanüle zur Punktion, Injektion und Infusion. Zentralbl.
f. Chirurg. Jg. 40, Nr. 23, S. 908—910. **2, 533.**

Lusk, William C., An instrument for establishing fecal drainage, with a report
of its use on a case, and a consideration of the site for making a fecal fistula in
lowseated intestinal obstruction. (Ein Instrument zur Herstellung einer Ableitung
der Faeces, mit Bericht seiner Anwendung in einem Falle, und Erörterung der zur
Herstellung einer Kotfistel geeigneten Stelle bei tiefsitzendem Darmverschluß.)
Ann. of surg. 57, S. 106—121.

McDonald, Ellice, Studies in gynecology and obstetrics. Chapt. 7. Preparation
of catgut ligatures. (Bereitung des Catgut.) Americ. med. Bd. 19, Nr. 3, S. 168
bis 169. **6, 153.**

Macnaugthon-Jones, H., Demonstration of lighting of operating theatres. (Demonstration der Beleuchtungen von Operationssälen.) Proceed. of the roy. soc. of
med., London 6, obstetr. a. gynaecol. sect. S. 111—112. **1, 396.**

Mark, Ernest G., A new suprapubic drainage apparatus. (Neuer Apparat zur
suprapubischen Drainage.) Journal of the Americ. med. assoc. 60, S. 514—515.
1, 448.

Marquès, H., J. Madon et L. Pech, L'ion zinc dans la thérapeutique des in-
fections localisées. Considérations sur son mode d'action. (Das Zinkion in der
Behandlung lokalisierter Infektionen. Betrachtungen über seine Wirkungsweise.)
Arch. d'électr. méd. 21, S. 67—74. **1, 506.**

Maxeiner, S. R., Report of an autopsy on a case in which both of the rectus muscles
were cut transversly. (Sektionsbericht eines Falles von querer Durchschneidung
beider Musculi recti abdominis.) Journal-lancet Bd. 33, Nr. 13, S. 376—377. **3, 395.**

MaxGowan, Granville, The transverse incision and abdominal fascia as a me-
thod of approach in suprapubic operations on the bladder and the prostate. (Der
Fascienquerschnitt bei suprapubischen Operationen an Blase und Prostata.)
Journal of the Americ. med. assoc. Bd. 61, Nr. 21, S. 1863—1867. **4, 192.**

Mayer, August, Über Gefahren des Momburgschen Schlauches. Gynaekol. Rundsch.
Jg. 7, H. 11, S. 391—396. **2, 328.**

Merle, E., Guérison d'un cas de tétanos, traité par la sérotherapie intra-rachidienne.
(Heilung eines Tetanusfalles durch Seruminjektion in den Arachnoidalraum.)
Pédiatrie prat. Jg. 11, Nr. 11, S. 199—201. **2, 476.**

Mertens, V. E., Die Behandlung granulierender Wunden mit Helfoplast. Münch.
med. Wochenschr. Jg. 60, Nr. 50, S. 2792—2793. **4, 388.**

Moorhead, John J., A retrorectus laparotomy incision and closure. (Laparotomie
hinter dem Rectus und Verschluß nach dieser.) Ann. of surg. Bd. 58, Nr. 6, S. 828
bis 830. **4, 438.**

Moreau, Résultat d'une incision transversale de l'abdomen. (Ergebnis eines queren
Leibschnittes.) Journal de chirurg. 13 et ann. de la soc. belge de chirurg. 21, S. 36.
1, 506.

Müller, Otto, Warnung vor reiner Catgutnaht der Bauchfascie. Therapeut. Monatsh. Jg. 27, H. 10, S. 728—730. **3, 588.**

Müller, Paul, Eine neue Faßzange. Münch. med. Wochenschr. Jg. 60, Nr. 42,
S. 2345. **3, 647.**

Neudörfer, Arthur, Zur Verwendbarkeit der freien Fascientransplantation. Zentralbl. f. Chirurg. 40, S. 44—46. **1, 80.**

Nolhia, H., L'emploi du sérum animal simple en chirurgie. (Die Verwendung von
gewöhnlichem tierischem Serum in der Chirurgie.) Presse méd. 21, S. 186—187.
1, 576.

Nordmann, O., Die Chirurgie des praktischen Arztes. Verbandtechnik und die
Nachbehandlung der Wunden. Med. Klinik Jg. 9, Nr. 49, S. 2030—2032. **3, 616.**

Nußbaum, Adolf, Eine neue Magendarmklemme. Zentralbl. f. Chirurg. Jg. 40,
Nr. 24, S. 953—954. **2, 533.**

Umfrage über die Vorbereitung des Operationsfeldes. Med. Klin. Jg. 9, Nr. 28, S. 1125
bis 1124. **2, 371.**

Oppenheim, M., Lupoidähnliche Hauterkrankungen nach subcutanen Injektionen.
Dermatol. Wochenschr. Bd. 57, Nr. 44, S. 1289—1293. **4, 7.**

Orr, T. G., Tincture of iodin in the treatment of fresh wounds. (Jodtinktur bei der
Behandlung frischer Wunden.) Journal of the Missouri State med. Assoc. Bd. 9
Nr. 11, S. 371—372. **2, 612**

Orthner, Franz, Verwendung des Heißluftapparates bei der Nachbehandlung Operierter. Wien. klin. Wochenschr. Jg. **26**, Nr. 49, S. 2049. **4**, 383.

Ottenberg, Reuben, und David J. Kaliski, Die Gefahren der Transfusionen und deren Verhütung. Dtsch. med. Wochenschr. Jg. **39**, Nr. 46, S. 2243—2247. **4**, 69.

Pannett, Charles A., The selection of the incision in coeliotomy. (Die Wahl des Schnittes bei Laparotomien.) (Surg. sect., 14. X. 1913.) Proceed. of the roy. soc. of med. Bd. **7**, Nr. 1, S. 1—15. **4**, 302.

Parrell, H. J., Über den suprasymphysären Fascienquerschnitt nach Pfannenstiel-Rapin-Küstner. Dissertation: Basel. **3**, 682.

Pauchet, Victor, Laparotomie transversale en gynécologie. (Die transversale Laparotomie in der Gynaekologie.) Clinique (Paris) Jg. 8, Nr. 29, S. 455—457. **2**, 582.

Payne jr., Robert L., A new abdominal retractor. (Ein neuer Abdominalhalter.) Virginia med. monthly Bd. **18**, Nr. 12, S. 303—304. **3**, 521.

Perimoff, Über Versuche mit Dauerdrainage bei Ascites. Zentralbl. f. Chirurg. **40**, S. 1—2. **1**, 47.

Pomerianietz, S., Über Heilungsresultate der operativen Bauchdeckenschnitte. Dissertation: Berlin. **4**, 18.

Price jr., John W., A canula-forceps for blood-vessel anastomosis. (Eine Kanülen-Klemme zur Blutgefäßanastomose.) Lancet-clin. Bd. **109**, Nr. 4, S. 101—102. **5**, 350.

Prochownick, L., Apparat zur Beleuchtung des Operationsfeldes in kleineren Betrieben. Zentralbl. f. Gynaekol. **37**, S. 460—462. **1**, 504.

Puccinelli, Vittorio, Contributo allo studio della flora batterica nell'ambiente e nel campo operatorio. (Beitrag zum Studium der Bakterienflora in der umgebenden Luft und auf dem Operationsfelde.) Riv. osped. Bd. **3**, Nr. 7, S. 297—304. **2**, 86.

Rapin, Oscar-Jean, L'incision abdominale en gynécologie. (Die abdominelle Incision in der Gynaekologie.) Rev. de gynécol. et de chirurg. abdom. Bd. **21**, Nr. 5, S. 353—400. **3**, 682.

Reder, Francis, How to secure the end of a subcuticular suture. (Wie soll das Ende der subcutanen Hautnaht befestigt werden?) Surgery, gynecol. a. obstetr. **16**, S. 218. **1**, 317.

Robineau, Transfusion de sang. (Bluttransfusion.) Bull. et mém. de la soc. de chirurg. de Paris Bd. **39**, Nr. 28, S. 1198—1202. **3**, 102.

Roncaglia, Gius, Il mio lavoro laparatomico: rivista clinica. (Laparotomie, klinischer Rückblick.) Modena. **4**, 134.

Rouffart et Potvin, L'incision transversale sus-pubienne en gynécologie. (Der suprapubische Querschnitt in der Gynaekologie.) Journal méd. de Bruxelles. 18, S. 21—27; Rev. prat. d'obstétr. et de gynécol. Jg. 21 H. 6, S. 161—173 u. Journal de méd. de Paris Jg. **33**, Nr. 39, S. 757—760. **1**, 49; **2**, 370; **3**, 268.

Roulland, H., Les incisions esthétiques de la paroi abdominale (L'incision du Pfannenstiel). (Ästhetische Schnittführung bei Bauchschnitten (Pfannenstielscher Schnitt.) Sem. gynécol. Jg. **18**, Nr. 29, S. 229—230. **3**, 359.

Saar, G. Frhr. v., Über Blutleere der unteren Körperhälfte. Ergebn. d. Chirurg. u. Orthop. Bd. **6**, S. 1—51. Berlin, Springer. **2**, 533.

Saniter, Robert, Geburtshilfliches Besteck. Münch. med. Wochenschr. Jg. **60**, Nr. 26, S. 1437. **2**, 489.

Santoro, Giuseppe, I principii, la tecnica ed i risultati della trasfusione diretta del sangue. (Prinzipien, Technik und Resultate der direkten Bluttransfusion.) Arch. italiano di ginecol. 16, S. 1—17. **1**, 350.

Saussailoff, M., und E. Telitschenko, Über Spiritusverbände. Wratschebnaja Gazeta (Ärzte-Zeitg.) Jg. **20**, Nr. 36, S. 1206—1209. (Russisch.) **4**, 388.

Scalone, Ignazio, Guida allo studio della infiammazione. (Führer beim Studium der Entzündung.) Gaz. internaz. di med., chirurg., ig. Jg. **1913**, Nr. 21, S. 492—495, Nr. 22, S. 515—519, Nr. 23, S. 536—540, Nr. 24, S. 559—567, Nr. 25, S. 583—589, Nr. 26, S. 610—613, Nr. 27, S. 633—637 u. Nr. 28, S. 658—663. **2**, 425, 534; **4**, 652.

Schall, M., Technische Neuheiten auf dem Gebiete der Medizin, öffentlichen Gesundheitspflege und Krankenpflege. Dtsch. med. Wochenschr. Jg. **39**, Nr. 43, S. 2096 bis 2097 u. Nr. 44, S. 2150—2151. **4**, 528.

Schmid, Hans Hermann, Über freie Fascientransplantation. Gynaekol. Rundsch. Jg. **7**, H. 12, S. 429—435. **2**, 385.

Schreiber, E., Über Stillung innerer Blutungen durch intravenöse Traubenzucker-injektionen. Therap. d. Gegenw. Jg. **54**, H. 5, S. 195—196. **2**, 278.

Sencert, L., Hémorragie cataclysmique. Mort apparente. Laparotomie. Transfusion sanguine. Guérison. (Heftigste innere Blutung. Drohender Tod. Laparotomie. Bluttransfusion. Heilung.) Bull. de la soc. d'obstétr. et de gynécol. de Paris Jg. 2, Nr. 8, S. 718—722.   4, 275.

Sénéchal, Marcel, et Robert Engel, L'incision de Pfannenstiel: technique, avantages et indications opératoires. (Die Inzision nach Pfannenstiel: Technik, Vorteile und Indikationen.) Gaz. des hôp. Jg. 86, Nr. 64, S. 1045—1054.   2, 474.

Smith, Geo Milton, Morphological changes in tissue with changes in environment. Replacement of surface epithelium of grafted tissue by adjacent epithelium. (Morphologische Veränderungen im Gewebe mit Veränderungen der Umgebung. Ersatz des Oberflächenepithels überpflanzter Gewebe durch das Epithel der Umgebung.) Journal of med. research Bd. 28, Nr. 3, S. 423—439.   3, 439.

Spiethoff, B., Zur Behandlung mit Eigenserum und Eigenblut. Med. Klinik Jg. 9, Nr. 24, S. 949—950.   2, 361.

Spinelli, P. G., Il sifone idraulico nella laparotomia. (Der hydraulische Saugheber bei Laparotomien.) Arch. ital. di ginecol. Jg. 16, Nr. 5, S. 113—117.   2, 370.

Steinegger, Alfred, Vom Import der Hautkeime durch das Messer. Zentralbl. f. Chirurg. Jg. 40, Nr. 26, S. 1033—1036.   2, 738.

Stern, Maximilian, The grafting of preserved amniotic membrane to burned and ulcerated surfaces, substituting skin grafts. A preliminary report. (Transplantation von konservierter Amnionhaut auf Brandwunden und Geschwürsflächen. Vorläufiger Bericht.) Journal of the Americ. med. assoc. 60, S. 973—974.   1, 597.

Sternberg, Carl, Im Anschluß an die Momburgsche Blutleere und an Lumbalanästhesie aufgetretene Todesfälle. Med. Klinik 9, S. 166—170.   1, 115.

Stich, R., Über den heutigen Stand der Organtransplantationen. Dtsch. med. Wochenschr. Jg. 39, Nr. 39, S. 1865—1868.   3, 428.

Strauss, F., Über Zirkulationsstörungen an der unteren Extremität nach Unterbindung der Arteria iliaca communis und der Arteria iliaca externa. Beitr. z. klin. Chirurg. Bd. 84, H. 2/3, S. 395—402.   3, 429.

Swan, R. H. Jocelyn, New tourniquet for intravenous injection. (Neue Stauungsbinde für intravenöse Injektionen.) Lancet 184, S. 254.   1, 505.

Thies, A., Die Verwendung des Luffaschwammes bei der Laparotomie. Zentralbl. f. Chirurg. 40, S. 88—89.   1, 117.

Tovey, Safety razor blade holder used as a scalpel. (Sicherheits-Rasiermesser mit Klingengriff, als Skalpell zu gebrauchen.) (Transact. of the New York acad. of med., sect. on obstetr. a. gynecol., meet. 22. V. 1913.) Americ. journal of obstetr. a. dis. of women a. childr. Bd. 68, Nr. 4, S. 782.   3, 429.

Trout, Hugh H., Proctoclysis. An experimental and clinical study. (Proktoklysis. Eine experimentelle und klinische Studie.) South. med. journal Bd. 6, Nr. 12, S. 791—794.   4, 134.

Uriarte, V., Drainage in der Gynaekologie. Siglo méd. Jg. 60, Nr. 3117, S. 570—571. (Spanisch.)   4, 192.

Valentin, Bruno, Experimentelle Untersuchungen zur freien Fascientransplantation. Dtsch. med. Wochenschr. Jg. 39, Nr. 31, S. 1505.   2, 627.

Valentin, Bruno, Experimentelle Untersuchungen zur homoioplastischen Fascientransplantation. Bruns Beitr. z. klin. Chirurg. Bd. 85, H. 3, S. 574—590.   2, 740.

Vaughan, J. Walter, Direct blood transfusion. (Direkte Bluttransfusion.) Journal of the Micaigan State med. soc. Bd. 12, Nr. 11, S. 582—586.   3, 577.

Verhoogen, J., Des incisions transversales de l'abdomen. (Querschnitte am Abdomen.) Journal de chirurg. 13 et ann. de la soc. belge de chirurg. 21, S. 12—20 u. Journal méd. de Bruxelles Jg. 18, Nr. 14. S. 125—128.   1, 610, 705.

Viannay, Ein Fall von unstillbarem Erbrechen in der Schwangerschaft. Geheilt durch direkte Transfusion von Blut einer schwangeren Frau. Allg. Wien. med. Zeit Jg. 58, Nr. 30, S. 334—335.   3, 403.

Vincent, Wesley Grove, A new kidney cushion. A two compartment air cushior designed particularly for use in kidney, upper abdominal, and neck operations (Ein neues Nierenkissen. Ein zweikammriges Luftkissen, hauptsächlich für der Gebrauch bei Nieren-, Oberbauch- und Halsoperationen bestimmt.) Med. rec Bd. 84, Nr. 23, S. 1035.   4, 303.

Wallich, V., Dispositif d'éclairage pour les opérations ou examens gynécologiques e obstétricaux. (Beleuchtungsapparat für gynaekologische Operationen oder Unter suchungen.) Bull. de la soc. d'obstétr. et de gynécol. de Paris Jg. 2, Nr. 8, S. 66 bis 662.   4, 302.

Watkins, Thomas J., Modified figure of 8 suture. (Modifizierte Achternaht.) Surg. gynecol. a. obstetr. Bd. 17, Nr. 4, S. 513.   3, 647.

Weber, Arthur, Über intravenöse Injektionen kleiner Mengen von Menschenblut bei der Behandlung schwerer Anämien. Münch. med. Wochenschr. Jg. 60, Nr. 24, S. 1307—1309.   2, 566.
Werneck, Carlos, Direkte Bluttransfusion. Brazil-medico Jg. 27, Nr. 25, S. 249 bis 254 u. Nr. 26, S. 259—262. (Portugiesisch.)   3, 683.
Wittek, A., Zur Behandlung granulierender Wunden. Münch. med. Wochenschr. Jg. 60, Nr. 30, S. 1657—1658.   2, 614.
Wolff, Paul, Zur Catgutfrage. Dtsch. Zeitschr. f. Chirurg. 120, S. 457—470. 1, 115.
Wolfsohn, Julian Mast, A new lumbar-puncture needle. (Eine neue Nadel zur Lumbalpunktion.) Journal of the Americ. med. assoc. Bd. 60, Nr. 16, S. 1204 bis 1205.   2, 198.
Wright, Adam H., Anaesthesia and the forceps in labor. (Anästhesie und Zange bei der Entbindung.) Canada Lancet Bd. 47, Nr. 1, S. 7—12.   3, 705.
Yatsushiro, Toyoo, Experimentelle Studie über die Emigration von Leukocyten bei der Entzündung. Frankfurter Zeitschr. f. Pathol. 12, S. 80—95.   1, 393.
Zubrzycki, J. v., Beitrag zur Bekämpfung der Anämie durch intramuskuläre Injektionen von defibriniertem Menschenblut. Wien. klin. Wochenschr. 26, S. 95—97.
                                                                                   1, 19.

Postoperative Erkrankungen.

(Embolie, Tetanus, Ileus, Sepsis im allgemeinen usw.)

Ach, A., Arteriomesenterialer Ileus. Bruns Beitr. z. klin. Chirurg. Bd. 83, H. 3, S. 721 bis 724.   2, 91.
Arcangeli, Adolfo, La dilatazione acuta post-operatoria dello stomaco e la sua patogenesi. (Die akute postoperative Magendilatation und ihre Pathogenese.) Clin. chirurg. Jg. 21, Nr. 3, S. 535—560.   2, 90.
Aschoff, Ludwig, Thrombosis. (Über Thrombose.) Arch. of internal med. Bd. 12, Nr. 5, S. 503—525.   4, 212.
Bauereisen, A., Über die Ausbreitungswege der postoperativen Infektion in den weiblichen Harnorganen. Zeitschr. f. gynaekol. Urol. Bd. 4, H. 1, S. 1—28. 1, 683.
Bauereisen, A., Über die postoperative Infektion der weiblichen Harnorgane. Med. Klinik Jg. 9, Nr. 22, S. 863—866.   2, 201.
Beckman, E. H., Complications following surgical operations. A report of the complications and deaths in a series of 5835 surgical operations. (Komplikationen im Anschluß an chirurgische Operationen. Bericht der Komplikationen und Todesfälle unter 5835 chirurgischen Operationen.) Ann. of surg. Bd. 57, Nr. 5, S. 718 bis 729.   2, 427.
Beneke, Über Luftembolie im großen Kreislauf. Verhandl. d. Dtsch. pathol. Ges. 16. Tag, Marburg, 31. III.—2. IV. 1913, S. 263—268.   4, 230.
Benjamin, Arthur E., Some intra-abdominal complications following laparotomies. (Einige intraabdominelle Komplikationen nach Laparotomien.) Journal of the Americ. med. assoc. Bd. 61, Nr. 23, S. 2045—2048.   4, 304.
Berger, Hermann, Das Magnesiumsulfat in der Therapie des Tetanus. Berl. klin. Wochenschr. Jg. 50, Nr. 44, S. 2047—2050.   3, 424.
Bircher, Eugen, Zur Tetanie bei abdominellen Affektionen. Zentralbl. f. Chirurg. Jg. 40, Nr. 43, S. 1659—1661.   4, 243.
Bloodgood, Joseph C., Studies in blood pressure before, during and after operations with reference to the early recognition, prevention, and treatment of shock. (Blutdruckstudien vor, während und nach Operationen mit bezug auf frühe Erkenntnis, Vorbeugung und Behandlung von Shock.) Transact. of the Americ. gynecol. soc. Bd. 38, S. 188—209.   4, 689.
Bondy, Oskar, Die septische Allgemeininfektion und ihre Behandlung. Ergebn. d. Chirurg. u. Orthop. Bd. 7, S. 147—262 (Berlin: Springer).   5, 44.
Bovis, R. de, La dilatation aiguë de l'estomac chez les parturientes et les nouvelles accouchées. (Die akute Magendilatation bei Gebärenden und Frischentbundenen.) Sem. méd. 33, S. 169—170.   2, 137.
Brauer, L., Weitere klinische und experimentelle Erfahrungen über arterielle Luftembolie. Kongreß f. inn. Med., Wiesbaden.   2, 535.
Brouardel, Phélip et R. Giroux, Un cas de phlébite prolongée traitée par l'électrargol en injection intra-veineuse. (Ein mit intravenöser Injektion von Elektrargol behandelter Fall von lange dauernder Phlebitis.) Progrès méd. Jg. 44, Nr. 37, S. 482—483.   4, 231.
Buchbinder, Jacob R., Retroperitoneal rupture of the appendix with extravasation of pus into and gangrene of the entire thigh. (Retroperitoneale Appendix-

perforation mit Übertritt des Eiters auf den Oberschenkel und Gangrän des Oberschenkels.) Journal of the Americ. med. assoc. Bd. **60**, Nr. 23, S. 1782—1783. **3**, 16.

Buchholz, Du rôle de l'aérophagie dans la génèse de la dilatation aiguë postopératoire de l'estomac. (Die Bedeutung der Aerophagie für die Entstehung der akuten postoperativen Magendilatation.) Thèse: Paris. Nr. 391. 120 S. **5**, 302.

Burnham, Athel C., Postoperative thrombophlebitis. (Postoperative Thrombophlebitis.) Ann. of surg. **57**, S. 151—162. **1**, 395.

Burrows, Waters F., Postoperative intestinal stasis and the intra-abdominal use of oil. (Die postoperative Darmstasis und die intraabdominale Applikation von Öl.) (17. internat. congr. of med., London, Aug. 1913.) Med. record Bd. **84**, Nr. 18, S. 795—798. **4**, 69.

Busse, Röntgendiagnostik postoperativer Erkrankung. 15. Versamml. d. dtsch. Ges. f. Gynaekol., Halle a. S., 14.—17. Mai 1913. **2**, 38.

Castaigne, Touraine et Françon, Tétanos grave. Sérothérapie massive. Guérison. (Schwerer Tetanus. Intensive Serumbehandlung. Heilung.) Bull. et mém. de la soc. méd. des hôp. de Paris Jg. **29**, Nr. 38, S. 870—876. **4**, 438.

Caussade, G., et G. Lévy-Franckel, Deux cas de tétanos traités et guéris par le sérum antitétanique, par la méthode de Bacelli et par le chloral. (Zwei Fälle von Tetanus, behandelt und geheilt durch Antitoxin, durch die Methode von Baccelli und durch Chloral.) Journal de méd. de Paris Jg. **33**, Nr. 49, S. 960—962. **4**, 231.

Chauvin, E., La thrombose et l'embolie post-opératoire. (Postoperative Thrombose und Embolie.) Thèse de Montpellier. Nr. 60, 212 S. **5**, 98.

Clausen, Zur Catgutfrage. Fortschr. d. Med. Jg. **31**, Nr. 19, S. 505—506. **2**, 425.

Consoli, Gius., Le trombosi postoperatorie. (Die postoperative Thrombose.) Napoli 235 S. **5**, 351.

Crile, George W., Some newer methods of reducing the mortality of operations on the pelvic organs. (Einige neuere Methoden zur Herabsetzung der Mortalität nach operativen Eingriffen an den Beckenorganen.) Journal of the Americ. med. assoc. Bd. **61**, Nr. 17, S. 1501—1504. **3**, 615.

Crile, George W., The identity of cause of aseptic wound fever and so-called postoperative hyperthyroidism and their prevention. (Die ursächliche Identität des aseptischen Wundfiebers und des sog. postoperativen Hyperthyreoidismus und deren Verhütung.) Am. of surg. Bd. **57**, Nr. 5, S. 648—652 u. Southern med. journal Bd. **6**, Nr. 3, S. 185—186. **2**, 426; **3**, 51.

Delassus, A., Les suites des opérations abdominales. (Die Folgen der abdominalen Operationen.) Sem. gynécol. **18**, S. 81—85. **1**, 505.

Delétrez, Considérations générales sur la technique opératoire abdominale suivie dans notre service. (Allgemeine Betrachtungen über die auf unserer Abteilung befolgte Technik der Bauchchirurgie.) Ann. de l'inst. chirurg. de Bruxelles **20**, S. 2—31. **1**, 206.

Demmer, Fritz, Über katarrhalische Lungenkomplikationen bei chirurgischen Erkrankungen und deren Behandlung mit Oxygen-Adrenalin-Inhalationen. Dtsch. Zeitschr. f. Chirurg. Bd. **125**, H. 3/4, S. 257—293. **3**, 648.

Denning, C. E., Tetanus successfully treated by antitetanic serum. (Tetanus erfolgreich mit Antitetanusserum behandelt.) Brit. med. journal Nr. **2736**, S. 1206. **2**, 267.

Dietrich, S., Anurie nach erweiterter abdominaler Radikaloperation wegen Collumcarcinoms. Zeitschr. f. gynaekol. Urol. Bd. 4, H. 4, S. 134—137. **3**, 102.

Dobbert, Th., Rückblicke auf eine zweite Serie von fünfhundert Laparotomien. Samml. klin. Vortr., Gynaekol. **250**, S. 621—638. **1**, 509.

Driout, R., La mort post-opératoire par embolie pulmonaire. (Der Tod nach Operationen infolge Lungenembolie.) Rev. méd. de l'est Bd. **45**, Nr. 1, S. 23—27. **2**, 247.

Duhot, E., and R. Pierret, Amaurosis and amblyopia from haemorrhage. (Amaurose und Amblyopie infolge Blutungen.) Med. rev. Bd. **16**, Nr. 9, S. 463—465. **3**, 51.

Ebeler, F., Zur Bekämpfung der Retentio urinae durch Pituitrin. Zeitschr. f. gynaekol. Urol. Bd. **4**, H. 2, S. 55—62. **1**, 554.

Ebeler, F., Zur Anregung der Peristaltik nach Laparotomien. Med. Klinik Jg. **9**, Nr. 37, S. 1497—1498. **3**, 429.

Ehrhardt, E., Beitrag zur Kasuistik des Intestinalprolapses nach Laparotomien. Dissertation: Marburg. **4**, 328.

Engel, Robert, Le sérum-rhum. Statistique de deux années (1911, 1913). (Der Serum-Rum.) Gynécologie Jg. **17**, Nr. 7, S. 414—419. **3**, 429.

Eustace, Arthur Barnett, Ileus due to Meckel's diverticulum. (Ileus infolge eines Meckelschen Divertikels.) Ann. of surg. **57**, S. 83—85. **1**, 117.

Farfell, Des cystématomes mentruels post-opératoires. (Postoperative menstruelle Cysthämatome.) Thèse de Montpellier. Nr. 20 (univ.) 46 S. **5**, 50.

Fichera, Salvatore, Quattro casi di tetano guariti. Sopra un nuovo sintoma del tetano. (Vier Fälle von geheiltem Tetanus. Über ein neues Symptom des Tetanus.) Gaz. internaz. di med., chirurg., ig. Nr. 17, S. 392—396. **2, 330.**

Funck-Brentano et Roulland, Deux cas de septicémie grave guéris par le sérum antistreptococcique. associé à l'abcès de fixation. (Zwei Fälle von schwerer Septicämie durch Antistreptokokkenserum und Fixationsabsceß geheilt.) Journal de méd. interne Jg. 17, Nr. 18, S. 174—176. **4, 130.**

Funk, V. A., Acute postoperative intestinal obstructions. (Akuter postoperativer Darmverschluß.) Journal of the Indiana State med. assoc. Bd. 6, Nr. 10, S. 443 bis 449. **3, 472.**

Furniss, Henry Dawson, Reaction in those operated upon for tuberculous conditions. (Reaktion tuberkulöser Patienten auf operative Eingriffe.) (Americ. assoc. of obstetr. a. gynecol., meet., Toledo, Ohio, 17.—19. IX. 1912.) Americ. journal of obstetr. Bd. 67, Nr. 5, S. 910—917. **2, 200.**

Galesne, Charles, La position de Fowler et son application dans le traitement postopératoire des laparotomies laborieuses. (Die Fowlersche Lage und ihre Anwendung in der postoperativen Behandlung nach schwierigen Laparotomien.) Montpellier méd. Bd. 37, Nr. 39, S. 289—299, Nr. 40, S. 321—327 u. Thèse de Montpellier. Nr. 77. 59 S. **3, 521; 5, 10.**

Geigel, Richard, Die Mechanik der Embolie. Virchows Arch. f. pathol. Anat. u. Physiol. 211, S. 455—466. **1, 656.**

Gergö, Emmerich, Subcutanes Emphysem nach Laparotomien. Dtsch. Zeitschr. f. Chirurg. 121, S. 231—255. **1, 575.**

Haberer, Hans v., Der arteriomesenteriale Duodenalverschluß. Ergebn. d. Chirurg. u. Orthop. 5, S. 467—487. **1, 81.**

Hanser, Robert, Zur Frage der Thrombose. Virchows Arch. f. pathol. Anat. u. Physiol. Bd. 213, H. 1, S. 65—122 u. Hab.-Schr.: Rostock. **2, 527; 5, 50.**

Haret, G., Traitement par l'introduction de l'ion radium d'une récidive postopératoire de sarcome. (Behandlung eines postoperativen Sarkomrezidives mit Radiumionen.) Journal de radiol. Bd. 7, Nr. 1, S. 32—36. **2, 366.**

Hellier, John B., A clinical lecture on pelvic cellulitis. (Klinischer Vortrag über Beckenzellgewebsentzündungen.) Clin. journal Bd. 42, Nr. 6, S. 81—89. **2, 99.**

Hengge, Unterbindung der rechten Arteria und Vena iliaca externa. (Münchner gynaekol. Ges., Sitz. v. 12. XII. 1912.) Monatsschr. f. Geb. u. Gynaekol. 37, S. 538. **1, 547.**

Herff, Otto v., Zur Vorbeugung postoperativer Peritonitis bei verschmutzten Laparotomien. Gynäkol. Rundschau 7, S. 1—4. **1, 83.**

Henry, E. C., Tetanus, three cases with recovery. (Tetanus. 3 Fälle geheilt.) Med. council Bd. 18, Nr. 5, S. 166—169. **2, 538.**

Hertzen, Verner v., Über Parotitis nach operativen Eingriffen in der Bauchhöhle, insbesondere an den weiblichen Generationsorganen. Finska Läkaresällsk. Handl. Bd. 55, Nr. 7, S. 52—94 (Schwedisch) u. Mitteilg. a. d. gynaekol. Klin. Otto Engström Bd. 10, H. 3, S. 265—307. **2, 741; 3, 683.**

Heyd, Charles Gordon, Septic pylephlebitis, following gangrenous appendicitis. (Septische Phlebitis im Anschluß an eine gangränöse Appendicitis.) Post-graduate Bd. 28, Nr. 3, S. 260—262. **3, 591.**

Hinterstoisser, Hermann, Postoperative Morphiumvergiftung. (Ein Beitrag zu den Gefahren der kombinierten Narkose.) Wien. klin. Wochenschr. Jg. 26, Nr. 50, S. 2070—2072. **4, 300.**

Jansen, P., Die Ätiologie und Prophylaxe der postoperativen Cystitis. Dissertation: Freiburg. **4, 337.**

Jeannin, Cyrille, Pathogénie et symptomatologie des phlébites puerpérales. (Pathologie und Symptomatologie der puerperalen Phlebitiden.) Médecin pratic. Jg. 9, Nr. 5, S. 72—73. **2, 461.**

Jeannin, Cyrille, Les phlébites utéro-pelviennes des femmes en couches. (Die Venenentzündung des Uterus und Beckens bei frischentbundenen Frauen.) Paris méd. Nr. 22, S. 547—552. **2, 74.**

Iljin, F., Luftembolie (experimentelle Untersuchung.) Zeitschr. f. Geburtsh. u. Gynaekol. Jg. 28, H. 11/12 S. 1491—1516 u. 1719—1741. (Russisch.) **4, 192.**

Kehrer, E., Die geburtshilflich-gynäkologische Bedeutung der Tetanie. Arch. f. Gynaekol. 99, S. 372—447. **1, 596.**

Kehrer, E., Über Tetanie. 15. Versammlung der dtsch. Ges. f. Gynaekol. Halle a. S., 14.—17. Mai 1913. **2, 124.**

Keim, G., De la responsabilité de l'accoucheur en cas de phlébite. (Die Verantwortlich-

keit des Geburtshelfers im Fall von Phlebitis.) Journal d. sages-femmes **41,** S. 225
  bis 226 u. 233—235.   **1,** 565.
Kenyon, James H., Continous suction, and its application in postoperative treatment.
  (Kontinuierliche Saugbehandlung nach Operationen.) Surg., gynecol. a. obstetr.
  Bd. **17,** Nr. 1, S. 115—116.   **2,** 683.
Kilgore, Eugene S., A suction hand-valve for clearing the operative field. (Ein
  Saugventil mit Handbetrieb zur Reinigung des Operationsfeldes.) Journal of the
  americ. med. assoc. **60,** S. 897—898.   **1,** 805.
Kimpton, A. R., and **J. Howard Brown,** A new and simple method of transfusion.
  (Neue und einfache Methode der Transfusion.) Journal of the Americ. med. assoc.
  Bd. **61,** Nr. 2, S. 117—118.   **2,** 583.
Kleinschmidt, O., Die Nachbehandlung Laparatomierter. Ergebn. d. Chirurg. u.
  Orthop. **5,** S. 432—466.   **1,** 46.
Kohlschütter, Ein Wort zur Frage des frühen Aufstehens nach Bauchoperationen.
  Eine eigene Erfahrung. Münch. med. Wochenschr. Jg. **60,** Nr. 25, S. 1378—1379.
                                                                             2, 742.
Krohl, Paul, Die Immunisierung des Blutes gegen septische Erkrankung. Berl. klin.
  Wochenschr. Jg. **50,** Nr. 42, S. 1945—1946.   **3,** 649.
Kuhn, Franz, Zuckerinfusionen, ein Prophylakticum gegen Thrombose. Dtsch.
  Zeitschr. f. Chirurg. Bd. **122,** H. 1/2, S. 90—115.   **2,** 199.
Kupferberg, Geburtshilfliche und gynaekologische Tagesfragen. (Ärztl. Kreisver.,
  Mainz, Sitzung v. 7. Jan. 1913.) Münch. med. Wochenschr. Jg. **60,** Nr. 28, S. 1575.
                                                                             2, 451.
Lagarde, R., La dilatation aiguë de l'estomac envisagée comme entité patho-
  logique. (Die akute Magenerweiterung betrachtet als selbständiges Krankheits-
  bild.) Thèse de Toulouse Nr. 38, 111 S.   **5,** 417.
Leale, Medwin, Thrombophlebitis of the external iliac vein. (Thrombophlebitis der
  Vena iliaca externa.) Journal of the Americ. med. assoc. Bd. **60,** Nr. 20, S. 1523 bis
  1526.   **2,** 426.
Le Calvé, Les phlébites primitives de l'iliaque externe. (Die primäre Phlebitis der
  Iliaca externa.) Gaz. méd. de Nantes Jg. **31,** Nr. 45, S. 905—919.   **4,** 303.
Lessochin, Josef, Klinische Beobachtungen an 56 Fällen von Sepsis. Dissertation:
  Straßburg. 47 S. (Els.-Lothr. Buchdruckerei.)   **5,** 460.
Levison, Charles G., Post operative acidosis. (Postoperative Acidose.) California
  State journal of med. **11,** S. 18—19.   **1,** 446.
Lewin, Sch., Über die Wundbehandlung und Vermeidung von Komplikationen nach
  Laparotomien. Dissertation: Basel.   **3,** 683.
Linkenkeld, J., Beitrag zur Beurteilung postoperativer Beschwerden nach Lapa-
  rotomien. Zeitschr. f. Geburtsh. u. Gynaekol. Bd. **74,** H. 1, S. 226—240.   **3,** 156.
Lotsch, Embolie, Thrombose, Gangrän und ihre Behandlung. Med. Klinik Jg. **9,**
  Nr. 42, S. 1711—1712.   **3,** 430.
Maier, F. Hurst, Pelvic hematocele and embolism of unusual origin. (Hämatocele
  und Lungenembolie seltener Herkunft.) (Transact. of the obstetr. soc. of Phila-
  delphia, meet. 6. III. 1913.) Americ. journal of obstetr. Bd. **67,** Nr. 6, S. 1175 bis
  1176.   **2,** 441.
Marion, G., De la signification du hoquet post-opératoire chez les urinaires. (Von der
  Bedeutung des postoperativen Schluckens nach Operationen im Bereich der Harn-
  wege.) Journal d'urol. Bd. **3,** Nr. 5, S. 581—590.   **2,** 427.
Massaglia, A., Tetanie infolge experimenteller Parathyreoidinsufficenz während
  der Schwangerschaft und Eklampsie. Zentralbl. f. allg. Pathol. u. pathol. Anat.
  Bd. **24,** Nr. 13, S. 577—581.   **2,** 647.
Mauclaire, Embolies pulmonaires post-opératoires. (Postoperative Lungenembolien.)
  Progr. méd. **41,** S. 19—22; Boll. delle clin. Jg. **30,** Nr. 4, S. 174—181 u. Clinique
  (Bruxelles) Jg. **27,** Nr. 20, S. 306—313.   **1,** 258, 856; **2,** 153.
Meltzer, R., Die kombinierte subcutane und subdurale Serumtherapie bei einem
  Fall von Tetanus traumaticus eigenartigen Verlaufs. Dissertation: Königsberg.
                                                                             5, 98.
Millioni, Luigi, Considerazioni e note sulla terapia del tetano. (Betrachtungen und
  Bemerkungen über die Therapie des Tetanus.) Riv. crit. di clin. med. Jg. **14,**
  Nr. 47, S. 742—749 u. Nr. 48, S. 753—760.   **4,** 305.
Murdy, B. C., Post-operative conditions. (Postoperative Erscheinungen.) Journal-
  lancet Bd. **33,** Nr. 24, S. 693—697.   **4,** 134.
New, Gordon B., Post-operative hysterical hiccough. (Postoperativer Singultus auf
  hysterischer Grundlage.) Saint Paul med. journal Bd. **15,** Nr. 9, S. 465—466.
                                                                             3, 215.

Opie, Eugene L., Thrombosis and occlusion of lymphatics. (Thrombose und Verschluß der Lymphgefäße.) Journal of med. res. Bd. 29, Nr. 1, S. 131—146. 4, 212.

Osouf, L., Contribution à l'étude de la dilatation aiguë de l'estomac chez les nouvelles accouchées. (Akute Magenerweiterung bei Frischentbundenen.) Thèse d'Alger. Nr. 4. 46 S. 4, 686.

Ostmann, F., Ein Fall von Tetanus puerperalis anschließend die der Literatur aus den Jahren 1900—1912. Dissertation: Greifswald. 4, 357.

Permin, Carl, Experimentelle und klinische Untersuchungen über die Pathogenese und Therapie des Starrkrampfes. Mitteil. a. d. Grenzgeb. d. Med. u. Chirurg. Bd. 27, H. 1, S. 1—71. 4, 484.

Petermöller, F., „Hoher Puls, ein Hinweis auf die bestehende Gefahr der Embolie". Ein Fall von Embolia arteriae centralis retinae. Frauenarzt 18, S. 50—52. 1, 202.

Petrén, Gustaf, Studien über obturierende Lungenembolie als postoperative Todesursache. Bruns Beitr. z. klin. Chirurg. Bd. 84, H. 3, S. 606—701. 2, 583.

Pettenkofer, W., Behandlung der postoperativen Darmparese resp. -paralyse. Bruns Beitr. z. klin. Chirurg. Bd. 83, H. 3, S. 615—919. 2, 91.

Phleps, Eduard, Die Tetanie. Handb. d. Neurol. Bd. 4. Spez. Neurol. 3, S. 159 bis 240. Berlin: Springer. 2, 272.

Pilcher, James Taft, Post-operative gastroenteric paresis. (Postoperative Magendarmparese.) Med. record. 83, S. 378—381. 1, 575.

Pissemsky, Zur Frage der Komplikationen nach gynaekologischen Operationen. Kijewskija Universitetskija Iswestija (Annalen d. Kais. Univers. Kijew) Jg. 53, Nr. 8, S. 431—450. (Russisch.) 3, 578.

Plondke, Frederic J., Preparatory and post-operative treatment. (Vorbereitende und postoperative Behandlung.) Journal-lancet Bd. 33, Nr. 24, S. 683—689. 4, 134.

Pool, Eugene H., Systematic exercises in postoperative treatment. (Systematische Übungen bei der Nachbehandlung Operierter.) Journal of the Americ. med. assoc. Bd. 60, Nr. 16, S. 1202—1204. 2, 200.

Prochownick, L., Akute Tuberkulose nach gynäkologischen Eingriffen. Zentralbl. f. Gynäkol. 37, S. 7—15. 1, 97.

Quiserne, Pierre, A propos de la phlébite dans l'appendicite (étude anatomo-pathologique et pathogénique). (Betrachtungen über Phlebitis bei Appendicitis [eine pathologisch-anatomische und pathogene Studie.) Année méd. Jg. 37, Nr. 5, S. 221—229. 2, 38.

Rasch, Kurt, Das Mahlersche und das Michaelissche Symptom. (Samml. wiss. Arb. H. 14.) Langensalza: Wendt & Klauwell. 40 S. M. 1.20. 5, 201.

Reichelderfer, L. H., Postural treatment of post-operative abdominal adhesions. (Nachbehandlung postoperativer Adhärenzen des Bauchfells.) Surg., gynecol. a. obstetr. Bd. 17, Nr. 6, S. 755—757. 4, 135.

Reynès, A propos du lever précoce des grands opérés du ventre. (Zum Vorschlag des Frühaufstehens der Laparotomierten.) (Acad. de méd. et comité méd. des Bouches-du-Rhone.) Prov. méd. 26, S. 72—73 u. (17. congr. internat. de méd., London, 11. VIII. 1913.) Gynécol. Jg. 17, Nr. 8, S. 449—467. 1, 258; 3, 521.

Rouville, de, et Arrivat, Un cas de cysthématome menstruel post-opératoire. (Ein Fall von postoperativem menstruellen Cysthämatom.) Sem. gynécol. Jg. 18, Nr. 30, S. 239—240. 3, 156.

Roux, Jean Ch., Les lavements alimentaires. (Nährklistiere.) Clinique (Paris). Jg. 8, Nr. 19, S. 298—299. 3, 103.

Rowlands, R. P., Preparation of the patient for abdominal operations, and some points on the after-treatment. (Vorbereitung des Patienten für Bauchoperationen und einiges über Nachbehandlung.) Guy's hosp. gaz. Bd. 27, Nr. 650, S. 209—214. 2, 280.

Ruess, L., Über 20 Fälle von Lungenembolie. Dissertation: Göttingen. 5, 157.

Ruffer, Marc-Armand, et Milton Crendiropoulo, Sur la guérison du tétanos expérimental chez les cobayes. (Über die Heilung des experimentellen Tetanus beim Meerschweinchen.) Presse méd. Jg. 21, Nr. 91, S. 905—907. 4, 213.

Runge, H. G., Über postoperative Thrombosen und Embolien. Dissertation: Freiburg i. Br. 4, 11.

Russ, W. B., Acidosis as a complication after surgical operations. (Acidosis als Komplikation nach chirurgischen Operationen.) Journal of the Americ. med. assoc. Bd. 61, Nr. 18, S. 1618—1621. 4, 11.

Salatich, Peter B., The prevention of adhesions in pelvic operations. (Die Verhütung von Adhäsionen bei Operationen im kleinen Becken.) Pacific med. journal Bd. **66**, Nr. 11, S. 604—606. **4,** 69.

Schenck, Benjamin R., Thrombosis and embolism following operation and childbirth. (Postoperative und puerperale Thrombose und Embolie.) (Transact. of the Americ. gynecol. soc., 38. ann. meet., Washington, 6.—8. V. 1913.) Americ. journal of obstetr. Bd. **68**, Nr. 2, S. 324—325; Surg., gynecol. a. obstetr. Bd. **17**, Nr. 5, S. 603—610 u. Transact. of the Americ. gynecol. soc. Bd. **38**, S. 295—311.
2, 742; **3,** 578; **4,** 653.

Schneider, E., Über Thrombose und Embolie im Wochenbett. Dissertation: Tübingen.
4, 92.

Schubert, G., Beiträge zum postoperativen Ileus. Zeitschr. f. Geburtsh. u. Gynaekol. Bd. **73**, H. 2, S. 500—516. **2,** 371.

Schultz, W., Thrombophlebitis nach Perityphlitis. Dissertation: Greifswald. **4,** 305.

Short, A. Rendle, and H. W. Bywaters, Amino-acids and sugars in rectal feeding. (Rectalernährung mittels Aminosäuren und Zucker.) Brit. med. journal Nr. **2739**, S. 1361—1367. **2,** 615.

Smith jr., Charles E., Thrombosis of the pulmonary artery. With report of a case. (Thrombose der Pulmonalarterie.) St. Paul med. journal Bd. **15**, Nr. 10, S. 487 bis 498. **3,** 429.

Spielmeyer, Über die anatomischen Folgen der Luftembolie im Gehirn. Kongreß f. inn. Med. Wiesbaden. **2,** 534.

Stoeckel, W., Einwanderung eines Tupfers in die Blase nach Schauta-Wertheimscher Prolapsoperation. Zeitschr. f. gynaekol. Urol. Bd. **4**, H. 1, S. 38—44. **1,** 683.

Stumpf, Isolierte Thrombose. (Gynaekol. Ges., Breslau. Sitz. v. 21. I. 1913.) Monatsschr. f. Geb. u. Gynaekol. **37**, S. 509. **1,** 547.

Sweetser, H. B., Post-operative ileus. (Postoperativer Ileus.) Saint Paul med. journal Bd. **15**, Nr. 5, S. 210—223. **2,** 90.

Tidy, H. Letheby, A case of tetanus treated with intraspinal injections of magnesiumsulphate. (Ein Fall von Tetanus. Behandlung mit intraspinalen Injektionen von Magnesiumsulfat.) Brit. med. journal Nr. **2734**, S. 1104—1105. **2,** 510.

Valentin, Bruno, Die postoperative Parotitis. Berl. klin. Wochenschr. **50**, S. 495 bis 497. **1,** 355.

Vallois, Action heureuse et immédiate de la position ventrale dans deux cas de vomissements graves consécutifs à une opération césarienne et à un accouchement provoqué. (Günstige sofortige Wirkung der Bauchlage bei zwei Fällen von schwerem Erbrechen im Anschluß an einen Kaiserschnitt und an eine künstliche Frühgeburt.) Bull. de la soc. d'obstétr. et de gynécol. de Paris Jg. **2**, Nr. 6, S. 576—580.
3, 614.

Vogt, E., Die klinischen und anatomischen Grundlagen der Trendelenburgschen Operation bei der puerperalen Lungenembolie. Zeitschr. f. Geburtsh. u. Gynaekol. Bd. **73**, H. 1, S. 137—145. **2,** 310.

Wenczel, Theodor v., Thrombosen und Embolien nach gynaekologischen Operationen. Bruns Beitr. z. klin. Chirurg. Bd. **84**, H. 1, S. 37—46. **1,** 807.

Widal, Phlegmatia d'origine néoplasique. Phlegmasie auf Grund einer Neubildung.) Journal de méd. et de chirurg. Montreal Jg. **8**, Nr. 5, S. 187—188. **2,** 475.

Widmer, Charles, Pantopon bei Lungenödemen und in der Agone. Schweizer. Rundsch. f. Med. Bd. **13**, Nr. 15, S. 632—636. **2,** 152.

Wilde, A. G., Post anesthetic nausea. (Postnarkotisches Erbrechen.) Military surg. Bd. **33**, Nr. 2, S. 126—129. **3,** 427.

Wiles, Mary, Treatment after operations. (Behandlung nach Operationen.) London. 138 S. sh. 1/—. **4,** 528.

Wolff, E., Operation der Lungenarterienembolie nach Trendelenburg. (Ärztl. Ver. in Frankfurt a. M., Sitz. vom 12. III. 1913.) Münch. med. Wochenschr. **60**, Nr. 14, S. 781. **1,** 505.

Wolff, P., Über Anregung der Darmperistaltik (bseonders der postoperativen) durch parenteral zugeführte Mittel. Zentralbl. f. d. ges. Gynaekol. u. Geburtsh. s. d. Grenzgeb. Bd. **3**, H. 5, S. 193—206. **3,** 193.

Yatsushiro, T., Experimentelle Untersuchungen über die Thrombosenfrage, nebst Angabe einer einfachen Methode zur Koagulationsbestimmung des Blutes. Dtsch. Zeitschr. f. Chirurg. Bd. **125**, H. 5/6, S. 559—612. **4,** 211.

Zahradnický, F., Über die Behandlung des postoperativen, durch Adhäsionen bedingten Ileus. Wien. med. Wochenschr. Jg. **63**, Nr. 32, S. 1973—1979 u. Nr. 33, S. 2046—2054. **3,** 333.

Züllig, J., Wunddiphtherie und Wunddiphtheroid. Bruns Beitr. z. klin. Chirurg. **82**, S. 531—595. **1,** 115.

Sonstiges.
(Schock, Diabetes und Chirurgie, Frühaufstehen, postoperatives
Verhalten, Herzleiden usw.)

Bloodgood, Joseph C., Studies in blood pressure before, during and after operations
with reference to the early recognition, prevention and treatment of shock. (Studien
über den Blutdruck vor, während und nach Operationen mit Rücksicht auf die
frühzeitige Erkennung, Vorbeugung und Behandlung des Shock.) Ann of surg.
Bd. 58, Nr. 6, S. 721—739. 4, 569.
Bockenheimer, Ph., Chirurgische Eingriffe bei Stoffwechselerkrankungen. Zeitschr.
f. ärztl. Fortbild. Jg. 10, Nr. 18, S. 552—558. 3, 522.
Byford, Henry T., Anemia as an operative risk. (Anämie als eine Operationsgefahr.)
(Transact. of the Americ. gynecol. soc., 38. ann. meet., Washington, 6.—8. V. 1913.)
Americ. journal of obstetr. Bd. 68, Nr. 2, S. 319 u. Surg., gynecol. a. obstetr.
Bd. 17, Nr. 3, S. 271—275. 2, 742; 3, 215.
Byford, Henry T., The significance of anemia as an operative risk. (Anämie als Kon-
traindikation bei Operationen.) Transact. of the Americ. gynecol. soc. Bd. 38,
S. 237—247. 5, 50.
Chauffard, Administration des sérums par installations rectales. Rev. internat. de
méd. et de chirurg. Jg. 24, Nr. 13, S. 199—202. 2, 737.
Chittenden, Arthur S., An analysis of shock. (Eine Analyse des Shocks.) New York
State journal of med. Bd. 13, Nr. 9, S. 491—493. 3, 579.
Colcord, A. W., Shock. Internat. journal of surg. Bd. 26, Nr. 3, S. 91—98, Nr. 4,
S. 123—126, Nr. 6, S. 209—214, Nr. 7, S. 253—254, Nr. 8, S. 273—277, Nr. 10,
S. 350—353 u. Nr. 11, S. 403—405. 5, 10.
Crile, George W., A successful method of performing shockless operations based on
a clinical experience of 3000 cases. (Eine erfolgreiche Methode, ohne Shock zu
operieren, gegründet auf eine klinische Erfahrung an 3000 Fällen.) South. med.
journal Bd. 6, Nr. 9, S. 575—579. 3, 427.
Crile, George W., The kinetic theory of shock and its prevention through anoci-
association (shockless operation). (Die kinetische Theorie des Shocks und seine
Verhütung durch Anoci-Assoziation [Operationen ohne Shock].) Cleveland med.
journal Bd. 12, Nr. 8, S. 513—536. 4, 231.
Crile, Geo W., The kinetic theory of surgical shock and anociassociation. (Die kinetische Theorie der chirurgischen Shocks und „Anociassoziation".) Interstate med.
journal Bd. 20, Nr. 6, S. 499—506. 3, 473.
Cullen, Thomas S., Operations on patients with a hemoglobin of 40 per cent. or less.
(Operationen an Patient mit 40% Hämoglobin oder weniger.) (Transact. of the
Americ. gynecol. soc., 38. ann. meet., Washington 6.—8. V.) Americ. journal of
obstetr. Bd. 68, Nr. 2, S. 319—320, Surg., gynecol. a. obstetr. Bd. 17, Nr. 3,
S. 276—293 u. Transact. of the Americ. gynecol. soc. Bd. 38, S. 248—294.
3, 52, 359; 5, 95.
Engel, Robert, Le sérum-rhum. Statistique de deux années (1911—1913). (Der
Serum-Rum.) Gynécologie Jg. 17, Nr. 7, S. 414—419. 3, 429.
Fabre et Bourret, Phénomènes de shock après un accouchement. (Shock nach
Geburt.) Bull. de la soc. d'obstétr. et de gynécol. de Paris Jg. 2, Nr. 8, S. 698
bis 702. 4, 357.
Friedemann, M., Über intravenöse Dauerinfusion. Nachtrag zu meiner gleich-
lautenden Arbeit in Nr. 19 [der Münchener medizinischen Wochenschrift Jg. 60].
Münch. med. Wochenschr. Jg. 60, Nr. 23, S. 1264. 2, 682.
Graeuwe, de, L'examen préopératoire de la résistance des opérés. (Prüfung der
Widerstandskraft der Patienten vor den Operationen.) Journal de chirurg. Bd. 10,
Nr. 4, S. 433—442. 2, 91.
Grober, Behandlung akut bedrohlicher Erkrankungen. Ein Zyklus klinischer Vor-
träge. 2. Behandlung der Ohnmacht, des Shocks und des Kollapses. Dtsch. med.
Wochenschr. Jg. 39, Nr. 48, S. 2329—2332. 3, 579.
Grober, 4. Behandlung des komatösen Zustandes. Dtsch. med. Wochenschr. Jg. 39,
Nr. 51, S. 2489—2492. 4, 71.
Henderson, Yandell, Die Pathologie des Shocks. Berl. klin. Wochenschr. Jg. 50,
Nr. 42, S. 1938—1941. 4, 70.
Henderson, Yandell, Vergleich der unmittelbaren und Nachwirkungen der Spinal-
und Lokalanästhesie mit denen der Inhalationsanästhesie hinsichtlich des Shocks
und psychischen Shocks. Berl. klin. Wochenschr. Jg. 50, Nr. 43, S. 1989—1992.
4, 68.

Hill, Charles A., Report on the use of pituitary extract (pituitrin) in surgical shock. (Bericht über die Anwendung von Hypophysenextrakt, Pituitrin, bei chirurgischem Shock.) Boston. med. a. surg. journal Bd. 168, Nr. 20, S. 720—722.   2, 428.

Kaposi, Hermann, Diabetes und Chirurgie. Ergebn. d. Chirurg. u. Orthop. Bd. 6, S. 52—75. Berlin, Springer.   2. 426.

Kottmann, K., Über intravenöse Therapie. Schweiz. Rundschau f. Med. Bd. 13, Nr. 24, S. 985—1006.   3, 213.

Krohl, Paul, Die Immunisierung des Blutes gegen septische Erkrankung. Berl. klin. Wochenschr. Jg. 50, Nr. 42, S. 1945—1946.   3, 649.

Kuhn, Fr., Zur Technik der Kochsalzinfusionen. Zentralbl. f. Chirurg. 40, S. 301 bis 304.   1. 396.

Kuskowa-Usowa, L. A., Kochsalztropfeingüsse per rectum in der Gynaekologie. Monatsschr. f. Geburtsh. u. Gynaekol., Jg. 28, H. 7/8, S. 979—986. (Russisch.)
                                                                          3, 157.

Lazarus, Paul, Dauerernährung mittels der Duodenalsonde. Berl. klin. Wochenschr. Jg. 50, Nr. 30, S. 1391—1393.   3, 3.

Le Filliatre, G., Facilité d'opérer, suivant notre technique, les sujets très épuisés ou cachectiques. (Leichtigkeit, nach unserer Technik sehr erschöpfte und kachektische Patienten zu operieren.) (17. congr. internat. d. méd., London, 6.—12. VIII. 1913.) Journal de méd. de Paris Jg. 33, Nr. 37, S. 727—729.   3, 430.

Malcolm, John D., On the state of the blood-vessels in shock. (Über den Zustand der Blutgefäße beim Shock.) Lancet Bd. 2, Nr. 19, S. 1304—1306.   4, 70.

Marshall, H. W., Description of an abdominal, lumbo-ilio-sacral support and its uses, advantages and limitations. (Beschreibung einer Stützbandage für Abdomen und Lendenwirbelsäule, ihrer Vorzüge und Verwendungsmöglichkeit.) Boston med. a. surg. journal Bd. 169, Nr. 8, S. 275—278.   3, 275.

Orlovius, Die moderne peritoneale Wundbehandlung. Prakt. Ergebn. d. Geburtsh. u. Gynaekol. Jg. 5, H. 2, S. 212—218.   3, 366.

Parham, F. W., Shock, its nature and management. (Wesen und Behandlung des Shocks.) South. med. journal Bd. 6, Nr. 12, S. 763—770.   4, 193.

Polak, John Osborn, The conduct of gynecological and obstetrical operations in the presence of acute and chronic endocarditis. (Die Ausführung gynaekologischer und geburtshilflicher Operationen bei akuter und chronischer Endokarditis.) (Transact. of the Americ. gynecol. soc., 38. ann. meet., Washington, 6.—8. V. 1913.) Americ. journal of obstetr. Bd. 68, Nr. 2, S. 301—303 u. Surg., gynecol. a. obstetr. Bd. 17, Nr. 3, S. 300—303.   3, 52, 165.

Ramey, R. L., Treatment of surgical shock. (Behandlung des chirurgischen Shocks.) Texas State journal of med. Bd. 9, Nr. 8, S. 251—252.   4, 105.

Reynolds, Edward, The conduct of gynecological operations in the presence of chronic affections of the heart. (Die Ausführung gynaekologischer Operationen bei chronischen Herzaffektionen.) (Transact. of the Americ. gynecol. soc., 38. ann. meet., Washington, 6.—8. V. 1913.) Americ. journal of obstetr. Bd. 68, Nr. 2, S. 329—330, Surg. gynecol. a. obstetr. Bd. 17, Nr. 3, S. 297—299 u. Transact. of theAmeric. gynecol. soc. Bd. 38, S. 368—375.   3, 51, 326; 5. 94.

Rohde, Erwin, Einfacher Apparat zur Erzielung eines gleichmäßigen intravenösen Einlaufs. Zeitschr. f. biol. Techn. u. Methodik 3, S. 85—87.   1, 79.

Short, A. Rendle, and H. W. Bywaters, Amino-acids and sugars in rectal feeding. (Rectalernährung mittels Aminosäuren und Zucker.) Brit. med. journal Nr. 2739, S. 1361—1367.   2, 615

Volmat, Contribution à l'étude des phénomènes de shock sans le „post-partum" immédiat. (Shock post partum.) Thése de Lyon. Nr. 112. 107 S.   5, 98.

Webster, W., The nature of surgical shock with some remarks on its treatment. (Das Wesen des chirurgischen Shocks nebst einigen Bemerkungen über seine Behandlung.) Canad. med. assoc. journal Bd. 3, Nr. 2, S. 98—100.   3, 269.

Wells, Jos. M., The treatment of surgical shock. (Die Behandlung des Shocks.) Internat. journal of surg. 26, S. 14—16.   1, 656.

Windesheim, Zur Therapie der schweren Anämie. Münch. med. Wochenschr. Jg. 60, Nr. 40, S. 2235.   3, 521.

Winkler, Josef, Ein Kolostomieapparat mit pneumatischem Abschluß. Wien. klin. Wochenschr. Jg. 26, Nr. 34, S. 1365.   2, 742.

Allgemeine Infektionskrankheiten.

Gonorrhöe.

Angle, E. J., Gonorrhea in the female. Its recognition and treatment. (Die Gonorrhöe der Frau, ihre Diagnose und Behandlung.) Americ. journal of clin. med. Bd. 20, Nr. 7, S. 568—573. **2, 683.**

Arloing, Fernand, et René Biot, Les techniques bactériologiques, biologiques et vaccinothérapiques de Wright. (Die bakteriologische, biologische und vaccinotherapeutische Arbeitsmethode Wrights.) Bull. méd. Jg. 27, Nr. 96, S. 1063—1067. **4, 100.**

Aronstam, N. E., Preliminary report on the cutaneous deposit reaction of gonococcic bacterin. (Vorläufiger Bericht über die Hautreaktion bei Anlegung eines Gonokokkendepots in derselben.) Urol. a. cutan. rev. Bd. 17, Nr. 8, S. 410—411. **3, 53.**

Asch, Paul, Über den diagnostischen und therapeutischen Wert der Sera und Vaccine für die Behandlung gonorrhoischer Erkrankungen. Straßburger med. Zeit. Jg. 10, H. 10, S. 223—231. **3, 430.**

Asch, Paul, Urethroscopy and marriage consent. (Urethroskopie und Heiratserlaubnis.) Urol. a. cut. rev., techn. suppl. Bd. 1, Nr. 4, S. 393—394. **4, 105.**

Bäumer, Eduard, Über die Indikationen zur internen Behandlung der Gonorrhöe und die Bedeutung des Arrhovins als Antigonorrhoicum. Klin.-therapeut. Wochenschr. Jg. 20, Nr. 33, S. 969—972. **2, 743.**

Bar et Lequex, Premiers résultats obtenus à la clinique Tarnier avec le vaccin antigonococcique atoxique de Ch. Nicolle et L. Blaizot. (Die ersten an der Klinik Tarnier mit dem ungiftigen Gonokokkenvaccin von Nicolle und Blaizot erhaltenen Ergebnisse.) Bull. de la soc. d'obstétr. et de gynécol. de Paris Jg. 2, Nr. 9, S. 765 bis 771. **4, 606.**

Bardach, Kurt, Zur therapeutischen Anwendung intravenöser Arthigoninjektionen. Münch. med. Wochenschr. Jg. 60, Nr. 47, S. 2622—2624. **4, 232.**

Bohm, Guido, Hegonon in der Gonorrhöebehandlung. Münch. med. Wochenschr. Jg. 60, Nr. 50, S. 2787—2788. **4, 71.**

Bovee, J. Wesley, The application of iodine to the external and internal generative organs of women in the treatment of infections and preparation for surgical operations on the same. (Die Verwendung der Jodtinktur zur Behandlung von Infektionen an den äußeren und inneren weiblichen Genitalien und zur Desinfektion derselben.) Americ. journal of obstetr. 67, S. 226—231. **1, 316.**

Brandweiner und Otto Hoch, Mitteilungen über Gonorrhöe. Wien. klin. Wochenschr. Jg. 26, Nr. 22, S. 882—886. **2, 154.**

Brandweiner und Otto Hoch, 2. Mitteilung über Gonorrhöe. Wien. klin. Wochenschr. Jg. 26, Nr. 32, S. 1304—1305. **2, 742.**

Brandweiner, Alfred, Die Vaccinebehandlung der Gonorrhöe. Med. Klinik Jg. 9, Nr. 43, S. 1763—1765. **3, 431.**

Brodfeld, Eugen, Nachbehandlung der Gonorrhöe mit Balsamicis insbesonders Gonaromat. Reichs-Med. Anz. Jg. 38, Nr. 18, S. 550—551. **2, 743.**

Brooke, The treatment of gonorrhoeal arthritis. (Die Behandlung der gonorrhoischen Arthritis.) Hahnemann. month. Bd. 48, S. 417. **3, 215.**

Broughton-Alcock, et A. Tzanck, Un cas de réaction locale précoce au cours de vaccination antigonococcique. (Ein Fall von frühzeitiger lokaler Reaktion nach antigonorrhoischer Vaccination.) Cpt. rend. hebdom. des séanc. de la soc. de biol. Bd. 75, Nr. 26, S. 54—55. **2, 535.**

Bruck, C., und A. Sommer, Über die diagnostische und therapeutische Verwertbarkeit intravenöser Arthigoninjektionen. Münch. med. Wochenschr. Jg. 60, Nr. 22, S. 1185—1188. **2, 201.**

Bruck, Carl, Neue therapeutische und prophylaktische Versuche bei Gonorrhöe. Dtsch. med. Wochenschr. Jg. 39, Nr. 43, S. 2074—2075. **3, 431.**

Bruck, Carl, Die Behandlung der Gonorrhöe und ihrer Komplikationen. Therap. Monatsh. 27, S. 1—7 u. S. 177—183. **1, 16, 365.**

Buchtala, Hans, und Rudolf Matzenauer, Merlusan (Tyrosin-Quecksilber) in der Syphilis- und Gonorrhöetherapie. Wien. med. Wochenschr. Jg. 63, Nr. 39, S. 2504—2510. **3, 214.**

Chiara, di, Localisations et traitement actuel de la blennorragie chez la femme. (Lokalisation und moderne Behandlung der weiblichen Gonorrhöe.) Journal d'urol. Bd. 4, Nr. 1, S. 77—102. **2, 616.**

Compañ, V., Beitrag zur Behandlung der gonorrhoischen Gelenk- und Sehnen-

Schleimbeutelentzündungen mit Antimeningokokkenserum. Rev. d. med. y cirurg. 27, S. 10—14. (Spanisch.)   1, 191.

Cruvelhier, L., Traitement antigonococcique au moyen d'injections sous-cutanées de virus-vaccins sensibilisés vivants. (Behandlung der Gonorrhöe mit subcutanen Injektionen von lebenden sensibilisierten Gonokokkenkulturen.) Cpt. rend. hebdom. des séanc. de la soc. de biol. 74, S. 10—11.   1, 421.

Cruveilhier, Louis, Traitement du rhumatisme blennorragique chronique, au moyen de la méthode des virus vaccins sensibilisés de Besredka. (Behandlung des chronischen Tripperrheumatismus mittels Besredkas sensibilisierter Vaccine.) Cpt. rend. hebdom. des séanc. de la soc. de biol. Bd. 75, Nr. 26, S. 67—69.   2, 535.

Cruveilhier, Louis, Traitement des complications utéro-annexielles de la blennorragie an moyen d'injections sous-cutanées de virus-vaccins sensibilisés de Besredka. (Behandlung von Uterus- und Adnexkomplikationen der Gonorrhöe durch subcutane Injektionen von sensibilisierter Gonokokkenvaccine nach Besredka.) Cpt. rend. hebdom. des séanc. de la soc. de biol. Bd. 74, Nr. 24, S. 1377—1379.   2, 584.

Cruveilhier, Louis, Traitement des complications de la blennorragie par la méthode des virus-vaccins sensibilisés de Besredka. (Behandlung der Tripperkomplikationen mit Besredkas sensibilisierter Vaccine.) Paris méd. Nr. 35, S. 216—220 u. Berl. klin. Wochenschr. Jg. 50, Nr. 32, S. 1465—1468.   2, 617; 4, 71.

Cruveilhier, Louis, Traitement de la blennorragie chez la femme par la méthode des virus vaccins sensibilisés de Besredka. (Behandlung der Gonorrhöe der Frau mit Besredkas sensibilisierter Vaccine.) Cpt. rend. hebdom. des séances de la soc. de biol. Bd. 75, Nr. 33, S. 416—417.   3, 649.

Cruveilhier, Louis, Traitement de la cystite blennorragique an moyen de la méthode des virus-vaccins sensibilisés de Besredka. (Die Behandlung der gonorrhoischen Cystitis mit Besredkas sensibilisierter Vaccine.) Cpt. rend. hebdom. des séances de la soc. de biol. Bd. 75, Nr. 35, S. 523—524.   4, 84.

Cuenod et Penel, Sept cas de conjonctivite à gonocoques traités par un vaccin de l'institut Pasteur de Tunis. (Sieben Fälle von Gonokokken-Conjunctivitis, behandelt mit Vaccine des Instituts Pasteur zu Tunis.) Clin. ophtalmol. Bd. 5, Nr. 8, S. 435—440.   2, 742.

Debré, Robert, et Jean Paraf, Principes généraux et bases expérimentales de la sérothérapie antigonococcique. (Allgemeine Grundsätze und experimentelle Grundlagen der Antigonokokkenserumtherapie.) Presse méd. Jg. 21, Nr. 101, S. 1013 bis 1015.   4, 306.

Eastman, E. H., Some phases of vaccine therapy. (Über Vaccintherapie.) Journal of the Arkansas med. soc. Bd. 10, Nr. 2, S. 47-50.   3, 49.

Ehrl, Fritz, Zur Therapie der Gonorrhöe. Wien. med. Wochenschr. 63, S. 274—277.
                                                                           1, 17.

Fekete, Alexander, Zur Wirkung der intrauterinen Argentamin-Injektionen bei den gonorrhoischen Erkrankungen der Adnexe. Gynaekologia 1913, Nr. 2, S. 142. (Ungarisch.)   4, 17.

Finkelstein, Jul., und T. Gerschun, Zur Serologie der gonorrhoischen Erkrankungen. Berl. klin. Wochenschr. Jg. 50, Nr. 39, S. 1817—1819.   3, 326.

Fischer, Ein schwerer Anfall cerebraler Erkrankung nach Arthigoninjektionen. Dermatol. Wochenschr. Bd. 57, Nr. 29, S. 858—859.   2, 617.

Fitzgibbon, Gibbon, Gonorrhoeal vaginitis treated by vaccine. (Die Behandlung der gonorrhoischen Vaginitis mit Vaccine.) Transact. of the roy. acad. of med. in Ireland Bd. 31, S. 281—291.   4, 313.

Foerster, Arthur, De la vaccinothérapie dans le traitement de la blennorrhagie. (Die Vaccinetherapie bei der Gonorrhöe.) Clinique (Paris) Jg. 8, Nr. 43, S. 674 bis 677.   4, 606.

Freund, Emanuel, Erfahrungen mit Arthigon bei den Komplikationen der Gonorrhöe. Wien. med. Wochenschr. Jg. 63, Nr. 25, S. 1550—1554.   2, 311.

Fronstein, R. M., Zur Frage der neuen diagnostischen Methoden bei gonorrhoischen Erkrankungen. Med. Rundsch. Jg. 40, H. 3, S. 225—231. (Russisch.)   1, 729.

Frühwald, Richard, Die diagnostische Verwertbarkeit intravenöser Arthigoninjektionen. (Vortr. geh. a. d. 85. Vers. dtsch. Naturforsch. u. Ärzte, Wien.) Med. Klinik Jg. 9, Nr. 44, S. 1799—1802.   3, 431.

Fürth, Julius, Zur Behandlung gonorrhoischer Komplikationen speziell der Epididymitis gonorrhoica, mit Elektrargol. Dermatol. Wochenschr. Bd. 56, Nr. 25, S. 689 bis 693.   2, 535.

Fursey, Frank R., Gonorrhea in the female. (Die Gonorrhöe der Frau.) Med. council Bd. 18, Nr. 5, S. 169—171.   2, 616.

Gerschun, J., und J. Finkelstein, Zur Frage der Vaccinetherapie der gonor-
rhoischen Erkrankungen. Berl. klin. Wochenschr. Jg. **50**, Nr. 37, S. 1701—1703.
3, 431.
Gill, A. Wilson, Acute endocarditis following gonorrhoea. (Akute Endokarditis nach
Gonorrhöe.) Brit. med. journal Nr. **2741**, S. 68. **2**, 475.
Glück, A., Biologische Studien an Gonokokken unter besonderer Berücksichtigung
des Uranoblens. Dtsch. med. Wochenschr. Jg. **39**, Nr. 43, S. 2076—2078. **3**, 473.
Gomes, Emilio, Zwei Fälle von Gonokokkensepticämie. Brazil-medico Jg. **27**, Nr. 25,
S. 257. (Portugiesisch.) **3**, 683.
Haedicke, Georg, Interne Antigonorrhoica und Kavakavin. Allg. med. Zentral-
Zeit. Jg. **82**, Nr. 16, S. 190—192 u. Nr. 17, S. 202—203. **2**, 39.
Hahn, Gerhard, Die Geschlechtskrankheiten und die ärztliche Verantwortlichkeit.
Samml. zwanglos. Abhandl. a. d. Geb. d. Dermatol., d. Syphilidol. u. d. Krankh.
d. Urogenitalapp. Bd. **2**, H. 6. 27 S. **2**, 311.
Harrison, L. W., Gonorrhoea phylacogen: Report on an investigation into its value
in the treatment of some gonococcal infections. (Über den Wert des Gonorrhöe-
Phylacogens bei einigen gonorrhoischen Infektionen.) Lancet Bd. **2**, Nr. 20, S. 1375
bis 1377. **3**, 579.
Hauser, Hans, Die differential-diagnostische und therapeutische Bedeutung der
Gonokokkenvaccine in der Gynaekologie. Arch. f. Gynaekol. Bd. **100**, H. 2, S. 305
bis 388 u. Hab.-Schr. Rostock. **3**, 103; **4**, 11.
Hedén, K., Über die Behandlung gonorrhoischer Arthritis mit Gonargin. Allm.
Svenska. Läkartidn. Bd. **10**, H. 29, S. 781—786. (Schwedisch.) **3**, 6.
Hedén, Karl, Über kolloidalen Schwefel gegen Gonorrhöe. Dermatol. Wochenschr.
Bd. **57**, Nr. 34, S. 1003—1006. **3**, 6.
Herzog, Hans, Über die Involutionsformen des Gonokokkus Neisser und ihre Rolle
als intraepitheliale Zellparasiten. Virchows Arch. f. pathol. Anat. u. Physiol. Bd. **212**,
H. 2, S. 243—320 u. H. 3, S. 321—367. **2**, 683.
Heymann, H., und S. Moos, Erfahrungen über Vaccinebehandlung der weiblichen
Gonorrhöe. Monatsschr. f. Geburtsh. u. Gynaekol. Bd. **37**, H. 5, S. 623—633. **2**, 39.
Hirschfelder, J. O., The treatment of gonorrheal and other infections with digestive
bacterial extracts. Preliminary report. (Die Behandlung der Gonorrhöe und
anderer Infektionskrankheiten mit Bakterienextrakten. Vorläufige Mitteilung.)
Journal of the Americ. med. assoc. Bd. **60**, Nr. 14, S. 1061—1063. **1**, 639.
Hofmann, O., The iodine treatment of gonorrhea in the female. (Die Jodbehandlung
der weiblichen Gonorrhöe.) Interstate med. journal Bd. **20**, Nr. 8, S. 733—739. **3**, 53.
Hohort, F. W., Über die Vaccinationstherapie gonorrhoischer Prozesse. Dissertation:
Bonn. **4**, 12.
Jack, W. R., Vaccine-therapy in the treatment of gonococcal vulvo-vaginitis. (Vaccine-
therapie der gonorrhoischen Vulvovaginitis.) Glasgow med. journal Bd. **80**, Nr. 2,
S. 84—90. **3**, 329.
Jaeger, A. S., Gonorrhea in relation to pregnancy and the puerperal period. (Gonor-
rhöe in Beziehung zu Schwangerschaft, Geburt und Wochenbett.) Journal of the
Indiana State med. assoc. Bd. **6**, Nr. 8, S. 353—356. **3**, 124.
Janet, Jules, La fin du traitement de la blennorragie. (Wann ist die Behandlung
der Gonorrhöe beendet?) Journal d'urol. Bd. **4**, Nr. 6, S. 971—973. **4**, 232.
Janet, Jules, Prophylaxie de la blenorrhagie chez l'homme et chez la femme. (Pro-
phylaxe der Blenorrhagie beim Manne und bei der Frau.) Journal d'urol. **3**, S. 353
bis 356. **1**, 460.
Janet, Jules, Valeur des armes que nous possédons contre le gonocoque. (Die Wirk-
samkeit unserer Waffen gegen den Gonokokkus.) Journal d'urol. Bd. **4**, Nr. 3,
S. 435—436. **3**, 327.
Janet, Jules, Précautions et soins pendant la période d'incubation de la blennorragie.
(Vorsichtsmaßregeln während der Inkubationszeit der Gonorrhöe.) Journal d'urol.
Bd. **3**, Nr. 4, S. 493—494. **1**, 736.
Janet, Jules, et Alfred Lévy-Bing, Traitement de la blennorragie et de ses com-
plications par le néosalvarsan.) (Behandlung der Gonorrhöe und ihrer Kom-
plikationen mit Neosalvarsan.) Gaz. des hôp. **86**, S. 326—327. **1**, 586.
Johnson, Joseph Taber, The influence of the gonococcus in the causation of sterility
in both sexes. (Der Einfluß des Gonokokkus auf die Sterilität beider Geschlechter.)
Urol. a. cut. rev. Bd. **17**, Nr. 12, S. 637—640. **4**, 129.
Katz, Georg, Zur Behandlung des Ausflusses der Frau. Berl. klin. Wochenschr.
Jg. **50**, Nr. 17, S. 780—782. **1**, 739.
Keil, Adolf, Zur Vaccinebehandlung der Gonorrhöe und deren Komplikationen.
Prag. med. Wochenschr. Jg. **38**, Nr. 34, S. 472—473. **3**, 5.

Keyes, Edward L., Dispensary treatment of gonorrhea. (Ambulatorische Behandlung der Gonorrhöe.) New York med. journal Bd. 47, Nr. 20, S. 1015—1016. 2, 154.

Klause, K., Über Vaccinebehandlung bei Gonorrhöe. Berl. klin. Wochenschr. Jg. 50, Nr. 39, S. 1813—1817. 3, 327.

Kolde, Wolfgang, Veränderungen der Nebenniere bei Schwangerschaft und nach Kastration. Arch. f. Gynaekol. 99, S. 272—283. 1, 560.

Legueu, Félix, Les repaires du gonocoque chez la femme. (Die Schlupfwinkel des Gonococcus bei der Frau.) Sém. gynécol. Jg. 18, Nr. 16, S. 125—127. 1, 737.

Leidenius, Laimi, Ein Fall von Gonokokkämie ohne nachweisbaren Eingang bei einem Neugeborenen. Finska Läkaresällsk., Handl., Bd. 55, H. 8, S. 226—231. (Schwedisch.) 2, 652.

Leszlényi, O., Zur internen Behandlung der Gonorrhöe mit Kawotal. Wien. med. Wochenschr. Jg. 63, Nr. 43, S. 2794—2796. 3, 470.

Lewinsky, J., Über den Wert intravenöser Arthigoninjektionen. Münch. med. Wochenschr. Jg. 60, Nr. 50, S. 2784—2787. 4, 306.

Löhlein, M., Die Gesetze der Leukocytentätigkeit bei entzündlichen Processen. Jena, Fischer. IV, 25 S. M. 1.—. 2, 82.

Luys, G., A text book on gonorrhea and its complications. (Ein Textbuch über Gonorrhöe und ihre Komplikationen.) London. sh. 15/—. 4, 531.

M'Donagh, J. E. R., and B. G. Klein, The treatment of gonorrhoeal infections by vaccines, and the regulation there of by the complement fixation test. (Die Vaccinbehandlung gonorrhoischer Infektionen unter Berücksichtigung des Ausfalls der Komplementbindungsprobe.) Journal of pathol. a. bacteriol. Bd. 17, Nr. 4, S. 559 bis 580. 2, 372.

McDonald, Ellice, Studies in gynecology and obstetrics. Chapt. 3. The treatment of leucorrhea due to gonococcus infection. (Die Behandlung der gonorrhoischen Leukorrhöe.) Americ. med. Bd. 19, Nr. 3, S. 157—161. 1, 668.

McNeil, Archibald, Complement fixation in gonococcal infections. (Die Komplementfixation bei gonorrhoischen Infektionen.) (Acad. of med., New York, meet., 13. V. 1913.) Americ. journal of obstetr. a. dis. of women a. childr. Bd. 68, Nr. 3, S. 603—609. 3, 215.

Malleterre, Les serums et les vaccins dans le traitement actuel du rhumatisme et de l'orchite blennorragiques. (Sera und Vaccine in der modernen Behandlung des Tripperrheumatismus und der gonorrhoischen Hodenentzündung.) Thèse: Paris. 5, 158.

Meine, Berta M., and I. Mary Roberts, Immunity and bacterial vaccines: diagnostic and therapeutic uses in gonorrhea. (Immunität und Bakterienvaccine mit besonderer Berücksichtigung der Diagnose und Therapie der Gonorrhöe.) Woman's med. journal Bd. 23, Nr. 3, S. 49—52. 2, 310.

Menzer, A., Zur intravenösen Anwendung der Gonokokkenvaccine. Med. Klinik Jg. 9, Nr. 33, S. 1332. 3, 649.

Menzer, A., Zur intravenösen Anwendung der Gonokokkenvaccine. Schlußwort zu den gleichnamigen Bemerkungen von C. Bruck in dieser Wochenschrift Nr. 39. Med. Klinik Jg. 9, Nr. 52, S. 2151. 4, 105.

Milota, W., Beitrag zur internen Behandlung der Gonorrhöe mit Gonoktein. Wien. med. Wochenschr. 63, S. 455—457. 1, 127.

Morris, Arthur, The cure of gonorrhoea. (Die Behandlung der Gonorrhöe.) Austral. med. journal Bd. 2, Nr. 99, S. 1067—1069. 2, 584.

Morton, Henry H., A clinical lecture given in the Long Island college hospital, 7. VIII. 1913. 1. Vesical calculus. 2. Hagner operation for gonorrheal epididymitis. 3. Perineal section for drainage. 4. Peracute gonorrhea. 5. Jodoform eruption and phimosis. 6. General paresis. (Klinische Vorlesung im Long-Island-Hospital, 7. VIII. 1913. Blasenstein. Hagnersche Operation bei gonorrhoischer Epididymitis. Perinealer Drainage-Schnitt. Akute Gonorrhöe. Jodoformeruption und Phimose. Allgemeine Parese.) Med. times Bd. 41, Nr. 11, S. 324—327. 3, 525.

Mulot, O. L., A new treatment for acute gonorrhea. (Eine neue Behandlung der akuten Gonorrhöe.) Med. record Bd. 83, Nr. 16, S. 709—711. 1, 735.

Mulzer, Paul, Diagnose und Therapie der gonorrhoischen Erkrankungen in der Allgemeinpraxis. Berlin, Springer. IX, 131 S. M. 4.—. 2, 92.

Mussatow, N. A., Zur Frage über die Behandlung der chronischen gonorrhoischen Salpingo-Oophoritiden durch intrauterine Injektionen von Argentamin. Zentralbl. f. Gynaekol. Jg. 37, Nr. 40, S. 1470—1471. 3, 330.

Neu, M., Zur spezifischen Diagnostik und Therapie der weiblichen Adnexgonorrhöe. Monatsschr. f. Geburtsh. u. Gynäkol. 37, S. 182—197. 1, 134.

Nicoll, Matthias, and M. A. Wilson, General gonococcus infection in a male child

without evidence of urethritis. (Allgemeine Gonokokkeninfektion bei einem Knaben ohne Erscheinungen von Urethritis.) Journal of infect. dis. 12, S. 52—54.
1, 126.

Nicolle, Ch., et L. Blaizot, Vaccins stables et atoxiques à propos d'un vaccin antigonococcique. (Ein dauerhaftes und atoxisches Antigonokokkenvaccin.) Cpt. rend. hebdom. des séances de l'acad. des sciences Bd. 157, Nr. 21, S. 1009—1011. 3, 649.

Nicolle, Charles, et L. Blaizot, Un vaccin antigonococcique atoxique. Son application au traitement de la blennorrhagie et de ses complications. (Ein ungiftiges Antigonokokken-Vaccin. Seine Anwendung bei der Behandlung der Gonorrhöe und ihrer Komplikationen.) Cpt. rend. hebdom. des séances de l'acad. des sciences Bd. 157, Nr. 14, S. 551—555; Rev. prat. des malad. des organes génito urin. Jg. 10, Nr. 60, S. 435—440; Journal d'urol. Bd. 4, Nr. 5, S. 733—738 u. Gaz. des hôp. Bd. 86, Nr. 120, S. 1876—1878. 3, 360; 4, 71, 233, 306.

Oliviéro, Procédé pratique de culture de gonocoques. (Verfahren zur Kultur der Gonokokken.) Rev. de pathol. comp. 13, S. 14—16 u. Gaz. méd. de Nantes Jg. 31, Nr. 21, S. 407—409. 1, 580; 3, 430.

D'Ormond, de Butler, La blennorragie chez la femme. Formes, diagnostic et traitement. (Die Gonorrhöe der Frau. Ihre Formen, Diagnose und Behandlung.) Gaz. des hôp. Jg. 86, Nr. 131, S. 2079—2081. 3, 579.

Osburn, A. C., Results of the combined method of treatment on gonorrhoea. (Resultat der kombinierten Methode der Gonorrhöe-Behandlung.) Journal of the roy. army med. corps Bd. 20, Nr. 5, S. 585—586. 2, 92.

Owen, Robert Goldsborough, and Henry Snure, The complement fixation test in the diagnosis of gonorrhea. (Die diagnostische Verwertung der Komplementbindungsprobe bei der Gonorrhöe.) Journal of the Michigan State med. soc. Bd. 12, Nr. 5, S. 247—256. 2, 153.

Pearce, Richard M., The scientific basis for vaccine therapy. (Die wissenschaftliche Basis der Vaccinetherapie.) Journal of the Americ. med. assoc. Bd. 61, Nr. 24, S. 2115—2119. 4, 297

Polland, R., Die Behandlung gonorrhoischer Prozesse mit Tanargentan-Stäbchen. Dtsch. med. Wochenschr. 39, S. 656—658. 1, 540.

Remlinger, P., Contribution à l'étude de la vaccinothérapie antigonococcique. (Beitrag zum Studium der Vaccinebehandlung der Gonorrhöe.) Cpt. rend. hebdom. des séances de la soc. de biol. Bd. 75, Nr. 32, S. 384—385. 4, 11.

Rockwood, Harry L., Further observation on the complement fixation test in gonococcus infection. (Weitere Beobachtung über die Komplementfixation bei gonorrhoischer Infektion.) Cleveland med. journal Bd. 12, Nr. 12, S. 822—827. 4, 232.

Roth, Max, und Theodor Mayer, Welchen Wert haben die Balsamica, insbesondere die neueren, für die Behandlung der Gonorrhöe? Zeitschr. f. Urol. Bd. 7, H. 10, S. 821—834. 3, 327.

Rueck, G. A., A fatal case of gonococcus septicemia. (Ein letal geendigter Fall von Septicaemia gonococcica.) Med. record 83, S. 18—19. 1, 587.

Runge, Ernst, Praktische Ergebnisse aus dem Gebiete der Geburtshilfe und Gynäkologie. Die Verwendung der Gonokokkenvaccine bei gonorrhoischen Frauenleiden. Berl. klin. Wochenschr. Jg. 50, Nr. 43, S. 1998—1999. 3, 431.

Sabouraud, R., et H. Noiré, Milieu rendant facile la culture du gonocoque. (Guter Nährboden für Gonokokken.) Ann. de dermatol. et de syphiligr. Bd. 4, Nr, 7, S. 438—439. 2, 610.

Saudek, Ig., Grundlagen und Varianten einer externen Jodtherapie. (Behandlung der Gonorrhöe mit Joddämpfen.) Dermatol. Wochenschr. Bd. 57, Nr. 50, S. 1463 bis 1468. 4, 12.

Schlasberg, H. J., Zur Frage von der Heilbarkeit der Gonorrhöe bei Prostituierten. Dermatol. Zeitschr. Bd. 20, H. 11, S. 953—967. 3, 560.

Schmitt, Artur, Die spezifische Behandlung der Gonorrhöe. Med. Klinik Jg. 9, Nr. 31, S. 1257—1262 u. Nr. 32, S. 1300—1303. 2, 584.

Schreiman, Ferdinand, The social aspect of gonorrhea. (Die soziale Bedeutung der Gonorrhöe.) Journal of the Missouri State med. assoc. Bd. 9, Nr. 9, S. 302 bis 306. 2, 616.

Schumacher, J., Über Gonargin, ein neues Vaccinepräparat. Dermatol. Zeitschr. Bd. 20, H. 5, S. 400—411. 1, 829.

Schumacher, J., Zur Gonargintherapie. Dtsch. med. Wochenschr. Jg. 39, Nr. 44, S. 2147—2149. 3, 473.

Semenow, W. P., Klinische Beobachtungen über die Wirkung der Gonokokkenvaccine bei chronischen gonorrhoischen Arthritiden. Zeitschr. f. Urol. Bd. 7, H. 5, S. 349—377. 2, 311.

Shattuck, George Cheever, and W. Stewart Whittemore, Gonococcus vaccines and glycerine extracts of the gonococcus in the diagnosis of gonorrheal infections. (Gonokokken-Vaccine und Gonokokken-Glycerinextrakte bei der Diagnostik gonorrhoischer Infektionen.) Boston med. a. surg. journal Bd. 169, Nr. 11, S. 373—378.
3, 615.
Siter, E. H., Infection of the genitourinary tract by micrococcus catarrhalis. (Die Infektion des Urogenitaltraktus durch den Micrococcus catarrhalis.) New York med. journal 97, S. 503—505.
1, 430.
Smith, George G., The complement fixation test in the management of gonococcus vulvovaginitis. (Die Komplementbindungsprobe bei gonorrhoischer Vulvovaginitis.) Americ. journal of dis. of childr. Bd. 5, Nr. 4, S. 313—316.
1, 670.
Sommer, Arthur, Die biologische Diagnose der Gonorrhöe. Arch. f. Dermatol. u. Syphilis, Orig. Bd. 118, H. 2, S. 583—612.
3, 615.
Steinitz, Ernst, Die Behandlung des gonorrhoischen Gelenkrheumatismus mit intravenösen Arthigoninjektionen. Therap. d. Gegenw. Jg. 54, H. 8, S. 353—354.
2, 584.
Stephan, Über Trockenhefepräparate. (Ärztl. Ver. Wiesbaden, Sitz. 5. II. 1913.) Berl. klin. Wochenschr. 50, S. 703—704.
1, 539.
Tedesko, Fritz, Über Arthigonbehandlung der Arthritis gonorrhoica. Wien. med. Wochenschr. 63, S. 635—636.
1, 639.
Treitel, Klinische Erfahrungen mit Adamon bei den Reizzuständen der akuten Gonorrhöe. Berl. klin. Wochenschr. 50, S. 168.
1, 103.
Treon, Frederick, Pelvic cellulitis. (Beckenbindegewebsentzündung.) Journal-lancet Bd. 33, Nr. 7, S. 198—200.
2, 100.
Troisfontaines: Note sur le vaccin antigonococcique de Nicolle. (Bericht über das Antigonokokkenvaccin von Nicolle.) Ann. de la soc. méd.-chirurg. de Liège Jg. 52, Nr. 12, S. 360—364.
4, 485.
Ulrich, Henry L., Vaccines and vaccine therapy. (Vaccine und Vaccinetherapie.) Journal-lancet Bd. 33, Nr. 2, S. 39—44.
2, 84.
Uteau et E. Saint-Martin, Les solutions isotoniques dans le traitement de la blennorragie. (Isotonische Lösungen in der Behandlung der Gonorrhöe.) Toulouse méd. Jg. 15, Nr. 13, S. 225—226.
4, 233.
Veer, James N. van der, Some aspects in relation to the chronic gonorrheic, from the standpoint of surgery and eugenics. (Ausblicke auf die Behandlung der chronischen Gonorrhöe vom Standpunkt der Chirurgie und Hygiene.) Albany med. ann. Bd. 34, Nr. 10, S. 602—610 u. New York State journal of med. Bd. 13, Nr. 9, S. 460—466.
3, 389, 327.
Veress, Franz v., Über die Behandlung des Trippers und ihre häufigsten Fehler. Dermatol. Wochenschr. 56, S. 302—318.
1, 685.
Villapardierno, E. M., Behandlung der Gonorrhöe mit Uranoblen. Siglo méd. Jg. 61, Nr. 3137, S. 53—55 u. Nr. 3138, S. 66—69. (Spanisch.)
4, 529.
Waeber, P., Zur Frage der Serumbehandlung der weiblichen Gonorrhöe. Korrespondenzbl. f. Schweiz. Ärzte Jg. 43, Nr. 25. S. 769—771.
2, 372.
Warden, Carl C., Studies on the gonococcus. 1. (Studien über den Gonokokkus.) Journal of infect. dis. 12, S. 93—105.
1, 210.
Warden, Carl C., The rôle of staphylococcus in gonorrhea. Studies on the gonococcus. 2. (Die Rolle des Staphylokokkus bei der Gonorrhöe. Studien über den Gonokokkus II.) Journal of infect. dis. Bd. 13, Nr. 1, S. 124—135.
3, 522.
Weisz, Franz, Über die neuere Gonorrhöetherapie. Wien. med. Wochenschr. Jg. 63, Nr. 32, S. 1981—1986.
2, 616.
Wolff, M., The treatment of gonorrhoeal vaginitis in children with autogenous vaccines. (Die Behandlung der gonorrhoischen Vaginitis bei Kindern mit autogener Vaccine.) Chicago med. rev. Bd. 35, S. 462.
4, 238.
Wolff-Eisner, Zur Vaccinationstherapie. Berl. klin. Wochenschr. 50, S. 310—311.
1, 252.
Wyeth, George A., Gonorrhea from a pathological standpoint. (Die Gonorrhöe vom pathologischen Standpunkt.) New York med. journal Bd. 97, Nr. 24, S. 1217—1221.
2, 535.

Lues.

Aravandinos, A. J., Beobachtungen in der Athèner Univ.-Poliklinik für innere und Nervenkrankheiten. U. a. die Erfolge mit Salvarsan. Grèce med. Nr. 13/14, S. 199—200. (Griechisch.)
3, 575.
Bobrie, Jean, L'arsénobenzol en obstétrique. (Das Arsenobenzol in der Geburtshilfe.) Ann. des malad. vénér. 8, S. 55—72.
1, 103.

Brocq, Über die große Wichtgkeit der Hygiene der Syphilitiker. Archivos de ginecopatia obstetricia y pediatria **26**, Nr. 9, S. 177—187. (Spanisch.) **2**, 475.

Buchtala, Hans, und Rudolf Matzenauer, Merlusan (Tyrosin-Quecksilber) in
der Syphilis- und Gonorrhöetherapie. Wien. med. Wochenschr. Jg. **63**, Nr. 39,
S. 2504—2510. **3**, 214.

Businco, Armando, Sur la contagiosité du sperme syphilitique. (Über die Kontagiosität des syphilitischen Spermas.) Ann. des mal. vénér. **8**, S. 106—112. **1**, 760.

Calderini, G., A propos de quelques cas de syphilis fruste observés chez des femmes
enceintes. (Über einige Fälle von latenter Syphilis bei schwangeren Frauen.) Rev.
mens. de gynécol., d'obstétr. et de pédiatr. Jg. **8**, Nr. 3, S. 149—154. **1**, 600.

Colorni, C., Sifilide e concepimento secondo le recenti vedute. (Syphilis und Emp-
fängnis nach den neuesten Anschauungen.) Lucina Jg. **18**, Nr. 9, S. 133—141.
3, 269.

Cronqvist, C., Colles och Profetas lagar i belysning av Wassermanns reaktion.
(Colles und Profetas Gesetze durch die Wassermannsche Reaktion beleuchtet.)
Allm. Svenska Läkartidningen **10**, S. 137—147. (Schwedisch.) **1**, 233.

Dalché, P., et Ch. Fouquet, Syphilis de l'ovaire. (Syphilis des Eierstocks.) Sem.
gynécol. Jg. **18**, Nr. 14, S. 109—111. **1**, 643.

DeBuys, L. R., A study of the Wassermann reaction in connection with hereditary
syphilis. (Die Wassermannsche Reaktion in ihrer Beziehung zur hereditären
Syphilis.) Americ. journal of dis. of child. **5**, S. 65—69. **1**, 325.

Finger, Ernst, Die Syphilis als Staatsgefahr und die Frage der Staatskontrolle.
Wien. med. Wochenschr. Jg. **63**, Nr. 16, S. 985—994. **1**, 664.

Freeman, Floyd M., Treatment of chancroids with cocain. (Schankerbehandlung
mit Cocain.) Journal of the Indiana State med. assoc. Bd. **6**, Nr. 4, S. 161. **2**, 39.

French, H. C., Syphilis, its dangers to the community, and the question of state control.
(Syphilis ihre Gefahren für das Gemeinwohl und die Frage nach ihrer staatlichen
Kontrolle.) Lancet Bd. **2**, Nr. 13, S. 914—917 u. Nr. 14, S. 990—994. **3**, 608.

Hahn, Gerhard, Die Geschlechtskrankheiten und die ärztliche Verantwortlichkeit.
Samml. zwanglos. Abhandl. a. d. Geb. d. Dermatol., d. Syphilidol. u. d. Krankh. d.
Urogenitalapp. Bd. **2**, H. 6, 27 S. **2**, 311.

Hausmann, Th., Die luetischen Erkrankungen der Bauchorgane. Samml. zwangl.
Abhandl. a. d. Geb. d. Verd.- u. Stoffw.-Krankh. **4**, H. 5, Halle a. S., Marhold.
68 S. M. 1.80. **1**, 50.

Hoffmann, Erich, Dauer der Kontagiosität der Syphilis und Ehekonsens im Lichte
der neuen Forschung. Dtsch. med. Wochenschr. **39**, S. 14—17. **1**, 120.

Holt, L. Emmett and Alan Brown, Results with salvarsan in hereditary syphilis.
(Erfolge mit Salvarsan bei der Erbsyphilis.) Americ. journal of dis. of childr. Bd. **6**,
Nr. 3, S. 174—186. **4**, 71.

Hubbard, J. C., An unusal obstetrical history. (Außergewöhnliche Geburtengeschichte
einer V para.) Boston med. a. surg. journal Bd. **168**, Nr. 13, S. 459—461. **1**, 607.

Jeanselme, Du traitement par le salvarsan des femmes syphilitiques en état de
gestation. Avec la collab. de A. Vernes, P. Chevallier et Marcel Bloch. (Über Salvarsanbehandlung syphilitischer Frauen während der Schwangerschaft.) Ann. de
gynécol. et d'obstétr. **40**, S. 27—48. **1**, 198.

Jeanselme, E., Syphilis et nourrisson. (Syphilis und Säugling.) Journal de méd. de
Paris **33**, S. 199—200. **1**, 441.

Jeanselme, E., A. Vernes et M. Bloch, Du traitement des femmes syphilitiques
enceintes par le salvarsan. (Über die Behandlung schwangerer syphilitischer Frauen
mit Salvarsan.) Bull. et mém. de la soc. méd. d. hôp. de Paris **35**, S. 130—132.
1, 106.

Kraus, Hugo, Fieber als einziges Symptom latenter Lues. (85. Vers. dtsch. Naturforsch. u. Ärzte, Wien.) Wien. klin. Wochenschr. Jg. **26**, Nr. 49, S. 2030—2033.
4, 439.

Krukenberg, R., Sind Retroplacentar- und Nabelvenenblut zur Diagnose der mütterlichen bzw. kindlichen Syphilis durch die Wassermann-Neisser-Brucksche Komplementbindungsreaktion verwendbar? Zeitschr. f. Geburtsh. u. Gynaekol. Bd. **74**,
H. 2/3, S. 451—480. **3**, 430.

Meyer, P., Die Syphilis der inneren Genitalien des Weibes. Dtsch. med. Wochenschr.
39, S. 169—171. **1**, 50.

Neisser, A., Syphilis und Salvarsan. Nach einem auf dem internationalen medizinischen Kongreß in London im September 1913 gehaltenen Referat. Berlin: Springer.
42 S. M. 1.20. **2**, 683.

Noguchi, H., Die Züchtung der Spirochaeta pallida. Wien. med. Wochenschr. Jg. **63**,
Nr. 41, S. 2664—2667. **3**, 328.

Ravogli, Augustus, Salvarsan versus Profeta's law. (Salvarsan gegen das Pro fetasche Gesetz.) Journal of the Americ. med. assoc. Bd. **61,** Nr. 2, S. 95—97. **2,** 536.

Rietschel, Hans, Das Problem der bertragung der angeborenen Syphilis. Ergebn. d. inn. Med. u. Kinderheilk. Bd. **12,** S. 160—195 (Berlin: Springer). **4,** 390.

Rudaux, P., et Le Lorier, Du rôle de la syphilis sur la genèse des anomalies foetales. (Die Rolle der Syphilis in der Genese der Mißbildungen.) Clinique (Paris) Jg. 8, Nr. 47, S. 741—744. **5,** 78.

Sabin, Berthe, Etude de la loi de Profeta par la séro-réaction de Wassermann. (Prüfung des Profetaschen Gesetzes mittels der Wassermannschen Reaktion.) Ann. des mal. vénér. Jg. 8, Nr. 4, S. 263—281. **1,** 798.

Samelson, S., Über die Dungernsche Syphilisreaktion bei Lues congenita. Zeitschr. f. Kinderheilk., Orig. Bd. **8,** H. 2, S. 155—160. **2,** 428.

Simpson, C. Augustus, Luetin skin reaction in diagnosing syphilis. (Die Luetin-reaktion für die Diagnose der Syphilis.) Southern med. journal Bd. **6,** Nr. 4, S 234 bis 236. **3,** 215.

Squier, J. Bentley, The modern diagnosis and treatment of gynecological and obstetrical patients with syphilis. (Die moderne Diagnose und Behandlung der Syphilis bei gynaekologischen und geburtshilflichen Patienten.) New York med. journal Bd. **98,** Nr. 8, S. 357—359 u. Transact. of the Americ. gynecol. soc. Bd. **38,** S 376—385. **3,** 104; **5,** 57.

Thibierge G., Syphilis et mariage. (Syphilis und Ehe.) Bull. de la soc. de méd. lég. de France **45,** S. 47—51. **1,** 360.

Trinchese, J., Über den Zeitpunkt der luetischen Infektion des Foetus und dessen klinische Bedeutung. Beitr. z. Geburtsh. u. Gynaekol. **18,** S. 201—224. **1,** 607.

Velde, van de, Spirochaeten uit het bloed van een jong meisje. (Spirochäten im Blut eines jungen Mädchens.) Niederländ. gynaecol. Ges., Sitzungsber. vom 12. I. 1913. **1,** 221.

Watson, H. Ferguson, Unusual fertility in syphilitic parents, associated with anomalous involvement of the children. (Üngewöhnliche Fruchtbarmachung syphilitischer Eltern mit Frühgeburten.) Brit. med. journal Nr. **2730,** S. 877—878. **1,** 786.

Zomakion, G. Th., Ein harter Schanker der Portio vaginalis uteri und seine Diagnostik. Arch. f. Dermatol. u. Syphilis, Orig. Bd. **116,** H. 2, S. 329—340. **2,** 95.

Tuberkulose.

Austrian, Charles R., Hypersensitiveness to tuberculo-protein and to tuberculin. (Überempfindlichkeit gegen Tuberkulo-Protein und Tuberkulin.) Bull. of the Johns Hopkins hosp. Bd. **24,** Nr. 267, S. 141—147. **2,** 429.

Bacmeister, Das Vorkommen von Tuberkelbacillen im Blut. Zentralbl. f. d. Grenz-geb. d. Med. u. Chirurg. Bd. **16,** Nr. 5/6, S. 511—518. **2,** 429.

Bardswell, Noel D., Observations on „diagnostic" tuberculin. (Beobachtungen über diagnostische Tuberkulinanwendung.) Lancet Bd. **184,** Nr. 23, S. 1581—1583. **2,** 247.

Barney, J. Dellinger, and Edward L. Young, The value of the guinea-pig test in genito-urinary tuberculosis. (Der Wert der Meerschweinchenimpfung für die Urogenit altuberkulose.) Publ. of the Massachusetts gen. hosp. Bd. **4,** Nr. 1, S. 283 bis 289. **2,** 584.

Baron, La bacillémie tuberculeuse. (Tuberkelbacillen im Blut.) Thèse: Paris. **4,** 291.

Bartolo, A. di, La tubercolosi genitale femnimile. (Die weibliche Genitaltuberkulose.) Riv. osp. Bd. **3,** Nr. 13, S. 561—572. **2,** 584.

Bauereisen, A., Über den Tuberkelbacillennachweis durch Meerschweinchenversuch. Zentralbl. f. Gynaekol. Jg. **37,** Nr. 23, S. 848—851. **2,** 247.

Beer, Edwin, The use of tuberculin in the diagnosis of obscure conditions in the genitourinary system. (Die Anwendung des Tuberkulins zur Aufklärung dunkler Zustände im Urogenitalsystem.) Med. rec. Bd. **84,** Nr. 15, S. 650—653. **3,** 649.

Bessemans, A., De l'importance respective des deux constituants de l'alexine dans le phénomène de l'hémolyse. (Über die Beziehungen der beiden Komponenten des Komplements bei der Hämolyse.) Zeitschr. f. Immunitätsforsch., Orig. **17,** S. 36—46. **1,** 663.

Black, E., Hamilton, The qualitative and quantitative effect observed on poly-morph neutrophile leucocytes in the treatment of tuberculosis by tuberculin. (Die qualitative und quantitative Beeinflussung der polymorphkernigen neutrophilen Leukocyten durch die Tuberkulinbehandlung.) Brit. med. journal **2716,** S. 113 bis 114. **1,** 87.

Blöte, H. W., Tuberkuloseimmunität durch natürliche Zuchtwahl. Zeitschr. f. Tuberkul. Bd. 20, H. 2, S. 151—158.   2, 429.

Bobbio, L., e C. Pavesio, Sull'impiego del siero antitubercolare Marmorek nelle tubercolosi chirurgiche. (Über Verwendung des Marmorek-Serums bei chirurgischer Tuberkulose.) Giorn. d. R. accad. di med. di Torino Jg. 76, Nr. 6/8, S. 262—265.
                                                                   4, 233.

Bontemps, Hans, Über die Verhütung der mikroskopischen Fehldiagnose der Tuberkelbacillen. Dtsch. med. Wochenschr. 39, S. 454—455.   1, 358.

Brown, Alan, Tuberculin skin reactions in infancy. (Die Reaktionen der Tuberkulinhautimpfungen im Kindesalter.) (Transact. of the New York·acad. of med., sect. on pediatr., met. 10. IV. 1913.) Americ. journal of obstetr. Bd. 68, Nr. 2, S. 377—379.   3, 360.

Buhlig, Walter H., The use of tuberculin in diagnosis and treatment. (Tuberkulin als diagnostisches und therapeutisches Hilfsmittel.) Illinois med. journal Bd. 23, Nr. 2, S. 154—157.   1, 667.

Calmette, A., et C. Guérin, Nouvelle contribution à l'étude de la pathogénie de l'infection tuberculeuse. (Weiterer Beitrag zur Pathogenese der tuberkulösen Infektion.) Cpt. rend. hebdom. des séanc. de l'acad. des scienc. 156, S. 34—37.   1, 111.

Camphausen, A., Über spezifische Tuberkulinbehandlung mit Sanocalcin-Tuberkulin. Zeitschr. f. Tuberkul. Bd. 21, H. 3, S. 222—226.   3, 433.

Cashman, B. Z., Tuberculin therapy in surgical tuberculosis, with the correct dosage accurately determined by the cutaneous reaction. (Tuberkulintherapie bei chirurgischer Tuberkulose mit optimaler, durch die Cutanreaktion genau ermittelter Dosierung.) Americ. journal. of the med. scienc. Bd. 146, Nr. 2, S. 213—220.
                                                                   3, 270.

Chiaravallotti, Leoluca, La cutireazione del Pirquet. Importanza diagnostica della reazione generale. (Die Cutanreaktion nach Pirquet. Diagnostische Wichtigkeit der Allgemeinreaktion.) Rif. med. 29, S. 57—63 u. 94—99.   1, 729.

Clark, Milton Francis, A serum treatment for tuberculosis. (Eine Serumbehandlung der Tuberkulose.) Pacific med. journal Bd. 56, Nr. 4, S. 227—228.   2, 372.

Conradi, Erich, Tuberkulosenachweis im Tierversuch mit Hilfe der Pirquetschen Reaktion. Münch. med. Wochenschr. Jg. 60, Nr. 29, S. 1592—1594.   2, 743.

Cooke, A. D. Serrell, Tuberculin in the diagnosis and treatment of tuberculosis. (Tuberkulin in Diagnose und Behandlung der Tuberkulose.) Practitioner Bd. 91, Nr. 5, S. 662—668.   3, 523.

Dally, J. F. Halls, The use of tuberculin in diagnosis and treatment. (Die Verwendung des Tuberkulins zur Diagnosenstellung und zur Therapie.) Lancet Bd. 184, Nr. 18, S. 1228 u. Med. magazine Bd. 22, Nr. 5, S. 274—281.   2, 39, 373.

De Amicis, Mario, Osservazioni sulla esistenza dei bacilli tubercolari nel sangue circolante. (Beobachtungen über die Anwesenheit von Tuberkelbacillen im Blute.) Gazz. med. ital. Jg. 64, Nr. 43, S. 421—424, Nr. 44, S. 431—435 u. Nr. 45, S. 441 bis 445.   4, 12.

Deycke und Much, Einiges über Tuberkulin und Tuberkuloseimmunität. Münch. med. Wochenschr. 60, S. 119—121 u. 190—193.   1, 210.

Dreesen, H., Über das Vorkommen von Tuberkelbacillen im strömenden Blute. Med. Klinik Jg. 9, Nr. 15, S. 580—581.   1, 665.

Drowatzky, Karl, und Erich Rosenberg, Erfahrungen mit Tuberkulin „Rosenbach". Dtsch. med. Wochenschr. Jg. 39, Nr. 26, S. 1241—1245.   2, 536.

Durel, Wallace J., The clinical value of the tuberculins in the diagnosis and the treatment of tuberculosis. (Der klinische Wert des Tuberkulins in Diagnose und Behandlung der Tuberkulose.) Southern med. journal Bd. 6, Nr. 5, S. 303—307.
                                                                   2, 617.

Esch, P., Zur Frage des Tuberkulosenachweises durch beschleunigten Tierversuch. Münch. med. Wochenschr. 60, S. 187—189.   1, 514.

Faginoli, Antonio, Weiteres über die Thermopräcipitinreaktion bei Tuberkulose. Münch. med. Wochenschr. Jg. 60, Nr. 27, S. 1480—1481.   2, 536.

Fenwick, E. Hurry, Urinary and genito-urinary tuberculosis. (Tuberkulose der Harnwege und Urogenitaltuberkulose.) Practitioner Bd. 90, Nr. 1, S. 234—242.
                                                                   1, 752.

Findlay, Management of genital tuberculosis in women. (Behandlung der Genitaltuberkulose der Frauen.) Med. herald Bd. 32, S. 181.   3, 432.

Umfrage über die diagnostische Bedeutung der subcutanen Tuberkulinreaktion. A. Fraenkel, D. Gerhardt, F. Schultze, O. de la Camp, N. Ortner, A. Staehelin, R. E. Neisser, E. Stadelmann und A. Stieda. Med. Klinik Jg. 9, Nr. 47, S. 1927—1929.   4, 233.

Fränkel, Ernst, Tuberkelbacillen im strömenden Blut. Dtsch. med. Wochenschr.
    Jg. **39**, Nr. 16, S. 737.   **1**, 665.
Fränkel, Ernst, und Friedrich Gumpertz, Anwendung des Dialysierverfahrens
    (nach Abderhalden) bei der Tuberkulose. Dtsch. med. Wochenschr. Jg. **39**, Nr. 33,
    S. 1585—1586.   **3**, 158.
Franqué, Otto von, Pathologie und Therapie der Genitaltuberkulose des Weibes.
    Tuberkulose und Schwangerschaft. Würzburg. Abhandl. a. d. Gesamtgeb. d. prakt.
    Med. Bd. **14**, H. 1, S. 1—38.   **3**, 522.
Frazer, Thompson, The significance of the temperature in tuberculosis. (Die Be-
    deutung der Temperatur bei Tuberkulose.) Therapeut. gaz. Bd. **37**, Nr. 6, S. 381
    bis 387.   **2**, 537.
Furniss, Henry Dawson, Reaction in those operated upon for tuberculous con-
    ditions. (Reaktion tuberkulöser Patienten auf operative Eingriffe.) (Americ. assoc.
    of obstetr. a. gynecol., meet., Toledo, Ohio, 17.—19. IX. 1912.) Americ. journal of
    obstetr. Bd. **67**, Nr. 5, S. 910—917.   **2**, 200.
Göbel, F., Zum Vorkommen von Tuberkelbacillen im strömenden Blut. Dtsch. med.
    Wochenschr. Jg. **39**, Nr. 24, S. 1136—1137.   **2**, 585.
Güterbock, Robert, Die natürlichen Grenzen der Tuberkulinbehandlung. Klin.-
    therapeut. Wochenschr. Jg. **20**, Nr. 51, S. 1573—1576.   **4**, 71.
Gutman, Jacob, Is there any reason why the ophthalmotuberculin reaction should
    be abandoned? (Liegen Gründe vor, die Ophtalmo-Reaktion aufzugeben?) Arch.
    of diagn. Bd. **6**, Nr. 4, S. 350—359.   **4**, 307.
Hammer, Carl, Die serologische Diagnose der Tuberkulose. Kongreß f. inn. Med.
    Wiesbaden.   **4**, 538.
Hartmann, Beitrag zur ambulanten Tuberkulinbehandlung. Münch. med. Wochen-
    schr. Jg. **60**, Nr. 31, S. 1710—1711.   **2**, 743.
Henry, Clinical manifestations of genital tuberculosis in women. (Klinische Fest-
    stellungen über die Genitaltuberkulose des Weibes.) Med. herald Bd. **32**, S. 175.
                                                                               3, 433.
Hoge, M. D., Staining tubercle bacilli in urine. (Färben der Tuberkelbacillen im Urin.)
    Virginia med. semi-monthly Bd. **18**, Nr. 3, S. 68—69.   **2**, 247.
Kachel, Über Tuberkelbacillen im strömenden Blut. Beitr. z. Klin. d. Tuberkul.
    Bd. **28**, H. 2, S. 275—282.   **3**, 473.
Klopstock, Felix, Über die Wirkung des Tuberkulins auf tuberkulosefreie Meer-
    schweinchen und den Ablauf der Tuberkulose am tuberkulinvorbehandelten Tier.
    Zeitschr. f. exp. Pathol. u. Therap. Bd. **13**, H. 1, S. 56—71.   **5**, 202.
Köhne, Wilhelm, Über den Einfluß der Generationsvorgänge auf die Lungen-
    tuberkulose. Beitr. z. Klin. d. Tuberkul. **26**, S. 71—91.   **1**, 482.
König, Fritz, Neuere Gesichtspunkte in Diagnose und Therapie der chirurgischen
    Tuberkulose. Med. Klinik Jg. **9**, Nr. 24, S. 939—942.   **2**, 248.
Krabbel, Max, Tuberkelbacillen im strömenden Blut bei chirurgischen Tuberkulosen.
    Dtsch. Zeitschr. f. Chirurg. **120**, S. 370—378.   **1**, 55.
Lubarsch, O., Zur Pathologie der Tuberkulose im Säuglings- und Kindesalter. Reichs-
    Med.-Anz. Jg. **38**, Nr. 9, S. 257—263.   **2**, 40.
Lyons, Oliver, Tuberculosis of the genital organs in children. (Genitaltuberkulose
    bei Kindern.) Journal of the Americ. med. assoc. Bd. **61**, Nr. 23, S. 2051—2054.
                                                                               4, 306.
Mayer, Arthur, Über das Vorkommen von Tuberkelbacillen im strömenden Blute
    und in der menschlichen Milch. Zeitschr. f. Tuberkul. Bd. **21**, H. 5, S. 447—457.
                                                                               4, 655.
Meyer, H., Zur Behandlung der chirurgischen Tuberkulose mit Tuberkulin Rosen-
    bach. Bruns' Beitr. z. klin. Chirurg. Bd. **85**, H. 1, S. 28—44.   **2**, 617.
Moewes, C., und Fr. Bräutigam, Tuberkelbacillen im Blute. Dtsch. med. Wochen-
    schr. Jg. **39**, Nr. 42, S. 2031—2032.   **3**, 650.
Müller, Otfried, Über Tuberkulin-Diagnostik und -Therapie. Med. Korrespondenzbl.
    d. württemb. ärztl. Landesver. Bd. **83**, Nr. 15, S. 213—216 u. Nr. 16, S. 229—231.
                                                                               1, 729.
Müller, Paul Th., Einige Versuche zur Frage nach dem Wesen der Tuberkulin-
    reaktion. Zeitschr. f. Immunitätsforsch., Orig.-Bd. **18**, H. 2, S. 185—206. **2**, 536.
Nesfield, V. B., The serum diagnosis of tubercle by alexin fixation. (Die Serum-
    diagnose der Tuberkulose durch Alexinfixation.) Indian med. gaz. Bd. **48**, Nr. 7,
    S. 256—259.   **3**, 270.
Neu, Heinz, Wirkung der Röntgenstrahlen bei chirurgischer Tuberkulose. Eine
    kritische Darstellung auf Grund der bisherigen Erfahrungen. Dtsch. Zeitschr. f.
    Chirurg. **121**, S. 256—279.   **1**, 538.

Nobécourt, P., Recherche du bacille de Koch dans les urines d'enfants atteints d'affections diverses par l'inoculation au cobaye. (Untersuchung des Urins von Kindern mit verschiedenen Krankheiten auf Kochsche Bacillen durch Verimpfung auf Meerschweinchen.) Rev. de la tubercul. Bd. 10, Nr. 6, S. 385—406.   4, 306.

Øverland, B., Untersuchungen mit v. Pirquets Reaktion. Zeitschr. f. Tuberkul. Bd. 20, Nr. 3, S. 252—253.   2, 248.

Patel, Maurice, Traitement de la tuberculose génitale de la femme. (Behandlung der Genitaltuberkulose der Frau.) Journal des sages-femmes Jg. 41, Nr. 11, S. 274—276 u. Nr. 12, S. 281—284.   2, 475.

Perrin, M., et A. Legris, Sérothérapie antituberculeuse (Marmorek). (Therapie mit Marmorekschen Antituberkuloseserum.) Province méd. Jg. 26, Nr. 43, S. 469 bis 470.   4, 12.

Prochownick, L., Akute Tuberkulose nach gynäkologischen Eingriffen. Zentralbl. f. Gynäkol. 37, S. 7—15.   1, 97.

Rabinowitsch, Lydia, Blutbefunde bei Tuberkulose. Berl. klin. Wochenschr. 50, S. 110—112.   1, 76.

Rabinowitsch, Marcus, Schutzimpfung mit abgeschwächten Tuberkelbacillen. Berl. klin. Wochenschr. 50, S. 114—115.   1, 76.

Ranke, Karl Ernst, Die Tuberkulose der verschiedenen Lebensalter. Münch. med. Wochenschr. Jg. 60, Nr. 39, S. 2153—2155.   3, 215.

Reimann, Georg, Über Marmorek-Antituberkulose-Serum. Bruns Beitr. z. klin. Chirurg. Bd. 85, H. 3, S. 633—640.   2, 743.

Rist, E., et M. Léon-Kindberg, Étude d'anatomie et de physiologie pathologiques sur la dégénérescence amyloïde des reins chez les tuberculeux. (Anatomische und physiologisch-pathologische Studie über die Amyloiddegeneration bei Tuberkulösen.) Journal d'urol. Bd. 3, Nr. 5, S. 561—580.   2, 428.

Rothacker, Alfons, und Charon, Das Vorkommen von Tuberkelbacillen im strömenden Blut. Zentralbl. f. Bakteriol., Orig.-Bd. 69, H. 7, S. 478—496.   2, 683.

Rothhardt, E., Beitrag zur Diagnostik der Genitaltuberkulose. Dissertation: Freiburg i. Br.   4, 306.

Rotschild, Beiträge zur Chemotherapie der Tuberkulose. Kongreß f. inn. Med. Wiesbaden.   2, 537.

Ruppel, W. G., Tuberkulin. Dtsch. med. Wochenschr. Jg. 39, Nr. 50, S. 2462—2466.   4, 307.

Sahli, Theses on tuberculin treatment. (Thesen zur Tuberkulinbehandlung.) Vorgetragen auf der V. Jahreskonferenz der nationalen Vereinigung zur Bekämpfung der Tuberkulose.) Lancet Bd. 185, Nr. 6, S. 379.   2, 684.

Sata, A., Passive Übertragbarkeit der Tuberkulinempfindlichkeit durch Tuberkuloseserum und dessen Wertbestimmung durch dieselbe Wirkung. Zeitschr. f. Immunitätsforsch., Orig. 17, S. 62—75.   1, 514.

Sata, A., Untersuchungen über die spezifischen Wirkungen des Tuberkuloseserums durch Anaphylatoxinversuche. Zeitschr. f. Immunitätsforsch., Orig. 17, S. 75—83.   1, 515.

Sata, A., Untersuchungen über die spezifischen Wirkungen des Tuberkuloseserums durch Mischungsversuche von Tuberkulin und Tuberkuloseserum. Zeitschr. f. Immunitätsforsch. Orig. 17, S. 84—98.   1, 515.

Schmidt, O., Die operative Behandlung der Peritoneal- und Genitaltuberkulose. Zeitschr. f. Geburtsh. u. Gynaekol. Bd. 73, H. 2, S. 404—413.   2, 386.

Umfrage über die diagnostische Bedeutung der subcutanen Tuberkulinreaktion. R. Schmidt, L. Mohr, H. Eichhorst, O. Müller, P. Krause, A. v. Strümpell und F. Penzoldt. Med. Klinik Jg. 9, Nr. 48, S. 1986—1987.   3, 616.

Schneider, W., Über primäre weibliche Genitaltuberkulose. Dissertation: Freiburg i. Br.   4, 391.

Schürmann, W., Die verschiedenen Tuberkulinpräparate, ihre diagnostische und therapeutische Bedeutung. Fortschr. d. Med. Jg. 31, Nr. 21, S. 561—568, Nr. 22, S. 601—611, Nr. 23, S. 628—633, Nr. 24, S. 650—660 u. Nr. 25, S. 679—682.   2, 537.

Schürmann, W., Die Anwendung der intracutanen Tuberkulinreaktion als Hilfsmittel zum beschleunigten Nachweise von Tuberkelbacillen im Tierversuch. Korrespondenzbl. f. Schweiz. Ärzte Jg. 43, Nr. 28, S. 865—869.   2, 743.

Sézary, A., La cuti-réaction à la tuberculine au cours des infections aignës. (Die cutane Tuberkulinreaktion im Verlauf akuter Infektionskrankheiten.) Gaz. des hôp. Jg. 86, Nr. 115, S. 1789—1791.   3, 579.

Sivori, Luigi, Riccardo Corradi e Dario Caffarena, Antigeni ed anticorpi tubercolari, streptococcici stafilococcice e diplococcici negli espettorati di tubercolosi. (Antigene und Antikörper der Tuberkelbacillen, der Strepto-, Staphylo-

und Diplokokken im Auswurf Tuberkulöser.) Ann. dello istit. Maragliano Bd. **7,** Nr. 1, S. 50—55. **2,** 418.

Smith, Julian, Clinical lecture on genito-urinary tuberculosis. (Klinischer Vortrag über Genitaltuberkulose.) Austral. med. journal Bd. **2,** Nr. 95, S. 1027—1032. **3,** 270.

Sugimura, Shichitaro, Über die Ascension der Tuberkulose im weiblichen Genitaltraktus. (Erwiderung auf die gleichnamige Arbeit des Herrn Dr. Bennecke.) Zentralbl. f. Bakteriol., Orig. **67,** S. 420—423. **1,** 18.

Swenson, Carl G., The use of tuberculin in the treatment of surgical tuberculosis, with clinical reports and late results. (Die Anwendung von Tuberkulin in der Behandlung chirurgischer Tuberkulose, mit klinischen Berichten und Spätresultaten.) Surg., gynecol. a. obstetr. Bd. **17,** Nr. 4, S. 437—440. **3,** 650.

Thompson, Ralph, Genito-urinary tuberculosis. (Urogenitaltuberkulose.) Guy's hosp. gaz. **27,** S. 51. **1,** 127.

Thomson, H. Hyslop, Plea for uniform method of treatment with tuberculin. (Anregung für eine gleichmäßige Methode bei der Tuberkulinbehandlung.) Brit. med. journal Nr. **2731,** S. 926—927. **2,** 92.

Vitry, G., La réaction de Weisz (ou épreuve du permanganate) dans l'urine des tuberculeux. Valeur pronostique. (Die Weißsche Reaktion [Permanganatprobe] im Urin Tuberkulöser und ihre prognostische Bedeutung.) Bull. de la soc. d'études scient. sur la tubercul. **2,** S. 223—227. **1,** 377.

Wegerer, F., Studien über Tuberkulin-Percutanreaktionen. Med. Klinik Jg. **9,** Nr. 15, S. 575—577. **5,** 665.

Weiss, M., Über die Beeinflussung tuberkulöser Prozesse durch Jodtherapie. (85. Vers. dtsch. Natufrorsch. u. Ärzte, Wien.) Klin-therapeut. Wochenschr. Jg. **20,** Nr. 50, S. 1544—1546. **4,** 12.

White, W. Charles, The place of tuberculin in treatment in relation to other methods. (Die Rolle der Tuberkulinbehandlung in Beziehung zu anderen Methoden.) Lancet Bd. **185,** Nr. 6, S. 377—378. **2,** 684.

Allgemeines über Geschwülste.

Aaker, A. O., A résumé of recent research on the treatment of cancer. (Neue Forschungsergebnisse in der Behandlung des Krebses.) Journal-lancet Bd. **33,** Nr. 16, S. 450—458. **3,** 215.

Abbe, Robert, The use of radium in malignant disease. (Der Gebrauch von Radium bei bösartigen Erkrankungen.) Lancet Bd. **185,** Nr. 4695, S. 524—527. **3,** 422.

Abderhalden, Emil, Über Serumfermentwirkung bei Schwangeren und Tumorkranken. Bemerkungen zu der Arbeit von Paul Lindig. Münch. med. Wochenschr. **60,** S. 411—413. **1,** 295.

Abramowski, Hans, Über die Biologie des Krebses. Zeitschr. f. Krebsforsch. Bd. **13,** H. 2, S. 345—352. **2,** 685.

Adami, J. C., Symposium on cancer. Cancer research institute. (Transact. of the New York acad. of med. meet., 15. V. 1913.) Americ. journal of obstetr. a. dis. of women a. childr. Bd. **68,** Nr. 4, S. 771—773. **3,** 473.

Adamkiewicz, Albert, Überraschend schnelle Beseitigung eines Krebses des Dickdarmes und der dadurch hervorgerufenen lebensbedrohenden Krankheitserscheinungen durch meine Cancroin-Methode. Fortschr. d. Med. Jg. **31,** Nr. 31, S. 845 bis 847. **2,** 759.

Albrecht, Paul, und **Georg Joannovics,** Beiträge zur künstlichen Kultur menschlicher Tumoren. Wien. klin. Wochenschr. Jg. **26,** Nr. 20, S. 781—783. **2,** 248.

Almagià, M., Considerazioni ed esperienze sui tumori degli animali. (Betrachtungen und Untersuchungen über die Geschwülste der Tiere.) Tumori Jg. **2,** Nr. 6, S. 641 bis 649. **3,** 523.

Anselmi, Beniamino E., Del valore della deviazione del complemento secondo v. Dungern nella diagnosi delle neoformazioni maligne. (Über den Wert der Komplementbindungsreaktion nach von Dungern bei der Diagnose maligner Neubildungen.) Policlinico, sez. med. Bd. **20,** Nr. 6, S. 280—288. **3,** 434.

Aschner, Bernhard, Über den Einfluß der Innervation auf das Tumorwachstum. Zeitschr. f. Krebsforsch. Bd. **13,** H. 2, S. 336—344. **2,** 745.

Babcock, W. Wayne, Fetal products in the treatment of carcinoma (Fichera's method). (Fötale Produkte in der Behandlung des Carcinoms [Ficheras Methode].) Internat clin. Bd. **2,** Ser. 23, S. 81—89. **3,** 104.

Bainbridge, William Seaman, The use of certain physical agents in the treatment. of cancer and allied diseases: 1. electrocoagulation (Doyen); 2. fulguration (De Keating-Hart); 3. thermoradiotherapy (De Keating-Hart). (Der Gebrauch gewisser physikalischer Methoden bei der Behandlung des Krebses und verwandter Krankheiten. 1. Die Elektrokoagulation [Doyen]. 2. Die Fulguration [de Keating-Hart]. 3. Die Thermoradiotherapie [de Keating-Hart].) Internat. clinics Bd. 3, S. 268 bis 285. 3, 580.

Baldoni, Angelo, Sul preteso valore diagnostico della reazione specifica dell'urina nei carcinomatosi. (Über den diagnostischen Wert einer spezifischen Urin-Reaktion bei Carcinomatösen.) (Soc. med. chirurg., Bologna, 2. V. 1913.) Bull. delle scienze med. Jg. 84, Nr. 6, S. 404—406. 2, 686.

Ball, C. F., Serodiagnosis (Abderhalden) of cancer and pregnancy. Action of the protective ferments in cancer and pregnancy. (Serodiagnose [Abderhalden] bei Carcinom und Schwangerschaft. Wirkung der Schutzfermente bei Carcinom und Schwangerschaft.) New York med. journal Bd. 98, Nr. 26, S. 1249—1255. 4, 343.

Barbet, Pierre, et Perraudin, Le traitement palliatif du cancer par la quinine. (Die Palliativbehandlung des Krebses durch Chinin.) Bull. gén. de thérapeut. Bd. 166, Nr. 20, S. 766—778 u. Nr. 21, S. 803—814. 4, 136.

Barratt, J. O. Wakelin and A. J. Gelarie, The experimental production of retrogression of implanted mouse carcinoma. (Experimentell erzeugte Rückbildung von transplantierten Mäusecarcinomen.) Zeitschr. f. Krebsforsch. Bd. 13, H. 3, S. 415 bis 425. 4, 309.

Bashford, E. F., Das Krebsproblem. Zweite Leyden-Vorlesung, gehalten am 21. Oktober 1912 im Verein für innere Medizin und Kinderheilkunde in Berlin. Dtsch. med. Wochenschr. 39, S. 4—8 u. 55—59. 1, 354.

Bateson, J. C., Cancer and its cure. (Der Krebs und seine Heilung.) Therap. record. Bd. 8, Nr. 88, S. 92—95. 2, 202.

Bayet, A., Le traitement du cancer par le radium. (Die Behandlung des Krebses mit Radium.) Journal méd. de Bruxelles Jg. 18, Nr. 32, S. 311—319. 3, 150.

Bazzocchi, A., Sulla istoterapia dei tumori maligni dell'uomo. (Über Histotherapie maligner Tumoren des Menschen.) Tumori Jg. 3, Nr. 3, S. 364—370. 4, 485.

Behla, Robert, Über die Sterblichkeit an Krebs in Preußen während der Jahre 1903—1911 nach Altersklassen. Berl. klin. Wochenschr. Jg. 50, Nr. 19, S. 882 bis 883. 2, 142.

Bell, Robert, Cancer, its cause and treatment without operation. 2. ed. (Krebs, seine Ursache und Behandlung außer der Operation.) London. 336 S. sh. 5/—. 4, 530.

Bermbach, Paul, Beitrag zur Serologie der Geschwülste. Ärztl. Sachverst.-Zeit. 19, S. 76. 1, 211.

Biach, Paul, und Oskar Weltmann, Über den wachstumhemmenden Einfluß der Milz auf das Rattensarkom. Wien. klin. Wochenschr. Jg. 26, Nr. 27, S. 1115 bis 1118. 2, 539.

Bindseil, Über die sogenannte Operationsimmunität (bei einem Mäusecarcinom). Zeitschr. f. Immunitätsforsch., Orig. Bd. 17, H. 6, S. 639—656. 2, 619.

Blair, Thomas S., Cancer, its external treatment. Eight paper in the series on external therapeutics. (Der Krebs und seine äußere Behandlung. Achter Aufsatz aus der Serie der äußeren Therapie.) Med. council Bd. 18, Nr. 1, S. 18—21. 3, 473.

Bloodgood, Joseph C., Cancer control. (Krebskontrolle.) Boston med. a. surg. journal Bd. 169, Nr. 22, S. 792—795 u. Journal of the Americ. med. assoc. Bd. 61, Nr. 26, S. 2283—2286. 4, 105, 657.

Blumenthal, Ferdinand, Der gegenwärtige Stand der Behandlung der bösartigen Geschwülste. 1. Chemotherapie. Berl. klin. Wochenschr. Jg. 50, Nr. 42, S. 1942—1945 u. Nr. 43, S. 1993—1995. 4, 13.

Blumenthal, Ferdinand, Der gegenwärtige Stand der Behandlung der bösartigen Geschwülste. 2. Vaccinationstherapie. Berl. klin. Wochenschr. Jg. 50, Nr. 50, S. 2333—2337. 4, 309.

Boldt, Hermann J., How we may reduce the mortality from cancer of the uterus. (Wie können wir die Sterblichkeit an Uteruskrebs bekämpfen?) (Med. soc. of the county of New York, meet. 24. III. 1913.) Americ. journal of obstetr. Bd. 68, Nr. 1, S. 131—134 u. Journal of the Americ. med. assoc. 60, S. 968—972. 2, 688; 1, 642.

Bosc, F. J., Les protozoaires du cancer et leur culture. (Die Protozoen des Krebses und ihre Kulturen.) Presse méd. Jg. 21, Nr. 96, S. 961—964. 4, 236.

Brancati, R., Sul midollo osseo nei ratti con tumore da innesto. (Das Verhalten des Knochenmarkes bei Ratten mit transplantierten Tumoren.) Tumori Jg. 2, Nr. 5, S. 513—525. 3, 435.

Braunstein, A., Chemotherapeutische Versuche an Krebskranken mittels Selenjodmethylenblau. Berl. klin. Wochenschr. Jg. 50, Nr. 24, S. 1102—1104. 3, 105.

Bristol, Leverett Dale, Newer ideas concerning the problem of cancer etiology. (Neuere Ideen über das Problem der Krebsätiologie.) Med. record Bd. 83, Nr. 18, S. 787—793. 3, 7.

Brockmann, R. St. Leger, The diagnostic value of Abderhalden's method in carcinoma. (Die diagnostische Bedeutung der Abderhaldenschen Reaktion bei Carcinom.) Lancet Bd. 2, Nr. 20, S. 1385—1387. 4, 236.

Broun, Le Roy, The curability of cancer and the need of educating lay people and doctors in the necessity of early recognition (Die Heilbarkeit des Krebses und die Notwendigkeit, das Laienpublikum und die Ärzte über die frühzeitige Erkennung aufzuklären.) (Transact. of the alumni soc. of the lying-in hosp., 10. XII., 1912.) Bull. of the lying-in hosp. of the city of New York 9, S. 40—52. 1, 546.

Brown, W. Langdon, The non-operative treatment of malignant disease. (Die unblutige Behandlung bösartiger Krankheiten.) Med. rev. Bd. 16, Nr. 6, S. 285 bis 289. 2, 249.

Brüggemann, Alfred, Beitrag zur Serumdiagnose maligner Tumoren. (Kellingsche hämolytische Proben, Ascolische Meiostagminreaktion und Wassermannsche Reaktion.) Mitteilg. a. d. Grenzgeb. d. Med. u. Chirurg. 25, S. 877—901. 1, 394.

Bryan, W. A., The cancer problem. (Das Krebsproblem.) South. med. journal Bd. 6, Nr. 12, S. 770—775. 4, 392.

Bucco, Menotti, Sulla reazione meiostagminica nei tumori maligni e nella tubercolosi polmonare. (Über die Meiostagminreaktion bei malignen Tumoren und bei Lungentuberkulose.) Gazz. internaz. di med.-chirurg.-ig. Jg. 1913, Nr. 49, S. 1155 bis 1157. 4, 310.

Burzi, G., Contributo alla chemioterapia del cancro e della tubercolosi cutanea col lecitinato di rame. (Beitrag zur Chemotherapie der Krebse und Hauttuberkulosen mittels Kupferlecithin.) Gazz. d. osp. e d. clin. Jg. 34, Nr. 119, S. 1242—1244. 3, 524.

Caan, Albert, Zur Behandlung maligner Tumoren mit radioaktiven Substanzen. Münch. med. Wochenschr. 60, S. 9—12. 1, 18.

Caan, Albert, Therapeutische Versuche mit lokaler Thoriumchloridbehandlung bei Carcinommäusen und Sarkomratten. Münch. med. Wochenschr. Jg. 60, Nr. 20, S. 1078—1079. 2, 248.

Carr, W. P., A study of the cancer situation. (Eine Studie über die Krebsfrage.) Surg., gynecol. a. obstetr. Bd. 17, Nr. 4, S. 490—495. 4, 72.

Castaigne, Traitement du cancer par le sulfate de quinine. (Krebsbehandlung mit Chininum sulfuricum.) Ann. de chirurg. et d'orthop. Bd. 26, Nr. 3, S. 80—85. 2, 93.

Chachloff, L. A., Erstickung maligner Neubildungen (vorläuf. Mitteilg.) Russkij Wratsch. 12, S. 157. 1, 318.

Chambers, Porter Flewellen, Multiple neoplasm. (Multiple Neubildungen.) (New York acad. of. med., sect. of obstetr. a. gynecol., meet. 24. IV. 1943.) Americ. journal of obstetr. a. dis. of women a. childr. Bd. 68, Nr. 3, S. 557—558. 3, 216

Chisolm, R. A., Note on the nitrogen content of malignant tumours in man. (Mitteilung über den Stikstoffgehalt menschlicher maligner Tumoren.) Journal of pathol. a. bacteriol. Bd. 17, Nr. 4, S. 606—608. 2, 430.

Chlumskyi, V., Über die nichtoperative Behandlung von bösartigen Tumoren. Klin.-therap. Wochenschr. 20, S. 295—298. 1, 505.

Cole and Holding, The need of post surgical treatment in cancer. (Die Notwendigkeit der postoperativen Carcinombehandlung.) Americ. quart. of roentgenol. Bd. 4, S. 213—216. 2, 746.

Colin, A., Die moderne Krebsbehandlung. Zentralbl. f. d. ges. Therap. Jg. 31, H. 10, S. 505—508. 3, 390.

Contamin, A., Le cancer expérimental. (Der experimentelle Krebs.) Presse méd. Jg. 21, Nr. 63, S. 633—634. 2, 745.

Cullen, Thomas S., The surgical pathology of cancer. (Die chirurgische Pathologie des Carcinoms.) (Med. soc. of the county of New York, meet. 24. III. 1913.) Americ. journ. of obstetr. Bd. 68, Nr. 1, S. 123—125. 2, 619.

Czerny, Vincenz, Über die neuen Bestrebungen, das Los der Krebskranken zu verbessern. Naturwiss. Vortr. u. Schrift., hrsg. von d. Berl. Urania H. 10. Leipzig u. Berlin: Teubner. 18 S. M. 0.60. 2, 373.

Daniel, Constantin, The diagnosis and treatment of inoperable cancer. (Diagnose und Behandlung des inoperablen Krebses.) Interstate med. journal Bd. 20, Nr. 11, S. 1001—1015. 4, 234.

Davis, Theodore G., Hema-uro-chrome. A new laboratory test for cancer and sarcoma, also a method of separating bile acids and pigment with the application of Torquay's test, indican being obtained if present. (Häma-Uro-Chrom. Ein neues Reagens auf Carcinom und Sarkom, zugleich eine Methode zur Trennung von Gallensäuren und Pigment durch Verwendung von Torquays Reagens, Nachweis von Indican.) Americ. journal of the med. scienc. Bd. 145, Nr. 6, S. 857—865.   2, 685.

Debaisieux, T., Rapport de la commission qui à été chargée d'examiner le mémoire manuscrit de R. Erpicum intitulé: Contribution à l'étude du séro-diagnostic du cancer. (Bericht der Kommission zur Prüfung der Arbeit von R. Erpicum: „Beitrag zum Studium der Serodiagnostik des Carcinoms.) Bull. de l'acad. roy. de méd. de Belgique Bd. 27, Nr. 7, S. 588—591.   3, 434.

Delrez, L., Le sérodiagnostic du cancer. (Die Serodiagnostik des Krebses.)   Scalpel et Liège méd. Jg. 66, Nr. 14, S. 219—221.   3, 523.

Di Quattro, G., Sugli antigeni per la reazione meiostagmica nei tumori maligni. (Antigene für die Meiostagminreaktion der malignen Tumoren.) Tumori Jg. 3, Nr. 2, S. 202—206.   4, 310.

Dominici, Henri, Simone Laborde et Albert Laborde, Etude sur les injections de sels de radium. (Studie über die Injektion von Radiumsalzen.) Cpt. rend. hebdom. des séanc. de l'acad. des scienc. Bd. 156, Nr. 14, S. 1107—1109.   1, 710.

Doyen, Diagnostic et traitement du cancer. (Diagnose und Behandlung der Carcinome.) Bull. de la soc. de l'internat. des hôp. de Paris Jg. 10, Nr. 8, S. 206—214.   4, 656.

Engel, C. S., Läßt sich die Zahl der Krebstodesfälle mit den bisherigen Hilfsmitteln herabdrücken? Med. Klinik Jg. 9, Nr. 45, S. 1856.   3, 581.

Epstein, Emil, Die Abderhaldensche Serumprobe auf Carcinom. Wien. klin. Wochenschr. Jg. 26, Nr. 17, S. 649—653.   2, 204.

Erhardt, Erwin, Experimentelles über Mäusecarcinom. Münch. med. Wochenschr. Jg. 60, Nr. 27, S. 1484—1486.   2, 745.

Estes, W. L., Transmutation of tumors. (Mutation bei Tumoren.) Pennsylvania med. journal Bd. 17, Nr. 3, S. 219—221.   4, 235.

Fichera, G., Contributi alla III conferenza internazionale per la studio del cancro. (Beiträge zum III. internationalen Kongreß zur Erforschung des Carcinoms.) Tumori Jg. 3, Nr. 2, S. 161—180.   5, 305.

Fichera, G., Experimentelle, histologische und klinische Forschungen über die Geschwülste. Münch. med. Wochenschr. Jg. 60, Nr. 39, S. 2176—2177.   3, 328.

Fichera, G., Evoluzione della teoria del disquilibrio oncogeno e della chemoterapia istogena per la genesi e la cura dei tumori maligni. (Entwicklung der Theorie von der onkogenen — geschwulsterzeugenden — Gleichgewichtsstörung und der histogenen Chemotherapie bezüglich der Entstehung und Heilung maligner Geschwülste.) Tumori Jg. 3, Nr. 1, S. 124—143.   4, 391.

Firket, Ch., La production expérimentale d'un cancer et ses enseignements. (Die experimentelle Erzeugung von Krebs und ihre Lehren.) Scalpel et Liège méd. Jg. 65, Nr. 42, S. 705—706 u. Nr. 43, S. 725—728.   2, 92.

Fleisher, Moyer S., and Leo Loeb, Transplantation of tumors in animals with spontaneously developed tumors. (Übertragung von Geschwülsten auf Tiere mit spontan entwickelten Geschwülsten.) Surg., gynecol. a. obstetr. Bd. 17, Nr. 2, S. 203—206.   3, 53.

Fox, Frederick J., The Wassermann reaction in cancer. (Die Wassermannsche Reaktion beim Krebs.) Proceed. of the New York pathol. soc. Bd. 13, Nr. 3/4, S. 69 bis 70 u. Med. record Bd. 84, Nr. 7, S. 283—285.   3, 54, 271.

Franco, P. M., Note di terapia anticancerosa. (Beiträge zur Krebstherapie.) Arch. ital. di ginecol. Jg. 16, Nr. 7, S. 184.   3, 7.

Frank, Erich, und Fritz Heimann, Über Erfahrungen mit der Abderhaldenschen Fermentreaktion beim Carcinom. Berl. klin. Wochensch. 50, S. 631—633.   2, 93.

Frankl, Oskar, Über den wachstumshemmenden Einfluß der Milz auf das Rattensarkom. Bemerkungen zum Aufsatz gleichen Titels von Biach und Weltmann, Wien. klin. Wochenschr. Nr. 27. 1913. Wien. klin. Wochenschr. Jg. 26, Nr. 30, S. 1246—1247.   2, 745.

Freund, Ernst, Über chemische Grundlagen für Carcinomtherapie. Wien. klin. Wochenschr. Jg. 26, Nr. 51, S. 2108—2110.   4, 393.

Freund, Ernst, und Gisa Kaminer, Über die Herkunft der die Carcinomzellen beeinflussenden Serumbestandteile. Wien. klin. Wochenschr. Jg. 26, Nr. 25, S. 1009 bis 1011.   3, 7.

Freund, Ernst, und Gisa Kaminer, Über chemische Wirkungen von Röntgen- und Radiumbestrahlung in bezug auf Carcinom. Wien. klin. Wochenschr. 26, S. 201—203.   1, 123.

Freund, R., Über Serumfermentwirkungen bei Schwangeren und Tumorkranken. Erwiderung auf E. Abderhaldens Artikel. Münch. med. Wochenschr. **60,** S. 763 bis 764.   **1,** 597.
Fried, Carl, Zur Serodiagnostik der malignen Geschwülste. Münch. med. Wochenschr. Jg. **60,** Nr. 50, S. 2782—2783.   **4,** 310.
Galliot, Traitement du cancer. (Behandlung des Krebses.) Paris méd., S. 372—373.   **1,** 395.
Gambaroff, G. v., Die Diagnose der bösartigen Neubildungen und der Schwangerschaft mittels der Abderhaldenschen Methode. Münch. med. Wochenschr. Jg **60,** Nr 30, S. 1644.   **2,** 643.
Gelarie, A. J., The influence of copper upon the growth of mouse carcinoma. (Einfluß von Kupfer auf das Wachstum von Mäusecarcinom.) Brit. med. journal Nr. **2744,** S. 222—223.   **2,** 745.
Gilford, Hastings, On the nature of old age and of cancer. (Alter und Krebs.) British med. journal Nr. **2765,** S. 1617—1620.   **4,** 439.
Giordano, M., Carcinomi e febbre. (Carcinom und Fieber.) Tumori Jg. **3,** Nr. 1, S. 61—91.   **4,** 393.
Goetze, Otto, Bemerkungen über Multiplizität primärer Carcinome in Anlehnung an einen Fall von dreifachem Carcinom. Zeitschr. f. Krebsforsch. Bd. **13,** H. 2, S. 281—302.   **3,** 158.
Goldzieher, M., und E. Rosenthal, Zur Frage der Geschwulstdisposition. Zeitschr. f. Krebsforsch. Bd. **13,** H. 2, S. 321—331.   **3,** 159.
Gordon, William, Further experience of the cardiac sign in cancer. (Weitere Erfahrungen über das Herzsymptom beim Krebs.) Brit. med. journal Nr. **2735,** S. 1152—1154.   **2,** 430.
Graef, Wilhelm, Trauma und Tumor. Zentralbl. f. d. Grenzgeb. d. Med. u. Chirurg. Bd. **17,** Nr. 6, S. 603—637.   **4,** 235.
Graff, E. von, Die Serodiagnose maligner Tumoren. Zentralbl. f. d. ges. Gynaekol. u. Geburtsh. s. d. Grenzgeb. Bd. **3,** H. 13, S. 561—570.   **3,** 561.
Green, C. E., The local incidence of cancer in relation to fuel. (Das örtliche Vorkommen von Krebs in Beziehung stehend zum Brennmaterial.) Edinburgh med. journal Bd. **11,** Nr. 2, S. 144—149.   **3,** 6.
Greenwald, Isidor, The reaction of Salomon and Saxl as a diagnostic test for carcinoma. (Die Reaktion von Salomon und Saxl als diagnostische Probe für Krebs.) Arch. of internal med. Bd. **12,** Nr. 3, S. 283—287.   **3,** 523.
Guenot, Et., Cancer et hérédité. (Krebs und Vererbung.) Gaz. des hôp. Jg. **86,** Nr. 106, S. 1658—1660.   **3,** 524.
Guthrie, J. A., Cancer. (Krebs.) New York med. journal Bd. **98,** Nr. 23, S. 1116 bis 1117.   **4,** 235.
Haga, Ishio, Experimentelle Untersuchungen über die Erzeugung atypischer Epithel- und Schleimhautwucherungen. Zeitschr. f. Krebsforsch. **12,** S. 525—576.   **1,** 111.
Halpern, J., Über neuere Methoden der serologischen Geschwulstdiagnostik. Mitt. a. d. Grenzgeb. d. Med. u. Chirurg. Bd. **27,** H. 2, S. 340—358.   **4,** 391.
Halpern, J., Über Serodiagnostik der Geschwülste mittelst Komplementablenkungsreaktion. Münch. med. Wochenschr. Jg. **60,** Nr. 17, S. 914—915.   **2,** 40.
Hansemann, D. v., Über präceanceröse Krankheiten. Zeitschr. f. Geburtsh. u. Gynaekol. Bd. **74,** H. 1, S. 149—160.   **3,** 271.
Hanser, Rob., Über Krebstheorien. Antrittsvorlesung. Rostock. 25 S. M. —.60.   **4,** 135.
Hara, K., Serodiagnostik der malignen Geschwülste. Dtsch. med. Wochenschr. Jg. **39,** Nr. 52, S. 2559—2560.   **4,** 570.
Haret, G., Traitement par l'introduction de l'ion radium d'une récidive postopératoire de sarcome.(Behandlung eines postoperativen Sarkomrezidives mit Radiumionen.) Journal de radiol. Bd. **7,** Nr. 1, S. 32—36.   **2,** 366.
Hartwell, John A., General principles of the surgical treatment of cancer. (Allgemeine Grundsätze für die Behandlung des Carcinoms.) New York med. journal Bd. **97,** Nr. 26, S. 1329—1332.   **2,** 618.
Hett, J. E., The treatment of cancer by fulguration. (Krebsbehandlung mit Fulgurisation.) Canada lancet Bd. **16,** Nr. 12, S. 897—900.   **3,** 213.
Heynemann, Mesothorium bei Cervixcarcinom. 15. Versamml. d. dtsch. Ges. f. Gynaekol., Halle a. S., 14.—17. Mai 1913.   **1,** 742.
Hirschfeld, H., und S. Meidner, Experimentelle Untersuchungen über die biologische Wirkung des Thorium X nebst Beobachtungen über seinen Einfluß auf Tier- und Menschentumoren. Zeitschr. f. klin. Med. Bd. **77,** H. 5/6, S. 407—437.   **2,** 580.

Hoffmann, Frederick L., The menace of cancer. (Die Krebsgefahr.) (Americ. gynecol. soc., meet. 6.—8. V. 1913.) Americ. journal of obstetr. Bd. **68**, Nr. 1, S. 88—91; Transact. of the Americ. gynecol. soc. Bd. **38**, S. 397—452 u. New York med. journal Bd. **98**, Nr. 25, S. 1217—1218. **2**, 618; **4**, 696, 392.

Holzner, Josef, Ein kasuistischer Beitrag zur Radiumbehandlung maligner Tumoren. Prag. med. Wochenschr. Jg. **38**, Nr. 31, S. 436—438. **3**, 99.

Horder, T. J., The non-operative treatment of malignant disease. (Die nicht operative Behandlung von malignen Tumoren.) Clin. journal Bd. **42**, Nr. 10, S. 145—151. **2**, 373.

Hutchins, M. B., Cancer from a clinical standpoint, some peculiar observations. (Krebs vom klinischen Standpunkt. Einige eigenartige Beobachtungen.) Journalrec. of med. Bd. **59**, Nr. 12, S. 599—604. **1**, 806.

Jaboulay, Origine et nature du cancer. (Ursprung und Natur des Krebses.) Belgique méd. **20**, S. 66—68 u. 79—81. **1**, 505.

Jaffé, Berko, Blutgerinnungsbestimmungen bei Carcinom und Sarkom. Folia haematol., Arch. **15**, S. 167—180. **1**, 581.

Jedlicka, Rudolf, Sur la radiothérapie des tumeurs malignes. (Über die Radiotherapie maligner Tumoren.) Ann. d'électrobiol. et de radiol. **16**, Nr. 4, S. 263—265. **2**, 195.

Joannovics, Georg, Über die Wirkung von Morphin, Cocain und Schleichscher Lösung auf das Wachstum der transplantablen Mäusetumoren. Wien. klin. Wochenschr. Jg. **26**, Nr. 39, S. 1539—1541. **3**, 435.

Ishiwara, K., Über die Meiostagminreaktion beim experimentell erzeugten Sarkom (Ratten). Zentralbl. f. Bakteriol., Parasitenk. u. Infektionskrankh., Orig. Bd. **71**, H. 1, S. 80—85. **3**, 580.

Junor, Kenneth F., Clinical observations on cancer; its treatment and cure by chemicals alone. (Klinische Beobachtungen über Krebs; seine Behandlung und Heilung mit Chemikalien.) New York med. journal Bd. **98**, Nr. 20, S. 966—970. **4**, 234.

Izar, G., e C. Basile, Azione del solfo colloidale sul sarcoma del ratto. (Wirkung von kolloidalem Schwefel auf Sarkom der Ratten.) Tumori Jg. **2**, Nr. 6, S. 650 bis 652. **3**, 389.

Kafemann, Die nichtoperative Behandlung des Krebses nach den Grundsätzen des Heidelberger Samariterhauses. Med. Klinik **9**, S. 161—166. **1**, 353.

Keating-Hart, de, The rational treatment of cancer. (Die rationelle Krebsbehandlung.) Practitioner Bd. **91**, Nr. 5, S. 669—674. **3**, 474.

Keating-Hart, de, Researches on the pathogenesis of cancer. (Untersuchungen über die Pathogenese des Krebses.) Practitioner Bd. **91**, Nr. 4, S. 445—459. **3**, 328.

Keetman, B., Zur Strahlentherapie der Geschwülste. Berl. klin. Wochenschr. Jg. **50**, Nr. 39, S. 1806—1808. **3**, 573.

Kelling, G., Vergleichende Untersuchungen über die Meiostagmin-Reaktionsfähigkeit der Extrakte verschiedener Dotterarten mit menschlichen Carcinomseris. Wien. klin. Wochenschr. Jg. **26**, Nr. 27, S. 1118—1121. **3**, 6.

Kelling, G., Neue Versuche zur Erzeugung von Geschwülsten mittels arteigener und artfremder Embryonalzellen. Wien. klin. Wochenschr. **26**, S. 1—10 u. 54—62. **1**, 573.

Kennedy, J. W., Cancer as a surgical problem. (Das Problem des Krebses in der Chirurgie.) Med. council Bd. **18**, Nr. 5, S. 212—213. **2**, 251.

Keysser, Fr., Beiträge zur experimentellen Carcinomforschung. Wien. klin. Wochenschr. Jg. **26**, Nr. 41, S. 1664—1667. **3**, 580.

King, W. W., The serum reaction in pregnancy and cancer by the coagulation method. (Die Serumreaktion bei Schwangerschaft und Krebs mittels der Koagulationsmethode.) Journal of obstetr. a. gynaecol. of the British Empire Bd. **24**, Nr. 6, S. 296—303. **4**, 584.

Királyfi, Géza, Benzoltherapeutische Versuche bei Carcinom. Berl. klin. Wochenschr. Jg. **50**, Nr. 43, S. 1982—1984. **4**, 235.

Klefstad-Sillonville, Recherches statistiques sur l'étiologie du cancer. (Statistische Untersuchungen über die Ätiologie des Carcinoms.) Paris: A. Leclerc. 240 S. Frcs. 3,50. **3**, 328.

Knox, Robert, A lecture on radium in the treatment of malignant disease. (Über Radium in der Behandlung maligner Geschwülste.) Brit. med. journal Nr. **2736**, S. 1196—1199. **2**, 365.

Koenigsfeld, Harry, Beobachtungen und Studien über die Metastasenbildung beim Mäusekrebs. Zentralbl. f. Bakteriol., Parasitenk. u. Infektionskrankh., Orig. Bd. **72**, H. 4/5, S. 335—344. **4**, 440.

Koenigsfeld, Harry, und Carl Prausnitz, Über Wachstumshemmung der Mäuse-carcinome durch Allylderivate. Dtsch. med. Wochenschr. Jg. **39**, Nr. 50, S. 2466 bis 2468. **4**, 235.

3. Conférence internationale pour l'étude du cancer, Bruxelles 1.—5. VIII. 1913. (Internationale Konferenz für Krebsforschung.) Belgique méd. Jg. **20**, Nr. 35, S. 415 bis 417. **2**, 746.

Report of the committee on ways and means in the matter of impressing physicians and educating the public in the necessity of early diagnosis and operation in cancer. (Bericht des Komitees, welches Mittel und Wege finden soll, um für die Notwendigkeit der Frühdiagnose und Operation des Krebses die Ärzte zu interessieren und das Publikum zu erziehen.) Transact. of the Americ. gynecol. soc. Bd. **38**, S. 462 bis 664. **4**, 657.

Krokiewicz, Anton, Zur Kasuistik multipler, primärer, maligner Geschwülste (Multiplicitas diversi generis). Wien. klin. Wochenschr. Jg. **26**, Nr. 29, S. 1204 bis 1207. **2**, 686.

Labbé, Alphonse, Plasma germinatif et cancer. (Keimfähiges Plasma und Krebs.) Gaz. méd. de Nantes Jg. **31**, Nr. 2, S. 21—26 u. Nr. 3, S. 41—50. **4**, 234.

Labeau, Roger, Traitement par la radiothérapie de quelques cas de sarcomes et de tumeurs malignes cliniquement diagnostiqués. (Die radiotherapeutische Behandlung einiger Fälle von klinisch diagnostiziertem Sarkom und bösartigen Tumoren.) Gaz. hebdom. des scienc. méd. de Bordeaux Jg. **34**, Nr. 34, S. 397—402. **3**, 152.

La Colegrove, R., The cancer problem. (Das Krebsproblem.) New York State journal of med. Bd. **13**, Nr. 4, S. 187—189. **1**, 805.

Lambert, Robert A., Comparative studies upon cancer cells and normal cells. 2. The character of growth in vitro with special reference to cell division. (Vergleichende Studien über Carcinomzellen und normale Zellen. 2. Der Charakter des Wachstums in vitro mit besonderer Berücksichtigung der Zellteilung.) Journal of exp. med. Bd. **17**, Nr. 5, S. 499—510. **2**, 248.

Lamezan, K. Frhr. v., Über Transplantationen experimentell erzeugter atypischer Epithelwucherungen. Dissertation: München. **4**, 12.

Lathrop, A. E. C., and Leo Loeb, The influence of pregnancies on the incidence of cancer in mice. (Der Einfluß der Schwangerschaft auf das Auftreten von Mäusekrebs.) Proceed of the soc. f. exp. biol. a. med. Bd. **11**, Nr. 1, S. 38—40. **4**, 309.

Ledoux-Lebard, Les injections de sulfate de radium insoluble chez les cancéreux inopérables. (Die Injektionen von unlöslichem Radiumsulfat bei inoperabeln Krebskranken.) Arch. d'électr. méd. Jg. **21**, Nr. 363, S. 97—101. **3**, 435.

Le Roy Broun, Cancer of the uterus and the American society for the control of cancer. (Uteruskrebs und die amerikanische Gesellschaft zur Bekämpfung der Krebskrankheiten.) New York med. journal Bd. **98**, Nr. 23, S. 1104—1107. **4**, 136.

Leschke, Erich, Beiträge zur serologischen Geschwulstdiagnostik. Beitr. z. Klin. d. Infektionskrankh. u. z. Immunitätsforsch. **1**, S. 271—288. **1**, 515.

Levin, Isaac, The mechanism of immunity in experimental cancer. (Der Mechanismus der Immunität beim experimentellen Krebs.) (17. internat. congr. of med., London, 8. VIII. 1913.) Med. rec. Bd. **84**, Nr. 22, S. 981—984. **4**, 308.

Levin, Isaac, The mechanismus of metastasis formation in experimental cancer. (Der Mechanismus der Metastasenbildung beim experimentellen Krebs.) Journal of exp. med. Bd. **18**, Nr. 4, S. 397—405. **3**, 651.

Levy-Dorn, Max, Zur Wirkung der Röntgenstrahlen auf maligne Geschwülste. Strahlentherapie Bd. **3**, H. 1, S. 210—215. **3**, 150.

Lewin, Carl, Die Behandlung von Krebskranken mit Vaccination. Therap. d. Gegenw. Jg. **54**, H. 6, S. 253—257. **2**, 585.

Lewin, Carl, Versuche über die Biologie der Tiergeschwülste. Berl. klin. Wochenschr. **50**, S. 147—154. **1**. 163.

Lewin, Carl, Die Wirkung von Schwermetallen auf die bösartigen Tiergeschwülste. Berl. klin. Wochenschr. **50**, S. 541—542. **1**, 656.

Lexer, Erich, Zur modernen Carcinombehandlung. Korresp.-Bl. d. allg. ärztl. Ver. v. Thüringen Jg. **42**, Nr. 11, S. 595—600. **4**, 72.

Lindenschaff, J., Über Serodiagnostik der Geschwülste mittels Komplementablenkungsreaktion nach v. Dungern. Dtsch. med. Wochenschr. **38**, S. 2175. **1**, 393

Lindig, Paul, Über Serumfermentwirkungen bei Schwangeren und Tumorkranken. Münch. med. Wochenschr. **60**, S. 288—290 u. S. 702—703. **1**, 295, 597.

Lintz, Wm., The treatment of cancer by autolyzed human fetal tissues after Fischera. (Die Krebsbehandlung mit Hilfe von autolysiertem embryonalen Gewebe nach Fischera.) New York State journal of med. Bd. **13**, Nr. 1, S. 1—2. **3**, 158.

Lissauer, Max, Neuere Arbeiten über Geschwülste. Med. Klin. **9**, S. 420—422. u. Nr. 28, S. 1133—1135. **1**, 573; **2**, 373.

Loeb, Leo, Some recent results of cancer investigations. (Einige neue Resultate der Krebsforschung.) Lancet. clinic. Bd. **110**, Nr. 26, S. 664—668. **4**, 235.

Loeb, Leo, and M. S. Fleisher, Intravenous injections of various substances in animal cancer. (Intravenöse Injektionen verschiedener Substanzen in tierische Krebse.) Journal of the Americ. med. assoc. Bd. **60**, Nr. 24, S. 1857—1858. **2**, 585.

Loeb, Leo, Moyer S. Fleisher, W. E. Leighton and O. Ishii, The influence of intravenous injections of various colloidal copper preparations upon tumors in mice. (Der Einfluß intravenöser Injektionen von verschiedenen kolloidalen Kupfer-präparaten auf Mäusetumoren.) Interstate med. journal **20**, S. 16—18. **1**, 163.

Loeb, Leo, H. N. Lyon, C. B. McClurg, and W. O. Sweek, Further observations on the treatment of human cancer with intravenous injections of collodial copper. ·(Weitere Beobachtungen über die Behandlung des Krebses beim Menschen mit intravenösen Injektionen von kolloidalem Kupfer.) Interstate med. journal **20**, S. 9—16. **1**, 163.

Loeb, Leo, C. B. McClurg and W. O. Sweek, The treatment of human cancer with intravenous injections of colloidal copper. (Die Behandlung des menschlichen Krebses mit intravenösen Injektionen von kolloidalem Kupfer.) Americ. journal of pharmacy Bd. **85**, Nr. 4, S. 190—193. **1**, 706.

Loevy, A., Die Briegersche Reaktion und ihr Ausfall bei Carcinomen des Verdauungskanals. Dissertation: Leipzig. 33 S. (G. Rother.) **5**, 99.

Löwenstein, S., Zur Frage Unfall und Krebskrankheit. Monatsschr. f. Unfallheilk. u. Invalidenwes. **20**, S. 52—54. **1**, 520.

Loewenthal, S., Strahlentherapie der Geschwülste. Berl. klin. Wochenschr. Jg. **50**, Nr. 33, S. 1519—1525. **2**, 732.

Ludke, Hermann, Diagnostic précoce du carcinome au moyen du procédé de dialysation d'après E. Abderhalden. (Das Dialysierverfahren Abderhaldens bei der Frühdiagnose des Carcinoms.) Gaz. des hôp. Jg. **86**, Nr. 65, S. 1064—1066. **2**, 585.

Lunckenbein, Zur Behandlung maligner Geschwülste. Münch. med. Wochenschr. Jg. **60**, Nr. 35, S. 1931—1932. **3**, 328.

Manson, J. S., Hereditary transmission of sarcoma. (Über die hereditäre Übertragung von Sarkom.) British med. journal Nr. **2757**, S. 1135—1137. **4**, 440.

Marenduzzo, L., La diagnosi del cancro. (Diagnose des Carcinoms.) Neapel: F. Giannini. 255 S. **3**, 573.

Mariconda, Paolo, Sui rapporti tra stafilococco aureo te tumore maligno. (Gegenseitige Beeinflussung von Staphylococcus aureus und malignem Tumor.) Policlinico, spez. prat. Jg. **20**, Nr. 24, S. 841—842. **2**, 539.

Markus, N., Untersuchungen über die Verwertbarkeit der Abderhaldenschen Fermentreaktion bei Schwangerschaft und Carcinom. Berl. klin. Wochenschr. Jg. **50**, Nr. 17. S. 776—777. **1**, 764.

Mayo, William J., Grafting and traumatic dissemination of carcinoma in the course of operations for malignant disease. (Impf- und traumatische Verstreuung von Carcinom im Verlauf von Operationen wegen bösartiger Neubildungen.) Journal of the Americ. med. assoc. **60**, S. 512—513. **1**, 403.

Meinicke, E., Die Chemotherapie der malignen Tumoren. Dtsch. Ärzte-Zeit. Jg. **1913**, S. 1—5. **1**, 53.

Meyer, Willy, Public education in cancer. (Öffentliche Belehrungen über Krebs.) (Transact. of the New York acad. of med., meet. 15. V. 1913.) Americ. journal of obstetr. a. dis. of women a. childr. Bd. **68**, Nr. 4, S. 774—780. **3**, 474.

Morpurgo, B., und A. Donati, Beiträge zur Frage der Vererbung der Anlage zur Geschwulstentwicklung. Münch. med. Wochenschr. **60**, S. 626—627. **1**, 805.

Müller, Christoph, Die Röntgenstrahlenbehandlung der malignen Tumoren und ihre Kombinationen. Strahlentherapie Bd. **3**, H. 1, S. 177—199. **3**, 151.

Murphy, James B., Transplantability of tissues to the embryo of foreign species. Its bearing on questions of tissue specificity and tumor immunity. (Transplantationsmöglichkeit von embryonalen Geweben einer fremden Spezies. Ihre Beziehung zur Frage der Spezifität von Geweben und der Immunität von Tumoren.) Journal of exp. med. Bd. **17**, Nr. 4, S. 482—493. **2**, 40.

Nesfield, V. B., Sterilized pus for the treatment of infections and sterilized cancer inoculations. (Impfungen mit sterilisiertem Eiter und sterilisiertem Krebsextrakt.) Indian med. gaz. Bd. **48**, Nr. 8, S. 307—309. **3**, 98.

Netolitzky, F., Kieselsäure und Carcinom. Wien. med. Wochenschr. Jg. **63**, Nr. 27, S. 1659—1661. **2**, 539.

Nicholson, G. W., Changes observed during the absorption of experimentally produced sarcomata. (Beobachtungen über die Vorgänge der Resorption bei experimentell erzeugten Sarkomen.) Journal of pathol. a. bacteriol. Bd. 17, Nr. 4, S. 508—514.   2, 630.

Nowell, Howard W., An etiological factor in carcinoma and its possible influence on treatment. (Ein ursächlicher Faktor beim Carcinom und sein möglicher Einfluß bei der Behandlung.) Boston med. a. surg. journal Bd. 168, Nr. 23, S. 838—842.
                                                                                                3, 105.

Nutt, W. Harwood, J. M. Beattie and R. J. Pye-Smith, Arsenic cancer. (Arsenik-Krebs.) Lancet Bd. 185, Nr. 4691, S. 210—216 u. Nr. 4692, S. 282—284.
                                                                                                3, 8.

Opitz, Erich, Randbemerkungen über Unterstützung und Ersatz der Strahlenbehandlung bösartiger Geschwülste. Strahlentherapie Bd. 3, H. 1, S. 251—259.
                                                                                                3, 151.

Ordway, Thomas, and Ellis Kellert, The complement content of the blood in malignant disease. (Komplementgehalt des Blutes bei malignen Tumoren.) Journal of med. res. Bd. 28, Nr. 2, S. 287—299.   2, 745.

Oser, E. G., und Egon Ewald Pribram, Über die Bedeutung der Milz in dem an malignem Tumor erkrankten Organismus und die Beeinflussung von Tumoren durch Milzbrei. Zeitschr. f. exp. Pathol. u. Therap. 12, S. 295—302.   1, 54.

Packard, Horace, A possible factor in the causation of cancer. Munity and immunity. Demineralized food. A cancer parasite. (Eine mögliche Ursache des Krebses. Immunität und Empfänglichkeit. Salzarme Kost. Krebsparasiten.) Surgery, gynecol. a. obstetr. 16, S. 190—199.   1, 505.

Pasetti, M., La reazione di Salomon e Saxl nella diagnosi dei tumori maligni. (Die Salomon-Saxlsche Reaktion als Diagnosticum für maligne Tumoren.) Tumori Jg. 3, Nr. 2, S. 181—201.   4, 310.

Percy, I. F., Inoperable cancer; the best methods of discouraging its activity; a study of heat in cancer. (Inoperables Carcinom; die beste Methode zur Bekämpfung seiner Aktivität; eine Studie über den Einfluß der Hitze auf das Carcinom.) Transact. of the Western surg. ass., St. Louis.   4, 392.

Perraudin, Traitement palliatif du cancer par les injections de sels de quinine. (Palliativbehandlung des Krebses durch Injektion von Chininsalzen.) Thèse. Paris.
                                                                                                3, 474.

Petridis, Pavlos A., Séro-diagnostic des tumeurs malignes. (Réaction de v. Dungern.) (Serodiagnostik maligner Tumoren [Reaktion von v. Dungern].) Lyon chirurg. 9, S. 133—149 u. Münch. med. Wochenschr. Jg. 60, Nr. 24, S. 1318—1319.   1, 394;
                                                                                                2, 539.

Philipp, Rudolf, Über die Behandlung inoperabler Tumoren mit Elektroselenium Clin. Prag. med. Wochenschr. Jg. 38, Nr. 34, S. 473—474.   3, 158.

Pierre, Pol, La thérapeutique anticancéreuse: de l'action du tellurate de soude en injections dans une masse néoplasique. (Zur Krebstherapie: über den Einfluß von in ein Neoplasma injiziertem Tellurnatrium.) Rec. de méd. vét. Bd. 90, Nr. 9, S. 294—296.   2, 203.

Pinkuss, A., Krebsbehandlung mit Mesothorbestrahlung. 15. Versamml. d. dtsch. Ges. f. Gynaekol. Halle a. S., 14.—17. Mai 1913.   1, 734.

Pinkuss, A., Die Behandlung des Krebses mit Mesothorium und ihre Kombination mit anderen Verfahren. Dtsch. med. Wochenschr. Jg. 39, Nr. 36, S. 1720—1722.
                                                                                                3, 151.

Pinkuss, A., und Kloninger, Zur Vaccinationstherapie des Krebses. Berl. klin. Wochenschr. Jg. 50, Nr. 42, S. 1941—1942.   3, 580.

Popov, Contribution à l'étude de l'action du sélénium colloidal électrique dans le traitement du cancer. (Zur Kenntnis der Wirkung des kolloidal-elektrischen Seleniums in der Krebsbehandlung.) Thèse de Montpellier. Nr. 24 (univ.). 43 S.
                                                                                                5, 13.

Ransohoff, J. Louis, Anaphylaxis in the diagnosis of cancer. (Die Anaphylaxie in der Diagnose des Krebses.) Journal of the Americ. med. assoc. Bd. 61, Nr. 1, S. 8—10.   2, 743.

Rapp, Heinrich, Was beeinflußt die Übertragbarkeit von Mäusetumoren? Zeitschr. f. Krebsforsch. 12, S. 489—505 u. Dissertation: Heidelberg.   1, 393; 4, 309.

Regnault, Jules, De l'éosine employée comme mordant dans le traitement des cancers et en particulier dans le traitement des épithéliomas superficiels par les pâtes arsenicales silicatées. (Über die Anwendung von Eosin als Ätzmittel in der Behandlung der Krebse und im besonderen in der Behandlung der oberflächlichen Krebse mit Arsen-Siliciumpasten.) Bull. gén. de thérapeut. Bd. 165, Nr. 22, S. 886 bis 894.   3, 158.

Rivière, J. A., La physicothérápie du cancer. (Die physikalische Carcinombehandlung.) Ann. d'electrobiol. et de radiol. Jg. 16, Nr. 9, S. 572—584 u. Nr. 10, S. 641—649.
4, 235.

Robertson, T. Brailsford, and Theodore C. Burnett, The influence of digitonin upon the growth of carcinoma. (Der Einfluß von Digitonin auf das Wachstum von Carcinom.) Proceed. of the soc. for exp. biol. a. med. Bd. 10, Nr. 4, S. 143—145. 2, 430.

Robin, Albert, Sur le métabolisme des chlorures urinaires chez les cancéreux. (Über die Änderung der Chlorsalze im Urin bei Krebskranken.) Cpt. rend. hebdom. des séanc. de l'acad. des scienc. Bd. 156, Nr. 16, S. 1262—1263. 2, 281.

Robin, Albert, La question des chlorures urinaires chez les cancéreux. (Zur Frage des Kochsalzgehaltes des Urins bei Carcinomkranken.) Bull. gén. de thérapeut. Bd. 165, Nr. 12, S. 433—448. 3, 524.

Robin, Albert, Recherches sur les variations de l'acide phosphorique dans l'urine et le foie des cancéreux. (Untersuchungen über die Veränderungen des Phosphorsäuregehaltes im Harn und in der Leber Krebskranker.) Cpt. red. hebdom. des séanc. de l'acad. des scienc. Bd. 156, Nr. 26, S. 2018—2020. 2, 744.

Rohdenburg, G. L., The blood catalase in malignant tumors. (Die Katalase des Blutes bei malignen Tumoren.) New York med. journal Bd. 97, Nr. 16, S. 824—826.
2, 203.

Rohr, A., Ursache und Zweck der Krebsgeschwulst? Rundschreiben an die sächsische Ärzteschaft vom 30. April 1913. Bautzen. Müller. 19 S. 2, 538.

Rolle, Antonio, Importanza e significato del glicogene nei tumori. (Über die Bedeutung des Glykogennachweises in Tumoren.) Gaz. internaz. di med., chirurg., ig. S. 169—174. 1, 574.

Rollo, Antonio, Importanza e significato del glicogene nei tumori. Ricerche sperimentali. (Die Bedeutung des Glykogens in den Geschwülsten.) Gaz. internaz. di med., chirurg., ig. S. 145—153 u. 169—174. 2, 203.

Roncali, Demetrio B., L'azione dei blastomiceti patogeni nell'etiologia del carcinoma. (Die Rolle der Blastomyceten bei der Ätiologie des Carcinoms.) (1. congr. internaz. di patol. gen., Parigi, ottobre 1912.) Tumori Jg. 3, Nr. 1, S. 1—60. 4, 307.

Roncali, Demetrio, Classificazione dei carcinomi complessi od archiblastomesenchimomi in base alla loro istogenesi. (Einteilung der bösartigen Neubildungen nach ihrer Histogenese.) Tommasi Jg. 8, Nr. 17, S. 363—371, Nr. 18, S. 384—388 u. Nr. 19, S. 397—403. 4, 13.

Rondoni, Pietro, Ricerche sperimentali sui tumori. (Experimentelle Untersuchungen über Geschwülste.) Sperimentale Jg. 67, Nr. 2, S. 139—154. 3, 434.

Rosenberg, Max, Zur Frage der serologischen Carcinomdiagnostik. 2. Die Meiostagminreaktion. Dtsch. med. Wochenschr. Jg. 39, Nr. 20, S. 926—928. 2, 430.

Rosenfeld, Siegfried, Statistik der geographischen Verbreitung des Krebses. Wien. klin. Wochenschr. Jg. 26, Nr. 37, S. 1469—1476 u. Nr. 38, S. 1501—1508. 3, 616.

Rotgans, I., Maligner Tumor durch Infektion geheilt. Ned. Tijdschr. v. Geneesk., Tweedehelft Nr. 12, S. 905—915. (Holländisch.) 3, 216.

Rous, Peyton, und James B. Murphy, Beobachtungen an einem Hühnersarkom und seiner filtrierbaren Ursache. Berl. klin. Wochenschr. 50, S. 637—639. 1, 807.

Rowntree, Cecil, A lecture on the operative treatment of inoperable cancer. (Eine Vorlesung über die operative Behandlung inoperabler Krebse.) British med. journal Jg. 1913, N. 2752, S. 777—780. 3, 650.

Roziès, H., La cuprase dans le cancer inopérable. (Cuprase bei inoperablem Krebs.) Gaz. des hôp. 86, S. 327—329. 1, 806.

Saul, E., Beziehungen der Helminthen und Ascari zur Geschwulstätiologie. Mitteilg. 17. Zentralbl. f. Bakteriol., Parasitenk. u. Infektionskrankh., Orig. Bd. 71, H. 1, S. 59 bis 65. 4, 393.

Saxl, Paul, Über die Störungen im Eiweißstoffwechsel Krebskranker. Wien. med. Wochenschr. Jg. 63, Nr. 28, S. 1730—1731 u. Beibl. z. d. Mitteilg. d. Ges. f. inn. Med. u. Kinderheilk., Wien, Jg. 12, Nr. 9, S. 160—162. 2, 685; 3, 581.

Saxl, Paul, Über die Störungen im Eiweißstoffwechsel Krebskranker. (Zugleich ein Beitrag zur Kenntnis der Rhodanausscheidung.) Biochem. Zeitschr. Bd. 55, H. 3/4, S. 224—244. 3, 433.

Schellenberger, C., Biologische Studie über die Ursache des Krebses. Heidelberg, Wolff i. Komm. 24 S. M. —,75. 1, 211.

Schenk, Ferdinand, Zur Serodiagnostik der malignen Geschwülste. Wien. klin. Wochenschr. 26, S. 529—530. 1, 611.

Schindler, Otto, Erfahrungen über Radium- und Mesothoriumtherapie maligner Tumoren. Wien. klin. Wochenschr. Jg. 26, Nr. 36, S. 1413—1420 u. Nr. 37, S. 1463 bis 1469. 3, 422.

Schmidt, Joh. E., Über die Behandlung inoperabler Geschwülste. Reichs-Med.
    Anz. **38**, S. 161—166.   **1**, 574.
Schmidt, R., Das Krebsproblem in der Perspektive der inneren Medizin. Prag.
    med. Wochenschr. Jg. **38**, Nr. 48, S. 659—663.   **4**, 135.
Schürrler, Über Selbstheilungsvorgänge in Krebsen. (Naturwiss. med. Ges., Jena.
    Sekt. f. Heilk. Sitz. vom 27. II. 1913.) Münch. med. Wochenschr. **60**, Nr. 17, S. 952.
                                                                         1, 706.
Schultze, W. H., Beobachtungen an einem transplantablen Kaninchensarkom.
    Verhandl. d. Dtsch. pathol. Ges. 16. Tag., Marburg, 31. III.—2. IV. 1913, S. 358
    bis 362.   **3**, 651.
Schwenk, Erwin, Grundlagen und derzeitiger Stand der Chemotherapie. Stuttgart:
    Enke. 80 S. M. 2.40.   **4**, 384.
Seeligmann, Ludwig, Über eine erfolgreiche, kombinierte Methode der Chemo-
    und Röntgentherapie maligner Tumoren. Ein schweres Rezidiv eines Ovarial-
    Sarkoms mit Metastase in der Wirbelsäule geheilt. 15. Versamml. d. dtsch. Ges. f.
    Gynaekol. Halle a. S., 14.—17. Mai 1913.   **1**, 748.
Seeligmann, Ludwig, Die kombinierte Chemo- und Röntgentherapie maligner
    Geschwülste. Dtsch. med. Wochenschr. Jg. **39**, Nr. 27, S. 1310—1312.   **2** 367.
Sellei, Josef, Zur Chemotherapie der Tumoren beim Menschen. Zeitschr. f. Chemo-
    therap., Orig. 1, S. 406—411.   **1**, 395.
Semenow, W. P., Über die klinische Bedeutung der Bestimmung des Kolloidal-
    stickstoffes im Harn nach der Methode von Salkowski und Kojo zur Diagnosti-
    zierung des Carcinoms der inneren Organe. Berl. klin. Wochenschr. Jg. **50**, Nr. 31,
    S. 1436—1437.   **2**, 586.
Sémionow, V. P., De la valeur clinique que le dosage de l'azote colloïde urinaire,
    d'après le procédé de Salkowski et Kojo, offre pour le diagnostic du cancer des
    viscères. (Über den klinischen Wert der Bestimmung des kolloidalen Harnstick-
    stoffs nach Salkowski und Kojo für die Diagnostik der Carcinome innerer Organe.)
    Presse méd. **21**, S. 265—267.   **1**, 663.
Shirlaw, J. Thomson, A plea for the treatment of inoperable cancer by feeding
    with glandular substances. (Rechtfertigung für die Behandlung inoperabler Car-
    cinome mit Fütterung von Drüsensubstanzen.) Liverpool med.-chirurg. journal
    Bd. **33**, Nr. 64, S. 398—414.   **4**, 71.
Simon, Hermann, Die Behandlung der inoperablen Geschwülste. Ergebn. d.
    Chirurg. u. Orthop. Bd. **7**, S. 263—329 (Berlin: Springer).   **4**, 393.
Skudro, Stanislaw, Über den Einfluß der Quecksilberpräparate auf das Wachstum
    der Mäusecarcinome. Wien. klin. Wochenschr. Jg. **26**, Nr. 15, S. 577—581. **1**, 806.
Sommer, Maria Paula, Über die Ovarialveränderungen bei Mäusen und Kaninchen
    nach Cholininjektionen. Strahlentherapie Bd. **3**, H. 2, S. 871—876.   **4**, 444.
Stewart, J. Clark, The malignancy of the giant celled sarcoma. (Die Bösartigkeit
    von Riesenzellensarkomen.) Surg., gynecol. a. obstetr. Bd. **17**, Nr. 1, S. 30—31.
                                                                         2, 619.
Strauch, Durch Mäusecarcinome erzeugte Kaninchentumoren. (Ärztl. Ver., Ham-
    burg. Sitz. vom 10. VI. 1913.) Münchn. med. Wochenschr. Jg. **60**, Nr. 33, S. 1853.
                                                                         2, 686.
Strauch, Friedrich Wilhelm, Experimentelle Übertragung von Geschwulstzellen.
    Berl. klin. Wochenschr. Jg. **50**, Nr. 31, S. 1425—1429.   **2**, 744.
Strauch, Friedrich Wilhelm, Übertragungsversuche von Mäusecarcinom auf Ka-
    ninchen. Zeitschr. f. Krebsforsch. **12**, S. 577—582.   **1**, 393.
Sturrock, W. D., The reaction of the blood serum as an aid to the diagnosis of cancer.
    (Die Blutserumreaktion als Hilfsmittel zur Diagnostik des Krebses.) British med.
    journal Nr. 2752, S. 780—782.   **3**, 642.
Taussig, Frederick J., What are the best methods of educating American women
    concerning cancer. (Die besten Methoden zur Erziehung amerikanischer Frauen
    betreffs Erkennung des Krebses.) Surg., gynecol. a. obstetr. Bd. **17**, Nr. 5, S. 610
    bis 611; (Americ. gynecol. soc., meet. 6.—8. V. 1913) u. Americ. journal of obstetr.
    Bd. **68**, Nr. 1, S. 92—93.   **4**, 72; **2**, 618.
Taylor, Howard C., Educational work in carcinoma of uterus. (Aufklärung des
    Publikums über den Gebärmutterkrebs.) Transact. of the Americ. gynecol. soc.
    Bd. **38**, S. 453—461 u. Surg., gynecol. a. obstetr. Bd. **17**, Nr. 6, S. 720—723.
                                                                         4, 657, 309.
Taylor, Howard C., Frederick J. Taussig and Leroy Broun, Report of the
    committee on ways and means in the matter of impressing physicians and educa-
    ting the public in the necessity of early diagnosis and operation in cancer. (Bericht
    des Komitees über Wege und Mittel, die Ärzte zu gewinnen und das Publikum

für die Frühdiagnose und Operation des Krebses zu erziehen.) (Americ. gynecol. soc., meet. 6.—8. V. 1913.) Americ. journal of obstetr. Bd. 68, Nr. 1, S. 93—94.
2, 618.

Theilhaber, A., Können Carcinome spontan heilen? Dtsch. med. Wochenschr. Jg. 39, Nr. 27, S. 1314.
2, 434.

Theilhaber, A., Zur Frage von der operationslosen Behandlung des Carcinoms. Berl. klin. Wochenschr. 50, S. 348—349.
1, 353.

Theilhaber, A., Die Prophylaxe der Carcinome. Wien. klin. Wochenschr. 26, S. 10 bis 12.
1, 54.

Theilhaber, A., Die Verhütung der Rezidive nach Krebsbehandlung. Dtsch. Zeitschr. f. Chirurg. Bd. 125, H. 1/2, S. 193—208.
3, 652.

Theilhaber, A., Der Einfluß des Klimakteriums auf die Carcinome. 15. Versamml. d. dtsch. Ges. f. Gynaekol., Halle a. S., 14.—17. Mai 1913; Gynaekol. Rundsch. Jg. 7, H. 13, S. 469—472 u. Med. Klinik Jg. 9, Nr. 44, S. 1805. 1, 677; 2, 481; 4, 307.

Theilhaber, A., und H. Edelberg, Zur Lehre von der spontanen Heilung der Myome und Carcinome. Zeitschr. f. Krebsforsch. Bd. 13, H. 3, S. 461—499.
4, 317.

Theilhaber, Adolf, Der Einfluß der sozialen Lage auf die Entstehung von Geschwülsten. Krankh. u. soz. Lage 3, S. 608—622.
1, 327.

Thomas, J., Le diagnostic et le traitement des cancers inopérables. (Diagnose und Behandlung der inoperablen Carcinome.) Paris: A. Maloine. Frcs. 3.—.
3, 437.

Titus, Edward C., A new method of treating neoplasms by metallic arsenic and the fulguration spark. (Eine neue Methode zur Behandlung von Neoplasmen durch Arsen und Fulguration.) Internat. journal of surg. Bd. 26, Nr. 6, S. 226—227.
3, 435.

Touche, Du sélénium colloïdal dans le traitement du cancer. (Kolloidales Selenium bei der Krebsbehandlung.) Prov. méd. 26, S. 131 u. Bull. et mém. de la soc. méd. des hôp. de Paris 29, S. 451—460.
1, 806, 547.

Uffreduzzi, O., Innesti di tumori e autolizzato fetale e neoplastico. (Einimpfung von Tumoren und fötalem und neoplastischem Autolysate.) Tumori Jg. 2, Nr. 4, S. 393—409.
3, 581.

Van Ness van Alstyne, Eleanor, and S. P. Beebe, Diet studies in transplantable tumors. 1. The effect of non-carbohydrate diet upon the growth of transplantable sarcoma in rats. (Ernährungsstudien bei transplantierbaren Tumoren. 1. Der Einfluß kohlehydratfreier Diät auf das Wachstum eines transplantierbaren Rattensarkoms.) Journal of med. res. Bd. 29, Nr. 2, S. 217—232.
4, 655.

Waledinsky, J. A., Über die Leukocystose beim Carcinom. Russkji Wratsch Jg. 12, Nr. 44, S. 1528—1529. (Russisch.)
3, 581.

Walker, C. E., Fact and fancy in cancer research. (Tatsachen und Phantasien in der Krebsforschung.) Practitioner Bd. 91, Nr. 6, S. 798—806.
4, 73.

Wanner, Mesothorbehandlung bei inoperablen Geschwülsten. 15. Vers. d. dtsch. Ges. f. Gynaekol. Halle a. S., 14.—17. Mai 1913.
1, 828.

Warden, A. A., Inoperable cancer and radium. Some experiences. (Inoperabler Krebs und Radium. Einige Erfahrungen. Practitioner Bd. 91, Nr. 1, S. 19—32.
3, 99.

Warthin, Alfred Scott, Heredity with reference to carcinoma as shown by the study of the cases examined in the pathological laboratory of the university of Michigan, 1895—1913. (Erblichkeit und Carcinom. Ergebnis des Studiums der Fälle des pathologischen Instituts der Universität in Michigan.) Arch. of internal med. Bd. 12, Nr. 5, S. 546—555.
4, 392.

Weber, Fr., Über die Fortschritte der Krebsbehandlung. Petersburg. med. Zeitschr. Jg. 38, Nr. 10, S. 112—117.
2, 373.

Weil, E. Albert, Le traitement radiothérapique des néoplasies malignes. (Die radiotherapeutische Behandlung der malignen Neoplasmen.) Journal de physiothérap. Jg. 11, Nr. 127, S. 349—359.
3, 152.

Weil, Richard, The effects of colloidal copper with an analysis of the therapeutic criteria in human cancer. (Über die Wirkung des kolloidalen Kupfers nebst einer Analyse des therapeutischen Effekts bei dem menschlichen Carcinom.) Journal of the Americ. med. assoc. Bd. 61, Nr. 13, Teil 1, S. 1034—1040.
3, 651.

Weller, Carl Vernon, Age incidence in carcinoma. (Über den Einfluß des Alters auf das Carcinom.) Arch. of internal med. Bl. 12, Nr. 5, S. 539—545.
4, 236.

Wenulet, F. F., Multiple Geschwülste. Russkji Wratsch Bd. 12, Nr. 21, S. 159—163.
2, 373.

Werner, R., Die Radiotherapie der Geschwülste. Strahlentherapie Bd. 2, H. 2, S. 614 bis 622.
2, 367.

Werner, R., Die nichtoperativen Behandlungsmethoden der bösartigen Neubildungen. Berl. klin. Wochenschr. 50, S. 435—441.
1, 574.

Werner, R., und St. Szécsi, Experimentelle Beiträge zur Chemotherapie der ma-
  lignen Geschwülste. Mit einem Beitrag von Paul Schneider. Zeitschr. f. Chemo-
  therap., Orig. 1, S. 357—405.   1, 395.
Wickham und Degrais, Kann das Radium der Chirurgie bei der Behandlung maligner
  Tumoren Dienste leisten? (17. internat. med. Kongr., London, 6.—12. VIII. 1913.)
  Strahlentherapie Bd. 3, H. 2, S. 457—472.   4, 219.
Willcox, Walter F., Cancer statistics. (Carcinomstatistiken.) (Transact. of the
  New York acad. of med., meet. 15. V. 1913.) Americ. journal of obstetr. a. dis. of
  women a. childr. Bd. 68, Nr. 4, S. 773—774.   3, 474.
Williams, Major C. L., The action of tuberculin and seleniol on mouse cancer.
  (Wirkung von Tuberkulin und Selen auf Mäusekrebs.) Journal of pathol. a. bacteriol.
  Bd. 17, Nr. 4, S. 603—605.   2, 431.
Winiwarter, A. v., A propos du mémoire de Fibiger sur la production expérimentale
  d'un vrai cancer. (Zur Arbeit Fibigers über die experimentelle Erzeugung eines
  wahren Krebses.) Scalpel et Liège méd. Jg. 65, Nr. 49, S. 827—833.   2, 686.
Wolff, Jac., Die Lehre von der Krebskrankheit von den ältesten Zeiten bis zur
  Gegenwart. 3. Teil 1. Abteilg.: Statistik. Tier- und sogenannter Pflanzenkrebs.
  Jena. XXII, 347 S. M. 10.—.   4, 135.
Wolter, B. A., Diagnose der Krebserkrankungen nach Abderhalden. Russkji Wratsch
  Jg. 12, Nr. 32, S. 1120—1122. (Russisch.)   3, 1.
Wolter, B., Beiträge zur Kenntnis der Chemie der Krebstumoren. Biochem. Zeitschr.
  Bd. 55, H. 3/4, S. 260—265.   3, 434.
Wood, Francis Carter, The problem of cancer. (Das Krebsproblem.) (Med. soc.
  of the county of New York, meet. 24. III. 1913.) Americ. journal of obstetr. Bd. 68,
  Nr. 1, S. 120—123.   2, 538.
Yamanouchi, T., et M. Lytchkowsky, Sérodiagnostic du cancer. (Serodia-
  gnostik des Krebses.) Zeitschr. f. Immunitätsforsch. u. exp. Therap., Orig. Bd. 20,
  H. 4, S. 374—378.   4, 310.
Zadek jun., Ign., Die Krebskrankheit. Berlin. 28 S. M. —.50.   4, 135.
Zeller, Il metodo di cura del cancro. (Die Behandlung des Krebses.) Riv. internaz.
  di clin. e terap. 8, S. 49—52.   1, 394.

Unterricht, Lehrmittel, Lehrbücher.

Baisch, K., Leitfaden der geburtshilflichen und gynaekologischen Untersuchung.
  2. Aufl. Leipzig: Georg Thieme. VIII, 248 S. M. 5.40.   5, 357.
Chirurgische Operationslehre. Hrsg. von Aug. Bier, Heinr. Braun, Herm. Kümmell. Bd. 3: Operationen am Mastdarm, an den Harn- und männlichen Geschlechtsorganen und an den Extremitäten. Leipzig. XXIV, 986 S. u. 1 Taf. M. 48.—.
                                                                         4, 531.
Blumreich, L., Der gynaekologische Untersuchungskursus am natürlichen Phantom
  als Ergänzung und Ersatz der Untersuchungsübungen an der Lebenden. Wiesbaden, Bergmann. 201 S., 105 Abbild., geb. M. 12.—.   1, 585.
Bossi, L. M., La legge sul divorzio considerata dal lato ginecologico. (Das Ehescheidungs-
  gesetz von gynaekologischem Standpunkte betrachtet.) Ginecol. moderna Jg. 6,
  S. 54—72.   5, 285.
Bumm, Ernst, Grundriß zum Studium der Geburtshilfe. In 28 Vorlesungen und
  666 bildlichen Darstellungen. 9. verb. Aufl. Wiesbaden. XI, 828 S. M. 15.—.
                                                                         4, 137.
Casper, L., Die Urologie als Wissenschaft und Lehrfach. Zeitschr. f. Urol. Bd. 7,
  H. 10, S. 786—798.   3, 216.
Cinaglia, R., Compendio di ginecologia moderna ad uso del medico pratico, interamente riveduto e ampliato dal C. Micheli. (Kompendium der modernen Gynaekologie zum Gebrauch des praktischen Arztes, gänzlich überarbeitet und er-
  weitert von C. Micheli.) Roma: Amministraz. del Policlinico. XVI, 568 S.
                                                                         4, 658.
Darier, J., Grundriß der Dermatologie. Autor. Übers. a. d. Franz. von Karl G. Zwick,
  mit Bemerk. u. Erg. von J. Jadassohn. Berlin: Springer. XV, 543 S. M. 22.—.
                                                                         2, 311.
Dührssen, A., Vademecum der Geburtshilfe und Gynaekologie. Für Studierende u.
  Ärzte. Tl. 1. Geburtshilfliches Vademecum. 10. verb. u. verm. Aufl. Berlin:
  Karger. XII, 308 S. M. 5,60.   3, 582.
Düttmann, Die Frauenleiden. Gemeinverständlich dargestellt. München: Verlag d.
  ärztl. Rundschau. 71 S. M. 2.—.   4, 238.

Fehling, H., und G. Walcher, Lehrbuch der Geburtshilfe für Hebammen auf Grund der 14. Aufl. von Fr. K. Nägele's Lehrbuch völlig neu bearb. 5. verb. Aufl. Tübingen: Laupp. VIII, 191 S. M. 4.—. 2, 575.

Fehling, Hermann, und Karl Franz, Lehrbuch der Frauenkrankheiten. 4. völlig umgearb. u. verm. Aufl. Stuttgart: Enke. XII, 439 S. M. 12.—. 3, 684.

Findley, P., A treatise on the diseases of women, for students and practitioners. (Eine Abhandlung über Frauenkrankheiten, für Studierende und Ärzte.) London. sh. 30/—. 4, 531.

Finger, Ernest, Lehrbuch der Haut- und Geschlechtskrankheiten für Studierende und praktische Ärzte. Tl. 2: Die Geschlechtskrankheiten. 7. verm. u. verb. Aufl. Wien: Deuticke. XIX, 398 S., 8 Taf. M. 10.—. 3, 582.

Freund, W. A., Leben und Arbeit. Gedanken und Erfahrungen über Schaffen in der Medizin. Berlin: Springer. XII, 170 S. M. 5.—. 3, 474.

Herman, George Ernest, The students handbook of gynaecology. 2. ed. (Handbuch der Gynäkologie für Studierende.) London. 602 S. sh. 7/6. 4, 530.

Hildebrand, Otto, Grundriß der chirurgisch-topographischen Anatomie mit Einschluß der Untersuchungen am Lebenden. 3. verb. u. verm. Aufl. Wiesbaden, Bergmann. XIX, 352 S. M. 12,60. 2, 281.

Hoeven, P. C. T. van der, Pathologie der Schwangerschaft. Leiden. 200 S. (Holländisch.) 3, 696.

Hofmeier, M., Handbuch der Frauenkrankheiten. Zugleich als 15. Aufl. des Handbuches der Krankheiten der weiblichen Geschlechtsorgane von Karl Schroeder. Leipzig: Vogel. XVI, 628 S. M. 14.—. 2, 431.

Jacobs, Le nouveau fantome de Blumreich. (Das neue Phantom von Blumreich.) Rev. de gynécol. et de chirurg. abdom. Bd. 21, Nr. 2, S. 129—146. 3, 54.

Jeannin et Guéniot, Thérapeutique obstétricale et gynécologique. (Geburtshilfliche und gynäkologische Behandlungsweise.) Paris: J. B. Baillière et fils. 756 S. Frcs. 4.—. 3, 474.

Jellett, Henry, A short practice of midwifery for nurses. 4. ed. (Ein kurzes Lehrbuch der Geburtshilfe für Pflegerinnen.) London. 524 S. sh. 7/6. 4, 531.

Jessner, S., Lehrbuch der Haut- und Geschlechtsleiden einschließlich der Kosmetik. Bd. 2, 4. erw. Aufl. Würzburg: Kabitzsch. VIII, 344 S. M. 8.—. 3, 390.

Johnstone, R. W., A text-book of midwifery, for students and practitioners. (Lehrbuch der Geburtshilfe für Studenten und Ärzte.) London: Black. XXVI, 485 S. Sh. 10/6. 2, 687.

Kühn, Wilh., Neues medizinisches Fremdwörterbuch für Schwestern, Samariter, Heilgehilfen, Krankenpfleger und gebildete Leserkreise. 3. bedeut. verm. u. verb. Aufl. Leipzig: Krüger & Co. II, 124 S. M. 1.50. 2, 540.

Lipschütz, B., Bakteriologischer Grundriß und Atlas der Geschlechtskrankheiten. Leipizg. M. 20.—. 4, 137.

Luys, G., A text book on gonorrhea and its complications. (Ein Textbuch über Gonorrhöe und ihre Komplikationen.) London. sh. 15/—. 4, 531.

Menge, C., und E. Opitz, Handbuch der Frauenheilkunde für Ärzte und Studierende. Wiesbaden: Bergmann. 802 S. M. 16.— u. XVI, 802 S. M. 15.—. 2, 154; 3, 360.

Polak, John Osborn, Modern methods in obstetrical and gynecological teaching. (Moderne Unterrichtsmethoden in Geburtshilfe und Gynäkologie.) Med. times Bd. 41, Nr. 10, S. 289—291. 3, 360.

Richter, Geburtshilfliches Vademekum. 100 Fälle aus der Geburtshilfe für die Praxis bearb. nach den „seminaristischen Übungen" des Herrn Geh. Rat Prof. Dr. Leopold. Leipzig: Vogel. XVI, 385 S. M. 7.—. 2, 706.

Der Unterricht in der medizinischen Röntgenologie auf den deutschen Hochschulen. Fortschr. a. d. Geb. d. Röntgenstrahl. Bd. 21, H. 2, S. 245—249. 3, 582.

Ruyter, G. de, und E. Kirchhoff, Kompendium der allgemeinen Chirurgie. Für Studierende u. Ärzte. 6. u. 7. verm. u. verb. Aufl. Berlin: Karger. VIII, 287 S. M. 5.60. 3, 436.

Scholtz, W., Lehrbuch der Haut- und Geschlechtskrankheiten für Studierende und Ärzte. Bd. 1: Geschlechtskrankheiten. Leipzig. X, 474 S. u. 15 Taf. M. 12.—. 4, 531.

Spalteholz, Wern., Handatlas der Anatomie des Menschen. Mit Unterstützg. v. Wilh. His bearb. Bd. 2: Regionen, Muskeln, Fascien, Herz, Blutgefäße. 7. Aufl. Leipzig: Hirzel. 240 S. M. 13.—. 3, 328.

Swayne, J. G., Obstetric aphorisms for the use of students. (Geburtshilfliche Betrachtungen für den Gebrauch des Studenten.) London. 216 S. sh. 3/6. 4, 530.

Torretta, Pierre, Deux anciens mannequins obstétricaux. (Zwei alte geburtshilfliche Phantome.) Paris méd. Nr. 22, S. XXI—XXV. 2, 71.

Treub, Hector, Lehrbuch der Geburtshilfe. 5. Aufl. 1902 S. u. 384 Abbild. (Holländisch.)
3, 684.
Vaudescal, Remarques sur quelques lois de protection de la femme enceinte et accouchée et sur leurs conséquences. 2. Le „maternity benefit" d'Angleterre. Ses conséquences sur l'enseignement et la pratique de l'obstétrique en Écosse. (2. Die „Mutterschafts-Entschädigung" in England. Ihre Folgen für den Unterricht in der Geburtshilfe und deren Ausübung in Schottland.) Arch. mens. d'obstétr. et gynécol. **2,** S. 87—89.
1, 213.
Wild, C. v.: Über unsere Schrift- und Vortragssprache. Nachklänge an die 85. Naturforscherversammlung. Zentralbl. f. Gynaekol. Jg. **37,** Nr. 44, S. 1613—1615.
3, 474.
Winternitz, Wilhelm, Über den Unterricht in den physikalischen Heilmethoden an den Universitäten. Wien. med. Wochenschr. **63,** Nr. 39, S .2561—2562. **3, 216.**

Sonstiges Allgemeines, Geschichte.

Sonstiges Allgemeines.

Balthazard, V., Plaintes et poursuites criminelles contre les médecins, sagesfemmes et dentistes. (Klagen und gerichtliche Verfahren gegen Ärzte, Hebammen und Zahnärzte.) Paris méd. Nr. **32,** S. 141—146. **2, 431.**
Barris, J., Abstracts from a report upon German and Austrian methods in gynaecology and obstetrics. (Kurzer Bericht über die Verhältnisse an deutschen und österreichischen geburtshilflich-gynäkologischen Kliniken.) St. Bartholomew's hosp. journal Bd. **20,** Nr. 8, S. 126—130 u. Nr. 9, S. 147—150. **2, 154.**
Bericht über die Verhandlungen der geburtshilflich-gynaekologischen Abteilung der 15. Versammlung Deutscher Naturforscher und Ärzte, Wien, 21.—27. September 1913. Frauenarzt Jg. **28,** H. 11, S. 484—504 u. H. 12, S. 531—547. **4, 73.**
Bertino, Alessandro, La clinica ostetrica e ginecologica di Sassari negli anni scolastici 1911—12 e 1912—13. (Die geburtshilflich-gynaekologische Klinik in Sassari in den Unterrichtsjahren 1911—1912 und 1912—1913.) Sassari: Tip. e. legat. G. Gallizzi e. C. 84 S. **4, 698.**
Blau, A., R. Th. Jaschke, Fr. Kermauner u. a., Die Erkrankungen des weiblichen Genitales in Beziehung zur inneren Medizin. Bd. 2: Akute Infektionskrankheiten, Schwangerschaftstoxikosen, Eklampsie, Sepsis, Hautkrankheiten, Asthenie, Enteroptose, Metastasen der Tumoren, Nervenkrankheiten. Wien: Hölder. XIX, 988 S. M. 22.40. **3, 436.**
Boni, Andrea, Operazioni ostetriche e ginecologiche esseguite dal 1º marzo 1909 al 1º luglio 1913. (Geburtshilfliche und gynaekologische Operationen in der Zeit vom 1. März 1909 bis 1. Juli 1913.) Pisa. 56 S. **4, 531.**
Bossi, L. M., Conquiste e problemi d'iniziativa della ginecologia italiana. Riassunto della conferenza di chiusura dell'anno scolastico 1912—1913. (Erreichtes und Erstrebtes in der italienischen Gynaekologie. Rückblick über die Vorlesungen des Jahres 1912—1913. Tommasi Jg. **8,** Nr. 24, S. 497—506. **4, 137.**
Burckhard, Georg, Die Dauererfolge 12jähriger operativer Tätigkeit. Zeitschr. f. Geburtsh. u. Gynaekol. Bd. **75,** H. 1, S. 1—28. **3, 684.**
Burnett, J. A., Non-surgical diseases of women. (Nicht chirurg. Frauenkrankheiten.) Med. brief Bd. **41,** Nr. 8, S. 477—478. **2, 746.**
Caturani, Michele, Riassunto statistico. (Statistisches Resumé.) Arch. ital. di ginecol. Jg. **16,** Nr. 7, S. 161—180. **3, 8.**
Cinaglia, R., Compendio di ginecologia moderna ad uso del medico pratico, interamente riveduto e ampliato dal C. Micheli. (Kompendium der modernen Gynaekologie zum Gebrauch des praktischen Arztes, gänzlich überarbeitet und erweitert von C. Micheli.) Roma: Amministraz. del Policlinico. XVI, 568 S. **4, 658.**
Coe, Henry C., President's address: pathology the basis of gynecology. (Ansprache des Präsidenten: Pathologie, die Grundlage der Gynaekologie.) (Transact. of the Americ. gynecol. soc., 38. ann. meet., Washington 6.—8. V. 1913.) Americ. journal of obstetr. Bd. **68,** Nr. 2, S. 303—305; Surg., gynecol. a. obstetr. Bd. **17,** S. 308 bis 316 u. Transact. of the Americ. gynecol. soc. Bd. **38,** S. 3—21.
2, 746; 3, 323; 5, 449.
De Blasi, V., Conquiste e problemi d'iniziativa della ginecologia italiana. (Erreichtes und Erstrebtes in der italienischen Gynaekologie.) Ginecol. minore Jg. **6,** Nr. 6, S. 81—89 u. Nr. 7, S. 98—102 u. Clin. ostetr. Jg. **15,** Nr. 18, S. 409—428.
4, 311, 312.

De Blasi, V., Conquiste e problemi d'iniziativa della ginecologia italiana. Riassunto della conferenza di chiusura dell'anno scolastico 1912—1913. (Erreichtes und Erstrebtes in der Ital. Gynaekologie. Rückblick über die Vorlesungen des Jahres 1912—1913.) Clin. ostetr. Jg. 15, Nr. 18, S. 409—428 u. Ginecol. moderna Jg. 6, S. 5—23. **3**, 361; **5**, 103.

Dickinson, G. K., The uterine syndrome. (Das uterine Syndrom.) Med. rec. Bd. **84**, Nr. 8, S. 333—335. **3**, 271.

Ecalle et Vaudescal, Compte rendu analytique de la section d'obstétrique et de gynécologie du 17. congrès international de médecine. (Bericht über die Sektion für Geburtshilfe und Gynaekologie des internationalen medizinischen Kongresses.) Arch. mens. d'obstétr. et de gynécol. Jg. **2**, Nr. 10, S. 211—248. **3**, 436.

Jahresbericht über die Fortschritte auf dem Gebiete der Geburtshilfe und Gynaekologie. Red. von K. Franz und J. Veit. Jg. 26: Bericht über das Jahr 1912. Abt. 2: Gynaekologie. Wiesbaden. 461 S. M. 18.—. **4**, 238.

Freund, Hermann, Gynaekologische Streitfragen. Stuttgart: Enke. 47 S. M. 1.60. **3**, 475.

In memoriam of Henry Jacques Garrigues. (In Memoriam Henry Jaques Garrigues.) Americ. journal of obstetr. a. dis. of women a. childr. Jg. **68**, Nr. 4, S. 760—762. **3**, 436.

Gottschalk, Sigm., Gesundheitspflege für Frauen und Mütter. Stuttgart: Moritz. 196 S., 7 Taf. M. 2.40. **3**, 525.

Graff, E. v., und J. Novak, Basedow und Genitale. 15. Versamml. d. dtsch. Ges. f. Gynaekol. Halle a. S., 15.—17. Mai 1913. **1**, 803.

Hantke, R., Die Kongreßwoche in Berlin. Monatsschr. f. Geburtsh. u. Gynaekol. Bd. **37**, H. 5, S. 660—663. **1**, 831.

Haring, J., Leitfaden der Krankenpflege in Frage und Antwort. Für Krankenpflegeschulen und Schwesternhäuser. Mit einem Vorwort von A. Fiedler. 3. verbess. Aufl. Berlin: Springer. X, 147 S. M. 2.—. **4**, 73.

Hegar, A., Bericht über die Angelegenheit Niebergall. Beitr. z. Geburtsh. u. Gynäkol. **18**, S. 152—155. **1**, 76.

Helbing, H. H., The treatment of diseases of women. (Behandlung der Frauenkrankheiten.) Eclect. med. journal Bd. **73**, Nr. 3, S. 134—135. **2**, 94.

Herff, Otto von, Zur Aufklärung in Angelegenheit Niebergall. Beitr. z. Geburtsh. u. Gynaekol. Bd. **19**, H. 1, S. 165—166. **3**, 272.

Hiden, J. H., Preventive phases of gynecology. (Phasen in der Prophylaxe in der Gynaekologie.) Therapeutic rec. Bd. **8**, Nr. 91, S. 183—186. **3**, 524.

Hoehne, O., Über einige aktuelle Fragen der letzten Jahre auf geburtshilflich-gynäkologischem Gebiete. Tuberkulose und Schwangerschaft. Genital-, Peritoneal- und Uro-Tuberkulose des Weibes. Blutungen bei vorgerückter Gravidität und intra partum, insbesondere vorzeitige Lösung der normal sitzenden Placenta und Placenta praevia. Med. Klinik **9**, Beih. 2, S. 33—64. **1**, 293.

Jarman, Physiological versus anatomical results following gynecological operations. (Physiologische Resultate gegenüber den anatomischen nach gynaekologischen Operationen.) (Transact. of the New York obstetr. soc., meet. 13. V. 1913.) Americ. journal of obstetr. a. dis. of women a. childr. Bd. **68**, Nr. 4, S. 765—771. **3**, 525.

Jellett, Henry, A short practice of midwifery for nurses. 4. ed. (Ein kurzes Lehrbuch der Geburtshilfe für Pflegerinnen.) London. 524 S. sh. 7/6. **4**, 531.

Jellett, Henry, David G. Madill and R. Marshall Allan, Clinical report of the Rotunda Hospital for one year, November, 1st, 1911, to October 31st, 1912. (Klinischer Bericht des Rotunda-Hospitals für ein Jahr, 1. Nov. 1911 bis 31. Okt. 1912.) Dublin journal of the med. scince Bd. **136**, Nr. 499, S. 1—19 u. Nr. 500, S. 81—92. **2**, 746.

Joseph, Lord Lister 1827—1912. Brit. journal of surg. Bd. 1, Nr. 1, S. 3. **2**, 540.

Klein, J., Zum 80. Geburtstag W. A. Freunds. Straßburg. med. Zeit. Jg. **10**, H. 8, S. 189 u. Gynaekol. Rundschau Jg. **7**, H. 16, S. 581. **2**, 687.

Le 17. congrès international de médecine. La section d'obstétrique et de gynécologie. (Londres, 6.—12. VIII. 1913.) (17. internat. med. Kongreß. Abteilung für Geburtshilfe u. Gynaekologie. [London, 6.—12. VIII. 1913]). Arch. mens. d'obstétr. et de gynécol. Jg. **2**, Nr. 10, S. 207—210. **3**, 436.

Krankenpflege-Lehrbuch. Hrsg. v. d. Medizinal-Abteilg. d. kgl. preuß. Ministeriums des Innern. 3. durchgeseh. u. erg. Aufl. Berlin: A. Hirschwald. XXVIII, 389 S., 5 Taf. M. 2.50. **3**, 525.

Kupferberg, Geburtshilfliche und gynaekologische Tagesfragen. (Ärztl. Kreisver., Mainz, Sitzung v. 7. Jan. 1913.) Münch. med. Wochenschr. Jg. **60**, Nr. 28, S. 1575. **2**, 451.

Lapinsky, M. N., Die Bedeutung der Headschen hyperästhetischen Zonen für die Diagnostik der symptomatischen Gesichtsneuralgie und für die Behandlung derselben bei gynaekologischen Affektionen. Neurol. Zentralbl. Jg. 32, Nr. 11, S. 674 bis 686. 2, 302.

Löliger, Emil, Kritik der Todesfälle nach gynaekologischen Eingriffen während der Jahre 1901—1911. Zeitschr. f. Geburtsh. u. Gynaekol. Bd. 74, H. 2/3, S. 757 bis 818. 3, 476.

McCann, F. J., A clinical lecture on some common mistakes in the tratment of the diseases of women. (Klinischer Vortrag über einige häufige Fehler in der Behandlung von Frauenleiden.) Clin. journal Bd. 42, Nr. 8, S. 113—118. 2, 249.

McCann, F. J., A lecture on the clinical and pathological results of infection of the female genitalia. (Über die klinischen und pathologischen Zustände bei Infektionen der weiblichen Genitalien.) Clin. journal Bd. 42, Nr. 29, S. 149—454. 5, 202.

McCann, Frederick J., Progress of the study of diseases of women during 1912. (Fortschritte auf dem Gebiete der Frauenkrankheiten während 1912.) Practitioner Bd. 90, Nr. 3, S. 598—606. 2, 41.

Mackay und Macdonald, Unsere Operationsstatistik in der alten Klinik, mit einigen Bemerkungen über Diagnostik und Operationstechnik. Rev. méd. de Sevilla Jg. 32, Nr. 730, S. 1—20, Nr. 731, S. 34—45 u. Nr. 732, S. 85—91. (Spanisch.) 4, 238.

Martin, A., Wilhelm Alexander Freund zum 80. Geburtstag! Monatsschr. f. Geburtsh. u. Gynaekol. Bd. 38, H. 2, S. 125—127. 2, 540.

Martin, E. Denegre, The advancement of obstetrics and its relation to gynecology. (Die Fortschritte der Geburtshilfe und ihre Beziehung zur Gynaekologie.) New Orleans med. a. surg. journal Bd. 65, Nr. 7, S. 515—521. 2, 125.

Maxwell, Richard Drummond, Gynaecological emergencies. (Dringende Fälle in der Gynaekologie.) Practitioner Bd. 91, Nr. 3, S. 314—334. 3, 105.

Moriarta, Douglas C., The pros and cons of specialism. (Gründe für und gegen Spezialistentum.) (Americ. assoc. of obstetr. a. gynecol., meet. Toledo, Ohio, 17.—19. IX. 1912.) Americ. journal of obstetr. Bd. 67, Nr. 4, S. 677—682. 1, 669.

Morton, Henry H., A clinical lecture given in the Long Island college hospital, 7. VIII. 1913. 1. Vesical calculus. 2. Hagner operation for gonorrheal epididymitis. 3. Perineal section for drainage. 4. Peracute gonorrhea. 5. Jodoform eruption and phimosis. 6. General paresis. (Klinische Vorlesung im Long-Island-Hospital, 7. VIII. 1913. Blasenstein. Hagnersche Operation bei gonorrhoischer Epididymitis. Perinealer Drainage-Schnitt. Akute Gonorrhöe. Jodoformeruption und Phimose. Allgemeine Parese.) Med. times Bd. 41, Nr. 11, S. 324—327. 3, 525.

Müller, D. J. P., Mein System für Frauen. Leipzig: Grethlein & Co. 90 S. M. 2.—. 3, 477.

Angelegenheit Niebergall. Beitr. z. Geburtsh. u. Gynaekol. Bd. 18, H. 3, S. 425—446. 2, 687.

Notthafft, v., Sexuelles und Geschlechtskrankheiten in Casanovas Memoiren. Dermatol. Wochenschr. Bd. 57, Nr. 46, S. 1339—1351 u. Nr. 47, S. 1336—1383. 3, 582.

Oldevig, J., Über Körperübungen für Kinder und Frauen. Tl. 1. Über Körperübungen für Kinder. Karlsruhe: G. Braunsche Hofbuchdruckerei u. Verlag. 32 S. M. 0.60. 3, 865.

Orlowski, Die Schönheitspflege. Für Ärzte und gebildete Laien. 3. verb. Aufl. Würzburg, Kabitzsch. VII, 132 S. M. 2.50. 2, 375.

Pazzi, Muzio, Verso il nuovo orizzonte della ginecologia sociale e della giustizia. (Gegen die neue Richtung der sozialen Gynaekologie und deren Berechtigung.) Ginecol. minore Jg. 6, Nr 1, S. 4—8, Nr. 2, S. 22—25, Nr. 3, S. 36—41 u. Nr. 4, S. 50—53. 5, 161.

Polak, John Osborn, The conduct of gynecological and obstetrical operations in the presence of acute and chronic endocarditis. (Das Verhalten bei gynaekologischen und geburtshilflichen Operationen bei Vorhandensein akuter und chronischer Endokarditis.) Transact. of the Americ. gynecol. soc. Bd. 38, S. 112—120. 4, 690.

Quincke, H., Wandlungen der Medizin in Wissenschaft und Praxis. Berlin: Springer. 46 S. M. 1.—. 3, 54.

Reding, Al. v., Die neuesten Fortschritte in Gynaekologie und Geburtshilfe. Korresp.-Bl. f. Schweiz. Ärzte Jg. 43, Nr. 36, S. 1131—1138. 3, 54.

Rieländer, A., Zum 70. Geburtstage von F. Ahlfeld. Münch. med. Wochenschr. Jg. 60, Nr. 42, S. 2346—2347. 3, 361.

Rinehart, J. S., Chairman's address before the section on obstetrics and gynecology. (Rede des Vorsitzenden an die Sektion für Geburtshilfe und Gynaekologie.) Journal of the Arkansas med. soc. Bd. 10, Nr. 2, S. 41—42. 2, 746.

Robinson, Amy, The causes of diseases peculiar to women. (Die Gründe von den Frauen eigentümlichen Krankheiten.) Nation. eclect. med. assoc. quart Bd. 4, Nr. 4, S. 334—335. 2, 540.

Routh, Amand, Valedictory presidential address. (Resümee in der Abschiedsrede des Präsidenten.) Proceed. of the roy. soc. of med. Bd. 6, Nr. 9, obstetr. a. gynaecol. sect., S. 348—372. 3, 525.

Saunders, Bacon, Some needed reforms in the practice of gynecology. (Einige nötige Reformen in der Ausübung der Gynaekologie.) Texas State journal of med. Bd. 9, Nr. 8, S. 242—245. 4, 137.

Schall, M., Technische Neuheiten auf dem Gebiete der Medizin, öffentlicher Gesundheitspflege und Krankenpflege. Dtsch. med. Wochenschr. Jg. 39, Nr. 43, S. 2096 bis 2097 u. Nr. 44, S. 2150—2151. 4, 528.

Schauta, F., Zur Frage der Stabilisierung des Verhandlungsortes der deutschen Gesellschaft für Gynaekologie. Gynaekol. Rundsch. Jg. 7, H. 10, S. 353—354. 2, 154.

Schwartz, Anselme, La gynécologie en 1913. (Die Gynaekologie im Jahre 1913.) Paris méd. Nr. 22, S. 517—523. 2, 41.

Shlenker, Milton A., Conservation in gynecological surgery. (Konservatismus in der operativen Gynaekologie.) New Orleans med. a. surg. journal Bd. 65, Nr. 8, S. 602—606. 2, 155.

Sonnenfeld, Julius, Vom 42. Chirurgen- und anderen Kongressen. Beitr. z. Geburtsh. u. Gynaekol. Bd. 18, H. 3, S. 417—424. 2, 586.

Sonnenfeld, Julius, Vom 42. Chirurgenkongreß. 34. Balneologenkongreß. 4. internationaler Kongreß für Physiotherapie, 9. Kongreß der deutschen Röntgengesellschaft. Zentralbl. f. Gynäkol. Jg. 37, Nr. 18, S. 641—645. 1, 669.

Straßmann, Paul, Gesundheitspflege des Weibes. Wissensch. u. Bildung Bd. 111, Leipzig: Quelle & Meyer. VIII, 175 S. M. 1.25. 2, 411.

Stratz, C. H., Schwangerschaft in der Kunst. 15. Versamml. d. dtsch. Ges. f. Gynaekol. Halle a. S., 14.—17. Mai 1913. 1, 689.

Strauss, H., Obstipation und Diarrhöe als Objekte der Diätbehandlung. Dtsch. med. Wochenschr. Jg. 39, Nr. 32, S. 1537—1539. 2, 735.

Thompson, W. Gilman, Efficiency in nursing. (Arbeitsnutzung in der Krankenpflege.) Journal of the Americ. med. assoc. Bd. 61, Nr. 24, S. 2146—2149. 4, 137.

Varaldo, F. R., Ospedale S. Paolo di Savona: terzo rendiconto del reparto materinità et gynecologia, 1. (Rückblick auf Geburtshilfe und Gynaekologie.) Genua. 4, 137.

Verhandlungen der Gesellschaft für Geburtshilfe und Gynaekologie zu Leipzig in dem Jahre 1912. Leipzig. VII, 59 S. M. 1.—. 4, 137.

Waldo, Ralph, Gynecological hints. (Gynäkologische Ratschläge.) Internat. journal of surg. Bd. 26, Nr. 10, S. 376. 4, 63.

West, James N., The prophylactic effects of certain minor gynaecological operations. (Die prophylaktische Wirkung gewisser kleinerer gynaekologischer Operationen.) Post-graduate Bd. 28, Nr. 9, S. 811—815. 3, 216.

Wilms, M., red. v. Georg Hirschel. Jahresbericht der Heidelberger chirurgischen Klinik für das Jahr 1912. Beitr. z. klin. Chirurg. Bd. 86, Suppl.-H., VII, 121 S. 3, 272.

Diät.

Disqué, Diätetische Küche. Mit besonderer Berücksichtigung der Diät bei inneren Erkrankungen nebst e. Anh.: Über Kinderernährung und Diätetik der Schwangeren und Wöchnerinnen. 6. umgearb. u. verm. Aufl. Stuttgart: Enke. VIII, 206 S. M. 3.—. 3, 477.

Fischer, A., und H. Fischer, Diätetische Küche für Klinik, Sanatorium und Haus; zusammengestellt mit besonderer Berücksichtigung der Magen-, Darm- und Stoffwechselkrankheiten. Berlin: Springer. IV, 258 S. M. 6.—. 2, 476.

Glaessner, Karl, Über Mast- und Entfettungskuren. Med. Klinik Jg. 9, Nr. 41, S. 1663—1668. 3, 582.

König, J., Nährwerttafel. Gehalt der Nahrungsmittel an ausnutzbaren Nährstoffen, ihr Calorienwert und Nährgeldwert, sowie der Nährstoffbedarf des Menschen. Graphisch dargestellt. 11. verb. Aufl. Berlin: Springer. 15 S. M. 1.60. 3, 272.

Linossier, G., Die Diät in den Badeorten. Med. Klinik Jg. 9, Nr. 47, S. 1932—1934 3, 582.

Pariser, Curt, Kurgemäße Diätetik in deutschen Badeorten. Med. Klinik Jg. 9, Nr. 32, S. 1286—1290. 2, 586.

Schmidt, Ad., Die rationelle Einrichtung der Diätküche in Krankenhäusern und Sanatorien. Med. Klin. Jg. 9, Nr. 27, S. 1077—1078. 2, 312.

Suggett, O. Le Grand, Hygienic and dietetic management of genito-urinary and venereal diseases. (Hygienische und diätetische Maßnahmen bei Erkrankungen des Urogenitaltrakts.) Med. times Vol. 41, Nr. 9, S. 272—274. 3, 390.

Vogeler, A., Ratgeber in Diätfragen für Gesunde und Kranke. Ein Diät-Kochbuch mit 700 Kochvorschriften bei den verschiedensten Krankheiten und mit 30 Speisefolgen. Hierzu Anh.: Kinderernährung. Braunschweig: Neumeyer. VI, 334 S. M. 4.50. 2, 312.

Geschichte.

Braams, Wilhelm, Zur Geschichte des Ammenwesens im klassischen Altertum (Jenaer med. histor. Beitr., H. 5.) Jena: Fischer. 31 S. M. 1.—. 4, 313

Cumstou, Charles Greene, The famous case of Mary Toft, the pretended rabbit breeder of Godalming. (Der berühmte Fall von Mary Toft, der angeblichen Kaninchenmutter von Godalming.) Americ. journal of obstetr. Bd. 68, Nr. 1, S. 56—78 u. Nr. 2, S. 274—300. 4, 106.

Doran, Alban, Burton („Dr. Slop"), His forceps and his foes. P. 1. (Burton [„Dr. Slop"], seine Zange und seine Widersacher.) Journal of obstetr. a. gynaecol. of the Brit. emp. 23, S. 3—24. 1, 196.

Doran, Albani Burton („Dr. Slop"), His forceps and his foes. P. 2. Foundation of the York county hospital and persecution of Dr. Burton. (Burton, „Dr. Slop", seine Zange und seine Feinde. 2. Teil. Gründung des Yorker Krankenhauses und Verfolgungen Dr. Burtons.) Journal of obstetr. a. gynaecol. of the Brit. emp. 23, S. 65—86. 1, 232.

Doran, Alban, Mursinna, Osiander, Weissbrod. A study of forceps. (Mursinna, Osiander, Weißbrot. Eine Studie über die Zange.) Journal of obstetr. of the Brit. emp. Bd. 24, Nr. 1, S. 1—11. 3, 106.

Doran, Alban, A demonstration of some eighteenth century obstetric forceps. (Demonstration einiger geburtshilflicher Zangen aus dem 18. Jahrhundert.) Proceed. of the roy. soc. of med., London 6, sect. of the hist. of med., S. 54—76 u. Lancet 184, S. 387—388. 1, 432, 232.

Drinkwater, Katharine R., The midwifery forceps: historical sketch. (Die geburtshilfliche Zange: eine geschichtliche Skizze.) Liverpool med.-chirurg. journal Bd. 33, Nr. 64, S. 451—465. 2, 653.

Foustanos, J., Aus der Geschichte der Medizin: Die Bakterien im Altertum. Grèce med. Nr. 6, S. 63. (Griechisch.) 3, 217.

Galenos, Über die krankhaften Geschwülste (zwischen 169 und 180 n. Chr.). Übers. u. eingeleit. v. Paul Richter. Leipzig: J. A. Barth. 26 S. M. 1.—. 3, 477.

Koenigsfeld, Harry, Deutsche Bäderhygiene im Mittelalter. Zeitschr. f. Balneol., Klimatol. u. Kurort-Hyg. Jg. 6, Nr. 9, S. 255—259. 2, 586.

Loomis, Frederic M., Cancer in the days of the ancient greeks. (Der Krebs bei den alten Griechen.) Physician a. surg. Bd. 35, Nr. 3, S. 120—126. 3, 217.

Maljean, Infirmières et femmes médecins au moyen-âge. (Krankenwärterinnen und weibliche Ärzte im Mittelalter.) Caducée Jg. 13, Nr. 18, S. 243—244. 3, 272.

Martin, A., J. Marion Sims, 25. Januar 1813, in piam memoriam. Monatsschr. f. Geburtsh. u. Gynäkol. 37, S. 217—218. 1, 99.

Meier, Josef, Hebammenausbildung und Säuglingspflege vor 400 Jahren. Blätter f. Säuglingsfürs. 4, S. 132—141 u. 165—167. 2, 139.

Meyer-Steineg, Theod., Darstellungen normaler und krankhaft veränderter Körperteile an antiken Weihgaben. Jenaer med.-hist. Beitr. 2. Jena: Fischer. 27 S. M. 3.—. 1, 460.

Regnault, Félix, La reine de Pount (Bas-Relief de Deir-El-Bahari, Égypte) n'a point de Stéatopygie, c'est une difforme. (Die Königin von Punt besitzt keine Steatopygie, sondern ist eine difformierte Person.) Bull. et Mém. de la Soc. d'anthropol. de Paris 4, S. 412—415. 3, 436.

Richter, Paul, Holmes und Semmelweis. Berl. klin. Wochenschr. Jg. 50, Nr. 39, S. 1821—1822. 3, 217.

Schachner, August, (Dr. Ephraim McDowell „father of ovariotomy", his life and his work. (Dr. Ephraim McDowell, „Der Vater der Ovariotomie", sein Leben und sein Werk.) Bull. of the Johns Hopkins hosp. Bd. 24, Nr. 267, S. 153—159. 2, 94.

Schaefer, Rom. Joh., Gentile da Foligno über die Zulässigkeit des artifiziellen Abortes (ca. 1340). Archiv f. d. Gesch. d. Naturwiss. u. d. Technik (Sudhoff-Festschrift), Bd. 6, S. 321—328. 4, 13.

Sudhoff, Karl, Antike Votivgaben, die weiblichen Genitalorgane darstellend. Monatsschr. f. Geburtsh. u. Gynaekol. Bd. 38, H. 2, S. 185—199. 3, 107.

Torretta, Pierre, Deux anciens mannequins obstétricaux. (Zwei alte geburtshilf-
    liche Phantome.) Paris méd. Nr. 22, S. XXI—XXV.   2, 71.
Urban, Michael, Zur ältesten Ärztegeschichte der Kurstadt Marienbad. Prag. med.
    Wochenschr. Jg. 38, Nr. 30, S. 424—427 u. Nr. 31, S. 438—441.   2, 586.
Weinbrenner, Willy Thorn. Gedächtnisrede, gehalten in der medizinischen Gesell-
    schaft zu Magdeburg. Münch. med. Wochenschr. Jg. 60, Nr. 25, S. 1383—1385.
                                                                            2, 312.

Gynaekologie.

Vulva und Vagina.

Abraham, Otto, Zur Xerasebehandlung des weiblichen Fluors. Berl. klin. Wochenschr.
    Jg. 50, Nr. 23, S. 1065—1067.   2, 205.
Adkins, W. N., Vulvo-vaginitis in infants and children. (Vulvovaginitis bei Kindern.)
    Atlanta journal-rec. of med. Bd. 60, Nr. 6, S. 267—372.   3, 391.
Aichel, Otto, Über die Herkunft der Keime bei Colpitis emphysematosa. Zentralbl.
    f. Gynaekol. Jg. 37, Nr. 19, S. 681—682.   2, 43.
Albrecht, Paul, Über plastischen Ersatz der Vagina bei angeborenem Defekt der-
    selben. Dtsch. Zeitschr. f. Chirurg. Bd. 122, H. 5/6, S. 562—590.   2, 376.
Audebert, Berny et Laurentie, Un grave traumatisme obstétrical: double per-
    foration du vagin et de la vessie ayant entraîné la mort par hémorragie secondaire.
    (Eine schwere geburtshilfliche Verletzung: doppelte Perforation der Vagina und
    der Blase, die den Tod durch sekundäre Hämorrhagie zur Folge hatte.) Bull. de
    la soc. d'obstétr. et de gynécol. de Paris Jg. 2, Nr. 5, S. 522—524.   3, 294.
Audry, Ch., Sur les dyspareunies vulvo-vaginales (le faux et le vrai vaginisme). (Über
    vulvo-vaginale Dyspareunien [falscher und wahrer Vaginismus].) Prov. méd.
    Jg. 26, Fr. 18, S. 191—192.   1, 41.
Bachrach, Die nichtvenerischen Genitalgeschwüre. Med. Klinik Jg. 9, Nr. 48, S. 1989
    bis 1992.   3, 616.
Backman, Wold, Ein Fall von großem, rasch wachsenden Fibromyom der großen
    Schamlippe. Finska Läkaresällsk. Handl. Bd 55, Hr. 9, S. 332—334. (Schwedisch.)
                                                                            3, 272.
Baldassari, Sul valore di un sintoma trascurato: la leucorrea. (Über den Wert eines
    vernachlässigten Symptoms: die Leukorrhöe.) Ginecol. minore Jg. 6, Nr. 5, S. 69
    bis 71.   3, 329.
Balzer, F., et Landesmann, Un cas de kraurosis vulvae; ses relations avec lelichen
    atrophique. (Ein Fall von Kraurosis vulvae: seine Beziehungen zum Lichen
    atrophicus.) Bull. de la soc. franç. de dermatol. et de syphiligr. Jg. 24, Nr. 7,
    S. 406—412.   2, 747.
Barnett, Nathaniel, Vulvovaginitis in young children, its control and successful
    treatment. (Vulvo-vaginitis kleiner Kinder, ihre Kontrolle und erfolgreiche Be-
    handlung.) (Acad. of med., New York, meet. 13. V. 1913.) Americ. journal of
    obstetr. a. dis. of women a. childr. Bd. 68, Nr. 3, S. 600—603 u. Arch. of pediatr.
    Bd. 30, Nr. 9, S. 650—656.   3, 217, 329.
Bauer, H. F., Atresie des Hymen. Ned. Maandschrift voor verlosk. en vrouwenz.
    Jg. 2, Nr. 6, S. 365—371. (Holländisch.)   2, 282.
Behm, Spülapparat. Gynaekol. Ges., Berlin. Sitzg. v. 14. II. 1913.   2, 376.
Benvenuti, Adalgiso, Vaginite granulosa negli animali bovini (catarro vaginale
    nodulare contagioso, vaginite ed endometrite follicolare infettiva Hess): dei razionali
    metodi per combatterla. (Vaginitis granulosa der Tiere [nodulärer, ansteckender
    Katarrh der Vagina, Vaginitis und Endometritis follicularis]. Richtige Behandlungs-
    methode.) Livorno. 22 S.   4, 137.
Bergin, E., Ein Fall von Atresia hymenalis. Dissertation: München.   4, 395.
Bernasconi et Laffont, Sur un cas de pyélite consécutive à la défloration. (Über
    einen Fall von Deflorationspyelitis.) Bull. de la soc. d'obstétr. et de gynécol. de
    Paris Jg. 2, Nr. 6, S. 570—572.   3, 286.
Bertolini, Giovanni, Rabdomioma congenito del piccolo labbro. (Angeborenes
    Rhabdomyom der kleinen Schamlippe.) Folia gynaecol. Bd. 8, Nr. 2, S. 155—164.
                                                                            3, 525.
Blum, Richard, Tryenpuderbehandlung in der Gynaekologie. Dtsch. med. Wochen-
    schr. Jg. 39, Nr. 30, S. 1466—1467.   2, 688.
Bonney, Victor, Formation of an artificial vagina by transplantation of a portion
    of the ileum (Baldwin's operation); with remarks on the ethical aspect of the pro-

cedure. (Bildung einer künstlichen Vagina durch Transplantation eines Stückes
    Dünndarm [Baldwinsche Operation]. Betrachtungen über die ethische Seite des
    Eingriffs.) Lancet Bd. 2, Nr. 15, S. 1059—1061.   3, 617.
Bovee, J. Wesley, The application of iodine to the external and internal generative
    organs of women in the treatment of infections and preparation for surgical opera-
    tions on the same. (Die Verwendung der Jodtinktur zur Behandlung von Infektionen
    an den äußeren und inneren weiblichen Genitalien und zur Desinfektion derselben.)
    Americ. journal of obstetr. 67, S. 226—231.   1, 316.
Brock, A. I. P. van den, Verdoppelung der äußeren Genitalien und Spaltbecken,
    aufgefaßt als Duplicitas posterior. Ned. Tijdschr. v. voor verlosk. en gyn. Jg. 23,
    Nr. 2, S. 132—154. (Holländisch.)   3, 673.
Brouha, La création d'un vagin artificiel, avec la relation d'un cas de transplantation
    vaginale de l'intestin grêle (opération de Baldwin). (Bildung der künstlichen
    Scheide, mit Bericht über einen Fall von Transplantation des Dünndarms in die
    Scheide nach Baldwin.) Bull. de l'acad. roy. de méd. de Belgique 27, S. 152—170;
    Rev. mens. de gynécol., d'obstétr. et de pédiatr. Jg. 8, Nr. 4, S. 221—236 u. Ann.
    de la soc. méd.-chirurg. de Liège Jg. 52, S. 66—67.   1, 641; 2, 747; 1, 739.
Brouha, Un cas de confection de vagin artificiel au moyen d'une anse d'intestin grêle.
    (Bildung einer künstlichen Scheide aus einem Stück Dünndarm.) Scalpel et Liège
    méd. Jg. 65, Nr. 48, S. 811—817.   2, 432.
Brouha, Un cas d'opération de Baldwin pour remédier à l'absence congénitale du
    vagin. (Ein Fall von Operation nach Baldwin zur Heilung von angeborenem
    Scheidendefekt.) Bull. de la soc. belge de gynécol. et d'obstétr. Bd. 23, Nr. 10,
    S. 258—263.   2, 155.
Bruck, C., und A. Sommer, Über die diagnostische und therapeutische Verwertbarkeit
    intravenöser Arthigoninjektionen. Münch. med. Wochenschr. Jg. 60, Nr. 22,
    S. 1185—1188.   2, 201.
Cauwenberghe, André van, Thrombus et hématomes vulvo-vaginaux. (Thrombus
    und vulvovaginale Hämatome.) Bull. de la soc. belge de gynécol. et d'obstétr. 23,
    S. 167—179 u. Rev. mens. de gynécol., d'obstétr. et de pédiatr. Jg. 8, Nr. 3, S. 154
    bis 163.   1, 602, 738.
Chéron, H., und H. Rubens Duval, Über den Wert der Radiumtherapie in der
    Behandlung der uterinen und vaginalen Krebse. (17. internat. Kongr. f. Med.,
    London 6.—12. VIII. 1913.) Fortschr. a. d. Geb. d. Röntgenstrahl. Bd. 21, H. 2,
    S. 229—238 u. Bull. de la soc. d'obstétr. et de gynécol. de Paris Jg. 2, Nr. 5, S. 418
    bis 429.   3, 516, 356.
Chiara, di, Localisations et traitement actuel de la blennorragie chez la femme.
    (Lokalisation und moderne Behandlung der weiblichen Gonorrhöe.) Journal d'urol.
    Bd. 4, Nr. 1, S. 77—102.   2, 616.
Comby et de Vaugiraud, Papillomes verruqueux hypertrophiques de la vulve,
    bons effets de la radiothérapie, présentation de malade. (Günstiger Erfolg der
    Radiotherapie in einem Falle von hypertrophischen, verrucösen Papillomen der
    Vulva mit Krankenvorstellung.) Bull. de la soc. de pédiatr. de Paris S. 18—20.
                                                                                1, 284.
Dalché, Considérations pratiques sur les injections vaginales en gynécologie. Prak-
    tische Betrachtungen über Vaginalspülungen in der Gynaekologie.) Clinique,
    (Paris), Jg. 8, Nr. 23, S. 354—357 u. Gaz. degli osp. e. delle clin. Jg. 34, Nr. 83,
    S. 860—862.   2, 541, 586.
Dalché, Paul, A propos des injections vaginales. (Über Scheidenspülungen.)
    Sem. gynécol. Jg. 18, Nr. 20, S. 157—159 u. Rev. prat. des mal. des organes génito-
    urin. Jg. 10, Nr. 58, S. 275—281.   2, 204; 3, 55.
Daniel, Constantin, Die elephantiastische Tuberkulose der Vulva (primäre tuber-
    kulöse Elephantiasis). Monatsschr. f. Geburtsh. u. Gynäkol. 37, S. 65—79. 1, 128.
Darbois, P., Les prurits circonscrits rebelles. Leur traitement par la radiothérapie.
    (Über circumscripten Pruritus und seine Behandlung durch Radiotherapie.) Médecin
    pratic. Jg. 9, Nr. 8, S. 117—120.   2, 476.
Dawson, B. E., Two spots of chief importance to the gynecologist. (Zwei für den
    Gynaekologen wichtige Stellen der weiblichen Genitalorgane.) Nation. eclect. med.
    assoc. quart. Bd. 4, Nr. 3, S. 242—245.   1, 738.
Dicke, Myom der Vagina. Zentralbl. f. Gynaekol. Jg. 37, Nr. 15, S. 540—541. 1, 541.
Dominicis, Angelo de, De l'examen de l'hymen. (Untersuchung des Hymen.) Rev.
    prat. d'obstétr. et de gynécol. 21, S. 21—23.   1, 129
Dreuw, Über Druckscheidenspülungen in der gynaekologischen Praxis vor vaginalen
    Operationen und bei der Prostituiertenuntersuchung. Münch. med. Wochenschr.
    Jg. 60, Nr. 25, S. 1382—1383.   2, 377.

Engström, Otto, Beobachtungen über malignes Chorionepitheliom. Mitteilg. a. d. gynaekol. Klin. Otto Engström Bd. **10,** H. 3, S. 175—201.   3, 59.

Falk, J. J., Beiträge zur Lehre von der Innervation des Uterus und der Vagina. Zeitschr. f. Geburtsh. u. Gynaekol. Bd. **74,** H. 2/3, S. 881—898.   3, 478.

Favarger, M., Über Graviditäts- und Altersveränderungen der Vaginalschleimhaut. Dissertation: München.   4, 314.

Feliu, M. Pérez, Aspirationsbehandlung der eitrigen Bartholinitis. (3. span. Kongr. f. Geburtsh., Gynaekol. u. Päd.) Crón. méd., Valencia, Jg. **25,** Nr. 592, S. 257. (Spanisch.)   4, 532.

Fernet, P., Les prurits et leur traitement. (Consultations médicales françaises N. 58.) (Der Pruritus und seine Behandlung.) Paris: A. Poinat. 20 S. Frcs. 0.50.   4, 193.

Feuchtwanger, J., Vaginalcarcinom. (Ärztl. Ver. in Frankfurt a. M., Sitzg. v. 7. IV. 1913.) Münch. med. Wochenschr. Jg. **60,** Nr. 19, S. 1062.   2, 43.

Fitzgibbon, Gonorrhocal vaginitis treated by Vaccine. (Gonorrhoische Vaginitis behandelt mit Vaccinen.) Med. press u. cir. Bd. **146,** S. 385 u. Transact. of the roy. acad. of med. in Ireland Bd. **31,** S. 281—291.   2, 376; 4, 313.

Fleischhauer, Operiertes Vulvacarcinom. (Med. Ges. Kiel, Sitzg. 5. VI. 1913.) Münch. med. Wochenschr. Jg. **60,** Nr. 31, S. 1741.   2, 619.

Fönss, Aage L., Der Vaginismus. Nord. med. Ark., Kirurgi Bd. **45,** H. 4, Nr. 9. 1912 (1913).   2, 42.

Fontana, Artur, Über die Sensibilität der spitzen Kondylome. Dermatol. Wochenschr. **56,** S. 17—22.   1, 20.

Foucaud, Étude critique des procédés opératoires pour la création d'un vagin artificiel. (Kritische Studie über die Operationen zur Schaffung einer künstlichen Scheide.) Thèse: Bordeaux. 88 S. (Barthélemy et Clèdes.)   4, 238.

Foustanos, J., Therapie der Kolpitis bei unsauberen Mädchen und Gonorrhoischen. Grèce med. No. 17/18, S. 304. (Griechisch.)   3, 582.

Fraenkel, Eug., Über die Wirkung des sogen. Gasbacillus auf den weiblichen Genitalapparat. Klin.-therap. Wochenschr. Jg. **20,** Nr. 16, S. 485—492.   1, 668.

Frigyesi, Josef, Pruritus vulvae und seine Behandlung. Orvoskèpzés Jg. **3,** H. 8/10, S. 832—842. (Ungarisch.)   3, 685.

Fuchs, A., Neubildungen der Vulva. Sammelbericht des Jahres 1912. Gynaekol. Rundschau Jg. 7, H. 24, S. 898—902.   4, 73.

Fursey, Frank R., Gonorrhea in the female. (Die Gonorrhöe der Frau.) Med. council Bd. **18,** Nr. 5, S. 169—171.   2, 616.

Girode, Ch., Les vaisseaux lymphatiques de la vulve et du vagin. (Die Lymphgefäße des Scheideneingangs und der Scheide.) Arch. mens. d'obstétr. et de gynécol. 2, S. 205—210.   1, 331.

Gottschalk, Sigmund, Über die Ursachen und die Behandlung des Ausflusses aus dem weiblichen Genitale. Dtsch. med. Wochenschr. **39,** S. 249—252.   1, 220.

Grad, Hermann, Epithelioma of the vulva and clitoris. (Epitheliom der Vulva und Klitoris.) (New York obstetr. soc. meet. 11. III. 1913.) Americ. journal of obstetr. Bd. **68,** Nr. 1, S. 105—106.   2, 619.

Gräfenberg, Ernst, Ein Beitrag zur Chemie des Scheidensekretes. 15. Versamml. d. dtsch. Ges. f. Gynaekol., Halle a. S., 14.—17. Mai 1913.   1, 670.

Graham, Henry F., Shelf for rectal and vaginal operations. (Instrumentenbrett für Rectal- und Vaginaloperationen.) Journal of the Americ. med. assoc. Bd. **60,** Nr. 20, S. 1537.   2, 615.

Günther, R., Plastischer Ersatz der Scheide. Dissertation: Jena.   4, 395.

Gutowitz, H., Ein Beitrag zur Behandlung der Vaginalerkrankungen. Fortschr. d. Med. **31,** S. 205—211.   1, 220.

Hellier, John Benjamin, Points and pitfalls in gynaecological diagnosis. (Bemerkungen über wichtige Punkte bei der gynaekologischen Diagnose sowie über Vermeidung von Irrtümern.) Practitioner Bd. **91,** Nr. 2, S. 157—168.   2, 730.

Hengge, Anton, Scheidenpulverbläser Antileukon. Münch. med. Wochenschr. Jg. **60,** Nr. 48, S. 2680.   3, 686.

Hirschfeld, Die Behandlung des Fluor albus mit Levurinose. Klin.-therapeut. Wochenschr. Jg. **20,** Nr. 48, S. 1482—1484.   3, 686.

Hirschfeld, J, Über die Anwendung der Fermentintabletten in der Gynaekologie. Fortschr. d. Med. Jg. **31,** Nr. 22, S. 606—610.   2, 205.

Höfling, Hans, Die moderne Trockenbehandlung des Fluors albus mittels Tyren in kritischer Beleuchtung. Allg. med. Zentralzeit. Jg. **82,** Nr. 18, S. 214—215. 2, 94.

Hoffmann, Adolph, Beckenbruch mit Scheidenzerreißung. (Greifswalder med. Ver., Sitz. 8. II. 1913.) Dtsch. med. Wochenschr. Jg. **39,** Nr. 26, S. 1285.   2, 432.

Holste, C., Vagina septa bei einfachem Uterus. Zentralbl. f. Gynaekol. Jg. 37, Nr. 26, S. 965—966. **2, 375.**

Jack, W. R., Vaccine-therapy in the treatment of gonococcal vulvo-vaginitis. (Vaccinetherapie der gonorrhoischen Vulvovaginitis.) Glasgow med. journal Bd. 80, Nr. 2, S. 84—90. **3, 329.**

Janet, Jules, Précautions et soins pendant la période d'incubation de la blennorragie. (Vorsichtsmaßregeln während der Inkubationszeit der Gonorrhöe.) Journal d'urol. Bd. 3, Nr. 4, S. 493—494. **1, 736.**

Jeannin, Cyrille, Dystocie par occlusion cicatricielle du vagin. Césarienne mutilatrice. Guérison. (Gebärunmöglichkeit infolge narbigen Verschlusses der Scheide. Kaiserschnitt mit Wegnahme des Uterus. Heilung.) Bull. de la soc. d'obstétr. et de gynécol. de Paris Jg. 2, Nr. 8, S. 658—661. **4, 279.**

Joly, Causes et traitement des écoulements génitaux chez la femme. (Ursache und Behandlung der Genitalflüsse beim Weib.) Ann. de la policlin. centr. de Bruxelles Jg. 13, Nr. 3, S. 73—82. **2, 205.**

Jones, Frederic Wood, Some points in the nomenclature of the external genitalia of the female. (Einiges über die Nomenklatur der äußeren weiblichen Genitalien.) Journal of anat. a. physiol. Bd. 48, Nr. 1, S. 73—80. **3, 525.**

Jung, Ph., Therapie der klimakterischen Störungen der Frau. Monatsschr. f. mod. Klinik u. Therap. Jg. 12, H. 5, S. 234—240. (Russisch.) **2, 674.**

Juvara, E., Appareil urinaire, vices de conformation. Uretère droit double, l'urétère supplémentaire s'abouchant à la vulve, à droite de l'orifice urétral. (Bildungsfehler am Harnapparat. Rechts doppelter Ureter, der überzählige mündet in der Vulva, rechts von der Urethralmündung.) Bull. et mém. de la soc. de chirurg. de Paris 39, S. 100—103. **1, 227.**

Katz, Georg, Zur Behandlung des Ausflusses der Frau. Berl. klin. Wochenschr. Jg. 50, Nr. 17, S. 780—782. **1, 739.**

Kehrer, G., Demonstration von Vulvatumoren. 15. Versamml. d. dtsch. Ges. f. Gynaekol. Halle a. S., 14.—17. Mai 1913. **2, 155.**

Kenessey, Albert, Die Ausbreitung der Vulvovaginitis gonorrhoica infantum auf die inneren Sexualorgane. Pest. med. chirurg. Presse Jg. 49, Nr. 44, S. 360—362 u. Budapesti orvosi-ujság Jg. 11, Nr. 37, S. 477. (Ungarisch.) **3, 477; 4, 14.**

Kermauner, Fritz, Zur Ätiologie der Gynatresien. Beitr. z. Geburtsh. u. Gynaekol. 18, S. 187—200. **1, 462.**

Kirstein, Die Röntgentherapie in der Gynaekologie. Berlin, Springer. **1, 362.**

Klieneberger, Diphtheria vaginae. (Ärztl. Bez.-Ver. Zittau, Sitzg. v. 3. III. 1913.) Berl. klin. Wochenschr. Jg. 50, Nr. 18, S. 850—851. **2, 156.**

Klimenko, V., La diphthérie des organes génitaux chez les enfants. (Die Diphtherie der Geschlechtsorgane bei Kindern.) Clin. prat. méd.-chirurg. et spéc. Jg. 9, Nr. 11, S. 247—249. **5, 307.**

Koch, John A., The dry treatment of leucorrhea and cervical erosions. (Die trockene Behandlung des Fluors und der Erosionen.) Illinois med. journal Bd. 24, Nr. 6, S. 330—331. **4, 73.**

Köhler, Robert, Zerreißung der Vagina sub coitu mit letalem Ausgang. Zentralbl. f. Gynaekol. Jg. 37, Nr. 34, S. 1253—1257. **3, 54.**

Kroemer, P., Tuberkulose der Vulva und Urethra. 15. Versamml. d. dtsch. Ges. f. Gynaekol., Halle a. S., 14.—17. Mai 1913. **1, 831.**

Küster, Hermann, Beitrag zur Kenntnis der sogenannten Scheidencysten. Zeitschr. f. Geburtsh. u. Gynaekol. Bd. 74, H. 2/3, S. 611—627. **3, 477.**

Kuhn, F., Das biologische Moment bei der Behandlung der Vagina. Zentralbl. f. Gynaekol. 37, S. 228—235. **1, 220.**

Kurz, Lena, Esthiomène, or lupus vulvae. A historical pathological, and clinical study, with analysis of six cases from the General hospital, Birmingham, and ten micro-photographs. (Esthiomène oder Lupus vulvae. Eine historisch-pathologische und klinische Studie, nebst Mitteilung von 6 Fällen aus dem Allgemeinen Krankenhause Birmingham und 10 Mikrophotographien.) Journal of obstetr. a. gynaecol. of the Brit. emp. Bd. 23, Nr. 6, S. 353—388. **2, 540.**

Langenhagen, R. de, De l'emploi abusif et inconsidéré des irrigations vaginales trop chaudes en gynécologie. (Vom unvorsichtigen Gebrauch der heißen Scheidenspülungen in der Gynaekologie.) Gynécologie Jg. 17, Nr. 3, S. 141—146 u. Rev. prat. d'obstétr. et de gynécol. Jg. 21, (Nr. 5), S. 129—133. **2, 205, 277.**

Lawrence, C. S., Double uterus and vagina. (Doppelter Uterus und Vagina.) Southern med. journal Bd. 6, Nr. 7, S. 477—478. **2, 748.**

Lecornu, Infibulation consécutive à du prurit et de l'eczéma vulvaire. (Infibulation infolge von Pruritus und Eczema vulvae.) Année méd. de Caen 38, S. 68—69. **1, 191.**

Lefèvre, Henri, et Étienne Loubat, Les kystes de la région clitoridienne. (Die Cysten der Clytorisgegend.) Paris méd. Jg. 1913, Nr. 22, S. 529—535. 2, 155.

Legueu, Félix, Les repaires du gonocoque chez la femme. (Die Schlupfwinkel des Gonococcus bei der Frau.) Sém. gynécol. Jg. 18, Nr. 16, S. 125—127. 1, 737.

Legueu, Félix, La voie transpéritonéo-vésicale pour la cure de certaines fistules vésico-vaginales opératoires. (Der transperitoneo-vesicale Weg für die Heilung von bestimmten post-operativen vesico-vaginalen Fisteln.) Arch. urol. de la clin. de Necker Bd. 1, Nr. 1, S. 1—11. 2, 488.

Le Lorier, V., Gynécologie et charlatanisme. (Gynaekologie und Charlatanismus.) Bull. de la soc. d'obstétr. et de gynécol. de Paris Jg. 2, Nr. 4, S. 318. 3, 273.

Leoncini, Fr., Alterazioni degli organi genitali femminili nell'avvelenamento da sublimato corrosivo. (Störungen der weiblichen Genitalorgane bei Sublimatspülungen.) (1. riun. d. assoc. ital. di med. leg., Genova, luglio 1913.) Frienze. 6 S. 5, 358.

Liepmann, W., Der Antifluor, ein neues Instrument zur Trockenbehandlung der Scheidenkatarrhe. Münch. med. Wochenschr. Jg. 60, Nr. 25, S. 1383. 2, 477.

Liepmann, W., Die Trockenbehandlung des Fluor albus mittelst des Antifluors. Gynaekol. Rundsch. Jg. 7, H. 15, S. 554—556. 2, 748.

Löhnberg, Ernst, Ein Fall von primärem Scheidencarcinom und Leukoplakie. Zeitschr. f. Geburtsh. u. Gynaekol. Bd. 73, H. 3, S. 755—772. 3, 329.

Lohnstein, H., Ein Fall von akuter Harnretention bei Gynatresie. Zeitschr. f. Urol. Bd. 7, H. 8, S. 630—634. 3, 54.

Loser, W., Carcinoma vaginae mit Prolaps (im Anschluß an zwei Fälle an der Basler Frauenklinik.) Dissertation: Basel. 3, 686.

Lothrop, Howard A., An operation for the cure of vaginal hernia. (Eine Operationsmethode zur Behandlung der Hernia vaginalis.) Boston med. a. surg. journal Bd. 168, Nr. 16, S. 578—580. 2, 46.

McDonald, Ellice, Studies in gynecology and obstetrics. Chapt. 3. The treatment of leucorrhea due to gonococcus infection. (Die Behandlung der gonorrhoischen Leukorrhöe). Americ. med. Bd. 19, Nr. 3, S. 157—161. 1, 668.

Maiss, Über Gynatresie. (Med. Sect. d. schles. Ges. für vaterl. Kultur, Breslau, Sitzg. v. 7. III. 1913.) Berl. klin. Wochenschr. Jg. 50, Nr. 18, S. 848—849. 2, 156.

Marshall, G. Balfour, Artificial vagina. A review of the various operative procedures for correcting atresia vaginae. (Die künstliche Vagina. Übersicht über die verschiedenen Operationsmethoden bei Atresia vaginae.) Journal of obstetr. a. gynaecol. of the Brit. empire Bd. 23, Nr. 4, S. 193—212. 2, 42.

Martin, André, Sarcome de la grande lèvre. (Sarkom des Labium maius.) Rev. de gynécol. et de chirurg. abdom. Bd. 21, Nr. 3, S. 177—186. 3, 328.

Mattissohn, Die Prognose der Vulvovaginitis gonorrhoica infantum. Arch. f. Dermatol. u. Syphil., Orig. Bd. 116, H. 3, S. 817—840. 2, 477.

Merkel, Curt, Über Molluscum contagiosum. Beitr. z. Geburtsh. u. Gynaekol. 18, S. 242—270. 1, 461.

Oertel, Christian, Ein Fall von Pseudoatresie der Scheide und Uterus bei persistierender Kloake und Uterus duplex cum vagina duplex septa. Zeitschr. f. Geburtsh. u. Gynaekol. Bd. 75, H. 1, S. 137—148. 3, 673.

Offergeld, Heinrich, Ein bemerkenswerter Fall von Melanosarkom. (Paravulvärer Tumor; multiple, primäre Geschwulstbildung; teilweise spontane Rückbildung der Metastasen.) Arch. f. Gynaekol. Bd. 101, H. 2, S. 430—445. 4, 138.

Ortenberg, Heinz von, Die Verwendung gestielter Hautlappen zum Verschluß großer Mastdarm-Scheidendefekte. Zentralbl. f. Gynaekol. Jg. 37, Nr. 47, S. 1713 bis 1715. 3, 617.

Ossing, Joh., Über die Dauerresultate der in der Kieler Frauenklinik operierten Vulvacarcinome aus den Jahren 1901—1912. Dissertation: Kiel. 4, 14.

Oui, Cloisonnement transversal du vagin. (Quere Scheidenwand der Vagina.) Bull. de la soc. d'obstétr. et de gynécol. de Paris Jg. 2, Nr. 7, S. 641—642. 3, 478.

Pampanini, G., Contributo alla casistica dell'associazione tubercolare e neoplastica genitale. (Beitrag zur Kasuistik des gleichzeitigen Vorkommens von Tuberkulose und Neubildungen am Genitale.) Ann. di ostetr. e ginecol. Jg. 35, Nr. 7, S. 217 bis 227. 3, 157.

Paquet, A., Cloisonnement vaginal. (Vaginalverschluß.) Bull. de la soc. d'obstétr. et de gynécol. de Paris Jg. 2, Nr. 3, S. 196—197. 3, 218.

Patel, Maurice, Traitement de la tuberculose génitale de la femme. (Behandlung der Genitaltuberkulose der Frau.) Journal des sages-femmes Jg. 41, Nr. 11, S. 274 bis 276 u. Nr. 12, S. 281—284. 2, 475.

Penkert, M., Rezidivierende menstruelle Vulvadiphtherie. Med. Klinik 9, S. 100—101.
  1, 20.
Percy, J. F., A method of applying heat both to inhibit and destroy inoperable carcinoma of the uterus and vagina. (Eine Hitzeapplikationsmethode zur Hemmung
  und Zerstörung des inoperablen Krebses des Uterus und der Vagina.) Surg.,
  gynecol. a. obstetr. Bd. 17, Nr. 3, S. 371—376.   3, 221.
Peters, J., Ernste Blutung durch Radeln. Ned. Tijdschr. v. Geneesk. Tweede Helft
  Nr. 2, S. 117. (Holländ.)   3, 159.
Pierra, Louis, Diagnostic et traitement de la bartholinite. (Diagnostik und Behandlung der Bartholinitis.) Journal des sag.-femmes Jg. 41, Nr. 19, S. 339—341. 3, 436.
Plazy, Louis, Ulcérations buccales et génitales, non syphilitiques, guéries par le
  néo-salvarsan. (Von den mit Neosalvarsan geheilten nicht syphilitischen Ulcera-
  tionen des Mundes und der Genitalien.) Gaz. hebdom. des scienc. méd. de Bor-
  deaux Jg. 34. Nr. 28, S. 327—328 u. Rev. franç. de méd. et de chirurg. Jg. 10,
  Nr. 20, S. 315—317.   2, 586; 3, 685.
Potocki et Sauvage, Thrombus pédiculé du vagin. (Gestielter Thrombus der Scheide.)
  Ann. de gynécol. et d'obstétr. Bd. 10, Nr. 11, S. 576—587 u. Bull. de la soc. d'obstétr.
  et de gynécol. de Paris Jg. 2, Nr. 4, S. 346—357.   4, 138; 3, 290.
Pozsonyi, Eugen, Über einen dorso-perineal operierten Fall von primärem Scheiden-
  krebs (Exstirpation des gesamten Genitalapparates und des Rectums). Gynaekol.
  Rundschau Jg. 7, H. 18, S. 661—664.   3, 218.
Pozsonyi, Jenö, Über chirurgische Behandlung des primären Scheiden-Karzinome.
  Budapesti orvosi ujsag Jg. 11, Sebeszet 2, S. 16—18. (Ungarisch.)   1, 739.
Pozzi, S., Résultats immédiats et éloignés de la méthode autoplastique (avec mobilisation de l'urètre) dans le cas d'absence congénitale de vagin. (Unmittelbare und
  spätere Resultate der autoplastischen Methode [mit Mobilisation der Urethra] in
  einem Fall von kongenitalem Fehlen der Scheide.) Bull. et mém. de la soc. de
  chirurg. de Paris Bd. 39, Nr. 26, S. 1127—1135.   2, 619.
Prampolini, Bruto, Atresia vaginale totale, ematometra ed ematosalpinge sinistra
  consecutive. (Hämatometra und linke Hämatosalpinx infolge von Atresia vaginae
  totalis.) Ginecologia 9, S. 532—538.   1, 330.
Puppel, Ernst, Die Trockenbehandlung des Fluor albus. Fortschr. d. Med. Jg. 31,
  Nr. 26, S. 714—719.   2, 377.
Quénu, E., et Anselme Schwartz, Création d'un vagin en cas d'absence congénitale
  de ce conduit par greffe d'une anse intestinale. Technique opératoire. (Herstellung
  einer Vagina bei kongenitalem Mangel derselben durch Einpflanzen einer Dünndarmschlinge.) Rév. de chirurg. Jg. 33, Nr. 6, S. 855—892.   2, 478.
Roemer, R., Ein Fall von Haematoma vaginae et vulvae mit nachfolgendem Ver-
  blutungstod. Zentralbl. f. Gynäkol. 37, S. 131—132.   1, 100.
Roman, B., Zur Ätiologie und Genese der Kollphyperplasia cystica. Prag. med. Wochen-
  schr. Jg. 38, Nr. 41, S. 568—570.   3, 525.
Rothe, Hermann, Ist beim Vaginismus eine blutige Erweiterung notwendig? Zeit-
  schr. f. Geburtsh. u. Gynaekol. Bd. 73, H. 2, S. 479—486.   2, 541.
Roulland, H., Les vaginites. (Die Entzündungen der Scheide.) Sem. gynécol. 18,
  S. 26—27 u. 58—62.   1, 331.
Roulland, H., Vaginite blennorrhagique. (Blennorrhoische Entzündung der Scheide.)
  Sem. gynécol. 18, S. 27—28.   1, 129.
Rouvier, J., Deux cas de thrombus ou hématome vulvo-vaginal. (Zwei Fälle von
  Thrombus oder Hämatoma vulvae et vaginae.) Bull. de la soc. d'obstétr. et de
  gynécol. de Paris Jg. 2, Nr. 5, S. 446—449.   3, 272.
Rouville, de, Des bartholinites. (Über Bartholinitis.) Sem. gynécol. 18, S. 4—6. 1, 60.
Rouville, de, Kystes du vagin. (Vaginalcysten.) Sem. gynécol. 18, S. 33—36. 1, 219.
Rubin, J. C., and J. S. Leopold, On the cause of the persistence of gonorrheal vulvo-
  vaginitis in children. (Über die Ursache der Hartnäckigkeit gonorrhoischer Vulvo-
  vaginitis bei Kindern.) Americ. journal of dis. of child. 5, S. 58—64.   1, 60.
Rudaux, P., Végétations ano-vulvaires pendant la grossesse. (Wucherungen am
  After und am Scheideneingang während der Schwangerschaft.) Clinique (Paris)
  Jg. 8, Nr. 27, S. 425.   2, 562.
Salles, Miguel, Ein Fall von Scheidenklappenzerreißung durch Einführung eines
  fremden Fingers in die Scheide. Vierteljahrsschr. f. gerichtl. Med. 45, S. 351—354.
  1, 461.
Sande, K. v., Spezifische Therapie des ansteckenden Scheidenkatarrhs mittels loka
  immunisierender Präparate. Berl. tierärztl. Wochenschr. Jg. 29, Nr. 20, S. 365 bis
  366.   2, 94

Savarè, Contributo allo studio del carcinoma primitivo della vulva. (Beitrag zur Kenntnis des primären Carcinoms der Vulva.) (Soc. toscana di ostetr. e ginecol., nov. 1911, Siena.) Ann. di ostetr. e ginecol. **35**, S. 238—242. **1, 423.**

Scharfe, Der Scheidentrockner. Berl. klin. Wochenschr. **50**, S. 402. **1, 739.**

Scherber, G., Zur Klinik und Ätiologie einiger am weiblichen Genitale auftretender seltener Geschwürsformen. Dermatol. Zeitschr. **20**, S. 140—148. **1, 128.**

Scherber, G., Weitere Mitteilungen zur Klinik und Ätiologie der pseudo-tuberkulösen Geschwüre am weiblichen Genitale. Wien. klin. Wochenschr. Jg. **26**, Nr. 26, S. 1070—1073. **2, 433.**

Schiller, Mikroskopische Demonstration eines Melanosarkoms der Klitoris. (Gynaekol. Ges., Breslau, Sitzg. v. 24. VI. 1913.) Monatsschr. f. Geburtsh. u. Gynaekol. Bd. **38**, H. 3, S. 368. **3, 437.**

Schlund, E., Über das primäre Carcinom der Vagina. Dissertation: Freiburg i. Br. **4, 314.**

Schröder, Rob., Ein Fall von Atresia hymenalis mit großem glykosehaltigem Epitheliokolpos in der Menarche. Frauenarzt **28**, S. 2—7. **1, 21.**

Schubert, Th., Präparierte, anästhesierende Visia-Vaginalhefe gegen ansteckenden Scheidenkatarrh. Eine zweckmäßige Behandlungsmethode des ansteckenden Scheidenkatarrhes und der Sterilität. Berl. tierärztl. Wochenschr. Jg. **29**, Nr. 49, S. 877—878. **3, 686.**

Schwaiblmair, S., Myxofibroma labii majoris. Dissertation: München. **4, 313.**

Schwartz, Anselme, et Rénon, De l'utilisation de l'intestin grêle pour la création d'un vagin absent. (Verwendung des Dünndarms zur Herstellung einer fehlenden Scheide.) Bull. et mém. de la soc. de chirurg. de Paris **39**, S. 403—420. **1, 671.**

Sevestre, Contribution à l'étude clinique des brides vulvaires congénitales. (Zur Klinik kongenitaler Bänder in der Vagina.) Thèse de Toulouse. Nr. 30. S. 66. **5, 58.**

Shoemaker, George Erety, Acute membranous vaginitis in pregnancy, due to enterococcus. (Akute membranöse Vaginitis in der Schwangerschaft, hervorgerufen durch den Enterococcus.) (Sect. on surg., med. soc. of the State of Pennsylvania, Scranton sess., 25. IX. 1912.) Pennsylvania med. journal Bd. **16**, Nr. 9, S. 703—705. **2, 398.**

Sikora, Fausse bifidité utérine dans un cas d'hématométrie avec hématocolpos. Hystérectomie abdominale subtotale. Ouverture et drainage de la poche vaginale. (Falsche Zweiteilung des Uterus in einem Fall von Hämatometra mit Hämatocolpos. Subtotale abdominale Hysterektomie. Eröffnung und Drainage der Vaginaltasche.) Bull. et mém. de la soc. de chirurg. de Paris **39**, S. 461—462. **1, 463.**

Sinclair, John F., Investigations in vulvovaginitis by means of the female urethroscope. (Über den Gebrauch des weiblichen Urethroskops bei der Diagnose der Vulvovaginitis.) (Transact. of the New England pediatr. soc., meet. 8. XI. 1913.) Americ. journal of obstetr. a. dis. of wom. a. childr. Bd. **68**, Nr. 6, S. 1210—1213. **4, 194.**

Slingenberg, Bodo, Die Behandlung der Urethritis, Vulvovaginitis und Endometritis gonorrhoica. Nederl. Tijdschrift voor Geneeskunde Tweede helft Nr. 10, S. 753—756 (Holländ.) u. Zentralbl. f. Gynaekol. Jg. **37**, Nr. 39, S. 1450—1452. **3, 157, 217.**

Smith, George G., The complement fixation test in the management of gonococcus vulvovaginitis. (Die Komplementbindungsprobe bei gonorrhoischer Vulvovaginitis.) Americ. journal of dis. of childr. Bd. **5**, Nr. 4, S. 313—316. **1, 670.**

Smith, Richard M., Vulvovaginitis in children. (Vulvovaginitis bei Kindern.) Americ. journal of dis. of childr. Bd. **6**, Nr. 5, S. 395—362. **3, 616**

Spaulding, Edith Rogers, Vulvovaginitis in children. (Vulvovaginitis bei Kindern.) Americ. journal of dis. of children **5**, S. 248—267. **1, 737.**

Spillmann, L., G. Thiry et J. Benech, La gangrène spontanée des organes génitaux chez l'homme et chez la femme. (Die spontane Gangrän der Geschlechtsorgane beim Manne und beim Weibe.) Paris méd. Jg. **1913**, S. 319—328. **1, 331.**

Stange, B., Über einen Fall von vaginaler totaler Pfählung. Dissertation: Leipzig. **4, 314.**

Stein, Arthur, Pruritus vulvae. (Pruritus vulvae.) Urol. and cut. rev. **17**, S. 22 bis 24. **1, 127.**

Stewart, Francis T., Formation of an artificial vagina by intestinal transplantation. (Bildung einer neuen Vagina aus einem Stück Dünndarm.) Ann. of surg. **57**, S. 210 bis 216. **1, 285.**

Stolz, Max, Die vaginale Untersuchung der Kinder. Zentralbl. f. Gynaekol. Jg. **37**, Nr. 41, S. 1534—1536. **3, 391.**

Stratz, C. H., Falsche Diagnose bei einer selteneren Mißbildung der inneren Genitalien. Gynaekol. Rundsch. Jg. 7, H. 12, S. 435—436. 2, 358.

Stratz, C. H., Drei Fälle von Vaginaltumoren. Gynäkol. Rundsch. 7, S. 9—11. 1, 20.

Teuffel, R., Kraurosis und Cancroid. Zentralbl. f. Gynaekol. Jg. 37, Nr. 27, S. 998 bis 1000. 2, 432.

Thomä, Fr., Zur Ätiologie der Gynatresien. Monatsschr. f. Geburtsh. u. Gynaekol. Bd. 38, Erg.-H., S. 1—59. 2, 477.

Tiegel, Haematoma vulvae. (Med. Ver. Greifswald, 25. I. 1913.) Dtsch. med. Wochenschr. 39, S. 67. 1, 541.

Tourneux, J. P., Sur un cas de kyste des petites lèvres. (Ein Fall von Cystenbildung der kleinen Schamlippen.) (Soc. anat.-clin., séance du 22. II. 1913.) Toulouse méd. Jg. 15, Nr. 4, S. 74—76. 2, 204.

Tourneux, J. P., et A. Ginisty, Deux cas d'épithélioma primitif du vagin. (Zwei Fälle von primärem Epitheliom der Scheide.) (Soc. anat.-clin., séance du 12. IV. 1913.) Toulouse méd. Jg. 15, Nr. 7, S. 141—142, Nr. 8, S. 157—160. 2, 204.

Tridon, P., Fréquence des péritonites gonococciques chez les petites filles atteintes de vulvo-vaginite. (Häufigkeit der Gonokokkenperitonitis bei kleinen Mädchen mit Vulvo-vaginitis.) Gynécologie Jg. 17, Nr. 3, S. 147—149. 2, 211.

Tucker, Ernest F., Report of a case of abscence of vagina and its reconstruction. (Bericht über einen Fall von Fehlen der Vagina und ihren Ersatz.) Northwest med. Bd. 5, Nr. 1, S. 17—18. 2, 376.

Unger-Brjanzewa, A., Haematom der Scheide und der äußeren Genitalien. Russkji Wratsch Jg. 12, Nr. 14, S. 472—475. (Russ.) 2, 67.

Virenque, Maurice, Des tumeurs malignes primitives du vagin. (Über primäre maligne Tumoren der Scheide.) Arch. mens. d'obstétr. et de gynécol. 2, S. 175 bis 204. 1, 670.

Vogel, F., Traumatische Scheidenruptur mit Dünndarmvorfall. Münch. med. Wochenschr. Jg. 60, Nr. 24, S. 1326—1327. 2, 377.

Vogt, E., Beitrag zu den Melanosarkomen der Clitoris. Arch. f. Gynaekol. 99, S. 364 bis 371. 1, 669.

Wade, Henry Albert, Description of a new method of repair for vaginal hernia, with a report of one hundred and forty cases in which it was used. (Beschreibung einer neuen Methode zur Heilung der Vaginalhernien, mit Bericht über 141 Fälle, in denen jene benützt worden.) Med. rec. Bd. 84, Nr. 21, S. 937—939. 4, 109.

Waldo, Ralph, Gynecological hints. (Gynaekologische Winke.) Internat. journal of surg. 26, S. 63. 1, 737.

Ward, Epithelioma of the clitoris. (Epitheliom der Clitoris.) (Transact. of the New York acad. o. med., sect. on obstetr. a. gynecol., meet. 22. V. 1913.) Americ. journal of obstetr. a. dis. of women a. childr. Bd. 68, Nr. 4, S. 782—783. 4, 106.

Weibel, Operationstechnik und Resultate bei Uteruscarcinom. 17. internat. med. Kongr., London, Sekt. f. Geburtsh. u. Gynaekol., 6.—12. VIII. 1913. 3, 58.

Wintz, H., Experimentelle Untersuchungen über Chemismus und Bakteriengehalt des Scheidensekrets sowie über die bactericiden Eigenschaften gegenüber dem Tuberkelbacillus. Dissertation: Erlangen. 88 S. u. 6 Tab. 5, 202.

Wolff, M., The treatment of gonorrhoeal vaginitis in children with autogenous vaccines. (Die Behandlung der gonorrhoischen Vaginitis bei Kindern mit autogener Vaccine.) Chicago med. rev. Bd. 35, S. 462. 4, 238.

Zacharias, E., Eine seltene Cyste der hinteren Vaginalwand. Dissertation: Jena. 4, 14.

Zomakion, G. Th., Ein harter Schanker der Portio vaginalis uteri und seine Diagnostik. Arch. f. Dermatol. u. Syphilis., Orig. Bd. 116, H. 2, S. 329—340. 2, 95.

Zubrzycki, Januarius v., Eine während der Geburt entstandene Blutgeschwulst der Vulva. Zentralbl. f. Gynaekol. 37, S. 274—275. 1, 241.

Uterus.

Anatomie, Physiologie und Entzündungen.

Abramson, M., Hämatometra nach Abrasio. Dissertation: München. 4, 316.

Ancel, P., et P. Bouin, Sur les soi-disant néphrophagocytes utérins et la signification des cellules myométriales. (Über die sogenannten uterinen Nephrophagocyten und die Bezeichnung der myometranen Zellen.) Cpt. rend. hebdom. d. séanc. de la soc. de biol. 74, S. 352—354. 1, 285.

Bab, Hans, Organotherapeutische Erfahrungen und Anwendung von Aphrodisiaca in der Gynaekologie. Klin.-therapeut. Wochenschr. Jg. 20, Nr. 51, S. 1569—1572. 4, 225.

Baldwin, Aslett, Case of recto-uterine fistula. (Rectouterinfistel.) (Surg. sect., 12. XI. 1913.) Proceed. of the roy. soc. of med. Bd. 7, Nr. 2, S. 71—72. **4, 315.**

Baldwin, J. F., Dysmenorrhea from imperfect development of the uterus or malformation. (Dysmenorrhöe auf Grund von schlechter Entwickelung oder Mißbildung des Uterus.) Med. rec. Bd. 84, Nr. 11, S. 480—481. **3, 207.**

Banga, Gebrauch des Quellstiftes zur Erweiterung des Gebärmutterhalses zwecks der digitalen Untersuchung der Uterushöhle. (Dtsch. Ges. in Chikago. Sitz. vom 3. IV. 1913.) Münch. med. Wochenschr. Jg. 60, Nr. 33, S. 1860. **2, 691.**

Baumgart, G., und R. Beneke, 4jährige Amenorrhöe nach Atmokausis, ausgetragene Gravidität, Geburtsbeendigung durch Entfernung des graviden Uterus. Monatsschr. f. Geburtsh. u. Gynaekol. Bd. 38, H. 6, S. 635—655. **4, 73.**

Bell, W. Blair, The pathology of uterine casts passed during menstruation. (Pathologie der menstruellen Abgüsse des Uterusinnern.) Surg., gynecol. a. obstetr. Bd. 16, Nr. 6, S. 651—655. **2, 433.**

Belot, A propos du localisateur pour radiothérapie des affections utéro-annexielles. (Zur Lokalisation in der Radiotherapie der Uterus- und Adnexerkrankungen.) Bull. et mém. de la soc. de radiol. méd. de Paris Jg. 5, Nr. 47, S. 256—258. **3, 387.**

Bertrand, D. M., et Bronislawa Feigin, Examen bactériologique de quelques cas de métrite et traitement par les virus vaccins sensibilisés. (Bakteriologisches Examen von einigen Metritisfällen und Behandlung mit sensibilisierten Impfsera.) Cpt. rend. hebdom. des séanc. de la soc. de biol. Bd. 74, Nr. 21, S. 1224—1226. **2, 378.**

Bertrand, D. M., et Bronislawa Feigin, Contribution à l'étude de la flore bactérienne des infections utérines. (Beitrag zum Studium der Bakterienflora bei Uterusinfektionen.) Cpt. rend. hebdom. des séanc. de la soc. de biol. Bd. 75, Nr. 26, S. 61—63. **3, 686.**

Bland-Sutton, Sir John, An address on the exotic flora of the uterus in relation to fibroids and cancer. (Die Bakterienflora des Uterus in bezug auf Myom und Krebs.) Brit. med. journal 2718, S. 205—208. **1, 223.**

Bockstaele, van, Un cas d'absence de l'utérus. (Ein Fall vom Fehlen des Uterus.) Journal de chirurg. et ann. de la soc. belge de chirurg. Jg. 13/21, Nr. 5, S. 94—95. **2, 282.**

Bonneau, R., Inondation péritonéale par rupture spontanée d'une veine utéro-ovarienne. (Blutung in den Peritonealraum infolge spontaner Ruptur einer utero-ovarialen Vene.) (Soc. des chirurg. de Paris 28. II. 1913.) Presse méd. 21, S. 236. **1, 428.**

Bonney, Victor, Technique de l'amputation du col. (Zur Technik der Cervixamputation.) Gynécologie Jg. 17, Nr. 5, S. 296—298. **2, 692.**

Bossi, L. M., Eierstocks-Uteruskrankheiten und Psychopathien. Beitr. z. Geburth. u. Gynäkol. 18, S. 136—146 u. Frauenarzt 28. S. 7—15. **1, 28, 212.**

Bouchacourt, Sur le mode d'action des rayons de Röntgen, dans la thérapeutique dirigée contre les gros utérus saignants. (Über die Wirkungsweise der Röntgenbehandlung der Uterusblutungen.) Bull. et mém. de la soc. de radiol. méd. de Paris Jg. 5, Nr. 48, S. 302—311. **4, 100.**

Bouin, P., et P. Ancel, Sur les cellules du myométrium qui prennent le carmin des injections physiologiques. (Über die Zellen des Myometriums, welche das Carmin bei intravitaler Injektion aufnehmen.) Cpt. rend. hebdom. séanc. de la soc. de biol. Bd. 74, Nr. 13, S. 728—729. **2, 43.**

Brindeau, A., A propos de deux cas d'utérus septus gravides. (Zwei Fälle von Uterus septus gravidus.) Bull. de la soc. d'obstétr. et de gynécol. de Paris Jg. 2, Nr. 6, S. 539—541. **3, 289.**

Brooksher, W. R., Pathological uterine hemorrhages. (Pathologische Uterusblutungen.) Journal of the Arkansas med. soc. Bd. 9, Nr. 11, S. 255—258. **1, 831.**

Bruck, C., und A. Sommer, Über die diagnostische und therapeutische Verwertbarkeit intravenöser Arthigoninjektionen. Münch. med. Wochenschr. Jg. 60, Nr. 22, S. 1185—1188. **2, 201.**

Buges, Essai sur le traitement des métrites par l'enfumage iodé. (Joddämpfe gegen Metritis.) Thèse de Montpellier, Nr. 22, 47 S. **5, 58.**

Bukojemsky, F. W., Die Gebärmuttersklerose (Arteriosclerosis uteri) und deren Zusammenhang mit den Uterusblutungen. Arch. f. Gynaekol. Bd. 99, S. 463—473. **2, 156.**

Carter, J. Hugh, The treatment of endometritis and salpingitis. (Die Behandlung der Endometritis und Salpingitis.) Journal of the Tennessee State med. assoc. Bd. 6, Nr. 3, S. 99—102. **2, 688.**

Chase, Ira Carleton, An unwritten chapter in gynecology, uterine and adnexal
    syphilis. (Ein unbeschriebenes Kapitel der Gynaekologie, Syphilis des Uterus und
    der Adnexe.) Texas State journal of med. Bd. 9, Nr. 3, S. 95—98.   2, 620.
Chase, Walter B., Menorrhagia and metrorrhagia. Suggestions as to treatment
    and remarks on recent claims for radio-therapy. (Menorrhagien und Metrorrhagien —
    therapeutische Vorschläge und Bemerkungen über die gegenwärtig geforderte
    Radiotherapie.) Virginia med. semi-monthly Bd. 18, Nr. 12, S. 289—293.   3, 386.
Cottenot, P., Traitement des métrites par l'étincelle de haute fréquence. Le cu-
    rettage électrique. (Behandlung der Metritiden durch Hochfrequenzströme.
    Elektrisches Curettement.) Bull. off. de la soc. franç. d'électrothérap. et de radiol.
    Jg. 21, Nr. 1, S. 15—17.   2, 95.
Cova, Ercole, Studio sperimentale sull'avvelenamento da fosforo in gravidanza e
    sulle alterazioni prodotte dal fosforo nell'utero e nell'ovaio. (Experimentelle
    Studien über Phosphorvergiftung in der Schwangerschaft und über die durch
    Phosphor hervorgerufenen Veränderungen am Uterus und den Ovarien.) Gine-
    cologia Jg. 10, Nr. 1, S. 1—24.   2, 498.
Cruveilhier, Louis, Traitement des complications utéro-annexielles de la blen-
    norragie au moyen d'injections sous-cutanées de virus-vaccins sensibilisés de
    Besredka. (Behandlung von Uterus- und Adnexkomplikationen der Gonorrhöe
    durch subcutane Injektionen sensibilisierter Gonokokkenvaccine nach Besredka.)
    Cpt. rend. hebdom. des séanc. de la soc. de biol. Bd. 74, Nr. 24, S. 1377 bis 1379.
                                                                             2, 584.
Curtis, Arthur H., A motile curved anaerobic bacillus in uterine discharges.
    (Ein beweglicher, gebogener, gramnegativer Bac. im Ausfluß aus dem Uterus.)
    Journal of infect. dis. 12, S. 165—169.   1, 740.
Dalché, Paul, Obésité et métrorrhagies. (Metrorrhagien bei Fettleibigen.) Sem.
    gynécol. 18, S. 2—3.   1, 22.
Dalché, Paul, Métrorragies virginales. (Virginelle Metrorrhagien.) Sem. gynécol.
    Jg. 18, Nr. 18, S. 141—145.   2, 145.
Dalsjö, Olof, Spermatozoen im Uterusschleim nachgewiesen. Allm. Sv. Läkar-
    tidning. Bd. 10, Nr. 46, S. 1207—1208. (Schwedisch.)   3, 686.
Descomps, Pierre, L'épigastralgie dans les métro-annexites. (Der epigastrische
    Schmerz bei den Entzündungen von Gebärmutter und Adnexen.) Sém. gynécol.
    Jg. 18, Nr. 17, S. 133—135.   2, 24.
Dickinson, G. K., The uterine syndrome. (Das uterine Syndrom.) Med. rec. Bd. 84,
    Nr. 8, S. 333—335.   3, 271.
Dogasso, Pa., L'elettrargolo nella cura delle perimetro-salpingiti acute. (Elektrargol
    bei der Behandlung der akuten Perimetritis und Salpingitis.) Turin.   4, 143.
Drießen, Die Uterusschleimhaut während der Menstruation. Niederl. gynaekol. Ges.,
    Sitzg. v. 12. X. 1913, Amsterdam. (Holländisch.)   3, 513.
Duchet-Suchaux, Les pansements intra-uterins à l'huile gomenolée. (Die intrau-
    terinen Ätzungen mit Oleum gomenoleum.) Journal des sag.-femm. Jg. 41, Nr. 18,
    S. 333—334.   3, 478.
Ebeler, F., Zur Anregung der Peristaltik nach Laparotomien. Med. Klinik, Jg. 9,
    Nr. 37, S. 1497—1498.   3, 429.
Edge, Frederick, A case of delayed chloroform poisoning with obscure septi-
    caemia after abdominal hysterectomy. (Ein Fall von verzögerter Chloroform-
    vergiftung mit unaufgeklärter Septicämie nach abdominaler Hysterektomie.)
    Birmingham med. rev. Bd. 73, Nr. 413, S. 21—24.   1, 705.
Ernst, Robert von, Contribution à l'étude de la présence d'épithélium pavimenteux
    dans l'utèrus. (Beitrag zur Lehre des Vorhandenseins von Plattenepithel im Uterus.)
    Gynaecol. helvet. Jg. 13, Herbstausg., S. 313—317.   5, 255.
Essig, K., Die Ursachen der Menorrhagien. Dissertation: München.   4, 2.
Fabre et Trillat, Étude anatomique d'un utérus cordiforme. (Anatomische Be-
    trachtung über einen Uterus arcuatus.) Bull. de la soc. d'obstétr. et de gynécol. de
    Paris Jg. 2, Nr. 3, S. 237—239.   3, 219.
Falk, J. J., Beiträge zur Lehre von der Innervation des Uterus und der Vagina.
    Zeitschr. f. Geburtsh. u. Gynaekol. Bd. 74, H. 2/3, S. 881—898.   3, 478.
Farrar, Lillian K. P., Hernia of the uterus and both adnexa with report of a case.
    (Hernie des Uterus und beider Adnexe, mit Bericht eines Falles.) (New York
    acad. of med., sect. on obstetr. a. gynecol., meet. 27. II. 1913.) Americ. journal of
    obstetr. Bd. 68, Nr. 1, S. 114—120 u. Surg., gynecol. a. obstetr. Bd. 17, Nr. 5, S. 580
    bis 597.   2, 546; 3, 692.
Ferroni, E., Metrorragie delle vergini da tubercolosi del corpo uterino. (Virginelle Me-
    trorrhagien bei Tuberkulose des Corpus uteri.) (Soc. Emiliana e Marchigiana d

ostetr. e ginecol., 34. adunanza, Bologna 29. VI. 1913.) Lucina Jg. 18, Nr. 7, S. 101 bis 102. **2, 479.**

Fintecus, Debora, Contribution à l'étude de la tuberculose du col de l'utérus et de son traitement chirurgical. (Beitrag zum Studium der Tuberkulose der Cervix uteri und ihrer chirurgischen Behandlung.) Rev. internat. de la tubercul. Bd. **23**, Nr. 5, S. 330—335 u. Thèse: Paris. **2, 206; 5, 59.**

Foveau de Courmelles, Les rayons X et le radium en gynécologie. (Die Röntgen- und Radiumstrahlen in der Gynaekologie.) (17. congr. internat. de méd., London, 6.—12. VIII. 1913.) Ann. de chirurg. et d'orthop. Bd. **26**, Nr. 8, S. 234—242. **3, 355.**

Fraenkel, L., Untersuchungen über die sogenannte Glande endocrine myométriale. Arch. f. Gynaekol. **99**, S. 225—230. **1, 597.**

Frazier, Ben Carlos, Chronic endometritis following abortion. Report of case. (Chronische Endometritis nach Abort. Bericht über einen Fall.) Louisville monthly journal 19, S. 272—273. **1, 740.**

Freund, R., Uterusverletzungen. Med. Klinik Jg. 9, Nr. 38, S. 1558—1560. **3, 219.**

Fuchs, H., Röntgentherapie oder Vaporisation bei hämorrhagischen Metropathien. Monatsschr. f. Geburtsh. u. Gynaekol. **37**, S. 496—503. **1, 542.**

Fühner, Hermann, Über die Wirkung von Pituitrin und Histamin an der isolierten Gebärmutter. Therap. Monatsh. **27**, S. 202—204. **1, 334.**

Gauss und Krinski, Zur Mesothoriumbehandlung der Myome und Metropathien. 15. Versamml. d. dtsch. Ges. f. Gynaekol., Halle a. S., 14.—17. Mai 1913. **2, 32.**

Gauss, C. J., Gynaekologische Tiefentherapie. Strahlentherapie Bd. **2**, H. 2, S. 623 bis 641. **2, 363.**

Geist, S. H., Untersuchungen üher die Histologie der Uterusschleimhaut. Arch. f. mikr. Anat. **81**, S. 196—219. **1, 221.**

Goffe, Riddle, Über die biologische und biochemische Funktion des Endometriums. 17. internat. med. Kongr., London, Sekt. f. Geburtsh. u. Gynaekol., 6.—12. VIII. 1913. **3, 55.**

Gottschalk, Sigmund, Über die Ursachen und die Behandlung des Ausflusses aus dem weiblichen Genitale. Dtsch. med. Wochenschr. **39**, S. 249—252. **1, 220.**

Griesau, H., Über Uterusperforation mit Darmverletzung. Dissertation: Leipzig. **4, 316.**

Gross, Georges, et Fruhinsholz, Un cas de grossesse normale après hémi-hystérectomie pour hématométrie dans un utérus double. (Normale Schwanger-schaft nach Exstirpation eines Uterushorns bei Uterus duplex wegen Häma-tometra.) Bull. de la soc. d'obstétr. et de gynécol. de Paris Jg. 2, Nr. 5, S. 504—510 u. Ann. de gynécol. et d'obstétr. Bd. **10**, H. 9, S. 507—512. **3, 401, 370.**

Grover, Arthur L., Fatal peritonitis due to infection with bacillus coli. (Ein Fall von tödlicher Peritonitis im Anschluß an eine Infektion mit Kolibacillen nach Perforation des Uterus.) Journal of the Americ. med. assoc. Bd. **60**, Nr. 17, S. 1297. **2, 206.**

Guérin-Valmale et Moiroud, Utérus double avec hématométrie unilatérale. (Doppelter Uterus mit einseitiger Hämatometra.) Bull. de la soc. d'obstétr. et de gynécol. de Paris Jg. 2, Nr. 3, S. 269—273. **3, 361.**

Guggisberg, Hans, Über die Wirkung der inneren Sekrete auf die Tätigkeit des Uterus. Zeitschr. f. Geburtsh. u. Gynaekol. Bd. **75**, H. 2, S. 231—245. **4, 138.**

Guibert, H., Les maladies de l'utérus et de ses annexes à Balaruc-les-Bains. (Die Behandlung von Erkrankungen des Uterus und seiner Adnexe in Balaruc-les-Bains.) Montpellier méd. **36**, S. 153—161 u. 177—183. **1, 291.**

Guillou, Narcisse, Contribution à l'étude de la coexistence de la tuberculose et du cancer de l'utérus. (Beitrag zur Lehre der Symbiosis von Tuberkulose und Carcinom im Uterus.) Rev. internat. de la tubercul. **23**, S. 5—8. **1, 192.**

Harper, Frances A., Uterine hemorrhage and its treatment. (Uterusblutungen und ihre Behandlung.) Med. council Bd. **18**, Nr. 5, S. 173—175. **2, 282.**

Haultain, F. W. N., Some rare uterine new growths. Simple papilloma of corpus uteri, primary tubercle of cervix, diffuse nodular fibrosis. (Einige seltene uterine Neubildungen; einfaches Papillom des Corpus uteri, primäre Tuberkulose der Cervix, diffuse noduläre Fibrosis.) Transact. of the Edinburgh obstetr. soc. Bd. **38**, S. 197—202 u. Edinburgh med. journal Bd. **11**, Nr. 3, S. 230—233. **3, 583, 481.**

Henkel, Tuberkulöse Endometritis und Salpingitis. (Naturwiss.-med. Ges., Jena, Sitzg. v. 13. XI. 1913.) Münch. med. Wochenschr. Jg. **60**, Nr. 51, S. 2863. **4, 14.**

Héraud et Poirot-Delpech, Les troubles gastro-hépatiques des utérines et les eaux de Luxeuil. (Die gastro-hepatischen Störungen der an Uterus Leidenden und das Quellwasser von Luxeuil.) Semaine gynécol. Jg. 18, Nr. 47, S. 373—374. **4, 442.**

Herrgott, A., Un cas de gangrène du col par injection caustique. (Ein Fall von Gangrän der Cervix infolge Injektion eines Ätzmittels.) Bull. de la soc. d'obstétr. et de gynécol. de Paris Jg. 2, Nr. 9, S. 836—839.   4, 699.

Hirsch, Ludwig, Zur Lehre von der Ätiologie und Therapie der Uterusblutungen. Monatsschr. f. Geburtsh. u. Gynaekol. 37, S. 420—435.   1, 641.

Hirst, Barton Cooke, Atmocausis. (Obstetr. soc. of Philadelphia, meet. 6. II. 1913.) Americ. journal of obstetr. Bd. 67, Nr. 5, S. 974—976.   2, 160.

Hitschmann, F., und L. Adler, Ein weiterer Beitrag zur Kenntnis der normalen und entzündeten Uterusmucosa. Die Klinik der Endometritis mit besonderer Berücksichtigung der unregelmäßigen Gebärmutterblutungen. Arch. f. Gynaekol. Bd. 100, H. 2, S. 233—304.   3, 218.

Hoeven, van der, Die Bedeutung der Curettage. Niederl. Gynaekol. Gesellschaft, Sitzg. v. 12. X. 1913. Amsterdam. (Holländisch.)   3, 571.

Hoeven, P. C. T. von der, Mammine tegen Baarmoeder bloedingen. (Mammin gegen Uterusblutungen.) Ned. Tijdschr. v. Geneesk. Helft 1, Nr. 12, S. 606—609.   1, 424.

Holste, C., Vagina septa bei einfachem Uterus. Zentralbl. f. Gynaekol. Jg. 37, Nr. 26 S. 965—966.   2, 375.

Holzbach, Scheinheilung einer Blasencervixfistel. (Mittelrhein. Ges. f. Geburtsh. u. Gynaekol., Sitz. v. 16. II. 1913.) Monatsschr. f. Geburtsh. u. Gynaekol. Bd. 38, Ergänzungsh., S. 407.   2, 488.

Hoogkamer, J., Die Nerven der Gebärmutter. Arch. f. Gynaekol. 99, S. 231—244.   1, 542.

Hüssy, Paul, Ein Fall von tödlicher Peritonitis nach Laminariadilatation. Münch. med. Wochenschr. Jg. 60, Nr. 17, S. 922—923.   1, 832.

Jacobson, Sidney D., Septate uterus causing fatal puerperal septicemia. (Uterus septus duplex, als Ursache einer letal endenden Wochenbettsepsis.) New York acad. of med., sect. on obstetr. a. gynecol., meet. 27. II. 1913.) Americ. journal of obstetr. Bd. 68, Nr. 1, S. 111—112.   3, 132.

Jamoulle, Traitement des hémorragies utérines par le courant continu. Les indications. (Behandlung der Hämorrhagien des Uterus mit dem konstanten Strom.) Gaz. de gynécol. 28, S. 49—58.   1, 366.

Jaschke, Rud. Th., Der klimakterische Symptomenkomplex in seinen Beziehungen zur Gesamtmedizin. Prakt. Ergebn. d. Geburtsh. u. Gynaekol. Jg. 5, H. 2, S. 275 bis 304.   3, 322.

Jellet, H., Two cases of genital tuberculosis a) of tubes, uterus and rectum; b) of tubes, with carcinoma of ovary. (Zwei Fälle von Genitaltuberkulose, a) der Tuben, des Uterus und des Rectum; b) der Tuben mit Carcinom des Ovariums.) Transact. of the roy. acad. of med. in Ireland Bd. 31, S. 400—402.   4, 398.

Ilgner, Über Chromoendophotographie. 15. Versamml. d. dtsch. Ges. f. Gynaekol., Halle a. S., 14.—17. Mai 1913.   1, 833.

Joly, Causes et traitement des écoulements génitaux chez la femme. (Ursache und Behandlung der Genitalflüsse beim Weib.) Ann. de la policlin. centr. de Bruxelles Jg. 13, Nr. 3, S. 73—82.   2, 205.

Jones, Arthur Thoms, Metrorrhagia due to atheroma of the uterine vessels. (Metrorrhagie infolge von Atheromatosis der Uterusgefäße.) Americ. journal of obstetr. 67, S. 321—327.   1, 464.

Juda, Ad., Über Uterusblutungen Neugeborener. Med. Klinik Jg. 9, Nr. 15, S. 584 bis 585.   1, 499.

Kaiser, K. F. L., Eeen hardnekkig geval van Metrorrhagie. (Eine hartnäckige Metrorrhagie.) Ned. tijdschr. v. geneesk. Jg. 1913, Nr. 18, S. 1227.   1, 740.

Kalledey, Zur Lehre von der Aetiologie und Organotherapie der Uterusblutungen. 15. Versamml. d. dtsch. Ges. f. Gynaekol., Halle a. S., 14.—17. Mai 1913; Gynaekol. Rundsch. Jg. 7, H. 13, S. 473—484. u. Orvosi Hetilap Jg. 57, Nr. 30, S. 554. (Ungarisch).   1, 831; 2, 378; 3, 107.

Kalmanowitsch, Frieda, Schwere Veränderungen der Extremitäten eines Neugeborenen als Folge der Geburt bei Uterus bicornis unicollis. Gynaekol. Rundsch. Jg. 7, H. 14, S. 512—515.   2, 605.

Kaminskaja, L. A., Extr. fluidum Poligoni hydropiperis bei Uterusblutungen. (Vorläufige Mitteilung.) Wratschebnaja Gaz. Jg. 20, Nr. 29, S. 116—118. (Russisch.)   3, 8.

Kastanajeff, G. M., Zur Frage der Fremdkörper im Uterus. Wratschebnaja Gazeta 20, S. 342—343.   1, 559.

Katz, Georg, Zur medikamentösen Behandlung der Gebärmutterblutung. Med. Klinik, Jg. 9, Nr. 17, S. 670—672.   1, 832.

Keller, R., Die sogenannte Endometritis und chronische Metritis, gynaekologische Tagesfragen. Straßburg. med. Zeit. Jg. 10, H. 8, S. 198—204. **3, 55.**

Kermauner, Fritz, Zur Ätiologie der Gynatresien. Beitr. z. Geburtsh. u. Gynaekol. 18, S. 187—200. **1, 462.**

Kerr, Munro, Plastische Operationen bei Uterusmißbildungen. 17. internat. med. Kongr., London, Sekt. f. Geburtsh. u. Gynaekol., 6.—12. VIII. 1913. **3, 56.**

Kervrann, Recherches anatomiques sur l'anastomose utéro-ovarienne. (Anatomische Untersuchungen über die utero-ovarielle Anastomose.) Ann. d'hyg. et de méd. coloniales Bd. 16, Nr. 4, S. 994—1013. **4, 443.**

Kjaergaard, S., Endometrie Undersögelser. De histologiske forandringer ved benigne Lidelser af endometrium corporis. (Untersuchungen des Endometriums. Die histologischen Veränderungen bei benignen Leiden des Endometrium corporis.) Köbenhavn. 216 S. (Hab.-Schr.) **1, 587.**

Kirchbach, Uterus bicornis unicollis mit gleichzeitiger Gravidität in jedem der beiden Hörner und verschiedenzeitiger Ausstoßung lebender und lebensfähiger Früchte. Dtsch. med. Wochenschr. Jg. 39, Nr. 26, S. 1253—1254. **2, 502.**

Klein, C. U. von, Uterus bicornis (supraseptus) als Ätiologie chronischer Querlage. (Sechs eigene Wendungen in einem, Sectio caesarea in einem anderen Falle.) Zentralbl. f. Gynaekol. 37, S. 452—456. **1, 437.**

Kostmayer, H. W., and Maurice J. Gelpi, Developmental defects of the female genitalia; report of five cases. (Entwicklungsdefekte der weiblichen Genitalien; Bericht über fünf Fälle.) New Orleans med. a. surg. journal Bd. 65, Nr. 8, S. 573 bis 577. **2, 81.**

Kraus, Emil, Eine Modifikation der Tamponbehandlung. Gynaekol. Rundsch. 7, S. 174—175. **1, 365.**

Krusen, Wilmer, Surgical treatment of uterine hemorrhage from the nonpregnant uterus. (Chirurgische Behandlung der Metrorrhagia außerhalb der Schwangerschaft.) Americ. journal of obstetr. Bd. 67, Nr. 5, S. 885—888. **2, 586.**

Kuhlmann, C., Ein Fall von Uterus septus. (Bei der Placentarlösung diagnostiziert.) Straßburg. med. Zeit. Jg. 10, H. 7, S. 177—178. **2, 562.**

Langes, E., Erfahrungen mit der Röntgenbehandlung bei Myomen und Metro-pathien. Strahlentherapie Bd. 3, H. 1, S. 287—299. **2, 678.**

Laquerrière, Présentation d'une électrode pour électrolyse intra utérine de solutions médicamenteuse s(en particulier de solutions radifères). (Demonstration einer Elektrode für die intrauterine Elektrolyse von medikamentösen, speziell radioferen Lösungen.) Bull. offic. de la soc. franç. d'électrothérap. et de radiol. Jg. 21, Nr. 4, S. 151—152. **3, 265.**

Laquerrière, A., Indications et contre-indications de la radiothérapie contre le fibrome et les hémorragies de la ménopause. (Indikation und Kontraindikation der Radiotherapie bei Fibromen und Blutungen im Klimakterium.) Rev. mens. de gynécol., d'obstétr. et de pédiatr. Jg. 8, Nr. 9, S. 530—533. **3, 421.**

Laquerrière, A., Présentation d'un nouveau modèle d'électrode pour l'appli-cation intra-utérine de la méthode de Haret. (Demonstration eines neuen Elek-trodenmodells für die intrauterine Applikation nach der Methode Haret.) Journal de radiol. Bd. 7, Nr. 1, S. 37—38. **2, 206.**

Lassalle, Contribution à l'étude des fistules utéro-cervicales et à leur traitement. (Zur Kenntnis der Utero-Cervical-Fisteln und ihrer Behandlung.) Thèse de Paris. **5, 59.**

La Torre, Felice, Des rapports intimes du péritoine avec le tissu musculaire utérin. (Über die intimen Beziehungen vom Peritoneum zum uterinen Muskelgewebe.) Arch. mens. d'obstétr. et de gynécol. Jg. 2, Nr. 5, S. 473—480; Gynaekol. Rund-schau Jg. 7, H. 20, S. 733—738 u. Clin. ostetr. Jg. 15, Nr. 19, S. 433—441. **2, 205; 3, 486, 361.**

Lawrence, C. S., Double uterus and vagina. (Doppelter Uterus und Vagina.) Southern med. journal Bd. 6, Nr. 7, S. 477—478. **2, 748.**

Le Masson, C., et C. Marchal, De l'imprégnation formolée dans la therapeutique gynécologique médicale. (Über die Einwirkung von Formoldämpfen in der gynaeko-logischen medikamentösen Therapie.) Ann. de ginécol. et d'obstétr. Jg. 40, Nr. 12, S. 733—742. **4, 132.**

Liertz, Rhaban, Pantopon, Pantopon-Scopolamin und Secacornin in der Land-arztpraxis. Med. Klin. Jg. 9, Nr. 26, S. 1041—1042. **2, 368.**

Lo Cascio, Gerolamo, Sopra alcune particolarità di fine struttura dell'endometrio di alcuni mammiferi. (Strukturdetails im Endometrium einiger Säugetiere.) Anat. Anz. Bd. 44, Nr. 10, S. 197—202. **2, 541.**

Lörincz, B., Die Behandlung entzündlicher Adnextumoren mittels intrauteriner Ein-
spritzungen. Gyógyászat 53, S. 40—42. (Ungarisch.) 1, 225.
Luchsinger, H., Über Metrorrhagien. Petersburger med. Zeitschr. Jg. 38, Nr. 20,
S. 241—250. 3, 652.
Maccabruni, F., Sperimenti di cultura „in vitro" dei tessuti dell'utero e dell'ovaio
di feto umano. (Versuche mit Kulturen „in vitro" von Uterus- und Ovariumgeweben menschlicher Föten.) Ann. di ostetr. e gynecol. Bd. 2, Nr. 10, S. 529—535.
3, 652.
Mackey, J. F., Endometritis. Journ. of the Missouri State med. assoc. Bd. 10,
Nr. 1, S. 11—13. 5, 308.
Maclean, Ewen J., Vesico-utero-vaginal (juxta-cervical) fistula treated by inclusion
of cervix in bladder-wall. (Vesico-utero-vaginal [juxta cervical] Fistel durch Implantation der Cervix in die Blasenwand geheilt.) Journal of obstetr. a. gynaecol.
of the British emp. Bd. 24, Nr. 5, S. 274—276. 4, 501.
Margoniner, J., Die Behandlung der Dysmenorrhöe und essentieller Blutungen der
weiblichen Genitalorgane. Med. Klinik 5, S. 179—181. 1, 132.
Mathes, P., Zur Technik der intrauterinen Injektionsbehandlung. Münch. med.
Wochenschr. Jg. 60, Nr. 43, S. 2406. 3, 478.
Mercier, L., A propos des néphrophagocytes de l'utérus de la lapine gestante. (Über
die Nephrophagocyten des Uterus der trächtigen Häsin.) (Réun. biol. de Nancy,
séance du 13. 1. 1913.) Cpt. rend. hebdom. des séanc. de la soc. de biol. 74, S. 165
bis 166. 1, 199.
Mériel, E., Polype utérin cavitaire et avortement. (Uterushöhlenpolyp und Abort.)
Bull. de la soc. d'obstétr. et de gynécol. de Paris Jg. 2, Nr. 4, S. 415—416. 3, 220.
Messa, Atresia del canale cervicale da caustici. (Atresie des Cervicalkanales durch
Ätzmittel.) (Soc. toscana di ostetr. e ginecol., nov. 1911, Siena.) Ann. di ostetr.
e ginecol. 35, S. 242—245. 1, 464.
Meyer, P., Die Syphilis der inneren Genitalien des Weibes. Dtsch. med. Wochenschr.
39, S. 169—171. 1, 50.
Moiraud, De l'hématométrie latérale simple sans hématosalpinx ni hématocolpos
dans les cas de bifidité utérine. (Die einfache laterale Uterusblutung ohne Haematosalpinx und ohne Hämatokolpos bei Uterus bifidus.) Thèse de Lyon. Nr. 90.
127 S. 5, 59.
Mundy, W. N., Menorrhagia. (Menorrhagien.) (Ohio State eclect. med. assoc., meet.
14.—16. V. 1912, Columbus.) Eclect. med. journal Bd. 73, Nr. 1, S. 28—29. 2, 44.
Murphy, John B., Abdominal fecal fistula following puncture of uterus by curet
and drainage of retro-uterine abscess. Remarks on use of curet. Resection of
bowel. End-to-side suture. Anastomosis. (Bauchdeckenkotfistel im Anschluß an
eine Uterusperforation mit der Curette. Darmresektion, seitliche Anastomose.)
Surg. clin. of John B. Murphy Bd. 2, Nr. 5, S. 895—905. 3, 692.
Nemenoff, M. I., Die Röntgentherapie in der Gynaekologie. Verhandl. d. 12.
Pirogoff-Kongr., St. Petersburg, 29. V. bis 6. VI. 1913, Bd. 2, S. 89. (Russisch.)
4, 378.
Oertel, Christian, Ein Fall von Pseudoatresie der Scheide und Uterus bei per-
sistierender Kloake und Uterus duplex cum vagina duplici septa. Zeitschr. f. Ge-
burtsh. u. Gynaekol. Bd. 75, H. 1, S. 137—148. 3, 673.
Ohman, K. H., Ein Fall von Uterus bicornis unicollis mit ausgetragener Schwan-
gerschaft im rechten Horne. Finska Läkaresällskapets Handlinger 55, S. 10—17.
(Schwedisch.) 1, 235.
Opitz, Erich, Über die Wirkung von Radiumemanation auf Uterusblutungen.
Zentralbl. f. Gynaekol. Jg. 37, Nr. 22, S. 806. 1, 367.
Outerbridge, Geo. W., Hemorrhage from the nonpregnant uterus. (Blutungen des
nichtschwangeren Uterus.) (Obstetr. soc. of Philadelphia, meet., 6. II. 1913.)
Americ. journal of obstetr. Bd. 67, Nr. 5, S. 971—974. 2, 156.
Parisse, Eugénie, Rôle du système nerveux dans l'étiologie des rétrodéviations
utérines chez les nullipares. (Beteiligung des Nervensystems an der Ätiologie der
Gebärmutterverlagerungen bei Nulliparen.) Sem. gynécol. Jg. 18, Nr. 19, S. 149
bis 150. 2, 159.
Parsamoff, O. S., Klinische Beobachtung über die Wirkung von Hämostin bei Uterusblutungen. Wratschebnaja Gazeta 20, S. 396—399. (Russisch.) 1, 539.
Pellegrini, Augusto, Utero colle due trombe e due testicoli nel sacco erniario di
un soggetto con genitali esterni maschili normalmente conformati. (Uterus mit
zwei Tuben und zwei Hoden im Herniensack bei einem männlichen Individuum
mit äußerlich normalen männlichen Genitalien.) Ginecologia Jg. 10, Nr. 5, S. 135
bis 138. 2, 754.

Perazzi, P., Di un caso non comune di tubercolosi del collo dell'utero. (Ein un-
gewöhnlicher Fall von Tuberkulose am Collum uteri.) Rass. d'obstetr. e ginecol.
Jg. 22, Nr. 11/12, S. 630—633.   4, 239.
Petit-Dutaillis, Paul, Tuberculose interstitielle de la portion vaginale du col.
(Interstitielle Tuberkulose der Vaginalportion des Collum uteri.) Gynécologie 17,
S. 65—81.   1, 462.
Pfahler, Georg E., The treatment of uterine hemorrhage by means of the Röntgen
rays. (Die Behandlung von Uterusblutungen durch Röntgenstrahlen.) Americ.
journal of obstetr. Bd. 67, Nr. 5, S. 860—874.   2, 469.
Pinkuss, A., Die Mesothoriumbehandlung bei hämorrhagischen Metropathien und
Myomen. Dtsch. med. Wochenschr. Jg. 39, Nr. 22, S. 1041—1044.   2, 275.
Plicque, A. F., Les métrorragies virginales; leurs causes et leur traitement. (Virginelle
Blutungen; ihre Ursachen und ihre Behandlung.) Bull. méd. 27, S. 40—41.   1, 22.
Portaceli, Manuel, Behandlung der chronischen Endometritis cervicalis mit dem
„Causticum Filhos" nach dem Verfahren von Richelot. Crón. méd., Valencia, Jg. 25,
Nr. 587, S. 201—203. (Spanisch.)   4, 396.
Pozzi, Über stenosierende Metritiden der Cervix uteri. 17. internat. med. Kongr.,
London, Sekt. f. Geburtsh. u. Gynaekol., 6.—12. VIII. 1913.   3, 56.
Prampolini, Bruto, Atresia vaginale totale, ematometra ed ematosalpinge sinistra
consecutive. (Hämatometra und linke Hämatosalpinx infolge von Atresia vaginae
totalis.) Ginecologia 9, S. 532—538.   1, 330.
Primbs, Karl, Untersuchungen über die Einwirkungen von Bakterientoxinen auf
den überlebenden Meerschweinchenureter. Zeitschr. f. urol. Chirurg. Bd. 1, H. 6,
S. 600—622.   3, 451.
Prince, E. M., Reports of uterine malformations. (Bericht über Mißbildungen des
Uterus.) Journal of the Americ. med. assoc. 60, S. 174—176.   1, 334.
Prochownick, L., Akute Tuberkulose nach gynäkologischen Eingriffen. Zentralbl. f.
Gynäkol. 37, S. 7—15.   1, 97.
Puppel, Fremdkörper im Uterus. (Mittelrhein. Ges. f. Geburtsh. u. Gynaekol., Sitzg.
v. 28. VI. 1913.) Monatsschr. f. Geburtsh. u. Gynaekol. Bd. 38, H. 4, S. 485—486.
                                                                          3, 617.
Resinelli, L'esplorazione digitale della cavità uterina e suoi pericoli. (Die Digital-
untersuchung der Uterushöhle und ihre Gefahren.) (Soc. toscana di ostetr. e ginecol.,
nov., 1911, Siena.) Ann. di ostetr. e ginecol., 35, S. 232—236.   1, 424.
Ricci, A. Parmenide, Sulle alterazioni della mucosa uterina nella inversione cronica.
(Contributo isto-patalogico.) (Über die Veränderungen der Uterusschleimhaut bei
chronischer Inversion.) Arch. ital. di ginecol. Jg. 16, Nr. 12, S. 276—282. 4, 395.
Rieck, Zur Therapie übermäßig starker menstrueller Blutungen. (Sitzungsber. d. ärztl.
Ver. Hamburg.) Berl. klin. Wochenschr. 50, S. 330.   1, 192.
Riedmeier, C., Über einen Fall von onkogenetischer Totalinversion des Uterus.
Dissertation: München.   4, 316.
Rollett, Humbert, Über intrauterine miliare Tuberkulose. Wien. klin. Wochenschr.
Jg. 26, Nr. 31, S. 1274—1275.   2, 620.
Romeis, B., Über Plastosomen und andere Zellstrukturen in den Uterus-, Darm- und
Muskelzellen von Ascaris megalocephala. Anat. Anz. Bd. 44, Nr. 1/2, S. 1—14.
                                                                          2, 312.
Rosenthal, Trois cas d'utérus bicorne avec une corne rudimentaire. (3 Fälle von
Uterus bicornis mit rudimentärem Horn.) Bull. de la soc. belge de gynécol. et d'ob-
stétr. Bd. 24, Nr. 4, S. 296—301.   3, 273.
Rothwell, P. D., A case of menorrhagia. (Ein Fall von Menorrhagie.) Denver med.
times. Utah med. journal. Nevada med. Bd. 33, Nr. 1, S. 4.   2, 688.
Rouville, de, Pyométrie dans le cancer du col. (Pyometra beim Cervixcarcinom.)
Sem. gynécol. Jg. 18, Nr. 15, S. 117—120.   1, 674.
Rouville, de, et Georges Roux, Utérus bicorne unicervical, présentation de pièces.
(Demonstration eines Präparates von Uterus bicornis unicervicalis.) (Soc. des
sciences méd. Montpellier, séance 28. XI. 1913.) Montpellier méd. Bd. 37, Nr. 51,
S 593—596.   4, 97.
Royster, Hubert A., Clinical notes on uterine hemorrhage. (Klinische Bemerkungen
über uterine Blutungen.) Southern med. journal Bd. 6, Nr. 6, S. 401—405. 2, 691.
Runge, E., Röntgentherapie in der Gynaekologie. 15. Versamml. d. dtsch. Ges. f.
Gynaekol., Halle a. S., 14.—17. Mai 1913.   1, 732.
Sampson, John A., The influence of myomata on the blood supply of the uterus,
with special reference to abnormal uterine bleeding. Based on the study of 150
injected uteri containing these tumors. (Der Einfluß der Myome auf die Blutversorgung der Gebärmutter, mit besonderer Berücksichtigung der Uterusblutungen,

studiert an 150 injizierten myomatösen Uteri.) Surgery, gynecol. a. obstetr. **16**,
S. 144—180.   **1**, 287.
Sanes, K. I., Is menbranous dysmenorrhea caused by endometritis. (Ist die Dys-
menorrhoea membranacea durch Endometritis verursacht?) Journal of the Americ.
assoc. Bd. **61**, Nr. 16, S. 1433—1437.   **3**, 479.
Scalone, Ignazio, Ernia crurale strozzata della tromba uterina con sindrome d'ilea
paralitico. Operazione. Guarigione. (Einklemmung der Uterustube in einer
Schenkelhernie mit den Erscheinungen eines Ileus der Uterustube in einer Schenkel-
hernie mit den Erscheinungen eines Ileus paralyticus.) Policlinico, sez. chirurg.
Jg. **20**, Nr. 10, S. 433—443.   **3**, 532.
Schiffer, H., Ein Beitrag zur Lehre de Uterustuberkulose. Dissertation: Gießen.   **4**, 14.
Schminke, Die kombinierte Röntgentherapie der Uterusmyome und Menorrhagien.
Fortschr. d. Med. Jg. **31**, Nr. 29, S. 794—796.   **2**, 579.
Schottlaender, J., Über histologische Geschwulstdiagnostik im Bereiche der Gebär-
mutter. Arch. f. Gynaekol. Bd. 100, H. 1, S. 225—231.   **2**, 688.
Schröder, Rob., Der normale menstruelle Zyklus der Uterusschleimhaut. Berlin:
A. Hirschwald. M. 16.—.   **3**, 329.
Sehrt, E., Zur thyreogenen Ätiologie der hämorrhagischen Metropathien. Münch.
med. Wochenschr. Jg. **60**, Nr. 18, S. 961—964.   **2**, 44.
Shallenberger, W. F., Endometritis. (Endometritis.) Southern med. journal Bd. **6**,
Nr. 11, S. 723—726.   **4**, 73.
Shaw, W. Fletcher, Haemorrhages into an angiomatous fibromyoma of the uterus
and atheroma of the uterin arteries. (Blutungen in einem angiomatösen Fibromyom
des Uterus und Atheromatose der Arteriae uterinae.) Journal of obstetr. a. gynaecol.
of the Brit. emp. Bd. **24**, Nr. 1, S. 22—23.   **3**, 108.
Siedentopf, Röntgenbehandlung der Metropathia haemorrhagica. 15. Versamml. d.
dtsch. Ges. f. Gynaekol., Halle a. S., 14.—17. Mai 1913.   **1**, 672.
Sigwart, W., und P. Händly, Das Mesothorium in der Gynaekologie. Med. Klinik
Jg. **9**, Nr. 33, S. 1322—1326.   **3**, 574.
Sikora, Fausse bifidité utérine dans un cas d'hématométrie avec hématocolpos. Hysté-
rectomie abdominale subtotale. Ouverture et drainage de la poche vaginale. (Falsche
Zweiteilung des Uterus in einem Fall von Hämatometra mit Hämatocolpos. Sub-
totale abdominale Hysterektomie. Eröffnung und Drainage der Vaginaltasche.)
Bull. et mén. de la soc. de chirurg. de Paris **39**, S. 461—462.   **1**, 463.
Slingenberg, Bodo, Die Behandlung der Urethritis, Vulvovaginitis und Endometritis
gonorrhoica. Nederl. Tijdschrift voor Geneeskunde, Tweede helft Nr. 10, S. 753
bis 756. (Holländ.) u. Zentralbl. f. Gynaekol. Jg. **37**, Nr. 39, S. 1450—1452.
                                                                       3, 157, 217.
Smith, Joseph T., Gland changes in the endometrium. (Drüsenveränderungen im
Endometrium.) Cleveland med. journal Bd. **12**, Nr. 11, S. 756—759.   **4**, 314.
Stefko, W., Adrenalin und seine Einwirkung auf die Ovarien und den Uterus einiger
Mammalia. Fortschr. d. Med. **31**, S. 67—71.   **1**, 56.
Stern, Samuel, X-ray treatment of uterine fibroids, menorrhagia and metrorrhagia.
(Behandlung der Uterusmyome, Menorrhagien und Metrorrhagien mit Röntgen-
strahlen.) (Transact. of the med. soc. of the county of New York, meet. 21. IV. 1913.)
Americ. journal of obstetr. Bd. **67**, Nr. 6, S. 1206—1209 u. S. 1133—1142.
                                                                       2, 421, 469.
Stewart, Douglas H., Lactation atrophy of the uterus. (Über Laktationsatrophie
des Uterus.) (Transact. of the Americ. assoc. of obstetr. a. gynecol., 26. ann. meet.,
Providence, Rhode Island, 16.—18. IX. 1913.) Americ. journal of obstetr. a. dis.
of women a. child. Bd. **68**, Nr. 5, S. 847—851.   **3**, 709.
Stickel, Max, Experimentelle Untersuchungen über den Einfluß der Drüsen mit
innerer Sekretion auf die Uterustätigkeit. Tl. 1: Ovarium. Arch. f. Anat. u. Physiol.,
physiol. Abt., Jg. **1913**, H. 3/4, S. 259—311.   **3**, 617.
Sudakoff, J. W., Blutgefäße der senilen Gebärmutter. Arb. a. d. geburtshilfl.-
gynaekol. Klin., Prof. Redlich, St. Petersburg Bd. **1**, S. 69—82. (Russ.)   **2**, 541.
Sudakoff, J. W., Die Blutgefäße des Uterus in Menopause. Monatsschr. f. Geburtsh.
u. Gynaekol. Bd. **28**, H. 4, S. 589—601. (Russisch.)   **2**, 43.
Sugi, K., Über die Lipoide im menschlichen Uterus. Zeitschr. f. Geburtsh. u. Gynaekol.
Bd. **73**, H. 3, S. 787—815.   **3**, 273.
Sugimoto, T., Pharmakologische Untersuchungen am überlebenden Meerschweinchen-
uterus. Arch. f. exp. Pathol. u. Pharmakol. Bd. **74**, H. 1/2, S. 27—40.   **3**, 526.
Sweeney, Thompson T., Leukoplakia uteri. Report of a case and exhibition of
specimen. (Leukoplakie des Uterus.) Americ. journal of obstetr. Bd. **68**, Nr. 2,
S. 243—251.   **2**, 748.

Thomä, Fr., Zur Ätiologie der Gynatresien. Monatsschr. f. Geburtsh. u. Gynaekol. Bd. 38, Erg.-H., S. 1—59. **2, 477.**

Thomson, J. W., Tuberculosis of the uterus. (Tuberkulose des Uterus.) Lancet Bd. 2, Nr. 14, S. 1000—1001. **3, 479.**

Vannelli, Vinc., Metritie neoplasmi dell'utero. (Metritis und Neubildung des Uterus.) Napoli. 257 S. L. 10.—. **4, 535.**

Vanverts, J., et H. Paucot, Métrorrhagies dues à des adhérences unissant l'ovaire à un appendice enflammé. (Metrorrhagien, hervorgerufen durch Verwachsungen zwischen Ovarium und entzündetem Appendix.) Bull. de la soc. d'obstétr. et de gynécol. de Paris Jg. 2, Nr. 5, S. 462—463. **4, 487.**

Vautrin, Quelques considérations sur l'inversion utérine et sur la cure conservatrice que lui est applicable. (Zur Frage der Inversio uteri und ihrer konservativen Behandlung.) Gynécologie Jg. 17, Nr. 12, S. 705—727. **4, 488.**

Ward, George Gray, The treatment of endometritis. (Die Behandlung der Endometritis.) New York med. journal Bd. 97, Nr. 23, S. 1181—1187. **2, 312.**

Watkins, Thomas J., Infantile type of uterus with dysmenorrhoea. Report of cases treated during the last eight years. (Infantiler Uterus und Dysmenorrhöe.) Surg., gynecol. a. obstetr. Bd. 17, Nr. 4, S. 461—463. **3, 465.**

Watrin, Maurice, Les rayons de Röntgen dans le traitement des métrorragies. (Die Röntgenstrahlen bei der Behandlung der Metrorrhagien.) Scalpel et Liège med. 65, S. 463—467. **1, 62.**

Watson, P. B., General peritonitis in gynecological and obstetrical practice. (Allgemeine Peritonitis in der gynaekologischen und geburtshilflichen Praxis.) Canad. journal of med. a. surg. Bd. 33, Nr. 2, S. 125—133. **2, 163.**

Wehmer, Ch., Über die Zeitdauer der Gestationsperiode in Thüringen und den Zusammenhang von Lactationsatrophie des Uterus und Menstruation. Dissertation: Jena. **4, 370.**

Weil, P. Emile, Le traitement des hémorragies génitales de la femme par les sérums sanguins. (Die Behandlung der Genitalblutungen beim Weibe mit Blutserum.) Gynécologie Jg. 17, Nr. 5, S. 257—271. **2. 374.**

Weitzel, Röntgentiefen-Therapie. 15. Versamml. d. dtsch. Ges. f. Gynaekol., Halle a. S., 14.—17. Mai 1913. **1, 733.**

Whitehouse, Beckwith, The pathology and treatment of uterine haemorrhage. (Pathologie und Behandlung der Uterusblutungen.) Practitioner Bd. 90, Nr. 6, S. 952—960. **2, 313.**

Winiwarter, Alexander F. Ritter v., Die Verteilung des Extraktivstickstoffes in der glatten Muskulatur des Uterus. Arch. f. Gynaekol. Bd. 100, H. 3, S. 530—539. **3, 391.**

Wood, Horatio C., The drug treatment of uterine hemorrhages. (Die Behandlung der Uterushämorrhagien mit Arzneimitteln.) Americ. journal of obstetr. Bd. 67, Nr. 5, S. 875—885. **2, 250.**

Young, James, Uterine haemorrhage of ovarian origin. (Uterine Blutung ovariellen Ursprungs.) (Edinburgh obstetr. soc., meet. of 12. II. 1913.) Lancet 184, S. 614 bis 615 u. Transact. of the Edinburgh obstetr. soc. Bd. 38, S. 140—157. **1, 286; 4, 109.**

Zanfrognini, A., Sul trattamento delle stenosi cervicali. (Zur Behandlung der Cervixstenose.) (Soc. Emiliana e Marchigiana di ostetr. e gynecol., 34. adunanza, Bologna 29. VI. 1913.) Lucina Jg. 18, Nr. 7, S. 102. **3, 10.**

Zappi Recordati, F., Contributo alla cura della metrite cronica interstiziale (Beitrag zur Behandlung der Metritis chronica interstitialis.) Clin. ostetr. Jg. 15, Nr. 7, S. 154—157. **1, 740.**

Ziegelmann, Gaussel, Du reveil des inflammations utéro-annexielles anciennes à l'occasion d'une grossesse. (Wiederaufflackern alter Uterus- und Adnexentzündungen beim Auftreten einer Schwangerschaft.) Rev. prat. d'obstétr. et de gynécol. Jg. 21, S. 97—100. **1. 746.**

Zuloaga, P., Die diagnostische Bedeutung der Metrorrhagien in der Menopause. Rev. sanit. de Jaen, Jg. 10, Nr. 205. (Spanisch) **3, 673.**

Neubildungen.

Myom.

Aimes, A., Etiologie et pathogénie des fibro-myomes utérins. (Ätiologie und Pathogenese der Uterusmyome.) Progrès méd. 41, S. 149—152. **1, 465.**

Alexandroff, F. A., Behandlung der Fibromyome des Uterus mit Röntgenstrahlen. Zeitschr. f. Geburtshilfe u. Gynaekol. Jg. 28, Heft 11, S. 1517—1528. (Russisch.) **3, 677.**

Alfieri, E., Utero bicorne con adenomiomi mülleriani multipli utarini e tubarici.

(Multiple Adenomyome in einem Uterus bicornis und in den Tuben, ausgehend von den Müllerschen Gängen). Folia gynaecol. Bd. 8, Nr. 2, S. 165—174.   **3,** 526.
Alschwang, M., Jauchige und nekrotische Veränderungen der Uterusmyome und ihre operative Behandlung. Dissertation: Berlin.   **3,** 527.
Arcelin, Traitement des fibromes par la radiothérapie. Technique et résultats. (Behandlung der Myome durch Radiotherapie. Technik und Resultate.) Bull. et mém. de la soc. de radiol. méd. de Paris Jg. 5, Nr. 45, S. 146—156 u. Journal de méd. interne Jg. 17, Nr. 21, S. 201—204.   **2,** 362; **4,** 64.
Arx, Werner von, Beitrag zur Frage des Fibromyoma teleangiectodes uteri. Gynaecol. helvet Jg. 13, Herbstausg., S. 285—294.   **4,** 240.
Audebert et Fournier, Accouchement spontané dans quelques cas des fibromes praevia. (Spontangeburt in einigen Fällen von blockierendem Myom.) Rev. mens. de gynécol., d'obstétr. et de pédiatr. Jg. 8, Nr. 5, S. 309—322.   **2,** 773.
Bandler, Fibrosis uteri, vaginal hysterectomy, ligature method. Author's method of preventing cystocele. (Fibrome des Uterus, Ligaturmethode. Vermeidung von Cystocele durch besondere Naht.) (Transact. of the New York acad. of med., sect. on obstretr. a. gynecol., meet. 23. I. 1913.) Americ. journal of obstetr. Bd. **67,** Nr. 6, S. 1188—1189.   **2,** 381.
Banga, Gebrauch des Quellstiftes zur Erweiterung des Gebärmutterhalses zwecks der digitalen Untersuchung der Uterushöhle. (Dtsch. Ges. in Chicago, Sitz. vom 3. IV. 1913.) Münch. med. Wochenschr. Jg. **60,** Nr. 33, S. 1860.   **2,** 691.
Barbour, A. H. F., Two cases of uterine fibroid in which degeneration in the tumour, perithelioma and necrobiosis, caused difficulty in diagnosis. (2 Fälle von Uterusfibromen, in denen die Degeneration der Tumoren — Perithelioma und Nekrobiose — Schwierigkeit in der Diagnose verursachte.) Journal of obstetr. a. gynecol. of the British empire Bd. **24,** Nr. 2, S. 61—67 u. Transact. of the Edinburgh obstetr. soc. Bd. **38,** S. 202—216.   **3,** 219; **4,** 316.
Barry, C. C., A large uterine fibroid. (Großes Uterusfibrom.) Indian med. gaz. Bd. **48,** Nr. 8, S. 310—311.   **3,** 107.
Barsotti, Torsione assile di utero fibromatoso. (Achsendrehung eines myomatösen Uterus.) (Soc. toscana di ostetr. e ginecol., sed. 23. VI. 1912.) Ginecologia Jg. **9,** Nr. 24, S. 721—725.   **2,** 314.
Baumm, Mischgeschwulst. (Gynäkol. Ges. Breslau, Sitzg. v. 4. III. 1913.) Monatsschr. f. Geburtsh. u. Gynäkol. Bd. **37,** H. 6, S. 883—884.   **2,** 379.
Bazy, Louis, Adéno-myome de l'utérus. (Adenomyom des Uterus.) Bull. et mém. de la soc. anat. de Paris **88,** S. 99—100.   **1,** 424.
Beckmann, Wilhelm, Über cystische Fibromyome des Uterus. St. Petersburg. med. Zeitschr. Jg. **38,** Nr. 22, S. 323—327.   **4,** 74.
Béclère, La Roentgenthérapie des fibromes utérins. (Die Röntgentherapie der Uterusfibrome.) Gynécologie Jg. 17, Nr. 10, S. 577—589 u. Fortschr. a. d. Geb. d. Röntgenstrahl. Bd. **21,** H. 3, S. 284—290.   **4,** 4, 218.
Benthin, Myom und Gravidität. (Nordostdtsch. Ges. f. Gynaekol., Sitzg. v. 28. VI. 1913.) Monatsschr. f. Geburtsh. u. Gynaekol. Bd. **38,** H. 3, S. 356—359.   **3,** 455.
Berdez, Über die Röntgentherapie der Myome. Fortschr. a. d. Geb. d. Röntgenstrahl. Bd. **20,** H. 4, S. 393—397.   **3,** 98.
Bertoloni, Giovanni, Contributo casistico allo studio dei fibromiomi della portio. (Kasuistischer Beitrag zum Studium der Portiomyome.) Folia gynaecol. Bd. **8,** Nr. 1, S. 153—163.   **3,** 160.
Binet, Fibrome calcifié, inclus dans le bassin. Hystérectomie chez une femme âgée. (Verkalktes, im Becken eingeklemmtes Fibrom, Hysterektomie bei einer bejahrten Frau.) Bull. de la soc. d'obstétr. et de gynécol. de Paris Jg. 2, Nr. 9, S. 849—851.   **4,** 609.
Bland-Sutton, John, The visceral complications met with in hysterectomy for fibroids and the best methods of dealing with them. (Über Visceralerkrankungen, die man bei der Exstirpation des myomatösen Uterus antrifft und über die besten Methoden, mit ihnen fertig zu werden.) Lancet Bd. 2, Nr. 18, S. 1249—1251 u. British med. journal Nr. 2757. S. 1130—1132.   **3,** 527; **4,** 75.
Bland-Sutton, Sir John, An address on the exotic flora of the uterus in relation to fibroids and cancer. (Die Bakterienflora des Uterus in bezug auf Myom und Krebs.) Brit. med. journal **2718,** S. 205—208.   **1,** 223.
Bland-Sutton, Sir John, On a case of adenomyoma of the uterus involving the rectum. (Ein Fall von Adenomyom des Uterus mit Übergreifen auf das Rectum.) Journal of obstetr. a. gynaecol. of the Brit. emp. Bd. **23,** Nr. 6, S. 402—403. **2,** 542.
Boidi-Trotti, G., La radioterapia dei fibromiomi uterini. (Radiotherapie bei Fibromyomen des Uterus.) Rass. d'ostetr. e ginecol. Jg. 22, Nr. 7, S. 385—398.   **3,** 44.

Boldt, F. J., Large myofibromatous uterus removed seven years after a myomectomy. (Großer myomatöser Uterus 7 Jahre nach einer Myomotomie entfernt.) (Transact. of the New York obstetr. soc., meet. 13. V. 1913.) Americ. journal of obstetr. a. dis. of women a. childr. Jg. **68**, Nr. 4, S. 764. **3**, 479.

Boldt, Myomatous uterus, complicated with suppurating ovarian cyst on the right side, tuboovarian abscess on the left, and chronic pelvic peritonitis, Organic heart lesions. (Myomatöser Uterus, kompliziert durch vereiterte, rechtsseitige Ovarialcyste, linksseitigen Tubo-ovarialabsceß und chronische Pelviperitonitis. Organischer Herzfehler.) (Transact. of the New York acad. of med., sect. on obstetr. a. gynecol., meet. 23. I. 1913.) Americ. journal of obstetr. Bd. **67**, Nr. 6, S. 1201. **2**, 378.

Boldt, F. J., Myomatous uterus with carcinomatous changes. (Myomatöser Uterus mit carcinomatösen Veränderungen.) (Transact. of the New York obstetr. soc., meet. 13. V. 1913.) Americ. journal of obstetr. a. dis. of women a. childr. Jg. **68**, Nr. 4, S. 763—764. **3**, 480.

Boldt, F. J., Myoma uteri, with pyosalpinx and hydrosalpinx, and catarrheal appendicitis. (Uterusmyom, mit Pyosalpinx und Hydrosalpinx, und katarrhalischer Appendicitis.) (Transact. of the New York obstetr. soc., meet. 13. V. 1913.) Americ. journal of obstetr. a. dis. of women a. childr. Bd. **68**, Nr. 4, S. 764—765. **3**, 479.

Boldt, Cervical myoma in anterior wall of cervix. Ovarian cyst with twisted pedicle. (Cervixmyom in der Vorderwand der Cervix. Stielgedrehter Ovarialtumor.) (Transact. of the New York acad. of med., sect. on obstetr. a. gynecol., meet. 23. I. 1913.) Americ. journal of obstetr. Bd. **67**, Nr. 6, S. 1201—1202. **2**, 379.

Boldt, Submucous myoma. Extreme rigidity of the pelvic floor. Supravaginal extirpation of the uterus. (Submuköses Myom. Außerordentliche Starrheit des Beckenbodens. Supravaginale Amputation.) (Transact. of the New York acad. of med., sect. on obstetr. a. gynecol., meet. 23. I. 1913.) Americ. journal of obstetr. Bd. **67**, Nr. 6, S. 1201. **2**, 379.

Bouchacourt, L., et H. Chéron, De l'association de la radiumthérapie à la radiothérapie, dans les traitement des fibromes utérins. (Über Kombination der Radium- mit der Röntgentherapie bei der Behandlung der Uterusmyome.) Bull. et mém. de la soc. de radiol. méd. de Paris **5**, S. 78—87. **1**, 467.

Bougot, Marcel, Fibrome utérin volumineux contenant un vaste foyer hémorragique. (Großer Uterusmyom mit ausgedehntem blutigen Herd.) Bull. et mém. de la soc. anat. de Paris Jg. **88**, Nr. 5, S. 271—273. **2**, 587.

Brickner, Suppurating fibroid due to a criminal abortion. (Vereitertes Fibrom infolge eines kriminellen Aborts.) (New York obstetr. soc., meet. 11. III. 1913.) Americ. journal of obstetr. Bd. **68**, Nr. 1, S. 99. **2**, 599.

Calatayud, Costa, C., La radiothérapie des fibro-myomes utérins. (Die Radiotherapie der Fibromyome des Uterus.) Ann. d'électrobiol. et de radiol. **15**, S. 793 bis 828 u. **16**, S. 40—63. **1**, 425.

Calatayud Costa, C., La roentgenothérapie des fibromyomes utérins. Die Röntgenotherapie der Uterus-Fibromyome.) (6. congr. internat. d'électrol. et de radiol. gén. et méd., Prag.) Journal de radiol. Bd. **7**, Nr. 1, S. 39—51, Nr. 2, S. 113—148 u. Nr. 3, S. 201—226. **3**, 611.

Carmichael, E. Scott, Two tumours complicating pregnancy. (Zwei Tumoren als Komplikation der Schwangerschaft.) Transact. of the Edinburgh obstetr. soc. Bd. **38**, S. 301—305. **3**, 632.

Caturani, M., Two cases of fibroids of the uterus complicating pregnancy, with demonstration of specimens. (Zwei Fälle von Uterusfibromen als Schwangerschaftskomplikation.) Post-graduate **28**, S. 59—60. **1**, 298.

Charlier, Disparition d'un fibrome utérin, avec conservation de la menstruation. Technique radiothérapique. (Verschwinden eines Uterusmyoms mit Erhaltenbleiben der Menstruation. Röntgentherapeutische Technik.) Bull. et mém. de la soc. de radiol. méd. de Paris Jg. **5**, Nr. 44, S. 111—115. **2**, 195.

Chenhall, William T., Two cases of uterine myomata complicating pregnancy. (2 Fälle von Uterusmyom mit Komplikation der Schwangerschaft.) Austral. med. gaz. Bd. **34**, Nr. 6, S. 122—123. **3**, 238.

Chéron, H., Considérations sur la technique de la radiumthérapie des fibromes utérins. (Betrachtungen über die Technik der Radiumtherapie der Uterusmyome.) Arch. mens. d'obstétr. et de gynécol. **2**, S. 1—41. **1**, 222.

Chilaïditis, D., et G. Stavridès, Le traitement des fibromyomes de l'utérus par les rayons X. (Röntgenbehandlung der Myome.) Ann. de gynécol. et d'obstétr. **10**, S. 152—162. **2**, 29.

Chilaïditi, Demetrius, Sur la technique radiothérapique des fibromyomes utérins. (Über die radiotherapeutische Technik der Uterusfibromyome.) Bull. et mém. de la soc. de radiol. méd. de Paris Jg. 5, Nr. 45, S. 157—167. **2, 470.**

Christiani, Arnold, Hystereuryse bei Myom unter der Geburt. Zeitschr. f. Geburtsh. u. Gynaekol. Bd. 73, H. 2, S. 390—396. **2, 400.**

Coe, William Henry, Uterine fibroids. (Uterusmyom.) New York State journal of med. Bd. 13, Nr. 1, S. 40—43. **3, 329.**

Costanti, Paolo, Adenomioma dell' utero e tuberculosi utero-annessiale complicata. (Adenomyom kompliziert mit Adnextuberulose.) Policlinico, sez. prat. 20, S. 473 bis 477. **1, 543.**

Crousse, M., Un cas de fibromyome (rouge) à évolution rapide. (Fibromyom mit rapidem Wachstum.) Bull. de la soc. belge de gynécol. et d'obstétr. 23, S. 182—185. **1, 588.**

Czyborra, Arthur, Uterus und Ovarien nach Röntgenbestrahlung. — Ovarialtumor im Anschluß an Blasenmole. Fortschr. d. Med. Jg. 31, Nr. 38, S. 1037 bis 1042. **3, 148.**

Dartigues, Louis, Technique opératorie de la fibromyectomie transvaginale conservatrice par colpotomie antérieure. (Operationstechnik der transvaginalen konservativen Fibromektomie durch Colpotomia anterior.) Gaz. des hôp. Jg. 86, Nr. 99, S. 1557—1560. **3, 108.**

Delle Chiäje, S., Fibromes sphacélés pendant les suites de couches. (Gangränöse Fibrome im Wochenbett.) Bull. de la soc. d'obstétr. et de gynécol. de Paris Jg. 2, Nr. 8, S. 663—666 u. Arch. ital. di ginecol. Jg. 16, Nr. 12, S. 283—286. **4, 357.**

Delmas, Paul, Volumineux fibrome cervico-utérin à séméiologie primitivement vésicale. (Großes Cervixfibrom mit anfänglich vesikalen Krankheitserscheinungen.) Rev. mens. de gynécol., d'obstétr. et de pédiatr. 8, S. 96—99. **1, 465.**

Döderlein, A., Röntgen- und Mesothoriumbehandlung bei Myom und Carcinom des Uterus. 15. Versamml. d. dtsch. Ges. f. Gynaekol. Halle a. S., 14.—17. Mai 1913. **1, 741.**

Döderlein, A., Röntgenstrahlen und Mesothorium in der gynaekologischen Therapie, insbesondere auch bei Uteruscarcinom. Monatsschr. f. Geburtsh. u. Gynaekol. Bd. 37, H. 5, S. 553—593. **2, 26.**

Doederlein, Theodore O., and Maximilian Herzog, A new type of ectopic gestation: Pregnancy in an adenomyoma uteri. (Eine neue Art ectopischer Schwangerschaft. — Schwangerschaft in einem Adeno-Myoma uteri.) Surg., gynecol. a obstetr. 16, S. 14—20. **1, 294.**

Domaschewitsch, A., Zur Frage der Behandlung der Metorrhagien bei Uterusmyomen. Verhandl. d. 12. Pirogoff-Kongr., St. Petersburg, 29. V.—6. VI. 1913, Bd. 2, S. 90—91. (Russisch.) **4, 396.**

Duvergey, J., La phlébite dans l'évolution des fibromes de l'utérus. (Die Phlebitis. im Verlaufe der Uterusmyome.) Rev. de chirurg. 33, S. 26—36. **1, 191.**

Edling, Lars, Erfahrungen über Radiumtherapie der Myome und klimakterischen Blutungen des Uterus. Fortschr. a. d. Geb. d. Röntgenstrahl. Bd. 20, Nr. 3, S. 303—316. **2, 243.**

Fleischmann, Karl, Beitrag zur operativen Myombehandlung. Wien. klin. Wochenschr. 26, S. 445—447. **1, 425.**

Foges, Arthur, Über Röntgentherapie bei Uterusblutungen. Wien. med. Wochenschr. Jg. 63, Nr. 16, S. 995—999. **1, 543.**

Forgue, Emile, et Georges Massabuau, L'adénomyomatose diffuse de l'utérus et du rectum. (Allgemeine Adenomyomatosis des Uterus und Rectums.) Paris méd. Jg. 1914, Nr. 22, S. 525—529. **2, 96.**

Foveau de Courmelles, Les rayons X et le radium en gynécologie. (Die Röntgen- und Radiumstrahlen in der Gynaekologie.) (17. congr. internat. de méd. London, 6.—12. VIII. 1913.) Ann. de chirurg. et d'orthop. Bd. 26, Nr. 8, S. 234—242. **3, 355.**

Foveau de Courmelles, Röntgentherapie der Myome. Fortschr. a. d. Geb. d. Röntgenstrahl. 20, S. 9. **1, 426.**

Fraipont, F., Grossesse môlaire prise pour un fibrome utérin. (Blasenmole für Myom gehalten.) Scalpel et Liège méd. Jg. 66, Nr. 24, S. 381—383. **4, 32.**

Frank, Myomectomy for necrotic fibroid during the fourth month of pregnancy: normal labor: pyelitis postpartum. (Myomektomie wegen eines nekrotischen Fibroids während des 4. Schwangerschaftsmonats; normale Geburt; Pyelitis im Wochenbett.) (New York obstetr. soc., meet. 11. III. 1913.) Americ. journal of obstetr. Bd. 68, Nr. 1, S. 97—99. **2, 599.**

Freund, H., Myomotomie im Wochenbett. 15. Versamml. d. dtsch. Ges. f. Gynaekol., Halle a. S., 14.—17. Mai 1913. **1, 787.**

Freund, Hermann, Zur Ätiologie der Uterusmyome. Zeitschr. f. Geburtsh. u. Gynaekol. Bd. 74, H. 1, S. 75—98. **3, 159.**

Freund, Herm., Über partielle Myomoperationen. 15. Versamml. d. dtsch. Ges. f. Gynaekol., Halle a. S., 14.—17. Mai 1913 u. Dtsch. med. Wochenschr. Jg. 39, Nr. 36, S. 1722—1723. **1, 741; 3, 107.**

Friedrich, Demonstration einiger interessanter Myome. (Gynaekol. Ges. Breslau, Sitzg. v. 29. IV. 1913.) Monatsschr. f. Geburtsh. u. Gynaekol. Bd. 38, H. 1, S. 115 bis 116. **2, 479.**

Furniss, Henry Dawson, Intraligamentous fibroid causing periodic retention of urine. (Intraligamentäres Myom als Ursache periodischer Urinretention.) (Transact. of the New York acad. of med., sect. on obstetr. a. gynecol., meet. 27. III. 1913.) Americ. journal of obstetr. Bd. 68, Nr. 2, S. 341—342. **2, 748.**

Fuster, Fibrome utéro-ovarien de 5 kilogs. Hystérectomie subtotale. Adhérences très vasculaires. Difficultés opératoires considérables. Guérison rapide et reconnue parfaite, de visu 3 ans après. (Fibrom des Uterus und des Ovars von 5 kg Gewicht. Supravaginale Hysterektomie. Sehr gefäßreiche Verwachsungen. Bedeutende operative Schwierigkeiten. Rasche Heilung, durch Augenschein nach 3 Jahren bestätigt.) Bull. de la soc. d'obstétr. et de gynécol. de Paris Jg. 2, Nr. 3, S. 180 bis 184. **3, 273.**

Garnier, De l'exentération de l'utérus appliquée à la cure des fibromes de cet organe. (Die Exenteration des Uterus in der Behandlung der Fibrome.) Thèse. Paris. **3, 480.**

Gauss und Krinski, Zur Mesothoriumbehandlung der Myome und Metropathien. 15. Versamml. d. dtsch. Ges. f. Gynaekol. Halle a. S., 14.—17. Mai 1913. **2, 32.**

Gauss, C. J., Gynaekologische Tiefentherapie. Strahlentherapie Bd. 2, H. 2, S. 623 bis 641. **2, 363.**

Geist, Samuel H., A contribution to the histogenesis of sarcomatous change in uterine fibromyomata. (Ein Beitrag zur Histogenese der sarkomatösen Umwandlung in Fibromyomen des Uterus.) Americ. journal of obstetr. a. dis. of wom. a. childr. Bd. 68, Nr. 6, S. 1053—1063. **4, 140.**

Gibb, W. Travis, Multiple fibroma with adenocarcinoma of the fundus uteri. (Multiple Fibroide mit Adenocarcinom im Fundus uteri.) (New York acad. of med., sect. on obstetr. a. gynecol., meet. 26. XII. 1912.) Americ. journal of obstetr. Bd. 67, Nr. 5, S. 1005—1006. **2, 157.**

Graeßner und Benthaus, Ergebnisse der Röntgentherapie bei Frauenleiden. Fortschr. a. d. Geb. d. Röntgenstrahl. Bd. 20, H. 3, S. 322—326. **2, 242.**

Grosse, A., et X. Pasquerau, Fibrome utérin compliqué de grossesse; hystérectomie; guérison. (Fibrom des Uterus und Schwangerschaft. Exstirpation. Heilung.) Rev. mens. de gynécol., d'obstétr. et de pédiatr. Jg. 8, Nr. 11, S. 665—670. **5, 40.**

Guilleminot, Die Behandlung der Uterusmyome. Fortschr. a. d. Geb. d. Röntgenstrahl. 20, S. 9—10. **1, 466.**

Gunakoff, L., Zur Frage der cystischen Degeneration der Uterusmyome. Zeitschr. f. Geburtsh. u. Gynaekol. Bd. 28, H. 5/6, S. 715—722. (Russisch.) **2, 313.**

Haendly, P., Die Wirkung der Mesothorium- und Röntgenstrahlen auf das Carcinom, den Uterus und die Ovarien. Strahlentherapie Bd. 3, H. 1, S. 300—307. **3, 149.**

Haendly, Paul, Die therapeutische Verwendung der Röntgenstrahlen in der Gynäkologie. Strahlentherap. 2, S. 227—248. **1, 637.**

Haenisch, G. F., Meine Erfahrungen, Resultate und Technik in der gynaekologischen Röntgentherapie. Fortschr. a. d. Geb. d. Röntgenstrahl. 20, S. 18—33. **1, 457.**

Haenisch, G. Fedor, Über die Röntgenbehandlung der Uterusmyome. Strahlentherap. 2, S. 249—255. **1, 221.**

Hall, Rufus B., Some of the reasons for advising early operations for fibroid tumors of the uterus. (Einige Indikationen zur Frühoperation der Uterusmyome.) Americ. journal of obstetr. 67, S. 96—103. **1, 100.**

Hamm, P., Operationstechnische Betrachtungen über vaginale Myomoperationen auf Grund von 374 Fällen vaginaler Myomoperationen. Dissertation: Berlin. **3, 528.**

Handfield-Jones, M., Two cases of fibromyoma of the uterus undergoing sarcomatous degeneration. (Zwei Fälle sarkomatöser Entartung von Uterusfibromyomen.) Proceed. of the roy. soc. of med. Bd. 6, Nr. 7, obstetr. a. gynaecol. sect. S. 219 bis 223. **2, 479.**

Hansen, P. N., Über die im Uterusstumpfe nach der supravaginalen Amputation sich entwickelnden malignen Geschwülste. Zentralbl. f. Gynaekol. Jg. 37, Nr. 17, S. 610 bis 613. **1, 834.**

Haret, Die Röntgentherapie der Uterusmyome (Persönliche Erfahrungen.) Fortschr. a. d. Geb. d. Röntgenstrahl. Bd. 21, H. 2, S. 148—151. **3, 515.**

Harrison, George Tucker, Myoma and pregnancy. The therapeutical indications. (Myom und Schwangerschaft. Therapeutische Indikationen.) Virginia med. semi-monthly. Bd. **17**, Nr. 24, S. 601—604.   **2, 296.**
Hathcock, A. L., Report of a case of uterine myo-fibromata, accompanied by pregnancy. Presentation of specimen. (Über einen Fall von Myofibrom des schwangeren Uterus.) Texas State journal of med. Bd. **8**, Nr. 9, S. 242—243.   **2, 131.**
Haultain, F. W. N., Some rare uterine new growths. Simple papilloma of corpus uteri, primary tubercle of cervix, diffuse nodular fibrosis. (Einige seltene uterine Neubildungen; einfaches Papillom des Corpus uteri, primäre Tuberkulose der Cervix, diffuse noduläre Fibrosis.) Transact. of the Edinburgh obstetr. soc. Bd. **38**, S. 197—202 u. Edinburgh med. journal Bd. **11**, Nr. 3, S. 230—233.   **3, 583, 481.**
Hauser, Myom und Schwangerschaft. Klin.-therap. Wochenschr. **20**, S. 317—323.
                                                                  1, 436.
Healy, William P., Fibromyoma uteri. Occurrence; complications; necessity for operation. (Fibromyoma uteri. Vorkommen; Komplikationen; Indikationen zur Operation.) New York med. journal Bd. **97**, Nr. 18, S. 922—925.   **2, 96.**
Heimann, Fritz, Die gynaekologische Röntgentherapie. Monatsschr. f. Geburtsh. u. Gynaekol. **37**, S. 325—337.   **1, 536.**
Heimann, Fritz, Über Röntgentiefentherapie. Berl. Klin. Jg. **25**, H. 301, S. 10 bis 18.   **2, 421.**
Hellier, J. B., and M. J. Stewart, On a case of adenomyoma uteri. (Ein Fall von Adenomyoma uteri.) Lancet **184**, S. 230—231.   **1, 129.**
Hendon, George A., Uterine fibro-myoma in pregnancy. Casuistic memoranda. (Uterusmyom während der Schwangerschaft. Kasuistischer Beitrag.) Americ. journal of surg. Bd. **27**, Nr. 11, S. 429—430.   **4, 90.**
Herz, Max, Kropfherz, Myomherz, Klimakterium. Wien. med. Wochenschr. Jg. **63**, Nr. 22, S. 1355—1364.   **2, 157.**
Heynemann, Th., Die Röntgentherapie gynaekologischer Erkrankungen und ihre bisherigen Ergebnisse. Prakt. Ergebn. d. Geburtsh. u. Gynaekol. Jg. **5**, H. 2, S. 159—183.   **3, 354.**
Hirsch, Georg, Die Röntgentherapie bei Myomen und Fibrosis uteri. Münch. med. Wochenschr. Jg. **60**, Nr. 17, S. 906—908 u. Fortschr. a. d. Geb. d. Röntgenstrahl. Bd. **20**, H. 4, S. 373—389.   **1, 469; 2, 470.**
Hoeven, P. C. T. van der, Myomoperationen während der Schwangerschaft. Ned. Maandschrift voor verlosk. en vrouwenz. Jg. **2**, Nr. 5, S. 285—289. (Holländisch.)
                                                                  2, 131.
Horne, A. J., Myomatous uterus. (Myomatöser Uterus. Transact. of the roy. acad. of med. in Ireland Bd. **31**, S. 393—395.   **4, 397.**
Horwitz und Obolenskaja, Zur Kasuistik der Kolossaltumoren der weiblichen Genitalien. (Arbeiten aus der geburtsh.-gynaekol. Klinik Prof. Redlich, St. Petersburg. Bd. **1**, S. 141—152 (Russisch) u. Zeitschr. f. Geburtshilfe u. Gynaekol. Jg. **28**, Heft 11, S. 1528—1540 (Russisch).   **2, 621; 3, 689.**
Hüffell, Adolf, Die Röntgenbehandlung der Uterusmyome. Fortschr. d. Med. Jg. **31**, Nr. 33, S. 897—910.   **3, 2.**
Huet, Ch., Polype fibreux avec inversion utérine partielle. (Fibröser Polyp mit teilweiser Inversion des Uterus.) Bull. de la soc. belge de gynécol. et d'obstétr. Bd. **24**, Nr. 2, S. 30—33.   **2, 587.**
Jacobs, Fibrome utérin interstitiel et cancer du col. (Interstitielles Uterusfibrom und Cervixkrebs.) Bull. de la soc. belge de gynécol. et d'obstétr. Bd. **24**, Nr. 3, S. 279—280.   **3, 59.**
Jaugeas, Einige Betrachtungen über die Röntgentherapie der Uterusmyome. Strahlentherapie Bd. **3**, H. 2, S. 445—450.   **4, 4.**
Ill, Edward J., Cancer of the uterus and fibroid tumors from a clinical standpoint. (Uteruskrebs und Fibrome vom klinischen Standpunkt.) (Transact. of the Americ. assoc. of obstetr. a. gynecol., 26. ann. meet., Providence, Rhode Island, 16.—18. IX. 1913.) Americ. journal of obstetr. a. dis. of women a. childr. Bd. **68**, Nr. 5, S. 922—924.   **4, 14.**
Jones, Walter Clinton, Inversion of the uterus. With report of a case occurring during the puerperium and caused by a fibroid. (Puerperale Uterusinversion mit Fibrom kompliziert.) Surg., gynecol. a. obstetr. Bd. **16**, Nr. 6, S. 632—650.
                                                                  2, 502.
Jung, Röntgenbestrahlung der Myome und Mesothorium. 15. Versamml. d. dtsch. Ges. f. Gynaekol., Halle a. S., 14.—17. Mai 1913.   **1, 742.**
Kaestle, Karl, Einiges über Technik und Erfolge meiner gynaekologischen Röntgenbestrahlungen. Fortschr. a. d. Geb. d. Röntgenstrahl. Bd. **20**, H. 2, S. 85—87.   **2, 27.**

Kirstein, Die Röntgentherapie in der Gynaekologie. Berlin, Springer. 1, 362.
Klein, G., Erfolge der Röntgenbehandlung bei Carcinom des Uterus, der Ovarien und der Mamma. 15. Versamml. d. dtsch. Ges. f. Gynaekol. Halle a. S., 14.—17. Mai 1913. 2, 150.
Kogan, B., Mode de production et diagnostic des troubles vésicaux d'origine génitale chez la femme. (Entstehung und Diagnose der Blasenstörungen genitalen Ursprungs beim Weibe.) Médicin pratic. Jg. 9, Nr. 17, S. 261—263. 3, 664.
Kowner, E., Über die Beziehungen zwischen Uterustumoren und Schwangerschaft. Dissertation: Bern. 4, 422.
Kreuzfuchs, Siegmund, Zur Frage der Röntgenbehandlung in der Gynaekologie. Wien. med. Wochenschr. Jg. 63, Nr. 24, S. 1482.—1484. 3, 210.
Krinski, B., Entwicklung und augenblicklicher Stand der Therapie mit strahlenden Substanzen in der Gynaekologie. Zentralbl. f. d. ges. Gynaekol. u. Geburtsh. s. d. Grenzgeb. Bd. 3, H. 2, S. 33—41. 3, 33.
Kriosky, I. A., Uterus fibromyomatosus, mit Röntgenstrahlen behandelt. (Sitzung d. geburtsh.-gynaekol. Ges., St. Petersburg, April 1913.) Zeitschr. f. Geburtshilfe u. Gynaekol., Jg. 28, H. 10, S. 1470—1476. (Russisch.) 3, 677.
Krömer, Bedeutung des Röntgenapparates für die Gynaekologie und Geburtshilfe. (Med. Ver. Greifswald, 25. I. 1913.) Dtsch. med. Wochenschr. 39, S. 676. 1, 537.
Krönig, Röntgen- und Radiumtherapie in der Gynäkologie. 17. internat. med. Kongr. London, Sekt. f. Geburtsh. u. Gynaekol., 6.—12. VIII. 1913. 3, 44.
Krönig und Gauß, Die Strahlentherapie in der Gynaekologie: Röntgen- oder Radiumtherapie? Zentralbl. f. Gynaekol. 37, S. 153—159. 1, 217.
Krönig und Gauss, Die operationslose Behandlung des Krebses. 15. Versamml. d. dtsch. Ges f. Gynaekol. Halle a. S., 14.—17. Mai 1913. 2, 30.
Küstner, Ein myomatöser Uterus eigentümlicher Konfiguration. 15. Vers. d. dtsch. Ges. f. Gynaekol., Halle a. S., 14.—17. Mai 1913. 1, 673.
Küstner, Ein nekrotischer, über faustgroßer Tumor, welcher breit gestielt in der Gegend des Nabels saß. 15. Vers. d. dtsch. Ges. f. Gynaekol. Halle a. S., 14.—17. Mai 1913. 1, 707.
Landinski, L. J., Sarcomatous degeneration of a uterine fibroid. (Sarkomatöse Degeneration eines Uterusfibroms.) (New York acad. of med., sect. on obstetr. a. gynecol., meet. 26. XII. 1912.) Americ. journal of obstetr. Bd. 67, Nr. 5, S. 1010. 2, 283.
Landinski, L. J., Adenosarcoma of the cervix following supravaginal hysterectomy for fibroids. (Adenosarkom der Cervix nach supravaginaler Amputation des Uterus wegen Fibrom.) (New York acad. of med., sect. on obstetr. a. gynecol., meet. 26. XII. 1912.) Americ. journal of obstetr. Bd. 67, Nr. 5, S. 1010—1011. 2, 283.
Langes, Erfahrungen mit der Röntgenbehandlung bei Myomen und Methropatien (Med. Ges. Kiel, Sitz. vom 5. VI. 1913.) Münch. med. Wochenschr. Jg. 60, Nr. 31, S. 1740 u. Strahlentherapie Bd. 3, H. 1, S. 287—299. 2, 611, 678.
Laquerrière und Delherm, Unsere Ansicht über die Röntgentherapie des Uterusmyoms. Fortschr. a. d. Geb. d. Röntgenstr. 20, S. 10—15. 1, 466.
Laquerrière, A., La radiothérapie du fibrome uterin. (Die Radiotherapie der Uterusfibrome.) Rev. prat. d'obstétr. et de gynécol. Jg. 21, H. 6, S. 179—183, Journal de méd. de Paris Jg. 33, Nr. 22, S. 444—446 u. Nr. 40, S. 779—780. 2, 308, 421; 3, 421.
Laquerrière, A., Indications et contre-indications de la radiothérapie contre le fibrome et les hémorragies de la ménopause. (Indikation und Kontraindikation der Radiotherapie bei Fibromen und Blutungen im Klimakterium.) Rev. mens. de gynécol., d'obstétr. et de pédiatr. Jg. 8, Nr. 9, S. 530—553. 3, 421.
Lauwers, Sarcome à métastases du ligament large associé à un fibrome utérin. (Metastatisches Sarkom des Lig. latum bei gleichzeitigem Fibroma uteri.) (Acad. roy. de méd. belgique, séance du 25. I. 1913.) Presse méd. 21, S. 202 u. Bull. de l'acad. roy. de méd. de Belgique 27, S. 31—34. 1, 369, 549.
Le Filliatre, G., Enorme fibrome utérin télangiectasique pesant 17 livres, ayant causé des métrorragies abondantes et de gros troubles vésicaux. Hystérectomie abdominale totale sous anesthésie générale par rachi-cocaïnisation. Guérison complète au 14e jour. (Enormes Fibromyoma uteri teleangiectaticum, 17 Pfund schwer, mit profusen Blutungen und bedeutenden Blasenbeschwerden. Abdominale Radikaloperation unter Rückenmarksnarkose. Komplette Heilung nach 14 Tagen.) Bull. et mém. de la soc. anat. de Paris Jg. 88, Nr. 8, S. 434—437. 4, 74.
Leist, K., Behandlung und Prognose verjauchte Myome. Dissertation Greifswald. 4, 317.
Lekachowitsch, Ch., Über das gleichzeitige Vorkommen von Myom und Carcinom in utero. Dissertation: Berlin. 3, 480.

Leonard, Veader Newton, On the development of malignant disease of the cervial stump after supravaginal hysterectomy. (Über die maligne Degeneration des Cervixstumpfes nach supravaginaler Amputation.) Ann. of surgery Bd. 58, Nr. 3, S. 373—383. **3,** 108.

Levy-Dorn, Max, Zur Frage der gynaekologischen Röntgenbestrahlungen. Fortschr. a. d. Geb. d. Röntgenstrahl. **19,** S. 407—408. **1,** 122.

Lewin, A., Die Bedeutung der Myome während der Gravidität und Geburt. Dissertation: Berlin. **3,** 498.

Lilley, Charles H., A parasitic uterine fibroid. (Parasitäres Uterusmyom.) Journal of obstetr. a. gynaekol. of the British Empire Bd. 24, Nr. 6, S. 304—305. **4,** 488.

Lingen, L. v., Zur Kasuistik der Riesenmyomcysten. Zentralbl. f. Gynaekol. Jg. **37,** Nr. 30, S. 1109—1110. **2,** 586.

Lorey, Alexander, Die Röntgentherapie in der Gynaekologie. Gynaekol. Rundschau **7,** S. 239—247. **1,** 586.

Lynch, Frank W., Fibroid tumors complicating pregnancy and labor. (Myome in der Schwangerschaft und bei der Geburt.) Americ. journal of obstetr. a. dis. of women a. childr. Bd. **68,** Nr. 3, S. 427—450. **3,** 239.

McDonald, Ellice, Studies in gynecology and obstetrics. Chapt. 4. The treatment of fibroid tumors, with report of 700 cases. (Behandlung der Myome unter Heranziehung von 700 Fällen.) Americ. med. Bd. **19,** Nr. 3, S. 161—163. **2,** 44.

McMurtry, Lewis S., Fibroid of the uterus undergoing mucoid degeneration, exhibition o specimen. (Uterusfibrom mit schleimiger Umwandlung. Vorstellung des Falles.) Louisville monthly journal of med. a. surg. Bd. **20,** Nr. 4, S. 98—99. **3,** 219.

Mancinelli, Ottorino, Falsa gravidanza da fibro-mioma uterino in una vacca. (Falsche Schwangerschaft infolge eines Fibromyoms des Uterus bei einer Kuh.) Pisa. 7 S. **4,** 535.

Manton, W. P., The uterine myoma and malignancy. (Malignität bei Uterusmyomen.) Journal of the Michigan State med. soc. Bd. **12,** Nr. 11, S. 574—577. **3,** 686.

Marchal, E., Ein Fall von Uterus bicornis unicollis myomatosus gravidus. Straßburg. **4,** 316.

Masselot, F., et H. Vignes, Comment il faut surveiller un fibro-myome utérin. (Wie soll man ein Fibro-Myoma uteri überwachen?) Gynécologie Jg. **17,** Nr. 11, S. 649—653. **4,** 239.

Maugeri, Vincenzo, Contributo all'isto-patologia della tuba falloppiana nei fibromi dell'utero. (Beitrag zur Histologie der Tuben bei Uterus myomatosus.) Ann. di ostetr. e ginecol. Jg. **35,** Nr. 7, S. 212—216. **3,** 11.

Meyer, P., Mode d'action des rayons de Roentgen sur le fibrome. (Einwirkungsart der Röntgenstrahlen auf das Myom.) Gaz. de gynécol. Bd. 28, Nr. 645, S. 129—137. **2,** 28.

Miginiac et Girou, Myome œdémateux de l'utérus en voie de transformation sarcomateuse. (Ödematöses Myom des Uterus in sarkomatöser Degeneration begriffen.) Bull. et mém. de la soc. anat. de Paris **88,** S. 107—108. **1,** 424.

Miller, C. Jeff, The surgical treatment of puerperal infection. (Die chirurgische Behandlung der puerperalen Infektion.) New Orleans med. a. surg. journal Bd. **65** Nr. 8, S. 594—601. **2,** 136.

Miller, J. R., Die Beziehungen zwischen Sarkom und Myom in Rücksicht auf die Röntgentherapie. Strahlentherap. **2,** S. 256—292. **1,** 333.

Miller, James Ragland, The relation between sarcoma and myoma of the uterus and its bearing on X-ray therapy, of uterine myomata. (Beziehungen zwischen Sarkom und Myom in Rücksicht auf die Röntgentherapie.) Surg., gynecol. a. obstetr. **16,** S. 315—321. **1,** 589.

Mohr, Ludwig, Statistische Bearbeitung der bis zum 1. Januar 1913 veröffentlichten mit Röntgenstrahlen behandelten gynaekologischen Erkrankungen. Fortschr. a. d. Geb. d. Röntgenstrahl. Bd. **20,** H. 2, S. 105—159. **2,** 28.

Monplaisir, Des indications de l'hysteréctomie vaginale dans les fibromes de l'utérus. (Indikationen der vaginalen Hysterektomie bei Fibromen des Uterus.) Thèse: Paris. **5,** 59.

Moses, Über Röntgentiefenbestrahlung bei Morbus Basedow und Myom. (Ärztl. Ver., Frankfurt a. M. Sitz. v. 7. IV. 1913.) Münch. med. Wochenschr. Jg. **60,** Nr. 19, S. 1062—1063. **2,** 29.

Müller, Befund bei Rezidivblutungen nach Röntgenbestrahlung. (Mittelrhein. Ges. f. Geburtsh. u. Gynaekol., Sitz. v. 16. II. 1913.) Monatsschr. f. Geburtsh. u. Gynaekol. Bd. **38,** Ergänzungsh., S. 397. **2,** 471.

Müller, Joseph, Röntgentherapie in der Gynaekologie. (Sitzungsber. d. Vereins d. Ärzte Wiesbadens.) Berliner klin. Wochenschr. **50,** S. 566—567. **1,** 537.

Nadal, Pierre, Fibromyome utérin calcifié. Mécanisme de la dégénérescence calcaire. (Verkalktes Fibromyom des Uterus. Mechanismus der Verkalkungs-Degeneration.) Bull. et mém. de la soc. anat. de Paris Jg. 88, Nr. 7, S. 347—348. 3, 57.
Nemenow, M., Beitrag zur Röntgenbehandlung in der Gynaekologie. Fortschr. a. d. Geb. d. Röntgenstrahl. Bd. 20, H. 3, S. 326—339 u. Verhandl. d. 12. Pirogoff-Kongr., St. Petersburg, 29. V. bis 6. VI. 1913, Bd. 2, S. 89. (Russisch.) 2, 242; 4, 378.
Nicolsky, Evolution et complication des fibromyomes utérins. (Entwicklung und Komplikationen der Fibromyomata uteri.) Thèse. Paris. 3, 528.
Nicolsky, Polypes et fibromes sous-muqueux. Évolution clinique des fibromes utérins. (Polypen und submuköse Fibrome. Über die klinischen Erscheinungen der Uterusmyomen.) Médecin pratic. Jg. 9, Nr. 13, S. 197—200. 2, 542.
Öhman, K. H., Uterusmyom und Ovarialblutungen. Finska Läkaresällsk. Handl., B. 55, H. 8, S. 198—203 u. Zentralbl. f. Gynaekol. Jg. 37, Nr. 42, S. 1566—1569. 2, 621; 3, 392.
Oui, Fibrome utérin à pédicule tordu, incarcéré dans l'excavation pelvienne. Myomectomie. Guérison. (Stielgedrehtes, im kleinen Becken incarceriertes Uterusmyom. Myomektomie. Heilung.) Bull. de la soc. d'obstétr. et de gynécol. de Paris Jg. 2, Nr. 5, S. 464—465. 3, 219.
Pellegrini, Augusto, Fibro-mioma voluminoso extraperitoneale del collo dell' utero con sintomatologia orinaria. (Großes extraperitoneales Fibromyom des Gebärmutterhalses mit Harnbeschwerden.) Ginecologia Jg. 10, Nr. 7, S. 203—208. 3, 220.
Perdoux, Myomectomie dans une grossesse de 5 mois pour fibrome enclavé. (Myomektomie in einer Schwangerschaft von 5 Monaten wegen eingekeilten Myoms.) Arch. provinc. de chirurg. Bd. 22, Nr. 7, S. 409—412. 3, 375.
Peterson, Reuben, Report of a case of congenital cystic kidney associated with a uterine fibroid. (Bericht über einen Fall von kongenitaler Cytenniere vergesellschaftet mit einem Uterusfibroid.) Physician a. surg. Bd. 35, Nr. 8, S. 345—350. 4, 451.
Pfahler, George E., Über die Behandlung von Fibroiden des Uterus und der Blutungen im Klimakterium mittels Röntgenstrahlen. Fortschr. a. d. Geb. d. Röntgenstrahl. Bd. 20, H. 2, S. 87—93. 2, 29.
Philips, Theodor Benoit, Myom und Sterilität. Dissertation. 184 S. (Holländisch.) 3, 391.
Pierra, Louis, Deux observations de fibrome volumineux du segment inférieur, compliquant la grossesse, avec ascension de la tumeur au cours du travail. (Zwei Fälle von großem Fibrom des unteren Uterussegmentes während der Schwangerschaft, mit Aufsteigen des Tumors während der Geburt.) Rev. mens. de gynécol., d'obstétr. et de pédiatr. Jg. 8, Nr. 5, S. 328—332 u. Journal d. sages-femmes Jg. 41, Nr. 17, S. 321—323. 3, 31, 239.
Polano, Die Lymphbahnen der Myome. 15. Versamml. d. dtsch. Ges. f. Gynaekol., Halle a. S., 14.—17. Mai 1913 u. Zeitschr. f. Geburtsh. u. Gynaekol. Bd. 75, H. 1, S. 157—178. 1, 673; 3, 618.
Poth, Heinrich, Kasuistischer Beitrag zur Achsendrehung des myomatösen Uterus. Zentralbl. f. Gynaekol. Jg. 37, Nr. 31, S. 1147—1149. 4, 139.
Potherat, L'intervention chirurgicale dans les fibromes utérins. (Der operative Eingriff bei Uterusfibromen.) Clinique (Paris) Jg. 8, Nr. 37, S. 578—581. 5, 16.
Poucher, John Wilson, A large calcareous fibroid with absence of ovaries and uterine ligaments. (Ein großes verkalktes Uterusmyom mit Fehlen der Ovarien und Ligamente.) Americ. journal of obstetr. 67, S. 333—338. 1, 425.
Poupko, Étiologie et pathogénie des fibromes. (Ursache und Entstehung der Fibrome.) Thèse. Paris. 3, 479.
Poupko, La pathogénie des fibromyomes utérins. (Die Pathogenese der Uterusmyome.) Médecin pratic. Jg. 9, Nr. 24, S. 373—374. 2, 480.
Pozzi, S., et G. Rouhier, Fibromyome à pédicule tordu. (Stielgedrehtes Myom.) Bull. et mém. de la soc. anat. de Paris Jg. 88, Nr. 7, S. 365—368. 3, 57.
Prochownick, L., Beitrag zur Röntgenbehandlung in der Frauenheilkunde. Fortschr. a. d. Geb. d. Röntgenstrahl. Bd. 20, H. 3, S. 316—322. 2, 242.
Py, L., Contribution à l'étude des myomes rouges de l'utérus. (Zur Kenntnis der roten Myome des Uterus.) Thèse de Montpellier. Nr. 113, 35 S. 5, 105.
Raab, H., Zellreiche Myome und Myosarkome des Uterus. Dissertation: Freiburg i. Br. Arch. f. Gynaekol. Bd. 100, H. 2, S. 389—429. 4, 316; 3, 57.
Raspini, M., Sull'adenomyositis dell'utero e del retto. (Über die Adenomyositis des Uterus und des Rectums.) Ginecologia 9, S. 577—598. 1, 588.

Rive, Th., Über maligne Degeneration der Myome. Dissertation: Erlangen. **4,** 317.

Roques, C. M., Radiothérapie des néoplasmes exposé pratique des indications et de la technique. (Röntgenbehandlung der Neubildungen, ihre Indikationen und Technik.) Arch. d'electr. méd. **21,** S. 145—160. **1,** 329.

Rouffart, Association pathologique d'un fibrome utérin et d'un sarcome ovarien et intestinal. (Vergesellschaftung eines Fibromyoms des Uterus mit einem Sarkom des Ovariums und Darms.) Bull. de la soc. belge de gynécol. et d'obstétr. Bd. **24,** Nr. 6, S. 343—347. **4,** 488.

Runge, E., Röntgentherapie in der Gynaekologie. 15. Versamml. d. dtsch. Ges. f. Gynaekol., Halle a. S., 14.—17. Mai 1913. **1,** 732.

Sadlier, J. E., Some complications of uterine fibroids demanding early diagnosis and immediate operation. (Einige Komplikationen der Myome, die frühzeitige Diagnose und sofortige Operation erfordern.) Americ. journal of obstetr. **67,** S. 87 bis 96. **1.** 286.

Sampson, John A., The influence of myomata on the blood supply of the uterus, with special reference to abnormal uterine bleeding. Based on the study of 150 injected uteri containing these tumors. (Der Einfluß der Myome auf die Blutversorgung der Gebärmutter, mit besonderer Berücksichtigung der Uterusblutungen, studiert an 150 injizierten myomatösen Uteri.) Surgery, gynecol. a. obstetr. **16,** S. 144—180. **1,** 287.

Schauta, F., Über moderne Myombehandlung. Wien. med. Wochenschr. **63,** S 13—19 u. Mitteilg. d. Ges. f. d. ges. Therap. Jg. **1,** H. 3, S. 3—13. **1,** 21; **2,** 45.

Schild, E., Myom der Portio. Dissertation: Bonn. **4,** 316.

Schiller, Morbus maculosus und Myomotomie. (Nordostdtsch. Ges. f. Gynaekol., Sitzg. v. 28. VI. 1913.) Monatsschr. f. Geburtsh. u. Gynaekol. Bd. **38,** H. 3, S. 361 bis 362. **3,** 437.

Schminke, Die kombinierte Röntgentherapie der Uterusmyome und Menorrhagien. Fortschr. d. Med. Jg. **31,** Nr. 29, S. 794—796. **2,** 579.

Schrenck, A. von, Über Uterusmyom und Schwangerschaft. Petersburg. med. Zeitschr. Jg. **38,** Nr. 12, S. 140—145. **2,** 708.

Schroeder, Rudolf v., In welcher Weise wird das Uterusmyom durch Röntgenstrahlen beeinflußt? Dissertation: München. 84 S. M. 2.—. (Verlag d. ärztl. Rundschau.) **4,** 518.

Schütze, Myom und Gravidität. (Nordostdtsch. Ges. f. Gynaekol., Sitzg. v. 28. VI. 1913.) Monatsschr. f. Geburtsh. u. Gynaekol. Bd. **38,** H. 3, S. 357—359. **3,** 455.

Schütze, A., Über Spät-Ileus nach vaginalen Totalexstirpationen des Uterus. Monatsschr. f. Geburtsh. u. Gynaekol. Bd. **37,** H. 5, S. 633—639. **2,** 38.

Schwartz, Adenomyomas. (Adenomyome.) (New York acad. of med., sect. on obstetr. a. gynecol., meet. 24. IV. 1913.) Americ. journal of obstetr. a. dis. of women a. childr. Bd. **68,** Nr. 3, S. 561. **3,** 220.

Scipiades, Elemér, Myom und Schwangerschaft. Abhandl. a. d. Geb. d. Geburtsh. u. Gynaekol. Bd. **2,** H. 2, S. 201—575. **2,** 598.

Scott, S. Gilbert, The radiographic appearances of calcifying fibroids. (Verkalkte Myome im Röntgenbilde.) Arch. of the Roentgen ray Bd. **18,** Nr. 7, S. 246—247. **4,** 14.

Sfameni, P., Nei fibromiomi uterini a sviluppo intra-cervico-segmentario la isteromiomectomia vaginale non è fattibile. (Über cervical entwickelte Fibromyome, wobei Hysteromyomektomie vaginal unausführbar ist.) Ginecologia Jg. **10,** Nr. 10, S. 305—327. **3,** 618.

Shaw, W. Fletcher, Haemorrhages into an angiomatous fibromyoma of the uterus and atheroma of the uterin arteries. (Blutungen in einem angiomatösen Fibromyom des Uterus und Atheromatose der Arteriae uterinae.) Journal of obstetr. a. gynaecol. of Brit. emp. Bd. **24,** Nr. 1, S. 22—23. **3,** 108.

Shlenker, Milton A., Report of a case of cervical myoma. (Ein Fall von Cervixmyom.) New Orleans med. a. surg. journal Bd. **66,** Nr. 4, S. 300—301. **3,** 583.

Siegelberg, Z., Über das gleichzeitige Vorkommen von Myom und Carcinom an Uterus. Dissertation: Erlangen. **5,** 59.

Sigwart, W., und P. Händly, Das Mesothorium in der Gynaekologie. Med. Klinik Jg. **9,** Nr. 33, S. 1322—1326. **3,** 574.

Sippel, Albert, Die Behandlung der Uterusmyome mit Röntgenstrahlen. Münch. med. Wochenschr. Jg. **60,** Nr. 40, S. 2226—2230. **3,** 387.

Siredey, M. A., La radiothérapie des fibromes utérins. (Die Radiotherapie de Uterusmyome.) Rev. de gynécol. et de chirurg. abdom. **20,** S. 113—128. **1,** 467.

Skeel, R. E., The radical treatment of uterine fibroids based on their association with malignancy. (Die radikale Behandlung der Myome, gegründet auf ihre Kombination mit Malignität.) Cleveland med. journal Bd. **12,** Nr. 3, S. 166—168. **2,** 95.

Smith, Alfred, Interesting complications of an hysterectomy. (Eine interessante Komplikation bei einer Laparomyomotomie.) Dublin journal of med. science 135, S. 12—15 u. Transact. of the roy. acad. of med. in Ireland Bd. 31, S. 235—239.
1, 117; 4, 240.
Smith, Alfred, Needles in the abdominal cavity as a complication of an hysterectomy. (Nadeln in der Bauchhöhle, eine Komplikation bei einer supravaginalen Uterusamputation.) Journal of obstetr. a. gynaekol. of the Brit. emp. 23, S. 118—120.
1, 544.
Smith, J. Lorrain, and W. Fletcher Shaw, Red degeneration of uterine fibromyomata. (Die rote Degeneration der Uterusmyome.) (Royal soc. of med., sect. of obstetr. a. gynaecol., meet. 6. II. 1913.) Lancet 184, S. 613; Proceed. of the roy. soc. of med. Bd. 6, Nr. 5, obstetr. a. gynaecol. sect., S. 131—138 u. Journal of obstetr. a. gynaekol. of the Brit. emp. 23, S. 129—134.   1, 332, 543, 674.
Snoo, de, Uterus puerperalis mit Cervixcarcinom. Operationspräparat. Niederländ. gynaecol. Ges., Sitzungsber. vom 12. I. 1913. (Holländisch.)   1, 249,
Stern, Samuel, X-ray treatment of uterine fibroids, menorrhagia and metrorrhagia. (Behandlung der Uterusmyome, Menorrhagien und Metrorrhagien mit Röntgenstrahlen.) (Transact. of the med. soc. of the county of New York, meet. 21. IV. 1913.) Americ. journal of obstetr. Bd. 67, Nr. 6, S. 1206—1209 u. S. 1133—1142.   2, 421, 469.
Sticker, Anton, Die Strahlenbehandlung der Krebse auf der 3. internationalen Konferenz für Krebsforschung. Strahlentherapie Bd. 3, H. 2, S. 451—456. 4, 222.
Stilling, H., und H. Beitzke, Über Uterustumoren bei Kaninchen.   Virchows Arch. f. pathol. Anat. u. Physiol. u. f. klin. Med. Bd. 214, H. 3, S. 358—380. 4, 74.
Straßmann, Gynaekologische Röntgentherapie. 15. Versamml. d. dtsch. Ges. f. Gynaekol., Halle a. S. 14.—17. Mai 1913.   2, 274.
Strassmann, P., Zur Verwendung der Röntgenstrahlen für die Behandlung der Myome des Uterus. Therap. d. Gegenwart 54, S. 24—28.   1, 61.
Strassmann, Verkalkter Uterustumor. (Gynaekol. Ges. Berlin, Sitzg. v. 4. III. 1913.)
2, 379.
Studdiford, William E., Strangulated fibroid uterus. (Stieldrehung eines Uterus myomatosus.) Americ. journal of obstetr. 67, S. 133—134.   1, 100.
Sutton, Sir John Bland, Fibroids of uterus. Their pathology, diagnosis an treatment. (Uterusfibrom, seine Pathologie, Diagnose und Behandlung.) London. 254 S. sh. 4/6.   4, 138.
Thauer, J., Über Koinzidenz von Ovarialgeschwülsten mit Myomen. Dissertation: Erlangen.   4, 76.
Theilhaber, A., und H. Edelberg, Zur Lehre von der spontanen Heilung der Myome und Carcinome. Zeitschr. f. Krebsforsch. Bd. 13, H. 3, S. 461—499. 4, 317.
Tourneux, J. P., et Saint-Martin, Fibrome et cancer de l'utérus. (Fibromyom und Carcinom des Uterus.) (Soc. anat.-clin., séance du 8. III. 1913.) Toulouse méd. Jg. 15, Nr. 6, S. 114—118.   2, 206.
Trethowan, W., Uterine fibroids and pregnancy. (Uterusfibrome und Schwangerschaft.) Austral. med. gaz. Bd. 34, Nr. 6, S. 119—121.   3, 239.
Unger, A. J., Vaginale Myomektomie am schwangeren Uterus. (Sitz. d. gynaekol. Ges., St. Petersburg, 2. V. 1913.) Zeitschr. f. Geburtsh. u. Gynaekol. Jg. 28, H. 11, S. 1638—1651. (Russisch.)   4, 117.
Vallois, Dystocie par fibrome praevia; opération césarienne et hystérectomie totale (présentation de pièce). (Geburtsstörung durch vorliegendes Myom. Kaiserschnitt und Totalexstirpation. Demonstration des Präparates.) Bull. de la soc. d'obstétr. et de gynécol. de Paris Jg. 2, Nr. 4, S. 370—374.   3, 239.
Vartazaroff, Valeur actuelle de l'opération de Battey dans les hémorragies des fibromes utérins. (Moderner Wert der Operation nach Battey bei Hämorrhagien von Uterusfibrom.) Thèse de Montpellier. Nr. 23 (univ.). 75 S.   5, 105.
Velde, von de, Myom, Retroflexion und Schwangerschaft. Ned. Maandschrift voor verlosk. en. vrouwenz. Jg. 2, Nr. 5, S. 290—295. (Holländisch.) 2, 130.
Vialle, G., Contribution à l'étude des fibromes utérines. (Fibroma uteri.) Thèse de Montpellier. Nr. 89. 50 S.   5, 105.
Viannay, Myomectomie sur utérus gravide; guérison; continuation de la grossesse. (Myomektomie am schwangeren Uterus; Heilung; Weiterbestehen der Schwangerschaft.) Gaz. de gynécol. 28, S. 8—10 u. Sem. gynécol. 18, S. 68.   1, 107, 383.
Violet, H., Fibrome et grossesse; ablation d'un gros fibrome sous-péritonéal; conservation de l'utérus gravide; avortement. (Myom und Schwangerschaft; Abtragung

eines großen subserösen Myoms; Zurücklassen des graviden Uterus; Abort.) Rev.
mens. de gynécol., d'obstétr. et de pédiatr. Jg. **8**, Nr. 4, S. 246—247.   **3**, 127.
Voron et Volmat, Fibrome utérin et grossesse. Hystérectomie. (Uterusfibrom und
Schwangerschaft. Hysterektomie.) Bull. de la soc. d'obstétr. et de gynécol. de Paris
Jg. **2**, Nr. 3, S. 225—228.   **3**, 375.
Waldo, Ralph, Uterine fibroids complicating pregnancy. (Komplikation der Gravi-
dität durch Uterusfibrome.) New York State journal of med. Bd. **13**, Nr. 1, S. 36
bis 38.   **3**, 293.
Wegelins, Walter, Postklimakterisches Myosarkom des Uterus. Finska Läkaresällsk.
Handl., Bd. **55**, H. 8, S. 280—289. (Schwedisch.)   **2**, 622.
Weinbrenner, Uterus myomatosus mit doppelseitigen entzündlichen Adnexen und
linksseitigem Pyovarium. (Med. Ges., Magdeburg, Sitzg. v. 27. II. 1913.) Münch.
med. Wochenschr. Jg. **60**, Nr. 22, S. 1232.   **2**, 157.
Weitzel, Röntgentiefen-Therapie. 15. Versamml. d. dtsch. Ges. f. Gynaekol. Halle
a. S., 14.—17. Mai 1913.   **1**, 733.
West, James N., Uterine fibromyomata of the lower uterine segment. (Myome des
unteren Uterinsegmentes.) (Transact. of the Americ. assoc. of obstetr. a. gynecol.,
26. ann. meet., Providence, Rhode Island, 16.—18. IX. 1913.) Americ. journal of
obstetr. a. dis. of women a. childr. Bd. **68**, Nr. 5, S. 925—941.   **4**, 396.
Whithehouse, Beckwith, Fibromyoma of the uterus presenting unusual cha-
racters. (Ungewöhnliches Uterusmyom.) Proceed. of the roy. soc. of med. Bd. **6**,
Nr. 5, obstetr. a. gynaecol. sect., S. 124—126 u. Birmingham med. rev. Bd. **74**,
Nr. 420, S. 85—87.   **1**, 642; **2**, 748.
Wiecki, C. v., Über einen Fall von Sarkom nach Myomoperation. Dissertation:
München.   **3**, 687.
Wijn, C. L., Über Organotherapie bei Menstruationsstörungen und Uterusmyomen.
Ned. Tydschr. v. Geneesk. Helft 1, Nr. **12**, S. 604—606. (Holländisch.) **1**, 426.
Willey, Florence, A case of hydrocephalus complicated by eclampsia, fibroids
and a contraction ring. (Ein Fall von Hydrocephalus, der durch Eklampsie, Myome
und einen Kontraktionsring kompliziert war.) Proceed. of the roy. soc. of med. **6**,
obstetr. a. gynaecol. sect. S. 86—92.   **1**, 240.
Winternitz, Wilhelm, Die Hydrotherapie auf physiologischer und klinischer Grundlage. Vorträge für praktische Ärzte und Studierende. Faks.-Abdr. d. 1. Aufl. vom
Jahre 1877. Wien u. Leipzig: Heller. X, 492 S. M. 20.—.   **2**, 423.

Carcinom.

Abel, Die Elektrokoagulation bei der chirurgischen Behandlung des Krebses, speziell
des Gebärmutterkrebses. Berl. klin. Wochenschr. **50**, S. 394—395.   **1**, 333.
Allmann, Die Behandlung des Carcinoms mit Mesothorium. Dtsch. med. Wochenschr.
Jg. **39**, Nr. 49, S. 2402—2403.   **4**, 65.
Asch, Robert, Die Trachelorrhaphie als Prophylaxe des Cervixkrebses. Zentralbl. f.
Gynaekol. Jg. **37**, Nr. 33, S. 1221—1223.   **2**, 7 9.
Aschheim, Über die Behandlung des inoperablen Gebärmutterkrebses. Med. Klinik
Jg. **9**, Nr. 20, S. 797—799.   **1**, 834.
Bainbridge J, Wm. Seaman, Possible errors in the diagnosis of abdominal cancer,
a plea for exploratory laparotomy, illustrative cases. (Irrtumsmöglichkeiten bei
der Diagnose des Abdominalkrebses, Befürwortung der Probelaparotomie, er-
läuternde Fälle.) New York State Journal of med. Bd. **13**, Nr. 10, S. 529—534.
                                                                  3, 480.
Bainbridge, William Seaman, Arterial ligation, with lymphatic block, in the
treatment of advanced cancer of the pelvic organs, a report of fifty-six cases.
(Unterbindung der Arterien und Ausräumung der Drüsen zur Behandlung des
vorgeschrittenen Krebses der Beckenorgane; Bericht über 56 Fälle.) Americ. journal of obstetr. a. dis. of women a. childr. Bd. **68**, Nr. 4, S. 649—670.   **3**, 438.
Bandler, Vaginal hysterectomy, Morcellement and clamp method. Bisection of the
uterus. Twelve fibroids. (Vaginale Uterusexstirpation [Klemmethode] mit Entfernung von 12 Fibroiden.) (Transact. of the New York acad. of med., sect. on
obstetr. a. gynecol., meet. 23. I. 1913.) Americ. journal of obstetr. Bd. **67**, Nr. 6,
S. 1190—1192.   **2**, 381.
Barrett, Channing W., The carcinoma question as it pertains to the uterus. (Die
Krebsfrage in ihren Beziehungen zur Gebärmutter.) Med. rec. Bd. **84**, Nr. 25,
S. 1109—1113.   **4**, 139.

Baumm, Mischgeschwulst. (Gynäkol. Ges. Breslau, Sitz. v. 4. III. 1913.) Monatsschr. f. Geburtsh. u. Gynäkol. Bd. **37**, H. 6, S. 883—884. **2, 379.**

Bayet, A., Die Behandlung des Krebses mittels Radium. Strahlentherapie Bd. **3**, H. 2, S. 473—489. **4, 65.**

Beckmann, W. G., Zur Lehre der heterologischen, mesodermalen Neubildungen des Gebärmutterhalses. Zeitschr. f. Geburtsh. u. Gynaekol. Jg. **28**, H. 9, S. 1123—1152. (Russisch.) **3, 393.**

Benthin, Zur Diagnose des Carcinoma Uteri. (Nordostdtsch. Ges. f. Gynaekol., Sitzg. v. 28. VI. 1913.) Monatsschr. f. Geburtsh. u. Gynaekol. Bd. **38**, H. 3, S. 360. **3, 437.**

Berczeller, Imre, Palliative Behandlung inoperabler Portiocarcinome mit Zuckerstaub. Zentralbl. f. Gynaekol. Jg. **37**, Nr. 23, S. 852. **2, 251.**

Berkeley, Comyns, and Victor Bonney, Results of the radical operation for carcinoma of the cervix uteri based on a three years' basis, more especially with regard to its life-prolonging effects. (Resultate der Radikaloperation beim Cervixcarcinom bei dreijähriger Beobachtungsdauer und besonderer Berücksichtigung des Effektes der Lebensverlängerung.) Journal of obstetr. a. gynaecol. of the British Emp. Bd. **24**, Nr. 3, S. 145—148. **3, 618.**

Bilhaut fils, Marceau, A propos d'un cancer de l'utérus peu volumineux ayant déterminé des phénomènes d'anurie. Une observation. (Über einen Fall von Carcinoma uteri von geringer Ausdehnung, welcher Anurieerscheinungen verursachte.) Ann. de chirurg. et d'orthop. Bd. **26**, Nr. 4, S. 97—101. **2, 208.**

Bissell. Dougal, A comparative study of two advanced cases of cancer of the cervix uteri. (Eine vergleichende Studie über zwei vorgeschrittene Fälle von Carcinom des Cervix uteri.) (New York acad. of med., sect. on obstetr. a. gynecol., meet. 24. IV. 1913.) Americ. journal of obstetr. a. dis. of women a. childr. Bd. **68**, Nr. 3, S. 568—571. **3, 221.**

Bland-Sutton, Sir John, An address on the exotic flora of the uterus in relation to fibroids and cancer. (Die Bakterienflora des Uterus in bezug auf Myom und Krebs.) Brit. med. journal 2718, S. 205—208. **1, 223.**

Boeckel, André, Fistule urétéro-vaginale consécutive à une hystérectomie abdominale totale pour cancer guérie par le cathétérisme urétéral à demeure. (Ureterscheidenfistel im Anschlusse an eine abdominale Totalexstirpation des Uterus wegen Carcinom desselben, geheilt durch Dauer-Katheterismus des Ureters.) Journal d'urol. Bd. **4**, Nr. 3, S. 409—413. **3, 337.**

Boldt, H. J., Cancer of the uterus. Which is the preferable operation? (Uteruskrebs. Wie ist er am besten zu operieren?) New York med. journal **97**, S. 8—9. **1, 544.**

Boldt, F. J., Myomatous uterus with carcinomatous changes. (Myomatöser Uterus mit carcinomatösen Veränderungen.) (Transact. of the New York obstetr. soc., meet. 13. V. 1913.) Americ. journal of obstetr. a. dis. of women a. childr. Jg. **68**, Nr. 4, S. 763—764. **3, 480.**

Boldt, H. J., How may we reduce the mortality from cancer of the uterus? With special reference to treatment and to publicity through the lay press. (Wie können wir die Mortalität des Uteruskrebs verringern? Mit besonderer Berücksichtigung von Behandlung und Veröffentlichung durch die Laienpresse.) Journal of the Americ. med. assoc. **60**, S. 968—972 u. Americ. journal of obstetr. Bd. **68**, Nr. 1, S. 131—134. **1, 642; 2. 688.**

Bondy, Carcinom des ganzen Uterus. (Gynaekol. Ges. Breslau. Sitzg. v. 24. VI. 1913.) Monatsschr. f. Geburtsh. u. Gynaekol. Bd. **38**, H. 3, S. 363. **3, 437.**

Bossi, L. M., Die wahre Prophylaxe des Uteruskrebses. Ein Mahnruf an die Gynaekologen. Zentralbl. f. Gynaekol. Jg. **37**, Nr. 27, S. 1000—1101. **2, 433.**

Bossi, L. M., Quelle doit être la vraie prophylaxie du cancer de l'utérus? (Welches soll die wahre Prophylaxe des Uteruskrebses sein?) Rev. mens. de gynécol., d'obstétr. et de pédiatr. Jg. **8**, Nr. 8, S. 479—481. **3, 160.**

Bovis, R. de, Les moyens d'améliorer les résultats immédiats de l'opération radicale du cancer utérin par voie abdominale. (Die Mittel zur Verbesserung der unmittelbaren Ergebnisse der Radikaloperation des Gebärmutterkrebses auf dem Wege der Laparotomie.) Sem. méd. Jg. **33**, Nr. 26, S. 301—302. **2, 379.**

Brandt, Die Resultate der Behandlung durch die Schauta-Wertheimsche Operation. (In der Abwesenheit B.s durch Severin-Petersen mitgeteilt.) 10. Versammlung des Nordischen chirurgischen Vereins, Kopenhagen, 31. Juli—2. Aug. 1913. **2, 624.**

Braun, M., Ein Fall von Implantationsmetastase im Uterus nach primärem Ovariumcarcinom. Dissertation: München. **4, 400.**

Broun, L. Roy, Carcinoma of uterus with parametric tissue. (Uteruskrebs mit parametranem Gewebe.) (New York acad. of med., sect. on obstetr. a. gynecol., meet.

24. IV. 1913.) Americ. journal of obstetr. a. dis. of women a. childr. Bd. **68**, Nr. **3**,
S. 560.   **3**, 220.
Broun, Le Roy, Cancer of the uterus, importance of early diagnosis. (Über den
Uteruskrebs und die Wichtigkeit der frühzeitigen Diagnose desselben.) New York
State journal of med. Bd. **13**, Nr. 10, S. 513—516.   **3**, 528.
Broun, Le Roy, The curability of cancer and the need of educating lay people and
doctors in the necessity of early recognition. (Die Heilbarkeit des Krebses und die
Notwendigkeit, das Laienpublikum und die Ärzte über die frühzeitige Erkennung
aufzuklären.) (Transact. of the alumni soc. of the lying-in hosp., 10. XII., 1912.)
Bull. of the lying-in hosp. of the city of New York **9**, S. 40—52.   **1**, 546.
Broun, Le Roy, The curability of cervical cancer of the uterus. (Die Heilbarkeit des
Cervixkrebses.) New York med. journal **97**, S. 217—221.   **1**, 224.
Broun, Le Roy, The radical abdominal operation for cancer of the cervix. (Die ab-
dominale Radikaloperation des Cervix-Carcinoms.) New York State journal of med.
13, S. 69—77.   **1**, 287.
Bumm, E., Über die Erfolge der Röntgen- und Mesothoriumbehandlung beim Uterus-
carcinom. 15. Versamml. d. dtsch. Ges. f. Gynaekol., Halle a. S., 14.—17. Mai 1913
u. Berl. klin. Wochenschr. Jg. **50**, Nr. 22, S. 1001—1006.   **1**, 834; **2**, 243.
Bumm, E., Zur Frage der Wundversorgung bei der Radikaloperation des Ca. colli
uteri. Zentralbl. f. Gynaekol. **37**, S. 1—7.   **1**, 130.
Bumm, E., und H. **Voigts**, Zur Technik der Carcinombestrahlung. Münch. med.
Wochenschr. Jg. **60**, Nr. 31, S. 1697—1701.   **2**, 733.
Burckhard, Georg, Über den Wert der Probeausschabung zur Diagnose des Carci-
noma corporis uteri. Zeitschr. f. Geburtsh. u. Gynaekol. Bd. **75**, H. 1, S. 34—37.
                                                                           3, 583.
Candelay Plá, M., Chirurgische Behandlung des Uteruskrebses. (3. Kongr. f. Gynäkol.,
Geburtsh. u. Kinderheilk.) Crón. méd. Valencia Jg. **25**, Nr. 578, S. 85—89 und
Nr. 578, S. 97—103. (Span.)   **2**, 480.
Carstens, J. H., The great need of the early diagnosis of uterine cancer. (Die dringende
Notwendigkeit der frühzeitigen Diagnose des Uteruscarcinoms.) Journal of the
Michigan State med. soc. Bd. **12**, Nr. 12, S. 643—645.   **4**, 75.
Caufment, L'anurie dans le cancer de l'utérus, ses formes cliniques, son traitement.
(Anurie bei Uteruskrebs. Klinische Form. Behandlung.) Thèse: Paris.   **5**, 59.
Charrier, A., et A. **Parcelier**, A propos d'un cas de recidive tardive d'un cancer
du col de l'uterus. (Spätrezidiv eines Ca. colli.) Rev. prat. d'obstétr. et de
gynécol. Jg. **21**, H. 7, S. 193—201 u. Journal de méd. de Paris Jg. **33**, Nr. 46,
S. 877—900.   **2**, 689; **3**, 618.
Chéron, H., und H. **Rubens Duval**, Über den Wert der Radiumtherapie in der Behandlung der uterinen und vaginalen Krebse. (17. internat. Kongr. f. Med., London
6.—12. VIII. 1913.) Fortschr. a. d. Geb. d. Röntgenstrahl. Bd. **21**, H. 2, S. 229
bis 238; Gynécologie Jg. **17**, Nr. 10, S. 590—603 u. Bull. de la soc. d'obstétr. et
de gynécol. de Paris Jg. **2**, Nr. 5, S. 418—429.   **3**, 516; **4**, 6; **3**, 356.
Childe, Charles P., Suggestions for the technique and performance by a new method
of Wertheim's abdominal panhysterectomy. (Vorschläge in bezug auf Technik und
Ausführung für eine neue Methode von Wertheims abdominaler Panhysterektomie.
British med. journal Nr. **2751**, S. 721—722 u. Proceed. of the roy. soc. of med.
Bd. **6**, Nr. 9, obstetr. a. gynaecol. sect., S. 339—346.   **3**, 274, 528.
Clark, John G., The radical abdominal operation for cancer of the uterus. (Die
radikale abdominale Operation bei Uteruskrebs.) Surg., gynecol. a. obstetr. **16**,
S. 255—265.   **1**, 590.
Cobb, Farrar, Cancer of the uterus. The operable cases. The operation of choice.
A study of 309 cases at the Massachusetts general hospital from 1900 to 1910.
(Uteruskrebs. Die operablen Fälle und die Operation der Wahl bei 309 Fällen,
aus dem General Hospital Massachusetts von 1900—1910.) Publ. of the Massachu-
setts gen. hosp. Bd. **4**, Nr. 1, S. 1—28.   **2**, 314.
Coe, Henry C., President's address: pathology the basis of gynecology. (Ansprache
des Präsidenten: Pathologie, die Grundlage der Gynaekologie.) (Transact. of the
Americ. gynecol. soc., 38. ann. meet., Washington 6.—8. V. 1913.) Americ. journal
of obstetr. Bd. **68**, Nr. 2, S. 303—305.   **2**, 746.
Colanerie, De la valeur de l'examen de la vessie dans le cancer de l'utérus. (Wert der
Blasenuntersuchung bei Uteruskrebs.) Thèse Paris.   **5**, 59.
Cragin, Edwin B., Case of carcinoma of the uterus in a girl eighteen years old. (Uterus-
carcinom bei einem achtzehnjährigen Mädchen.) Americ. journal of obstetr. **67**,
S. 144—145.   **1**, 100.

Cruet, P., De l'utilité de l'examen cystoscopique dans le diagnostic d'opérabilité du cancer du col de l'utérus. (Über den Nutzen der cystoskopischen Untersuchung für die Erkennung der Operabilität des Collumcarcinoms.) Ann. de gynécol. et d'obstétr. 70, S. 1—26 u. 70—90. **1, 288.**

Cruet, Pierre, L'examen de la vessie dans les cancers du col utérin. (Blasenuntersuchung bei Uterushalscarcinom.) (Soc. de chirurg. de Paris, séance du 22. I. 1913.) Presse méd. 21, S. 87 u. Bull. et mém. de la soc. de chirurg. de Paris 39, S. 115 bis 121. **1, 101, 130.**

Cullen, Thomas S., The radical operation for cancer of the uterus. (Die Radikaloperation des Uteruscarcinoms.) Surg., gynecol. a. obstetr. 16, S. 265—272. **1, 545.**

Daniel, Constantin, Les limites de l'opérabilité dans le cancer du col de l'utérus. (Die Grenzen der Operabilität beim Krebs des Gebärmutterhalses.) Journal de chirurg. de Bucarest Jg. 1, Nr. 2/3, S. 80—101. **5, 59.**

De Ott, Dm., Valeur comparée des procédés opératoires du cancer de l'utérus et des résultats obtenus. (Vergleich und Wert der verschiedenen Operationsmethoden des Gebärmutterkrebses und deren Resultate.) Ann. de gynécol. et d'obstétr. Bd. 10, H. 9, S. 497—501. **3, 362.**

Dieffenbach, William H., Radium in the treatment of cancer. (Radium bei der Behandlung des Krebses.) Med. rec. Bd. 84, Nr. 24, S. 1068—1072. **4, 522.**

Dietrich, S., Anurie nach erweiterter abdominaler Radikaloperation wegen Collumcarcinoms. Zeitschr. f. gynaekol. Urol. Bd. 4, H. 4, S. 134—137. **3, 102.**

Dinermann, E., Contribution à l'étude clinique et anatomo-pathologique de l'influence du cancer de l'utérus sur le système urinaire. (Klinische und anatomisch-pathologische Studie über den Einfluß des Uteruskrebses auf die Harnwege.) Dissertation: Genève. **5, 105.**

Döderlein, A., Röntgen- und Mesothoriumbehandlung bei Myom und Carcinom des Uterus. 15. Versamml. d. dtsch. Ges. f. Gynaekol., Halle a. S., 14.—17. Mai 1913. **1, 741.**

Eden, Thomas Watts, Endocervical cancer with distension of the corpus uteri and extensive thinning of its walls. (Cervixcarcinom mit Ausdehnung u. starker Verdünnung der Wand des Corpus uteri.) Proceed. of the roy. soc. of med., London 6, obstetr. a. gynaecol. sect. S. 101—103. **1, 468.**

Esquerdo, Alvaro, Behandlung des Uteruskrebses. (3. span. Kongr. f. Gynaecol., Geburtsh. u. Päd.). Crón. méd., Valencia, Jg. 25, Nr. 586, S. 189—191. (Spanisch.) **4, 397,**

Exner, Alfred, Erfahrungen über Radiumbehandlung maligner Tumoren. Wien. klin. Wochenschr. Jg. 26, Nr. 29, S. 1203—1204. **2, 678.**

Farrage, James, Carcinoma of the uterus. (Das Uteruscarcinom.) Journal-lancet Bd. 33, Nr. 16, S. 447—450. **3, 220.**

Faure, J. L., Indications opératoires dans le cancer de l'utérus. (Anzeigen zur Operation bei Gebärmutterkrebs.) Arch. mens. d'obstetr. et de gynécol. Jg. 2, Nr. 4, S. 324—333. **2, 97.**

Faure, J. L., Cancer du col de l'uterus. (Carcinom de Portio vaginalis.) (Séance, 9. IV. 1913.) Bull. et mém. de la soc. de chirurg. de Paris Bd. 49, Nr. 13, S. 579. **1, 674.**

Faure, J. L., Traitement du cancer du col de l'utérus par l'hystérectomie abdominale. (Die Behandlung des Krebses des Gebärmutterhalses durch abdominale Gebärmutterausscheidung.) Bull. et mém. de la soc. de chirurg. de Paris Bd. 39, Nr. 25, S. 1061—1064. **2, 480,**

Faure, J. L., Traitement du cancer utérin par les rayons ultra-pénétrants de radium. (Behandlung des Uteruscarcinoms mit ultrapenetranten Radiumstrahlen.) Bull. de la soc. d'obstétr. et de gynécol. de Paris Jg. 2, Nr. 7, S. 610—616. **3, 468.**

Fehling, H., Über die Bedeutung der radioaktiven Mittel für die Krebsbehandlung. Straßburg. med. Zeit. Jg. 10, H. 11, S. 241—249. **4, 101.**

Ferrari, Présentation d'un cas de cancer utérin au cours de la grossesse; hystérectomie 2 mois après l'accouchement. (Vorstellung eines Falles von Gebärmutterkrebs im Verlaufe einer Schwangerschaft. Hysterektomie zwei Monate nach der Entbindung.) Bull. de la soc. d'obstétr. et de gynécol. de Paris Jg. 2, Nr. 6, S. 573. **3, 292.**

Flohil, M., Uteruscarcinom und Schwangerschaft. Ned. maandschr. voor verlosk. en vrouweuz. Jg. 2, Nr. 1, S. 18—26. **1, 787.**

Fränkel, Manfred, Die Röntgenstrahlen in der Gynaekologie. Fortschr. a. d. Geb. d. Röntgenstrahl. 19, S. 412—422. **1, 585.**

Franco, P. M., L'utilità dell'esame cistoscopico nel cancro del collo dell'utero. (Der Nutzen der Cystoskopie bei Collumcarcinom.) Arch. ital. di ginecol. Jg. 16, Nr. 5, S. 131—132. **2, 314.**

Gauss und Krinski, Zur Mesothoriumbehandlung der Myome und Metropathien.
15. Versamml. d. dtsch. Ges. f. Gynaekol. Halle a. S., 14.—17. Mai 1913. 2, 32.
*Gaymard, Des adénites iliaques chancrelleuses et de leur traitement opératoire.
(Operative Behandlung der carcinomatösen iliakalen Drüsen.) Thèse: Paris. 5, 106.
Gellhorn, George, The extended vaginal operation for cancer of the cervix uteri.
(Die erweiterte vaginale Operation bei Krebs der Cervix und des Uterus.) Surg.,
gynecol. a. obstetr. 16, S. 284—290.   1, 590.
Goinard, E., Récidive lente d'un cancer utérin. (Langsames Auftreten eines Rezidivs
eines Gebärmutterkrebses.) Rev. mens. de gynécol., d'obstétr. et de pédiatr. 8,
S. 105—106 u. Bull. de la soc. d'obstétr. et de gynécol. de Paris Jg. 2, Nr. 5, S. 452
bis 453.   2, 689; 3, 362.
Gould, Sir Alfred Pearce, The Purvis lecture on the treatment of inoperable cancer.
(Vorlesung über die Behandlung des inoperablen Carcinoms.) Lancet 184, S. 215
bis 219.   1, 742.
Green-Armytage, V. B., Ligation of the internal iliac and ovarian arteries for in-
operable carcinoma of the uterus, combined with curettage and cautery. (Unter-
bindung der Art. Iliaca int. und Ovarica in Verbindung mit Abrasio und Cauterisa-
tion zur Behandlung des inoperablen Uteruscarcinoms.) Indian med. gaz. Bd. 48,
Nr. 7, S. 270—271.   2, 750.
Griffith, F. Webb, A discussion of cancer of the uterus. (Ein Vortrag über den
Gebärmutterkrebs.) Internat. journal of surg. Bd. 26, Nr. 12, S. 434—438. 4, 571.
Guillou, Narcisse, Contribution à l'étude de la coexistence de la tuberculose et
du cancer de l'utérus. (Beitrag zur Lehre der Symbiosis von Tuberkulose und
Carcinom im Uterus.) Rev. internat. de la tubercul. 23, S. 5—8.   1, 192.
Gunsett, A., La question du radium dans le traitement du cancer. (Das Radium
bei der Behandlung des Krebses.) (85. congr. allemand de méd. et d'hist. nat.,
Vienne sept. 1913.) Arch. d'électr. méd. Jg. 21, Nr. 369, S. 436—440.   4, 5.
Gunsett, A., Die Frage der Radiumbehandlung der gynaekologischen Krebse in
Frankreich. Straßburg. med. Zeit. Jg. 10, H. 12, S. 272—277.   4, 101.
Gutfeld, F. von, Die regionären Lymphdrüsen bei Carcinoma uteri mit besonderer
Berücksichtigung der epithelialen Einschlüsse. Dissertation: Berlin.   3, 480.
Gutiérrez y González, Eugenio, Behandlung des Gebärmutterkrebses. Rev.
valenc. de cienc. méd. Jg. 15, Nr. 292, S. 138—148. (Span.)   2, 481.
Habuto, E., Ureter- und Blasenverletzungen bei Uteruscarcinomoperationen. Disserta-
tion: München.   4, 15.
Haendly, Paul, Anatomische Befunde bei mit Mesothorium und Röntgenstrahlen
behandelten Carcinomen. Arch. f. Gynaekol. Bd. 100, H. 1, S. 49—69.   3, 211.
Haendly, P., Die Wirkung der Mesothorium- und Röntgenstrahlen auf das Carcinom,
den Uterus und die Ovarien. Strahlentherapie Bd. 3, H. 1, S. 300—307. 3, 149.
Hall, Rufus B., Cancer of the uterus. Some points to be emphasized in the early
diagnosis. (Gebärmutterkrebs; einige Punkte, die bei der Frühdiagnose zu be-
achten sind.) Journal of the Americ. med. assoc. Bd. 61; Nr. 14, S. 1264—1266.
                                                                  3, 361.
Hansemann, v., Bemerkungen zu dem Bericht von Hess, Heilung eines Falles von
Carcinoma uteri nach Probeauskratzung. Dtsch. med. Wochenschr. Jg. 39, Nr. 22,
S. 1040.   2, 207.
Hansen, P. N., Über die im Uterusstumpfe nach der supravaginalen Amputation sich
entwickelnden malignen Geschwülste. Zentralbl. f. Gynaekol. Jg. 37, Nr. 17, S. 610
bis 613.   1, 834.
Hartmann, Henri, Données fournies par l'examen cystoscopique dans le cancer
du col de l'utérus. (Ergebnisse der cystoskopischen Untersuchung bei Krebs des
Cervix.) Paris med. Nr. 22, S. 523—525.   3, 71.
Hauser, Hans, Multiple primäre Carcinome des weiblichen Genitalapparates.
Arch. f. Gynaekol. 99, S. 339—363.   1, 541.
Hedinger, H., Carcinoma sarcomatodes corporis uteri bei einer 57jährigen Frau.
(Med. Ges. Basel, 23. I. 1913.) Dtsch. med. Wochenschr. 39, S. 488.   1, 333.
Heimann, Fritz, Über Röntgentiefentherapie. Berl. Klin. Jg. 25, H. 301, S. 10
bis 18.   2, 421.
Hendrick, Arthur C., The early diagnosis of cancer of the uterus with report of
an hysterectomy in an early case. (Die Frühdiagnose des Uteruscarcinoms mit
Bericht über eine Hysterektomie in einem Frühfalle.) Canad. journal of med. a.
surg. Bd. 33, Nr. 6, S. 433—441.   2, 314.
Hengge, Unterbindung der rechten Arteria und Vena iliaca externa. (Münchner
gynaekol. Ges., Sitz. v. 12. XII. 1912.) Monatsschr. f. Geb. u. Gynaekol. 37,
S. 538.   1, 547.

Herzfeld, B., Ein Beitrag zur Statistik des Carcinoma uteri. Petersburg. med. Zeitschr. Jg. 38, Nr. 14, S. 167—169. **2, 621.**

Hess, Heilung eines Falles von Carcinoma uteri nach Probeauskratzung. Dtsch. med. Wochenschr. Jg. 39, Nr. 22, S. 1038—1039. **2, 207.**

Heuner, Karl, Kasuistischer Beitrag zur Lehre vom Uteruscarcinom. Dissertation: Erlangen. 38 S., 5 T. (E. Th. Jacob.) **3, 480.**

Hey, Cl., Beitrag zur Frage der Dauerheilung des Collumcarcinoms durch die Operation. Dissertation: Würzburg. **4, 15.**

Heynemann, Mesothorium bei Cervixcarcinom. 15. Versamml. d. dtsch. Ges. f. Gynaekol. Halle a. S., 14.—17. Mai 1913. **1, 742.**

Hirsch, Georg, Die Röntgenstrahlen-, Radium- und Mesothoriumtherapie bei malignen Tumoren in der Gynaekologie. Fortschr. a. d. Geb. d. Röntgenstrahl. Bd. 21, H. 2, S. 123—147. **3, 574.**

Jacobs, Fibrôme utérin interstitiel et cancer du col. (Interstitielles Uterusfibrom und Cervixkrebs.) Bull. de la soc. belge de gynécol. et d'obstétr. Bd. 24, Nr. 3, S. 279 bis 280. **3, 59.**

Ilgner, Über Chromoendophotographie. 15. Versamml. d. dtsch. Ges. f. Gynaekol. Halle a. S. 14.—17. Mai 1913. **1, 833.**

Ill, Edward J., Cancer of the uterus and fibroid tumors from a clinical standpoint. (Uteruskrebs und Fibrome vom klinischen Standpunkt.) (Transact. of the Americ. assoc. of obstetr. a. gynecol., 26. ann. meet., Providence, Rhode Island, 16.—18. IX. 1913.) Americ. journal of obstetr. a. dis. of women a. childr. Bd. 68, Nr. 5, S. 922 bis 924. **4, 14.**

Jones, Arthur T., Report of cases. (Kasuistik.) (Transact. of the Americ. assoc. of obstetr. a. gynecol., 26. ann. meet., Providence, Rhode Island, 16.—18. IX. 1913.) Americ. journal of obstetr. a. dis. of women a. childr. Bd. 68, Nr. 5, S. 906—910. **3, 684.**

Jung, Röntgenbestrahlung der Myome und Mesothorium. 15. Versamml. d. dtsch. Ges. f. Gynaekol., Halle a. S., 14.—17. Mai 1913. **1, 742.**

Jung, Ph., Zur Mesothoriumbehandlung bei Genitalcarcinomen. Strahlentherapie Bd. 3, H. 1, S. 246—250. **3, 468.**

Keetman, B., und M. Mayer, Gesichtspunkte für die Mesothoriumtherapie. Strahlentherapie Bd. 3, Nr. 2, S. 745—758. **4, 102.**

Keitler, H., Zur Radiumbehandlung des Gebärmutterkrebses. Wien. klin. Wochenschr. Jg. 26, Nr. 45, S. 1839—1841. **3, 517.**

Kelly, Howard A., and J. Craig Neel, Carcinoma of the cervix of the uterus. (Cervixcarcinom.) Bull. of the Johns Hopkins hosp. Bd. 24, Nr. 270, S. 231—242. **2, 749.**

Kelly, Howard A., and J. Craig Neel, Cauterization of inoperable carcinoma of the cervix of the uterus. (Kauterisation des inoperablen Cervixcarcinoms.) Bull. of the Johns Hopkins hosp. Bd. 24, Nr. 274, S. 372—375. **4, 14.**

Kennedy, J. W., Cancer as a surgical problem. (Das Problem des Krebses in der Chirurgie.) Med. council Bd. 18, Nr. 5, S. 212—213. **2, 251.**

Keyes, A. Belcham, Carcinoma of the uterus in the non-pregnant and pregnant. (Carcinom des Uterus bei den Nicht-Schwangeren und Schwangeren.) Illincis med. journal Bd. 23, Nr. 2, S. 169—185. **1, 743.**

King, A. F. A., Uterine carcinoma: another hypothesis as to its cause and prevention. (Uteruscarcinom: eine neue Hypothese seiner Entstehung und Verhütung.) Surg., gynecol. a. obstetr. Bd. 17, Nr. 3, S. 328—334 u. Transact. of the Americ. gynecol. soc. Bd. 38, S. 64—79. **3, 321; 4, 699.**

King, A. F. A., Uterine carcinoma. (Uteruscarcinom.) (Americ. gynecol. soc., meet. 6.—8. V. 1913.) Americ. journal of obstetr. Bd. 68, Nr. 1, S. 88. **2, 621.**

Kittner, O. I., Cervixkrebs, kombiniert mit Carcinom des Darmes. (Gynaecol. Ges., St. Petersburg, 2. V. 1913.) Zeitschr. f. Geburtsh. u. Gynaekol. Jg. 28, H. 11, S. 1638 ff. (Russisch.) **4, 106.**

Klein, G., Erfolge der Röntgenbehandlung bei Carcinom des Uterus, der Ovarien und der Mamma. 15. Versamml. d. dtsch. Ges. f. Gynaekol. Halle a. S., 14.—17. Mai 1913; Strahlentherapie Bd. 3, H. 1, S. 260—271 u. Münch. med. Wochenschr. Jg. 60, Nr. 17, S. 905—906. **2, 150; 3, 99; 1, 733.**

Klotz, Rudolf, Ersparnis an strahlender Energie bei der Behandlung des inoperablen Carcinoms. Dtsch. med. Wochenschr. Jg. 39, Nr. 52, S. 2554—2557. **4, 220.**

Klotz, Rudolf, Die Beeinflussung des inoperablen Uteruscarcinomes mit Strahlen- und intravenöser Chemotherapie. Münch. med. Wochenschr. Jg. 60, Nr. 31, S. 1704 bis 1705. **2, 733.**

Knorre, G. v., Bericht über die Arbeiten der Kommission zur Bekämpfung des Uterus-
carcinoms. Petersburg. med. Zeitschr. **38.** S. 30—34. **1, 224.**
Knox, Robert, A lecture on radium in the treatment of malignant disease. (Über
Radium in der Behandlung maligner Geschwülste.) Brit. med. journal Nr. **2736,**
S. 1196—1199. **2, 365.**
Korante, Les résultats éloignés de l'hystérectomie pour cancer du col de l'utérus.
(Fernresultate der Hysterektomie wegen Collumcarcinom.) Thèse de Montpellier.
Nr. 17 (univ.). 47 S. **5, 162.**
Kotzulla, O. H., Zur Chirurgie der tiefen Beckendrüsen. Dissertation: Breslau.
5, 60.
Kounine, S., Résultats éloignés du traitement du cancer de l'utérus à la clinique
gynécologique de Genève. (Fernresultate der Behandlung des Gebärmutter-
krebses in der gynaekologischen Klinik zu Genf.) Dissertation: Genève. **5, 106.**
Krinski, B., Entwicklung und augenblicklicher Stand der Therapie mit strahlenden
Substanzen in der Gynaekologie. Zentralbl. f. d. ges. Gynaekol. u. Geburtsh. s. d.
Grenzgeb. Bd. **3,** H. 2, S. 33—41. **3, 33.**
Kriwsky, L. A., Zur Frage der Radikaloperation bei Carcinoma uteri. Russ. Monats-
schr. f. Geburtsh. u. Gynaekol. **28,** S. 55—62. (Russisch.) **1, 223.**
Kroemer, Mesothoriumeinwirkung auf Neubildungen der weiblichen Genitalien.
17. internat. med. Kongr., London, Sekt. f. Geburtsh. u. Gynaekol., 6.—12. VIII.
1913. **3, 45.**
Kroemer, P., Über die Einwirkung von Röntgen- und Mesothoriumstrahlen auf
maligne Neubildungen der Genitalien. Strahlentherapie Bd. **3,** H. 1, S. 226—245.
4, 522.
Krönig, Röntgen- und Radiumtherapie in der Gynäkologie. 17. internat. med. Kongr.,
London, Sekt. f. Geburtsh. u. Gynaekol., 6.—12. VIII. 1913. **3, 44.**
Krönig und Gauss, Die operationslose Behandlung des Krebses. 15. Versamml. d.
dtsch. Ges. f. Gynaekol. Halle a. S., 14.—17. Mai 1913. **2, 30.**
Krönig und Gauss, Die Behandlung des Krebses mit Röntgenlicht und Mesothorium.
Dtsch. med. Wochenschr. Jg. **39,** Nr. 26, S. 1233—1237. **2, 365.**
Lastaria, Francesco, Il dovere medico in rapporto del presente stato della chirurgia
del cancro dell'utero. (Aufgaben des Arztes bei dem heutigen Stande der Chirurgie
des Uteruskrebses.) Giornale internaz. delle scienze med. Jg. **35,** Nr. 15, S. 698 bis
700 u. Arch. ital. di ginecol. Jg. **16,** Nr. 10, S. 233—235. **2, 749; 3, 528.**
Lastaria, Francesco, I recenti risultati operatorii del Bumm nell'operazione radicale del cancro uterino. (Die neuesten Resultate Bumms bei der Radikaloperation
des Gebärmutterkrebses.) Arch. ital. di ginecol. Jg. **16,** Nr. 5, S. 129—130. **2, 379.**
Lastaria, Francesco, Il valore curativo della chirurgia nel cancro dell'utero. (Der
kurative Wert der Chirurgie beim Gebärmutterkrebs.) Giorn. internaz. delle scienze
med. Jg. **35,** Nr. 14, S. 650—652. **3, 8.**
Lazarus, Paul, Zur Radiotherapie der Carcinome. Berl. klin. Wochenschr. Jg. **50,**
Nr. 28, S. 1304—1305. **2, 679.**
Legueu, De l'implantation des uretères dans le gros intestin. (Einpflanzung der Ure-
teren in den Dickdarm.) Clinique (Paris) Jg. 8, Nr. 20, S. 308—311 u. Gaz. degli
osp. e delle clin. Jg. **34,** Nr. 82, S. 848—851. **2, 323, 764.**
Lehmann, Franz, Klimakterische Blutungen und Carcinomprophylaxe. Zentralbl.
f. Gynäkol. **37,** S. 96—100. **1, 225.**
Leidholdt, H., Über die Resultate der an der Jenaer Frauenklinik vom 1. März 1903
bis 31. Dezember 1911 ausgeführten Totalexstirpationen des carcinomatösen Uterus.
Dissertation: Jena. **4, 318.**
Le Lorier, V., Diagnostic des circulaires du cordon pendant la grossesse. (Diagnose
der Nabelschnurumschlingungen während der Schwangerschaft.) Bull. de la soc.
d'obstétr. et de gynécol. de Paris. 2, S. 5—6. **1, 235.**
Lenormant, Ch., L'exploration endoscopique de la vessie et des uretères dans le
cancer utérin. (Die endoskopische Untersuchung der Blase und der Ureteren beim
Uteruskrebs.) Presse méd. Jg. 21, Nr. 43, S. 427—429. **2. 223.**
Leonard, Veader Newton, On the development of malignant disease of the
cervical stump after supravaginal hysterectomy. (Über die maligne Degeneration
des Cervixstumpfes nach supravaginaler Amputation.) Ann. of surgery Bd. **58,**
Nr. 3, S. 373—383. **3, 108.**
Leprévost, Le cancer du col de l'utérus avant trente ans. (Carcinoma colli uteri
vor dem dreißigsten Jahr.) Thèse Paris. **5, 105.**
Le Roy Broun, Cancer of the uterus and the American society for the control of
cancer. (Uteruskrebs und die amerikanische Gesellschaft zur Bekämpfung der
Krebskrankheiten.) New York med. journal Bd. **98,** Nr. 23, S. 1104—1107. **4, 136.**

Levant, A., L'hystérectomie totale dans le traitement du cancer. (Totalexstirpation des Uterus bei der Carcinombehandlung.) Paris: G. Steinheil. 228 S. Frcs. 5.—. **3,** 330.

Liegner, Benno, Zur Histologie des Carcinoma cervicis uteri. Beitr. z. Geburtsh. u. Gynaekol. Bd. **18,** H. 3, S. 329—363. **2,** 749.

Littlewood, Harry, and Matthew J. Stewart, Adenocarcinoma of the body of the uterus in association with adenomyoma diffusum benignum. (Adenocarcinom des Uteruskörpers mit diffusem gutartigem Adenomyom.) Journal of obstetr. a. gynaecol. of the Brit. emp. Bd. **23,** Nr. 6, S. 396—401. **3,** 274.

Lizcano, P., Abwehr des Gebärmutterkrebses. Siglo méd. **60,** S. 166—167. (Spanisch.) **1,** 468.

Lizcano, P., Statistische Bemerkungen über den Uteruskrebs nach den Aufzeichnungen der gynaekologischen Poliklinik. (III. Kongr. f. Gynaekol., Geburtsh. u. Kinderheilk.) Siglo méd. Jg. **60,** Nr. 3101, S. 308—311. (Span.) **2,** 587,

Loomis, Frederic M., Carcinoma of the uterus treated by the Percy cautery method with autopsy. (Uteruskrebs, mit Kauterisation nach Percy behandelt. Sektion.) Physician a. surg. Bd. **35,** Nr. 8, S. 350—352. **3,** 109.

Lop, Cancer de l'utérus. Hystérectomie totale, guérison constatée sans récidive après sept ans. (Uteruscarcinom. Totale Hysterektomie, mit nach sieben Jahren festgestellter rezidivfreier Heilung.) Gaz. des hôp. Jg. **86,** Nr. 105, S. 1648. **3,** 273.

Luys, Georges, Importance de la cystoscopie dans le cancer de l'utérus. (Der Wert der Cystoskopie bei Krebs der Gebärmutter.) Rev. de gynécol. et de chirurg. abdom. Bd. **21,** Nr. 2, S. 97—112. **3,** 160.

MacLennan, Alex, A method of radical removal of the cancerous uterus. (Eine Methode der Radikaloperation der krebsigen Gebärmutter.) Journal of obstetr. a. gynaecol. of the Brit. empire Bd. **23,** Nr. 4, S. 241—242. **1,** 744.

Manton, W. P., The uterine myoma and malignancy. (Malignität bei Uterusmyomen.) Journal of the Michigan State med. soc. Bd. **12,** Nr. 11, S. 574—577. **3,** 686.

Maxwell, R. Drummond, A special vaginal clamp for use in radical hysterectomies (Wertheim). (Eine besondere Vaginalklemme für die radikale Hysterektomie nach Wertheim.) Proceed. of the roy. soc. of med. Bd. **6,** Nr. 8, obstetr. a. gynaecol. sect. S. 262—264. **2,** 589.

Mayer, A., Über die Präparation von Ureter und Uterina bei der erweiterten Uteruscarcinomoperation. Zeitschr. f. Geburtsh. u. Gynaekol. Bd. **75,** H. 2, S. 399—404. **4,** 140

Meidner, Zur Mesothortherapie maligner Geschwülste. Radium-Therapie Bd. **1,** H. 2, S. 27—36. **4,** 563.

Meidner, Der gegenwärtige Stand der Mesothoriumtherapie gynaekologischer Carcinome. Therap. d. Gegenw. Jg. **54,** H. 9, S. 406—410. **2,** 733.

Meidner, S., Weitgehende Beeinflussung eines Porticocarcinoms durch Mesothorbestrahlung. Therap. d. Gegenw. **54,** S. 149—152. **1,** 546.

Mendels, Drei durch Mendez de Leon operierte Uteri. Nederl. gyn. verenig., Sitzungsber. 9. III. 1913. (Holländisch.) **1,** 547.

Meyer, Fritz M., Zur Frage der Röntgenbehandlung des Carcinoms der weiblichen Genitalien. Zentralbl. f. Röntgenstrahl., Radium u. verw. Geb. Jg. **4,** Nr. 9, S. 365 bis 369. **3,** 263.

Mohr, Ludwig, Statistische Bearbeitung der bis zum 1. Januar 1913 veröffentlichten mit Röntgenstrahlen behandelten gynaekologischen Erkrankungen. Fortschr. a. d. Geb. d. Röntgenstrahl. Bd. **20,** H. 2, S. 105—159. **2,** 28.

Moncure, P. St. L., A comparison of the methods of treatment of carcinoma of the cervix. (Vergleich der Verfahren zur Behandlung des Cervixkrebses.) Virginia med. semi-month. Bd. **18,** Nr. 8, S. 197—200. **3,** 220.

Montanelli, Giovanni, Associazioni di carcinoma dell'utero e carcinomi della cute e delle mammelle. Forme metastatiche e forme primitive multiple. (Beziehungen der Uteruscarcinome zu Carcinomen der Haut und der Mamma, metastatische und multiple primäre Formen.) Ginecologia Jg. **10,** Nr. 17, S. 513—544. **4,** 139.

Müller, Christoph, Die Krebskrankheit und ihre Behandlung mit Röntgenstrahlen und hochfrequentierter Elektrizität resp. Diathermie. Strahlentherap. **2,** S. 170. bis 191. **2,** 34.

Mylvaganam, H. B., A case of advanced carcinoma of the cervix uteri containing twins treated by vaginal hysterectomy. (Ein Fall von vorgeschrittenem Carcinom der Cervix uteri, kompliziert mit Zwillingsschwangerschaft, mit vaginaler Hysterektomie behandelt.) Lancet Bd. **2,** Nr. 13, S. 930—931. **3,** 329.

Neel, J. Craig, Results after the Wertheim operation for carcinoma of the cervix of the uterus. (Resultate der Wertheimschen Operation beim Cervixcarcinom.) Surg., gynecol. a. obstetr. **16**, S. 293—296.   **1**, 589.

Neuwirth, Karl, Zur Therapie des Gebärmutterkrebses in den allerersten Anfängen. Zentralbl. f. Gynaekol. Jg. **37**, Nr. 33, S. 1223—1226.   **4**, 699.

Nobele, de, Action physiologique et thérapeutique des dérivés du thorium. (Die physiologische und therapeutische Wirkung der Derivate des Thorium.) Arch. d'électr. méd. Jg. **21**, Nr. 361, S. 9—16.   **2**, 733.

Norén, Bruno, Mikroskopische Untersuchungen über den Gebärmutterkrebs. Mit 10 Tafeln. Finska Läkaresällsk. Handl., Bd. **55**, H. 8, S. 242—268. (Schwedisch.)
                                    2, 622.

Obata, J., Statistischer Beitrag zur Morphologie des Uteruscarcinoms. Arch. f. Gynaekol. Bd. **99**, H. 3, S. 474—490.   **2**, 207.

Opitz, Ausgedehntes Corpuscarcinom, das die Uteruswand nach hinten durchwachsen hatte und auf den Mastdarm übergegangen war. (Mittelrhein. Ges. f. Geburtsh. u. Gynaekol., Sitz. v. 16. II. 1913.) Monatsschr. f. Geburtsh. u. Gynaekol. Bd. **38**, Ergänzungsh., S. 403.   **2**, 481

Orthmann, E. G., Über Spätrezidive und Rezidivoperationen nach Uteruscarcinom-Operationen. Frauenarzt **28**, S. 98—107.   **1**, 367

Ott, v., Die operativen Behandlungsmethoden des Gebärmutterkrebses und die dabei erzielten Resultate. (Vortr., geh. a. d. 17. internat. Kongr., London, August 1913.) Berl. klin. Wochenschr. Jg. **50**, Nr. 45, S. 2086—2088.   **3**, 528

Ottow, Benno, Hämatometra im 80. Lebensjahre, bedingt durch ein Corpuscarcinom bei erworbener Atresia cervicis. Zentralbl. f. Gynäkol. **37**, S. 275—279.   **1**, 223.

Pauchet, Victor, Cancer utérin; rôle de la cystoscopie; exstirpation par le vagin élargie. (Gebärmutterkrebs; Wichtigkeit der Cystoskopie; vaginale Exstirpation nach Scheidenspaltung.) Gynécologie Jg. **17**, Nr. 12, S. 728—740.   **4**, 610.

Pauchet, Victor, Exstirpation de l'utérus cancéreux par voie vulvopérinéale (Exstirpation des carcinomatösen Uterus auf vulvoperinealem Wege. Arch. prov. de chirurg. **22**, S. 65—74.   **1**, 590.

Perazzi, Piero, Adeno-carcinoma della mucosa uterina in donna già operata per tumore ovarico bilaterale maligno. (Adenocarcinom der Uterusschleimhaut bei einer früher wegen beiderseitigem malignen Ovarialtumor operierten Frau.) Ginecologia Jg. **10**, Nr. 7, S. 193—202.   **3**, 274.

Percy, J. F., A method of applying heath both to inhibit and destroy inoperable carcinoma of the uterus and vagina. (Eine Hitzeapplikationsmethode zur Hemmung und Zerstörung des inoperablen Krebses des Uterus und der Vagina.) Surg., gynecol. a. obstetr. Bd. **17**, Nr. 3, S. 371—376.   **3**, 221.

Peterson, Reuben, Primary and end results of fifty-one radical abdominal operations for cancer of the uterus. (Sofortige und Späterfolge bei 51 abdominalen Radikaloperationen bei Gebärmutterkrebs.) Physician a. surg. Bd. **35**, Nr. 4, S. 163—172.
                                    3, 220.

Peterson, Reuben, The present status of the radical abdominal operation for cancer of the uterus.(Der gegenwärtige Stand der radikalen, abdominalen Uterusexstirpation wegen Carcinom.) Surg., gynecol. a. obstetr. Bd. **16**, Nr. 5, S. 563—565 u. Physician a. surg. Bd. **35**, Nr. 2, S. 63—67.   **2**, 482; **3**, 59.

Petö, Ernst, Klinische und pathologisch-histologische Beobachtungen über die Heilung des Gebärmutterkrebses mittels der Wertheimschen Operation. Virchows Arch. f. pathol. Anat. u. Physiol. Bd. **213**, H. 2/3, S. 470—503.   **3**, 160.

Pichevin, La lutte contre le cancer de l'utérus. (Der Kampf gegen den Uteruskrebs.) Gaz. de gynécol. Bd. **28**, Nr. 647, S. 161—169, Nr. 648, S. 177—186, u. Nr. 649, S. 193—200.   **2**, 434.

Pinkuss, A., Krebsbehandlung mit Mesothorbestrahlung. 15. Versamml. d. dtsch. Ges. f. Gynaekol. Halle a. S., 14.—17. Mai 1913 u. Berl. klin. Wochenschr. Jg. **50**, Nr. 24, S. 1105—1107.   **1**, 734; **2**, 580;

Proust, R., et A. Maurer, Ligature de l'artère hypogastrique dans l'hystérectomie abdominale élargie pour cancer. (Unterbindung der Arteria hypogastrica bei der abdominalen erweiterten Radikaloperation wegen Carcinom.) Journal de chirurg. Bd. **11**, Nr. 2, S. 141—154.   **3**, 362.

Prym, P., Vollständige Entfernung eines Carcinoma uteri durch Probeauskratzung. Dtsch. med. Wochenschr. Jg. **39**, Nr. 26, S. 1247.   **2**, 434.

Pujol y Brull, Operative Behandlung des Uteruskrebses. Crón. méd., Valencia, Jg. **25**, Nr. 585, S. 172—174. (Spanisch.)   **4**, 397.

Ranzi, E., H. Schüller und R. Sparmann, Erfahrungen über Radiumbehandlung der malignen Tumoren. Wien. klin. Wochenschr. Jg. **26**, Nr. 41, S. 1651—1661.
                                    3, 469.

Rawls, Reginald M., Cancer of the uterus. (Der Gebärmutterkrebs.) Med. record Bd. 83, Nr. 20, S. 892—896. **2, 250.**

Riehl, G., Carcinom und Radium. Wien. klin. Wochenschr. Jg. 26, Nr. 41, S. 1645 bis 1647. **3, 516.**

Ries, Emil, Theoretical and practical foundations of a radical operation for carcinoma of the cervix uteri. (Theoretische und praktische Grundlagen einer Radikaloperation bei Cervixcarcinom.) Journal of the Americ. med. assoc. Bd. 61, Nr. 14, S. 1266—1270. **3, 480.**

Rigall, Contribution à l'étude du diagnostic précoce du cancer de la cavité utérine. (Frühdiagnose des Gebärmutterhöhlenkrebses.) Thèse de Montpellier. Nr. 62. 46 S. **5, 59.**

Roques, C. M., Radiothérapie des néoplasmes exposé pratique des indications et de la technique. (Röntgenbehandlung der Neubildungen, ihre Indikationen und Technik.) Arch. d'électr. méd. 21, S. 145—160. **1, 329.**

Rouville, de, Pyométrie dans le cancer du col. (Pyometra beim Cervixcarcinom.) Sem. gynécol. Jg. 18, Nr. 15, S. 117—120. **1, 674.**

Roziès, H., et M. Arrivat, Traitement du cancer du col utérin inopérable. (État actuel de la question.) (Behandlung des inoperablen Cervicalkrebses.) Gaz. des hôp. Jg. 86, Nr. 70, S. 1141—1150. **2, 542.**

Rubin, I. C., The early diagnosis of uterine cancer with especial reference to diagnostic excision of cervical lesions, diagnostic curettage and the routine microscopy of curettings. (Die frühzeitige Diagnose des Carcinoma uteri. Mit besonderem Hinweise auf die diagnostische Probeexcision und Curettage und die Notwendigkeit der mikroskopischen Untersuchung des gewonnenen Materiales.) Americ. journal of surg. Bd. 27, Nr. 11, S. 411—419. **4, 14.**

Rühle, Walter, Beitrag zum Verhalten der regionären Lymphdrüsen und des Ureters beim Carcinoma colli uteri in graviditate. Zeitschr. f. Geburtsh. u. Gynaekol. Bd. 74, H. 1, S. 321—331. **3, 179.**

Sampson, John A., Results of the radical abdominal operation for cancer of the uterine cervix. Report of 25 cases. (Resultate der abdominalen Radikaloperation beim Carcinom der Cervix uteri.) Surg., gynecol. a. obstetr. 16, S. 304—308. **1, 546.**

Schauta, F., Die bisherigen Erfahren der I. Frauenklinik mit Radium und Mesothorium bei Krebs. Wien. med. Wochenschr. Jg. 63, Nr. 46, S. 2953—2956. **4, 6.**

Schauta, F., Radium und Mesothorium bei Carcinoma cervicis. Monatsschr. f. Geburtsh. u. Gynaekol. Bd. 38, H. 5, S. 503—517. **3, 468.**

Scherer, A., und B. Kelen, Über die Behandlung des Uteruskrebses mit Röntgen- und Radiumstrahlen. Vortrag, geh. a. d. 85. Vers. dtsch. Naturforscher u. Ärzte, Wien, 23. IX. 1913. **3, 324.**

Schlesinger, Erich, Über den gegenwärtigen Stand der Radiumtherapie bösartiger Geschwülste. Dtsch. med. Wochenschr. Jg. 39, Nr. 47, S. 2289—2291. **4, 64.**

Schmidt, H. E., Über die früher und heute erzielten Erfolge der Strahlenbehandlung bei tiefgelegenen Carcinomen. Fortschr. a. d. Geb. d. Röntgenstrahl. Bd. 21, H. 1, S. 33—39. **3, 388.**

Schneersohn, N., Contribution à l'étude clinique et anatomo-pathologique de l'influence du cancer de l'utérus sur le système urinaire. (Klinische und anatomisch-pathologische Studie über den Einfluß des Uteruskrebses auf die Harnwege.) Dissertation: Genève. **5, 106.**

Seeliger, F., Die Fulguration und ihre Erfolge bei der Behandlung des Krebses. Dissertation: Leipzig. **4, 318.**

Seeligmann, Ludwig, Die Beeinflussung des inoperablen Uteruscarcinoms mit Strahlen und intravenöser Chemotherapie. Bemerkungen zu dem Aufsatz von Dr. Rudolf Klotz in Münch. med. Wochenschr. Nr. 31, S. 1704. Münch. med. Wochenschr. Jg. 60, Nr. 34, S. 1884. **3, 8.**

Seuffért, von, Die Erfahrungen der Königl. Universitäts-Frauenklinik München (Doederlein) mit dem Mesothorium und Röntgenbehandlung der Uteruscarcinome. Strahlentherapie Bd. 2, H. 2, S. 729—732. **3, 210.**

Siegelberg, Z., Über das gleichzeitige Vorkommen von Myom und Carcinom am Uterus. Dissertation: Erlangen. **5, 59.**

Sigwart, W., Über die Rückbildung der Blasenveränderungen bei bestrahlten Collumcarcinomen. Zentralbl. f. Gynaekol. Jg. 37, Nr. 45, S. 1645—1648. **3, 469.**

Sigwart, W., Über die Naht der großen Beckengefäße bei der abdominalen Radikaloperation. Zeitschr. f. Geburtsh. u. Gynaekol. Bd. 74, H. 1, S. 374—385. **3, 223.**

Siredey, A., et Henri Lemaire, De l'utilité d'un curettage explorateur pour le diagnostic précoce du cancer utérin. (Über den Nutzen der explorativen Curettage für die frühzeitige Diagnose des Gebärmutterkrebses.) Ann. de gynécol. et d'ob-

stétr. Jg. **40,** Nr. 5, S. 280—289 u. Journal de méd. interne Jg. 17, Nr. 21,
S. 204—206.   **2,** 480; **4,** 139.
Sparmann, Bericht über den weiteren Krankheitsverlauf der mit Radium behandelten
Fälle maligner Tumoren. Wien. klin. Wochenschr. Jg. **26,** Nr. 50, S. 2072—2074.
                                                                        4, 382.
Stevenson, William O., The treatment of inoperable cancer of the uterus. (Die
Behandlung des inoperablen Uteruskrebses.) Canad. practitioner a. rev. Bd. **38,**
Nr. 1, S. 1—14.   **2,** 315.
Stratz, C. H., Heilung von Carcinom durch Probeauskratzung. Zentralbl. f. Gy-
naekol. Jg. **37,** Nr. 31, S. 1141—1142.   **2,** 688.
Stumpf, Isolierte Thrombose. (Gynaekol. Ges., Breslau, Sitz. v. 21. I. 1913.) Monats-
schr. f. Geb. u. Gynaekol. **37,** S. 509.   **1.** 547.
Tauffer, Wilhelm, Über Heilungsversuche mit Radium bei Gebärmutterkrebs, mit
Demonstrationen. Sitzungsber. d. Budapester kgl. Ärztevereins Jg. **2,** Nr. 21,
S. 431—432. (Ungarisch.)   **3,** 678.
Taylor, Howard C., Educational work in carcinoma of uterus. (Erzieherische Tätig-
keit auf dem Gebiet der Uteruscarcinome.) (Americ. gynecol. soc., meet. 6.—8. V.
1913.) Americ. journal of obstetr. Bd. **68,** Nr. 1, S. 91—92; Transact. of the
Americ. gynecol. soc. Bd. **38,** S. 453—461 u. Surg., gynaecol. a. obstetr. Bd. **17,**
Nr. 6, S. 720—713.   **2,** 621; **4,** 657, 309.
Theilhaber, A., Können Carcinome spontan heilen? Dtsch. med. Wochenschr. Jg. **39,**
Nr. 27, S. 1314.   **2,** 434.
Theilhaber, A., Der Einfluß des Klimakteriums auf die Carcinome. 15. Versamml.
d. dtsch. Ges. f. Gynaekol., Halle a. S., 14.—17. Mai 1913 u. Gynaekol. Rundsch.
Jg. **7,** H. 13, S. 469—472.   **1,** 677; **2,** 481.
Theilhaber, A., und H. Edelberg, Zur Lehre von der spontanen Heilung der Myome
und Carcinome. Zeitschr. f. Krebsforsch. Bd. **13,** Hr. 3, S. 461—499.   **4,** 317.
Thomas, J., Le diagnostic et le traitement des cancers inopérables. (Diagnose und
Behandlung der inoperablen Carcinome.) Paris: A. Malcine. Frcs. 3.—.   **3,** 437.
Tourneux, J. P., et Saint-Martin, Fibrome et cancer de l'utérus. (Fibromyom
und Carcinom des Uterus.) (Soc. anat.-clin., séance du 8. III. 1913.) Toulouse
méd. Jg. **15,** Nr. 6, S. 114—118.   **2,** 206.
Tousey, Sinclair, Treatment of deep seated cancer by X-rays excited by a current
of unfluctuating voltage. (Die Behandlung tiefliegender Carcinome mit Röntgen-
strahlen, die durch einen Strom mit gleichmäßiger Spannung erzeugt werden.)
Internat. journal of surg. Bd. **26,** Nr. 5, S. 169—170.   **2,** 679.
Unterberger, jun., Carcinoma corporis bei Uterus duplex unicollis. (Nordostdtsch.
Ges. f. Gynaekol., Sitzg. v. 28. VI. 1913.) Monatsschr. f. Geburtsh. u. Gynaekol.
Bd. **38,** H. 3, S. 361.   **3,** 437.
Unterberger, jun., Zur Diagnose des Carcinoma uteri. (Nordostdtsch. Ges. f. Gy-
naekol., Sitzg. v. 28. VI. 1913.) Monatsschr. f. Geburtsh. u. Gynaekol. Bd. **38,**
H. 3, S. 360.   **3,** 437.
Tweedy, E. H., Wertheim's hysterectomy. (Wertheims Totalexstirpation des Uterus.)
Transact. of the roy. acad. of med. in Ireland Bd. **31,** S. 398—399.   **4,** 240.
Violet, H., Opération de Wertheim pour cancer du col utérine étendu au ligament
large et englobant l'uretère; résection de cet uretère et de la partie correspondante
de la vessie; ligature de l'uretère et suture vésicale; fistule vésico-vaginale secondaire; cure de la fistule vésicale dans un deuxième temps; guérison maintenue depuis un an. (Radikaloperation nach Wertheim, wegen Carcinoma cervicis, das
auf das Lig. latum übergegriffen und den Ureter umwachsen hat; Resektion dieses
Ureters und der zugehörigen Blasenpartie; sekundäre Blasen-Scheidenfistel; Heilung
der Blasenfistel in einer zweiten Sitzung; seit einem Jahr geheilt.) Rev. mens. de
gynécol., d'obstétr. et de pédiatr. Jg. **8,** Nr. 3, S. 176—179.   **1,** 833.
Violet, H., et J. Murard, Des renseignements fournis par l'exploration urinaire
dans les indications opératoires du cancer de l'utérus. (Die Bedeutung der Unter-
suchung der Harnwege für die Anzeige zur Operation bei Gebärmutterkrebs.) Rev.
de gynécol. et de chirurg. abdom. **20,** S. 129—142.   **1,** 468.
Weibel, W., Die klinische Stellung der Carcinoma corporis uteri. Arch. f. Gynaekol.
Bd. **100,** H. 1, S. 135—172.   **2,** 542.
Weibel, Operationstechnik und Resultate bei Uteruscarcinom. 17. internat. med.
Kongr., London, Sekt. f. Geburtsh. u. Gynaekol., 6.—12. VIII. 1913.   **3,** 58.
Weibel, W., Weitere Beobachtungen über das Verhalten der Ureteren nach der
erweiterten abdominalen Carcinomoperation. Zeitschr. f. gynaekol. Urol. Bd. **4,**
H. 4, S. 138—158.   **3,** 624.

Weibel, William, The extended abdominal radical operation for cancer of the uterus. (Die erweiterte abdominale Radikaloperation bei Gebärmutterkrebs.) Surg., gynecol. a. obstetr. 16, S. 251—254. **1, 545.**
Weise, Friedrich, Uteruscarcinom und Schwangerschaft. (Samml. wissenschaftl. Arb. Nr. 10.) Langensalza: Wendt & Klauwell. 44 S. M. 1.— u. Dissertation: Jena. **3, 375; 4, 351.**
Weishaupt, Elisabeth, Über eosinophile Leukocyten in entzündlichen Infiltraten, besonders der mit und ohne Strahlentherapie vorbehandelten Uteruscarcinome. Arch. f. Gynaekol. Bd. 101, H. 2, S. 489—500. **4, 65.**
Welsch, John A., Cancer of the cervix. (Carcinom der Cervix.) Nation. eclect. med. assoc. quart. Bd. 4, Nr. 3, S. 223—226. **1, 742.**
Wenulet, F. F., Multiple Geschwülste. Russkji Wratsch Bd. 12, Nr. 21, S. 159—163. (Russisch.) **2, 373.**
Werder, X. O., The cautery in the radical treatment of cancer of the cervix. (Die Kauterisation bei der Radikaloperation des Cervixcarcinoms.) Surg., gynecol. a. obstetr. Bd. 16, S. 272—280 u. Nr. 5, S. 579. **1, 674; 2, 250.**
Wertheim, Der Krebs der Gebärmutter (Collum und Corpus). Technik der Operation und Leistungen. Wien. med. Wochenschr. Jg. 63, Nr. 41, S. 2661—2663 u. Ann. de gynécol. et d'obstétr. Bd. 10. H. 9, S. 502—506. **3, 330, 392.**
Wertheim, Radiumbehandlung des Gebärmutterkrebses. Wien. klin. Wochenschr. Jg. 26, Nr. 41, S. 1648—1650. **3, 355.**
Wertheim, E., Radium- und Uterus-Krebs. (85. Vers. dtsch. Naturf. u. Ärzte, Wien.) Strahlentherapie Bd. 3, H. 2, S. 437—444. **3, 678.**
Wickham und Degrais, Kann das Radium in der Chirurgie bei der Behandlung maligner Tumoren von Nutzen sein? (17. internat. Kongr. f. Med., London.) Fortschr. a. d. Geb. d. Röntgenstrahl. Bd. 21, H. 3, S. 333—340. **4, 294.**
Wilson, Harold W.: A lecture on the early diagnosis and operativ treatment of carcinoma of the cervix. (Vorlesung über die frühzeitige Diagnose und operative Behandlung des Cervixkrebses.) British med. journal Nr. 2763, S. 1523—1526. **4, 106.**
Zirinski, M., Paraurethrale Metastasen bei Korpuscarincom. Dissertation: München. **4, 318.**

Sarkom.

Costantini, Paolo, Un caso raro di sarcomatosi totale dell'utero. (Ein seltener Fall von allgemeiner Sarkomatose des Uterus.) Clin. chirurg. Jg. 21, Nr. 7, S. 1537 bis 1547. **3, 109.**
Geist, Samuel H., A contribution to the histogenesis of sarcomatous change in uterine fibromyomata. (Ein Beitrag zur Histogenese der sarkomatösen Umwandlung in Fibromyomen des Uterus.) Americ. journal of obstetr. a. dis. of wom. a. childr. Bd. 68, Nr. 6, S. 1053—1063. **4, 140.**
Graebke, H., Über das Uterussarkom. Dissertation: Jena. **4, 318.**
Handfield-Jones, M, Two cases of fibromyoma of the uterus undergoing sarcomatous degeneration. (Zwei Fälle sarkomatöser Entartung von Uterusfibromyomen.) Proceed. of the roy. soc. of med. Bd. 6, Nr. 7, obstetr. a. gynaecol. sect. S. 219—223. **2, 479.**
Kolde, Wolfgang, Über Myxosarcoma uteri. Arch. f. Gynaekol. Bd. 101, H. 1, S. 181—187. **4, 75.**
Landinski, L. J., Sarcomatous degeneration of a uterine fibroid. (Sarkomatöse Degeneration eines Uterusfibroms.) (New York acad. of med., sect. on obstetr. a. gynecol., meet. 26. XII. 1912.) Americ. journal of obstetr. Bd. 67, Nr. 5, S. 1010. **2, 283.**
Landinski, J. L., Adenosarcoma of the cervix following supravaginal hysterectomy for fibroids. (Adenosarkom der Cervix nach supravaginaler Amputation des Uterus wegen Fibrom.) (New York acad. of med., sect. on obstetr. a. gynecol., meet. 26. XII. 1912.) Americ. journal of obstetr. Bd. 67, Nr. 5, S. 1010—1011. **2, 283.**
Marsh, Hedley I., Sarcoma of the uterus. (Uterussarkom.) British med. journal Nr. 2752, S. 782—783. **3, 330.**
Martin, T. Muirhead, Metastasis of lung secondary to sarcoma uteri simulating pneumonia. (Sarkommetastasen in der Lunge, die eine Pneumonie vortäuschten.) Clin. journal Bd. 42, Nr. 26, S. 416. **5, 309.**
Miller, J. R., Die Beziehungen zwischen Sarkom und Myom in Rücksicht auf die Röntgentherapie. Strahlentherap. 2, S. 256—292 u. Surg., gynecol. a. obstetr. 16, S. 315—321. **1, 333, 589.**

Ogórek, Miroslaw, Postklimakterisches Myosarkom des Uterus. Arch. f. Gynäkol.
    99, S. 190—221.   **1**, 62.
Petersen, O. H., Zur Frage der Dauerheilungen von Sarkomen durch Röntgenstrahlen.
    Strahlentherapie Bd. **3**, H. 2, S. 490—507.   **4**, 219.
Raab, Heinrich, Zellreiche Myome und Myosarkome des Uterus. Arch. f. Gynaekol.
    Bd. **100**, H. 2, S. 389—429 u. Dissertation: Freiburg i. Br.   **3**, 57; **4**, 316.
Rixford, Emmet, Sarcoma of the uterus. (Über Uterussarkome.) California state
    journal of med. Bd. **11**, Nr. 3, S. 118—122.   **2**, 435.
Wegelins, Walter, Postklimakterisches Myosarkom des Uterus. Finska Läkare-
    sällsk. Handl., Bd. **55**, H. 8, S. 280—289. (Schwedisch.)   **2**, 622.
Whitehouse, Beckwith, An early case of sarcoma uteri. (Ein Frühfall von Uterus-
    sarkom.) Birmingham med. rev. **73**, S. 123—125 u. Proceed. of the roy. soc. of med.
    Bd. **6**, Nr. 5, obstetr. a. gynaecol. sect., S. 121—124.   **1**, 469, 589.
Wiecki C., v., Über einen Fall von Sarkom nach Myomoperation. Dissertation:
    München.   **3**, 687.
Zacherl, Hans, Beitrag zur Kasuistik der Wandsarkome des Uterus. Wien. klin.
    Wochenschr. Jg. **26**, Nr. 31, S. 1271—1274.   **2**, 689.

Chorionepitheliom (auch anderer Organe).

Bassal et Clermont, Un cas d'épithéliome ectoplacentaire au début. (Ein Fall von
    beginnendem Ectoplacentarepithelioma.) Arch. gén. de chirurg. Jg. **7**, Nr. 4,
    S. 427—434.   **2**, 45.
Bazy, Louis, Carcinome placentaire ou chorio-épithéliome malin de la trompe.
    (Carcinom der Placenta oder malignes Chorionepitheliom der Tube.) Bull. et
    mém. de la soc. de chirurg. de Paris **39**, S. 219—222 u. Ann. de gynécol. et d'obstétr.
    Jg. **40**, S. 208—220.   **1**, 224; **2**, 158.
Blecher und Martius, Über einen Fall von malignem Tumor der Blase von syncy-
    tialem Bau. Zeitschr. f. Urol. **7**, S. 269—276.   **1**, 647.
Calderini, G., Nuova contribuzione allo studio della coincidenza della mola vesci-
    colare colla degenerazione cistica delle ovaje e del corio-deciduoma. (Neuer Beitrag
    zur Kenntnis des Zusammentreffens von Blasenmole mit cystischer Degeneration
    der Ovarien und mit Chorionepitheliom.) (Soc. Emiliana e Marchigiana di ostetr. e
    ginecol., 34. adunanza, Bologna 29. VI. 1913.) Lucina Jg. **18**, Nr. 7, S. 97—99.
                                                                           2, 543.
Cary, Eugene, Chorio-epithelioma. Recurrence after three years; invasion of the
    spinal canal; villi in secondary growth. (Chorionepitheliom; Rezidiv nach drei
    Jahren; Metastase im Spinalkanal; Zotten in der Rezidivgeschwulst.) Surg.,
    gynecol. a. obstetr. Bd. **16**, Nr. 4, S. 362—368.   **1**, 744.
Cope, V. Zachary, and E. H. Kettle, A case of chorionepithelioma of the Fallopian
    tube, following extra-uterine gestation. (Ein Fall von Chorionepitheliom der Tube
    nach Extrauteringravidität.) Proceed. of the roy. soc. of med. Bd. **6**, Nr. 7,
    ostetr. a. gynaecol. sect. S. 247—260.   **2**, 435.
Dozzi, L., La odierna chirurgia dell, ovaia. (Die Ovarialchirurgie von heute.) [Rassegna
    dei lavori intorno all'argomento comparsi recentemente e stato attuale della
    questione] Gazz. d. osp. e d. clin. Jg. **34**, Nr.128, S. 1335—1336.   **3**, 483.
Edge, Chorion epithelioma. (Chorionepithelioma uteri.) Lancet **184**, S. 320. **1**, 130.
Eichhorn, F., Ein Fall von heterotopem Chorionepitheliom in Gehirn und Lungen.
    Dissertation: Rostock u. Zeitschr. f. Krebsforsch. Bd. **13**, H. 1, S. 42—62.
                                                                           4, 318; **2**, 45.
Engström, Otto, Beobachtungen über malignes Chorionepitheliom. Mitteilg. a. d.
    gynaekol. Klin. Otto Engström Bd. **10**, H. 3, S. 175—201.   **3**, 59.
Fischer, Bernh., Primäres Chorionepitheliom der Leber. Frankf. Zeitschr. f. Pathol.
    Bd. **12**, H. 3, S. 462—480.   **2**, 97.
Hartshorn, W. Morgan, Report on a case of chorioepithelioma. (Bericht über einen
    Fall von Chorionepitheliom.) (Soc. of the alumni of the Sloane hosp. f. women,
    meet. 24. I. 1913.) Americ. journal of obstetr. Bd. **67**, Nr. 5, S. 990—994 u. Med.
    rec. Bd. **84**, Nr. 24, S. 1072—1075.   **2**, 379; **4**, 140.
Heimann, Fritz, Weitere Beiträge zur Klinik und Histologie des Chorionepithelioms.
    Zeitschr. f. Geburtsh. u. Gynaekol. Bd. **74**, H. 2/3, S. 600—610. **3**, 529.
Hoosen, Bertha van, Appendix. Deciduoma malignum. (Chicago gynecol. soc.,
    meet. 18. IV. 1913.) Surg., gynecol. a. obstetr. Bd. **17**, Nr. 4, S. 516. **3**, 443
Huguier, Alphonse, et Lorrain, Chorio-épithéliome malin de la trompe utérine.

(Chorionepitheliom der Tube.) Bull. et mém. de la soc. anat. de Paris Jg. 88, Nr. 7,
  S. 343—346.   3, 59.
Huguier, Alphonse, et Lorrain, Chorio-épithéliome de l'utérus. (Chorionepitheliom
  des Uterus.) Bull. et mém. de la soc. anat. de Paris Jg. 88, Nr. 7, S. 341—343.
                                                                        3, 60.
Kinyon, C. B., Chorioepithelioma. (Chorionepitheliom.) Internat. journal of surg.
  Bd. 26, Nr. 7, S. 243—248 u. Nr. 8, S. 285—288.   3, 528.
Lutterloh, B., Über einen Fall von Chorionepithelioma malignum. Dissertation:
  Berlin.   3, 529.
Mendels, Drei durch Mendez de Leon operierte Uteri. Nederl. gyn. verenig., Sitzungs-
  ber. 9. III. 1913. (Holländisch.)   1, 547.
Meyer-Ruegg, H., Ein besonderer Fall von Chorionepitheliom. Gynaecol. helvet.
  Jg. 13. Herbstausg., S. 308—313.   4, 318.
Michel, Gaston, Un cas de chorio-épithéliome (présentation de pièce). (Ein Fall
  von Chorionepitheliom.) Bull. de la soc. d'obstétr. et de gynécol. de Paris Jg. 2,
  Nr. 4, S. 385—390.   3, 362.
Nagy, Theodor, Über maligne Entartung der Epithelien primär verschleppter
  Chorionzotten. Beitrag zur Frage des maglinen Chorionepithelioms. Arch. f. Gy-
  naekol. Bd. 100, H. 2, S. 430—445.   3, 8.
Oria, Juan H., Chorionepitheliom. Bol. de Cirugía, Santander Jg. 3, Nr. 3, S. 66
  bis 78. (Spanisch.)   4, 107.
Plauchu, E., et P. Savy, De la nature inflammatoire de chorio-angiomes placentaires
  (tumeurs bénignes du placenta.) (Über die entzündliche Natur der Chorioangiome
  der Placenta.) Arch. mens. d'obstétr. et de gynécol. 2, S. 247—255.   1, 485.
Polano, O., Über maligne Chorionepitheliome mit langer Latenzzeit. Zeitschr. f. Ge-
  burtsh. u. Gynaekol. Bd. 75, H. 1, S. 149—156.   3, 619.
Pollosson, Aug., et H. Violet, Etude clinique des chorio-épithéliomes. (Klinische
  Studie über das Chorionepitheliom.) Rev. prat. d'obstétr. et de gynécol. Jg. 21,
  H. 8, S. 225—230 u. Journal de méd. de Paris Jg. 33, Nr. 48, S. 940—942.
                                                                        3, 60; 4, 107.
Pollosson, Aug., et H. Violet, Le chorio-épithéliome malin. (Chorionepithelioma
  malignum.) Ann. de gynécol. et d'obstétr. Jg. 40, Nr. 5, S. 257—279 u. Rev. de
  gynécol. et chirurg. abdom. Bd. 20, Nr. 4/5, S. 455—492.   2, 251, 587.
Pollosson, A., et H. Violet, Étude sur six cas de chorio-épithéliomes malins. (6 Fälle
  von malignem Chorionepitheliom.) Lyon chirurg. 9, S. 233—255.   1, 379.
Proust, Robert, et Xavier, Bender, Le chorio-épithéliome malin. Étude anatomo-pathologique et pathogénique. (Chorionepithelioma malignum, eine pathologisch-anatomische und pathogenetische Studie.) Rev. de gynécol. et de chirurg.
  abdom. Bd. 20, Nr. 4/5, S. 401—454.   2, 481.
Ries, Emil, Chorionic villi in the uterine wall eighteen years after the last pregnancy.
  A contribution to the pathogenesis of malignant chorioepithelioma. (Chorionzotten
  in der Uteruswand 18 Jahre nach der letzten Schwangerschaft. Ein Beitrag zur
  Pathogenese des Chorionepithelioma malignum.) Americ. journal of obstetr. 67,
  S. 433—443 u. Münch. med. Wochenschr. Jg. 60, Nr. 27, S. 1522. 1, 486; 2, 452.
Sfakianakis, J., Uterus-Carcinom (Chorionepitheliom) im Anschluß an eine Blasen-
  mole. Dissertation: Berlin u. Berlin: Ebering. 21 S. M. —.75.   3, 529, 393.
Tirumurti, T. S., A case of chorion-epithelioma of retained testis with multiple meta-
  stasic growths. (Chorionepitheliom des ektopischen Hodens mit multiplen Metastasen.) Practitioner Bd. 90, Nr. 5, S. 814—824.   1, 835.
Wilson, Thomas, Chorionepithelioma following hydatidiform mole and giving rise
  to intraperitoneal haemorrhage from an extension in the right mesosalpinx. (Chorionepitheliom nach Blasenmole mit intraperitonealer Blutung aus einer Metastase
  in der rechten Mesosalpinx.) Proceed. of the roy. soc. cf med. Bd. 6, Nr. 7, obstetr.
  a. gynaecol. sect. S. 224—228.   2, 380.
Yamato, R., Über den Geschwulstcharakter des Chorioangioma placentae. Dissertation: München.   4, 15.

Sonstige Neubildungen.

Beckmann, W. G., Zur Lehre der heterologischen, mesodermalen Neubildungen
  des Gebärmutterhalses. Zeitschr. f. Geburtsh. u. Gynaekol. Jg. 28, H. 9, S. 1123
  bis 1152. (Russisch.)   3, 393.
Brahic, Les kystes du col de l'utérus. (Collumcysten.) Thèse de Toulouse. Nr. 32, 74 S.
                                                                        5, 60.
Caraven, J., et Pierre Merle, L'adénome diffus des cornes utérines. (Das diffuse

182 Uterus.

Adenom der Uterushörner.) Rev. de gynécol. et de chirurg. abdom. Bd. **21**, Nr. 4,
S. 307—326.   **3**, 584.
Carmichael, E. Scott, Two tumours complicating pregnancy. (Zwei Tumoren als
Komplikation der Schwangerschaft.) Transact. of the Edinburgh obstetr. soc.
Bd. **38**, S. 301—305.   **3**, 632.
Curtis et Vanverts, Endothéliome (d'origine lymphatique) de l'utérus, ayant en-
traîné la bascule complète de l'organe. (Endotheliom [lymphatischen Ursprungs]
der Gebärmutter, welches das ganze Organ durchsetzte.) Rev. mens. de gynécol.,
d'obstétr. et de pédiatr. Jg. **8**, Nr. 9, S. 533—537.   **3**, 330.
Dambrin, Les kystes du col de l'utérus. (Die Cysten der Portio vaginalis.) (Soc. de
chirurg. de Toulouse, séance du 17. II. 1913.) Arch. méd. de Toulouse **20**, S. 57—65.
                                                                                     1, 465.
Dublanc, Epithélioma du col et grossesse. (Collumepitheliom und Schwangerschaft.)
Thèse de Bordeaux. Nr. 74, 73 S. (A. Destout.)   **4**, 278.
Haultain, F. W. N., Some rare uterine new growths. — Simple papilloma of corpus
uteri, primary tubercle of cervix, diffuse nodular fibrosis. (Einige seltene Uterus-
erkrankungen. — Einfaches Papillom (Adenom) des Corpus uteri; primäre Tuber-
kulose der Cervix; diffuse knötchenförmige Fibromatose.) Edinburgh med. journal
Bd. **11**, Nr. 3, S. 230—233 u. Transact. of the Edinburgh obstetr. soc. Bd. **38**,
S. 197—202.   **3**, 481, 583.
Hesse, P., Kasuistischer Beitrag zur Kenntnis der Uteruscysten. Dissertation: Berlin.
                                                                                     3, 481.
Jessup, D. S., Mixed tumor of the uterus. (Ein gemischter Uterustumor.) Proceed.
of the New York pathol. soc. Bd. **13**, Nr. 3/4, S. 81—83.   **3**, 59.
Lockyer, Cuthbert, Intra-uterine nodule of embryonic origin resembling osteochon-
droma. (Intrauterine Geschwulst embryonaler Herkunft, einem Osteochondrom
ähnlich.) Proceed. of the r. soc. of med., London **6**, obstetr. a. gynaecol. sect.,
S. 93—97.   **1**, 367.
Mendels, Drei durch Mendez de Leon operierte Uteri. Nederl. gyn. verenig.,
Sitzungsber. 9. III. 1913. (Holländisch.)   **1**, 547.
Mériel, E., Volumineux kyste polypoïde du museau de tauche. (Große gestielte Cyste
einer Muttermundslippe.) Bull. de la soc. d'obstétr. et de gynécol. de Paris Jg. **2**,
Nr. 4, S. 412—414.   **3**, 222.
Page, Yves, Contribution à l'étude des kystes hydatiques pelviens chez la femme.
(Kystes hydatiques de l'utérus et des annexes.) (Zur Kenntnis der Echinokokken-
cysten im weiblichen Becken. Uterus- und Adnexechinokokkencysten.) Thèse de
Paris, Nr. 272, 99 S. (Ollier-Henry, 26, rue Monsieur-le-Prince.)   **4**, 445.
Ryss, S., Adenoma maligum colli uteri. Dissertation: Berlin. 34 S.   **5**, 106.
Schwarz, Emil, Three unusual tumors. Carcinoma and sarcoma mammae. Kruken-
berg tumor. Adenomyoma cervicis. (Drei seltene Tumoren. Carcinom und Sarkom
der Mamma. Krukenberg-Tumor. Adenomyoma cervicis.) Americ. journal o
obstetr. a. dis. of women a. childr. Jg. **68**, Nr. 4, S. 752—759.   **3**, 596
Segalin, G., Über Adenoma septicum cervicis uteri. Dissertation: Halle.   **4**, 318
Shaw, Wm. Fletcher, Perithelioma of the uterus. (Peritheliom des Uterus.) Journa
of obstetr. a. gynaecol. of the Brit. emp. Jg. **24**, Nr. 4, S. 221—222.   **4**, 75
Vautrin, Considérations sur les tumeurs kystiques de l'utérus d'origine congénitale
(Betrachtungen über die cystischen Tumoren des Uterus kongenitalen Ursprungs.
Ann. de gynécol. et d'obstétr. Jg. **40**, H. 6, S. 352—371.   **2**, 543

Lageveränderungen von Uterus und Scheide (sowie deren Behandlung).

Abadie, J., Du traitement des prolapsus génitaux par la bascule antérieure d'utéru
avec suture des ligaments ronds aux releveurs de l'anus. (Über die Behandlung de
Genitalprolapses durch Anteflexion des Uterus mit gleichzeitiger Naht der Liga
menta rotunda an die Levatores ani.) Arch. prov. de chirurg. Bd. **22**, Nr. 5, S. 27
bis 283.   **3**, 36
Abbott, A. W., Operations for uterine prolapse compared. (Vergleichung von Prolap
operationen.) Journal-lancet Bd. **33**, Nr. 6, S. 171—175.   **2**, 15
Allmann, Nachteile der Ventrifixur. Zentralbl. f. Gynäkol. Jg. **37**, Nr. 18, S. 64
bis 652.   **1**, 83
d'Ascanio, Beniamino, Cura operatoria della rettroflessione uterina. (Operati
Behandlung der Retroflexio uteri.) Giorn. internaz. d. scienze med. Jg. **35**, Nr. 1
S. 730—741.   **3**, 22
Baldwin, Aslett, Case of recto-uterine fistula. (Rectouterinfistel.) (Surg. sec
12. XI. 1913.) Proceed. of the roy. soc. of med. Bd. **7**, Nr. 2, S. 71—72.   **4**, 31

Bandler, Samuel Wyllis, Operation for marked descensus of uterus by the Dührssen-Bandler method. (Operation nach Dührssen-Bandler gegen Descensus des Uterus.) (Transact. of the New York acad. of med., sect. on obstetr. a. gynecol., meet. 23. I. 1913.) Americ. journal of obstetr. Bd. 67, Nr. 6, S. 1183—1184.   2, 435.

Barrows, Charles Clifford, The surgical treatment of prolapse of the uterus. (Die chirurgische Behandlung des Uterusprolapses.) New York State journal of med. Bd. 13, Nr. 1, S. 32—36.   3, 223.

Batuaud, Jules, Les rétrodéviations utérines. (Die Rückwärtsverlagerung des Uterus.) Gaz. de gynécol. Bd. 28, Nr. 646, S. 145—155.   2, 208.

Beuttner, Anatomie, étiologie et traitement du prolapsus utérin. (Anatomie, Ätiologie und Behandlung des Uterus prolapses.) (Soc. d'obstétr. et de gynécol. de la Suisse romande, 53. séance à la matern., Lausanne, 16. I. 1913.) Gynaecol. helvet. Jg. 13, Herbstausg., S. 222—224.   4, 195.

Beuttner, Observations de malades se rapportant au prolapsus utérin. (Krankenbeobachtungen, betreffend den Uterusprolaps.) (Soc. d'obstétr. et de gynécol. de la Suisse romande, 55. séance à la matern., Lausanne, 1. V. 1913.) Gynaecol. helvet. Jg. 13, Herbstausg., S. 230—236.   4, 241.

Björkenheim, Über die operative Behandlung von Genitalprolaps mit besonderer Rücksicht auf die Resultate. 10. Versammlung des Nordischen chirurgischen Vereins, Kopenhagen, 31. Juli bis 2. Aug. 1913.   2, 690.

Boije, Über die operative Behandlung von Genitalprolaps mit besonderer Rücksicht auf die Resultate. 10. Versammlung des Nordischen chirurgischen Vereins. Kopenhagen, 31. Juli bis 2. Aug. 1913.   2, 690.

Bonnet, E., 4 Fälle von Geburtsstörungen nach vaginaler Fixation des Uterus. Dissertation: Greifswald.   4, 353.

Bowles, Thomas, Cystocele. (Cystocele.) Eclectic med. journal Bd. 73, Nr. 11, S. 582—584.   3, 541.

Bräcker, A., Über die operative Behandlung des Genitalprolapsus und ihre Dauerresultate. Bericht über 162 Fälle. Dissertation: Marburg.   4. 319.

Briggs, Henry, The technique of ventral fixation of the uterus and allied operations. (Die Technik der ventralen Fixation des Uterus und verwandte Operationen.) Proceed. of the roy. soc. of med. Bd. 6, Nr. 6 obstetr. a. gynaecol. sect., S. 176—192.   2, 159.

Buteau, S. H., A new surgical procedure for retrodisplacements of the uterus. (Eine neue chirurgische Behandlungsart der Rückwärtslagerung der Gebärmutter.) Americ. journal of obstetr. 67, S. 272—288 u. Pacific med. journal Bd. 56, Nr. 9, S. 470 bis 475.   1, 426; 3. 222.

Caballero, José M., Traitement des rétrodéviations de l'utérus par la néoinsertion des ligaments ronds. (Behandlung der Rückwärtsverlagerungen des Uterus durch Neuinsertion der Ligamenta rotunda.) Rev. de gynécol. et de chirurg. abdom. Bd. 21, Nr. 5, S. 401—408.   3, 584.

Chenhall, William T., Frequency of micturition cured by ventro-fixation of the uterus. (Häufiges Urinieren, geheilt durch Ventrofixation des Uterus.) Austral. med. gaz. 33, S. 123.   1, 368.

Child, Charles G., Perineorrhaphy with the figure-of-eight suture. (Perineorhaphie mit Achternaht.) Journal of the Americ. med. assoc. 60, S. 894—895.   1, 676.

Coughlin, W. T., Removal of strain from the round ligaments while healing, after correcting retroversion of the uterus. (Beseitigung der Spannung der runden Ligamente während der Heilung nach Korrektur einer Uterusretroversion.) Surg., gynecol. a. obstetr. Bd. 16, Nr. 6, S. 712—713.   2, 587.

Cramer, H., Beiträge zur Radikaloperation des Prolapses. Arch. f. Gynaekol. Bd. 101, H. 1, S. 244—271.   3, 619.

Davis, Asa B., Three cases. 1. Intermittent and unilateral chyluria. 2. Myomectomy at the eight week, pregnancy not interrupted; normal delivery at term. 3. Acute dilatation of the stomach following ventral fixation of the uterus; long labor; low forceps delivery; recovery. (Drei Fälle: 1. Intermittierende und einseitige Chylurie. 2. Myomektomie in der achten Woche, Schwangerschaft nicht unterbrochen; normale rechtzeitige Entbindung. 3. Akute Magenerweiterung nach Ventrifixation des Uterus; lange Geburtsarbeit; Beckenausgangszange; Heilung.) (Transact. of the Americ. assoc. of obstetr. a. gynecol., 26. ann. meet., Providence, Rhode Island, 16.—18. IX. 1913.) Americ. journal of obstetr a. dis. of women a. childr. Bd. 68, Nr. 5, S. 861—872.   4, 86.

Delassus, Exohystéropexie ou suspension de l'utérus en hamac, comme traitement des prolapsus génitaux. (Exohysteropexie oder Fixation des Uterus in Hängemattenform als Behandlungsart der Genitalprolapse.) Semaine gynécol. Jg. **18**, Nr. 31, S. 245—246. **3, 60.**

Delle Chiaje, S., Lo svuotamento commessurale del collo nella cura chirurgica dell'antiflessione uterina. (Die Entspannung des Collum bei der chirurgischen Behandlung der Anteflexion der Gebärmutter.) Arch. ital. di ginecol. **16**, S. 39—42. **1, 426.**

Delmotte, Deux cas d'incarcération de pessaires hystérophores. (Zwei Fälle von Incarceration von Hysterophoren.) Ann. de la soc. méd.-chirurg. de Liège Jg. **52** H. 5, S. 166—168. **2, 543.**

Dickinson, Robert L., and **William Sidney Smith**, The treatment of anteflexion, defective function, and sterility by glass or silver stems. (Die Behandlung von Anteflexion, Funktionsstörung und Sterilität mit Glas- oder Silberstiften.) Americ. journal of obstetr. a. dis. of women a. childr. Jg. **68**, Nr. 4, S. 686—704. **3, 482.**

Donald, Archibald, and **W. Fletcher Shaw**, Retroflexion of the uterus. (Retroflexio uteri.) Practitioner Bd. **90**, Nr. 6, S. 961—967. **2, 251.**

Drew, Douglas, Procidentia of the uterus and rectum at the age of 27 years with remarks on the treatment. (Uterus- und Rectumprolaps bei einer Siebenundzwanzigjährigen nebst Bemerkungen über die Behandlung.) Lancet Bd. **185**, Nr. 4690, S. 136—137. **2, 751.**

Dührssen, A., Die Ventrifixur der Ligamenta rotunda unter subperitonealer Durchleitung durch die Ligamenta lata. Gynäkol. Rundschau 7, S. 4—9. **1, 62.**

Earl, Robert O., Uterine prolapse. (Prolaps des Uterus.) St. Paul med. journal Bd. **15**, Nr. 7, S. 347—354 u. Boll. delle clin. Jg. **30**, Nr. 10, S. 476—480. **2, 588; 3, 585.**

Engström, O., und **O. A. Boije**, Einige Gesichtspunkte und leitende Prinzipien bei Behandlung des Genitalprolapses. Finska Läkaresällsk. Handl. Bd. **55**, H. 9, S. 335—345. (Schwedisch.) **3, 274.**

Ewald, Karl, Über die Endergebnisse unserer Operationen wegen Retroflexio uteri. Wien. med. Wochenschr. Jg. **63**, Nr. 21, S. 1281—1286. **2, 98.**

Fain, M., Über Ätiologie und Therapie des Prolapsus uteri. Dissertation: München. **4, 397.**

Figueroa, Siegfried, A new method of shortening the round ligaments. (Ein neues Verfahren zur Verkürzung der runden Mutterbänder.) Journal of the Americ. med. assoc. Bd. **60**, Nr. 14, S. 1042—1044. **1, 675.**

Fitz-Gerald, Gordon, Complications of pregnancy. (Über Komplikationen in der Gravidität.) Med. chronicle Bd. **26**, Nr. 1, S. 34—37. **3, 598.**

Fletcher, Fred, The cure of procidentia uteri in elderly women. A new intraabdominal technique. (Die Behandlung des Uterusprolapses bei älteren Frauen. Eine neue intraabdominale Technik.) Surgery, gynecol. a. obstetr. **16**, S. 216—217. **1, 334.**

Flint, Austin, The muscle operation for the repair of pelvic floor lacerations. (Die Operation an den Muskeln zur Wiederherstellung von Beckenbodenrissen.) (New York acad. of med., sect. on obstetr. a. gynecol., meet. 24. IV. 1913.) Americ. journal of obstetr. a. dis. of women a. childr. Bd. **68**, Nr. 3, S. 562—565. **3, 222.**

Fonyó, Johann, Ein Fall von Retroflexio uteri gravidi partialis. Zentralbl. f. Gynaekol. Jg. **37**, Nr. 34, S. 1258—1262. **3, 10.**

Forssner, H., Über die operative Behandlung von Genitalprolaps mit besonderer Rücksicht auf die Resultate. 10. Versammlung des Nordischen chirurgischen Vereins, Kopenhagen, 31. Juli bis 2. Aug. 1913. **2, 689.**

Fothergill, W. E., An operation for prolapse complicated by hypertrophy of the cervix. (Eine Operation bei mit Cervixhypertrophie kompliziertem Prolaps.) Journal of obstetr. a. gynaekol. of the Brit. emp. Bd. **24**, Nr. 1, S. 19—21 u. Brit. med. journal, Nr. **2728**, S. 762—763. **3, 10: 1, 675.**

Franqué, Otto v., Die Behandlung der Retroflexio uteri. Med. Klin. Jg. **9**, Nr. 28, S. 1105—1108. **2, 482.**

Frattin, Giuseppe, La isteropessia addominale nei difetti di posizione dell'utero (Die Ventrifixation bei den pathologischen Lageveränderungen des Uterus.) Riv. veneta Bd. **59**, Nr. 11, S. 503—524. **4, 397.**

Friedman, Louis, A self-retaining retractor for use in perineorrhaphy. (Ein selbsthaltender Retractor für Dammnähte.) Surg., gynecol. a. obstetr. Bd. **17**, Nr. 1, S. 119. **3, 109.**

Gammeltoft, Resultate der Behandlung des Genitalprolapses in der gynäkologischen Abteilung der Entbindungsanstalt und der gynaekologischen Abteilung des Reichshospitals. 10. Versammlung des Nordischen chirurgischen Vereins, Kopenhagen, 31. Juli bis 2. Aug. 1913. **2, 623.**

Ghisleni, Pietro, Prolasso utero-vaginali e piometra in cagne vergini. (Prolaps von Uterus und Vagina und Pyometra bei virginellen Hunden.) Bologna: Stabilimento poligrafico Emiliano. 21 S. **5,** 257.

Giles, Arthur E., The after-results of operations for uterine displacements. (Die Spätresultate von Operationen wegen Uterusverlagerung.) Proceed. of the roy. soc. of med. Bd. **6,** Nr. 6, obstetr. a. gynaecol. sect. S. 192—201. **2,** 158.

Goodman, Sylvester J., Observations on the preservation and repair of the female perineum. (Beobachtungen über Erhaltung und Wiederherstellung des weiblichen Dammes.) (Americ. assoc. of obstetr. a. gynecol., meet. Toledo, Ohio, 17.—19. IX. 1912.) Americ. journal of obstetr. Bd. **67,** Nr. 4, S. 754—762. **1,** 676.

Grad, Hermann, Shortening the uterosacral ligaments by the vaginal route in procidentia uteri with a report of ten cases. (Vaginale Kürzung der uterosakralen Ligamenta und Bericht über 10 Fälle.) New York med. journal 97, S. 584—589 u. Americ. journal of obstetr. Bd. **67,** Nr. 6, S. 1202—1206. **1,** 469; **2,** 380.

Griffith, W. S. A., A discussion on ventrifixation. The indications for the operation with an analysis of seventy-seven cases. (Eine Diskussion über Ventrifixation. Die Indikationen für die Operation mit einer Analyse von 77 Fällen.) Proceed. of the roy. soc. of med. Bd. **6,** Nr. 6, obstetr. a. gynaecol. sect. S. 168—176. **2,** 159.

Gutzmann, Fr., Über Kaiserschnitte bei Geburtsstörungen nach antefixierenden Operationen am Uterus. Frauenarzt Jg. **28,** H. 8, S. 338—347. **3,** 636.

Hammerschlag, Retroflexio uteri gravidi durch Laparotomie geheilt. (Sitzungsber. d. Berl. med. Ges.) Berl. klin. Wochenschr. **50,** S. 456. **1,** 294.

Harris, S. Harry, A consideration of the effects on labour of ventrofixation of the uterus. With report of two cases of dystocia. (Betrachtung über den Einfluß der Ventrofixation des Uterus auf die Geburtsarbeit. Mit Bericht über 2 Fälle von Geburtsbehinderung.) Australas. med. gaz. Bd. **35,** Nr. 4, S. 61—64. **4,** 587.

Hartmann, Pessarbehandlung. 10. Versammlung des Nordischen chirurgischen Vereins, Kopenhagen, 31. Juli bis 2. August 1913. **2,** 625.

Hazen, Roland, Perineorrhaphy with the buried layer stitch. (Perineorrhaphie mit versenkter Schichtnaht.) Internat. journal of surg. Bd. **26,** Nr. 6, S. 214—222. **2,** 750.

Henkel, Partielle Aussackung der hinteren Uteruswand bei Gravidität. (Naturwiss.-med. Ges., Jena, Sitzg. v. 13. XI. 1913.) Münch. med. Wochenschr. Jg. **60,** Nr. 51, S. 2863. **4,** 32.

Herrgott, A., Vomissements incoercibles et rétroversion de l'utérus gravide. (Unstillbares Erbrechen und Retroversio uteri gravidi.) Ann. de gynécol. et d'obstétr. **10,** S. 65—69; Journal de méd. interne **17,** S. 82—83; Journal de méd. de Paris Jg. **33,** Nr. 49, S. 958—960; Rev. méd. de l'est, Bd. **45,** Nr. 6, S. 193—198; Journal des sages femmes Jg. **41,** Nr. 10, S. 265—267 u. Rev. prat. d'obstétr. et de gynécol. Jg. **21,** H. 8, S. 236—240. **1,** 380, 488, 504, 560; **2,** 227; **3,** 124.

Herz, K., Über die Dauerresultate der Alexander-Adamschen Operation. Dissertation: Heidelberg. **4,** 397.

Hewit, Walter R., A new pessary. (Ein neues Pessar.) Interstate med. journal Bd. **20,** Nr. 8, S. 740—742. **3,** 109.

Hirst, Barton Cooke, The newer operations for restoration of the pelvic floor with an original technic for exposing and uniting the injured levatores ani and deep transversus perinei muscles. (Die neueren Operationen zur Neubildung des Beckenbodens, mit eigener Technik der Freilegung und Vereinigung der verletzten Mm. levatores ani und M. transversus perinei profundus.) Americ. journal of obstetr. Bd. **67,** Nr. 6, S. 1148—1159. **2,** 750.

Hook, Weller van, Bladder deformity after ventro-suspension. (Verziehung der Blase nach Ventrofixation des Uterus.) Urol. a. cutan. rev. Bd. **17,** Nr. 8, S. 427. **3,** 120.

Jacobs, Les organes génitaux internes (utérus et annexes) sont-ils suspendus ou soutenus? (Sind die inneren Genitalorgane aufgehängt oder unterstützt?) Bull. de la soc. belg. de gynécol. et d'obstétr. Bd. **24,** Nr. 1, S. 7—26 u. Gynécologie Jg. **17,** Nr. 6, 336—356. **2,** 159; **3,** 363.

Jaschke, Rud. Th., Klinisch-anatomische Beiträge zur Ätiologie des Genitalprolapses. Zeitschr. f. Geburtsh. u. Gynaekol. Bd. **74,** H. 2/3, S. 678—698. **3,** 437.

Jenissen, J. A. M. J., Geburtsstörung nach Ventrofixation. Geneesk. Tijdschr. Ned.-Indië Bd. **53** H 4, S. 607—614. (Holländisch.) **3,** 242.

Ill, Edward J., Further experiences with the Gilliam operation for suspensions. (Weitere Erfahrungen mit der Gilliamschen Suspensionsoperation.) Americ. journal of obstetr. 67, S. 269—272. **1,** 591.

Inge, J. M., Preference of operations for retroversions. (Die Vorzüge verschiedener
    Retroversionsoperationen.) Texas State journal of med. Bd. 8, Nr. 11, S. 297—298.
                                                                                1, 744.
Kaarsberg, I., und M. Seedorff, Der Genitalprolaps mit besonderer Rücksichtnahme auf das Resultat der Behandlung. 10. Versammlung des Nordischen chirurgischen Vereins, Kopenhagen, 31. Juli—2. Aug. 1913.   2, 625.
Keyes, A. Belcham, The pelvic floor, rectocele, cystocele, and prolapsus uteri,
    etiology, mechanism and behavior. (Der Beckenboden, Rectocele, Cystocele und
    Uterusprolaps, Ätiologie, Mechanismus und Verhalten.) Americ. journal of obstetr.
    a. dis. of women a. childr. Bd. 68, Nr. 3, S. 478—490.   3, 222.
Klein, J., Die Operation von Totalprolapsen nach W. A. Freund, ihre Modifikationen,
    ihr Schicksal. Zeitschr. f. Geburtsh. u. Gynaekol. Bd. 74, H. 1, S. 192—200. 3, 161.
Knapp, Ludwig, Klinische Untersuchungen zur Beurteilung des Spätwochenbettes,
    mit besonderer Berücksichtigung des Einflusses des „Frühaufstehens". Arch. f.
    Gynaekol. Bd. 100, H. 3, S. 540—600.   3, 502.
König und Linzenmeier, Über die Bedeutung gynaekologischer Erkrankungen
    und den Wert ihrer Heilung bei Psychosen. Arch. f. Psychiatr. u. Nervenkrankh.
    Bd. 51, H. 3, S. 1002—1054.   3, 94.
Koenigsberger, M., Neuere Anschauungen über Ätiologie und Therapie der Prolapse nebst Mitteilung von zwei Kolossalprolapsen. Dissertation: Straßburg.
                                                                                4, 16.
Kogan, B., Mode de production et diagnostic des troubles vésicaux d'origine génitale
    chez la femme. (Entstehung und Diagnose der Blasenstörungen genitalen Ursprungs
    beim Weibe.) Médicin pratic. Jg. 9, Nr. 17, S. 261—263.   3, 664.
Kosmak, Geo W., The role of ovarian disease in the production of sterility. (Die
    Rolle der Ovarialerkrankungen bei der Entstehung der Sterilität. Bull. of the
    lying-in hosp. of the city of New York Bd. 9, Nr. 2, S. 107—113.   2, 418.
Kosmak, George W., Dystocia following in interposition operation, complicated
    by placenta previa. (Dystokie nach einer Interpositionsoperation, durch Placenta
    praevia kompliziert.) (Transact. of the New York acad. of med., sect. on obstetr. a.
    gynecol., meet. 22. V. 1913.) Americ. journal of obstetr. a. dis. of women a. childr.
    Bd. 68, Nr. 4, S. 783—784.   3, 601.
Kusmin, P. J., Zur Behandlung der Retroversio-flexio uteri durch die Alquié-Alexander-
    Operation. Med. Rundschau Bd. 80, Nr. 16, S. 430—437. (Russisch.)   3, 687.
Labeyrie, Georges, La rétroversion utérine. (Die Retroversion der Gebärmutter.)
    Gaz. de gynécol. Bd. 28, Nr. 651, S. 225—229.   2, 750.
Langes, Erwin, Eine neue Methode der intraperitonealen Verkürzung der Ligamenta
    rotunda. Zentralbl. f. Gynäkol. 37, S. 15—19.   1, 131.
Lazerges, Contribution à l'étude de l'hystéropexie ligamentaire dans ses rapports
    avec la puerpéralité et le post-partum. (Die ligamentäre Hysteropexie und ihre
    Beziehungen zum Puerperium.) Thèse de Toulouse. Nr. 57. 80 S.   5, 60.
Lazerges, P., Contribution à l'étude de l'hystéropexie ligamentaire. (Beitrag zum
    Studium der Ligament-Hysteropexie.) Paris. 80 S. Frcs. 2.—.   4, 141.
Le Jemtel, De l'oblitération du cul-de-sac de Douglas dans le traitement des prolapsus
    génitaux. (Die Verödung des Douglas in der Behandlung der Prolapse.) Année
    méd. de Caen 38, S. 64—66.   1, 225.
Lenormant, Ch., L'association du prolapsus rectal et du prolapsus utéro-vaginal.
    L'hystéro-colopexie et ses indications. (Das vereinte Vorkommen von Rectal- und
    Utero-vaginal-Prolaps. Die Hysterokolopexie und ihre Indikationen.) Gynécologie
    Jg. 17, Nr. 6, S. 321—335.   3, 60.
Lewis, Henry F., The influence of spina bifida on prolapse of the gentalia. (Der
    Einfluß der Spina bifida auf den Prolaps der Genitalien.) Illinois med journal
    Bd 23, Nr. 1, S. 56—58.   5, 17.
Liebl, Beckenhochlagerung bei Reposition des retroflektierten Uterus. Zentralbl. f.
    Gynaekol. Jg. 37, Nr. 40, S. 1471—1472.   4, 75.
Lockyer, Cuthbert, Genital prolapse. (Genital-Prolaps.) Practitioner Bd. 91,
    Nr. 6, S. 755—772.   4, 76.
Lorentz, H., Die intraperitoneale Verkürzung der Ligamenta rotunda uteri durch
    N-förmige Raffung und ihre Stellung zu den lagekorrigierenden Operationen.
    Dissertation: Greifswald.   4, 15.
Lothrop, Howard A., An operation for the cure of vaginal hernia. (Eine Operationsmethode zur Behandlung der Hernia vaginalis.) Boston med. a. surg. journal
    Bd. 168, Nr. 16, S. 578—580.   2, 46.
Martin, Ed., Beitrag zur Begutachtung des Genitalprolaps als Unfallfolge. Ärztl.
    Sachverst.-Zeit. Jg. 19, Nr. 23, S. 489—491.   3, 652.

Martin, Ed., Prolaps und Unfall. Ärztl. Sachverst.-Zeit. 19, S. 117—122. 1, 469.

Martin, Franklin H., Prolapse of the uterus. (Vorfall der Gebärmutter.) Journal of the Americ. med. assoc. Bd. 61, Nr. 14, S. 1246—1247. 3, 394.

Martin, R., La prophylaxie du prolapsus utérin. (Die Prophylaxe des Uterusprolapses.) (Soc. d'obstétr. et de gynécol. de la Suisse romande, 55. séance à la matern., Lausanne, 1. V. 1913.) Gynaecol. helvet. Jg. 13, Herbstausg., S. 226—230. 4, 241.

Maxwell, R. Drummond, A special vaginal clamp for use in radical hysterectomies (Wertheim). (Eine besondere Vaginalklemme für die radikale Hysterektomie nach Wertheim.) Proceed. of the roy. soc. of med. Bd. 6, Nr. 8, obstetr. a. gynaecol. sect. S. 262—264. 2, 589.

Mendes de Leon, M. A., Zur Alexander-Adams-Operation. Monatsschr. f. Geburtsh. u. Gynaekol. Bd. 38, H. 5, S. 536—546 u. Tweede helft Jg. 1913, Nr. 23, S. 1924. bis 1947. (Holländisch.) 3, 481, 687.

Meyer, Leopold, Über die operative Behandlung von Genitalprolaps mit besonderer Rücksicht auf die Resultate. 10. Versammlung des Nordischen chirurgischen Vereins, Kopenhagen, 31. Juli bis 2. Aug. 1913. 2, 690.

Möller, Otto, Resultate von Operationen wegen Genitalprolaps (Mitteilung vom Hospital der Diakonissenstiftung). 10. Versammlung des Nordischen chirurgischen Vereins, Kopenhagen, 31. Juli—2. Aug. 1913. 2, 624.

Montgomery, E. E., Hernia through the pelvic outlet. Surg., gynecol. a. obstetr. 16, S. 20—27. 1, 62.

Montgomery, E. E., Vagino-uterine prolapse and its effective treatment. (Utero-vaginalprolaps und dessen erfolgreiche Behandlung.) Journal of the Americ. med. assoc. Bd. 61, Nr. 14, S. 1245—1246. 3, 394.

Moritz, Manfred, On the nature of the so-called ligaments cf Mackenrodt. (Über die Natur der sogenannten Mackenrodtschen Ligamente). Journal of obstetr. a. gynaecol. of the Brit. emp. 23, S. 135—138. 1, 428.

Muret, M., Incontinence d'urine et prolapsus vaginal. (Inkontinenz und Scheidenvorfall.) Rev. de gynécol. et chirurg. abdom. Bd. 20, Nr. 4/5, S. 493—506. 2, 435.

Procidentia uteri. Dr. Murphy's method of fixing the uterus. (Uterusvorfall. Dr. Murphy's Methode den Uterus zu fixieren.) Surg. clin. of John B. Murphy Bd. 2, Nr. 3, S. 479—489. 4, 108.

Nádory, Béla, Fascia lata Implantation bei genitalen Prolapsen. Budapesti orvosi-ujság Jg. 11, Nr. 48, S. 37. (Ungarisch.) 4, 16.

Neuhof, Harold, An operation for ventrosuspension by the round ligaments. (Eine Ventrosuspensionsoperation an den runden Mutterbändern.) Journal of the Americ. med. assoc. Bd. 60, Nr. 22, S. 1701. 2, 251.

Nicol, D., Über die Dauererfolge der Prolapsoperationen. Dissertation: Erlangen. 5, 60.

Norris, Richard C., Surgical treatment of complete prolapse of the uterus. (Chirurgische Behandlung des Totalprolapses des Uterus.) (Med. soc. Pennsylvania, Scranton sess., sect. on surg., 25. IX. 1912.) Pennsylvania med. journal Bd. 16, Nr. 4, S. 300—306. 2, 45.

Oastler, Frank R., Two cases of retrodisplacement. (Zwei Fälle von Retroflexio mobilis.) Americ. journal of obstetr. 67, S. 145—146. 1, 101.

Ogden, B. H., The surgical treatment of retro-displacement of the uterus. (Die chirurgische Behandlung der Rückwärtslagerung des Uterus.) St. Paul med. journal Bd. 15, Nr. 1, S. 20—26. 3, 584.

Olow, J., Resultat der operativen Behandlung des Genitalprolapses. 10. Versammlung des Nordischen chirurgischen Vereins, Kopenhagen, 31. Juli—2. Aug. 1913. 2, 624.

Ortenberg, H. v., Placenta praevia centralis, kompliziert mit absolutem Wehenmangel und Querlage nach Vaginaefixatio. Zentralbl. f. Gynäkol. Jg. 37, Nr. 18, S. 652—653. 1, 789.

Ostrom, A cradle suture for holding the uterus in ventro-suspension. (Die „Wiege-Naht" zur Ventrosuspension des Uterus.) North Am. I. Homeop. Bd. 28, S. 199. 2, 380.

Oui, Hystéropexie par ventrofixation. Basin rétréci. Présentation du front transformée en face. Basiotripsie. (Befestigung des Uterus an der Bauchwand. Verengtes Becken. Stirnlage umgewandelt in Gesichtslage. Basiothrypsie.) Bull. de la soc. d'obstétr. et de gynécol. de Paris Jg. 2, Nr. 7, S. 635—637. 3, 547.

Paquet, A., Grossesse de 7 mois dans un utérus en rétroversion avec enclavement partiel dans l'excavation. (Schwangerschaft von 7 Monaten in einem retrovertierten Uterus mit partieller Einklemmung im Douglas.) Bull. de la soc. d'obstétr. et de gynécol. de Paris Jg. 2, Nr. 7, S. 642—645. 3, 598.

Parisse, E., Contribution à l'étude de l'étiologie des rétrodéviations utérines chez les vierges et les nullipares. (Beitrag zum Studium der Ätiologie der Uterusverlagerung nach hinten bei Jungfrauen und Nulliparen.) Paris: Vigot frères. Frcs. 2.50.
3, 363.

Parisse, Eugénie, Rôle du système nerveux dans l'étiologie des rétrodéviations utérines chez les nullipares. (Beteiligung des Nervensystems an der Ätiologie der Gebärmutterverlagerungen bei Nulliparen.) Sem. gynécol. Jg. 18, Nr. 19, S. 149 bis 150.
2, 159.

Parisse, Eugénie, L'étiologie des rétrodéviations chez les vierges et les nullipares. (Die Ätiologie der Retropositio uteri bei den Jungfrauen und Nulliparen.) Gynécologie Jg. 17, Nr. 5, S. 272—295.
2, 380.

Pauchet, Victor, Traitement chirurgical du prolapsus de l'utérus et des parois vaginales. (Chirurgische Behandlung des Prolapses des Uterus und der Scheidenwände.) Clinique (Paris) Jg. 8, Nr. 28, S. 439—441.
2, 588.

Pichevin, R., A propos de la rétrodéviation de l'utérus gravide. (Zur Retroflexio uteri gravidi.) Sem. gynécol. 18, S. 73—74.
1, 379.

Pistolese, Enrico, Il prolasso genitale. (Der Genitalprolaps.) Arch. ital. di ginecol. 16, S. 57—77.
1, 590.

Polak, John Osborn, A study of the end-results of the Baldy-Webster operation. (Über die Endresultate der Baldy-Webster-Operation.) Journal of the Americ. med. assoc. Bd. 61, Nr. 16, S. 1430—1433.
3, 687.

Polak, John Osborn, Complete prolapse of the uterus: Cesarean section. (Vollständiger Vorfall des Uterus. Kaiserschnitt.) Med. times Bd. 41, Nr. 12, S. 363 bis 365.
4, 16.

Potherat, L'antéflexion congénitale de l'uterus. (Die kongenitale Anteflexio der Gebärmutter.) Bull. méd. Jg. 27, Nr. 35, S. 411—414.
1, 744.

Potherat, Prolapsus de l'utérus. (Prolaps des Uterus.) Rev. internat. de méd. et de chirurg. Jg. 24, Nr. 12, S. 183—187.
4, 489.

Radwańska, W. v., Der angeborene gänzliche Prolapsus uteri bei einem mit Spina bifida behafteten Neugeborenen. Gynaekol. Rundsch. Jg. 7, H. 14, S. 515—517.
2, 780.

Reich, A., Perineorrhaphy retractor. (Retractor zur Perineorraphie.) Med. rec. Bd. 84, Nr. 20, S. 897.
3, 688.

Quando il medico pratico deve curare la retroflessione dell'utero. (Wann soll der praktische Arzt die Retroflexion des Uterus behandeln.) Riv. internaz. di clin. e terap. Jg. 8, Nr. 14, S. 159—161.
3, 9.

Rich, Ezra C., Treatment of prolapsus of the bladder. (Behandlung der Cystocele.) Northwest med. Bd. 5, Nr. 2, S. 38—39.
2, 208.

Rißmann, P., Über 100 Ventrifixuren der Ligg. rotunda nach eigener Methode und über 100 Operationen nach Alexander-Adams mit prinzipieller Versenkung von Seidenfäden ohne Rezidiv. Zeitschr. f. Geburtsh. u. Gynaekol. Bd. 73, H. 3, S. 696 bis 701.
3, 222.

Roubaix, de, De la périnéorrhaphie. (Über die Perineorrhaphie.) Gaz. de gynécol. Bd. 28, Nr. 650, S. 209—216.
2, 482.

Schabak, K. F., Primäre und Dauerresultate bei operativer Behandlung der Dammrisse, Scheiden und Uterusprolapse durch Herstellung des Beckenbodens. Diss., ref. in: Med. Rundschau Jg. 40, H. 7, S. 630—631. (Russisch.)
1, 744.

Schlimpert, Demonstration der Beckenbodenpräparate zweier Hündinnen. (Mittelrhein. Ges. f. Geburtsh. u. Gynaekol., Sitz. v. 16. II. 1913.) Monatsschr. f. Geburtsh. u. Gynaekol. Bd. 38, Ergänzungsh., S. 404—405.
2, 482.

Schmitz, Henry, A modification of Webster's endoperitoneal shortening of the round ligaments. (Eine Modifikation der intraperitonealen Verkürzung der runden Mutterbänder nach Webster.) Surg., gynecol. a. obstetr. Bd. 17, Nr. 5, S. 628—629.
3, 584.

Schürmann, E., Eine neue Modifikation der von mir angegebenen vaginalen Ligamentfixation bei Retroflexio uteri. Zentralbl. f. Gynaekol. Jg. 37, Nr. 50, S. 1813—1815.
4, 15.

Schultz, Th., Der Beckenboden und sein Verhältnis zu der Genese der Genitalprolapse. 10. Versammlung des Nordischen chirurgischen Vereins, Kopenhagen, 31. Juli bis 2. Aug. 1913.
2, 622.

Schultz, Th., Beckenboden und Prolaps. Eine kritische Studie. Monatsschr. f. Geburtsh. u. Gynaekol. Bd. 38, H. 6, S. 681—726.
4, 108.

Solomons, Bethel, Some sequelae of labour. (Einige Geburtsfolgen.) Journal of obstetr. a. gynaecol. of the Brit. emp. Bd. 24, Nr. 1, S. 12—18.
3, 696.

Somers, George B., and F. E. Blaisdell, The anatomy and surgical utility of sacro-uterine ligaments. (Die Anatomie und die chirurgische Bedeutung der Sacro-uterin-Ligamente.) Journal of the Americ. med. assoc. Bd. 61, Nr. 14, S. 1247 bis 1253.   3, 394.

Sperling, Max, Ein Fall von unstillbarem Erbrechen bei Retroversio uteri puerperalis. Zentralbl. f. Gynaekol. 37, S. 55—57.   1, 202.

Stansbury, H. H., A new instrument for replacing retro-displaced uteri. (Ein neues Instrument zur Aufrichtung des rückwärts gelagerten Uterus.) Americ. journal 27, S. 110.   2, 98.

Steffeck, P., Beitrag zur Operation der Incontinentia urinae und der größeren Genitalprolapse. Zeitschr. f. Geburtsh. u. Gynaekol. Bd. 75, H. 1, S. 221—230.   3, 585.

Stetten, de Witt, A method of ventrofixation combined with certain tubal sterilization by means of extra-abdominal displacement. (Eine Methode der Ventrofixation kombiniert mit Tubensterilisation durch extraabdominale Verlagerung.) Surg., gynecol. a. obstetr. Bd. 17, Nr. 1, S. 120—121.   3, 10.

Stolz, Max, Zu Dr. E. Langes Mitteilung: Eine neue Methode der intraperitonealen Verkürzung der Ligamenta rotunda, im Zentralblatt für Gynäkologie 1913, Nr. 1. Zentralbl. f. Gynäkol. 37, S. 169—170.   1, 131.

Teutem, E. A. van, Die Ursachen der Retroflexio. Nederl. maandschr. voor verlosk. en vrouwenz. Jg. 2, Nr. 9, S. 549—573. (Holländisch.)   3, 529.

Teutem, E. S. van, Macht Retroflexio Symptome? Maandblad voor verlosk. en vrouwenz. Jg. 2, Nr. 10, S. 611—634. (Holländisch.)   4, 15.

Teutem, E. S. van, Einige Anschauungen über Retroflexio uteri vor 1900. Nederl. maandblad voor verlosk. en vrouwenz. Jg. 2, Nr. 8, S. 515—520. (Holländisch.)   3, 394.

Uthmöller, Schwere Geburten nach Vaginäfixur, ein Fall kompliziert durch einen Foetus papyraceus. Zentralbl. f. Gynäkol. Jg. 37, Nr. 18, S. 653—655.   1, 846.

Velde, von de, Myom, Retroflexion und Schwangerschaft. Ned. Maandschrift voor verlosk. en. vrouwenz. Jg. 2, Nr. 5, S. 290—295. (Holländisch.)   2, 130.

Velde, Th. H. van de, Über das Schalenpessar. Zentralbl. f. Gynaekol. 37, S. 339 bis 340.   1, 334.

Wade, Henry Albert, Description of a new method of repair for vaginal hernia, with a report of one hundred and forty cases in which it was used. (Beschreibung einer neuen Methode zur Heilung der Vaginalhernien, mit Bericht über 141 Fälle, in denen jene benützt worden.) Med. rec. Bd. 84, Nr. 21, S. 937—939.   4, 109.

Ward, George Gray, An operation for the cure of rectocele and restoration of the function of the pelvic floor. (Eine Operation bei Rectocele zur Wiederherstellung der Funktion des Beckenbodens.) (Transact. of the Americ. gynecol. soc., 38. ann. meet., Washington 6.—8. V. 1913.) Americ. journal of obstetr. Bd. 68, Nr. 2, S. 308 bis 309; Surg., gynecol. a. obstetr. Bd. 17, Nr. 3, S. 361—365 u. Transact. of the Americ. gynecol. soc. Bd. 38, S. 169—178.   3, 10, 222; 4, 661.

Weibel, W., Die operative Behandlung der Rezidive nach der sog. Interpositio uteri vesico-vaginalis. Zentralbl. f. Gynaekol. Jg. 37, Nr. 50, S. 1808—1813.   4, 397.

Wenzel, W., Über Blasenblutungen bei Retroflexio uteri gravidi incarcerata. Dissertation: München.   4, 31.

West, T. Marshall, Reflex vomiting and uterine displacement, a clinical study. (Reflektorisches Erbrechen und Verlagerung der Gebärmutter, eine klinische Studie.) Virginia med. semi-monthly Bd. 18, Nr. 9, S. 226—229.   3, 109.

Westermark, Prolapsfrage, Interposition des Uterus. 10. Versammlung des Nordischen chirurgischen Vereins, Kopenhagen, 31. Juli bis 2. Aug. 1913.   2, 623.

Whitall, Dawson, An unusual indication for caesarean section. Ventrosuspension of the uterus (with linen thread) complicating pregnancy. (Eine ungewöhnliche Indikation für Kaiserschnitt. Komplikation der Schwangerschaft durch Ventrosuspension des Uterus mit Leinenfaden.) New York med. journal 97, S. 14—15.   1, 651.

Wilcox, The undeveloped anteflexed uterus and the steril woman. (Der schlecht entwickelte, anteflektierte Uterus und die weibliche Sterilität.) Journ. of the Americ. inst. of homeop. Bd. 5, S. 883.   2, 82.

Winston, John W., Anatomy of the uterine-pelvic support. (Anatomie der Befestigungsmittel des Uterus.) Med. record Bd. 84, Nr. 19, S. 847—849.   3, 584.

Zickel, Georg, Alexander-Adams mit Tuberculumschnitt. Zentralbl. f. Gynaekol. Jg. 37, Nr. 33, S. 1230—1231.   3, 10.

Ziegenspeck, Parametritis chronica und Lageveränderungen. 15. Versamml. d. dtsch. Gesellsch. f. Gynaekol. Halle a. S., 14.—17. Mai 1913.   2, 284.

Allgemeines über Uterusoperationen und Sonstiges.

Bäumel, Adolf, Über einen Quellstiftträger. Münch. med. Wochenschr. Jg. **60,** Nr. 41, S. 2283. **3,** 395.

Bainbridge, William Seaman, Arterial ligation, with lymphatic bick, in the treatment of advanced cancer of the pelvic organs, a report of fifty-six cases. (Unterbindung der Arterien und Ausräumung der Drüsen zur Behandlung des vorgeschrittenen Krebses der Beckenorgane; Bericht über 56 Fälle.) Americ. journal of obstetr. a. dis. of women a. childr. Bd. **68,** Nr. 4. S. 649—670. **3,** 438.

Bandler, Fibrosis uteri, vaginal hysterectomy, ligature method. Author's method of preventing cystocele. (Fibrome des Uterus. Ligaturmethode. Vermeidung von Cystocele durch besondere Naht.) (Transact. of the New York acad. of med., sect. on obstetr. a. gynecol., meet. 23. I. 1913.) Americ. journal of obstetr. Bd. **67,** Nr. 6, S. 1188—1189. **2,** 381.

Bandler, Vaginal hysterectomy (clamp method) including left salpingoophorectomy for tuboovarian abscess: bisection of the uterus. (Vaginale Uterusexstirpation [Klemmethode] mit linksseitiger Salpingoophorektomie wegen Ovarialabsceß. Spaltung des Uterus.) (Transact. of the New York acad. of med., sect. on obstetr. a. gynecol., meet. 23. I. 1913.) Americ. journal of obstetr. Bd. **67,** Nr. 6, S. 1190. **2,** 381.

Bandler, Vaginal hysterectomy, Morcellement and clamp method. Bisection of the uterus. Twelve fibroids. (Vaginale Uterusexstirpation [Klemmethode] mit Entfernung von 12 Fibroiden.) (Transact. of the New York acad. of med., sect. on obstetr. a. gyneeol., meet. 23. I. 1913.) Americ. journal of obstetr. Bd. **67,** Nr. 6, S. 1190 bis 1192. **2,** 381.

Bandler, Vaginal hysterectomy (clamp method) with amputation of the uterus at the internal os during the course of the operation. (Vaginale Uterusexstirpation [Klemmethode] mit supravaginaler Amputation des Uterus während der Operation.) (Transact. of the New York acad. of med., sect. on obstetr. a. gynecol., meet. 23. I. 1913.) Americ. journal of obstetr. Bd. **67,** Nr. 6, S. 1189—1190. **2,** 381.

Bandler, Samuel Wyllis, The importance and value of the inverted T-incision in vaginal surgery. (Über den Wert des T-Schnittes bei vaginalen Operationen.) Med. record Bd. **83,** Nr. 26, S. 1164—1165. **2,** 482.

Bandler, Samuel W., Vaginal surgery. A contribution to the science, with report of serveal illustrative cases. (Beitrag zur Lehre von den vaginalen Operationen, mit Bericht über einige einschlägige Fälle.) New York med. journal Bd. **97,** Nr. 16, S. 797—801. **2,** 98.

Banga, Gebrauch des Quellstiftes zur Erweiterung des Gebärmutterhalses zwecks der digitalen Untersuchung der Uterushöhle. (Dtsch. Ges. in Chicago, Sitz. vom 3. IV. 1913.) Münch. med. Wochenschr. Jg. **60,** Nr. 33, S. 1860. **2,** 691.

Barnsby, H., L'hystérectomie abdominale par décollation antérieure dans les pyosalpinx bi-latéraux. (Abdominale Hysterektomie vermittels vorderen Dekollation bei doppelseitigem Pyosalpinx.) Tours méd. Jg. **9,** Nr. 3, S. 45—50 u. Arch. mens. d'obstétr. et de gynécol. Jg. **2,** Nr. 5, S. 449—454. **1,** 836; **2,** 209.

Berne-Lagarde, R. de, Les lésions de l'uretère au cours de l'hystérectomie abdominale et leur traitement. (Die Verletzungen des Ureters bei der abdominalen Hysterektomie und ihre Behandlung.) Arch. mens. d'obstétr. et de gynécol. Jg. **2,** Nr. 7, S. 11—38. **3,** 25.

Beuttner, Die transversale, fundale Keilexcision des Uterus als Vorakt zur Exstirpation doppelseitig erkrankter Adnexe mit Erhaltung der Menstruation. 17. internat. med. Kongr., London, Sekt. f. Geburtsh. u. Gynaekol., 6.—12. VIII. 1913. **3,** 60.

Beuttner, Oskar, Zur Technik der Exstirpation entzündlich erkrankter Adnexe an Hand von hundert einschlagenden Operationen. Korrespondenzbl. f. Schweizer Ärzte **43.** S. 2—15, 40—49 u. 69—83. **1,** 290.

Bonney, Victor, On the technique of amputation of the vaginal cervix. (Technik der Portioamputation.) Journal of obstetr. a. gynaecol. of the Brit. emp. **23,** S. 121 bis 122. **1,** 286.

Bonney, Victor, Technique de l'amputation du col. (Zur Technik der Cervixamputation.) Gynécologie Jg. **17,** Nr. 5, S. 296—298. **2,** 692.

Brackett, Edward S., Pyosalpinx after vaginal hysterectomy — tubal pregnancy — co-incident with intra-uterine pregnancy. (Pyosalpinx nach vaginaler Hysterektomie. — Tubargravidität gleichzeitig mit intrauteriner Gravidität.) Providence med. journal Bd. **14,** Nr. 3, S. 120—123. **2,** 98.

Deaver, John B., A year's work in hysterectomy. (Die Hysterektomien eines Jahres.) Americ. journal of the med. sciences **145,** S. 469—474. **1,** 642.

Dickinson, Über Catgut-Nahtligaturen bei Hysterektomie. 17. internat. med. Kongr.,
London, Sekt. f. Geburtsh. u. Gynaekol., 6.—12. VIII. 1913. **3,** 61.
Dickinson, Gordon K., Diagnostic hysterotomy. (Diagnostische Hysterotomie.)
(Transact. of the Americ. assoc. of obstetr. a. gynecol., 26. ann. meet., Providence,
Rhode Island, 16.—18. IX. 1913.) Americ. journal of obstetr. a. dis. of women a.
childr. Bd. **68,** Nr. 5, S. 890—902. **3,** 688.
Dickinson, Robert L., Hysterectomy by two suture-ligatures. (Hysterektomie mit
2 fortlaufenden Ligaturnähten.) Journal of obstetr. a. gynaecol. of the British
Emp. Bd. **24,** Nr. 3, S. 176—181. **3,** 619.
Dickinson, Robert L., and William Sidney Smith, The treatment of ante-
flexion, defective function, and sterility by glass or silver stems. (Die Behandlung
von Anteflexion, Funktionsstörung und Sterilität mit Glas- oder Silberstiften.)
Americ. journal of obstetr. a. dis. of women a. childr. Jg. **68,** Nr. 4, S. 686—704.
3, 482.
Dobbert, F. A., Tausend Laparotomien. Monatsschr. f. Gynaekol. u. Geburtsh. **28,**
H. 4, S. 563—588. (Russisch.) **2,** 100.
Dufourt, Paul, Sécrétion mammaire consécutive à l'hystérectomie totale avec
castration double. (Milchabsonderung nach Hysterektomie mit doppelseitiger
Kastration.) (Soc. nat. de méd. de Lyon, séance 24. II. 1913.) Lyon méd. Bd. **120,**
Nr. 18, S. 959—960. **2,** 59.
Duvergey, J., Des indications de l'intervention d'urgence dans les péritonites aiguës
par perforations salpingiennes. (Indikationen zur sofortigen Operation bei akuter
Peritonitis infolge Durchbruchs der Tube.) Sém. gynécol. **18,** S. 41—44. **1,** 288.
Eskridge, Belle C., Use and abuse of the uterine curette. (Über Gebrauch und Miß-
brauch der Uteruscurette.) Texas State journal of med. Bd. 8, Nr. 11, S. 298—299.
2, 160.
Frank, Robert T., Contraindications to curetting. A clinical study. (Kontra-
indikationen der Curettage. Eine klinische Studie.) New York med. journal Bd. **97,**
Nr. 16, S. 808—811. **2,** 71.
Fuchs, H., Röntgentherapie oder Vaporisation bei hämorrhagischen Metropathien.
Monatsschr. f. Geburtsh. u. Gynaekol. **37,** S. 496—503. **1,** 542.
Gilbert, W. H., Shall we remove the uterus when both tubes and ovaries are removed?
(Soll man den Uterus bei doppelseitiger Adnexexstirpation mit entfernen.) Lancet-
clin. Bd. **109,** Nr. 15, S. 398—399. **5,** 360.
Giles, Arthur E., Pessaries versus operations in the treatment of uterine displace-
ments. (Pessar versus Operation bei der Behandlung der Gebärmutterverlagerung.)
Clin. journal Bd. **42,** Nr. 38, S. 597—600. **5,** 163.
González, P. Lizcano, Kolpotomie als erster Akt der Hämatocelenoperation. (3.
span. Kongr. f. Gynaekol., Geburtsh. u. Päd.). Crón. méd., Valencia, Jg. **25,** Nr. 588,
S. 210—211. (Spanisch.) **4,** 398.
Hirst, Barton Cooke, Atmocausis. (Obstetr. soc. of Philadelphia, meet. 6. II. 1913.)
Americ. journal of obstetr. Bd. **67,** Nr. 5, S. 974—976. **2,** 160.
Horne, G., Posterior colpotomy. (Hintere Kolpotomie.) Austral. med. journal Bd. **2,**
Nr. 96, S. 1037—1038. **2,** 408.
Hüssy, Paul, Ein Fall von tödlicher Peritonitis nach Laminariadilatation. Münch.
med. Wochenschr. Jg. **60,** Nr. 17, S. 922—923. **1,** 832.
Jambé, Une nouvelle curette utérine. (Eine neue Uterus-Curette). Rev. méd. de la
Suisse Romande Jg. **33,** Nr. 5, S. 401—402. **2,** 209.
Jeanneret-Minkine, M., L'incontinence d'urine chez la femme dans ses rapports
avec le prolapsus de le paroi vaginale antérieure. (Über Incontinentia urinae bei
der Frau im Zusammenhang mit Prolaps der vorderen Vaginalwand.) Dissertation:
Lausanne. **5,** 65.
Jung, Paul, Erfahrungen über die vaginale Korpusamputation nach Rieck. Gynaecol.
helvet. Jg. **13,** Herbstausg., S. 295—297. **4,** 241.
Kotzulla, O. H., Zur Chirurgie der tiefen Beckendrüsen. Dissertation: Breslau. **5,** 60.
Lamers, A. I. M., Die Bedeutung der Hysterotomia vaginalis anterior für Gynae-
kologie und Geburtshilfe. Neederl. Tijdschrift voor Gynaec. en verlosk. Jg. **23,**
Nr. 2, S. 107—131. (Holländisch.) **3,** 685.
Laquerrière, A., Présentation d'un nouveau modèle d'électrode pour l'application
intra-utérine de la méthode de Haret. (Demonstration eines neuen Elektroden-
modells für die intrauterine Applikation nach der Methode Haret.) Journal de
radiol. Bd. **7,** Nr. 1, S. 37—38. **2,** 206.
Leonard, V. N., Post-operative results of amputation of the cervix. (Postoperative
Resultate der Cervix-Amputation.) Surg., gynecol. a. obstetr. Bd. **16,** Nr. 4, S. 390,
bis 400. **1,** 672.

Lizcano, P., Präliminäre Kolpotomie bei Laparotomie wegen Hämatocele. (3. Kongr. f. Geburtsh., Gyn. u. Paed.) Siglo méd. Jg. **60**, Nr. 3107, S. 406—408. (Span.)
2. 589.
Marchetti, O., La colpocistotomia. (Kolpocystotomie.) Rif. med. Jg. **29**, Nr. 21, S. 573—575.
2, 223-
Markoff, A., Über die plötzliche Erschlaffung des Uterus bei Abrasionen. Ann. d. K. Nicolaus-Univ. in Ssaratoff Bd. **4**, H. 4, S. 239—280. (Russisch.) **5, 162.**
Maxwell, R. Drummond, A special vaginal clamp for use in radical hysterectomies (Wertheim). (Eine besondere Vaginalklemme für die radikale Hysterektomie nach Wertheim.) Proceed. of the roy. soc. of med. Bd. **6**, Nr. 8, obstetr. a. gynaecol. sect. S. 262—264.
2, 589.
Mayer, A., Über die Präparation von Ureter und Uterina bei der erweiterten Uteruscarcinomoperation. Zeitschr. f. Geburtsh. u. Gynaekol. Bd. **75**, H. 2, S. 399—404.
4, 140.
Miller, C. Jeff, The surgical treatment of puerperal infection. (Die chirurgische Behandlung der puerperalen Infektion.) New Orleans med. a. surg. journal Bd. **65**, Nr. 8, S. 594—601.
2, 136.
Murphy, Description of Murphys method of abdominal hysterectomy. (Beschreibung der Murphyschen Methode der abdominalen Hysterektomie.) Surg. clin. of John B. Murphy **2**, Nr. 2.
2, 160.
Nikolskij, A., Über die Unterbindung der Arteriae hypogastricae. Monatsschr. f. Geburtsh. u. Gynaekol. Bd. **38**, H. 3, S. 270—282.
3, 109.
Passeron, J. S., Hysterectomia subtotalis mit Erhaltung der Adnexe. Rev. de la soc. méd. Argentina Bd. **21**, Nr. 122, S. 869—871. (Spanisch.)
4, 109.
Petit-Dutaillis, Paul, Technique de la résection de la portion vaginale du col, suivant le procédé de Pouey. (Technik der Portioamputation nach Pouey.) Bull. de lo soc. d'obstétr. et de gynécol. de Paris Jg. **2**, Nr. 6, S. 534—536 u. Gynécologie Jg. **17**, Nr. 7, S. 385—399.
3, 223, 482.
Proust, R., et A. Maurer, Ligature de l'artère hypogastrique dans l'hystérectomie abdominale élargie pour cancer. (Unterbindung der Arteria hypogastrica bei der abdominalen erweiterten Radikaloperation wegen Carcinom.) Journal de chirurg. Bd. **11**, Nr. 2, S. 141—154.
3, 362.
Resinelli, L'esplorazione digitale della cavità uterina e suoi pericoli. (Die Digitaluntersuchung der Uterushöhle und ihre Gefahren.) (Soc. toscana di ostetr. e ginecol., nov. 1911, Siena.) Ann. di ostetr. e ginecol., **35**, S. 232—236.
1, 424.
Ricard, A., Du procédé de la décollation antérieure dans l'hystérectomie abdominale. (Über das Verfahren der frühzeitigen Durchtrennung des Collums bei der abdominalen Hysterektomie.) Gaz. des hôp. **86**, S. 585—587.
1, 544.
Rieck, A., Zur Begründung und Technik der Defundatio uteri. Frauenarzt Jg. **28**, H. 6, S. 242—251.
2, 283.
Salatich, P. B., Some points in the technic of complete hysterectomy. (Technische Bemerkungen zur totalen Hysterektomie). New Orleans med. a. surg. journal Bd. **65**, Nr. 9, S. 640—641.
2, 209.
Schütze, A., Über Spät-Ileus nach vaginalen Totalexstirpationen des Uterus. Monatsschr. f. Geburtsh. u. Gynaekol. Bd. **37**, H. 5, S. 633—639.
2, 38.
Sellheim, Drahtschlinge zum unblutigen Vorziehen des Uterus beim vaginalen Operieren. 15. Versamml. d. dtsch. Ges. f. Gynaekol. Halle a. S., 14.—17. Mai 1913. u. Zentralbl. f. Gynaekol. Jg. **37**, Nr. 26, S. 957—958. **1, 746; 2, 381.**
Sellman, William A. B., Hysterectomy for the cure of prolapsus of uterus. (Hysterektomie zur Behandlung des Uterusvorfalls.) (Americ. assoc. of obstetr. a. gynecol., meet., Toledo, Ohio, 17.—19. IX. 1912.) Americ. journal of obstetr. Bd. **67**, Nr. 4, S. 688—690.
1, 744.
Sigwart, W., Über die Naht der großen Beckengefäße bei der abdominalen Radikaloperation. Zeitschr. f. Geburtsh. u. Gynaekol. Bd. **74**, H. 1, S. 374—385. **3, 223.**
Smith, Alfred, Interesting complications of an hysterectomy. (Interessante Komplikationen einer Amputation des Uterus.) Transact. of the roy. acad. of med. in Ireland Bd. **31**, S. 235—239.
4, 240.
Strauss, F., Über Zirkulationsstörungen an der unteren Extremität nach Unterbindung der Arteria iliaca communis und der Arteria iliaca externa. Beitr. z. klin. Chirurg. Bd. **84**, H. 2/3, S. 395—402.
3, 429.
Taylor, Howard Canning, Conservatism in gynecology. (Konservative Gynaekologie.) Americ. journal of obstetr. Bd. **68**, Nr. 1, S. 28—35.
2, 626.
Van Emden, Alex., A propos d'une hystéropexie physiologique de Doléris. (Über eine physiologische Hysteropexie nach Doléris.) Ann. et bull. de la soc. de méd. d'Anvers Jg. **75**, Nr. 1/2, S. 37—40.
4, 108.

Velde, van de, Spirochäten im Blut eines jungen Mädchens. Niederländ. gynaecol. Ges. Sitzungsber. vom 12. I. 1913. (Holländisch.) **1**, 221.

Wilhelm, A., Les hystérotomies vaginales en obstétrique. (Vaginale Uterusexstirpationen in der Geburtshilfe.) Paris. 255 S. Frcs. 8.—. **4**, 146.

Adnexe, Beckenbindegewebe.

Tube.

Broad ligament abscess; pyosalpinx. (Absceß des Lig. latum; Pyosalpinx.) Surg. clin. of John B. Murphy Bd. 2, Nr. 1, S. 123—130. **3**, 530.

Alfieri, E., Utero bicorne con adenomiomi mülleriani multipli uterini e tubarici. (Multiple Adenomyome in einem Uterus bicornis und in den Tuben, ausgehend von den Müllerschen Gängen). Folia gynaecol. Bd. 8, Nr. 2, S. 165—174. **3**, 526.

Arnold, I. A., Bilateral pyosalpinx ectopic gestation. (Doppelseitiger Pyoxalpinx bei ektopischer Schwangerschaft.) Internat. journal of surg., Bd. 26, Nr. 7, S. 249 bis 251. **3**, 372.

Auvray, Nouveau cas de torsion spontanée de la trompe saine. (Ein neuer Fall von spontaner Torsion der gesunden Tube.) Arch. mens. d'obstétr. et de gynécol. Jg. 2, Nr. 9, S. 97—104. **3**, 161.

Barnsby, H., L'hystérectomie abdominale par décollation antérieure dans les pyo-salpinx bi-latéraux. (Abdominale Hysterektomie vermittels vorderen Dekollation bei doppelseitigem Pyosalpinx.) Tours méd. Jg. 9, Nr. 3, S. 45—50. **1**, 836.

Bazy, Louis, Carcinome placentaire ou chorio-épithéliome malin de la trompe. (Carcinom der Placenta oder malignes Chorionepitheliom der Tube.) Bull. et mém. de la soc. de chirurg. de Paris **39**, S. 219—222 u. Ann. de gynécol. et d'obstétr. Jg. **40**, S. 208—220. **1**, 224; **2**, 158.

Björkenheim, Edv. A., Das kollagene Gewebe in der Tube in den verschiedenen Altersperioden. Finska Läkaresällsk. Handl. Bd. **55**, H. 8, S. 141—190. (Schwedisch.) **3**, 11.

Blumberg, Neue Operation zur Sterilisierung des Weibes mit Möglichkeit der späteren Wiederherstellung der Fruchtbarkeit. Berl. klin. Wochenschr. Jg. **50**, Nr. 16, S. 729—731. **1**, 679.

Boldt, Tubal abortion simulating appendicitis, with pyosalpinx on the opposite side. (Tubenabort, eine Appendicitis vortäuschend, mit Pyosalpinx auf der anderen Seite.) (New York obstetr. soc., meet. 11. III. 1913.) Americ. journal of obstetr. Bd. **68**, Nr. 1, S. 99—100. **2**, 597.

Boldt, F. J., Myoma uteri, with pyosalpinx and hydrosalpinx, and catarrhal appendicitis. (Uterusmyom, mit Pyosalpinx und Hydrosalpinx, und katarrhalischer Appendicitis.) (Transact. of the New York obstetr. soc., meet. 13. V. 1913.) Americ. journal of obstetr. a. dis. of women a. childr. Bd. **68**, Nr. 4, S. 764—765. **3**, 479.

Boldt, Myomatous uterus, complicated with suppurating ovarian cyst on the right side, tuboovarian abscess on the left, and chronic pelvic peritonitis. Organic heart lesions. (Myomatöser Uterus, kompliziert durch vereiterte, rechtsseitige Ovarialcyste, linksseitigen Tubo-ovarialabsceß und chronische Pelviperitonitis. Organischer Herzfehler.) (Transact. of the New York acad. of med., sect. on obstetr. a. gynaecol., meet. 23. I. 1913.) Americ. journal of obstetr. Bd. **67**, Nr. 6, S. 1201. **2**, 378.

Bovis, R. de, Le diagnostic des salpingites tuberculeuses. (Die Diagnostik der tuberkulösen Salpingitis.) Semaine méd. Jg. **33**, Nr. 38, S. 445—446. **3**, 224.

Brackett, Edward S., Pyosalpinx after vaginal hysterectomy — tubal pregnancy — co-incident with intra-uterine pregnancy. (Pyosalpinx nach vaginaler Hysterektomie. — Tubargravidität gleichzeitig mit intrauteriner Gravidität.) Providence med. journal Bd. **14**, Nr. 3, S. 120—123. **2**, 98.

Brickner, Walter M., Rupture of pyosalpinx not a rare accident. (Pyosalpinx, kein seltenes Ereignis.) (Soc. of the alumni of the Sloane hosp. f. women, meet. 24. 1. 1913.) Americ. journal of obstetr. Bd. **67**, Nr. 5, S. 995—999. **2**, 483.

Caneva, Ferruccio, Un caso raro di strozzamento erniario di una tuba uterina. (Ein seltener Fall von Brucheinklemmung einer Tube.) Osp. magg. Milano Jg. **1**, Nr. 1, S. 31—32. **2**, 382.

Carter, J. Hugh, The treatment of endometritis and salpingitis. (Die Behandlung der Endometritis und Salpingitis.) Journal of the Tennessee State med. assoc. Bd. **6**, Nr. 3, S. 99—102. **2**, 688.

Cavagnis, Giuseppe, Sopra una forma rara di ematosalpinge con torsione avviata alla amputazione. (Über einen seltenen Fall von Hämatosalpinx mit Torsion derselben bis fast zur Spontanamputation.) Riv. veneta di scienze med. Bd. 58, Nr. 1, S. 16—30. **3, 275.**

Child, Charles Gardner, The surgical treatment of the tube and ovary. (Die operative Behandlung der Tuben und Ovarien.) Journal of obstetr. a. gynaecol. of the British Empire Bd. 24, Nr. 6, S. 287—295. **4, 319.**

Child, Charles Gardner, Surgical treatment of pus infections of the tube and ovary. (Die operative Behandlung der eitrigen Infektionen der Tuben und der Eierstöcke.) Transact. of the Americ. gynecol. soc. Bd. 38, S. 613—625. **5, 107.**

Christian, S. L., and E. L. Sanderson, A new method of anastomosing the ovarian tube or vas deferens. (Ein neues Verfahren zur Wiederherstellung der Durchgängigkeit von Tube oder Vas deferens.) Journal of the Americ. med. assoc. Bd. 61, Nr. 24, S. 2157. **4, 319.**

Cope, V. Zachary, and E. H. Kettle, A case of chorionepithelioma of the Fallopian tube, following extra-uterine gestation. (Ein Fall von Chorionepitheliom der Tube nach Extrauteringravidität.) Proceed. of the roy. soc. of med. Bd. 6, Nr. 7, obstetr. a. gynaecol. sect. S. 247—260. **2, 435.**

Costantini, Henri, Rupture d'un pyosalpynx dans le péritoine. Péritonite suraiguë. Mort. (Durchbruch eines Pyosalpinx in die Bauchhöhle. Akute Peritonitis. Exitus.) Bull. et mém. de la soc. anat. de Paris Jg. 88, Nr. 9, S. 441—442. **4, 109.**

Dogasso, Pa., L'elettrargolo nella cura delle perimetro-salpingiti acute. (Elektrargol bei der Behandlung der akuten Perimetritis und Salpingitis.) Turin. **4, 143.**

Drutmann, A., Über einen Fall von primärem Tubencarcinom mit Übergreifen auf die Uterusschleimhaut. Dissertation: München. **4, 320.**

Duvergey, J., Des indications de l'intervention d'urgence dans les péritonites aiguës par perforations salpingiennes. (Indikationen zur sofortigen Operation bei akuter Peritonitis infolge Durchbruchs der Tube.) Sém. gynécol. 18, S. 41—44. **1, 288.**

Einsle, W., Ein Fall von vorgeschrittenem Tubencarcinom mit besonderer Berücksichtigung der Frage der primären Doppelseitigkeit. Dissertation: München. **4, 17.**

Fonyó, Johann, Über das primäre Tubencarcinom. Zentralbl. f. Gynaekol. Jg. 37, Nr. 36, S. 1317—1329. **4, 195.**

Fructus, Les salpingites chez les vierges. (Die Salpingitis bei Jungfrauen.) Arch. gén. de chirurg. Jg. 7, Nr. 8, S. 944—965. **3, 585.**

Funk, V. A., Tuberculosis of the fallopian tubes. (Tuberkulose der Tuben.) Therap. gaz. 37, S. 10—15. **1, 132.**

Geist, S. H., Die senile Involution der Eileiter. Arch. f. mikr. Anat. 81, S. 220—232. **1, 226.**

Gibb, W. Travis, Double pyosalpinx of large size. (Doppelseitige Pyosalpinx von ungewöhnlicher Größe.) (New York acad. of med., sect. on obstetr. a. gynecol., meet. 26. XII. 1912.) Americ. journal of obstetr. Bd. 67, Nr. 5, S. 1006—1007. **2, 209.**

Gross, Georges, et L. Heully, Des hémorragies intrapéritonéales d'origine génitale, mais non gravidique. (Über intraperitoneale Hämorrhagien, ausgehend von den nicht graviden Geschlechtsorganen.) Arch. mens. d'obstétr. et de gynécol. Jg 2, Nr 5, S. 462—472. **2, 546.**

Gurd, Fraser B., Primary malignant neoplasm of the fallopian tube. (Primäres malignes Neoplasma der Tube.) Canad. med. assoc. journal Bd. 3, Nr. 5, S. 389 bis 393. **2, 161.**

Halpenny, Jasper, Free, suppurative peritonitis due to pyosalpinx. (Freie eitrige Peritonitis vom Pyosalpinx ausgehend.) Canad. med. assoc. journal Bd. 3, Nr. 8, S. 686—693. **3, 224.**

Haymann, Haematosalpinx unter den Erscheinungen einer Extrauteringravidität verlaufend. (Verein d. Ärzte Wiesbadens, Sitzg. v. 29. X. 1913.) Berl. klin. Wochenschr. Jg. 50, Nr. 49, S. 2304. **4, 109.**

Hedinger, H., Aktinomykose der Tuba Fallopiae. (Med. Ges. Basel, 23. 1. 1913.) Dtsch. med. Wochenschr. 39, S. 488. **1, 335.**

Heineck, Aimé Paul, Contribution à l'étude des hernies tubaires, ovariennes et tubo-ovariennes. Journal méd. de Bruxelles. 18, S. 1—6. **1, 25.**

Henkel, Tuberkulöse Pyosalpinx. (Naturwiss.-med. Ges., Jena, Sitzg. v. 13. XI. 1913.) Münch. med. Wochenschr. Jg. 60, Nr. 51, S. 2862. **4, 16.**

Henkel, Tuberkulöse Endometritis und Salpingitis. (Naturwiss.-med. Ges. Jena, Sitzg. v. 13. XI. 1913.) Münch. med. Wochenschr. Jg. 60, Nr. 51, S. 2863. **4, 14.**

Henry, Clinical manifestations of genital tuberculosis in women. (Klinische Feststellungen über die Genitaltuberkulose des Weibes.) Med. herald Bd. **32**, S. 175. **3**, 433.

Hicks, H. T., Localizing peritonitis of puerperal origin. (Lokale puerperale Peritonitis.) Journal of obstetr. a. gynaecol. of the Brit emp. Bd. **23**, Nr. 5, S. 300—303. **2**, 506.

Hofmann, E., Zur einzeitigen Aborteinleitung und Tubensterilisation. Zeitschr. f. Geburtsh. u. Gynaekol. Bd. **75**, H. 2, S. 320—323. **4**, 149.

Holzapfel, Karl, Zur Technik der tubaren Sterilisierung. Zeitschr. f. Geburtsh. u. Gynaekol. Bd. **74**, H. 1, S. 189—191. **3**, 154.

Huguier, Alphonso, et Lorrain, Chorio-épithéliome malin de la trompe utérine. (Chorionepitheliom der Tube.) Bull. et mém. de la soc. anat. de Paris Jg. **88**, Nr. 7, S. 343—346. **3**, 59.

Jacobs, Papillome primitif de la trompe. (Primäres Papillom der Tube.) Bull. de la soc. belge de gynécol. et d'obstétr. **23**, S. 247—248. **1**, 547.

Jacobs, Pyosalpinx bilatéral de volume énorme. (Sehr große beiderseitige Pyosalpinx.) Bull. de la soc. belge de gynécol. et d'obstétr. **23**, S. 181. **1**, 471.

Jacobs, Friedrich, Über einige adenomyomatöse Tumoren an den weiblichen inneren Genitalorganen. Beitr. z. Geburtsh. u. Gynaekol. Bd. **19**, H. 1, S. 143—164. **3**, 365.

Jacobs, Pyosalpinx. (Pyosalpinx.) Bull. de la soc. belge de gynécol. et d'obstétr. Bd. **24**, Nr. 6, S. 336. **4**, 490.

Jayle, F., La tuberculose de la trompe. (Über Tubentuberkulose.) Presse méd. Jg. **21**, Nr. 51, S. 505—509. **2**, 381.

Jellet, H., Two cases of genital tuberculosis a) of tubes, uterus and rectum; b) of tubes, with carcinoma of ovary. (Zwei Fälle von Genitaltuberkulose, a) der Tuben, des Uterus und des Rcetum; b) der Tuben mit Carcinom des Ovariums.) Transact. of the roy. acad. of med. in Ireland Bd. **31**, S. 400—402. **4**, 398.

Israel, J., Ein ungewöhnlicher Fall von Tuberkulose des Harnapparats. Dtsch. med. Wochenschr. Jg. **39**, Nr. 47, S. 2295—2296. **4**, 268.

Kermauner, Fritz, Zur Ätiologie der Gynatresien. Beitr. z. Geburtsh. u. Gynaekol. **18**, S. 187—200. **1**, 462.

Kraus, Emil, Über carcinomähnliche Epithelwucherungen in der Tube. Gynaekol. Rundschau Jg. **7**, H. 24, S. 885—892. **4**, 196.

Kutschner, H., Vortäuschung doppelseitiger Nierentuberkulose durch eine in die Blase perforierte tuberkulöse Pyosalpinx. Dissertation: Berlin. 24 S. **5**, 107.

Latreille, Eugène, Une classification pathogénique et anatomo-pathologique des hémorragies tubaires. (Eine pathogenetische und anatomopathologische Klassifizierung der tubaren Blutungen.) Union méd. du Canada Bd. **42**, Nr. 2, S. 79—84. **2**, 161.

Le Filliatre, G., Volumineuse tumeur papillomateuse et kystique de l'ovaire droit et kyste colloïde de la trompe gauche. Hystérectomie subtotale, avec anesthésie par rachicocaïnisation; guérison rapide. (Großer papillomatöser und cystischer Tumor des rechten Ovariums und Kolloidcyste der linken Tube. Supravaginale Amputation des Uterus mit Rückenmarksnarkose; rasche Heilung.) Bull. et mém. de la soc. anat. de Paris Jg. **88**, Nr. 8, S. 437—440. **4**, 76.

Leonard, V. N., The difficulty of producing sterility by operations on the Fallopian tubes. (Über die Schwierigkeit der Sterilisierung durch Tubenoperationen.) Americ. journal of obstetr. **67**, S. 443—450. **1**, 591.

Lewis, T. Hope, On dilatation of the Fallopian tubes for sterility. (Dilatation der Tuben bei Sterilität.) Brit. med. journal Nr. 2741, S. 70—71. **2**, 466.

Lewitsky, M. D., Zur Frage des primären Tubencarcinoms. Zeitschr. f. Geburtsh. u. Gynaekol. Jg. **28**, H. 12, S. 1805—1836. (Russisch.) **4**, 195.

McAllister, Victor J., A preliminary investigation concerning the glycogen content of the mucous membrane of the fallopian tube. (Vorläufige Untersuchungen in bezug auf Glykogengehalt der Tubenschleimhaut.) Journal of obstetr. a. gynaecol. of the British empire Bd. **24**, Nr. 2, S. 91—97. **3**, 223.

Maccabruni, Francesco, Contributo allo studio delle cosi dette idatidi del Morgagni. (Beitrag zur Kenntnis der sogenannten Morgagnischen Hydatiden.) Ann. di ostetr. e ginecol. Jg. **35**, Nr. 4, S. 360—365. **2**, 162.

Macnaughton-Jones, H., Pyosalpinx in an accessory fallopian tube. (Pyosalpinx in einer akzessorischen Tube.) (Obstetr. a. gynaecol. sect., 9. X. 1913.) Proceed. of the roy. soc. of med. Bd. **7**, Nr. 1, S. 1—4. **4**, 319.

Macnaughton-Jones, H., Tubal haematoma. (Haematoma tubae.) Proceed. of the roy. soc. of med. **6**, obstetr. a. gynaecol. sect. S. 67—69. **1**, 197.

Martin, H., Sur les kystes tubo-ovariens. (Tubo-Ovarialcysten.) Thèse de Montpellier. Nr. 90. 63 S. **5**, 61.

Maugeri, Vincenzo, Contributo all'isto-patologia della tuba falloppiana nei fibromi dell'utero. (Beitrag zur Histologie der Tuben bei Uterus myomatosus.) Ann. di ostetr. e ginecol. Jg. 35, Nr. 7, S. 212—216. **3, 11.**

Mendels, Tubengeschwulst. Nederl. gyn. vereenig., Sitzungsber. 9. III. 1913. (Holländisch.) **1, 547.**

Moreaux, R., Recherches sur la morphologie et la fonction glandulaire de l'épithélium de la trompe utérine chez les mammifères. (Beiträge zur Morphologie und zur Funktion der Tubenepitheldrüsen.) Arch. d'anat. micr. 14, S. 515—576. **1, 225.**

Mueller, Arthur, Die Beziehungen zwischen Appendicitis chronica und den Erkrankungen der Ovarien und Tuben. Zeitschr. f. ärztl. Fortbild. Jg. 10, Nr. 22, S. 683—688. **3, 621.**

Mussatow, N. A., Zur Frage über die Behandlung der chronischen gonorrhoischen Salpingo-Oophoritis durch intrauterine Injektionen von Argentamin. Zentralbl. f. Gynaekol. Jg. 37, Nr. 40, S. 1470—1471. **3, 330.**

Néollier, Contribution à l'étude des pyosalpinx hauts. (Hohe Pyosalpinx.) Thèse de Montpellier. Nr. 111. S. 41. **5, 61.**

Nové-Josserand, G., et A. Rendu, Sur quatre cas de hernie congénitale de la trompe et de l'ovaire chez la petite fille. (Vier Fälle von kongenitaler Hernie der Tube und des Ovariums im Kindesalter.) Arch. provinc. de chirurg. Jg. 22, Nr. 9, S. 543—546. **3, 440.**

Patel, Maurice, Traitement de la tuberculose génitale de la femme. (Behandlung der Genitaltuberkulose der Frau.) Journal des sages-femmes Jg. 41, Nr. 11, S. 274 bis 276 u. Nr. 12, S. 281—284. **2, 475.**

Pellegrini, Augusto, Utero colle due trombe e due testicoli nel sacco erniario di un soggetto con genitali esterni maschili normalmente conformati. (Uterus mit zwei Tuben und zwei Hoden im Herniensack bei einem männlichen Individuum mit äußerlich normalen männlichen Genitalien.) Ginecologia Jg. 10, Nr. 5, S. 135—138. **2, 754.**

Plauchu, Ligature bilatérale des trompes après une 3e opération césarienne dans un but de stérilisation. Castration unilatérale ultérieure. Grossesse consécutive. (Beiderseitige Unterbindung der Tuben nach einem dritten Kaiserschnitt ad sterilisandum. Einseitige spätere Kastration. Nachfolgende Schwangerschaft.) Bull. de la soc. d'obstétr. et de gynécol. de Paris Jg. 2, Nr. 5, S. 479—482. **3, 359.**

Prampolini, Bruto, Atresia vaginale totale, ematometra ed ematosalpinge sinistra consecutive. (Hämatometra und linke Hämatosalpinx infolge von Atresia vaginae totalis.) Ginecologia 9, S. 532—538. **1, 330.**

Prudnikow, I. W., Materialien zur Frage der künstlichen Sterilisierung der Frau mit Hilfe der Elektrokoagulation. Inaug.-Diss. St. Petersburg. 122 S. (Russisch.) **3, 153.**

Rabinovitz, M., The pathogenesis of adenomyosalpingitis (salpingitis nodosa). Report of ten cases. (Pathogenese der Adenomyosalpingitis [Salpingitis nodosa].) Americ. journal of obstetr. a. dis. of women a. childr. Jg. 68, Nr. 4, S. 711—752. **3, 529.**

Reder, Francis, Laceration of the cervix, a causative factor in salpingitis. (Cervixriß als Ursache von Salpingitis.) (Transact. of the Americ. assoc. of obstetr. a. gynecol., 26. ann. meet., Provindence, Rhode Island, 16.—18. IX. 1913.) Americ. journal of obstetr. a. dis. of women a. childr. Bd. 68, Nr. 5, S. 902—906. **3, 620.**

Rieck, A., Zur Therapie übermäßig starker menstrueller Blutungen. Dtsch. med. Wochenschr. 39, S. 653—655. **1, 470.**

Rodler-Zipkin, Tubentuberkulose. (Nürnberger med. Ges. u. Poliklin., Sitzg. v. 8. V. 1913.) Münch. med. Wochenschr. Jg. 60, Nr. 35, S. 1972. **3, 162.**

Rössle, Ausheilende Tubentuberkulose. (Naturwiss.-med. Ges., Jena, Sitzg. v. 13. Nov. 1913.) Münch. med. Wochenschr. Jg. 60, Nr. 51, S. 2862. **4, 16.**

Rouville, de, Deux cas de pyosalpinx íliaques; des „salpingites hautes" et en particulier des „sigmoïdo-annexites". (Zwei Fälle von Pyosalpinx iliacus; „hohe Tuben" und besonders sigmoido Adnexerkrankungen.) Bull. de la soc. d'obstétr. et de gynécol. de Paris Jg. 2, Nr. 6, S. 581—585 u. Semaine gynécol. Jg. 18, Nr. 38, S. 301—302. **3, 363, 395.**

Scalone, Ignazio, Ernia crurale strozzata della tromba uterina con sindrome d'ilea paralitico. Operazione. Guarigione. (Einklemmung der Uterustube in einer Schenkelhernie mit den Erscheinungen eines Ileus paralyticus.) Policlinico, sez. chirurg. Jg. 20, Nr. 10, S. 433—443. **3, 532.**

Schilainer, M., Sekundäre Sarkomatose der Tubae uterinae durch Implantation. Straßburg. med. Zeit. Jg. 10, H. 7, S. 173—176. **1, 483.**

Schiller, Cyste am freien Rand der Tube. (Gynaekol. Ges. Breslau, Sitzg. v. 24. VI. 1913.) Monatsschr. f. Geburtsh. u. Gynaekol. Bd. 38, H. 3, S. 369. **3, 439.**

Schmitt, W., Über die Histologie der Salpingitis chronica. Dissertation: Würzburg.
4, 319.

Sterner, E. G., Pregnancy after ligation of Fallopian tubes. (Schwangerschaft nach
Tubenunterbindung.) Saint Paul med. journal Bd. 15, Nr. 5, S. 230—231. 2, 86.

Stetten, de Witt, A method of ventrofixation combined with certain tubal sterilization by means of extra-abdominal displacement. (Eine Methode der Ventrofixation kombiniert mit Tubensterilisation durch extraabdominale Verlagerung.)
Surg., gynecol. a. obstetr. Bd. 17, Nr. 1, S. 120—121. 3, 10.

Stevens, T. G., A clinical lecture on salpingo-Oophoritis. (Über Salpingo Oophoritis;
eine klinische Vorlesung.) Clin. journal Bd. 42, Nr. 9, S. 129—136 u. Med. review
Bd. 16, Nr. 8, S. 406—412. 2, 253, 752.

Stone, I. S., The conservative treatment of salpingitis by uterine and tubal injection.
(Konservative Behandlung der Salpingitis durch Injektion in Uterus und Tube.)
Journal of the Americ. med. ass. 60, S. 656—657. 1, 427.

St. Pierre, J. A., Inclusion congénitale des trompes et des ovaires dans le ligament
large. Étude d'embryologie. (Kongenitaler Einschluß der Tuben und Ovarien in das
Ligamentum latum.) Union méd. du Canada Bd. 42, Nr. 4, S. 197—203. 2, 483.

Strong, L. W., Über Knochenbildung im Eileiter. Arch. f. Gynaekol. Bd. 101, H. 2,
S. 389—395. 4, 141.

Tarnowsky, George de, Tubal reimplantation. A new conservative operation for
sterilization of women. (Reimplantation der Tuben. Eine neue konservative
Operation zur Sterilisation der Frau.) Journal of the Americ. med. assoc. Bd. 60,
Nr. 16, S. 1221—1223. 2, 46.

Tate, Walter, Tubo-ovarian cyst with intracystic carcinomatous growth. (Tubo-
Ovarialcyste mit intracystischer carcinomatöser Wucherung.) Proceed. of the roy.
soc. of med. Bd. 6, Nr. 9, obstetr. a. gynaecol. sect., S. 346—347. 3, 483.

Taussig, Fred J., The technique of tubal sterilization. (Die Technik der tubaren
Sterilisation.) Surg , gynecol a. obstetr. 16, S. 93—93. 1, 133.

Tédenat, E., et A. Rives, Kystes tubo-ovariens. (Tubo-Ovarialcysten.) Prov. méd.
Jg. 26, Nr. 19, S. 203—206. 2, 99.

Thomä, Fr., Zur Ätiologie der Gynatresien. Monatsschr. f. Geburtsh. u. Gynaekol.
Bd. 38, Erg.-H., S. 1—59. 2, 477.

Tongu, K., und T. Koyano, Über die Heterotopie bzw. Divertikelbildung am Eileiter bei Hühnern. Zeitschr. f. Krebsforsch. Bd. 13, H. 3, S. 426—440. 4, 16.

Tourneux, I.-P., Hernie de la trompe de Fallope. (Tube als Bruchinhalt.) Rev. mens.
de gynécol., d'obstétr. et de pédiatr. Jg. 8, Nr. 8, S. 484—488. 3, 483.

Unterberger, jun., Hydrosalpinx von seltener Größe. (Nordostdtsch. Ges. f. Gynaekol., Sitzg. v. 28. VI. 1913.) Monatschr. f. Geburtsh. u. Gynaekol. Bd. 38,
H. 3, S. 361. 3, 439.

Wallart, J., Weiterer Beitrag zur sogenannten Salpingitis isthmica nodosa. Zeitschr.
f. Geburtsh. u. Gynaekol. Bd. 73, H. 1, S. 77—91. 2, 382.

Wanner und O. Teutschlaender, Das Mesothorium und seine Wirkung auf bösartige
Neubildungen. Monatsschr. f. Geburtsh. u. Gynaekol. Bd. 38, H. 3, S. 296—306.
3, 356.

Weishaupt, Elisabeth, Zusammenhang von Ätiologie und Histologie der Salpingitis. Arch. f. Gynaekol. Bd. 101, H. 1, S. 65—83. 3, 586.

Whitelocke, R. H. Anglin, Two successful cases of operation for strangulated
inguinal hernia in female infants, of the ages of 22 and 17 days. (Zwei mit Erfolg
operierte Fälle wegen eingeklemmten Inguinalhernien bei Mädchen von 22 und
17 Tagen.) Proceed. of the roy. soc. of med. Bd. 6, Nr. 7, sect. f. the study of dis.
in childr. S. 190—191. 2, 545.

Ovarium.

Neubildungen.

Aisenstadt, J., Über Struma ovarii colloides. Dissertation: Gießen. 4, 76.

Alfieri, Emilio, Contributo allo studio della torsione del peduncolo delle cisti pa-
rovariche. (Beitrag zum Studium der Stieltorsion bei Parovarialcysten.) Ann. di
ostetr. e ginecol. Jg. 35, Nr. 9, S. 317—353. 3, 483.

Barret, Channing W., Ovarian tumors complicating pregnancy, delivery and the
puerperium. (Schwangerschaft, Entbindung und Wochenbett komplizierende Eier-
stockgeschwülste.) Surg., gynecol. a. obstetr. 16, S. 28—33. 1, 240.

Bastian, Carcinome primitif de l'ovaire. Castration utéro-annexielle. Guérison.
(Primäres Ovarialcarcinom. Totalexstirpation von Uterus und Adnexen. Heilung.)

(Soc. d'obstétr. et de gynécol. de la Suisse Rom., séance 5. XII. 1912.) Sem. gynécol.
18. S. 66—67.   **1**, 427.
Benthin, Endothelioma ovarii. (Nordostdtsch. Ges. f. Gynaekol., Sitzg. v.15. III. 1913.).
Monatsschr. f. Geb. u. Gynaekol. Bd. **37**, H. 5, S. 672.   **2**, 161.
Benthin, Hämatocele als Folge einer geplatzten Corpus-luteum-Cyste. (Nordostdtsch.
Ges. f. Gynaekol., Sitz. v. 1. II. 1913.) Monatsschr. f. Geb. u. Gynaekol., **37**, S. 532
bis 534.   **1**, 549.
Bertino, A., Sulla bilaterlità dei tumori maligni dell'ovaio. (Über die Doppelseitigkeit
bösartiger Ovarialtumoren.) Ann. di ostetr. e ginecol. Jg. **35**, Nr. 12, S. 637—730.
                                                                                 4, 321.
Bertoloni, **Giovanni**, Cisti dermoide dell'ovaio sinistro, suppurata, complicante il
puerperio. (Vereiterte Dermoidcyste des linken Ovars als Wochenbettkomplikation.)
Ginecologia Jg. **10**, Nr. 5, S. 129—134.   **3**, 12.
Bland, P. **Brooke**, The abdominal incision in the treatment of ovarian cysts.
(Der abdominale Schnitt bei der Behandlung der ovarialen Cysten.) Surg., gyne-
col. a. obstetr. Bd. **17**, Nr. 5, S. 576—579.   **4**, 528.
Bland-Sutton, A note on typhoid infection of ovarian cysts. (Ein Beitrag zur Infektion der Ovarialcysten mit Typhusbakterien.) Universal med. rec. Bd. **3**, S. 385.
                                                                                 3, 225.
Boldt, Fibrocystic tumor of the right ovary with twisted pedicle. Peritonitis. (Fibro-
cystischer Tumor des rechten Ovariums mit gedrehtem Stiel. Peritonitis.) (New York
obstetr. soc., meet. 11. III. 1913.) Americ. journal of obstetr. Bd. **68**, Nr. 1, S. 100
bis 101.   **2**, 626.
Boldt, Myomatous uterus, complicated with suppurating ovarian cyst on the right
side, tuboovarian abscess on the left, and chronic pelvic peritonitis. Organic heart
lesions. (Myomatöser Uterus, kompliziert durch vereiterte, rechtsseitige Ovarialcyste, linksseitigen Tubo-ovarialabsceß und chronische Pelviperitonitis. Organischer
Herzfehler.) (Transact. of the New York acad. of med., sect. on obstetr. a. gynecol.,
meet. 23. I. 1913.) Americ. journal of obstetr. Bd. **67**, Nr. 6, S. 1201.   **2**, 378.
Boldt, Cervical myoma in anterior wall of cervix. Ovarian cyst with twisted pedicle.
(Cervixmyom in der Vorderwand der Cervix. Stielgedrehter Ovarialtumor.) (Trans-
act. of the New York acad. of med., sect. on obstetr. a. gynecol., meet. 23. I. 1913.)
Americ. journal of obstetr. Bd. **67**, Nr. 6, S. 1201—1202.   **2**, 379.
Bondi, **Josef**, Zur Kenntnis des Melanosarcoma ovarii. Wien. klin. Wochenschr.
Jg. **26**, Nr. 26, S. 1073—1075.   **2**, 384.
Bongartz, H., Die Operation der doppelseitigen Ovarialcarcinome und ihre Indikation.
Dissertation: Würzburg.   **4**, 76.
Bortkewitsch, A. M., Myoma sarcomatodes ovarii. Monatsschr. f. geburtsh. u. Gynae-
kol. **28**, S. 419—427. (Russ.)   **1**, 472.
Brettauer, **Joseph**, Perithelial sarcoma of the ovary. (Peritheliales Sarkom des
Ovariums.) (New York obstetr. soc. meet. 8. IV. 1913.) Americ. journal of obstetr.
a. dis. of women a. childr. Bd. **68**, Nr. 3, S. 539—543.   **3**, 225.
Calderini, G., Nuova contribuzione allo studio della coincidenza della mola vescicolare
colla degenerazione cistica delle ovaje e del corio-deciduoma. (Neuer Beitrag zur
Kenntnis des Zusammentreffens von Blasenmole mit cystischer Degeneration der
Ovarien und mit Chorionepitheliom.) (Soc. Emiliana e Marchigiana di ostetr. e
ginecol., 34. adunanza, Bologna 29. VI. 1913.) Lucina Jg. **18**, Nr. 7, S. 97—99.
                                                                                 2, 543.
Carr, W. P., Case of adeno-carcinoma of the right ovary, developing later in the left.
Operations, recovery. (Adenocarcinom des rechten, später auch des linken Ovariums
Operationen, Heilung.) Virginia med. semi-monthly Bd. **18**, Nr. 4, S. 91—92.
                                                                                 2, 252.
Carstens, J. H., A seven-pound ovarian tumor that developed in nine days. (Ein
7 Pfund schwerer Ovarialtumor, der sich in 9 Tagen entwickelte.) (Transact. of the
Americ. assoc. of obstetr. a. gynecol., 26. ann. meet., Providence, Rhode Island
16.—18. IX. 1913.) Americ. journal of obstetr. a. dis. of women a. childr. Bd. **68**
Nr. 5, S. 987—988.   **4**, 399
Cathala, V., Kyste de l'ovaire à pédicule tordu pendant les suites de couches. (Ovarial
cystom mit Stieldrehung im Wochenbett.) Sem. gynécol. Jg. **18**, Nr. 30, S. 23'
bis 239.   **3**, 89
Chapuis, R., Un cas de choléstéatome pur de l'ovaire. (Ein Fall von reinem Chole
steatom des Eierstockes.) Arch. de méd. exp. et d'anat. pathol. **25**, S. 233—238
                                                                                 1, 368
Chauffard, Diagnostic différentiel entre une ascite et un kyste de l'ovaire. Rev. inter
nat. de méd. et de chirurg. Jg. **24**, Nr. 13, S. 199—202.   **2**, 752

Cowie, David Murray, A case of malignant multilocular cyst of the ovary in a young girl. (Ein Fall von maligner, multilokulärer Ovarialcyste bei einem jungen Mädchen.) Physician a. surg. Bd. **35**, Nr. 5, S. 200—205. **4, 444.**

Darnall, Wm. Edgar, Sudden severe hemorrhage into an ovarian cyst following delivery. (Ein plötzlicher heftiger Bluterguß in eine Ovarialcyste nach der Entbindung.) (Transact. of the Americ. assoc. of obstetr. a. gynecol., 26. ann. meet., Providence, Rhode Island, 16.—18. IX. 1913.) Americ. journal of obstetr. a. dis. of women a. childr. Bd. **68**, Nr. 5, S. 981—986. **3, 689.**

Deane, Frederick, Note on a parovarian cyst in a child presenting in the epigastrium. (Eine oberhalb des Nabels gelegene Parovarialcyste bei einem Kinde.) Lancet **184**, S. 887. **1, 643.**

Delanoë, De la ponction des kystes de l'ovaire dystociques. (Punktion verlagerter Ovarialcysten.) Thèse de Montpellier. Nr. 68. 58 S. **5, 18.**

Delétrez, M., Un cas de tumeur ovarienne à siège rare. (Seltene Lage eines Ovarialtumors.) Sem. gynécol. **18**, S. 11—12; Ann. de l'inst. chirurg. de Bruxelles **20**, S. 56 bis 58 u. Gynécologie **17**, S. 28—30. **1, 101, 472, 748.**

D'Hotman de Villiers, A., Zur operativen Behandlung der die Schwangerschaft komplizierenden Ovarialcystome. Med. Rundschau Bd. **80**, Nr. 13, S. 134—141. (Russisch.) **3, 405.**

Djedoff, W. P., Doppelseitige Eierstockskystome, kompliziert durch eine rechtsseitige Tubargravidität. Operation. Genesung. Die Befruchtung des Eies im Graafschen Follikel des kranken Eierstocks. — Ursache der Extrauteringravidität. Wratschebnaja Gazeta Jg. **20** Nr. 43, S. 1524—1526. (Russisch.) **3, 530.**

Doerr, F., Drei Fälle von Teratoblastoma ovarii. Dissertation: Gießen. **4, 322.**

Domec, Des tumeurs kystiques de l'ovaire à contenu gazeux. (Ovarialcysten mit Gasinhalt.) Thèse de Bordeaux. Nr. 57. 78 S. (Impr. de l'Université.) **4, 242.**

Dorman, Franklin A., Cysts of the corpus luteum simulating ectopic gestation. (Corpus luteum-Cyste, Bauchhöhlenschwangerschaft vortäuschend.) (New York acad. of med., meet. of Nov. 29, 1912.) Americ. journal of obstetr. **67**, S. 362—363. **1, 226.**

Dorman, Large intraligamentous hyaline and cystic fibroid with cystic ovaries. (Großes intraligamentäres, hyalin und cystisch entartetes Fibroid mit cystischen Eierstöcken.) (New York acad. of med., Meet. of Nov. 29, 1912.) Americ. journal of obstetr. **67**, S. 363. **1, 226.**

Ehrlich, Cysten und Tumoren der Ovarien. Gynaekol. Rundschau Jg. **7**, H. 15, S. 560—574 u. H. 16, S. 593—609. **2, 692.**

Ekler, Rudolf, Über Ovarial- und Parovarialtumoren. Monatsschr. f. Geburtsh. u. Gynaekol. Bd. **38**, H. 5, S. 523—536. **3, 484.**

Erusalimski, D., Über Ovarialfibrom mit Ascites. Dissertation: München. **4, 399.**

Evler, Autoserotherapie bei einem Fall von malignem papillärem Ovarialcystom. (Berliner med. Ges., Sitzg. v. 23. VII. 1913.) Berl. klin. Wochenschr. Jg. **50**, Nr. 43, S. 2008. **3, 439.**

Fairise et Heully, Deux cas de néoplasme métastatique des deux ovaires. (Zwei Fälle von doppelseitigem metastatischem Ovarialkrebs.) Prov. méd. Jg. **26**, Nr. 16, S. 173—175. **1, 748.**

Ferré, Trois kystes dermoïdes sur les deux ovaires du même sujet. (Drei Dermoide in beiden Ovarien einer Frau.) Bull. de la soc. d'obstétr. et de gynécol. de Paris Jg. **2**, Nr. 6, S. 594—596. **3, 332.**

Ferré, Apparition brusque d'une volumineuse tumeur abdominale par torsion du pédicule d'une tumeur solide de l'ovaire latente. (Plötzliches Auftreten eines großen Tumors in der Bauchhöhle durch Stieldrehung eines bis dahin latenten soliden Ovarialtumors.) Bull. de la soc. d'obstétr. et de gynécol. de Paris Jg. **2**, Nr. 6, S. 597—599. **3, 332.**

Fitzgibbon, Gibbon, A case of primary fibro-sarcoma of the ovary. (Ein Fall von primärem Fibrosarkom der Ovarien.) Transact. of the roy. acad. of med. in Ireland Bd. **31**, S. 240—247. **4, 322.**

Förster, H., Ein Beitrag zu den Dermoidcysten des Ovarium. Dissertation: Jena. **4, 322.**

Forraz, Kystes dermoïdes bilatéraux de l'ovaire. (Doppelseitige Dermoidcystome des Ovariums.) Gaz. de gynécol. **28.** S. 10—11. **1, 63.**

Foulkrod, Collin, Cesarean section for dermoid cyst complicating labor. (Kaiserschnitt wegen Dermoid als Geburtshindernis.) Americ. journal of obstetr. **67**, S. 147 bis 148. **1, 74.**

Framond, De la rupture des kystes de l'ovaire pendant la grossesse, le travail et les suites de couches. (Platzen von Ovarialcysten und Schwangerschaft, Geburt und Wochenbett.) Thèse de Montpellier. Nr. 81. 102 S. **5, 71.**

Franqué, v., Heilung eines Ovarialcarcinoms mit Metastasenbildung durch Operation mit nachfolgender Röntgenbestrahlung. 15. Versamml. d. dtsch. Ges. f. Gynaekol., Halle a. S., 14.—17. Mai 1913 u. Zeitschr. f. Röntgenkunde Bd. 15, H. 6, S. 173—178. 1, 749; 3, 224.

Friedrich, Dermoidcyste. (Gynaekol. Ges. Breslau, Sitz. v. 29. IV. 1913. Diskussion.) Monatsschr. f. Geburtsh. u. Gynaekol. Bd. 38, H. 1, S. 110. 2, 484.

Fuster, Fibrome utéro-ovarien de 5 kilogs. Hystérectomie subtotale. Adhérences très vasculaires. Difficultés opératoires considérables. Guérison rapide et reconnue parfaite, de visu 3 ans après. (Fibrom des Uterus und des Ovars von 5 kg Gewicht. Supravaginale Hysterektomie. Sehr gefäßreiche Verwachsungen. Bedeutende operative Schwierigkeiten. Rasche Heilung, durch Augenschein nach 3 Jahren bestätigt.) Bull. de la soc. d'obstétr. et de gynécol. de Paris Jg. 2, Nr. 3, S. 180—184. 3, 273.

Gaifami, Paolo, Ovaio cistico in neonata. (Scoppio di un follicolo di v. Graaf cistico; proliferazione luteinsimile della parete.) (Cystisches Ovar eines Neugeborenen [geplatzter Graafscher Follikel, cystisch entartet, die Wand wird von gewucherten Luteinzellen gebildet].) Folia gynaecol. Bd. 8, Nr. 2, S. 175—196. 3, 620.

Giles, Arthur E., A note on the relative frequency of ovarian tumours and cysts based on the analysis of 400 ovariotomies. (Bericht über die Häufigkeit von Ovarialtumoren und -cysten auf Grund von 400 Ovariotomien.) Proceed. of the roy. soc. of med. Bd. 6, Nr. 5, obstetr. a. gynaecol. sect. S. 128—129. 1, 548.

Giles, Arthur E., Diffuse ovarian fibroma with central cyst. (Diffuses Fibroma ovarii mit zentraler cystischer Degeneration.) Proceed. of the roy. soc. of med. Bd. 6, Nr. 5, obstetr. a. gynaecol. sect., S. 127. 1, 548.

Giltscher, A. E., Endotheliome der Ovarien. Monatsschr. f. Geburtsh. u. Gynaekol. Jg. 28, H. 5/6, S. 737—773. (Russisch.) 3, 162.

Gosset, Kyste dermoïde de l'ovaire droit, avec productions dentaires décelées à la radiographie et pouvant faire penser à un calcul de l'uretère droit. (Dermoidcyste des rechten Ovariums mit Wachstum von Zähnen, die das Röntgenbild zeigte und die an einen Stein des rechten Ureters hätten denken lassen können.) Bull. et mém. de la soc. de chirurg. de Paris Bd. 39, Nr. 16, S. 707—709. 2, 99.

Gosset et P. Masson, Névraxo-épithéliome de l'ovaire. (Neuraxo-epitheliom des Ovariums.) Rev. de gynécol. et de chirurg. abdom. 20, S. 1—17. 1, 472.

Haendly, P., Die Wirkung der Mesothorium- und Röntgenstrahlen auf das Carcinom, den Uterus und die Ovarien. Strahlentherapie Bd. 3, H. 1, S. 300—307. 3, 149.

Hammond, Frank C., Ovarian cyst simulating acute appendicitis. (Ovarialcyste mit den Erscheinungen einer akuten Appendicitis). Americ. journal of obstetr. 67, S. 151—153. 1, 64.

Hauser, Hans, Multiple primäre Carcinome des weiblichen Genitalapparates. Arch. f. Gynaekol. 99, S. 339—363. 1, 541.

Healy, William P., Fibromyoma uteri. Occurrence; complications; necessity for operation. (Fibromyoma uteri. Vorkommen; Komplikationen; Indikationen zur Operation.) New York med. journal Bd. 97, Nr. 18, S. 922—925. 2, 96.

Herzberg, Th., Zur Differentialdiagnose von Ovarialcystom und Hydramnion. Dissertation: Erlangen. 4, 399.

Hirt, Stielgedrehter, linksseitiger Ovarialtumor. (Med. Ges., Magdeburg, 10. IV. 1913.) Münch. med. Wochenschr. Jg. 60, Nr. 31, S. 1744. 2, 626.

Horney, E., Die klinische Bedeutung der malignen Ovarialtumoren, berechnet nach dem Materiale der Greifswalder Universitäts-Frauenklinik in der Zeit vom 1. April 1910 bis 1. Oktober 1912. Dissertation: Greifswald. 4, 76.

Horwitz und Obolenskaja, Zur Kasuistik der Kolossaltumoren der weiblichen Genitalien. Arbeiten aus der geburtsh.-gynaekol. Klinik Prof. Redlich, St. Petersburg. Bd. 1, S. 141—152 (Russisch) u. Zeitschr. f. Geburtshilfe v. Gynaekol. Jg. 28, H. 11, S. 1528—1540. (Russisch.) 2, 621; 3, 689.

Jacobs, Friedrich, Über einige adenomyomatöse Tumoren an den weiblichen inneren Genitalorganen. Beitr. z. Geburtsh. u. Gynaekol. Bd. 19, H. 1, S. 143 bis 164. 3, 365.

Jacobson, E., Ein Fall von sogenanntem Krukenbergschen Tumor der Ovarien. Dissertation: München. 4, 76.

Jones, Walter Clinton, Etiology, pathology and treatment of ovarian cysts in relation to child-bearing, with special reference to haemorrhage into the cysts. (Ätiologie, Pathologie und Behandlung der Ovarialcysten in bezug auf die Geburt, mit besonderer Berücksichtigung der Blutungen in die Cyste.) Surg., gynecol. a. obstetr. 16, S. 63—74. 1, 74.

Keep, Corrie, Two cases of solid pedunculated papilloma of ovary. (Zwei Fälle von soliden gestielten Ovarialpapillomen.) Proceed. of the roy. soc. of med. Bd. 6, Nr. 9, obstetr. a. gynaecol. sect., S. 284—290. 3, 586.

Keller, R., Keimdrüsentumoren bei einem Pseudohermaphroditen. Arch. f. Gynaekol. Bd. 101, H. 1, S. 188—204. 3, 570.

Kirmisson, E., Volumineux kyste multiloculaire de l'ovaire chez une jeune fille de quinze ans. (Übergroßes multikuläres Ovarialkystom bei einem 15jährigen Mädchen.) Bull. méd. 27, S. 71—73. 1, 226.

Klein, Gustav, Über eine bisher nicht bekannte Funktion maligner Ovarialtumoren. Zeitschr. f. Geburtsh. u. Gynaekol. Bd. 75, H. 1, S. 132—136. 3, 689.

Klein, Gustav, Röntgenbehandlung bei Carcinom des Uterus, der Mamma und der Ovarien. Münch. med. Wochenschr. Jg. 60, Nr. 17, S. 905—906 u. Strahlentherapie Bd. 3, H. 1, S. 260—271. 1, 733; 3, 99.

Kloss, Helene, Ein Fall eines in einem Teratom des Ovariums entstandenen Sarkoms mit sarkomatöser Metastase im großen Netz. Zentralbl. f. allg. Pathol. u. pathol. Anat. Bd. 24, Nr. 11, S. 482—484. 2, 283.

Kudoh, Zum Studium der Histogenese der Ovarialdermoide. 17. internat. med. Kongr., London, Sekt. f. Geburtsh. u. Gynaekol., 6.—12. VIII. 1913. 3, 61.

Kufs, Hugo, Beiträge zur Diagnostik und pathologischen Anatomie der tuberösen Hirnsklerose und der mit ihr kombinierten Nierenmischtumoren und Hautaffektionen, und über den Befund einer akzessorischen Nebenniere in einem Ovarium bei derselben. Zeitschr. f. d. ges. Neurol. u. Psychiatr., Orig. Bd. 18, H. 3, S. 291—335. 3, 12.

Kuklinski, St., Beitrag zur Lehre von der Ovariotomie in der Schwangerschaft. Dissertation: Berlin. 3, 498.

Kusmin, P. I., Über Beckenausgangstumoren als Geburtshindernis. Med. Rundsch. 4, S. 343—340. (Russisch.) 1, 695.

Lafforgue, Kyste de l'ovaire et puerpéralité. (Ovarialcyste und Puerperium.) Thèse: Bordeaux. 5, 139.

Lapointe, André, Cancer de l'ovaire et cancer du côlon pelvien chez la même malade. (Krebs des Eierstocks und Krebs des Colon sigmoideum bei derselben Patientin.) Clinique (Paris) Jg. 8, Nr. 45, S. 708—710. 4, 612.

Le Filliatre, G., Volumineux fibrome de l'ovaire, pesant plus de sept livres. Laparotomie. Guérison. (Großes Ovarialfibrom im Gewicht von über 7 Pfund. Laparotomie. Heilung.) Bull. et mém. de la soc. anat. de Paris Jg. 88, Nr. 4, S. 217 bis 219. 2, 161.

Le Filliatre, G., Volumineuse tumeur papillomateuse et kystique de l'ovaire droit et kyste colloïde de la trompe gauche. Hystérectomie subtotale, avec anesthésie par rachicocaïnisation; guérison rapide. (Großer papillomatöser und cystischer Tumor des rechten Ovariums und Kolloidcyste der linken Tube. Supravaginale Amputation des Uterus mit Rückenmarksnarkose; rasche Heilung.) Bull. et mém. de la soc. anat. de Paris Jg. 88, Nr. 8, S. 437—440. 4, 76.

Le Jemtel, Kyste dermoide de l'ovaire, du poids de 18 kilogr. (18 kg schwere Dermoidcyste des Ovariums.) Année méd. de Caen Jg. 38, Nr. 6, S. 303—304. 2, 252.

Le Moniet, Laparatomie pour fibrome de l'ovaire de douze kilogrammes et demi. Guérison. (Soc. de chirurg., Paris.) (Laparatomie wegen eines Ovarialfibroms von 12,5 kg Heilung.) Prov. méd. 26, S. 119. 1, 472.

Lévy, Ed., Dystocie par tumeur ovarique praevia, ovariotomie abdominale et accouchement par les voies naturelles. (Geburtshindernis, gebildet durch einen vorliegenden Ovarialtumor; abdominale Ovariotomie und Geburt auf natürlichem Wege.) Ann. de gynécol. et d'obstétr. Bd. 10, H. 11, S. 660—663. 3, 704.

Lippert, R., Über Dermoidkugeln und ihre Entstehung. Dissertation: Rostock u. Frankfurt. Zeitschr. f. Pathol. Bd. 14, H. 3, S. 477—492. 4, 322, 110.

McCann, Frederick J., A large pancreatic cyst simulating an ovarian tumour. (Eine große Pankreascyste, einen Ovarialtumor vortäuschend.) Proceed. of the roy. soc. of med. Bd. 6, Nr. 7, obstetr. a. gynaecol. sect. S. 235—236. 2, 390.

McCarty, William Carpenter, and Walter E. Sistrunk, Benign and malignant ovarian cysts. (Gutartige und bösartige Ovarialcysten.) Surg., gynecol. a. obstetr. Bd. 17, Nr. 1, S. 41—50. 2, 692.

McGavin, Lawrie, A case of carcinoma of the pelvic colon, ovarian tumour, and appendicitis, necessitating repeated abdominal section. (Wiederholte Laparatomie wegen Carcinom des Colon pelvinum. Ovarialtumor und Appendicitis.) British med. journal Nr. 2751, S. 722—724. 3, 281.

Maire et Clergier, Rupture spontanée pendant les suites de couches d'un kyste de l'ovaire, prise pour une péritonite tuberculeuse. (Spontane Ruptur einer Ovarial-

cyste infolge einer Geburt, während die Diagnose tuberkulöse Peritonitis lautete.)
Rev. prat. d'obstétr. et de gynécol. Jg. **21** H. 6, S. 173—176 u. Journal de méd.
de Paris Jg. **33,** Nr. 40, S. 781—782.   **2,** 692; **3,** 382.

Marinelli, Filippo, Cistomi ovarici voluminosi e diagnosi differenziale. (Große
Ovarialcysten und Differentialdiagnose.) Gaz. d. osped. e d. clin. **34,** S. 76—77.   **1,** 64.

Markovitch, Contribution à l'étude des tumeurs de l'ovaire à cellules lutéiniques.
(Ovarialtumoren mit Luteinzellen.) Thèse de Montpellier. Nr. 11 (univ.).   38 S.
                                                                            5, 109.

Martin, H., Sur les kystes tubo-ovariens. (Tubo-Ovarialcysten.) Thèse de Montpellier. Nr. 90. 63 S.   **5,** 61.

Martius, K., Carcinoma psammosum des Ovariums beim Huhn. Frankf. Zeitschr. f.
Pathol. Bd. **12,** H. 3, S. 481—497.   **1,** 748.

Massabuau et Étienne, Tumeur de l'ovaire à cellules lutéiniques. — Interprétation
pathogénique. (Luteinzellentumor des Ovariums. — Pathologische Beschreibung.)
Bull. de la soc. d'obstétr. et de gynécol. de Paris Jg. **2,** Nr. 3, S. 273—278.   **4,** 491.

Massabuau, G., et E. Étienne, Le cancer primitif de l'ovaire. (Über primäres
Ovarialcarcinom.) Rev. de gynécol. et de chirurg. abdom. Bd. **20,** Nr. 3, S. 225
bis 362.   **2,** 252.

Mériel, E., Tuberculisation d'un kyste ovarique. (Tuberkulöse Entartung einer
Ovarialcyste.) Bull. de la soc. d'obstétr. et de gynécol. de Paris Jg. **2,** Nr. 8, S. 732
bis 735.   **4,** 321.

Miller, J. R., Die Beziehungen zwischen Sarkom und Myom in Rücksicht auf die
Röntgentherapie. Strahlentherap. **2,** S. 256—292.   **1,** 333.

Möller, O., Ein Fall von Struma ovarii cystica. (Ver. f. Gynaekol. u. Obstetr., 79. Sitz.)
Ugeskrift for Laeger Jg. **75,** Nr. 50, S. 2017—2018. (Dänisch.)   **3,** 689.

Mohr, Ludwig, Statistische Bearbeitung der bis zum 1. Januar 1913 veröffentlichten
mit Röntgenstrahlen behandelten gynaekologischen Erkrankungen.   Fortschr.
a. d. Geb. d. Röntgenstrahl. Bd. **20,** H. 2, S. 105—159.   **2,** 28.

Morestin, H., Torsion expérimentale d'un kyste ovarien. (Experimentelle Drehung
einer Ovarialcyste.) Bull. et mém. de la soc. anat. de Paris Jg. 88, Nr. 9, S. 459
bis 463.   **4,** 110.

Mulier, H., Pseudomucincystom in Gestalt des traubenförmigen Cystoms. Dissertation: Berlin.   **3,** 484.

Muret, M., Tumeurs de l'ovaire et grossesse. (Ovarialgeschwülste und Schwangerschaft.) Rev. mens. de gynécol., d'obstétr. et de pédiatr. Jg. 8, Nr. 5, S. 322—327.
                                                                            2, 772.

Norris, Richard C., Ovarian neoplasms, complicating pregnancy and labor.
(Über die durch Ovarialtumoren komplizierte Schwangerschaft und Geburt.)
Americ. journal of obstetr. a. dis. of women a. childr. Bd. **68,** Nr. 3, S. 420—427.
                                                                            3, 239.

Ollier, Kyste suppuré de l'ovaire, compliqué d'infection des voies urinaires et de
cystite, pris pour une grossesse avec inflammation abdominale. (Vereiterte Ovarialcyste mit Infektion der Harnwege und Cystitis, eine Schwangerschaft mit Pelveoperitonitis vortäuschend.) Semaine gynécol. Jg. 18, Nr. 48, S. 381—382.   **4,** 612.

Orlandi, E., Tumore ovarico cistico complicante la gravidanza. Ovariotomia. Glicosuria postoperatoria.   Nota clinica.   (Komplikation der Schwangerschaft
durch cystischen Ovarialtumor. Ovariotomie. Postoperative Glykosurie. Klin. Anm.)
Rass. d'ostetr. e ginecol. Jg. **22,** Nr. 9/10, S. 513—522.   **3,** 704.

Oulesko-Stroganoff, Claudine, Beitrag zum Studium der malignen Degeneration
der Ovarialcysten. 17. internat. med. Kongr., London, Sekt. f. Geburtsh. u. Gynaekol., 6.—12. VIII. 1913.   **3,** 62.

Outerbridge, Geo W., Thyroid-tissue tumors of the ovary. (Über Schilddrüsen-
gewebe enthaltende Ovarialtumoren [Struma ovarii].) Americ. journal of obstetr.
a. dis. of wom. a. childr. Bd. **68,** Nr. 6, S. 1032—1052.   **4,** 141.

Pampanini, G., Contributo alla casistica dell'associazione tubercolare e neoplastica
genitale. (Beitrag zur Kasuistik des gleichzeitigen Vorkommens von Tuberkulose
und Neubildungen am Genitale.) Ann. di ostetr. e ginecol. Jg. **35,** Nr. 7, S. 217
bis 227.   **3,** 157.

Patel, M., De la rupture spontanée des kystes de l'ovaire pendant l'anesthésie chirurgicale. (Über die Spontanruptur von Ovarialcysten während der Narkose.)
Rev. mens. de gynécol., d'obstétr. et de pédiatr. Jg. 8, Nr. 8, S. 475—479. **4,** 110.

Paucot, H., et J. Vanverts, Les phénomènes d'auto-intoxication dans la torsion
des kystes de l'ovaire. (Autointoxikationserscheinungen bei Stieldrehung von
Eierstockscysten.) Rev. prat. d'obstétr. et de gynécol. **21,** S. 53—55 u. Journal de
méd. de Paris Jg. **33,** Nr. 33, S. 655—656.   **1,** 335; **2,** 752.

Paul, L., Über metastatische maligne Ovarialtumoren. Dissertation: München.
4, 17.

Peisser, Parovarialcyste bei gleichzeitig vorhandener Peritonealtuberkulose. (Gynaekol. Ges., Breslau, Sitz. v. 21. I. 1913.) Monatsschr. f. Geb. u. Gynaekol. 37, S. 522.
1, 548.

Poïarkov, E., L'influence du jeûne sur le travail des glandes sexuelles du chien.
(Der Einfluß des Hungerns auf die Funktion der Geschlechtsdrüsen des Hundes.)
(Réun. biol. de Saint-Pétersbourg, séance du 12. XII. 1912.) Cpt. rend. hebdom.
des séanc. de la soc. de biol. 74. S. 141—143.
1, 205.

Pollosson, Le diagnostic des kystes de l'ovaire. (Die Diagnose der Ovarialcysten.) Gaz.
de gynécol. Bd. 28, Nr. 647, S. 169—171.
2, 283.

Pollosson, A., et H. Violet, Les produktions kystiques de l'ovaire liées à la tuberculose. (Tuberculose inflammatoire de l'ovaire.) (Die mit der Tuberkulose im Zusammenhang stehenden cystischen Bildungen des Ovariums [Entzündliche Tuberkulose des Ovariums].) Lyon chirurg. Bd. 10, Nr. 4, S. 340—346.
3, 364.

Porter, M. F., Sarcoma of the ovary. (Ovarialsarkom.) Transact. of the Western
surg. ass., St. Louis.
4, 399.

Potherat, G., Présentation d'un volumineux kyste multiloculaire de l'ovaire. (Vorstellung einer sehr großen multilokulären Ovarialcyste.) Journal de méd. de Paris
Jg. 33, Nr. 40, S. 780—781.
3, 530.

Pozzi, S., et Rouhier, Ovaire géant. (Riesenovarium.) Bull. et mém. de la soc. anat.
de Paris Jg. 88, Nr. 7, S. 369—371.
3, 61.

Puech, P., et J. Vanverts, Tumeurs de l'ovaire et grossesse. (Ovarien-Tumoren und
Schwangerschaft.) Rev. franç. de méd. et de chirurg. Jg. 10, Nr. 16, S. 243—247.
3, 126.

Purslow, C. E., Solid tumour of ovary and broad ligament cyst. (Solider Tumor des
Ovarium und Cyste des Ligamentum latum.) Proceed. of the roy. soc. of med.
Bd. 6, Nr. 8, obstetr. a. gynaecol. sect. S. 261.
2, 484.

Rastouil, Rupture intrapéritonéale d'un abcès formé entre un kyste de l'ovaire et
le gros intestin. (Intraperitoneale Ruptur eines zwischen Ovarialcyste und Dickdarm gelegenen Abscesses.) Bull. et mém. de la soc. de chirurg. de Paris 39, S. 20
bis 22.
1, 102.

Reinhard, Hans, Ektopische Schwangerschaft und intraperitoneale Blutung aus
Ovarialcysten, besonders solchen der Corpora lutea. Gynaekol. Rundsch. 7, S. 201
bis 221.
1, 473.

Richter, G., Über einen Fall von doppelseitigem papillärem Flimmerepithelcystom
des Ovariums mit Mucingehalt. Dissertation: Leipzig.
4, 399.

Riwlin, A., Über einen Fall von primärem Gallenblasencarcinom mit sekundärem
Ovarialcarcinom. Dissertation: München.
4, 333.

Rodler-Zipkin, Epitheliale Ovarialgeschwülste. (Nürnberger med. Ges. u. Poliklin.,
Sitzg. v. 22. V. 1913.) Münch. med. Wochenschr. Jg. 60, Nr. 35, S. 2026. 3, 163.

Rodler-Zipkin, Einseitiges, eigroßes, kleinzelliges Rundzellensarkom des Ovariums.
(Nürnberger med. Ges. u. Poliklin., Sitzg. v. 22. V. 1913.) Münch. med. Wochenschr.
Jg. 60, Nr. 35, S. 2026.
3, 162.

Rössle, Großes psammöses Carcinom des Ovariums. (Naturwiss.-med. Ges., Jena,
Sitzg. v. 13. Nov. 1913.) Münch. med. Wochenschr. Jg. 60, Nr. 51, S. 2862. 4, 17.

Rosenstein, Dermoid und Teratom. (Gynaekol. Ges. Breslau, Sitz. v. 29. IV. 1913.)
Monatsschr. f. Geburtsh. u. Gynaekol. Bd. 38, H. 1, S. 109—111. 2, 484.

Rouffart, Association pathologique d'un fibrome utérin et d'un sarcome ovarien et
intestinal. (Vergesellschaftung eines Fibromyoms des Uterus mit einem Sarkom
des Ovariums und Darms.) Bull. de la soc. belge de gynécol. et d'obstétr. Bd. 24,
Nr. 6, S. 343—347.
4, 488.

Rouville, de, Kystes dermoïdes bilatéraux des ovaires à symptomatologie exclusivement hémorragique. Considérations cliniques, pathogéniques et thérapeutiques. (Hämorrhagie infolge beiderseitiger Ovarialdermoide. Klinische, pathologische und therapeutische Bemerkungen.) Bull. de la soc. d'obstétr. et de gynécol.
de Paris Jg. 2, Nr. 9, S. 810—816.
5, 311.

Sage, P., Kystes dermoides de l'ovaire suppurés ouverts à l'ombilic. (Vereiterte
Dermoidcyste des Ovariums, offen am Nabel.) Thèse de Lyon. Nr. 68. 51 S.
5, 109.

Samgin, B. N., Zur Frage der Schwangerschaft und Geburtskomplikation durch
Ovarialcysten mit Beschreibung eines Falles von ruptura spontanea cystomatis
ovarii sub partu. Med. Rundschau 4, S. 324—334. (Russisch.)
1, 695.

Sanchez y Carrascosa, M., Cystom des rechten Ovariums. Siglo méd. Jg. 60,
Nr. 3125, S. 690—691. (Spanisch.)
4, 197.

Schachner, August, Dr. Ephraim McDowell „fahter of ovariotomy“, his life and his work. (Dr. Ephraim McDowell, „Der Vater der Ovariotomie“, sein Leben und sein Werk.) Bull. of the Johns Hopkins hosp. Bd. 24, Nr. 267, S. 153—159. 2, 94.

Schauta, F., Ein Fall von metastatischem Carcinom der Ovarien. Wien. med. Wochenschr. Jg. 63, Nr. 50, S. 3137—3141. 4, 71.

Scheffen, Abgeschnürtes Ovarialkystom. (Mittelrh. Ges. f. Geburtsh. u. Gynaekol., Sitzg. v. 28. VI. 1913.) Monatsschr. f. Geburtsh. u. Gynaekol. Bd. 38, H. 4, S. 484. 3, 620.

Schwartz, Krukenberg tumor. (Krukenbergscher Tumor.) (New York acad. of med., sect. on obstetr. a. gynecol., meet. 24. IV. 1913.) Americ. journal of obstetr. a. dis. of women a. childr. Bd. 68, Nr. 3, S. 561—562. 3, 225.

Schwarz, Emil, Three unusual tumors. Carcinoma and sarcoma mammae. Krukenberg tumor. Adenomyoma cervicis. (Drei seltene Tumoren. Carcinom und Sarkom der Mamma. Krukenberg-Tumor. Adenomyoma cervicis.) Americ. journal of obstetr. a. dis. of women a. childr. Jg. 68, Nr. 4, S. 752—759. 3, 596.

Schwarzbach, Dermoidgeschwulst. (Med. Ver. Greifswald, 25. I. 1913.) Dtsch. med. Wochenschr. 39, S. 676. 1, 548.

Seeligmann, Ovarialsarkom. (Ärztl. Verein in Hamburg, Sitz. vom 11. Februar 1913.) Münch. med. Wochenschr. 60, S. 436. 1, 226.

Seeligmann, Ludwig, Über eine erfolgreiche kombinierte Methode der Chemo- und Röntgentherapie maligner Tumoren. Ein schweres Rezidiv eines Ovarial-Sarkoms mit Metastase in der Wirbelsäule geheilt. 15. Versamml. d. dtsch. Ges. f. Gynaekol. Halle a. S. 14.—17. Mai 1913. 1, 748.

Seeligmann, Ludwig, Über ein erfolgreiches Heilverfahren bei einem Sarkom (Rezidiv) des Eierstocks, das die Wirbelsäule ergriffen hatte. Münch. med. Wochenschr. 60, S. 637—638. 1, 427.

Silhol, Sur les inconvénients de la chirurgie conservatrice quand il s'agit de kystes de l'ovaire. (Über die Nachteile der konservativen Chirurgie im Gebiet der Ovarialcysten.) Arch. mens. d'obstétr. et de gynécol. Jg. 2, Nr. 4, S. 338—352. 3, 61.

Souttar, H. S., Calcified ovarian fibroma obstructing labour. (Verkalktes Ovarial-Fibrom als Geburtshemmnis.) Proceed. of the roy. soc. of med. Bd. 6, Nr. 9, obstetr. a. gynecol. sect., S. 335—339. 3, 498.

Steinharter, E. C., Endothelioma of the ovary, with report of case of mesothelioma of the ovary. (Ovarialendotheliome. Bericht über einen Fall von Ovarialmesotheliom.) Lancet-clin. Bd. 60, Nr. 4, S. 84—87. 2, 751.

Steinmann, Fr., Zur Lostrennung der Ovarialcysten. Zeitschr. f. Geburtsh. u. Gynaekol. Bd. 75, H. 2, S. 344—349. 4, 241.

Stewart, Mattew, J., On the occurence of irritation giant cells in dermoid and epidermoid cysts. (Über das Auftreten von durch Reizung hervorgerufenen Riesenzellen in Dermoid- und Epidermoidcysten). Journal of pathol. a. bacteriol. Bd. 17, Nr. 4, S. 502—507. 3, 62.

Stürzinger, E., Zur Kenntnis der sarkomatösen Ovarialtumoren. Dissertation: Würzburg. 4, 17.

Tate, Walter, Tubo-ovarian cyst with intracystic carcinomatous growth. (Tubo-Ovarialcyste mit intracystischer carcinomatöser Wucherung.) Proceed. of the roy. soc. of med. Bd. 6, Nr. 9, obstetr. a. gynaecol. sect., S. 346—347. 3, 483.

Tédenat, Rupture des kystes de l'ovaire. (Ruptur von Ovarialcysten.) Bull. de la soc. d'obstétr. et de gynecol. de Paris Jg. 2, Nr. 3, S. 244—256 u. Ann. de gynécol. et d'obstétr. Bd. 10, H. 11, S. 646—659. 3, 364, 689.

Tédenat, E., et A. Rives, Kystes tubo-ovariens. (Tubo-Ovarialcysten.) Prov. méd. Jg. 26, Nr. 19, S. 203—206. 2, 99.

Thauer, J., Über Koinzidenz von Ovarialgeschwülsten mit Myomen. Dissertation: Erlangen. 4, 76.

Titus, R. S., Fibroma of the ovary weighing thirty-five pounds. Operation. Recovery. (Fibrom des Ovariums, 35 Pfund schwer. Operation, Heilung.) Boston med. a. surg. journal Bd. 169, Nr. 11, S. 381—384. 4, 76.

Truman Abbe, How can we improve the results of our operations for cancer? (Wie können wir die Resultate unserer Krebsoperationen bessern?) Surgery, gynecol. a. obstetr. 16, S. 185—189. 1, 317.

Ulesko-Strogonoff, Zur Frage der carcinomatösen Degeneration vom Ovarialcystom. Russkji Wratsch Jg. 12, Nr. 18, S. 604—606 u. Zeitschr. f. Geburtsh. u. Gynaekol. Jg. 28, H. 12, S. 1711—1717. (Russisch.) 2, 161; 4, 110.

Vacher de Lapouge, De la dégénérescence maigne des kystes dermoides de l'ovaire. (Maligne Degeneration der Ovarialcysten.) Thèse de Montpellier. Nr. 50. 75 S. 5, 62.

Valdés, jun., G., Große multiloculäre Ovarialcyste. Rev. de la soc. méd. Argentina
Bd. 21, Nr. 121, S. 504—520. (Spanisch.)   3, 689.
Vautrin, Les kystes dermoïdes du cul-de-sac vésico-utérin. (Dermoidcysten der
Excavatio vesicouterina.) Bull. de la soc. d'obstétr. et de gynécol. de Paris Jg. 2,
Nr. 5, S. 510—518.   3, 332.
Verbizier, A. de, Péritonite à pneumocoques chez l'adulte. Les rapports avec un
kyste de l'ovaire concomitant. Guérison spontanée par ouverture à l'ombilic.
(Pneumokokkenperitonitis beim Erwachsenen. Die Beziehungen zu einer gleichzeitig
bestehenden Ovarialcyste. Spontanheilung durch Eröffnung am Nabel.) Toulouse
méd. Jg. 15, Nr. 1, S. 1—8.   2, 386.
Vignes et Géry, Transformation kystique d'un ovaire conservé après un ablation
d'annexes. (Cystische Umwandlung eines bei Abtragung der Adnexe zurück-
gelassenen Eierstockes.) Bull. et mém. de la soc. anat. de Paris Jg. 88, Nr. 3, S. 146
bis 148.   1, 678.
Violet, H., Kyste de l'ovaire et grossesse au début; ablation du kyste et du corps
jaune; pas d'avortement. (Ovarialcystom und Schwangerschaft im Beginn; Abtragung der Cyste und des gelben Körpers; kein Abort.) Rev. mens. de gynécol.,
d'obstétr. et de pédiatr. Jg. 8, Nr. 4, S. 247—248.   3, 127.
Vogt, E., Beitrag zu den Melanosarkomen des Ovariums. Zeitschr. f. Geburtsh. u. Gynaekol. Bd. 73, H. 1, S. 223—233.   2, 436.
Watkins, Thomas J., 1. Large fibrocyst of the ovary. 2. Dermoid and adenoma of
ovary. (1. Eine große Fibrocyste des Ovariums. 2. Dermoid und Ovarialadenom.)
(Chicago gynecol. soc., meet. 21. III. 1913.) Surg., gynecol. a. obstetr. Bd. 17, Nr. 3,
S. 390—393.   3, 620.
Weibel, W., Gleichzeitiges Ovarial- und Darmsarkom. Zeitschr. f. Geburtsh. u. Gynae-
kol. Bd. 74, H. 2/3, S. 628—635.   4, 444.
Wells, Papillary carcinoma of the ovary. (Papilläres Ovarialcarcinom.) Americ.
journal of obstetr. 67, S. 142—144.   1, 368.
White, Charles Stanley, Ovarian teratomata. (Teratome des Ovarium.) Americ.
journal of obstetr. Bd. 68, Nr. 2, S. 236—243.   4, 612.
Wiener, S., Prolonged amenorrhea with bilateral ovarian dermoid cysts. (Lang-
dauernde Amenorrhöe bei doppelseitigen Ovarial-Dermoidcysten.) Americ. journal
of obstetr. a. dis. of women a. childr. Bd. 68, Nr. 4, S. 683—685.   3, 466.
Wight, Otis B., Ovarian cyst with twisted pedicle. (Ovarialkystom mit Stiehldrehung.)
Northwest med. Bd. 5, Nr. 5, S. 140—141.   2, 210.
Wilson, Thomas, Cyst of ovary filled with rounded balls. (Ovarialcyste, gefüllt
mit runden Kugeln.) Proceed. of the roy. soc. of med. Bd. 6, Nr. 8, obstetr. a.
gynaecol. sect. S. 275—280.   2, 483.
Wolff, Alfred, Seltene Verbreitungswege des resorbierten Dermoidinhalts. 15. Versamml. d. dtsch. Ges. f. Gynaekol. Halle a. S., 14.—17. Mai 1913.   1, 748.
Young, John van Doren, Five cases. 1. Hydronephrosis containing eight quats
of fluid. 2. Depressed fracture of the acetabulum. 3 Unusual sigmoidal loop
4 Gastroptosis. 5. Double ovarian papilloma. (Fünf Fälle. 1. Hydronephrosis,
enthaltend acht Quarts Flüssigkeit. 2. Impressionsfraktur des Acetabulum. 3. Ungewöhnliche Schlinge des Colon sigmoid. 4. Gastroptosis. 5. Doppelseitig es Ovarialpapillom.) (Transact. of the New York acad. of med., sect. on obstetr. a. gynecol.,
meet. 23. I. 1913.) Americ. journal of obstetr. Bd. 67, Nr. 6, S. 1192—1200.   2, 488.
Zellweger, E., Die großen und übergroßen Ovarialcystome des Kindesalters. Dissertation: Zürich.   4, 444.
Zeynek, R. v., und F. Ameseder, Untersuchung des Fetts aus Ovarial-Dermoidcysten. Prag. med. Wochenschr. Jg. 38, Nr. 38, S. 535—536.   3, 225.

Sonstiges.

Abadie, J., Trois cas de maladie gélatineuse du péritoine à point de départ ovarien.
(3 Fälle von gelatinöser Erkrankung des Peritoneums, hinsichtlich ihres Ausganges
von den Ovarien.) Gynécologie Jg. 17, Nr. 9, S. 513—521.   4, 77.
Abel, W., and A. Louise McIlroy, The arrangement and distribution of the nerves
in certain mammalian ovaries. (Die Anordnung und Verteilung der Nerven in den
Ovarien gewisser Säugetiere.) Proceed. of the roy. soc. of med. Bd. 6, Nr. 7, obstetr.
a. gynaecol. sect. S. 240—247.   2, 382.
Adachi, S., Ein Fall von Knochenbildung im Corpus albicans. Zentralbl. f. allg. Pathol. u. pathol. Anat. Bd. 24, Nr. 19, S. 854—857.   3, 530.
Adler, Leo, Keimdrüsen und Jod. Zentralbl. f. Physiol. Jg. 27, Nr. 16, S. 844—846.
4, 662.

Aschner, Bernhard, Über brunstartige Erscheinungen (Hyperämie und Hämorrhagie am weiblichen Genitale) nach subcutaner Injektion von Ovarial- oder Placentarextrakt. Arch. f. Gynaekol. Bd. **99**, H. 3, S. 534—540.   **2**, 226.

Audebert et Mériel, Volumineux kyste hématique de l'ovaire à symptomatologie de grossesse ectopique. (Umfangreiche Blutcyste des Eierstocks mit den Symptomen einer Extrauterin-Gravidität.) Bull. de la soc. d'obstétr. et de gynécol. de Paris. Jg. 2, Nr. 6, S. 604—607 u. Semaine gynécol. Jg. 18, Nr. 37, S. 293—294.
                                                                      3, 225, 403.

Bandler, Vaginal hysterectomy (clamp method) including left salpingoophorectomy for tuboovarian abscess: bisection of the uterus. (Vaginale Uterusexstirpation [Klemmethode] mit linksseitiger Salpingoophorektomie wegen Ovarialabsceß. Spaltung des Uterus.) (Transact. of the New York acad. of med., sect. on obstetr. a. gynecol., meet. 23. I. 1913.) Americ. journal of obstetr. Bd. **67**, Nr. 6, S. 1190.   **2**, 381.

Barnsby, H., L'hysteréctomie abdominale par décollation antérieure dans les pyosalpinx bilatéraux. (Die abdominale Hysterektomie mit Verwendung des vorderen Dekollements bei doppelseitiger Pyosalpinx.) Arch. mens. d'obstétr. et de gynécol. Jg. 2, Nr. 5, S. 449—454.   **2**, 209.

Baussand, Contribution à l'étude du prolapsus ovarien. (Ovarialprolaps.) Thèse de Lyon. Nr. 110. 72 S.   **5**, 62.

Bell, W. Blair, Le funzioni delle glandole genitali senza dotto nella donna. (Die Funktion der weiblichen Keimdrüse ohne Ausführungsgang.) Riv. med. Jg. **29**, Nr. 22, S. 602—603.   **2**, 252.

Bell, W. Blair, The Arris and Gale lectures on the genital function of the ductless glands in the female. Lect. 1. 2. (Die genitalen Funktionen der Drüsen mit innerer Sekretion bei der Frau.) Lancet **184**, S. 809—816 u. 937—944.   **1**, 817.

Bertino, A., Contributo clinico ed anatomo-patologico allo studio delle emorragie di origine ovarica. (Klinischer und path.-anatom. Beitrag zum Studium der Blutungen ovariellen Ursprungs.) Ginecologia Jg. **10**, Nr. 4, S. 93—128.   **3**, 11.

Bondy, Zur Genese des Pseudomyxoma peritonei. Versamml. d. dtsch. Ges. f. Gynaekol. Halle a. S., 14.—17. Mai 1913.   **1**, 810.

Bondy, Beziehung von Pseudomyxoma oyarii et peritonei zur Appendix. (Gynaekol. Ges., Breslau, Sitz. v. 21. I. 1913.) Monatsschr. f. Geb. u. Gynaekol. **37**, 509—510.
                                                                      1, 548.

Bonneau, R., Inondation péritonéale par rupture spontanée d'une veine utéroovarienne. (Blutung in den Peritonealraum infolge spontaner Ruptur einer uteroovarialen Vene.) (Soc. des chirurg. de Paris 28. II. 1913.) Presse méd. **21**, S. 236.
                                                                      1, 428.

Bossi, L. M., Eierstocks-Uteruskrankheiten und Psychopathien. Beitr. z. Geburtsh. u. Gynäkol. 18, S. 136—146 u. Frauenarzt 28, S. 7—15.   **1**, 28, 212.

Brooks, Harlow, Involvement of the ovary in epidemic parotitis. (Mitbeteiligung des Eierstockes bei Mumps.) Journal of the Americ. med. assoc. **60**, S. 359—360.
                                                                      1, 335.

Bucura, Constantin J., Zur Theorie der inneren Sekretion des Eierstocks. Zentralbl. f. Gynaekol. Jg. **37**, Nr. 51, S. 1839—1849.   **4**, 320.

Burkhardt, L., Rückbildung und Neubildung im Eierstocke unbegatteter Weibchen der Rana esculenta. Dissertation: Bonn.   **4**, 322.

Charrier, André, Les kystes hématiques ou hématomes de l'ovaire. (Die Blutcysten oder Hämatome des Ovariums.) Gaz. des hôp. **86**, S. 245—250.   **1**, 193.

Child, Charles Gardner, The surgical treatment of the tube and ovary. (Die operative Behandlung der Tuben und Ovarien.) Journal of obstetr. a. gynaecol. of the British Empire Bd. **24**, Nr. 6, S. 287—295.   **4**, 319.

Child, Charles Gardner, Surgical treatment of pus infections of the tube and ovary. (Die operative Behandlung der eitrigen Infektionen der Tuben und der Eierstöcke.) Transact. of the Americ. gynecol. soc. Bd. **38**, S. 613—625.   **5**, 107.

Cohn, Franz, Die klinische Bedeutung der Follikelsprungstellen im Ovarium. Arch. f. Gynaekol. Bd. **99**, H. 3, S. 505—533.   **2**, 209.

Cohn, Franz, Die innersekretorischen Beziehungen zwischen Mamma und Ovarium. Monatsschr. f. Geburtsh. u. Gynäkol. **37**, S. 93—119.   **1**, 24.

Costa, Cirillo, Un caso di morbo gelatinoso del peritoneo d'origine cistica. (Ein Fall von gelatinöser Erkrankung des Peritoneums bei Ovarialcystom.) Faenza: Tip. G. Montanari. 8 S.   **5**, 115.

Cova, Ercole, Studio sperimentale sull'avvelenamento da fosforo in gravidanza e sulle alterazioni prodotte dal fosforo nell'utero e nell'ovaio. (Experimentelle Studien über Phosphorvergiftung in der Schwangerschaft und über die durch Phosphor

hervorgerufenen Veränderungen am Uterus und den Ovarien.) Ginecologia Jg. 10,
Nr. 1, S. 1—24.   2, 498.

Czyborra, Arthur, Uterus und Ovarien nach Röntgenbestrahlung. — Ovarialtumor im Anschluß an Blasenmole. Fortschr. d. Med. Jg. 31, Nr. 38, S. 1037
bis 1042.   3, 148.

Dalché, P., et Ch. Fouquet, Syphilis de l'ovaire. (Syphilis des Eierstockes.) Sem.
gynécol. Jg. 18, Nr. 14, S. 109—111.   1, 643.

D'Alessandro, Felice, Ancora altri otto casi di anastomosi intestinale con le griffe
del Michel in resezioni intestinali, per gangrena da strozzämento in ernie, per invaginamento e prolasso acute dell'intestino in fistola stercorale, per lacerazione
dell'intestino in ovariectomia. (Weitere acht Fälle von Darmanastomose vermittels
Michelscher Klammern nach Resektionen wegen Gangrän bei incarcerierter Hernie,
wegen Invagination und akutem Darmprolaps in einer Stercoralfistel, wegen Darmverletzung bei der Ovariektomie.) Gazz. internaz. di med.-chirurg.-ig. Jg. 1913,
Nr. 40, S. 944—947.   3, 656.

Daniel, Constantin, Die Leistenhernien der weiblichen Geschlechtsorgane. Hernien
Adnexitiden. Beitr. z. Geburtsh. u. Gynaekol. Bd. 18, H. 3, S. 312—328. 2, 753.

Dastre, Sur un mémoire de M. le Dr. Stapfer, intitulé: Les vagues utéro-ovariennes,
les jours fatidiques de la femme, l'aspect protéiforme des lésions génitales. (Die utero-
ovariellen Wallungen, die besonderen Tage der Frau, die Wandlungen der genitalen
Störungen.) Bull. de l'acad. de méd. Bd. 69, Nr. 15, S. 312—316.   2, 81.

Delmas, Paul, et Georges de Rouville, Volumineux kystes hématiques bilatéraux
des ovaires à symptomatologie de grossesse ectopique. (Große doppelseitige Blutcysten der Ovarien, Symptome einer ektopischen Gravidität vortäuschend.) Bull.
de la soc. d'obstétr. et de gynécol. de Paris Jg. 2, Nr. 3, S. 282—285.   3, 331.

Dozzi, L., La odierna chirurgia dell' ovaia. (Die Ovarialchirurgie von heute.) Rass.
dei lavori intorno all'argomenta comparsi recentemente e stato attuale della questione
Gazz. d. osp. e d. clin. Jg. 34, Nr. 128, S. 1335—1336.   3, 483.

Duchamp, Hémoptysies et opothérapie ovarienne. (Blutsturz und Organbehandlung
mit Ovarialextrakt.) Rev. internat de la tubercul. Bd. 24, Nr. 2, S. 85—87.   3, 49.

Dutoit, A., The ovarian hormones in their relations to various skin-diseases. (Die
Hormone der Ovarien in ihren Beziehungen zu verschiedenen Hautkrankheiten.)
Urol. a. cutan. rev., techn. suppl. Bd. 1, Nr. 2, S. 159—165.   2, 545.

Emden, Alex van, L'ovarite scléro-kystique, diagnostic et traitement. (Oophoritis chronica, kleincystische Degeneration, Diagnose und Behandlung.) Gaz. d.
gynécol. 28, S. 37—44.   1, 134.

Escher, Heinr., H., Über den Farbstoff des Corpus luteum. Hoppe-Seylers Zeitschr.
f. physiol. Chem. 83, S. 198—211.   1, 133.

Favreaux, Suppurations des sacs herniaires et salpingo-ovarites. (Eiterungen in
Bruchsäcken und Salpingo-Ovaritis.) Thèse: Bordeaux.   4, 242.

Fingerhut, F., Zur Lehre von den transitorischen Bewußtseinsstörungen während
der Geburt. Dissertation: Kiel.   4, 355.

Fornero, Arturo, Di una forma ossea a carico dell'ovaio. (Knochenbildung im
Ovar.) Fol. gynaecol. Bd. 8, Nr. 3, S. 395—424.   4, 490.

Fraenkel, L., Vasomotorische Phaenomene am Kopf durch Extrakte innerer Drüsen.
15. Versamml. d. dtsch. Ges. f. Gynaekol. Halle a. S., 14.—17. Mai 1913.   1, 709.

Frankl, Oskar, Über die Ovarialfunktion bei Morbus Basedowii. 15. Versamml. d.
dtsch. Ges. f. Gynaekol. Halle a. S., 14.—17. Nov. 1913 u. Gynaekol. Rundschau
Jg. 7, H. 17, S. 619—628.   1, 750; 3, 12.

Franqué, v., Kastration in der Schwangerschaft wegen Osteomalacie. 15. Versamml. d.
dtsch. Ges. f. Gynaekol. Halle a. S., 14.—17. Mai 1913.   1, 786.

Fuchs, Doppelseitige Ovariotomie in der Schwangerschaft. (Nordostdtsch. Ges. f.
Gynaekol., Sitz. v. 1. II. 1913.) Monatsschr. f. Geburtsh. u. Gynaekol. 37, S. 525
bis 527.   1, 561.

Gentili, Attilio, Di alcune caratteristiche istologiche in ovaie di donna leprosa.
(Charakteristischer histologischer Befund an den Ovarien einer Leprakranken.)
Fol. gynaecol. Bd. 8, Nr. 3, S. 447—457.   4, 490.

Ghisleni, Pietro, Prolasso utero-vaginali e piometra in cagne vergini. (Prolaps von
Uterus und Vagina und Pyometra bei virginellen Hunden.) Bologna: Stabilimento
poligrafico Emiliano. 21 S.   5, 257.

Girol, D. Sebastian Recasens, L'homoorganothérapie dans le traitement de
quelques gynécopathies. (Die Homoorganotherapie bei der Behandlung einiger
Genitalerkrankungen.) Semaine gynécol. Jg. 18, Nr. 34, S. 269—272.   3, 214.

Goetsch, Emil, and Harvey Cushing, The pars anterior and its relation to
the reproductive glands. (Der Hypophysen-Vorderlappen und seine Beziehung

zu den Keimdrüsen.) Proceed. of the soc. f. exp. biol. a. med. Bd. 11, Nr. 1,
S. 26—27.   4, 217.
Govaerts, Paul, Recherches sur la structure de l'ovaire des insectes, la différenciation
de l'ovocyte et sa période d'accroissement. (Untersuchungen am Ovarium der
Insekten und der Differenzierung und Wachstumsperiode des Ovozyten.) Arch. de
biol. Bd. 28, Nr. 3, S. 347—445.   2, 626.
Graves, William P., Influence of the ovary as an organ of internal secretion.
(Einfluß des Ovariums als Organ innerer Sekretion.) Americ. journal of obstetr.
Bd. 67, Nr. 4, S. 649—665.   1, 678.
Gross, Georges, et L. Heully, Des hémorragies intrapéritonéales d'origine gé-
nitale, mais non gravidique. (Über intraperitoneale Hämorrhagien, ausgehend
von den nicht graviden Geschlechtsorganen.) Arch. mens. d'obstétr. et de gynécol.
Jg. 2, Nr. 5, S. 462—472.   2, 546.
Hamlin, Mont. M., A remarkable case. (Ein bemerkenswerter Fall.) Americ. med.
journal Bd. 41, Nr. 7, S. 621—623.   3, 62.
Harms, W., Überpflanzung von Ovarien in eine fremde Art. Mitteilg. 2. Versuche
an Tritonen. Arch. f. Entwicklungsmech. d. Organism. 35, S. 748—780.   1, 746.
Hedde, C., Über Ovarialblutungen, speziell über Blutungen aus dem Corpus luteum.
Dissertation: Freiburg i. Br.   4, 76.
Heimann, Über die Beziehungen von Thymus und Ovarium zum Blutbild. 15. Ver-
samml. d. dtsch. Ges. f. Gynaekol. Halle a. S., 14.—17. Mai 1913.   1, 710.
Heimann, Fritz, Thymus, Ovarien und Blutbild. Experimentelle Untersuchungen.
Münch. med. Wochenschr. Jg. 60, Nr. 51, S. 2829—2831.   4, 291.
Heimann, Fritz, Innersekretorische Funktion der Ovarien und ihre Beziehungen
zu den Lymphocyten. Zeitschr. f. Geburtsh. u. Gynaekol. Bd. 73, H. 2, S. 538—553.
                                                                   2, 383.
Heineck, Aimé Paul, Contribution à l'étude des hernies tubaires, ovariennes
et tubo-ovariennes. Journal méd. de Bruxelles 18, S. 1—6.   1, 25.
Henry, Clinical manifestations of genital tuberculosis in women. (Klinische Fest-
stellungen über die Genitaltuberkulose des Weibes.) Med. herald Bd. 32, S. 175.
                                                                   3, 433.
Hill, Charles A., A further consideration of the use of corpora lutea in the treatment
of artificial menopause. (Weitere Mitteilung über den Gebrauch von Corpus luteum
bei Behandlung der artifiziellen Menopause.) Surg., gynecol. a. obstetr. Bd. 16,
Nr. 6, S. 712.   2, 4. 8.
Hirsch, Josef, Über die Behandlung von Störungen der inneren Sekretion der
Ovarien mit Glanduovin (Extractum ovariale). Berl. klin. Wochenschr. Jg. 50,
Nr. 39, S. 1819—1820.   3, 331.
Hooper, J. W. Dunbar, Homoplastic transplantation of one ovary into a woman
suffering from amenorrhoea associated with insanity. (Homoplastische Trans-
plantation eines Ovariums bei einem Mädchen, das an Amenorrhöe und Geistes-
gestörtheit litt.) Austral. med. journal Bd. 2, Nr. 122, S. 1297—1299.   4, 141.
Humiston, Wm. H., Conservative operations on the ovaries, including a report
on 112 cases. (Konservative Operationen an den Ovarien bei 112 einschlägigen
Fällen.) Americ. journal of obstetr. 67, S. 120—133.   2, 161.
Janosik, J., Corrélations fonctionelles entre les capsules surrénales et les glandes
génitales. (Funktionelle Beziehungen zwischen Nebennierenkapsel und Geschlechts-
drüsen.) Arch. de biol. Bd. 28, Nr. 4, S. 627—635.   4, 217
Jaquerod, L'opothérapie ovarienne dans le traitement de la tuberculose pulmonaire
(Die Organtherapie mit Eierstockssubstanz bei der Behandlung der Lungentuber-
kulose.) Rev. méd. de la Suisse Romande Jg. 33, Nr. 5, S. 397—401.   2, 193
Jellet, H., Two cases of genital tuberculosis a) of tubes, uterus and rectum; b)
of tubes, with carcinoma of ovary. (Zwei Fälle von Genitaltuberkulose, a) der
Tuben, des Uterus und des Rectum; b) der Tuben mit Carcinom des Ovariums.
Transact. of the roy. acad. of med. in Ireland Bd. 31, S. 400—402.   4, 398
Jessup, D. S. D., Adrenal rest in the ovary. (Nebennierenrest in einem Ovarium.
Proceed. of the New York pathol. soc. Bd. 13, Nr. 3/4, S. 67—69.   2, 752
Jones, Arthur T., Report of cases. (Kasuistik.) (Transact. of the Americ. assoc
of obstetr. a. gynecol., 26. ann. meet., Providence, Rhode Island, 16.—18. IX
1913.) Americ. journal of obstetr. a. dis. of women a. childr. Bd. 68, Nr. 5, S. 90
bis 910.   3, 684
Iscovesco, H., Action d'un lipoïde (VDc) extrait de l'ovaire sur l'organisme. (Wir
kung eines Lipoidextraktes des Ovariums (VDc) auf den Organismus.) Cpt. rend
hebdom. des séances de la soc. de biol. Bd. 75, Nr. 32, S. 393—394.   4, 17

Keller, R., Über Funktionsprüfungen der Ovarialtätigkeit. Münch. med. Wochenschr. Jg. 60, Nr. 39, S. 2162—2164. **3, 530.**

Keller, R., Über Veränderungen am Follikelapparat des Ovariums während der Schwangerschaft. Beitr. z. Geburtsh. u. Gynaekol. Bd. 19, H. 1, S. 13—38. **3, 364.**

Kervrann, Recherches anatomiques sur l'anastomose utéro-ovarienne. (Anatomische Untersuchungen über die utero-ovarielle Anastomose.) Ann. d'hyg. et de méd. coloniales Bd. 16, Nr. 4, S. 994—1013. **4, 443.**

Kingsbury, B. F., The morphogenesis of the mammalian ovary, felis domestica. (Die Morphogenese des Säugetierovariums; Hauskatze.) Americ. journal of anat. Bd. 15, Nr. 3, S. 345—387. **3, 653.**

Kosmak, Geo W., The role of ovarian disease in the production of sterility. (Die Rolle der Ovarialerkrankungen bei der Entstehung der Sterilität.) Bull. of the lying-in hosp. of the city of New York Bd. 9, Nr. 2, S. 107—113 u. New York State journal of med. Bd. 13, Nr. 12, S. 638—640. **2, 418; 4, 196.**

Kraus, Amedeo, Richerche sperimentali sul processo di riparazione conseguente alla resezione ovarica. (Experimentelle Versuche über den Heilungsprozeß nach Eierstockresektion.) Clin. chirurg. Jg. 21, Nr. 6, S. 1313—1330. **2, 692.**

Kynoch, J. A. C., Pelvic haematocele from rupture of a blood cyst of the ovary. (Hämatocele des kleinen Beckens infolge einer Blutcyste des Ovariums.) (Edinburgh obstetr. soc. meet. 12. III. 1913.) Lancet 184, S. 893; Journal of obstetr. a. gynecol. of the Brit. emp. Bd. 23, Nr. 5, S. 304—307 u. Transact. of the Edinburgh obstetr. soc. Bd. 38, S. 189—197. **1, 592; 2, 252; 4, 701.**

Lacassagne, Antoine, Sur la roentgénisation expérimentale des ovaires. (Experimentelle Röntgenbestrahlung der Ovarien.) Lyon chirurg. Bd. 10, Nr. 4, S. 371 bis 377. **3, 357.**

Lacassagne, Antoine, Les résultats expérimentaux de l'irradiation des ovaires. Conclusions à en tirer sur l'importance thérapeutique des rayons X en gynécologie. (Experimentelle Resultate der Ovarienbestrahlung. Folgerungen hieraus über die therapeutische Bedeutung der X-Strahlen für die Gynaekologie.) Ann. de gynécol. et d'obstétr. Bd. 10, H. 8, S. 449—457. **3, 47.**

Lapeyre, L.-N., Appendicite chronique et ovaires sclérokystiques. (Chronische Appendicitis und sklerocystische Ovarien.) Arch. mens. d'obstetr. et de gynécol. 2, S. 230—246. **1, 472.**

Lapinsky, M. N., Die Bedeutung der Headschen hyperästhetischen Zonen für die Diagnostik der symptomatischen Gesichtsneuralgie und für die Behandlung derselben bei gynaekologischen Affektionen. Neurol. Zentralbl. Jg. 32, Nr. 11, S. 674 bis 686. **2, 302.**

Lécaillon, A., Sur la différenciation, en ovules définitifs et en cellules vitellogènes, des oocytes contenus dans l'ovaire des collemboles. (Première réponse à MM. Willem et de Winter.) (Über die Differenzierung der Oocyten im Ovarium der Collembolen in definitive Eizellen und in vitellogene Zellen. (Erste Antwort an Willem und v. Winter.) Cpt. rend. bebdom. des séanc. de la soc. de biol. Bd. 75, Nr. 26, S. 55—57. **2, 543.**

Lee, D. F., Conservation of ovarian tissue and its power of compensation. (Über Erhaltung von Ovarialgewebe und dessen Fähigkeit des kompensatorischen Wachstums.) Indianapolis med. journal Bd. 16, Nr. 5, S. 180—184. **2, 383.**

Levant, A., Des effets produits sur l'ovaire par les rayons X d'après les recherches histologiques et physiologiques de M. Lacassagne. (Wirkungen der Röntgenstrahlen auf das Ovarium nach histologischen und pathologischen Untersuchungen von Lacassagne.) Arch. mens. d'obstétr. et de gynécol. Jg. 2, Nr. 12, S. 494—504. **4, 218.**

Lindsay, John, The ovum in relation to sterility and abortion. (Über die Beziehungen des Ovarium zur Sterilität und Fehlgeburt.) Glasgow med. journal 79, S. 1—14. **1, 23.**

Lizcano, P., Operative Indication bei cystischen Adnexentzündungen. Siglo méd. Jg. 60, Nr. 3095, S. 214—216. (Span.) **2, 485.**

Lomer, Georg, Über einige Beziehungen zwischen Gehirn, Keimdrüsen und Gesamtorganismus. Arch. f. Psychiatr. u. Nervenkrankh. Bd. 51, H. 2, S. 578—586. **3, 190.**

Loyez, Marie, Rôle du tissu conjonctif dans l'atrésie folliculaire physiologique chez la femme. (Die Rolle des Bindegewebes bei der physiologischen Follikelatresie.) Cpt. rend. hebdom. des séanc. de la soc. debiol. 74, S. 92—94. **1, 134.**

Luker, S. G., Rupture of a haemorrhagic corpus luteum into a broad ligament cyst. (Ruptur eines Corpus luteum haemorrhagicum in eine Cyste des Ligamentum latum.) Proceed. of the roy. soc. of med. 6, obstetr. a gynaecol. sect. S. 66—67. **1, 289.**

Maccabruni, F., Sperimenti di cultura „in vitro“ dei tessuti dell'utero e dell'ovaio di feto umano. (Versuche mit Kulturen „in vitro“ von Uterus- und Ovariumgeweben menschlicher Föten.) Ann. di obstetr. e ginecol. Bd. 2, Nr. 10, S. 529 bis 535. 3, 652.

McIlroy, Louise, Ovarian secretion. A review. (Ovariensekretion. Ein Überblick.) Journal of obstetr. a. gynaecol. of the Brit. emp. Bd. 23, Nr. 5, S. 265—287. 5, 384.

Macnaughton, Jones H., Tubal haematoma. (Haematoma tubae.) Proceed. of the roy. soc. of med. 6, obstetr. a. gynaecol. sect. S. 67—69. 1, 197.

Mannaberg, J., Über Versuche, die Basedowsche Krankheit mittels Röntgenbestrahlung der Ovarien zu beeinflussen. Wien. klin. Wochenschr. Jg. 26, Nr. 18, S. 693—696. 5, 30.

Martius, K., Ein Fall von persistierender wahrer Kloake mit bandförmigem Ovarium und anderen seltenen Mißbildungen im Urogenitalsystem. Frankfurter Zeitschr. f. Pathol. 12, S. 47—62. 1, 110.

Meyer, Robert, Beiträge zur pathologischen Anatomie des Ovariums. Verhandl. d. Dtsch. pathol. Ges. 16. Tag., Marburg, 31. III.—2. IV. 1913, S. 396—403. 3, 530.

Meyer, Robert, Über die Beziehung der Eizelle und des befruchteten Eies zum Follikelapparat, sowie des Corpus luteum zur Menstruation. (Ein Beitrag zur normalen und pathologischen Anatomie und Physiologie des Ovariums.) Arch. f. Gynaekol. Bd. 100, H. 1, S. 1—19. 2, 544.

Meyer, Robert, und Carl Ruge II, Über Corpus luteum-Bildung und Menstruation in ihrer zeitlichen Zusammengehörigkeit. Zentralbl. f. Gynäkol. 37, S. 50—52. 1, 101.

Montgomery, E. E., Hernia through the pelvic outlet. (Hernie durch den Beckenboden.) Surg., gynecol. a. obstetr. 16, S. 20—27 u. Surg., gynecol. a. obstetr. 16, S. 20—27. 1, 62, 368.

Mueller, Arthur, Die Beziehungen zwischen Appendicitis chronica und den Erkrankungen der Ovarien und Tuben. Zeitschr. f. ärztl. Fortbild. Jg. 10, Nr. 22, S. 683—688. 3, 621.

Mulon, P., et de Jong, Corps jaunes atrésiques de la femme. Leur pigmentation. (Die atretischen Corpora lutea des Weibes. Ihre Pigmentierung.) Cpt. rend. hebdom. des séances de la soc. de biol. 74, S. 585—587. 1, 471.

Mussatow, N. A., Zur Frage über die Behandlung der chronischen gonorrhoischen Salpingo-Oophoritiden durch intrauterine Injektionen von Argentamin. Zentralbl. f. Gynaekol. Jg. 37, Nr. 40, S. 1470—1471. 3, 330.

Nàdory, Béla, Der Einfluß der Ovarien auf die Bestimmung des Geschlechts der Frucht. Pester med.-chirurg. Presse 49, S. 91—93 u. 97—99. 1, 679.

Nové-Josserand, G., et A. Rendu, Sur quatre cas de hernie congénitale de la trompe et de l'ovaire chez la petite fille. (Vier Fälle von kongenitaler Hernie der Tube und des Ovariums im Kindesalter.) Arch. provinc. de chirurg. Jg. 22, Nr. 9, S. 543—546. 3, 440.

Nyulasy, Arthur J., The thyroid in gynaecology. (Thyreoidea und Gynaekologie.) Austral. med. journal Bd. 2, Nr. 116, S. 1241—1242. 4, 111.

Obregia, M., C. Parhon, et C. Urechia, Recherches sur les glandes génitales testicules et ovaires dans la démence précoce. (Untersuchungen über die Geschlechtsdrüsen [Hoden und Ovarien] bei der Dementia praecox.) Encéphale 8, S. 109—117. 1, 368.

Öhman, K. H., Ein Fall von Pyovarium nach dem Partus. Finska Läkaresällsk. Handl. Bd. 55, H. 4, S. 447—452 (Finnisch.) u. Zentralbl. f. Gynaekol. Jg. 37, Nr. 28, S. 1033—1036. 1, 747; 2, 435.

Öhmann, K. H., Über Ovarialhämatom und Ovarialblutung. Duodecim 29, S. 55—77 (Finnisch.) u. Monatsschr. f. Geburtsh. u. Gynaekol. Bd. 38, H. 3, S. 283—295. 1, 747; 3, 110.

Öhman, K. H., Uterusmyom und Ovarialblutungen. Finska Läkaresällsk. Handl., B. 55, H. 8, S. 198—203 (Schwedisch) u. Zentralbl. f. Gynaekol. Jg. 37, Nr. 42, S. 1566—1569. 2, 621; 3, 392.

Osnos, Destinées des segments ovariens laissés en place après l'hystéréctomie. (Schicksal der Ovarialreste, die nach Hysterektomie zurückgelassen werden.) Thèse de Montpellier. Nr. 10 (univ.). 40 S. 5, 62.

Patel, Maurice, Traitement de la tuberculose génitale de la femme. (Behandlung der Genitaltuberkulose der Frau.) Journal des sages-femmes Jg. 41, Nr. 11, S. 274—276 u. Nr. 12, S. 281—284. 2, 475.

Pewsner, C., Productions kystiques de l'ovaire liées à la tuberculose. Tuberculose inflammatoire de l'ovaire. (Cystenbildung am tuberkulösen Ovar. Entzündliche Ovarialtuberkulose.) Thèse de Lyon. Nr. 53 (univ.). 44 S. 5, 109.

Pfeilsticker, Wolfgang, Über lebensbedrohliche intraperitoneale Blutung aus einem Graafschen Follikel. Med. Korrespondenzbl. d. württemb. ärztl. Landesver. Bd. 83, Nr. 34, S. 533—536. **3, 162.**

Pinkuss, A., Die Mesothoriumbehandlung bei hämorrhagischen Metropathien und Myomen. Dtsch. med. Wochenschr. Jg. 39, Nr. 22, S. 1041—1044. **2. 275.**

Poiarkov, E., L'influence du jeûne sur le travail des glandes sexuelles du chien. (Der Einfluß des Hungerns auf die Funktion der Geschlechtsdrüsen des Hundes.) (Réun. biol. de Saint-Pétersbourg, séance du 12. XII. 1912.) Cpt. rend. hebdom. des séanc. de la soc. de biol. 74, S. 141—143. **1, 205.**

Puech, P., et J. Vanverts, Du rôle du corps jaune dans la nidation et le développement de l'oeuf chez la femme. (Über die Rolle des Corpus luteum bei der Nidation und Entwicklung des menschlichen Eies.) Rev. mens. de gynécol., d'obstétr. et de pédiatr. Jg. 8, Nr. 4, S. 236—243. **3, 175.**

Queisner, Beitrag zur Ätiologie des eitrigen retrouterinen Exsudates. (Nordostdtsch. Ges. f. Gyn., Sitz. v. 1. II. 1913.) Monatsschr. f. Geb. u. Gynaekol. 37, S. 530—532. **1, 549.**

Rathe, B., Pseudomyxoma peritonei mit Beteiligung der Ovarien und der Appendix. Monatsschr. f. Geburtsh. u. Gynaekol. 37, S. 322—325. **1, 680.**

Recasens, Organtherapie in der Gynäkologie. 17. internat. med. Kongr., London, Sekt.f. Geburtsh. u. Gynaekol., 6.—12. VIII. 1913. **3, 48.**

Rechl, A., Blasenmole, Eierstock und Corpus luteum. Dissertation: München. **4, 320.**

Regaud, Cl., et Ant. Lacassagne, Sur l'évolution générale des phénomènes determinés dans l'ovaire de la lapine par les rayons X. (Über die Einwirkung von Röntgenstrahlen auf das Ovarium des Kaninchens und die allgemeine Entwicklung dieser Erscheinungen.) Cpt. rend. hebdom. des séances de la soc. de biol. 74, S. 601 bis 604. **1, 471.**

Regaud, Cl., et Ant. Lacassagne, Sur les conditions de la stérilisation des ovaires par les rayons X. (Über die Bedingungen der Sterilisation der Ovarien mittels Röntgenstrahlen.) Cpt. rend. hebdom. des séanc. de la soc. de biol. Bd. 74, Nr. 14, S. 783—786. **2, 28.**

Regaud, Cl., et Ant. Lacassagne, Sur le processus de la dégénérescence des follicules dans les ovaires röntgenisés de la lapine. (Über die Degenerationsprozesse an den Follikeln der röntgenisierten Kaninchenovarien.) Cpt. rend. hebdom. des séanc. de la soc. de biol. Bd. 74, Nr. 15, S. 869—871. **2, 85.**

Regaud, Cl., et Ant. Lacassagne, Sur la radiosensibilité (aux rayons X) des cellules épithéliales des follicules ovariens, chez la lapine. (Über die Radiosensibilität gegen Röntgenstrahlen der epithelialen Zellen der Follikel von Kaninchenovarien.) Cpt. rend. hebdom. des séanc. de la soc. de biol. Bd. 74, Nr. 23, S. 1308—1311. **2, 470.**

Ries, Emil, Zur Ätiologie periodischer und alternierender Ovarialschwellungen. Zeitschr. f. Geburtsh. u. Gynaekol. Bd. 74, H. 1, S. 312—320. **3, 162.**

Rössle, Zwei Fälle von Verwachsung der Ovarien. (Naturwiss.-med. Ges. Jena, Sitz. v. 13. Nov. 1913.) Münch. med. Wochenschr. Jg. 60, Nr. 51, S. 2862. **4, 17.**

Rosenbloom, Jacob, The biochemistry of the female genitalia. 2. The lipins of the ovary and corpus luteum of the pregnant and non-pregnant cow. (Die Biochemie des weiblichen Genitales. II. Die Lipoide des Ovarium und Corpus luteum bei der schwangeren und nicht schwangeren Kuh.) Journal of biol. chem. Bd. 13, Nr. 4, S. 511—512. **2, 419.**

Rouville, de, Un cas d'autogreffes ovariennes humaines. (Ein Fall von autoplastischer Ovarialtransplantation bei der Frau.) Bull. de la soc. d'obstétr. et de gynécol. de Paris Jg. 2, Nr. 9, S. 823—827. **4, 612.**

Rouville, G. de, et Arrivat, Un cas de cysthématome menstruel postopératoire. (Ein Fall von Cysthaematoma menstruale postoperativum.) Arch. mens. d'obstétr. et de gynécol. Jg. 2, Nr. 6, S. 529—532 u. Sem. gynécol. Jg. 18, Nr. 30, S. 239—240. **2, 436; 3, 156.**

Roveda, La funzione ovarica come causa efficiente di forme morbose. (Die Funktion der Ovarien als Ursache von Krankheiten.) Arte ostetr. Jg. 27, Nr. 17, S. 263—265. **3, 224.**

Schickele, G., Der Einfluß der Ovarien auf das Wachstum der Brustdrüsen. Beiträge zur Lehre der inneren Sekretion. Zeitschr. f. Geburtsh. u. Gynaekol. Bd. 74, H. 1, S. 332—361. **3, 209.**

Schiller, Ignaz, Über somatische Induktionen auf die Keimdrüsen bei den Säugetieren. Mitt. 1. Arch. f. Entwicklungsmech. d. Organism. Bd. 38, H. 1, S. 136 bis 143. **3, 688.**

Seedorff, Morten, Haematoma ovarii. Seine Entstehung und klinische Bedeutung. Hospitalstidende **56**, S. 73—93. (Dänisch.) **1, 102.**

Simon, S., Untersuchungen über die Einwirkung der Röntgenstrahlen auf die Eierstöcke. Dissertation: Bonn. **4, 6.**

Smet de, Arth. La syphilis de l'ovaire, par les Drs. P. Dalché et Ch. Fouquet. Analyse. (Syphilis der Ovarien.) Ann. et bull. de la soc. de méd. de Gand Bd. **4,** H. 6/7, S. 338—339. **3, 226.**

Smith, Joseph T., Complement deviation by corpus lutean antigens. (Komplementablenkung durch Corpus luteum-Antigen.) Americ. journal of obstetr. Bd. **67,** Nr. 6, S. 1107—1110. **2, 360.**

Snoo, K. de, Wesen und Behandlung der Osteomalacie. Ned. maandschr. v. verlosk. en vrouwenz. Jg. **2,** Nr. 1, S. 1—17. **1, 786.**

Sommer, Maria Paula, Über die Ovarialveränderungen bei Mäusen und Kaninchen nach Cholininjektionen. Strahlentherapie Bd. **3,** H. 2, S. 871—876. **4, 444.**

Stefko, W., Adrenalin und seine Einwirkung auf die Ovarien und den Uterus einiger Mammalia. Fortschr. d. Med. **31,** S. 67—71. **1, 56.**

Stevens, T. G., A clinical lecture on salpingo-oophoritis. (Über Salpingooophoritis; eine klinische Vorlesung.) Clin. journal Bd. **42,** Nr. 9, S. 129—136 u. Med. review Bd. **16,** Nr. 8, S. 406—412. **2, 253, 752.**

Stich, R., Über den heutigen Stand der Organtransplantationen. Dtsch. med. Wochenschr. Jg. **39,** Nr. 39, S. 1865—1868. **3, 428.**

Stickel, Max, Experimentelle Untersuchungen über den Einfluß der Drüsen mit innerer Sekretion auf die Uterustätigkeit. Tl. 1: Ovarium. Arch. f. Anat. u. Physiol., physiol. Abt., Jg. **1913,** H. 3/4, S. 259—311. **3, 617.**

Stolper, Lucius, Über den Einfluß der weiblichen Keimdrüse auf den Zuckerstoffwechsel. Gynaekol. Rundschau 7, S. 93—107. **1, 298.**

St. Pierre, J. A., Inclusion congénitale des trompes et des ovaires dans le ligament large. Étude d'embryologie. (Kongenitaler Einschluß der Tuben und Ovarien in das Ligamentum latum.) Union méd. du Canada Bd. **42,** Nr. 4, S. 197—203. **2, 483.**

Stratz, C. H., Falsche Diagnose bei einer selteneren Mißbildung der inneren Genitalien. (Fehlen des linken Ovariums, Cyste des rechten Ovariums und multiple Cysten im Parametrium.) Frauenarzt Jg. **28,** H. 8, S. 347—348. **3, 673.**

Suggs, L. A., Ovarian neuralgia. (Ovarial-Neuralgie.) Texas State journal of med. Bd. **9,** Nr. 8, S. 245—246. **4, 320.**

Timofejew, Zur Frage über die Entwicklung des Corpus luteum im menschlichen Eierstock. Dissertation: Kasan. (Russisch.) **4, 537.**

Todorsky, La tuberculose de l'ovaire. (Ovarialtuberkulose.) Thèse de Montpellier. Nr. 18 (univ.). 55 S. **5, 109.**

Tuffier, Louis Géry et Vignes, Étude anatomique sur l'involution d'un ovaire greffé et remarques sur le processus histologique de la greffe. (Anatomische Untersuchung über die Involution eines verpflanzten Ovariums und Bemerkungen über den histologischen Vorgang bei einer Verpflanzung.) Bull. et mém. de la soc. anat. de Paris Jg. **88,** Nr. 4, S. 193—198. **2, 383.**

Tuffier et Vignes, Étude anatomique de quatre greffes ovariennes chez la femme. (Anatomische Studie über vier implantierte Ovarien bei der Frau.) Bull. et mém. de la soc. anat. de Paris Jg. **88,** Nr. 3, S. 148—153. **1, 836.**

Tuffier, Th., Les greffes ovariennes humaines. (Suites éloignées.) (Ovarientransplantationen beim Weibe. [Spätfolgen.]) Journal de chirurg. Bd. **10,** Nr. 5, S. 529 bis 537. **2, 751.**

Vanverts, J., La chirurgie doit-elle être conservatrice en cas de kyste de l'ovaire? (Soll die Chirurgie konservativ bei Eierstockcysten verfahren?) Bull. de la soc. d'obstétr. et de gynécol. de Paris Jg. **2,** Nr. 8, S. 678—679 u. Arch. mens. d'obstétr. et de gynécol. Jg. **2,** Nr. 11, S. 359—365. **4, 242, 399.**

Vanverts, J., et H. Paucot, Métrorrhagies dues à des adhérences unissant l'ovaire à un appendice enflammé. (Metrorrhagien, hervorgerufen durch Verwachsungen zwischen Ovarium und entzündetem Appendix.) Bull. de la soc. d'obstétr. et de gynécol. de Pairs Jg. **2,** Nr. 5, S. 462—463. **4, 487.**

Varaldo, F. R., Experimentelle Untersuchungen über Eierstockveränderungen infolge wiederholter Adrenalineinspritzungen. Zentralbl. f. Gynaekol. Jg. **37,** Nr. 37, S. 1350—1353 u. Ginecol. moderna Jg. **6,** S. 48—53. **3, 275; 5, 206.**

Webb, H. Gordon, Ovarian dyspepsia. (Ovarialdyspepsie.) Practitioner Bd. **90,** Nr. 5, S. 897—899. **1, 750.**

Wendel, Walther, Die retrograde Incarceration (Hernie en W). Ergebn. d. Chirurg.
u. Orthop. Bd. 6, S. 536—564. Berlin: Springer. 2, 485.
Werneck, Carlos, Über Ovarientransplantation. Brazil-medico Jg. 27, Nr. 6, S. 15
bis 53. (Portugiesisch.) 3, 688.
Whitehouse, Beckwith, The autoplastic ovarian graft and its clinical value. (Die
autoplastische ovarielle Pfropfung und ihr klinischer Wert.) Clin. journal Bd. 42,
Nr. 7, S. 107—110 u. British med. journal Nr. 2752, S. 783—784. 2, 162; 3, 331.
Whitehouse, Beckwith, Torsion of the spleen simulating ovarian tumour. Splenectomy: recovery. (Torsion der Milz einen Ovarialtumor vortäuschend. Splenektomie.
Heilung.) Birmingham med. rev. Bd. 74, Nr. 419, S. 18—22. 2, 692.
Whitelocke, R. H. Anglin, Two successful cases of operation for strangulated in-
guinal hernia in female infants, of the ages of 22 and 17 days. (Zwei mit Erfolg
operierte Fälle wegen eingeklemmten Inguinalhernien bei Mädchen von 22 und
17 Tagen.) Proceed. of the roy. soc. of med. Bd. 6, Nr. 7, sect. f. the study of dis.
in childr. S. 190—191. 2, 545.
Winter, L., Über gestielte kleincystische Degeneration der Ovarien. Dissertation:
Erlangen. 4, 17.
Wolz, E., Untersuchungen zur Morphologie der interstitiellen Eierstockdrüse des
Menschen. Dissertation: Bonn. 4, 320.
Young, James, Uterine haemorrhage of ovarian origin. (Uterine Blutung ovariellen
Ursprungs.) (Edinburgh obstetr. soc., meet. of 12. II. 1913.) Lancet 184, S. 614
bis 615. 1, 286.
Young, James, Uterine haemorrhage of ovarian origin. Including a discussion
on the physiology and pathology of the corpus luteum. (Uterine Blutungen ovariellen
Ursprungs. Erörterung der Physiologie und Pathologie des Corpus luteum.) Trans-
act. of the Edinburgh obstetr. soc. Bd. 38, S. 140—157. 4, 109.
Zaher, Contribution à l'étude des greffes ovariennes. (Ovarialverpflanzungen.)
Thèse de Montpellier. Nr. 14 (univ.). 71 S. 5, 62.
Zoeppritz, Zur Behandlung der Amenorrhöe. Versamml. d. dtsch. Ges. f. Gynaekol.
Halle a. S., 14.—17. Mai 1913. 1, 745.

Beckenbindegewebe, Adnexe im Allgemeinen.

Broad ligament abscess; pyosalpinx. (Absceß der Lig. latum; Pyosalpinx.) Surg. clin.
of John B. Murphy Bd. 2, Nr. 1, S. 123—130. 3, 530.
Alfieri, Emilio, Fibromiomi del legamento largo. (Fibromyome des breiten Mutterbandes.) Ginecologia Jg. 10, Nr. 3, S. 65—84. 2, 752.
Alglave, P., Volumineux kyste hydatique de la base du ligament large gauche. Ex-
stirpation intégrale, guérison. (Echinokokkencyste der Basis des linken breiten
Mutterbandes. Vollkommene Exstirpation. Heilung.) Bull. et mém. de la soc. de
chirurg. de Paris Bd. 39, Nr. 24, S. 1018—1025. 3, 111.
Bardy, U., Les métastases pelviennes des cancers de l'estomac. (Beckenmetastasen
bei Magenkrebs.) Thèse: Algier. 4, 323.
Belot, A propos du localisateur pour radiothérapie des affections utéro-annexielles.
(Zur Lokalisation in der Radiotherapie der Uterus- und Adnexerkrankungen.)
Bull. et mém. de la soc. de radiol. méd. de Paris Jg. 5, Nr. 47, S. 256—258. 3, 387.
Beuttner, Die transversale, fundale Keilexcision des Uterus als Vorakt zur Ex-
stirpation doppelseitig erkrankter Adnexe mit Erhaltung der Menstruation.
17. internat. med. Kongr., London, Sekt. f. Geburtsh. u. Gynaekol., 6.—12. VIII.
1913. 3, 60.
Beuttner, Oskar, Zur Technik der Exstirpation entzündlich erkrankter Adnexe
an Hand von hundert einschlagenden Operationen. Korrespondenzbl. f. Schweizer
Ärzte 43, S. 2—15, 10—49 u. 69—83. 1, 290.
Bonnaud, Contribution à l'étude des opérations conservatrices dans la tuberculose
annexielle de la femme. (Konservative Operation bei Adnextuberkulose.) Thèse de
Lyon. Nr. 79. 37 S. 5, 62.
Bonneau, Raymond, Inondation péritonéale par rupture spontanée d'une veine
utéro-ovarienne. (Überschwemmung des Peritoneums durch Spontanruptur einer
uteroovariellen Vene.) Rev. mens. de gynécol., d'obstétr. et de pédiatr. Jg. 8, Nr. 4,
S. 244—246. 3, 61.
Bourcart, Les rapports de la veine cave inférieure avec les organes e la cavité pel-
vienne. (Die Beziehungen der Vena cava inferior zu den Organen der Beckenhöhle.)
Paris méd. Nr. 34, S. 177—185. 2, 735.
Calmann, A., Ein Beitrag zur Behandlung langdauernder, fieberhafter, eitriger Adnexerkrankungen. Fortschr. d. Med. Jg. 31, Nr. 35, S. 953—957. 3, 63.

Chapple, Harold, The treatment of pelvic inflammation. (Die Behandlung der entzündlichen Erkrankungen der Beckenorgane.) Guy's hosp. gaz. Bd. 27, Nr. 649, S. 194—197. **2,** 46.

Chase, Ira Carleton, An unwritten chapter in gynecology, uterine and adnexal syphilis. (Ein unbeschriebenes Kapitel der Gynaekologie, Syphilis des Uterus und der Adnexe.) Texas State journal of med. Bd. **9,** Nr. 3, S. 95—98. **2,** 620.

Clark, S. M. D., Discussion of pelvic infection, with special reference to the needs of the general practitioner. (Über die infektiösen Erkrankungen der Beckenorgane mit besonderer Berücksichtigung der Bedürfnisse des praktischen Arztes.) New Orleans med. a. surg. journal Bd. **66,** Nr. 4, S. 269—277. **3,** 485.

Costantini, Paolo, Adenomioma dell' utero e tuberculosi utero-annessiale complicata. (Adenomyom kompliziert mit Adnextuberkulose.) Policlinico, sez. prat. **20,** S. 473 bis 477. **1,** 543.

Cruveilhier, Louis, Traitement des complications utéro-annexielles de la blennorragie au moyen d'injections sous-cutanées de virus-vaccins sensibilisés de Besredka.) (Behandlung von Uterus- und Adnexkomplikationen der Gonorrhöe durch subcutane Injektionen sensibilisierter Gonokokkenvaccine nach Besredka.) Cpt. rend. hebdom. des séanc. de la soc. de biol. Bd. **74,** Nr. 24, S. 1377—1379. **2,** 584.

Cummings, Howard H., An analytical study of two hundred cases of pelvic inflammatory disease. (Analytische Studie über 200 Fälle von entzündlichen Beckenerkrankungen.) Physician a. surg. Bd. **35,** Nr. 8, S. 337—345. **4,** 445.

Daniel, Constantin, Les annexites herniaires. (Adnexe im Bruchsack.) Journal de chirurg. de Bucarest Jg. **1,** Nr. 1, S. 8—14. **4,** 702.

Descomps, Pierre, L'épigastralgie dans les métro-annexites. (Der epigastrische Schmerz bei den Entzündungen von Gebärmutter und Adnexen.) Sém. gynécol. Jg. 18, Nr. 17, S. 133—135. **2,** 24.

Desgouttes, L., et R. Olivier, Rôle des lésions intestinales dans le pronostic opératoire des annexites tuberculeuses (lésions du grêle surtout). (Die Bedeutung der Darmverletzungen für die operative Prognose der tuberkulösen Adnexerkrankungen [besonders der Verletzungen des Dünndarmes].) Lyon méd. **120,** S. 541—547. u. Rev. franc. de méd. et de chirurg. Jg. **10,** Nr. 13, S. 198—200. **1,** 474; **2,** 485.

Dorman, Large intraligamentous hyaline and cystic fibroid with cystic ovaries. (Großes intraligamentäres, hyalin und cystisch entartetes Fibroid mit cystischen Eierstöcken.) (New York acad. of med., meet. of Nov. 29, 1912.) Americ. journal of obstetr. **67,** S. 363. **1,** 226.

Fabre et Bourret, Un cas de granulie péritonéale dans le post partum chez une malade présentant une tuberculose annexielle ancienne. (Ein Fall von peritonealer Miliartuberkulose nach Geburt bei einer Kranken mit alter Adnextuberkulose.) Rev. prat. d'obstétr. et de gynecol. **21,** S. 48—52. **1,** 386.

Falgowski, Zur operativen Behandlung alter Infiltrate. 15. Versamml. d. dtsch. Ges. f. Gynaekol. Halle a. S., 14.—17. Mai 1913. **1,** 679.

Falgowski, Zur operativen Behandlung chronisch-entzündlicher Beckeninfiltrate mit besonderer Berücksichtigung der Parametritis posterior. Gynaekol. Rundschau Jg. **7,** H. 16, S. 585—591 u. Sem. méd. Jg. **33,** Nr. 30, S. 349—350. **2,** 753; **2,** 589.

Farrar, Lillian K. P., Hernia of the uterus and both adnexa with report of a case. (Hernie des Uterus und beider Adnexe, mit Bericht eines Falles.) (New York acad. of med., sect. on obstetr. a. gynecol., meet. 27. II. 1913.) Americ. journal of obstetr. Bd. **68,** Nr. 1, S. 114—120 u. Surg., gynecol. a. obstetr. Bd. **17,** Nr. 5, S. 586—597. **2,** 546; **3,** 692.

Favreaux, Suppurations des sacs herniaires et salpingo-ovarites. (Eiterungen in Bruchsäcken und Salpingo-Ovaritis.) Thèse: Bordeaux. **4,** 242.

Fekete, Alexander, Zur Wirkung der intrauterinen Argentamin-Injektionen bei den gonorrhoischen Erkrankungen der Adnexe. Gynaekologia **1913,** Nr. 2, S. 142. **4,** 17.

Foveau de Courmelles, Les rayons X et le radium en gynécologie. (Die Röntgen- und Radiumstrahlen in der Gynaekologie.) (17. congr. internat. de méd., London 6.—12. VIII. 1913.) Ann. de chirurg. et d'orthop. Bd. **26,** Nr. 8, S. 234—242. **3,** 355.

Fraenkel, Manfred, Lösung parametritischer Verwachsungen durch Röntgenstrahlen. Zentralbl. f. Gynaekol. Jg. **37,** Nr. 42, S. 1570—1572. **3,** 466.

Friedrich, Demonstration einiger interessanter Myome. (Gynaekol. Ges. Breslau Sitz. v. 29. IV. 1913.) Monatsschr. f. Geburtsh. u. Gynaekol. Bd. **38,** H. 1, S. 11 bis 116. **2,** 479.

Gérard, Georges, Sur les variations d'origine et de nombre des artères génitales

spermatiques ou ovariennes, de l'homme. (Über die Verschiedenheit von Ursprung und Zahl der Arteriae spermaticae intern. A. testicularis resp. ovarica, des Menschen.) Cpt. rend. hebdom. des séanc. de la soc. de biol. Bd. **74**, Nr. 14, S. 778.
1, 813.

Grosse, A., Volumineux kyste du ligament large et grossesse; ablation du kyste; continuation de la grossesse. (Umfangreiche Cyste des Ligamentum latum und Schwangerschaft; Exstirpation der Cyste; Fortsetzung der Schwangerschaft.) Rev. mens. de gynécol., d'obstétr. et de pédiatr. Jg. **8**, Nr. 9, S. 537—538 u. Gaz. méd. de Nantes Jg. **31**, Nr. 47, S. 948—950.
3, 4054, 90.

Guibert, H., Les maladies de l'utérus et de ses annexes à Balaruc-les-Bains. (Die Behandlung von Erkrankungen des Uterus und seiner Adnexe in Balaruc les Bains.) Montpellier méd. **36**, S. 153—161 u. 177—183.
1, 291.

Gutmann, J., Über das Ergebnis von 100 Operationen eitriger Adnexe aus der Universitäts-Frauenklinik zu Straßburg i. E. Dissertation: Straßburg.
4, 18.

Haenisch, G. F., Meine Erfahrungen, Resultate und Technik in der gynaekologischen Röntgentherapie. Fortschr. a. d. Geb. d. Röntgenstrahl. **20**, S. 18—33.
1, 457.

Hagenauer, G. F., Rupture of abdominal hydatid during examination under an anaesthetic, immediate operation. (Zerreißung einer abdominalen Hydatide während Untersuchung in der Narkose.) Austral. med. journal Bd. **2**, Nr. 89, S. 969.
2. 49.

Haim, Emil, Beitrag zu den Blasenerkrankungen bei entzündlichen Erkrankungen der Adnexe. Zeitschr. f. gynaekol. Urol. Bd. **4**, H. 2, S. 63—68.
1, 683.

Hannes, Walther, Die Adnexerkrankungen (Entzündungen und Eileiterschwangerschaft). Ergebn. d. Chirurg. u. Orthop. Bd. **6**, S. 609—648. Berlin, Springer.
2, 210.

Hasse, Zur Behandlung chronischer Beckenerkrankungen. Zentralbl. f. Gynäkol. **37**, S. 133.
1, 63.

Heller, J., Über Tumoren des Ligamentum rotundum uteri. Dissertation. Berlin.
3, 485.

Hellier, John B., A clinical lecture on pelvic cellulitis. (Klinischer Vortrag über Beckenzellgewebsentzündungen.) Clin. journal Bd. **42**, Nr. 6, S. 81—89. **2, 99.**

Hertzler, Arthur E., Pericolic membrane of the broad ligament. (Perikolische Membran des Ligament. latum.) Surg., gynecol. a. obstetr. Bd. **17**, Nr. 1, S. 60—62.
2, 693.

Herzer, G., Die Durchwärmung von Geweben mittelst Hochfrequenzströmen (Diathermie). Schweizer. Rundsch. f. Med. Bd. **13**, Nr. 22, S. 905—913.
2, 48.

Heymann, H., und S. Moos, Erfahrungen über Vaccinebehandlung der weiblichen Gonorrhöe. Monatsschr. f. Geburtsh. u. Gynaekol. Bd. **37**, H. 5, S. 623—633.
2, 39.

Hirschfeld, F., Untersuchungen des Nervensystems bei 62 Fällen von Parametritis posterior. Dissertation. Berlin.
3, 843.

Hörrmann, Albert, Seltene klinische Erscheinungen einer Beckenbindegewebscyste (Epidermoidcyste). Zentralbl. f. Gynäkol. **37**, S. 240—244.
1, 227.

Jacobs, Quelques observations relatives aux suites tardives d'opérations conservatrices des annexes (pièces anatomiques). (Einige Beobachtungen über Spätfolgen bei konservativen Adnexoperationen [anatomische Präparate].) Bull. de la soc. belge de gynécol. et d'obstétr. Bd. **24**, Nr. 6, S. 337—334.
4, 400.

Jacobs, Friedrich, Über einige adenomyomatöse Tumoren an den weiblichen inneren Genitalorganen. Beitr. z. Geburtsh. u. Gynaekol. Bd. **19**, H. 1, S. 143—164.
3, 365.

Jacqué, L., et Fernand Masay, Abcès rétro-utérin à strepto bacterium foetidum. (Retrouteriner Absceß durch streptobacterium foetidum.) Rev. mens. de gynécol., d'obstétr. et de pédiatr. **8**, S. 99—100.
2, 577.

Jacub, J., Fibrosarcoma ligam. lati. (Sarkome des Beckengewebes zählen zu den Seltenheiten auf gynaekologischem Gebiete.) Zentralbl. f. Gynaekol. Jg. **37**, Nr. 25, S. 931—934.
2, 384.

Jellet, Henry, The surgical treatment of pelvic thrombosis of septic origin. (Die chirurgische Behandlung der septischen Beckenthrombose.) Surg., gynecol. a. obstetr. Bd. **17**, Nr. 2, S. 147—157.
3, 133.

Ivens, Frances, Adnexal tuberculosis, a study of twenty-three cases. (Tuberkulose der Adnexe. Bericht über 23 Fälle.) (Obstetr. a. gynecol. sect., 9. X. 1913.) Proceed. of the roy. soc. of med. Bd. **7**, Nr. 1, S. 6—27.
4, 198.

Kaiser, K. F. L., Einfluß der Atmungsbewegungen auf die Bewegung des Blutes in den Beckenvenen. Zeitschr. f. physikal. u. diätet. Therap. Bd. **17**, H. 9, S. 538 bis 545.
3. 110.

Kakuschkin, N. M., Beobachtungen über die Probepunktion bei Exsudaten und verschiedenen Ansammlungen im Becken. Zeitschr. f. Geburtsh. u. Gynaekol. Jg. 28, H. 12, S. 1783—1803. (Russisch.) **4, 197.**

Kakuschkin, N. M., Bemerkungen zur Probepunktion von cystischen Tumoren und Flüssigkeitsansammlungen im Becken. Jurnal Akuscherstwai i shenskich bolesnei (Zeitschr. f. Geb. u. Gynaekol.) Bd. **28**, S. 1783—1803. (Russisch.) **4, 197.**

Kreuzfuchs, Siegmund, Zur Frage der Röntgenbehandlung in der Gynaekologie· Wien. med. Wochenschr. Jg. **63**, Nr. 24, S. 1482—1484. **3, 210·**

Kynoch, J. A. C., Pelvic haematocele from rupture of a blood cyst of ovary. (Beckenhämatocele infolge Ruptur einer Blutcyste des Ovarium.) Journal of obstetr. a. gynaecol. of the Brit. emp. Bd. **23**, Nr. 5, S. 304—307. **2, 252.**

Laffont, Un cas de phlegmon du ligament large traité par l'air chaud. (Ein Fall von mit heißer Luft behandelten Phlegmone des Ligamentum latum.) Bull. de la soc. d'obstétr. et de gynécol. de Paris Jg. **2**, Nr. 5, S. 453—454. **3, 297**

Lauwers, Sarcome à métastases du ligament large associé à un fibrome utérin. (Metastatisches Sarkom des Lig. latum bei gleichzeitigem Fibroma uteri.) (Acad. roy. de méd., belgique, séance du 25. I. 1913.) Presse méd. **21**, S. 202 u. Bull. de l'acad. roy. de méd. de Belgique **27**, S. 31—34. **1, 369, 549.**

Lenk, Robert, und Leo Pollak, Über das Vorkommen von peptolytischen Fermenten in Exsudaten und dessen diagnostische Bedeutung. Dtsch. Arch. f. klin. Med. **109**, S. 350—377. **1, 161.**

Lerda, Guido, Leiomyoma septi urethro-vaginalis. Zeitschr. f. Geburtsh. u. Gynaekol. Bd. **74**, H. 2/3, S. 846—853. **3, 484.**

Lizcano, P., Adnexentzündung und Neurose vom operativen Standpunkt. Siglo méd. Jg. **60**, Nr. 3094, S. 193—195. (Spanisch.) **2, 484.**

Lizcano, P., Operative Indication bei cystischen Adnexentzündungen. Siglo méd. Jg. **60**, Nr. 3095, S. 214—216. (Spanisch.) **2, 485.**

Lizcano, Policarpo, Die Adnexentzündungen, Heilungsausssicht, Schmerz, Blutbefund. El Siglo médico **60**, S. 65—68. (Spanisch.) **1, 192.**

Lizcano, P, Operative Indikation bei Adnexentzündungen. El Siglo médico **60**, S. 3—5. (Spanisch.) **1, 193.**

Lizcano, P., Unerwünschte Folgen intrauteriner Behandlung bei Adnexentzündungen. Siglo médico **60**, S. 97—99. (Spanisch.) **1, 221.**

Lizcano, P., Der beste Weg operativen Vorgehens bei Adnexentzündungen. Siglo méd. Jg. **60**, Nr. 3127, S. 726—727. (Spanisch.) **4, 197.**

Lizcano, P., Zweckmäßigkeit des Operierens bei Adnexentzündungen. Siglo méd. Jg. **60**, Nr. 3117, S. 566—567. (Spanisch) **4, 198.**

Lizcano, P., Radikale und konservierende Operationen bei Adnexentzündung. Siglo méd. Jg. **60**, Nr. 3129, S. 756—757. (Spanisch.) **4, 198.**

Lockyer, Cuthbert, Adenomyoma of recto-uterine and recto-vaginal septa. (Adenomyom im Septum rectovaginale.) Lancet **184**, S. 243 u. Proceed. of the roy. soc. of med. London **6**, obstetr. a. gynaecol. sect. S. 112—116. **1, 129, 474.**

Lörincz, B., Die Behandlung entzündlicher Adnextumoren mittels intrauteriner Einspritzungen. Gyógyászat **53**, S. 40—42. (Ungarisch) **1, 225.**

Luker, S. G., Rupture of a haemorrhagic corpus luteum into a broad ligament cyst. (Ruptur eines Corpus luteum haemorrhagicum in eine Cyste des Ligamentum latum.) Proceed. of the roy. soc. of med. **6**, obstetr. a gynaecol. sect. S. 66—67. **1, 289.**

Maccabruni, Francesco, Contributo allo studio delle così dette idatidi del Morgagni. (Beitrag zur Kenntnis der sogenannten Morgagnischen Hydatiden.) Ann. di ostetr. e ginecol. Jg. **35**, Nr. 4, S. 360—365. **2, 162.**

McMorrow, Frank, Some old pelvic inflammatory diseases, their non-surgical treatment, with report of cases. (Einige alte, entzündliche Beckenaffektionen, ihre nichtchirurgische Behandlung mit Bericht über einige Fälle.) Journal of the Americ. med. assoc. **60**, S. 966—968. **1, 592.**

Matthey, Alfred L., Über sog. eingeklemmte Hernien der Adnexe. Bruns Beitr. z. klin. Chirurg. **83**, S. 361—368. **1, 369.**

Mériel, E., Tumeurs fibro-kystiques juxta-utérines des deux ligaments larges et myome utérin oedémateux. (Fibro-cystische Tumoren neben dem Uterus in den Ligg. lata, kombiniert mit ödematösem Uterusmyom.) Bull. de la soc. d'obstétr. et de gynécol. de Paris Jg. **2**, Nr. 4, S. 407—411. **3, 690.**

Monteverde, V., Behandlung der Hämatocele des Beckens. Rev. de la soc. méd. Argentina, Bd. **21**, Nr. 121, S. 483—503. (Spanisch.) **3, 690.**

Moriarta, Douglas C., Pelvic cellulitis. (Die Pelviperitonitis.) Albany med. ann.
Bd. 34, Nr. 9, S. 543—549. **3, 332.**
Natvig, Harald, Appendicitis, in Beziehung zu gynaekologischen Leiden. Norsk
Magazin for Laegevidenskaben S. 353. (Norwegisch.) **1, 366.**
Neu, M., Zur spezifischen Diagnostik und Therapie der weiblichen Adnexgonorrhöe.
Monatsschr. f. Geburtsh. u. Gynäkol. 37, S. 182—197. **1, 134.**
Novaro, Nicola, Cisti dermoide del canale inguinale. (Dermoidcyste des Canalis
inguinalis.) Riv. osp. Bd. 3, Nr. 20, S. 893—895. **4, 76.**
Opitz, Erich, Einiges über Beziehungen von Entzündungen des Dickdarms zu
den weiblichen Geschlechtsteilen und zu funktionellen Neurosen. Zeitschr. f. Ge-
burtsh. u. Gynaekol. Bd. 73, H. 2, S. 362—389. **2, 319.**
Page, Yves, Contribution à l'étude des kystes hydatiques pelviens chez la femme.
(Kystes hydatiques de l'utérus et des annexes.) (Zur Kenntnis der Echinokokken-
cysten im weiblichen Becken. Uterus- und Adnexechinokokkencysten.) Thèse
de Paris, Nr. 272. 99 S. (Ollier-Henry. 26, rue Monsieur-le-Prince.) **4, 445.**
Pasteau, O., La cystoscopie dans les péricystites d'origine annexielle ou appendiculaire. (Die Cystoskopie bei der Pericystitis infolge von Adnexitis oder Appendicitis.) Rev. mens. de gynécol., d'obstétr. et de pédiatr. Jg. 8, Nr. 11, S. 656—661.
5, 211.
Patel, Annexite lombaire d'origine puerpérale. (Lumbal gelegene Adnexitis puerperalen Ursprungs.) (Soc. de chirurg. Lyon, séance 17. IV. 1913.) Lyon méd. Bd. 121,
Nr. 36, S. 392—394 u. Rev. mens. de gynécol., d'obstétr. et de pédiatr. Jg. 8, Nr. 10,
S. 600—602. **3, 249; 4, 492.**
Patel et Olivier, De la thérapeutique chirurgicale conservatrice dans le traitement
de la tuberculose annexielle. (Über die chirurgische konservative Therapie der
Adnextuberkulose.) Rev. de gynécol. Bd. 21, Nr. 1, S. 23—38. **3, 63.**
Patrick, B. W., Diagnosis and treatment of pelvic infections. (Diagnose und Behand-
lung der Beckenentzündungen.) Americ. med. compend Bd. 39, Nr. 7, S. 133—137.
4, 445.
Potherat, Suppuration pelvienne. Hystérectomie vaginale. (Beckeneiterung. Vaginale
Hysterektomie.) Clinique (Paris) 8, S. 114—116. **1, 290.**
Purslow, C. E., Solid tumour of ovary and broad ligament cyst. (Solider Tumor des
Ovarium und Cyste des Ligamentum latum.) Proceed. of the roy. soc. of med.
Bd. 6, Nr. 8, obstetr. a. gynaecol. sect. S. 261. **2, 484.**
Raspini, M., Sull'adenomyositis dell'utero e del retto. (Über die Adenomyositis des
Uterus und des Rectums.) Ginecologia 9, S. 577—598. **1, 588.**
Rastouil, Rupture intrapéritonéale d'un abcès formé entre un kyste de l'ovaire et
le gros intestin. (Intraperitoneale Ruptur eines zwischen Ovarialcyste und Dick-
darm gelegenen Abscesses.) Bull. et mém. de la soc. de chirurg. de Paris 39, S. 20
bis 22. **1, 102.**
Ries, Alternierende Adnexschwellungen. (Dtsch. med. Ges. in Chicago, Sitz. vom
27. II. 1913.) Münch. med. Wochenschr. Jg. 60, Nr. 27, S. 1522. **2, 436.**
Robb, Hunter, Examination of the pelvic organs in doubtful cases through a vaginal
incision. (Untersuchung der Beckenorgane in zweifelhaften Fällen von einer vaginalen Incision aus.) Cleveland med. journal Bd. 12, Nr. 4, S. 269—273. **2, 148.**
Rouville, M. de, A propos de trois cas de tuberculose annexielle. (Vorschläge zur
Therapie der Adnextuberkulose an der Hand von drei eigenen Fällen.) Sem. gy-
nécol. Jg. 18, Nr. 24, S. 189—192 u. Montpellier méd. Bd. 37, Nr. 30, S. 73—80 u.
Nr. 31, S. 97—102. **2, 484; 3, 62.**
Rouville, de, Deux cas de pyosalpinx iliaques des salpingites hautes et en particulier
des sigmoido-annexites. (Zwei Fälle von iliakaler Pyosalpinx, von hohen Salpin-
gitiden und besonders den Beziehungen von Flexura sigmoidea und Adnexen.)
Semaine gynécol. Jg. 18, Nr. 38, S. 301—302. **3, 395.**
Sabadini, Ver lombricoïde dans un phlegmon du ligament large des suites de couches.
(Ascaris lumbricoides in einem Absceß des Ligamentum latum nach der Geburt.)
Bull. de la soc. d'obstétr. et de gynécol. de Paris Jg. 2, Nr. 9, S. 787. **4, 613.**
Sanes, K. I., Septic pelvic thrombophlebitis. (Septische Beckenthrombophlebitis.)
Americ. journal of obstetr. 67, S. 36—66. **1, 135.**
Schmidt, O., Die operative Behandlung der Peritoneal- und Genitaltuberkulose.
Zeitschr. f. Geburtsh. u. Gynaekol. Bd. 73, H. 2, S. 404—413. **2, 386.**
Schottmüller, H., und W. Barfurth, Zur Ätiologie der eitrigen Adnexerkrankungen.
Beitr. z. Klin. d. Infektionskrankh. u. z. Immunitätsforsch. Bd. 2, H. 1, S. 45—95.
3, 226.
Smith, Joseph T., The prognostic value of the leucocyte count in pelvic suppurative

conditions. (Prognostischer Wert der Leukocytenwerte bei eitrigen Beckenerkrankungen.) Surg., gynecol. a. obstetr. Bd. **16**, Nr. 4, S. 403—406. **2**, 85.

Southard, E. E., and Myrtelle M. Canavan, Bacterial invasion of blood and cerebrospinal fluid by way of lymph-nodes. Findings in lymph-nodes draining the pelvis. (Bakterieneinwanderung in das Blut und die Cerebrospinalflüssigkeit auf dem Wege der Lymphdrüsen. Befunde in den Beckendrüsen.) Journal of the Americ. med. assoc. Bd. **61**, Nr. 17, S. 1526—1528. **3**, 653.

Steidl, Karl, Zus Kasuistik der primären desmoiden Tumoren des Ligamentum rotundum. Zeitschr. f. Geburtsh. u. Gynaekol. Bd. **74**, H. 1, S. 386—392. **3**, 163.

Stevens, T. G., A clinical lecture on salpingo-oophoritis. (Über Salpingooophoritis; eine klinische Vorlesung.) Clin. journal Bd. **42**, Nr. 9, S. 129—136. **2**, 253.

St. Pierre, J. A. Inclusion congénitale des trompes et des ovaires dans le ligament large. Étude d'embryologie. (Kongenitaler Einschluß der Tuben und Ovarien in das Ligamentum latum.) Union méd. du Canada Bd. **42**, Nr. 4, S. 197—203. **2**, 483.

Straßmann, Gynaekologische Röntgentherapie. 15. Versamml. d. dtsch. Ges. f. Gynaekol. Halle a. S., 14.—17. Mai 1913. **2**, 274.

Stratz, C. H., Falsche Diagnose bei einer selteneren Mißbildung der inneren Genitalien. (Fehlen des linken Ovariums, Cyste des rechten Ovariums und multiple Cysten im Parametrium.) Frauenarzt Jg. **28**, H. 8, S. 347—348. **3**, 673.

Treon, Frederick, Pelvic cellulitis. (Beckenbindegewebsentzündung.) Journallancet Bd. **33**, Nr. 7, S. 198—200. **2**, 100.

Van Sweringen, Budd, Conservatism in operations for acute inflammatory pelvic disease. (Konservatismus bei Operationen wegen akut-entzündlicher Beckenerkrankung.) (Transact. of the Americ. assoc. of obstetr. a. gynecol., 26. ann. meet., Providence, Rhode Island, 16.—18. IX. 1913.) Americ. journal of obstetr. a. dis. of women a. childr. Bd. **68**, Nr. 5, S. 872—880. **3**, 690.

Vautrin, Les kystes dermoïdes du cul-de-sac vesico-utérin. (Die Dermoidcysten der Plica vesico-uterina.) Rev. prat. d'obstétr. et de gynécol. Jg. **21**, Nr. 11, S. 321—329. **4**, 198.

Walthard, M., Purpuraähnliches Erythem im Verlauf einer Adnexerkrankung. Zeitschr. f. Geburtsh. u. Gynaekol. Bd. **75**, H. 2, S. 350—361. **4**, 142.

Weinbrenner, Uterus gravid. mem. III mit großem, verjauchtem Portiocarcinom. (Med. Ges., Magdeburg, Sitzg. v. 27. II. 1913.) Münch. med. Wochenschr. Jg. **60**, Nr. 22, S. 1232. **2**, 179.

Weishaupt, Elisabeth, Ein Fall von extraperitonealem Adenomyom und zwei Fälle von intraperitonealen Myomen des Ligamentum rotundum mit Anmerkungen über die Herkunft der epithelialen Einschlüsse. Arch. f. Gynaekol. Bd. **99**, H. 3, S. 491—504. **2**, 162.

Wetzel, Erwin, Über einen Fall von Myom des präperitonealen Bindegewebes. Gynaekol. Rundschau Jg. **7**, H. 24, S. 892—895. **4**, 323.

Williamson, Herbert, Tubal gestation: rupture of a gravid tube into a broad ligament cyst. (Durchbruch einer Tubenschwangerschaft in eine Cyste des breiten Mutterbandes.) Proceed. of the roy. soc. of med. **6**, obstetr. a gynaecol. sect. S. 65 bis 66. **1**, 197.

Ziegelmann, Gaussel, Du reveil des inflammations utéro-annexielles anciennes à l'occasion d'une grossesse. (Wiederaufflackern alter Uterus- und Adnexentzündungen beim Auftreten einer Schwangerschaft.) Rev. prat. d'obstétr. et de gynécol. Jg. **21**, S. 97—100. **1**, 746.

Ziegenspeck, Parametritis chronica und Lageveränderungen. 15. Versamml. d. dtsch. Gesellsch. f. Gynaekol. Halle a. S. 14.—17. Mai 1913. **2**, 284.

Zipkin, N., Die konservative und operative Behandlung der entzündlichen Adnextumoren. Dissertation. Berlin. **3**, 485.

Bauchorgane.

Allgemeines.

Eingeweidesenkung und -Verlagerung, Obstipation.

Bainbridge, Seamen, Remarks on chronic intestinal stasis with reference to conditions found at operation and the mortality. (Bemerkungen über die chronische Intestinalstase mit Bezug auf Operationsbefund und Mortalität.) British med. journal Nr. **2757**, S. 1129—1130. **4**, 18.

Bainbridge, William Seaman, A contribution to the study of chronic intestinal stasis. (Beitrag zum Studium der intestinalen Stase.) Med. record Bd. 84, Nr. 13, S. 553—562. **4, 323.**

Barr, Richar dA., A review of some of the surgical theories of intestinal stasis. (Übersicht über einige der chirurgischen Theorien über intestinale Stase.) Journal of the Tennessee State med. assoc. Bd. 6, Nr. 7, S. 279—283. **4, 111.**

Beeson, H. O., Constipation. A disorder of metabolism. (Obstipation eine Störung des Metabolismus.) Therapeut. rec. Bd. 8, Nr. 96, S. 327—331. **3, 587.**

Bell, John M., Diet in habitual constipation. (Diät bei habitueller Verstopfung.) Journ. of the Missouri State med. assoc. Bd. 10, Nr. 2, S. 44—46. **5, 312.**

Benjamin, A. E., Gastroptosis and coloptosis. Their surgical importance. (Gastroptose und Koloptose: ihre chirurgische Bedeutung.) Saint Paul med. journal Bd. 15, Nr. 11, S. 538—552. **3, 587.**

Bergmann, P., Die Heilung der Stuhlträgheit und ihrer Folgezustände. Berlin: Schweizer & Co. 91 S. M. 1.80. **3, 332.**

Borden, W. C., Complete non-descent of the colon and caecum in the adult. (Vollständiger Hochstand des Kolons und Coecums beim Erwachsenen.) Virginia med. semi-month. Bd. 18, Nr. 1, S. 1—4. **1, 812.**

Brix, Ein Fall von Situs inversus totalis. Münch. med. Wochenschr. Jg. 60, Nr. 50, S. 2790. **4, 323.**

Burkhardt, L., Die operative Behandlung des Coecum mobile. Bruns Beitr. z. klin. Chirurg. Bd. 83, H. 3, S. 642—651. **2. 107.**

Carothers, Robert, Intestinal ptosis producing intestinal stasis from the orthopedic. viewpoint. (Intestinalstasis als Folge von Intestinalptosis vom Standpunkt des Orthopäden.) Lancet clin. Bd. 109, Nr. 24, S. 654—656. **3, 112.**

Disqué, Über Atonie und Gastroptose. Med. Klinik 9, S. 175—177. **1. 154.**

Ehrlich, Franz, Zur Behandlung der chronischen Obstipation mit Peristaltin. Dtsch. med. Wochenschr. Jg. 39, Nr. 52, S. 2560. **4. 143.**

Füth, Weitere Beiträge zur Verschiebung des Coecums während der Schwangerschaft. 15. Versamml. d. dtsch. Ges. f. Gynaekol., Halle a. S., 14.—17. Mai 1913. **1, 770.**

Goldthwait, Joel E., Orthopedic principles in the treatment of abdominal visceroptosis and chronic intestinal stasis. (Orthopädische Grundsätze bei der Behandlung der Senkung der Abdominalorgane und intestinaler Stase.) Surg., gynecol. a. obstetr. Bd. 16, Nr. 6, S. 587—594. **2, 390.**

Green, Robert M., The rôle of ptosis in gynecology. (Die Ptosis in der Gynäkologie.) Boston med. a. surg. journal 168, S. 12—13. **1, 19.**

Greiwe, John E., Ptosis of the colon, its relation to auto intoxication and neurasthenia. (Ptosis des Kolon, ihre Beziehung zur Autointoxikation und Neurasthenie.) Lancet-clin. Bd. 109, Nr. 21, S. 558—562. **3, 398.**

Groedel, Franz, The influence of various contrast substances on the motility of the intestinal canal. (Der Einfluß der verschiedenen Kontrastsubstanzen auf die Peristaltik des Darmkanals.) Arch. of the Röntgen ray Bd. 17, Nr. 11, S. 420—422. **2. 165.**

Hadley, F. A., Gastroptosis. (Gastroptose.) Austral. med. gaz. Bd. 33, Nr. 24, S. 556 bis 568. **2, 629.**

Hall, O. B., Drugs and constipation. (Arzneimittel und Verstopfung.) Journ. of the Missouri State med. assoc. Bd. 10, Nr. 2, S. 46—48. **5, 311.**

Hausmann, Theodor, Die verschiedenen Formen des Coecum mobile. Mitt. a. d. Grenzgeb. d. Med. u. Chirurg. Bd. 26, H. 4, S. 596—616. **3, 445.**

Heinlein, Bericht über einen Fall von Intestinalprolaps infolge stumpfer Gewaltseinwirkung auf die Bauchdecken. (Nürnberger med. Ges. u. Poliklin., Sitzg. v. 22. V. 1913.) Münch. med. Wochenschr. Jg. 60, Nr. 36, S. 2026. **3, 166.**

Hertzler, Arthur E., Surgical treatment of chronic constipation. (Chirurgische Behandlung der chronischen Obstipation.) Journ. of the Missouri State med. assoc. Bd. 10, Nr. 2, S. 48—51. **5, 311.**

Horwitt, S., Report of a case of complete transposition of the viscera. (Bericht über einen Fall von vollständiger Verlagerung der Eingeweide.) Med. record Bd. 83, Nr. 26, S. 1170. **2, 441.**

Jones, N. W., The medical aspect of abdominal ptosis. (Die Enteroptose vom Standpunkt des Internisten.) Interstate med. journal Bd. 20, Nr. 7, S. 593—632. **3, 12.**

Kelly, Thos. J. Brooke, Recent advances in the surgical treatment of gastro-intestinal stasis due to ptosis of the different parts of the alimentary canal. (Die jüngsten Fortschritte in der chirurgischen Behandlung der Magendarmstauung auf Grund von Senkung in den verschiedenen Teilen des Verdauungskanals.) Austral. med. gaz. Bd. 34, Nr. 8, S. 172—173. **3, 531.**

Kemp, Robert Coleman, The relations of adhesions and intestinal angulations resulting from enteroptosis, to chronic constipation. (Die Beziehung von Adhäsionen und Abknickungen infolge Enteroptosis zur chronischen Obstipation.) New York med. journal Bd. **98**, Nr. 1, S. 5—10. **3**, 485.

Lane, W. Arbuthnot, Chronic intestinal stasis. (Chronische intestinale Stauung.) Surg., gynecol. a. obstetr. Bd. **16**, Nr. 6, S. 600—606 u. British med. journal, Nr. **2757**, S. 1125—1128. **1**, 486, **4**, 18.

Lomnitz, Über die verschiedenen Formen der chronischen Obstipation. (Vortr. i. ärztl. Ver. i. Hamburg, Sitz. v. 28. I. 1913.) Münch. med. Wochenschr. **60**, S. 326. **1**, 206.

Marshall, H. W., Description of an abdominal, lumbo-ilio-sacral support and its uses, advantages and limitations. (Beschreibung einer Stützbandage für Abdomen und Lendenwirbelsäule, ihrer Vorzüge und Verwendungsmöglichkeit.) Boston med. a. surg. journal Bd. **169**, Nr. 8, S. 275—278. **3**, 275.

Mathieu, Le traitement chirurgical dans les colites graves ou rebelles et la constipation chronique. (Die chirurgische Behandlung der schweren oder hartnäckigen Kolitiden und der chronischen Stuhlverstopfung.) Rev. de thérap. méd.-chirurg. Jg. **80**, Nr. 9, S. 289—297 u. Gaz. des hôp. Jg. **86**, Nr. 85, S. 1379—1382. **2**, 443; **3**, 17.

Morales, M., Pathogenese und Behandlung der Verstopfung. Boletín de Cirurgía, Santander, Jg. **3**, Nr. 1, S. 1—6 u. Nr. 2, S. 33—39. (Spanisch.) **4**, 112.

Newcomet, W. S., The consideration of a few points in visceral ptosis. (Betrachtungen über Eingeweidesenkung.) Pennsylvania med. journal Bd. **16**, Nr. 8, S. 639—646. **2**, 284.

Oldenborg, Hugo A., Exercises in the treatment of ptosis of the abdominal organs. (Übungen zur Behandlung der Eingeweidesenkungen.) Journal of the Americ. med. ass. **60**, S. 654—656. **1**, 449.

Pauchet, Traitement de la stase intestinale chronique (33 anastomoses, 3 résections du gros intestin). (Behandlung der chronischen Verstopfung. 33 Anastomosen und 3 Resektionen des Dickdarms.) Bull. et mém. de la soc. de chirurg. de Paris Bd. **39**, Nr. 27, S. 1144—1151 u. Rev. de gynécol. et de chirurg. abdom. Bd. **21**, Nr. 3, S. 215—243. **2**, 756; **3**, 395.

Piazza, Clearco, Patogenesi e clinica delle ptosi viscerali. (Pathogenese und Klinik der Eingeweidesenkung.) Gaz. internaz. di med. chirurg., ig. S. 200—206, 224 bis 231 u. 243—250. **1**, 661.

Rockey, A. E., The problem of intestinal stasis. (Das Problem der intestinalen Stase.) Surg., gynecol. a. obstetr. Bd. **17**, Nr. 6, S. 737—748. **4**, 199.

Rose, A., Enteroptosia. (Enteroptose.) Therapeut. rec. Bd. **8**, Nr. 94, S. 267—268 u. Nr. 96, S. 333—335. **3**, 653.

Sanders, E. M., Chronic intestinal stasis. (Chronische Darmträgheit.) Journal of the Tennessee State med. assoc. Bd. **6**, Nr. 5, S. 178—182. **3**, 654.

Schlesinger, E. G., Intestinal stasis. (Darmstase.) Boston med. a. surg. journal Bd. **169**, Nr. 1, S. 14—16. **2**, 631.

Schmidt, A., Zur Frage des Coecum mobile. Bruns Beitr. z. klin. Chirurg. Bd. **83**, H. 3, S. 639—641. **1**, 812.

Schmieden, Zur operativen Behandlung der schweren Obstipation. 24. Kongr. d. dtsch. Ges. f. Chirurg. Berlin, 26.—29. III. 1913. **2**, 165.

Smith, J. W., Enteroptosis. Cases operated on during 1912. (Enteroptosis — Im Jahr 1912 operierte Fälle.) Med. chronicle Bd. **25**, Nr. 2, S. 53—64. **2**, 443.

Smith, Richard R., A description of the enteroptotic woman. (Eine Beschreibung des enteroptotischen Weibes.) Surg., gynecol. a. obstetr. Bd. **17**, Nr. 1, S. 71—81. **2**, 753.

Stauffer, W. H., The physiology of defecation and etiology of habitual constipation. (Die Physiologie der Defäkation und Entstehung der habituellen Verstopfung.) Journ. of the Missouri State med. assoc. Bd. **10**, Nr. 2, S. 43—44. **5**, 311.

Strauss, H., Obstipation und Diarrhöe als Objekte der Diätbehandlung. Dtsch. med. Wochenschr. Jg. **39**, Nr. 32, S. 1537—1539. **2**, 735.

Tennant, C. E., and G. H. Stover, A case of complete visceral transposition. (Ein Fall von vollständiger Umlagerung der Eingeweide.) Internat. journal of surg. **26**, S. 23—28. **1**, 580.

Vitry, Georges, Traitement de la constipation. (Behandlung der Obstipation.) Journal de méd. de Paris **33**, S. 157—164. **1**, 310.

Wilkerson, F. W., The non-medical treatment of chronic constipation. (Die nicht-medikamentöse Behandlung der Obstipation.) South. med. journal Bd. **6**, Nr. 10, S. 639—643. **3**, 588.

Zenoni, Costanzo, Situs viscerum inversus totalis. (Situs viscerum inversus totalis.) Osp. magg. Milano Jg. **1**, Nr. 3/4, S. 236—238. **2**, 629.

Sonstiges Allgemeines (Bauchchirurgie und Laparotomie im allgemeinen).

Adams, J. E., and M. A. Cassidy, Acute abdominal diseases. (Akute Abdominalerkrankungen.) London. sh. 12/6.   **4**, 538.

Backmann, Wold, Zur Topographie des Nabels. Finska Läkaresällsk. Handl.
Bd. **55**, H. 9, S. 324—331. (Schwedisch.)   **3**, 263.

Barret, J. H. P. Boyd, Some surgical diseases of the abdomen in children. (Einige
chirurgische Erkrankungen des Abdomens im Kindesalter.) Practitioner Bd. **91**,
Nr. 1, S. 65—78.   **2**, 629.

Bauer, Fritz, Fall von Embolus aortae abdominalis, Operation, Heilung. Zentralbl.
f. Chirurg. Jg. **40**, Nr. 51, S. 1945—1946.   **4**, 323.

Bevers, Edmund C., Some conditions which mimic the acute abdomen. (Vortäuschung akuter Abdominalerkrankung.) Practitioner Bd. **91**, Nr. 4, S. 560—570.
                                                                     3, 365.

Bircher, Eugen, Zur Tetanie bei abdominellen Affektionen. Zentralbl. f. Chirurg.
Jg. **40**, Nr. 43, S. 1659—1661.   **4**, 243.

Boas, I., Die Behandlung akuter abdomineller Erkrankungen (Blutungen, Perforation,
Darmverschluß). Zeitschr. f. ärztl. Fortbild. Jg. **10**, Nr. 17, S. 519—524. **3**, 13.

Borchers und Kahn, Beobachtungen am experimentellen Bauchfenster. (Med.
Ges., Kiel, Sitzg. v. 26. VI. 1913.) Münch. med. Wochenschr. Jg. **60**, Nr. 38, S. 2148.
                                                                     3, 166.

Borgwardt, Fritz, Über den Bauchschnitt. Dissertation: Berlin. 47 S. (E. Ebering.)
                                                                     4, 18.

Bourcart, Les rapports de la veine cave inférieure avec les organes de la cavité pelvienne. (Die Beziehungen der Vena cava inferior zu den Organen der Beckenhöhle.)
Paris méd. Nr. **34**, S. 177—185.   **2**, 735.

Braude, I., Uterusperforation mit Abreißen des Wurmfortsatzes und multiplen
perforierenden Darmverletzungen operativ geheilt. Zentralbl. f. Gynaekol. Jg. **37**,
Nr. 52, S. 1875—1880.   **4**, 203.

Cautley, Edmund, The diagnosis of acute abdominal conditions in children. (Die
Diagnose akuter abdominaler Erkrankungen im Kindesalter.) Brit. journal of
childr. dis. Bd. **10**, Nr. 113, S. 193—202.   **2**, 255.

Choledkowski, A. M., 1000 Laparotomien (abdominal und vaginal). Nachr. d. K.
Milit.-Med.-Akad. Bd. **27**, H. 5, S. 769—774. (Russisch.)   **3**, 586.

Cholmeley, W. F., Abdominal surgery. (Bauchchirurgie.) British med. journal
Nr. **2751**, S. 718—721.   **3**, 227.

Cohn, Max, Die atmosphärische Luft im Abdomen nach Laparotomien. Berl. klin.
Wochenschr. Jg. **50**, Nr. 29, S. 1352.   **3**, 163.

Cordero, Aurelio, Note su 228 laparotomie. (Bericht über 228 Laparotomien.)
Clin. chirurg. Jg. **21**, Nr. 9, S. 1829—1952.   **3**, 531.

Crile, George W., The relation between the blood pressure and the prognosis in
abdominal operations. (Die Beziehung zwischen Blutdruck und Prognose bei
Bauchoperationen). (Transact. of the Americ. gynecol. soc., 38. ann. meet., Washington 6.—8. V. 1913.) Americ. journal of obstetr. Bd. **68**, Nr. 2, S. 309—313. **3**, 111.

D'Alessandro, Felice, Ancora altri otto casi di anastomosi intestinale con le griffe
del Michel in resezioni intestinali, per gangrena da strozzamento in ernie, per
invaginamento e prolasso acuto dell'intestino in fistola stercorale, per lacerazione
dell'intestino in ovariectomia. (Weitere acht Fälle von Darmanastomose vermittels
Michelscher Klammern nach Resektionen wegen Gangrän bei incarcerierter Hernie,
wegen Invagination und akutem Darmprolaps in einer Stercoralfistel, wegen
Darmverletzung bei der Ovariektomie.) Gazz. internaz. di med.-chirurg.-ig. Jg.
1913, Nr. 40, S. 944—947.   **3**, 656.

Intestinal stasis caus ed by band of adhesions. (Stauung im Darm durch Adhäsion hervorgerufen.) Surg. clin. of John B. Murphy Bd. **2**, Nr. 3, S. 371—375.   **4**, 111.

Delassus, A., Les suites des opérations abdominales. (Die Folgen der abdominalen
Operationen.) Sem. gynécol. **18**, S. 81—85.   **1**, 505.

Delétrez, Considérations générales sur la technique opératoire abdominale suivie
dans notre service. (Allgemeine Betrachtungen über die auf unserer Abteilung befolgte Technik der Bauchchirurgie.) Ann. de l'inst. chirurg. de Bruxelles **20**, S. 2—31.
                                                                     1, 206.

Dobbert, F. A., Tausend Laporatomien. Monatsschr. f. Gynaekol. u. Geburtsh. **28**,
H. 4., S. 563—588. (Russisch.)   **2**, 100.

Dobbert, Th., Rückblicke auf eine zweite Serie von fünfhundert Laparotomien.
Samml. klin. Vortr., Gynaekol. **250**, S. 621—638 u. Leipzig: J. A. Barth. 18 S.
M. 0.75.   **1**, 509; **3**, 365.

Eastman, Thomas B., Some observations on the details of abdominal surgery. (Einige Beobachtungen über Kleinigkeiten der Abdominalchirurgie.) Journal of the Indiana State med. assoc. Bd. **6**, Nr. 9, S. 385—388. **3**, 332.

Eckhart, G. G., Abdominal calamities. (Abdominalerkrankungen.) Journal of the Indiana State med. assoc. Bd. **6**, Nr. 5, S. 201—203. **2**, 390.

Finsterer, Hans, Über die Bedeutung der Anästhesie für den Verlauf der Laparotomien. Wien. klin. Wochenschr. Jg. **26**, Nr. 39, S. 1560—1564. **3**, 425.

Galpern, J., Ruptur von Laparatomiewunden und Vorfall von Baucheingeweiden. Weljaminows Archiv für Chirurgie **28**, S. 918—925. (Russisch.) **1**, 507.

Gatch, W. D., The intrathoracic and intra-abdominal pressures. (Der intrathorakale und der intraabdominale Druck.) Lancet-clin. Bd. **110**. Nr. 23, S. 594—596. **4**, 142.

Goldman, Alexander, A plea for early laparotomy in abdominal diseases. (Verteidigung der frühzeitigen Laparotomie bei abdominalen Erkrankungen.) Med. record Bd. **83**, Nr. 22, S. 981—983. **2**, 312.

Gubareff, A. P., Die chirurgische Bedeutung der neugebildeten Gefäße bei Extrauteringravidität und bei den Tumoren der Bauchhöhle. Monatsschr. f. Geburtsh. u. Gynaekol. **28**, S. 187—208. (Russ.) **1**, 488.

Harris, Chas, H., A plea for more care in the diagnosis of abdominal surgical conditions: some of the newer methods of diagnosis. (Befürwortung größerer Sorgfalt bei der Diagnose in Fällen von Bauchhöhlenchirurgie; einige der neueren diagnostisch. Methoden.) Texas State journal of med. Bd. **8**, Nr. 12, S. 325—329. **2**, 24.

Hausmann, Th., Die luetischen Erkrankungen der Bauchorgane. Samml. zwangl. Abhandl. a. d. Geb. d. Verd.- u. Stoffw.-Krankh. **4**, H. 5. Halle a. S., Marhold. 68 S. M. 1.80. **1**, 50.

Hébrard, P., Les oblitérations de la veine cave inférieure. (Die Obliterationen der Vena cava inf.) Gaz. des hôp. **86**, S. 565—572. **1**, 660.

Hedges, E. W., Some diagnostic pitfalls in abdominal surgery. (Diagnostische Schwierigkeiten in der Bauchchirurgie.) Americ. journal of obstetr. **67**, S. 288—297. **1**, 318.

Hellendall, Beitrag zur gynaekologischen Laparotomie auf Grund des 5. Jahres-Berichtes über seine größeren Operationen. Klin.-therapeut. Wochenschr. Jg. **20**, Nr. 44, S. 1333—1338 u. Nr. 45, S. 1372—1379. **3**, 691.

Hohlbaum, J., Zur Frage der Schleimhautjodierung bei Operationen am Magen-Darmtrakt. Zentralbl. f. Chirurg. Jg. **40**, S. 344—347. **2**, 285.

Jachontoff, A., Zur Frage des Fascienquerschnittes der Bauchwand bei gynaekologischen Laparotomien. Zeitschr. f. Geburtsh. u. Gynaekol. Jg. **28**, H. 12, S. 1675—1710. (Russisch.) **4**, 104.

Jellet, Henry, David G. Madill and R. Marshall Allan, Clinical report of the Rotunda Hospital for one year, November, 1st, 1911, to October 31st, 1912. (Klinischer Bericht des Rotunda-Hospitals für ein Jahr, 1. Nov. 1911—31. Okt. 1912.) Dublin journal of the med. science Bd. **136**, Nr. 499, S. 1—19 u. Nr. 500, S. 81—92. **2**, 746.

Kappis, Max, Beiträge zur Frage der Sensibilität der Bauchhöhle. Mitteilg. a. d. Grenzgeb. d. Med. u. Chirurg. Bd. **26**, H. 3, S. 493—530. **3**, 439.

Kautt, Emil, Ein neues Rahmenspeculum für Laparotomien DRGM. Zentralbl. f. Gynaekol. Jg. **37**, Nr. 24, S. 902—905. **2**, 371.

Kennedy, J. W., Surgical treatment of acute infections lesions of the abdomen. (Die chirurgische Behandlung der akuten Infektionen des Abdomens.) Railway. surg. Bd. **5**, Nr. 1, S. 412—418. **4**, 242.

Kenny, F. Hamilton, An acute abdomen. (Akute Abdominalerkrankung.) Austral. med. gaz. Bd. **33**, Nr. 11, S. 231—232. **1**, 811.

Kohlschütter, Ein Wort zur Frage des frühen Aufstehens nach Bauchoperationen. Eine eigene Erfahrung. Münch. med. Wochenschr. Jg. **60**, Nr. 25, S. 1378—1379. **2**, 742.

Kouwer, B. J., Gynaekologische Laparotomien. Tydschr. voor Verloskunde en Gynaekol. **22**, S. 158—235. **1**, 423.

Küster, Hermann, Indikationen und Resultate abdominaler Tampondrainage. Münch. med. Wochenschr. **60**, S. 241—243. **1**, 208.

Leech, J. W., Some acute abdominal perils. (Einige akute abdominale Gefahren.) Clin. journal Bd. **42**, Nr. 15, S. 231—239. **2**, 545.

M'Ilroy, A. Louise, Intestinal toxaemia in its relationship to obstetrical and gynaecological affections. (Darmtoxikosen und ihre Beziehungen zu geburtshilflichen und gynaekologischen Leiden.) Glasgow med. journal Bd. **80**, Nr. 3, S. 166 bis 177. **3**, 572.

MacKinnon, A., Abdominal injuries. (Bauchverletzungen.) Canad. med. assoc. journal Bd. 3, Nr. 4, S. 284—287. **2, 162.**

Maxeiner, S. R., Report of an autopsy on a case in which both of the rectus muscles were cut transversly. (Sektionsbericht eines Falles von querer Durchschneidung beider Musculi recti abdominis.) Journal-lancet Bd. 33, Nr. 13, S. 376—377. **3, 395.**

Molyneux, D., The present status of the operative treatment of appendicitis. (Der gegenwärtige Stand der operativen Behandlung der Appendicitis.) Pennsylvania med. journal Bd. 17, Nr. 3, S. 229—232. **4, 200.**

Müller, Otto, Warnung vor reiner Catgutnaht der Bauchfascie. Therapeut. Monatsh. Jg. 27, H. 10, S. 728—730. **3, 588.**

Müllerheim, Robert, Diagnostische Schwierigkeiten bei Abdominaltumoren. Zeitschr. f. Geburtsh. u. Gynaekol. Bd. 74, H. 1, S. 278—298. **3, 147.**

Nobel, Edmund, Ein Fall von intestinalem Infantilismus (Herter). (Ges. f. inn. Med. u. Kinderheilk. in Wien, pädiatr. Sekt., Sitz. 29. V. 1913.) Mitteilg. d. Ges. f. inn. Med. u. Kinderheilk. in Wien Jg. 12, Nr. 8, S. 115—116. **2, 629.**

Pomerianietz, S., Über Heilungsresultate der operativen Bauchdeckenschnitte. Dissertation: Berlin. 30 S. (H. Blanke.) **4. 18, 76.**

Rattermann, Frank L., Abdominal diagnosis. (Abdominaldiagnosen.) Lancet-clin. Bd. 109, Nr. 25, S. 676—679. **3, 98.**

Rouffart et Potvin, L'incision transversale sus-pubienne en gynécologie. (Querschnitt in der Gynaekologie.) Journal de méd. de Paris Jg. 33, Nr. 39, S. 757 bis 760. **3, 268.**

Russel, Wm. B., F. Lomax Wood and W. Ernest Barrett, Three cases of the acute abdomen, with comments. (Drei Fälle von akuter Abdominalerkrankung.) Practitioner Bd. 90, Nr. 4, S. 767—772. **2, 50.**

Sellheim, Hugo, Aggregatzustand, Elastizität und Festigkeit des Bauches. Beitr. z. Geburtsh. u. Gynäkol. 18, S. 108—135. **1, 78.**

Sensibilità nel cavo abdominale. (Über die Sensibilität in der Bauchhöhle.) Gaz. degli osp. e delle clin. 34, S. 41—43. **1, 319.**

Sheffield, Herman B., Clinical interpretation of chronic abdominal enlargement in children, with especial reference to a new differential sign between rachitis and tuberculous peritonitis. (Klinische Erklärung der chronischen Vergrößerung des Bauches bei Kindern, mit besonderer Erwähnung eines neuen Unterscheidungszeichens zwischen Rachitis und tuberkulöser Peritonitis.) Med. rec. Bd. 84, Nr. 9, S. 382—384. **3, 441.**

Sigwart, W., Die bakteriologische Kontrolle der Asepsis bei gynaekologischen Laparotomien. Arch. f. Gynaekol. 99, S. 284—293. **2, 147.**

Smith, Geo Milton, Morphological changes in tissue with changes in environment. Replacement of surface epithelium of grafted tissue by adjacent epithelium. (Morphologische Veränderungen im Gewebe mit Veränderungen der Umgebung. Ersatz des Oberflächenepithels überpflanzter Gewebe durch das Epithel der Umgebung.) Journal of med. research Bd. 28, Nr. 3, S. 423—439. **3. 439.**

Smith, Richard R., The abdominal cutaneous reflexes in the diagnosis of acute abdominal diseases. (Die Bauchdeckenreflexe bei der Diagnose akuter Baucherkrankungen.) Journal of the Michigan State med. soc. Bd. 12, Nr. 12, S. 654—656. **4, 401.**

Ssobolew, L. W., Zur Diagnostik der Bauchgeschwülste. Frankfurt. Zeitschr. f. Pathol. Bd. 13, H. 2, S. 344—346. **3, 111.**

Stern, Rich., Über traumatische Entstehung innerer Krankheiten. Klinische Studien m. Berücksicht. der Unfall-Begutachtg. 2. neu bearb. Aufl. Heft 3: Krankheiten der Bauchorgane, des Stoffwechsels und des Blutes. Bearb. v. Jul. Schmid. Jena: Fischer. XI, 355 S. M. 11.—. **3, 333.**

Tayler, Frederick, Some acute abdominal pains which do not require operation. (Akut auftretende Leibschmerzen ohne operative Indikation.) Canad. Practit. a. Rev. Bd. 38, Nr. 3, S. 155—163. **2, 440.**

Thies, A., Die Verwendung des Luffaschwammes bei der Laporatomie. Zentralbl. f. Chirurg. 40, S. 88—89. **1, 117.**

Weitz, Geo. J., Abdominal pain. (Unterleibsschmerzen.) Journal of the Missouri State med. assoc. Bd. 9, Nr. 12, S. 406—408. **2, 729.**

Wiese, Ernst, Über Bauchkontusionen. Dissertation: Berlin. 61 S. **5, 110.**

Hernien, Erkrankungen der Bauchdecken.

Hernien.

Akerman, J., Über die operative Behandlung brandiger Darmbrüche in schwedischen Krankenhäusern während der Jahre 1901—1910. Nord. med. Arkiv 1,
Kirurgi Bd. **46**, Nr. 5, S. 1—38. **3**, 656.

Alexander, Emory G., Report of 105 cases of strangulated hernia. (Bericht über
105 Fälle von eingeklemmtem Bruch.) Ann. of surg. Bd. **58**, Nr. 5, S. 639—646.
4, 245.

Arumugum, T. V., Faecal fistula of 12 months' duration, the result of strangulated
right inguinal hernia. (Darmfistel, 12 Monate alt, als Folge einer eingeklemmten
Inguinalhernie.) Indian med. gaz. Bd. **48**. Nr. 7, S. 272. **3**, 398.

Auvray, Malade opéré d'une hernie de l'S iliaque, par le procédé de Lardennois-
Okinczyc. (Demonstration einer Patientin, an welcher eine Hernie des S romanum
nach Lardenuois-Okinczyc operiert worden war.) Bull. et mém. de la soc. de
chirurg. de Paris Bd. **39**, Nr. 20, S. 881. **2**, 546.

Barker, Arthur E., The treatment of large herniae. (Die Behandlung großer Hernien.)
Lancet Bd. **184**, Nr. 15, S. 1011—1014. **1**, 706.

Báron, Alexander, und Theodor Bársony, Über die Röntgenuntersuchung der
Hernien. Bruns Beitr. z. klin. Chirurg. Bd. **84**, H. 1, S. 265—272. **2**, 102.

Bastianelli, R., Über die Behandlung des Leistenbruches. Zeitschr. f. ärztl. Fortbild.
Jg. **10**, Nr. 19, S. 577—585. **3**, 532.

Bates, U. C., New operation for the cure of indirect inguinal hernia. (Neue Operationsmethode zur Behandlung der indirekten Inguinalhernie.) Journal of the Americ.
med. assoc. Bd. **60**, Nr. 26, S. 2032—2033 u. Northwest med. Bd. **5**, Nr. 8, S. 211
bis 215. **2**, 485; **3**, 112.

Baudet, Sur un cas d'appendicite herniaire. (Ein Fall von Appendicitis im Bruchsack.) (Soc. de chirurg. de Toulouse. Séance du 6. VI. 1913.) Arch. méd. de Toulouse
Jg. **20**, Nr. 12, S. 162—164. **2**, 389.

Bernstein, Paul, Zur Kasuistik der Hernien. Arch. f. klin. Chirurg. **100**, S. 1094
bis 1120. **1**, 507.

Bernstein, Paul, Die Entstehung der Hernien. Med. Reform. Jg. **21**, Nr. 12, S. 236
bis 237. **2**, 211.

Bernstein, Paul, Die Orthopädie der Hernien. Med. Reform Jg. **21**, Nr. 22, S. 413
bis 414. **3**, 485.

Bertelsmann, Zur Naht von größeren Nabelbrüchen und ähnlichen Hernien. Zentralbl.
f. Chirurg. **40**, S. 123—124. **1**, 116.

Buchtel, Frost C., The complete hernia operation. (Die Radikaloperation der Hernien.) Denver med. times, Utah med. journal, Nevada med. Bd. **33**, Nr. 6, S. 219
bis 221. **4**, 143.

Buford, Coleman G., The dressing and care of herniotomy wounds of infants and
small children. (Verband und Behandlung von Herniotomie-Wunden bei Kindern
und jungen Kindern.) Surg., gynecol. a. obstetr. Bd. **17**, Nr. 5, S. 632—635. **3**, 588.

Caballero, J. M., Doppelseitige Leistenhernie, enthaltend die mißbildeten inneren
Genitalien. Rev. de la Soc. méd. Argentina Bd. **21**, Nr. 120, S. 386—391. (Spanisch.)
3, 692.

Caneva, Ferruccio, Un caso raro di strozzamento erniario di una tuba uterina.
(Ein seltener Fall von Brucheinklemmung einer Tube.) Osp. magg. Milano Jg. **1**,
Nr. 1, S. 31—32. **2**, 382.

Carnett, J. B., The treatment of hernia. (Die Behandlung der Hernien.) Pennsylvania med. journal Bd. **17**, Nr. 2, S. 134—141. **4**, 111.

Cartolari, Enrico, Contributo allo studio dell'ernia ventrale laterale. (Beitrag
zum Studium der seitlichen Bauchhernien.) Gaz. internaz. di med., chirurg. ig.,
S. 250—253. **1**, 657.

Chaput, Hernie ombilicale. Greffe adipeuse. Énorme hernie ombilicale, anneau
trop large pour être suturé, obturation de l'anneau par un énorme greffon adipeux,
placé dans le péritoine, derrière la paroi abdominale. (Nabelhernie. Fetttrans-
plantation. Sehr große Nabelhernie, mit für Ringnaht zu weiter Bruchpforte, Verschluß der Pforte durch eine sehr große Fettpfropfung, die in das Bauchfell hinter
die Bauchwand gepflanzt ist.) Bull. et mém. de la soc. de chirurg. de Paris **39**, S. 231
bis 232. **1**, 397.

Clément, Léon, Hernie propéritonéale étranglée consécutive à une éventration.
(Eingeklemmte, präperitoneale Hernie nach Bauchbruch.) Prov. méd. **26**, S. 118
bis 119. **1**, 507.

Clogg, H. S., Inguinal hernia in the child. (Inguinalhernie beim Kind.) Clin. journal Bd. 42, Nr. 30, S. 465—472. **5**, 312.

Collins, Arthur N., Strangulated inguinal hernia in early infancy. (Incarcerierte Hernien im frühen Kindesalter.) Ann. of surg. **57**, S. 188—203 u. Journal-lancet Bd. **33**, Nr. 8, S. 223—230. **1**, 576; **2**, 101.

Costa, Cirillo, Ernia strazzata dell' appendice vermiforme del cieco. (Eingeklemmte Hernie der Appendix vermiformis des Coecums.) Faenza. 12 S. **4**, 538.

Crosti, Franco, Per evitare recidive nella cura radicale dell'ernia crurale. (Vermeiden von Rezidiven nach der Operation des Schenkelbruchs.) Osp. magg. Milano Jg. **1**, Nr. 1, S. 24—28. **2**, 627.

D'Alessandro, Felice, Ancora altri otto casi di anastomosi intestinale con le griffe del Michel in resezioni intestinali, per gangrena da strozzamento in ernie, per invaginamento e prolasso acuto dell'intestino in fistola stercorale, per lacerazione dell'intestino in ovariectomia. (Weitere acht Fälle von Darmanastomose vermittels Michelscher Klammern nach Resektionen wegen Gangrän bei incarcerierter Hernie, wegen Invagination und akutem Darmprolaps in einer Stercoralfistel, wegen Darmverletzung bei der Ovariektomie.) Gazz. internazz. di med.-chirurg.-ig. Jg. **1913**, Nr. 40, S. 944—947. **3**, 656.

Dambrin, Etranglement de l'appendice hernié. (Einklemmung des Wurmfortsatzes in einer Hernie.) Arch. méd. de Toulouse Jg. **20**, Nr. 17, S. 193—195. **3**, 443.

Daniel, Constantin, Die Leistenhernien der weiblichen Geschlechtsorgane. Hernien-Adnexitiden. Beitr. z. Geburtsh. u. Gynaekol. Bd. **18**, H. 3, S. 312—328. **2**, 753.

Davies, William T. F., A method of operating for radical cure of inguinal hernia. (Eine Operationsmethode zur radikalen Beseitigung des Leistenbruchs.) British med. journal Nr. **2751**, S. 727—728. **3**, 227.

Dreesmann, Die Radikaloperation der Leistenhernie. Med. Klinik Jg. **9**, Nr. 50, S. 2068—2069. **4**, 77.

Dubois, Maurice, Troubles intestinaux par engagement herniaire chez le nourrisson. (Verdauungsstörungen durch Brucheinklemmung beim Säugling.) Scalpel et Liège méd. Jg. **65**, Nr. 45, S. 761—762. **2**, 269.

Eccles, W. McAdam, The cause and treatment of traumatic ventral hernia. (Die Ursache und die Behandlung der traumatischen Bauchhernie.) St. Bartholomew's hosp. journal Bd. **20**, Nr. 11, S. 170—173. **3**, 14.

Egidi, G., Le ernie strozzato. Considerazioni su 164 casi. (Die eingeklemmten Brüche. Bericht über 164 Fälle.) Riv. osp. Bd. **3**, Nr. 22, S. 966—985 u. Nr. 23, S. 1021 bis 1033. **4**, 402.

Ellery, E. E., The radical cure of saccular inguinal hernia. (Die Radikalbehandlung des Leistenbruchs mit ausgebildetem Bruchsack.) Journal of the roy. army med. corps Bd. **21**, Nr. 6, S. 692—693. **4**, 401.

Eröss, Julius v., Die Behandlung der Leistenbrüche des Kindesalters. Pest. med.-chirurg. Presse Jg. **49**, Nr. 44, S. 357—359 u. Nr. 45, S. 367—368. **4**, 77.

Farrar, Lillian K. P., Hernia of the uterus and both adnexa with report of a case. (Hernie des Uterus und beider Adnexe, mit Bericht eines Falles.) (New York acad. of med., sect. on obstetr. a. gynecol., meet. 27. II. 1913.) Americ. journal of obstetr. Bd. **68**, Nr. 1, S. 114—120 u. Surg., gynecol. a. obstetr. Bd. **17**, Nr. 5, S. 586—597. **2**, 546; **3**, 692.

Favreaux, Suppurations des sacs herniaires et salpingo-ovarites. (Eiterungen in Bruchsäcken und Salpingo-Ovaritis.) Thèse: Bordeaux. **4**, 242.

Federici, Nicolino, Resezione intestinale per varietà speciale e rara di ernia crurale strozzata. (Darmresektion bei seltener Abart von eingeklemmter Cruralhernie.) Gaz. degli osp. e delle clin. Jg. **34**, Nr. 46, S. 480—481. **2**, 101.

Finsterer, Hans, Seltene Komplikation nach der Herniotomie einer eingeklemmten Leistenhernie. Wien. klinische Wochenschr. **26**, S. 97—99. **1**, 318.

Finsterer, H., Zur Therapie großer Gleitbrüche der Flexura sigmoidea. Wien. klin. Wochenschr. Jg. **26**, Nr. 47, S. 1930—1933. **4**, 77.

Fischl, Rudolf, Über die konservative Behandlung der Hernien im Säuglingsalter. Prag. med. Wochenschr. Jg. **38**, Nr 51, S. 705—708. **4**, 245.

Föderl, O., Herniologisches. Wien. med. Wochenschr. **63**, S. 810—815. **1**, 657.

Fowler, Royale Hamilton, Inguinal hernia of the cecum and appendix. An account of cases. (Coecum und Appendix als Bruchinhalt von Leistenhernien. Zwei Fälle.) Americ. journal of surg. **27**, S. 26—28. **1**, 80.

Fraser, John, The treatment of umbilical hernia in children by the subcutaneous elastic ligature. (Die Behandlung des Nabelbruchs der Kinder durch die subcutane, elastische Ligatur.) Lancet Bd. **2**, Nr. 13, S. 925—926. **3**, 532.

Friedman, Louis, Retrograde incarcerated hernia: hernia „en W". (Retrograde in-

carcerierte Hernie: Hernie „en W“.) Surg., gynecol. a. obstetr. Bd. 17, Nr. 1, S. 97
bis 103.　　　　　　　　　　　　　　　　　　　　　　　　　　　　　　　　3, 64.
Friedman, Louis, Hernia adiposa, fat hernia, Fettbruch, hernie graissuse. Ann. of
surg. 57, S. 204—209.　　　　　　　　　　　　　　　　　　　　　　　　1, 576.
Gane, Edward, A case of strangulated inguinal hernia in an old insane woman, with
gangrene of the bowel; enterotomy: recovery. (Über einen Fall von eingeklemmter
Hernie bei einer alten geisteskranken Frau mit Gangrän der Darmschlinge. Enterostomie, Heilung.) St. Bartholomew's hosp. journal Bd. 21, Nr. 3, S. 43—44. 3, 691.
Garmo, William B. de, A few suggestions regarding the cure of hernia. (Einige
Winke zur Behandlung der Hernie.) (Transact. of the clin. soc. of the New York
post-graduate school a. hosp., meet. of dec., 20., 1912.) Post-graduate 28, S. 135
bis 142.　　　　　　　　　　　　　　　　　　　　　　　　　　　　　　1, 447.
Garmo, William Burton de, Accidental wounds in hernia surgery. Observations
based upon 2000 personal operations. (Akzidentelle Verletzungen in der Hernien-
chirurgie. Beobachtungen auf Grund von 2000 eigenen Operationen.) New York
State journal of med. Bd. 13, Nr. 11, S. 571—581.　　　　　　　　　　4, 324.
Garmo, W. B. de, Mechanical treatment of abdominal hernia. (Mechanische Behandlung der Abdominalhernie.) London. sh. 6/—.　　　　　　　　　　4, 539.
Gilberti, Pietro, L'ernia dell'uretere. Contributo alla casistica. (Der Ureter
im Bruchsack.) Riv. veneta di scienze med. Bd. 58, Nr. 2, S. 86—90, Nr. 3,
S. 120—133, Nr. 4, S. 169—182, Nr. 5, S. 227—235 u. Nr. 6, S. 254—268. 3, 663.
Gillespie, E., On the treatment of gangrenous hernia by the combined anastomosis
and fistula operation. (Zur Behandlung der eingeklemmten Hernie mit gangränös
gewordenem Darm durch gleichzeitige Anlegung einer Enteroanastomose und einer
Fistel.) Practitioner Bd. 90, Nr. 2, S. 455—460.　　　　　　　　　　　1, 810.
Ginsburg, Nathaniel, The surgical treatment of epigastric and umbilical hernia
combined with lipectomy in certain cases. (Die chirurgische Behandlung der epi-
gastrischen und Nabelbrüche kombiniert mit Fettresektion.) Internat. clin. 23,
1, S. 139—145.　　　　　　　　　　　　　　　　　　　　　　　　　　2, 101.
Göbell, Rudolf, Verbesserung der Lotheissen-Förderlschen Radikaloperation der
Schenkelhernien durch Anwendung der freien Aponeurosentransplantation. Zen-
tralbl. f. Chirurg. Jg. 40, Nr. 32, S. 1255—1257.　　　　　　　　　　　3, 112.
Golanitzki, J., Ein autoplastischer Faden zur Verwendung bei der Operation der
Herniotomie. Zentralbl. f. Chirurg. Bd. 40, Nr. 23, S. 905—908.　　　2, 546.
Guedea, Don Luis, Lokalanästhesie bei Bruchoperationen. Progresos de la
clinica Jg. 1, Nr. 1, S. 34—53. (Spanisch.)　　　　　　　　　　　　　3, 156.
Günther, E., Bericht über 88 eingeklemmte Leistenhernien. Dissertation: Erlangen. 4, 18.
Gussew, V., Beitrag zur Therapie der eingeklemmten Brüche auf Grund von 420 Fällen.
Dtsch. Zeitschr. f. Chirurg. Bd. 124, H. 1/4, S. 155—192.　　　　　　3, 440.
Hamilton, William D., Operations for the radical cure of hernia. (Radikaloperatio-
nen der Hernien.) Physician a. surg. Bd. 35, Nr. 9, S. 416—418.　　　3, 396.
Hancock, I. C., Coincidence of umbilical hernia with gall-stones. (Zusammenvor-
kommen von Nabelhernien mit Gallensteinen.) Transact. of the Western surg. ass.,
St. Louis.　　　　　　　　　　　　　　　　　　　　　　　　　　　　4, 401.
Harzbecker, O., Über die Entstehung der Hernia pectinea. Dtsch. med. Wochenschr.
Jg. 39, Nr. 16, S. 744—746.　　　　　　　　　　　　　　　　　　　　1, 809.
Haynes, Irving S., The treatment of large ventral hernia by inversion of the hernial
sac; with or without opening into the peritoneal cavity. (Die Behandlung großer
Bauchhernien durch Einstülpung des Herniensackes mit oder ohne Eröffnung der
Peritonealhöhle.) New York State journal of med. Bd. 13, Nr. 12, S. 630—637.
　　　　　　　　　　　　　　　　　　　　　　　　　　　　　　　　　4, 244.
Heineck, Aimé Paul, Contribution à l'étude des hernies tubaires, ovariennes et
tubo-ovariennes. Journal méd. de Bruxelles. 18, S. 1—6.　　　　　　1, 25.
Heinlein, Bericht über einen Fall von Intestinalprolaps infolge stumpfer Gewalts-
einwirkung auf die Bauchdecken. (Nürnberger med. Ges. u. Poliklin., Sitzg. v.
22. V. 1913.) Münch. med. Wochenschr. Jg. 60, Nr. 36, S. 2026.　　　3, 166.
Herding, De l'intervention chirurgicale dans la hernie ombilicale de l'enfance. (Zur
Chirurgie der kindlichen Nabelhernie.) Thèse: Paris.　　　　　　　　5, 63.
Hertzler, Arthur E., Treatment of inguinal hernia in children. (Behandlung des
Leistenbruchs bei Kindern.) Journal of the Americ. med. assoc. Bd. 61, Nr. 21,
S. 1879—1882.　　　　　　　　　　　　　　　　　　　　　　　　　　4, 245.
Höpfner, Edmund, Der Ascites und seine chirurgische Behandlung. Ergebn. d.
Chirurg. u. Orthop. Bd. 6, S. 410—479. Berlin, Springer.　　　　　　2, 439.
Hoguet, J. P., The treatment of hernia in infancy. (Die Behandlung der Hernien im
Säuglingsalter.) Arch. of pediatr. Bd. 30, Nr. 10, S. 769—773.　　　4, 245.

Hull, A. I., Recurrence of inguinal hernia. (Rückfall des Leistenbruchs.) Ann. of surg.
Bd. 58, Nr. 4, S. 479—482. 4, 18.
Jaboulay, Hernie épiploïque engouée. (Eingeklemmter Netzbruch.) Progrès méd.
Jg. 44, Nr. 26, S. 342—344. 2, 694·
Jackson, T. T., Some of the medico-legal aspects of inguinal hernia. (Einiges über die
gewöhnlichen Ansichten über die Inguinalhernie). Texas State journal of med.
Bd. 8, Nr. 12, S. 330—332. 2, 48.
Jacobson, J. H., Local anesthesia in operations for hernia. (Die Operation der Hernie
in Lokalanästhesie.) (Transact. of the Americ. assoc. of obstetr. a. gynecol., 26. ann.
meet., Providence, Rhode Island, 16.—18. IX. 1913.) Americ. journal of obstetr. a.
dis. of women a. childr. Bd. 68, Nr. 5, S. 881—889. 3, 620.
Ingebrigtsen, Ragnvald, Ergebnisse von 295, in der Zeit 1900—1909 operativ
behandelten Leisten- und Schenkelbrüchen. Nord. med. Ark., Kirurgi 45, H. 3, 5.
1, 396.
Judd, E. S., A single transverse incision for use in gouble inguinal herniotomies. (Ein
einfacher Querschnitt für die Operation doppelseitiger Leistenbrüche.) Old Do-
minion journal of med. a. surg. Bd. 16, Nr. 4, S. 153—156. 3, 14.
Juliá, S., Wichtigkeit frühzeitiger Operation zur Heilung der Hernien. Siglo méd.
Jg. 60, Nr. 3129, S. 761—762. (Spanisch.) 4, 199.
Kerr, A. A., Accidents and complications of hernia. Report of some interesting cases.
(Ereignisse und Komplikationen der Hernien. Bericht über einige interessante
Fälle.) Americ. journal of surg. Bd. 27, Nr. 7, S. 245—248. 2, 754.
Kirchner, Walter C. G., Properitoneal hernia. (Properitoneale Hernie.) (Americ.
assoc. of obstetr. a. gynecol., meet., Toledo, Ohio, 17.—19. IX. 1912.) Americ.
journal of obstetr. Bd. 67, Nr. 4, S. 690—696. 1, 47.
Kleinschmidt, P., Bemerkungen zur Technik der Radikaloperation von Leisten-
hernien. Münch. med. Wochenschr. Jg. 60, Nr. 35, S. 1929—1930. 3, 277.
Körte, Behandlung der Hernien. Zeitschr. f. ärztl. Fortbild. Jg. 10, Nr. 13, S. 385
bis 394. 2, 385.
Kohlmann, J., Über Retroperitonealhernien. Ein Fall von Hernia retroperitonealis
totalis accreta. Dissertation: Leipzig. 33 S. 5, 111.
Krymow, A. P., Die Coopersche Hernie. Arch. f. klin. Chirurg. Bd. 101, H. 2, S. 565
bis 571. 2, 438.
Lahoz, I., Appendicitis in eingeklemmter Hernie. Rev. méd. del Rosario Jg. 3,
Nr. 2, S. 89—92. (Spanisch.) 3, 693.
Larrieu, De la cure radicale de la hernie crurale par voie inguinale. (Die Radikal-
behandlung der Schenkelhernie auf inguinalem Wege.) Thèse: Paris. 5, 63.
Lebedeff, G. J., Radikaloperation einer Hernie der Linea alba nach Menge. Arb.
a. d. geburtshilfl.-gynaekol. Klin., Prof. Redlich, St. Petersburg Bd. 1, S. 153—160.
(Russ.) u. Zeitschr. f. Geburtshilfe u. Gynaekol. Jg. 28, H. 11, S. 1541—1647.
(Russisch.) 2, 545; 3, 691.
Lecène, P., Volumineuse hernie inguinale irréductible avec sténose de l'intestin grêle
et kyste du mésentère. (Große irreponible Leistenhernie mit Stenose des Dickdarms
und einer Mesenterialcyste.) Presse méd. Jg. 21, Nr. 94, S. 942—943. 4, 76.
Le Clerc, R., Hernie propéritonéale crurale. (Hernia properitonealis cruralis.) Bull.
et mém. de la soc. de chirurg. de Paris 39, S. 437—439. 1, 507.
Double inguinal hernia. Some italian statistics. Technic of the Andrews operation.
(Doppelter Leistenbruch. Einige italienische Statistiken. Technik der Andrewschen
Operation.) Surg. clin. of John B. Murphy Bd. 2, Nr. 5, S. 749—756. 4, 243.
Leonardi, Antonio, Tubercolosi erniaria e peritoneale. (Bruch- und Bauchfelltuber-
kulose.) Gazz. med. di Roma Jg. 39, Nr. 22, S. 590—599 u. Nr. 23, S. 618—627.
4, 249.
Loewe, Bauchbruch. (Ärztl. Verein, Frankfurt a. M., Sitzg. v. 1. IX. 1913.) Münch.
med. Wochenschr. Jg. 60, Nr. 38, S. 2144. 3, 163.
Loewe, Ruptur einer frisch eingeklemmten Dünndarmschlinge nach Taxis. (Ärztl.
Verein, Frankfurt a. M., Sitzg. v. 1. IX. 1913.) Münch. med. Wochenschr. Jg. 30,
Nr. 38, S. 2144. 3, 163.
Loewe, Otto, Über Hautimplantation an Stelle der freien Fascienplastik. Münch.
med. Wochenschr. Jg. 60, Nr. 24, S. 1320—1321. 2, 545.
Löwenstein, Der Wurmfortsatz im Bruchsacke. Med. Klinik Jg. 9, Nr. 44, S. 1808.
4, 21.
McGavin, Lawrie, The results of filigree implantation. (Erfolge der Einpflanzung
von Filigrannetzen.) Proceed. of the roy. soc. of med. 6, surg. sect. S. 103—112
u. Med. magazine Bd. 22, Nr. 3, S. 149—156. 1, 508; 2, 437.
Manson, Albert, Cure radicale des petites hernies ombilicales réductibles par cerclage

permanent de l'anneau sans ouverture du péritoine avec conservation de l'ombilic. (Radikaloperation der kleinen reponiblen Nabelhernien durch permanente zirkuläre Zusammenschnürung des Bruchringes ohne Eröffnung des Peritoneums unter Erhaltung des Nabels.) Clin. infant. Jg. 11, Nr. 14, S. 429—432. **2, 693.**

Mantelli, Candido, Dell'ernia pettinea. (Die Hernia pectinea.) Policlinico Jg. 20, Nr. 5, S. 203—211. **2, 316.**

Mantelli, Candido, Ancora dell'ernia inguinale obliqua interna o vescico-pubica. 3. nota clinica. (Nochmals die Hernia inguinalis obliqua sive vesico-pubica. 3. klinische Mitteilung.) Clin. chirurg. Jg. 21, Nr. 12, S. 2574—2580. **4, 446.**

Marangoni, Giuseppe, Sull'occlusione intestinale da volvólo in sacco erniario. (Über Darmokklusion durch Volvulus im Bruchsack.) Gaz. degli osp. e delle clin. Jg. 34, Nr. 70, S. 735—737. **2, 590.**

Marro, Andrea, La cura delle ernie inguinali e crurali. (Hernia inguinalis und cruralis.) Torino. 239 S. L. 8.—. **4, 143.**

Martin, Quelques considérations sur les indications de l'entérectomie dans les hernies étranglées. (Einige Betrachtungen über die Indikationen zur Darmresektion bei eingeklemmten Hernien.) (Soc. de chirurg. de Toulouse, séance 16. XII. 1912.) Arch. méd. de Toulouse Jg. 20, Nr. 1, S. 1—9. **2, 385.**

Masseeff, Contribution à l'étude des lipomes préherniaires étranglés. (Zur Kenntnis der präherniären eingeklemmten Lipome.) Thèse de Toulouse Nr. 16 (univ.) 76 S. **5, 20.**

Matthey, Alfred L., Über sog. eingeklemmte Hernien der Adnexe. Bruns Beitr. z. klin. Chirurg. 83, S. 361—368. **1, 369.**

Meredith, E. W., The treatment of inguinal hernia in children. (Die Behandlung von Leistenhernien bei Kindern.) (Med. soc. Pennsylvania, Scranton sess., sect. of surg. 24. IX. 1912.) Pennsylvania med. journal Bd. 16, Nr. 5, S. 371—376. **2, 47.**

Mitchell, James C., Hernia. (Hernien.) Eclectic med. journal Bd. 73, Nr. 11, S. 560—562. **3, 620.**

Morestin, H., Eventration. Prolapsus abdominal. Laparoplastic. Transplantation de l'ombilic. (Eventration. Bauchvorfall. Bauchdeckenplastik. Nabeltransplantation.) Bull. et mém. de la soc. de chirurg. de Paris Bd. 49, Nr. 13, S. 576—578. **1, 707.**

Mosley, C. L., Femoral hernia in female, with complications. (Schenkelhernie beim Weibe mit Komplikationen.) Med. council Bd. 18, Nr. 11, S. 414—415. **3, 588.**

Motzfeld, Ketil, Über Eventeratio diaphragmatica. Deutsche med. Wochenschr. 39, S. 312—314. **1, 507.**

Murray, R. W., The etiology of cysts connected with hernia sacs. (Zur Ätiologie der Bruchsackcysten.) Lancet 184, S. 746—748. **1, 576**

Norrie, Harold, A large hernia. (Eine große Hernie.) Australas. med. gaz. Bd. 34, Nr. 20, S. 457. **4, 111.**

Nové-Josserand, G., et A. Rendu, Sur quatre cas de hernie congénitale de la trompe et de l'ovaire chez la petite fille. (Vier Fälle von kongenitaler Hernie der Tube und des Ovariums im Kindesalter.) Arch. provinc. de chirurg. Jg. 22, Nr. 9, S. 543—546. **3, 440.**

Nußbaum, Adolf, Ein einfaches Hilfsmittel bei der Reposition ausgetretener Hernien der Säuglinge. Münch. med. Wochenschr. Jg. 60, Nr. 26, S. 1434—1435. **2, 693.**

Ochsner, A. J., The treatment of hernia in children. (Die Behandlung der Hernie im Kindesalter.) Journal-lancet Bd. 33, Nr. 5. S. 127—133. **2, 163.**

Palmer, P. C., Hernia, its treatment, needle and surgical. (Hernie und ihre chirurgische Behandlung.) Therap. rec. Bd. 8, Nr. 87, S. 65—66. **2, 316.**

Patel, M., et P. Santy, Un cas de torsion intra herniaire du grand épiploon. (Ein Fall von Drehung des großen Netzes im Bruchsack.) Lyon chirurg. Bd. 10, Nr. 1, S. 35 bis 37. **2, 754.**

Pellegrini, Augusto, Utero colle due trombe e due testicoli nel sacco erniario di un soggetto con genitali esterni maschili normalmente conformati. (Uterus mit zwei Tuben und zwei Hoden im Herniensack bei einem männlichen Individuum mit äußerlich normalen männlichen Genitalien.) Ginecologia Jg. 10, Nr. 5, S. 135—138. **2, 754.**

Perrin, Le chirurgie des hernies ombilicales congénitales da la période embryonnaire depuis 20 ans (1893—1913). (Die Chirurgie der angeborenen Nabelhernien der Embryonalzeit seit 20 Jahren.) Rev. d'orthop. Jg. 24, Nr. 4, S. 329—367. **3, 276.**

Peus, Georg, Ein neuer Fall von Hernia labialis posterior (Hernia subtransversalis). Gynaekol. Rundschau Jg. 7, H. 8, S. 281—288. **1, 708.**

Pólya, Eugen, Beitrag zum plastischen Verschluß der Leistenbruchpforte. Virchows Arch. f. pathol. Anat. u. Physiol. Bd. 213, H. 2/3, S. 504—507. **3, 276.**

Pringle, J. Hogarth, A method of treating umbilical hernia. (Eine Methode zur Behandlung der Umbilicalhernien.) Edinburgh med. journal Bd. 10, Nr. 6, S. 493 bis 496. 2, 438.

Pruvost, Traitement opératoire de la hernie inguinale sous l'anesthésie régionale. (Operative Behandlung des Leistenbruchs unter Lokalanästhesie.) Clinique (Paris) Jg. 8, Nr. 44, S. 697—699. 5, 20.

Reclus, Paul, L'ernia e gli infortuni del lavoro. (Hernie und Unfall.) Gaz. med. lombarda Jg. 72, Nr. 22, S. 170—172. 2, 253.

Remedi, Vittorio, Secondo contributo alla cura radicale delle ernie ed alla patogenesi dell eernie inguinali oblique esterne. (Zweiter Beitrag zur Radikalbehandlung der Brüche und zur Pathogenese der äußeren indirekten Leistenbrüche.) Cagliari: Soc. tip. Sarda. 46 S. 5, 164.

Remsen, Charles M., The hernial sac in its relation to concealed intestinal injuries. (Der Herniensack und seine Beziehungen zu Darmverletzungen.) Ann. of surgery Bd. 58, Nr. 3, S. 365—372. 3, 440.

Rhodes, Goodrich B., A modification of the rectus fascial flap in inguinal hernioplasty. (Modifikation der Rectus-Fascien-Deckung bei Inguinalhernien-Plastik.) Surg., gynecol. a. obstetr. Bd. 17, Nr. 6, S. 763. 4, 199.

Rischbieth, Harold, A case of multiple herniae obturator, ischiatic and femoral. in an adult. (Ein Fall mit mehreren Hernien beim Erwachsenen, einer Hernia obturatoria, ischiadica und femoralis.) Austral. med. gaz. Bd. 34, Nr. 445, S. 71—74. 3, 277.

Ritter, Carl, Zur Entstehung der retrograden Incarceration. (85. Vers. dtsch. Naturforsch. u. Ärzte, Wien, Sept. 1913.) Beitr. z. klin. Chirurg. Bd. 88, H. 2, S. 253—268. 4, 325.

Rosenfeld, Heinrich, Operative Dauerresultate von eingeklemmten Schenkelhernien. Bruns Beitr. z. klin. Chirurg. Bd. 84, H. 3, S. 563—586. 2, 693.

Ross, David, Hernia in infancy and childhood. (Hernie im Kindesalter und den ersten Lebensjahren.) Journal of the Indiana State med. assoc. Bd. 6, Nr. 6, S. 270—274. 2, 693.

Sabatini, Gioacchino, Disinserzione parziale del mesentere in un caso di ernia strozzata. (Teilweiser Abriß des Mesenteriums in einem Fall von eingeklemmter Hernie.) Clinica chirurg. Jg. 21, Nr. 4, S. 796—804. 2, 213.

Santini, Carlo, Nuovo metodo di plastica aponevrotica per la cura delle ernie inguinali dirette. (Neue plastisch-aponeurotische Methode zur Heilung des direkten Leistenbruchs.) Bull. delle scienze med. 84, S. 201—204. 1, 808.

Santucci, Aleardo, La sutura razionale del piano profondo nel processo Bassini. (Die rationelle Naht der tiefen Muskellage bei der Bassinischen Bruchoperation.) Clinica chirurg. Jg. 21, Nr. 4, S. 778—786. 2, 253.

Sasaki, J., Vergleichende Studien über den Nahtverstärkungswert des ungestielten Netz-, Peritoneal- und Mesenteriallappens. Dtsch. Zeitschr. f. Chirurg. Bd. 123, H. 1/2, S. 62—102. 2, 754.

Scalone, Ignazio, Diverticoli vesicali erniati ed ernie diverticolari della vescica. A proposito del primo caso di un diverticolo vescicale in un' ernia crurale dell' uomo. Resezione-guarigione. (Hernienartige Blasendivertikel und Blasendivertikel als Hernieninhalt. Gelegentlich des ersten Falles von einem Blasendivertikel in einer Cruralhernie beim Manne. Resektion. Heilung.) Clin. chirurg. Jg. 21, Nr. 11, S. 2314—2352. 4, 414.

Scalone, Ignazio, Ernia crurale strozzata della tromba uterina con sindrome d'ilea paralitico. Operazione. Guarigione. (Einklemmung der Uterustube in einer Schenkelhernie mit den Erscheinungen eines Ileus paralyticus.) Policlinico, sez. chirurg. Jd. 20, Nr. 10, S. 433—443. 3, 532.

Scharezky, B., Zur Frage über die Entstehung traumatischer Hernien. Zentralbl. f. Chirurg. Jg. 40, Nr. 50, S. 1918—1921. 4, 243.

Schloffer, H., Über Hernien. Med. Klinik 9, S. 45—49 u. 86—89. 2, 162.

Schmidt, Meinhard, Zur Radikaloperation der Darmbrüche mit inkomplettem Bruchsack (Darmgleitbrüche). Dtsch. Zeitschr. f. Chirurg. Bd. 122, H. 3/4, S. 266 bis 289. 2, 438.

Schrager, V. L., Bilocular hernia. (Hernia bilocularis.) Surg., gynecol. a. obstetr. Bd. 16, Nr. 4, S. 359—361. 1, 808.

Schultze, Die Rekonstruktion der Bauchdecken. Zentralbl. f. Chirurgie 40, S. 268 bis 270. 1, 446.

Shields, Percy, Hernia reaching to the knees operated under combined local and general anesthesia. (Bis zu den Knien reichende Hernie, operiert unter allgemeiner und lokaler Anästhesie.) Lancet clinic. Bd. 110, Nr. 26, S. 674—675. 4, 243.

Singley, John D., The operative technic of strangulated hernia. (Die operative Technik der eingeklemmten Hernie.) (Med. soc. Pennsylvania, Scranton sess., sect. of surg., 24. IX. 1912.) Pennsylvania med. journal Bd. 16, Nr. 5, S. 376—381.
2, 100.

Smead, Louis F., A review of the plastic method of closing ventral herniae. (Eine Statistik der verschiedenen plastischen Methoden zum Verschluß von Ventralhernien.) (Transact. of the Americ. assoc. of obstetr. a. gynecol., 26. ann. meet., Providence, Rhode Island, 16. 17. u. 18. IX. 1913.) Americ. journal of obstetr. a. dis. of women a. childr. Bd. 68, Nr. 5, S. 996—1009.
3, 691.

Spencer, G. W., Note on a case of tuberculosis of peritoneum complicated by a strangulated umbilical hernia. (Über einen durch eine eingeklemmte Nabelhernie komplizierten Fall von Bauchfelltuberkulose.) Lancet Bd. 2, Nr. 2, S. 1539—1540.
4, 249.

Steimker, Wilhelm v., Zwei seltenere Hernien. (Hernia supravesicalis externa und Hernia ventralis lateralis.) Bruns Beitr. z. klin. Chirurg. 82, S. 617—650 u. Dissertation: Göttingen.
1, 116: 5, 63.

Sterner, E. G., The choice of operation for inguinal hernia. (Die Wahl der Operation der Leistenhernie.) St. Paul med. journal Bd. 15, Nr. 6, S. 290—294.
2, 693.

Strecker, Friedrich, Der innere Leistenring und seine Beziehungen. Arch. f. Anat. u. Physiol., anat. Abt. Jg. 1913, H. 4/6, S. 295—364.
3, 653.

Syring, Coecum-Dünndarm-Volvulus in eingeklemmter Hernie. Bruns Beitr. z. klin. Chirurg. 82, S. 695—701.
1, 157.

Tanner, W. E., A study of four hundred and forty cases of inguinal hernia. Being a paper read before the Guy's hospital pupils' physical society on March 1st, 1913. (Eine Studie über 440 Fälle von Leistenbruch. Ein Vortrag, gehalten am 1. März 1913 vor der physikalischen Gesellschaft der Schüler des Guy-Krankenhauses.) Guy's hosp. rep. Bd. 67, S. 185—204.
5, 19.

Teixeira, Amaro, Radikale Spontanheilung einer Inguinalhernie durch Nekrose im Wochenbett. Brazil-medico Jg. 27, Nr. 16, S. 153—154. (Portugiesisch.)
3, 692.

Tenani, Ottorino, La mesenterite retrattile da infiammazione erniaria e la mesenterite sclerosante di origine vascolare. Nota anatomo-patologica. (Schrumpfende Mesenteritis nach Brucheinklemmung und sklerosierende Mesenteritis infolge Blutgefäßerkrankung.) Morgagni Tl. 1, Jg. 55, Nr. 12, S. 452-464.
4, 328.

Thiriar, Lucien, La hernie épigastrique. (Die epigastrische Hernie.) Clinique (Bruxelles) Jg. 27, Nr. 15, S. 225—228.
1, 707.

Tourneux, J. P., Deux cas de hernie inguino-interstitielle étranglée chez la femme. (Zwei Fälle von eingeklemmter, interstitieller Inguinalhernie bei der Frau.) Bull. et mém. de la soc. de chirurg. de Paris Bd. 39, Nr. 14, S. 594—596.
1, 809.

Tourneux, J. P., Un cas d'étranglement de l'appendice. (Ein Fall von Einklemmung des Wurmfortsatzes in einer Hernie.) Arch. méd. de Toulouse Jg. 20, Nr. 17, S. 195—199.
3, 442.

Tourneux, I. P., Hernie de la trompe de Fallope. (Tube als Bruchinhalt.) Rev. mens. de gynécol., d'obstétr. et de pédiatr. Jg. 8, Nr. 8, S. 484—488.
3, 483.

Trazzi, Nestore, Contributo clinico alla cura radicale dell'ernia ombelicale e dell'ernia della parete addominale. (Klinischer Beitrag zur Radikaloperation der Nabel- und Bauchhernien.) Gaz. degli osp. e delle clin. 34, S. 33—36.
1, 258.

Truesdale, P. E., Umbilical hernia. (Nabelbruch.) Providence med. journal Bd. 14, Nr. 4, S. 171—176.
2, 545.

Vanverts, J., Hernie crurale propéritonéale intermittente. (Über eine präperitoneale Schenkelhernie mit intermittierendem Auftreten.) Bull. et mém. de la soc. de chirurg. de Paris Bd. 39, Nr. 12, S. 483—484.
1, 808.

Vanverts, I., Second cas d'hydrocèle inguino-superficielle du canal de Nück. (Zweiter Fall von inguino-superfizieller Hydrocele des Nückschen Kanals.) Rev. mens. de gynécol., d'obstétr. et de pédiatr. Jg. 8, Nr. 8, S. 482—484.
3, 589.

Waljaschko, G. A., und A. A. Lebedew, Zur Prophylaxe der Hernien und Vorstülpungen post laparotomiam. Arch. f. klin. Chirurg. Bd. 101, H. 4, S. 896—903.
2, 741.

Walther, Éventration spontanée, traitée et guérie par la gymnastique abdominale. (Spontan entstandener Bauchbruch, mit Bauchgymnastik behandelt und geheilt.) Bull. et mém. de la soc. de chirurg. de Paris Bd. 39, Nr. 17, S. 747—749. 2, 102.

Walton, Albert J., Extrasaccular hernia. (Hernie außerhalb des Bruchsacks; Gleitbruch.) Ann. of surg. 57, S. 86—105.
1, 80.

Weil, S., Über seltenere Hernien. Zeitschr. f. ärztl. Fortbild. Jg. 10, Nr. 14, S. 417 bis 424.
3, 13.

Welsch, H., Pathogénie de l'étranglement rétrograde de l'intestin dans la hernie en W. (Pathogenese der retrograden Einklemmung bei der Hernie in W-Form.) Scalpel et Liège méd. Jg. **66,** Nr. 20, S. 317—319. **4,** 244.

Wendel, Walther, Die retrograde Incarceration (Hernie en W). Ergebn. d. Chirurg. u. Orthop., Bd. **6,** S. 536—564. Berlin: Springer. **2,** 485.

Whitelocke, R. H. Anglin, Two successful cases of operation for strangulated inguinal hernia in female infants, of the ages of 22 and 17 days. (Zwei mit Erfolg operierte Fälle wegen eingeklemmten Inguinalhernien bei Mädchen von 22 und 17 Tagen.) Proceed. of the roy. soc. of med. Bd. **6,** Nr. 7. Sect. f. the study of dis. in childr. S. 190—191. **2,** 545.

Wistinghausen, v., Über retrograde Darmeinklemmung bei Brüchen. Dtsch. Zeitschr. f. Chirurg. Bd. **122,** H. 3/4, S. 212—227. **2,** 316.

Witzel, O., Allgemeines über Bruchbehandlung und Besonderes über den Riesenbruch (Hernia permagna). Münch. med. Wochenschr. **60,** S. 516—521. **1,** 447.

Zimmermann, A., Ist die Paraffininjektion zur Behandlung von Hernien vom wissenschaftlichen Standpunkte aus zu verwerfen? Bemerkungen zur Operation von Mißerfolgen der Paraffinkur. (Dtsch. med. Ges., Chicago, Sitzg. v. 17. VI. 1913.) Münch. med. Wochenschr. Jg. **60,** Nr. 45, S. 2547. **3,** 485.

Zwalenburg, C. van, Report of the radical operative cure of a double obturator hernia. (Bericht über Heilung einer doppelseitigen Hernia obturatoria durch Radikaloperation.) Surg., gynecol. a. obstetr. Bd. **16,** Nr. 4, S. 422—424. **1,** 809.

Erkrankungen der Bauchdecken.

Andersch, E., Bauchdeckenfibrome der Frau; Ätiologie, Diagnose, Prognose und Therapie. Dissertation: Greifswald. **4,** 19.

Baeumer, Über Bauchdeckenphlegmone und -abscesse mit Zuckerbehandlung. Naturw.-med. Ges., Jena, Sitz. 12. VI. 1913. Münch. med. Wochenschr. Jg. **60,** Nr. 30, S. 1687. **2,** 590.

Barker, Arthur E., Three cases of solid tumours of the umbilicus in adults. (Drei Fälle von soliden Tumoren der Nabelgegend bei Erwachsenen.) Lancet Bd. **185,** Nr. 4690, S. 128—130. **2,** 626.

Blaisdell, Frank E., Anatomical observations on a lipoma simulating direct inguinal hernia. (Anatomische Beobachtungen über ein Lipom, welches einen direkten Leistenbruch vortäuschte.) Anat. rec. Bd. **7,** Nr. 9, S. 287—298. **3,** 333.

Borghi, Mario, Sopra un caso di ossificazione in una cicatrice laparotomica. (Ein Fall von Ossifikation in einer Laparatomienarbe.) Morgagni Jg. **55,** T. 1, Nr. 6, S. 226—232. **2,** 485.

Desmarest, E., Volumineux lipome sous-aponévrotique de la paroi abdominale. (Großes subfascial gelegenes Lipom der Bauchwand.) Bull. et mém. de la soc. anat. de Paris Jg. **88,** Nr. 5, S. 260. **2,** 437.

Ducuing, J., et L. M. Marty, Fibrome de la paroi abdominale. (Fibrom der Bauchwand.) (Soc. anat.-clin., séance du 10. V. 1913.) Toulouse méd. Jg. **15,** Nr. 10, S. 178—183. **2,** 385.

Galpern, J., Ruptur von Laparotomiewunden und Vorfall von Baucheingeweiden. Weljaminows Archiv für Chirurgie 28, S. 918—925. (Russisch.) **1,** 507.

Gergö, Imre, Kosmetische Operation des Hängebauchs. Sitzungsbericht der kgl. ung. Gesellschaft der Ärzte 4, S. 53—55. (Ungarisch.) **1,** 355.

Grant, W. W., Ligneous phlegmon of the abdominal wall. (Holzphlegmone der Bauchwand.) Journal of the Americ. med. assoc. Bd. **60,** Nr. 14, S. 1039—1042. **2,** 102.

Hahn, O., Über das Aufbrechen von Laparotomiewunden. Mit Bericht zweier eigener Fälle. Dissertation: München. **4,** 324.

Hannes, Walther, Knochenbildung in der Laparotomienarbe. Gynaekol. Rundschau Jg. **7,** Nr. 21, S. 771—773. **3,** 531.

Herzenberg, Robert, Über sogenannte Nabelsteine. Dtsch. med. Wochenschr. Jg. **39,** Nr. 15, S. 706—707. **1,** 808.

Hock, A., Über paravesicale chronisch entzündliche Bauchdeckengeschwülste. Zeitschr. f. urol. Chirurg. Bd. **1,** H. 5, S. 453-458. **3,** 113.

Küstner, Ein nekrotischer, über faustgroßer Tumor, welcher breit gestielt in der Gegend des Nabels saß. 15. Vers. d. dtsch. Ges. f. Gynaekol., Halle a. S., 14.—17. Mai 1913. **1,** 707.

McKenty, James, The surgical treatment of pendulous abdomen. (Die chirurgische Behandlung des Hängebauches.) Canad. med. assoc. journal Bd. **3,** Nr. 5, S. 355—363. **2,** 315.

Mercier, R., Diagnostic d'un kyste hydatique lombaire par les méthodes biologiques. (Diagnose einer Echinokokkuscyste in der Lendengegend mit Hilfe der biologischen Methoden.) Prov. méd. **26**, S. 131—132. **1**, 815.

Miginiac, G., et E. Girou, Fibrome de la paroi abdominale (pièce opératoire). (Fibrom der Bauchwand.) Bull. et mém. de la soc. anat. de Paris **88**, S. 102—103. **2**, 506.

Morestin, H., Laparoptose et laparoplastie. (Hängebauch und Bauchplastik.) Bull. et mém. de la soc. de chirurg. de Paris Bd. **39**, Nr. 26, S. 1114—1118. **3**, 13.

Murphy, John B., Desmoid tumor of the rectus muscle. (Desmoider Tumor des Musculus rectus.) Surg. clin. of John B. Murphy Bd. **2**, Nr. 3, S. 383—388. **4**, 77.

Murphy, John B.: Abdominal fecal fistula following puncture of uterus by curet and drainage of retro-uterine abscess. Remarks on use of curet. Resection of bowel. End-to-side suture. Anastomosis. (Bauchdeckenkotfistel im Anschluß an eine Uterusperforation mit der Curette. Darmresektion, seitliche Anastomose.) Surg. clin. of John B. Murphy Bd. **2**, Nr. 5, S. 895—905. **3**, 692.

Natrig, Harald, Implantationscyste in der Bauchwand. (Forh. kir. Forening, Kristiania 1912, S. 57.) Norsk. Magaz. für Laegewidenskaben. Jg. **74**, H. 2. (Norwegisch.) **3**, 112.

Omi, K.: Sarkom der Bauchdecken. Dissertation: München. **4**, 324.

Santi E., Fibroma originatosi su cicatrice laparotomica. (Fibrom, in der Laparotomienarbe entstanden.) Ginecologia Jg. **10**, Nr. 6, S. 177—187. **3**, 366.

Scharlieb, Tumor of doubtful nature removed from the groin. (Zweifelhafter Tumor der Leistengegend.) Proceed. of the roy. soc. of med. Bd. **6**, Nr. 5, obstetr. a. gynaecol. sect., S. 129—130. **1**, 610.

Tapie, Observation de tumeur inflammatoire de la paroi abdominale. Migration anormale de calculs biliaires. (Fall von entzündlichem Tumor der Bauchwand Wanderung von Gallensteinen.) (Soc. de chirurg. de Toulouse, séance 19. V. 1913.) Arch. méd. de Toulouse Jg. **20**, Nr. 11, S. 138—143. **3**, 275.

Thatcher, Lewis, Case of congenital defect of abdominal muscles, with anomaly of urinary apparatus. (Fall von kongenitalem Bauchmuskeldefekt mit Anomalie des Harnapparates.) Edinburgh med. journal Bd. **11**, Nr. 2, S. 127—134. **3**, 20.

Vasmer, D., Symmetrische Abscesse der Bauchdecken. Dissertation: Göttingen. **4**, 324.

Vogt, E., Über ein unter der Geburt entstandenes Bauchdeckenhämatom. Zentralbl. f. Gynaekol. **37**, S. 493—495. **1**, 566.

Waegeler, H., Zur Histogenese der Nabeladenome nebst einem kasuistischen Beitrag. Frankfurt. Zeitschr. f. Pathol. Bd. **14**, H. 3, S. 367—394 u. Dissertation: Freiburg i. Br. **4**, 539, 324.

Wollin, H., Ein cystischer Tumor der Bauchdecken. Prag. med. Wochenschr. Jg. **38**, Nr. 16, S. 205—206. **2**, 103.

Zitronblatt, Zur Kasuistik und Histogenese der Nabeladenome. Dtsch. med. Wochenschr. **39**, S. 371—372. **1**, 610.

Bauchfell, Mesenterium.

Peritonitis, ihre Prophylaxe und Behandlung.

Archer, G. F. Stoney, The treatment of diffuse septic peritonitis due to appendicitis, illustrated by four recent cases. (Behandlung der diffusen septischen Peritonitis bei Appendicitis. 4 neue Fälle.) Journal of the roy. army med. corps Bd. **20**, Nr. 6, S. 703—705. **2**, 284.

Armand-Delille, P.-F., La forme anascitique de la péritonite tuberculeuse. (Die trockene Form der tuberkulösen Bauchfellentzündung.) Presse méd. Jg **21**, Nr. 40, S. 397—398. **2**, 438.

Askanazy, M., Die Pathogenese der galligen Peritonitis ohne Perforation der Gallenwege und die Pigmentophilie der Nekrosen. Berl. klin. Wochenschr. Jg. **50**, Nr. 36, S. 1645—1648. **3**, 277.

Bainbridge, William Seaman, Technic of the intra-abdominal administration of oxygen. (Technik der intraabdominellen Anwendung von Sauerstoff.) Americ. journal of surg. Bd. **27**, Nr. 10, S. 364—366. **3**, 655.

Balás, Desider, Die Bedeutung chirurgischer Eingriffe in der Bauchhöhle bei Kindern. Bruns Beitr. z. klin. Chirurg. Bd. **84**, H. 1, S. 61—93. **2**, 110.

Bartolotti, Cesare, Su di un raro episodio nel decorso di una tubercolosi peritoneale cronica. (Über ein seltenes Ereignis im Verlauf einer chronischen Peritonealtuberkulose.) Morgagni Jg. **55**, T. 1, Nr. 8, S. 309—314. **3**, 486.

Baudet, Pierre, De l'emploi de l'huile camphrée en chirurgie. (Anwendung des Campheröles in der Chirurgie.) Prov. méd. **26**, S. 1—2. **1**, 421.

Becker, Johannes, Die neuesten Bestrebungen zur chirurgischen Prophylaxe und Therapie der diffusen Peritonitis. Dtsch. med. Wochenschr. 39, S. 25—27. 1, 64.

Bircher, E., Leukofermantin statt Campheröl in der Behandlung peritonealer Affektionen. Zentralbl. f. Chirurg. Jg. 40, Nr. 43, S. 1657—1659. 4, 247.

Bircher, Eugen, Zur Tetanie bei abdominellen Affektionen. Zentralbl. f. Chirurg. Jg. 40, Nr. 43, S. 1659—1661. 4, 243.

Blecher, Campheröl bei Peritonitis und Douglasabsceß. Münch. med. Wochenschr. Jg. 60, Nr. 23, S. 1261—1262. 2, 284.

Bockstaele, van, Péritonite généralisée d'origine appendiculaire guérie par incision simple et drainage. (Allgemeine Peritonitis appendicitischen Ursprungs, durch einfache Incision und Drainage geheilt.) Journal de chirurg. et ann. de la soc. belge de chirurg. Jg. 13/21, Nr. 5, S. 92—94. 2, 286.

Böttner, A., Über die interne Therapie der tuberkulösen Peritonitis mit besonderer Berücksichtigung des Marmorek-Antituberkuloseserums. Dissertation: Marburg. 5, 63.

Broca, Aug., Traitement chirurgical de la péritonite tuberculeuse. (Chirurgische Behandlung der tuberkulösen Peritonitis.) Rev. franç. de méd. et de chirurg. Jg. 10, Nr. 9, S. 131—136. 2, 211.

Bruce, Herbert A., Treatment of diffuse septic peritonitis. (Behandlung der diffusen septischen Peritonitis.) Canada lancet Bd. 46, Nr. 6, S. 418—429; Canad. journal of med. a. surg. Bd. 33, Nr. 2, S. 88—114 u. Nr. 3, S. 186—188. 1, 811; 2, 211, 104.

Brugnatelli, Angelo, Un caso di peritonite biliosa con versamento di bile nel peritoneo senza perforazione dell'apparato biliare. (Ein Fall von Peritonitis biliosa mit einem galligen Flüssigkeitserguß in die Bauchhöhle ohne Perforation der Gallenwege.) Policlinico, sez. med. Jg. 20, Nr. 12, S. 544—555. 4, 246.

Cantilena, A., Due casi di peritonite tubercolare trattati con la elioterapia. (Zwei Fälle von tuberkulöser Bauchfellentzündung mit der Heliotherapie behandelt.) Pediatria Jg. 21, Nr. 5, S. 340—353 u. Pédiatr. prat. Jg. 11, Nr. 22, S. 393—398. 2, 629; 3, 441.

Credé, B., Antiseptische Behandlung der Peritonitis. Münch. med. Wochenschr. Jg. 60, Nr. 38, S. 2117—2118. 3, 441.

Crisler, Joseph A., and Eugene J. Johnson, The surgical treatment of infections of the peritoneum with especial reference to the immediate steriliation of the same. (Die chirurgische Behandlung der peritonealen Infektionen durch sofortige Desinfektion.) Southern med. journal Bd. 6, Nr. 3, S. 200—205. 2, 755.

Cubbins, William R., and W. J. Marvel, General plastic peritonitis. (Allgemeine plastische Peritonitis.) Surg., gynecol. a. obstetr. 16, S. 312—315. 1, 657.

Cunnington, C. Willett, A case of volvulus of the small intestine complicating general peritonitis; recovery. (Ein Fall von Volvulus des Dünndarms, mit allgemeiner Peritonitis kompliziert. Heilung.) Lancet Bd. 185, Nr. 6, S. 387. 2, 591.

Danielsen, Wilhelm, Allgemeine eitrige Peritonitis durch Bandwurm. Münch. med. Wochenschr. 60, S. 411. 1, 398.

Delassus, Péritonite tuberculeuse opérée deux fois et suivie de grossesse normale (Zweimal operierte tuberkulöse Peritonitis mit nachfolgender normaler Schwangerschaft.) Prov. méd. 26, S. 130—131; Rev. prat. d'obstétr. et de gynécol. Jg. 21, S. 110—112 u. Journal de méd. de Paris Jg. 33, Nr. 29, S. 585—586. 1, 509; 2, 106, 486.

Derganc, Franz, Ätherspülung bei Perforationsperitonitis. Wien. klin. Wochenschr. Jg. 26, Nr. 33, S. 1332—1333. 3, 164.

Dogasso, Pa., L'elettrargolo nella cura delle perimetro-salpingiti acute. (Elektrargol bei der Behandlung der akuten Perimetritis und Salpingitis.) Turin. 4, 143.

Duvergey, J., Des indications de l'intervention d'urgence dans les péritonites aiguës par perforations salpyngiennes. (Indikationen zur sofortigen Operation bei akuter Peritonitis infolge Durchbruchs der Tube.) Sém. gynécol. 18, S. 41 bis 44. 1, 288.

Edén, E., Ein außergewöhnlicher Fall von tuberkulöser Peritonitis. Upsala Läkareförenings förhandlingar 18, S. 157—159. (Schwedisch.) 1, 811.

Enderlen, Gesichtspunkte und Thesen zur Peritonitisfrage. Bruns Beitr. z. klin. Chirurg. Bd. 83, N. 3, S. 593—605. 2, 104.

Fabre et Bourret, Un cas de granulie péritonéale dans le post partum chez une malade présentant une tuberculose annexielle ancienne. (Ein Fall von Bauchfellmiliartuberkulose im post partum bei einer, eine alte tuberkulöse Adnexerkrankung darbietenden Patientin.) Journal de méd. de Paris Jg. 33, Nr. 32, S. 638—639. 3, 228.

Falkner, Anselm, Direkte Behandlung der tuberkulösen Peritonitis mit Jodpräparaten. Münch. med. Wochenschr. Jg. **60**, Nr. 18, S. 978—979.						**2**, 211.

Favreul, La péritonite biliaire sans perforation des voies biliaires. (Die Peritonitis durch Galle ohne Perforation der Gallenwege.) Rev. franç. de méd. et de chirurg. Jg. **10**, Nr. 14, S. 217—219.						**3**, 14.

Ferguson, John, Medical aspects of septic peritonitis. (Ansichten über die septische Peritonitis.) Canada Lancet Bd. **46**, Nr. 6, S. 439—445; Canad. journal of med. a. surg. Bd. **33**, Nr. 2, S. 115—124 u.Canad. practit. a. rev. Bd. **38**, Nr. 2, S. 69—77.						**2**, 103, 387,

Findlay, Management of genital tuberculosis in women. (Behandlung der Genitaltuberkulose der Frauen.) Med. herald Bd. **32**, S. 181.						**3**, 432.

Fischer, Max, Über akute fortschreitende Peritonitis. Ein Rückblick auf 160 operierte Fälle. Bruns Beitr. z. klin. Chirurg. Bd. **85**, H. 3, S. 696—714.						**3**, 113.

Fowler, Royale Hamilton, A note on the treatment of diffuse and spreading appendicular peritonitis. Summary of 78 cases. (Eine Bemerkung über die Behandlung diffuser und sich ausbreitender Peritonitis auf Grund von Appendicitis.) Americ. journal of surg. Bd. **27**, Nr. 5, S. 189—190.						**2**, 439.

Gerhardt, Tuberkulöse Peritonitis. (Würzburger Ärzteabend, Sitz. vom 27. Mai 1913.) Münch. med. Wochenschr. Jg. **60**, Nr. 29, S. 1629.						**2**, 486.

Giglio, Antonino, Il trattamento delle peritoniti acute diffuse per mezzo dei grassi. Studio sperimentale. (Die Behandlung der akuten diffusen Peritonitis mit Fetten. Experimentelle Studie.) Ann. di clin. med. Jg. **4**, Nr. 2, S. 149—177.						**3**, 440.

Gluck, Th., Entwicklung und moderne Aufgaben der Chirurgie der Peritonitis. Arch. f. Kinderheilk. Bd. **60/61**, Festschr. f. Adolf Baginsky, S. 340—370.						**2**, 694.

Gray, H. Tyrrell, Some observations on acute peritoneal infections. (Einige Beobachtungen bei akuten peritonealen Infektionen.) West London med. journal 18, S. 15 bis 26.						**1**, 84.

Grotti, Andre, Idiopathic peritonitis. (Idiopathische Peritonitis.) (Americ. assoc. of obstetr. a. gynecol., meet. Toledo, Ohio, 17.—19. IX. 1912.) Americ. journal of obstetr. Bd. **67**, Nr. 5, S. 895—903.						**2**, 387.

Grover, Arthur L., Fatal peritonitis due to infection with bacillus coli. (Ein Fall von tödlicher Peritonitis im Anschluß an eine Infektion mit Kolibacillen nach Perforation des Uterus.) Journal of the Americ. med. assoc. Bd. **60**, Nr. 17, S. 1297. **2**, 206.

Grünberg, N. L., Ein Fall von Genesung nach Verletzung und Beschmutzung des Abdomens und der Infektion. Wratschebnaja Gazeta Jg. **20**, Nr. 36, S. 1211 bis 1212. (Russisch.)						**3**, 533.

Guaccero, Alessandro, Sulla cura della peritonite tubercolare ascitica. (Laparotomia e lavaggio all'acqua ossigeneta.) (Über die Behandlung der Ascitesform der tuberkulösen Peritonitis.) Clin. chirurg. Jg. **21**, Nr. 7, S. 1548—1560.						**3**, 164.

Härtel, Fritz, Die tuberkulöse Peritonitis. Ergebn. d. Chirurg. u. Orthop. Bd. **6**, S. 370—409. Berlin, Springer.						**2**, 628.

Haggard, W. D., Three cases of prolonged general suppurative peritonitis pointing at the umbilicus, incision and cure. (Drei Fälle protrahierter allgemeiner eitriger Peritonitis, die nach dem Nabel zu sich lokalisierte. Incision, Heilung.) Journal of the Tennessee State med. assoc. Bd. **6**, Nr. 6, S. 214—219.						**3**, 654.

Haines, W. D., Perforative appendicitis and peritonitis. (Perforierende Appendicitis und Peritonitis.) Lancet-clin. Bd. **109**, Nr. 21, S. 570—571.						**3**, 166.

Halpenny, Jasper, Free, suppurative peritonitis due to pyosalpinx. (Freie eitrige Peritonitis vom Pyosalpinx ausgehend.) Canad. med. assoc. journal Bd. **3**, Nr. 8, S. 686—693.						**3**, 224.

Hay, S. M., General septic peritonitis. (Allgemeine septische Peritonitis.) Canada lancet Bd. **46**, Nr. 6, S. 435—439; Canad. journal of med. a. surg. Bd. **33**, Nr. 2, S. 134—141 u. Canad. practit. a. rev. Bd. **38**, Nr. 2, S. 78—84. **2**, 48, 254, 547.

Herff, Otto v., Zur Vorbeugung postoperativer Peritonitis bei verschmutzten Laparotomien. Gynäkol. Rundschau 7, S. 1—4.						**1**, 83.

Hicks, H. T., Localizing peritonitis of puerperal origin. (Lokale puerperale Peritonitis.) Journal of obstetr. a. gynaecol of the Brit. emp. Bd. **23**, Nr. 5, S. 300—303.						**2**, 506.

Hirano, T., Über die praktischen Erfahrungen von Anwendung des Pferdeserums zur Resistenzvermehrung des Peritoneums gegen Infektion. Dtsch. Zeitschr. f. Chirurg. Bd. **124**, H. 5/6, S. 525—545.						**3**,428.

Holterdorf, A., Tetanie bei Perforationsperitonitis. Dtsch. med. Wochenschr. Jg. **39**, S. 1499—1500.						**2**, 755.

Howell, John, A clinical study of the chief function of the peritoneum. (Klinische Studie zur Hauptfunktion des Peritoneums.) Lancet Bd. 2, Nr. 17, S. 1181—1185.						**5**, 21.

Hüssy, Paul, Ein Fall von tödlicher Peritonitis nach Laminariadilatation. Münch. med. Wochenschr. Jg. **60**, Nr. 17, S. 922—923. **1**, 832.

Hugel, Zur Behandlung der Peritonitis mit Campheröl. Bruns Beitr. z. klin. Chirurg. Bd. **83**, H. 3, S. 606—607. **2**, 104.

Jaubert, L., La cure solaire et marine de la péritonite tuberculeuse. (Die Sonnen- und Seekur bei tuberkulöser Peritonitis.) Prov. méd. Jg. **26**, Nr. 46, S. 507—508. **4**, 248.

Jeanneret, Lucien, De l'emploi de l'éther dans les infections péritonéales. (Ätheranwendung bei Infektion des Bauchfells.) Rev. méd. de la Suisse romande Jg. **33**, Nr. 12, S. 909—913. **4**, 446.

Jelke, R., Intraperitoneale Anwendung von Kollargol bei diffuser eitriger Peritonitis. Münch. med. Wochenschr. Jg. **60**, Nr. 33, S. 1828. **3**, 164.

Kawasoye, Über die anatomischen Veränderungen an den Bauch- und Brustorganen, insbesondere am Peritoneum von Tieren nach intraperitonealer Campherölinjektion. Arch. f. Gynaekol. Bd. **101**, H. 1, S. 100—180. **3**, 588.

Kennedy, J. W., Surgical treatment of acute infectious lesions of the abdomen. (Die chirurgische Behandlung der akuten Infektionen des Abdomens.) Railway surg. Bd. **5**, Nr. 1, S. 412—418. **4**, 242.

Kirmisson, E., Occlusion intestinale au cours d'une péritonite tuberculeuse, disparition spontanée de deux hernies scrotales volumineuses, au moment de l'apparition des accidents d'occlusion. (Darmverschluß im Verlauf einer Peritonitis tuberculosa, spontanes Verschwinden zweier voluminöser Scrotalhernien beim ersten Auftreten der Einklemmungssymptome.) Bull. et mém. de la soc. de chirurg. de Paris Bd. **39**, Nr. 12, S. 499—504. **1**, 812.

Kropveld, S. M., Chirurgische Behandlung der eitrigen Peritonitis. Ned. Tijdschr. v. Geneesk. Jg. **1913**, Tweede helft Nr. 18, S. 1526—1535. (Holländisch.) **3**, 533.

Kümmel, Endresultate der operativen und nichtoperativen Behandlung der Bauchfelltuberkulose. (Vereinig. nordwestdtsch. Chirurg. 13. Tag., 13. I. 1913, Hamburg.) Zentralbl. f. Chirurg. **40**, S. 463—466. **1**, 659.

Leclerc, Georges, Cinq cas de péritonite suppurée libre, traités par l'ablation de la lésion causale suivie de fermeture du ventre sans drainage de la cavité péritonéale. (5 Fälle von freier eitriger Peritonitis; Behandlung mit Beseitigung des Krankheitsherdes und Schluß der Bauchhöhle ohne Drainage.) Bull. et mém. de la soc. de chirurg. de Paris Bd. **39**, Nr. 29, S. 1249—1253. **3**, 164.

Lenormant, Ch., et S. Oberlin, Quelques observations de péritonite plastique adhésive de la fosse iliaque droite. (Péri-iléo-colite membraneuse.) (Einige Beobachtungen von plastischer adhäsiver Bauchfellentzündung der rechten Fossa-iliaca-Gegend [Peri-ileocolitis membranacea].) Rev. de gynécol. et de chirurg. abdom. Bd. **21**, Nr. 3, S. 191—214. **3**, 396.

Leonardi, Antonio, Tubercolosi erniaria e peritoneale. (Bruch- und Bauchfelltuberkulose.) Gazz. med. di Roma Jg. **39**, Nr. 22, S. 590—599 u. Nr. 23, S. 618 bis 627. **4**, 249.

Lequeux et R. Dupont, Discussion sur la question de l'entérostomie contre les accidents péritonéaux consécutifs à l'opération césarienne. (Diskussion über die Frage der Enterostomie gege n peritoneale Erscheinungen nach Sectio caesarea.) Bull. de la soc. d'obstétr. et de gynécol. de Paris Jg. **2**, Nr. 2, S. 30—42. **3**, 295.

Lucarelli, Vincenzo, Disinfezione peritoneale con la tintura jodica. (Desinfektion des Peritoneums mit Jodtinktur.) Clin. chirurg. **21**, S. 361—374. **1**, 398.

Machefer, Les péritonites billaires sans perforation des voies biliaires. (Biliäre Peritonitis ohne Perforation der Gallenwege.) Thèse: Paris. **5**, 114.

Mohr, Ludwig, Statistische Bearbeitung der bis zum 1. Januar 1913 veröffentlichten mit Röntgenstrahlen behandelten gynaekologischen Erkrankungen. Fortschr. a. d. Geb. d. Röntgenstrahl. Bd. **20**, H. 2, S. 105—159. **2**, 28.

MacLennan, Alex., and I. W. McNee, Primary streptococcal peritonitis in a child, with septicaemia, ending in recovery. (Primäre Streptokokkenperitonitis mit Septicämie bei einem Kinde mit Ausgang in Heilung.) Brit. journal of childr. dis. Bd. **10**, Nr. 114, S. 258—263. **2**, 439.

Momburg, Die intraperitoneale Ölanwendung. Dtsch. med. Wochenschr. **39**, S. 556 bis 558. **1**, 658.

Morestin, H., Lavage du péritoine à l'éther. (Bauchfellspülung mit Äther.) Bull. et mém. de la soc. de chirurg. de Paris **39**, S. 284—287. **1**, 399.

Morestin, H., L'occlusion intestinale au cours de la péritonite tuberculeuse. (Darmverschluß im Verlaufe der tuberkulösen Peritonitis.) Bull. et mém. de la soc. de chirurg. de Paris Bd. **49**, Nr. 13, S. 521—533. **1**, 811.

Moriarta, Douglas C., Pelvic cellulitis. (Die Pelviperitonitis.) Albany med. ann. Bd. 34, Nr. 9, S. 543—549. 3, 332.

Mouisset, F., et J. Gaté, Péritonite tuberculeuse avec rétrécissement des voies biliaires. Ictère chronique. (Tuberkulöse Peritonitis mit Schrumpfung der Gallenwege und chronischem Ikterus.) Lyon méd. 120, S. 433—441. 1, 610.

Nauwerck, C., und Lübke, Gibt es eine gallige Peritonitis ohne Perforation der Gallenwege? Berl. klin. Wochenschr. 50, S. 624—627. 2, 445.

Nyulasy, Arthur J., Two cases of tuberculous peritonitis. (Zwei Fälle von tuberkulöser Peritonitis.) Austral. med. gaz. Bd. 34, Nr. 24, S. 541—542. 4, 664.

Nyulasy, Arthur J., Intestinal drainage in peritonitis. (Intestinale Drainage bei Peritonitis.) Austral. med. journal Bd. 2, Nr. 97, S. 1051—1053. 2, 628.

d'Oelsnitz, Les indications de l'héliothérapie dans le traitement de la péritonite tuberculeuse. A propos de trois cas graves rapidement guéris. (Die Indikationen der Heliotherapie bei tuberkulöser Peritonitis auf Grund dreier schwerer, rasch ausgeheilter Fälle.) Ann. de méd. et chirurg. infant. 17, S. 17—28. 1, 399

Orlovius, Die moderne peritoneale Wundbehandlung. Prakt. Ergebn. d. Geburtsh. u. Gynaekol. Jg. 5, H. 2, S. 212—218. 3, 366.

Pantzer, Hugo O., How does laparotomy cure tuberculous peritonitis? (Wie kommt der Heilerfolg der Laparotomie bei tuberkulöser Peritonitis zustande?) Americ. journal of obstetr. 67, S. 297—304. 1, 399.

Pappenheim, A., und M. Fukushi, Neue Exsudatstudien und weitere Ausführungen über die Natur der lymphoiden peritonealen Entzündungszellen. (Ein Beitrag zur Cytologie der Entzündung mit Hilfe der vitalen Carminfärbung.) Fol. haematol., Archiv Bd. 17, H. 3, S. 257—316. 5, 112.

Peisser, Parovarialcyste bei gleichzeitig vorhandener Peritonealtuberkulose. (Gynaekol. Ges., Breslau, Sitz. v. 21. I. 1913.) Monatsschr. f. Geb. u. Gynaekol. 37, S. 522. 1, 548.

Phélip et Tartois, Le lavage du péritoine avec l'éther dans le traitement des péritonites aiguës. (Die Auswaschung der Peritonealhöhle mit Äther in der Behandlung der akuten Peritonitis.) Ann. de gynécol. et d'obstétr. Jg. 40, Nr. 12, S. 689—707. 4, 143.

Pikin, F. M., Einige experimentelle Untersuchungen zur Frage der Peritonitisbehandlung. Russki Wratsch Bd. 12, Nr. 51, S. 1786—1787 (Russisch) u. Beiträge z. klin. Chir. Bd. 89, H. 2/3, S. 502—505. 1913 u. 1914. 4, 614.

Plicque, A.-F., Les nouvelles méthodes de traitement dans la péritonite aiguë. (Die neuen Behandlungsmethoden bei akuter Peritonitis.) Bull. méd. Jg. 27, Nr. 45, S. 533—534. 2, 317.

Pontoizeou, Contribution à l'étude de quelques agents du traitement médical de la péritonite tuberculeuse (héliothérapie, photothérapie, iodothérapie.) (Zur Kenntnis einiger Agentien in der medikamentösen Behandlung der tuberkulösen Peritonitis.) Thèse de Paris. 5, 166.

Poperek, Traitement de la péritonite tuberculeuse par la méthode de récalcification (Méthode Ferrier). (Behandlung der tuberkulösen Peritonitis nach der Recalcificationsmethode von Ferrier.) Thèse: Paris. 5, 166.

Roberts, W. O., The intra-peritoneal use of tincture of iodine as an antiseptic. (Intraperitoneale Anwendung der Jodtinktur als Antisepticum.) Louisville month. journal Bd. 19, Nr. 11, S. 333—338. 2, 48.

Robinson, D. E., and W. L. Finton, Tuberculous peritonitis. Report of a case, three celiotomies, tuberculin, apparent recovery. (Tuberkulöse Peritonitis. Bericht eines Falles, drei Cölotomien, Tuberkulin, anscheinende Heilung.) Journal of the Michigan State med. soc. Bd. 12, Nr. 11, S. 596—599. 3, 654.

Roussiel, Marc, De l'influence de l'injection intrapéritonéale d'huile camphrée sur le drainage du péritoine et sur le pouvoir plastique de cette séreuse. (Über den Einfluß der intraperitonealen Injektion von Campheröl auf die Drainage des Bauchfells und auf die plastische Kraft dieser Serosa.) Ann. et bull. de la soc. roy. des scienc. méd. et nat. de Bruxelles Jg. 71, Nr. 5, S. 115—122 u. Trav. de l'inst. de thérapeut. de Bruxelles Bd. 11, S. 1—8. 2, 440, 403.

Roussiel, Marc, Un cas de péritonite aiguë généralisée d'origine appendiculaire compliqué d'ictère. Intervention. Guérison. (Ein Fall von akuter allgemeiner Peritonitis nach Appendicitis, compliciert mit Ikterus. Operation. Heilung.) Clinique (Bruxelles) 27, S. 49—58. 1, 398.

Schepelmann, Emil, Versuche zur Peritonitisbehandlung. Med. Klinik 9, S. 102 bis 104. 1, 116.

Schmidt, O., Die operative Behandlung der Peritoneal- und Genitaltuberkulose. Zeitschr. f. Geburtsh. u. Gynaekol. Bd. 73, H. 2, S. 404—413. 2, 386.

Schultze, W., Die heutige Bewertung der Blutuntersuchungen bei der Appendicitis bzw. freien fortschreitenden appendicıtischen Peritonitis. Dissertation: Leipzig. 25 S. **5, 64.**

Schwab, W., Über die Beziehungen der Konstitution zur peritonealen Infektion. Dissertation: Tübingen. **5, 63.**

Sheffield, Herman B., Clinical interpretation of chronic abdominal enlargement in children, with especial reference to a new differential sign between rachitis and tuberculous peritonitis. (Klinische Erklärung der chronischen Vergrößerung des Bauches bei Kindern, mit besonderer Erwähnung eines neuen Unterscheidungszeichens zwischen Rachitis und tuberkulöser Peritonitis.) Med. rec. Bd. **84,** Nr. 9, S. 382—384. **3, 441.**

Sick, C., und Eug. Fraenkel, Ein Beitrag zur sog. galligen Peritonitis. Bruns Beitr. z. klin. Chirurg. Bd. **85,** H. 3, S. 687—695. **3, 113.**

Sironi, Luigi, Il lavaggio dell'etere nella cura della peritonite. (Die Ätherspülung in der Peritonitisbehandlung.) Gazz. med. di Roma Jg. **39,** Nr. 24, S. 646—648. **4, 403.**

Souligoux, A propos du traitement des péritonites par l'éther. (Zur Behandlung der Bauchfellentzündung mit Äther.) Bull. et mém. de la soc. de chirurg. de Paris Bd. **39,** Nr. 31, S. 1332—1334. **3, 654.**

Spencer, G. W., Note on a case of tuberculosis of peritoneum complicated by a strangulated umbilical hernia. (Über einen durch eine eingeklemmte Nabelhernie komplizierten Fall von Bauchfelltuberkulose.) Lancet Bd. **2,** Nr. 2, S. 1539—1540. **4, 249.**

Stocker, S., Die Anwendung der Jodtinktur bei der trockenen Peritonealtuberkulose. Schweiz. Rundsch. f. Med. Bd. **13,** Nr. 18, S. 745—748. **2, 590.**

Stubenrauch, v., Technik der temporären Enterostomie bei Peritonitis und Inanitionszuständen. Bruns Beitr. z. klin. Chirurg. Bd. **83,** H. 3, S. 608—614. **2, 107.**

Témoin, De l'emploi de l'éther dans les infections péritonéales. (Über den Gebrauch des Äthers bei Infektionen des Peritoneums.) Bull. et mém. de la soc. de chirurg. de Paris Bd. **39,** Nr. 18, S. 766—777. **2, 628.**

Toussaint, H., Obstruction intestinale au cours de la péritonite tuberculeuse et dysentérique. (Darmverschluß bei tuberkulöser und dysenterischer Bauchfellentzündung.) Caducée Jg. **13,** Nr. 9, S. 117. **2, 164.**

Tridon, P., Fréquence des péritonites gonococciques chez les petites filles atteintes de vulvo-vaginite. (Häufigkeit der Gonokokkenperitonitis bei kleinen Mädchen mit Vulvo-vaginitis.) Gynécologie Jg. **17,** Nr. 3, S. 147—149. **2, 211.**

Tweedy, E. Hastings, Female sterility as a salient feature of general tuberculosis of the peritoneum. (Weibliche Sterilität als Hauptsymptom allgemeiner Bauchfelltuberkulose.) Transact. of the roy. acad. of med. in Ireland Bd. **31,** S. 226—234. **4, 326.**

Vallerant, Les injections intra-péritonéales d'oxygène dans le traitement des péritoniter aiguës. (Intraperitoneale Sauerstoff-Injektionen bei akuter Peritonitis.) Thèse: Paris. **5, 166.**

Vanverts, J., De l'occlusion intestinale au cours de la péritonite tuberculeuse. (Darmverschluß im Verlaufe von Bauchfelltuberkulose.) Bull. et mém. de la soc. de chirurg. de Paris Bd. **39,** Nr. 15, S. 619—622. **2, 48.**

Verbizier, A. de, Péritonite à pneumocoques chez l'adulte. Les rapports avec un kyste de l'ovaire concomitant. Guérison spontanée par ouverture à l'ombilic. (Pneumokokkenperitonitis beim Erwachsenen. Die Beziehungen zu einer gleichzeitig bestehenden Ovarialcyste. Spontanheilung durch Eröffnung am Nabel.) Toulouse méd. Jg. **15,** Nr. 1, S. 1—8. **2, 386.**

Vlaccos de, Le lavage à l'éther de la cavité abdominale dans les infections péritonéales. (Äthereingießungen in die Bauchhöhle bei peritonealen Infektionen.) Bull. et mém. de la soc. de chirurg. de Paris Bd. **39,** Nr. 39, S. 1703—1705. **4, 539.**

Vogel, Robert, Über gallige Peritonitis. Wien. klin. Wochenschr. Jg. **26,** Nr. 28, S. 1153—1157. **3, 113.**

Watson, B. P., General peritonitis in gynecological and obstetrical practice. (Allgemeine Peritonitis in der gynaekologischen und geburtshilflichen Praxis.) Canada Lancet Bd. **46,** Nr. 6, S. 429—435; Canad. journal of med. a. surg. Bd. **33,** Nr. 2, S. 125—133 u. Canad. practit. a. rev. Bd. **38,** Nr. 2, S. 85—93. **2, 104, 163; 3, 64.**

Weber, Franz, Ein Fall von Pfählungsverletzung. Im Anschluß daran einiges über Prophylaxe und Therapie der Peritonitis. Münch. med. Wochenschr. Jg. **60,** Nr. 32, S. 1772—1773. **2, 755.**

Weizmann, M., Fötale Peritonitis und Gynatresien. Dissertation: Berlin. **3, 555.**

Kongenitale Bänder und Verwachsungen des Peritoneums.

Adams, Joseph E., Hunterian lecture on peritoneal adhesions (an experimental study). (Eine Experimentalarbeit über Peritonealadhäsionen.) Lancet 184, S. 663 bis 668.   1, 658.

Burrus, J. T., Abdominal adhesions. (Abdominale Adhäsionen.) Virginia med. semi-monthly Bd. 18, Nr. 9, S. 218—220.   3, 64.

Carwadine, T., Pericolitis. Brit. med. journal 2716, S. 101—104 u. Bristol-med.-chirurg. journal Bd. 31, Nr. 122, S. 333—341.   1, 78; 5, 114.

Cheever, David, Etiology and significance of pericolic membranes. (Herkunft und Bedeutung der perikolitischen Häute.) Journal of the Americ. med. assoc. Bd. 61, Nr. 4, S. 248—251.   3, 443-

Collins, Arthur N., Membranous pericolitis. (Pericolitis membranacea.) Journal-lancet Bd. 33, Nr. 12, S. 341—346.   2, 389.

Coffey, R. C., Abdominal adhesions. (Bauchfellverwachsungen.) Journal of the Americ. med. assoc. Bd. 61, Nr. 22, S. 1952—1957.   4, 325.

Connell, F. Gregory, Etiology of Lane's kink, Jackson's membrane, and caecum mobile. (Ätiologie der Laneschen Schlinge, der Jacksonschen Membran und des Coecum mobile.) Surg., gynecol. a. obstetr. Bd. 16, Nr. 4, S. 353—359.   2, 49.

Intestinal stasis caused by band of adhesions. (Stauuug im Darm, durch Adhäsion hervorgerufen.) Surg. clin. of John B. Murphy Bd. 2, Nr. 3, S. 371—375.   4, 111.

Eastman, Joseph Rilus, Fetal peritoneal folds and their relation to postnatal chronic and acute occlusions of the large and small intestine. (Fötale peritoneale Falten und ihre Beziehungen zu chronischen und akuten Verschlüssen des Dünn- und Dickdarms.) Journal of the Americ. med. assoc. Bd. 61, Nr. 9, S. 635—639.   3, 278.

Eastman, Joseph Rilus, The foetal peritoneal folds of Jonnesco, Treves and Reid, and their probable relationship to Jackson's membrane and Lane's kink. (Die foetalen Peritonealfalten nach Jonnesco, Treve und Reid, sowie ihr wahrscheinlicher Zusammenhang mit der Jackson'schen Membran und dem Lane'schen Band.) Surg., gynecol. a. obstetr. Bd. 16, Nr. 4, S. 341—353.   1, 813.

Fallon, Michael F., An anatomical and surgical study of pericecal membranes. (Eine anatomische und chirurgische Studie der pericöcalen Membranen.) Boston med. a. surg. journal Bd. 169, Nr. 17, S. 600—604.   4, 20.

Gray, H. M. W., and William Anderson, Remarks on abnormal intra-abdominal developmental adhesions. (Abnorme intra-abdominal entwickelte Adhäsionen.) Lancet Bd. 184, Nr. 19, S. 1300—1306 u. Nr. 20, S. 1373—1375.   2, 105.

Heyd, Chas. Gordon, Cecal adhesions: their pathological and clinical significance. (Cöcaladhäsionen, ihre pathologischen und klinischen Zeichen.) Post-graduate Bd. 28, Nr. 8, S. 748—756.   3, 488.

Jackson, J.-N., Péricolite membraneuse. (Die Pericolitis membranosa.) Arch. des malad. de l'appar. dig. Jg. 7, Nr. 9, S. 513—521.   3, 536.

Lapenta, Vincent Anthony, Membranous pericolitis as a clinical entity. (Pericolitis membranosa als eine klinische Erscheinungsform.) Americ. journal of surg. Bd. 27, Nr. 12, S. 460—461.   4, 496.

Law, A. A., Membranous pericolitis. (Pericolitis membranacea.) Journal lancet Jg. 33, Nr. 12, S. 335—341.   2, 389.

Le Jemtel, De l'oblitération du cul-de-sac de Douglas dans le traitement des prolapsus génitaux. (Die Verödung des Douglas in der Behandlung der Prolapse.) Année méd. de Caen 38, S. 64—66.   1, 225.

Lenormant, Ch., et S. Oberlin, Quelques observations de péritonite plastique adhésive de la fosse iliaque droite. (Péri-iléo-colite membraneuse.) (Einige Beobachtungen von plastischer adhäsiver Bauchfellentzündung der rechten Fossa-iliaca-Gegend [Peri-ileocolitis membranacea].) Rev. de gynécol. et de chirurg. abdom. Bd. 21, Nr. 3, S. 191—214.   3, 396.

Long, John Wesley, Pseudoperitoneal cauls of the colon. (Pseudoperitoneale Membran am Kolon.) Internat. journal of surg. Bd. 26, Nr. 9, S. 311—324.   3, 589.

Magarey, A. Cambpell, Common peritoneal folds and fossae. (Die gewöhnlichen Falten und Gruben des Bauchfells.) Australas. med. gaz. Bd. 34, Nr. 17, S. 381—382.   4, 246.

Mauclaire, La péricolite membraneuse. (Pericolitis membranacea.) Rev. internat. de méd. et de chirurg. Jg. 24, Nr. 2, S. 22—25.   2, 107.

Maury, John M., Caecum mobile, chronic appendicitis and the pericolic membrane. (Coecum mobile, chronische Appendicitis und die Membrana pericolica.) Journal of the Tennessee State med. assoc. Bd. 6, Nr. 5, S. 182—185.   3, 591.

Miller jr., Robert T., The falciform ligament of the liver as plastic material available for use in the upper abdomen. (Das Ligamentum falciforme der Leber verwendbar als plastisches Material zum Gebrauch im oberen Abdomen.) Surg., gynecol. a. obstetr. Bd. 17, Nr. 6, S. 758—759. **4, 199.**

Morley, John, Jackson's pericolic membrane: its nature, clinical significance, and relation to abnormal mobility of the proximal colon. (Jacksonsche Membran: Ihre Natur, klinische Bedeutung und Beziehung zu abnormer Beweglichkeit des proximalen Kolons.) Lancet Bd. 2, Nr. 24, S. 1685—1690. **4, 402.**

Morris, Robert T., Notes on adventitions tissues of the abdominal cavity. (Bemerkungen über abnorme Adhäsionen in der Bauchhöhle.) Americ. journal of obstetr. a. dis. of wom. a. childr. Bd. 68, Nr. 6, S. 1073—1078. **4, 326.**

Ottow, Benno, Cystoskopisch diagnostizierte und durch Laparotomie erwiesene isolierte bandartige Verwachsung zwischen Dünndarm und Blasenvertex. Zeitschr. f. gynaekol. Urol. Bd. 4, H. 1, S. 29—32. **1, 593.**

Payr, E., Zur Prophylaxe und Therapie peritonealer Adhäsionen. (Eisenfüllung des Magendarmkanals und Elektromagnet.) Münch. med. Wochenschr. Jg. 60, Nr. 47, S. 2601—2604. **4, 247.**

Reichelderfer, L. H., Postural treatment of post-operative abdominal adhesions. (Nachbehandlung postoperativer Adhärenzen des Bauchfells.) Surg., gynecol. a. obstetr. Bd. 17, Nr. 6, S. 755—757. **4, 135.**

Reid, Douglas G., Studies in the intestine and peritoneum in the human foetus· P. 5. The convolutions of the small intestine (mesenteric plications). (Teil 5.) Die Dünndarmschlingen [Mesenterialfalten].) Journal of anat. a. physiol. Bd. 47, S. 268—281. **1, 702.**

Tosatti, Carlo, Sulla pericolite membranosa. (Über Pericolitis membranacea.) Clin. chirurg. Jg. 21, Nr. 8, S. 1734—1742. **3, 443.**

Blutungen in der Bauchhöhle.

Benthin, Hämatocele als Folge einer geplatzten Corpus-luteum-Cyste. (Nordostdtsch. Ges. f. Gynaekol., Sitz. v. 1. II. 1913.) Monatsschr. f. Geb. u. Gynaekol. 37, S. 532—534. **1, 549.**

Bonneau, R., Inondation péritonéale par rupture spontanée d'une veine utéroovarienne. (Blutung in den Peritonealraum infolge spontaner Ruptur einer uteroovarialen Vene.) (Soc. des chirurg. de Paris 28. II. 1913.) Presse méd. 21, S. 236 u. Rev. mens. de gynécol., d'obstétr. et de pédiatr. Jg. 8, Nr. 4, S. 244—246. **1, 428; 3, 61.**

Broun, Le Roy, Profuse intraabdominal hemorrhage without evident explantation. (Profuse intraabdominale Blutung ohne auffindbaren Ausgangspunkt.) (New York acad. of med., sect. on obstetr. a. gynecol., meet. 24. IV. 1913.) Americ. journal of obstetr. a. dis. of women a. childr. Bd. 68, Nr. 3, S. 558—560. **3, 366.**

Els, H., Über die Giftigkeit und Gerinnungsverzögerung des intraperitonealen Blutergusses nach Tubenruptur. Arch. f. Gynäkol. 99, S. 167—189. **1, 105.**

Goldberg, S. R., Des hématocèles rétro-utérins en dehors de la grossesse ectopique. (Haematocele retrouterina ohne Extrauterinschwangerschaft.) Thèse de Toulouse. Nr. 17 (univ.) 118 S. **5, 115.**

Gross, Georges, et L. Heully, Des hémorragies intrapéritonéales d'origine génitale, mais non gravidique. (Über intraperitoneale Hämorrhagien, ausgehend von den nicht graviden Geschlechtsorganen.) Arch. mens. d'obstétr. et de gynécol. Jg. 2, Nr. 5, S. 462—472. **2, 546.**

Kynoch, J. A. C., Pelvic haematocele from rupture of a blood cyst of the ovary. (Hämatocele des kleinen Beckens infolge einer Blutcyste des Ovariums.) (Edinburgh obstetr. soc. meet. 12. III. 1913.) Lancet 184, S. 893 u. Transact. of the Edinburgh obstetr. soc. Bd. 38, S. 189—197. **1, 592; 4, 701.**

Lizcano, P., Präliminäre Kolpotomie bei Laparotomie wegen Hämatocele. (3. Kongr. f. Geburtsh., Gyn. u. Paed.) Siglo méd. Jg. 60, Nr. 3107, S. 406—408. (Span.) **2, 589.**

Monteverde, V., Behandlung der Hämatocele des Beckens. Rev. de la soc. méd. Argentina, Bd. 21, Nr. 121, S. 483—503. (Spanisch.) **3, 690.**

Pfeilsticker, Wolfgang, Über lebensbedrohliche intraperitoneale Blutung aus einem Graafschen Follikel. Med. Korrespondenzbl. d. württemberg. ärztl. Landesver. Bd. 83, Nr. 34, S. 533—536. **3, 162.**

Reinhard, Hans, Ektopische Schwangerschaft und intraperitoneale Blutung aus Ovarialcysten, besonders solchen der Corpora lutea. Gynaekol. Rundsch. 7, S. 201 bis 221. **1, 473.**

Rouville, G. de, et Arrivat, Un cas de cysthématome menstruel postopératoire. (Ein Fall von Cysthaematoma menstruale postoperativum.) Arch. mens. d'obstétr. et de gynécol. Jg. 2, Nr. 6, S. 529—532. **2, 436.**

Savariaud, Le diagnostic précoce de l'inondation péritonéale. (Die frühzeitige Diagnose der freien intraperitonealen Blutung.) Gaz. de gynécol. 28, S. 81—82. **1, 474.**

Ascites.

Exploratory laparotomy in a case of severe ascites in a girl fifteen years of age. With remarks by Dr. Paul Chester. (Probelaparotomie in einem Fall von hochgradigem Ascites bei einem 15jährigen Mädchen.) Surg. clin. of John B. Murphy Bd. 2, Nr. 4, S. 697—703. **3, 659.**

Barker, Arthur E., A lecture on some points about drainage of the abdomen under various conditions of inflammation. (Vortrag über einige Gesichtspunkte zur Drainage der Bauchhöhle bei verschiedenen Entzündungsformen.) Brit. med. journal 2716, S. 104—107. **1, 117.**

Cabot, Richard C., The causes of ascites: a study of five thousand cases. (Die Ursachen des Ascites: Auf Grund von 5000 Fällen.) Publ. of the Massachusetts gen. hosp. Bd. 4, Nr. 1, S. 117—131. **2, 731.**

Chauffard, Diagnostic différentiel entre une ascite et un kyste de l'ovaire. (Differential Diagnose zwischen einem Ascites und einer Ovarialcyste.) Rev. internat. de méd. et de chirurg. Jg. 24, Nr. 13, S. 199—202. **2, 752.**

Dobbertin, Die direkte Dauerdrainage des chronischen Ascites durch die Vena saphena in die Blutbahn. Arch. f. klin. Chirurg. 100, S. 1121—1128. **1, 508.**

Donzé, Contribution à l'étude des épanchements chyliformes du péritoine. (Zur Kenntnis der chylusartigen Ergüsse des Peritoneums.) Thése: Paris. Nr. 254, 101 S. **5, 261.**

Filippi, Settimio, Sul trattamento della peritonite ascitica tubercolare con iniezione endoperitoneale di iodoformio. Nota clinica. (Über die Behandlung des tuberkulösen Ascites mit endoperitonealen Jodoforminjektionen. Klinische Mitteilung.) Riv. veneta Bd. 59, Nr. 11, S. 499—502. **4, 615.**

Gy, Abel, Diagnostic et traitement des ascites. P. 1. u. 2. (Diagnose und Behandlung des Ascites.) Bull. gén. de thérapeut. méd., chirurg., obstétr. et pharmaceut. Bd. 165, Nr. 2, S. 33—64 u. Nr. 4, S. 117—134. **2, 106.**

Henschen, Karl, Dauerdrainage stagnierender Ascitesergüsse in das subcutane oder retroperitoneale Zellgewebe mit Hilfe von Gummi- oder Fischblasenkondoms. Zentralbl. f. Chirurg. 40, S. 41—43. **1, 208.**

Höpfner, Edmund, Der Ascites und seine chirurgische Behandlung. Ergebn. d. Chirurg. u. Orthop. Bd. 6, S. 410—479. Berlin, Springer. **2, 439.**

Kumaris, J., Zur Beseitigung des Ascites. Zentralbl. f. Chirurg. Jg. 40, Nr. 50, S. 1916 bis 1918. **4, 247.**

McDill, John R., Chronic ascites. Treatment and drainage by lymphangioplasty trough a trocar wound under local anaesthesia. An experimental study. (Der chronische Ascites. Seine Behandlung und Drainage durch ein künstliches Lymphgefäßsystem, angelegt mit Hilfe eines unter Lokalanästhesie eingeführten Trokars.) Surg., gynecol. a. obstetr. Bd. 17, Nr. 5, S. 523—532. **3, 589.**

Mark Ernest G., A new suprapubic drainage apparatus. (Neuer Apparat zur suprapubischen Drainage.) Journal of the Americ. med. assoc. 60, S. 514—515. **1, 448.**

Nash, W. Gifford, Two cases of ascites treated by multiple paracentesis and by femoral drainage. (Zwei Fälle von Ascites behandelt durch häufige Incisionen und durch Drainage durch den Schenkelkanal.) Lancet Bd. 2, Nr. 20, S. 1381—1382. **4, 247.**

Noury, Hydramnios pris pour de l'ascite; torsion exagérée du cordon. (Hydramnios für Ascites gehalten; hochgradige Nabelschnurtorsion.) Année méd. de Caen Jg. 38, Nr. 4, S. 120—123. **1, 690.**

Perimoff, Über Versuche mit Dauerdrainage bei Ascites. Zentralbl. f. Chirurg. 40. S. 1—2. **1, 47,**

Perimoff, W. A., Zur Frage der ständigen subcutanen Drainage bei Ascites. Kasaner med. Journal Bd. 23, H. 1, S. 59—62. (Russisch.) **2, 48.**

Planelles, I., Operatives Verfahren, bei Bauchwassersucht Recidive zu vermeiden. Crón. méd. Valencia 25, S. 53—54. (Spanisch.) **1, 509.**

Schepelmann, Emil, Experimente zur plastischen Ascitesdrainage, zugleich ein Beitrag zur Histologie implantierter Formolgefäße. Virchows Arch. f. pathol. Anat. u. Physiol. u. f. klin. Med. Bd. 214, H. 2, S. 279—289. **4, 19.**

Schwarzmann, Emil, Zur chirurgischen Behandlung des Ascites. Dtsch. Zeitschr.
f. Chirurg. Bd. 124, H. 5/6, S. 546—573. 4, 19.
Smith, Robert H., One case of ascites with differential diagnosis. (Fall von Ascites
mit Differentialdiagnose.) Illinois med. journal Bd. 23, Nr. 6, S. 656—659. 3, 165.
Weinstein, J. H., The question of abdominal drainage. (Die Frage der Bauchhöhlen-
drainage.) Journal of the Indiana State med. assoc. Bd. 6, Nr. 6, S. 258—261.
2, 591.
Whipple, G. H., and E. W. Goodpasture, Acute haemorrhagic pancreatitis. Peritoneal exudate non-toxic and even protective under experimental conditions.
(Akute hämorrhagische Pancreatitis. Experimenteller Nachweis der Ungiftigkeit
und der Schutzwirkung des peritonealen Exsudats.) Surg., gynecol. a. obstetr.
Bd. 17, Nr. 5, S. 541—547. 3, 622.
Wynter, W. Essex, and John Murray, Case of subcutaneous drainage for ascites.
(Fall von subcutaner Drainage wegen Ascites.) Med. magazine Bd. 22, Nr. 3, S. 146
bis 149. 2, 440.

Fremdkörper in der Bauchhöhle.

Andrews, H. Russell, Foreign bodies removed from the peritoneal cavity. (Ex-
traktion von Fremdkörpern aus der Bauchhöhle.) Proceed. of the r. soc. of med.,
London 6, obstetr. a. gynaecol. sect. S. 105—106. 1, 400.
Douglas, John, Bougie removed from the abdomen ten weeks after introductiono
per vaginam. (Entfernung eines Bougie aus der Bauchhöhle, 10 Wochen nach Ein-
führung desselben in die Vagina.) Americ. journal of obstetr. 67, S. 25—26. 1, 157.
Elschner, S., Kasuistische Beiträge zum Kapitel „Fremdkörper" in der Bauchhöhle.
Dissertation: Kiel. 5, 116.
Kaspar, Fritz, Ein Beitrag zur Kenntnis der Fremdkörpertuberkulose des Bauch-
fells. Dtsch. Zeitschr. f. Chirurg. Bd. 124, H. 5/6, S. 516—524. 4, 248.
Smith, Alfred, Needles in the abdominal cavity as a complication of an hysterectomy.
(Nadeln in der Bauchhöhle, eine Komplikation bei einer supravaginalen Uterus-
amputation.) Journal of obstetr. a. gynaecol. of the Brit. emp. 23, S. 118—120.
1, 544.
Smith, Alfred, Interesting complications of an hysterectomy. (Eine interessante
Komplikation bei einer Laparomyomotomie.) Dublin journal of med. science 135,
S. 12—15. 1, 117.

Neubildungen des Peritoneums.

Bogaert, van, Un cas curieux de kyste hydatique chez une femme. (Sonderbarer
Fall von Hydatidencyste bei einer Frau.) Rev. de pathol. Jg. 13, Nr. 93, S. 7—12.
2, 321.
Boieff, H., Le carcinome apparemment primaire du péritoine. (Anscheinend primäres
Carcinom des Peritoneums.) Dissertation: Genève. 4, 326.
Bondy, Beziehung von Pseudomyxoma ovarii et peritonei zur Appendix. (Gynaekol.
Ges., Breslau, Sitz. v. 21. I. 1913.) Monatsschr. f. Geb. u. Gynaekol. 37, 509—510.
1, 548.
Bondy, Zur Genese des Pseudomyxoma peritonei. Versamml. d. dtsch. Ges. f. Gynae-
kol. Halle a. S., 14.—17. Mai 1913. 1, 810.
Costa, Cirillo, Un caso di morbo gelatinoso del peritoneo d'origine cistica. (Ein
Fall von gelatinöser Erkrankung des Peritoneums bei Ovarialcystom.) Faenza:
Tip. G. Montanari. 8 S. 5, 115.
Delétrez, A., Pseudomyxome du péritoine d'origine appendiculaire. (Pseudomyxom
des Peritoneums vom Appendix ausgehend.) Journal de chirurg. et ann. de la soc.
belge de chirurg. Jg. 13/21, Nr. 5, S. 102—103; Bull. de l'acad. roy. de méd. de Belgique Bd. 27, Nr. 4, S. 341—346; Rev. de gynécol. Bd. 21, Nr. 1, S. 39—44 u.
Ann. de l'inst. chirurg. de Bruxelles Jg. 20, Nr. 10, S. 161—167. 2, 590, 632; 3, 14, 396.
Desmarest et Masson, Kystes péritonéaux. (Peritonealcysten.) Bull. et mém. de la
soc. anat. de Paris Jg. 88, Nr. 4, S. 169—170. 2, 164.
Dévé, F., Principes du traitement chirurgical des kystes hydatiques multiples du
péritoine. Indications du „formolage in situ". (Chirurgische Behandlung der mul-
tiplen Echinokokkuscysten des Peritoneums.) Arch. gén. de chirurg. Jg. 7, Nr. 6,
S. 660—666. 4, 248.
Fischer, B., Pseudomyxoma peritonei. (Ärztl. Verein, Frankfurt a. M., Sitzg. v. 18.
VIII. 1913.) Münch. med. Wochenschr. Jg. 60, Nr. 37, S. 2084. 3, 165.
Geipel, P., Cystenbildung des Bauchfells bei Tuberkulose. Zentralbl. f. allg. Pathol.
Anat. 24, S. 10—12. 1, 227.

Hamant, Contribution à l'étude de l'échinococcose secondaire abdominale pelvienne et de son traitement. (Über sekundäre Bauch-Becken-Echinokokken-Krankheit und ihre Behandlung.) Thèse de Nancy. Nr. 1017. 383 S.				5, 19.

Lehmann, Du cancer de l'intestin. (Über Darmkrebs.) Thèse: Paris.				5, 63.

Lüssen, E., Über die Vortäuschung in der Wand des Digestionstraktes entstandener Carcinome durch den Einbruch sekundär krebsig erkrankter Lymphdrüsen. Dissertation: Bonn.				5, 63.

Mériel, E., et Daunic, Kyste gélatineux de l'appendice. (Pseudo-myxome du péritoine.) (Gelatinöse Cyste des Wurmfortsatzes. [Pseudomyxom des Peritoneums.]) Toulouse méd. Jg. 15, Nr. 13, S. 217—220.				4, 448.

Müller, K. W., Über Morbus gelatinosus des Peritoneums bei Appendicitis. Dissertation: Greifswald.				4, 20.

Newman, E. A. R., A note on two unusual cases of cysts. (Notiz über 2 ungewöhnliche Fälle von Cysten.) Indian med. gaz. Bd. 48, Nr. 12, S. 474—475.				4, 143.

Omi, K., Sarkom der Bauchdecken. Dissertation: München.				4, 429.

Rathe, B., Pseudomyoxoma peritonei mit Beteiligung der Ovarien und der Appendix. Monatsschr. f. Geburtsh. u. Gynaekol. 37, S. 322—325.				1, 680.

Risselin, Kystes hydatiques multiples de la cavité abdominale. Observation recueillie dans le service chirurgical du Dr. Walton. (Multiple Hydatidencysten der Bauchhöhle. Aus der Abteilung des Dr. Walton.) Ann. et bull. de la soc. de méd. de Gand Jg. 79, Nr. 12, S. 508—513.				4, 327.

Routier, Kystes hydatiques du petit bassin. (Hydatidencysten des kleinen Beckens.) Bull. et mém. de la soc. de chirurg. de Paris Bd. 39, Nr. 25, S. 1039—1043.				2, 634.

Silvan, C., Linfo-angio-endotelioma del peritoneo e linite gastro-intestinale. (Lymphangio-endotheliom des Peritoneums und Linitis des Magendarmkanals.) Clin. med. ital. Jg. 52, Nr. 3, S. 129—153.				2, 284.

Vautrin, Les kystes dermoïdes du cul-de-sac vésico-utérin. (Die Dermoidcysten der Excavatio vesico-uterina.) Ann. de gynécol. et d'obstétr. Bd. 10; H. 11, S. 637—645.				3, 692.

Omentum und Mesenterium.

Ach, A., Arteriomesenterialer Ileus. Bruns Beitr. z. klin. Chirurg. Bd. 83, H. 3, S. 721 bis 724.				2, 91.

Armstrong, Edward K., A case of intra-abdominal omental torsion. (Ein Fall von intraabdominaler Netztorsion.) Interstate med. journal Bd. 20, Nr. 12, S. 1148 bis 1151.				4, 615.

Benedict, A. L., Bibliography of chylous cysts of the mesentery. (Literatur der Chyluscysten des Mesenteriums.) Surg., gynecol. a. obstetr. Bd. 16, Nr. 6, S. 606 bis 610.				2, 387.

Bornstein, Max, Temporary embolism of the mesenteric artery. (Über temporäre Embolie in die Arteria mesenterica.) Journal of the Americ. med. assoc. 60, S. 513 bis 514.				1, 357.

Brunetti. Car., Le cisti e i neoplasmi del mesentere. (Neubildung des Mesenteriums.) Rom. 349 S.				4, 143.

Cartolari, Enrico, Sulle cisti ematiche mesenteriche e retroperitoneali. (Über mesenteriale und retroperitoneale Blutcysten.) Clinica chirurg. Jg. 21, Nr. 4, S. 725 bis 778.				2, 318.

Chevallier, Paul, Un cas de cancer en jante de l'attache mésentérico-intestinale secondaire à un cancer de l'estomac. (Ein Fall von „Radfelgenkrebs" am intestinalen Mesenterialansatz, sekundär bei einem Magencarcinom.) Bull. et mém. de la soc. anat. de Paris Jg. 88, Nr. 6, S. 310—315.				2, 487.

Child, C. G., L. W. Strong and E. Schwartz, Mesenteric cysts. Clinical reports. Pathological reports. (Mesenterialcysten. Klinischer und pathologisch-anatomischer Bericht.) Americ. journal of obstetr. a. dis. of women a. childr. Bd. 68, Nr. 3, S. 491 bis 499.				3, 278.

Cinaglia, Raniero, Un caso di torsione intraaddominale dell'omento. (Ein Fall von Netztorsion.) Gaz. degli osp. e delle clin. Jg. 34, Nr. 83, S. 859.				3, 114.

Comolli, Antonio, Anormale evoluzione del peritoneo, dell'ansa ombelicale primitiva e del mesentere comune. (Abnorme Entwicklung des Peritoneums der primitiven Nabelschlinge und des Mesenterium commune.) Policlinico, sez. chirurg. Jg. 20, Nr. 9, S. 418—432.				3, 366.

Crawford, H. de L., Tumour of the mesentery. (Mesenterialtumor.) Transact. of the roy. acad. of med. in Ireland Bd. 31, S. 447—448.				4, 249.

Ducuing, J., et Florence, De la valeur de la ponction exploratrice du cul de sac de Douglas dans un cas de rupture d'une branche de l'artère mésentérique chez une femme enceinte. (Über den Wert der Probepunktion des Douglas bei einem Falle von Ruptur eines Astes der Art, mesenterica bei einer Schwangeren.) Sem. gynécol. 18, S. 57—58. 1, 381.

Ebner, Ad., Über retroperitoneale Lipombildung mit spezieller Berücksichtigung der mesenterialen Lipome. Beitr. z. klin. Chirurg. Bd. 86, H. 1, S. 186—222. 3, 285.

Frazier, Charles H., Mesenteric cysts, with report of a case of sanguineous cyst of the mesentery of the small intestine. (Mesenterialcysten mit Rücksicht auf eine Blutcyste des Dünndarmmesenteriums.) Journal of the Americ. med. assoc. Bd. 61, Nr. 2, S. 97—99. 2, 547.

Greggio, E., Potere plastico del grande omento e processo di riparazione delle ferite con perdita di sostanza della vescica urinaria. (Plastische Fähigkeit des großen Netzes und der Vorgang bei der Reparation von Substanzverlusten der Harnblase.) Gaz. med. lombarda 72, S. 11—12. 1, 373.

Guasoni, Eutimio, Cisti linfatica (sierosa) dell'omento. (Lymphatische [seröse] Netzcyste.) Riv. veneta di scienze med. Bd. 58, Nr. 3, S. 105—112. 3, 165.

Gundermann, Wilhelm, Über die Bedeutung des Netzes in physiologischer und pathologischer Beziehung. Bruns Beitr. z. klin. Chirurg. Bd. 84, H. 3, S. 587—605. 2, 548.

Gundermann, Wilhelm, Zur Pathologie des großen Netzes. Münch. med. Wochenschr. Jg. 60, Nr. 41, S. 2278—2279. 3, 590.

Haller, M., Des épiploïtes chroniques en rapport avec l'appendicite et la colite chroniques. (Die chronischen Netzentzündungen in ihrer Beziehung zur chronischen Appendicitis und Kolitis.) Paris, Steinheil, 1912. 242 S. III pl. frcs. 6.—. 1, 814.

Holländer, Eugen, Zur Genese der Netztumoren. (Epiploitis plastica.) Dtsch. med. Wochenschr. Jg. 39, Nr. 18, S. 845—847. 2, 212.

Kalima, Tauno, Über retroperitoneale Lipome. Mitteilg. a. d. gynaekol. Klin. Otto Engström Bd. 10, H. 3, S. 219—264. 3, 285.

Kirchenberger, Ein seltener Fall von Darmverschluß. Abnorme angeborene Lage des Kolons, Torsion des ganzen Ileum und Colon ascendens mit Verschluß der Mesenterialgefäße. Wien. med. Wochenschr. Jg. 63, Nr. 29, S. 1790—1795. 2, 697.

Krall, Dermoid des Mesenteriums. (Naturhist. med. Verein, Heidelberg, Sitzg. v. 3. VI. 1913.) Münch. med. Wochenschr. Jg. 60, Nr. 35, S. 1970. 3, 165.

Laplace, Ernest, Thrombosis of the mesenteric artery. (Thrombose der Mesenterialarterie.) (Sect. on surg., med. soc. of the State of Pennsylvania, Scranton sess., 26. IX. 1912.) Pennsylvania med. journal Bd. 16, Nr. 9, S. 699—703. 3, 397.

Lecène, P., Volumineuse hernie inguinale irréductible avec sténose de l'intestin grêle et kyste du mésentère. (Große irreponible Leistenhernie mit Stenose des Dickdarms und einer Mesenterialcyste.) Presse méd. Jg. 21, Nr. 94, S. 942—943, 4, 76.

Lenger, L., Fibrome volumineux du mésentère. Ablation avec résection de 40 centimètres d'intestin grêle. — Guérison. (Großes Fibrom des Mesenteriums. Abtragung mit Resektion von 40 cm Dünndarm. Heilung.) Ann. de la soc. méd.-chirurg. de Liège 52, S. 12—16 u. Presse méd. 21, S. 160. 1, 207, 321.

Leotta, Nicola, Le obliterazioni dei vasi mesenteriali. Ricerche sperimentali e considerazioni cliniche. (Die Obliterationen der Mesenterialgefäße. Experimentelle Untersuchungen und klinische Betrachtungen.) Policlinico, sez. chirurg. 19, S. 484 bis 503. 1912; 20, S. 94—96 u. 111—137. 1, 660.

Ludwig, Eugen, Über ein malignes Adenomyom des Mesenterium. Zentralbl. f. allg. Pathol. u. pathol. Anat. Bd. 24, Nr. 7, S. 289—294. 1, 812.

McDonald, George Childs, Chylous cyst of mesentery. (Chyluscyste im Mesenterium.) Pacific med. journal Bd. 56, Nr. 4, S. 229—230. 3, 14.

Miller, Robert T., Enterogenous mesenteric cysts. (Enterogene Cysten des Mesenteriums.) Bull. of the Johns Hopkins hosp. Bd. 24, Nr. 272, S. 316—322. 5, 22.

Noland, Lloyd, and Fred C. Watson, Embolism and thrombosis of the superior mesenteric artery. A report of one case. (Embolie und Thrombose der Artreia mesenterica superior. Bericht über einen solchen Fall.) Ann. of surg. Bd. 58, Nr. 4, S. 459—465. 5, 590.

Patel, M., et P. Santy, Un cas de torsion intra herniaire du grand épiploon. (Ein Fall von Drehung des großen Netzes im Bruchsack.) Lyon chirurg. Bd. 10, Nr. 1, S. 35—37. 2, 754.

Paterson, Peter, A neuroma-myoma of the mesentery. (Ein Neuromyom des Mesenteriums.) Lancet Bd. 2, Nr. 14, S. 997. 3, 533.

Pestalozza, E., Contributo allo studio dei tumori solidi del mesentere nella donna. (Beitrag zum Studium der soliden Mesenterialtumoren der Frau.) Tumori Jg. 2, Nr. 5, S. 608—621. 3, 621.

Poulsen, Kr., Multible mesenteriale Chyluscysten bei einem 7jährigen Mädchen. Volvulus mit Darmperforation und diffuser Peritonitis. Resectio ilei. Heilung. Arch. f. klin. Chirurg. Bd. 101, H. 1, S. 139—149. **2, 212.**

Prutz, W., und E. Monnier, Die chirurgischen Krankheiten und die Verletzungen des Darmgekröses und der Netze. Dtsch. Chirurg. 46 k, Stuttgart, Enke. LXXI, 406 S. M. 18.—. **1, 321.**

Rayner, H. H., A case of mesenteric thrombosis. (Fall von mesenterialer Thrombose.) Med. chronicle Bd. 57, Nr. 345, S. 130—132. **3, 114.**

Reich, A., Beitrag zur Chirurgie der mesenteriellen Gefäßverschlüsse und Darminfarkte. Bruns Beitr. z. klin. Chirurg. Bd. 87, H. 2, S. 317—331. **3, 655.**

Reich, Anton, Embolie und Thrombose der Mesenterialgefäße. Ergebn. d. Chirurg. u. Orthop. Bd. 7, S. 515—597. Berlin: Springer. **4, 446.**

Rodler-Zipkin, Aktinomykose des Netzes. (Nürnberger med. Ges. u. Poliklin., Sitzg. v. 8. V. 1913.) Münch. med. Wochenschr. Jg. 60, Nr. 35, S. 1972. **3, 165.**

Róna, D., Über Lymphangioma cysticum mesenterii. Bruns Beitr. z. klin. Chirurg. Bd. 84, H. 1, S. 122—125. **2, 213.**

Ruffing, H., 2 Fälle von operativ behandelten Mesenterialcysten. Dissertation: Straßburg. **4, 328.**

Sabatini, Gioacchino, Disinserzione parziale del mesentere in un caso di ernia strozzata. (Teilweiser Abriß des Mesenteriums in einem Fall von eingeklemmter Hernie.) Clinica chirurg. Jg. 21, Nr. 4, S. 796—804. **2, 213.**

Schmieden, V., Über circumscripte entzündliche Tumorbildung in der Bauchhöhle, ausgehend vom Netz. Berl. klin. Wochenschr. Jg. 50, Nr. 20, S. 908—909. **2, 317.**

Sharpe, Norvelle Wallace, The arcuate distribution of a. mesenterica superior and a. mesenterica inferior: surgical significance in intestinal resections. (Die Bogenverteilung der Art. mesent. sup. und inf.: Chirurgische Bedeutung bei Darmresektionen.) Interstate med. journal Bd. 20, Nr. 12, S. 1152—1156. **4, 447.**

Spence, Thos. B., and Henry F. Graham, Chronic mesenteric ileus, with a report of three cases. (Chronischer mesenterialer Ileus, Bericht über drei Fälle.) Med. rec. Bd. 84, Nr. 11, S. 473—477. **3, 486.**

Staley, John C., Chronic mesenteric thrombosis. (Chronische Mesenterialthrombose.) Saint Paul med. journal Bd. 15, Nr. 8, S. 381—391. **2, 694.**

Tate, Magnus A., Sarcoma of omentum. (Sarkom des Netzes.) Americ. journal of obstetr. Bd. 67, Nr. 6, S. 1142—1147. **2, 756.**

Tenani, Ottorino, La mesenterite retrattile da infiammatione erniaria e la mesenterite solerosante di origine vascolare. Nota anatomo-patologica. (Schrumpfende Mesenteritis nach Brucheinklemmung und sklerosierende Mesenteritis infolge Blutgefäßerkrankung.) Morgagni Tl. 1, Jg. 55, Nr. 12, S. 452—464. **4, 328.**

Tourneux, J.-P., et A. Stillmunkes, Les déchirures mésentériques au cours de l'étranglement herniaire. (Zerreißungen des Mesenteriums bei der Darmeinklemmung Progr. méd. Jg. 41, Nr. 15, S. 187—190. **2, 212.**

Triboulet et Debré, Tuberculose intestinale et mésentérique sans localisations thoraciques chez un nourrisson. (Darm- und Mesenterial-Tuberkulose ohne Lokalisation im Thorax bei einem Säugling.) Pédiatr. prat. Jg. 11, Nr. 20, S. 359—36 u. Ann. de méd. et chirurg. infant. Jg. 17, Nr. 13, S. 427—433.
2, 630; 3, 442.

Turner, Philip, and H. Tipping, Case of mesenteric cyst simulating an intussusception. (Fall von Mesenterialcyste, welcher eine Intussuszeption vortäuscht.) (Sect. for the study of dis. in children, 28. XI. 1913.) Proceed. of the roy. soc. of med. 7, Nr. 2. S. 29—30. **4, 327.**

Varisco, Azzo, Contributo clinico alla conoscenza dei tumori flogistici dell'omento. (Klinischer Beitrag zur Kenntnis der entzündlichen Netztumoren.) Gaz. med. ital. Jg. 64, Nr. 21, S. 201—203. **2, 317.**

Willems, W., Dermoidcyste zwischen den Blättern der Mesoappendix in ihrer differential-diagnostischen Stellung zu appendicitischen Tumorbildungen. Beitr. z. klin. Chirurg. Bd. 86, H. 1, S. 223—228. **3, 334.**

Sonstiges.

Axhausen, G., Die freie Schleimhautüberpflanzung (Abdominalschleimhaut) im Experiment. Arch. f. klin. Chirurg. Bd. 102, H. 1, S. 121—138. **3, 157.**

Chaplle, Harold, The treatment of pelvic inflammation by auto-inoculation. (Die Behandlung der Beckenentzündungen durch Immunisierung.) Lancet 184, S. 165. bis 166. **1, 17.**

Cohn, Max, Die atmosphärische Luft im Abdomen nach Laparotomien. Berl. klin. Wochenschr. Jg. 50, Nr. 29, S. 1352. 3, 163.

Falkenburg, C., Ein Fall von Gasansammlung in der freien Bauchhöhle. Dtsch. Zeitschr. f. Chirurg. Bd. 124, H. 1/4, S. 130—136. 3, 486.

Friedemann, Zur Frage der freien Transplantation des Peritoneum. Kurze Bemerkung zu dem Artikel mit gleichem Thema von Dr. A. Hofmann. Zentralbl. f. Chirurg. 40, S. 270—271. 1, 400.

Hartmann, Joh., Zur Sensibilität des Peritoneums und der Bauchfascien. Münch. med. Wochenschr. Jg. 60, Nr. 49, S. 2729—2730. 4, 246.

Hofmann, Arthur, Zur Frage der freien Transplantation des Peritoneums. Zentralbl. f. Chirurg. 40, S. 122—123. 1, 117.

Hofmann, A., Zur Frage der freien Transplantation des Peritoneum. Erwiderung auf die Bemerkung des Herrn Dr. Friedemann. Zentralbl. f. Chirurg. 40, S. 460. 1, 657.

Jacoboeus, H. C., Travaux sur la laparothoracoscopie. (Arbeiten über die Laparothorakoskopie.) Journal de méd. de Paris Jg. 33, Nr. 15, S. 307—310. 1, 708.

Case of acute intussusception with passage of normal motions. (Ein Fall akuter Intersuszeption mit normalem Stuhlgang.) Guys hosp. gaz. Bd. 27, Nr. 663, S. 461—462. 4, 249.

Kahn, L. Miller, Abdominal rigidity. (Bauchdeckenstarre.) New York medical journal 97, S. 184—186. 1, 209.

Küttner, Hermann, Über circumscripte Tumorbildung durch abdominale Fettnekrose und subcutane Fettspaltung. Berl. klin. Wochenschr. 50. S. 9—11. 1, 47.

La Torre, Felice, Des rapports intimes du péritoine avec le tissu musculaire utérin. (Über die intimen Beziehungen vom Peritoneum zum uterinen Muskelgewebe.) Arch. mens. d'obstétr. et de gynécol. Jg. 2, Nr. 5, S. 473—480; Clin. ostetr. Jg. 15, Nr. 19, S. 433—441 u. Gynaekol. Rundschau Jg. 7, H. 20, S. 733—738 u. 5 Taf. 2, 205; 3, 361, 486.

Lippens, Adrien, La physiologie normale et pathologique du péritoine. (Die normale und pathologische Physiologie des Peritoneums.) Presse méd. 21, S. 23—24. 1, 25.

Maccabruni, Francesco, Contributo allo studio delle cosi dette idatidi del Morgagni. (Beitrag zur Kenntnis der sogenannten Morgagnischen Hydatiden.) Ann. di ostr. e ginecol. Jg. 35, Nr. 4, S. 360—365. 2, 162.

Pappenheim, A., Über die Natur der einkernigen lymphoiden Zellformen in den entzündlichen Exsudaten seröser Höhlen, speziell des Peritoneums beim Meerschweinchen. Zentralbl. f. allg. Pathol. u. pathol. Anat. Bd. 24, Nr. 22, S. 997—1003. 4, 247.

Pool, Eugene H., Suction tip for aspiration in abdominal operations. (Saugspitze zur Aspiration bei Abdominaloperationen.) Ann. of surg. Bd. 58, Nr. 4, S. 537—539. 3, 655.

Queisner, Beitrag zur Ätiologie des eitrigen retrouterinen Exsudates. (Nordostdtsch. Ges. f. Gyn., Sitz. v. 1. II. 1913.) Monatsschr. f. Geb. u. Gynaekol. 37, S. 530—532. 1, 549.

Ruppert, B., Über Perforation der Harnblase in die freie Bauchhöhle. Dissertation: Leipzig. 83 S. 5, 124.

Russel, Wm. B., F. Lomax Wood and W. Ernest Barrett, Three cases of the acute abdomen, with comments. (Drei Fälle von akuter Abdominalerkrankung.) Practitioner Bd. 90, Nr. 4, S. 767—772. 2, 50.

Sasaki, J., Vergleichende Studien über den Nahtverstärkungswert des ungestielten Netz-, Peritoneal- und Mesenteriallappens. Dtsch. Zeitschr. f. Chirurg. Bd. 123, H. 1/2, S. 62—102. 2, 754.

Schubert, G., Beiträge zum postoperativen Ileus. Zeitschr. f. Geburtsh. u. Gynaekol. Bd. 73, H. 2, S. 500—516. 2, 371.

Summers, John E., Surgical aspects of intestinal stasis, from an anatomic point of view. (Chirurgische Ansichten über Kotstagnation vom anatomischen Gesichtspunkt.) Journal of the Americ. med. assoc. Bd. 61, Nr. 9, S. 639—642. 3, 445.

Szécsi, St., und O. Ewald, Zur Kenntnis der Peritonealexsudatzellen des Meerschweinchens. Fol. haematol., Archiv Bd. 17, H. 2, S. 167—182. 4, 613.

Thun, H. v., Ein Fall von „retrograder Incarceration". Zentralbl. f. Chirurg. Jg. 40, Nr. 49, S. 1881—1882. 4, 249.

Veit, J., Peritoneale Fragen nach eigenen Erfahrungen dargestellt. Prakt. Ergebn. d. Geburtsh. u. Gynaekol. Jg. 5, H. 2, S. 195—211. 3, 277.

Magen, Darm, Rectum.

Appendix und seine Erkrankungen.

Aaron, Charles D., A sign indicative of chronic appendicitis. (Diagnostisches Zeichen für chronische Appendicitis.) Journal of the Americ. med. assoc. **60**, S. 350 bis 351 u. Arch. f. Verdauungskrankh. Bd. **19**, H. 3, S. 344—347.   **1**, 321; **4**, 78.

Aldous, George F., Some notes on the surgery of the appendix vermiformis. (Einiges über Appendixchirurgie.) St. Bartholomew's hosp. journal **20**, S. 97—98.   **1**, 451.

Allen, Lewis W., Ileo-Appendicular hernia of the appendix. (Hernie des Wurmfortsatzes in der Fossa ileo-appendicularis.) Surg., gynecol. a. obstetr. Bd. **17**, Nr. 2, S. 191—197.   **3**, 535.

Andrew, J. Grant, The operation of acute appendicitis. Primary closure of the abdominal wound. (Operation bei akuter Appendicitis: primäre Naht der Bauchwunde.) Glasgow med. journal Bd. **80**, Nr. 3, S. 161—165.   **3**, 278.

Andrews, C. L., Appendix abscesses discharging pus into the urinary tract. (Appendicitische Abscesse mit Eiterdurchbruch in den Urintraktus.) Viginia med. semimonthly Bd. **17**, Nr. 20, S. 499—502.   **2**, 254.

Acute appendicitis. (Akute Appendicitis.) Surg. clin. of John B. Murphy Bd. **2**, Nr. 1, S. 107—117.   **3**, 657.

Archer, G. F. Stoney, The treatment of diffuse septic peritonitis due to appendicitis, illustrated by four recent cases. (Behandlung der diffusen septischen Peritonitis bei Appendicitis. 4 neue Fälle.) Journal of the roy. army med. corps Bd. **20**, Nr. 6, S. 703—705.   **2**, 284.

Arnaud, L., L'appendicostomie. (Appendicostomie.) Journal de chirurg. **10**, S. 273 bis 299.   **1**, 662.

Aschoff, L., Appendicopathia oxyurica (Pseudo-Appendicitis ex oxyure). Med. Klin. **9**, S. 249—251.   **1**, 321.

Aubry, Paul, Appendicite et tuberculose pulmonaire. (Appendicitis und Lungentuberkulose.) Gaz. méd. de Nantes Jg. **31**, Nr. 17, S. 321—326.   **3**, 366.

Baldauf, Leon K., Primary carcinoma of the vermiform appendix. (Primäres Carcinom des Wurmfortsatzes.) Vortrag, gehalten auf der med.-chirurg. Ges. von Louisville. Louisville monthly journal of med. a. surg. Bd. **20**, Nr. 3, S. 65—73.   **3**, 279.

Basham, D. W., Retrocaecal appendicitis. (Retrocoecale Appendicitis.) Transact. of the Western surg. ass., St. Louis.   **4**, 406.

Bassler, Anthony, Pinching the appendix in the diagnosis of chronic appendicitis. (Druck auf die Appendix bei der Diagnose der chronischen Appendicitis.) Americ. journal of the med. scienc. Bd. **146**, Nr. 2, S. 204—208.   **3**, 166.

Battle, William H., The black (pigmented) appendix. (Der schwarze [pigmentierte] Wurmfortsatz.) Lancet Bd. **185**, Nr. 4690, S. 135—136.   **2**, 632.

Baudet, Sur un cas d'appendicite herniaire. (Ein Fall von Appendicitis im Bruchsack.) (Soc. de chirurg. de Toulouse. Séance du 6. VI. 1913.) Arch. méd. de Toulouse Jg. **20**, Nr. 12, S. 162—164.   **2**, 389.

Bazin, Alfred T., Tuberculous appendicitis. (Tuberkulöse Appendicitis.) Canad. med. assoc. journal Bd. **3**, Nr. 6, S. 484—490.   **2**, 632.

Beamish, F. T., Case of appendicitis with an unusual complication. (Appendicitisfall mit einer ungewöhnlichen Komplikation.) Austral. med. journal Bd. **2**, Nr. 112, S. 1199—1200.   **3**, 535.

Beatson, George Thos, Note on a case of carcinoma of the vermiform appendix in a girl, aged 20 years. (Ein Fall von Carcinom des Wurmfortsatzes bei einem zwanzigjährigen Mädchen.) Glasgow med. journal Bd. **80**, Nr. 6, S. 418—422.   **4**, 253.

Belley, G., Nouvelle incision (incision en éventail) pour l'opération de l'appendicite à froid, d'après la méthode de von Bardeleben, médicin-chef de l'hôpitel protestant de Bochum en Westphalie. (Neuer Einschnitt [in Fächerform] zur Intervalloperation der Wurmfortsatzentzündung nach dem Verfahren von v. Bardeleben, leitendem Arzt des protestantischen Hospitals in Bochum in Westfalen.) Arch. de méd. et de pharmacie navales Bd. **100**, Nr. 9, S. 181—185.   **4**, 79.

Benjamin, Arthur E., The correlation of appendicitis, mucous colitis and membranous pericolitis. (Die Wechselbeziehungen zwischen Appendicitis, Colitis mucosa und Pericolitis membranacea.) Journal-lancet Bd. **33**, Nr. 14, S. 401—409.   **2**, 632.

Bérard, L., et H. Alamartine, Appendice et tuberculose. (Appendix und Tuberkulose.) Lyon chirurg. Bd. **9**, Nr. 5, S. 490—503 u. Nr. 6, S. 645—672.   **3**, 15.

Bérard, L., et A. Buche, Absence congénitale de l'appendice et syndrome appendiculaire aigu. (Erscheinungen akuter Wurmfortsatzentzündung bei angeborenem Fehlen des Wurmfortsatzes.) Prov. méd. Jg. 26, Nr. 26, S. 288—290.   2, 591.

Bérard, Léon, et Paul Vignard, Diverticules et kystes de l'appendice. (Divertikel und Cysten des Wurmfortsatzes.) Prov. méd. Jg. 26, Nr. 15, S. 157—159.
2, 109.

Bérard, Léon, et Paul Vignard, A propos de l'appendicectomie sous-séreuse à froid. (Zur Frage der subserösen Appendektomie im Intervall.) Bull. méd. 27, S. 255 bis 258.   1, 450.

Bernard, G., A propos d'un cas pour ainsi dire schématique d'appendicite, avec double perforation, corps étranger, etc. Ce qu'on peut toujours redire avec profit, pour soi-même et pour les autres. (Über einen Fall von sozusagen typischer Blinddarmentzündung mit doppelter Perforation, Kotstein usw. Jederzeit eine nützliche Wiederholung für sich und andere.) Journal de méd. de Paris Jg. 33, Nr. 25, S. 505 bis 506.   2, 695

Bertelsmann, Soll im Intermediärstadium der akuten Appendicitis operiert werden? Dtsch. Zeitschr. f. Chirurg. Bd. 122, H. 1/2, S. 155—157.   2, 109.

Betz, Zur Appendicitisfrage. Antwort an Herrn Dr. J. Boeckel. Straßb. med. Zeit. 10, S. 77.   1, 450.

Bjalokur, F., Zur Frage der Palpation des Wurmfortsatzes. Arch. f. Verdauungs-Krankh. 19, S. 54—68.   1, 400.

Bockstaele, van, Péritonite généralisée d'origine appendiculaire guérie par incision simple et drainage. (Allgemeine Peritonitis appendicitischen Ursprungs, durch einfache Incision und Drainage geheilt.) Journal de chirurg. et ann. de la soc. belge de chirurg. Jg. 13/21, Nr. 5, S. 92—94.   2, 286.

Boeckel, Jules, Résection de deux mètres d'intestin (iléon, caecum et côlon ascendant) dans une forme d'appendicite non encore décrite. (Resektion von 2 Meter Darm (Ileum, Coccum und Colon ascendens) bei einer noch nicht beschriebenen Form von Appendicitis.) Rev. franç. de méd. et de chirurg. 10, S. 27—29.   1, 259.

Boehme, Gustav F., The differential diagnosis between pneumonia and appendicitis. (Differentialdiagnose zwischen Pneumonie und Appendicitis.) Med. record 83, S. 567—570.   2, 111.

Bogdánovitsch, Milos, Appendix und weibliche Genitalien. Bruns Beitr. z. klin. Chirurg. Bd. 84, H. 1, S. 47—60.   2, 24.

Boldt, Tubal abortion simulating appendicitis, with pyosalpinx on the opposite side. (Tubenabort, eine Appendicitis vortäuschend, mit Pyosalpinx auf der anderen Seite.) (New York obstetr. soc., meet. 11. III. 1913.) Americ. journal of obstetr. Bd. 68, Nr. 1, S. 99—100.   2, 597.

Boldt, F. J., Myoma uteri, with pyosalpinx and hydrosalpinx, and catarrheal appendicitis. (Uterusmyom, mit Pyosalpinx und Hydrosalpinx, und katarrhalischer Appendicitis.) (Transact. of the New York obstetr. soc., meet. 13. V. 1913.) Americ. journal of obstetr. a. dis. of women a. childr. Bd. 68, Nr. 4, S. 764—765.   3, 479.

Bondy, Beziehung von Pseudomyxoma ovarii et peritonei zur Appendix. (Gynaekol. Ges., Breslau, Sitz. v. 21. I. 1913.) Monatsschr. f. Geb. u. Gynaekol. 37, 509—510.
1, 548.

Boneill, Contribution à l'étude du diagnostic et du traitement des abcès periappendiculaires rétro-coecaux. (Zur Diagnose und Therapie der periappendikulären retrocöcalen Abscesse.) Thèse de Lille. Nr. 26, 88 S.   5, 25.

Bonneau, Raymond, Des intoxications intestinales graves surajoutées à l'appendicite. (Komplizierende intestinale Intoxikation bei Appendicitis.) Prov. méd. Jg. 26, Nr. 35, S. 386—387.   3, 228.

Borini, Agostino, Pseudo-appendicite da ascaridi. (Pseudoappendicitis durch Ascariden.) Gazz. d. osp. e d. clin. Jg. 34, Nr. 138, S. 1447—1448.   4, 252.

Boulanger, Contribution à l'étude de l'appendicite dans la première enfance. (Zur Kenntnis der Blinddarmentzündung im frühesten Alter.) Thèse. Paris. Nr. 337. 113 S.   5, 314,

Braeunig, Wurmfortsatzentzündung und Mandelentzündung. Dtsch. militärärztl. Zeitschr. Jg. 42, H. 22, S. 871—873.   4, 79.

Bridge, Norman, Appendicitis. Surg. clin. of John B. Murphy Bd. 2, Nr. 4, S. 717 bis 731.   3, 657.

Briggs, J. Emmons, Appendix excisor. (Eine Appendixquetsche.) Boston med. a. surg. journal Bd. 168, Nr. 23, S. 847—848.   2, 550.

Brooks, C. D., The treatment of acute appendicitis. (Behandlung der akuten Appendicitis.) Journal of the Michigan State med. soc. Bd. 12, Nr. 1, S. 21—23.   2, 108.

Buchbinder, Jacob R., Retroperitoneal rupture of the appendix with extravasation of pus into and gangrene of the entire thigh. (Retroperitoneale Appendixperforation mit Übertritt des Eiters auf den Oberschenkel und Gangrän des Oberschenkels.) Journal of the Americ. med assoc. Bd. **60**, Nr. 23, S. 1782—1783. **3**, 16.

Caillet, Charles, Some remarks on the diagnosis of vesical complications in appendicitis and other lesions of the abdominal viscera. (Einige Bemerkungen zur Diagnose von Blasenkomplikationen bei Appendicitis und anderen Erkrankungen der Bauchorgane.) Americ. journal of urol. Bd. **9**, Nr. 7, S. 355—360. **3**, 27.

Carson, Herbert W., A clinical lecture on conditions simulating appendicitis. (Klinische Vorlesung über Zustände, welche Appendicitis vortäuschen können.) Clin. journal Bd. **42**, Nr. 6, S. 90—96. **2**, 147.

Carter, J. Hugh, Suppurative appendicitis. (Eitrige Appendicitis.) Journal of the Tennessee State med. assoc. Bd. **6**, Nr. 8, S. 311—313. **4**, 329.

Caturani, Michele, Appendicite in gravidanza con rapporto di tre casi. (Entzündung des Wurmfortsatzes in der Schwangerschaft mit Bericht über drei Fälle.) Arch. ital. di ginecol. **16**, S. 33—38. **1**, 381.

Cazin, Maurice, De l'utilité de l'examen du sang dans les cas douteux d'appendicite aiguë au point de vue du diagnostic et des indications opératoires. (Über die Nützlichkeit der Leukocytenzählung bei zweifelhaften Fällen von Appendicitis puncto Diagnose und Indikation zur Operation.) Rev. internat. de méd. et de chirurg. Jg. **24**, Nr. 8, S. 122—126 u. Journal de méd. interne Jg. **17**, Nr. 12, S. 114—116. **2**, 254; **4**, 540.

Chamayou, Tumeur bénigne du caecum. (Gutartiger Blinddarmtumor.) (Soc. de chirurg. de Toulouse, séance du 6. I. 1913.) Arch. méd. de Toulouse **20**, S. 13—18. **1**, 261.

Chauffard, Abcès sous-hépatique d'origine appendiculaire. (Absceß unter der Leber appendiciten Ursprungs.) Bull. méd. Jg. **27**, Nr. 69, S. 777—779. **3**, 16.

Chifoliau et Sébilotte, A propos d'une observation d'appendicite par épingle. (Stecknadelappendicitis.) Rev. franç. de méd. et de chirurg. Jg. **10**, Nr. 11, S. 169 bis 171. **2**, 550.

Chrétien, Appendicectomie et présence d'un noyau de cerise dans l'appendice. (Appendicektomie und Vorhandensein eines Kirschkerns im Appendix.) Arch. provinc. de chirurg. Bd. **22**, Nr. 8, S. 464—465. **3**, 229.

Cirera-Salse, Behandlung der Appendicitis mit Galvanisation und Faradisation. (Vortr. geh. a. d. internat. Kongr. f. Physiotherap., Berlin, März 1913.) Berl. klin. Wochenschr. Jg. **50**, Nr. 38, S. 1750—1751. **3**, 228.

Cirera-Salse, L., Die Galvanisation und Faradisation bei der Appendicitis und anderen entzündlichen Abdominalaffektionen. Zeitschr. f. med. Elektrol. **14**, S. 35 bis 38. **1**, 253.

Codman, E. A., Observations on a series of ninety-eight consecutive operations for chronic appendicitis. (Beobachtungen an einer fortlaufenden Reihe von 98 Operationen wegen chronischer Appendicitis.) Boston med. a. surg. journal Bd. **169**, Nr. 14, S. 495—502. **5**, 471.

Cohn, Max, Der Wurmfortsatz im Röntgenbilde. Dtsch. med. Wochenschr. **39**, S. 606—608. **1**, 662.

Colley, Fritz, Beiträge zur Klärung der Frage von der Erblichkeit der Entzündung des Blinddarmanhanges. Arch. f. klin. Chirurg. Bd. **103**, H. 1, S. 177—208. **4**, 406.

Corner, Edred M., The function of the appendix and the origin of appendicitis. (Funktion der Appendix und Entstehung der Appendicitis.) Brit. med. journal **2720**, S. 325—327. **1**, 511.

Corner, Edred M., The diagnosis of the acute abdominal conditions of children. (Diagnose akuter Erkrankungen des Abdomens im Kindesalter.) Practitioner Bd. **90**, Nr. 5, S. 798—803. **2**, 166.

Costa, Cirillo, Ernia strozzata dell' appendice vermiforme del cieco. (Eingeklemmte Hernie der Appendix vermiformis des Coecums.) Faenza. 12 S. **4**, 538.

Dambrin, Etranglement de l'appendice hernié. (Einklemmung des Wurmfortsatzes in einer Hernie.) Arch. méd. de Toulouse Jg. **20**, Nr. 17, S. 193—195. **3**, 443.

Daniel, G., Hernies de l'appendice iléocaecal. (Über Appendicokelen.) Progr. méd. **41**, S. 93—97. **1**, 397.

Deaver, John B., Chronic appendicitis versus duodenal ulcer and their association. (Die Beziehungen zwischen chronischer Appendicitis und Duodenalgeschwür.) Arch. of diagn. Bd. **6**, Nr. 2, S. 101—111. **2**, 694.

Delétrez, A., Pseudo-myxome du péritoine d'origine appendiculaire. (Pseudomyxom des Bauchfells vom Wurmfortsatz ausgehend.) Bull. de l'acad. roy. de méd. de Belgique Bd. **27**, Nr. 4, S. 341—346 u. Ann. de l'inst. chirurg. de Bruxelles Jg. **20**, Nr. 10, S. 161—167. **2**, 632; **3**, 396.

Denk, J., Resultate von 601 Appendicitisoperationen mit besonderer Berücksichtigung der Frühoperation. Dissertation: Freiburg i. Br. u. Bruns Beitr. z. klin. Chirurg. Bd. 84, H. 2, S. 481—497. 4, 21; 2, 215.

Derganc, Franz, Appendectomia subserosa. Epikritische Bemerkung zu dem Artikel von S. Kofmann. Zentralbl. f. Chirurg. 40, S. 271. 1, 401.

Divaris, Recherches sur l'appendicite. (Untersuchungen über Appendicitis.) Thèse. Paris. 3, 487.

Dobbertin, Zur Pathogenese der sogen. „chronischen Blinddarmentzündung". Dtsch. med. Wochenschr. Jg. 39, Nr. 32, S. 1549—1551. 3, 166.

Dobbertin, Schnittlänge, Bauchspülung, Bekämpfung der Darmlähmung bei Appendicitis — Peritonitis. Dtsch. med. Wochenschr. 39, S. 222—225. 1, 208.

Domenichini, G., Appendicite e ossiuri. (Appendicitis ex oxyure.) Parma. 8 S. 5, 364.

Duroux, E., De l'hydro-appendicitose. (Über den Hydrops des Wurmfortsatzes.) Rev. de gynécol. et de chirurg. abdom. 20, S. 143—174. 1, 579.

Elworthy, H. Stuart, Appendicectomy in general practice. (Die Blinddarmoperation in der Allgemeinpraxis.) British med. journal Nr. 2763, S. 1532—1533. 4, 405.

Enriquez, Ed., et R.-A. Gutmann, La sciatique appendiculaire (appendicite claudicante). (Appendicitis mit Hinken.) Bull. et mém. de la soc. méd. des hôp. de Paris Jg. 29, Nr. 23, S. 1238—1245. 2, 758.

Enriquez, Ed., et René A. Gutmann, La fausse coxalgie d'origine appendiculaire (une 2e forme d'appendicite claudicante). (Falsche Coxalgie hervorgerufen durch Appendicitis [eine zweite Form der „Appendicits mit Hinken").] Bull. et mém. de la soc. méd. de hôp. de Paris Jg. 29, Nr. 26, S. 175—179. 2, 759.

Fayolle, Contribution à l'étude de l'hématurie dans les diverses formes de l'appendicite. (Über Hämaturie bei Appendicitis.) Thèse de Lyon. 4, 329.

Fonyó, Johann, Über die Appendicitis der Frauen. Bruns Beitr. z. klin. Chirurg. Bd. 84, H. 1, S. 273—290. 2, 110.

Foster, George S., Appendical infection, with abscess formation; should the appendix be removed at primary operation? (Soll der Wurmfortsatz bei der Eröffnung des appendicitischen Abscesses entfernt werden?) Med. rec. Bd. 84, Nr. 26, S. 1163 bis 1165. 4, 495.

Fowelin, H., Die Anästhesierung der rechten Darmbeingrube bei der Operation der chronischen Appendicitis. Zentralbl. f. Chirurg. 40, S. 342—344. 1, 579.

Fowler, Royale Hamilton, Inguinal hernia of the cecum and appendix. An account of cases. (Coecum und Appendix als Bruchinhalt von Leistenhernien. Zwei Fälle.) Americ. journal of surg. 27, S. 26—28. 1, 80.

Fowler, Royale Hamilton, A note on the treatment of diffuse and spreading appendicular peritonitis. Summary of 78 cases. (Eine Bemerkung über die Behandlung diffuser und sich ausbreitender Peritonitis auf Grund von Appendicitis.) Americ. journal of surg. Bd. 27, Nr. 5, S. 189—190. 2, 439.

Fowler, Russell S., The post-operative treatment of appendicitis. (Die postoperative Behandlung der Appendicitis.) Med. times Bd. 41, Nr. 12, S. 381—382. 4, 200.

Fraser, J. B., Appendicitis. (Appendicitis.) Canad. practitioner a. rev. Bd. 38, Nr. 1, S. 21—23. 2, 319.

Freund, H., Appendicitis in der Schwangerschaft. 15. Versamml. d. dtsch. Ges. f. Gynaekol., Halle a. S., 14.—17. Mai 1913. 1, 786.

Füth, H., Über die hohe Mortalität der Appendicitis in graviditate und ihre Ursachen. Med. Klinik Jg. 9, Nr. 39, S. 1575—1577. 3, 292.

Gardner, Cyrus B., Appendicitis in infants. (Appendicitis bei Kindern.) Journal of the Michigan State med. soc. Bd. 12, Nr. 10, S. 537—539. 3, 280.

Garin, Ch., et A. Chalier, Un cas d'appendicite à oxyures. (Ein Fall von Appendicitis, durch Oxyuren verursacht.) Pédiatr. prat. Jg. 11, Nr. 8, S. 147. 2, 388.

Gaudin, Appendicite chronique et point de Mac Burney. (Über chronische Appendicitis und MacBurneyschen Punkt.) Journal de méd. de Paris Jg. 33, Nr. 25, S. 502—503. 3, 16.

Girardot, De la conduite à tenir dans les appendicites aiguës de l'enfant. (Verhaltungsmaßregeln bei Appendicitis des Kindes.) Thèse de Paris. 4, 329.

*Girou, L'appendicite chronique pure. (Die chronische reine Appendicitis.) Thèse: Paris. 5, 119.

Goltman, M., Appendicitis without symptoms. (Wurmfortsatzentzündung ohne Symptome.) Journal of the Tennessee State med.assoc. Bd. 6, Nr. 8, S. 313—317. 4, 668.

González, Camilo, Colitis ulcerosa curada por apendicostomia. (Heilung der Colitis ulcerosa durch Appendikostomie.) Rev. méd. de Sevilla 32, S. 79—83. 1, 261.

Graham, James M., Primary cancer of the vermiform appendix. (Primärer Krebs des Wurmfortsatzes.) Edinburgh med. journal 10, S. 30—41. 1, 47, 118.

Gravirowski, N. P., Zur Frage der Appendicitis cystica. Milit.-med. Zeitschr. Jg. 91, H. 10, S. 214—221. (Russisch.) 3, 487.

Green, Über Appendicitis im Kindesalter. Allg. Wien. med. Zeit. 58, S. 13—14, 25—27 u. 37—38. 1, 112.

Groedel, Franz M., Die röntgenologische Darstellung des Processus vermiformis. Münch. med. Wochenschr. 60, S. 744—745. 1, 814.

Guibé, Maurice, Sur les rapports entre l'appendicite et la diverticulite. (Über die Beziehungen zwischen Appendicitis und Diverticulitis.) Presse méd. Jg. 21, Nr. 71, S. 713—714. 3, 278.

Haines, W. D., Perforative appendicitis and peritonitis. (Perforierende Appendicitis und Peritonitis.) Lancet-clin. Bd. 109, Nr. 21, S. 570—571. 3, 166.

Hall, Ernest A., Appendectomy (a personal experience). (Appendectomie [ein eigenes Erlebnis].) Canada lancet Bd. 16, Nr. 12, S. 895—897. 3, 16.

Haller, M., Des épiploïtes chroniques en rapport avec l'appendicite et la colite chroniques (Die chronischen Netzentzündungen in ihrer Beziehung zur chronischen Appendicitis und Kolitis.) Paris, Steinheil, 1912. 242 S., III pl. frcs. 6.—. 1, 814.

Hammer, W., Über Appendicitis im Wochenbett. Dissertation: Berlin. 4, 92.

Hammesfahr, C., Pseudomyxomcyste des Wurmfortsatzes. (Beschreibung von 2 geheilten Fällen.) Dtsch. med. Wochenschr. Jg. 39, Nr. 31, S. 1501—1502. 2, 697.

Hammond, Frank C., Ovarian cyst simulating acute appendicitis. (Ovarialcyste mit den Erscheinungen einer akuten Appendicitis.) Americ. journal of obstetr. 67. S. 151—153. 1, 64

Handley, W. Sampson, Pelvic appendicitis. (Becken-Appendicitis.) West London med. journal 18, S. 27—31. 1, 85.

Hauch, Über Spätblutungen bei Appendicitis. Bruns Beitr. z. klin. Chirurg. 83, S. 294 bis 319. 1, 451.

Hertz, Arthur F., Bastedo's sign: a new symptom of chronic appendicitis. (Das Bastedosche Phänomen, ein neues Symptom bei chronischer Appendicitis.) Lancet 184, S. 816—817. 1, 814.

Heyd, Charles Gordon, Septic pylephlebitis, following gangrenous appendicitis. (Septische Phlebitis im Anschluß an eine gangränöse Appendicitis.) Post-graduate Bd. 28, Nr. 3, S. 260—262. 3, 591.

Hielscher, Helen Hughes, The appendix and some of its diseases. (Der Appendix und Einiges über seine Erkrankungen.) New York med. journal Bd. 98, Nr. 8, S. 373 bis 376. 2, 759.

Hohf, S. M., A review of the last 150 cases of appendicitis in „sacred heart hospital". (Bericht über die letzten 150 Fälle von Appendicitis im Heiligen-Herz-Hospital.) Journal-lancet Bd. 33, Nr. 1, S. 3—13. 3, 280.

Hoosen, Bertha van, Appendix, Deciduoma malignum. (Chicago gynecol. soc., meet. 18. IV. 1913.) Surg., gynecol. a. obstetr. Bd. 17, Nr. 4, S. 516. 3, 443.

Hueck, Otto, Über die pathologische Bedeutung von Helminthen in der Appendix. Frankfurt. Zeitschr. f. Pathol. Bd. 13, H. 3, S. 434—474 u. Dissertation: Freiburg i. Br. 3, 443; 5, 169.

Hüttl, Theodor, Über die Aktinomykose des Wurmfortsatzes. Bruns Beitr. z. klin. Chirurg. Bd. 84, H. 1, S. 291—298. 2, 110.

Hughes, Basil, Tetany in acute suppurative appendicitis in an adult. (Tetanie bei akuter eitriger Appendicitis eines Erwachsenen.) Brit. med. journal Nr. 2730, S. 879. 2, 286.

Hughes, Gerald S., Two cases of gangrenous appendicitis with unusual histories. (Zwei Fälle von brandiger Wurmfortsatzentzündung mit ungewöhnlichem Verlauf.) Brit. med. journal 2716, S. 110. 1, 85.

Jackson, E. Sandford, Two cases simulating appendicitis. (Zwei Fälle, welche Appendicitis vortäuschten.) Austral. med. gaz. Bd. 34, Nr. 1, S. 4. 3, 167.

Jackson, Jabez N., Retrocecal appendicitis. (Retrocöcale Appendicitis.) Journal of the Americ. med. assoc. Bd. 60, Nr. 17, S. 1285—1289. 2, 215.

Jacobson, Sidney D., Spinal anesthesia. A case of acute appendicitis operated four days after labor. Recovery. (Lumbalanästhesie. Eine akute Appendicitis vier Tage nach einer Entbindung operiert. Heilung.) Americ. journal of obstetr. Bd. 68, Nr. 1, S. 43—48. 2, 696.

Jalaguier, Tumeur inflammatoire du caecum consécutive à une appendicite chronique avec invagination de l'appendice. — Résection. — Anastomose iléo-côlique. — Guérison. (Entzündlicher Tumor des Coecums im Gefolge einer chronischen Appendicitis, mit Invagination der Appendix; Resectio ileocoecalis; Heilung.) Bull. et mém. de la soc. de chirurg. de Paris Bd. **39,** Nr. 29, S. 1265—1270. **3,** 114.

Jayle, F., Note sur l'appendicectomie par l'incision transversale sus-pubienne combinée à une incision verticale profonde passant en dehors du muscle droit. (Mitteilung über die Appendektomie mittels querem Einschnitt in der Schamgegend, kombiniert mit tiefem Längsschnitt an der Außenseite des M. rectus.) Bull. de la soc. de l'internat des hôp. de Paris Jg. 10, Nr. 8, S. 226. **4,** 577.

Illoway, H., Chronic appendicitis in its relation to hyperacidity of the gastric juice. A clinical study. (Chronische Appendicitis in ihrer Beziehung zu Hyperacidität des Magensaftes.) New York med. journal Bd. **98,** Nr. 4, S. 162—168 u. Nr. 5, S. 224 bis 227. **3,** 591.

Intestinal parasites in the vermiform appendix. (Intestinal-Parasiten im Wurmfortsatz.) Edinburgh med. journal Bd. **10,** Nr. 5, S. 437—444. **2,** 214.

Jores, Zur Frage der metastatischen Appendicitis. Verhandl. d. Dtsch. pathol. Ges. 16. Tag., Marburg, 31. III. bis 2. IV. 1913, S. 197—198. **4,** 78·

Kaefer, N., Appendectomia subserosa. Zu dem gleichnamigen Aufsatz von Franz Derganc. Zentralbl. f. Chirurg. **40,** S. 506—507. **1,** 814.

Kelly, D, A case in which round worms caused symptoms leading to a diagnosis of appendicitis. (Ein Fall, in welchem Symptome, die durch Spulwürmer bedingt wurden, die Diagnose Appendicitis veranlaßten.) Austral. med. gaz. Bd. **33,** Nr. 25, S. 594—595. **2,** 697.

Kelly, Robert E., Cases simulating appendicitis. (Appendicitis vortäuschende Krankheitsfälle.) Liverpool med.-chirurg. journal Bd. **33,** Nr. 64, S. 436—448. **2,** 758.

Kennedy, J. W., Removal of mucocele of appendix. (Entfernung einer Mucocele des Wurmfortsatzes.) New York med. journal **97,** S. 602. **2,** 214.

Kirmisson, Règles générales de traitement de l'appendicite. (Allgemeine Regeln für die Behandlung der Appendicitis.) Pédiatr. prat. Jg. **11,** Nr. 4, S. 57—62. **2,** 696.

Krecke, A., Über chronische Appendicitis. Münch. med. Wochenschr. **60,** S. 572 bis 577. **2,** 109.

Krüger, Operative Mobilisierung des Coecum bei Appendektomie, sowie Bemerkungen zu dem Artikel Kofmanns: Über die Ausschaltung des Wurmfortsatzes. Zentralbl. f. Chirurg. **40,** S. 85—87. **1,** 118.

Lahoz, I., Appendicitis in eingeklemmter Hernie. Rev. méd. del Rosario Jg. **3,** Nr. 2. S. 89—92. (Spanisch.) **3,** 693.

Lapenta, Vincent Anthony, An unusual case of appendicitis (retrocecal) associated with rare anatomical anomalis. (Ein ungewöhnlicher Fall von Appendicitis mit seltenen anatomischen Anomalien.) Med. rec. Bd. **84,** Nr. 14, S. 620. **4,** 448.

Lapeyre, L. N., Appendicite chronique et ovaires sclérokystiques. (Chronische Appendicitis und sklerocystische Ovarien.) Arch. mens. d'obstetr. et de gynécol. 2, S. 230 bis 246. **1,** 472.

*Lechevallier, Contribution à l'étude de l'appendicectomie par voie lombaire au cours du traitement chirurgical du rein mobile du côté droit. (Appendixexstirpation auf lumbalem Wege bei der chirurgischen Behandlung der rechtsseitigen Wanderniere.) Thèse: Paris. **5,** 119.

Le Jemtel, Occlusion intestinale tardive par calcul appendiculaire. Intervention. Guérison. (Chronischer Darmverschluß durch Appendixstein. Operation. Heilung.) Année méd. de Caen Jg. **38,** Nr. 8, S. 396—401. **3,** 333.

Lereboullet, Pierre, Appendicite chronique et tuberculose chez l'enfant. (Chronische und tuberkulöse Appendicitis beim Kinde.) Rev. franç. de méd. et de chirurg. **10,** S. 19—22. **1,** 261.

Letulle, Maurice, Examen microscopique d'un appendice atteint de dilatation chronique généralisée, en amont d'un rétrécissement inflammatoire de la base de l'organe (appendicite chronique kystique). (Mikroskopische Untersuchung eines chronisch allgemein dilatierten Appendix, sowie einer entzündlichen Verengerung des Organansatzes [chronisch-cystische Appendicitis].) Bull. et mém. de la soc. anat. de Paris Jg. **88,** Nr. 5, S. 237—239. **3,** 228.

Lindemann, G., Die chronische Blinddarm- und Dickdarmentzündung. Zeitschr. f. Geburtsh. u. Gynaekol. Bd. **74,** H. 1, S. 219—225. **3,** 366.

Löwenstein, Der Wurmfortsatz im Bruchsacke. Med. Klinik Jg. **9,** Nr. 44, S. 1808. **4,** 21.

Longard, C., Beitrag zur Behandlung der akut eitrigen Appendicitis. (Bericht über eine zusammenhängende Serie von 100 Fällen.) Arch. f. klin. Chirurg. Bd. **101,** H. 1, S. 123—138. **2,** 109.

*Lorillou, Diverticules de l'appendice et appendicite diverticulaire. (Divertikel
    des Appendix und divertikuläre Appendicitis.) Thèse de Lyon. Nr. 103. 57 S. 5, 119.
Lorrain, J., L'appendicite dans le tout jeune âge. (Appendicitis im frühesten Alter.)
    Journal de méd. et de chirurg. Montreal Jg. 8, Nr. 5, S. 189—191.   2, 487.
Lott, H. S., Appendicitis in young women. (Wurmfortsatzentzündung bei jungen
    Mädchen.) (Transact. of the Americ. assoc. of obstetr. a. gynecol., 26. ann. meet.,
    Providence, Rhode Island, 16.—18. IX. 1913.) Americ. journal of obstetr. a. dis.
    of women a. childr. Bd. 68, Nr. 5, S. 988—995.   3, 693.
McGavin, Lawrie, A case of carcinoma of the pelvic colon, ovarian tumour, and
    appendicitis, necessitating repeated abdominal section. (Wiederholte Laparatomie
    wegen Carcinom des Colon pelvinum, Ovarialtumor und Appendicitis.) British med.
    journal Nr. 2751, S. 722—724.   3, 281.
Malcolm, John D., Gangrene of the vermiform appendix and of a coil of small
    intestine, operation, recovery. (Brand des Wurmfortsatzes und einer Dünndarm-
    schlinge, Operation, Heilung.) Brit. med. journal 2716, S. 109—110.   1, 85.
Marc et André Romieu, Appendice de dimension exceptionelle. (Abnorm großer
    Wurmfortsatz.) (Soc. d. scienc. méd. Montpellier, séance 13. I. 1913.) Montpellier
    méd. Bd. 37, Nr. 34, S. 182—183.   5, 118.
Masotti, Piero, Di un caso di appendicite ricorrente riacutizzata susseguente a
    travaglio di parto. (Ein Fall von akutem Perityphlitisrezidiv infolge einer Geburt.)
    Riv. veneta Bd. 59, Nr. 7, S. 321—327.   3, 591.
Masterman, E. W. G., A case of death from diabetic coma after appendicectomy
    under local anaesthesia. (Ein Todesfall im diabetischen Koma nach Appendicek-
    tomie unter Lokalanästhesie.) St. Bartholomew's hosp. journal Bd. 21, Nr. 1,
    S. 7—8.   3, 280.
Maury, John M., Caecum mobile, chronic appendicitis and the pericolic membrane.
    (Coecum mobile, chronische Appendicitis und die Membrana pericolica.) Journal
    of the Tennessee State med. assoc. Bd. 6, Nr. 5, S. 182—185.   3, 591.
Melchior, Eduard, Über Spätabscesse nach Appendicitis. Berl. klin. Wochenschr.
    Jg. 50, Nr. 41, S. 1887—1889.   4, 78.
Mériel, E., et Daunic, Kyste gélatineux de l'appendice. (Pseudo-myxome du péri-
    toine.) (Gelatinöse Cyste des Wurmfortsatzes. [Pseudomyxom des Peritoneums.])
    Toulouse méd. Jg. 15, Nr. 13, S. 217—220.   4, 448.
Merrem, Appendicitis und Paratyphus B. Dtsch. med. Wochenschr. Jg. 39, Nr. 15,
    S. 690—692.   2, 111.
Meyer, Willy, Giant mucocele of the appendix; resection of caecum; ileocolostomy.
    (Riesenmucocele der Appendix, Resektion des Coecums; Ileokolostomie.) (Transact.
    of the New York surg. soc., state meet. 13. XI. 1912.) Ann. of surg. 57, S. 271.
                                                                            1, 512.
Miloslavich, Eduard, Zur Kenntnis der Cylinderzellen Carcinome des Wurm-
    fortsatzes. Frankf. Zeitschr. f. Pathol. Bd. 13, H. 1, S. 138—153.   2, 442.
Miraglia, Michele, Contributo alla patogenesi ed all'anatomia patologica dell'
    appendicite con speciale riguardo all'azione dei corpi estranei. (Beitrag zur Patho-
    genese und pathologischen Anatomie der Appendicitis mit besonderer Berücksichti-
    gung der Wirkung der Fremdkörper.) Ann. di clin. med. Jg. 4, Nr. 3, S. 419—443.
                                                                            4, 667.
Moschcowitz, Eli, Decidual reaction in the appendix. (Deciduale Reaktion in der
    Appendix.) Proceed. of the New York pathol. soc. Bd. 13, Nr. 3/4, S. 49—52.
                                                                            3, 65.
Mueller, Arthur, Die Beziehungen zwischen Appendicitis chronica und den Er-
    krankungen der Ovarien und Tuben. Zeitschr. f. ärztl. Fortbild. Jg. 10, Nr. 22, S. 683
    bis 688.   3, 621.
Müller, Ernst, Über Carcinoide des Wurmfortsatzes. Arch. f. klin. Chirurg. Bd. 101,
    H. 1, S. 198—214 u. Dissertation: Kiel.   2, 216: 5, 119.
Müller, K. W., Über Morbus gelatinosus des Peritoneums bei Appendicitis. Disser-
    tation: Greifswald.   4, 20.
Nageotte-Wilbouchewitsch, L'appendicite chez les tout petits. Opération chez
    un enfant de 16 mois. (Die Appendicitis bei ganz kleinen Kindern. Operation an
    einem Kinde von 16 Monaten.) Pédiatr. prat. Jg. 11, Nr. 19, S. 346—348 u. Bull. de
    la soc. ge pédiatr. de Paris Nr. 5, S. 229—236.   2, 388, 441.
Nagoya, C., Über die Drüsen und Follikel des Wurmfortsatzes. Frankfurter Zeitschr.
    f. Pathol. Bd. 14, H. 1, S. 106—125.   3, 657.
Natvig, Harald, Appendicitis in Beziehung zu gynaekologischen Leiden. Norsk
    Magazin for Laegevidenskaben, S. 353. (Norwegisch.)   1, 366.

Neugebauer, Friedrich, Über die Ausschaltung des Wurmfortsatzes. (Zu dem Aufsatz von S. Kofmann.) Zentralbl. f. Chirurg. 40, S. 87—88. **1, 118.**
Neugebauer, L'exclusion de l'appendice. (Ausschaltung der Appendix.) Ann. de chirurg. et d'orthop. Bd. 26, Nr. 6, S. 181—183. **2, 632.**
Nigst, P., Zur Frage der Appendixcarcinome. Dissertation: Bern. **4, 21.**
Ombrédanne, Traitement de l'appendicite. (Behandlung der Appendicitis.) Bull. de la soc. de pédiatr. de Paris Nr. 5, S. 236—238 u. Bull. et mém. de la soc. de chirurg. de Paris Bd. 39, Nr. 28, S. 1202—1212. **2, 441; 3, 534.**
Outerbridge, George W., Decidual reaction in the appendix in intra-uterine pregnancy. (Deciduale Reaktion im Wurmfortsatz bei intrauteriner Gravidität.) Journal of the Americ. med. assoc. Bd. 61, Nr. 19, S. 1702—1705. **3, 630.**
Outland, John H., A self-invaginating hemostatic stitch for the appendix stump. (Eine selbst einstülpende, blutstillende Naht für den Appendixstumpf.) Journal. of the Missouri State med. assoc. Bd. 9, Nr. 10, S. 335—336. **3, 487.**
Owen, Edmund, Appendicitis, a plea immediate operation. (Appendicitis, eine Verteidigung der sofortigen Operation.) Brit. med. journal 2720, S. 321—325. **1, 320.**
*Palayer, De l'hydroappendicitose. (Hydroappendicitose.) Thèse de Lyon. Nr. 69. 71 S. **5, 425.**
Palmer, Frank A., Is appendicitis ever catarrhal? (Ist die Appendicitis jemals katarrhalisch?) Med. record Bd. 84, Nr. 4, S. 139—146. **3, 167.**
Pasteau, O., La cystoscopie dans les péricystites d'origine annexielle ou appendiculaire. (Die Cystoskopie bei der Pericystitis infolge von Adnexitis oder Appendicitis.) Rev. mens. de gynécol., d'obstétr. et de pédiatr. Jg. 8, Nr. 11, S. 656—661. **5, 211.**
Patzek P., Ein Fall von Pseudomyxombildung nach Appendicitis. Dissertation: Breslau. **3, 693.**
Pauchet, Victor, Les fausses appendicites chroniques. (Pseudoappendicitis chronica.) Clinique (Paris) Jg. 8, Nr. 19, S. 296—298. **2, 254.**
Péraire, Maurice, Des intoxications graves surajoutées à l'appendicite. (Über schwere Intoxikationen im Anschluß an Appendicitis.) Journal de méd. interne Jg. 17, Nr. 10, S. 93—95. **1, 708.**
La percussion de l'os iliaque dans l'appendicite. (Perkussion des Hüftbeins bei der Appendicitis.) Sem. méd. 33, S. 22—23. **1, 400.**
Philipowicz, J., Beitrag zur Diagnostik der Appendicitis im höheren Alter. Wien. klin. Wochenschr. Jg. 26, Nr. 52, S. 2121—2127. **4, 495.**
Podevin, Paul, et Henri Dufour, Appendicite chronique à gauche. Inversion totale des organes: cœur à droite, foie à gauche, estomac à droite, coecum et appendice à gauche. (Linksseitige chronische Appendicitis. Situs inversus aller Organe: Herz rechts, Leber links, Magen rechts, Coecum und Appendix links.) Bull. et mém. de la soc. méd. des hôp. de Paris 35, S. 215—217. **1, 159.**
Pohl, W., Ein eigentümlicher Befund in der Appendix. Dtsch. Zeitschr. f. Chirurg. Bd. 126, H. 1/2, S. 201—210. **4, 253.**
Pollag, Siegmund, Zur Ätiologie der Appendicitis. Münch. med. Wochenschr. Jg. 60, Nr. 38, S. 2119—2120. **3, 442.**
Pollak, Rudolf, Perityphlitis und weibliches Genitale. Zentralbl. f. d. ges. Gynaekol. u. Geburtsh. s. d. Grenzgeb. Bd. 2, H. 1, S. 1—19. **2, 1.**
Porter, Miles F., A case of tubercular ulceration of the ileum and cecum in which there was no reaction to injections of tuberculin and which was complicated by appendicitis, the tip of the appendix opening into the ileum and the base of the appendix shut off from the cecum. (Fall von tuberkulösem Geschwür des Ileum und Coecum ohne Reaktion auf Tuberkulineinspritzungen und kompliziert durch Entzündung des Wurmfortsatzes, dessen Spitze in das Ileum mündete und dessen Abgang vom Coecum abgeschlossen war.) Journal of the Indiana State med. assoc. Bd. 6, Nr. 3, S. 113—115. **2, 164.**
Quervain, F. de, Die Behandlung der akuten Appendicitis auf Grund einer schweizerischen Sammelstatistik. Schweiz. Rundschau f. Med. Bd. 14, Nr. 5, S. 153—168 u. Korresp.-Bl. f. schweiz. Ärzte Jg. 43, Nr. 49, S. 1609—1656. **4, 252, 330.**
Quervain, F. de, Des erreurs de diagnostic dans l'appendicite. (Über fehlerhafte Appendicitisdiagnosen.) Rev. méd. de la Suisse Romande Jg. 33, Nr. 7, S. 513 bis 524. **4. 21.**
Quiserne, Pierre, A propos de la phlébite dans l'appendicite (étude anatomopathologique et pathogénique). (Betrachtungen über Phlebitis bei Appendicitis (eine pathologisch-anatomische und pathogene Studie.) Année méd. Jg. 37, Nr. 5. S. 221—229. **2, 38.**

Rathe, B., Pseudomyxoma peritonei mit Beteiligung der Ovarien und der Appendix,
    Monatsschr. f. Geburtsh. u. Gynaekol. **37**, S. 322—325.   **1**, 680.
Rauchenbichler, Rudolf v., Appendektomie oder Ausschaltung? Zentralbl. f.
    Chirurg. Jg. **40**, Nr. 27, S. 1068—1070.   **2**, 697.
Reder, Francis, A sign of diagnostic value in obscure cases of chronic appendicitis
    elicited by rectal palpation. (Rectalpalpation als diagnostisches Zeichen in dunklen
    Fällen chronischer Appendicitis.) Internat. clin. Bd. **23**, H. 1, S. 13—17.   **1**, 662.
Redwitz, Erich Frhr. v., Über die Gefäßveränderungen am erkrankten Wurm-
    fortsatze. Ein Beitrag zur Frage der Colica appendicularis. Bruns Beitr. z. klin.
    Chirurg. Bd. **87**, H. 2, S. 477—538.   **4**, 252.
Reiche, F., Erkrankungen des Appendix (in einem Falle mit anschließender Py-
    lephlebitis) nach Diphtherie. Mitt. a. d. Grenzgeb. d. Med. u. Chirurg. Bd. **27**, H. 2,
    S. 250—256.   **4**, 254.
Rheindorf, Über das Vorkommen der Oxyuris vermicularis im erkrankten exstirpierten
    Wurmfortsatze des Erwachsenen. Med. Klinik Jg. **9**, Nr. 16, S. 623—628.   **2**, 108.
Rheindorf, Die Wurmfortsatzentzündung ex oxyure. Med. Klinik **9**, S. 53—57,
    96—99, 133—136 u. 177—178.   **1**, 449.
Rheindorf, A., Über die durch die Oxyuris vermicularis hervorgerufenen pathologisch-
    anatomischen Veränderungen in der Wand des Wurmfortsatzes nebst Betrachtungen
    über die Genese und das Vorkommen der Appendicitis. Frankf. Zeitschr. f. Pathol.
    Bd. **14**, H. 2, S. 212—266.   **4**, 253.
Richet Fils, Charles, Les appendicites hématogènes et l'élimination microbienne
    par l'appendicite. (Hämatogene Appendicitis und die Ausscheidung von Mikro-
    organismen durch eine Erkrankung des Wurmfortsatzes.) Union méd. du Canada
    Bd. **42**, Nr. 4, S. 208—220 u. Nr. 6, S. 338—347.   **2**, 592.
Rigaud, A propos du traitement actuel de l'appendicite. (Moderner Stand der
    Appendicitisbehandlung.) Thèse de Lyon. Nr. 94. 76 S.   **5**, 25.
Robineau, M., Du choix de l'incision dans les opérations pour appendicite. (Über die
    Wahl des Einschnitts bei Appendicitisoperationen.) Journal de méd. de Paris **33**,
    S. 183.   **1**, 451.
Robinson, Beverley, The medical treatment of appendicitis. (Die medizinische
    Behandlung der Appendicites.) Med. record. **83**, S. 530.   **1**, 579.
Robinson, R., Sur la physiologie de l'appendice coecal. L'hormone du vermium.
    (Zur Physiologie des Wurmfortsatzes.) Cpt. rend. hebdom. des séances de l'acad.
    des sciences Bd. **157**, Nr. 18, S. 790—793.   **4**, 667.
Rogg, Franz Alfons, Carcinom und Carcinoid der Appendix. Zeitschr. f. Krebsforsch.
    Bd. **13**, H. 1, S. 12—41 u. Dissertation: Rostock.   **2**; 215; **5**, 119.
*Rolland, Contribution à l'etude des hernies de l'appendice. (Appendixhernien.)
    Thèse de Montpellier. Nr. 83. 58 S.   **5**, 119.
Rousseau, Fernand, et Cassard, L'appendicite chez la femme. (Die Appen-
    dicitis bei der Frau.) Gaz. des hôp. **86**, S. 293—298 u. Rev. franç. de méd. et de
    chirurg. Jg. **10**, Nr. 15, S. 227—232.   **1**, 401; **2**, 696.
Roussiel, Marc, Un cas de péritonite aiguë généralisée d'origine appendiculaire
    compliqué d'ictère. Intervention. Guérison. (Ein Fall von akuter allgemeiner
    Peritonitis nach Appendicitis, compliciert mit Ikterus. Operation. Heilung.)
    Clinique (Bruxelles) **27**, S. 49—58.   **1**, 398.
Roux, C., A propos de l'appendicite aiguë. (Beitrag zur akuten Appendicitis.) Schweiz.
    Rundschau f. Med. Bd. **14**, Nr. 4, S. 123—127 u. Korresp.-Bl. f. schweiz. Ärzte
    Jg. **43**, Nr. 49, S. 1603—1608.   **4**, 254, 329.
Royer, E. Ray, Some observations on acute appendicitis. (Einige Beobachtungen
    über akute Appendicitis.) Journal of the Indiana State med. assoc. Bd. **6**, Nr. 9,
    S. 388—391.   **3**, 367.
Santucci, A., Appendicectomia sottosierosa. (Subseröse Appendixexstirpation.)
    Clin. chirurg. Jg. **21**, Nr. 8, S. 1743—1744.   **3**, 443.
Sasse, A., Eingeklemmter Wurmfortsatz-Schlingenbruch, ein Beitrag zur Ätiologie
    der Appendicitis. Dtsch. med. Wochenschr. Jg. **39**, Nr. 20, S. 936—938.   **2**, 215.
Sauer, S. D., Appendicitis. (Appendicitis.) Therapeut. rec. Bd. **8**, Nr. 94, S. 268—269.
                                                                                 3, 397.
Savariaud, Traitement de l'appendicite aiguë au début de la crise. (Über die Früh-
    operation der akuten Appendicitis.) Bull. et mém. de la soc. de chirurg. de Paris
    Bd. **39**, Nr. 16, S. 693—705.   **2**, 50.
Savariaud, Le diagnostic précoce de l'appendicite aiguë chez l'enfant. (Die Früh-
    diagnose der akuten Appendicitis im Kindesalter.) Méd. infant. Jg. **21**, Nr. 4, S. 73
    bis 80.   **2**, 50.
Savariaud, Pronostic et traitement de l'appendicite aiguë au début de la crise. (Pro-

gnose und Behandlung der akuten Appendicitis.) Bull. de la soc. de pédiatr. de Paris
Bd. **15**, Nr. 4, S. 219—222 u. Ann. de méd. et chirurg. infant. Jg. **17**, Nr. 12,
S. 401—403.   **2**, 286, 388.
Schnitzler, Julius, Tuberkulose und Appendicitis. Med. Klinik Jg. **9**, Nr. 38,
S. 1538—1539 u. Nr. 39, S. 1584—1856.   **3**, 535.
Schultz, W., Thrombophlebitis nach Perityphlitis. Dissertation: Greifswald. **4**, 305.
Schultze, Walter, Die heutige Bewertung der Blutuntersuchungen bei der Appen-
dicitis bzw. freien fortschreitenden appendicitischen Peritonitis. Mitteilg. a. d.
Grenzgeb. d. Med. u. Chirurg. Bd. **26**, H. 1, S. 61—81 u. Dissertation: Leipzig.
25 S.   **2**, 214; **5**, 64.
Schwabe, Beitrag zur Frage der traumatischen Appendicitis. Zeitschr. f. Ver-
sicherungsmed. Jg. **6**, H. 8, S. 225—228.   **3**, 334.
Schwartz, Anselme, Traitement de la crise d'appendicite aiguë. (Behandlung des
akuten Appedicitisanfalls.) Paris méd. Nr. **29**, S. 71—73 u. Tours méd. Jg. **9**, Nr. 9,
S. 187—189.   **2**, 388; **3**, 693.
Schwartz, Emil, Carcinoma of the appendix. (Appendixcarcinom.) (New York acad.
of med., sect. on obstetr. a. gynecol., meet. 24. IV. 1913.) Americ. journal of obstetr.
a. dis. of women a. childr. Bd. **68**, Nr. 3, S. 560—561.   **3**, 228.
Schwarz, Emil, Zur Ätiologie und Histogenese des primären Wurmfortsatzkrebses.
Dtsch. Zeitschr. f. Chirurg. Bd. **124**, H. 5/6, S. 495—506.   **3**, 487.
Scudder, Charles L., and Harry W. Goodall, Does appendectomy always relieve
symptoms? An analysis of results years after operation in 640 cases of appendectomy.
(Bringt die Appendektomie stets die Erscheinungen zum Verschwinden? Unter-
suchung der Ergebnisse Jahre nach der Operation in 640 Fällen von Appendektomie.)
Publ. of the Massachusetts gen. hosp. Bd. **4**, Nr. 1, S. 29—36.   **3**, 16.
Seitz, A., Über sekundäre Appendicitis bei Scharlach. Frankfurt. Zeitschr. f. Pathol.
Bd. **14**, H. 3, S. 470—476.   **4**, 329.
Sherren, James, A lecture on chronic appendicitis. (Vorlesung über chronische
Appendicitis.) Clin. journal Bd. **42**, Nr. 25, S. 385—390.   **5**, 262.
Sherrill, J. Garland, Appendicitis in children. (Appendicitis beim Kinde.) Pediatrics
Bd. **25**, Nr. 7, S. 433—437.   **3**, 166.
Smith, F. H., The patholgy and diagnosis of appendicitis. (Die Pathologie und Dia-
gnose der Appendicitis.) Virginia med. semi-month. Bd. **18**, Nr. 8, S. 188—192.
                                                                  3, 166.
Solieri, Sante, Sur la douleur épigastrique dans l'appendicite. (Über den epigastri-
schen Schmerz bei Appendicitis.) Rev. de chirurg. Jg. **33**, Nr. 4, S. 555—562.
                                                                  2, 111.
Sonnenburg, E., Die Appendicitis einst und jetzt. Berl. klin. Wochenschr. Jg. **50**,
Nr. 50, S. 2313—2316.   **4**, 251.
Sonnenburg, E., Zu dem Aufsatze Kofmanns: Über die Ausschaltung des Wurm-
fortsatzes. Zentralbl. f. Chirurg. Jg. **40**, Nr. 35, S. 1364.   **3**, 334.
Sonnenburg, Eduard, Pathologie und Therapie der Perityphlitis (Appendicitis).
7. umgearb. Aufl. Leipzig: Vogel. VIII, 267 S., 1 Taf. M. 6.—.   **3**, 334.
Spinelli, P. G., L'appendicite nel campo ginecologico ed ostetrico. (Appendicitis
in der Gynaekologie und Geburtshilfe.) Arch. ital. di ginecol. Jg. **16**, Nr. 12, S. 269
bis 275.   **4**, 251.
Spoliansky, M., Appendicitis in der Schwangerschaft. Dissertation: München.
                                                                  4, 350.
Ssobolew, L. W., Zur Frage über die Folgen der Unterbindung des Wurmfortsatzes
beim Kaninchen. Arch. f. mikr. Anat. **81**, S. 377—380.   **1**, 512.
Stedman, H., Chronic appendicitis. (Chronische Appendicitis.) Practitioner Bd. **91**,
Nr. 4, S. 571—573.   **3**, 334.
Steinmann, Fr., Ausschaltung des Wurmfortsatzes. Zentralbl. f. Chirurg. **40**, S. 423
bis 424.   **1**, 578.
Sweringen, Budd van, Appendicitis during pregnancy, with the report of an
interesting case. (Appendicitis während der Schwangerschaft mit Bericht über
einen interessanten Fall.) (Americ. assoc. of obstetr. a. gynecol., Meet., Toledo,
Ohio, 17.—19. IX. 1912.) Americ. journal of obstetr. Bd. **67**, Nr. 5, S. 917—924.
                                                                  2, 400.
Taddei, Domenico, Sur la typhlo-urétérostomie après exclusion du caecum et
appendicostomie dans le traitement de exstrophie vésicale. Recherches anatomiques et expérimentales. (Über die Typhloureterostomie nach Ausschaltung des
Coecums und Appendicostomie zur Behandlung der Blasenektopie. Anatomische
und experimentelle Untersuchungen.) Rev. de chirurg. **33** S. 37—63.   **1**, 681.
Tholy, L'appendicite gauche. (Linksseitige Appendicitis.) Thèse: Paris.   **4**, 329.

Todd, R. S. Enever, Burton Bradley and C. H. Shearman, A fatal case of appendicitis complicated by spreading cellulitis of obscure clinical and bacteriological nature. (Tödlicher Fall von Appendicitis kompliziert durch fortschreitende Zellgewebsentzündung von klinisch und bakteriologisch dunkler Natur.) Austral. med. gaz. Bd. 33, Nr. 14, S. 300—301. 2, 50.

Torrance, Gaston, Profuse hemorrhage from the deep epigastric artery, ten days after an appendix operation through the rectus muscle. (Starke Blutung aus der A. epigastrica inferior, zehn Tage nach einer Appendixoperation durch den M. rectus.) Atlanta journal-rec. of med. Bd. 60, Nr. 8, S. 346. 4, 79.

Tourneux, J.-P., Un cas d'étranglement de l'appendice. (Ein Fall von Einklemmung des Wurmfortsatzes in einer Hernie.) Arch. méd. de Toulouse Jg. 20, Nr. 17, S. 195 bis 199. 3, 442.

Van Gaver, F., Du rôle des parasites dans l'appendicite. (Rolle der Parasiten bei Appendicitis.) Thèse de Montpellier. Nr. 72. 80 S. 5, 64.

Vanverts, J., et H. Paucot, Métrorrhagies dues à des adhérences unissant l'ovaire à un appendice enflammé. (Metrorrhagien, hervorgerufen durch Verwachsungen zwischen Ovarium und entzündetem Appendix.) Bull. de la soc. d'obstétr. et de gynécol. de Paris Jg. 2, Nr. 5, S. 462—463. 4, 487.

Wagner, Arthur, Über einen Fall von gleichzeitiger frischer elastischer Einklemmung und Gangrän des Wurmfortsatzes und einer Dünndarmschlinge. Zentralbl. f. Chirurg. Bd. 40, Nr. 23, S. 902—904. 2, 550.

Walker, Edwin, The diagnosis and treatment of acute appendicitis. (Diagnose und Behandlung der acuten Appendicitis.) Lancet-clin. Bd. 109, Nr. 23, S. 629—633. 3, 16.

Weaver, Ben Perley, Tuberculosis of the appendix. (Tuberkulose der Appendix.) Journal of the Indiana State med. assoc. Bd. 6, Nr. 10, S. 449—452. 3, 591.

Werner, N. L., Some very acute cases of appendicitis in childhood. (Einige sehr akute Fälle von Appendicitis im Kindesalter.) Journal-lancet Bd. 33, Nr. 8, S. 231 bis 233. 2, 108.

White, George R., Contracture of the psoas parvus muscle simulating appendicitis. (Über Contracturen des M. psoas minor, die eine Appendicitis vortäuschen.) Ann. of surg. Bd. 58, S. 483—489. 3, 591.

White, J. M., The operation for appendicitis. (Appendicitis-Operation.) Internat. journal of surg. Bd. 26, Nr. 12, S. 445—446. 4, 448.

Whitelocke, R. H. Anglin, A case simulating meningitis, in which the symptoms were caused by the escape of threadworms into the peritoneal cavity through a perforated appendix vermiformis. (Ein Fall, bei dem eine Meningitis vorgetäuscht wurde, dessen Symptome aber durch den Übertritt von Oxyuren durch einen durchgebrochenen Wurmfortsatz hindurch in die Peritonealhöhle verursacht waren.) Preceed. of the roy. soc. of med. Bd. 6, Nr. 7, sect. f. the study of dis. in childr. S. 192—194. 2, 549.

Whiteside, J. D., Appendicitis with symptoms of diseases of the urinary tract. (Appendicitis mit Symptomen, welche auf eine Erkrankung der Harnorgane hinweisen.) Journal-lancet Bd. 33, Nr. 1, S. 1—3. 2, 108.

Willems, W., Dermoidcyste zwischen den Blättern der Mesoappendix in ihrer differential-diagnostischen Stellung zu appendicitischen Tumorbildungen. Beitr. z. klin. Chirurg. Bd. 86, H. 1, S. 223—228. 3, 334.

Williams, A. W., Modern treatment of acute appendicitis. (Neuzeitliche Behandlung akuter Appendicitis.) Milit. surgeon 32, S. 86—90. 1, 450.

Willis, Murat, Observations on one thousand cases of appendicitis. (Beobachtungen an tausend Fällen von Appendicitis.) Old dominion journal of med. a. surg. Bd. 17, Nr. 3, S. 119—128. 3, 279.

Wilson, John M., and W. J. Blount, Appendicitis with lime water as a probable cause. (Appendicitis, wahrscheinlich durch Kalkwasser verursacht.) Southern med. journal Bd. 6, Nr. 2, S. 129—130. 2, 697.

Zander, Paul, Kritische Rückschau über die Appendicitisfälle der drei letzten Jahre in der chirurgischen Universitätsklinik zu Halle a. S. Arch. f. klin. Chirurg. Bd. 102, H. 4, S. 944—987. 4, 79.

Rectum und seine Erkrankungen.

Ach, Fascientransplantation zum Zwecke der Rectopexie und Nephropexie. 24. Kongr. d. dtsch. Ges. f. Chirurg. Berlin, 26.—29. III. 1913. 2, 165.

Adamkiewicz, Albert, Überraschend schnelle Beseitigung eines Krebses des Dickdarmes und der dadurch hervorgerufenen lebensbedrohenden Krankheitserscheinungen durch meine Cancroin-Methode. Fortschr. d. Med. Jg. **31,** Nr. 31, S. 845 bis 847. **2, 759.**

Asman, Bernard, Controllable valvular colostomy in the palliative treatment of rectal carcinoma. (Kolostomie mit klappenartigem, eine Kontrolle der Entleerungen ermöglichendem Verschluß in der palliativen Behandlung des Rectumkrebses.) Internat. journal of surg. Bd. **25,** Nr. 5, S. 170—174. **3, 17.**

Asman, Bernard, The treatment of ano-rectal operative wounds. (Die Behandlung der ano-rectalen Operationswunden.) Internat. journal of surg. **26,** S. 48—50. **2, 113.**

Bachmann, Robert A., A new operation for hemorrhoids. (Eine neue Hämorrhoidenoperation.) Journal of the Americ. med. assoc. Bd. **60,** Nr. 15, S. 1154. **2, 287.**

Baldwin, Aslett, Case of recto-uterine fistula. (Rectouterinfistel.) (Surg. sect.. 12. XI. 1913.) Proceed. of the roy. soc. of med. Bd. **7,** Nr. 2, S. 71—72. **4, 315.**

Baldwin, Aslett, Case of round-celled sarcoma of the rectum. (Fall von Rundzellensarkom des Rectums.) (Surg. sect., 12. XI. 1913.) Proceed. of the roy. soc. of med. Bd. **7,** Nr. 2, S. 69—70. **4, 541.**

Barnes, Rollin H., The rectal plug. (Über das Mastdarm-Stopfrohr.) Journ. of the Missouri State med. assoc. Bd. **10,** Nr. 5, S. 167—169. **5, 263.**

Beck, Eric Carl, Hemorrhoids and office practice. (Hämorrhoidalbehandlung in der Praxis.) Med. record Bd. **84,** Nr. 3, S. 110—111. **2, 698.**

Bensaude, R., L'endoscopie recto-colique, rectoscopie, sigmoidoscopie. (Die Endoskopie des Rectums und Kolons. Rectoskopie — Sigmoideoskopie.) Monogr. clin. sur les quest. nouv. en méd., en chirurg., en biol. Nr. **73,** S. 1—42. **3, 658.**

Bensaude, R., et D. **Thibaut,** Contribution à l'étude endoscopique et thérapeutique des proctosigmoidites. (Beitrag zum endoskopischen Studium und zur Therapie der Prokto-Sigmoiditis.) Bull. et mém. de la soc. méd. des hôp. de Paris Jg. **29,** Nr. 31, S. 444—458. **5, 120.**

Burnett, John Albert, Piles or hemorrhoids. (Goldne Adern oder Hämorrhoiden.) Med. brief Bd. **41,** Nr. 6, S. 341—342. **2, 320.**

Burrows, Waters F., Operation, when required, in all common rectal diseases, without general anesthesia or pain. (Über die schmerzlose Ausführung von Operationen bei den gewöhnlichen Rectumerkrankungen ohne Allgemeinnarkose.) New York med. journal Bd. **97,** Nr. 17, S. 862—866. **2, 113.**

Caird, F. M., Carcinoma recti. Liverpool med.-chirurg. journal Bd. **33,** Nr. 64, S. 293 bis 311. **3, 167.**

Chalier, André, Le traitement palliatif du cancer du rectum. (Die Palliativbehandlung des Rectumcarcinoms.) Progr. méd. Jg. **41,** Nr. 18, S. 226—232. **2, 216.**

Chalier, André, et **Emile Perrin,** Résultats immédiats et éloignés de l'opération combinée dans le cancer du rectum. (Primäre und Dauerresultate der kombinierten Operation des Mastdarmkrebses.) Lyon chirurg. **9,** S. 150—176 u. 275—295. **1, 452.**

Chardom, Joesph, La tuberculose ano-rectale. (Über anale und rectale Tuberkulose.) Rev. internat. de la tubercul. **23,** S. 85—93. **1, 357.**

Chenhall, William T., Extreme prolapse of the rectum secondary to operation for imperforate anus. (Großer Mastdarmprolaps nach Operation wegen Atresia ani.) Australas. med. gaz. Bd. **34,** Nr. 22, S. 502—504. **4, 670.**

Cole, Percival P., The intramural spread of rectal carcinoma. (Über das Wachstum des Rectumcarcinoms in der Darmwand.) Brit. med. journal **2722,** S. 431—433. **1, 513.**

Crookall, A. C., A case of pelvi-rectal fistula treated with Bismuth paste. (Ein Fall von Beckenmastdarmfistel behandelt mit Wismutpaste.) Internat. journal of surg. **26,** S. 54—55. **2, 52.**

Dahlgren, Karl, Modifikation der kombinierten Operationsmethode bei Cancer recti. Zentralbl. f. Chirurg. **40,** S. 457—459. **1, 662.**

Darbois, P., Les prurits circonscrits rebelles. Leur traitement par la radiothérapie. (Über circumscripten Pruritus und seine Behandlung durch Radiotherapie.) Médecin practic. Jg. **9,** Nr. 8, S. 117—120. **2, 476.**

D'Arcis, H.-E., Les polypes du rectum chez les enfants. (Rectumpolypen im Kindesalter.) Rev. méd. de la Suisse rom. Jg. **33,** Nr. 9, S. 699—702. **3, 445.**

Decker, Über eine praktische künstliche Afterbandage und Mastdarmvorfallbandage. Münch. med. Wochenschr. **60,** S. 700. **1, 514.**

Decker, Über gutartige Polypen des Mastdarms und des S. romanum. Münch. med. Wochenschr. **60,** S. 589—590. **1, 453.**

Depage, A., Du traitement chirurgical du cancer du rectum. (Über die chirurgische Behandlung des Rectumcarcinoms.) Journal méd. de Bruxelles Jg. 18, Nr. 43, S. 451—455. **4, 332.**

Doering, Rottersche Lappenplastik zur Sicherung der sekundären Naht bei Rectumresektion. (Med. Ges. Göttingen. Sitz. 23. I. 1913.) Dtsch. med. Wochenschr. **39,** S. 436. **1, 325.**

Drew, Douglas, Procidentia of the uterus and rectum at the age of 27 years with remarks on the treatment. (Uterus- und Rectumprolaps bei einer Siebenundzwanzigjährigen nebst Bemerkungen über die Behandlung.) Lancet Bd. **185,** Nr. 4690, S. 136—137. **2, 751.**

Durand, Charles F., The office treatment of diseases of the rectum. (Über Behandlung von Erkrankungen des Mastdarms in der Sprechstunde.) Canad. practitioner a. rev. Bd. **38,** Nr. 5, S. 288—290. **2, 320.**

Engel, Karl, Über die Besichtigung der unteren Darmpartie mit Spiegel (Rektoskopie, Rektoromanoskopie, Proktosigmoskopie.) Orvosképzés **3,** S. 95—103. (Ungarisch.) **1, 402.**

Fieschi, Davide, Prolassodel retto. (Der Vorfall des Mastdarmes.) Clin. chir urg. **21,** S. 375—386. **1, 453.**

Forgue, Emile, et Georges Massabuau, L'adénomyomatose diffuse de l'utérus et du rectum. (Allgemeine Adenomyomatosis des Uterus und Rectums.) Paris méd. Nr. 22, S. 525—529. **2, 96.**

Franke, Rectumcarcinom. (Naturhist. med. Verein, Heidelberg, Sitzg. v. 17. VI. 1913.) Münch. med. Wochenschr. Jg. **60,** Nr. 35, S. 1970. **3, 168.**

Friedrich, Hugo, Beiträge zur Frühdiagnose der Carcinome des S. Romanum und der Ampulla recti. Med. Klinik **9,** S. 210—212. **2, 112.**

Fuchsbüchler, H., Diagnostischer Wert der Rectoskopie und deren Gefahren. Dissertation: München. **4, 331.**

Graham, Henry F., Shelf for rectal and vaginal operations. (Instrumentenbrett für Rectal- und Vaginaloperationen.) Journal of the Americ. med. assoc. Bd. **60,** Nr. 20, S. 1537. **2, 615.**

Guibé, Polype du rectum datant de 30 ans au moins. (Rektalpolyp, der bereits seit 30 Jahren existierte.) Bull. et mém. de la soc. anat. de Paris Jg. 88, Nr. 4, S. 192 bis 193. **2, 216.**

Guillet, Prolapsus rectal volumineux chez une jeune fille, dû à un gros calcul vésical développé autour d'un corps étranger et guéri par la taille hypogastrique. (Umfangreicher Rectumprolaps bei einem jungen Mädchen, hervorgerufen durch einen um einen Fremdkörper entwickelten großen Blasenstein und durch Leibschnitt geheilt.) Année méd. de Caen Jg. **38,** Nr. 4, S. 165—168. **1, 709.**

Guittis, L., Contribution à l'étude du cancer du rectum. (Zur Kenntnis des Rectumcarcinoms.) Dissertation: Genève. **5, 64.**

Hartmann, Henri, Traitement opératoire direct du cancer du rectum. (Die operative Behandlung des Mastdarmkrebses.) Journal de chirurg. Bd. **11,** Nr. 6, S. 693—702. **4, 496.**

Heller, E., Der gegenwätrige Stand der kombinierten i. e. abdomino-dorsalen Exstirpation des carcinomatösen Mastdarms. Ergebn. d. Chirurg. u. Orthop. **5,** S. 488 bis 531. (Berlin, Julius Springer.) **1, 81**

Jackson, Ralph W., Sphincteric atrophy: causes, consequences and treatment (Sphincterotrophie. Ursachen, Folgen und Behandlung.) Boston med. a. surg journal Bd. **169,** Nr. 7, S. 221—224. **3, 283**

Jellett, H., Two cases of genital tuberculosis (a) of tubes, uterus and rectum; (b of tubes, with carcinoma of ovary. (Zwei Fälle von Genitaltuberkulose, a) dei Tuben, des Uterus und des Rectum; b) der Tuben mit Carcinom des Ovariums. Transact. of the roy. acad. of med. in Ireland Bd. **31,** S. 400—402. **4, 398**

Jones, Daniel Fiske, Carcinoma of the rectum. (Der Mastdarmkrebs.) Bostoi med. a. surg. journal Bd. **169,** Nr. 20, S. 707—713. **4, 255**

Kelling, G., Amputation des Rectum unter Ausschaltung des Colon pelvinum. Zen tralbl. f. Chirurg. Jg. **40,** Nr. 24, S. 947—949. **3, 115**

Kennedy, J., Diagnosis in haemorrhage from the rectum. (Die Differentialdiagnos der Mastdarmblutungen.) Austral. med. journal Bd. **2,** Nr. 127, S. 1349—135(**4, 67(**

Körbl, Herbert, Die Kontinenzverhältnisse nach den radikalen Operationen de Mastdarmkrebses. Arch. f. klin. Chirurg. Bd. **101,** H. 2, S. 449—481. **2, 551**

Lardennois, Polypose recto-colique. Cancer anorectal. Réactions ganglionnaires (Polypen des Rectokolons. Anorectales Carcinom. Ganglienreaktion.) Bull. ε mém. de la soc. anat. de Paris Jg. 88, Nr. 4, S. 231—233. **2, 217**

Lengnick, Hans, Beitrag zur Operation des Mastdarmvorfalls bei Kindern. Münch. med. Wochenschr. Jg. **60**, Nr. 43, S. 2405—2406. **3**, 658.

Libensky, W., Die ersten Anfänge der atypischen Neubildung im Rectum und im S romanum. Zeitschr. f. klin. Med. Bd. **77**, H. 5/6, S. 355—383. **2**, 551.

Malespine, Prolapsus du rectum. (Rectalprolaps.) Thèse de Toulouse. Nr. 65. 67 S. **5**, 26.

Marquis, Deux cas congénitaux d'abouchements anormaux du rectum. (Zwei Fälle von kongenitaler anormaler Mündung des Rectum.) Bull. et mém. de la soc. de chirurg. de Paris Bd. **39**, Nr. 34, S. 1425—1428. **3**, 693.

Meidner, S., Bericht über einige mit Mesothorium behandelte Fälle von inoperablem Mastdarm- und Speiseröhrenkrebs. Therap. d. Gegenw. Jg. **54**, H. 10, S. 447—451. **3**, 574.

Miles, W. Ernest, A lecture on the diagnosis and treatment of cancer of the rectum. (Ein Vortrag über die Diagnose und die Behandlung des Mastdarmkrebses.) Brit. med. journal **2717**, S. 166—168 u. Med. rev. Bd. **16**, Nr. 5, S. 242—246. **1**, 324; **2**, 52.

Mocquot, Pierre, Les hémorragies des polypes du rectum. (Über die Blutungen aus Mastdarmpolypen.) Rev. de chirurg. Jg. **33**, Nr. 4, S. 474—485. **2**, 113.

Monsarrat, K. W., Carcinoma of the rectum. (Über Rectumcarcinom.) (Liverpool med. inst., meet. Jan. 23rd.) Lancet **184**, S. 390—391 u. Liverpool med.-chirurg. journal Bd. **33**, Nr. 64, S. 415—427. **1**, 261; **3**, 282.

Monsarrat, K. W., and Idwal J. Williams. Intramural extension in rectal cancer. (Das intramurale Wachstum des Mastdarmkrebses.) British journal of surg. Bd. **1**, Nr. 2, S. 173—182. **4**, 671.

Moreau, Sarcome mélanique du rectum. (Melanosarkom des Rectums.) Clinique (Bruxelles) **27**, S. 65—68. **1**, 358.

Müller, Max, Zur Therapie der Rectalprolapse. Dissertation: München. 24 S. (Parcus.) **5**, 26.

Muller, H., De l'insuffisance de l'anus caecal pour assurer en permanence la vidange du gros intestin dans les cancers occlusifs du rectum et de l'S iliaque. (Über die Unzulänglichkeit des Anus coecalis, um dauernd die Entleerung des Dickdarmes zu sichern, bei verschließenden Krebsen des Rectum und des S.-romanum.) Lyon chirurg. **9**, S. 296—304. **1**, 513.

Norbury, Lionel E. C., Imperforate conditions of the rectum and anal canal and their treatment. (Über Atresia recti et ani und deren Behandlung.) Practitioner Bd. **91**, Nr. 6, S. 834—846. **4**, 407.

Oehler, Johannes, Über Rectumcarcinome. Zugleich ein Beitrag zur Lehre von den metastatischen Darmcarcinomen. Beitr. z. klin. Chirurg. Bd. **87**, H. 3, S. 593—630. **4**, 408.

Opitz, Ausgedehntes Corpuscarcinom, das die Uteruswand nach hinten durchwachsen hatte und auf den Mastdarm übergegangen war. (Mittelrhein. Ges. f. Geburtsh. u. Gynaekol., Sitz. v. 16. II. 1913.) Monatsschr. f. Geburtsh. u. Gynaekol. Bd. **38**, Ergänzungsh., S. 403. **2**, 481.

Ortenberg, Heinz von, Die Verwendung gestielter Hautlappen zum Verschluß großer Mastdarm-Scheidendefekte. Zentralbl. f. Gynaekol. Jg. **37**, Nr. 47, S. 1713 bis 1715. **3**, 617.

Pearson, William, Villous adenoma of rectum. (Villöses Carcinom des Rectums.) Transact. of the roy. acad. of med. in Ireland Bd. **31**, S. 438—439. **4**, 256.

Pfoertner, H., Über Pfählungsverletzungen des Rectums mit Eröffnung der Bauchhöhle und ihre Behandlung. Dissertation: Greifswald. **4**, 23.

Pielsticker, Felix, Die Behandlung des Mastdarmvorfalls bei Kindern. Monatsschr. f. Kinderheïlk., Orig. Bd. **12**, Nr. 3, S. 111—116. **2**, 634.

Pieri, Gino, La rettorrafia transcutanea nella cura del prolasso rettale grave nei bambini. (Die transcutane Rectorhaphie des Rectum als Behandlungsmethode der schweren Rectumprolapse der Kinder.) Riv. di cln. pediatr. Bd. **11**, Nr. 9, S. 664 bis 675. **3**, 536.

Raspini, M., Sull'adenomyositis dell'utero e del retto. (Über die Adenomyositis des Uterus und des Rectums.) Ginecologia **9**, S. 577—598. **1**, 588.

Reglus, Paul, Le rétrécissement congénital du rectum. (Die angeborene Verengerung des Mastdarms.) Presse méd. **21**, S. 29—33. **1**, 78.

Rouffart, Notes sur trois cas de cancer du rectum chez la femme. (Bemerkungen über drei Fälle von Rectumcarcinom beim Weibe.) Bull. de la soc. belge de gynécol. et d'obstétr. Bd. **24**, Nr. 5, S. 306—316. **3**, 622.

Rudier, Le traitement du prolapsus du rectum chez l'enfant par la méthode de Thiersch. (Rectalprolaps beim Kind, nach Thiersch behandelt.) Thèse: Bordeaux. 46 S. **5**, 26.

Ruge, Ernst, Zur Pathogenese, Klinik und Therapie der erworbenen Mastdarm-
strikturen. Samml. zwanglos. Abhandl. a. d. Geb. d. Verdauungs- und Stoffwechsel-
krankh. Bd. **4**, H. 8, 56 S. **2, 320.**
Saphir, J. F., Operations upon the rectum under local anaesthesia. (Operationen am
Rectum unter Lokalanästhesie.) Americ. med. **19**, S. 106—111. **2, 113.**
Schmidt, Ferdinand, Über Rectalgonorrhöe bei Prostituierten. Dermatol. Zeitschr.
Bd. **20**, H. 12, S. 1065—1077. **3, 694.**
Schwartz, Anselme, Le diagnostic des hémorroïdes et le toucher rectal. (Die Dia-
gnostik der Hämorrhoiden und das Touchieren des Rectums.) Paris méd. Nr. 26,
S. 628—629. **2, 217.**
Smith, J. W., Some points in the surgical anatomy of the rectum. (Einige Punkte zur
chirurgischen Anatomie des Mastdarmes.) Journal of anat. a. physiol. Bg. **47**,
S. 350—355. **2, 287.**
Taylor, William, A short communication on cancer of the rectum. (Eine kurze Mit-
teilung über den Mastdarmkrebs.) Dublin journal of med. science Bd. **136**, Nr. 503,
S. 335—341. **4, 23.**
Todd, T. Wingate, The anatomy of a case of carcinoma recti. (Die Anatomie eines
Falles von Rectumcarcinom.) Ann. of surg. Bd. **58**, Nr. 6, S. 831—837. **4, 407.**
Veau, Victor, Enorme prolapsus du rectum chez un enfant de 15 mois guéri très
facilement par le cerclage de l'anus. (Enormer Rectumprolaps bei einem Kinde
von 15 Monaten, sehr leicht geheilt durch ringförmige Verengerung des Anus.)
Bull. de la soc. de pédiatr. de Paris Bd. **15**, Nr. 4, S. 222—226. **2, 164.**
Wagner, Jerome, Rectal hints. (Allerhand Winke, das Rectum betreffend.) Internat.
journal of surg. Bd. **26**, Nr. 6, S. 229. **3, 18.**
Ward, George Gray, An operation for the cure of rectocele and restoration of the
function of the pelvic floor. (Eine Operation zur Heilung der Rectocele und Wiederherstellung der Funktion des Beckenbodens.) Transact. of the Americ. gynecol.
soc. Bd. **38**, S. 169—178. **4, 661.**
Watson, Leigh, Hemorrhoid operations. A local anesthesia technic. (Eine Technik
der Lokalanästhesie bei Operationen wegen Hämorrhoiden.) New York med. journal
Bd. **97**, Nr. 15, S. 755—756. **2, 552.**
Williams, Frederick H., Electricity in rectal diseases. A neglected resource in
their treatment. (Elektrizität bei Erkrankungen des Rectums. Eine vernachlässigte
Methode.) New York med. journal Bd. **97**, Nr. 17, S. 875—878. **2, 52,**
Willis, Byrd, Charles, Villous polypus of recto-sigmoid juncture removed by
ligation and clamp. (Zottenpolyp an der Übergangsstelle von Rectum zum Sig-
moideum entfernt durch Ligatur und Klemme.) Old dominion journal of med. a.
surg. Bd. **17**, Nr. 3, S. 149—152. **3, 335.**
Yeomans, Frank, C., A children's proctoscope. (Rectoskop für Kinder.) (Med. soc.
of the county of New York, meet. 26. V. 1913.) Americ. journal of obstetr. Bd. **68**,
Nr. 1, S. 162. **2, 593.**
Zironi, Giuseppe, Nuovo processo per evitare l'incontinenza negli interventi per
carcinoma del retto. (Neue Methode, um die Inkontinenz nach Operationen des
Rectumcarcinoms zu vermeiden.) Policlinicc, sez. prat. Jg. **20**, Nr. 42, S. 1509
bis 1512. **4, 256.**

Darmverschließung und -lähmung (Ileus, Invagination, Intussusception, Volvulus, innere Einklemmung des Darms).

Ach, A., Arteriomesenterialer Ileus. Bruns Beitr. z. klin. Chirurg. Bd. **83**, H. 3,
S. 721—724. **2, 91.**
Alexander, Robert M., Intestinal obstruction due to a benign pelvic tumor. (Darm-
verschluß durch einen gutartigen Beckentumor.) New York med. journal Bd. **98**,
Nr. 24, S. 1163—1164. **4, 143.**
Andrée, K., Resektion des Ileocöcalteiles wegen Invagination durch submuköses
Lipom. Dissertation: Marburg u. Bruns Beitr. z. klin. Chirurg. Bd. **85**, H. 1,
S. 115—123. **4, 328; 2, 592.**
Angus, H. Brunton, The technique of operations for intestinal obstruction in the
large bowel, with illustrative cases. (Die Operationstechnik bei Darmverschluß
im Dickdarm mit einigen geschilderten Fällen.) Clin. journal Bd. **42**, Nr. 38,
S. 605—608. **5, 425.**
Babcock, W. Wayne, Gallstones producing pyloric and jejunal obstruction.
(Über Verschluß des Pylorus und des Dünndarms durch Gallensteine.) New York
med. journal Bd. **97**, Nr. 23, S. 1169—1170. **2, 698.**

Back, Ivor, Note on a case of incarceration of the caecum and ascending colon in lesser sac of peritoneum; operation; recovery. (Ein Fall von Einklemmung des Coecums und des Colon ascendens in der Bursa omentalis; Operation; Heilung.) Lancet Bd. 185, Nr. 4688, S. 17. **2, 759.**

Banister, J. Bright, A case of acute intestinal obstruction following caesarean section. (Fall von akutem Darmverschluß nach Kaiserschnitt.) Lancet **184**, S. 386—387. **1, 201.**

Barr, Richard A., Acute intestinal obstruction. (Akuter Darmverschluß.) New York med. journal Bd. **97**, Nr. 22, S. 1139—1142. **2, 593.**

Bastianelli, Pietro, Osservazioni diagnostiche-operative e istologiche sopra un caso di perforazione d'utero con ansa del tenue ospitalizzata. (Diagnostisch-operative u. histologische Beobachtungen über einen Fall von Uterusperforation mit eingeklemmter Darmschlinge.) Ginecologia Jg. **10**, Nr. 2, S. 33—51. **2, 602.**

Bauereisen, Über Ileus und Fremdkörper. (Med. Ges. Kiel, Sitz. 5. VI. 1913.) Münch. med. Wochenschr. Jg. **60**, Nr. 31, S. 1741. **2, 630.**

Beede, S. C., Operative technic in intussusception. (Operative Technik bei Invagination.) Americ. journal of surg. Bd. **27**, Nr. 6, S. 208—210. **2, 630.**

Bien, Gertrud, Über einen Fall von Ileus, hervorgerufen durch Obliteration eines Meckelschen Divertikels. Wien. med. Wochenschr. **63**, S. 824—827. **2, 112.**

Bollag, Karl, Zur Kenntnis des arteriomesenterialen Darmverschlusses. Korrespondenzbl. f. Schweizer Ärzte **43**, S. 262—267. **1, 401.**

Bovis, R. de, Autour de l'occlusion intestinale d'origine gravidique et de son mécanisme. (Durch Schwangerschaft verursachter Intestinalverschluß und der Mechanismus seines Zustandekommens.) Sem. méd. Jg. **33**, Nr. 18, S. 205—206. **2, 387.**

Brion, L'invagination intestinale colo-colique aiguë chez l'enfant. (Koloninvagination beim Kind.) Thèse de Montpellier. Nr. 33. 45 S. **5, 24.**

Brown, James Spencer, Gall-stone ileus. With a report of two cases and two methods of opening the intestine. (Gallenstein-Ileus. Mit Beschreibung von zwei Fällen und zwei Verfahren, den Darm zu eröffnen.) Surg., gynecol. a. obstetr. Bd. **16**, Nr. 6, S. 709—711. **2, 487.**

Bryan, W. A., Treatment of acute intestinal obstruction. (Behandlung des akuten Ileus.) Journal of the Tennessee State med. assoc. Bd. **6**, Nr. 5, S. 169—177. **3, 486.**

Bundschuh, Ed., Über Volvulus des Dickdarmes. Bruns Beitr. z. klin. Chirurg. Bd. **85**, H. 1, S. 58—90. **3, 115.**

Bunting, C. E., and A. P. Jones, Intestinal obstruction in the rabbit. 2. (Darmverschluß beim Kaninchen.) Journal of exp. med. Bl. **18**, Nr. 1, S. 25—28. **2, 757.**

Caldesi, Teseo Valeri, Un caso di occlusione intestinale da megacolon con situs inversus. (Ein Fall von Ileus, durch Megakolon bedingt, mit Situs inversus.) Gazz. degli osp. e delle clin. Jg. **34**, Nr. 44, S. 455—457. **1, 709.**

Cartolari, Enrico, Occlusione e volvolo dell' intestino determinati dagli ascaridi. (Darmverschluß und Darmvolvulus infolge von Ascaris lombricoides.) Gazz. degli osp. e delle clin. Jg. **34**, Nr. 73, S. 769—771. **2, 633.**

Cheever, David, Acute angulation of the terminal ileum as a cause of intestinal obstruction in certain cases of acute appendicitis. (Akute Abknickung des untersten Ileumstückes als Ursache von Darmverschluß bei gewissen Appendicitisfällen.) Boston med. a. surg. journal Bd. **168**, Nr. 20, S. 719—720. **2, 442.**

Cunnington, C. Willett, A case of volvulus of the small intestine complicating general peritonitis; recovery. (Ein Fall von Volvulus des Dünndarms, mit allgemeiner Peritonitis kompliziert. Heilung.) Lancet Bd. **185**, Nr. 6, S. 387. **2, 591.**

D'Alessandro, Felice, Interventi personali per occlusione intestinale (13 casi con riperistinamento della funzione intestinale, 6 guarigioni definitive e 7 morti). (Eigene Erfahrungen bei Eingriffen wegen Darmverschluß. [Kasuistik über 13 Fälle mit Wiederherstellung der Darmpassage, 6 Heilungen, 7 Todesfälle.]) Gazz. internaz. di med., chirurg., ig. Nr. **28**, S. 653—658, Nr. **29**, S. 682—685, Nr. **30**, S. 706—708, Nr. **34**, S. 803—806, Nr. **35**, S. 827—830, Nr. **36**, S. 851—856 u. Nr. **37**, S. 878—880. **4, 250.**

Deanesly, Edward, The diagnosis and treatment of intestinal obstruction. (Diagnose und Behandlung des Darmverschlusses.) British med. journal Nr. **2761**, S. 1425—1429. **4, 404.**

Delagénière, H., Anastomose colo-rectale avec auto-sigmoïdorrhaphie et occlusion du péritoine pelvien comme traitement de l'invagination procidente du rectum. Une observation suivie de guérison. (Kolorectale Anastomose mit Autosigmoidorrhaphie und Verschluß des Beckenperitoneums als Behandlung der progre-

dienten Invagination nach Delbet. Ein Fall mit Heilung.) Arch. prov. de chirurg.
    Bd. 22, Nr. 12, S. 697—702.   4, 407.
Delagénière, H., De l'occlusion intestinale aiguë par calculs biliaires. Indications
    opératoires. Une observation, avec intervention, suivie de guérison. (Über Gallen-
    steinileus. Indikationen zur Operation. Beobachtung eines Falles, der durch Ope-
    ration geheilt wurde.) Arch. prov. de chirurg. Bd. 22, Nr. 4, S. 193—203. 2, 553.
Delatour, H. Beeckman, Angulation at the sigmoid, a cause of intestinal stasis.
    (Abknickung des Sigmoideum, eine Ursache von Kotstauung.) Transact. of the
    Americ. surg. assoc. Bd. 31, S. 598—605.   5, 315.
Delaye, Valeur et signification diagnostiques de l'épanchement séro-hématique intra-
    péritonéal dans l'occlusion intestinale aiguë (signe de Gangolphe). (Wert und Be-
    deutung des serös-blutigen intraperitonealen Ergusses für die Diagnose des akuten
    Darmverschlusses [Gangolphsches Symptom].) Thèse de Paris.   5, 168.
Dowd, Charles N., Resection of one-third of the colon for irreducible intussus-
    ception in an infant five days old. (Resektion von einem Drittel des Kolons wegen
    nicht zurückzubringender Intussuszeption bei einem 5 Tage alten Kind.) Ann. of
    surg. Bd. 57, Nr. 5, S. 713—717.   2, 443.
Dufour, H., Desmarest et Legras, Obstruction intestinale par un calcul biliaire
    arrêté à la valvule iléo-caecale. — Reliquat d'une grossesse extra-utérine (presén-
    tation de pièces.) (Darmverschluß durch einen an der Valvula ileo-coecalis einge-
    klemmten Gallenstein.) Bull. et mém. de la soc. méd. des hôp. de Paris Jg. 29,
    Nr. 14, S. 838—840.   2, 111.
Dupont, Robert, Le drainage du tube digestif dans le traitement de l'iléus péri-
    tonitique. (Die Drainage des Verdauungsstraktus in der Behandlung des perito-
    nitischen Ileus.) Arch. mens. d'obstétr. et de gynécol. 2, S. 57—81.   2, 260.
Erbse, W., Ein Beitrag zum Mechanismus und zur Ätiologie der Darminvagination.
    Dissertation: Leipzig.   4, 328.
Eustace, Arthur Barnett, Ileus due to Meckel's diverticulum. (Ileus infolge eines
    Meckelschen Divertikels.) Ann. of surg. 57, S. 83—85.   1, 117.
Fletcher, C. G., A plea for the early recognition of acute intestinal obstruction. With
    report of cases. (Ein Hilfsmittel bei der Frühdiagnose der akuten Darmobstruktion.
    Mitteilung von Fällen.) Northwest. med. Bd. 5, Nr. 1, S. 14—17.   2, 214.
Friedman, Louis, Retrograde incarcerated hernia: hernia „en W". (Retrograde
    incarcerierte Hernie: Hernie „en W".) Surg., gynecol. a. obstetr. Bd. 17, Nr. 1,
    S. 97—103.   3, 64.
Gane, Edward, A case of strangulated inguinal hernia in an old insane woman
    with gangrene of the bowel; enterotomy; recovery. (Über einen Fall von einge-
    klemmter Hernie bei einer alten geisteskranken Frau mit Gangrän der Darmschlinge,
    Enterestomie, Heilung.) St. Bartholomew's hosp. journal Bd. 21, Nr. 3, S. 43—44.
                                                                         3, 691.
Gladstone, Reginald J., A case of congenital atresia of the duodenum, accom-
    panied by volvulus of the ileum. (Ein Fall von kongenitaler Atresie des Duodenum,
    begleitet von Volvulus des Ileum.) Journal of anat. a. physiol. Bd. 48, Nr. 1, S. 47
    bis 51.   3, 366.
Gravina, Emanuele, Chirurgia delle occlusioni intestinali. (Chirurgie der Darm-
    okklusion.) Napoli. 371 S.   4, 143.
Green, Robert M., Foster S. Kellogg and Peter L. Harvie, Spatic paralytic
    ileus. (Spastischer, paralytischer Ileus.) Boston med. a. surg. journal Bd. 168,
    Nr. 16, S. 850—582.   2, 255.
*Grodvolle, Volvulus du caecum. (Volvulus des Coecums.) Thèse: Paris. 5, 119.
Haberer, Hans v., Der arteriomesenteriale Duodenalverschluß. Ergebn. d. Chirurg.
    u. Orthop. 5, S. 467—487. (Berlin, Julius Springer.)   1, 81.
Hadfield, Geoffrey, Case of intussusception of jejunum into ileum Resection of
    seven and a half feet of small intestine; recovery. (Fall von Intussuszeption des
    Jejunum in das Ileum. Resektion von 7½ Fuß Dünndarm. Heilung.) St. Bartho-
    lomew's hosp. journal Bd. 21, Nr. 1, S. 13—14.   3, 280.
Hartwell, John A., Intestinal obstruction. (Darmverschluß.) Journal of exp. med.
    Bd. 18, Nr. 2, S. 139—148.   3, 280.
Hertzler, Arthur E., and Edward T. Gibson, Invagination of Meckels diverti-
    culum associated with intussusception. Report of a case, with a study of recorded
    cases. (Ein Fall von Invagination eines Meckelschen Divertikels mit Intussuszeption
    des Darms.) Americ. journal of the med. scienc. Bd. 146, Nr. 3, S. 364—386.
                                                                         3, 534
Hohmeier, F.: Zwei Darminvaginationen aus seltener Ursache. Med. Klin. Jg. 9, Nr. 23
    S. 905—907.   2, 442

Jankowski, J., Der Volvulus des Dickdarms. Dtsch. Zeitschr. f. Chirurg. Bd. 124,
H. 1/4, S. 229—308.   3, 229.
Case of acute intussusception with passage of normal motions. (Ein Fall akuter In-
tussuszeption mit normalem Stuhlgang.) Guys hosp. gaz. Bd. 27, Nr. 663,
S. 461—462.   4, 249.
Isaac, C. Leonard, A case of successful resection of an irreducible intussusception
in a child. (Ein Fall von geheilter Darmresektion bei einem Kinde wegen irre-
ponibler Invagination.) Lancet 184, S. 318.   1, 259.
Kahn, L. Miller, The absence of the ,,sausage-shaped tumor" and the ,,mass per
rectum" in intussusception in infants. (Über das Fehlen des ,,Wurstförmigen Tumors" und des ,,Tumors im Rectum" bei der Intussusception der Kinder.) Med.
rec. Bd. 84, Nr. 12, S. 526—527.   3, 658.
Kirchenberger, Ein seltener Fall von Darmverschluß. Abnorme angeborene Lage
des Kolons, Torsion des ganzen Ileum und Colon ascendens mit Verschluß der
Mesenterialgefäße. Wien. med. Wochenschr. Jg. 63, Nr. 29, S. 1790—1795. 2, 697.
Kirchner, Walter C. G., Observations based on seventy cases of bowel obstruction
with special reference to the unusual cases. (Beobachtungen, beruhend auf 70 Fällen
von Darmverschluß mit besonderer Berücksichtigung ungewöhnlicher Fälle.)
(Transact. of the Americ assoc. of obstetr. a. gynecol., 26. ann. meet., Providence,
Rhode Island, 16.—18. IX. 1913.) Americ. journal of obstetr. a. dis. of women a.
childr. Bd. 68, Nr. 5, S. 942—955.   4, 78.
Kirmisson, E., Occlusion intestinale au cours d'une péritonite tuberculeuse, disparition spontanée de deux hernies scrotales volumineuses, au moment de l'apparition
des accidents d'occlusion. (Darmverschluß im Verlauf einer Peritonitis tuberculosa,
spontanes Verschwinden zweier voluminöser Scrotalhernien beim ersten Auftreten
der Einklemmungssymptome.) Bull. et mém. de la soc. de chirurg. de Paris Bd. 39,
Nr. 12, S. 499—504.   1, 812.
Lawbaugh, A. J., Ileus. (Ileus.) Journal of the Michigan State med. soc. Bd. 12,
Nr. 11, S. 586—593.   4, 111.
Lepage, Discussion sur la question de l'obstruction intestinale au cours de la gestation.
(Diskussion über Darmverschluß während der Schwangerschaft.) Bull. de la soc.
d'obstétr. et de gynécol. de Paris Jg. 2, Nr. 3, S. 142—148.   3, 374.
Lett, Hugh: Acute intussusception. (Akute Invagination.) Clin. journal Bd. 42,
Nr. 20, S. 312—317.   3, 280.
Lévy-Klotz, Cunéo et A. Pinard, Un cas d'occlusion intestinale pendant la ge-
station (7e mois environ); laparotomie, anus caecal, continuation de la gestation.
(Ein Fall von Darmverschluß im 7. Monat der Schwangerschaft; Laparotomie,
Anlegen eines Anus coecalis, Fortdauer der Schwangerschaft.) Ann. de gynécol.
et d'obstétr. Jg. 40, H. 6, S. 372—376 u. Bull. de la soc. d'obstétr. et de gynécol. de
Paris Jg. 2, Nr. 3, S. 148—152.   2, 707; 3, 374.
Lotsch, Über die sogenannte Invaginatio ileocoecalis beim Säugling. Berl. klin.
Wochenschr. Jg. 50, Nr. 46, S. 2140—2143.   4, 286.
Ludwig, Fritz, Ileus bei Schwangerschaft, Geburt und Wochenbett. Zeitschr. f.
Geburtsh. u. Gynaekol. Bd. 75, H. 2, S. 324—343.   4, 117.
McConnell, A. Bonner, Intestinal obstruction. (Darmverschluß.) Americ. journal
of obstetr. Bd. 67, Nr. 4, S. 665—668.   1, 813.
Macewen, John A. C., A second case of double loop hernia. (Ein zweiter Fall
von doppelter Darmeinklemmung.) Brit. med. journal Nr. 2755, S. 982. 3, 656.
McGlannan, Alexius, Intestinal obstruction. A clinical study of one hundred and
eighty-one cases. (Ileus, eine klinische Studie von 181 Fällen.) Journal of the
Americ. med. assoc. 60, S. 733—736.   1, 813.
Mader, A. R., Retroperitoneal haematoma as a cause of intestinal obstruction. (Re-
troperitoneales Hämaton als Ursache von Darmverschluß.) Canad. med. assoc.
journal Bd. 3, Nr. 9, S. 788—791.   3, 446.
Marsden, E. Maude, A case of volvulus of the caecum. (Volvulus des Coecum.)
Brit. med. journal 2725, S. 609.   1, 452.
Mason, J. J., Notes on two cases of intestinal obstruction. (2 Fälle von Darmver-
schluß.) Canadian med. assoc. journal Bd. 3, Nr. 7, S. 588—591.   2, 757.
Mason, S. C., Obstruction of small intestine due to adhesion of stomach to peri-
toneum in leser peritoneal cavity; division of adhesion; cure. Case report. (Ver-
schluß des Dünndarms infolge einer Adhäsion zwischen Magen und Peritoneum des
unteren Bauchabschnittes; Durchtrennung. Heilung. Kasuistischer Beitrag.)
Americ. journal of surg. Bd. 27, Nr. 7, S. 272.   2, 694.
Mathieu, Arbert, De l'occlusion intestinale d'origine cancéreuse; considérations sur

l'examen radioscopique. (Über krebsigen Darmverschluß; Betrachtungen über dessen radiologische Untersuchung.) Gaz. des hôp. Jg. **86,** Nr. 63, S. 1029—1031.
2, 697.

Mathieu, Albert, Étude clinique sur l'occlusion lente et progressive de l'intestin grêle. (Klinische Studie über den chronischen Dünndarmverschluß.) Gaz. des hôp. Jg. **86,** Nr. 57, S. 917—919. **2,** 442.

Miller, C. Jeff, Acute invagination of the ileum secondary to sarcoma of the small intestine. Report of a case. (Akute Invagination des Ileums durch ein primäres Ileumsarkom.) Surg., gynecol. a. obstetr. Bd. **17,** Nr. 2, S. 210—213. **3,** 280.

Morestin, H., L'occlusion intestinale au cours de la péritonite tuberculeuse. (Darmverschluß im Verlaufe der tuberkulösen Peritonitis.) Bull. et mém. de la soc. de chirurg. de Paris Bd. **49,** Nr. 13, S. 521—533. **1,** 811.

Muggia, Alberto, Ileo acuto da persistenza del diverticolo di Meckel. Osservazione clinica. (Akuter Ileus infolge Meckelschen Divertikels.) Pediatria **21,** S. 44—54.
1, 661.

Neumann, A., Wiederholter Ileus wegen eigenartiger Dünndarmaffektion. Dtsch. Zeitschr. f. Chirurg. Bd. **126,** H. 1/2, S. 185—192. **4,** 405.

Nyulasy, Arthur J., Case of volvulus of the ileum. (Fall von Volvulus des Ileum.) Austral. med. journal Bd. **2,** Nr. 108, S. 1157—1158. **3,** 65.

Obturation ileus. Obstruction due to large gall-stone in ileum. (Obturationsileus. Verschluß durch großen Gallenstein im Ileum.) Surg. clin. of John B. Murphy Bd. **2,** Nr. 3, S. 353—370. **4,** 112.

Olmsted, Ingersoll, Torsion of the caecum, ascending and half of the transverse colon; with operation and recovery. (Torsion des Coecum, Colon ascendens und des halben Colon transversum. Operation. Heilung.) Canad. med. assoc. journal Bd. **3,** Nr. 9, S. 794—796. **3,** 434.

Pantzer, Hugo O., Fibroma of the intestine, eventuating in intussusception and obstruction. (Fibrom des Darmes, das Intussuszeption und Obstruktion zur Folge hat.) (Transact. of the Americ. assoc. of obstetr. a. gynecol., 26. ann. meet., Providence, Rhode Island, 16.—18. IX. 1913.) Americ. journal of obstetr. a. dis. of women a. childr. Bd. **68,** Nr. 5, S. 955—956. **3,** 693.

Pettenkofer, W., Behandlung der postoperativen Darmparese resp. -paralyse. Bruns Beitr. z. klin. Chirurg. Bd. **83,** H. 3, S. 615—619. **2,** 91.

Pilcher, James Taft, Post-operative gastroenteric paresis. (Postoperative Magendarmparese.) Med. record. **83,** S. 378—381. **1,** 575.

Porter, C. A., and G. W. Horse, A case of gastro-mesenteric ileus. (Ein Fall von gastro-mesenterialen Ileus.) Boston med. a. surg. journal Bd. **168,** Nr. 14, S. 506 bis 508. **?,** 50.

Propping, Darminvaginationen. (Ärztl. Ver. Frankfurt a. M., Sitz. vom 12. III. 1913.) Münch. med. Wochenschr. **60,** Nr. 14, S. 782. **1,** 512.

Renton, J. Crawford, Obstruction of the bowels. (Über den Darmverschluß.) Edinburgh med. journal Bd. **11,** Nr. 3, S. 237—241. **3,** 442.

Rieck, Darmverschluß nach Entbindungen bei plattem bzw. rachitisch plattem Becken. Zentralbl. f. Gynäkol. **37,** S. 19—23. **1,** 107.

Ritter, Carl, Zur Entstehung der retrograden Incarceration. (85. Vers. dtsch. Naturforsch. u. Ärzte, Wien, Sept. 1913.) Beitr. z. kl. Chirurg Bd. **88,** H. 2, S. 253—268.
4, 325.

Roeder, C. A., Report of three cases of acute angulation of the terminal ileum causing intestinal obstruction, following operation for and drainage of acute suppurative appendicitis. (Bericht über 3 Fälle von Darmverschluß wegen Abknickung des untersten Ileums, im Anschluß an die Operation und Drainage einer akuten, eitrigen Appendicitis.) Boston med. a. surg. journal Bd. **169,** Nr. 9, S. 313—314.
3, 442.

Rybak, A., Zur Frage des Ileus verminosus. Weljaminows Archiv f. Chirurgie **28,** S. 926—935. (Russisch.) **1,** 513.

Sasse, Erfahrungen über Darminvaginationen. (Ärztl. Verein, Frankfurt a. M., Sitzg. v. 1. IX. 1913.) Münch. med. Wochenschr. Jg. **60,** Nr. 38, S. 2144. **3,** 166.

Sauvan, Hydramnios aigu. Obstruction intestinale. (Akutes Hydramnion und Darmverschluß.) Rev. prat. d'obstétr. et de gynécol. **21,** S. 75—80. **1,** 490.

Savariaud, M., L'invagination intestinale chez l'enfant et son traitement médico-chirurgical. (Die Invagination im Kindesalter und ihre interne und chirurgische Behandlung.) Clinique (Paris) Jg. **8,** Nr. 25, S. 386—388. **2,** 630.

Schmidt, Meinhard, Zur Radikaloperation der Darmbrüche mit inkomplettem Bruchsack (Darmgleitbrüche.) Dtsch. Zeitschr. f. Chirurg. Bd. **122,** H. 3/4, S. 266 bis 289. **2,** 438.

Schubert, G., Beiträge zum postoperativen Ileus. Zeitschr. f. Geburtsh. u. Gynaekol. Bd. 73, H. 2, S. 500—516. 2, 371.

Schütze, A., Über Spät-Ileus nach vaginalen Totalexstirpationen des Uterus. Monatsschr. f. Geburtsh. u. Gynaekol. Bd. 37, H. 5, S. 633—639. 2, 38.

Schwyzer, G., A case of intestinal obstruction by gall-stone. (Ein Fall von Intestinalverschluß durch einen Gallenstein.) Journal-lancet Bd. 33, Nr. 11, S. 311—313. 2, 287.

Sheppard, A. L., Intestinal obstruction and scurvy. (Ileus und Skorbut.) Indian med. gaz. Bd. 48, Nr. 10, S. 387—389. 4, 78.

Sirtori, Carlo, Due casi di occlusione dell'intestino da ematocele pelvico subperitoneale. Contributo allo studio degli esiti della gravidanza tubarica. (Zwei Fälle von Darmokklusion infolge subperitonealer Hämatocele im Becken. Beitrag zum Studium der Folgen der Tubarschwangerschaft.) Arte ostetr. Jg. 27, Nr. 24, S. 369 bis 383. 4, 276.

Spence, Thos. B., and Henry F. Graham, Chronic mesenteric ileus, with a report of three cases. (Chronischer mesenterialer Ileus, Bericht über drei Fälle.) Med. rec. Bd. 84, Nr. 11, S. 473—477. 3, 486.

Spencer, W. G., Appendicostomy in place of colostomy for relief of obstruction caused by irremovable cancer of the rectum and colon. (Appendicostomie statt Kolostomie zur Behebung von Darmverschluß infolge von inoperabeln Rectum- und Dickdarmkrebsen.) Brit. med. journal 2716, S. 108—109. 1, 85.

Stirling, G. L., Intestinal obstruction. Report of a case. (Intestinaler Verschluß.) New Orleans med. a. surg. journal Bd. 65, Nr. 10, S. 749—751 2, 164.

Sweet, J. E., High intestinal obstruction, postoperative ileus and acute Pankreatitis. (Hoher Darmverschluß, postoperativer Ileus und akute Pankreatitis.) Pennsylvania med. journal Bd. 16, Nr. 7, S. 520—523. 2, 51.

Sweetser, H. B., Post-operative ileus. (Postoperativer Ileus.) Saint Paul med. journal Bd. 15, Nr. 5, S. 210—223. 2, 90.

Syring, Coecum-Dünndarm-Volvulus in eingeklemmter Hernie. Bruns Beitr. z. klin. Chirurg. 82, S. 695—701. 1, 157.

Taliaferro, E. C. S., Acute intestinal obstruction. (Akuter Darmverschluß.) Virginia med. semi-monthly Bd. 17, Nr. 20, S. 509—511. 2, 254.

Thorning, W. Burton, Intestinal obstruction due to gallstones. (Darmverschluß durch Gallensteine.) Texas State journal of med. Bd. 9, Nr. 5, S. 152—154. 3, 285.

Thun, H. v., Ein Fall von „retrograder Incarceration". Zentralbl. f. Chirurg. Jg. 40, Nr. 49, S. 188—1882. 4, 249.

Tourneux, J.-P., et A. Stillmunkes, Les déchirures mésentériques au cours de l'étranglement herniaire. (Zerreißungen des Mesenteriums bei der Darmeinklemmung.) Progr. méd. Jg. 41, Nr. 15, S. 187—190. 2, 212.

Toussaint, H., Obstruction intestinale au cours de la péritonite tuberculeuse et dysentérique. (Darmverschluß bei tuberkulöser und dysenterischer Bauchfellentzündung.) Caducée Jg. 13, Nr. 9, S. 117. 2, 164.

Treplin, Beitrag zur Ätiologie der Darminvaginationen. Münch. med. Wochenschr. Jg. 60, Nr. 22, S. 1204—1205. 2, 442.

Tyler, George T., Volvulus of the sigmoid flexure with report of a case and some observations on its etiology and treatment. (Volvulus der Flexura sigmoidea mit Bericht über einen Fall und einige Beobachtungen über seine Ätiologie und Behandlung.) Southern med. journal Bd. 6, Nr. 4, S. 269—277. 2, 759.

Viguier, Volvulus du caecum, du côlon ascendant, y compris l'angle hépatique, et de l'origine du côlon transverse. Mort par entérorragie. Volvulus du côlon pelvien, traité par la détorsion simple; récidive vingt mois après; résection de l'anse colique; guérison. (Volvulus des Coecum, des Colon ascendens einschließlich der Flexura hepatica und des Quercolons. Tod durch Darmblutung; Volvulus der Flexur, geheilt durch einfaches Aufdrehen; Rezidiv 20 Monate später; Resektion der Dickdarmschlinge; Heilung.) Bull et mém. de la scc. de chirurg. de Paris Bd. 39, Nr. 22, S. 932—941. 2, 389.

Weeks, L. C., Acute intestinal obstruction. (Akuter Darmverschluß.) St. Paul med. journal Bd. 15, Nr. 1, S. 5—19. 3, 591.

Wendel, Walther, Die retrograde Incarceration (Hernie en W). Ergebn. d. Chirurg. u. Orthop. Bd. 6, S. 536—564. Berlin: Springer. 2, 485.

West, E. S., Lipoma of the descending colon causing intussusception. (Lipom des Colon descendens als Ursache einer Intussuszeption.) Northwest med. Bd. 5, Nr. 9, S. 261—262. 3, 487.

Wiegels, Wilhelm, Ileus und Appendicitis. Münch. med. Wochenschr. Jg. 60, Nr. 30, S. 1644—1649. 2, 757.

Wistinghausen, v., Über retrograde Darmeinklemmung bei Brüchen. Dtsch. Zeitschr. f. Chirurg. Bd. 122, H. 3/4, S. 212—227. 2, 316.
Wrigley, P. R., and Manfred Moritz, Acute intestinal obstruction due to vol-
vulus of the caecum. (Akuter Darmverschluß infolge Achsendrehung des Coecums.)
Lancet 184, S. 166—167. 1, 117.
Zahn, F., Ein Fall von Volvulus des ganzen Dünndarms, des Coecums und Colon
ascendens bei Mesenterium ileocoecale commune. Dissertation: Erlangen. 4, 21.
Zahradnický, F., Über die Behandlung des postoperativen, durch Adhäsionen be-
dingten Ileus. Wien. med. Wochenschr. Jg. 63, Nr. 32, S. 1973—1979 u. Nr. 33,
S. 2046—2054. 3, 333.

Divertikelbildung des Darms.

Balfour, Donald C., Anterior gastro-enterostomy, report of a case of diverticula
of the jejunum. (Vordere Gastroenterostomie, Bericht über einen Fall von Divertikel des Jejunums.) Ann. of surg. Bd. 57, Nr. 6, S. 902—904. 2, 548.
Bienvenüe, Fred, Les diverticulites et leurs rapports avec l'occlusion intestinale
par diverticule de Meckel. (Diverticulitis und ihre Beziehung zum Darmverschluß
durch Meckelsches Divertikel.) Rev. de gynécol. et le chirurg. abdom. Bd. 21, Nr. 2,
S. 113—128. 3, 229.
Brennecke, H. A., Meckel's diverticulum and complications. (Meckels Divertikel
und seine Komplikationen.) Surgery, gynecol. a. obstetr. 16, S. 200—203. 1, 323.
Buchanan, J. J., A case of acute intestinal obstruction from Meckel's diverticulum.
Diagnosed before operation. (Ein Fall von akutem Darmverschluß infolge Meckel-
schen Divertikels; diagnostiziert vor der Operation.) Americ. journal of surg. Bd. 27,
Nr. 9, S. 347—348. 3, 65.
Cade, A., J.-F. Martin et P. de Mourgues, Les diverticules acquis du gros
intestin et leur rôle en pathologie. (Die erworbenen Divertikel des Dickdarms.)
Paris méd. Nr. 27, S. 32—36. 2, 550.
Davis III, Nathan S., Diverticula of the duodenum. (Divertikel des Duodenum.)
Transact. of the Chicago pathol. soc. 9, S. 1—7. 1, 661.
Douglas, John, Diverticulitis of the sigmoid. (Diverticulitis des S romanum.)
Ann. of surgery Bd. 58, Nr. 3, S. 356—364. 3, 444.
Drummond, Hamilton, Notes of cases illustrating some of the surgical aspects
of persistent Meckels diverticulum. With remarks and a record of twenty-two
cases. (Bemerkungen zu Fällen illustriert durch einige chirurgische Befunde bei
Persistenz des Meckelschen Divertikels. Mit Übersicht über 22 Fälle.) Surg.,
gynecol. a. obstetr. Bd. 16, Nr. 6, S. 656—662. 2, 549.
Eisenberg, Carl, Über die von erworbenen Divertikeln der Flexura sigmoidea
ausgehenden, entzündlichen Erkrankungen. Bruns Beitr. z. klin. Chirurg. Bd. 83,
H. 3, S. 627—638. 2, 112.
Fritsche, W., Ein Fall von Dünndarmeinschiebung bei eingestülptem Meckelschen
Divertikel. Dissertation: Kiel. 4, 328.
Gross, E., Das Meckelsche Divertikel als Ursache der Invagination des Dünndarmes.
Dissertation: Straßburg. 4, 328.
Hässner, Hugo, Zur Pathologie des Meckelschen Divertikels. Frankfurt. Zeitschr.
f. Pathol. Bd. 14, H. 3, S. 501—516. 4, 404.
*Mourgues, Des diverticules acquises du gros intestin. (Erworbene Dickdarm-
divertikel.) Thèse de Lyon. Nr. 84. 48 S. 5, 119.
Oldfield, Carlton, Diverticulitis as a cause of pelvic inflammation with a short
account of three cases. (Pelveoperitonitis als Folge von Divertikelbildung und Ent-
zündung des Kolon. 3 Fälle.) Journal of obstetr. a. gynaecol. of the Brit. emp.
23, S. 43—48. 1, 159.
Pauchet, Victor, Pathologie du gros intestin. (Pathologie des Dickdarms: die
Diverticulitis.) Clinique (Paris) Jg. 8, Nr. 31, S. 487—488. 3, 167.
Sendrail, J., Sur les diverticules congénitaux du gros intestin. (Über angeborene
Divertikel des Dickdarmes.) Rev. vétérin. Jg. 38, Nr. 10, S. 577—578. 3, 534.
Wellington, J. R., Meckel's diverticulum, with report of four cases. (Über das
Meckelsche Divertikel mit Bericht über vier eigene Fälle.) Surg., gynecol. a. obstetr.
16, S. 74—78. 1, 158.

Darmfisteln und Anus praeter-naturalis.

Arumugum, T. V., Faecal fistula of 12 months' duration, the result of strangulated
right inguinal hernia. (Darmfistel, 12 Monate alt, als Folge einer eingeklemmten
Inguinalhernie.) Indian med. gaz. Bd. 48, Nr. 7, S. 272. 3, 398.

Brenner, A., Zur Technik des Anus praeternaturalis permanens. Zentralbl. f. Chirurg.
Jg. 40, Nr. 51, S. 1950—1953. 4, 331.
Carl, Walter, Anus praeternaturalis definitivus. Beitr. z. klin. Chirurg. Bd. 86,
H. 1, S. 177—185. 3, 281.
Deaver, John B., Fecal fistula. (Kotfistel.) Therap. gaz. 37, S. 153—158. 1, 815.
Gouillioud, M., Résection simultanée de l'estomac et du côlon transverse (5 ob-
servations). (Gleichzeitige Resektion von Magen und Colon transversum [5 Fälle].)
Lyon chirurg. Bd. 9, Nr. 5, S. 473—489. 2, 318.
Grégoire, Raymond, Rétrécissement tuberculeux de l'intestin grêle. (Die tuber-
kulöse Dünndarmstenose.) Paris méd. Nr. 27, S. 25—32. 2, 285.
Griesau, H., Über Uterusperforation mit Darmverletzung. Dissertation: Leipzig.
4, 316.

Hadley, F. A., Gastroptosis. (Gastroptose.) Austral. med. gaz. Bd. 33, Nr. 24, S. 565
bis 568. 2, 629.
Hall, Earnest A., Coeco-sigmoidostomy. (Coeco-sigmoidostomie.) Canada lancet
Bd. 47, Nr. 1, S. 6—7. 3, 281.
Hallez, G.-L., Critique expérimentale de différents procédés en usage pour la recherche
des hémorragies occultes du tube digestif. (Experimentelle Kritik der verschiedenen
Methoden zum Nachweis okkulter Blutungen des Darmkanals.) Arch. d. mal. de
l'app. dig. Jg. 7, Nr. 7, S. 361—374 u. Nr. 8, S. 433—455. 3, 641.
Hertz, Arthur F., The ileo-caecal sphincter. (Der Sphincter an der Einmündungs-
stelle des Ileum in das Coecum.) Journal of physiol. Bd. 47, Nr. 1/2, S. 54—56.
4, 407.

Hohlbaum, J., Zur Frage der Schleimhautjodierung bei Operationen am Magen-
Darmtrakt. Zentralbl. f. Chirurg. Jg. 40, S. 344—347. 2, 285.
Hohmeier, Ausgedehnte Stenose der Ileocoecalgegend. (Ärztl. Verein, Marburg,
Sitzg. v. 24. V. 1913.) Münch. med. Wochenschr. Jg. 60, Nr. 34, S. 1913. 3, 167.
Holländer, Eugen, Colon mobile und Ileocöcaltuberkulose. Zeitschr. f. Geburtsh. u.
Gynaekol. Bd. 74, H. 1, S. 180—185. 3, 334.
Horsley, J. Shelton. Experimental transplantation of intestine after extensive
excision of the sigmoid. (Experimentelle Darmtransplantation nach ausgedehnter
Excision des Sigmoideum.) Journal of the Americ. med. assoc. Bd. 61, Nr. 8,
S. 544—547. 3, 65.
Hruby, Eduard, Beiderseitige anormale Fixation der Dickdarmflexur. Pest. med.-
chirurg. Presse Jg. 49, Nr. 38, S. 309—311. 3, 444.
Hustin, A., Notions de physiologie pathologique du gros intestin envisagée spéciale-
ment au point de vue chirurgical. (Bemerkungen über die pathologische Physiologie
des Dickdarms besonders vom chirurgischen Standpunkt.) Journal méd. de Bru-
xelles Jg. 18, Nr. 24, S. 227—233. 2, 551.
Hustin, A., Coeco-sigmoïdostomie latérale dans deux cas de constipation chronique
fonctionnelle. (Laterale Cöco-Sigmoidostomie in 2 Fällen von funktioneller chronischer Obstipation.) Journal de chirurg. et ann. de la soc. belge de chirurg. Jg. 21,
Nr. 8/9, S. 258. 4, 540.
Hutinel et Nobécourt, Les colites aiguës chez les enfants. (Akute Kolitis bei Kindern.)
Rev. d. thérap. 80, S. 1—10. 1, 45.
Lusk, William C., An instrument for establishing fecal drainage, with a report of
its use on a case, and a consideration of the site for making a fecal fistula in lowseated intestinal obstruction. (Ein Instrument zur Herstellung einer Ableitung der
Faeces, mit Bericht seiner Anwendung in einem Falle, und Erörterung der zur Her-
stellung einer Kotfistel geeigneten Stelle bei tiefsitzendem Darmverschluß.) Ann.
of surg. 57, S. 106—121. 1, 207.
Mix, Contraction of intestinal anastomotic opening with extensive abdominal adhesions;
cecal fistula. (Verengung und Zusammenziehung einer Enteroanastomose durch
ausgedehnte Bauchfellverwachsungen; Cöcalfistel.) Surg. clin. of John B. Murphy
Bd. 2, Nr. 2, S. 235—242. 3, 397.
Pauchet, Victor, La fistulisation caecale. (Appendicostomie et caecastomie.) (Die
Anlegung einer Fistel am Coecum.) Clinique (Paris) Jg. 8, Nr. 21, S. 322—325.
2, 631.

Zweifel, Über Darmfisteln und ihre Behandlung. (Ges. f. Geburtsh. u. Gynaekol.,
Leipzig, Sitzg. v. 21. IV. 1913.) Zentralbl. f. Gynaekol. Jg. 37, Nr. 38, S. 1403.
3, 116.

Fremdkörper im Darm, außer Appendix.

Anderson, J., A case of enteroliths. (Ein Fall von Darmsteinen.) Brit. med. journal
Nr. 2731, S. 931—932. 2, 286.

Asman, Bernard, Glass bottles removed from the rectum. (Aus dem Rectum entfernte Glasflasche.) Americ. journal of surg. Bd. **27**, Nr. 12, S. 461—464. **4**, 332.

Coerr, Frederic D. H., Enteroliths; review of literature with report of case. (Über Enterolithen, eine Übersicht über die Literatur und ein Bericht über einen Fall.) Journal of the Americ. med. assoc. Bd. **61**, Nr. 25, S. 2238—2240. **4**, 448.

Conlin, Frank M., Case of foreign body in the rectum. (Fremdkörper im Rectum.) Journal of the Americ. med. assoc. Bd. **61**, Nr. 23, S. 2063. **4**, 331.

Duffek, Kottumor. (Geburtsh.-gynaekol. Ges., Wien, Sitzg. v. 11. II. 1913.) Zentralbl. f. Gynaekol. Jg. **37**, Nr. 35, S. 1291—1294 **3**, 116.

Romeo, Pasquale, D'un voluminoso calcolo fecale inglobante l'utero e simulante neoplasia. (Ein großer Kotstein, der den Uterus einschloß und einen malignen Tumor vortäuschte.) Gazz. degli osp. e delle clin. Jg. **34**, Nr. 51, S. 536—538. **1**, 730.

Neubildungen des Darms, außer Appendix und Rectum.

Aubertin, Ch., et E. Beaujard, Action des rayons X sur les polyadénomes de l'intestin. (Wirkung der Röntgenstrahlen auf Adenome des Darms.) Bull. et mém. de la soc. méd. des hôp. de Paris Jg. **29**, Nr. 22, S. 1221—1224. **2**, 363.

Barjon, F., et D. Dupasquier, Kystes gazeux de l'intestin. (Über Gascysten des Darmes.) Lyon méd. Bd. **121**, Nr. 41, S. 565—572. **3**, 656.

Blackader, A. D., Mucous cyst of the cecum in a child of ten weeks, producing occlusion of the ileocecal valve. And simulating a case of intussusception. Resection of the gut. Death on the twelfth day. (Schleimcyste des Coecum bei einem Zehnwochenkinde, Ileocöalklappenverschluß mit Vortäuschung von Intussuszeption. Darmresektion, Tod am 12. Tage.) (Americ. pediatr. soc., meet. 5.—7. V. 1913.) Americ. journal of obstetr. Bd. **68**, Nr. 1, S. 182—183 u. Pediatrics Bd. **25**, Nr. 7, S. 452—453. **2**, 591, 592.

Bókay, Zoltan v., Ein Fall von Riesenzellsarkom im Darm eines 9 Monate alten Kindes. Virchows Arch. f. pathol. Anat. u. Physiol. Bd. **213**, H. 2/3, S. 249—252. **3**, 14.

Carnot, P., et J. Dumont, Le cancer de la valvule iléo-caecale. (Der Krebs der Ileocöcalklappe.) Paris méd. S. 187—192. **1**, 401.

Cartolari, Enrico, Sul sarcoma a nodi multipli dell'intestino tenue. Studio anatomo-patologico. (Über ein multipel-nodöses Sarkom des Dünndarms. Pathologisch-anatomische Studie.) Clin. chirurg. Jg. **21**, Nr. 12, S. 2453—2573. **4**, 576.

Carwardine, T., Suppurating endothelioma Meckel's diverticulum simulating appendicitis. (Vereitertes Endotheliom eines Meckelschen Divertikels, Appendicitis vortäuschend.) Lancet Bd. **2**, Nr. 13, S. 927—928. **3**, 534.

Crowther, Carlo, Studio dei sarcomi primitivi dell' intestino tenue con contributo di tre casi originali. (Über die primären Sarkome des Dünndarmes nebst Mitteilung dreier eigener Fälle.) Clin. chirurg. Jg. **21**, Nr. 10, S. 2107—2144. **4**, 250.

Cunning, Joseph, A lecture on carcinoma of the colon. (Eine Vorlesung über das Dickdarmcarcinom.) Brit. med. journal **2720**, S. 328—330. **1**, 451.

Dietrich, A., Kleine Darmcarcinome vom Typus der Carcinoide mit schwerer Lebercarcinose. Frankfurt. Zeitschr. f. Pathol. Bd. **13**, H. 3, S. 390—401. **3**, 533.

Duval, Pierre, Essai sur les indications respectives de la colectomie intraabdominale, ou des colectomies extra-abdominales, dans les cancers des côlons. (Bemerkung über die bei Koloncarcinom maßgebenden Gesichtspunkte, ob intra- oder extraabdominelle Kolektomie auszuführen ist.) Bull. et mém. de la soc. de chirurg. de Paris Bd. **39**, Nr. 26, S. 1070—1076. **3**, 17.

Duval, Paul, Symptômes et diagnostic du cancer du gros intestin (rectum excepté). (Symptome und Diagnose des Dickdarmcarcinomes [ausgenommen das Rectumcarcinom].) Gaz. des hôp. Jg. **86**, Nr. 127, S. 1997—2003 u. Nr. 130, S. 2061—2067. **4**, 256.

Erdmann, John F., The colon: its malignancies. (Bösartige Kolonerkrankungen.) Med. rec. Bd. **84**, Nr. 14, S. 611—614. **4**, 496.

Esmein, Rolland et Desternes, Cancer du côlon; occlusion intestinale; examen radiologique par lavement bismuthé. (Carcinom des Kolon mit Darmverschluß. Radiologische Untersuchung mittels Bismuteinlauf.) Bull. et mém. de la soc. de radiol. méd. de Paris **5**, S. 29—33. **1**, 357.

Farr, R. E., Primary sarcoma of the large intestine. (Über das primäre Sarkom des Dickdarms.) Ann. of surg. Bd. **58**, Nr. 6, S. 818—821. **4**, 332.

Faure, J.-L., et Bernard Desplas, Fibrome pur du caecum. (Echtes Fibrom des Coecums.) Presse méd. Jg. **21**, Nr. 72, S. 721—722. **3**, 445.

Franke, Carcinom des freien Dünndarms. (Naturhist.-med. Verein, Heidelberg. Sitzg. v. 17. VI. 1913.) Münch. med. Wochenschr. Jg. 60, Nr. 35, S. 1970. 3, 167.

Hamann, C. A., Some experiences in the surgical treatment of ulcers and carcinoma of the intestinal tract. (Erfahrungen über die chirurgische Behandlung von Geschwüren und Carcinom des Verdauungstractus.) Journal of the Michigan State med. soc. Bd. 12, Nr. 7, S. 355—359. 3, 621.

Hensel, A., Über Darmlipome und deren Komplikationen. Dissertation: Gießen. 5, 116.

Hustin, A., A propos de quelques cas de cancer du gros intestin. (Einige Fälle von Carcinom des Dickdarmes.) Journal de chirurg. et ann. de la soc. belge de chirurg. Jg. 1913, Nr. 6/7, S. 172—175. 3, 488.

Jenckel, Carcinom des Coecum. (Altonaer ärztl. Ver., Sitz. vom 19. III. 1913.) Münch. med. Wochenschr. Jg. 60, Nr. 27, S. 1515. 2, 444.

Jenckel, Faustgroßes Carcinom der Flexura sigmoidea. (Altonaer ärztl. Ver., Sitz. vom 9. III. 1913.) Münch. med. Wochenschr. Jg. 60, Nr. 27, S. 1515. 2, 444.

Kittner, O. I., Cervixkrebs, kombiniert mit Carcinom des Darmes. (Gynaekol. Ges., St. Petersburg, 2. V. 1913.) Zeitschr. f. Geburtsh. u. Gynaekol. Jg. 28, H. 11, S.1638ff. (Russisch.) 4, 106.

Kondring, Heinrich, Primäres Cystosarkom des Magens. Zentralbl. f. Gynaekol. 37, S. 417—419. 1, 449.

Kouwer, B. P., Darmtumor. Niederländ. gynaekolog. Ges., Sitzungsber. v. 9. II. 1913. (Holländisch.) 1, 357.

Lapointe, André, Cancer de l'ovaire et cancer du côlon pelvien chez la même malade. (Krebs des Eierstocks und Krebs des Colon sigmoideum bei derselben Patientin.) Clinique (Paris) Jg. 8, Nr. 45, S. 708—710. 4, 612.

Lejars, F., La pneumatose kystique de l'intestin. (Über Gascysten in der Darmwand.) Semaine méd. Jg. 33, Nr. 44, S. 517—520. 4, 22.

Madlener, Max, Über zweizeitige Radikaloperation der striktuierenden Carcinome des Sigmoideum. Zentralbl. f. Chirurg. Jg. 40, Nr. 30, S. 1171—1173. 2, 760.

Magruder, Ernest Pendleton, Neoplasms of the gastro-intestinal tract causing obstruction. (Obstrurierende Tumoren des Magendarmkanals.) Virginia med. seim-monthly Bd. 17, Nr. 21, S. 521—526. 2, 487.

Mathieu, Albert, Les phases initiales du cancer du gros intestin. (Die Anfangsstadien des Dickdarmkrebses.) Gaz. des hôp. Jg. 86, Nr. 60, S. 981—983. 2, 444.

Mathieu, Albert, Cancer du colon pelvien. (Der Krebs am Beckenteile des Dickdarmes.) Gaz. des hôp. Jg. 86, Nr. 66, S. 1077—1080. 2, 592.

Maylard, A. Ernest, Abdominal incisions and intestinal anastomosis in the treatment of carcinoma of the colon. (Bauchschnitte und Darmanastomosen bei der Behandlung des Koloncarcinoms.) Glasgow med. journal Bd. 79, Nr. 6, S. 401—409. 2, 633.

Parkinson, J. Porter, Neoplasm of the sigmoid flexure. (Neoplasma der Flexura sigmoidea.) (Sect. f. the study of dis. in children, 24. X. 1913.) Proceed. of the roy. soc. of med. Bd. 7, Nr. 1, S. 9. 4, 331.

Patek, Rudolf, Ein Fall von primärem Sarkom des Dünndarms. Zentralbl. f. Gynaekol. 37, S. 414—417. 1, 511.

Rojdestvensky, E., Tumeurs intestinales sans signes d'obstruction. (Darmtumoren ohne Obstruktionserscheinungen.) Dissertation: Genève. 4, 331.

Rotter, J., Zur chirurgischen Behandlung der Koloncarcinome. Arch. f. klin. Chirurg. Bd. 102, H. 3, S. 651—683. 4, 21.

Rouffart, Association pathologique d'un fibrome utérin et d'un sarcome ovarien et intestinal. (Vergesellschaftung eines Fibromyoms des Uterus mit einem Sarkom des Ovariums und Darms.) Bull. de la soc. belge de gynécol. et d'obstétr. Bd. 24, Nr. 6, S. 343—347. 4, 488.

Sokoloff, F., Contribution au traitement opératoire du cancer du gros intestin, rectum excepté. (Zur operativen Therapie des Dickdarmkrebses mit Ausschluß des Rectumcarcinoms.) Dissertation: Genève. 5, 121.

Souligoux, De l'ablation du cancer du gros intestin par extériorisation. (Entfernung von Dickdarmkrebsen durch Vorlagerung.) Bull. et mém. de la soc. de chirurg. de Paris Bd. 39, Nr. 34, S. 1420—1425. 4, 255.

Termier, Volumineux cancer du caecum et du côlon ascendant, exstirpation et iléocolostomie termino-terminale en un seul temps. (Umfangreicher Krebs des Coecums und Colon ascendens, Exstirpation und einzeitige End-zu-End-Ileo-colostomie.) Gaz. de gynécol. Bd. 28, Nr. 653, S. 265—266. 3, 367.

Tuffier, Angiomes de l'intestin. Angiome de l'S. iliaque, avec hémorragie profuse. (Angiome des Darmes. Angiom der Flexura sigmoidea mit profuser Hämorrhagie.) Bull. et mém. de la soc. de chirurg. de Paris 39, S. 268—274. 1, 400.

Turnure, Percy R., Gas cysts of the intestine. Pneumatosis cystoides intestinorum hominis. (Luftcysten des Darmes. Pneumatosis cystoides intestinorum hominis.) Ann. of surg. Bd. **57**, Nr. 6, S. 811—839. **3,** 441.

Veaudeau, Contribution à la chirurgie des cancers du côlon. (Chirurgie der Kolonkrebse.) Thèse de Lille. Nr. 36. 175 S. **5,** 118.

Venot, A., et A. Parcelier, Le carcinome primitif du jéjuno-iléon. (Das primäre Dünndarmcarcinom.) Rev. de chirurg. Jg. **33,** Nr. 5, S. 678—712 u. Nr. 9, S. 436 bis 476. **3,** 397.

Viannay, Charles, Neuf cas de résection partielle du côlon pour cancer, dont cinq en un temps. (Bericht über 9 Dickdarmresektionen [5 einseitigen] wegen Carcinom.) Arch. provinc. de chirurg. **22,** S. 39—54. **1,** 580.

Weibel, W., Gleichzeitiges Ovarial- und Darmsarkom. Zeitschr. f. Geburtsh. u. Gynaekol. Bd. **74,** H. 2/3, S. 628—635. **4,** 444.

Weinbrenner, Circumskriptes Carcinoma adenomatosum cylindro-eptheliale der Flexura sigmoidea. (Med. Ges., Magdeburg, Sitzg. v. 27. II. 1913.) Münch. med. Wochenschr. Jg. **60,** Nr. 22, S. 1232. **2,** 164.

Wendriner, Herbert, Ein Fall von Polyposis ilei. Charité-Ann. Jg. **37,** S. 303—305. **4,** 406.

White, Sinclair, A lecture on cancer of the colon. (Ein Vortrag über den Dickdarmkrebs.) Brit. med. journal Nr. **2741,** S. 57—60. **3,** 167.

Williams, Espy M., Sarcoma of the small intestine. (Sarkom des Dünndarms.) New Orleans med. a. surg. journal Bd. **66,** Nr. 3, S. 173—181. **4,** 228.

Wilms, Tuberkulöser Cöcaltumor. (Naturhist.-med. Ver., Heidelberg, Sitzg. v. 4. Nov. 1913.) Münch. med. Wochenschr. Jg. **60,** Nr. 51, S. 2861. **4,** 22.

Wortmann, Wilhelm, Über Darmsarkome. Dtsch. Zeitschr. f. Chirurg. Bd. **123,** H. 1/2, S. 103—132. **2,** 759.

Sonstiges.

Abadie, J., Sur les perforations multiples tuberculeuses de l'intestin. (Über multiple Perforationen tuberkulöser Darmgeschwüre.) Rev. internat. de la tubercul. Bd. **23,** Nr. 4, S. 251—253. **3,** 114.

Abadie, J., Trois cas de maladie gélatineuse du péritoine à point de départ ovarien. (3 Fälle von gelatinöser Erkrankung des Peritoneums, hinsichtlich ihres Ausganges von den Ovarien.) Gynécologie Jg. **17,** Nr. 9, S. 513—521. **4,** 77.

Ackermann, J., Über die operative Behandlung brandiger Darmbrüche in schwedischen Krankenhäusern während der Jahre 1901—1910. Nord. med. Arkiv 1: Kirurgi Bd. **46,** Nr. 5, S. 1—38. **3,** 656.

Ahlfeld, F., Quellen und Wege der puerperalen Selbstinfektion. Zeitschr. f. Geburtsh. u. Gynaekol. Bd. **73,** H. 1, S. 1—76. **2,** 406.

Alglave, P., Contribution à l'étude des accidents rattachés à la dilatation du caecum et à la péricolite du colon ascendant et de son angle hépatique. (Beitrag zum Studium der Dilatatio coeci sowie der Perikolitis am Colon ascendens und am Angulus hepaticus.) Presse méd. Jg. **21,** Nr. 41, S. 405—408. **2,** 286.

Arcangeli, Adolfo, La dilatazione acuta post-operatoria dello stomaco e la sua patogenesi. (Die akute postoperative Magendilatation und ihre Pathogenese.) Clin. chirurg. Jg. **21,** Nr. 3, S. 535—560. **2,** 90.

Auvray, Malade opéré d'une hernie de l'S. iliaque, par le procédé de Lardennois-Okinczyc. (Demonstration einer Patientin, an welcher eine Hernie des S. romanum nach Lardennois-Okinczyc operiert worden war.) Bull. et mém. de la soc. de chirurg. de Paris Bd. **39,** Nr. 20, S. 881. **2,** 546.

Axtell, W. H., The ultimate nervous results of acute angulation of the sigmoid and the consequent fecal stasis. (Die nervösen Endfolgen der akuten Winkelbildung des Sigmoideum und der nachfolgenden Kotstauung.) Northwest med. Bd. **5,** Nr. 8, S. 215—217. **3,** 229.

Bainbridge, Seamen, Remarks on chronic intestinal stasis with reference to conditions found at operation and the mortality. (Bemerkungen über die chronische Intestinalstase mit Bezug auf Operationsbefund und Mortalität.) British med. journal Nr. **2757,** S. 1129—1130. **4,** 18.

Balás, Desider, Die Bedeutung chirurgischer Eingriffe in der Bauchhöhle bei Kindern. Bruns Beitr. z. klin. Chirurg. Bd. **84,** H. 1, S. 61—93. **2,** 110.

Barr, Richard A., A review of some of the surgical theories of intestinal stasis. (Übersicht über einige der chirurgischen Theorien über intestinale Stase.) Journal of the Tennessee State med. assoc. Bd. **6,** Nr. 7, S. 279—283. **4,** 111.

Barrett, Channing W., Enterostomy and enterotomy as life-saving procedures.

Enterotostomie und Enterotomie als lebensrettende Eingriffe.) Journal of the Michigan State med. soc. Bd. 12, Nr. 9, S. 456—459. **3, 166.**

Barrett, J. H. P. Boyd, Some surgical diseases of the abdomen in children. (Einige chirurgische Erkrankungen des Abdomens im Kindesalter.) Practitioner Bd. 91, Nr. 1, S. 65—78. **2, 629.**

Bartlett, Willard, The technic of gastro-enterostomy. (Die Technik der Gastroenterostomie.) Journal of the Americ. med. assoc. 60, S. 511—512. **1, 320.**

Bartlett, Williard, The use of a murphy button to effect duodenojejunostomy after gastrojejunostomy. (Der Gebrauch eines Murphyknopfes zwecks Duodenojejunostomie nach Gastrojejunostomie.) Ann. of surg. 57, S. 81—82. **1, 117.**

Bassler, Anthony, Ulcerative colitis. (Geschwürige Kolitis.) Interstate med. journal Bd. 20, Nr. 8, S. 707—716. **3, 65.**

Beck, Bernhard v., Spätzustände nach Dickdarmausschaltung durch Enteroanastomose zwischen Ileum und Flexura sigmoidea (Ileosigmoidostomie). Bruns Beitr. z. klin. Chirurg. Bd. 84, H. 2, S. 339—346. **2, 255.**

Beck, Carl, The implantation of the ureters into the large bowel. (Einpflanzung der Harnleiter in den Dickdarm.) Journal of the Americ. med. assoc. Bd. 61, Nr. 19, S. 1691—1694. **4, 263.**

Bérard, L., et H. Alamartine, Accidents et technique de la jéjunostomie. (Üble Zufälle nach der Jejunostomie; Technik der Operation.) Rev. de chirurg. Jg. 33, Nr. 5, S. 660—677. **2, 548.**

Berenberg-Gossler, Herbert von, Beiträge zur Entwickelungsgeschichte der caudalen Darmabschnitte und des Urogenitalsystems des Menschen auf teratologischer Grundlage. Mißbildungen am untersten Abschnitt des Ileum, am Coecum, Processus vermiformis, Kolon, Rectum, Harnblase und äußeren Genitalien. Anat. Hefte Bd. 49, H. 3, S. 611—648. **4, 257.**

Bergmann, G. v., Zur Wirkung der Regulatoren des Intestinaltraktes. (Als Einführung der folgenden Arbeiten.) Zeitschr. f. exp. Pathol. u. Therap. 12, S. 221 bis 224. **1, 53.**

Berthelot, Albert, Recherches sur la flore intestinale. Sur l'action pathogène d'une association microbienne: Proteus vulgaris et bacillus aminophilus intestinalis. (Untersuchungen über die Darmflora. Über die pathogene Wirkung einer Bakteriensymbiose: Proteus vulgaris und Bacillus aminophilus.) Cpt. rend. hebdom. des séanc. de l'acad. des scienc. Bd. 156, Nr. 20, S. 1567—1570. **2, 441.**

Bien, Gertrud, Zur Entwickelungsgeschichte des menschlichen Dickdarmes. Anat. Hefte Bd. 49, H. 1/2, S. 339—357. **3, 658.**

Black, Kenneth, A method of performing gastro-jejunostomy. (Eine neue Methode der Gastrojejunostomie.) Brit. med. journal 2722, S. 442—443. **1, 578.**

Bland-Sutton, John, The visceral complications met with in hysterectomy for fibroids and the best methods of dealing with them. (Über Visceralerkrankungen, die man bei der Exstirpation des myomatösen Uterus antrifft und über die besten Methoden, mit ihnen fertig zu werden.) British med. journal Nr. 2757, S. 1130 bis 1132. **4, 75.**

Boas, I., Die Therapie der Magen- und Darmblutungen. Berl. klin. Wochenschr. 50, S. 621—624. **1, 803.**

Bogert, Frank van der, Enuresis and chronic digestive disturbances. (Enuresis und chronische Darmerkrankungen.) (Transact. of the med. soc. of the State New York, Sect. on pediatr.) Americ. journal of obstetr. Bd. 67, Nr. 6, S. 1269—1271. **2, 488.**

Bonifield, Charles L., Ileosigmoidostomy for colonic stasis. (Ileosigmoidostomie bei Dilatation und Kotstauung des Kolons.) Americ. journal of obstetr. 67, S. 338 bis 346. **1, 259.**

Bonnin, F. J., Notes on three interesting abdominal cases. (3 interessante Fälle aus der Abdominalchirurgie.) Austral. med. journal Bd. 2, Nr. 127, S. 1347—1349. **4, 575.**

Brignoles, Roux de, Anomalie du gros intestin. Existence de deux S iliaques, découvertes pendant le cours d'une opération d'appendicite. (Anomalie des Dickdarms. Vorhandensein von 2 S-romanum-Schlingen, die im Verlauf einer Blinddarmoperation gefunden wurden.) Arch. provinc. de chirurg. Bd. 22, Nr. 7, S. 424 bis 428. **3, 658.**

Brosch, A., Zur inneren Behandlung von Dickdarmstenosen. Wien. klin. Wochenschr. 26, S. 181—182. **1, 388.**

Brown, John Young, The value of complete physiological rest of the large bowel in the treatment of certain ulcerative and obstructive lesions of this organ. With description of operative technique and report of cases. (Der Wert vollständiger physiologischer Ruhe des Dickdarms zur Behandlung gewisser ulceröser und obstruierender Läsionen dieses Organs.) Surg., gynecol. a. obstetr. Bd. **16,** Nr. 6, S. 610—613. **2,** 390.

Cade, A., Ch. Roubier et J.-F. Martin, Les sténoses non néoplasiques du côlon sigmoidien et leurs relations avec le mégacôlon. (Die nicht durch Neubildungen bedingten Stenosen des Colon sigmoideum und ihre Beziehungen zum Megakolon.) Lyon chirurg. Bd. **10,** Nr. 1, S. 1—22. **3,** 18.

Cargile, Charles H., Grape seeds in a pelvic abscess. (Traubenkerne in einem Beckenabsceß.) Southern med. journal Bd. **6,** Nr. 5, S. 330—331. **2,** 698.

Carothers, Robert, Intestinal ptosis producing intestinal stasis from the orthopedic viewpoint. (Intestinalstasis als Folge von Intestinalptosis vom Standpunkt des Orthopäden.) Lancet clin. Bd. **109,** Nr. 24, S. 654—656. **3,** 112.

Carwardine, T., Pericolitis. Brit. med. journal 2716, S. 101—104. **1,** 78.

Cheever, David, Etiology and significance of pericolic membranes. (Herkunft und Bedeutung der perikolitischen Häute.) Journal of the Americ. med. assoc. Bd. **61,** Nr. 4, S. 248—251. **3,** 443.

Chevallier, Paul, Un cas de cancer en jante de l'attache mésentérico-intestinale secondaire à un cancer de l'estomac. (Ein Fall von „Radfelgenkrebs" am intestinalen Mesenterialansatz, sekundär bei einem Magencarcinom.) Bull. et mém. de la soc. anat. de Paris Jg. **88,** Nr. 6, S. 310—315. **2,** 487.

Commandeur, Hémorragie gastro-intestinale du nouveau-né par ulcération de l'estomac. Mort. (Magendarmblutung eines Neugeborenen infolge eines Magengeschwürs. Tod.) Bull. de la soc. d'obstétr. et de gynécol. de Paris Jg. **2,** Nr. 8, S. 702—703. **4,** 286.

Connell, F. Gregory, Etiology of Lane's kink, Jackson's membrane, and caecum mobile. (Ätiologie der Laneschen Schlinge, der Jacksonschen Membran und des Coecum mobile.) Surg., gynecol. a. obstetr. Bd. **16,** Nr. 4, S. 353—359. **2,** 49.

Courtenay, Gordon T., Experimental study of intestinal sutures. (Experimentelle Untersuchungen über Darmnähte.) Illinois med. journal Bd. **24,** Nr. 3, S. 166 bis 170. **3,** 647.

Crile, G. W., Indications and technic in gastric resection and gastroenterostomy. (Indikationen und Technik der Magenresektion und der Gastroenterostomie.) Americ. journal of obstetr. **67,** S. 327—333. **1,** 259.

Curran, G. R., Conservation in some conditions of surgery of the intestines. (Konservatives Verfahren bei gewissen Aufgaben der Darmchirurgie.) Journal-lancet Bd. **33,** Nr. 4, S. 111—113. **2,** 106.

Delatour, H. Beeckman, A new colostomy apparatus. (Ein neuer Colostomie-apparat.) Med. rec. Bd. **84,** Nr. 20, S. 896—897. **4,** 80.

Derganc, Franz, Ätherspülung bei Perforationsperitonitis. Wien. klin. Wochenschr. Jg. **26,** Nr. 33, S. 1332—1333. **3,** 164.

Desgouttes, L., et R. Olivier, Rôle des lésions intestinales dans le pronostic opératoire des annexites tuberculeuses (lésions du grêle surtout). (Die Bedeutung der Darmverletzungen für die operative Prognose der tuberkulösen Adnexerkrankungen [insbesondere der Verletzungen des Dünndarmes.]) Rev. franc. de méd. et de chirurg. Jg. **10,** Nr. 13, S. 198—200. **2,** 485.

Dietlein, M. J., Zur Therapie der Blasenspalte. Die Ureterotrigono-sigmoideostomie mit partieller Ausschaltung des Colon sigmoideum. Dissertation: München. **4,** 20.

Eastman, Joseph Rilus, Fetal peritoneal folds and their relation to postnatal chronic and acute occlusions of the large and small intestine. (Fötale peritoneale Falten und ihre Beziehungen zu chronischen und akuten Verschlüssen des Dünn- und Dickdarms.) Journal of the Americ. med. assoc. Bd. **61,** Nr. 9, S. 635—639. **3,** 278.

Ehrhardt, E., Beitrag zur Kasuistik des Intestinalprolapses nach Laparotomien. Dissertation: Marburg. **4,** 328.

Einhorn, Max, Neue Instrumente für das Duodenum und den Dünndarm. Berl. klin. Wochenschr Jg. **50,** Nr. 29, S. 1344—1345 u. Med. record Bd. **83,** Nr. 25, S. 1119 bis 1120. **2,** 614; **3,** 15.

Falkenburg, C., Ein Fall von Gasansammlung in der freien Bauchhöhle. Dtsch. Zeitschr. f. Chirurg. Bd. **124,** H. 1/4, S. 130—136. **3,** 486.

Fallon, Michael F., An anatomical and surgical study of pericecal membranes. (Eine anatomische und chirurgische Studie der pericöcalen Membranen.) Boston med. a. surg. journal Bd. **169,** Nr. 17, S. 600—604. **4,** 20.

Faulhaber, M., Die Röntgendiagnostik der Darmkrankheiten. Samml. zwangl. Abh. a. d. Geb. d. Verdauungs- u. Stoffw.-Krankh. Bd. **5,** H. 1, S. 1—59. **2,** 756.

Federici, Nicolino, Resezione intestinale per varietà speciale e rara di ernia

crurale strozzata. (Darmresektion bei seltener Abart von eingeklemmter Cruralhernie.) Gazz. degli osp. e delle clin. Jg. **34**, Nr. 46, S. 480—481. **2**, 101.

Ferguson, John, Medical aspects of septic peritonitis. (Ansichten über die septische Peritonitis.) Canada Lancet Bd. **46**, Nr. 6, S. 439—445. **2**, 103.

Fieber, E. L., Erwiderung auf den Artikel Hohlbaums, betreffend die Frage der Jodierung bei Operationen am Magen-Darmtrakt. Zentralbl. f. Chirurg. Jg. **40**,
Nr. 19, S. 720—721. **2**, 285.

Findlay, Management of genital tuberculosis in women. (Behandlung der Genitaltuberkulose der Frauen.) Med. herald Bd. **32**, S. 181. **3**, 432.

Finkelstein, B. K., Zur Chirurgie des Dickdarms, außer dem Mastdarm. Arch. f.
klin. Chirurg. Bd. **101**, H. 4. S. 936—961. **3**, 282.

Finsterer, H., Zur Therapie großer Gleitbrüche der Flexura sigmoidea. Wien. klin.
Wochenschr. Jg. **26**, Nr. 47, S. 1930—1933. **4**, 77.

Fischer, B., Melanose des Dickdarms. (Ärztl. Verein, Frankfurt a. M., Sitzg. v.
18. VIII. 1913.) Münch. med. Wochenschr. Jg. **60**, Nr. 37, S. 2084. **3**, 167.

Forssner, Hj., Die Pathogenese der angeborenen Darmatresien. Allm. Svenska
Läkartidningen **10**, S. 36—45. (Holländisch.) **1**, 251.

Frankenburger, J. M., Syphilis of the rectum. (Die Syphilis des Mastdarms.) Interstate med. journal Bd. **20**, Nr. 11, S. 1045—1048. **4**, 256.

Furniss, H. D., Impacted ureteral calculi released by fulguration. (Eingeklemmter
Ureterstein, durch Fulguration gelöst.) Journal of the Americ. med. assoc. Bd. **60**,
Nr. 20, S. 1534. **2**, 449.

Gant, Samuel Goodwin, Classification, etiology, pathology, symptoms, diagnosis
and treatment of intestinal tuberculosis. (Einteilung, Ätiologie, Pathologie, Symptome, Diagnose und Behandlung der Darmtuberkulose.) Post-graduate Bd. **28**,
Nr. 6, S. 517—532. **3**, 114.

Gelinsky, Zur Technick der Magen- und Dickdarmresektionen. Zentralbl. f. Chirurg.
Jg. **40**, Nr. 19, S. 713—720. **2**, 630.

Ignard, Contribution à l'étude de la tuberculose hypertrophique de l'intestin grêle.
(Hypertrophische Dickdarmtuberkulose.) Thèse de Paris. **5**, 170.

Kabanow, B. Th., Über die Diagnose der Magendarmaffektionen mit Hilfe des Abderhaldenschen Dialysierverfahrens. Münch. med. Wochenschr. Jg. **60**, Nr. 39,
S. 2164—2165. **3**, 536.

Kahn, L. Miller, Abdominal rigidity. (Bauchdeckenstarre.) New York med.
journal **97**, S. 184—186. **1**, 209.

Katsch, Gerhardt, und **Eduard Borchers,** Beiträge zum Studium der Darmbewegungen. Mitteilg. 1: Das experimentelle Bauchfenster. Zeitschr. f. exp. Pathol. u. Therap. **12**, S. 225—236. **1**, 51.

Katsch, Gerhardt, und **Eduard Borchers,** Beiträge zum Studium der Darmbewegungen. Mitteilg. 2: Über physikalische Beeinflussung der Darmbewegungen.
Zeitschr. f. exp. Pathol. u. Therap. **12**, S. 237—252. **1**, 52.

Katsch, Gerhardt, Beiträge zum Studium der Darmbewegungen. Mitteilg. 3: Pharmakologische Einflüsse auf den Darm (bei physiologischer Versuchsanordnung).
Zeitschr. f. exp. Pathol. u. Therap. **12**, S. 253—289. **1**, 52.

Katsch, Gerhardt, Beiträge zum Studium der Darmbewegungen. Mitteilg. 4:
Psychische Beeinflussung der Darmmotilität. Zeitschr. f. exp. Pathol. u. Therap. **12**,
S. 290—294. **1**, 53.

Kellogg, J. H., Surgery of the ileocaecal valve. A method of repairing an incompetent
ileocaecal valve and a method of constructing an artificial ileocolic valve. (Chirurgie
der Ileocöcalklappe. Eine Methode zur Wiederherstellung einer nicht funktio-
nierenden Klappe und eine Methode zur Konstruktion einer künstlichen Ileocöcalklappe.) Surg., gynecol. a. obstetr. Bd. **17**, Nr. 5, S. 563—576. **3**, 592.

Kellogg, John H., Incompetency of the ileocecal valve. Disordersarising from this
condition and their treatment. (Schlußunfähigkeit der Ileocöcalklappe. Störungen,
die dieser Zustand verursacht und ihre Behandlung.) Med. record Bd. **83**, Nr. 25,
S. 1105—1114. **2**, 757.

Kemp, Robert Coleman, The relations of adhesions and intestinal angulations
resulting from enteroptosis, to chronic constipation. (Die Beziehung von Adhäsionen und Abknickungen infolge Enteroptosis zur chronischen Obstipation.)
New York med. journal Bd. **98**, Nr. 1, S. 5—10. **3**, 485.

Lane, W. Arbuthont, An address on chronic intestinal stasis. (Ein Vortrag über
chronische „Instestinalstase".) British med. journal Nr. 2757, S. 1125—1128. **4**, 18.

Lapenta, Vincent Anthony, Membranous pericolitis as a clinical entity. (Pericolitis membranosa als eine klinische Erscheinungsform.) Americ. journal of surg.
Bd. **27**, Nr. 12, S. 460—461. **4**, 496.

Lardennois et Okinczyc, La typhlosigmoïdostomie en Y dan le traitement des colites rebelles et de la stase du gros intestin. (Die Ypsilonanastomose zwischen Coecum und Flexur in der Behandlung der rebellischen Kolitiden und der Stase im Dickdarm.) Bull. et mém. de la soc. de chirurg. de Paris Bd. **39,** Nr. 20, S. 858—872 u. Journal de chirurg. Bd. **10,** Nr. 5, S. 538—548.   **2,** 443; **3,** 115.

Lardennois, G., et J. Okinczyc, La libération et la conservation du grand épiploon dans les colectomies totales ou subtotales. (Auslösung und Erhaltung des großen Netzes bei totaler und subtotaler Kolektomie.) Bull. et mém. de la soc. anat. de Paris Jg. **88,** Nr. 8, S. 429—434.   **4,** 22.

Law, Arthur A., Primary inflammatory tumors of the cecum. (Primäre entzündliche Coecumtumoren.) Journal-lancet Bd. **33,** Nr. 20, S. 577—580.   **3,** 535.

Lebon, H., et P. Aubourg, Contractions réflexes du gros intestin et réflexothérapie. (Reflexkontraktionen des Dickdarmes und Reflexotherapie.) Presse méd. Jg. **21,** Nr. 69, S. 693—694.   **3,** 283.

Leech, J. W., Some acute abdominal perils. (Einige akute abdominale Gefahren.) Clin. journal Bd. **42,** Nr. 15, S. 231—239.   **2,** 545.

Legueu, De l'implantation des uretères dans le gros intestin. (Einpflanzung der Ureteren in den Dickdarm.) Clinique (Paris) Jg. **8,** Nr. 20, S. 308—311 u. Gazz. degli osp. e delle clin. Jg. **34,** Nr. 82, S. 848—851.   **2,** 323, 764.

Lequeux et R. Dupont, Discussion sur la question de l'entérostomie contre les accidents péritonéaux consécutifs à l'opération césarienne. (Diskussion über die Frage der Enterostomie gegen peritoneale Erscheinungen nach Sectio caesarea.) Bull. de la soc. d'obstétr. et de gynécol. de Paris Jg. **2,** Nr. 2, S. 30—42.   **3,** 295.

Lesné, Edmond, et Lucien Dreyfus, De l'absorption au niveau du gros intestin. (Über Resorption im Bereiche des Dickdarms.) Clinique (Paris) Jg. **8,** Nr. 18, S. 277 bis 281.   **2,** 632.

Lexer, Dickdarmausschaltung durch Einpflanzung des Ileumendes in die Flexura sigmoidea. (Naturwiss.-med. Ges., Jena, Sitz. 12. VI. 1913.) Münch. med. Wochenschr. Jg. **60,** Nr. 30, S. 1687.   **2,** 591.

Loewe, Ruptur einer frisch eingeklemmten Dünndarmschlinge nach Taxis. (Ärztl. Verein, Frankfurt a. M., Sitzg. v. 1. IX. 1913.) Münch. med. Wochenschr. Jg. **30,** Nr. 38, S. 2144.   **3,** 163.

Long, John Wesley, Pseudoperitoneal cauls of the colon. (Pseudoperitoneale Membran am Kolon.) Internat. journal of surg. Bd. **26,** Nr. 9, S. 311—324.   **3,** 589.

McGuire, Edgar R., Successful removal of over eleven feet of small intestine. (Erfolgreiche Entfernung von mehr als 11 Fuß Dünndarm.) Surg., gynecol. a. obstetr. **16,** S. 40—42.   **1,** 158.

M'Ilroy, A. Louise, Intestinal toxaemia in its relationship to obstetrical and gynaecological affections. (Darmtoxikosen und ihre Beziehungen zu geburtshilflichen und gynaekologischen Leiden.) Glasgow med. journal Bd. **80,** Nr. 3, S. 166—177.   **3,** 572

MacKinnon, A., Abdominal injuries. (Bauchverletzungen.) Canad. med. assoc. journal Bd. **3,** Nr. 4, S. 284—287.   **2,** 162.

MacLennan, Alex., and I. W. McNee, Primary streptococcal peritonitis in a child, with septicaemia, ending in recovery. (Primäre Streptokokkenperitonitis mit Septicämie bei einem Kinde mit Ausgang in Heilung.) Brit. journal of childr. dis. Bd. **10,** Nr. 114, S. 258—263.   **2,** 439.

Madlener, Über gallige Peritonitis ohne Perforation der Gallenwege. Bruns Beitr. z. klin. Chirurg. Bd. **83,** H. 3, S. 620—622.   **2,** 53.

Martens, Max, Zur Technik der Epityphlitisoperation. Dtsch. med. Wochenschr. Jg. **39,** Nr. 49, S. 2401.   **4,** 251.

Martin, Quelques considérations sur les indications de l'entérectomie dans les hernies étranglées. (Einige Betrachtungen über die Indikationen zur Darmresektion bei eingeklemmten Hernien.) (Soc. de chirurg. de Toulouse, séance 16. XII. 1912.) Arch. méd. de Toulouse Jg. **20,** Nr. 1, S. 1—9.   **2,** 385.

Mathieu, Le traitement chirurgical dans les colites graves ou rebelles et la constipation chronique. (Die chirurgische Behandlung der schweren oder hartnäckigen Kolitiden und der chronischen Stuhlverstopfung.) Rev. de thérap. méd.-chirurg. Jg. **80,** Nr. 9, S. 289—297 u. Gaz. des hôp. Jg. **86,** Nr. 85, S. 1379—1382.   **2,** 443; **3,** 17.

Mathieu, Albert, Diagnostic différentiel des colites dysentériformes et hémorragiques de l'adulte. Les modalités possibles de l'intervention chirurgicale dans leur traitement. (Die Differentialdiagnostik der dysenterieähnlichen und hämorrhagischen Formen der Kolitis beim Erwachsenen. Die Möglichkeiten chirurgischen Eingreifens bei deren Behandlung.) Gaz. des hop. Jg. **86,** Nr. 82, S. 1325—1327.   **3,** 282.

Matignon, J. J., Contribution à l'étude du petit entérocolisme. Troubles intestinaux „post coïtum" chez certaines femmes entérocolitées. (Beitrag zur Studie über leichtere Darmstörungen. Intestinale Schmerzen post coitum bei Frauen, die an Darmbeschwerden leiden.) Gaz. hebdom. d. sciences méd. de Bordeaux **34**, S. 147 bis 150.
1, 736.

Mauclaire, Typhlo-sigmoïdostomie et autres opérations, pour remédier à la stase caecale. (Typhlosigmoidostomie und andere Operationen, um die cöcale Stase zu heilen.) Bull. et mém. de la soc. de chirurg. de Paris Bd. **39**, Nr. 23, S. 952—957.
2, 593.

Mayo, William J., Some of the disputed problems associated with surgery of the large intestine. (Einige strittige Fragen der Chirurgie des Dickdarms.) Americ. journal of the med. scienc. **145**, S. 157—161.
1, 323.

Meoni, Luciano, Die Wirkung des Extraktes des hinteren Hypophysenlappens „Pituglandol" auf die Darmbewegung. Gazz. internaz. di med., chirurg., ig. etc. Jg. **1913**, Nr. 32, S. 745—747. (Italienisch.)
3, 266.

Monzardo, Gino, Sulla tubercolosi ipertrofica del ceco. (Über die hypertrophische Tuberkulose des Coecums.) Rif. med. Jg. **29**, Nr. 21, S. 569—572 u. Nr. 22, S. 596 bis 599.
2, 444.

Morales, M., Pathogenese und Behandlung der Verstopfung. Boletín de Cirugía, Santander, Jg. **3**, Nr. 1, S. 1—6 u. Nr. 2, S. 33—39. (Spanisch.)
4, 112.

Moynihan, Sir Berkeley, The Cavendish lecture, 1913. Remarks on the surgery of the large intestine. (Zur Chirurgie des Dickdarms.) West London med. journal Bd. **18**, Nr. 3, S. 165—183.
2, 487.

Mummery, P. Lockhart, Entire caecum and colon removed by operation in a case of very severe autointoxication. (Gesamtes Coecum mit Kolon wegen schwerer Autointoxikation operativ entfernt.) (Surg. sect., 12. XI. 1913.) Proceed. of the roy. soc. of med. Bd. **7**, Nr. 2, S. 72.
4, 331.

Mummery, P. Lockhart, Case of ulcerative colitis, terminating fatally. (Fall von ulcerativer Kolitis mit tödlichem Ausgang.) Proceed. of the roy. soc. of med. Bd. **6**, Nr. 7. Clin. sect. S. 209—212.
2, 389.

Myers, Frances Merriam, Some unusual obstetrical complications. With reports of cases. (Mitteilung einiger ungewöhnlichen geburtshilflichen Komplikationen). New York med. journal Bd. **97**, Nr. 23, S. 1178—1181.
3, 81.

Nägele, Otto, Die Enterostomie nach v. Hofmeister's Spicknadelmethode. Beitr. z. klin. Chirurg. Bd. **88**, 2. H., S. 356—379.
4, 447.

Nottebaum, Die Behandlung von Magen- und Darmblutungen, insbesondere typhöser Darmblutungen, mit Tinctura Jodi. Dtsch. med. Wochenschr. Jg. **39**, Nr. 49, S. 2408—2409.
3, 621.

Nussbaum, Adolf, Eine neue Magendarmklemme. Zentralbl. f. Chirurg. Jg. **40**, Nr. 24, S. 953—954.
2, 533.

Nyström, G., Über primäre akute Typhlitis. Upsala Läkarefören. Förhandl. Bd. **18**, H. 5/6, S. 333—339. (Schwedisch.)
3, 280.

Obál, Franz, Primäre Typhlitis. Bruns Beitr. z. klin. Chirurg. Bd. **84**, H. 1, S. 201 bis 207.
2, 213.

Opitz, Erich, Einiges über Beziehungen von Entzündungen des Dickdarms zu den weiblichen Geschlechtsteilen und zu funktionellen Neurosen. Zeitschr. f. Geburtsh. u. Gynaekol. Bd. **73**, H. 2, S. 362—389.
2, 319

Patel, Maurice, Chirurgie du côlon pelvien. (Cancer excepté.) (Chirurgie des Colon pelvinum [Carcinom ausgenommen].) Arch. des malad. de l'app. dig. Jg. 7, Nr. 11, S. 629—638.
4, 448.

Peple, W. L., The right kidney. Disquieting factor in the diagnosis of acute intraabdominal conditions. (Die rechte Niere — ein störender Faktor in der Diagnose von intraabdominalen Affektionen.) Journal-rec. of med. Bd. **59**, Nr. 11, S. 566 bis 575.
1, 730.

Piéry, M., et A. Mandoul, Contribution à l'étude de la tuberculose inflammatoire du gros intestin. Côlites et péricôlites tuberculeuses. (20 observations personnelles.) (Beitrag zum Studium der entzündlichen Tuberkulose des Dickdarms. Die Colitis und Pericolitis tuberculosa [20 eigene Fälle].) Rev. de méd. **33**, S. 228—243. Tuberculosis Bd. **12**, Nr. 5, S. 170—177.
1, 708; 3, 487.

Piper, J. E., A case of acute primary typhlitis. (Ein Fall von akuter primärer Typhlitis.) Austral. med. journal Bd. 2, Nr. 96, S. 1041—1042.
2, 444.

Pólya, Eugen, Jejunumkolon- und Magenkolonfistel nach Gastroenterostomie. Dtsch. Zeitschr. f. Chirurg. **121**, S. 101—120.
1, 510.

Pozzi, S., Vie autonome d'appareils viscéraux séparés de l'organisme d'après les nouvelles expériences du Dr. Alexis Carrel. (Selbständiges Leben der vom Organismus

getrennten Eingeweide nach den neuen Erfahrungen von Carrel.) Bull. méd. 27,
S. 27—28.　　　　　　　　　　　　　　　　　　　　　　　　　　　　1, 45.

Quénu, E., et Anselme Schwartz, Création d'un vagin en cas d'abscence congénitale
de ce conduit par greffe d'une anse intestinale. Technique opératoire. (Herstellung
einer Vagina bei kongenitalem Mangel derselben durch Einpflanzen einer Dünndarmschlinge.) Rév. de chirurg. Jg. 33, Nr. 6, S. 855—892.　　　　2, 478.

Quimby, A. Judson, Abnormal angulations of the colon as a cause of serious intestinal disturbance.. (Abnorme Knickungen des Kolons als Ursache ernster intestinaler Störungen) Internat. journal of surg. Bd. 26, Nr. 12, S. 423—434.
　　　　　　　　　　　　　　　　　　　　　　　　　　　　　　　4, 670.

Radulesco, Al. D., Un procédé simple d'entéro-anastomose, sans incision préalable
de l'intestin. (Ein einfaches Verfahren der Enteroanastomose ohne vorherige Eröffnung des Darmes.) Journal de chirurg. de Bucarest Jg. 1, Nr. 2/3, S. 142—155.
　　　　　　　　　　　　　　　　　　　　　　　　　　　　　　　4, 576.

Ransohoff, Joseph, Acute perforating sigmoiditis in children. (Akute perforierende
Sigmoiditis bei Kindern.) Pediatrics Bd. 25, Nr. 11, S. 691—697.　　4, 254.

Rastouil, Rupture intrapéritonéale d'un abcès formé entre un kyste de l'ovaire et le
gros intestin. (Intraperitoneale Ruptur eines zwischen Ovarialcyste und Dickdarm
gelegenen Abscesses.) Bull. et mém. de la soc. de chirurg. de Paris 39, S. 20—22.
　　　　　　　　　　　　　　　　　　　　　　　　　　　　　　　1, 102.

Razzaboni, Giovanni, Resezione estesa del grosso intestino per tuberculosi steno-
sante ipertrofica. (Ausgedehnte Resektion des Dickdarmes bei stenosierender hyper-
trophischer Tuberkulose.) Clin. chirurg. Jg. 21, Nr. 3, S. 561—572.　　2, 112.

Reich, A., Beitrag zur Chirurgie der mesenteriellen Gefäßverschlüsse und Darminfarkte. Bruns Beitr. z. klin. Chirurg. Bd. 87, H. 2, S. 317—331.　　3, 655.

Reid, Douglas G., Studies in the intestine and peritoneum in the human foetus.
P. 4. The septum bursarum omentalium and the areas of gastric adhesion. (Untersuchungen über den Darm und das Peritoneum des menschlichen Foetus. 4. Teil.
Das Septum bursarum omentalium und die Adhäsionsflächen des Magens.) Journal
of anat. a.physiol. Bd. 47, S. 255—267.　　　　　　　　　　　　　1, 702.

Reid, Douglas G., Studies in the intestine and peritoneum in the human foetus.
P. 5. The convolutions of the small intestine (mesenteric plications). (Teil 5.
Die Dünndarmschlingen [Mesenterialfalten].) Journal of anat. a. physiol. Bd. 47,
S. 268—281.　　　　　　　　　　　　　　　　　　　　　　　　1, 702.

Remsen, Charles M., The hernial sac in its relation to concealed intestinal injuries.
(Der Herniensack und seine Beziehungen zu Darmverletzungen.) Ann. of surgery
Bd. 58, Nr. 3, S. 365—372.　　　　　　　　　　　　　　　　　　3, 440.

Rodella, A., Bericht über klinische und experimentelle Ergebnisse über Darmfäulnis
im Jahre 1912. Arch. f. Verdauungskrankh. Bd. 19, H. 3, S. 348—355.　　2, 256.

Roger, H., Quelques considérations sur les bactéries de l'intestin. (Einige Betrachtungen
über Darmbakterien.) Presse méd. Jg. 21, Nr. 92, S. 917—920.　　　　4, 20.

Rouville, de, Deux cas de pyosalpinx iliaques des salpingites hautes et en particulier
des sigmoido-annexites. (Zwei Fälle von iliakaler Pyosalpinx, von hohen Salpin-
gitiden und besonders den Beziehungen von Flexura sigmoidea und Adnexen.)
Semaine gynécol. Jg. 18, Nr. 38, S. 301—302.　　　　　　　　　　3, 395.

Rouville, G. de, et H. Roger, Ulcérations et perforations multiples de l'intestin
grêle et du caecum par toxi-infection intestinale suraiguë postopératoire (hystérectomie pour métrite scléreuse). (Auftreten multipler zur Perforation führender, durch
postoperative akute Enteritis verursachter Geschwüre in Dünndarm und Coecum.)
Arch. d. malad. de l'app. dig. et de la nutr. 7, S. 24—31; Rev. prat. d'obstétr. et de
gynécol. Jg. 21, S. 102—109 u. Journal de méd. de Paris Jg. 33, Nr. 32, S. 635—637.
　　　　　　　　　　　　　　　　　　　　　　1, 661; 2, 49: 3, 281.

Rowlands, R. P., Preparation of the patient for abdominal operations, and some
points on the after-treatment. (Vorbereitung des Patienten für Bauchoperationen
und einiges über die Nachbehandlung.) Guy's hosp. gaz. Bd. 27, Nr. 650, S. 209
bis 214.　　　　　　　　　　　　　　　　　　　　　　　　　　2, 280.

Royster, Hubert A., Sigmoid adhesion. (Adhäsionen des Sigmoideum.) Surg., gynecol. a. obstetr. Bd. 17, Nr. 2, S. 207—209.　　　　　　　　　　　3, 65.

Russel, Wm., B., F. Lomax Wood and W. Ernest Barett, Three cases of the
acute abdomen, with comments. (Drei Fälle von akuter Abdominalerkrankung.)
Practitioner Bd. 90, Nr. 4, S. 767—772.　　　　　　　　　　　　2, 50.

Ruth, C. E., The use of rubber dam in gastro- und entero-enterostomy. (Der Gebrauch von Guttaperchastreifen bei der Gastro- und Enterostomi.) Med. council
Bd. 18, Nr. 7, S. 249—254.　　　　　　　　　　　　　　　　　　2, 591.

Sackur, Paul, Experimentelle und klinische Beiträge zur Kenntnis der Hormonalwirkung. Dtsch. med. Wochenschr. **39**, S. 401—404. **1, 421.**

Sanders, E. M., Chronic intestinal stasis. (Chronische Darmträgheit.) Journal of the Tennessee State med. assoc. Bd. **6**, Nr. 5, S. 178—182. **3, 654.**

Santy et Durand, Tuberculose iléocaecale hypertrophique chez une tuberculeuse pulmonaire. Amélioration considérable de l'état général et pulmonaire après une intervention radicale et sous l'influence d'un traitement arsenical intensif (salvarsan). (Hypertrophische Ileocöcaltuberkulose bei einer Lungentuberkulösen. Besserung des allgemeinen und Lungenzustandes nach einer Radikaloperation und unter dem Einfluß einer intensiven Arsenbehandlung [Salvarsan].) Lyon méd. Bd. **121**, Nr. 31, S. 181—190. **3, 367.**

Sasse, F., Über Choledocho-Duodenostomie. Arch. f. klin. Chirurg. **100**, S. 969—984. **1, 576.**

Sauvage, De l'entérostomie dans le traitement des accidents graves consécutifs à la section césarienne. (Die Enterostomie in der Behandlung schwerer Störungen nach Kaiserschnitt.) Bull. de la soc. d'obstétr. et de gynécol. de Paris 2, S. 15—26. **1, 247.**

Schachner, August, Experimental anatomic and physiologic observations bearing upon the total exstirpation of the colon. (Experimentelle anatomische und physiologische Beobachtungen in bezug auf die totale Exstirpation des Kolons.) Ann. of surgery Bd. **58**, Nr. 3, S. 346—355. **3, 444.**

Schapiro, Nicolai, Über die Wirkung von Morphium, Opium und Pantopon auf die Bewegungen des Magen-Darm-Traktus des Menschen und des Tieres. Pflügers Arch. f. d. ges. Physiol. Bd. **151**, H. 1—3, S. 65—96. **2, 106.**

Schlesinger, E. G., Intestinal stasis. (Darmstase.) Boston med. a. surg. journal Bd. **169**, Nr. 1, S. 14—16. **2, 631.**

Schlimpert, Hans, Wechselbeziehungen zwischen Intestinaltraktus und Genitale. Zentralbl. f. d. ges. Gynaekol. u. Geburtsh. s. d. Grenzgeb. Bd. **2**, H. 14, S. 657—673. **2, 657.**

Schmidt, Adf., Klinik der Darmkrankheiten. Tl. 2: Geschwürige Prozesse und Granulationsgeschwülste. Erkrankungen der Darmgefäße. Durch angeborene und erworbene Lage- und Gestaltsveränderungen des Darms bedingte Krankheitsbilder. Kontinuitätstrennungen des Darmes. Verengerungen und Verschließungen des Darmes. Geschwülste des Darmes. Nervöse Erkrankungen des Darmes. Wiesbaden. XIII, 314 S. M. 11.—. **4, 143.**

Schmidt, Adolf, Zur Kenntnis der Colitis suppurativa (gravis, ulcerosa). Mitteilg. a. d. Grenzgeb. f. Med. u. Chirurg. Bd. 27, H. 1, S. 150—173. **4, 331.**

Sexton, L., Successful colostomy. (Erfolgreiche Kolostomie.) Med. council Bd. **18**, Nr. 11, S. 426—427. **4, 80.**

Sharpe, Norvelle Wallace, The arcuate distribution of a. mesenterica superior and a. mesenterica inferior: surgical significance in intestinal resections. (Die Bogenverteilung der Art. mesent. sup. und inf.: Chirurgische Bedeutung bei Darmresektionen.) Insterstate med. journal Bd. **20**, Nr. 12, S. 1152—1156. **4, 447.**

Sheffield, Herman B., Clinical interpretation of chronic abdominal enlargement in children, with especial reference to a new differential sign between rachitis and tuberculous peritonitis. (Klinische Erklärung der chronischen Vergrößerung des Bauches bei Kindern, mit besonderer Erwähnung eines neuen Unterscheidungszeichens zwischen Rachitis und tuberkulöser Peritonitis.) Med. rec. Bd. **84**, Nr. 9, S. 382—384. **3, 441.**

Soper, H. W., The diagnosis and treatment of diseases of the sigmoid flexure of the colon. (Diagnose und Therapie der Erkrankungen der Flexura sigmoidea.) Journal of the Missouri State med. assoc. Bd. **10**, Nr. 4, S. 130—132. **3, 622.**

Stern, Heinrich, Atony of the cecum (typhlatonia). (Typhlatonie.) Arch. of diagn. **6**, S. 9—15. **1, 662.**

Stierlin, Eduard, Über chronische Funktionsstörungen des Dickdarms. Ergebn. d. inn. Med. u. Kinderheilk. **10**, S. 383—498. Berlin: Julius Springer. **1, 46.**

Strauch, August, Congenital stenosis of the pylorus. (Angeborene Pylorusstenose.) Med. rec. Bd. **84**, Nr. 9, S. 386—388. **3, 590.**

Stubenrauch, v., Technik der temporären Enterestomie bei Peritonitis und Inanitionszuständen. Bruns Beitr. z. klin. Chirurg. Bd. **83**, H. 3, S. 608—614. **2, 107.**

Sultan, C., Eine seltene Indikation zur Darmresektion. Münch. med. Wochenschr. **60**, S. 761—762. **2, 107.**

Summers, John E., Surgical aspects of intestinal stasis, from an anatomic point of view. (Chirurgische Ansichten über Kotstagnation, vom anatomischen Gesichtspunkt.) Journal of the Americ. med. assoc. Bd. **61**, Nr. 9, S. 639—642. **3, 445.**

Tosatti, Carlo, Sulla pericolite membranosa. (Über Pericolitis membranacea.) Clin. chirurg. Jg. 21, Nr. 8, S. 1734—1742. 3, 443.

Trendelenburg, Paul, Eine neue Methode zur Registrierung der Darmtätigkeit. Zeitschr. f. Biol. Bd. 61, H. 2/3, S. 67—72. 2, 254.

Triboulet et Debré, Tuberculose intestinale et mésentérique sans localisations thoraciques chez un nourrisson. (Darm- und Mesenterial-Tuberkulose ohne Lokalisation im Thorax bei einem Säugling.) Pédiatr. prat. Jg. 11, Nr. 20, S. 359—362 u. Ann. de méd. et chirurg. infant. Jg. 17, Nr. 13, S. 427—433. 2, 630; 3, 442.

Tuley, Henry Enos, Hemorrhage from intestine in new-born. (Darmblutung bei einem Neugeborenen.) Louisville monthly journal of med. a. surg. Bd. 20, Nr. 5, S. 146—148. 3, 713.

Turck, Raymond C., Lateral intestinal anastomosis; a modification of the Ferguson-Grant method. (Laterale Enteroanastomose; eine Modifikation des Ferguson-Grant-Verfahrens.) Surg., gynecol. a. obstetr. 16, S. 325—328. 1, 578.

Van der Bogert, Frank, Enuresis and chronic digestive disturbances. (Enuresis und chronische Darmstörungen.) New York State journal of med. Bd. 13, Nr. 12, S. 646—649. 4, 334.

Veit, K. E., Zur Kenntnis des Offenbleibens des Ductus omphalomesentericus. Arch. f. klin. Chirurg. Bd. 102, H. 4, S. 1014—1027. 4, 250.

Vogel, F., Traumatische Scheidenruptur mit Dünndarmvorfall. Münch. med. Wochenschr. Jg. 60, Nr. 24, S. 1326—1327. 2, 377.

Vogt, E., Hernia duodeno-jejunalis beim Säugling. Monatsschr. f. Geburtsh. u. Gynaekol. Bd. 37, H. 6, S. 817—821. 2, 301.

Vosburgh, Arthur Seymour, Non-rotation of the intestine. Its relation to high, retrocaecal and aberrant positions of the appendix. (Ausbleiben der Rotation des Darmes; seine Beziehung zur hohen, retrocöcalen und irregulären Lage der Appendix.) Ann. of surg. Bd. 58, Nr. 6, S. 822—827. 4, 112.

Watson, C. Gordon, Surgical tuberculosis of the colon, rectum and anal canal. (Chirurgische Tuberkulose des Dickdarms, Rectums und Anus.) Practitioner Bd. 90, Nr. 1, S. 220—227. 2, 51.

Weinstein, J. W., A case of chronic colitis. (Ein Fall von chronischer Colitis.) Americ. med. 19, S. 116—118. 1, 803.

Werelius, Axel, Ill effects from ileosigmoidostomy. Report of case. (Schlimme Folgen nach Ileosigmoidostomie.) Surg., gynecol. a. obstetr. Bd. 17, Nr. 4, S. 510 bis 511. 3, 657.

Wiegand, C., Hilfsoperationen am Darm zur Einleitung im Verlauf und als Folge gynaekologischer Operationen. Dissertation: Freiburg i. Br. 4, 328.

Wilkie, D. P. D., The pathology of the caeco-colic sphincteric tract of the colon. (Die Pathologie des cöco-kolitischen Sphincterabschnittes des Kolons.) Journal of pathol. a. bacteriol. Bd. 17, Nr. 4, S. 594—602. 3, 16.

Wolff, A., Aseptische Enterostomie. Zentralbl. f. Chirurg. Jg. 40, Nr 30, S. 1170 bis 1171. 2, 758.

Wolff, P., Über Anregung der Darmperistaltik (besonders der postoperativen) durch parenteral zugeführte Mittel. Zentralbl. f. d. ges. Gynaekol. u. Geburtsh. s. d. Grenzgeb. Bd. 3, H. 5, S. 193—206. 3, 193.

Yeomans, Frank C., Ceco-sigmoidostomy: an operation for short-circuiting the colon. (Coecosigmoidostomie, eine Operation zwecks schneller Drainage des Dickdarms.) Americ. journal of surg. 27, S. 23—26. 1, 324.

Young, John van Doren, Five cases. 1. Hydronephrosis containing eight quarts of fluid. 2. Depressed fracture of the acetabulum. 3. Unusual sigmoidal loop. 4. Gastroptosis. 5. Double ovarian papilloma. (Fünf Fälle. 1. Hydronephrosis, enthaltend acht Quarts Flüssigkeit. 2. Impressionsfraktur des Acetabulum. 3. Ungewöhnliche Schlinge des Colon sigmoid. 4. Gastroptosis. 5. Doppelseitiges Ovarialpapillom.) (Transact. of the New York acad. of med., sect. on obstetr. a. gynecol., meet. 23. I. 1913.) Americ. journal of obstetr. Bd. 67, Nr. 6, S. 1192—1200. 2, 488.

Anus (Haemorrhoiden).

Analfistel. La réunion par première intention dans le traitement chirurgical de la fistule à l'anus. (Die primäre Wundnaht in der chirurgischen Behandlung der Analfistel.) Sém. méd. Jg. 33, Nr. 18, S. 206—207. 2, 593.

Anderson, H. Graeme, A post-graduate lecture on the operative treatment of haemorrhoids. (Eine Vorlesung über die operative Behandlung der Hämorrhoiden.) British med. journal Nr. 2762, S. 1478—1479. 4, 257.

Asman, Bernard, The treatment of hemorrhoids. (Die operative Behandlung der Hämorrhoiden.) Internat. clinics Ser. 23, Bd. 4, S. 263—270. 4, 497.

Asman, Bernard, The treatment of ano-rectal operative wounds. (Die Behandlung der ano-rectalen Operationswunden.) Internat. journal of surg. 26, S. 48 bis 50. 2, 113.

Bachmann, Robert A., A new operation for hemorrhoids. (Eine neue Hämorrhoidenoperation.) Journal of the Americ. med. assoc. Bd. 60, Nr. 15, S. 1154. 2, 287.

Beck, Eric Carl, Hemorrhoids and office practice. (Hämorrhoidalbehandlung in der Praxis.) Med. record. Bd. 84, Nr. 3, S. 110—111. 2, 698.

Burnett, John Albert, Piles or hemorrhoids. (Goldne Adern oder Hämorrhoiden.) Med. brief Bd. 41, Nr. 6, S. 341—342. 2, 320.

Carl, Walter, Anus praeternaturalis definitivus. Beitr. z. klin. Chirurg. Bd. 86, H. 1, S. 177—185. 3, 281.

Chardom, Joseph, La tuberculose ano-rectale. (Über anale und rectale Tuberkulose.) Rev. internat. de la tubercul. 23, S. 85—93. 1, 357.

Cunningham, William P., Pruritus ani pertinax. (Hartnäckiger Pruritus ani.) Med. rec. Bd. 84, Nr. 20, S. 891—984. 4, 112.

Darbois, P., Les prurits circonscrits rebelles. Leur traitement par la radiothérapie. (Über circumscripten Pruritus und seine Behandlung durch Radiotherapie.) Médecin pratic. Jg. 9, Nr. 8, S. 117—120. 2, 476.

Delore, X., De l'autoplastie graisseuse dans la fistule anale. (Fettplastik bei Analfistel.) Bull. et mém. de la soc. de chirurg. de Paris Bd. 39, Nr. 21, S. 889—891. 2, 287.

Finkh, E., Über den Dauerfolg der Whiteheadschen Hämorrhoidaloperation mit besonderer Berücksichtigung der Continentia alvi, auch nach Behandlung der Fissura ani. Dissertation: Kiel. 5, 64.

Frank, Über Atresia ani. (Geburtshilfl.-gynaekol. Ges., Köln, Sitz. v. 12. II. 1913.) Monatsschr. f. Geburtsh. u. Gynaekol. Bd. 38, Ergänzungsh., S. 340—341. 2, 509.

Frankenburger, J. M., Syphilis of the rectum. (Die Syphilis des Mastdarms.) Interstate med. journal Bd. 20, Nr. 11, S. 1045—1048. 4, 256.

Frey, E. K., Zur Frage der Entstehung und Behandlung der Fistula ani. Dissertation: München. 4, 332.

Grosse, A., Imperforation anale chez le nouveau-né. (Atresia ani beim Neugeborenen.) Gaz. méd. de Nantes Jg. 31, Nr. 15, S. 288—292. 3, 413.

Hadda, S., Die Excision der Hämorrhoiden nach Withehead. Arch. f. klin. Chirurg. 100, S. 1029—1078. 1, 663.

Hancock, I. C., Coincidence of umbilical hernia with gall-stones. (Zusammenvorkommen von Nabelhernien mit Gallensteinen.) Transact. of the Western surg. ass., St. Louis. 4, 401.

Humphreys, G. A., The blind external anal fistula. (Die blinde äußere Analfistel.) Internat. journal of surg. 26, S. 50—53. 2, 113.

Humphreys, G. A., Preserving the sphincter in the treatment of fissure and fistula in ano. (Behandlung von Analfissur und Analfistel mit Schonung des Sphincters.) Americ. journal of surg. 27, S. 41—49. 1, 662.

Humphreys, G. A., The injection treatment of hemorrhoids. (Die Injektionsbehandlung der Hämorrhoiden.) Americ. journal of surg. 27, S. 96—103. 2, 114.

Jackson, Ralph W., Sphincteric atrophy: causes, consequences and treatment. (Sphincteratrophie. Ursachen, Folgen und Behandlung.) Boston med. a. surg. journal Bd. 169, Nr. 7, S. 221—224. 3, 283.

Kastein, Über ein neues wirksames Hämorrhoidalmittel. Allg. med. Zentral-Zeit. Jg. 82, Nr. 17, S. 201—202. 1, 815.

Kindborg, E., Zur Prophylaxe und Therapie der Hämorrhoiden durch Anikure. Dtsch. med. Wochenschr. 39, S. 320. 1, 253.

Kirschner, Max, Zur Frage der Entstehung der Hämorrhoidalblutungen. Berl. klin. Wochenschr. Jg. 50, Nr. 48, S. 2234—2237. 4, 257.

Kostmayer, H. W., and Maurice J. Gelpi, Developmental defects of the female genitalia; report of five cases. (Entwicklungsdefekte der weiblichen Genitalien; Bericht über fünf Fälle.) New Orleans med. a. surg. journal Bd. 65, Nr. 8, S. 573 bis 577. 2, 81.

Lardennois, Polypose recto-colique. Cancer anorectal. Réactions ganglionnaires. (Polypen des Rectokolons. Anorectales Carcinom. Ganglienreaktion.) Bull. et mém. de la soc. anat. de Paris Jg. 88, Nr. 4, S. 231—233. 2, 217.

Maybaumm, Josef, Über die extraanale, unblutige Behandlungsmethode der Hämorrhoidalknoten. Arch. f. Verdauungs-Krankh. Bd. 19, H. 2, S. 188—196. 1, 611.

Mummery, P. Lockhart, Operation and after-treatment of fistula in ano. (Operation und Nachbehandlung der Analfistel.) Lancet Bd. **185**, Nr. 2, S. 72—75.   **3, 284.**

Nobel, L., Über die an der Göttinger chirurgischen Klinik von 1890—1911 vorgenommenen Langenbeckschen Hämorrhoidaloperationen nebst einer Übersicht über die operative Behandlung des Hämorrhoidalleidens überhaupt. Dissertation: Göttingen.   **4, 332.**

Noland, Lloyd, The Whitehead operation for haemorrhoids. A report of 200 cases. (Die Whiteheadsche Operation der Hämorrhoiden. Bericht über 200 Fälle.) Surgery, gynecol. a. obstetr. **16**, S. 213—215.   **1, 403.**

Norbury, Lionel E. C., Imperforate conditions of the rectum and anal canal and their treatment. (Über Atresia recti et ani und deren Behandlung.) Practitioner Bd. **91**, Nr. 6, S. 834—846.   **4, 407.**

Reckzeh, Zur Frage der Entstehungsursache der Hämorrhoidalknoten. Dtsch. med. Wochenschr. Jg. **39**, Nr. 19, S. 895—896.   **2, 287.**

Reclus et Letulle, Fistule sèche de la marge de l'anus. (Trockne Fistel des Analrandes.) Bull. et mém. de la soc. anat. de Paris **15**, S. 52—54.   **1, 358.**

Riggs, T. F., Fistula in ano — its rational and successful treatment. (Fistula in ano — ihre zweckmäßige und erfolgreiche Behandlung.) Saint Paul med. journal Bd. **15**, Nr. 9, S. 461—464.   **3, 229.**

Rockitzki, W., Über ein neues Instrument für Haemorrhoidaloperationen. Weljaminows Archiv für Chirurgie **28**, S. 961—962. (Russisch.)   **1, 514.**

Rudaux, P., Végétations ano-vulvaires pendant la grossesse. (Wucherungen am After und am Scheideneingang während der Schwangerschaft.) Clinique (Paris) Jg. 8, Nr. 27, S. 425.   **2, 562.**

Schwartz, Anselme, Le diagnostic des hémorroïdes et le toucher rectal. (Die Diagnostik der Hämorrhoiden und das Touchieren des Rectums.) Paris méd. Nr. **26**, S. 628—629.   **2, 217.**

Seemann, H, Zur Therapie der Hämorrhoiden. Klin.-therapeut. Wochenschr. Jg. **20** Nr. 43, S. 1304—1308.   **3, 537.**

Souther, Chas. T., Hemorrhoids. (Hämorrhoïden.) Lancet-clin. Bd. **110**, Nr. 15, S. 382—384.   **3, 488.**

Stone, Harvey B., Immediate and late results of the Whitehead operation for hemorrhoids. A review of 470 cases. (Kurz und lange zurückliegende Resultate der Whiteheadschen Hämorrhoiden-Operation. Ein Überblick über 470 Fälle.) Ann. of surg. Bd. **58** Nr. 5, S. 647—652.   **4, 80.**

Szent-Györgyi, Albert v., Zur Anatomie und Histologie des Teguments der Analöffnung und des Rectum. Anat. Hefte Bd. **49**, H. 1/2, S. 305—336.   **3, 398.**

Tracy, Stephen E., Fistula in ano. (Analfistel.) Americ. journal of obstetr. **67**, S. 33—35.   **1, 191.**

Volpert, Le traitement chirurgical des hémorroïdes par les injections de glycérine phéniquée à 80%. (Behandlung der Hämorrhoiden mittels Injektionen von 80 proz. Glycerin-Karbol.) Dissertation: Lausanne.   **4, 333.**

Wagner, Jerome, Rectal hints, pruritus ani. (Zur Behandlung rectaler Affektionen — Pruritus ani.) Internat. journal of surg. Bd. **26**, Nr. 3, S. 100.   **1, 611.**

Wagner, Jerome, Pruritus ani. (Pruritus Ani.) Med. rev. of rev. Bd. **19**, Nr. 5, S. 322—328.   **2, 166.**

Watson, C. Gordon, Surgical tuberculosis of the colon, rectum and anal canal. (Chirurgische Tuberkulose des Dickdarms, Rectums und Anus.) Practitioner Bd. **90**, Nr. 1, S. 220—227.   **2, 51.**

Watson, Leigh, Hemorrhoid operations. A local anesthesia technic. (Eine Technik der Lokalanästhesis bei Operationen wegen Hämorrhoiden.) New York med. journal Bd. **97**, Nr. 15, S. 755—756.   **2, 552.**

Wright, Dudley D. A., The treatment of haemorrhoids and rectal prolapse by means of interstitial injections. (Die Behandlung von Hämorrhoiden und des Rectalprolapses mittels interstitieller Injektionen.) London. 20 S. sh. 1/—.   **4, 541.**

Zobel, A further consideration of Sir Charles Ball's operation for intestinal haemorrhoids (Weiterer Bericht über Sir Charles Balls Operation der Hämorrhoidalknoten.) Transact. of the americ. proctol. soc. Jg. **1913**, Juni-H.   **3, 488.**

Leber und Gallengänge.

Adler, Zur Chirurgie der Gallenblase. Berl. klin. Wochenschr. **50**, S. 547—548.   **1, 661.**

Aschoff, L., Wie entstehen die reinen Cholesterinsteine? Münch. med. Wochenschr. Jg. **60**, Nr. 32, S. 1753—1756.   **3, 284.**

Askanazy, M., Die Pathogenese der galligen Peritonitis ohne Perforation der Gallenwege und die Pigmentophilie der Nekrosen. Berl. klin. Wochenschr. Jg. 50, Nr. 36, S. 1645—1648. **3,** 277.

Exploratory laparotomy in a case of severe ascites in a girl fifteen years of age. With remarks by Dr. Paul Chester. (Probelaparotomie in einem Fall von hochgradigem Ascites bei einem 15jährigen Mädchen.) Surg. clin. of John B. Murphy Bd. **2,** Nr. 4, S. 697—703. **3,** 659.

Audebert, Cholécystite gravidique. (Cholecystitis in der Gravidität.) Bull. de la soc. d'obstétr. et de gynécol. de Paris Jg. 2, Nr. 8, S. 735—740. **4,** 349.

Babcock, W. Wayne, Gallstones producing pyloric and jejunal obstruction. (Über Verschluß des Pylorus und des Dünndarms durch Gallensteine.) New York med. journal Bd. **97,** Nr. 23, S. 1169—1170. **2,** 698.

Binet, E., Lithiase biliaire et lithiase intestinale. (Gallenstein und Darmstein.) Clinique (Brüssel) Jg. **27,** Nr. 39, S. 609—613. **3,** 367.

Bittner, A., Über Schwangerschaftsveränderungen an der Leber und anderen Organen. Dissertation: Gießen. **4,** 422.

Böhm, Ferdinand, Ein Fall von kongenitaler Gallengangsatresie mit Gallengangscyste. Zeitschr. f. angew. Anat. u. Konstitutionslehre Bd. 1, H. 2, S. 105—129. **3,** 537.

Bonnin, F. J., Notes on three interesting abdominal cases. (3 interessante Fälle aus der Abdominalchirurgie.) Austral. med. journal Bd. **2,** Nr. 127, S. 1347—1349. **4,** 575.

Braithwaite, L. R., Acute perforation of the gall bladder, with an account of six cases. (Akute Perforation der Gallenblase mit einem Bericht über 6 Fälle.) Brit. med. journal Nr. **2734,** S. 1096—1099. **2,** 552.

Brown, James Spencer, Gall-stone ileus. With a report of two cases and two methods of opening the intestine. (Gallenstein-Ileus. Mit Beschreibung von zwei Fällen und zwei Verfahren, den Darm zu eröffnen.) Surg., gynecol. a. obstetr. Bd. **16,** Nr. 6, S. 709—711. **2,** 487.

Brugnatelli, Angelo, Un caso di peritonite biliosa con versamento di bile nel peritoneo senza perforazione dell'apparato biliare. (Ein Fall von Peritonitis bilosa mit einem galligen Flüssigkeitserguß in die Bauchhöhle ohne Perforation der Gallenwege.) Policlinico, sez. med. Jg. **20,** Nr. 12, S. 544—555. **4,** 246.

Cartolari, Enrico, Sulle cisti ematiche mesenteriche e retroperitoneali. (Über mesenteriale und retroperitoneale Blutcysten.) Clinica chirurg. Jg. **21,** Nr. 4, S. 725 bis 778. **2,** 318.

Clermont, D., Le cancer de l'ampoule de Vater. (Der Krebs des Diverticulum Vateri.) Rev. de gynécol. et de chirurg. abdom. **20,** S. 19—83. **1,** 510.

Delagénière, H., De l'occlusion intestinale aiguë par calculs biliaires. Indications opératoires. Une observation, avec intervention, suivie de guérison. (Über Gallensteinileus. Indikationen zur Operation. Beobachtung eines Falles, der durch Operation geheilt wurde.) Arch. prov. de chirurg. Bd. **22,** Nr. 4, S. 193—203. **2,** 553.

Dibailoff, S. J., Vergrößerung der Leber während der Menstruation. Wratschebnaja Gazeta **20,** S. 439—441. (Russisch.) **1,** 547.

Dietrich, A., Kleine Darmcarcinome vom Typus der Carcinoide mit schwerer Lebercarcinose. Frankfurt. Zeitschr. f. Pathol. Bd. **13,** H. 3, S. 390—401. **3,** 533.

Dufour, H., Desmarest et Legras, Obstruction intestinale par un calcul biliaire arrêté à la valvule iléo-caecale. — Reliquat d'une grossesse extra-utérine (présentation de pièces.) (Darmverschluß durch einen an der Valvula ileo-coecalis eingeklemmten Gallenstein.) Bull. et mém. de la soc. méd. des hôp. de Paris Jg. **29,** Nr. 14, S. 838—840. **2,** 111.

Favreul, La péritonite biliaire sans perforation des voies biliaires. (Die Peritonitis durch Galle ohne Perforation der Gallenwege.) Rev. franç. de méd. et de chirurg. Jg. **10,** Nr. 14, S. 217—219. **3,** 14.

Fink, Franz v., Symptomatologie und Diagnostik des Gallensteinleidens, Indikationen zur chirurgischen Behandlung. Prag. med. Wochenschr. **38,** S. 1—5. **1,** 160.

Fischer, Bernh., Primäres Chorionepitheliom der Leber. Frankf. Zeitschr. f. Pathol. Bd. **12,** H. 3, S. 462—480. **2,** 97.

Grad, Hermann, Echinococcus cyst of the liver. (Echinococcuscyste in der Leber.) (New York acad. of med., sect. on obstetr. a. gyncol., meet., 24. IV. 1913.) Americ. journal of obstetr. a. dis. of women a. childr. Bd. **68,** Nr. 3, S. 553—557. **3,** 368.

Green, Robert M., Cholecystitis and cholelithiasis associated with pregnancy (Cholecystitis und Cholelithiasis im Zusammenhang mit Schwangerschaft. Boston med. a. surg. journal Bd. **168,** Nr. 19, S. 679—681. **2,** 400.

Griffin, E. L., End results in gall bladder surgery. (Endergebnisse in Gallenblasen-Chirurgie.) Atlanta journal-rec. of med. Bd. **60**, Nr. 6, Nr. 6, S. 237—240. **3**, 488.

Holler, H., Über Gallensteinileus, Ätiologie und Therapie. Dissertation: Leipzig. **4**, 333.

Kehr, Hans, Chirurgie der Gallenwege. (Neue deutsche Chirurgie, hrsg. v. P. v. Bruns. Bd. 8.) Stuttgart. XXVIII, 971 S. M. 40.—. **4**, 258.

Kehr, Hans, Die Praxis der Gallenwege-Chirurgie. 2 Bde. München: J. F. Lehmanns Verlag. M. 30.—. **3**, 368.

Konjetzny, Georg Ernst, Über anomale ligamentäre Verbindungen der Gallenblase und ihre klinische und pathologische Bedeutung. Med. Klinik Jg. **9**, Nr. 39, S. 1586—1587. **3**, 446.

Machefer, Les péritonites biliaires sans perforation des voies biliaires. (Biliäre Peritonitis ohne Perforation der Gallenwege.) Thèse: Paris. **5**, 114.

Madlener, Über gallige Peritonitis ohne Perforation der Gallenwege. Bruns Beitr. z. klin. Chirurg. Bd. **83**, H. 3, S. 620—622. **2**, 53.

Milkó, Wilhelm, Über Gallensteinileus. Pest. med.-chirurg. Presse Jg. **49**, Nr. 43, S. 349—351. **3**, 368.

Miller jr., Robert T., The falciform ligament of the liver as plastic material available for use in the upper abdomen. (Das Ligamentum falciforme der Leber verwendbar als plastisches Material zum Gebrauch im oberen Abdomen.) Surg., gynecol. a. obstetr. Bd. **17**, Nr. 6, S. 758—759. **4**, 199.

Mornard, Contribution à l'étude des kystes hydatiques multiples du foie. (Multiple Echinokokkuscysten der Leber.) Thèse: Paris. **4**, 333.

Mouisset, F., et J. Gaté, Péritonite tuberculeuse avec rétrécissement des voies biliaires. Ictère chronique. (Tuberkulöse Peritonitis mit Schrumpfung der Gallenwege und chronischem Ikterus.) Lyon méd. **120**, S. 433—441. **1**, 610.

Nauwerck, C., und Lübke, Gibt es eine gallige Peritonitis ohne Perforation der Gallenwege? Berl. klin. Wochenschr. **50**, S. 624—627. **2**, 445.

Norris, Henry, Solitary cysts of the liver (Solitärcysten der Leber.) Ann. of surg. Bd. **57**, Nr. 6, S. 805—810. **2**, 553.

Orth, Oscar, Kasuistischer und experimenteller Beitrag zur Leber- und Gallengangsruptur. Arch. f. klin. Chirurg. Bd. **101**, H. 2, S. 369—375. **2**, 445.

Outerbridge, Geo. W., Carcinoma of the papilla of Vater. (Carcinom der Vaterschen Papille.) Ann. of surg. Bd. **57**, Nr. 3, S. 402—426. **2**, 318.

Pagenstecher, Ernst, Über den Krebs der Gallenblase. Samml. klin. Vorträge Nr. **686/687**, S. 1—42. **4**, 258.

Paus, Nikolai, Beiträge zur operativen Behandlung der Gallenwegekrankheiten. Nord. med. Ark., Kirurgi Bd. **45**, H. 3, Nr. 7, H. 4, Nr. 8. 1912 (1913). **2**, 53.

Pollak, Rudolf, Gallenblase und weibliches Genitale. Zentralbl. f. d. ges. Gynaekol. u. Geburtsh. s. d. Grenzgeb. Bd. **1**, H. 12, S. 521—535. **1**, 521.

Rissmann, Hat es für den Frauenarzt Wert, eine „akute gelbe Leberatrophie" in der Schwangerschaft zu diagnostizieren? Frauenarzt Jg. **28**, H. 12, S. 530—531. **4**, 90.

Riwlin, A., Über einen Fall von primärem Gallenblasencarcinom mit sekundärem Ovarialcarcinom. Dissertation: München. **4**, 333.

Rudaux, Traitement des coliques hépatiques puerpérales. (Behandlung der puerperalen Gallensteinkoliken.) Médecin pratic. Jg. **9**, Nr. 6, S. 91. **2**, 408.

Sasse, F., Über Choledocho-Duodenostomie. Arch. f. klin. Chirurg. **100**, S. 969—984. **1**, 576.

Schlimpert, Hans, Ein durch Operation geheilter Fall von solitärem Lebercarcinom. Monatsschr. f. Geburtsh. u. Gynaekol. Bd. **38**, H. 3, S. 306—309. **3**, 168.

Schwyzer, G., A case of intestinal obstruction by gall-stone. (Ein Fall von Intestinalverschluß durch einen Gallenstein.) Journal-lancet Bd. **33**, Nr. 11, S. 311—313. **2**, 287.

Sherrill, J. Garland, Observations on the surgery of the liver and bile passages. (Zur Chirurgie der Leber und der Gallenwege.) (Americ. assoc. of obstetr. a. gynecol., meet., Toledo, Ohio, 17.—19. IX. 1912.) Americ. journal of obstetr. Bd. **67**, Nr. 4, S. 726—736. **2**, 53.

Sick, C. und Eug. Fraenkel, Ein Beitrag zur sog. galligen Peritonitis. Bruns Beitr. z. klin. Chirurg. Bd. **85**, H. 3, S. 687—695. **3**, 113.

Sonntag, Erich, Beitrag zur Frage der solitären, nichtparasitären Lebercysten. Beitr. z. klin. Chirurg. Bd. **86**, H. 2/3, S. 327—377. **3**, 488.

Spittel, R. L., The effects of emetine on abscess of the liver. (Die Wirkung von Emetin auf Leberabscesse.) British med. journal Nr. **2756**, S. 1058. **4**, 333.

Tapie, Observation de tumeur inflammatoire de la paroi abdominale. Migration anormale de calculs biliaires. (Fall von entzündlichem Tumor der Bauchwand.

Wanderung von Gallensteinen.) (Soc. de chirurg. de Toulouse, séance 19. V. 1913.)
  Arch. méd. de Toulouse Jg. 20, Nr. 11, S. 138—143. **3, 275.**
Thöle, F., Chirurgie der Lebergeschwülste. Stuttgart: F. Enke. XVI, 374 S. M. 14.—
  3, 446.
Thorning, W. Burton, Intestinal obstruction due to gallstones. (Darmverschluß
  durch Gallensteine.) Texas State journal of med. Bd. 9, Nr. 5, S. 152—154. **3, 285.**
Vogel, Robert, Über gallige Peritonitis. Wien. klin. Wochenschr. Jg. 26, Nr. 28,
  S. 1153—1157. **3, 113.**
Wynter, W. Essex, and John Murray, Case of subcutaneous drainage for ascites.
  (Fall von subcutaner Drainage wegen Ascites.) Med. magazine Bd. 22, Nr. 3, S. 146
  bis 149. **2, 440.**

Pankreas.

Becley, F. A., A discussion of pseudopancreatic-cysts; with a report of four cases.
  (Abhandlung über die Pseudopankreascysten mit einem Bericht über vier Fälle.)
  Transact. of the Western surg. ass., St. Louis. **4, 409.**
Cholmeley, W. F., Two cases of pancreatic cyst. (Zwei Fälle von Pankreascyste.)
  Lancet 184, S. 518—519. **1, 448.**
Delfino, E. A., Über eine peripankreatische zwischen den Blättern des Mesocolon
  transversum entstandene Cyste. Dtsch. Zeitschr. f. Chirurg. 121, S. 280—297.
  1, 448.
Evans, Arthur J., Acute pancreatitis: its causes, symptoms, and treatment. (Acute
  Pankreatitis, ihre Ursachen, Symptome und Behandlung.) Brit. méd. journal
  Nr. 2748, S. 538—539. **3, 19.**
Frankau, Claude, Two cases of pancreatic cyst with acute symptoms. (Zwei Fälle
  von Pankreascysten mit akuten Symptomen.) Lancet 184, S. 519—520. **1, 448.**
Gobiet, Josef, Beiträge zur akuten Pankreasnekrose. Wien. klin. Wochenschr.
  Jg. 26, Nr. 35, S. 1381—1389. **2, 760.**
Haberer, H. v., Akute Pankreasnekrose. Med. Klinik Jg. 9, Nr. 38, S. 1532—1536.
  3, 446.
Habs, Die Chirurgie des Pankreas. Med. Klinik Jg. 9, Nr. 32, S. 1277—1281. **2, 593.**
McCann, Frederick J., A large pancreatic cyst simulating an ovarian tumour.
  (Eine große Pankreascyste, einen Ovarialtumor vortäuschend.) Proceed. of the
  roy. soc. of med. Bd. 6, Nr. 7, obstetr a. gynaecol. sect. S. 235—236. **2, 390.**
Mason, J. M., and E. M. Mason, A tuberculos cyst, probably of pancreatic origin.
  (Tuberkulöse Cyste wahrscheinlich vom Pankreas ausgehend.) Surg., gynecol. a.
  obstetr. 16, S. 96—98. **1, 60.**
Phillips, Charles E., Echinococcus cyst of the pancreas. Removal and recovery.
  Echinokokkuscyste des Pankreas.) Journal of the Americ. med. assoc. Bd. 61,
  Nr. 22, S. 1981—1982. **4, 258.**
Reyher, Wolfgang v., Ein Beitrag zur Diagnose und Therapie der akuten Pankreas-
  erkrankungen. Petersburg. med. Zeitschr. Jg. 38, Nr. 11, S. 128—132. **2, 634.**
Righetti, Carlo, Due casi di cisti del pancreas. (2 Fälle von Pankreascysten.) Clin.
  chirurg. Jg. 21, Nr. 10, S. 2077—2096. **4, 258.**
Saenger, Hans, Über plötzliche, klinisch rätselhafte Todesursachen während oder
  kurz nach der Geburt, unter Zugrundelegung eines Falles von akuter Pankreas-
  nekrose. Münch. med. Wochenschr. Jg. 60, Nr. 24, S. 1321—1324. **2, 329.**
Seidel, H., Klinische und experimentelle Beiträge zur akuten Pankreasnekrose.
  Bruns Beitr. z. klin. Chirurg. Bd. 85, H. 2, S. 239—399. **3, 19.**
Whipple, G. H., and E. W. Goodpasture, Acute haemorrhagic pancreatitis.
  Peritoneal exudate non-toxic and even protective under experimental conditions.
  (Akute hämorrhagische Pancreatitis. Experimenteller Nachweis der Ungiftigkeit
  und der Schutzwirkung des peritonealen Exsudats.) Surg., gynecol. a. obstetr.
  Bd. 17, Nr. 5, S. 541—547. **3, 622.**

Retroperitoneale Neubildungen.

Downes, William A., Primary splenomegaly of the gaucher type: splenectomy
  (Primärer Milztumor vom Typ Gaucher. Splenektomie.) (Transact. of the New
  York surg. soc., meet. 12. II. 1913.) Ann. of surg. Bd. 57, Nr. 6, S. 935—940.
  2, 554.
Ebner, Ad., Über retroperitoneale Lipombildung mit spezieller Berücksichtigung der
  mesenterialen Lipome. Beitr. z. klin. Chirurg. Bd. 86, H. 1, S. 186—222. **3, 285.**

Fata, M., Contributo alla splenectomia per torsione della milza. (Beitrag zur Splenek-
tomie wegen Stieldrehung der Milz.) Riv. veneta Bd. **59**, Nr. 6, S. 252—268.
　　　　　　　　　　　　　　　　　　　　　　　　　　　　　　　　4, 23.
Friedrich, Riesen-Milztumor. (Gynaekol. Ges. Breslau, Sitz. v. 29. IV. 1913.) Mo-
natsschr. f. Geburtsh. u. Gynaekol. Bd. **38**, H. 1, S. 115.　　　　　**2, 488-**
Hirt, Retroperitoneales Drüsensarkom. (Med. Ges., Magdeburg, 10. IV. 1913.).
Münch. med. Wochenschr. Jg. **60**, Nr. 31, S. 1744.　　　　　　　**2, 634.**
Houssay, B. A., und L. Carbone, Retroperitoneales Lipom. Rev. de la soc. méd.
Argent. Bd. **21**, 1913. (Spanisch.)　　　　　　　　　　　　　　**4, 409.**
Jacquot, C., et C. Fairise, Recherches sur les kystes rétro-peritonéaux d'origine
wolffienne. Kyste wolffien du mésocolon descendant. (Über retroperitoneale Cysten
vom Wolffschen Gang ausgehend. Cyste des Wolffschen Ganges am Mesocolon descendens.) Rev. de gynécol. et de chirurg. abdom. Bd. **20**, Nr. 6, S. 551—620.
　　　　　　　　　　　　　　　　　　　　　　　　　　　　　　　2, 698.
Jarboe, Parran, Diagnostic value of the cystoscope from the standpoint of the general
practitioner. (Der Wert des Cystoskops für die Diagnostik vom Standpunkte des
allgemeinen Praktikers.) Virginia med. semi-monthly Bd. **18**, Nr. 6, S. 145—147.
　　　　　　　　　　　　　　　　　　　　　　　　　　　　　　　2, 558.
Mader, A. R., Retroperitoneal haematoma as a cause of intestinal obstruction. (Retroperitoneales Hämatom als Ursache von Darmverschluß.) Canad. med. assoc. journal
Bd. **3**, Nr. 9, S. 788—791.　　　　　　　　　　　　　　　　　　**3, 446.**
Marcinczyk, G. A., Beitrag zur Klinik und Anatomie der retroperitonealen Myome.
Dissertation: Straßburg.　　　　　　　　　　　　　　　　　　　**4, 579.**
Marchak, Rupture de la rate avec grosse inondation péritonéale sans symptômes
d'hémorragie interne. (Milzruptur mit großer intraperitonealer Blutung ohne deren
Zeichen.) Bull. et mém. de la soc. anat. de Paris Jg. **88**, Nr. 9, S. 477—479. **4, 144.**
Mitchell, O. W. H., Acute suppurative lymphadenitis, abdominal, due to a diplo-
streptococcus: autopsy. (Akute eitrige Lymphadenitis im Abdomen, verursacht durch
einen Diplostreptokokkus.) Americ. journal of the med. sciences Bd. **145**, Nr. 5,
S. 721—723.　　　　　　　　　　　　　　　　　　　　　　　　**2, 212.**
Montuoro, Fortunato, Die Wandermilz in ihren Beziehungen zu Geburtshilfe und
Gynaekologie. Zeitschr. f. Geburtsh. u. Gynaekol. Bd. **73**, H. 3, S. 702—736.
　　　　　　　　　　　　　　　　　　　　　　　　　　　　　　　3, 230.
Norrlin, Lennart, Über subcutane traumatische Milzrupturen und ihre Behandlung.
Upsala Läkareför. Förhandl. Bd. **18**, H. 4, S. 215—245. (Schwed.)　　**3, 18.**
Rapp, Ludwig, Ein Fall von retroperitonealem Ganglioneurom. Beitr. z. klin.
Chirurg. Bd. **87**, H. 3, S. 576—592.　　　　　　　　　　　　　　**4, 258.**
Taft, Charles E., and H. G. Jarvis, Retro-peritoneal sarcoma with recovery;
a case report. (Retroperitoneales Sarkom mit gutem Ausgang. Kasuistischer
Beitrag.) Americ. journal of surg. Bd. **27**, Nr. 7, S. 271—272.　　　**2, 698.**
Whitehouse, Beckwith, Torsion of the spleen simulating ovarian tumour. Splenec-
tomy: recovery. (Torsion der Milz einen Ovarialtumor vortäuschend. Splenektomie. Heilung.) Birmingham med. rev. Bd. **74**, Nr. 419, S. 18—22.　**2, 692.**
Zaccarini, Giacomo, Considerazioni chirurgiche sopra tre casi di ascessi retroperitoneali. (Chirurgische Betrachtungen über drei Fälle von retroperitonealen Ab-
scessen.) Clin. chirurg. Jg. **21**, Nr. 12, S. 2581—2595.　　　　　　**4, 579.**

Harnorgane.

Allgemeines, Entwicklung und Entwicklungsstörungen.

Adrian, C., Bericht über die Tätigkeit der an die chirurgische Poliklinik angeschlossenen
Poliklinik für Harnkranke während des achten Jahres ihres Bestehens in der Zeit
vom 1. Juni 1912 bis 31. Mai 1913. Straßburg. med. Zeit. Jg. **10**, H. 6, S. 133—160
u. Folia urol. Bd. **8**, Nr. 3, S. 165—190 u. Nr. 4, S. 219—249.　　**2, 391; 4, 449.**
Adrian, C., Über Simulation krankhafter Zustände der Harnorgane. Zeitschr. f. urol.
Chirurg. Bd. **2**, H. 2, S. 101—155.　　　　　　　　　　　　　　**4, 259.**
Aleixandre, Concepción: Ektopische Niere und Gynaekologie. (3. span. Kongr.
f. Gynaekol., Geburtsh. u. Päd.). Cron méd., Valencia, Jg. **25**, Nr. 589, S. 222
bis 223. (Spanisch.)　　　　　　　　　　　　　　　　　　　　　**4, 410.**
Aleman, O., Ein Fall von rechtsseitiger, intermittierender Hydronephrose, hervor-
gerufen durch zwei Arteriae accessoriae. Operation mit Exstirpation dieser Gefäße.
Genesung. Nord. med. Ark., Kirurgi Bd. **45**, H. 4, Nr. 10.　　　　**2, 219.**
Alexander, Béla, Die Untersuchung der Wanderniere mittels X-Strahlen. Folia
urol. **7**, S. 271—280.　　　　　　　　　　　　　　　　　　　　**1, 67.**

Anderson, A. V. M., Bacillus coli urinary infection. (Infektion der Harnwege mit Bacterium coli.) Austral. med. jourhal. Bd. 2, Nr. 104, S. 1118—1122.   3, 335.

Apert, Lemaux et Guillaumot, Rein gauche avec uretère double. (Linke Niere mit doppeltem Ureter.) Bull. et mém. de la soc. anat. de Paris Jg. 88, Nr. 4, S. 171—172.   2, 169.

Barney, J. Dellinger, and Edward L. Young, The value of the guinea-pigtest in genito-urinary tuberculosis. (Der Wert der Meerschweinchenimpfung für die Urogenitaltuberkulose.) Publ. of the Massachusetts gen. hosp. Bd. 4, Nr. 1, S. 283—289.   2, 584.

Barth, A., Über chirurgische Behandlung der Anurie. Zeitschr. f. urol. Chirurg. Bd. 1, H. 6, S. 588—599.   3, 447.

Barton, Wilfred M., Potassium permanganate as a local anesthetic to the genitourinary mucous membranes. (Kaliumpermanganat als lokales Anästheticum für die Schleimhäute des Urogenitaltraktus.) Journal of the Americ. med. assoc. Bd. 61, Nr. 3, S. 196—197.   5, 766.

Bauereisen, A., Über die postoperative Infektion der weiblichen Harnorgane. Med. Klinik Jg. 9, Nr. 22, S. 863—866.   2, 201.

Bauereisen, A., Über die Ausbreitungswege der postoperativen Infektion in den weiblichen Harnorganen. Zeitschr. f. gynaekol. Urol. Bd. 4, H. 1, S. 1—28.   1, 683.

Beck, Carl, The implantation of the ureters into the large bowel. (Einpflanzung der Harnleiter in den Dickdarm.) Journal of the Americ. med. assoc. Bd. 61, Nr. 19, S. 1691—1694.   4, 263.

Beer, Edwin, The use of tuberculin in the diagnosis of obscure conditions in the genitourinary system. (Die Anwendung des Tuberkulins zur Aufklärung dunkler Zustände im Urogenitalsystem.) Med. rec. Bd. 84, Nr. 15, S. 650—653.   3, 649.

Block, J., The diagnosis of the surgical renal affections. (Die Diagnose chirurgischer Nierenaffektionen.) Med. times Bd. 41, Nr. 9, S. 268—271.   3, 230.

Blumenthal, Ferd., Handbuch der speziellen Pathologie des Harns. Wien: Urban u. Schwarzenberg. VIII, 492 S. M. 15.—.   3, 446.

Brandeis, R., Le siège rénal d'une tuberculose urinaire peut-il être déduit de l'examen cytologique du sédiment de l'urine? (Kann durch die mikroskopische Untersuchung des Harnsediments eine Tuberkulose der Harnwege als Nierentuberkulose diagnostiziert werden?) Gaz. hebdom. d. scienc. méd. de Bordeaux 34, S. 4—5.   1, 136.

Brandl, Karl, A contribution to the study of ectopia vesicae. (Ein Beitrag zum Studium der Blasenektopie.) Americ. journal of urol. Bd. 9, Nr. 7, S. 333—339.   3, 19.

Broek, A. I. P. van den, Verdoppelung der äußeren Genitalien und Spaltbecken, aufgefaßt als Duplicitas posterior. Ned. Tijdschr. v. voor verlosk. en gyn. Jg. 23, Nr. 2, S. 132—154. (Holländisch.)   3, 673.

Brown, G. van Amber, Methods of diagnosis in lesions of the upper urinary tract. (Methoden der Diagnose bei Schädigungen der oberen Harnwege.) (Americ. assoc. of obstetr. a. gynecol. meet., Toledo, Ohio, 17.—19. IX. 1912.) Americ. journal of obstetr. Bd. 67, Nr. 5, S. 931—937.   2, 393.

Buday, Koloman, Über eine hochgradige Entwicklungsstörung der Nieren bei einem Neugeborenen in Verbindung mit anderen Entwicklungsfehlern (Laryngealstenose Verkrümmung des Unterschenkels). Virchows Arch. f. pathol. Anat. u. Physiol. Bd. 213, H. 2/3, S. 253—262.   4, 43.

Budde, W., Zur Genese der Hufeisenniere und verwandter Nierenmißbildungen. Dissertation: Bonn.   5, 121.

Budde, Werner, Ein sehr frühes Stadium von Hufeisenniere. Anat. Hefte Bd. 48, Abt. 1, H. 2, S. 297—306.   2, 634.

Buerger, Leo, Congenital diverticulum of the bladder with a contractile sphincteric orifice. (Kongenitales Blasendivertikel mit einer contractilen sphincterartigen Mündung.) Urol. a. cutan. rev. Bd. 17, Nr. 3, S. 135—136 u. Journal d'urol. Bd. 3. Nr. 5, S. 591—594.   2, 121, 449.

Bull, R. J., Bacillus coli infection of the urinary tract. Nature, origin and specific treatment. (Über Natur, Ursprung und spezifische Behandlung der Koliinfektion der Harnwege.) Austral. med. journal Bd. 2, Nr. 105, S. 1129—1131.   3, 116.

Carwardine, T., Pericolitis. Brit. med. journal 2716, S. 101—104.   1, 78.

Casper, L., Die Urologie als Wissenschaft und Lehrfach. Zeitschr. f. Urol. Bd. 7, H. 10, S. 786—798.   3, 216.

Cathelin, F., Le rein mobile congénital (sa pathogénie et son traitement chirurgical.) (Die kongenitale Ren mobilis. [Pathogenese und chirurgische Therapie].) Paris méd. Nr. 37, S. 253—257.   3, 24.

Cathelin, F., Cinq années de pratique et d'enseignement à l'hôpital d'urologie. (5 Jahre der Praxis und Erfahrung am Hospital für Urologie.) Paris. 143 S. Frcs. 6.—.
4, 259.

Caufment, L'anurie dans le cancer de l'utérus, ses formes cliniques, son traitement. (Anurie bei Uteruskrebs. Klinische Form. Behandlung.) Thèse: Paris. 5, 59.

Chetwood, C. H., The practice of urology. (Praktikum der Urologie.) London. sh. 21.—.
4, 259.

Cohn, Theodor, und Hans Reiter, Klinische und serologische Untersuchungen bei Harneiterungen durch Bacterium coli. Berl. klin. Wochenschr. 50, S. 441 bis 443 u. 492—495.
1, 554.

Curtis, Henry, Modern urinary surgery: points for the practitioner. (Moderne Chirurgie des Harnapparates: Winke für den Praktiker.) Practitioner Bd. 90, Nr. 4, S. 686—700.
2, 54.

Dam, J. M. van, Die radikale Behandlung angeborener Blasendivertikel. Bruns Beitr. z. klin. Chirurg. 83, S. 320—331.
1, 478.

Dietlein, M. J., Zur Therapie der Blasenspalte. Die Ureterotrigono-sigmoideostomie mit partieller Ausschaltung des Colon sigmoideum. Dissertation: München. 4, 20.

Dinermann, E., Contribution à l'étude clinique et anatomo-pathologique de l'influence du cancer de l'utérus sur le système urinaire. (Klinische und anatomisch-pathologische Studie über den Einfluß des Uteruskrebses auf die Harnwege.) Dissertation: Genève.
5, 105.

Ebeler, F., Zur Bekämpfung der Retentio urinae durch Pituitrin. Zeitschr. f. gynaekol. Urol. Bd. 4, H. 2, S. 55—62.
1, 554

Ekler, Rudolf, Ein Fall von linksseitiger Nierendystopie, kombiniert mit rechtsseitiger Graviditätspyelonephritis. Zeitschr. f. gynaekol. Urol. Bd. 4, H. 1, S. 51 bis 53.
1, 592.

Evans, J. Howell, A clinical lecture on tuberculosis of the urinary tract. (Klinische Vorlesung über Tuberkulose des Harnapparates.) Lancet Bd. 185, Nr. 4692, S. 273 bis 275.
3, 67.

Fehling, H., Zur Behandlung der Blasenschwäche des Weibes. Med. Klin. 9, S. 281 bis 283.
1, 229.

Fenwick, E. Hurry, Urinary and genito-urinary tuberculosis. (Tuberkulose der Harnwege und Urogenitaltuberkulose.) Practitioner Bd. 90, Nr. 1, S. 234—242
1, 752.

Fischer, B., Ein Fall von doppelter Ureterenbildung einer Seite mit blinder Endigung des einen derselben. Dissertation: Kiel.
4, 337.

Frank, Ernst R. W., Hyperämiebehandlung bei entzündlich infiltrativen Erkrankungsprozessen in den Harnwegen. Dtsch. med. Wochenschr. Jg. 39, Nr. 45, S. 2185 bis 2188.
3, 659.

Franke, Carl, Die Koliinfektion des Harnapparates und deren Therapie. Ergebn. d. Chirurg. u. Orthop. Bd. 7, S. 671—705. Berlin: Springer.
4, 449.

Frankenau, Harnkrankheiten des Kindes. (Nürnberg. med. Ges. u. Poliklin. 24. IV. 1913.) Münch. med. Wochenschr. Jg. 60, Nr. 31, S. 1745.
2, 716.

Die Erkrankungen des weiblichen Genitales in Beziehung zur inneren Medizin red. v. L. v. Frankl-Hochwart, C. v. Noorden u. A. v. Strümpell. Bd. 2. Akute Infektionskrankheiten, Schwangerschaftstoxikosen, Eklampsie, Sepsis, Hautkrankheiten, Asthenie, Enteroptose, Metastasen der Tumoren, Nervenkrankheiten. Wien u. Leipzig: Alfred Hölder. XIX, 988 S. M. 22.40.
3, 673.

Gaitschmann, W. J., Angeborenes Fehlen einer Niere (Agenesia renis) mit gleichzeitiger Wachstumsanomalie der Geschlechtsorgane. (Uterus bicornis duplex cum vagina septa.)Russ. Zeitschr. f. Geburtsh. u. Gynaekol. 28, S. 69—84. (Russisch.) 1, 219.

*Gaymard, Des adénites iliaques chancrelleuses et de leur traitement opératoire. (Operative Behandlung der carcinomatösen iliakalen Drüsen.) Thèse: Paris. 5, 106.

Geraghty, J. T., and H. W. Plaggemeyer, The practical importance of infantile kidney in renal diagnosis. (Die praktische Bedeutung der infantilen Niere in der Nierendiagnostik.) Journal of the Americ. med. assoc. Bd. 61, Nr. 25, S. 2224 bis 2228.
4, 450.

Gibson, M. J., Gynaecological urology. (Gynaekologische Urologie.) Dublin journal of med. science Jg. 136, Nr. 504, S. 414—429.
4, 81.

Goldberg, Berthold, Die Sonderstellung der Staphylomykosen der Harnwege. Zeitschr. f. Urol. Bd. 7, H. 6, S. 447—475.
2, 289.

Green, Robert M., Infections of the upper urinary tract in infancy and childhood. (Infektionen der oberen Harnwege im frühen und späten Kindesalter.) Boston med. a. surg. journal Bd. 168, Nr. 18, S. 645—649.
2, 447.

Hadden, David, Urinary infections in women. (Infektionen der Harnwege bei der Frau.) California State journal of med. 11, S. 10—13. 1, 141.

Harpster, Charles M., An interesting case of renal hematuria, with three anomalous renal arteries. (Ein interessanter Fall von Nierenblutung mit drei abnormen Nierenarterien.) Physic. a. surg. Bd. 35, Nr. 11, S. 490—494. 4, 450.

Hart, D. Berry, Note on Dr. Gemmell's and Prof. A. M. Paterson's case of duplication of bladder, uterus, vagina and vulva, with successive full-time pregnancy and labour in each uterus. (Bemerkung zu Gemmell und Patersons Veröffentlichung über einen Fall von Verdoppelung der Blase, des Uterus, der Vagina und Vulva, mit ausgetragener Schwangerschaft in jedem der beiden Uteri.) Journal of obstetr. a. gynaekol. of the Brit. emp. 23, S. 139—141. 1, 434.

Hartmann, J. P., Über die extravesicale Ausmündung der Harnleiter bei Frauen. Zeitschr. f. gynaekol. Urol. Bd. 4, H. 2, S. 69—88 u. Ugeskrift for Læger Jg. 75, Nr. 50, S. 2023. (Dänisch). 1, 753; 3, 695.

Hartmann, Joh., Zur Kasuistik und operativen Behandlung überzähliger aberranter Ureteren. Zeitschr. f. Urol. Bd. 7, H. 6, S. 429—446. 2, 556.

Heitzmann, Louis, Differential diagnosis of diseases of the genitourinary tract. (Differentialdiagnose der Erkrankungen des Urogenitaltraktus.) Arch. of diagn. 6, S. 16—24. 1, 430.

Herman, J. Leon, and George Fetterolf, Dumb-bell kidney. (Hantelniere.) Ann. of surg. Bd. 57, Nr. 6, S. 868—878. 2, 700.

Hess, Leo, Über Diurese. Med. Klinik Jg. 9, Nr. 31, S. 1238—1243. 2, 761.

Hess, Otto, Experimentelle Untersuchungen über die Bacterium-coli-Infektion der Harnorgane. Mitteilg. a. d. Grenzgeb. d. Med. u. Chirurg. Bd. 26, H. 1, S. 135 bis 175. 2, 222.

Hiblot, L., Du pronostic éloigné de l'albuminurie chez les femmems. (Spätere Prognose der Albuminurie bei Frauen.) Paris: Vigot frères. Frcs. 2.—. 3, 368.

Hofmann, Eduard Ritter von, Zur Diagnose und Therapie der angeborenen Blasendivertikel. Zeitschr. f. urol. Chirurg. Bd. 1, H. 5, S. 440—452. 3, 27.

Hoppe, H., Die kongenital dystope Niere. Eine Literarstudie unter Mitteilung eines neuen Falles beiderseitiger Dystopie ohne Verwachsung. Dissertation: Rostock. 4, 334.

Hoskins, R. G., and John W. Means, The relation of vascular conditions to pituitrin diuresis. (Über die Beziehung der Zirkulationsbedingungen zur Pituitrindiurese.) Journal of pharmacol. a. exp. therapeut. Bd. 4, Nr. 5, S. 435—441. 2, 278.

Houzel, Gaston, Fissure vésicale inférieure, inversion vésicale, étranglement. (Untere Blasenspalte mit Einklemmung der invertierten Blase.) Journal d'urol. méd. et chirurg. 3, S. 25—34. 1, 196.

Hutchinson, J., Obstruction of the ureter by aberrant renal vessels; a clinical study of the symptoms and results of operation. (Verschluß des Ureters durch aberrierende Nierengefäße; eine klinische Studie der Symptome und Operationsresultate.) Proceed. of the roy. soc. of med. Bd. 6, Nr. 8, surg. sect. S. 201—224. 2, 556.

Jazuta, K., Über die Abhängigkeit der Nierenlage von dem Dickdarmgekröse bei dem menschlichen Foetus. Anat. Anz. Bd. 44, Nr. 8/9, S. 159—165. 2, 463.

Jeanneret-Minkine, M., L'incontinence d'urine chez la femme dans ses rapports avec la prolapsus de le paroi vaginale antérieure. (Über Incontinentia urinae bei der Frau im Zusammenhang mit Prolaps der vorderen Vaginalwand.) Dissertation: Lausanne. 5, 65.

Jordan, Anson, Report on urinary antiseptics. (Bericht über Harnantiseptica.) British med. journal Nr. 2750, S. 648—654. 3, 213.

Juvara, E., Appareil urinaire, vices de conformation. Uretère droit double, l'urétère supplémentaire s'abouchant à la vulve, à droite de l'orifice urétral. (Bildungsfehler am Harnapparat. Rechts doppelter Ureter, der überzählige mündet in der Vulva, rechts von der Urethralmündung.) Bull. et mém. de la soc. de chirurg. de Paris 39, S. 100—103. 1, 227.

Kelly, Howard A., Incontinence of urine in women. (Urininkontinenz bei Frauen.) Urol. a. cutan. rev. Bd. 17, Nr. 6, S. 291—293. 2, 450.

Kidd, Frank, The diagnosis and treatment of haemic infection of the urinary tract. (Diagnose und Therapie der hämatogenen Infektion des uropoetischen Systems.) Practitioner Bd. 91, Nr. 5, S. 609—618. 3, 537.

Kirkpatrick, H., and E. W. C. Bradfield, Notes on a case of hypertrophy of the bladder in a child. (Blasenhypertrophie bei einem Kind.) Lancet Bd. 2, Nr. 11, S. 799—800. 3, 451.

Kneise, O., Einige meiner Erfahrungen auf dem Gebiete moderner Urologie (besonders endovesicaler Operationen). Med. Klinik Jg. 9, Nr. 42, S. 1721—1725. 3, 489.

Knorr, Richard, Vierter Kongreß der Deutschen Gesellschaft für Urologie in Berlin
    vom 28. September bis 1. Oktober 1913. Zeitschr. f. gynaekol. Urol. Bd. 4, H. 5,
    S. 201—213.   3, 694.
Kodama, H., und N. Krasnogorski, Bakteriologische Befunde bei Erkrankungen
    der extrarenalen Harnwege bei Kindern und Erwachsenen. Zentralbl. f. Bakteriol.
    Orig. Bd. 69, H. 1/2, S. 8—22.   2, 323.
Kolischer, G., Mid-operative diagnosis in urologic di operations. (Diagnose während der
    Operation bei urologischen Operationen.) Journal of the Americ. med. assoc.
    Bd. 61, Nr. 3, S. 174—176.   3, 209.
Kreuter, Zur Operation des angeborenen Divertikels der Harnblase. Zentralbl. f.
    Chirurg. Jg. 40, Nr. 45, S. 1740—1742.   3, 594.
Krogius, Ali, Contribution to our knowledge of the so-called congenital diverticula
    of the urinary bladder and their treatment. (Zur Kenntnis der sogenannten ange-
    borenen Blasendivertikel und ihrer Behandlung.) Urol. a. cutan. rev., techn. suppl.
    Bd. 1, Nr. 2, S. 142—149.   3, 27.
Lajoscade, Emile, The pathogenesis of hydronephrosis occurring in congenital
    defects of the kidney. (Die Pathogenese der Hydronephrose infolge von kongenitalen
    Nierenanomalien.) Americ. journal of urol. Bd. 9, Nr. 8, S. 373—380.   3, 448.
Legueu, F., La transfusion du sang dans les grandes hémorragies urinaires. (Blut-
    transfusion bei großen Hämorrhagien aus den Harnwegen.) Journal d'urol.
    Bd. 4, Nr. 1, S. 1—14.   3, 21.
Lerda, Guido, Contribution au traitement de l'exstrophie de la vessie. (Beitrag zur
    Behandlung der Blasenektopie.) Journal de chirurg. Bd. 10, Nr' 5, S. 549—562.
                                                                               2, 639.
Lévy, Fernand, Y a-t-il des albuminuries d'origine vésicale ? (Gibt es Albuminurien
    vesicalen Ursprungs ?) Cpt. rend. hebdom. d. séanc. de la soc. de biol. 74, S. 355
    bis 357.   1, 292.
Lohnstein, H., Ein Fall von akuter Harnretention bei Gynatresie. Zeitschr. f. Urol.
    Bd. 7, H. 8, S. 630—634.   3, 54.
Lower, William E., A report of double congenital stricture of the left ureter
    with a movable calculus between the points of constriction. (Bericht über eine
    doppelte kongenitale Striktur des linken Ureters mit einem beweglichen Stein
    zwischen den beiden Strikturen.) Americ. journal of urol. 9, S. 27—29.   1, 140.
Lydston, G. Frank, Bacteriologie research in its relations to genito-urinary surgery.
    (Bakteriologische Forschung in ihren Beziehungen zur Chirurgie der Urogenital-
    organe.) Illinois med. journal Bd. 23, Nr. 6, S. 603—614.   3, 323.
Mankiewicz, Urologie. Med. Klinik Jg. 9, Nr. 40, S. 1646—1647.   3, 285.
Marquis, Deux cas congénitaux d'abouchements anormaux du rectum. (Zwei Fälle
    von kongenitaler anormaler Mündung des Rectum.) Bull. et mém. de la soc. de
    chirurg. de Paris Bd. 39, Nr. 34, S. 1425—1428.   3, 693.
Marsh, N. Percy, Coli infection of the urinary tract in infancy and childhood. (Koli-
    infektion des Harntraktes im Säuglings- und Kindesalter.) Liverpool med.-chirurg.
    journal Bd. 33, Nr. 64, S. 510—523 u. Pediatrics Jg. 25, Nr. 10, S. 648—658.
                                                                          2, 764—4, 80.
Marshall, G. Balfour, Case of maldevelopment: congenital absence of vagina:
    partial development of right Müllers duct: ectopic left kidney in pelvis. (Mißbildung,
    Kongenitales Fehlen der Vagina; teilweise Entwicklung des rechten Müllerschen
    Ganges; ektopische linke Niere im Becken.) Journal of obstetr. a. gynaecol. of the
    Brit. empire Bd. 23, Nr. 4, S. 238—240.   2, 20.
Martius, K., Ein Fall von persistierender wahrer Kloake mit bandförmigem Ovarium
    und anderen seltenen Mißbildungen im Urogenitalsystem. Frankfurter Zeitschr. f.
    Pathol. 12, S. 47—62.   1, 110.
Miller, Reginald, and Leonard Parsons, Renal infantilism. (Renaler Infantilis-
    mus.) Clin. journal Bd. 42, Nr. 39, S. 614—622.   5, 339.
Morton, Henry H., Urological surgery. (Urologische Chirurgie.) Med. times Bd. 41.
    Nr. 12, S. 377—381.   4, 81.
Muret, M., Incontinence d'urine et prolapsus vaginal. (Inkontinenz und Scheiden-
    vorfall.) Rev. de gynécol. et chirurg. abdom. Bd. 20, Nr. 4/5, S. 493—506.
                                                                               2, 435.
Nelson, A. W., Points in diagnosis of certain urinary disases. (Diagnostische Merk-
    male bei einzelnen Erkrankungen der Harnwege.) Lancet-clin. Bd. 109, Nr. 25.
    S. 682—685.   3, 335.
Newman, David, Cases illustrating certain urinary conditions in women associated
    with frequent or painful micturition. (Über gewisse Affektionen der weiblichen Harn-
    wege, die mit häufiger oder schmerzhafter Miktion einhergehen; Kasuistik.) Glas-

gow med. journal Bd. **79,** Nr. 5, S. 342—360 u. Clin. journal Bd. **42,** Nr. 13, S. 193
bis 204. **2, 114, 704.**
Nicolich, Rachi-anesthésie en chirurgie génito-urinaire. (Die Rückenmarksanästhesie
in der urogenitalen Chirurgie.) Rev. prat. des mal. des org. génito-urin. Jg. **10,**
Nr. 57, S. 197—202. **2, 370.**
Pawloff, A., Über accessorische Harnleiter. Dtsch. Zeitschr. f. Chirurg. **121,** S. 425
bis 446. **1, 552.**
Pedersen, Victor Cox, Pus in the urine. (Eiter im Urin.) New York med. journal
Bd. **98,** Nr. 24, S. 1141—1145. **4, 113.**
Peterson, E. W., Congenital cystic kidney. (Kongenitale Cystenniere.) Post-graduate
Bd. **28,** Nr. 3, S. 260. **2, 554.**
Peterson, Reuben, Report of a case of congenital cystic kidney associated with a
uterine fibroid. (Bericht über einen Fall von kongenitaler Cystenniere vergesell-
schaftet mit einem Uterusfibroid.) Physician a. surg. Bd. **35,** Nr. 8, S. 345—350.
4, 451.

Pettis, John H., A case of neoplasm of the remains of the Wolffian body simuating
hypernephroma. (Ein Fall von Neubildung der Reste des Woffschen Körpers, die
ein Hypernephrom vortäuschte.) Physician a. surg. Bd. **35,** Nr. 1, S. 27—30. **3, 268.**
Picqué, Lucien, et Émile Georghiu, Ectopie rénale et troubles mentaux. (Nieren-
ektopie und Geistesstörungen.) Encéphale Jg. **8,** Nr. 7, S. 35—49. **3, 191.**
Plummer, S. C., Dystopic kidney. (Nierendystopie.) Surg., gynecol. a. obstr. **16,**
S. 1—14. **1, 26.**
Polak, John Osborn, Dystopic kidney. (Dystopische Niere.) (New York obstetr.
soc., meet. 11. III. 1913.) Americ. journal of obstetr. Bd. **68,** Nr. 1, S. 104—105. **2, 636.**
Portner, Ernst, Diagnostik und Behandlung der Hämaturie. Med. Klinik Jg. **9,**
Nr. 46, S. 1882—1885. **4, 259.**
Portner, Ernst, Katheter. Med. Klinik Jg. **9,** Nr. 50, S. 2078—2079. **4, 81.**
Richardson, Edward H., Tuberculosis of the urinary system in women. Report of a
case. (Tuberkulose des uropoetischen Systems der Frauen.) Bull. of the Johns
Hopkins hosp. Bd. **24,** Nr. 266, S. 103—108 u. Virginia med. semi-monthly Bd. **17,**
Nr. 23, S. 578—584. **2, 55, 257.**
Richter, Paul, Historische Beiträge zur Urologie. Zeitschr. f. Urol. Bd. **7,** H. 9,
S. 735—738. **3, 28.**
Rolleston, J. D., Congenital renal and ureteral anomaly. (Kongenitale Nieren- und
Ureteranomalie.) Proceed. of the r. soc. of med., London **6,** sect. for the study of
dis. in childr. S. 114—117 u. Brit. journal of childr. dis. **10,** S. 161—164.
1, 550, 645.

Rosenthal, S., Über die kombinierten Nieren-Uterusmißbildungen. Dissertation:
Heidelberg. **4, 289.**
Rovsing, Thorkild, Diagnosis and treatment of haemic infections of the urinary
tract. (Diagnose und Behandlung der hämatogenen Infektionen der Harnwege.)
Urol. u. cut. rev., techn. suppl. Bd. **1,** Nr. 4, S. 307—316. **4, 498.**
Rupert, Richard R., Irregular kidney vessels found in fifty cadavers. (Bei fünfzig
Leichen gefundene Anomalien der Nierengefäße.) Surg., gynaecol. a. obstetr. Bd. **17,**
Nr. 5, S. 580—585. **3, 593.**
Scalone, Ignazio, Diverticoli vesicali erniati ed ernie diverticolari della vescica.
A proposito del primo caso di un diverticolo vescicale in un' ernia crurale dell' uomo.
Resezione-guarigione. (Hernienartige Blasendivertikel und Blasendivertikel als
Hernieninhalt. Gelegentlich des ersten Falles von einem Blasendivertikel in einer
Cruralhernie beim Manne. Resektion. Heilung.) Clin chirurg. Jg. **21,** Nr. 11,
S. 2314 bis 2352. **4, 414.**
Schönberg, S., Rechtsseitige Nieren- und Ureterverdoppelung mit Hypoplasie und
Adenom der überzähligen Niere. Frankf. Zeitschr. f. Pathol. Bd. **14,** H. 2, S. 267
bis 275. **3, 623.**
Schoenlank, Werner, Zur Kenntnis der Dystopia renis sagittalis et transversa.
Gegenbaurs morphol. Jahrb. Bd. **45,** H. 4, S. 497—521. **3, 448.**
Schüller, Hugo, Zur Technik der Radium-Mesothoriumbestrahlung in der Urologie.
Strahlentherapie Bd. **3,** H. 2, S. 531—536. **4, 221.**
Schwenk, Arthur, Zur konservativen chirurgischen Behandlung in der Urologie.
Zeitschr. f. ärztl. Fortbild. Jg. **10,** Nr. 15, S. 456—459. **2, 705.**
Simpson, J. W., Incontinence of urine in children. (Urinincontinenz beim Kind).
Edinburgh med. journal **10,** S. 49 bis 54. **1, 27.**
Siter, E. H., Infection of the genitourinary tract by micrococcus catarrhalis. (Die In-
fektion des Urogenitaltraktus durch den Micrococcus catarrhalis.) New York med.
journal **97,** S. 503—505. **1, 430.**

Steffeck, P., Beitrag zur Operation der Incontinentia urinae und der größeren Genital-
    prolapse. Zeitschr. f. Geburtsh. u. Gynaekol. Bd. 75, H. 1, S. 221—230.   3, 585.
Stein, Arthur, Unilateral fused kidney. (Durch Verschmelzung entstandene einseitige
    Einzelniere.) Americ. journal of obstetr. Bd. 68, Nr. 1, S. 48—52.   2, 700.
Stephens, H. Douglas, Infections of the urinary tract by the bacillus coli in children.
    (Infektion des Harntraktes mit Bacterium coli bei Kindern.) Austral. med. journal
    Bd. 2, Nr. 105, S. 1127—1129.   3, 116.
Stewart, William H., Recent advancement in the Röntgen ray diagnosis of disease
    of the genito urinary tract. (Neue Fortschritte in der Röntgendiagnostik des Uro-
    genitaltraktus.) Arch. of diagn. 6, S. 59—61.   1, 431.
Stopford, J. S. B., A note on the significance of certain anomalies of the renal and
    spermatic arteries. (Über die Bedeutung gewisser Anomalien der Aa. renales und der
    Aa. spermaticae.) Journal of anat. a. physiol. Bd. 48, Nr. 1, S. 81—85.   3, 659.
Suter, F., Über überzählige Nieren. (Kasuistik; Mitteilung eines vor der Operation
    diagnostizierten Falles mit cystischer Erweiterung des vesicalen Ureterendes.)
    Folia urol. Bd. 8, Nr. 1, S. 35—45.   2, 704.
Taddei, Domenico, Sur la typhlo-urétérostomie après exclusion du caecum et
    appendicostomie dans le traitement de exstrophie vésicale. Recherches anato-
    miques et expérimentales. (Über die Typhloureterostomie nach Ausschaltuug des
    Coecums und Appendicostomie zur Behandlung der Blasenektopie. Anatomische
    und experimentelle Untersuchungen.) Rev. de chirurg. 33, S. 37—63.   1, 681.
Tarral, Contribution à l'étude de l'incontinence d'urine chez la femme. (Inconti-
    nentia urinae beim Weib.) Thèse de Montpellier. Nr. 66. 50 S.   5, 65.
Thatcher, Lewis, Case of congenital defect of abdominal muscles, with anomaly
    of urinary apparatus. (Fall von kongenitalem Bauchmuskeldefekt mit Anomalie
    des Harnapparates.) Edinburgh med. journal Bd. 11, Nr. 2, S. 127—134.   3, 20.
Thévenot, Léon, Essais de traitement chirurgical des rétentions d'urine sans ob-
    stacle mécanique. (Versuche zur chirurgischen Behandlung der ohne mechanisches
    Hindernis bestehenden Harnretention.) Progr. méd. Jg. 41, Nr. 50, S. 651—652. 4, 259.
Thomas, B. A.. Modern genito-urinary diagnosis and treatment, with reference
    especially to laboratory methods. (Moderne Diagnose und Behandlung der Uro-
    genitalerkrankungen mit spezifischer Berücksichtigung der Laboratoriumsmethoden.)
    Americ. journal of the med. sciences Bd. 146, Nr. 5, S. 696—711.   4, 498.
Thompson, Ralph, Genito-urinary tuberculosis. (Urogenitaltuberkulose.) Guy's
    hosp. gaz. 27, S. 51.   1, 127.
Thomson, John, Infection of the urinary tract in children by the colon bacillus.
    (Die Koliinfektion der Harnwege bei Kindern.) Lancet Bd. 185 Nr. 4694, S. 467
    bis 468.   3, 447.
Tytgat, E., Les dernières opérations pour la cure de l'exstrophie vésicale. (Die neueren
    Operationen zur Behandlung der Blasenektopie.) Ann. et bull. de la soc. de méd.
    de Gand Bd. 4, Nr. 5, S. 191—198 u. Belgique méd. Jg. 20, Nr. 23, S. 267—270.
                                                                2, 450, 595.
Vandeputte, Contribution à l'étude du traitement médical de la tuberculose urinaire.
    (Beitrag zur internen Behandlung der Tuberkulose des Harnapparates.) (17. congr.
    internat. de méd., Londres, 1913.) Rev. mod. de méd. et de chirurg. Jg. 11,
    Nr. 9, S. 328—338.   3, 489.
Vas, Bernát, Über die Albuminurien vom Standpunkt der ärztlichen Praxis. Orvos-
    kèpzes Jg. 3, H. 8/10, S. 843—863. (Ungarisch.)   3, 694.
Violet, H., et J. Murard, Des renseignements fournis par l'exploration urinaire dans
    les indications opératoires du cancer de l'utérus. (Die Bedeutung der Untersuchung
    der Harnwege für die Anzeige zur Operation bei Gebärmutterkrebs.) Rev. de gy-
    nécol. et de chirurg. abdom. 20, S. 129—142.   1, 468.
Vulliet, Henri, Le traitement chirurgical de l'exstrophie de la vessie. (Chirurgische
    Behandlung der Blasenektopie.) Lyon chirurg. Bd. 9, Nr. 6, S. 589—600. 2, 640.
Walker, J. W., Thomson, Recent work in genito-urinary surgery. (Die neuesten
    Forschungen auf dem Gebiete der Urogenitalchirurgie.) Practitioner Bd. 90, Nr. 4,
    S. 701—712.   1, 752.
Walker, K. Macfarlane, Hunterian lecture on the paths of infection in genito-
    urinary tuberculosis. (Über die Infektionswege der Urogenitaltuberkulose.) Lancet
    184, S. 435—440.   1, 477.
Wendel, Embryonaler Nierentumor. (Med. Ges., Magdeburg, Sitzg. v. 30. I. 1913.)
    Münch. med. Wochenschr. Jg. 60, Nr. 19, S. 1067.   2, 54.
Whiteside, J. D., Appendicitis with symptoms of diesases of the urinary tract.
    (Appendicitis mit Symptomen, welche auf eine Erkrankung der Harnorgane hin-
    weisen.) Journal-lancet Bd. 33, Nr. 1, S. 1—3.   2, 108.

Wilson, Harold W., A case of severe b. coli infection of the urinary tract; nephrectomy; recovery. (Ein Fall von schwerer B.-coli-Infektion des Urogenitaltraktus. Nephrektomie. Genesung.) Brit. journal of childr. dis. Bd. 10, Nr. 115, S. 289—295.
2, 699.
Wolkowitsch, Nicolai, Ein Fall von hartnäckiger Harninkontinenz bei einer Frau, der durch die von mir vorgeschlagene Operationsmethode bei schweren Blasenscheidenfisteln geheilt wurde. Monatsschr. f. Geburtsh. u. Gynäkol. 37, S. 202—206.
1, 141.
Wulff, Ove, Über Vaccinebehandlung der Infektionen der Harnwege. Zeitschr. f. Urol. Bd. 7, H. 9, S. 705—727.
3, 169.
Zangenmeister, Die Beziehungen der Erkrankungen der Harnorgane zu Schwangerschaft, Geburt und Wochenbett. 15. Versamml. d. dtsch. Ges. f. Gynaekol., Halle a. S., 14.—17. Mai 1913, S. 64—211.
1, 838.

Niere, Nebenniere.

Niere und ihre Erkrankungen, außer Tuberkulose.

Abel, Renal and ureteral calculi. (Nieren- und Uretersteine.) Ky. med. journal Bd. 11, S. 406.
3, 450.
Ach, Fascientransplantation zum Zwecke der Rectopexie und Nephropexie. 24. Kongr. d. dtsch. Ges. f. Chirurg. Berlin, 26.—29. III. 1913.
2, 165.
Adams, W. T., Report of cases of renal calculi in which acute intestinal obstruction was an important complication. (Bericht über einige Fälle von Nierensteinen, die durch akute Obstipation kompliziert waren.) St. Paul med. journal Bd. 15, Nr. 2, S. 79—82.
3, 663.
Aleman, O., Ein Fall von rechtseitiger, intermittierender Hydronephrose, hervorgerufen durch zwei Arteriae renales accessoriae. Operation mit Exstirpation dieser Gefäße. Genesung. Nord. med. Ark., Kirurgi Bd. 45, H. 4, Nr. 10.
2, 219.
Ambrose, Theodore, The diagnosis and treatment of some renal affections. (Die Diagnose und Behandlung einiger Nierenkrankheiten.) Australas. med. gaz. Bd. 34, Nr. 20, S. 454—456.
4, 144.
Apert, Lemaux et Guillaumot, Rein gauche avec uretère double. (Linke Niere mit doppeltem Ureter.) Bull. et mém. de la soc. anat. de Paris Jg. 88, Nr. 4, S. 171 bis 172.
2, 169.
Aschoff, Ludwig, The pathogenesis of the contracted kidney. (Die Pathogenese der Schrumpfniere.) Arch. of internal med. Bd. 12, Nr. 6, S. 723—738.
4, 335.
Asher, Leon, und Roy Gentry Pearce, Nachweis der sekretorischen Innervation der Niere. Zentralbl. f. Physiol. Bd. 27, Nr. 11, S. 584—590.
3, 286.
Austin, Cecil Kent, Recent french progress in medical renal disorders. (Neuere französische Fortschritte auf dem Gebiete der Nierenerkrankungen.) Med. record 83, S. 15—18.
2, 53.
Ayres, Winfield, Colon bacillus infection of the kidney. (Die Kolibacilleninfektion der Niere.) Med. record Bd. 83, Nr. 22, S. 968—970.
3, 20.
Bachrach, Robert, Über atonische Dilatation des Nierenbeckens und Harnleiters. (85. Vers. dtsch. Naturforsch. u. Ärzte, Wien, Sept. 1913.) Beitr z. klin. Chirurg. Bd. 88, H. 2, S. 279—286.
4, 453.
Baetzner, Schicksal der Nephrektomierten. 24. Kongr. d. dtsch. Ges. f. Chirurg. Berlin, 26.—29. III. 1913.
2, 167.
Baetzner, Wilh., Beitrag zur Kenntnis der Pyelitis granulosa. Zeitschr. f. urol. Chirurg. Bd. 1, H. 3, S. 285—294.
2, 219.
Baisch, K., Untersuchungen über das spätere Schicksal herz- und nierenkranker Schwangerer. Versamml. d. dtsch. Ges. f. Gynaekol. Halle a. S., 14.—17. Mai 1913.
1, 781.
Baisch, Karl, Bericht über die 15. Versammlung der Deutschen Gesellschaft für Gynaekologie, Halle a. S., 14.—17. Mai 1913. Thema des Kongresses: Die Beziehungen der Erkrankungen des Herzens und der Nieren sowie der Störungen der inneren Sekretion zur Schwangerschaft. Frauenarzt Jg. 28, H. 7, S. 293—316 u. H. 8, S. 348—357.
2, 687.
Baldwin, Kate W., A case of hydronephrosis in a child. (Ein Fall von Hydronephrose bei einem Kinde.) Urol. a. cut. rev. Bd. 17, Nr. 12, S. 663—664.
4, 145.
Ball, C. Arthur, Nephrectomy. (Nephrektomie.) Practitioner Bd. 91, Nr. 6, S. 773 bis 781 u. Trancact. of the roy. acad. of med. in Ireland Bd. 31, S. 145—155.
4, 334, 411.
Baright, Herbert Edwin, A method of classification, diagnosis and therapy of kidney disorders, based on functional testing. (Eine Methode der Ordnung, Dia-

gnose und Therapie der Nierenkrankheiten, die sich auf funktionelle Proben stützt.)
Med. record Bd. **83**, Nr. 16, S. 699—704. **2**, 635.

Barney, J. Dellinger, The symptomatology of renal tumors; a study of seventy-
four cases from the Massachusetts general hospital. (Die Symptomatologie der
Nierentumoren; Beobachtungen an 74 Fällen des Massachusetts general hospital).
Boston med. a. surg. journal **168**, S. 300—302. **1**, 644.

Barringer, B. S., Unilateral kidney calculus complicated by ureterocele of the opposite
side. (Einseitiger Nierenstein durch cystische Erweiterung des Ureters der anderen
Seite kompliziert.) Interstate med. journal Bd. **20**, Nr. 4, S. 343—347. **2**, 117.

Barringer, B. S., Renal function. (Nierenfunktion.) Surg., gynecol. a. obstetr.
Bd. **17**, Nr. 6, S. 696—698. **4**, 260.

Bartlett, Charles, J., Pyelitis in the adult. (Pyelitis der Erwachsenen.) New York
med. journal Bd. **98**, Nr. 16, S. 756—760. **3**, 661.

Bauer, Richard, und Paul Habetin, Weitere Erfahrungen über luetische und
postluetische Erkrankungen der Niere. Wien. klin. Wochenschr. Jg. **26**, Nr. 27,
S. 1101—1108. **2**, 699.

Bauereisen, A., Ein Fall von postoperativ entstandener Perinephritis serosa. Zeitschr.
f. gynaekol. Urol. Bd. **4**, H. 3, S. 124—130. **2**, 221.

Beck, Emil G., The aid of the stereoscopic radiograph in locating and estimating
the size of stones in the bladder and kidney. (Das Hilfsmittel der stereoskopischen
Radiographie bei Lokalisierung und Größenbestimmung von Blasen- und Nierensteinen.) Urol. a. cut. rev. Bd. **17**, Nr. 10, S. 526—529. **3**. 666.

Bernasconi et Laffont, Sur un cas de pyélite consécutive à la défloration. (Über
einen Fall von Deflorationspyelitis.) Bull. de la soc. d'obstétr. et de gynécol. de
Paris Jg. 2, Nr. 6, S. 570—572 u. Semaine gynécol. Jg. 18, Nr. 39, S. 309.
3, 286, 537.

Berner, O., Die Cystenniere. Jena. M. 25.—. **4**, 144.

Berner, O., Zur Cystennierenfrage. Virchows Arch. f. pathol. Anat. u. Physiol. **211**,
S. 265—275. **1**, 477.

Blum, Viktor, Über den therapeutischen Harnleiterkatheterismus. Wien. med.
Wochenschr. Jg. **63**, Nr. 27, S. 1661—1666. **3**, 450.

Blum, Victor, Nierenphysiologie und funktionelle Nierendiagnostik im Dienste
der Nierenchirurgie und der internen Klinik. Leipzig und Wien, Deuticke. VIII,
121 S. M. 4.—. **2**, 393.

Boeckel, André, Guérison d'une fistule rénale consécutive à une néphrolithotomie
par le cathétérisme urétéral à demeure. (Heilung einer Nierenfistel nach einer
Nephrolithotomie durch Dauerkatheterismus des Ureters.) Rev. prat. des malad.
des organ. génito-urin. Jg. **10**, Nr. 59, S. 349—362. **3**, 694.

Boetzel, Erhard, Experimentelle Untersuchungen über die Hydronephrose. Beitr.
z. pathol. Anat. u. z. allg. Pathol. Bd. **57**, H. 2, S. 294—313. **4**, 261.

Bogdanovics, Milos, Nephritis und Schwangerschaft. Orvosi Hetilap. Jg. **57**.
Nr. 35, S. 638. (Ungarisch.) **3**, 125.

Bonnaire et Ecalle, Rein polykystique et vessie à colonnes chez un nouveau-né.
(Polycystische Niere und Trabekelblase bei einem Neugeborenen.) Bull. et mém.
de la soc. anat. de Paris Jg. 88, Nr. 9, S. 475—477. **4**, 125.

Borelius, J., Über die Bedeutung der anormalen Nierengefäße für die Entwicklung
der Hydronephrose. Folia urol. Bd. **7**, Nr. 10, S. 621—640. **2**, 637.

Bornemann, W., Die sogenannten Bakteriensteine im Nierenbecken. Frankfurt.
Zeitschr. f. Pathol. Bd. **14**, H. 3, S. 458—469. **4**, 580.

Boulanger, Urétro-cystite gonococcique. Uropyonéphrose droite. Néphrostomie.
Pyonéphrose gauche. Pyélotomie postérieure, néphrectomie secondaire tardive,
guérison. (Uretro-cystitis gon. Rechtsseitige Pyonephrose. Nephrostomie. Linksseitige Pyonephrose. Pyelotomie. Sekundäre Nephrektomie. Heilung.) Folia
urol. Bd. **7**, Nr. 11, S. 693—702. **2**, 762.

Braasch, W. F., Recent progress in uretero-pyelography. (Neue Fortschritte in der
Uretero-pyelographie.) Journal of the Michigan State med. soc. Bd. **12**, Nr. 4,
S. 189—191. **1**, 756.

Braasch, William F., Clinical data on renal lithiasis. (Klinische Daten über Nephrolithiasis.) Journal-lancet Bd. **33**. Nr. 20, S. 561—564 u. Journal of the Tenessee State
med. assoc. Bd. **6**, Nr. 6, S. 209—214. **3**, 490, 539.

Bratton, H. O., Hydronephrosis; with report of cases. (Hydronephrose; mit Bericht
über einige Fälle.) Ohio state med. journ. Bd. **9**, S. 411. **4**, 411.

Bret, J., et R. Boulud, Le coefficient azoturique de l'urine dans les affections rénales et les cardiopathies. (Der „azoturische" Koeffizient des Urins bei Nieren- und
Herzerkrankungen.) Journal d'urol. Bd. **4**, Nr. 2, S. 185—205. **3**, 336.

Brewer, George Emerson, Beobachtungen über akute hämatogene Infektionen der Niere. (17. internat. med. Kongr., London 1913.) Zeitschr. f. urol. Chirurg. Bd. 2, H. 1, S. 36—54 u. Americ. journal of urol. Bd. 9, Nr. 12, S. 549—570.
3, 660; 4, 498.

Bromberg, Richard, Beitrag zur funktionellen Nierendiagnotsik. Bruns Beitr. z. klin. Chirurg. Bd. 85, H. 2, S. 411—418.   2, 641.

Bromberg, Richard, La signification de l'index hémo-rénal pour le diagnostic et le pronostic des affections des reins. (Die Bedeutung des hämorenalen Index für die Diagnose und Prognose der Nierenerkrankungen.) Journal d'urol. Bd. 4, Nr. 5, S. 739—746.   4, 270.

Brongersma, Myom des Ureters und multiple Nierenmyome. Nederl. Tijdschrift voor Geneesk. Jg. 1913, S. 495—496. (Holländisch.)   1, 371.

Brongersma, H., Die Behandlung von Pyelitis bei Schwangeren. Ned. Tijdschr. v. Geneesk. Jg. 1913, Helft 1, Nr. 11, S. 529—534. (Holländisch.)   1, 435.

Bruce-Bays, Pyelonephritis of pregnancy. (Schwangerschafts-Pyelonephritis.) South. African med. journal Bd. 11, S. 116.   3, 455.

Budde, Werner, Ein sehr frühes Stadium von Hufeisenniere. Anat. Hefte Bd. 48, Abt. 1, H. 2, S. 297—306.   2, 634.

Burchard, A., Die röntgenologische Nierendiagnostik. Fortschr. a. d. Geb. d. Röntgen-strahl. Bd. 20, H. 3, S. 244—288.   2, 258.

Burroughs, H. C., A case of hydronephrosis. (Ein Fall von Hydronephrose.) Canada lancet Bd. 47, Nr. 3, S. 181—182.   3, 593.

Carnot, Paul, Sur l'hypertrophie compensatrice du rein après néphrectomie unitlatérale. (Kompensatorische Hypertrophie der Niere nach der Nephrektomie.) Cpt. rend. hebdom. des séanc. de la soc. de biol. Bd. 74, Nr. 19, S. 1086—1088.
2, 448.

Caspari, Hémorragie dans un rein mobile. (Blutung aus einer Wanderniere.) Journal d'urol. méd. et chirurg. 3, S. 57—60.   1, 138.

Castellino, P. F., Fisiopatologia e clinica dell'apparato renale. Lez. 1. (Physio-pathologie und Klinik der Niere.) Tommasi Jg. 8, Nr. 15, S. 318—324.   2, 594.

Cathelin, F., La sympathie réno-rénale unilatérale. (Über den Einfluß einer kranken Nierenpartie auf den gesunden Nierenrest.) Bull. méd. Jg. 27, Nr. 39, S. 459—461.
2, 447.

Cathelin, F., Le poids du rein gans les diverses affections chirurgicales de cet organe. (Das Nierengewicht bei den verschiedenen chirurgischen Nierenerkrankungen.) Rev. prat. des mal. des org. génito-urin. Jg. 10, Nr. 56, S. 95—101.   1, 751.

Cathelin, F., Quelques notions indispensables pour qui veut comprendre la physio-pathologie chirurgicale des reins. (Einige für den Chirurgen zum Verständnis der Physio-Pathologie der Nieren wichtige Bemerkungen.) Médecin pratic. Jg. 9, Nr. 11, S. 165—167.   2, 636.

Cathelin, F., Le rein mobile congénital (sa pathogénie et son traitement chirurgical). (Die kongenitale Ren mobilis. [Pathogenese und chirurgische Therapie].) Paris méd. Nr. 37, S. 253—257.   3, 24.

Caulk, John R., Unilateral renal hematuria cured by pelvic injections of adrenalin. Report of two cases. (Einseitige renale Blutung durch Nierenbeckenspülungen mit Adrenalin geheilt.) Interstate med. journal Bd. 20, Nr. 4, S. 348—350.   2, 116.

Caulk, John R., The etiology of kidney cysts. Illustrated by a cyst due to obstructive calcareous papillitis. (Die Ätiologie von Nierencysten. Illustration durch eine auf verlegende calculöse Papillitis zurückzuführende Cyste.) Ann. of surg. Bd. 57, Nr. 6, S. 840—859.   2, 554.

Cheinisse, L., Les pyélites infantiles. (Die Nierenbeckenentzündungen im Kindesalter.) Semaine méd. Jg. 33, Nr. 49, S. 577—579.   4, 261.

Cohn, Paul, Zur Behandlung der Pyelonephritis. Dermatol. Zentralbl. Jg. 17, Nr. 1, S. 11.   3, 661.

Cohnheim, Otto, Zur Physiologie der Nierensekretion. Mitteilg. 2. Sitzungsber. d. Heidelberg. Akad. d. Wiss., math.-naturwiss. Kl., Abt. B., Biol. Wiss. Abhandl. 6, S. 1—19.   3, 20.

Conradi, Erich, Friedlaender-Sepsis mit schweren Nebennierenblutungen in einem Falle von Lues hereditaria. Jahrb. f. Kinderheilk. 77, S. 190—193.   1, 148.

Cordua, Ernst, Zur Nephropexie mittels freien Fascienstreifens. Zentralbl. f. Chi-rurg. Jg. 40, Nr. 32, S. 1253—1255.   3, 118.

Cserna, St., und G. Kelemen, Größe der Arbeit kranker Nieren. Experimentelle Untersuchungen. Biochem. Zeitschr. Bd. 53, H. 1/2, S. 41—68.   2, 767.

Cuénot, Bruntz et Mercier, Quelques remarques physiologiques sur les néphrocytes. Réponse à M. M. P. Bouin et Ancel. (Einige physiologische Bemerkungen über die Nephrocyten). Cpt. rend. hebdom. des séanc. de la soc. de biol. Bd. 74, Nr. 19, S. 1128—1130. **2, 218.**

Cumston, Charles Greene, Neoplasms of the renal pelvis and ureter, with the report of a case. (Neubildung des Nierenbeckens und Ureters, mit Bericht über einen Fall.) Americ. journal of urol. 9, S. 21—26. **1, 228.**

Cunningham, John H., The influence of the operation of resection of the kidney on the function of the organ. A report of experimental work on rabbits. (Der Einfluß der Nierensekretion auf die Funktion des Organes; ein Bericht über Versuche an Kaninchen.) Journal of the Americ. med. assoc. 60, S. 13—16. **1, 66.**

Daniel, G., Kystes hydatiques du rein. (Der Nierenechinokokkus.) Gaz. des hôp. Jg. 86, Nr. 122, S. 1915—1924. **4, 25.**

Davis, Die chirurgische Behandlung der Koliinfektion in der Schwangerschaft. 17. internat. med. Kongr., London, Sekt. f. Geburtsh. u. Gynaekol., 6.—12. VIII. 1913. **3, 80.**

Dienst, Weitere Mitteilungen über Blutveränderungen bei der Eklampsie und Schwangerschaftsniere im Gegensatz zur normalen Schwangerschaft und über Maßregeln, die sich daraus für die Therapie ergeben. Arch. f. Gynäkol. 99, S. 24—55. **1, 108.**

Dienst, Arthur, Über den Bau und die Histogenese der angeborenen Nierengeschwülste. Zeitschr. f. gynaekol. Urol. Bd. 4, H. 1, S. 45—50. **1, 592.**

Dor und Moiroud, Über Hämaturie in der Schwangerschaft. Allg. Wien. med. Zeit. 58, S. 60—61. **1, 238.**

Drennen, W. Earle, Traumatic hydronephrosis, with report of a case. (Traumatische Hydronephrose. Mitteilung eines Falles.) Ann. of surg. Bd. 57, Nr. 6, S. 879—887. **2, 637.**

Drew, Douglas, Large renal calculus associated with sarcoma of the kidney. (Großer Nierenstein verbunden mit Sarkom der Niere.) Lancet 184, S. 521—522. **1, 370.**

Dufour, Henri, et J. Thiers, Rein ectopique pelvien. (Ektopische Becken-Niere.) Bull. et mém. de la soc. anat. de Paris Jg. 88, Nr. 6, S. 290—292. **2, 636.**

Dumont, Fritz L., Kasuistischer Beitrag zur Kenntnis der Nierenkapselgeschwülste. Zeitschr. f. urol. Chirurg. Bd. 2, H. 1, S. 13—17. **3, 539.**

Eastmond, Charles, The exact diagnosis of renal and ureteral calculi. (Die exakte Diagnose der Nieren- und Uretersteine.) Urol. a. cutan. rev. Bd. 17, Nr. 3, S. 123—124. **2, 116.**

Eckelt, Kurt, Über die Nierenfunktion in der Schwangerschaft. Zeitschr. f. Geburtsh. u. Gynaekol. Bd. 74, H. 1, S. 434—450. **3, 176.**

Ehrenpreis, Un cas de rupture complète du rein. (Ein Fall von kompletter Nierenruptur.) Journal de méd. de Paris Jg. 33, Nr. 33, S. 657—658. **3, 168.**

Ehrich, William S., Urinary calculi. (Harnsteine.) Urol. and cut. rev. 17, S. 31 bis 32. **1, 142.**

Ehrmann, W., Ein eigenartiges Angioliposarkom der Niere. Dissertation: Heidelberg. 13 S. **4, 706.**

Eisendrath, Daniel N., Bilateral urinary calculi. (Doppelseitige Harnsteine.) Surg., gynecol. a. obstetr. Bd. 17, Nr. 2, S. 218—225. **3, 68.**

Eisendrath, Daniel N., Pyelotomy for the removal of renal calculi. (Entfernung von Nierensteinen mittels Pyelotomie.) Journal of the Americ. med. assoc. Bd. 60, Nr. 15, S. 1145—1150. **2, 55.**

Eliot, Henri, Les opérations plastiques portant sur le bassinet et la partie supérieure de l'uretère dans le traitement des rétentions rénales. (Die plastischen Operationen am Nierenbecken und an der oberen Partie des Ureters zur Behandlung von renalen Harnretentionen.) Journal d'urol. méd. et chirurg. 30. S. 161—189. **1, 291.**

Elterich, Theodore J., Pyuria in infancy. (Pyurie bei kleinen Kindern.) Pediatrics Bd. 25, Nr. 11, S. 702—704. **4, 261.**

Epplen, Frederick, Present day classification of nephritis with notes on therapeutic applications. (Die heutige Einteilung der Nephritis mit Bemerkungen über therapeutische Maßnahmen.) Northwest med. Bd. 5, Nr. 9, S. 247—251 u. Nr. 10, S. 280—284. **3, 623.**

Erdélyi, Paul, Über die Ausscheidung der stickstoffhaltigen Stoffwechselprodukte bei Nephritis und über die intravenöse Anwendung der Diuretica. Dtsch. Arch. f. klin. Med. 109, S. 209—222. **1, 154.**

Ertzbischoff, Paul A., The pathological physiology of renal decapsulation and the indications and contraindications for the operation. (Über die pathologische Physiologie bei der Nierendekapsulation und die Indikationen und Kontraindikationen dieser Operation.) Americ. journal of urol. Bd. 9, Nr. 3, S. 138—143. **2, 118.**

Falgowski, Wanderniere mit Solitärcyste im kleinen Becken. 15. Versamml. d. dtsch.
Ges. f. Gynaekol. Halle a. S., 14.—17. Mai 1913. **1, 680.**
Fetzer, Über Nierenfunktion in der Schwangerschaft und bei Schwangerschafts-
toxikosen. 15. Versamml. d. dtsch. Ges. f. Gynaekol. Halle a. S. 14.—17. Mai 1913.
1, 844.
Firth, J. Lacy, On nephropexy. (Über Nephropexie.) Bristol med.-chirurg. journal
Bd. 31, Nr. 121, S. 220—226. **3, 540.**
Fischer, J., Über die Beziehungen zwischen anhaltender Blutdrucksteigerung und
Nierenerkrankung. Dtsch. Arch. f. klin. Med. 109, S. 469—485. **1, 253.**
Fitz, R , and L. G. Rowntree, The effect of temporary occlusion of renal circulation
on renal function. (Der Einfluß vorübergehender Unterbrechung der Nieren-
zirkulation auf die Nierenfunktion.) Arch. cf internal. med. Bd. 12, Nr. 1, S. 24—36.
2, 760.
Flouquet, Pyonéphrose; grossesse; scarlatine. Guérison. (Pyonephrose, Schwanger-
schaft, Scharlach, Heilung.) Rev. prat. des mal. des organes génito-urin. Jg. 10,
Nr. 58, S. 292—293. **3, 631.**
Forssmann, J., Rekonstruktionen von Cystennieren, zugleich ein Beitrag zur Kenntnis
der Entstehung von Cystennieren. Beitr. z. pathol. Anat. u. z. allg. Pathol. Bd. 56,
H. 3, S. 500—513. **2, 762.**
Foster, Curtis S., Acute unilateral hematogenous nephritis. (Akute einseitige hä-
matogene Nephritis.) Americ. journal of obstetr. a. dis. of wom. a. childr. Bd. 68,
Nr. 6, S. 1157—1163. **4, 335.**
Fowler, A. L., Surgical kidney. (Eitrige Nierenerkrankungen.) Atlanta journal-rec.
of med. Bd. 60, Nr. 8, S. 335—343. **4, 24.**
Fragale, V., Pielite primitiva settica nei bambini. (Über primäre septische Pyelitis
im frühen Kindesalter.) Gazz. internaz. di med., chirurg., ig. Nr. 24, S. 553—556.
2, 762.
Frank, Myomectomy for necrotic fibroid during the fourth month of pregnancy:
normal labor: pyelitis postpartum. (Myomektomie wegen eines nekrotischen Fibroids während des 4. Schwangerschaftsmonats; normale Geburt; Pyelitis im
Wochenbett.) (New York obstetr. soc., meet. 11. III. 1913.) Americ. journal of
obstetr. Bd. 68, Nr. 1, S. 97—99. **2, 599.**
Frankenthal, L., Die Tumoren der Niere an der Kgl. chirurgischen Universitätsklinik seit dem Jahre 1902. Dissertation: München. **4, 25.**
Frattin, Giuseppe, Contributo alla clinica dei tumori pararenali. (Beitrag zur Klinik
der pararenalen Geschwülste.) Riv. veneta di scienze med. Bd. 58, Nr. 1, S. 3—15.
3, 287.
Freeman, Rowland, G., The diagnosis and treatment of pyelitis in infancy. (Diagnose und Behandlung der Pyelitis im Kindesalter.) (Americ. pediatr. soc., meet.
5.—7. V. 1913.) Americ. journal of obstetr. Bd. 68, Nr. 1, S. 164—165. **2, 702.**
Frouin, Albert, André Mayer et Fr. Rathery, Sur les effets des ligatures tem-
poraires des veines rénales. (Über die Wirkung temporärer Ligatur der Nierenvenen.) Cpt. rend. hebdom. des séances de la soc. de biol. Bd. 75, Nr. 35, S. 528
bis 529. **4, 410.**
Fullerton, Andrew, On a series of forty-eight successive cases of nephrectomy,
with four deaths. (Eine fortlaufende Serie von 48 Nephrektomien mit vier Todes-
fällen.) British journal of surg. Bd. 1, Nr. 2, S. 211—227. **4, 673.**
Furniss, Henry D., Renal hematuria, decapsulation, nephrectomy. (Nierenblutung,
Dekapsulation, Nephrektomie.) Americ. journal of obstetr. 67, S. 138—139.
1, 66.
Furniss, Henry D., Renal hematuria, cessation after decapsulation. (Nierenblutung,
Aufhören derselben nach Dekapsulation). Americ. journal of obstetr. 67, S. 140.
1, 66.
Furniss, Henry Dawson, Radiograph of the right kidney with stones. (Radio-
gramm der rechten Niere mit Steinen.) (New York obstetr. soc., meet. 14. I. 1913.)
Americ. Journal of obstetr. Bd. 67, Nr. 4, S. 778—779. **1, 681.**
Furniss, Henry Dawson, Large bilateral renal calculi forming casts of the pelvis.
Radiographs. (Große doppelseitige Nierensteine, die einen Abguß des Nierenbeckens bilden. Röntgenaufnahmen.) (Transact. of the New York acad. of med.,
sect. on obstetr. a. gynecol., meet. 27. III. 1913.) Americ. journal of obstetr. Bd. 68,
Nr. 2, S. 342—343. **3, 68.**
Furniss, Henry, Dawson, Beneficial effect of renal decapsulation as shown by
functional tests before and after operation. (Guter Erfolg einer Nierendekapsulation,
ersichtlich durch die Funktionsprüfung vor und nach der Operation.) (Transact.
of the New York acad. of med., sect. on obstetr. a. gynecol., meet. 22. V. 1913.)

Americ. journal of obstetr. a. dis. of women a. childr. Bd. **68,** Nr. 4, S. 780—782.
3, 539.

Furniss, Henry Dawson, Renal and ureteral calculi, (Nieren- und Uretersteine.) Americ. journal of obstetr. a. dis. of wom. a. childr. Bd. **68,** Nr. 6, S. 1107—1132.
4, 263.

Gayet, G., et **L. Bériel,** Cancer du rein et thromboses de la veine cave. (Krebs der Niere und Thrombosen der Vena cava.) Lyon chirurg. Bd. **9,** Nr. 6, S. 601—618.
3, 119.

Geraghty, J. T., and **H. W. Plaggemeyer,** The practical importance of infantile kidney in renal diagnosis. (Die praktische Bedeutung der infantilen Niere in der Nierendiagnostik.) Journal of the Americ. med. assoc. Bd. **61,** Nr. 25, S. 2224 bis 2228.
4, 450.

Gérard, Georges, Sur un cas de solidarité artérielle entre le rein et la surrénale gauches chez l'homme. (Über einen Fall gemeinsamer arterieller Versorgung der linken Niere und Nebenniere beim Menschen.) Bibliogr. anat. Bd. **23,** Nr. 3, S. 301 bis 303.
3, 20.

Gerhardt, Pyelitis. (Würzburger Ärzteabend, Sitz. vom 27. Mai 1913.) Münch. med. Wochenschr. Jg. **60,** Nr. 29, S. 1629.
2, 488.

Ghiron, Mario, Über die Nierentätigkeit. Nach mikroskopischen Beobachtungen am lebenden Organ. Pflügers Arch. f. d. ges. Physiol. **150,** S. 405—422.   **1,** 549.

Ghoreyeb, Albert, A., A study of the mechanical obstruction to the circulation of the kidney produced by experimental acute toxic nephropathy. (Eine Studie über die mechanische Zirkulationsbehinderung in der Niere nach experimentell erzeugter akuter toxischer Nephritis.) Journal of exp. med. Bd. **18,** Nr. 1, S. 29 bis 49.
3, 22.

Gibbon, John H., The technic of nephro-pyelo- and uretero-lithotomy. (Die Technik der Nephro-Pyelo- und der Uretero-Lithotomie.) Ann. of surg. Bd. **58,** Nr. 2, S. 232—243.
3, 287.

Giuliani, Kyste hématique du rein. Kyste séreux du rein. (1. Blutcyste der Niere. 2. Seröse Nieren-Cyste.) Journal d'urol. Bd. **3,** Nr. 5, S. 619—622.   **2,** 448.

Giuliani, Kyste séreux du rein. Néphrectomie. (Seröse Nierencyste. Nephrektomie.) (Soc. des scienc. méd. de Lyon, séance 16. IV. 1913.) Lyon méd. Bd. **121,** Nr. 32, S. 237—238.
2, 594.

Giuliani, Calcul du rein. Pyélotomie. (Nierenstein. Pyelotomie.) (Soc. des scienc. méd. de Lyon, séance 16. IV. 1913.) Lyon méd. Bd. **121,** Nr. 32, S. 238—240. **2,** 594.

Glusmann, A., Zur Kenntnis des embryonalen Adenosarkoms der Niere (Nephroma embryonale malignum). Dissertation: Zürich. 40 S. (Leemann.)   **5,** 123.

Glynn, Ernest, and **J. T. Hewetson,** Adrenal hypernephroma in an adult female associated with male secondary sex characters. (Hypernephrom bei einer erwachsenen Frau, verbunden mit sekundären männlichen Geschlechtscharakteren.) Journal of pathol. a. bacteriol. Bd. **18,** Nr. 1, S. 81—88.   **3,** 169.

Graef, Fälle von Grawitzschem Nierentumor. (Ärztl. Verein, Nürnberg, Sitzg. v. 7. VIII. 1913.) Münch. med. Wochenschr. Jg. **60,** Nr. 44, S. 2486.   **3,** 450.

Graser, Klinische Betrachtungen über Nerveneinflüsse auf die Nierensekretion 24. Kongr. d. dtsch. Ges. f. Chirurg. Berlin, 26.—29. III. 1913.   **2,** 166.

Grave, A., Über einen Fall von Riesennierenstein nebst Bemerkungen zur Frage des Einflusses der Nierenarterien auf die Steinbildung. Beitr. z. klin. Chirurg. Bd. **87,** H. 2, S. 375—383.   **4,** 453.

Greiwe, John E., The frequency and prophylaxis of nephritis. (Häufigkeit und Prophylaxe der Nephritis.) Lancet-clin. Bd. **110,** Nr. 6, S. 136—139.   **2,** 762.

Guasoni, Eutimio, Sul comportamento della capsula adiposa del rene dopo la nefrectomia. Ricerche sperimentali. (Das weitere Schicksal der Fettkapsel der Niere nach der Nephrektomie.) Riv. veneta di scienze med. Bd. **59,** Nr. 12, S. 553 bis 557.
5, 123.

Guiteras, Ramon, Narration of a few cases of non-functionating or derelict kidneys. (Bericht über einige Fälle nicht arbeitender oder ausgeschalteter Nieren.) Americ. journal of surg. Bd. **27,** Nr. 4, S. 136—140.   **2,** 114.

Guiteras, Ramon, Some aspects of renal surgery. (Einige Betrachtungen über Nierenchirurgie.) Canada Lancet Bd. **46,** Nr. 9, S. 652—660 u. Canad. practit. a. rev. Bd. **38,** Nr. 4, S. 191—200.   **2,** 167; **4,** 26.

Haberern, Jonathan Paul, Fremdkörper in der Niere. Virchows Arch. f. pathol. Anat. u. Physiol. Bd. **213,** H. 2/3, S. 373—379.   **3,** 450.

Hadden, David, Bacteriology of the urine in relation to movable kidney. (Infektion des Urins in Beziehung zur Wanderniere.) California State journal of med. Bd. 11 Nr. 8, S. 326—330.   **3,** 335.

Hagedorn, Cystenniere und Ureterverschluß. Zeitschr. f. urol. Chirurg. Bd. 1, H. 3,
S. 264—269. **3, 489.**

Harbin, R. M., A case of unilateral pyonephrosis of hematogenous origin treated by
nephrotomy. (Ein Fall einer einseitigen Pyonephrose hämatogenen Ursprungs,
behandelt durch Nephrotomie.) Atlanta journal-rec. of med. Bd. 60, Nr. 8, S. 344
bis 345. **4, 336.**

Harpster, Charles M., Renal gonorrhea. (Über gonorrhoische Nephritis.) Americ.
journal of urol. Bd. 9, Nr. 7, S. 345—354. **2, 762.**

Harpster, Charles M., An interesting case of renal hematuria, with three anomalous
renal arteries. (Ein interessanter Fall von Nierenblutung, mit 3 anormalen Nierenarterien.) Physic. a. surg. Bd. 35, Nr. 11, S. 490—494. **4, 335, 450.**

Harris, S. Harry, Acute hydronephrosis of pregnancy. (Akute Schwangerschafts
Hydronephrose.) Austral. med. gaz. 33, S. 192—194. **1, 600.**

Hastings, J. P., Some observations on urinary calculi. (Einige Beobachtungen über
Harnsteine.) Austral. med. gaz. Bd. 34, Nr. 12, S. 266—268. **3, 368.**

Heidler, Heinrich, Beiträge zur Nierenchirurgie. Prag. med. Wochenschr. Jg. 38.
Nr. 37, S. 507—512. **3, 286,**

Heinsius, Fritz, Cystennieren und Gravidität, Zeitschr. f. Geburtsh. u. Gynaekol. Bd. 73, H. 2, S. 429—440. **2, 399.**

Heller, Julius Sidney, The action of atropine in a case of nephrolithiasis. (Die
Wirkung des Atropins in einem Falle von Nephrolithiasis.) Medical rev. of rev.
Bd. 19, Nr. 11, S. 661—663. **4, 84.**

Herman, Néphrectomie pour calculose infectée. (Nephrektomie wegen eitriger Calculose.) Journal de chirurg. et ann. de la soc. belge de chirurg. Jg. 21, Nr. 8/9,
S. 259—261. **4, 335.**

Herz, Paul, Über operative Behandlung der Nierenentzündung. Dtsch. med. Wochenschr. 39, S. 460—461. **1, 336.**

Herzog, Georg, Über seltene Zirkulationsstörungen menschlicher Nieren, ein Fall
von fast totaler Rindennekrose beider Nieren bei einer Eklamptischen. Verhandl. d.
Dtsch. pathol. Ges. 16. Tag., Marburg, 31. III.—2. IV. 1913, S. 271—272. **3, 707.**

Hicks, H. T., Hydropyonephrosis complicating pregnancy. (Hydropyonephrose als
Komplikation der Schwangerschaft.) Journal of obstetr. a. gynaecol. of the British
Empire Bd. 24, Nr. 6, S. 308—310. **4, 350.**

Hicks, Philip, On the so-called movable kidney disease. (Über die sog. Wandernieren-
krankheit.) Practitioner Bd. 91, Nr. 6, S. 854—859. **4, 25.**

Höhn, Jos., Über das ätiologische Moment der Heredität bei Nephritis. Wien. med.
Wochenschr. Jg. 63, Nr. 31, S. 1910—1913. **3, 22.**

Hohlweg, H., Weitere Erfahrungen über die Behandlung der Pyelitis mit Nierenbeckenspülungen. Münch. med. Wochenschr. Jg. 60, Nr. 26, S. 1420—1423 u. Nr. 27,
S. 1491—1493. **3, 117.**

Holzbach, Über Schwangerschaftsniere und Nephritis in graviditate. 15. Versamml.
d. dtsch. Ges. f. Gynaekol. Halle a. S. 14.—17. Mai 1913. **1, 694.**

Hotchkiss, Lucius W., On excision of the infarct in acute haematogenous infections
of the kidney. (Über die Excision von Infarkten bei akut-hämatogenen Infektionen
der Niere.) Ann. of surg. Bd. 58, Nr. 2, S. 226—231. **3, 286.**

Huggins, Raleigh R., Te hematuria of nephritis. (Die Hämaturie bei Nephritis.)
Transact. of the Americ. gynecol. soc. Bd. 38, S. 516—525. **5, 317.**

Jaboulay, Pyélonéphrite par rétrécissement congénital de l'urèthre chez une femme.
(Pyelonephritis infolge angeborener Verengung der Harnröhre bei einer Frau.)
Progr. méd. Jg. 44, Nr. 41, S. 528—530. **4, 24.**

Jackson, E. Sandford, Movable kidney. (Wanderniere.) Australas. med. gaz.
Bd. 34, Nr. 20, S. 451—453. **4, 113.**

James, C. S., and J. W. Shuman, Seminal calculi simulating nephrolithiasis. (Samenblasensteine, die Nierensteine vortäuschten.) Surg., gynecol. a. obstetr. 16, S. 302
bis 303. **2, 550.**

Jardine, Robert, and Alex. Mills Kennedy, Three cases of symmetrical necrosis
of the cortex of the kidneys associated with puerperal eclampsia and suppression
of urine. (Drei Fälle von symmetrischer Nekrose der Nierenrinde verbunden mit
puerperaler Eklampsie und Anurie.) Lancet Bd. 184, Nr. 19, S. 1291—1295 u.
Transact. of the Edinburgh obstetr. soc. Bd. 38, S. 158—189. **2, 168; 3, 549.**

Jaschke, Rud. Th., Nierenerkrankungen in der Schwangerschaft herzkranker Frauen
15. Versamml. d. dtsch. Ges. f. Gynaekol., Halle a. S., 14.—17. Mai 1913. **1, 781**

Jaschke, Rud. Th., Die prognostische Bedeutung von Erkrankungen der Nieren in der Schwangerschaft besonders herzkranker Frauen. Arch. f. Gynaekol. Bd. 101, H. 2, S. 396—429. **4, 118.**

Jaschke, Rud. Th., Untersuchungen über die Funktion der Nieren in der Schwangerschaft. (Vers. dtsch. Naturforsch. u. Ärzte, Wien, 21.—26. IX. 1913.) Zeitschr. f. gynaekol. Urol. Bd. 4, H. 5, S. 192—200. **4, 88.**

Jeanbrau, E., et E. Étienne, Néoplasme rénal du volume d'une cerise révélé par d'abondantes hématuries, néphrectomie. (Kirschgroße Nierengeschwulst, durch reichliche Blutungen angezeigt, Nephrektomie.) Journal d'urol. méd. et chirurg. Bd. 3, Nr. 6, S. 751—758. **3, 118.**

Iliin, A. I., Zur Frage der ascendierenden Niereninfektion und den Kampf mit ihr bei der Verpflanzung der Ureteren in den Darm. Diss. ref. in Med. Rundsch. Jg. 40, H. 10, S. 885—886. (Russisch) **2, 289.**

Immelmann, Max, Das Röntgenverfahren bei Erkrankungen der Harnorgane. (Bibl. d. physikal.-med. Techn. Bd. 5.) Berlin, Meusser. VI, 86 S. u. 5 Taf. M. 1.15. **2, 58.**

Joly, J. Swift, Three unusual cases of renal tumor, with a discussion of the operative treatment of the condition. (Drei ungewöhnliche Fälle von Nierentumor mit einer Besprechung ihrer operativen Behandlung.) Proceed. of the roy. soc. of med. Bd. 6, Nr. 6, surg. sect. S. 186—198 u. Practitioner Bd. 91, Nr. 2, S. 179—191. **2, 256: 3, 67.**

Jones, H. Lewis, Fortschritte in der Elektrotherapie. Berl. klin. Wochenschr. 50, S. 97—99. **1, 31.**

Joseph, Eugene, Acute septic infection of the kidney and its surgical treatment. (Die akute septische Infektion der Niere und ihre Behandlung.) Urol. a. cutan. rev. Bd. 17, Nr. 4, S. 189—192. **2, 322.**

Isobe, K., Experimentelles über die Einwirkung einer lädierten Niere auf die Niere der anderen Seite. Mitteilg. a. d. Grenzgeb. d. Med. u. Chirurg. Bd. 26, H. 1, S. 1—8. **2, 218.**

Israel, Wilhelm, Demonstration zur Nierenchirurgie. Zeitschr. f. Urol. 7, S. 262 bis 268. **1, 644.**

Kahn, Max, Study of the chemistry of renal calculi. (Über den Chemismus der Nierensteine.) Arch. of internal med. 11, S. 92—99. **2, 117.**

Kappis, Max, Über periphere Schmerzstillung bei Nierenoperationen. Zeitschr. f. urol. Chirurg. Bd. 2, H. 2, S. 156—184. **4, 334.**

Karo, Wilhelm, Zur Pathologie und Therapie der Nierensteinerkrankung. Med. Klinik Jg. 9, Nr. 32, S. 1282—1284. **3, 24.**

Kawasoye, M., Ein weiterer Beitrag zur anatomischen Veränderung der Nieren nach dem künstlichen Ureterverschluß. Zeitschr. f. gynaekol. Urol. Bd. 4, H. 3, S. 107 bis 113. **2, 761.**

Kellock, T. H., Ligature of the renal artery and vein as a substitute for nephrectomy. (Ligatur der Nierengefäße als Ersatz der Nephrektomie.) (Roy. soc. of med., meet. 11. III. 1913.) Lancet 184, S. 887—888 u. Proceed. of the roy. soc. of med. Bd. 6, Nr. 6, surg. sect. S. 179—185. **1, 645; 2, 54.**

Kelly, Howard, A., The allotment of renal and ureteral stones in shadow diagram of the body. (Die Verteilung der Nieren- und Uretersteine im Röntgenbild des Körpers.) Old dominion journal of med. a. surg. Bd. 16, Nr. 5, S. 229—231. **3, 23.**

Kidd, Frank, The diagnosis and treatment of haemic infection of the urinary tract. (Diagnose und Therapie der hämatogenen Infektion des uropoetischen Systems.) Practitioner Bd. 91, Nr. 5, S. 609—618. **3, 537.**

Kilvington, Basil, Decapsulation of kidney. (Nierendekapsulation.) Austral. med. journal Bd. 2, Nr. 113, S. 1209—1210. **3, 663.**

King, C. E., and O. O. Stoland, The effect of pituitary extract upon renal activity. (Über die Wirkung des Hypophysenextrakts auf die Nierentätigkeit.) Americ. journal of physiol. Bd. 32, Nr. 7, S. 405—416. **4, 82.**

Klieneberger, Carl, Die Radiographie in der Diagnostik der Nephrolithiasis. Berl. klin. Wochenschr. Jg. 50, Nr. 22, S. 1012—1013. **2, 449.**

Kocher, Theodor, Zur operativen Behandlung der Wanderniere. Korrespondenzbl. f. Schweiz. Ärzte Jg. 43, Nr. 18, S. 545—551. **2, 220.**

Koll, Ed., Zum Röntgennachweis paranephritischer Abscesse. Fortschr. a. d. Geb. d. Röntgenstrahl. Bd. 20, H. 3, S. 298—303. **2, 391.**

Kretschmer, Herman L., The treatment of profuse kidney hemorrhage by means of epinephrin. (Behandlung profuser Nierenblutung durch Anwendung von Epinephrin.) Journal of the Americ. med. assoc. Bd. 61, Nr. 1, S. 17—18. **3, 335.**

Kretschmer, Herman L., Unilateral kidney haemorrhage with reference to socalled essential haematuria. (Einseitige Nierenblutung und ihre Beziehung zur sogenannten essentiellen Hämaturie.) Surg., gynecol. a. obstetr. 16, S. 34—39. 1, 137.

Kretschmer, Herman L., A case of bilateral urinary lithiasis. (Fall von doppelseitiger Urolithiasis.) Journal of the Americ. med. assoc. 60, S. 114—115. 1, 139.

Kretschmer, Herman L., Pyelitis follicularis. Surg., gynecol. a. obstetr. Bd. 17, Nr. 5, S. 612—616. 4, 24.

Krömer, Entstehung und Behandlung der Pyelitis beim Weibe. (Greifswalder med. Ver., Sitz. vom 14. I. 1913.) Dtsch. med. Wochenschr. 39, S. 483. 1, 336.

Kroemer, P., Zur Ätiologie und Behandlung der Pyelitis gravidarum. 15. Versamml. d. dtsch. Ges. f. Gynaekol. Halle a. S. 14.—17. Mai 1913. 1, 848.

Kroemer, P., Eiterniere bei Verschluß und Unterbrechung des Ureters. 15. Versamml. d. dtsch. Ges. f. Gynaekol. Halle a. S. 14.—15. Mai 1913. 1, 836.

Kropeit, A., Surgical treatment of nephritis; report of two cases. (Zur chirurgischen Behandlung der Nephritis. Bericht über zwei Fälle.) Urol. a. cutan. rev., techn. suppl. Bd. 1, Nr. 2, S. 210—211. 2, 700.

Krotoszyner, Martin, Untoward results of nephrolithomy. (Ungünstige Resultate der Nephrolithotomie.) Journal of the Americ. med. assoc. Bd. 61, Nr. 19, S. 1688—1691. 4, 262.

Kümmell, Hermann, Das spätere Schicksal der Nephrektomierten. Zeitschr. f. urol. Chirurg. Bd. 1, H. 4, S. 375—386 u. 24. Kongr. d. deutsch. Ges. f. Chirurg., Berlin, 26.—29. III. 1913. 2, 288, 288.

Kusnetzky, D. P., Nephro-Ureteroektomie. (Sitzung der geburtsh.-gynaekolog. Gesellschaft in St. Petersburg, April 1913.) Zeitschr. f. Geburtsh. u. Gynaekol. Jg. 28, Heft 10, S. 1470—1476. (Russisch.) 3, 694.

Lajoscade, Emile, The pathogenesis of hydronephrosis occurring in congenital defects of the kidney. (Die Pathogenese der Hydronephrose infolge von kongenitalen Nierenanomalien.) Americ. journal of urol. Bd. 9, Nr. 8, S. 373—380. 3, 448.

Lane, W. Arbuthnot, An address on chronic intestinal stasis. (Ein Vortrag über chronische Intestinalstase.) British med. journal Nr. 2757, S. 1125—1128. 4, 18.

Langstein, L., Beiträge zur Kenntnis der Pyelitis im Kindesalter. Med. Klinik Jg. 9, Nr. 37, S. 1491—1493. 4, 24.

Lapeyre, N., La fonction rénale après la décapsulation du rein. (Die Nierenfunktion nach der Dekapsulation.) Journal de physiol. et de pathol. gén. 15, S. 241—252. 1, 751.

La Rose, V. J., Diagnosis of surgical conditions of kidney and ureter. (Die Diagnose chirurgischer Nieren- und Uretererkrankungen.) Journal-lancet Bd. 33, Nr. 23, S. 657—666. 4, 82.

Le Filliatre, Gros rein polykystique suppuré avec hémorragie grave intrakystique Ablation chez une femme infectée très affaiblie et anémiée, avec anesthésie par rachicocaïnisation lombo-sacrée. Guérison rapide. (Vereiterter polycystischer Nierentumor mit starker Blutung in die Cysten. Entfernung desselben bei einer infizierten sehr geschwächten und blutleeren Frau in Lumbalanästhesie. Rasche Heilung.) Bull. et mém. de la soc. anat. de Paris Jg. 86, Nr. 7, S. 389—393. 3, 67.

Le Für, La pyélonéphrite de la grossesse. (Die Pyelonephritis bei Schwangerschaft.) (Soc. des chirurg. de Paris. 21. II. 1913.) Presse méd. 21, S. 236; Rev. prat. des mal. des org. génito-urin. Jg. 10, Nr. 57, S. 164—182 u. Tours méd. Jg. 9, Nr. 8, S. 162—170. 1, 434; 2, 400; 3, 341.

Legueu, Indications et contre-indications opératoires dans les reins. (Operative Indikationen und Gegenindikationen bei Nierenerkrankungen.) Progr. méd. 41, S. 74—76 u. Rev. prat. des mal. des organes génito-urin. Jg. 10, Nr. 58, S. 286—292. 1, 654; 3, 67.

Legueu, De la valeur clinique et de l'interprétation de la constante dans la chirurgie des reins. (Der klinische Wert und die Deutung der Konstanten in der Nierenchirurgie.) Progrès méd. 41, S. 152—154. 1, 645.

Legueu, Valeur comparative des opérations dans la chirurgie rénale calculeuse. (Vergleich der verschiedenen Operationen bei Nierensteinen.) Rev. internat. de méd. et de chirurg. Jg. 24, Nr. 6, S. 81—84. 2, 256.

Legueu, La radiographie dans la tuberculose rénale. (Die Röntgenuntersuchung der Nierentuberkulose.) Clinique (Paris) Jg. 8, Nr. 33, S. 518—520. 3, 289.

Legueu, Le choix de l'intervention dans la calculose rénale. (Die Wahl des Eingriffes bei der Steinniere.) Clinique (Paris) Jg. 8, Nr. 31, S. 484—487. 3, 230.

Legueu, F., L'uretère après la néphrectomie. (Der Ureter nach der Nephrektomie.)
    Rev. de thérapeut. med.-chirurg. Jg. 80, Nr. 14, S. 469—474.   3, 26.
Lejars et Rubens-Duval, Contribution à l'étude des reins ectopiques congénitaux
    non pathologiques. (Beitrag zur Kenntnis der nicht erkrankten ektopischen Niere.)
    Rev. de chirurg. Jg. 33, Nr. 10, S. 541—566.   3, 663.
Lenger, Kyste hydatique du rein droit. — Néphrectomie transpéritonéale. Guérison
    de l'opération. (Echinokokkensack der rechten Niere — transperitoneale Nephrek-
    tomie. Heilung durch Operation.) Ann. de la soc. méd. chirurg. de Liège Jg. 52,
    Nr. 12, S. 370—373.   4, 453.
Lenger, L., Relation de 15 cas de calculs du rein et du bassinet traités par la néphro-
    lithotomie et la pyélotomie. (15 Fälle von Nieren- bzw. Nierenbeckensteinen, mit
    Nephrolithotomie bzw. Pyelotomie behandelt.) Ann. de la soc. méd.-chirurg. de
    Liège Jg. 52, H. 4, S. 138—148.   2, 287.
Lepoutre, C., La pyélonéphrite des suites de couches. (Die Pyelonephritis im Wochen-
    bett.) Journal de méd. de Paris Jg. 33, Nr. 38, S. 744—745 u. Rev. prat. d'obstétr.
    et de gynécol. Jg. 21, Nr. 5, S. 140—145.   3, 704; 2, 702.
Leullier, E., La douleur lombo-sacrée. La valeur dans le diagnostic étiologique.
    Indications physiothérapiques. (Der Kreuzschmerz. Seine Verwertung zur Dia-
    gnostik der Ätiologie. Anzeichen für Physiotherapie.) Journal de méd. de Paris
    Jg. 33, Nr. 16, S. 319—321.   1, 730.
Lewis, Bransford, Three kidney-stone cases: Object lessons in diagnosis. (3 Fälle
    von Nierenstein.) Americ. journal of surg. Bd. 27, Nr. 4, S. 126—129.   2, 117.
Lexer, Nierentumor. (Naturwiss.-med. Ges., Jena, Sitz. 12. VI. 1913.) Münch. med.
    Wochenschr. Jg. 60, Nr. 30, S. 1688.   2, 593.
L'Hardy, A. Gaullier, La pyélonéphrite de la grossesse. (Die Pyelonephritis in der
    Schwangerschaft.) Gaz. des hôp. Jg. 86, Nr. 134, S. 2127—2129.   4, 89.
Lichtwitz, L., Die Bildung der Harnsedimente und Harnsteine. Zeitschr. f. Urol.
    Bd. 7, H. 10, S. 810—820.   3, 592.
Lilienthal, Howard, Some points in the diagnosis and management of the surgical
    diseases of the kidney and urether. (Einige Punkte zur Diagnose und Behandlung
    der chirurgischen Nieren- und Uretererkrankungen.) Americ. journal of surg.
    Bd. 27, Nr. 4, S. 129—135.   2, 220.
Liokumowitsch, S. I., Die funktionelle Diagnostik der Nierenkrankheiten. Russki
    Wratsch Bd. 12, Nr. 40, S. 1402—1404, Nr. 41, S. 1439—1442, Nr. 42, S. 1469
    bis 1471, Nr. 43, S. 1509—1512, Nr. 44, S. 1543—1545, Nr. 45, S. 1579—1581,
    Nr. 46, S. 1612—1614 (Russisch) und Beitr. z. klin. Chirurg. Bd. 89, H. 2/3,
    S. 637—681   4, 677.
Lippens, Adrien, L'hématome périrénal spontané. (Das spontane perirenale Hä-
    matom.) Journal de chirurg. Bd. 11, Nr. 1, S. 1—15.   2, 763.
Lockyer, Cuthbert, Enormous renal cyst. (Abnorm große Nierencyste.) Proceed.
    of the roy. soc. of med., London 6, obstetr. a. gynaecol. sect. S. 97—101.   1, 428.
Lomon, Radiographies de calculs des voies urinaires et de tumeurs du rein. (Röntgen-
    aufnahmen von Konkrementen der Harnwege und von Nierentumoren.) Bull. et
    mém. de la soc. de radiol. méd. de Paris 5, S. 77.   1, 480.
Lorin, Henri, L'uretère après la néphrectomie. (Der Ureter nach der Nephrektomie.)
    Arch. urol. de la clin. de Necker Bd. 1, Nr. 2, S. 145—196.   4, 674.
Lucas, R. Clement, Mr. Clement Lucas's case of complete calculus suppression
    of urine (after one kydney had been removed) for which he operated, removing
    the obstructing stone, alive and well twenty-eight years after, aet. 65. (Ein Fall
    von Klemens Lucas, bei dem es sich, nach Entfernung der einen Niere, um eine
    durch einen Stein bedingte totale Harnverhaltung der anderen Seite handelte.
    Operation, Entfernung des Verschlußsteines; Patienti lebte und ist jetzt, im Alter
    von 65 Jahren, 28 Jahre wohlauf.) Guy's hosp. gaz. Bd. 27, Nr. 655, S. 308. 3, 24.
Lundsgaard, C., Zwei Fälle von angeborener doppelseitiger Cystenniere bei Neu-
    geborenen. (Ver. f. Gynaekol. u. Obstetr., 79. Sitz.) Ugeskrift for Laeger, Jg. 75,
    Nr. 50, S. 2018. (Dänisch.)   3, 713.
Luzoir, De la néphropexie. Procédé d'Albarran. (Die Nephropexie nach Albarran.)
    Thèse de Paris.   5, 171.
McMechan, F. Hoeffer, Impacted renal calculi, how to obviate the necessity for
    operation. (Massiver Nierenstein. Wie läßt sich die Notwendigkeit der Operation
    verhindern?) Americ. journal of clin. med. Bd. 20, Nr. 7, S. 576—578.   2, 594.
Malcolm, John D., Removal of nearly half a kidney for partial hydronephrosis
    sixteen years after nephrolithomy. (Entfernung fast der halben Niere wegen par-
    tieller Hydronephrose, 16 Jahre nach der Nephrolithotomie.) Proceed. of the roy.
    soc. of med., London 6, clin. sect. S. 86—88.   1, 550.

Malcolm, John D., Case of nephrectomy for hydronephrosis thirteen years after nephrolithotomy. (Nephrektomie wegen Hydronephrose 13 Jahre nach der Nephrolithotomie.) Proceed. of the roy. soc. of med., London 6, clin. sect. S. 84—85. 1, 550.

Mankiewicz, Otto, Nierenblutungen bei Hämophilen. Zeitschr. f. Urol. Bd. 7, H. 11, S. 865—878. 4, 260.

Marchais, Paul, The diagnosis of hemorrhage in hydronephrosis. (Diagnose der Blutung im Hydronephrosensack.) Americ. journal of urol. 9, S. 15—20. 1, 195.

Marie, René, et H. Rouèche, Hémoglobinurie chez un enfant. Injections de sérum antidiphtérique. Guérison. (Hämoglobinurie bei einem Kind. Einspritzungen mit Diphtherieserum. Heilung.) Paris méd. Jg. 1913, S. 246—248. 1, 310.

Martens, Max, Beiträge zur Nieren- und Blasenchirurgie. Dtsch. med. Wochenschr. Jg. 39, Nr. 49, S. 2399—2401. 4, 260.

Mayer, A., Die Beziehungen der Koli-Pyelitis zur Fortpflanzungstätigkeit. Münch. med. Wochenschr. Jg. 60, Nr. 27, S. 1479—1480. 2, 564.

Mayer, A., Über Pyelitis und ihre Beziehungen zur Schwangerschaft. 15. Versamml. d. dtsch. Ges. f. Gynaekol. Halle a. S. 14.—17. Mai 1913. 1, 849.

Médot, André, The technique and results of lateral (paraperitoneal) nephrectomy. (Technik und Resultate der paraperitonealen Nephrektomie.) Americ. journal of urol. Bd. 9, Nr. 4, S. 177—183. 2, 117.

Mendelsohn, Heinrich, Zur Kenntnis der großen serösen Solitärcysten der Niere. Zeitschr. f. urol. Chirurg. Bd. 1, H. 3, S. 295—308. 2, 119.

Meyr, Alfred, Beitrag zur Symptomatologie der Uretero-Pyelitis. Dissertation: Heidelberg. 31 S. 4, 706.

Michailow, N. A., Einige neuere Angaben über die Ätiologie der Hydronephrosen. (Angeborene Mißbildungen des Harnleiters.) Zeitschr. f. Urol. Bd. 7, H. 7, S. 564 bis 567. 2, 703.

Monod, Gustave, On the so-called movable kidney disease. (Über die sogenannte Wandernierenerkrankung.) Practitioner Bd. 91, Nr. 5, S. 675—680. 3, 538.

Moore, Harvey, Essential hematuria, with a report of a case cured by injection of adrenalin through the ureteral catheter. (Essentielle Hämaturie, mit Bericht über einen Fall, geheilt mit Einspritzung von Adrenalin durch den Ureterenkatheter.) Urol. a. cutan. rev. Bd. 17, Nr. 8, S. 407—409. 3, 335.

Moore, James E., and J. Frank Corbett, An experimental study of several methods of suturing the kidney. (Experimentelle Untersuchung verschiedener Nahtmethoden der Niere.) Ann of surg. Bd. 57, Nr. 6, S. 860—867. 3, 24.

Morel, L., et E. Papin, Nouvelle technique pour la production expérimentale des hydronéphroses. (Neue Technik zur experimentellen Erzeugung von Hydronephrosen.) Cpt. rend. hebdom. des séances de la soc. de biol. Bd. 75, Nr. 34, S. 482 bis 483. 4, 411.

Morel, L., E. Papin et H. Verliac, Sur l'interruption temporaire de la circulation dans les deux veines rénales. (Über die temporäre Unterbrechung der Zirkulation in beiden Nierenvenen.) Cpt. rend. hebdom. des séances de la soc. de biol. Bd. 75, Nr. 35, S. 526—528. 4, 410.

Morel, L., et H. Verliac, L'hypertrophie rénale compensatrice. (Die kompensatorische Hypertrophie der Niere.) Cpt. rend. hebdom. des séanc. de la soc. de biol. Bd. 74, Nr. 21, S. 1202—1204. 2, 447.

Morelle, A., De la tuberculose rénale chez l'enfant. (Nierentuberkulose im Kindesalter.) Ann. de l'inst. chirurg. de Bruxelles Jg. 20, Nr. 12, S. 193—200. 4, 452.

Morris, Robert T., Newer ideas relating to the subject of loose kidney. (Neuere Ideen über Wanderniere.) Post-graduate Bd. 28, Nr. 3, S. 244—247. 2, 636.

Mosny, Javal et Dumont, Hydronéphrose de 30 litres diagnostiquée tardivement par l'examen physico-chimique du liquide. (Hydronephrose von 30 l. Verspätete Diagnose auf Grund der physikalisch-chemischen Untersuchung der Flüssigkeit.) Journal d'urol. méd. et chirurg. 3, S. 9—24. 1, 370.

Munk, Fritz, Klinische Diagnostik der degenerativen Nierenerkrankungen. 1. Sekundär-degenerative—primär-degenerative Nierenerkrankung. 2. Degenerative Syphilisniere. Zeitschr. f. klin. Med. Bd. 78, H. 1/2, S. 1—52. 2, 766.

Munro, D., Notes on a renal case, with remarks on the relief of renal pain by washing out the pelvis of the kidney through a urethral catheter. (Notizen über eine Erkrankung der Niere, mit Bemerkungen über die Erleichterung der Nierenschmerzen durch Auswaschung des Nierenbeckens mit Ureter-Katheter.) Indian med. gaz. Bd. 48, Nr. 12, S. 472—473. 4, 144.

Murard, Jean, La décapsulation du rein. (Étude anatomique et physiologique.) (Die Nierenentkapselung. [Anatomisch-physiologische Studie.]) Lyon chirurg. Bd. 10, Nr. 4, S. 347—370. 3, 592.

Nelken, A., Essential hematuria. (Essentielle Nierenblutung.) New Orleans med. a. surg. journal Bd. 65, Nr. 9, S. 644—652. 2, 116.

Newman, David, Renal varix and hyperaemia as causes of symptomless renal haematuria. (Varicen und Hyperämie der Niere als Ursache der symptomlosen Nierenblutungen.) Brit. journal of surg. Bd. 1, Nr. 1, S. 4—20. 3, 22.

Nicolich, Sur deux cas de périnéphrite scléro-adipeuse très douloureuse. (Über 2 Fälle sehr schmerzhafter sklerosierender Entzündung der Capsula adiposa der Niere.) Journal d'urol. Bd. 4, Nr. 1, S. 69—71. 3, 169.

Nixon, P. I., Pyelitis as a clinical entity. (Die Pyelitis in ihrer klinischen Erscheinung.) Southern med. journal Bd. 6, Nr. 7, S. 462—467. 3, 66.

Noorden, Carl von, Über die Grundsätze der Nephritisbehandlung. Med. Klinik. 9, S. 1—7. 1, 67.

Oelsner, Zur Pyelotomie. Zeitschr. f. Urol. Bd. 7, H. 7, S. 535—540. 3, 23.

Ohlmacher, A. P., The bacteriology and bacteriotherapy of renal calculus and its sequels. (Bakteriologie und Bakteriotherapie der Steinniere und ihre Folgen.) Journal of the Americ. med. assoc. Bd. 60, Nr. 16, S. 1213—1216. 2, 220.

Ollier, Kyste suppuré de l'ovaire, compliqué d'infection des voies urinaires et de cystite, pris pour une grossesse avec inflammation abdominale. (Vereiterte Ovarialcyste mit Infektion der Harnwege und Cystitis, eine Schwangerschaft mit Pelveoperitonitis vortäuschend.) Semaine gynécol. Jg. 18, Nr. 48, S. 381—382. 4, 612.

Opitz, Neue Beiträge zur Pyelitis gravidarum. 15. Versamml. d. dtsch. Ges. f. Gynaekol. Halle a. S., 14.—17. Mai 1913. 2, 66.

Oppenheim, R., et Pierre Mareau, La valeur fonctionelle du rein sénile. (Der funktionelle Wert der Greisenniere.) Progr. méd. Jg. 41, Nr. 49, S. 639—643. 4, 260.

Oppenheimer, Rudolf, Die Pyelitis. Zeitschr. f. urol. Chirurg. 1, S. 17—43. 1, 475.

Pakowski, La néphrostomie, moyen de dérivation permanente ou temporaire des urines totales. (Die Nephrostomie als Mittel zur dauernden oder zeitweisen Ableitung des Gesamturins.) Thèse: Paris. 5, 265.

Pasquereau, Xavier, Vol mineux kyste séreux du rein. (Große seröse Cyste der Niere.) Gaz. méd. de Nantes Jg. 31, Nr. 18, S. 341—346. 3, 662.

Pasteau, O., Considérations sur l'étiologie et le traitement de la pyélonéphrite gravidique. (Betrachtungen ber die Ätiologie und die Behandlung der Schwangerschaftspyelonephritis.) Rev. mens. de gynécol., d'obstétr. et de pédiatr. Jg. 8, Nr. 8, S. 465—475. 3, 631.

Payne, R. L., and Wm. de B. Mac Nider, An experimental study of unilateral haematuria of the so-called essential type. (Untersuchungen über einseitige essentielle Hämaturie.) Surg., gynecol. a. obstetr. Bd. 17, Nr. 1, S. 93—97. 2, 699.

Payr, Nierentumor. (Med. Ges., Leipzig, Sitz. vom 1. VII. 1913.) Münch. med. Wochenschr. Jg. 60, Nr. 32, S. 1800. 2, 638.

Pedersen, Victor Cox, Hematuria. A study from the practitioner's standpoint. (Hämaturie. Eine Studie vom Standpunkte des Praktikers.) New York med. journal Bd. 97, Nr. 18, S. 905—910. 2, 220.

Peña, M., De la valeur de l'hématurie rénale immédiatement consécutive à une néphrectomie par tuberculose. (Über die Bedeutung renaler Hämaturie im unmittelbaren Anschluß an eine Nephrektomie wegen Tuberkulose.) Thèse. Paris. 71 S. u. Journal d'urol. Bd. 4, Nr. 1, S. 43—68. 4, 499; 3, 23.

Penkert, M., Zur einseitigen und doppelseitigen Nierenenthülsung. Zwei eklatante Erfolge der Nierendekapsulation. Med. Klinik 9, S. 327—329. 1, 370.

Peple, W. L., The right kidney. Disquieting factor in the diagnosis of acute intraabdominal conditions. (Die rechte Niere — ein störender Faktor in der Diagnose von intraabdominalen Affektionen.) Journal-rec. of med. Bd. 59, Nr. 11, S. 566 bis 575. 1, 730.

Percy, J. F., Nephritis, its treatment with thyroid as a preliminary to operation (Behandlung der Nephritis mit Schilddrüsenpräparaten als Vorbereitung zu operativen Eingriffen.) Journal of the Americ. med. assoc. Bd. 61, Nr. 6, S. 380—383. 3, 66..

Pereschiwkin, N. S., Zur Diagnose der Pyeloektasie. Russkji Wratsch Jg. 12, Nr. 35, S. 1232—1234. (Russisch.) 3, 117.

Peterson, L., Ein Fall von Graviditas interstitialis kompliziert durch eine Beckenniere. Finska Läkaresällskapets Handl. Bd. 55, H. 12, S. 746—747. (Schwedisch.) 4, 204.

Petit, Louis, Reins polykystiques avec syndrome de néphrite chronique. (Vielcystische Niere mit gleichzeitiger chronischer Nephritis.) Clinique (Paris) Jg. 8 Nr. 21, S. 332—333. 2, 173.

Phelip et Salin, Epithéliome d'un rein chez une enfant de 21 mois. (Epitheliom einer Niere bei einem 21 Monate alten Kinde.) Bull. et mém. de la soc. anat. de Paris Jg. 88, Nr. 6, S. 336—337. **2, 763.**

Pilcher, Paul Monroe, Excatness in d ganosis and conservatism in treatment of renal calcu us. (Exakte Diagnose und konservative Behandlung bei Nierensteinen.) Ann. of surg. Bd. **58**, Nr , S. 616—633. **4, 84.**

Ponzio, Mario, Contribution à l'étude radiodiagnostique des pseudo-calculs du rein. (Beitrag zum radiodiagnostischen Studium der Pseudo-Nierensteine.) Arch. d'électr. med. **21**, S. 258—262. **2, 120.**

Ponzio, Mario, Un caso di pseudo-calcolo renale all'indagine radiologica. (Ein Fall von scheinbarer Nephrolithiasis im Röntgenbilde.) Giorn. della r. accad. di med. di Torino Jg. **76**, Nr. 1/2, S. 43—45. **2, 449.**

Porter, Miles F., Influence of kidney lesions in determining the selection of anesthetics and surgical risks. Operative procedures and postoperative results. (Die Bedeutung von Nierenschädigungen für die Auswahl der Anästhetica und für die Beurteilung chirurgischer Gefahren.) Journal of the Indiana State med. assoc. Bd. **6**, Nr. 12, S. 543—551. **4, 227.**

Posner, C., Die Bildung der Harnsteine. Zeitschr. f. Urol. Bd. **7**, H. 10, S. 799—809. **4, 25.**

Pousson, Alf., De l'utilité de la radiographie dans la lithiase rénale et urétérale. (Über den Wert der Röntgenstrahlen bei Nieren- und Harnleitersteinen.) Gaz. hebdom. d. scienc. méd. de Bordeaux **34**, S. 31—33. **1, 139.**

Pousson, Alf., Indications opératoires dans les néphrites chroniques. (Indikationen zum chirurgischen Eingriff bei chronischen Nephritiden.) Journal d'urol. méd. et chirurg. Bd. **3**, Nr. 6, S. 717—737. **2, 701.**

Pousson, Alfred, Beitrag zur Chirurgie der Nephritiden. Berl. klin. Wochenschr. **50**, S. 381—388. **1, 549.**

Puttemans, A., Périnéphrite suppurée. Abcès sous-diaphragmatique. (Eitrige Perinephritis. Subdiaphragmatischer Absceß.) Ann. de la policlin. centr. de Bruxelles Jg. **13**, Nr. 8, S. 225—234. **3, 287.**

Randall, Alexander, The etiology of unilateral renal hematuria. (Die Ursache der einseitigen Nierenblutung.) Journal of the Americ. med. assoc. **60**, S. 10—13. **1, 66.**

Ribbert, Hugo, Die Hämoglobinausscheidung durch die Nieren. Zentralbl. f. allg. Pathol. u. pathol. Anat. **24**, S. 241—243. **2,114.**

Richter, Georg, Über kongenitale Hydronephrosen. Dissertation: Berlin. (Ebering.) **5, 443.**

Righetti, Carlo, Contributo clinico ed anatomo patologico alla interpretazione della patogenesi delle emorragie nella idronefrosi. (Klinischer Beitrag zur pathologischen Anatomie und Auslegung der Pathogenese der Hämorrhagien bei der Hydronephrose.) Florenz. 32 S. **4, 542.**

Rispal et Timbal, Adénomes des capsules surrénales, néphrite chronique et athérome. (Adenom der Nebennieren, chronische Nephritis und Arteriosklerose.) Toulouse méd. Jg. **15**, Nr. 20, S. 308—315. **4, 580.**

Rössle, Fälle von selteneren Hydronephrosen. (Naturwiss. med. Ges. Jena. Sitz. vom 26. VI. 1913.) Münch. med. Wochenschr. Jg. **60**, Nr. 33, S. 1855. **2, 703.**

Rössle, Varix des Nierenhilus. (Naturwiss.-med. Ges., Jena, Sitzg. v. 13. Nov. 1913.) Münch. med. Wochenschr. Jg. **60**, Nr. 51, S. 2862. **4, 25.**

Rössle, Chronische Apoplexien des Nierenlagers. (Naturwiss.-med. Ges., Jena. Sitzg. v. 13. XI. 1913.) Münch. med. Wochenschr. Jg. **60**, Nr. 51, S. 2862. **4, 24.**

Rössle, Fälle von Nierenverlagerung. (Naturwiss. med. Ges. Jena. Sitz. vom 26. VI. 1913.) Münch. med. Wochenschr. Jg. **60**, Nr. 33, S. 1855. **2, 702.**

Rolleston, H. D., Symmetrical necrosis of the cortex of the kidneys associated with suppression of urine in women shortly after delivery. (Symmetrische Nekrose der Nierenrinde mit Urinretention bei Frauen kurz nach der Entbindung.) Lancet Bd. 2. Nr. 17, S. 1173—1175. **3, 538.**

Rosenfeld, Ernst, Die histogenetische Ableitung der Grawitzschen Nierengeschwülste. Frankfurter Zeitschr. f. Pathol. Bd. **14**, H. 1, S. 151—184. **3, 662.**

Roth, Max, Über Funktionsprüfungen der Nieren und ihre Bedeutung für die Therapie. Med. Klin. Jg. **9**, Nr. 26, S. 1033—1035. **2, 322.**

Rovsing, Thorkild, Diagnosis and treatment of haemic infections of the urinary tract. (Diagnose und Behandlung der hämatogenen Infektionen der Harnwege.) Urol. u. cut. rev., techn. suppl. Bd. **1**, Nr. 4, S. 307—316. **4, 498.**

Rübsamen, W., Zur Behandlung der Pyelitis gravidarum mittels Nierenbeckenspülungen. Zeitschr. f. gynaekol. Urol. Bd. **4**, H. 4, S. 170—172. **3, 497.**

Ruge, E., Über den derzeitigen Stand einiger Nephritisfragen und der Nephritis-chirurgie. Ergebn. d. Chirurg. u. Orthop. Bd. 6, S. 565—608. Berlin, Springer.
2, 445.

Rupert, Richard R., Irregular kidney vessels found in fifty cadavers. (Bei fünfzig Leichen gefundene Anomalien der Nierengefäße.) Surg., gynecol. a. obstetr. Bd. 17, Nr. 5, S. 580—585. 3, 593.

Sarkissiantz, Armének, Contribution à l'étude anatomo-pathologique et clinique du kyste solitaire du rein. (Beitrag zum pathologisch-anatomischen und klinischen Studium der Solitärcyste der Niere.) Arch. mens. d'obstétr. et de gynécol. Jg. 2, Nr. 11, S. 341—358. 4, 82.

Saviozzi, V., Studio anatomo-patologico e clinico delle propagazioni dei tumori maligni del rene con speciale riguardo alla loro obbiettività epatica. (Anatomisch-pathologische und klinische Studie über die Ausbreitung der malignen Nieren-geschwülste mit speziellem Hinblick auf ihre Beziehungen zur Leber.) Tumori Jg. 3, Nr. 3, S. 371—397. 4, 412.

Schachnow, W., Über die Wirkung des Kollargols bei direkter Injektion ins Nieren-parenchym. Zeitschr. f. urol. Chirurg. Bd. 2, H. 1, S. 1—12. 3, 596.

Scheffzek, Pyonephrose. (Gynaekol. Ges. Breslau. Sitzg. v. 4. III. 1913.) Monats-schr. f. Geburtsh. u. Gynaekol. Bd. 37, H. 6, S. 869—872. 2, 256.

Scheidemandel, Eduard, Die infektiösen Erkrankungen der Nieren und Harn-wege (mit Ausnahme der Tuberkulose). Würzburger Abhandl. a. d. Gesamtgeb. d. prakt. Med. Bd. 13, H. 7/8, S. 179—255. 2, 217.

Schiffmann, Josef, Zur Kenntnis der Blutung ins Nierenlager. Zeitschr. f. gynaekol. Urol. Bd. 4, H. 3, S. 114—123. 3, 66.

Schlayer, Notiz zur Funktionsprüfung der Niere. Münch. med. Wochenschr. Jg. 60, Nr. 15, S. 800. 1, 685.

Schlayer, Schwangerschaft und Nierenleiden. Monatsschr. f. Geburtsh. u. Gynaekol. Bd. 38, H. 1, S. 27—34. 2, 497.

Schlayer, Schwangerschaftsunterbrechung bei Nierenerkrankung. 15. Versamml. d. dtsch. Ges. f. Gynaekol. Halle a. S., 14.—17. Mai 1913. 1, 849.

Schmidt, Ad., Herz- und Nierenkrankheiten in der Schwangerschaft. 15. Versamml. d. dtsch. Ges. f. Gynaekol. Halle a. S. 14.—17. Mai 1913. 1, 850.

Schnitzler, Julius, Über metastatische Eiterungsprozesse in der Niere und um die Niere. Wien. med. Wochenschr. Jg. 63, Nr. 39, S. 2551—2556. 3, 449.

Schönberg, S., Über tuberkulöse Schrumpfnieren. Zeitschr. f. klin. Med. Bd. 78, H. 5/6, S. 371—386. 3, 662.

Schüpbach, Albert, Zur Kenntnis der sog. essentiellen Hämaturie. Zeitschr. f. urol. Chirurg. Bd. 1 H. 3, S. 270—284. 2, 115.

Scott, G. D., Hydronephrosis produced by experimental ureteral obstruction. (Hydre-nephrose, hervorgerufen durch experimentellen Ureterverschluß.) Journal of the Indiana State med. assoc. Bd. 6, Nr. 8, S. 339—344. 3, 118.

Sears, M. H., Serious disorganizing injury to the right kidney, with very slight primary symptoms. (Schwere zerstörende Verletzung der rechten Niere mit sehr langsamen primären Symptomen.) Denver med. times. Bd. 33, Nr. 1, S. 8—9. 2, 701.

Serafin, Giuseppe, Considerazioni sulla nefrectomia seguita da immediata de-capsulazione del rene superstite. (Betrachtungen über die Nephrektomie mit an-schließender sofortiger Dekapsulation der zweiten Niere.) Clin. chirurg. Jg. 21, Nr. 10, S. 2161—2178 u. Giorn. della r. accad. di med. di Torino Jg. 76, Nr. 1/2, S. 12—17. 4, 81. 2, 448.

Sherill. J. Garland, The significance of hematuria and its management. (Die Be-deutung der Hämaturie und ihre Behandlung.) Americ. journal of obstetr. a. dis. of wom. a. childr. Bd. 68, Nr. 6, S. 1150—1156. 4, 202.

Smith, E. O., Diagnosis of renal surgical conditions. (Diagnose der chirurgischen Nierenzustände.) Americ. journal of surg. Bd. 27, Nr. 4, S. 143—147. 2, 115.

Smith, Oliver C., Bilateral nephrolithiasis. (Doppelseitige Nierensteine.) New York med. journal Bd. 97, Nr. 25, S. 1282—1285. 3, 119.

Spengler, C. Weitere Beiträge zur Pyelitis gravidarum. Dissertation: Zürich.
4, 460.

Squier, J. Bentley, Renal lithiasis. (Nierensteinerkrankung.) Americ. journal of surg. Bd. 27, Nr. 4, S. 121—126. 2, 118.

Stanton, E. MacD, A clinical and histopathologic study of gonococcal infection of the kidney. With report of a case. (Eine klinische und histo-pathologische Studie über die gonorrhoische Infektion der Niere. Nebst einem Bericht über einen Fall.) Urol. a. cutan. rev., techn. suppl. Bd. 1, Nr. 2, S. 179—190. 2, 638.

Stawell, R. R., The surgical treatment of nephritis. (Die chirurgische Behandlung der Nephritis.) Austral. med. journal Bd. 2, Nr. 113, S. 1207—1209. 3, 660.

Stevens, William E., Partial bilateral nephrectomy in a case of calculous pyonephrosis. (Doppelseitige partielle Nierenresektion in einem Fall von Steinpyonephrose.) California State journal of med. Bd. 11, Nr. 11, S. 447—448. 4, 262.

Stoeckel, Nierenerkrankung und Schwangerschaft. 15. Versamml. d. dtsch. Ges. f. Gynaekol. Halle a. S., 14.—17. Mai 1913. 1, 848.

Stoeckel, Pyelitis gravidarum. (Med. Ges., Kiel, Sitzg. v. 26. VI. 1913.) Münch. med. Wochenschr. Jg. 60, Nr. 38, S. 2147. 3, 178.

Strauss, H., Über Fortschritte in der Therapie der internen Nierenerkrankungen. Allg. Wien. med. Zeit. 58, S. 48—50. 1, 154.

Suckling, C. W., Nephrotosis, dropped kidney. Its effect upon the nervous system, with special reference to insanity. (Nephroptosis-Wanderniere. Ihre Wirkung auf das Nervensystem, mit besonderer Berücksichtigung der Geistesgestörtheit.) Lancet-clin. Bd. 110, Nr. 12, S. 304—307, Nr. 13, S. 331—334 u. Nr. 14, S. 354 bis 357. 3, 539.

Swain, James, Hypernephroma or mesothelioma of the kidney. (Hypernephrom oder Mesotheliom der Niere.) Bristol med. chirurg. journal Bd. 31, Nr. 121, S. 213 bis 219. 3, 539.

Swan, R. H. Jocelyn, A clinical lecture on tumours of the kidney. (Klinische Vorlesung über Nierentumoren.) Lancet 184, S. 374—378. 1, 194.

Taddei, Domenico, Contributo allo studio delle nefriti chroniche dolorose unilaterali. (Beitrag zum Studium der chronischen, schmerzhaften, einseitigen Nephritis.) Folia urol. Bd. 8, Nr. 1, S. 12—34. 3, 660.

Tarozzi, Edoardo, A proposito della sutura del rene a seguito di nefrotomia sul bordo convesso. (Zur Nierennaht nach Nephrotomie an der Konvexität.) Policlinico, sez. prat. Jg. 20, Nr. 40, S. 1433—1435. 3, 540.

Thévenot, L., Phlegmon péri-néphrétique ligneux de diagnostic clinique et causal difficile. (Perinephritische Holzphlegmone; schwierige diagnostische und ätiologische Feststellung.) Lyon chirurg. Bd. 10, Nr. 1, S. 23—26. 3, 118.

Thiede, W., Eine Mischgeschwulst der Nierenkapsel (Osteochondrofibrom). Dissertation: Berlin. 3, 490.

Thiem, Massenblutung ins Nierenlager, erörtert an einem ärztlichen Gutachten. Monatsschr. f. Unfallheilk. u. Invalidenw. Jg. 20, Nr. 12, S. 397—400. 4, 201.

Thomas, G. J., An apparatus for the injection and lavage of the pelves of the kidneys and the ureters. (Ein Apparat zur Injektion und Spülung des Nierenbeckens und des Ureters.) Journal of the Americ. med. assoc. 60; S. 184. 1, 370.

Thomas, G. J., Report of a cases of pelvic kidney: diagnosis before operation. (Ein Fall von Beckenniere; Diagnose vor der Operation.) Ann. of surg. Bd. 58, Nr. 6, S. 809—811. 4, 452.

Tietze, Schicksal der Nephrektomierten. 24. Kongr. d. dtsch. Ges. f· Chirurg. Berlin, 26.—29. III. 1913. 2, 168.

Torrance, Gaston, Nephrectomy for polycystic condition of the kidney. (Nephrektomie bei polycystischer Beschaffenheit der Niere.) (Americ. assoc. of obstetr. a. gynecol., meet., Toledo, Ohio, 17.—19. IX. 1912.) Americ. journal of obstetr. Bd. 67, Nr. 4, S. 736—740. 1, 681.

Tosatti, Carlo, Reni mobili in degenerazione policistica. (Wanderniere in cystischer Degeneration.) Clin. chirurg. Bd. 21, Nr. 5, S. 1129—1132. 2, 390.

Tovey, David William, Hydronephrosis due to stricture of the lower ureter cured by dilatation. (Durch Dilatation geheilte Hydronephrose infolge Striktur des unteren Teiles des Ureters.) (Transact. of the New York acad. of med., sect. on obstetr. a gynecol., meet. 22. V. 1913.) Americ. journal of obstetr. a. dis. of women a. childr. Bd. 68, Nr. 4, S. 782. 3, 593.

Townsend, Terry M., and Julius J. Valentine, On gonorrheal invasion of the kidney. (Über gonorrhoische Niereninfektion.) Urol. and cut. rev. 17, S. 33—35. 1, 138.

Tracy, Stephen E., Renal calculus in relation to the kidney and ureter. (Nierensteine in ihren Beziehungen zur Niere und zum Ureter.) Americ. journal of obstetr. Bd. 68, Nr. 2, S. 229—236. 2, 763.

Turner, Philip, Renal calculi in both kidneys. (Beiderseitige Nierensteine.) Proceed. of the roy. soc. of med. Bd. 6, Nr. 8. Clin. sect. S. 224—226. 2, 449.

Uteau, Calculs multiples du rein gauche. (Multiple Steine in der linken Niere.) Toulouse méd. Jg. 15, Nr. 22, S. 336—337. 4, 263.

Vandeputte, Contribution à l'étude du traitement médical de la tuberculose urinaire. (Beitrag zur internen Behandlung der Tuberkulose des Harnapparates.) (17. congr.

internat. de méd. Londres [août 1913].) Rev. mod. de méd. et de chirurg. Jg. 11,
Nr. 9, S. 328—338.   3, 489.
Versé, Cystenniere. (Med. Ges., Leipzig. Sitzg. vom 20. Mai 1913.) Münch. med.
Wochenschr. Jg. 60, S. 1409.   2, 256.
Viannay, Charles, Un cas de néphrectomie pour tuberculose rénale après cathétérisme
des uretères à vessie ouverte. (Ein Fall von Nephrektomie wegen Nierentuberkulose
nach Ureterenkatheterismus bei offener Blase.) Rev. prat. des malad. des organes
génito-urin. Jg. 10, Nr. 60, S. 414—420.   4, 82.
Villard, E., et E. Perrin, Sutures vasculaires et greffes du rein. (Gefäßnähte und
Verpflanzungen der Niere.) Paris. 150 S. Frcs. 4.—.   4, 201.
Villard, E., et E. Perrin, Transplantations rénales. (Nierentransplantationen.)
Lyon chirurg. Bd. 10, Nr. 2, S. 109—134.   2, 760.
Vincent, Wesley Grove, An unusual case of renal hematuria. Unilateral chronic
hemorrhagic nephritis; decapsulation; apparent cure; recurrence; bilateral involve-
ment; decapsulation of both kidneys six years later. (Ein ungewöhnlicher Fall von
Nierenblutung. Einseitige chronische hämorrhagische Nephritis; Dekapsulation;
offenbare Heilung; Rückfall; doppelseitige Erkrankung; Dekapsulation beider Nieren
sechs Jahre später.) Med. record Bd. 84, Nr. 3, S. 106—108.   2, 761.
Voelcker, F., Über Dilatation und Infektion des Nierenbeckens. Zeitschr. f. urol.
Chirurg. 1, S. 112—125.   1, 476.
Waldo, Ralph, Gynecological hints. (Gynaekologische Winke.) Internat. journ. of
surg. 26, S. 63.   1, 737.
Walker, J. W. Thomson, The early diagnosis of hydronephrosis by pyelography and
other means. (Die Frühdiagnose der Hydronephrose durch Pyelographie und andere
Methoden.) Ann. of surg. Bd. 58, Nr. 6, S. 766—799.   4, 450.
Warmuth, M. P., Report of five cases of nephrolithiasis with special reference to the
symptomatology. (Bericht über 5 Fälle von Nephrolithiasis mit besonderer Be-
rücksichtigung der Symptomatologie.) Pennsylvania med. journal Bd. 16, Nr. 10,
S. 792—796.   2, 702.
Watson, F. S., Report of 110 cases of renal and ureteral calculi and of ten cases si-
mulating these conditions, with comments. (Bericht über 110 Fälle von Nieren- und
Uretersteinen und über 10 Fälle, in denen solche Erscheinungen vorgetäuscht wurden,
nebst Bemerkungen.) Boston med. a. surg. journal 168, S. 37—43.   1, 139.
Weibel, Wilhelm, Serologisches und Klinisches über Schwangerschaftspyelitis.
1. Über Antikörper im mütterlichen und fötalen Blute bei Schwangerschaftspyelitis.
Arch. f. Gynaekol. 99, S. 245—271.   1, 600.
Weibel, Wilhelm, Serologisches und Klinisches über Schwangerschaftspyelitis.
2. Klinisches zur Ätiologie der Schwangerschaftspyelitis. Arch. f. Gynaekol. Bd. 101,
H. 2, S. 446—488.   4, 89.
Welz, A., Nierensyphilis. Dtsch. med. Wochenschr. Jg. 39, Nr. 25, S. 1201.   2, 448.
Wendel, Embryonaler Nierentumor. (Med. Ges., Magdeburg, Sitzg. v. 30. I. 1913.)
Münch. med. Wochenschr. Jg. 60, Nr. 19, S. 1067.   2, 54.
Wengraf, Fritz, Zur Kenntnis des sogenannten embryonalen Adenosarkoms der Niere.
Virchows Arch. f. pathol. Anat. u. Physiol. u. f. klin. Med. Bd. 214, H. 2, S. 161
bis 180.   4, 26.
Werelius, Axel, Nephroptosis and nephropexy with special reference to the basket-
handle operation. (Über Wanderniere und Wandernierenfixation, mit besonderer
Berücksichtigung der Henkelkorb-Operation.) Journal of the Americ. med. assoc. 60,
S. 643—646.   1, 550.
Young, John van Doren, Five cases. 1. Hydronephrosis containing eight quarts
of fluid. 2. Depressed fracture of the acetabulum. 3. Unusual sigmoidal loop.
4. Gastroptosis. 5. Double ovarian papilloma. (Fünf Fälle. 1. Hydronephrosis,
enthaltend acht Quarts Flüssigkeit. 2. Impressionsfraktur des Acetabulum. 3. Ungewöhnliche Schlinge des Colon sigmoid. 4. Gastroptosis. 5. Doppelseitiges Ovarialpapillom.) (Transact. of the New York acad. of med., sect. on obstetr. a. gynecol.,
meet. 23. I. 1913.) Americ. journal of obstetr. Bd. 67, Nr. 6, S. 1192—1200.   2, 488.
Zander, jr., Emil, Zur Frage der Salzwirkung auf die Funktion insuffizienter Nieren.
Zeitschr. f. exp. Pathol. u. Therap. 12, S. 317—324.   1, 67.
Zinsser, A., Über die Schädigung der Niere bei der Eklampsie. Berl. klin. Wochenschr. 50, S. 388—390.   1, 344.
Zuckerkandl, O., Über die örtliche Behandlung renaler Harn- und Eiterstauungen
durch Harnleiterkatheterismus. Wien. med. Wochenschr. Jg. 63, Nr. 22, S. 1345
bis 1355.   2, 447.
Zurhelle, E. F., Über Veränderungen und Untergang der Glomeruli bei Hydronephrose. Dissertation: Bonn.   4, 336.

Nierentuberkulose.

Alessandri, Roberto, Può aversi la guarigione della tuberculosi renale con mantenimento della funzione? (Gibt es eine Heilung der Nierentuberkulose mit Erhaltung der Nierenfunktion?) Fol. urol. Bd. 8, Nr. 5, S. 288—306. **4, 451.**

André, Résultats de 67 néphrectomies pour tuberculose rénale. (Erfolge von 67 Nierenexstirpationen wegen Nierentuberkulose.) Rev. prat. des mal. des org. génito-urin. Jg. 10, Nr. 56, S. 83—94. **1, 644.**

Bazy, Louis, De la précocité du diagnostic et de l'intervention dans la tuberculose rénale. (Frühdiagnostik und Frühoperation bei Nierentuberkulose.) Journal d'urol. 3, S. 323—328. **1, 643.**

Bernard, Léon, Néphrite hydropigène tuberculeuse et amylose rénale. (Nephritis tuberculosa hydropica und Amyloid der Niere.) Paris méd. Nr. 32, S. 137—141. **2, 555.**

Bernard, Léon, Un nouveau cas de néphrite hydropigène tuberculeuse. (Ein neuer Fall von tuberkulöser hydropigener Nierenentzündung.) Bull. de la soc. d'étud. scient. sur la tubercul. Bd. 3, Nr. 5, S. 109—114. **4, 452.**

Bilhaut fils, Marceau, Nephrectomie précoce et tuberculose rénale. Une observation concluante. (Frühzeitige Nephrectomie und Nierentuberkulose. Mit einer treffenden Beobachtung.) Ann. de chirurg. et d'orthop. 26, S. 33—41. **1, 369.**

Bloch, A., Totale Nieren-Ureterexstirpation bei Nieren- und Uretertuberkulose mit Ureterstriktur. (Ärztl. Verein in Frankfurt a. M. Sitz. vom 6. I. 1913.) Münch. med. Wochenschr. 60, S. 380. **1, 194.**

Boeckel, André, De l'exclusion de la vessie dans la tuberculose reno-vésicale. (Ausschaltung der Blase bei der Tuberkulose der Harnorgane.) Rev. méd. de l'est Bd. 44, Nr. 23, S. 736—747, Nr. 24, S. 769—775, 1912, u. Bd. 45, Nr. 2, S. 36—53. **2, 594.**

Bryan, R. C., The early diagnosis of renal tuberculosis. (Frühdiagnose der Nierentuberkulose.) New York med. journal Bd. 98, Nr. 1, S. 20—24. **4, 261.**

Buerger, Leo, A new method of diagnosticating renal tuberculosis. (Cystoscopic excision of mucous membrane at ureteral meatus.) (Eine neue Methode der Diagnostik der Nierentuberkulose [cystoskopische Excision von Schleimhautteilchen an der Ureterenmündung].) American. journal of surg. 27, S. 55—59 u. Journal d'urol. Bd. 3, Nr. 4, S. 431—439. **1, 479, 751.**

Casper, L., Zur Diagnose der doppelseitigen Nierentuberkulose. Dtsch. med. Wochenschr. Jg. 39, Nr. 24, S. 1140—1142. **2, 391.**

Castaigne, Tuberculose rénale à sa première période (Erstes Stadium der Nierentuberkulose.) Clinique (Paris) 8, S. 70—73. **1, 428.**

Chauffard, Tuberculose du rein droit. (Rechtsseitige Nierentuberkulose.) Rev. internat. de méd. et de chirurg. Jg. 24, Nr. 13, S. 199—202. **2, 763.**

Dufranc, Contribution à l'étude de la tuberculose rénale chez l'enfant. (Nierentuberkulose beim Kind.) Thèse Bordeaux, Nr. 101, 110 S. (Gounouilhou.) **4, 622.**

Gauthier, Ch., Traitement spécifique d'une tuberculose rénale échec. Néphrectomie. (Erfolglose spezifische Behandlung einer Nierentuberkulose. — Nephrektomie.) Journal d'urol. Bd. 4, Nr. 4, S. 613—616. **4, 25.**

Geipel, Besprechung des anatomischen Bildes der Nierentuberkulose. (Ges. f. Natur- und Heilk., Dresden, Sitz. vom 12. IV. 1913.) Münch. med. Wochenschr. Jg. 60, Nr. 26, S. 1458. **2, 321.**

Gordon, G. S., Report of a case of renal tuberculosis. (Bericht über einen Fall von Nierentuberkulose.) Americ. journal of urol. Bd. 9, Nr. 7, S. 340—344. **3, 23.**

Grandjean, A., Quel doit être le traitement de la tuberculose rénale? (Welches soll die Behandlung der Nierentuberkulose sein?) Rev. internat. de la tubercul. Bd. 23, Nr. 4, S. 245—250 u. Médecin pratic. Jg. 9, Nr. 8, S. 120—122. **2, 555, 638.**

Harbitz, Francis, Über spontane Heilbarkeit von Nierentuberkulose. Zeitschr. f. urol. Chirurg. Bd. 1, H. 6, S. 582—587. **3, 449.**

Hartmann, Henri, Tuberculose pyélo-urétérale, avec intégrité du rein et des calices. (Nierenbecken-Uretertuberkulose mit fehlender Erkrankung der Niere und deren Kelche.) Bull. et mém. de la soc. de chirurg. de Paris 39, S. 227—229. **1, 229.**

Hogge, Difficulté de diagnostic dans un cas de tuberculose rénale au début. (Schwierigkeit bei der Diagnose einer beginnenden Nierentuberkulose.) Ann. de la soc. belge d'urol. Jg. 13, Nr. 1, S. 18—20. **5, 474.**

Hogge, Albert, Contribution à l'étude du traitement de la tuberculose rénale. Vingtcinq néphrectomies. Applications de la constante d'Ambard. (Beitrag zum Studium der Behandlung der Nierentuberkulose. 24 Nephrektomien. Anwendung der Konstante von Ambard.) Ann. de la soc. méd.-chirurg. de Liège Jg. 52, S. 86—137. **2, 447.**

Israel, J., Ein ungewöhnlicher Fall von Tuberkulose des Harnapparats. Dtsch. med.
    Wochenschr. Jg. **39**, Nr. 47, S. 2295—2296.   **4**, 268.
Kapsammer, G., Tuberculosis of the kidney. (Nierentuberkulose.) Americ. journal
    of obstetr. a. dis. of women a. childr. Bd. **68**, Nr. 3, S. 499—529.   **3**, 449.
Karo, Wilhelm, Tuberculosis of the kidneys. (Nierentuberkulose.) Urol. a. cutan.
    rev. Bd. **17**, Nr. 3, S. 129—132.   **2**, 116.
Karo, Wilhelm, Pathologie und Therapie der Nierentuberkulose. Zeitschr. f. ärztl.
    Fortbild. **10**, S. 205—213.   **1**, 551.
Keene, Floyd E., and John L. Laird, The diagnosis of tuberculosis of the kidney.
    (Die Diagnose der Nierentuberkulose.) Americ. journal of the med. scienc. Bd. **146**,
    Nr. 3, S. 352—363.   **3**, 490.
Keydel, Über Nieren- und Blasentuberkulose einschließlich der Urogenitaltuberkulose.
    (Ges. f. Natur- u. Heilk., Dresden. Sitz. vom 12. IV. 1913.) Münch. med. Wochen-
    schr. Jg. **60**, Nr. 16, S. 1458.   **2**, 321.
Kirby, H. H., Renal tuberculosis. (Nierentuberkulose.) Journal of the Arkansas med.
    soc. Bd. **10**, Nr. 4, S. 93—96.   **3**, 336.
Kutschner, H., Vortäuschung doppelseitiger Nierentuberkulose durch eine in die
    Blase perforierte tuberkulöse Pyosalpinx. Dissertation: Berlin. 24 S. **5**, 107.
Legueu and Chevassu, Treatment of urinary tuberculosis, tuberculin and nephrec-
    tomy. (Behandlung der Tuberkulose der Harnorgane, Tuberkulin und Nephrek-
    tomie.) California State journal of med. Bd. **11**, Nr. 10, S. 402—405.   **3**, 489.
Malherbe, Henri, Cas curieux de tuberculose uro-génitale. Envahissement de la
    muqueuse de l'urèthre. (Ein bemerkenswerter Fall von Urogenitaltuberkulose.
    Zerstörung der Urethralschleimhaut.) Gaz. méd. de Nantes Jg. **31**, Nr. 22, S. 421
    bis 427.   **3**, 666.
Marogna, Pietro, La tubercolosi renale: tesi di libera docenza. (Die Nierentuber-
    kulose.) Siena. 346 S.   **4**, 542.
Minet, H., Forme urétérale de la tuberculose rénale. (Ureterale Form der Nierentuber-
    kulose.) Rev. prat. des malad. des organes génito-urin. Jg. **10**, Nr. 60, S. 440—444.
                                                                          4, 262.
Mock, Jack, A propos de la néphrectomie sans drainage pour tuberculose rénale.
    (Zur Nephrektomie ohne Drainage wegen Nierentuberkulose.) Journal d'urol.
    Bd. **4**, Nr. 3, S. 415—418.   **3**, 538.
Morris, Robert T., How often do patients recover spontaneously from tuberculosis
    of the kidney? (Wie oft genesen Patienten spontan von Nierentuberkulose? Urol. a.
    cut. rev. Bd. **17**, Nr. 9, S. 467.   **3**, 538.
La question traitement de la tuberculose rénale. (Die Frage der Behandlung der
    Nierentuberkulose.) Prov. méd. **26**, S. 6—8.   **1**, 228.
Oraison, J., Trois cas de tuberculose rénale chirurgicale chez l'enfant. (Drei Fälle
    chirurgischer Nierentuberkulose beim Kinde.) Journal d'urol. Bd. **4**, Nr. 1, S. 15
    bis 21.   **3**, 23.
Papin, E., Localisation de la tuberculose rénale par la radiographie. (Lokalisierung
    der Nierentuberkulose durch das Röntgenbild.) Arch. urol. de la clin. de Necker
    Bd. **1**, Nr. 2, S. 197—203.   **5**, 30.
Parkinson, J. Porter, Tuberculosis of kidney. (Nierentuberkulose.) Proceed. of the
    roy. soc. of med. Bd. **6**, Nr. 7, sect. f. the study of dis. in childr. S. 174—175.
                                                                          2, 700.
Pasquereau, Xavier, De la cystostomie ajoutée à la néphrectomie comme traitement
    de la tuberculose réno-vésicale très avancée. (Cystostomie als Ergänzung der Nephrek-
    tomie in der Behandlung sehr vorgeschrittener Nieren-Blasentuberkulose.) Gaz. méd.
    de Nantes Jg. **31**, Nr. 18, S 347—349.   **3**, 662.
Pauchet, V., Tuberculose du rein. Diagnostic et traitement. (Diagnose und Behand-
    lung der Nierentuberkulose.) Bull. méd. Jg. **27**, Nr. 62, S. 717—718.   **3**, 23.
Pauchet, V., et M. Pruvost, Tuberculose rénale droite (douleurs rénales gauches).
    Séparation transvésicale des urines. Néphrectomie droite à l'anesthésie régionale.
    (Rechtsseitige Nierentuberkulose [linksseitiger Schmerz]. Transvesicale Urin-
    separation. Rechtsseitige Nephrektomie mit regionärer Anästhesie.) Arch. provinc.
    de chirurg. Jg. **22**, Nr. 9, S. 501—507.   **3**, 661.
Perrier, Ch., Diagnostic et traitement de la tuberculose rénale bilatérale. (Diagnostik
    und Behandlung der bilateralen Nierentuberkulose.) Rev. méd. de la Suisse Ro-
    mande Jg. **33**, Nr. 4, S. 313—317.   **2**, 219.
Perrier, Ch., Tuberculose rénale à forme de lithiase. (Tuberkulöse Nephrolithiasis.)
    Rev. méd. de la Suisse romande Jg. **33**, Nr. 11, S. 843—844.   **4**, 263.
Pilet, Le practicien devant la tuberculose rénale. (Der Praktiker und die Nieren-
    tuberkulose.) Journal de méd. et de chirurg. Jg. **8**, Nr. 9, S. 321—327.   **3**, 286.

Porcile, Vittorio, Contributo alla chirurgia della tubercolosi renale. (Beitrag zur Chirurgie der Nierentuberkulose.) Policlinico, sez. prat. Jg. 20, Nr. 25, S. 886 bis 890.   2, 448.

Rocher, H.-L., et Jean Ferron, Tuberculose rénale chez l'enfant, cathétérisme à vision directe (sept observations). (Nierentuberkulose beim Kinde. Ureterenkatheterismus. [7 Beobachtungen.]) Journal d'urol. méd. et chirurg. 30, S. 153 bis 160 u. Pédiatrie prat. Jg. 11, Nr. 13, S .228—232.   1, 680; 2, 554.

Rochet, Die Behandlung der Nieren- und Blasentuberkulose im Frühstadium. Zeitschr. f. urol. Chirurg. Bd. 2. H. 1, S. 55—100.   3, 661.

Rupprecht, Über Nieren- und Blasentuberkulose einschließlich der Urogenitaltuberkulose. (Ges. f. Natur- u. Heilk., Dresden, Sitz. vom 12. IV. 1913.) Münch. med. Wochenschr Jg. 60, Nr. 26, S. 1459.   2, 321.

Schlesinger, E., Beitrag zur Kenntnis der Nierentuberkulose. Dissertation: Bern.   4, 25.

Serés, Diagnose der Nierentuberkulose. (Acad. de med., Barcelona, Sitz. 4. XI. 1912. Crón. méd., Valencia 25, S. 9—10. (Spanisch.)   1, 477.

Spire, A., et André Boeckel, Arguments obstétricaux en faveur de la néphrectomie pour tuberculose rénale unilatérale. (Geburtshilfliche Argumente zugunsten der Nephrektomie bei einseitiger Nierentuberkulose.) Ann. de gynécol. et d'obstétr. 10, S. 145—151.   1, 551.

Strachauer, A. C., The diagnosis of kidney tuberculosis. (Die Diagnose der Nierentuberkulose.) Journal-lancet Bd. 33, Nr. 1, S. 14—19.   2, 167.

Verheyen, G., Tuberculose rénale. (Nierentuberkulose.) Ann. et bull. de la soc. de méd. d'Anvers Jg. 75, Nr. 1/2, S. 29—35.   4, 412.

Voelcker, Nierentuberkulose. 24. Kongr. d. dtsch. Ges. f. Chirurg. Berlin, 26.—29. III. 1913.   2, 256.

Ware, Martin W., Debatable factors in the surgical discipline of reno-ureteral tuberculosis. (Streitfragen der Nierentuberkulose-Chirurgie.) Americ. journal of surg. Bd. 27, Nr. 4, S. 140—143.   2, 256.

Wildbolz, H., Chirurgie der Nierentuberkulose. Stuttgart: F. Enke. XII, 194 S., 22 Taf. M. 8.60.   3, 336.

Wildbolz, H., Die Diagnose und Behandlung der Nieren- und Blasentuberkulose im Anfangsstadium. Zeitschr. f. urol. Chirurg. Bd. 1, H. 6, S. 525—566.   3, 336.

Nebenniere und ihre Erkrankungen.

Berg, Albert A., Malignant hypernephroma of the kidney, its clinical course and diagnosis, with a description of the author's method of radical operative cure. (Maligne Hypernephrome der Niere, ihr klinischer Verlauf und ihre Diagnose, mit einer Beschreibung der Methode des Autors zur radikalen operativen Behandlung.) Surg., gynecol. a. obstetr. Bd. 17, Nr. 4, S. 463—471.   4, 83.

Berne-Lagarde, de, et de Beaufond, Les capsules surrénales dans le cancer du rein. (Der Zustand der Nebenniere bei den Neubildungen der Niere.) Arch. urol. de la clin. de Necker Bd. 1, Nr. 1, S. 72—130.   2, 764.

Betto, Lu., Dei tumori delle capsule surrenali. (Tumoren der Nebennierenkapsel.) Ragusa. 167 S.   4, 145.

Bonnel, F., Deux cas de tumeur réno-surrénale: épinéphrome et cancer du rein à cellules claires. (Zwei Fälle von Nieren-Nebennierengeschwülsten; Hypernephrom und Nierencarcinom mit hellen Zellen.) Bull. et mém. de la soc. anat. de Paris Jg. 88, Nr. 5, S. 277—279.   2, 391.

Curschmann, Hypernephroma malignum. (Ärzt. Kreisver., Mainz, Sitzg. v. 18. X. 1913.) Münch. med. Wochenschr. Jg. 60, Nr. 49, S. 2761.   3, 694.

Harttung, Heinrich, Über Hypernephrome der Niere. Dtsch. Zeitschr. f. Chirurg. 121, S. 560—580.   1, 645.

Helly, Konrad, Zur Pathologie der Nebenniere. Münch. med. Wochenschr. Jg. 60, Nr. 33, S. 1811—1812.   3, 287.

Janosik, J., Corrélations fonctionelles entre les capsules surrénales et les glandes génitales. (Funktionelle Beziehungen zwischen Nebennierenkapsel und Geschlechtsdrüsen.) Arch. de biol. Bd. 28, Nr. 4, S. 627—635.   4, 217.

Jessup, D. S. D., Adrenal rest in the ovary. (Nebennierenrest in einem Ovarium.) Proceed. of the New York pathol. soc. Bd. 13, Nr. 3/4, S. 67—69.   2, 752.

Kautz, Friedrich, Zur Kenntnis der Hypernephrome mit besonderer Berücksichtigung der klinischen Einteilung der Tumorgattung. Dissertation: Berlin. 67 S. (G. Schade.)   5, 123.

Le Fur, Contribution à l'étude des tumeurs pararénales. (Beitrag zum Studium der pararenalen Tumoren.) Gaz. de gynécol. 28, S. 97—106 u. 113—120. 1, 752.
Lucksch, Franz, Neuere Untersuchungen über die Nebennieren. Prag. med. Wochenschr. Jg. 38, Nr. 26, S. 365—366. 2, 555.
Molnár, B., Klinisch diagnostizierter Fall von primärem Nebennierenmelanom. Zeitschr. f. klin. Med. Bd. 78, H. 5/6, S. 454—461. 4, 83.
Novak, J., Nebennieren und Genitale. 15. Versamml. d. dtsch. Ges. f. Gynaekol. Halle a. S. 14.—17. Mai 1913. 2, 146.
Oehlecker, F., Zur Klinik der malignen Tumoren der Nebenniere. (Zugleich ein Beitrag aus dem Gebiete der Pyelocystographie.) (Krankengeschichte eines Falles von beiderseitigem Nebennierentumor.) Zeitschr. f. urol. Chirurg. 1, S. 44—74. 1, 646.
Pettis, John H., A case of neoplasm of the remains of the Wolffian body simulating hypernephroma. (Ein Fall von Neubildung der Reste des Wolffschen Körpers, die ein Hypernephrom vortäuschte.) Physician a. surg. Bd. 35, Nr. 1, S. 27—30. 3, 368.
Pleschner, Hans Gallus, Beiträge zur Klinik und pathologischen Anatomie der malignen Hypernephrome. Zeitschr. f. urol. Chirurg. Bd. 1, H. 4, S. 309—374. 2, 257.
Prym, P., Großes doppelseitiges Nebennierenadenom mit Pseudodrüsenräumen. Frankfurt. Zeitschr. f. Pathol. Bd. 14, H. 3, S. 409—427. 4, 145.
Saviozzi, V., Contributo alla conoscenza dei tumori pararenali. (Beitrag zur Kenntnis der pararenalen Geschwülste.) Tumori Jg. 3, Nr. 2, S. 207—260. 4, 542.
Speese, John, Perirenal haematoma. (Perirenales Hämatom.) Surg., gynecol. a. obstetr. Bd. 16, Nr. 5, S. 571—576. 2, 168.
Wiesel, Josef, Krankheiten der Nebennieren. Handb. d. Neurol. Bd. 4. Spez. Neurol. 3, S. 348—379. Berlin: Springer. 4, 336.
Zarri, Giuseppe, Due casi di ipernefroma del rene. (Zwei Hypernephrom-Fälle.) Clin. chirurg. Jg. 21, Nr. 8, S. 1671—1709. 4, 336.

Ureter.

Abell, Renal and ureteral calculi. (Nieren- und Uretersteine.) Ky. med. journal Bd. 11, S. 406. 3, 450.
Adler, Du choix de l'intervention dans les calculs enclavés de l'uretère. (Die Wahl des Eingriffs bei eingekeilten Uretersteinen.) Thèse: Paris. 5, 65.
Alglave et Papin, Énorme dilatation pelvienne et lombaire d'un uretère anormalemens abouché dans l'urètre. (Enorme Dilatation im Becken- und Lumbalteil eines Ureters, welcher abnormerweise in die Urethra mündete.) Bull. et mém. de la soc. de chirurg. de Paris 39, S. 110—115. 1, 139.
Apert, Lemaux et Guillaumot, Rein gauche avec uretère double. (Linke Niere mit doppeltem Ureter.) Bull. et mém. de la soc. anat. de Paris Jg. 88, Nr. 4, S. 171 bis 172. 2, 169.
Arcelin et Giuliani, Calcul de l'uretère pelvien droit. (Stein im Beckenteil des rechten Uterus.) (Soc. nat. de méd. de Lyon, séance 24. II. 1913.) Lyon méd. Bd. 120, Nr. 18, S. 963—970. 2, 55.
Baar, Über Ureterenstrikturen, die eine Nephrolithiasis vortäuschen. Münch. med. Wochenschr. Jg. 60, Nr. 51, S. 2838—2841. 4, 412.
Bachrach, Robert, Über atonische Dilatation des Nierenbeckens und Harnleiters. (85. Vers. dtsch. Naturforsch. u. Ärzte, Wien, Sept. 1913.) Beitr. z. klin. Chirurg. Bd. 88, H. 2, S. 279—286. 4, 453.
Barbey, Albert, Über die Insuffizienz des vesicalen Harnleiterendes. Zeitschr. f. urol. Chirurg. Bd. 1, H. 6, S. 567—581. 3, 664.
Barney, J. Dellinger, The symptomatology of renal tumors; a study of seventy-four cases from the Massachusetts general hospital. (Die Symptomatologie der Nierentumoren; Beobachtungen an 74 Fällen des „Massachusetts general hospital".) Boston med. a. surg. journal 168, S. 300—302. 1, 644.
Bassargette, Des calculs de l'urètre en arrière d'un rétrécissement. (Uretersteine hinter einer Striktur.) Thèse de Paris. 4, 337.
Beck, Carl, The implantation of the ureters into the large bowel. (Einpflanzung der Harnleiter in den Dickdarm.) Journal of the Americ. med. assoc. Bd. 61, Nr. 19, S. 1691—1694. 4, 263.
Berne-Lagarde, R. de, Les lésions de l'uretère au cours de l'hystérectomie abdominale et leur traitement. (Die Verletzungen des Ureters bei der abdominalen Hysterektomie und ihre Behandlung.) Arch. mens. d'obstétr. et de gynécol. Jg. 2, Nr. 7, S. 11—38. 3, 25.

Bloch, A., Totale Nieren-Ureterexstirpation bei Nieren- und Uretertuberkulose mit Ureterstriktur. (Ärztl. Verein in Frankfurt a. M., Sitz. vom 6. 1. 1913.) Münch. med. Wochenschr. **60,** S. 380. **1, 194.**

Blum, Viktor, Über den therapeutischen Harnleiterkatheterismus. Wien. med. Wochenschr. Jg. **63,** Nr. 27, S. 1661—1666. **3, 450.**

Boross, Ernst, Über die eingeklemmten Uretersteine. Bruns Beitr. z. klin. Chirurg Bd. **84,** H. 1, S. 94—101. **2, 120.**

Boulet, L., Sur les mouvements de l'uretère humain. Action de quelques substances sur leur rythme. (Über die Bewegungen des menschlichen Ureters; Einfluß einiger Substanzen auf seinen Kontraktionsrythmus.) Cpt. rend. hebdom. des séanc. de la soc. de biol. Bd. **74** Nr. 20, S. 1171—1173. **2, 289.**

Braasch, W. F., Recent progress in uretero-pyelography. (Neue Fortschritte in der Uretero-pyelographie.) Journal of the Michigan State med. soc. Bd. **12,** Nr. 4, S. 189—191. **1, 756.**

Brongersma, Myom des Ureters und multiple Nierenmyome. Nederl. Tijdschrift voor Geneesk. Jg. **1913,** S. 495—496. (Holländisch.) **1, 371.**

Buerger, Leo, A new method of facilitating the passage of descending ureteral calculi (and of dilating the ureter). (Eine neue Methode zur Beschleunigung der Passage von Uretersteinen und zur Dilatation des Ureters.) Americ. journal of surg. Bd. **27,** Nr. 4, S. 151—154. **2, 120.**

Bumm, Über Unterbindung als Therapie bei hochsitzenden Ureterverletzungen. Gynaekol. Ges. Berlin, Sitzg. v. 25. IV. 1913. **2, 392.**

Cabot, Hugh, Operative treatment of stone in the ureter. (Operative Behandlung von Uretersteinen.) Americ. journal of surg. Bd. **27,** Nr. 4, S. 154—156. **2, 322.**

Caulk, John R., Ureterovesical cysts, an operative procedure for their relief. (Uretercysten und ihre operative Entfernung.) Journal of the Americ. med. assoc. Bd. **61,** Nr. 19, S. 1685—1688. **3, 593.**

Collinson, Harold, Notes on four cases of ureteral calculus in one of which a complete cast of the ureter was present. (Vier Fälle von Ureterstein, davon einer ein vollkommener Abguß des Ureters.) Lancet Bd. **2,** Nr. 21, S. 1456—1460. **4, 264.**

Cumston, Charles Greene, Neoplasms of the renal pelvis and ureter, with the report of a case. (Neubildung des Nierenbeckens und Ureters, mit Bericht über einen Fall.) Americ. journal of urol. **9,** S. 21—26. **1, 228.**

Dalençon, Contribution à l'étude des applications thérapeutiques du cathétérisme urétéral. (Der therapeutischs Ureterenkatheterismus.) Thèse de Paris. **5, 127.**

Desnos, M., Contribution à l'étude clinique des rétrécissements de l'uretère (rétrécissements larges). (Beitrag zum klinischen Studium der Verengerungen des Ureters.) Journal d'urol. méd. et chirurg. Bd. **3,** Nr. 6, S. 739—750. **3, 119.**

Devine, H. B., The ureter. With special reference to stone in the lower portion and the use of the ureteral catheter. (Der Ureter; mit besonderer Berücksichtigung der Steine im unteren Ureterende und des Gebrauchs des Ureterkatheters.) Austral. med. journal Bd. **2,** Nr. 103, S. 1107—1112. **3, 26.**

Dreyer, A., Zur Klinik der Blasensyphilis. Dermatol. Zeitschr. Bd. **20,** H. 6, S. 477 bis 499 u. H. 7, S. 591—623. **3, 594.**

Eastmond, Charles, The exact diagnosis of renal and ureteral calculi. (Die exakte Diagnose der Nieren- und Uretersteine.) Urol. a. cutan. rev. Bd. **17,** Nr. 3. S. 123—124. **2, 116,**

Ebeler, F., Beitrag zum künstlichen Ureterverschluß. Zeitschr. f. gynaekol. Urol. Bd. **4,** H. 5, S. 181—185. **4, 84.**

Eisendraht, Daniel N., Bilateral urinary calculi. (Doppelseitige Harnsteine.) Surg., gynecol. a. obstetr. Bd. **17,** Nr. 2, S. 218—225. **3, 68.**

Eisendrath, Daniel N., The repair of defects of the ureter. (Ersatz von Ureterdefekten.) Journal of the Americ. med. assoc. Bd. **61,** Nr. 19, S. 1694—1698. **3, 593.**

Eliot, Henri, Les opérations plastiques portant sur le bassinet et la partie supérieure de l'uretère dans le traitement des rétentions rénales. (Die plastischen Operationen am Nierenbecken und an der oberen Partie des Ureters zur Behandlung von renalen Harnretentionen.) Journal d'urol. méd. et chirurg. **30,** S. 161 bis 189. **1, 291.**

Fischer, B., Ein Fall von doppelter Ureterenbildung einer Seite mit blinder Endigung des einen derselben. Dissertation: Kiel. **4, 337.**

Franqué, Otto v., Über den Vorfall des Harnleiters durch die Harnröhre nebst Bemerkungen zur Histologie des Oedema bullosum. Monatsschr. f. Geburtsh. u. Gynaekol. Bd. **38,** Erg.-H., S. 115—129. **2, 703.**

Furniss, Henry Dawson, Renal and ureteral calculi. (Nieren- und Uretersteine.) Americ. journal of obstetr. a. dis. of wom. a. childr. Bd. **68,** Nr. 6, S. 1107—1132. **4,** 263.

Furniss, Henry D., Ureteral calculus, impacted at vesical orifice, released by fulguration cauterization. (Ureterstein, eingeklemmt in der Mündung, freigemacht durch Fulguration.) Americ. journal of obstetr. **67,** S. 140—141. **1,** 66.

Furniss, H. D., Impacted ureteral calculi released by fulguration. (Eingeklemmter Ureterstein, durch Fulguration gelöst.) Journal of the Americ. med. assoc. Bd. **60,** Nr. 20, S. 1534. **2,** 449.

Gibbon, John H., The technic of nephro-pyelo- and uretero-lithomy. (Die Technik der Nephro-Pyelo- und der Uretero-Lithotomie.) Ann. of surg. Bd. **58,** Nr. 2, S. 232—243. **3,** 287.

Gilberti, Pietro, L'ernia dell'uretere. Contributo alla casistica. (Der Ureter im Bruchsack.) Riv. veneta di scienze med. Bd. **58,** Nr. 2, S. 86—90, Nr. 3, S. 120 bis 133, Nr. 4, S. 169—182, Nr. 5, S. 227—235 u. Nr. 6, S. 254—268. **3,** 663.

Goldberger, M. F., Retroperitoneal uretero-cystostomy for uretero-vaginal fistula. A case report. (Bericht über einen Fall von retroperitonealer Uretero-Cystanastomose wegen Ureterscheidenfistel.) Americ. journal of surg. Bd. **27,** Nr. 9, S. 330 bis 331. **3,** 288.

Habuto, E., Ureter- und Blasenverletzungen bei Uteruscarcinomoperationen. Dissertation: München. **4,** 15.

Hagedorn, Cystenniere und Ureterverschluß. Zeitschr. f. urol. Chirurg. Bd. **1,** H. 3 S. 264—269. **3,** 489.

Hartmann, Henri, Tuberculose pyélo-urétérale, avec intégrité du rein et des calices. (Nierenbecken-Uretertuberkulose mit fehlender Erkrankung der Niere und deren Kelche.) Bull. et mém. de la soc. de chirurg. de Paris **39,** S. 227—229. **1,** 229.

Hartmann, J. P., Über die extravesicale Ausmündung der Harnleiter bei Frauen. Zeitschr. f. gynaekol. Urol. Bd. **4,** H. 2, S. 69—88; Hospitalstidende Jg. **56,** Nr. 21 bis 22 (Dänisch.) u. Ugeskrift for Læger Jg. **75,** Nr. 50, S. 2023. (Dänisch.) **1,** 753, 290; **3,** 695.

Hartmann, Joh., Zur Kasuistik und operativen Behandlung überzähliger aberranter Ureteren. Zeitschr. f. Urol. Bd. **7,** H. 6, S. 429—446. **2,** 556.

Hayd, Hermann E., Ureteral injuries. (Ureterverletzungen.) Americ. journal of obstetr. **67,** S. 304—321. **1,** 229.

Heimann, Henry, A case of bilateral hydroureter-chronic pyocyaneus infection. (Ein Fall von chonischer Pyocyaneusinfektion beiderseitiger Hydroureteren.) (Americ. pediatr. soc., meet. 5.—7. V. 1913.) Americ. journal of obstetr. Bd. **68,** Nr. 1, S. 183—184 u. Arch. of pediatr. Bd. **30,** Nr. 11, S. 814—819. **2,** 639; **4,** 543.

Heinsius, Fritz, Über die cystoskopische Diagnose eines Uretersteins und seine Entfernung auf vaginalem Wege. Zeitschr. f. Geburtsh. u. Gynaekol. Bd. **73,** H. 2, S. 441—451. **2,** 322.

Hutchinson, J., Obstruction of the ureter by aberrant renal vessels; a clinical study of the symptoms and results of operation. (Verschluß des Ureters durch aberrierende Nierengefäße; eine klinische Studie der Symptome und Operationsresultate.) Proceed. of the roy. soc. of med. Bd. **6,** Nr. 8, surg. sect. S. 201—224. **2,** 556.

Iliin, A. I., Zur Frage der ascendierenden Niereninfektion und den Kampf mit ihr bei der Verpflanzung der Ureteren in den Darm. Diss. ref. in med. Rundsch. Jg. **40,** H. 10, S. 885—886. (Russisch.) **2,** 289.

Juvara, E., Appareil urinaire, vices de conformation. Uretère droit double, l'urétère supplémentaire s'abouchant à la vulve, à droite de l'orifice urétral. (Bildungsfehler am Harnapparat. Rechts doppelter Ureter, der überzählige mündet in der Vulva, rechts von der Urethralmündung.) Bull. et mém. de la soc. de chirurg. de Paris **39,** S. 100—103. **1,** 227.

Kaltenschnee, Ureterfunktion in der Schwangerschaft. Zeitschr. f. gynaekol. Urol. Bd. **4,** H. 5, S. 186—191. **4,** 147.

Kawasoye, M., Ein weiterer Beitrag zur anatomischen Veränderung der Nieren nach dem künstlichen Ureterverschluß. Zeitschr. f. gynaekol. Urol. Bd. **4,** H. 3, S. 107 bis 113. **2,** 761.

Kawasoye, M., Ein Fall von Ureterverschluß durch Knotenbildung. Zeitschr. f. gynaekol. Urol. Bd. **4,** Hr. 4, S. 159—169. **3,** 170.

Keene, F. E., The value of pyelography in the diagnosis of surgical diseases of the kidney. (Der Wert der Pyelographie bei der Diagnose chirurgischer Nierenerkrankungen.) Pennsylvania med. journal Bd. **16,** Nr. 8, S. 616—620. **2,** 258.

Kelly, Howard, A., The allotment of renal and ureteral stones in shadow diagram of the body. (Die Verteilung der Nieren- und Uretersteine im Röntgenbild des Körpers.) Old dominion journal of med. a. surg. Bd. **16**, Nr. 5, S. 229—231. **3**, 23.

Kidd, Frank, A somall muscle-splitting incision for the exposure of the pelvic portion of the ureter. (Kleiner Wechselschnitt zur Freilegung des Beckenteiles des Ureters.) Lancet Bd. **184**, Nr. 23, S. 1578—1581. **2**, 594.

Klieneberger, Carl, Kasuistische Mitteilungen. 1. Zur Diagnostik der Miliartuberkulose. 2. Zur Diagnostik von Uretersteinen. Fortschr. a. d. Geb. d. Röntgenstrahl. Bd. **20**, H. 6, S. 590—591. **3**, 451.

Kroemer, P., Eiterniere bei Verschluß und Unterbrechung des Ureters. 15. Versamml. d. dtsch. Ges. f. Gynaekol., Halle a. S. 14.—15. Mai 1913. **1**, 836.

Kusnetzky, D. P., Nephro-Ureteroektomie. (Sitzung der geburtsh.-gynaekolog. Gesellschaft in St. Petersburg, April 1913.) Zeitschr. f. Geburtshilfe u. Gynaekol. Jg. **28**, Heft 10, S. 1470—1476. (Russisch.) **3**, 694.

Läwen, A., Über doppelseitige Ureterolithotomie bei calculöser Anurie. Bruns Beitr. z. klin. Chirurg. Bd. **84**, H. 2, S. 411—420. **2**, 221.

La Rose, V. J., Diagnosis of surgical conditions of kidney and ureter. (Die Diagnose chirurgischer Nieren- und Uretererkrankungen.) Journal-lancet Bd. **33**, Nr. 23, S. 657—666. **4**, 82.

Leguen, Calculs urétéro-vésicaux. (Ureterblasensteine.) Clinique (Paris) Jg. **8**, Nr. 35, S. 549—551 u. Gazz. d. osp. e d. clin. Jg. **34**, Nr. 133, S. 1392—1394. **3**, 288, 594.

Legueu, Del trapianto degli ureteri nell'intestino crasso. (Über die Einpflanzung der Ureteren in den Dickdarm.) Gazz. degli osp. e delle clin. Jg. **34**, Nr. 82, S. 848—851. **2**, 764.

Legueu, F., L'uietère après la néphrectomie. (Der Ureter nach der Nephrektomie.) Rev. de thérapeut. med.-chirurg. Jg. **80**, Nr. 14, S. 469—474. **3**, 26.

Legueu, De l'implantation des uretères dans le gros intestin. (Einpflanzung der Ureteren in den Dickdarm.) Clinique (Paris) Jg. **8**, Nr. 20, S. 308—311. **2**, 323.

Lemoine, G., Note sur le traitement chirurgical des calculs de l'uretère pelvien. (Anmerkung über die chirurgische Behandlung der Steine des Pelvisureters.) Journal d'urol. Bd. **3**, Nr. 4, S. 441—446. **1**, 754.

Lemoine, G., Récidive de cancer vésical. Cystectomie totale avec abouchement des uretères dans le rectum; formation d'une nouvelle vessie aux dépens du rectum par un procédé personnel. (Blasenkrebsrezidiv. Totalexstirpation der Blase mit Einpflanzung der Ureteren in den Mastdarm; Bildung einer neuen Blase aus dem Mastdarm nach eigenem Verfahren.) Presse méd. **21**, S. 76—77. **1**, 140.

Lilienthal, Howard, Some points in the diagnosis and management of the surgical diseases of the kidney and urether. (Einige Punkte zur Diagnose und Behandlung der chriurgischen Nieren- und Uretererkrankungen.) Americ. journal of surg. Bd. **27**, Nr. 4, S. 129—135. **2**, 220.

Lorin, Henri, L'uretère après la néphrectomie. (Der Ureter nach der Nephrektomie.) Arch. urol. de la clin. de Necker Bd. **1**, Nr. 2, S. 145—196. **4**, 674.

Lotsy, G. O., Bilharziosis der Blase und Ureteren im Röntgenbild; zugleich ein Beitrag zu den Fehlerquellen bei Steinuntersuchung des Harnsystems. Fortschr. a. d. Geb. d. Röntgenstrahl. Bd. **21**, H. 2, S. 238—239. **4**, 26.

Lower, William E., A report of double congenital stricture of the left ureter with a movable calculus between the points of constriction. (Bericht über eine doppelte kongenitale Striktur des linken Ureters mit einem beweglichen Stein zwischen den beiden Strikturen.) Americ. journal of urol. **9**, S. 27—29. **1**, 140.

Mackenrodt, A., 1. Zur Behandlung hoher Harnleiterverletzungen. 2. Zur Behandlung von Defekten und Verletzungen des Blasenhalses und des Sphincter urethrae. Zeitschr. f. Geburtsh. u. Gynaekol. Bd. **74**, H. 1, S. 241—249. **3**, 169.

Marmier, Contribution à l'étude de la dilatation intravésicale ne l'extrémité inférieure de l'uretère. (Zur Kenntnis der intravesicalen Erweiterung des unteren Ureterendes.) Thèse: Paris. **5**, 172.

Melnikoff, A., Über den partiellen Ersatz des Harnleiters durch eine isolierte Darmschlinge. Arbeiten der chirurgischen Klinik des Prof. S. Fedoroff in St. Petersburg **6**, S. 148—174. (Russisch.) **1**, 429.

Meyr, Alfred, Beitrag zur Symptomatologie der Uretero-Pyelitis. Dissertation: Heidelberg. 31 S. **4**, 706.

Minet, H., Forme urétérale de la tuberculose rénale. (Uretrale Form der Nierentuberkulose.) Rev. prat. des malad. des organes génito-urin. Jg. **10** Nr. 60, S. 440 bis 444. **4**, 262.

Moore, Harvey A., The removal of ureteral calculi with the operating cystoscope, with a report of three successful cases. (Die Entfernung der Uretersteine mittels

des Operationsscystoskopes nebst einem Bericht von drei erfolgreichen Fällen.)
Urol. a. cut. rev. Bd. 17, Nr. 12, S. 635—636. 4, 454.
Moos, Fall von Ureterstein. (Gynaekol. Ges., Breslau, Sitzg. v. 11. II. 1913.) Monats-
schr. f. Geb. u. Gynäkol. Bd. 37, H. 5, S. 705. 2, 169.
Nogier, Th., Calcul de l'uretère pelvien droit. Quelques rectifications nécessaires.
(Stein im Beckenabschnitt des rechten Ureters. Einige notwendige Richtigstellun-
gen.) Lyon méd. Bd. 120, Nr. 20, S. 1069—1073. 2, 639.
Ottow, Benno, Beitrag zur Kenntnis der intermittierenden Ureterocele vesicalis.
Zeitschr. f. gynaekol. Urol. Bd. 4, H. 3, S. 103—106. 2, 222.
Papin, E., et de Berne-Lagarde, Anatomie chirurgicale de l'uretère pelvien chez
la femme. (Chirurgische Anatomie des Becken-Ureters bei der Frau.) Arch. mens.
d'obstétr. et de gynécol. Jg. 2, Nr. 7, S. 1—10. 3, 68.
Pascual, Salvador, Contribution à l'étude des calculs de la portion intrapariétale
de l'uretère. (Beitrag zum Studium der intramuralen Uretersteine.) Journal d'urol.
Bd. 3, Nr. 4, S. 447—468. 1, 753.
Pasteau et Belot, Radiologie clinique d'un calcul urétéral. (Röntgenuntersuchung
eines Uretersteines.) Bull. et mém. de la soc. de radiol. méd. de Paris Jg. 5, Nr. 47,
S. 271—274. 3, 368.
Pawloff, A., Über accessorische Harnleiter. Dtsch. Zeitschr. f. Chirurg. 121, S. 425
bis 446. 1, 552.
Pérard, Un cas d'exclusion de l'uretère iliaque. Néphrectomie. Guérison. (Ein Fall
von Ausschluß des iliakalen Ureters. Nierenausscheidung. Heilung.) Arch. prov.
de chirurg. 22, S. 108—109. 1, 552.
Pousson, Alf., De l'utilité de la radiographie dans la lithiase rénale et urétérale.
(Über den Wert der Röntgenstrahlen bei Nieren- und Harnleitersteinen.) Gaz. heb-
dom. d. scienc. méd. de Bordeaux 34, S. 31—33. 1, 139.
Primbs, Karl, Untersuchungen über die Einwirkung von Bakterientoxinen auf den
überlebenden Meerschweinchenureter. Zeitschr. f. urol. Chirurg. Bd. 1, H. 6, S. 600
bis 622. 3, 451.
Proust, R., et A. Buquet, Technique de l'urétérorraphie circulaire. (Technik der
zirkulären Harnleiternaht.) Journal de chirurg. Bd. 10, Nr. 4, S. 417—432. 2, 121.
Ransohoff, J. Louis, Passage of ureteral stones after intraureteral manipulations.
(Abgang von Uretersteinen nach intra-ureteralen Eingriffen.) Lancet-clin. Bd. 109,
Nr. 20, S. 534—537. 2, 222.
Rieß, E., Ureterstein. (Dtsch. med. Ges., Chicago, Sitz. vom 20. III. 1913.) Münch.
med. Wochenschr. Jg. 60, Nr. 32, S. 1804. 2, 639.
Rolleston, J. D., Congenital renal and ureteral anomaly. (Kongenitale Nieren- und
Ureteranomalie.) Proceed. of the r. soc. of med., London 6, sect. for the study of
dis. in childr. S. 114—117 u. Brit. journal of childr. dis. 10, S. 161—164.
1, 550, 645.
Rühle, Walter, Beitrag zum Verhalten der regionären Lymphdrüsen und des Ureters
beim Carcinoma colli uteri in graviditate. Zeitschr. f. Geburtsh. u. Gynaekol. Bd. 74,
H. 1, S. 321—331. 3, 179.
Rumpel, O., Cystische Erweiterung des vesicalen Ureterendes. Zeitschr. f. Urol.
Bd. 7, H. 7, S. 541—544. 3, 25.
Rush, John O., Removal of ureteral calculus by dilating ureter. (Entfernung eines
Harnleitersteins durch Dilatation des Harnleiters.) Americ. journal of urol. Bd. 9,
Nr. 10, S. 456—457. 4, 264.
Sacharin, J. W., Die Operationen an der Harnröhre, Harnblase und Harnleiter in der
Freiburger Universitäts-Frauenklinik vom Jahre 1904—1913. Dissertation: Frei-
burg. 4, 334.
Schischko, Z. P., Einpflanzung der Ureteren in die Haut. Wratschebnaja Gazeta
Jg. 20, Nr. 45, S. 1604—1605. (Russisch.) 3, 593.
Schönberg, S., Rechtsseitige Nieren- und Ureterverdoppelung mit Hypoplasie und
Adenom der überzähligen Niere. Frankf. Zeitschr. f. Pathol. Bd. 14, H. 2, S. 267
bis 275. 3, 623.
Schütze, J., Über das Wandern von Uretersteinen. Fortschr. d. Med. Jg. 31, Nr. 36,
S. 993—994. 3, 26.
Scott, G. D., Hydronephrosis produced by experimental ureteral obstruction. (Hy-
dronephrose, hervorgerufen durch experimentellen Ureterverschluß.) Journal of
the Indiana State med. assoc. Bd. 6, Nr. 8, S. 339—344. 3, 118.
Speese, John, Perirenal haematoma. (Perirenales Hämatom.) Surg., gynecol. a.
obstetr. Bd. 16, Nr. 5, S. 571—576. 2, 168.
Steiner, Paul, Beiträge zur Chirurgie der Blasen-, Prostata- und Harnröhrensteine.
Folia urol. Bd. 7 Nr. 8, S. 471—512. 3, 491.

Suter, Friedrich, Primary ureter-papilloma. Nephro-ureterectomy. Recovery. (Primäres Ureterpapillom, Heilung nach Nephro-Ureterektomie.) Urol. a. cutan. rev., techn. suppl. Bd. 1, Nr. 1, S. 62—65. **2, 703.**

Tenney, Benjamin, Ureteral obstruktion. (Über Ureterverschluß.) Boston med. a. surg. journal 168, S. 373—376. **1, 646.**

Thévenot, Léon, Calculs développés dans les formations diverticulaires annexées à la vessie et à l'urètre. (Steinbildung in Blasen- und Ureterdivertikeln.) Prov. méd. Jg. 26, Nr. 30, S. 329—330. **2, 705.**

Tovey, David William, Hydronephrosis due to stricture of the lower ureter cured by dilatation. (Durch Dilatation geheilte Hydronephrose infolge Striktur des unteren Teiles des Ureters.) (Transact. of the New York acad. of med., sect. on obstetr. a. gynecol., meet. 22. V. 1913.) Americ. journal of obstetr. a. dis. of women a. childr. Bd. 68, Nr. 4, S. 782. **3, 593.**

Tracy, Stephen E., Renal calculus in relation to the kidney and ureter. (Nierensteine in ihren Beziehungen zur Niere und zum Ureter.) Americ. journal of obstetr. Bd. 68, Nr. 2, S. 229—236. **2, 763.**

Ureteral calcules (Mulberry type and tunneled). (Ureterstein [Maulbeerform und von einem Kanal durchzogen].) Surg. clin. of John B. Murphy Bd. 2, Nr. 2, S. 287 bis 293. **3, 398.**

Uteau, R., et E. Saint-Martin, Sur un cas d'anomalie de situation des orifices uretéraux. (Lageanomalie der Ureteröffnungen.) (Soc. anat.-clin., séance du 12. IV. 1913.) Toulouse méd. Jg. 15, Nr. 8, S. 155—157. **2, 638.**

Viannay, Charles, Un cas de néphrectomie pour tuberculose rénale après cathétérisme des uretères à vessie ouverte. (Ein Fall von Nephrektomie wegen Nierentuberkulose nach Ureterenkatheterismus bei offener Blase.) Rev. prat. des malad. des organes génito-urin. Jg. 10, Nr. 60, S. 414—420. **4, 82.**

Violet, H., Opération de Wertheim pour cancer du col utérine étendu au ligament large et englobant l'uretère; résection de cet uretère et de la partie correspondante de la vessie; ligature de l'uretère et suture vésicale; fistule vésico-vaginale secondaire; cure de la fistule vésicale dans un deuxième temps; guérison maintenue depuis un an. (Radikaloperation nach Wertheim, wegen Carcinoma cervicis, das auf das Lig. latum übergegriffen und den Ureter umwachsen hat; Resektion dieses Ureters und der zugehörigen Blasenpartie; sekundäre Blasen-Scheidenfistel; Heilung der Blasenfistel in einer zweiten Sitzung; seit einem Jahr geheilt.) Rev. mens. de gynécol., d'obstétr. et de pédiatr. Jg. 8, Nr. 3, S. 176—179. **1, 833.**

Voelcker, Demonstration von Pyelographien. 24. Kongr. d. dtsch. Ges. f. Chirurg. Berlin, 26.—29. III. 1913. **2, 170.**

Voelcker, F., Beitrag zur Therapie der Uretersteine. Zeitschr. f. urol. Chirurg. 1, S. 1—16. **1, 429.**

Watson, F. S., Report of 110 cases of renal and ureteral calculi and of ten cases simulating these conditions, with comments. (Bericht über 110 Fälle von Nieren- und Uretersteinen und über 10 Fälle, in denen solche Erscheinungen vorgetäuscht wurden, nebst Bemerkungen.) Boston med. a. surg. journal 168, S. 37—43. **1, 139.**

Weibel, W., Weitere Beobachtungen über das Verhalten der Ureteren nach der erweiterten abdominalen Carcinomoperation. Zeitschr. f. gynaekol. Urol. Bd. 4, H. 4, S. 138—158. **3, 624.**

Weisz, Franz, Diagnostic des calculs urétéraux. (Diagnostik der Uretersteine.) Journal d'urol. Bd. 4, Nr. 5, S. 781—784. **4, 264.**

Wertheim, Le cancer de l'utérus „col et corps". Technique de l'opération et efficacité. (Operationstechnik und Erfolg bei Krebs des Gebärmutterhalses und -körpers.) Ann. de gynécol. et d'obstétr. Bd. 10, H. 9, S. 502—506. **3, 392.**

Wherry, George, An instance of large ureteral calculus and some other cases of calculi. (Ein Fall von großem Ureterstein und einige andere Fälle von Steinen.) Brit. med. journal Nr. 2733, S. 1043—1044. **2, 290.**

Harnblase.

Albeck, Untersuchungen über die Funktion der weiblichen Urinblase. 10. Versammlung des Nordischen chirurgischen Vereins, Kopenhagen, 31. Juli bis 2. Aug. 1913. **2, 765.**

Ashcraft, Leon T., The value of the d'arsonval current in the treatment of benign and malignant tumors of the urinary bladder through the operating cystoscope. (Über den Wert des D'Arsonvalschen Stromes in der Behandlung von gutartigen und malignen Tumoren der Blase mittels des Operationscystoskops.) Surg., gynecol. a. obstetr. Bd. 17, Nr. 5, S. 636—641. **3, 695.**

Audebert, Berny et Laurentie, Un grave traumatisme obstétrical: double
    perforation du vagin et de la vessie ayant entraîné la mort par hémorragie se-
    condaire. (Eine schwere geburtshilfliche Verletzung: doppelte Perforation der
    Vagina und der Blase, die den Tod durch sekundäre Hämorrhagie zur Folge hatte.)
    Bull. de la soc. d'obstétr. et de gynécol. de Paris Jg. 2, Nr. 5, S. 522—524.   3, 294.
Auvray, Néoplasme vésical primitif. Métastases ganglionnaires énormes dans la fosse
    iliaque. Absence de signes cliniques vésicaux. (Primäres Neoplasma der Blase mit
    ganglienförmigen enormen Metastasen in der rechten Fossa iliaca ohne klinische
    Blasensymptome.) Bull. et mém. de la soc. de chirurg. de Paris 39, S. 233—236.
                                                                                 1, 230.
Bachrach, Robert, Über endovesicale und endourethrale Behandlung mit Hoch-
    frequenzströmen. Folia urol. Bd. 7, Nr. 11, S. 685—692.   3, 70.
Baer, Lithotripsie eines walnußgroßen Steines (Inkrustation) und nachfolgende
    Extraktion einer Haarnadel aus der Blase eines siebenjährigen Mädchens. Münch.
    med. Wochenschr. Jg. 60, Nr. 38, S. 2118—2119.   3, 368.
Baldy, J. M., Incontinence of urine, complete and incomplete. (Komplette und in-
    komplette Blaseninkontinenz.) Surg., gynecol. a. obstetr. Bd. 17, Nr. 5, S. 533—535
    u. Transact. of the Americ. gynecol. soc. Bd. 38, S. 362—367.   3, 594.   5, 33.
Barney, J. Dellinger, A case illustrating the efficiency of the high frequency current
    in the treatment of tumors of the bladder. (Ein Fall zur Illustration der Wirkung
    des Hochfrequenzstromes bei der Behandlung von Blasengeschwülsten.) Boston
    med. a. surg. journal Bd. 169, Nr. 1, S. 19—20.   2, 705.
Bassat, et Uleau, Recherches sur l'absorption des gaz par la vessie. (Untersuchungen
    über die Resorption von Gasen durch die Blase.) Cpt. rend. hebdom. d. séanc. de la
    soc. de biol. 74, S. 214—215.   1, 373.
Bastos, Henrique, Fracture spontanée des calculs de la vessie. (Spontanzertrümme-
    rung der Blasensteine.) Folia urol. Bd. 2, Nr. 2, S. 81—90.   3, 665.
Bauereisen, A., Ein seltener Parasit der weiblichen Harnblase. Zeitschr. f. gynaekol.
    Urol. B. 4, H. 5, S. 174—180.   4, 85.
Beck, Carl, The implantation of the ureters into the large bowel. (Einpflanzung
    der Harnleiter in den Dickdarm.) Journal of the Americ. med. assoc. Bd. 61,
    Nr. 19, S. 1691—1694.   4, 263.
Beck, Emil G., The aid of the stereoscopic radiograph in locating and estimating
    the size of stones in the bladder and kidney. (Das Hilfsmittel der stereoskopischen
    Radiographie bei Lokalisierung und Größenbestimmung von Blasen- und Nieren-
    steinen.) Urol. a. cut. rev. Bd. 17, Nr. 10, S. 526—529.   3, 666.
Beer, Edwin, Transperitoneal resection of a diverticulum of the bladder. (Trans-
    peritoneale Resektion eines Blasendivertikels.) Ann. of surg. Bd. 58, Nr. 5, S. 634
    bis 638.   4, 266.
Beer, Edwin, The relative values of the Roentgen ray and the cystoscope, in the
    diagnosis of vesical calculi. (Der relative Wert der Röntgenstrahlen in der Cystos-
    kopie für die Diagnose der Blasensteine.) Journal of the Americ. med. assoc.
    Bd. 61, Nr. 15, S. 1376.   4, 85.
Beer, Edwin, Treatment of benign papillomata of the urinary bladder with the
    Oudin high-frequency current introduced through a catheterizing cystoscope.
    (Behandlung gutartiger Papillome der Harnblase mittels Oudinschen Hoch-
    frequenzstromes, der durch ein Ureterenkathetercystoskop zugeführt wird.)
    Med. record 83, S. 242—245.   1, 291.
Berenberg-Gossler, Herbert von, Beiträge zur Entwickelungsgeschichte der
    caudalen Darmabschnitte und des Urogenitalsystems des Menschen auf teratolo-
    gischer Grundlage. Mißbildungen am untersten Abschnitt des Ileum, am Caecum,
    Processus vermiformis, Kolon, Rectum, Harnblase und äußeren Genitalien,
    Anat. Hefte Bd. 49, H. 3, S. 611—648.   4, 257.
Bertolotti, Mario, et Luigi Ferria, Traitement des tumeurs endovésicales avec
    le courant de haute fréquence employé par la voie cystoscopique. (Behandlung
    endovesicaler Geschwülste mit dem durch den cystoskopischen Weg eingeführten
    Hochfrequenzstrom.) Ann. d'électrobiol. et de radiol. 16, S. 27—30.   1, 372.
Binney, Horace, The value of high frequency cauterization in the treatment of
    vesical papillomata. (Der Wert der Hochfrequenzkauterisation bei der Behandlung
    von Blasenpapillom.) Boston med. a. surg. journal 168, S. 308—310.   1, 479.
Blecher und Martius, Über einen Fall von malignem Tumor der Blase von syncy-
    tialem Bau. Zeitschr. f. Urol. 7, S. 269—276.   1, 647.
Block, F., Über pathologische Harnblasenrupturen. Dissertation: Greifswald.
                                                                             4, 414.

Bocci, B., Die Harnblase als Expulsivorgan. Die glatte Muskelfaser. Pflügers Arch. f. d.
ges. Physiol. Bd. 155, H. 3/5, S. 168—192. 4, 337.

Boeckel, André, De l'exclusion de la vessie dans la tuberculose reno-vésicale. (Ausschaltung der Blase bei der Tuberkulose der Harnorgane.) Rev. méd. de l'est Bd. 44,
Nr. 23, S. 736—747, Nr. 24, S. 769—775, 1912, u. Bd. 45, Nr. 2, S. 36—53. 2, 594.

Bogert, Frank van der, Colon bacillus cystitis with alcaline urine. (Cystitis durch
Bacillus coli mit alkalischem Urin.) Pediatrics Bd. 25, Nr. 9, S. 579—580. 3, 541.

Bolaffi, Aldo, Sul significato della evoluzione epidermoidale in alcuni cancri della
vescica. (Über die Bedeutung der Epithelmetaplasie des Blasenkrebses.) Sperimentale 66, S. 643—665. 1, 336.

Bonnaire et Ecalle, Rein polykystique et vessie à colonnes chez un nouveau-né.
(Polycystische Niere und Trabekelblase bei einem Neugeborenen.) Bull. et mém. de la
soc. anat. de Paris Jg. 88, Nr. 9, S. 475—477. 4, 125.

Boulanger, L., Une remarque clinique et thérapeutique sur la cystite bacillaire.
(Eine klinische und therapeutische Bemerkung über die bacilläre Cystitis.) Journal
d'urol. Bd. 4, Hr. 3, S. 437—438. 3, 288.

Bowles, Thomas, Cystocele. (Cystocele.) Eclectic med. journal Bd. 73, Nr. 11,
S. 582—584. 3, 541.

Brandl, Karl, A contribution to the study of ectopia vesicae. (Ein Beitrag zum
Studium der Blasenektopie.) Americ. journal of urol. Bd. 9, Nr. 7, S. 333—339.
3, 19.

Brickner, Samuel M., Incontinence of urine due to laceration of the sphincter
of the bladder, cured by operation. (Harninkontinenz infolge von Zerreißung des
Blasenschließmuskels, durch Operation geheilt.) Americ. journal of obstetr. 67,
S. 134—138. 1, 479.

Bridoux, Henri, A case of adenoma of the bladder, with remarks on the pathology
of the affection. (Ein Fall von Adenom der Blase mit Bemerkungen über die Pathologie dieser Erkrankung.) Americ. journal of urol. Bd. 9, Nr. 11, S. 514—522.
4, 581.

Brühl, M., Die Erkrankungen der Blase in ihren Beziehungen zu Schwangerschaft,
Geburt und Wochenbett. Dissertation: Marburg. 4, 422.

Bryan, R. C., Diverticula of the bladder with report of a case. (Divertikel der Blase
mit Bericht eines Falles.) Americ. journal of urol. 9, S. 72—89. 1, 229.

Bucky, G., und Ernst R. W. Frank, Über Operationen im Blaseninnern mit
Hilfe von Hochfrequenzströmen. Münch. med. Wochenschr. 60, S. 348—352.
1, 230.

Buerger, Leo, The pathology and treatment of callous ulcer of the bladder. (Pathologie und Therapie des callösen Geschwürs der Harnblase.) Med. record. Bd. 83,
Nr. 15, S. 656—661. 1, 754.

Buerger, Leo, A clinical study of the application of improved intravesical operative
methods in diagnosis and therapy. (Klinische Studie über Anwendung verbesserter
intravesicaler Operationsmethoden zu diagnostischen und therapeutischen Zwecken.)
Med. record Bd. 83, Nr. 25, S. 1114—1119. 3, 70.

Buerger, Leo, Ulcer of the bladder. (Blasengeschwür.) Journal of the Americ. med.
assoc. 60, S. 419—421. 1, 230.

Buerger, Leo, Ein Beitrag zur Kenntnis vom Ulcus simplex vesicae. Folia urol. Bd. 7,
Nr. 9, S. 543—564. 3, 665.

Buerger, Leo, Congenital diverticulum of the bladder with a contractile sphincteric
orifice. (Kongenitales Blasendivertikel mit einer contractilen sphincterartigen Mündung.) Urol. a. cutan. rev. Bd. 17, Nr. 3, S. 135—136. 2, 121.

Buerger, Leo, Diverticule congénital de la vessie avec orifice contractile. (Kongenitales Blasendivertikel mit contractiler Mündung.) Journal d'urol. Bd. 3, Nr. 5,
S. 591—594. 2, 449.

Buerger, Leo, Intravesical diagnosis and treatment. With a description of new instruments. (Intravesicale Diagnose und Behandlung. Mit der Beschreibung eines
neuen Instrumentes.) New York med. journal Bd. 97, Nr. 17, S. 857—862. 2, 323.

Bugbee, Henry G., The relief of vesical obstruction in selected cases. (Die Heilung
einer Verlegung des Blasenausgangs in bestimmten Fällen.) New York State journal
of med. Bd. 13, Nr. 8, S. 410—417. 3, 695.

Businco, Armando, Su la natura inflammatoria della cistite cistica e su la patogenesi
delle varici vesicali. (Über die entzündliche Natur der cystischen Cystitis und die
Pathogenese der Blasenvaricen.) Riv. osp. Bd. 3, Nr. 17, S. 745—755. 4, 265.

Busse, Operierter Blasenstein. (Naturwiss.-med. Ges., Jena, Sitzg. v. 13. Nov. 1913.)
Münch. med. Wochenschr. Jg. 60, Nr. 51, S. 2861. 4, 26.

Busson, Traitement radical des diverticules congénitaux de la vessie. (Radikal-
behandlung angeborener Blasendivertikel.) Thèse: Paris. 5, 125.
Caillet, Charles, Some remarks on the diagnosis of vesical complications in appen-
dicitis and other lesions of the abdominal viscera. (Einige Bemerkungen zur Diag-
nose von Blasenkomplikationen bei Appendicitis und anderen Erkrankungen der
Bauchorgane.) Americ. journal of urol. Bd. 9, Nr. 7, S. 355—360. 3, 27.
Carlet, Des abcès sous-urétraux chez la femme. (Suburethrale Abscesse bei der Frau.)
Thèse de Lyon. Nr. 71, 48 S. 5, 126.
Caspar, L., Zur Harnblasenausschaltung wegen Tuberkulose. Berl. klin. Wochenschr.
50, S. 492. 1, 553.
Castorina, R., Sulla cistite blenorragica. (Über die gonorrhoische Cystitis.) Gazz.
internaz. di med.-chirurg. Nr. 13, S. 299—303 u. 317—324. 2, 122.
Cathelin, F., Réflexions sur douze cas récents de calculs vésicaux lithotritiés. (Be-
merkungen über zwölf neue Fälle lithotripsierter Blasensteine.) Année méd. de Caen
Jg. 38, Nr. 7, S. 343—346. 2, 595.
Chenhall, William T., Frequency of micturition cured by ventro-fixation of the
uterus. (Häufiges Urinieren, geheilt durch Ventrofixation des Uterus.) Austral. med.
gaz. 33, S. 123. 1, 368.
Chudovszky, Móricz, Über Blasenbrüche. Bruns Beitr. z. klin. Chirurg. Bd. 84,
H. 1, S. 102—105. 2, 57.
Chute, Arthur L., The early recognition of tumors of the bladder. (Die Früh-
diagnose der Blasentumoren.) Boston med. a. surg. journal 168, S. 302—305.
1, 593.
Clermont, Corps étranger de la vessie extrait par les voies naturelles. (Extraktion
eines Fremdkörpers der Blase auf natürlichem Wege.) Arch. méd. de Toulose
Jg. 20, Nr. 23, S. 217—220. 4, 338.
Courtade, Denis, Influence du spasme de l'uretère dans la pathogénie des para-
lysies vésicales d'origine neurasthénique action des courants galvano-faradiques.
(Einfluß des Urethralspasmus in der Pathogenese der Blasenparalysen neurasthenischen Ursprungs, behandelt mit galvanisch-faradischen Strömen.) Clin.
prat. méd.-chirurg. et spéc. Jg. 9, Nr. 3, S. 56—59 u. Ann. d'électrobiol. et de radiol.
Jg. 16, Nr. 7, S. 425—427. 2, 257; 3, 171.
Crockett, Frank S., Use of thermostabile toxines in urethral and bladder infections,
using the urine as a vehicle. (Verwendung wärmebeständiger Toxine bei der Behandlung von Harnröhren- und Blaseninfektionen und des Urins als Transportmittel.) New York med. journal Bd. 97, Nr. 25, S. 1296—1299. 2, 557.
Cruet, Pierre, L'examen de la vessie dans les cancers du col utérin. (Blasenuntersuchung bei Uterushalscarcinom.) (Soc. de chirurg. de Paris, séance du
22. I. 1913.) Presse méd. 21, S. 87 u. Bull. et mém. de la soc. de chirurg. de Paris 39,
S. 115—121. 1, 101, 130.
Crutcher, Howard, Caesarean section with unusual bladder complication —
recovery. (Kaiserschnitt mit ungewöhnlicher Komplikation von seiten der Blase.
Heilung.) Americ. med. 19, S. 114—115. 1, 492.
Cruveilhier, Louis, Traitement de la cystite blennorragique au moyen de la
méthode des virus-vaccins sensibilisés de Besredka. (Die Behandlung der gonor-
rhoischen Cystitis mit Besredkas sensibilisierter Vaccine.) Cpt. rend. hebdom.
des séances de la soc. de biol. Bd. 75, Nr. 35, S. 523—524. 4, 84.
Dam, J. M. van, Die radikale Behandlung angeborener Blasendivertikel. Bruns
Beitr. z. klin. Chirurg. 83, S. 320—331. 1, 478.
Debaisieux, G., Recherches anatomique et expérimentales sur l'innervation de
la vessie. (Anatomische und experimentelle Untersuchungen über die Innervation
der Blase.) Névraxe Bd. 13, Nr. 2/3, S. 121—159. 2, 290.
Debeaux, Les calculs vésicaux latents, symptomatologie fruste dans la tuberculose
vésicale. (Die latenten Blasensteine, verwischte Symptomatologie bei Blasentuberkulose.) Rev. prat. des malad. des organ. génito-urin. Jg. 10, Nr. 59, S. 321—335.
3, 491.
Delmas, Paul, Volumineux fibrome cervico-utérin à séméiologie primitivement
vésicale. (Großes Cervixfibrom mit anfänglich vesikalen Krankheitserscheinungen.)
Rev. mens. de gynécol., d'obstétr. et de pédiatr. 8, S. 96—99. 1, 465.
Dobrowolskaja, N., und H. Wiedemann, Zur Frage der intraperitonealen Harn-
blasenruptur. Russki Wratsch Bd. 12, Nr. 50, S. 1749—1752 (Russisch) u. Beitr.
z. klin. Chirurg. Bd. 89, H. 2/3, S. 700—708. 1913 u. 1914. 4, 623.
Dreyer, A., Zur Klinik der Blasensyphilis. Dermatol. Zeitschr. Bd. 20, H. 6, S. 477
bis 499 u. H. 7, S. 591—623. 3, 594.

Ducastaing, R., Sur un cas de cystite au cours d'une scarlatine. (Ein Fall von Cystitis bei Scharlach.) Journal d'urol. 3, S. 329—331.   1, 478.

Duroeux, Syphilis de la vessie. (Blasensyphilis.) Thèse: Paris.   5, 65.

Duroeux, Louis, Étude clinique et traitement de la syphilis de la vessie. (Diagnostik und Therapie der Harnblasensyphilis.) Méd. prat. Jg. 9, Nr. 40, S. 625 bis 627.   3, 541.

Ehrich, William S., Urinary calculi. (Harnsteine.) Urol. and cut. rev. 17, S. 31 bis 32.   1, 142.

Escomel, E., Un cas de lithotritie cystoscopique. (Ein Fall von cystoskopischer Lithrotripsie.) Clinique (Paris) Jg. 8, Nr. 40, S. 634—635.   5, 33.

Ferro, Carmelo, Contributo clinico all'applicazione della cistopessia per il ripristino delle funzioni vescicali. (Klinischer Beitrag zur Frage der Wiederherstellung der Blasenfunktion durch Cystopexie.) Policlinico, sez. prat. Jg. 20, Nr. 15, S. 509 bis 516.   1, 682.

Ferron, Jean, Calculs vésicaux et cystoscopie à vision directe. (Blasensteine und Cystoskopie im direkten Bild.) Journal d'urol. 3, S. 319—321   1, 686.

Ferulano, Giuseppe, Sui tumori epiteliali della vescica. (Über die epithelialen Blasengeschwülste.) Gazz. internaz. di med., chirurg., ig. S. 25—31 u. 57—63.   1, 371.

Feschin, W. J., Ein Fall von Fremdkörper in der Harnblase, der per sectionem altam entfernt wurde. Militär-mediz. Zeitschr. Jg. 91, H. 6, S. 208—211. (Russisch.)   2, 323.

Fischer, B., Carcinom der Harnblase. (Ärztl. Verein, Frankfurt a. M., Sitzg. v. 18. VIII. 1913.) Münch. med. Wochenschr. Jg. 60, Nr. 37, S. 2084.   3, 171.

Fischer, B., Pyelonephritis. (Ärztl. Verein, Frankfurt a. M., Sitzg. v. 18. VIII. 1913.) Münch. med. Wochenschr. Jg. 60, Nr. 37, S. 2084.   3, 169.

Francisco, Giacomo de, L'epicistotomia nella calcolosi vescicale e nuovo processo di sutura della vescica. (Über die Sectio alta bei Harnblasensteinen und eine neue Nahtmethode der Harnblase.) Gazz. med. ital. Jg. 64, Nr. 24, S. 231—236.   2, 705.

François, Jules, Sur la transformation de la cystite kystique en cystite glandulaire. (Über die Transformation von cystischer in glanduläre Cystitis.) Journal d'urol. Bd. 4 Nr. 2, S. 207—232.   3, 664.

Frank, Über seltene Verletzungen der Blasenschleimhaut. (Sitzungsber. d. Berl. med. Ges.) Berl. klin. Wochenschr. 50, S. 318—320.   1, 195.

Frank, Ernst R. W., Über Verletzungen der Harnblasenschleimhaut durch Abtreibungsversuche. Vierteljahrsschr. f. gerichtl. Med. Bd. 46, H. 1, S. 27—41.   3, 170.

Franqué, Otto v., Über den Vorfall des Harnleiters durch die Harnröhre nebst Bemerkungen zur Histologie des Oedema bullosum. Monatsschr. f. Geburtsh. u. Gynaekol. Bd. 38, Erg.-H., S. 115—129.   2, 703.

Friedmann, Louis, Papilloma of the urinary bladder treated with the high frequency current (Oudin). (Papillome der Harnblase, behandelt mit Hochfrequenzströmen.) Internat. journal of surg. Bd. 26, Nr. 11, S. 385—388.   4, 416.

Fromme, F., Blood-vessels of the bladder cystoscopically visible. (Die cystoskopisch sichtbaren Blutgefäße der Blase.) Urol. a. cut. rev., techn. suppl. Bd. 1, Nr. 4, S. 325—327.   4, 264.

Furniss, Henry Dawson, One gauze sponge removed from bladder, another from the vagina, months after a Duehrssen operation for prolapse. (Entfernung eines Gazetupfers aus der Blase, eines zweiten aus der Scheide, monatelang nach einer Dührssenschen Vorfallsoperation.) Journal of the Americ. med. assoc. Bd. 60, Nr. 24, S. 1879.   2, 392.

Gérard, Maurice, Des blessures de la vessie par empalement. (Pfählungsverletzungen der Blase.) Journal d'urol. Bd. 4, Nr. 4, S. 549—578 u. Nr. 5, S. 747—773.   4, 268.

Godard, Louis, Some indications for suprapubic cystotomy with illustrative cases. (Einige Indikationen für die suprapubische Cystotomie mit erlauternden Fällen.) Americ. journal of urol. Bd. 9, Nr. 5, S. 223—229.   2, 290.

Goldberg, Die neuen Behandlungsmethoden der Geschwülste der Harnblase und der Vorsteherdrüse. Dermatol. Zentralbl. Jg. 17, Nr. 3, S. 74—79.   4, 84.

Goldberger, M. F., Retroperitoneal uretero-cystostomy for uretero-vaginal fistula. A case report. (Bericht über einen Fall von retroperitonealer Uretero-Cystanastomose wegen Ureterscheidenfistel.) Americ. journal of surg. Bd. 27, Nr. 9, S. 330—331.   3, 288.

Gorodistsch, S. M., Zur Pathologie und Therapie der Cystitis colli proliferans s. vegitativa. Zeitschr. f. Urol. 7, S. 81—92.   1, 478.

Goto, J., Über die Entfernung von Fremdkörpern aus der weiblichen Blase. Dissertation: München. 16 S. 5, 211.

Gouriou, Étude sur les calculs diverticulaires de la vessie. (Über Blasen-Divertikel-Steine.) Thèse: Paris. 5, 126.

Grandjean, A., Perforation vésicale tardive par une ligature intraabdominale à la soie. (Späte Blasenperforation infolge einer intra-abdominalen Seidenligatur.) Fol. urol. 7, S. 281—288. 1, 65.

Greggio, E., Potere plastico del grande omento e processo di riparazione delle ferite con perdita di sostanza della vescica urinaria. (Plastische Fähigkeit des großen Netzes und der Vorgang bei der Reparation von Substanzverlusten der Harnblase.) Gazz. med. lombarda 72, S. 11—12. 1, 373

Griffith, F. Webb, The etiology and treatment of cystitis in women. (Ätiologie und Therapie der Cystitis bei der Frau.) Southern med. journal Bd. 6, Nr. 7, S. 459 bis 461. 3, 68.

Guillet, Prolapsus rectal volumineux chez une jeune fille, dû à un gros calcul vésical développé autour d'un corps étranger et guéri par la taille hypogastrique. (Umfangreicher Rectumprolaps bei einem jungen Mädchen, hervorgerufen durch einen um einen Fremdkörper entwickelten großen Blasenstein und durch Leibschnitt geheilt.) Année méd. de Caen Jg. 38, Nr. 4, S. 165—168. 1, 709.

Habuto, E., Ureter- und Blasenverletzungen bei Uteruscarcinomoperationen. Dissertation: München. 4, 15.

Haim, Emil, Beitrag zu den Blasenerkrankungen bei entzündlichen Erkrankungen der Adnexe. Zeitschr. f. gynaekol. Urol. Bd. 4, H. 2, S. 63—68. 1, 683.

Harpster, Charles M., Tumors of the bladder, with further case reports and review of the high frequency method of treatment. (Kasuistik der Blasentumoren und ihre Behandlung mit Hochfrequenzströmen.) Americ. journal of surg. 27, S. 17—19. 1, 65.

Haushalter et Fairise, Calculose vésicale et pyélonéphrite chez un enfant de 4 ans et demi. (Blasenstein und Pyelonephritis bei einem 4½jährigen Kinde.) Ann. de méd. et chirurg. infant. Jg. 17, Nr. 12, S. 389—391. 2, 762.

Hautefort, L., Corps étrangers de l'urèthre et de la vessie. (Fremdkörper der Urethra und der Blase.) Journal de méd. de Paris 33, S. 142. 1, 292.

Heath, Oliver, The significance of frequency and tenesmus in acute cystitis. (Bedeutung des Harndrangs bei Cystitis.) British med. journal Nr. 2761, S. 1430—1431. 4, 413.

Heitz-Boyer, Maurice, Du traitement mixte de certaines tumeurs vésicales. (Über Mischbehandlung gewisser Blasentumoren.) Journal d'urol. Bd. 4, Nr. 5, S. 793 bis 795. 4, 415.

Heitz, Boyer, Maurice, Technique intravésicale du traitement des tumeurs de vessie par la haute fréquence. (Technik der intravesicalen Behandlung der Blasentumoren mit hochfrequenten Strömen.) Journal d'urol. Bd. 4, Nr. 6, S. 907—914. 4, 454.

Heresco, Pierro, De la cystectomie totale dans les néoplasmes multiples on infiltrés de la vessie. (Über die totale Cystektomie bei multiplen oder infiltrierenden Tumoren der Blase.) Bull. de l'acad. de med. Bd. 69, Nr. 20, S. 504—505 u. Journal d'urol. Bd. 4, Nr. 2, S. 169—183. 2, 557; 3, 336.

Hilsmann, S., Über Harnblasengeschwülste mit besonderer Berücksichtigung eines Falles von cystischem Polyp bei einem Neugeborenen. Dissertation: Berlin. 21 S. (E. Ebering.) 4, 26.

Hirschberg, A., Über einen seltenen Sitz von Ligatursteinen der weiblichen Harnblase. Zeitschr. f. gynaekol. Urol. Bd. 4, Nr. 3, S. 100—102. 2, 170.

Hock, A., Behandlung der Blasenpapillome. Diskussionsbemerkungen. Prag. med. Wochenschr. Jg. 38, Nr. 51, S. 711. 4, 267.

Hofmann, Eduard Ritter von, Zur Diagnose und Therapie der angeborenen Blasendivertikel. Zeitschr. f. urol. Chirurg. Bd. 1, H. 5, S. 440—452. 3, 27.

Holzbach, Scheinheilung einer Blasencervixfistel. (Mittelrhein. Ges. f. Geburtsh. u. Gynaekol. Sitz. v. 16. II. 1913.) Monatsschr. f. Geburtsh. u. Gynaekol. Bd. 38, Ergänzungsh., S. 407. 2, 488.

Hook, Weller van, Bladder deformity after ventro-suspension. (Verziehung der Blase nach Ventrofixation des Uterus.) Urol. a. cutan. rev. Bd. 17, Nr. 8, S. 427. 3, 120.

Hottinger, R., Über Cystitis. Samml. zwangl. Abh. a. d. Geb. d. Dermatol.,d. Syphilidol. u. d. Krankh. d. Urogenitalapp. Bd. 2, H. 7, S. 1—29. 2, 557.

Hottinger, R., Über Cysten der Harnblase. Folia urol. 7, S. 453—458. 1, 647.

Hough, Theodore, New methods of determining the urea in urine. (Neue Methoden zur Bestimmung des Harnstoffs im Urin.) Virginia med. semimonthly Bd. 18, Nr. 5, S. 108—110. 3, 28.

Houzel, Gaston, Fissure vésicale inférieure, inversion vésicale, étranglement. (Untere Blasenspalte mit Einklemmung der invertierten Blase.) Journal d'urol. méd. et chirurg. 3, S. 25—34. 1, 196.

Howard, H. Welland, Urethral and vesicle irrigation. (Spülungen der Blase und Harnröhre). Northwest med. Bd. 5, Nr. 3, S. 77—78. 2, 223.

Jansen, P., Die Ätiologie und Prophylaxe der postoperativen Cystitis. Dissertation: Freiburg. 4, 337.

Jaschke, Rud. Th., Nierenerkrankungen in der Schwangerschaft herzkranker Frauen. 15. Versamml. d. dtsch. Ges. f. Gynaekol. Halle a. S., 14.—17. Mai 1913. 1, 693.

Josef, Cystoskopische Bilder von Bilharzia der Blase. 24. Kongr. d. dtsch. Ges. f. Chirurg. Berlin 26.—29. III. 1913. 2, 170.

Judd, E. S., Non-papillary benign tumors of the bladder. (Nichtpapilläre gutartige Blasentumoren.) Transact. of the Western surg. ass., St. Louis. 4, 415.

Ivens, Frances, The value of direct inspection in the diagnosis and treatment of disease of the female bladder. (Der Wert der direkten Inspektion für die Diagnose und Behandlung von Blasenkrankheiten beim Weibe.) Liverpool med.-chirurg. journal Bd. 33, Nr. 64, S. 465—471. 3, 71.

Kagan, B., Contribution à l'étude des troubles vésicaux d'origine génitale chez la femme en dehors de la grossesse. (Blasenstörungen genitalen Ursprungs bei der Frau außerhalb der Schwangerschaft.) Thèse de Paris. Nr. 159, 66 S. (Jouve.) 4, 201.

Keene, F. E., The value of pyelography in the diagnosis of surgical diseases of the kidney. (Der Wert der Pyelographie bei der Diagnose chirurgischer Nierenerkrankungen.) Pennsylvania med. journal Bd. 16, Nr. 8, S. 616—620. 2, 258.

Kelly, Howard A., and Robert M. Lewis, Skiagraphic demonstration of vesical tumors. (Röntgenographische Darstellung von Blasentumoren.) Surg., gynecol. a. obstetr. 16, S. 308—312. 1, 593.

Key, E., Exclusio vesicae bei schwerer Blasentuberkulosis. Allmänna svenska Läkartidn. Bd. 10, H. 36, S. 958—971. (Schwedisch.) 3, 288

Keydel, Über Nieren- und Blasentuberkulose einschließlich der Urogenitaltuberkulose. (Ges. f. Natur- u. Heilk., Dresden. Sitz. vom 12. IV. 1913.) Münch. med. Wochenschr. Jg. 60, Nr. 16, S. 1458. 2, 321.

Keyes, Edward L., A case of carcinoma of the bladder controlled by the high frequency current. (Ein Fall von Blasencarcinom, durch den Oudinschen Hochfrequenzstrom geheilt.) Surg., gynecol. a. obstetr. 16, S. 79—81. 1, 553.

Kidd, Frank, Purpura of the bladder. Report of a case with a description of the cystoscopic appearances. (Purpura der Blase. Bericht über einen Fall mit Beschreibung der cystoskopischen Erscheinungen.) Ann. of surgery Bd. 58, Nr. 3, S. 388—394. 1, 451.

Kielleuthner, Über den Wert der intravesikalen Operationen. Münch. med. Wochenschr. Jg. 60, Nr. 18, S. 969—971. 2, 56.

Kirkpatrick, H., and E. W. C. Bradfield, Notes on a case of hypertrophy of the bladder in a child. (Blasenhypertrophie bei einem Kind.) Lancet Bd. 2, Nr. 11, S. 799—800. 3, 451.

Kneise, O., Einige meiner Erfahrungen auf dem Gebiete moderner Urologie (besonders endovesicaler Operationen). Med. Klinik Jg. 9, Nr. 42, S. 1721—1725. 3, 489.

Kogan, B., Mode de production et diagnostic des troubles vésicaux d'origine génitale chez la femme. (Entstehung und Diagnose der Blasenstörungen genitalen Ursprungs. beim Weibe.) Médicin pratic. Jg. 9, Nr. 17, S. 261—263. 3, 664.

Krall, Totalexstirpation der Blase. (Naturhist.-med. Verein, Heidelberg, Sitzg. v. 17. VI. 1913.) Münch. med. Wochenschr. Jg. 60, Nr. 35, S. 1970. 3, 170.

Kretschmer, Herman L., Fulguration treatment of bladder tumors. (Behandlung von Blasentumoren mit Fulguration.) Illinois med. journal Bd. 23, Nr. 4, S. 353 bis 360. 1, 755.

Kreuter, Zur Operation des angeborenen Divertikels der Harnblase. Zentralbl. f. Chirurg. Jg. 40, Nr. 45, S. 1740—1742. 3, 594.

Krogius, Ali, Contribution to our knowledge of the so-called congenital diverticula of the urinary bladder and their treatment. (Zur Kenntnis der sogenannten angeborenen Blasendivertikel und ihrer Behandlung.) Urol. a. cutan. rev., techn. suppl. Bd. 1, Nr. 2, S. 142—149. 3, 27.

Kroph, Blasenverletzungen bei Schwangeren. (Geburtsh.-gynaekol. Ges., Wien, Sitz. v. 11. III. 1913.) Zentralbl. f. Gynaekol., Jg. 37, Nr. 49, S. 1780. 4, 119.

Kufs, Hugo, Beiträge zur Diagnostik und pathologischen Anatomie der tuberculösen Hirnsklerose und der mit ihr kombinierten Nierenmischtumoren und Hautaffektionen und über den Befund einer akzessorischen Nebenniere in einem Ovarium bei derselben. Zeitschr. f. d. ges. Neurol. u. Psychiatr., Orig. Bd. 18, H. 3, S. 291—335. 3, 12.

Länsimäki, Toivo, Schwere Verletzung der Scheiden-Blasenwand bei krimineller Provokation von Abort. Letale Septicämie. Mitteilg. a. d. gynaekol. Klin. Otto Engström Bd. 10, H, 3, S. 203—217. 3, 77.

Lake, George B., Diffuse papillomatous carcinoma of the bladder. A case report. (Diffuser papillärer Krebs der Harnblase.) Americ. practit. 47, S. 58—62. 3, 120.

Laporte, Les corps étrangers de la vessie et leur traitement. (Die Fremdkörper der Blase und ihre Behandlung.) Rev. de thérap. 80, S. 186—192. 1, 647.

Lastaria, F., Encore un mot sur la taille hypogastrique à vessie vide. (Noch ein Wort zum hypogastrischen Schnitt bei leerer Blase.) Presse méd. Jg. 21, Nr. 44, S. 438 bis 439. 2, 449.

Lefèvre, H., Tumeur pédiculée de la vessie faisant hernie à la vulve à travers l'urètre dilaté. Sphacèle de la tumeur. Ablation par les voies naturelles. Guérison. (Gestielte Blasengeschwulst mit Vorfall in die Vulva durch die erweiterte Harnröhre. Gangrän der Geschwulst Abtragung auf natürlichem Wege. Heilung.) Gaz. hebdom. d. scienc. méd. de Bordeaux Jg. 34, Nr. 4, S. 45—46. 4, 415.

Lefèvre, H., Ulcère simple perforant de la vessie. (Perforation eines Ulcus simplex vesicae.) Journal d'urol. méd. et chirurg. 3, S. 51—54. 1, 141.

Legueu, Les ulcères simples de la vessie. (Die einfachen Blasengeschwüre.) Progrès méd. Jg. 44, Nr. 19, S. 242—244. 2, 122.

Legueu, Les difficultés opératoires des fistules vésico-vaginales. (Über Schwierigkeiten bei der Operation von Blasenscheidenfisteln.) Clinique (Paris) Jg. 8, Nr. 15, S. 226 bis 228. 2, 57.

Legueu, Le problème actuel de la cystite tuberculeuse. (Das gegenwärtige Problem der Behandlung der Blasentuberkulose). Bull. méd. 27, S. 47—50. 1, 65.

Legueu, Fremdkörper in der Blase und ihre Behandlung. Allg. Wien. med. Zeit. Jg. 58, Nr. 16, S. 176—177 u. Nr. 17, S. 188—189. 2, 57.

Legueu, Épingle à cheveux dans la vessie. (Haarnadel in der Blase.) Rev. prat. des mal. des org. génito-urin. Jg. 10, Nr. 57, S. 203—208. 3, 69.

Legueu, Calculs urétéro-vésicaux. (Ureterblasensteine.) Clinique (Paris) Jg. 8, Nr. 35, S. 549—551 u. Gazz. d. osp. e d. clin, Jg. 34, Nr. 133, S. 1392—1394. 3, 288, 594.

Legueu and Chevassu, Treatment of urinary tuberculosis, tuberculin and nephrectomy. (Behandlung der Tuberkulose der Harnorgane, Tuberkulin und Nephrektomie.) California State journal of med. Bd. 11, Nr. 10, S. 402—405. 3, 489.

Legueu, F., De l'électro-coagulation des tumeurs de la vessie. (Die Elektrokoagulation der Blasentumoren.) Arch. urol. de la clin. de Necker Bd. 1, Nr. 2, S. 131—144. 4, 676.

Lemoine, G., Récidive de cancer vésical. Cystectomie totale avec abouchement des uretères dans le rectum; formation d'une nouvelle vessie aux dépens du rectum par un procédé personnel. (Blasenkrebsrezidiv. Totalexstirpation der Blase mit Einpflanzung der Ureteren in den Mastdarm; Bildung einer neuen Blase aus dem Mastdarm nach eigenem Verfahren.) Presse méd. 21, S. 76—77. 1, 140.

Lemoine, Georges, Création d'une vessie nouvelle par un procédé personnel après cystectomie totale pour cancer. (Methode zur Bildung einer neuen Blase nach totaler Cystektomie wegen Carcinom.) Journal d'urol. Bd. 4, Nr. 3, S. 367—372. 3, 665.

Lerda, Guido, Contribution au traitement de l'exstrophie de la vessie. (Beitrag zur Behandlung, der Blasenektopie.) Journal de chirurg. Bd. 10, Nr. 5, S. 549—562, 2, 639.

Lévy-Bing, Alfred, et Louis Duroeux, Syphilis de la vessie. (Syphilis der Blase.) Ann. des mal. vénér. Jg. 8, Nr. 4, S. 241—262. 2, 170.

Livermore, George R., Vesical calculus, with report of cases. (Über Blasensteine, mit kasuistischen Mitteilungen.) Journal of the Tennessee State med. assoc. Bd. 6, Nr. 4, S. 147—151. 3, 69.

Li Virghi, Salvatore, Sui processi di guarigione delle lesioni vescicali. Ricerche istologiche. (Histologische Untersuchungen über die Wundheilungsprozesse bei Blasenverletzungen.) Giornale internaz. d. scienze med. Jg. 35, Nr. 20, S. 922—934. 4, 267.

Loewe, Blasencarcinom. (Ärztl. Verein, Frankfurt a. M., Sitzg. v. 1. IX. 1913.) Münch. med. Wochenschr. Jg. **60**, Nr. 38, S. 2144. **3, 171.**

Lotsy, G. O., Bilharziosis der Blase und Ureteren im Röntgenbild, zugleich ein Beitrag zu den Fehlerquellen bei Steinuntersuchung des Harnsystems. Fortschr. a. d. Geb. d. Röntgenstrahl. Bd. **21**, H. 2, S. 238—239. **4, 26.**

Loumeau et **Delaye**, Calcul monstre de la vessie. (Abnorm großer Blasenstein.) Gaz. hebdom. des sciences méd. de Bordeaux. Jg. **34** Nr. 19, S. 221—224. **2, 290.**

Lower, **William E.**, The treatment of recurrent malignant tumors of the urinary bladder with the high frequency or oudin current, with a report of a case. (Die Behandlung von bösartigen Geschwulstrezidiven der Harnblase mit Hochfrequenzströmen. — Bericht über einen Fall.) Cleveland med. journal Bd. **12**, Nr. 9, S. 607 bis 609. **3, 490.**

McDonald, **Archibald L.**, Glycosuria in obstetrical practice. (Die Glykosurie in der geburtshilflichen Praxis.) Urol. and cut. rev. **17**, S. 18—19. **1, 142.**

McDonald, **Ellice**, Studies in gynecology and obstetrics. Chapt. 2. The treatment of cystitis in women, with remarks on the practical value of the cystoscope. (Die Behandlung der Cystitis bei der Frau, mit Bemerkungen über den praktischen Wert der Cystoskopie.) Americ. med. Bd. **19**, Nr. 3, S. 150—157. **2, 169.**

McDonald, **Ellice**, Studies in gynecology and obstetrics. Chapt. 10. Bladder troubles in pregnancy — a cystoscopic study based on 54 cases. (Gynaekologische und geburtshillfiche Studien. Kap. 10. Blasenstörungen in der Schwangerschaft — eine cystoskopische Studie auf Grund von 54 Fällen.) Americ. med. Bd. **19**, Nr. 3, S. 180—183. **1, 684.**

McDonald, **Ellice**, Studies in obstetrics and gynecology. A series of contributions on diseases of women. Chapt. 15. Prevention of catheter cystitis in the female. (Studien in Geburtshilfe und Gynaekologie. Eine Serie von Beiträgen über Frauenkrankheiten. Kapitel 15. Verhütung von Kathetercystitis bei der Frau.) Americ. med. Bd. **19**, Nr. 12, S. 785—792. **4, 312.**

Mackenrodt, A., 1: Zur Behandlung hoher Harnleiterverletzungen. 2: Zur Behandlung von Defekten und Verletzungen des Blasenhalses und des Sphincter urethrae. Zeitschr. f. Geburtsh. u. Gynaekol. Bd. **74**, H. 1, S. 241—249. **3, 169.**

MacKinnon, A., Abdominal injuries. (Bauchverletzungen.) Canad. med. assoc. journal Bd. **3**, Nr. 4, S. 284—287. **2, 162.**

Maly, G. W., Ein Fall von außergewöhnlicher Blasensteinbildung an einem Fremdkörper. Zeitschr. f. gynaekol. Urol. Bd. **4**, H. 2, S. 89—90. **1, 683.**

Marc, Praktische Winke zur Ausführung der Blasenspülung. 7. umgearb. Aufl. Wildungen. 23 S. M. 1.—. **4, 543.**

Marchetti, O., La colpocistotomia. (Kolpocystotomie.) Rif. med. Jg. **29**, Nr. 21, S. 573—575. **2, 223.**

Marion, G., De la cystoscopie dans les calculs vésicaux. (Über die Cystoskopie bei Blasensteinen.) Journal d'urol. **3**, S. 311—318. **1, 647.**

Marion, G., De la résektion des diverticules vésicaux. (Über die Resektion von Blasendivertikeln.) Journal d'urol. Bd. **4**, Nr. 5, S. 785—792. **4, 265.**

Martens, **Max**, Beiträge zur Nieren und Blasenchirurgie. Dtsch. med. Wochenschr. Jg. **39**, Nr. 49, S. 2399—2401. **4, 260.**

MaxGowan, **Granville**, The transverse incision and abdominal fascia as a method of approach in suprapubic operations on the bladder and the prostate. (Der Fascienquerschnitt bei suprapubischen Operationen an Blase und Prostata.) Journal of the Americ. med. assoc. Bd. **61**, Nr. 21, S. 1863—1867. **4, 192.**

Mayo, **Charles H.**, Exclusion of the bladder, an operation of necessity and expediency. (Die Ausschaltung der Blase als dringende und palliative Operation.) Ann. of surg. Bd. **58**, Nr. 1, S. 133—144. **2, 640.**

Menge, Bemerkungen zum Infektionsmodus der Pyelitis. (Naturhist.-med. Verein, Heidelberg, Sitzg. v. 15. VI. 1913.) Münch. med. Wochenschr. Jg. **60**, Nr. 36, S. 2025. **3, 168.**

Miller, A. G., Can the urinary bladder empty itself. (Kann die Harnblase sich selbst entleeren?) Edinburgh med. journal Bd. **11**, Nr. 4, S. 316—318. **3, 541.**

Miller, H. R., A case of spontaneous fracture of an intravesical calculus. (Fall von Spontanfraktur von Blasensteinen.) Americ. journal of urol. Bd. **9**, Nr. 10, S. 453 bis 456. **4, 268.**

Moore, **Harvey Adams**, Primary suture of the bladder. (Primäre Blasennaht.) Urol. a. cutan. rev. Bd. **17**, Nr. 3, S. 133—134. **2, 121.**

Moos, Blasenscheidenfistel mit Blasenstein. (Gynaekol. Ges. Breslau, Sitzg. v. 11. II. 1913.) Monatsschr. f. Geb. u. Gynaekol. Bd. **37**, H. 5, S. 703—704. **2, 170.**

Morton, Henry H., A clinical lecture given in the Long Island college hospital, 7. VIII. 1913. 1. Vesical calculus. 2. Hagner operation for gonorrheal epididymitis. 3. Perineal section for drainage. 4. Peracute gonorrhea. 5. Jodoform eruption and phimosis. 6. General paresis. (Klinische Vorlesung im Long-Island-Hospital, 7. VIII. 1913. Blasenstein. Hagnersche Operation bei gonorrhoischer Epididymitis. Perinealer Drainage-Schnitt. Akute Gonorrhöe. Jodoformeruption und Phimose. Allgemeine Parese.) Med. times Bd. 41, Nr. 11, S. 324—327. **3**, 525.

Newman, David, Chronic cystitis and retention of urine, treatment by drainage and its benificial effect upon damaged kidneys. (Chronische Cystitis und Harnverhaltung, Behandlung mittels Drainage und deren günstige Wirkung bei Nierenschädigungen.) Practitioner Bd. **90**, Nr. 4, S. 672—685. **1**, 754.

Nicolich, Sur un cas de mort par embolie gazeuse à la suite d'une injection d'air dans la vessie. (Über einen Todesfall durch Luftembolie nach Luftfüllung der Harnblase.) Journal d'urol. méd. et chirurg. **3**, S. 45—46. **1**, 140.

Nicolich, Giorgio, Due case di estirpatione quasi completa della vescica per tumore. (Zwei Fälle von fast totaler Exstirpation der Harnblase wegen Neubildung.) Folia urol. **7**, S. 371—378. **1**, 372.

Nicloux, Maurice, et Victoire Nowicka, Sur le pouvoir d'absorption de la vessie. (Zur Frage der Resorptionsfähigkeit der Harnblase). Cpt. rend. hebdom. d. séanc. de la soc. de biol. **74**, S. 313—315 u. Cpt. rend. hebdom. d. séanc. de la soc. de biol. **74**, S. 394—397. **1**, 291, 373.

Nicloux, Maurice, et Victoire Nowicka, Contribution à l'étude de la perméabilité et du pouvoir absorbant de la vessie. (Über die Permeabilität und Absorptionsfähigkeit der Harnblase.) Journal de physiol. et de pathol. gén. **15**, S. 296 bis 311. **2**, 121.

Nicolay, Über einen mit Gonorrhöe komplizierten Fall von Blasenruptur. Fortschr. d. Med. Jg **31**, Nr. 33, S. 911—913. **2**, 765.

Nicoll, Matthias, and M. A. Wilson, General gonococcus infection in a male child without evidence of urethritis. (Allgemeine Gonokokkeninfektion bei einem Knaben ohne Erscheinungen von Urethritis.) Journal of infect. dis. **12**, S. 52—54. **1**, 126.

Nogier, Th., et G. Reynard, Un cas rare de grand diverticule vésical bourré de calculs. (Seltener Fall eines großen Blasendivertikels voll mit Steinen.) Journal d'urol. Bd. **3**, Nr. 4, S. 475—480. **2**, 121.

Nowicka, V., Contribution à l'étude de la perméabilité et du pouvoir absorbant de la vessie. (Beitrag zum Studium über die Durchgängigkeit und Absorptionsfähigkeit der Harnblase.) Paris: Vigot frères. Frcs. 2.—. **3**, 337.

Ogden, Mahlon D., Pyelitis; its differential diagnosis. (Die Pyelitis und ihre Differentialdiagnose.) Journal of the Arkansas med. soc., Bd. **10**, Nr. 3, S. 67—71. **3**, 168.

O'Neil, R. F., Observations on recent cases of bladder tumors at the Massachusetts general hospital with special reference to operative technic. (Beobachtungen an frischen Fällen von Blasentumoren unter besonderer Berücksichtigung der operativen Technik. Aus dem Allgemeinen Krankenhaus von Massachusetts.) Boston med. a. surg. journal **168**, S. 305—308. **1**, 553.

Oppel, W. A., Exclusion of the bladder. (Ausschaltung der Harnblase.) Urol. a. cutan. rev., techn. suppl. Bd. **1**, Nr. 1, S. 1—22. **2**, 765.

Oppenheimer, Rudolf, Die intravesicale Behandlung der Blasenpapillome durch Elektrolyse. Zeitschr. f. Urol. Bd. **7**, H. 9, S. 728—734. **3**, 625.

Ottow, Benno, Beitrag zur Kenntnis der intermittierenden Ureterocele vesicalis. Zeitschr. f. gynaekol. Urol. Bd. **4**, H. 3, S. 103—106. **2**, 222.

Ottow, Benno, Cystoskopisch diagnostizierte und durch Laparotomie erwiesene isolierte bandartige Verwachsung zwischen Dünndarm und Blasenvertex. Zeitschr. f. gynaekol. Urol. Bd. **4**, H. 1, S. 29—32. **1**, 593.

Paoli, Des cistites incrustantes. (Cystitis calculosa.) Thèse de Lyon. **4**, 337.

Pasquereau, Xavier, De la cystostomie ajoutée à la néphrectomie comme traitement de la tuberculose réno-vésicale très avancée. (Cystostomie als Ergänzung der Nephrektomie in der Behandlung sehr vorgeschrittener Nieren-Blasentuberkulose.) Gaz. méd. de Nantes Jg. **31**, Nr. 18, S. 347—349. **3**, 662.

Pasteau, O., La cystoscopie dans les péricystites d'origine annexielle ou appendiculaire. (Die Cystoskopie bei der Pericystitis infolge von Adnexitis oder Appendicitis.) Rev. mens. de gynécol. d'obstétr. et de pédiatr. Jg. **8**, Nr. 11, S. 656—661. **5**, 211.

Pedersen, James, Neoplasma of the bladder. (Neubildung der Blase.) Post-graduate Bd. **28**, Nr. 10, S. 909—917. **3**, 542.

Pedersen, Victor Cox, Topography of the bladder, with special reference to cystoscopy. (Die Topographie der Blase mit besonderer Berücksichtigung der Cystoskopie.) New York med. journal Bd. 98, Nr. 8, S. 353—357. 3, 666.

Pfister, E., Chinesische Blasensteine. Zeitschr. f. Urol. Bd. 7, H. 12, S. 945—956. 5, 431.

Picker, R, Ein Fall von Syphilis der Blase Zeitschr f. Urol. 7, S. 192—196. 1, 554.

Pilcher, Paul M., The treatment of tumors of the bladder. (Die Behandlung der Blasentumoren.) Urol. a. cut. rev. Bd. 17, Nr. 9, S. 470—472. 3, 542.

Pilcher, Paul M., Tumors of the bladder, a note on the present day methods of treatment. (Die Tumoren der Blase. Bemerkungen über die gegenwärtigen Behandlungsmethoden.) Americ. journal of surg. Bd. 27, Nr. 4, S. 147—151. 2, 257.

Pilcher, Paul M., A consideration of twenty-four cases of tumor of the bladder and conclusions as to appropriate methods of treatment. (Eine Betrachtung von 24 Fällen von Blasentumoren und Schlußfolgerungen über geeignete Behandlungsmethoden.) New York State journal of med. Bd. 13, Nr. 11, S. 581—584. 4, 501.

Putzu, F., Contributo allo studio dell'ernia della vescica. (Beitrag zum Studium der Blasenhernie.) Policlinico, sez. chirurg. 20, S. 62—86. 1, 553.

Ratera, J., et L. Ratera, Valeur d'une technique appropriée pour le radiodiagnostic des calculs du rein, avec exposition de trois cas cliniques. (Der Wert einer passenden Technik für die Röntgendiagnose der Nierensteine, an Hand von 3 klinischen Fällen.) Ann. d'électrobiol. et de radiol. 16, S. 31—36. 1, 376.

Rich, Ezra C., Treatment of prolapsus of the bladder. (Behandlung der Cystocele.) Northwest med. Bd. 5, Nr. 2, S. 38—39. 2, 208.

Ried, K., Ein Fall von Chondromyxosarkom der Harnblase. Dissertation: Erlangen. 4, 416.

Rochet, Die Behandlung der Nieren- und Blasentuberkulose im Frühstadium. Zeitschr. f. urol. Chirurg. Bd. 2, H. 1, S. 55—100. 3, 661.

Rouville, de, A propos de trois cas de tuberculose annexielle. (Vorschläge zur Therapie der Adnextuberkulose auf Grund von 3 eigenen Fällen.) Montpellier méd. Bd. 37, Nr. 30, S. 73—80 u. Nr. 31, S. 97—102. 3, 62.

Rubritius, Hans, Die Koagulationsbehandlung der Blasengeschwülste. Prag. med. Wochenschr. Jg. 38, Nr. 51, S. 708—710. 4, 267.

Rumpel, Pyurie mit Schüttelfrost nach normalem Abort. (Sitzungsber. d. Berl. urolog. Ges.) Berl. klin. Wochenschr. 50, S. 370. 1, 303.

Ruppert, B., Über Perforation der Harnblase in die freie Bauchhöhle. Dissertation: Leipzig. 83 S. 5, 124.

Rupprecht, Über Nieren- und Blasentuberkulose einschließlich der Urogenitaltuberkulose (Ges. f. Natur- u. Heilk., Dresden, Sitz. vom 12. IV. 1913.) Münch. med. Wochenschr. Jg. 60, Nr. 26, S. 1459. 2, 321.

Rush, John O., Gumma of prostate and bladder. Six intravenous and one intramuscular injections of salvarsan and twendy-six intravenous injections of neosalvarsan to patient sixty-six years old. (Gumma der Prostata und Blase. Sechs intravenöse und eine intramuskuläre Injektion von Salvarsan und 26 intravenöse Injektionen von Neosalvarsan an einem 66jährigen Patienten.) Med. rec. Bd. 84, Nr. 23, S. 1028 bis 1030. 4, 85.

Sacharin, J. W., Die Operationen an der Harnröhre, Harnblase und Harnleiter in der Freiburger Universitäts-Frauenklinik vom Jahre 1904—1913. Dissertation: Freiburg. 4, 334.

Salmont, Contributions nouvelles au traitement des calculs vésicaux. (Neue Beiträge zur Behandlung der Blasensteine.) Thèse. Paris. 3, 491.

Santini, Carlo, Ricerche sperimentali sull'embolia gasosa in seguito a insufflazione d'aria nella vescica. (Experimentale Untersuchungen über Gasembolie nach Lufteinblasung in die Blase.) Bull. d. scienze med. Jg. 84, Nr. 8, S. 491—500. 3, 69.

Schickele, Nierenstörungen und innere Sekretion während der Schwangerschaft. 15. Versamml. d. dtsch. Ges. f. Gynaekol., Halle a. S. 14.—17. Mai 1913. 1, 693.

Schill, O., Zur Ätiologie und Therapie der Cystitis. Dissertation: Freiburg i. Br. 4, 337.

Schmidt, Hans R., Ein Beitrag zur Malakoplakiefrage der Harnblase. Frankfurt. Zeitschr. f. Pathol. Bd. 14, H. 3, S. 493—500. 4, 414.

Schneider, C., Ein Fall von starker Nachblutung nach Operation eines Blasenpapilloms mittelst Hochfrequenzströmen. Zeitschr. f. Urol. Bd. 7, H. 8, S. 638—639. 3, 171.

Schönberg, S., Zur Ätiologie der Cystitis emphysematosa, ein Beitrag zur Gasbildung der Bakterien der Koligruppe. Frankfurter Zeitschr. f. Pathol. 12, S. 289—310. 1, 478.

Schöning, K., Die Kapazität der weiblichen Blase. Dissertation: Marburg. 5, 65.

Senge, Jos., Zur Kasuistik der Fremdkörper in der weiblichen Harnblase. Zeitschr. f. gynaekol. Urol. Bd. 4, H. 2, S. 91—94. **1**, 554.

Sexton, L., Observations of vesical calculi. (Über Blasensteine.) New Orleans med. a. surg. journal Bd. **65**, Nr. 10, S. 744—749. **2**, 122.

Simons, Irving, Case of (syphilitic ?) ulcer of the bladder. (Ein Fall von [syphilitischem ?] Geschwür der Blase.) Journal of the Americ. med. assoc. Bd. **60**, Nr. 25, S. 1943—1944. **3**. 27.

Steiner, Paul, Beiträge zur Chirurgie der Blasen-, Prostata- und Harnröhrensteine. Folia urol. Bd. 7, Nr. 8, S. 471—512. **3**, 491.

Stoeckel, W., Einwanderung eines Tupfers in die Blase nach Schauta-Wertheimscher Prolapsoperation. Zeitschr. f. gynaekol. Urol. Bd. 4, H. 1, S. 38—44. **1**, 683.

Stokes, A. C., Treatment of tumors of the bladder. (Behandlung der Blasengeschwülste. Urol. a. cut. rev. Bd. 17, Nr. 12, S. 644—646. **4**, 455.

Stordeur-Verhelst, Extraction d'un calcul par une fistule vésico-vaginale. (Steinextraktion durch eine Fistula vesico-vaginalis.) Ann. de la soc. belge d'urol. Jg. 13, Nr. 1, S. 8—10. **5**, 477.

Stout, T. J., Management of chronic cystitis in the female. (Behandlung chronischer Cystitis beim Weibe.) Journal of the Arkansas med. soc. Bd. **9**, Nr. 11, S. 264 bis 266. **2**, 56.

Straßmann, Georg, Über die Einwirkung von Kollargoleinspritzungen auf Niere und Nierenbecken. Zeitschr. f. urol. Chirurg. 1, S. 126—138. **1**, 477.

Stuver, E., A case of cystitis. (Ein Fall von Cystitis.) Denver med. times. Bd. **33**, Nr. 1, S. 9—11. **2**, 706.

Taddei, Domenico, Sulla estirpazione totale della mucosa vesicale. (Endocistectomia totale.) (Über die Totalexstirpation der Blasenschleimhaut [Endocystectomia totalis].) Ann. d. facoltà di med. Bd. **3**, Nr. 2, S. 65—79. **3**, 541.

Taddei, Domenico, Sur la typhlo-urétérostomie après exclusion du caecum et appendicostomie dans le traitement de l'extrophie vésicale. Recherches anatomiques et expérimentales. (Über die Typhloureterostomie nach Ausschaltung des Coecums und Appendicostomie zur Behandlung der Blasenektopie. Anatomische und experimentelle Untersuchungen.) Rev. de chirurg. **33**, S. 37—63. **1**, 681.

Tauflieb, K., Über Fremdkörper der Harnröhre und Blase. Dissertation: Straßburg. **5**, 125.

Tenney, Benjamin, Ureteral obstruction. (Über Ureterverschluß.) Boston med. a. surg. journal **168**, S. 373—376. **1**, 646.

Thatcher, Lewis, Case of congenital defect of abdominal muscles, with anomaly of urinary apparatus. (Fall von kongenitalem Bauchmuskeldefekt mit Anomalie des Harnapparates.) Edinburgh med. journal Bd. **11**, Nr. 2, S. 127—134. **3**, 20.

Thévenot, Léon, Calculs développés dans les formations diverticulaires annexées. à la vessie et à l'urètre. (Steinbildung in Blasen- und Ureterdivertikeln.) Prov. méd. Jg. **26**, Nr. 30, S. 329—330. **2**, 705.

Trebing, Johannes, Über Kollargol bei Cystitis. Dtsch. med. Wochenschr. Jg. **39**, Nr. 38, S. 1841—1842. **3**, 451.

Tytgat, E., Les dernières opérations pour la cure de l'extrophie vésicale. (Die neueren Operationen zur Behandlung der Blasenektopie.) Ann. et bull. de la soc. de méd. de Gand Bd. 4, Nr. 5, S. 191—198 u. Belgique méd. Jg. 20, Nr. 23, S. 267—270. **2**, 450, 595.

Unterberg, Hugo, Die operative Heilung der rebellischen Cystitiden mittelst Blasencurettage und zeitweiliger Blasenfistel. Bruns Beitr. z. klin. Chirurg. Bd. 84, H. 1, S. 251—264. **1**, 755.

Vandeputte, Contribution à l'étude du traitement médical de la tuberculose urinaire. (Beitrag zur internen Behandlung der Tuberkulose des Harnapparates.) (17. congr. internat. de méd., Londres [août 1913].) Rev. med. de méd. et de chirurg. Jg. 11, Nr. 9, S. 328—338. **3**, 489.

Violet, H., Opération de Wertheim pour cancer du col utérine étendu au ligament large et englobant l'uretère; résection de cet uretère et de la partie correspondante de la vessie; ligature de l'uretère et suture vésicale; fistule vésico-vaginale secondaire cure de la fistule vésicale dans un deuxième temps; guérison maintenue depuis un an (Radikaloperation nach Wertheim wegen Carcinoma cervicis, das auf das Lig. latum übergegriffen und den Ureter umwachsen hat; Resektion dieses Ureters und der zu gehörigen Blasenpartie; sekundäre Blasen-Scheidenfistel; Heilung der Blasenfistel in einer zweiten Sitzung; seit einem Jahr geheilt.) Rev. mens. de gynécol., d'obstétr et de pédiatr. Jg. 8, Nr. 3, S. 176—179. **1**, 833

Vulliet, Henri, Le traitement chirurgical de l'exstrophie de la vessie. (Chirurgische Behandlung der Blasenektopie.) Lyon chirurg. Bd. 9, Nr. 6, S. 589—600. **2**, 640

Waldo, Ralph, Gynecological hints. (Gynaekologische Winke.) Internat. journal of surg. **26**, S. 63. **1, 737.**

Watson, Francis S., The surgical treatment of vesical papilloma and carcinoma. (Chirurgische Behandlung von Blasenpapillom und -carcinom.) Urol. a. cut. rev. **17**, S. 64—73. **1, 372.**

Weck, C., Über einen Fall von Cystitis cystica. Dissertation: Bonn. 40 S. **5, 32.**

Wenzel, W., Über Blasenblutungen bei Retroflexio uteri gravidi incarcerata. Dissertation: München. **4, 31.**

Werthern, Frhr. v., Über Erfahrungen mit der Blasennaht beim hohen Steinschnitt an Kindern. Münch. med. Wochenschr. **60**, S. 134. **1, 27.**

Wetzel, Erwin, Beitrag zur Lehre von der Malakoplakie der Harnblase. Virchows Arch. f. pathol. Anat. u. Physiol. u. f. klin. Med. Bd. **214**, H. 3, S. 450—454. **4, 338.**

Wildbolz, H., Die Diagnose und Behandlung der Nieren- und Blasentuberkulose im Anfangsstadium. Zeitschr. f. urol. Chirurg. Bd. **1**, H. 6, S. 525—566. **3, 336.**

Wolbarst, Abraham L., Multiple papilloma of the bladder constituting an obstruction of the vesical neck, successfully treated with the Oudin (fulguration) current. (Multiple Papillome der Blase, drohender Verschluß des Blasenausganges. Heilung mittels des Oudinschen Stromes [Fulguration].) Urol. a. cut. rev. Bd. **17**, Nr. 10, S. 538—539. **3, 664.**

Woolsey, George, Rupture of the bladder. With report of three unusual cases. (Blasenzerreißung. Mitteilung dreier ungewöhnlicher Fälle.) Ann. of surg. Bd. **58**, Nr. 2, S. 244—251. **3, 69.**

Young, Hugh Hampton, The present statuts of the diagnosis and treatment of vesical tumors. (Der gegenwärtige Stand der Diagnostik und Behandlung von Blasentumoren.) Journal of the Americ. med. assoc. Bd. **61**, Nr. 21, S. 1857—1862. **4, 266.**

Harnröhre.

Asch, Neubildung einer Harnröhre. (Gynaekol. Ges. Breslau, Sitzg. v. 11. II. 1913.) Monatsschr. f. Geb. u. Gynaekol. Bd. **37**, H. 5, S. 699—701. **2, 170.**

Auguste, P., L'urétroscopie. (Die Spiegelung der Urethra.) Thèse. Paris. **3, 491.**

Bachrach, Robert, Über endovesicale und endourethrale Behandlung mit Hochfrequenzströmen. Folia urol. Bd. **7**, Nr. 11, S. 685—692. **3, 70.**

Baldy, J. M., Incontinence of urine, complete and incomplete. (Komplette und inkomplette Incontinentia urinae.) Transact. of the Americ. gynaecol. soc. Bd. **38**, S. 362—367. **5, 33.**

Bertolini, Giovanni, Contributo casistico allo studio dei papillomi dell'uretra. (Kasuistischer Beitrag zur Kenntnis der Papillome der Urethra.) Ginecologia Jg. **10**, Nr. 8, S. 231—236. **3, 399.**

Burty, Des abcès sous-uréthraux chez la femme. (Suburethrale Abscesse bei der Frau.) Rev. prat. des mal. des organes génito-urin. Jg. **10**, Nr. 58, S. 272—274 u. Rev. prat. d'obstétr. et de gynécol. Jg. **21**, Nr. 10, S. 311—313. **2, 766; 4, 269.**

Clermont, Corps étranger de la vessie extrait par les voies naturelles. (Extraktion eines Fremdkörper der Blase auf natürlichem Wege.) Arch. méd. de Toulose Jg. **20**, Nr. 23, S. 217—220. **4, 338.**

Courtade, Denis, Influence du spasme de l'uretère dans la pathogénie des paralysies vésicales d'origine neurasthénique action des courants galvano-faradiques (Einfluß des Urethralspasmus in der Pathogenese der Blasenparalysen neurasthenischen Ursprungs, behandelt mit galvanisch-faradischen Strömen.) Clin. prat. méd.-chirurg. et spéc. Jg. **9**, Nr. 3, S. 56—59 u. Ann. d'électrobiol. et de radiol. Jg. **16**, Nr. 7, S. 425—427. **2, 257; 3, 171.**

Crockett, Frank S., Use of thermostabile toxines in urethral and bladder infections, using the urine as a vehicle. (Verwendung wärmebeständiger Toxine bei der Behandlung von Harnröhren- und Blaseninfektionen und des Urins als Transportmittel.) New York med. journal Bd. **97**, Nr. 25, S. 1296—1299. **2, 557.**

Ehrl, Fritz, Zur Therapie der Gonorrhöe. Wien. med. ochenschr. **63**, S. 274—277. **1, 17.**

Fournier, François, Il y a du sang au méat urétral ou dans l'urine. (Blut am Meatus urethrae oder im Urin.) Rev. prat. des malad. des organ. génito-urin. Jg. **10**, Nr. 59, S. 335—348. **3, 623.**

Fraisse, A propos de la technique urétroscopique. (Bemerkungen zur Technik der Urethroskopie.) Journal d'urol, Bd. **4**, Nr. 2, S. 255—256. **3, 289.**

Fromme, F., Über Harnröhrendivertikel. Zeitschr. f. Geburtsh. u. Gynaekol. Bd. **74**, H. 1, S. 143—148. **3, 171.**

Geissler, Über den Wert des Gonosans bei der Behandlung des Harnröhrentrippers. Reichs-Med.-Anz. **38,** S. 35—38. **1,** 64.

Grave, A., Über einen Fall von Riesennierenstein nebst Bemerkungen zur Frage des Einflusses der Nierenarterien auf die Steinbildung. Beitr. z. klin. Chirurg. Bd. **87,** H. 2, S. 375—383. **4,** 453.

Hastings, J. P., Some observations on urinary calculi.2 (Einige Beobachtungen über Harnsteine.) Austral. med. gaz. Bd. **34,** Nr. 12, S. 66—268. **3,** 368.

Hautefort, L., Corps étrangers de l'urèthre et de la vessie. (Fremdkörper der Urethra und der Blase.) Journal de méd. de Paris **33,** S. 142. **1,** 292.

Herman, Néphrectomie pour calculose infectée. (Nephrektomie wegen eitriger Calculose.) Journal de chirurg. et ann. de la soc. belge de chirurg. Jg. **21,** Nr. 8/9, S. 259 bis 261. **4,** 335.

Howard, H. Welland, Urethral and vesicle irrigation. (Spülungen der Blase und Harnröhre.) Northwest med. Bd. **5,** Nr. 3, S. 77—78. **2,** 223.

Jaboulay, Pyélonéphrite par rétrécissement congénital de l'urèthre chez une femme. (Pyelonephritis infolge angeborener Verengung der Harnröhre bei einer Frau.) Progr. méd. Jg. **44,** Nr. 41, S. 528—530. **4,** 24.

James, C. S., and J. W. Shuman, Seminal calculi simulating nephrolithiasis. (Samenblasensteine, die Nierensteine vortäuschten.) Surg., gynecol. a. obstetr. **16,** S. 302—303. **1,** 550.

Janet, Jules, Prophylaxie de la blennorrhagie chez l'homme et chez la femme. (Prophylaxe der Blennorrhagie beim Manne und bei der Frau.) Journal d'urol. **3,** S. 353 bis 356. **1,** 460.

Kroemer, P., Tuberkulose der Vulva und Urethra. 15. Versamml. d. dtsch. Ges. f. Gynaekol. Halle a. S. 14.—17. Mai 1913. **1,** 831.

Kuschnir, M. G., Vorfall der Harnröhrenschleimhaut bei einem Kinde (Intususceptio mucosae urethrae). Rußkij Wratsch Jg. **12,** Nr. 29, S. 1038. (Russ.) **3,** 28.

Mackenrodt, A., 1: Zur Behandlung hoher Harnleiterverletzungen. 2: Zur Behandlung von Defekten und Verletzungen des Blasenhalses und des Sphincter urethrae. Zeitschr. f. Geburtsh. u. Gynaekol. Bd. **74,** H. 1, S. 241—249. **3,** 169.

Malherbe, Henri, Cas curieux de tuberculose uro-génitale. Envahissement de la muqueuse de l'urèthre. (Ein bemerkenswerter Fall von Urogenitaltuberkulose. Zerstörung der Urethralschleimhaut.) Gaz. méd. de Nantes Jg. **31,** Nr. 22, S. 421 bis 427. **3,** 666.

Muller, Abcès sous-urétral chez la femme. (Suburethraler Absceß bei der Frau.) Gaz. de gynécol. Bd. **28,** Nr. 665, S. 297—301 u. Rev. prat. des malad. des organes génito-urin. Jg. **10,** Nr. 60, S. 425—430. **3,** 369; **4,** 85.

Ottow, Benno, Ein primäres Urethralcarcinom der Fossa navicularis. Zeitschr. f. Urol. **7,** S. 30—33. **1,** 141.

Parlavecchio, G., Un caso di prolasso dell'uretra muliebre guarito stabilmente con un metodo operativo proprio. Applicazioni di questo metodo allabcura di altri prolassi. (Ein Fall von Urethralprolaps beim Weib, dauernd geheilt durch ein neues Operationsverfahren. Empfehlung der Methode für andere Prolapse.) Policlinico, sez. prat. **20,** S. 478. **1,** 684.

Peterson, L., Ein Fall von Graviditas interstitialis kompliziert durch eine Beckenniere. Finska Läkaresällskapets Handl. Bd. **55,** H. 12, S. 746—747. (Schwedisch.) **4,** 204.

Portner, Ernst, Fremdkörper in der Harnröhre. Med. Klinik Jg. **9,** Nr. 51, S. 2122. **4,** 145.

Pousson, Alf., De l'utilité de la radiographie dans la lithiase rénale et urétérale. (Über den Wert der Röntgenstrahlen bei Nieren- und Harnleitersteinen.) Gaz. hebdom. d. scienc. méd. de Bordeaux **34,** S. 31—33. **1,** 139.

Sacharin, J. W., Die Operationen an der Harnröhre, Harnblase und Harnleiter in der Freiburger Universitäts-Frauenklinik vom Jahre 1904—1913. Dissertation: Freiburg. **4,** 334.

Schzedrowitzky, L., Über Polypen der Harnröhre bei der Frau. Dissertation: München. **4,** 416.

Shallenberger, W. F., Some diseases of the female urethra. (Einige Krankheiten der weiblichen Harnröhre.) Journal-rec. of med. Bd. **60,** Nr. 7, S. 303—308. **3,** 542.

Slingenberg, Bodo, Die Behandlung der Urethritis, Vulvovaginitis und Endometritis gonorrhoica. Zentralbl. f. Gynaekol. Jg. **37,** Nr. 39, S. 1450—1452 u. Nederl. Tijdschrift voor Geneeskunde, Tweede helft Nr. 10, S. 753—756. (Holländ.) **3,** 217, 157.

Stoeckel, W., Einwanderung eines Tupfers in die Blase nach Schauta-Wertheimscher Prolapsoperation. Zeitschr. f. gynaekol. Urol. Bd. **4,** H. 1, S. 38—44. **1,** 683.

Tauflieb, K., Über Fremdkörper der Harnröhre und Blase. Dissertation: Straß-
burg. **5,** 125.
Veress, Franz v., Über die Behandlung des Trippers und ihre häufigsten Fehler.
Dermatol. Wochenschr. **56,** S. 302—318. **1,** 685.
Wolf, A., Angiom der Harnröhre als Ursache heftiger Blutung. Wien. klin. Wochen-
schr. Jg. **26,** Nr. 34, S. 1364. **2,** 765.
Worrall, Ralph, An operation for incontinence of urine. (Ein Operationsverfahren
bei Harninkontinenz.) Journal of obstetr. a. gynaecol. of the Brit. Emp. Jg. **24,**
Nr. 4, S. 225—228. **3,** 625

Harngenitalfisteln.

Baer, J., Vesicovaginalfistel auf intravesicalem Wege geschlossen. Ein Beitrag zur
operativen Behandlung kleiner Vesicovaginalfisteln. Münch. med. Wochenschr.
Jg. **60,** Nr. 37, S. 2053—2054. **3,** 172.
Baumm, Blasenfisteloperation. 15. Versamml. d. dtsch. Ges. f. Gynaekol., Halle a. S.,
14.—17. Mai 1913 u. Monatsschr. f. Geburtsh. u. Gynaekol. Bd. **37,** H. 6, S. 883.
1, 837; **2,** 258.
Bertino, A., Contributo alla etiologia ed alla cura delle fistole uro-genitali ostetriche.
(Beitrag zur Ätiologie und Behandlung der unter der Geburt entstandenen Blasenscheidenfisteln.) Ginecologia Jg. **10,** Nr. 13, S. 389—428. **4,** 113.
Boeckel, André, Fistule urétéro-vaginale consécutive à une hystérectomie abdominale totale pour cancer guérie par le cathétérisme urétéral à demeure. (Ureterscheidenfistel im Anschlusse an eine abdominale Totalexstirpation des Uterus
wegen Carcinom desselben, geheilt durch Dauer-Katheterismus des Ureters.) Journal d'urol. Bd. **4,** Nr. 3, S. 409—413. **3,** 337.
Burgess, A. H., The diagnosis of uretero-vaginal and vesico-vaginal fistulae. (Die
Diagnose von Ureter-Scheiden- und Blasen-Scheiden-Fisteln.) Clin. journal Bd. **42,**
Nr. 31, S. 493—495. **5,** 320.
Cadre, De la cure de certaines fistules vésico-vaginales par les méthodes associées
du dédoublement et de l'avivement.) (Behandlung von Blasenscheidenfisteln mit
kombinierter Verdopplung und Anfrischung.) Thèse de Montpellier. Nr. 92, 50 S.
5, 65.
Goldberger, M. F., Retroperitoneal uretero-cystostomy for uretero-vaginal fistula.
A case report. (Bericht über einen Fall von retroperitonealer Uretero-Cystanastomose
wegen Ureterscheidenfistel.) Americ. journal of surg. Bd. **27,** Nr. 9, S. 330—331.
3, 288.
Holzbach, Scheinheilung einer Blasencervixfistel. (Mittelrhein- Ges. f. Geburtsh. u.
Gynaekol., Sitz. v. 16. II. 1913.) Monatsschr. f. Geburtsh. u. Gynaekol. Bd. **38,**
Ergänzungsh., S. 407. **2,** 488.
Key, E., Exclusio vesicae bei schwerer Blasentuberkulosis. Allmänna svenska Läkartidn Bd. **10,** H. 36, S. 958—971. (Schwedisch.) **3,** 288.
Legueu, Félix, La voie transpéritonéo-vésicale pour la cure de certaines fistules
vésico-vaginales opératoires. (Der transperitoneo-vesicale Weg für die Heilung
von bestimmten post-operativen vesico-vaginalen Fisteln.) Arch. urol. de la clin.
de Necker Bd. **1,** Nr. 1, S. 1—11. **2,** 488.
Legueu, Les difficultés opératoires des fistules vésico-vaginales. (Über Schwierigkeiten bei der Operation von Blasenscheidenfisteln.) Clinique (Paris) Jg. **8,** Nr. 15,
S. 226—228. **2,** 57.
Ludwig, Fritz, Ureterblasenscheidenfistel nach kriminellem Abort. Zeitschr. f. urol.
Chirurg. Bd. **1,** H. 5, S. 459—464. **2,** 766.
Maclean, Ewen J., Vesico-utero-vaginal (juxta-cervical) fistula treated by inclusion
of cervix in bladder-wall. (Vesico-utero-vaginal [juxta-cervical] Fistel durch Im-
plantation der Cervix in die Blasenwand geheilt.) Journal of obstetr. a. gynaecol.
of the Britsh emp. Bd. **24,** Nr. 5, S. 274—276. **4,** 501.
Mauclaire, Fistules vésico-vaginales. (Blasen-Scheidenfisteln.) Progr. méd. **41,**
S. 163—166. **2,** 393.
Minakuchi, K., Über Harnfisteln. Beitr. z. Geburtsh. u. Gynaekol. Bd. **18,** H. 3,
S. 377—416. **3,** 171.
Muret, M., Zur Symptomatologie der Blasen-Scheidenfisteln. Zeitschr. f. Geburtsh.
u. Gynaekol. Bd. **74,** H. 1, S. 299—311. **3,** 172.
Moos, Blasenscheidenfistel mit Blasenstein. (Gynaekol. Ges. Breslau, Sitz. v. 11. II.
1913.) Monatsschr. f. Geb. u. Gynaekol. Bd. **37,** H. 5, S. 703—704. **2,** 170.
Nyhoff, Operation kleinerer vesico-vaginaler Fisteln. Nederl. gyn. vereenig., Sitzungs-
ber. 9. III. 1913. (Holländisch.) **1,** 555.

Nyhoff, G. C., Modifizierte Vesicovaginalfisteloperation. Nederl. Maandschrift voor verloskunde. Jg. 2, Nr. 7, S. 441—448. (Holländisch.) **3**, 172.

Oppel, W. A., Exclusion of the bladder. (Ausschaltung der Harnblase.) Urol. a cutan. rev., techn. suppl. Bd. 1, Nr. 1, S. 1—22. **2**, 765.

Parham, F. W., The operative treatment of inaccessible vesico-vaginal fistulae. (Die operative Behandlung unzugänglicher Vesico-vaginal-Fisteln.) Surg., gynecol. a. obstetr. Bd. 17, Nr. 3, S. 368—370 u. New Orleans med. a. surg. journal Bd. **66**, Nr. 4, S. 282—285. **3**, 230, 369.

Schickele, Eine neue Blasenscheidenfisteloperation. 15. Versamml. d. dtsch. Ges. f. Gynaekol., Halle a. S., 14.—17. Mai 1913. **2**, 123.

Schmid, Hans Hermann, Blasenscheidenfistel, geheilt durch freie Fascientransplantation. Zeitschr. f. gynaekol. Urol. Bd. 4, H. 1, S. 33—37. **1**, 685.

Solowij, A., Zur Technik der Operation schwieriger Blasenfisteln auf abdominalem Wege. Zeitschr. f. gynaekol. Urol. Bd. 4, H. 4, S. 131—133 **3**, 173.

Stordeur-Verhelst, Extraction d'un calcul par une fistule vésico-vaginale. (Steinextraktion durch eine Fistula vesico-vaginalis.) Ann. de la soc. belge d'urol. Jg. 13, Nr. 1, S. 8—10. **5**, 477.

Unterberg, Hugo, Die operative Heilung der rebellischen Cystitiden mittelst Blasencurettage und zeitweiliger Blasenfistel. Bruns Beitr. z. klin. Chirurg. Bd. 84, H. 1, S. 251—264. **1**, 755.

Weibel, William, The extended abdominal radical operation for cancer of the uterus. (Die erweiterte abdominale Radikaloperation bei Gebärmutterkrebs.) Surg., gynecol. a. obstetr. 16, S. 251—254. **1**, 545.

Wolkowitsch, Nicolai, Ein Fall von hartnäckiger Harninkontinenz bei einer Frau, der durch die von mir vorgeschlagene Operationsmethode bei schweren Blasenscheidenfisteln geheilt wurde. Monatsschr. f. Geburtsh. u. Gynäkol. 37, S. 202—206. **1**, 141.

Untersuchungsmethoden.

Adams, G. S., and E. V. Eyman, The phenolsulphonephthalein test for estimating renal function. (Die Phenolsulfophthaleinprobe in der funktionellen Nierendiagnostik.) Journal-lancet Bd. **33**, Nr. 19. S. 547—553. **3**, 369.

Alexander, Béla, Die Untersuchung der Wanderniere mittels X-Strahlen. Folia urol. **7**, S. 271—280. **1**, 67.

Arama, La pyélographie. Nouvelle méthode de diagnostic des affections rénales. (Die Pyelographie, eine neue Methode in der Nierendiagnostik.) Thèse: Paris. Nr. 246, 92 S., 8 Taf. **5**, 321.

Armstrong, James I., A simplified colorimeter specially adapted for testing the excretion of phenolsulphonephthalein in the functional kidney test. (Ein vereinfachtes Colorimeter, speziell zur Prüfung der Phenolsulfophthaleinausscheidung bei der funktionellen Nierenprüfung.) Journal of the Americ. med. assoc. Bd. **61**, Nr. 23, S. 2064. **4**, 338.

Asch, Paul, Urethroscopy and marriage consent. (Urethroskopie und Heiratserlaubnis.) Urol. a. cut. rev., techn. suppl. Bd. 1, Nr. 4, S. 393—394. **4**, 105.

Auguste, P., L'urétroscopie. (Die Spiegelung der Urethra.) Thèse. Paris. **3**, 491.

Baright, Herbert Edwin, A method of classification, diagnosis and therapy of kidney disorders, based on functional testing. (Eine Methode der Ordnung, Diagnose und Therapie der Nierenkrankheiten, die sich auf funktionelle Proben stützt.) Med. record Bd. **83**, Nr. 16, S. 699—704. **2**, 635.

Bauer, Richard, und Paul Habetin, Moderne Methoden zur Funktionsprüfung. der Niere. Mitteilg. d. Ges. f. inn. Med. u. Kinderheilk. in Wien Jg. 12, Nr. 11, S. 167—168. **3**, 595.

Bazy, Louis, Propulseur mécanique avec tube protecteur pour sondes uretérales. (Mechanische Vorrichtung zum Vorschieben des Harnleiterpatheters mit Schutzhülse für denselben.) Rev. prat. d. malad. d. org. génito-urin. **10**, S. 32—34. **1**, 231.

Beer, Edwin, Treatment of benign papillomata of the urinary bladder with the Oudin high-frequency current introduced through a catheterizizing cystoscope. (Behandlung gutartiger Papillome der Harnblase mittels Oudinschen Hochfrequenzstromes, der durch ein Ureterenkathetercystoskop zugeführt wird.) Med. record **83**, S. 242—245. **1**, 291.

Beer, Edwin, The relative values of the Roentgen ray and the cystoscope, in the diagnosis of vesical calculi. (Der relative Wert der Röntgenstrahlen in der Cystoskopie für die Diagnose der Blasensteine.) Journal of the Americ. med. assoc. Bd. **61**, Nr. 15, S. 1376. **4**, 85.

Behrenroth, E., und L. Frank, Klinische und experimentelle Untersuchungen über die Funktion der Niere mit Hilfe der Phenolsulfophthaleinprobe. Zeitschr. f. exp. Pathol. u. Therap. Bd. 13, H. 1, S. 72—83. 2, 58.

Berner, O., Die Cystenniere. Jena. M. 25.—. 4, 144.

Blum, Victor, Nierenphysiologie und funktionelle Nierendiagnostik im Dienste der Nierenchirurgie und der internen Klinik. Leipzig und Wien, Deuticke. VIII, 121 S. M. 4.—. 2, 393.

Bonn, H. K., Phenolsulphonephthalein as a determinate of kidney function. (Das Phenolsulphonphthalein als Diagnosticum der Nierenfunction.) Journal of the Indiana State med. assoc. Bd. 6, Nr. 4, S. 154—161. 2, 58.

Bonn, H. K., Ureteral catheter diagnosis and therapy. (Diagnostik und Therapie mittels Ureterkatheters.) Indianapolis med. journal Bd. 16, Nr. 4, S. 137—143. 2, 595.

Braasch, W. F., Recent progress in uretero-pyelography. (Neue Fortschritte in der Uretero-pyelographie.) Journal of the Michigan State med. soc. Bd. 12, Nr. 4, S. 189 bis 191. 1, 756.

Brenizer, Addison G., Advantages of the simple endoscopic tube. (Vorteile der einfachen endoskopischen Röhre.) Old Dominion journal of med. a. surg. Bd. 16, Nr. 1, S. 7—13. 3, 173.

Bret, J., et R. Boulud, Le coefficient azoturique de l'urine dans les affections rénales et les cardiopathies. (Der „azoturische" Koeffizient des Urins bei Nieren- und Herzerkrankungen.) Journal d'urol. Bd. 4, Nr. 2, S. 185—205. 3, 386.

Bromberg, R., Die Bestimmung des hämorenalen Index als Prüfung der Nierenfunktion. Dtsch. med. Wochenschr. Jg. 39, Nr. 28, S. 1358. 2, 641.

Bromberg, Richard, La signification de l'index hémo-rénal pour le diagnostic et le pronostic des affections des reins. (Die Bedeutung des hämorenalen Index für die Diagnose und Prognose der Nierenerkrankungen.) Journal d'urol. Bd. 4, Nr. 5, S. 739—746. 4, 270.

Bromberg, Richard, Beitrag zur funktionellen Nierendiagnostik. Bruns Beitr. z. klin. Chirurg. Bd. 85, H. 2, S. 411—418. 2, 641

Brown, G. van Amber, Methods of diagnosis in lesions of the upper urinary tract. (Methoden der Diagnose bei Schädigungen der oberen Harnwege.) (Americ. assoc. of obstetr. a. gynecol. meet., Toledo, Ohio, 17.—19. IX. 1912.)Americ. journal of obstetr. Bd. 67, Nr. 5, S. 931—937. 2, 393.

Buerger, Leo, Intravesical diagnosis and treatment. With a description of new instruments. (Intravesicale Diagnose und Behandlung. Mit der Beschreibung eines neuen Instrumentes.) New York med. journal Bd. 97, Nr. 17, S. 857—862. 2, 323.

Buerger, Leo, A clinical study of the application of improved intravesical operative methods in diagnosis and therapy. (Klinische Studie über Anwendung verbesserter intravesicaler Operationsmethoden zu diagnostischen und therapeutischen Zwecken.) Med. record Bd. 83, Nr. 25, S. 1114—1119. 3, 70.

Buerger, Leo, Zur Klinik der Operations-Cystoskopie. Zeitschr. f. urol. Chirurg. Bd. 1, H. 5, S. 419—439. 3, 28.

Burchardt, A., Die röntgenologische Nierendiagnostik. Fortschr. a. d. Geb. d. Röntgenstrahl. Bd. 20, H. 3, S. 244—288. 2, 258.

Burckhard, Georg, Eine einfache Stromquelle für Cystoskoplampen. Zeitschr. f. Geburtsh. u. Gynaekol. Bd. 75, H. 1, S. 29—33. 3, 696.

Cabot, Hugh, and Edward L. Young, Phenolsulphoenephthalein as a test of renal function. (Phenolsulfophthalein zur Probe der Nierenfunktion.) Publ. of the Massachusetts gen. hosp. Bd. 4, Nr. 1, S. 132—149. 3, 452.

Cathelin, F., Les limites de la cystoscopie. (Die Grenzen der Cystoskopie.) Rev. prat. des mal. des organes génito-urin. Jg. 10, Nr. 58, S. 281—285. 3, 625.

Cathelin, F., Sur une nouvelle méthode d'examen fonctionnel des reins. (Über eine neue funktionelle Nierenuntersuchungsmethode.) Rev. de pathol. comp. Jg. 13, Nr. 98, S. 16—22. 4, 338.

Cathelin, F., Quelques notions indispensables pour qui veut comprendre la physiopathologie chirurgicale des reins. (Einige für den Chirurgen zum Verständnis der Physio-Pathologie der Nieren wichtige Bemerkungen.) Médecin pratic. Jg. 9, Nr. 11, S. 165—167. 2, 636.

Childs, Samuel B., and William M. Spitzer, Roentgenographic study of the normal kidney, its pelvis and ureter. (Röntgenographische Studie über die normale Niere, ihr Becken und den Ureter.) Journal of the Americ. med. assoc. Bd. 61, Nr. 12, S. 925—930. 3, 623.

Chiray, Maurice, L'exploration fonctionelle des reins. (Funktionelle Nierendiagnostik.) Rev. prat. des mal. des org. génito-urin. Jg. 10, Nr. 56, S. 119—137 u. Nr. 57, S. 210—218. 2, 634.

Christian, Henry A., General summary of the significance of methods cf testing renal function. (Eine Übersicht über die Bedeutung der Methoden zur Bestimmung der Nierenfunktion.) Boston med. a. surg. journal Bd. **169**, Nr. 13, S. 468—470.
 3, 542.

Cocco, Luigi, Albuminuria transitoria determinata della separazione intravescicale delle urine. (Vorübergehende Eiweißausscheidung, hervorgerufen durch intravesicale Urinseparation.) Rif. med. **29**, S. 144—151.
 1, 376.

Cohn, Max, Die Röntgenuntersuchung der Harnorgane. Berl. klin. Wochenschr. Jg. **50**, Nr. 36, S. 1668—1670.
 3, 28.

Colanerie, De la valeur de l'examen de la vessie dans le cancer de l'utérus. (Wert der Blasenuntersuchung bei Uteruskrebs.) Thèse Paris.
 5, 59.

Corbineau, Marius, Des indications et des avantages du cathétérisme urétéral à vessie ouverte. (Indikationen und Vorteile des Ureterkatheterismus bei geöffneter Blase.) Médecin pratic. Jg. **9**, Nr. 19, S. 293—295.
 3, 27.

Cruet, P., De l'utilité de l'examen cystoscopique dans le diagnostic d'opérabilité du cancer du col de l'utérus. (Über den Nutzen der cystoskopischen Untersuchung für die Erkennung der Operabilität des Collumcarcinoms.) Ann. de gynécol. et d'obstétr. **70**, S. 1—26 u. 70—90.
 1, 288.

Cruet, Pierre, L'examen de la vessie dans les cancers du col utérin. (Blasenuntersuchung bei Uterushalscarcinom.) (Soc. de chirurg. de Paris, séance du 22. I. 1913.) Presse méd. **21**, S. 87 u. Bull. et mém. de la soc. de chirurg. de Paris **39**, S. 115—121.
 1, 101, 130.

Dalençon, Contribution à l'étude des applications thérapeutiques du cathétérisme urétéral. (Der therapeutische Ureterenkatheterismus.) Thèse de Paris.
 5, 127.

Dapper, Max, Über die Bestimmung und das Vorkommen von Milchsäure im Harn. Biochem. Zeitschr. Bd. **51**, H. 5, S. 398—406.
 2, 450.

De Smeth, Jean, La pyélographie. (Die Pyelographie.) Journal méd. de Bruxelles Jg. **18**, Nr. 41, S. 423—424.
 3, 369.

Dietsch, Carl, Zur funktionellen Nierendiagnostik mittels Phenolsulfophthalein. Zeitschr. f. exp. Pathol. u. Therap. Bd. **14**, H. 3, S. 512—526.
 4, 269.

Dommer, Demonstration urologischer Instrumente unter Mitteilung von Krankengeschichten. (Ges. f. Natur- u. Heilk., Dresden, Sitzg. v. 18. X. 1913.) Münch. med. Wochenschr. Jg. **60**, Nr. 51, S. 2859.
 4, 26.

Ehrlich, Franz, Einfache Methode zur Feststellung der Ursache des Versagens der elektrischen Beleuchtung eines Endoskops. Arch. f. Verdauungs-Krankh. Bd. **19**, H. 2, S. 219—225.
 1, 686.

Eichmann, Elise, Nierenfunktionsprüfung durch die Phenolsulfonphthalein-Probe. Zentralbl. f. Gynäkol. **37**, S. 198—204.
 1, 142.

Erne, F., Funktionelle Nierenprüfung mittels Phenolsulfonphthalein nach Rowntree und Geraghty. Münch. med. Wochenschr. **60**, S. 510—512.
 1, 374.

Ferron, Jean, Calculs vésicaux et cystoscopie à vision directe. (Blasensteine und Cystoskopie im direkten Bild.) Journal d'urol **3**, S. 319—321.
 1, 686.

Ferron, Jean, A propos de l'injection de gaz dans la vessie. (Zur Technik der Luftfüllung der Harnblase.) Journal d'urol. Bd. **3**, Nr. 4, S. 491—492.
 2, 223.

Ferron, Jean, Du cathétérisme urétéral par cystoscopie à vision directe. (Über den Ureterenkatheterismus mittels direkter Cystoskopie.) Journal d'urol. méd. et chirurg. **3**, S. 65—72.
 1, 195.

Fitz, R., Tests for renal function based upon the selective excretory activities of the kidney. (Methoden der Untersuchung der Nierenfunktion auf Grund der selektiven exkretorischen Tätigkeit der Niere.) Boston med. a. surg. journal Bd. **169**, Nr. 11, S. 384—386.
 4, 27.

Flatow und Brünell, Eine klinisch einfache Methode quantitativer Urobilinogenbestimmung. Münch. med. Wochenschr. **60**, S. 234—235.
 1, 325.

Foster, Nellis B., Functional tests of the kidney in uremia. (Die funktionelle Prüfung der Nierensekretion bei Urämie.) Arch. of internal med. Bd. **12**, Nr. 4, S. 452—455.
 3, 695.

Fraisse, A propos de la technique urétroscopique. (Bemerkungen zur Technik der Urethroskopie.) Journal d'urol. Bd. **4**, Nr. 2, S. 255—256.
 3, 289.

Franco, P. M., L'utilità dell'esame cistoscopico nel cancro del collo dell'utero. (Der Nutzen der Cystoskopie bei Collumcarcinom.) Arch. ital. di ginecol. Jg. **16**, Nr. 5, S. 131—132.
 2, 314.

Fromme, Fr., und O. Ringleb, Lehrbuch der Cystophotographie, ihre Geschichte, Theorie und Praxis. Wiesbaden: Bergmann. VIII, 86 S., 7 Taf. M. 15.—. **3, 369.**

Fromme, Fr., und C. Rubner, Die Nierenfunktionsprüfung mittels des Phenolsulfonphthaleins. Münch. med. Wochenschr. **60**, S. 588—589.
 1, 480.

Frothingham jr., C., R. Fitz, Otto Folin and W. Denis, The relation between non-protein nitrogen retention and phenolsulphonephtalein excretion in experimental uranium nephritis. (Die Beziehung zwischen der Retention des an Harnstoff gebundenen — non-protein — Stickstoffes und der Ausscheidung von Phenol-Sulphon-Phthalein bei Uran-Nephritis.) Arch. of internal med. Bd. 12, Nr. 3, S. 245—258. 3, 595.

Furniss, Henry Dawson, Preliminary report upon the use of indigocarmine intravenously as a test of the renal function. (Vorläufige Mitteilung über die intravenöse Anwendung von Indigocarmin zur Funktionsprüfung der Nieren.) Surg., gynecol. a. obstetr. Bd. 16, Nr. 5, S. 568—569. 2, 258.

Furniss, Henry D., Renal hematuria, cessation after ureteral catheterization. (Nierenblutung, Aufhören derselben nach Ureterkatheterismus.) Americ. journal of obstetr. 67, S. 139—140. 1, 66.

Furniss, Henry Dawson, The value of functional kidney tests to the surgeon. (Der Wert der Nierenfunktionsprüfung für den Chirurgen.) Post-graduate Bd. 28, Nr. 4, S. 335—338. ?, 221.

Furniss, Henry Dawson, Radiograph of the right kidney with stones. (Radiogramm der rechten Niere mit Steinen.) (New York obstetr. soc., meet. 14. I. 1913.) Americ. Journal of obstetr. Bd. 67, Nr. 4, S. 778—779. 1, 681.

Gelderblom, E., Die Entwicklung des Cystoskops. Dissertation: Freiburg. 4, 338.

Geraghty, J. T., A study of the accuracy of the phenolsulphonphthalein test for renal function. (Untersuchung über die Genauigkeit der Phenolsulfonphthalein-reaktion für die Nierenfunktionsbestimmung.) Journal of the Americ. med. assoc. 60, S. 191—192. 1, 373.

Geraghty, G. T., and L. G. Rowntree, The value and limitations functional renal tests. (Wert und Grenzen der funktionellen Untersuchungsmethoden der Nieren.) Journal of the Americ. med. assoc. Bd. 61, Nr. 12, S. 939—943. 3, 667.

Geraghty, J. T., L. G. Rowntree and F. S. Cary, The value and limitation of diastase, urea and phthalein in estimating renal function in association with ureteral catheterization. (Wert und Einschränkung der Urin-, Harnstoff- und Phthalein-ausscheidung in Verbindung mit dem Ureterenkatheterismus zur Bestimmung der Nierenfunktion.) Ann. of surg. Bd. 58, Nr. 6, S. 800—808. 4, 417.

Görl, L., Die Röntgenstrahlen in der Urologie. Bericht über die Jahre 1910—1912. Folia urol. Bd. 7, Nr. 11, S. 718—721. 2, 596.

Goodman, Charles, Phenolsulphonephthalein in estimating the functional activity of the kidneys. A further contribution to its value. (Phenolsulfonphthalein zur Bestimmung der Nierenfunktion.) Journal of the Americ. med. assoc. Bd. 61, Nr. 3, S. 184—189. 2, 767.

Guillaumin, André, Considérations sur les urines albumineuses. (Betrachtungen über die eiweißhaltigen Urine.) Journal de pharmacie et de chim. 105, S. 21—26. 1, 26.

Hagen, Felix, Aufbewahrung und Sterilisation halbweicher Instrumente. Zeitschr. f. Urol. 7, S. 34—38. 1, 156.

Harris, S. Harry, Ureteral catheterisation in obstetrics. (Ureter-Katheterismus in der Geburtshilfe.) Austral. med. gaz. Bd. 34, Nr. 3, S. 47—50. 4, 26.

Hartmann, Henri, Données fournies par l'examen cystoscopique dans le cancer du col de l'utérus. (Ergebnisse der cystoskopischen Untersuchung bei Krebs des Cervix.) Paris med. Nr. 22, S. 523—525. 3, 71.

Heinsius, Fritz, Über die cystoskopische Diagnose eines Uretersteins und seine Entfernung auf vaginalem Wege. Zeitschr. f. Geburtsh. u. Gynaekol. Bd. 73, H. 2, S. 441—451. 2, 322.

Hinman, Frank, An experimental study of the antiseptic value in the urine of the internal use of hexamenthylenamin. (Eine experimentelle Studie über den antiseptischen Wert im Urin nach internem Gebrauch von Hexamethylenamin [Urotropin].) Journal of the Americ. med. assoc. Bd. 61, Nr. 18, S. 1601—1605. 4, 269.

Hock, Alfred, On a simple synergistic in cystoscopy. (Über ein einfaches Hilfsmittel beim Cystoskopieren.) Urol. a. cutan. rev., techn. suppl. Bd. 1, Nr. 1, S. 66—67. 3, 173.

Hooe, R. Arthur, Tests of renal function with special reference to the phenolsulphonephthalein test. (Methoden zur Prüfung der Nierenfunktion unter besonderer Berücksichtigung der Phenolsulfophthaleinprobe.) Virginia med. semi-monthly Bd. 18, Nr. 13, S. 313—318. 3, 452.

Horwitz und Ipatoff, Cystoskopie und Ureterkatheterisation als diagnostisches Hilfsmittel in der Gynaekologie. Arb. a. d. geburtshilfl.-gynaekol. Klin., Prof. Redlich, St. Petersburg Bd. 1, S. 41—54. (Russ.) 2, 558.

Immelmann, Max, Das Röntgenverfahren bei Erkrankungen der Harnorgane. (Bibl. d. physikal.-med. Techn. Bd. 5.) Berlin, Meusser. VI, 86 S. u. 5 Taf. M. 1.15.
2, 58.
Jonass, Anton, und A. Edelmann, Ein neues Albuminimeter zur sofortigen quantitativen Eiweißbestimmung. Wien. med. Wochenschr. Jg. 63, Nr. 36, S. 2205 bis 2207.
2, 767.
Ivens, Frances, The value of direct inspection in the diagnosis and treatment of disease of the female bladder. (Der Wert der direkten Inspektion für die Diagnose und Behandlung von Blasenkrankheiten beim Weibe.) Liverpool med.-chirurg. journal Bd. 33, Nr. 64, S. 465—471.
3, 71.
Kakowski, A., The application of exactness in urinary observations. (Über die Notwendigkeit der genauen Harnuntersuchung.) Urol. a. cutan. rev., techn. suppl. Bd. 1, Nr. 2, S. 191—200.
2, 640.
Karo, Wilhelm, Pathologie und Therapie der Nierentuberkulose. Zeitschr. f. ärztl. Fortbild. 10, S. 205—213.
1, 551.
Keene, F. E., The value of pyelography in the diagnosis of surgical diseases of the kidney. (Der Wert der Pyelographie bei der Diagnose chirurgischer Nierenerkrankungen.) Pennsylvania med. journal Bd. 16, Nr. 8, S. 616—620.
2, 258.
Kelly, Howard A., and Robert M. Lewis, Silver iodide emulsion — a new medium for skiagraphy of the urinary tract. (Jodsilberemulsion — ein neues Mittel für die Radiographie der Harnwege.) Surg., gynecol. a. obstetr. Bd. 16, Nr. 6, S. 707 bis 708.
2, 489.
Kelly, Howard A., and Robert M. Lewis, Skiagraphic demonstration of vesical tumors. (Röntgenographische Darstellung von Blasentumoren.) Surg., gynecol. a. obstetr. 16, S. 308—312.
1, 593.
Kidd, Frank, Pyelo-radiography, a clinical study. With pathological reports by Hubert M. Turnball; skiagrams by S. Gilbert Scott; and experimental studies by E. C. Lindsay. (Pyeloradiographie, eine klinische Studie, mit pathologisch-anatomischen Berichten von H. M. Turnbull; Skiagrammen von S. G. Scott und experimentellen Studien von E. C. Lindsay.) (Surg. sect., 14. X. 1913.) Proceed. of the roy. soc. of med. Bd. 7, Nr. 1, S. 16—40.
4, 417.
Kielleuthner, Über den Wert der intravesikalen Operationen. Münch. med. Wochenschr. Jg. 60, Nr. 18, S. 969—971.
1, 56.
Klieneberger, Carl, Die Radiographie in der Diagnostik der Nephrolithiasis. Berl. klin. Wochenschr. Jg. 50, Nr. 22, S. 1012—1013.
2, 449.
Klose, B., Beitrag zur Cystophotographie. Folia urol. Bd. 8, Nr. 2, S. 69—80.
4, 269.
Koll, Ed., Zum Röntgennachweis paranephritischer Abscesse. Fortschr. a. d. Geb. d. Röntgenstrahl. Bd. 20, H. 3, S. 298—303.
2, 391.
Kretschmer, Herman L., Unilateral kidney haemorrhage with reference to socalled essential haematuria. (Einseitige Nierenblutung und ihre Beziehung zur sogenannten „essentiellen Hämaturie".) Surg., gynecol. a. obstetr. 16, S. 34—39.
1, 137.
Krotoszyner, M., and George W. Hartmann, Practical value of blood-cryoscopy for the determination of renal function. (Der praktische Wert der Blutkryoskopie für die Nierenfunktionsprüfung.) Journal of the Americ. med. assoc. 60, S. 188 bis 191.
1, 376.
Legueu, La radiographie dans la tuberculose rénale. (Die Röntgenuntersuchung der Nierentuberkulose.) Clinique (Paris) Jg. 8, Nr. 33, S. 518—520.
3, 289.
Legeueu, F., et E. Papin, Technique et accidents de la pyélographie. (Technik und Unfälle bei der Pyelographie.) Arch. urol. de la clin. de Necker Bd. 1, Nr. 1, S. 12 bis 38.
3, 28.
Legueu, F., P. Papin et G. Maingot, Exploration radiographique de l'appareil urinaire. (Die radiographische Untersuchung der Harnorgane.) Paris, Gittler. VIII, 235 S. Frcs. 30.—.
2, 123.
Lembcke, Röntgenaufnahme aus dem Gebiete der Urologie. 15. Versamml. d. dtsch. Ges. f. Gynaekol. Halle a. S., 14.—17. Mai 1913.
2, 58.
Lenormant, Ch., L'exploration endoscopique de la vessie et des uretères dans le cancer utérin. (Die endoskopische Untersuchung der Blase und der Ureteren beim Uteruskrebs.) Presse méd. Jg. 21, Nr. 43, S. 427—429.
2, 223.
Lewin, Arthur, Universal-Spülansatz. Zeitschr. f. Urol. Bd. 7, H. 5, S. 387—388.
2, 394.
Liokumowitsch, S. I., Die funktionelle Diagnostik der Nierenkrankheiten. Russki Wratsch Bd. 12, Nr. 40, S. 1402—1404, Nr. 41, S. 1439—1442, Nr. 42, S. 1469—1471, Nr. 43, S. 1509—1512, Nr. 44, S. 1543—1545, Nr. 45, S. 1579—1581, Nr. 46, S. 1612 bis 1614 (Russisch.) und Beitr. z. klin. Chirurg. Bd. 89, H. 2/3, S. 637—681. 1913 u. 1914.
4, 677.

Lohnstein, H., Über die Leistungsfähigkeit der Phenolsulphonphtaleinprobe zur Bestimmung der Nierenfunktion. Auf Grund fremder und eigener Bntersuchungen. Allg. med. Zentral-Zeit. Jg. 82, Nr. 50, S. 591—593, Nr. 51, S. 603—607 u. Nr. 52, S. 615—618. **4, 145.**

Lomon, Radiographies de calculs des voies urinaires et de tumeurs du rein. (Röntgenaufnahmen von Konkrementen der Harnwege und von Nierentumoren.) Bull. et mém. de la soc. de radiol. méd. de Paris 5, S. 77. **1, 480.**

Lorin, Henri, L'uretère après la néphrectomie. (Der Ureter nach der Nephrektomie.) Arch. urol. de la clin. de Necker Bd. 1, Nr. 2, S. 145—196. **4, 674.**

Luys, Georges, Über die direkte Cystoskopie. Zeitschr. f. urol. Chirurg. 1, S. 103 bis 111. **1, 480.**

Luys, Georges, Importance de la cystoscopie dans le cancer de l'utérus. (Der Wert der Cystoskopie bei Krebs der Gebärmutter.) Rev. de gynécol. et de chirurg. abdom. Bd. 21, Nr. 2, S. 97—112. **3, 160.**

McCaskey, G. W., Functional diagnosis of kidney disease. (Funktionelle Diagnose der Nierenkrankheiten.) Lancet-clinic Bd. 110, Nr. 7, S. 164—171. **3, 70.**

McDonald, Ellice, Studies in gynecology and obstetrics. Chapt. 2. The treatment of cystitis in women, with remarks on the practical value of the cystoscope. (Die Behandlung der Cystitis bei der Frau, mit Bemerkungen über den praktischen Wert der Cystoskopie.) Americ. med. Bd. 19, Nr. 3, S. 150—157. **2, 169.**

Mansfeld, Transkondomoskop. 15. Versamml. d. dtsch. Ges. f. Gynaekol. Halle a. S. 14.—17. Mai 1913. **1, 837.**

Marion, G., De la cystoscopie dans les calculs vésicaux. (Über die Cystoskopie bei Blasensteinen.) Journal d'urol. 3, S. 311—318. **1, 647.**

Marion, G., Boule amovible pouvant se fixer extemporanément sur n'importe quelle pince cystoscopique pour servir à l'immobilisation des cystoscopes. (Instrument zur Fixation des Cystoskops vermittels einer unbeweglichen Kugel.) Journal d'urol. 3, S. 351—352 u. Rev. prat. des mal. des org. génito-urin. Jg. 10, Nr. 57, S. 209. **1, 647; 2, 393.**

Meyer, P., Eine Erleichterung für den cystoskopischen Unterricht. Zeitschr. f. gynaekol. Urol. Bd. 4, H. 5, S. 173. **4, 27.**

Meyr, Alfred, Beitrag zur Symptomatologie der Uretero-Pyelitis. Dissertation: Heidelberg. 31 S. **4, 706.**

Moore, Harvey Adams, Cystoscopy and ureteral catheterization. (Cystoskopie und Ureteren-Katheterismus.) Americ. journal of clin. med. Bd. 20, Nr. 8, S. 663 bis 664. **3, 625.**

Mouriquand, G., L'épreuve de la phénolsulfonephtaléine (épreuve d'Abel et Rowntree). (Die Phenolsulfonphthaleinprobe.) Lyon méd. Bd. 121, Nr. 34, S. 297—301. **3, 71.**

Nicolich, Sur un cas de mort par embolie gazeuse à la suite d'une injection d'air dans la vesise. (Über einen Todesfall durch Luftembolie nach Luftfüllung der Harnblase.) Journal d'urol. méd. et chirurg. 3, S. 45—46. **1, 140.**

Nogier, Th., La radioscopie rénale, ses avantages. (Die Röntgendurchleuchtung der Niere, ihre Vorteile.) Rev. prat. d. malad. d. org. génito-urin. 10, S. 21—28. **1, 228.**

Noguès, Paul, De l'emploi de la bougie tortillée dans le cathétérisme de l'uretère. (Über die Anwendung gewundener Bougies beim Ureterenkatheterismus.) Journal d'urol. Bd. 4, Nr. 5, S. 801—803. **4, 270.**

Nordentöft, S., Über Endoskopie geschlossener Höhlen. Dtsch. med. Wochenschr. Jg. 39, Nr. 38, S. 1840—1841. **3, 452.**

Oberlander, F. M., The clinical significance of urethroscopy. (Klinische Erfahrungen in der Urethroskopie.) Americ. journal of urol. 9, S. 1—14. **1, 231.**

Ottow, Benno, Cystoskopisch diagnostizierte und durch Laparotomie erwiesene isolierte bandartige Verwachsung zwischen Dünndarm und Blasenvertex. Zeitschr. f. gynaekol. Urol. Bd. 4, H. 1, S. 29—32. **1, 593.**

Pasteau et Belot, Radiologie clinique d'un calcul urétéral. (Röntgenuntersuchung eines Uretersteines.) Bull. et mém. de la soc. de radiol. méd. de Paris Jg. 5, Nr. 47, S. 271—274. **3, 368.**

Pasteau, O., Sonde urétérale graduée pour la radiographie. (Graduierte Sonde für Radiographie.) Bull. et mém. de la soc. de radiol. méd. de Paris Jg. 5, Nr. 47, S. 274 bis 275 u. Journal d'urol. Bd. 4, Nr. 6, S. 975—976. **3, 369. 4, 456.**

Pasteau, O., La cystoscopie dans les péricystites d'origine annexielle ou appendiculaire. (Die Cystoskopie bei der Pericystitis infolge von Adnexitis oder Appendicitis.) Rev. mens. de gynécol., d'obstétr. et de pédiatr. Jg. 8, Nr. 11, S. 656—661. **5, 211.**

Pauchet, Victor, Cancer utérin; rôle de la cystoscopie; exstirpation par le vagin
élargi. (Gebärmutterkrebs; Wichtigkeit der Cystoskopie; vaginale Exstirpation
nach Scheidenspaltung.) Gynécologie Jg. 17, Nr. 12, S. 728—740.   4, 610.
Pedersen, Victor Cox, A light-carrier with lens and rheostat for urethroscopy.
(Ein Beleuchtungsapparat mit Linse und Rheostat für Urethroskopie.) Journal
of the Americ. med. assoc. 60, S. 182—183.   1, 431.
Pedersen, Victor Cox, A case of exploded urethroscopic lamp: removal of frag-
ments without operation or subsequent symptoms or sequels. (Ein Fall von Explosion
einer urethroskopischen Lampe: Entfernung der Bruchstücke ohne Operation und
ohne nachfolgende Symptome oder Folgeerscheinungen.) Med. record Bd. 84, Nr. 4,
S. 158—159.   3, 369.
Pedersen, Victor Cox, Topography of the bladder, with special reference to cystoscopy. (Die Topographie der Blase mit besonderer Berücksichtigung der Cystoskopie.) New York med. journal Bd. 98, Nr. 8, S. 353—357.   3, 666.
Pepper, O. H. Perry, and J. Harold Austin, Some interesting results with the
phenolsulphone-phthalein test. (Einige interessante Ergebnisse mit der Phenol-
sulfophthaleinprobe.) Americ. journal of the med. scienc. 145, S. 254—258. 1, 374.
Pérez del Yerro, L., y E. M. Milano, Bedeutung und klinische Verwendung der
Röntgenuntersuchung von Nierenbecken und Harnblase. Progresos de la clinica
Jg. 1, Nr. 4, S. 193—222. (Spanisch.)   3, 173.
Pirondini, Eugène, Examen fonctionnel des deux reins dans les cas de cathétérisme
urétéral impossible. (Die funktionelle Untersuchung der beiden Nieren bei Un-
möglichkeit des Ureterenkatheterismus.) Journal d'urol. Bd. 4, Nr. 6, S. 919—970.
                                                                       4, 543.
Ponzio, Mario, Un caso di pseudo-calcolo renale all'indagine radiologica. (Ein Fall
von scheinbarer Nephrolithiasis im Röntgenbilde.) Giorn. della r. accad. di med.
di Torino Jg. 76, Nr. 1/2, S. 43—45.   2, 449.
Pousson, Alf., De l'utilité de la radiographie dans la lithiase rénale et urétérale. (Über
den Wert der Röntgenstrahlen bei Nieren- und Harnleitersteinen.) Gaz. hebdom.
d. scienc. méd. de Bordeaux 34, S. 31—33.   1, 139.
Proskauer, Arthur, Plötzlicher Tod nach Lokalanästhesie mit Alypin bei einseitiger Nebennierentuberkulose. Therap. d. Gegenw. Jg. 54, H. 12, S. 555—557.
                                                                       4, 227.
Pyélographie et injection du rein à l'argent colloïdal. (Pyelographie und Einspritzung
von Kollargol in die Niere.) Semaine méd. Jg. 33, Nr. 38, S. 446—447. 3, 666.
Raimoldi, Gustavo, L'esplorazione renale per mezzo della fenol-sulfon-ftaleina.
(Nierenuntersuchung mittels Phenolsulphophthalein.) Riv. osp. Bd. 3, Nr. 24,
S. 1085—1096.   4, 502.
Ratera, J., et L. Ratera, Valeur d'une technique appropriée pour le radiodiagnostic
des calculs du rein, avec exposition de trois cas cliniques. (Der Wert einer passenden
Technik für die Röntgendiagnose der Nierensteine, an Hand von 3 klinischen Fällen.)
Ann. d'électrobiol. et de radiol. 16, S. 31—36.   1, 376.
Rathery, Comment le médecin peut-il pratiquement se rendre compte de l'état
fonctionnel des reins? (Wie kann sich der Arzt in praktischer Weise von der
Funktion der Nieren überzeugen?) Clinique (Paris) Jg. 8, Nr. 43, S. 677—681. 5, 269.
Reuter, Hans, Über eine neue Lampe zur Diaphanoskopie und Endoskopie. Münch.
med. Wochenschr. Jg. 60, Nr. 28, S. 1548.   2, 489.
Rocher, H.-L., et Jean Ferron, Tuberculose rénale chez l'enfant. Cathétérisme à
vision directe. (Sept observations.) (Nierentuberkulose beim Kinde. Direkte
Blasenspiegelung. 7 Fälle.) Pédiatrie prat. Jg. 11, Nr. 13, S. 228—232. 2, 554.
Rosenblatt, J., und Margoulies, Zur Pyelographie. Verhandlung d. dtsch. Röntgen-
Ges. Bd. 9, S. 81—82.   3, 453.
Roth, Max, Über einige wichtige Fehlerquellen bei der Phenolsulfonphthalein-Probe
zur Prüfung der Nierenfunktion. Berl. klin. Wochenschr. Jg. 50, Nr. 35, S. 1609
bis 1611.   3, 452.
Roth, Max, Über Funktionsprüfungen der Nieren und ihre Bedeutung für die Therapie.
Med. Klin. Jg. 9, Nr. 26, S. 1033—1035.   2, 322.
Rubaschow, S., Die Röntgenologie im Dienste der urologischen Chirurgie. Zeitschr. f.
urol. Chirurg. Bd. 1, H. 5, S. 465—524.   2, 596.
Sanes, K. I., The diagnostic and therapeutic value of the renal catheter. (Diagnostischer
und therapeutischer Wert des Nierenkatheters.) Americ. journal of obstetr. a. dis.
of wom. a. childr. Bd. 68, Nr. 6, S. 1079—1106.   4, 269.
Santini, Carlo, Ricerche sperimentali sull' embolia gasosa in seguito a insufflazione
d' aria nella vescica. (Experimentale Untersuchungen über Gasembolie nach Lufteinblasung in die Blase.) Bull. d. scienze med. Jg. 84, Nr. 8, S. 491—500. 3, 69.

Schachnow, W., Über die Wirkung des Kollargols bei direkter Injektion ins Nieren-
parenchym. Zeitschr. f. urol. Chirurg. Bd. 2, H. 1, S. 1—12. 3, 596.
Schlayer, Notiz zur Funktionsprüfung der Niere. Münch. med. Wochenschr. Jg. 60,
Nr. 15, S. 800. 1, 685.
Schneller, Julius, Zur Methodik der Harnsäurebestimmung im Urin und im Blut.
Zeitschr. f. exp. Pathol. u. Therap. 12, S. 341—347. 1, 87.
Schramm, Carl, Zur Technik der graphischen Darstellung der ableitenden Harn-
wege mittels der Kollargol-Röntgenaufnahme. Fortschr. a. d. Geb. d. Röntgen-
strahl. 20, S. 36—39. 1, 555.
Schwarzwald, Raymund Th., Zur Frage der Gefährlichkeit der Pyelographie.
Beitr. z. klin. Chirurg. Bd. 88, H. 2, S. 287—300. 4, 455.
Scott, S. Gilbert, The radiographic technique in pyelo-radiography. (Die radio-
graphische Technik bei Pyelographie.) (Surg. sect., 14. X. 1913.) Proceed. of the
roy. soc. of med. Bd. 7, Nr. 1, S. 41—42. 4, 502.
Shenton, Edward W. H., Elimination of errors in the X-ray diagnosis of urinary
calculus. (Die Ausschaltung von Irrtümern in der Röntgendiagnose von Steinen der
Harnwege.) Lancet Bd. 185, Nr. 2, S. 77. 2, 767.
Simpson, James Knox, The cystoscope in surgical diagnosis. (Das Cystoskop
bei der chirurgischen Diagnostik.) South. med. journal Bd. 6, Nr. 12, S. 800—804.
4, 338.
Smith, E. O., Diagnosis of renal surgical conditions. (Diagnose der chirurgischen Nierenzustände.) Americ. journal of surg. Bd. 27, Nr. 4, S. 143—147. 2, 115.
Smith, Richard M., Methods of estimating kidney function.(Methoden der Nierenfunktionsprüfung.) Americ. journal of dis. of childr. 5, S. 25—32. 1, 375.
Stanton, E. Mac-D., A combined cystoscope and evacuator. (Ein Cystoskop, kombiniert mit einem Evakuator.) New York med. journal Bd. 98, Nr. 6, S. 265—266.
3, 173.
Stewart, William H., Recent advancement in the Röntgen ray diagnosis of diseases
of the genito-urinary tract. (Neue Fortschritte in der Röntgendiagnostik des Uro-
genitaltraktus.) Arch. of diagn. 6, S. 59—61. 1, 431.
Straßmann, Georg, Über die Einwirkung von Kollargoleinspritzungen auf Niere
und Nierenbecken. Zeitschr. f. urol. Chirurg. 1, S. 126—138. 1, 477.
Strauss, H., Fluorescein als Indicator für die Nierenfunktion. Berl. klin. Wochenschr.
Jg. 50, N . 48, S. 2226—2227. 4, 270.
Tennant, C. E., The cause of pain in pyelography with report of accident and experimental findings. (Ursache des Schmerzes bei der Pyelographie; Mitteilung eines
Falles und experimentelle Beobachtungen.) Ann. of surg. Bd. 57, Nr. 6, S. 888
bis 893. 2, 614.
Thomas, B. A., The results of two hundred chromo-urteroscopies employing indigocarmin as a functional kidney test. (Die Resultate von 200 Chromoureteroskopien
mit Indigocarmin als Nierenfunktionsprüfung.) Journal of the Americ. med. assoc.
60, S. 185—188. 1, 375.
Thomas, G. J., An apparatus for the injection and lavage of the pelves of the kidneys
and the ureters.) Ein Apparat zur Injektion und Spülung des Nierenbeckens und
des Ureters.) Journal of the Americ. med. assoc. 60, S. 184. 1, 370.
Viannay, Charles, Un cas de néphrectomie pour tuberculose rénale après cathétérisme
des uretères à vessie ouverte. (Ein Fall von Nephrektomie wegen Nierentuberkulose
nach Ureterenkatheterismus bei offener Blase.) Rev. prat. des malad. des organes
génito-urin. Jg. 10, Nr. 60, S. 414—420. 4, 82.
Vitry, G., La réaction de Weisz (ou épreuve du permanganate) dans l'urine des tuber-
culeux. Valeur pronostique. (Die Weißsche Reaktion [Permanganatprobe] im Urin
Tuberkulöser und ihre prognostische Bedeutung.) Bull. de la soc. d'études scient.
sur la tubercul. 2, S. 223—227. 1, 377.
Voelcker, Demonstration von Pyelographien. 24. Kongr. d. dtsch. Ges. f. Chirurg.
Berlin, 26.—29. III. 1913. 2, 170.
Voelcker, F., Über Dilatation und Infektion des Nierenbeckens. Zeitschr. f. urol.
Chirurg. 1, S. 112—125. 1, 476.
Vogel, Julius, Ein neues Ureterencystoskop mit Vorrichtung zum leichten Aus-
wechseln der Katheter, zugleich ein Beitrag zur Asepsis des Harnleiterkatheterismus.
Zeitschr. f. Urol. Bd. 7, H. 8, S. 624—629. 2, 767.
Weiss, R., Ein einfacher Apparat zur Bestimmung der Chloride im Harn (Chloro-
meter). Münch. med. Wochenschr. Jg. 60, Nr. 51, S. 2842. 4, 217.
Willard, W. P., A method for aseptic ureteral catheterization. (Eine Methode für
aseptische Ureterenkatheterisation.) Journal of the Americ. med. assoc. Bd. 61,
Nr. 14, S. 1296—1297. 3, 595.

Wischnewsky, A. W., Ein Fall von irrtümlicher Deutung eines Nierenröntgeno-
gramms. Zeitschr. f. Urol. Bd. 7, H. 11, S. 879—881.   3, 663.
Worthington, Robert A., The rôle of cystoscopy in the diagnosis of urinary disease.
(Die Bedeutung der Cystoskopie für die urologische Diagnostik.) (Devon a. Exeter
med. chirurg. soc., meet. 14th II. 1913.) Lancet 148, S. 613.   1, 336.
Wossidlo, Erich, Experimentalstudie zur Kollargolfüllung des Nierenbeckens.
Arch. f. klin. Chirurg. Bd. 103, H. 1, S. 44—72.   4, 416.

Entzündungen*).

Aleman, O., Ein Fall von rechtsseitiger, intermittierender Hydronephrose, hervor-
gerufen durch zwei Arteriae renales accessoriae. Operation mit Exstirpation dieser
Gefäße. Genesung. Nord. med. Ark., Kirurgi Bd. 45, H. 4, Nr. 10.   2, 219.
Alessandri, Roberto, Può aversi la guarigione della tuberculosi renale con mante-
nimento della funzione ? (Gibt es eine Heilung der Nierentuberkulose mit Erhaltung
der Nierenfunktion?) Fol. urol. Bd. 8, Nr. 5, 288—306.   4, 451.
Ambrose, Theodore, The diagnosis and treatment of some renal affections. (Die
Diagnose und Behandlung einer Nierenkrankheit.) Australas. med. gaz. Bd. 34,
Nr. 20, S. 454—456.   4, 144.
Anderson, A. V. M., Bacillus coli urinary infection. (Infektion der Harnwege mit
Bacterium coli.) Austral. med. journal Bd. 2, Nr. 104, S. 1118—1122.   3, 335.
André, Résultats de 67 néphrectomies pour tuberculose rénale. (Erfolge von 67 Nieren-
exstirpationen wegen Nierentuberkulose.) Rev. prat. des mal. des org. génito-urin.
Jg. 10, Nr. 56, S. 83—94.   1, 644.
Austin, Cecil Kent, Recent french progress in medical renal disorders. (Neuere
französische Fortschritte auf dem Gebiete der Nierenerkrankungen.) Med. record 83.
S. 15—18.   2, 53.
Ayres, Winfield, Colon bacillus infection of the kidney. (Die Kolibacilleninfektion
der Niere.) Med. record Bd. 83, Nr. 22, S. 968—970.   3, 20.
Baetzner, Wilh., Beitrag zur Kenntnis der Pyelitis granulosa. Zeitschr. f. urol.
Chirurg. Bd. 1, H. 3, S. 285—294.   2, 219.
Baisch, K., Untersuchungen über das spätere Schicksal herz- und nierenkranker
Schwangerer. Versamml. d. dtsch. Ges. f. Gynaekol. Halle a. S., 14.—17. Mai 1913. 1, 781.
Baisch, Karl, Bericht über die 15. Versammlung der Deutschen Gesellschaft für
Gynaekologie, Halle a. S., 14.—17. Mai 1913. Thema des Kongresses: Die Be-
ziehungen der Erkrankungen des Herzens und der Nieren sowie der Störungen
der inneren Sekretion zur Schwangerschaft. Frauenarzt Jg. 28, H. 7, S. 293—316 u.
H. 8, S. 348—357.   2, 687.
Baldwin, Kate W., A case of hydronephrosis in a child. (Ein Fall von Hydrone-
phrose bei einem Kinde.) Urol. a. cut. rev. Bd. 17, Nr. 12, S. 663—664. 4, 145.
Baright, Herbert Edwin, A method of classification, diagnosis and therapy of
kidney disorders, based on functional testing. (Eine Methode der Ordnung,
Diagnose und Therapie der Nierenkrankheiten, die sich auf funktionelle Proben
stützt.) Med. record Bd. 83, Nr. 16, S. 699—704.   2, 635.
Barringer, B. S., Renal function. (Nierenfunktion.) Surg., gynecol. a. obstetr. Bd. 17,
Nr. 6, S. 696—698.   4, 260.
Bartlett, Charles J., Pyelitis in the adult. (Pyelitis der Erwachsenen.) New York
med. journal Bd. 98, Nr. 16, S. 756—760.   3, 661.
Bauer, Richard, und Paul Habetin, Weitere Erfahrungen über luetische und
postluetische Erkrankungen der Niere. Wien. klin. Wochenschr. Jg. 26, Nr. 27,
S. 1101—1108.   2, 699.
Bauereisen, A., Ein Fall von postoperativ entstandener Perinephritis serosa.
Zeitschr. f. gynaekol. Urol. Bd. 4, H. 3, S. 124—130.   2, 221.
Bazy, Louis, De la précocité du diagnostic et de l'intervention dans la tuberculose
rénale. (Frühdiagnostik und Frühoperation bei Nierentuberkulose.) Journal
d'urol. 3, S. 323—328.   1, 643.
Beer, Edwin, The use of tuberculin in the diagnosis of obscure conditions in the
genitourinary system. (Die Anwendung des Tuberkulins zur Aufklärung dunkler
Zustände im Urogenitalsystem.) Med. rec. Bd. 84, Nr. 15, S. 650—653. 3, 649.
Bernard, Léon, Néphrite hydropigène tuberculeuse et amylose rénale. (Nephritis
tuberculosa hydropica und Amyloid der Niere.) Paris méd. Nr. 32, S. 137—141. 2, 555.
Bernard, Léon, Un nouveau cas de néphrite hydropigène tuberculeuse. (Ein
neuer Fall von tuberkulöser hydropigener Nierenentzündung.) Bull. de la soc.
d'étud. scient. sur la tubercul. Bd. 3, Nr. 5, S. 109—114.   4, 452.

---

*) Die hier vorkommenden Arbeiten sind auch in die vorhergehenden Abschnitte unter
Harnorgane nach anderen Gesichtspunkten eingeordnet.

Bernasconi et Laffont, Sur un cas de pyélite consécutive à la défloration. (Über einen Fall von Deflorationspyelitis.) Bull. de la soc. d'obstetr. et de gynécol. de Paris Jg. 2, Nr. 6, S. 570—572 u. Semaine gynécol. Jg. 18, Nr. 39, S. 309. 3, 286, 537.

Berner, O., Die Cystenniere. Jena. M. 25.—. 4, 144.

Bilhaut fils, Marceau, Néphrectomie précoce et tuberculose rénale. Une observation concluante. (Frühzeitige Nephrectomie und Nierentuberkulose. Mit einer treffenden Beobachtung.) Ann. de chirurg. et d'orthop. 26, S. 33—41. 1, 369.

Bloch, A., Totale Nieren-Ureterexstirpation bei Nieren- und Uretertuberkulose mit Ureterstriktur. (Ärztl. Verein in Frankfurt a. M., Sitz. vom 6. I. 1913.) Münch. med. Wochenschr. 60, S. 380. 1, 194.

Blum, Viktor, Über den therapeutischen Harnleiterkatheterismus. Wien. med. Wochenschr. Jg. 63, Nr. 27, S. 1661—1666. 3, 450.

Boeckel, André, Guérison d'une fistule rénale consécutive à une néphrolithotomie par le cathétérisme urétéral à demeure. (Heilung einer Nierenfistel nach einer Nephrolithotomie durch Dauerkatheterismus des Ureters.) Rev. prat. des malad. des organ. génito-urin. Jg. 10, Nr. 59, S. 349—362. 3, 694.

Boeckel, André, De l'exclusion de la vessie dans la tuberculose reno-vésicale. (Ausschaltung der Blase bei der Tuberkulose der Harnorgane.) Rev. méd. de l'est Bd. 44, Nr. 23, S. 736—747, Nr. 24, S. 769—775, 1912, u. Bd. 45, Nr. 2, S. 36—53. 2, 594.

Boetzel, Erhard, Experimentelle Untersuchungen über die Hydronephrose. Beitr. z. pathol. Anat. u. z. allg. Pathol. Bd. 57, H. 2, S. 294—313. 4, 261.

Bogdanovics, Milos, Nephritis und Schwangerschaft. Orvosi Hetilap Jg. 57, Nr. 35, S. 638. (Ungarisch.) 3, 125.

Bogert, Frank van der, Colon bacillus cystitis with alcaline urine. (Cystitis durch Bacillus coli mit alkalischem Urin.) Pediatrics Bd. 25, Nr. 9, S. 579—580. 3, 541.

Bonnaire et Ecalle, Rein polykystique et vessie à colonnes chez un nouveau-né. (Polycystische Niere und Trabekelblase bei einem Neugeborenen.) Bull. et mém. de la soc. de Paris Jg. 88, Nr. 9, S. 475—477. 4, 125.

Borelius, J., Über die Bedeutung der anormalen Nierengefäße für die Entwicklung der Hydronephrose. Folia urol. Bd. 7, Nr. 10, S. 621—640. 2, 637.

Boulanger, L., Une remarque clinique et thérapeutique sur la cystite bacillaire. (Eine klinische und therapeutische Bemerkung über die bacilläre Cystitis.) Journal d'urol. Bd. 4, Nr. 3, S. 437—438. 3, 288.

Brandeis, R., Le siège d'une tuberculose urinaire peut-il être déduit de l'examen cystologique du sédiment de l'urine? (Kann durch die mikroskopische Untersuchung des Harnsediments eine Tuberkulose der Harnwege als Nierentuberkulose diagnostiziert werden?) Gaz. hebdom. d. scienc. méd. de Bordeaux 34, S. 4—5. 1, 136.

Bratton, H. O., Hydronephrosis; with report of cases. (Hydronephrose; mit Bericht über einige Fälle.) Ohio state med. journ. Bd. 9, S. 411. 4, 411.

Brewer, George Emerson, Beobachtungen über akute hämatogene Infektionen der Niere. (17. internat. med. Kongr., London 1913.) Zeitschr. f. urol. Chirurg. Bd. 2, H. 1, S. 36—54 u. Americ. journal of urol. Bd. 9, Nr. 12, S. 549—570. 3, 660; 4, 498.

Brickner, Samuel M., Incontinence of urine due to laceration of the sphincter of the bladder, cured by operation. (Harninkontinenz infolge von Zerreißung des Blasenschließmuskels, durch Operation geheilt.) Americ. journal of obstetr. 67, S. 134 bis 138. 1, 479.

Bromberg, Richard, La signification de l'index hémo-rénal pour le diagnostic et le pronostic des affections des reins. (Die Bedeutung des hämorenalen Index für die Diagnose und Prognose der Nierenerkrankungen.) Journal d'urol. Bd. 4, Nr. 5, S. 739—746. 4, 270.

Brongersma, H., De behandeling van Pyelitis by Zwangeren. (Die Behandlung von Pyelitis bei Schwangeren.) Ned. Tijdschr. v. Geneesk. Helft 1, Nr. 11, S. 529—534. 1, 435.

Bruce-Bays, Pyelonephritis of pregnancy. (Schwangerschafts-Pyelonephritis.) South. African med. journal Bd. 11, S. 116. 3, 455.

Brühl, M., Die Erkrankungen der Blase in ihren Beziehungen zu Schwangerschaft, Geburt und Wochenbett. Dissertation: Marburg. 4, 422.

Bryan, R. C., The early diagnosis of renal tuberculosis. (Frühdiagnose der Nierentuberkulose.) New York med. journal Bd. 98, Nr. 1, S. 20—24. 4, 261.

Buerger, Leo, The pathology and treatment of callous ulcer of the bladder. (Pathologie und Therapie des callösen Geschwürs der Harnblase.) Med. record Bd. 83, Nr. 15, S. 656—661. 1, 754.

Buerger, Leo, Ulcer of the bladder. (Blasengeschwür.) Journal of the Americ. med.
   assoc. **60,** S. 419—421.   **1,** 230.
Buerger, Leo, Ein Beitrag zur Kenntnis vom Ulcus simplex vesicae. Folia urol.
   Bd. **7,** Nr. 9, S. 543—564.   **3,** 665.
Buerger, Leo, Méthode de diagnostic de la tuberculose rénale. (Eine neue Methode
   zur Diagnose der Nierentuberkulose.) Journal d'urol. Bd. **3,** Nr. 4, S. 431—439.
                                                                                1, 751.
Buerger, Leo, A new method of diagnosticating renal tuberculosis. (Cystoscopic excision of mucous membrane at ureteral meatus.) (Eine neue Methode der Diagnostik der Nierentuberkulose [cystoskopische Excision von Schleimhautteilchen
   an der Ureterenmündung].) American. journal of surg. 27, S. 55—59.   **1,** 479.
Bull, R. J., Bacillus coli infection of the urinary tract. Nature, origin and specific
   treatment. (Über Natur, Ursprung und spezifische Behandlung der Koliinfektion
   der Harnwege.) Austral. med. journal Bd. **2,** Nr. 105, S. 1129—1131.   **3,** 116.
Burroughs, H. C., A case of hydronephrosis. (Ein Fall von Hydronephrose.) Canada
   lancet Bd. **47,** Nr. 3, S. 181—182.   **3,** 593.
Burty, Des abcès sous-uréthraux chez la femme. (Suburethrale Abscesse bei der Frau.)
   Rev. prat. des mal. des organes génito-urin. Jg. **10,** Nr. 58, S. 272—274 u. Rev. prat.
   d'obstétr. et de gynécol. Jg. **21,** Nr. 10, S. 311—313.   **2,** 766; **4,** 269.
Businco, Armando, Su la natura inflammatoria della cistite cistica e su la patogenesi
   delle varici vesicali. (Über die entzündliche Natur der cystischen Cystitis und die
   Pathogenese der Blasenvaricen.) Riv. osp. Bd. **3,** Nr. 17, S. 745—755.   **4,** 265.
Caillet, Charles, Some remarks on the diagnosis of vesical complications in appen-
   dicitis and other lesions of the abdominal viscera. (Einige Bemerkungen zur Diag-
   nose von Blasenkomplikationen bei Appendicitis und anderen Erkrankungen der
   Bauchorgane.) Americ. journal of urol. Bd. **9,** Nr. 7, S. 355—360.   **3,** 27.
Carlet, Des abcès sous-urétraux chez la femme. (Suburethrale Abscesse bei der Frau.)
   Thèse de Lyon. Nr. 71, 48 S.   **5,** 126.
Caspar, L., Zur Harnblasenausschaltung wegen Tuberkulose. Berl. klin. Wochenschr.
   50, S. 492.   **1,** 553.
Casper, L., Zur Diagnose der doppelseitigen Nierentuberkulose. Dtsch. med. Wochen-
   schr. Jg. **39,** Nr. 24, S. 1140—1142.   **2,** 391.
Castaigne, Tuberculose rénale à sa première période. (Erstes Stadium der Nieren-
   tuberkulose.) Clinique (Paris) 8, S. 70—73.   **1,** 428.
Castorina, R., Sulla cistite blenorragica. (Über die gonorrhoische Cystitis.) Gazz.
   internaz. di med.-chirurg. Jg. **1913,** Nr. 13, S. 299—303 u. 317—324.   **2,** 122.
Cathelin, F., Le poids du rein dans les diverses affections chirurgicales de cet organe.
   (Das Nierengewicht bei den verschiedenen chirurgischen Nierenerkrankungen.)
   Rev. prat. des mal. des org. génito-urin. Jg. **10,** Nr. 56, S. 95—101.   **1,** 751.
Cathelin, F., La sympathie réno-rénale unilatérale. (Über den Einfluß einer kranken
   Nierenpartie auf den gesunden Nierenrest.) Bull. méd. Jg. 27, Nr. 39, S. 459—461.
                                                                                2, 447.
Caulk, John R., Unilateral renal hematuria cured by pelvic injections of adrenalin.
   Report of two cases. (Einseitige renale Blutung durch Nierenbeckenspülungen mit
   Adrenalin geheilt.) Interstate med. journal Bd. **20,** Nr. 4, S. 348—350.   **2,** 116.
Cheinisse, L., Les pyélites infantiles. (Die Nierenbeckenentzündungen im Kindes-
   alter.) Semaine méd. Jg. **33,** Nr. 49, S. 577—579.   **4,** 261.
Cohn, Paul, Zur Behandlung der Pyelonephritis. Dermatol. Zentralbl. Jg. **17,** Nr. 1,
   S. 11.   **3,** 661.
Cohn, Theodor, und Hans Reiter, Klinische und serologische Untersuchungen
   bei Harneiterungen durch Bacterium coli. Berl. klin. Wochenschr. **50,** S. 441—443
   u. 492—495.   **1,** 554.
Crockett, Frank S., Use of thermostabile toxines in urethral and bladder infections,
   using the urine as a vehicle. (Verwendung wärmebeständiger Toxine bei der Behandlung von Harnröhren- und Blaseninfektionen und des Urins als Transportmittel.) New York med. journal Bd. **97,** Nr. 25, S. 1296—1299.   **2,** 557.
Cserna, St., und G. Kelemen, Größe der Arbeit kranker Nieren. Experimentelle
   Untersuchungen. Biochem. Zeitschr. Bd. **53,** H. 1/2, S. 41—68.   **2,** 767.
Davis, Die chirurgische Behandlung der Koliinfektion in der Schwangerschaft. 17. internat. med. Kongr., London, Sekt. f. Geburtsh. u. Gynaekol., 6.—12. VIII. 1913.
                                                                                3, 80.
Debeaux, Les calculs vésicaux latents, symptomatologie fruste dans la tuberculose
   vésicale. (Die latenten Blasensteine, verwischte Symptomatologie bei Blasentuberkulose.) Rev. prat. des malad. des organ. génito-urin. Jg. **10,** Nr. 59, S. 321
   bis 335.   **3,** 491.

Delmas, Paul, Volumineux fibrome cervico-utérin à séméiologie primitivement vésicale. (Großes Cervixfibrom mit anfänglich vesikalen Krankheitserscheinungen.) Rev. mens. de gynécol., d'obstétr. et de pédiatr. 8, S. 96—99.   1, 465.

Desnos, M., Contribution à l'étude clinique des rétrécissements de l'uretère (rétrécissements larges). (Beitrag zum klinischen Studium der Verengerungen des Ureters.) Journal d'urol. méd. et chirurg. Bd. 3, Nr. 6, S. 739—750.   3, 119.

Dienst, Weitere Mitteilungen über Blutveränderungen bei der Eklampsie und Schwangerschaftsniere im Gegensatz zur normalen Schwangerschaft und über Maßregeln, die sich daraus für die Therapie ergeben. Arch. f. Gynäkol. 99, S. 24—55.   1, 108.

Drennen, W. Earle, Traumatic hydronephrosis, with report of a case. (Traumatische Hydronephrose. Mitteilung eines Falles.) Ann. of surg. Bd. 57, Nr. 6, S. 879—887.   2, 637.

Ducastaing, R., Sur un cas de cystite au cours d'une scarlatine. (Ein Fall von Cystitis bei Scharlach.) Journal d'urol. 3, S. 329—331.   1, 478.

Dufranc: Contribution à l'étude de la tuberculose rénale cnez l'enfant. (Nierentuberkulose beim Kind.) Thèse: Bordeaux. Nr. 101, 110 S. (Gounouilhou.)   4, 622.

Duroeux, Syphilis de la vessie. (Blasensyphilis.) Thèse: Paris.   5, 65.

Duroeux, Louis, Étude clinique et traitement de la syphilis de la vessie. (Diagnostik und Therapie der Harnblasensyphilis.) Méd. prat. Jg. 9, Nr. 40, S. 625 bis 627.   3, 541.

Ehrl, Fritz, Zur Therapie der Gonorrhöe. Wien. med. Wochenschr. 63, S. 274 bis 277.   1, 17.

Ekler, Rudolf, Ein Fall von linksseitiger Nierendystopie, kombiniert mit rechtsseitiger Graviditätspyelonephritis. Zeitschr. f. gynaekol. Urol. Bd. 4, H. 1, S. 51 bis 53.   1, 592.

Elterich, Theodore J., Pyuria in infance. (Pyurie bei kleinen Kindern.) Pediatrics Bd. 25, Nr. 11, S. 702—704.   4, 261.

Enriquez, Ed., et R. A. Gutmann, Sur les injections intra-veineuses de solutions sucrées hypertoniques au cours des états toxi-infectieux. Action sur la diurèse et sur l'état général. (Über intravenöse Injektion hypertonischer Zuckerlösungen im Verlauf toxisch-infektiöser Zustände. Wirkung auf Diurese und Allgemeinzustand.) Cpt. rend. hebdom. des séanc. de la soc. de biol. 74, S. 73—75. 1, 125.

Epplen, Frederick, Present day classification of nephritis with notes on therapeutic applications. (Die heutige Einteilung der Nephritis mit Bemerkungen über therapeutische Maßnahmen.) Northwest med. Bd. 5, Nr. 9, S. 247—251 u. Nr. 10, S. 280—284.   3, 623.

Erdélyi, Paul, Über die Ausscheidung der stickstoffhaltigen Stoffwechselprodukte bei Nephritis und über die intravenöse Anwendung der Diuretica. Dtsch. Arch. f. klin. Med. 109, S. 209—222.   1, 154.

Evans, J. Howell, A clinical lecture on tuberculosis of the urinary tract. (Klinische Vorlesung über Tuberkulose des Harnapparates.) Lancet Bd. 185, Nr. 4692, S. 273—275.   3, 67.

Fenwick, E. Hurry, Urinary and genito-urinary tuberculosis. (Tuberkulose der Harnwege und Urogenitaltuberkulose.) Practitioner Bd. 90, Nr. 1, S. 234—242   1, 752.

Fischer, B., Pyelonephritis. (Ärztl. Verein, Frankfurt a. M., Sitzg. v .18. VIII. 1913.) Münch. med. Wochenschr. Jg. 60, Nr. 37, S. 2084.   3, 169.

Fischer, J., Über die Beziehungen zwischen anhaltender Blutdrucksteigerung und Nierenerkrankung. Dtsch. Arch. f. klin. Med. 109, S. 469—485.   1, 253.

Flouquet, Pyonéphrose; grossesse; scarlatine. Guérison. (Pyonephrose, Schwangerschaft, Scharlach. Heilung.) Rev. prat. des mal. des organes génito-urin. Jg. 10, Nr. 58, S. 292—293.   3, 631.

Foster, Curtis S., Acute unilateral hematogenous nephritis. (Akute einseitige hämatogene Nephritis.) Americ. journal of obstetr. a. dis. of wom. a. childr. Bd. 68, Nr. 6, S. 1157—1163.   4, 335.

Fowler, A. L., Surgical kidney. (Eitrige Nierenerkrankungen.) Atlanta journal-rec. of med. Bd. 60, Nr. 8, S. 335—343.   4, 24.

Fragale, V., Pielite primitiva settica nei bambini. (Über primäre septische Pyelitis im frühen Kindesalter.) Gazz. internaz. di med., chirurg., ig. Nr. 24, S. 553—556.   2, 762.

François, Jules, Sur la transformation de la cystite kystique en cystite glandulaire. (Über die Transformation von cystischer in glanduläre Cystitis.) Journal d'urol. Bd. 4, Nr. 2, S. 207—232.   3, 664.

Frank, Myomectomy for necrotic fibroid during the fourth month of pregnancy: normal labor: pyelitis postpartum. (Myomektomie wegen eines nekrotischen Fibroids während des 4. Schwangerschaftsmonats; normale Geburt; Pyelitis im Wochenbett.) (New York obstetr. soc. meet. 11. III. 1913.) Americ. journal of obstetr. Bd. 68, Nr. 1, S. 97—99. 2, 599.

Frank, Ernst R. W., Hyperämiebehandlung bei entzündlich infiltrativen Erkrankungsprozessen in den Harnwegen. Dtsch. med. Wochenschr. Jg. 39, Nr. 45, S. 2185 bis 2188. 3, 659.

Freeman, Rowland G., The diagnosis and treatment of pyelitis in infancy. (Diagnose und Behandlung der Pyelitis im Kindesalter.) (Americ. pediatr. soc., meet. 5.—7. V. 1913.) Americ. journal of obstetr. Bd. 68, Nr. 1, S. 164—165. 2, 702.

Furniss, Henry D., Renal hematuria, decapsulation, nephrectomy. (Nierenblutung, Dekapsulation, Nephrektomie). Americ journal of obstetr. 67, S. 138—139. 1, 66.

Furniss, Henry D., Renal hematuria, cessation after decapsulation. (Nierenblutung, Aufhören derselben nach Dekapsulation.) Americ. journal of obstetr. 67, S. 140. 1, 66.

Gauthier, Ch., Traitement spécifique d'une tuberculose rénale échec. Néphrectomie. (Erfolglose spezifische Behandlung einer Nierentuberkulose. — Nephrektomie.) Journal d'urol Bd. 4, Nr. 4, S. 613—616. 4, 25.

Geipel, Besprechung des anatomischen Bildes der Nierentuberkulose. (Ges. f. Natur- und Heilk., Dresden, Sitz. vom 12. IV. 1913.) Münch. med. Wochenschr. Jg. 60, Nr. 26, S. 1458. 2, 321.

Geissler, Über den Wert des Gonosans bei der Behandlung des Harnröhrentrippers. Reichs-Med.-Anz. 38, S. 35—38. 1, 64.

Gerhardt, Pyelitis. (Würzburger Ärzteabend, Sitz. vom 27. Mai 1913.) Münch. med. Wochenschr. Jg. 60, Nr. 29, S. 1629. 2, 488.

Ghoreyeb, Albert A., A study of the mechanical obstruction to the circulation of the kidney produced by experimental acute toxic nephropathy. (Eine Studie über die mechanische Zirkulationsbehinderung in der Niere nach experimentell erzeugter akuter toxischer Nephritis.) Journal of exp. med. Bd. 18, Nr. 1, S. 29 bis 49. 3, 22.

Gordon, G. S., Report of a case renal tuberculosis. (Bericht über einen Fall von Nierentuberkulose.) Americ. journal of urol. Bd. 9, Nr. 7, S. 340—344. 3, 23.

Gorodistsch, S. M., Zur Pathologie und Therapie der Cystitis colli proliferans s. vegitativa. Zeitschr. f. Urol. 7, S. 81—92. 1, 478.

Grandjean, A., Quel doit être le traitement de la tuberculose rénale? (Welches soll die Behandlung der Nierentuberkulose sein?) Rev. internat. de la tubercul. Bd. 23, Nr. 4, S. 245—250 u. Médecin pratic. Jg. 9, Nr. 8, S. 120—122. 2, 555, 638.

Green, Robert M., Infections of the upper urinary tract in infancy and childhood. (Infektionen der oberen Harnwege im frühen und späten Kindesalter.) Boston med. a. surg. journal Bd. 168, Nr. 18, S. 645—649. 2, 447.

Greiwe, John E., The frequency and prophylaxis of nephritis. (Häufigkeit und Prophylaxe der Nephritis.) Lancet-clin. Bd. 110, Nr. 6, S. 136—139. 2, 762.

Griffith, F. Webb, The etiology and treatment of cystitis in women. (Ätiologie und Therapie der Cystitis bei der Frau.) Southern med. journal Bd. 6, Nr. 7, S. 459—461. 3, 68.

Guiteras, Ramon, Some aspects of renal surgery. (Einige Betrachtungen über Nierenchirurgie.) Canada Lancet Bd. 46, Nr. 9, S. 652—660. 2, 167.

Hadden, David, Bacteriology of the urine in relation to movable kidney. (Infektion des Urins in Beziehung zur Wanderniere.) California State journal of med. Bd. 11, Nr. 8, S. 326—330. 3, 335.

Haim, Emil, Beitrag zu den Blasenerkrankungen bei entzündlichen Erkrankungen der Adnexe. Zeitschr. f. gynaekol. Urol. Bd. 4, H. 2, S. 63—68. 1, 683.

Harbin, R. M., A case of unilateral pyonephrosis of hematogenous origin treated by nephrotomy. (Ein Fall einer einseitigen Pyonephrose hämatogenen Ursprungs, behandelt durch Nephrotomie.) Atlanta journal-rec. of med. Bd. 60, Nr. 8, S. 344 bis 345. 4, 336.

Harbitz, Francis, Über spontane Heilbarkeit von Nierentuberkulose. Zeitschr. f. urol. Chirurg. Bd. 1, H. 6, S. 582—587. 3, 449

Harpster, Charles M., Renal gonorrhea. (Über gonorrhoische Nephritis.) Americ. journal of urol. Bd. 9, Nr. 7, S. 345—354: 2, 762.

Haushalter et Frairise, Calculose vésicale et pyélonéphrite chez un enfant de 4 ans et demi. (Blasenstein und Pyelonephritis bei einem 4½jährigen Kinde.) Ann. de méd. et chirurg. infant. Jg. 17, Nr. 12, S. 389—391. 2, 762.

Heath, Oliver, The significance of frequency and tenesmus in acute cystitis. (Bedeutung des Harndrangs bei Cystitis.) British med. journal Nr. 2761, S. 1430 bis 1431. 4, 413.

Heimann, Henry, A case of bilateral hydroureter. Chronic pyocyaneus infection. (Ein Fall von doppelseitigem Hydroureter. Chronische Pyocyaneusinfektion.) Arch. of pediatr. Bd. 30, Nr. 11, S. 814—819 u. Americ. jurnal of obstetr. Bd. 68, Nr. 1, S. 183—184. 4, 543; 2, 639.

Herman, Néphrectomie pour calculose infectée. (Nephrektomie wegen eitriger Calculose.) Journal de chirurg. et ann. de la soc. belge de chirurg. Jg. 21, Nr. 8/9, S. 259—261. 4, 335.

Herz, Paul, Über operative Behandlung der Nierenentzündung. Dtsch. med. Wochenschr. 39, S. 460—461. 1, 336.

Herzog, Georg, Über seltene Zirkulationsstörungen menschlicher Nieren, ein Fall von fast totaler Rindennekrose beider Nieren bei einer Eklamptischen. Verhandl. d. Dtsch. pathol. Ges. 16. Tag., Marburg, 31. III.—2. IV. 1913, S. 271—272. 3, 707.

Hess, Otto, Experimentelle Untersuchungen über die Bacterium-coli-Infektion der Harnorgane. Mitteilg. a. d. Grenzgeb. d. Med. u. Chirurg. Bd. 26, H. 1, S. 135—175. 2, 222.

Hicks, H. T., Hydropyonephrosis complicating pregnancy. (Hydropyonephrose als Komplikation der Schwangerschaft.) Journal of obstetr. a. gynaecol. of the British Empire Bd. 24, Nr. 6, S. 308—310. 4, 350.

Höhn, Jos., Über das ätiologische Moment der Heredität bei Nephritis. Wien. med. Wochenschr. Jg. 63, N. 31, S. 1910—1913. 3, 22.

Hogge, Difficulté de diagnostic dans un cas de tuberculose rénale au début. (Schwierigkeit bei der Diagnose einer beginnenden Nierentuberkulose.) Ann. de la soc. belge d'urol. Jg. 13, Nr. 1, S. 18—20 5, 474.

Hogge, Albert, Contribution à l'étude du traitement de la tuberculose rénale. Vingtcinq néphrectomies. Applications de la constante d'Ambard. (Beitrag zum Studium der Behandlung der Nierentuberkulose. 24 Nephrektomien. Anwendung der Konstante von Ambard.) Ann. de la soc. méd.-chirurg. de Liège Jg. 52, S. 86—137. 2, 447.

Hohlweg, H., Weitere Erfahrungen über die Behandlung der Pyelitis mit Nierenbeckenspülungen. Münch. med. Wochenschr. Jg. 60, Nr. 26, S. 1420—1423 u. Nr. 27, S. 1491—1493. 3, 117.

Holzbach, Über Schwangerschaftsniere und Nephritis in graviditate. 15. Versamml. d. dtsch. Ges. f. Gynaekol. Halle a. S., 14.—17. Mai 1913. 1, 694.

Hotchkiss, Lucius W., On excision of the infarct in acute haematogenous infections of the kidney. (Über die Excision von Infarkten bei akut-hämatogenen Infektionen der Niere.) Ann. of surg. Bd. 58, Nr. 2, S. 226—231. 3, 286.

Hottinger, R., Über Cystitis. Samml. zwangl. Abh. a. d. Geb. d. Dermatol., d. Syphilidol. u. d. Krankh. d. Urogenitalapp. Bd. 2, H. 7, S. 1—29. 2, 557.

Huggins, Raleigh R., The hematuria of nephritis. (Die Hämaturie bei Nephritis.) Transact. of the Americ. gynecol. soc. Bd. 38, S. 516—525. 5, 317.

Jaboulay, Pyélonéphrite par rétrécissement congénital de l'urèthre chez une femme. (Pyelonephritis infolge angeborener Verengung der Harnröhre bei einer Frau.) Progr. méd. Jg. 44, Nr. 41, S. 528—530. 4, 24.

Janet, Jules, Prophylaxie de la blenorrhagie chez l'homme et chez la femme. (Prophylaxe der Blenorrhagie beim Manne und bei der Frau.) Journal d'urol. 3, S. 353 bis 356. 1, 460.

Jansen, P., Die Ätiologie und Prophylaxe der postoperativen Cystitis. Dissertation: Freiburg. 4, 337.

Jardine, Robert, and Alex. Mills Kennedy, Three cases of symmetrical necrosis of the cortex of the kidneys associated with puerperal eclampsia and suppression of urine. (Drei Fälle von symmetrischer Nekrose der Nierenrinde verbunden mit puerperaler Eklampsie und Anurie.) Lancet Bd. 184, Nr. 19, S. 1291—1295. 2, 168.

Jaschke, Rud. Th., Nierenerkrankungen in der Schwangerschaft herzkranker Frauen. 15. Versamml. d. dtsch. Ges. f. Gynaekol. Halle a. S., 14.—17. Mai 1913 u. Arch. f. Gynaekol. Bd. 101, H. 2, S. 396—429. 1, 693; 4, 118.

Iliin, A. I., Zur Frage der ascendierenden Niereninfektion und den Kampf mit ihr bei der Verpflanzung der Ureteren in den Darm. Diss. ref. in Med. Rundsch. Jg. 40, H. 10, S. 885—886. (Russisch) 2, 289.

Immelmann, Max, Das Röntgenverfahren bei Erkrankungen der Harnorgane. (Bibl. d. physikal.-med. Techn. Bd. 5.) Berlin, Meusser. VI, 86 S. u. 5 Taf. M. 1.15. 2, 58.

Josef, Cystoskopische Bilder von Bilharzia der Blase. 24. Kongr. d. dtsch. Ges. f. Chirurg. Berlin, 26.—29. III. 1913. 2, 170.

Joseph, Eugene, Acute septic infection of the kidney and its surgical treatment. (Die akute Infektion der Niere und ihre Behandlung.) Urol. a. cutan. rev. Bd. 17, Nr. 4, S. 189—192. 2, 322.

Isral, J., Ein ungewöhnlicher Fall von Tuberkulose des Harnapparats. Dtsch. med. Wochenschr. Jg. 39, Nr. 47, S. 2295—2296. 4, 268.

Kagan, B., Contribution à l'étude des troubles vésicaux d'origine génitale chez la femme en dehors de la grossesse. (Blasenstörungen genitalen Ursprungs bei der Frau außerhalb der Schwangerschaft.) Thèse de Paris. Nr. 159. 66 S. (Jouve.) 4, 201.

Karo, Wilhelm, Tuberculosis of the kidneys. (Nierentuberkulose.) Urol. a. cutan. rev. Bd. 17, Nr. 3, S. 129—132. 2, 116.

Karo, Wilhelm, Pathologie und Therapie der Nierentuberkulose. Zeitschr. f. ärztl. Fortbild. 10, S. 205—213. 1, 551.

Keene, Floyd E., and John L. Laird, The diagnosis of tuberculosis of the kidney. (Die Diagnose der Nierentuberkulose.) Americ. journal of the med. scienc. Bd. 146, Nr. 3, S. 352—363. 3, 490.

Key, E., Exclusio vesicae bei schwerer Blasentuberkulosis. Allmänna svenska Läkartidn. Bg. 10, H. 36, S. 958—941. (Schwedisch.) 3, 288.

Keydel, Über Nieren- und Blasentuberkulose einschließlich der Urogenitaltuberkulose. (Ges. f. Natur- u. Heilk., Dresden. Sitz. vom 12. IV. 1913.) Münch. med. Wochenschr. Jg. 60, Nr. 16, S. 1458. 2, 321.

Kidd, Frank, The diagnosis and treatment of haemic infection of the urinary tract. (Diagnose und Therapie der hämatogenen Infektion des uropoetischen Systems.) Practitioner Bd. 91, Nr. 5, S. 609—618. 3, 537.

Kidd, Frank, Purpura of the bladder. Report of a case with a description of the cystoscopic appearances. (Purpura der Blase. Bericht über einen Fall mit Beschreibung der cystoskopischen Erscheinungen.) Ann. of surgery Bd. 58, Nr. 3, S. 388—394. 3, 451.

Kilvington, Basil, Decapsulation of kidney. (Nierendekapsulation.) Austral. med. journal Bd. 2, Nr. 113, S. 1209—1210. 3, 663.

Kirby, H. H., Renal tuberculosis. (Nierentuberkulose.) Journal of the Arkansas med. soc. Bd. 10, Nr. 4, S. 93—96. 3, 336.

Klieneberger, Carl, Die Radiographie in der Diagnostik der Nephrolithiasis. Berl. klin. Wochenschr. Jg. 50, Nr. 22, S. 1012—1013. 2, 449.

Kodama, H., und N. Krasnogorski, Bakteriologische Befunde bei Erkrankungen der extrarenalen Harnwege bei Kindern und Erwachsenen. Zentralbl. f. Bakteriol., Orig. Bd. 69, H. 1/2, S. 8—22. 2, 323.

Kogan, B., Mode de production et diagnostic des troubles vésicaux d'origine génitale chez la femme. (Entstehung und Diagnose der Blasenstörungen genitalen Ursprungs beim Weibe.) Médicin pratic. Jg. 9, Nr. 17, S. 261—263. 3, 664.

Koll, Ed., Zum Röntgennachweis paranephritischer Abscesse. Fortschr. a. d. Geb. d. Röntgenstrahl. Bd. 20, H. 3, S. 298—303. 2, 391.

Kretschmer, Herman L., Pyelitis follicularis. Surg., gynecol. a. obstetr. Bd. 17, Nr. 5, S. 612—616. 4, 24.

Krömer, Entstehung und Behandlung der Pyelitis beim Weibe. (Greifswalder med. Ver., Sitz. vom 14. I. 1913.) Dtsch. med. Wochenschr. 39, S. 483 u. 15. Versamml. d. dtsch. Ges. f. Gynaekol. Halle a. S. 14.—17. Mai 1913. 1, 336, 848.

Kroemer, P., Eiterniere bei Verschluß und Unterbrechung des Ureters. 15. Versamml. d. dtsch. Ges. f. Gynaekol. Halle a. S., 14.—15. Mai 1913. 1, 836.

Kroemer, P., Tuberkulose der Vulva und Urethra. 15. Versamml. d. dtsch. Ges. f. Gynaekol. Halle a. S.. 14.—17. Mai 1913. 1, 831.

Kropeit, A., Surgical treatment of nephritis: report of two cases. (Zur chirurgischen Behandlung der Nephritis. Bericht über zwei Fälle.) Urol. a. cutan. rev., techn. suppl. Bd. 1, Nr. 2, S. 210—211. 2, 700.

Kusnetzky, D. P., Nephro-Ureteroektomie. (Sitzung der geburtsh.-gynaekolog. Gesellschaft in St. Petersburg, April 1913.) Zeitschr. f. Geburtshilfe u. Gynaekol. Jg. 28, Heft 10, S. 1470—1476. (Russisch.) 3, 694.

Kutschner, H., Vortäuschung doppelseitiger Nierentuberkulose durch eine in die Blase perforierte tuberkulöse Pyosalpinx. Dissertation: Berlin. 24 S. 5, 107.

Lajoscade, Emile, The pathogenesis of hydronephrosis occurring in congenital defects of the kidney. (Die Pathogenese der Hydronephrose infolge von kongenitalen Nierenanomalien.) Americ. journal of urol. Bd. 9, Nr. 8, S. 373—380. 3, 448.

Langstein, L., Beiträge zur Kenntnis der Pyelitis im Kindesalter. Med. Klinik Jg. 9, Nr. 37, S. 1491—1493. 4, 24.

La Rose, V. J., Diagnosis of surgical conditions of kidney and ureter. (Die Diagnose chirurgischer Nieren- und Uretererkankungen.) Journal-lancet Bd. 33, Nr. 23, S. 657—666. 4, 82.

Lefèvre, H., Ulcère simple perforant de la vessie. (Perforation eines Ulcus simplex vesicae.) Journal d'urol. méd. et chirurg. 3, S. 51—54. 1, 141.

Le Fur, René, La pyélonéphrite de la grossesse. (Die Pyelonephritis der Schwangeren.) (Soc. des chirurg. de Paris 21. II. 1913.) Presse méd. 21, S. 236; Rev. prat. des mal. des org. génito-urin. Jg. 10, Nr. 57, S. 164—182 u. Tours méd. Jg. 9, Nr. 8, S. 162 bis 170. 2, 400; 1, 434; 3, 34.1

Legueu, La radiographie dans la tuberculose rénale. (Die Röntgenuntersuchung der Nierentuberkulose.) Clinique (Paris) Jg. 8, Nr. 33, S. 518—520. 3, 289.

Legueu, Les ulcères simples de la vessie. (Die einfachen Blasengeschwüre.) Progrès méd. Jg. 44, Nr. 19, S. 242—244. 2, 122.

Legueu, Le problème actuel de la cystite tuberculeuse. (Das gegenwärtige Problem der Behandlung der Blasentuberkulose.) Bull. méd. 27, S. 47—50. 1, 65.

Legueu, F., Des stapkhylococcémies d'origine urinaire. (Staphylokokkämien mit Ausgang vom Harnsystem.) Journal d'urol. Bd. 4, Nr. 6, S. 893—905. 4, 409.

Legueu, F., L'uretère après la néphrectomie. (Der Ureter nach der Nephrektomie.) Rev. de thérapeut. med.-chirurg. Jg. 80, Nr. 14, S. 469—474. 3, 26.

Legueu and Chevassu, Treatment of urinary tuberculosis, tuberculin and nephrectomy. (Behandlung der Tuberkulose der Harnorgane, Tuberkulin und Nephrektomie.) California State journal of med. Bd. 11, Nr. 10, S. 402—405. 3, 489.

Lenger, Kyste hydatique du rein droit. — Néphrectomie transpéritonéale. Guérison de l'opération. (Echinokokkensack der rechten Niere — transperitoneale Nephrektomie. Heilung durch Operation.) Ann. de la soc. méd. chirurg. de Liège Jg. 52, Nr. 12, S. 370—373. 4, 453.

Lepoutre, C., La pyélonéphrite des suites de couches. (Die Pyelonephritis im Wochenbett.) Journal de méd. de Paris Jg. 33, Nr. 38, S. 744—745. 3, 704.

Lévy, Fernand, Y a-t-il des albuminuries d'origine vésicale? (Gibt es Albuminurien vesicalen Ursprungs?) Cpt. rend. hebdom. d. séanc. de la soc. de biol. 74, S. 355 bis 357. 1, 292.

Lévy-Bing, Alfred, et Louis Duroeux, Syphilis de la vessie. (Syphilis der Blase.) Ann. des mal. vénér. Jg. 8, Nr. 4, S. 241—262. 2, 170.

L'Hardy, A. Gaullier, La pyélonéphrite de la grossesse. (Die Pyelonephritis in der Schwangerschaft.) Gaz. des hôp. Jg. 86, Nr. 134, S. 2127—2129. 4, 89.

Lilienthal, Howard, Some points in the diagnosis and management of the surgical diseases of the kidney and urether. (Einige Punkte zur Diagnose und Behandlung der chirurgischen Nieren- und Uretererkrankungen.) Americ. journal of surg. Bd. 27, Nr. 4, S. 129—135. 2, 220.

Lotsy, G. O., Bilharziosis der Blase und Ureteren im Röntgenbild, zugleich ein Beitrag zu den Fehlerquellen bei Steinuntersuchung des Harnsystems. Fortschr. a. d. Geb. d. Röntgenstrahl. Bd. 21, H. 2, S. 238—239. 4, 26.

Luzoir, De la néphropexie Procédé d'Albarran (Die Nephropexie nach Albarran.) Thèse der Paris. 5, 171.

McCaskey, G. W., Functional diagnosis of kidney disease. (Funktionelle Diagnose der Nierenkrankheiten.) Lancet-clinic Bd. 110, Nr. 7, S. 164—171. 3, 70.

McDonald, Ellice, Studies in gynecology and obstetrics. Chapt. 2. The treatment of cystitis in women, with remarks on the practical value of the cystoscope. (Die Behandlung der Cystitis bei der Frau, mit Bemerkungen über den praktischen Wert der Cystoskopie.) Americ. med. Bd. 19, Nr. 3, S. 150—157. 2, 169.

McDonald, Ellice, Studies in gynecology and obstetrics. Chapt. 10. Bladder troubles in pregnancy — a cystoscopic study based on 54 cases. (Gynaekologische und geburtshilfliche Studien. Kap. 10. Blasenstörungen in der Schwangerschaft — eine cystoskopische Studie auf Grund von 54 Fällen.) Americ. med. Bd. 19, Nr. 3, S.180—183. 1, 684.

McDonald, Ellice, Studies in obstetrics and gynecology. A series of contributions on diseases of women. Chapt. 15. Prevention of catheter cystitis in the female. (Studien in Geburtshilfe und Gynaekologie. Eine Serie von Beiträgen über Frauenkrankheiten. Kapitel 15. Verhütung von Kathetercystitis bei der Frau.) Americ. med. Bd. 19, Nr. 12, S. 785—792. 4, 312.

Malcolm, John D., Removal of nearly half a kidney for partial hydronephrosis sixteen years after nephrolithotomy. (Entfernung fast der halben Niere wegen

partieller Hydronephrose, 16 Jahre nach der Nephrolithotomie.) Proceed. of the roy.
soc. of med. London **6**, clin. sect. S. 86—88.   **1**, 550.
Malcolm, John D., Case of nephrectomy for hydronephrosis thirteen years after
nephrolithotomy. (Nephrektomie wegen Hydronephrose 13 Jahre nach der Nephro-
lithomonie.)   Proceed. of the roy. soc. of med., London **6**, clin. sect. S. 84—85.
                                                                                  1, 550.
Malherbe, Henri, Cas curieux de tuberculose uro-génitale. Envahissement de la
muqueuse de l'urèthre. (Ein bemerkenswerter Fall von Urogenitaltuberkulose.
Zerstörung der Urethralschleimhaut.) Gaz. méd. de Nantes Jg. **31**, Nr. 22, S. 421
bis 427   **3**, 666.
Marchais, Paul, The diagnosis of hemorrhage in hydronephrosis. (Die Diagnose der
Blutungen bei Hydronephrose.) Americ. journal of urol. **9**, S. 15—20.   **1**, 195.
Marogna, Pietro, La tubercolosi renale: tesi di libera docenza. (Die Nierentuber-
kulose.) Siena. 346 S.   **4**, 542.
Marsh, N. Percy, Coli infection of the urinary tract in infancy and childhood. (Koli-
infektion des Harntraktes im Säuglings- und Kindesalter.) Liverpool med.-chirurg.
journal Bd. **33**, Nr. 64, S. 510—523 u. Pediatrics Jg. **25**, Nr. 10, S. 648—658.
                                                                          2, 764; **4**, 80.
Mayer, A., Die Beziehungen der Koli-Pyelitis zur Fortpflanzungstätigkeit. Münch.
med. Wochenschr. Jg. **60**, Nr. 27, S. 1479—1480.   **2**, 564.
Mayer, A., Über Pyelitis und ihre Beziehungen zur Schwangerschaft. 15. Versamml.
d. dtsch. Ges. f. Gynaekol. Halle a. S., 14.—17. Mai 1913.   **1**, 849.
Menge, Bemerkungen zum Infektionsmodus der Pyelitis. (Naturhist.-med. Verein,
Heidelberg, Sitzg. v. 15. VI. 1913.) Münch. med. Wochenschr. Jg. **60**, Nr. 36,
S. 2025.   **3**, 168.
Michailow, N. A., Einige neuere Angaben über die Ätiologie der Hydronephrosen.
(Angeborene Mißbildungen des Harnleiters.) Zeitschr. f. Urol. Bd. **7**, H. 7, S. 564
bis 567.   **2**, 703.
Minet, H., Forme urétérale de la tuberculose rénale. (Uretrale Form der Nieren-
tuberkulose.) Rev. prat. des malad. des organes génito-urin. Jg. **10**, Nr. 60, S. 440
bis 444.   **4**, 262.
Mock, Jack, A propos de la néphrectomie sans drainage pour tuberculose rénale.
(Zur Nephrektomie ohne Drainage wegen Nierentuberkulose.) Journal d'urol.
Bd. **4**, Nr. 3, S. 415—418.   **3**, 538.
Morel, L., et E. Papin, Nouvelle technique pour la production expérimentale des
hydronéphroses. (Neue Technik zur experimentellen Erzeugung von Hydronephrosen.) Cpt. rend. hebdom. des séances de la soc. de biol. Bd. **75**, Nr. 34, S. 482
bis 483.   **4**, 411.
Morelle, A., De la tuberculose rénale chez l'enfant. (Nierentuberkulose im Kindesalter.) Ann. de l'inst. chirurg. de Bruxelles Jg. **20**, Nr. 12, S. 193—200.   **4**, 452.
Morris, Robert T., How often do patients recover spontaneously from tuberculosis
of the kidney? (Wie oft genesen Patienten spontan von Nierentuberkulose?) Urol.
a. cut. rev. Bd. **17**, Nr. 9, S. 467.   **3**, 538.
Mosny, Javal et Dumont, Hydronéphrose de 30 litres diagnostiquée tardivement
par l'examen physico-chimique du liquide. (Hydronephrose von 30 l. Verspätete Diagnose auf Grund der physikalisch-chemischen Untersuchung der
Flüssigkeit.) Journal d'urol. méd. et chirurg. **3**, S. 9—24.   **1**, 370.
Muller, Abcès sous-urétral chez la femme. (Suburethraler Abszeß bei der Frau.)
Gaz. de gynécol. Bd. **28**, Nr. 655, S. 297—301 u. Rev. prat. des malad. des organes
génito-urin, Jg. **10**, Nr. 60, S. 425—430.   **3**, 369; **4**, 85.
Munk, Fritz, Klinische Diagnostik der degenerativen Nierenerkrankungen. 1. Se-
kundär-degenerative—primär-degenerative Nierenerkrankung. 2. Degenerative
Syphilisniere. Zeitschr. f. klin. Med. Bd. **78**, H. 1/2, S. 1—52.   **2**, 766.
Nelson, A. W., Points in diagnosis of certain urinary diseases. (Diagnostische
Merkmale bei einzelnen Erkrankungen der Harnwege.) Lancet-clin. Bd. **109**,
Nr. 25, S. 682—685.   **3**, 335.
Newman, David, Chronic cystitis and retention of urine, treatment by drainage
and its benificial effect upon damaged kidneys. (Chronische Cystitis und Harn-
verhaltung, Behandlung mittels Drainage und deren günstige Wirkung bei Nieren-
schädigungen.) Practitioner Bd. **90**, Nr. 4, S. 672—685.   **1**, 754.
Nicolich, Sur deux cas de périnéphrite scléro-adipeuse très douloureuse. (Über
2 Fälle sehr schmerzhafter sklerosierender Entzündung der Capsula adiposa der
Niere.) Journal d'urol. Bd. **4**, Nr. 1, S. 69—71.   **3**, 169.
Nicoll, Matthias, and M. A. Wilson, General gonococcus infection in a male
child without evidence of urethritis. (Allgemeine Gonokokkeninfektion bei

einem Knaben ohne Erscheinungen von Urethritis.) Journal of infect. dis. **12**, S. 52—54. **1, 1**26.

La question du traitement de la tuberculose rénale. (Die Frage der Behandlung der Nierentuberkulose.) Prov. méd. **26**, S. 6—8. **1, 2**28.

Nixon, P. I., Pyelitis as a clinical entity. (Die Pyelitis in ihrer klinischen Erscheinung.) Southern med. journal Bd. **6**, Nr. 7, S. 462—467. **3, 6**6.

Noorden, Carl von, Über die Grundsätze der Nephritisbehandlung. Med. Klinik. **9**, S. 1—7. **1, 6**7.

Oelsner, Zur Pyelotomie. Zeitschr. f. Urol. Bd. **7**, H. 7, S. 535—540. **3, 2**3.

Ogden, Mahlon D., Pyelitis; its differential diagnosis. (Die Pyelitis und ihre Differentialdiagnose.) Journal of the Arkansas med. soc. Bd. **10**, Nr. 3, S. 67—71. **3, 1**68.

Opitz, Neue Beiträge zur Pyelitis gravidarum. 15. Versamml. d. dtsch. Ges. f. Gynaekol. Halle a. S., 14.—17. Mai 1913. **2, 6**6.

Oppenheimer, Rudolf, Die Pyelitis. Zeitschr. f. urol. Chirurg. **1**, S. 17—43. **1, 4**75.

Oraison, J., Trois cas de tuberculose rénale chirurgicale chez l'enfant. (Drei Fälle chirurgischer Nierentuberkulose beim Kinde.) Journal d'urol. Bd. **4**, Nr. 1, S. 15 bis 21. **3, 2**3.

Paoli, Des cystites incrustantes. (Cystitis calculosa.) Thèse de Lyon. **4, 3**37.

Papin, E., Localisation de la tuberculose rénale par la radiographie. (Lokalisierung der Nierentuberkulose durch das Röntgenbild.) Arch. urol. de la clin. de Necker Bd. **1**, Nr. 2, S. 197—203. **5, 3**0.

Parkinson, J. Porter, Tuberculosis of kidney. (Nierentuberkulose.) Proceed. of the roy. soc. of med. Bd. **6**, Nr 7, sect. f. the study of dis. in childr. S. 174—175. **2, 7**00.

Pasquereau, Xavier, De la cystostomie ajoutée à la néphrectomie comme traitement de la tuberculose réno-vésicale très avancée. (Cystostomie als Ergänzung der Nephrektomie in der Behandlung sehr vorgeschrittener Nieren-Blasentuberkulose.) Gaz. méd. de Nantes Jg. **31**, Nr. 18, S. 347—349. **3, 6**62.

Pasteau, O., La cystoscopie dans les péricystites d'origine annexielle on appendiculaire. (Die Cystoskopie bei der Pericystitis infolge von Adnexitis oder Appendicitis.) Rev. mens. de gynécol., d'obstétr. et de pédiatr. Jg. **8**, Nr. 11, S. 656—661. **5, 2**11.

Pasteau, O., Considérations sur l'étiologie et le traitement de la pyélonéphrite gravidique. (Betrachtungen über die Ätiologie und die Behandlung der Schwangerschaftspyelonephritis.) Rev. mens. de gynécol., d'obstétr. et de pédiatr. Jg. **8**, Nr. 8, S. 465 bis 475. **3, 6**31.

Pauchet, V., Tuberculose du rein. Diagnostic et traitement. (Diagnose und Behandlung der Nierentuberkulose.) Bull. méd. Jg. **27**, Nr. 62, S. 717—718. **3, 2**3.

Pauchet, V., et M. **Pruvost,** Tuberculose rénale droite (douleurs rénales gauches). Séparation transvésicale des urines. Néphrectomie droite à l'anesthésie régionale. (Rechtsseitige Nierentuberkulose [linksseitiger Schmerz]. Transvesicale Urinseparation. Rechtsseitige Nephrektomie mit regionärer Anästhesie.) Arch. provinc. de chirurg. Jg. **22**, Nr. 9, S. 501—507. **3, 6**61.

Payne, R. L., and Wm. de B. MacNider, An experimental study of unilateral haematuria of the so-called essential type. (Untersuchungen über einseitige essentielle Hämaturie.) Surg., gynecol. a. obstetr. Bd. **17**, Nr. 1, S. 93—97. **2, 6**99.

Pedersen, Victor Cox, Hematuria. A study from the practitioner's standpoint. („Hämaturie." Eine Studie vom Standpunkte des Praktikers.) New York med. journal Bd. **97**, Nr. 18, S. 905—910. **2, 2**20.

Peña, M., De la valeur de l'hématurie rénale immédiatement consécutive à une néphrectomie par tuberculose. (Über die Bedeutung renaler Hämaturie im unmittelbaren Anschluß an eine Nephrektomie wegen Tuberkulose.) Thèse. Paris. 71 S. u. Journal d'urol. Bd. **4**, Nr. 1, S. 43—68. **4, 4**99; **3, 2**3.

Percy, J. F., Nephritis, its treatment with thyroid as a preliminary to operation (Behandlung der Nephritis mit Schilddrüsenpräparaten als Vorbereitung zu operativen Eingriffen.) Journal of the Americ. med. assoc. Bd. **61**, Nr. 6, S. 380—383 **3, 6**6

Pereschiwkin, N. S., Zur Diagnose der Pyeloektasie. Russkji Wratsch Jg. **12**, Nr. 35, S. 1232—1234. (Russisch.) **3, 1**17.

Perrier, Ch., Diagnostic et traitement de la tuberculose rénale bilatérale. (Diagnostik und Behandlung der bilateralen Nierentuberkulose.) Rev. méd. de la Suisse Romande Jg. **33**, Nr. 4, S. 313—317. **2, 2**19.

Perrier, Ch., Tuberculose rénale à forme de lithiase. (Tuberkulöse Nephrolithiasis.) Rev. méd. de la Suisse romande Jg. **33**, Nr. 11, S. 843—844. **4, 2**63.

Peterson, Reuben, Report of a case of congenital cystic kidney associated with a uterine fibroid. (Bericht über einen Fall von kongenitaler Cystenniere vergesellschaftet mit einem Uterusfibroid.) Physician. a. surg. Bd. 35, Nr. 8, S. 345—350.
4, 451.

Petit, Louis, Reins polykystiques avec syndrome de néphrite chronique. (Vielcystische Nieren mit gleichzeitiger chronischer Nephritis.) Clinique (Paris) Jg. 8, Nr. 21, S. 332—333.
2, 173.

Picker, R., Ein Fall von Syphilis der Blase. Zeitschr. f. Urol. 7, S. 192—196. 1, 554.

Pilet, Le praticien devant la tuberculose rénale. (Der Praktiker und die Nierentuberkulose.) Journal de méd. et chirurg. Jg. 8, Nr. 9, S. 321—327.
3, 286.

Porcile, Vittorio, Contributo alla chirurgia della tubercolosi renale. (Beitrag zur Chirurgie der Nierentuberkulose.) Policlinico, sez. prat. Jg. 20, Nr. 25, S. 886 bis 890.
2, 448.

Porter, Miles F., Influence of kidney lesions in determining the selection of anesthetics and surgical risks. Operative procedures and postoperative results. (Die Bedeutung von Nierenschädigungen für die Auswahl der Anästhetica und für die Beurteilung chirurgischer Gefahren.) Journal of the Indiana State med. assoc. Bd. 6, Nr. 12, S. 543—551.
4, 227.

Pousson, Alf., Indications opératoires dans les néphrites chroniques. (Indikationen zum chirurgischen Eingriff bei chronischen Nephritiden.) Journal d'urol. méd. et chirurg. Bd. 3, Nr. 6, S. 717—737.
2, 701,

Pousson, Alfred, Beitrag zur Chirurgie der Nephritiden. Berl. klin. Wochenschr. 50. S. 381—388.
1, 549.

Primbs, Karl, Untersuchungen über die Einwirkung von Bakterientoxinen auf den überlebenden Meerschweinchenureter. Zeitschr. f. urol. Chirurg. Bd. 1, H. 6, S. 600 bis 622.
3, 451.

Proskauer, Arthur, Plötzlicher Tod nach Lokalanästhesie mit Alypin bei einseitiger Nebennierentuberkulose. Therap. d. Gegenw. Jg. 54, H. 12, S. 555—557.
4, 227.

Puttemans, A., Périnéphrite suppurée. Abcès sous-diaphragmatique. (Eitrige Perinephritis. Subdiaphragmatischer Absceß.) Ann. de la policlin. centr. de Bruxelles Jg. 13, Nr. 8, S. 225—234.
3, 287.

Randall, Alexander, The etiology of unilateral renal hematuria. (Die Ursache der einseitigen Nierenblutung.) Journal of the Americ. med. assoc. 60, S. 10—13.
1, 66.

Richardson, Edward H., Tuberculosis of the urinary system in women. Report of a case. (Tuberkulose des uropoetischen Systems der Frauen.) Bull. of the Johns Hopkins hosp. Bd. 24, Nr. 266, S. 103—108.
2, 55.

Richter, Georg, Über kongenitale Hydronephrosen. Dissertation: Berlin. (Ebering.)
5, 443.

Righetti, Carlo, Contributo clinico ed anatomo patologico alla interpretazione della patogenesi delle emorragie nella idronefrosi. (Klinischer Beitrag zur pathologischen Anatomie und Auslegung der Pathogenese der Hämorrhagien bei der Hydronephrose.) Florenz. 32 S.
4, 542.

Rispal et Timbal, Adénomes des capsules surrénales, néphrite chronique et athérome. (Adenom der Nebennieren, chronische Nephritis und Arteriosklerose.) Toulouse méd. Jg. 15, Nr. 20, S. 308—315.
4, 580.

Rocher, H.-L., et Jean Ferron, Tuberculose rénale chez l'enfant, cathétérisme à vision directe (sept observations). (Nierentuberkulose beim Kinde. Ureterenkatheterismus [7 Beobachtungen].) Journal d'urol. méd. et chirurg. 30, S. 153 bis 160 u. Pédiatie. prat. Jg. 11, Nr. 13, S. 228—232.
1, 680; 2, 554.

Rochet, Die Behandlung der Nieren- und Blasentuberkulose im Frühstadium. Zeitschr. f. urol. Chirurg. Bd. 2, H. 1, S. 55—100.
3, 661.

Rössle, Fälle von selteneren Hydronephrosen. (Naturwiss. med. Ges. Jena, Sitz. vom 26. VI. 1913.) Münch. med. Wochenschr. Jg. 60, Nr. 33, S. 1855.
2, 703.

Rolleston, H. D., Symmetrical necrosis of the cortex of the kidneys associated with suppression of urine in women shortly after delivery. (Symmetrische Nekrose der Nierenrinde mit Urinretention bei Frauen kurz nach der Entbindung.) Lancet Bd. 2, Nr. 17, S. 1173—1175.
3, 538.

Rovsing, Thorkild, Diagnosis and treatment of haemic infections of the urinary tract. (Diagnose und Behandlung der hämatogenen Infektionen der Harnwege.) Urol. u. cut. rev., techn. suppl. Bd. 1, Nr. 4, S. 307—316.
4, 498.

Rübsamen, W., Zur Behandlung der Pyelitis gravidarum mittels Nierenbeckenspülungen. Zeitschr. f. gynaekol. Urol. Bd. 4, H. 4, S. 170 bis 172.
3, 497.

Ruge, E., Über den derzeitigen Stand einiger Nephritisfragen und der Nephritis-
chirurgie. Ergebn. d. Chirurg. u. Orthop. Bd. 6, S. 565—608. Berlin, Springer.
2, 445.
Rumpel, Pyurie mit Schüttelfrost nach normalem Abort. (Sitzungsber. d. Berl. urolog.
Ges.) Berl. klin. Wochenschr. 50, S. 370. 1, 303.
Rupprecht, Über Nieren- und Blasentuberkulose einschließlich der Urogenitaltuberkulose. (Ges. f. Natur- u. Heilk., Dresden, Sitz. vom 12. IV. 1913.) Münch.
med. Wochenschr. Jg. 60, Nr. 26, S. 1459. 2, 321.
Rush, John O., Gumma of prostate and bladder. Six intravenous and one intramuscular injections of salvarsan and twenty-six intravenous injections of neosalvarsan to patient sixty-six years old. (Gumma der Prostata und Blase. Sechs intravenöse und eine intramuskuläre Injektion von Salvarsan und 26 intravenöse Injektionen von Neosalvarsan an einem 66jährigenPatienten.) Med. rec. Bd. 84, Nr. 23.
S. 1028—1030. 4, 85.
Scheffzek, Pyonephrose. (Gynaekol. Ges. Breslau. Sitzg. v. 4. III. 1913.) Monatsschr. f. Geburtsh. u. Gynaekol. Bd. 37, H. 6, S. 869—872. 2, 256.
Scheidemandel, Eduard, Die infektiösen Erkrankungen der Nieren und Harnwege (mit Ausnahme der Tuberkulose). Würzburger Abhandl. a. d. Gesamtgeb. d.
prakt. Med. Bd. 13, H. 7/8, S. 179—255. 2, 217.
Schickele, Nierenstörungen und innere Sekretion während der Schwangerschaft.
15. Versamml. d. dtsch. Ges. f. Gynaekol. Halle a. S., 14.—17. Mai 1913. 1, 693.
Schill, O., Zur Ätiologie und Therapie der Cystitis. Dissertation: Freiburg i. Br.
4, 337.
Schlayer, Schwangerschaft und Nierenleiden. Monatsschr. f. Geburtsh. u. Gynaekol.
Bd. 38, H. 1, S. 27—34. 2, 497.
Schlayer, Schwangerschaftsunterbrechung bei Nierenerkrankung. 15. Versamml. d.
dtsch. Ges. f. Gynaekol. Halle a. S., 14.—17. Mai 1913. 1, 849.
Schlesinger, E., Beitrag zur Kenntnis der Nierentuberkulose. Dissertation: Bern.
4, 25.
Schmidt, Ad., Herz- und Nierenkrankheiten in der Schwangerschaft. 15. Versamml.
d. dtsch. Ges. f. Gynaekol. Halle a. S., 14.—17. Mai 1913. 1, 850.
Schmidt, Hans R., Ein Beitrag zur Malakoplakiefrage der Harnblase. Frankfurt.
Zeitschr. f. Pathol. Bd. 14, H. 3, S. 493—500. 4, 414.
Schnitzler, Julius, Über metastatische Eiterungsprozesse in der Niere und um
die Niere. Wien. med. Wochenschr. Jg. 63, Nr. 39, S. 2551—2556. 3, 449.
Schönberg, S., Zur Ätiologie der Cystitis emphysematosa, ein Beitrag zur Gasbildung
der Bakterien der Koligruppe. Frankfurter Zeitschr. f. Pathol. 12, S. 289—310.
1, 478.
Schönberg, S., Über tuberkulöse Schrumpfnieren. Zeitschr. f. klin. Med. Bd. 78,
H. 5/6, S. 371—386. 3, 662.
Schüpbach, Albert, Zur Kenntnis der sog. essentiellen Hämaturie. Zeitschr. f. urol.
Chirurg. Bd. 1, H. 3, S. 270—284. 2, 115.
Scott, G. D., Hydronephrosis produced by experimental ureteral obstruction. (Hy-
dronephrose, hervorgerufen durch experimentellen Ureterverschluß.) Journal of
the Indiana State med. assoc. Bd. 6, Nr. 8, S. 339—344. 3, 118.
Serafin, Giuseppe, Considerazioni sulla nefrectomia seguita da immediata de-
capsulazione del rene superstite. (Betrachtungen über die Nephrektomie mit an-
schließender sofortiger Dekapsulation der zweiten Niere.) Clin. chirurg. Jg. 21,
Nr. 10, S. 2161—2178. 4, 81.
Serés, Diagnose der Nierentuberkulose. (Acad. de med., Barcelona, Sitz. 4. XI. 1912.)
Crón. méd. Valencia 25, S. 9—10. (Spanisch.) 1, 477.
Simons, Irving, Case of (syphilitic?) ulcer of the bladder. (Ein Fall von [syphi-
litischem?] Geschwür der Blase.) Journal of the Americ. med. assoc. Bd. 60, Nr. 25,
S. 1943—1944. 3, 27.
Siter, E. H., Infection of the genitourinary tract by micrococcus catarrhalis. (Die
Infektion des Urogenitaltraktus durch den Micrococcus catarrhalis.) New York
med. journal 97, S. 503—505. 1, 430.
Slingenberg, Bodo, Die Behandlung der Urethritis, Vulvovaginitis und Endo-
metritis gonorrhoica. Nederl. Tijdschrift voor Geneeskunde Tweede helft Nr. 10,
S. 753—756. (Holländ.) u. Zentralbl. f. Gynaekol. Jg. 37, Nr. 39, S. 1450—1452.
3, 157, 217.
Smith, E. O., Diagnosis of renal surgical conditions. (Diagnose der chirurgischen
Nierenzustände.) Americ. journal of surg. Bd. 27, Nr. 4, S. 143—147. 2, 115.
Spengler, C., Weitere Beiträge zur Pyelitis gravidarum. Dissertation: Zürich.
4, 460.

Spire, A., et André Boeckel, Arguments obstétricaux en faveur de la néphrectomie pour tuberculose rénale unilatérale. (Geburtshilfliche Argumente zugunsten der Nephrektomie bei einseitiger Nierentuberkulose.) Ann. de gynécol. et d'obstétr. **10**, S. 145—151. **1, 551.**

Stanton, E. MacD., A clinical and histopathologic study of gonococcal infection of the kidney. With report of a case. (Eine klinische und histopathologische Studie über die gonorrhoische Infektion der Niere. Nebst einem Bericht über einen Fall.) Urol. a. cutan. rev., techn. suppl. Bd. 1, Nr. 2, S. 179—190. **2, 638.**

Stawell, R. R., The surgical treatment of nephritis. (Die chirurgische Behandlung der Nephritis.) Austral. med. journal Bd. **2**, Nr. 113, S. 1207—1209. **3, 660.**

Stephens, H. Douglas, Infections of the urinary tract by the bacillus coli in children. (Infektion des Harntraktes mit Bacterium coli bei Kindern.) Austral. med. journal Bd. **2**, Nr. 105, S. 1127—1129. **3, 116.**

Stevens, William E., Partial bilateral nephrectomy in a case of calculous pyonephrosis. (Doppelseitige partielle Nierenresection in einem Fall von Steinpyonephrose.) California State journal of med. Bd. **11**, Nr. 11, S. 447—448. **4, 262.**

Stoeckel, Pyelitis gravidarum. (Med. Ges., Kiel, Sitzg. v. 26. VI. 1913.) Münch. med. Wochenschr. Jg. **60**, Nr. 38, S. 2147. **3, 178.**

Stoeckel, Nierenerkrankung und Schwangerschaft. 15. Versamml. d. dtsch. Ges. f. Gynaekol. Halle a. S., 14.—17. Mai 1913. **1, 848.**

Stout, T. J., Management of chronic cystitis in the female. (Behandlung chronischer Cystitis beim Weibe.) Journal of the Arkansas med. soc. Bd. **9**, Nr. 11, S. 264—266. **2, 56.**

Strachauer, A. C., The diagnosis of kidney tuberculosis. (Die Diagnose der Nierentuberkulose.) Journal-lancet Bd. **33**, Nr. 1, S. 14—19. **2, 167.**

Strauss, H., Fluorescein als Indicator für die Nierenfunktion. Berl. klin. Wochenschr. Jg. **50**, Nr. 48, S. 2226—2227. **4, 270.**

Strauss, H., Über Fortschritte in der Therapie der internen Nierenerkrankungen. Allg. Wien. med. Zeit. **58**, S. 48—50. **1, 154.**

Stuver, E., A case of cystitis. (Ein Fall von Cystitis.) Denver med. times. Bd. **33**, Nr. 1, S. 9—11. **2, 706.**

Taddei, Domenico, Contributo allo studio delle nefriti chroniche dolorose unilaterali. (Beitrag zum Studium der chronischen, schmerzhaften, einseitigen Nephritis.) Folia urol. Bd. **8**, Nr. 1, S. 12—34. **3, 660.**

Thevenot, L., Phlegmon péri-néphrétique ligneux de diagnostic clinique et causal difficile. (Perinephritische Holzphlegmone; schwierige diagnostische und ätiologische Feststellung.) Lyon chirurg. Bd. **10**, Nr. 1, S. 23—26. **3, 118.**

Thompson, Ralph, Genito-urinary tuberculosis. (Urogenitaltuberkulose.) Guy's hosp. gaz. **27**, S. 51. **1, 127.**

Thomson, John, Infection of the urinary tract in children by the colon bacillus. (Die Koliinfektion der Harnwege bei Kindern.) Lancet Bd. **185**, Nr. 4694, S. 467 bis 468. **3, 447.**

Tovey, David William, Hydronephrosis due to stricture of the lower ureter cured by dilatation. (Durch Dilatation geheilte Hydronephrose infolge Striktur des unteren Teiles des Ureters.) (Transact. of the New York acad. of med, sect. on obstetr. a. gynecol., meet. 22. V. 1913.) Americ. journal of obstetr. a. dis. of women a. childr. Bd. **68**, Nr. 4, S. 782. **3, 593.**

Townsend, Terry M., and Julius J. Valentine, On gonorrheal invasion of the kidney. (Über gonorrhoische Niereninfektion.) Urol. and cut. rev. **17**, S. 33—35. **1, 138.**

Trebing, Johannes, Über Kollargol bei Cystitis. Dtsch. med. Wochenschr. Jg. **39**, Nr. 38, S. 1841—1842. **3, 451.**

Unterberg, Hugo, Die operative Heilung der rebellischen Cystitiden mittelst Blasencurettage und zeitweiliger Blasenfistel. Bruns Beitr. z. klin. Chirurg. Bd. **84**, H. 1, S. 251—264. **1, 755.**

Vandeputte, Contribution à l'étude du traitement médical de la tuberculose urinaire (Beitrag zur internen Behandlung der Tuberkulose des Harnapparates.) (17. congr. internat. de méd., Londres [août 1913].) Rev. mod. de méd. et de chirurg. Jg. **11**, Nr. 9, S. 328—338. **3, 489.**

Verheyen, G., Tuberculose rénale. (Nierentuberkulose.) Ann. et bull. de la soc. de méd. d'Anvers Jg. **75**, Nr. 1/2, S. 29—35. **4, 412.**

Versé, Cystenniere. (Med. Ges., Leipzig, Sitzg. vom 20. Mai 1913.) Münch. med. Wochenschr. Jg. **60**, S. 1409. **2, 256.**

Viannay, Charles, Un cas de néphrectomie pour tuberculose rénale après cathétérisme des uretères à vessie ouverte. (Ein Fall von Nephrektomie wegen Nierentuberkulose nach Ureterenkatheterismus bei offener Blase.) Rev. prat. des malad. des organes génito-urin. Jg. **10**, Nr. 60, S. 414—420. **4**, 82.

Vincent, Wesley Grove, An unusual case of renal hematuria. Unilateral chronic hemorrhagic nephritis; decapsulation; apparent cure; recurrence; bilateral involvement; decapsulation of both kidneys six years later. (Ein ungewöhnlicher Fall von Nierenblutung. Einseitige chronische hämorrhagische Nephritis; Dekapsulation; offenbare Heilung; Rückfall; doppelseitige Erkrankung; Dekapsulation beider Nieren sechs Jahre später.) Med. record Bd. **84**, Nr. 3, S. 106—108. **2**, 761.

Voelcker, Nierentuberkulose. 24. Kongr. d. dtsch. Ges. f. Chirurg. Berlin, 26.—29. III. 1913. **2**, 256.

Voelcker, F., Über Dilatation und Infektion des Nierenbeckens. Zeitschr. f. urol. Chirurg. **1**, S. 112—125. **1**, 476.

Walker, J. W. Thomson, The early diagnosis of hydronephrosis by pyelography and other means. (Die Frühdiagnose der Hydronephrose durch Pyelographie und andere Methoden.) Ann. of surg. Bd. **58**, Nr. 6, S. 766—799. **4**, 450.

Walker, K. Macfarlane, Hunterian lecture on the paths of infection in genito-urinary tuberculosis. (Über die Infektionswege der Urogenitaltuberkulose.) Lancet **184**, S. 435—440. **1**, 477.

Ware, Martin W., Debatable factors in the surgical discipline of reno-ureteral tuberculosis. (Streitfragen der Nierentuberkulose-Chirurgie.) Americ. journal of surg. Bd. **27**, Nr. 4, S. 140—143. **2**, 256.

Weck, C., Über einen Fall von Cystitis cystiea. Dissertation: Bonn. 40 S. **5**, 32.

Weibel, Wilhelm, Serologisches und Klinisches über Schwangerschaftspyelitis. 1. Über Antikörper im mütterlichen und fötalen Blute bei Schwangerschaftspyelitis. Arch. f. Gynaekol. **99**, S. 245—271. **1**, 600.

Weibel, Wilhelm, Serologisches und Klinisches über Schwangerschaftspyelitis. 2. Klinisches zur Ätiologie der Schwangerschaftspyelitis. Arch. f. Gynaekol. Bd. **101**, H. 2, S. 446—488. **4**, 89.

Welz, A., Nierensyphilis. Dtsch. med. Wochenschr. Jg. **39**, Nr. 25, S. 1201. **2**, 448.

Wetzel, Erwin, Beitrag zur Lehre von der Malakoplakie der Harnblase. Virchows Arch. f. pathol. Anat. u. Physiol. u. f. klin. Med. Bd. **214**, H. 3, S. 450—454. **4**, 338.

Wiesel, Josef, Krankheiten der Nebennieren. Handb. d. Neurol. Bd. **4**. Spez. Neurol. 3, S. 348—379. Berlin: Springer. **4**, 336.

Wildbolz, H., Chirurgie der Nierentuberkulose. Stuttgart: F. Enke. XII, 194 S., 22 Taf. M. 8.60. **3**, 336.

Wildbolz, H., Die Diagnose und Behandlung der Nieren- und Blasentuberkulose im Anfangsstadium. Zeitschr. f. urol. Chirurg. Bd. **1**, H. 6, S. 525—566. **3**, 336.

Wilson, Harold W.: A case of severe b. coli infection of the urinary tract; nephrectomy; recovery. (Ein Fall von schwerer B.-coli-Infektion des Urogenitaltraktus. Nephrektomie. Genesung.) Brit. journal of childr. dis. Bd. **10**, Nr. 115, S. 289—295. **2**, 699.

Wolkowitsch, Nicolai, Ein Fall von hartnäckiger Harninkontinenz bei einer Frau, der durch die von mir vorgeschlagene Operationsmethode bei schweren Blasenscheidenfisteln geheilt wurde. Monatsschr. f. Geburtsh. u. Gynäkol. **37**, S. 202—206. **1**, 141.

Wulff, Ove, Über Vaccinebehandlung der Infektionen der Harnwege. Zeitschr. f. Urol. Bd. **7**, H. 9, S. 705—727. **3**, 169.

Young, John van Doren, Five cases. 1. Hydronephrosis containing eight quarts of fluid. 2. Depressed fracture of the acetabulum. 3. Unusual sigmoidal loop. 4. Gastroptosis. 5. Double ovarian papilloma. (Fünf Fälle. 1. Hydronephrosis, enthaltend acht Quarts Flüssigkeit. 2. Impressionsfraktur des Acetabulum. 3. Ungewöhnliche Schlinge des Colon sigmoid. 4. Gastroptosis. 5. Doppelseitiges Ovarialpapillom.) (Transact. of the New York acad. of med., sect. on obstetr. a. gynecol., meet. 23. I. 1913.) Americ. journal of obstetr. Bd. **67**, Nr. 6, S. 1192—1200. **2**, 488.

Zuckerkandl, O., Über die örtliche Behandlung renaler Harn- und Eiterstauungen durch Harnleiterkatheterismus. Wien. med. Wochenschr. Jg. **63**, Nr. 22, S. 1345 bis 1355. **2**, 447.

Zurhelle, E. F., Über Veränderungen und Untergang der Glomeruli bei Hydronephrose. Dissertation: Bonn. **4**, 336.

Neubildungen*).

Adler, Du choix de l'intervention dans les calculs enclavés de l'uretère. (Die Wahl des Eingriffs bei eingekeilten Uretersteinen. Thèse: Paris. **5**, 65.

---

*) Die hier vorkommenden Arbeiten sind auch in die vorhergehenden Abschnitte unter Harnorgane nach anderen Gesichtspunkten eingeordnet.

Ashcraft, Leon T., The value of the d'arsonval current in the treatment of benign and malignant tumors of the urinary bladder through the operating cystoscope. (Über den Wert des D'Arsonvalschen Stromes in der Behandlung von gutartigen und malignen Tumoren der Blase mittels des Operationscystoskops.) Surg., gynecol. a. obstetr. Bd. 17, Nr. 5, S. 636—641. **3,** 695.

Auvray, Néoplasme vésical primitif. Métastases ganglionnaires énormes dans la fosse iliaque. Absence de signes cliniques vésicaux. (Primäres Neoplasma der Blase mit ganglienförmigen enormen Metastasen in der rechten Fossa iliaca ohne klinische Blasensymptome.) Bull. et mém. de la soc. de chirurg. de Paris **39,** S. 233—236. **1,** 230.

Baar, Über Ureterenstrikturen, die eine Nephrolithiasis vortäuschen. Münch. med. Wochenschr. Jg. 60, Nr. 51, S. 2838—2841. **4,** 412.

Bachrach, Robert, Über endovesicale und endourethrale Behandlung mit Hochfrequenzströmen. Folia urol. Bd. 7, Nr. 11, S. 685—692. **3,** 70.

Barney, J. Dellinger, A case illustrating the efficiency of the high frequency current in the treatment of tumors of the bladder. (Ein Fall zur Illustration der Wirkung des Hochfrequenzstroms bei der Behandlung von Blasengeschwülsten.) Boston med. a. surg. journal Bd. **169,** Nr. 1, S. 19—20. **2,** 705.

Barney, J. Dellinger, The symptomatology of renal tumors; a study of seventy-four cases from the Massachusetts general hospital. (Die Symptomatologie der Nierentumoren; Beobachtungen an 74 Fällen des „Massachusetts general hospital".) Boston med. a. surg. journal **168,** S. 300—302. **1,** 644.

Beer, Edwin, Treatment of benign papillomata of the urinary bladder with the oudin high-frequency current introduced through a catheterizing cystoscope. (Behandlung gutartiger Papillome der Harnblase mittels Oudinschen Hochfrequenzstromes, der durch ein Ureterenkathetercystoskop zugeführt wird.) Med. record **83,** S. 242—245. **1,** 291.

Berg, Albert A., Malignant hypernephroma of the kidney, its clinical course and diagnosis, with a description of the author's method of radical operative cure. (Maligne Hypernephrome der Niere, ihr klinischer Verlauf und ihre Diagnose, mit einer Beschreibung der Methode des Autors zur radikalen operativen Behandlung.) Surg., gynecol. a. obstetr. Bd. 17, Nr. 4, S. 463—471. **4,** 83.

Bernard, Léon, Néphrite hydropigène tuberculeuse et amylose rénale. (Nephritis tuberculosa hydropica und Amyloid der Niere.) Paris méd. Nr. **32,** S. 137—141. **2,** 555.

Berne-Lagarde, de, et de Beaufond, Les capsules surrénales dans le cancer du rein. (Der Zustand der Nebenniere bei den Neubildungen der Niere.) Arch. urol. de la clin. de Necker Bd. 1, Nr. 1, S. 72—130. **2,** 764.

Berner, O., Zur Cystennierenfrage. Virchows Arch. f. pathol. Anat. u. Physiol. **211,** S. 265—275. **1,** 477.

Bertolini, Giovanni, Contributo casistico allo studio dei papillomi dell'uretra. (Kasuistischer Beitrag zur Kenntnis der Papillome der Urethra.) Ginecologia Jg. 10, Nr. 8, S. 231—236. **3,** 399.

Bertolotti, Mario, et Luigi Ferria, Traitement des tumeurs endovésicales avec le courant de haute fréquence employé par la voie cystoscopique. (Behandlung endovesicaler Geschwülste mit dem durch den cystoskopischen Weg eingeführten Hochfrequenzstrom.) Ann. d'électrobiol. et de radiol. **16,** S. 27—30. **1,** 372.

Betto, Lu., Dei tumori delle capsule surrenali. (Tumoren der Nebennierenkapsel.) Ragusa. 167 S. **4,** 145.

Binney, Horace, The value of high frequency cauterization in the treatment of vesical papillomata. (Der Wert der Hochfrequenzkauterisation bei der Behandlung von Blasenpapillom.) Boston med. a. surg. journal **168,** S. 308—310. **1,** 479.

Blecher und Martius, Über einen Fall von malignem Tumor der Blase von syncytialem Bau. Zeitschr. f. Urol. 7, S. 269—276. **1,** 647.

Bolaffi, Aldo, Sul significato della evoluzione epidermoidale in alcuni cancri della vescica. (Über die Bedeutung der Epithelmetaplasie des Blasenkrebses.) Sperimentale **66,** S. 643—665. **1,** 336.

Bonnel, F., Deux cas de tumeur réno-surrénale: épinéphrome et cancer du rein à cellules claires. (Zwei Fälle von Nieren-Nebennierengeschwülsten; Hypernephrom und Nierencarcinom mit hellen Zellen.) Bull. et mém. de la soc. anat. de Paris Jg. 88, Nr. 5, S. 277—279. **2,** 391.

Bridoux, Henri, A case of adenoma of the bladder, with remarks on the pathology of the affection. (Ein Fall von Adenom der Blase mit Bemerkungen über die Pathologie dieser Erkrankung.) Americ. journal of urol. Bd. **9,** Nr. 11, S. 514—522. **4,** 581.

Brongersma, Myom des Ureters und multiple Nierenmyome. Nederl. Tijdschrift voor Geneesk. Jg. 1913, S. 495—496. (Holländisch.) **1, 371.**

Bucky, G., und Ernst R. W. Frank, Über Operationen im Blaseninnern mit Hilfe von Hochfrequenzströmen. Münch. med. Wochenschr. 60, S. 348—352. **1, 230.**

Buford, Coleman G., Large urethral caruncle in a girl of nine years. A preliminary note, with a summary of the subject. (Breite Urethralkarunkel bei einem 9jährigen Mädchen.) Journal of the Americ. med. assoc. Bd. 60, Nr. 17, S. 1281—1283. **2, 122.**

Bugbee, Henry G., The relief of vesical obstruction in selected cases. (Die Heilung einer Verlegung des Blasenausganges in bestimmten Fällen.) New York State journal of med. Bd. 13, Nr. 8, S. 410—417. **3, 695.**

Caulk, John R., The etiology of kidney cysts. Illustrated by a cyst due to obstructive calcareous papillitis. (Die Ätiologie von Nierencysten. Illustration durch eine auf verlegende calculöse Papillitis zurückzuführende Cyste.) Ann. of surg. Bd. 57, Nr. 6, S. 840—859. **2, 554.**

Caulk, John R., Ureterovesical cysts, an operative procedure for their relief. (Uretercysten und ihre operative Entfernung.) Journal of the Americ. med. assoc. Bd. 61, Nr. 19, S. 1685—1688. **3, 593.**

Chute, Arthur L., The early recognition of tumors of the bladder. (Die Frühdiagnose der Blasentumoren.) Boston med. a. surg. journal 168, S. 302—305. **1, 593.**

Cumston, Charles Greene, Neoplasms of the renal pelvis and ureter, with the report of a case. (Neubildung des Nierenbeckens und Ureters mit Bericht über einen Fall.) Americ. journal of urol. 9, S. 21—26. **1, 228.**

Curschmann, Hypernephroma malignum. (Ärztl. Kreisver., Mainz, Sitzg. v. 18. X. 1913.) Münch. med. Wochenschr. Jg. 60, Nr. 49, S. 2761. **3, 694.**

Dam, J. M. van, Die radikale Behandlung angeborener Blasendivertikel. Bruns Beitr. z. klin. Chirurg. 83, S. 320—331. **1, 478.**

Daniel, G., Kystes hydatiques du rein. (Der Nierenechinokokkus.) Gaz. des hôp. Jg. 86, Nr. 122, S. 1915—1924. **4, 25.**

Dienst, Arthur, Über den Bau und die Histogenese der angeborenen Nierengeschwülste. Zeitschr. f. gynaekol. Urol. Bd. 4, H. 1, S. 45—50. **1, 592.**

Drew, Douglas, Large renal calculus associated with sarcoma of the kidney. (Großer Nierenstein verbunden mit Sarkom der Niere.) Lancet 184, S. 521—522. **1, 370.**

Dumont, Fritz L., Kasuistischer Beitrag zur Kenntnis der Nierenkapselgeschwülste. Zeitschr. f. med. Chirurg. Bd. 2, H. 1, S. 13—17. **3, 539.**

Ehrmann, W., Ein eigenartiges Angioliposarkom der Niere. Dissertation: Heidelberg. 13 S. **4, 706.**

Ferulano, Giuseppe, Sui tumori epiteliali della vescica. (Über die epithelialen Blasengeschwülste.) Gazz. internaz. di med., chirurg., ig. S. 25—31 u. 57—63. **1, 371.**

Fischer, B., Carcinom der Harnblase. (Ärztl. Verein, Frankfurt a. M., Sitzg. v. 18. VIII. 1913.) Münch. med. Wochenschr. Jg. 60, Nr. 37, S. 2084. **3, 171.**

Forssman, J., Rekonstruktionen von Cystennieren, zugleich ein Beitrag zur Kenntnis der Entstehung von Cystennieren. Zieglers Beitr. z. pathol. Anat. u. z. allg. Pathol. Bd. 56, H. 3, S. 500—513. **2, 762.**

Fournier, François, Il y a du sang au méat urétral ou dans l'urine. (Blut am Meatus urethrae oder im Urin.) Rev. prat. des malad. des organ. génito-urin. Jg. 10, Nr. 59, S. 335—348. **3, 623.**

Frankenthal, L., Die Tumoren der Niere an der Kgl. chirurgischen Universitätsklinik seit dem Jahre 1902. Dissertation: München. **4, 25.**

Frattin, Giuseppe, Contributo alla clinica dei tumori pararenali. (Beitrag zur Klinik der pararenalen Geschwülste.) Riv. veneta di scienze med. Bd. 58, Nr. 1, S. 3—15. **3, 287.**

Friedmann, Louis, Papilloma of the urinary bladder treated with the high frequency current (Oudin). (Papillome der Harnblase, behandelt mit Hochfrequenzströmen.) Internat. journal of surg. Bd. 26, Nr. 11, S. 385—388. **4, 416.**

Gayet, G., et L. Bériel, Cancer du rein et thromboses de la veine cave. (Krebs der Niere und Thrombosen der Vena cava.) Lyon chirurg. Bd. 9, Nr. 6, S. 601—618. **3, 119.**

Giuliani, Kyste hématique du rein. Kyste séreux du rein. (1. Blutcyste der Niere. 2. Seröse Nieren-Cyste.) Journal d'urol. Bd. 3, Nr. 5, S. 619—622. **2, 448.**

Giuliani, Kyste séreux du rein. Néphrectomie. (Seröse Nierencyste. Nephrektomie.) (Soc. des scienc. méd. de Lyon, séance 16. IV. 1913.) Lyon méd. Bd. 121, Nr. 32, S. 237—238. **2, 594.**

Glusmann, A., Zur Kenntnis des embryonalen Adenosarkoms der Niere (Nephroma
    embryonale malignum). Dissertation: Zürich. 40 S. (Leemann).   5, 123.
Glynn, Ernest, and J. T. Hewetson, Adrenal hypernephroma in an adult female
    associated with male secondary sex characters. (Hypernephrom bei einer er-
    wachsenen Frau, verbunden mit sekundären männlichen Geschlechtscharakteren.)
    Journal of pathol. a. bacteriol. Bd. 18, Nr. 1, S. 81—88.   3, 169.
Goldberg, Die neuen Behandlungsmethoden der Geschwülste der Harnblase und
    der Vorsteherdrüse. Dermatol. Zentralbl. Jg. 17, Nr. 3, S. 74—79.   4, 84.
Graef, Fälle von Grawitzschem Nierentumor. (Ärztl. Verein, Nürnberg, Sitzg. v.
    7. VIII. 1913.) Münch. med. Wochenschr. Jg. 60, Nr. 44, S. 2486.   3, 450.
Guiteras, Ramon, Some aspects of renal surgery. (Einige Betrachtungen über
    Nierenchirurgie.) Canada Lancet Bd. 46, Nr. 9, S. 652—660.   2, 167.
Hagedorn, Cystenniere und Ureterverschluß. Zeitschr. f. urol. Chirurg. Bd. 1, H. 3,
    S. 264—269.   3, 489.
Harpster, Charles M., Tumors of the bladder, with further case reports and review
    of the high frequency method of treatment. (Kasuistik der Blasentumoren und ihre
    Behandlung mit Hochfrequenzströmen.) Americ. journal of surg. 27, S. 17—19.
                                                                            1, 65.
Harttung, Heinrich, Über Hypernephrome der Niere. Dtsch. Zeitschr. f. Chi-
    rurg. 121, S. 560—580.   1, 645.
Heinsius, Fritz, Cystennieren und Gravidität. Zeitschr. f. Geburtsh. u. Gynaekol.
    Bd. 73, H. 2, S. 429—440.   2, 399.
Heitz-Boyer, Maurice, Du traitement mixte de certaines tumeurs vésicales.
    (Über Mischbehandlung gewisser Blasentumoren.) Journal d'urol. Bd. 4, Nr. 5,
    S. 793—795.   4, 415.
Heitz-Boyer, Maurice, Technique intravésicale du traitement des tumeurs de
    vessie par la haute fréquence. (Technik der intravesicalen Behandlung der
    Blasentumoren mit hochfrequenten Strömen.) Journal d'urol. Bd. 4, Nr. 6, S. 907
    bis 914.   4, 454.
Heresco, Pierro, De la cystectomie totale dans les néoplasmes multiples ou infiltrés
    de la vessie. (Über die totale Cystektomie bei multiplen oder infiltrierenden Tumoren
    der Blase.) Bull. de l'acad. de méd. Bd. 69, Nr. 20, S. 504—505 u. Journal d'urol.
    Bd. 4, Nr. 2, S. 169—183.   2, 557; 3, 336.
Hilsmann, S., Über Harnblasengeschwülste mit besonderer Berücksichtigung eines
    Falles von cystischem Polyp bei einem Neugeborenen. Dissertation: Berlin. 21 S.
    (E. Ebering.)   4, 26.
Hock, A., Behandlung der Blasenpapillome. Diskussionsbemerkungen. Prag. med.
    Wochenschr. Jg. 38, Nr. 51, S. 711.   4, 267.
Hofmann, Eduard Ritter von, Zur Diagnose und Therapie der angeborenen
    Blasendivertikel. Zeitschr. f. urol. Chirurg. Bd. 1, H. 5, S. 440—452. 3, 27.
Hottinger, R., Über Cysten der Harnblase. Folia urol. 7, S. 453—458.   1, 647.
Jeanbrau, E., et E. Étienne, Néoplasme rénal du volume d'une cerise révélé par
    d'abondantes hématuries néphrectomie. (Kirschgroße Nierengeschwulst, durch
    reichliche Blutungen angezeigt, Nephrektomie.) Journal d'urol méd. et chirurg.
    Bd. 3, Nr. 6, S. 751—758.   3, 118
Joly, J. Swift, Three unusual cases of renal tumor, with a discussion of the operative
    treatment of the condition. (Drei ungewöhnliche Fälle von Nierentumor mit einer
    Besprechung ihrer operativen Behandlung.) Proceed. of the roy. soc. of med. Bd. 6
    Nr. 6, surg. sect. S. 186—198 u. Practitioner Bd. 91, Nr. 2, S. 179—191.
                                                                    2, 256; 3, 67
Judd, E. S., Non-papillary beningn tumors of the bladder. (Nichtpapilläre gutartige
    Blasentumoren.) Transact. of the Western surg. ass., St. Louis.   4, 415
Kautz, Friedrich, Zur Kenntnis der Hypernephorme mit besonderer Berück-
    sichtigung der klinischen Einteilung der Tumorgattung. Dissertation: Berlin
    67 S. (G. Schade.)   5, 125
Kelly, Howard A., and Robert M. Lewis, Skiagraphic demonstration of vesical
    tumors. (Röntgenographische Darstellung von Blasentumoren.) Surg., gyneco
    a. obstetr. 16, S. 308—312.   1, 595
Keyes, Edward L., A case of carcinoma of the bladder controlled by the high fre
    quenzy current. (Ein Fall von Blasencarcinom, durch den Oudinschen Hochfrequenz
    strom geheilt.) Surg., gynecol. a. obstetr. 16, S. 79—81.   1, 557
Kretschmer, Herman L., Fulguration treatment of bladder tumors. (Behandlung
    von Blasentumoren mit Fulguration.) Illinois med. journal Bd. 23, Nr. 4, S. 35
    bis 360.   1, 75

Krogius, Ali, Contribution to our knowledge of the so-called congenital diverticula of the urinary bladder and their treatment. (Zur Kenntnis der sogenannten angeborenen Blasendivertikel und ihrer Behandlung.) Urol. a. cutan. rev., techn. suppl. Bd. 1, Nr. 2, S. 142—149. **3, 27.**

Kufs, Hugo, Beiträge zur Diagnostik und pathologischen Anatomie der tuberösen Hirnsklerose und der mit ihr kombinierten Nierenmischtumoren und Hautaffektionen, und über den Befund einer akzessorischen Nebenniere in einem Ovarium bei derselben. Zeitschr. f. d. ges. Neurol. u. Psychiatr., Orig. Bd. 18, H. 3, S. 291—335. **3, 12.**

Lake, George B., Diffuse papillomatous carcinoma of the bladder. A case report. (Diffuser papillärer Krebs der Harnblase.) Americ. practit. 47, S. 58—62. **3, 120.**

Lefèvre, H., Tumeur pédiculée de la vessie faisant hernie à la vulve à travers l'urètre dilaté. Sphacèle de la tumeur. Ablation par les voies naturelles. Guérison. (Gestielte Blasengeschwulst mit Vorfall in die Vulva durch die erweiterte Harnröhre. Gangrän der Geschwulst. Abtragung auf natürlichem Wege. Heilung.) Gaz. hebdom. d. scienc. méd. de Bordeaux Jg. 34, Nr. 4, S. 45—46. **4, 415.**

Le Filliatre, Gros rein polykystique suppuré avec hémorragie grave intrakystique. Ablation chez une femme infectée très affaiblie et anémiée, avec anesthésie par rachico-caïnisation lombo-sacrée. Guérison rapide. (Vereiterter polycystischer Nierentumor mit starker Blutung in die Cysten. Entfernung desselben bei einer infizierten, sehr geschwächten und blutleeren Frau in Lumbalanästhesie. Rasche Heilung.) Bull. et mém. de la soc. anat. de Paris Jg. 86, Nr. 7, S. 389—393. **3, 67.**

Le Fur, Contribution à l'étude des tumeurs pararénales. (Beitrag zum Studium der pararenalen Tumoren.) Gaz. de gynécol. 28, S. 97—106 u. 113—120. **1, 752.**

Legueu, De la valeur clinique et de l'interprétation de la constante dans la chirurgie des reins. (Der klinische Wert und die Deutung der Konstanten in der Nierenchirurgie.) Progrès méd. 41, S. 152—154. **1, 645.**

Legueu, F., De l'électro-coagulation des tumeurs de la vessie. (Die Elektrokoagulation der Blasentumoren.) Arch. urol. de la clin. de Necker Bd. 1, Nr. 2, S. 131 bis 144. **4, 676.**

Lemoine, G., Récidive de cancer vésical. Cystectomie totale avec abouchement des uretères dans le rectum; formation d'une nouvelle vessie aux dépens du rectum par un procédé personnel. (Blasenkrebsrezidiv. Totalexstirpation der Blase mit Einpflanzung der Ureteren in den Mastdarm; Bildung einer neuen Blase aus dem Mastdarm nach eigenem Verfahren.) Presse méd. 21, S. 76—77. **1, 140.**

Lemoine, Georges, Création d'une vessie nouvelle par un procédé personnel après cystectomie totale pour cancer. (Methode zur Bildung einer neuen Blase nach totaler Cystektomie wegen Carcinom.) Journal d'urol. Bd. 4, Nr. 3, S. 367—372. **3, 665.**

Lexer, Nierentumor. (Naturwiss.-med. Ges., Jena, Sitz. 12. VI. 1913.) Münch. med. Wochenschr. Jg. 60, Nr. 30, S. 1688. **2, 593.**

Lockyer, Cuthbert, Enormous renal cyst. (Abnorm große Nierencyste.) Proceed. of the roy. soc. of med., London 6, obstetr. a. gynaecol. sect. S. 97—101. **1, 428.**

Loewe, Blasencarcinom. (Ärztl. Verein, Frankfurt a. M., Sitzg. v. 1. IX. 1913.) Münch. med. Wochenschr. Jg. 60, Nr. 38, S. 2144. **3, 171.**

Lomon, Radiographies des calculs des voies urinaires et des tumeurs du rein. (Röntgenaufnahmen von Konkrementen der Harnwege und von Nierentumoren.) Bull. et mém. de la soc. de radiol. méd. de Paris 5, S. 77. **1, 480.**

Lower, William E., The treatment of recurrent malignant tumors of the urinary bladder with the high frequency or Oudin current, with a report of a case. (Die Behandlung von bösartigen Geschwulstrezidiven der Harnblase mit Hochfrequenzströmen. — Bericht über einen Fall.) Cleveland med. journal, Bd. 12, Nr. 9, S. 607 bis 609. **3, 490.**

Lundsgaard, C., Zwei Fälle von angeborener doppelseitiger Cystenniere bei Neugeborenen. (Ver. f. Gynaekol. u. Obstetr., 79. Sitz.) Ugeskrift for Laeger Jg. 75, Nr. 50, S. 2018. (Dänisch.) **3, 713.**

Mendelsohn, Heinrich, Zur Kenntnis der großen serösen Solitärcysten der Niere. Zeitschr. f. urol. Chirurg. Bd. 1, H. 3, S. 295—308. **2, 119.**

Molnár, B., Klinisch diagnostizierter Fall von primärem Nebennierenmelanoms. Zeitschr. f. klin. Med. Bd. 78, H. 5/6, S. 454—461. **4, 83.**

Nicolich, Giorgio, Due case di estirpazione quasi completa della vescica per tumore. (Zwei Zälle von fast totaler Exstirpation der Harnblase wegen Neubildung.) Folia urol. 7, S. 371—378. **1, 372.**

Oehlecker, F., Zur Klinik der malignen Tumoren der Nebenniere. (Zugleich ein Beitrag aus dem Gebiete der Pyelocystographie.) (Krankengeschichte eines Falles von beiderseitigem Nebennierentumor.) Zeitschr. f. urol. Chirurg. 1, S. 44—74. **1, 646.**

O'Neil, R. F., Observations on recent cases of bladder tumors at the Massachusetts
     general hospital with special reference to operative technic. (Beobachtungen an
     frischen Fällen von Blasentumoren unter besonderer Berücksichtigung der ope-
     rativen Technik. Aus dem Allgemeinen Krankenhaus von Massachusetts.) Boston
     med. a. surg. journal 168, S. 305—308.   1, 553.
Oppenheimer, Rudolf, Die intravesicale Behandlung der Blasenpapillome durch
     Elektrolyse. Zeitschr. f. Urol. Bd. 7, H. 9, S. 728—734.   3, 625.
Ottow, Benno, Ein primäres Urethralcarcinom der Fossa navicularis. Zeitschr. f.
     Urol. 7, S. 30—33.   1, 141.
Pasquereau, Xavier, Volumineux kyste séreux du rein. (Große seröse Cyste der
     Niere.) Gaz. méd. de Nantes Jg. 31, Nr. 18, S. 341—346.   3, 662.
Payr, Nierentumor. (Med. Ges., Leipzig, Sitz. vom 1. VII. 1913.) Münch. med.
     Wochenschr. Jg. 60, Nr. 32, S. 1800.   2, 638.
Pedersen, James, Neoplasma of the bladder. (Neubildung der Blase.) Post-graduate
     Bd. 28, Nr. 10, S. 909—917.   3, 542.
Peterson, E. W., Congenital cystic kidney. (Kongenitale Cystenniere.) Post-graduate
     Bd. 28, Nr. 3, S. 260.   2, 554.
Petit, Louis, Reins polykystiques avec syndrome de néphrite chronique. (Viel-
     cystische Niere mit gleichzeitiger chronischer Nephritis.) Clinique (Paris) Jg. 8,
     Nr. 21, S. 332—333.   2, 173.
Pettis, John H., A case of neoplasm of the remains of the Wolffian body simulating
     hypernephroma. (Ein Fall von Neubildung der Reste des Wolffschen Körpers, die
     ein Hypernephrom vortäuschte.) Physician a. surg. Bd. 35, Nr. 1, S. 27—30. 3, 368.
Phelip et Salin, Epithéliome d'un rein chez une enfant de 21 mois. (Epitheliom
     einer Niere bei einem 21 Monate alten Kinde.) Bull. et mém. de la soc. anat. de
     Paris Jg. 88, Nr. 6, S. 336—337.   2, 763.
Pilcher, Paul M., The treatment of tumors of the bladder. (Die Behandlung der
     Blasentumoren.) Urol. a. cut. rev. Bd. 17, Nr. 9, S. 470—472.   3, 542.
Pilcher, Paul M., A consideration of twenty-four cases of tumor of the bladder and
     conclusions as to appropriate methods of treatment. (Eine Beschreibung von 24
     Fällen von Blasentumoren und Schlußfolgerungen über geeignete Behandlungs-
     methoden.) New York State journal of med. Bd. 13, Nr. 11, S. 581—584.   4, 501
Pilcher, Paul M., Tumors of the bladder, o note on the present day methods of
     treatment. (Die Tumoren der Blase, Bemerkungen über die gegenwärtigen Behand-
     lungsmethoden.) Americ. journal of surg. Bd. 27, Nr. 4, S. 147—151.   2, 257
Pleschner, Hans Gallus, Beiträge zur Klinik und pathologischen Anatomie der
     malignen Hypernephrome. Zeitschr. f. urol. Chirurg. Bd. 1, H. 4, S. 309—374
                                                                               2, 257
Prym, P., Großes doppelseitiges Nebennierenadenom mit Pseudodrüsenräumen
     Frankfurt. Zeitschr. f. Pathol. Bd. 14, H. 3, S. 409—427.   4, 145
Ried, K., Ein Fall von Chondromyxosarkom der Harnblase. Dissertation: Erlangen
                                                                               4, 416
Rosenfeld, Ernst, Die histogenetische Ableitung der Grawitzschen Nierenge-
     schwülste. Frankfurter Zeitschr. f. Pathol. Bd. 14, H. 1, S. 151—184.   3, 662
Rubritius, Hans, Die Koagulationsbehandlung der Blasengeschwülste. Prag. med
     Wochenschr. Jg. 38, Nr. 51, S. 708—710.   4, 267
Sarkissiantz, Arménak, Contribution à l'étude anatomo-pathologique et clinique
     du kyste solitaire du rein. (Beitrag zum pathologisch-anatomischen und klinischen
     Studium der Solitärcyste der Niere.) Arch. mens. d'obstétr. et de gynécol. Jg. 2
     Nr. 11, S. 341—358.   4, 82
Saviozzi, V., Contributo alla conoscenza dei tumori pararenali.(Beitrag zur Kenntni
     der pararenalen Geschwülste.) Tumori Jg. 3, Nr. 2, S. 207—260.   4, 542
Saviozzi, V., Studio anatomo-patologico e clinico delle propagazioni dei tumor
     maligni del rene con speciale riguardo alla loro obbiettività epatica. (Anatomisch
     pathologische und klinische Studie über die Ausbreitung der malignen Nieren
     geschwülste mit speziellem Hinblick auf ihre Beziehungen zur Leber.) Tumor
     Jg. 3, Nr. 3, S. 371—397.   4, 412
Schneider, C., Ein Fall von starker Nachblutung nach Operation eines Blasen
     papilloms mittelst Hochfrequenzströmen. Zeitschr. f. Urol. Bd. 7, H. 8, S. 638—639
                                                                               3, 171
Schönberg, S., Rechtsseitige Nieren- und Ureterverdoppelung mit Hypoplasie und
     Adenom der überzähligen Niere. Frankf. Zeitschr. f. Pathol. Bd. 14, H. 2, S. 26
     bis 275.   3, 623
Schzedrowitzky, L., Über Polypen der Harnröhre bei der Frau. Dissertation
     München.   4, 416

Shallenberger, W. F., Some diseases of the female urethra. (Einige Krankheiten der weiblichen Harnröhre.) Journal-rec. of med. Bd. **60**, Nr. 7, S. 303—308. **3,** 542.

Smith, E. O., Diagnosis of renal surgical conditions. (Diagnose der chirurgischen Nierenzustände.) Americ. journal of surg. Bd. **27**, Nr. 4, S. 143—147. **2,** 115.

Stokes, A. C., Treatment of tumors of the bladder (Behandlung der Blasengeschwülste.) Urol. a. cut. rev. Bd. **17**, Nr. 12, S. 644—646. **4,** 455.

Suter, Friedrich, Primary ureter-papilloma. Nephro-ureterectomy. Recovery. (Primäres Ureterpapillom, Heilung nach Nephro-Ureterektomie.) Urol. a. cutan. rev., techn. suppl. Bd. **1**, Nr. 1, S. 62—65. **2,** 703.

Swain, James, Hypernephroma or mesothelioma of the kidney. (Hypernephrom oder Mesotheliom der Niere.) Bristol med. chirurg. journal Bd. **31**, Nr. 121, S. 213 bis 219. **3,** 539.

Swan, R. H. Jocelyn, A clinical lecture on tumours of the kidney. (Klinische Vorlesung über Nierentumoren.) Lancet **184**, S. 374—378. **1,** 194.

Thiede, W., Eine Mischgeschwulst der Nierenkapsel (Osteochondrofibrom). Dissertation: Berlin. **3,** 490.

Torrance, Gaston, Nephrectomy for polycystic condition of the kidney. (Nephrektomie bei polycystischer Beschaffenheit der Niere.) (Americ. assoc. of obstetr. a. gynecol., meet., Toledo, Ohio, 17.—19. IX. 1912.) Americ. journal of obstetr. Bd. **67**, Nr. 4, S. 736—740. **1,** 681.

Watson, Francis S., The surgical treatment of vesical papilloma and carcinoma. (Chirurgische Behandlung von Blasenpapillom und -carcinom.) Urol. a. cut. rev. **17**, S. 64—73. **1,** 372.

Wendel, Embryonaler Nierentumor. (Med. Ges., Magdeburg, Sitzg. v. 30. I. 1913.) Münch. med. Wochenschr. Jg. **60**, Nr. 19, S. 1067. **2,** 54.

Wengraf, Fritz, Zur Kenntnis des sogenannten embryonalen Adenosarkoms der Niere. Virchows Arch. f. pathol. Anat. u. Physiol. u. f. klin. Med. Bd. **214**, H. 2, S. 161 bis 180. **4,** 26.

Wolbarst, Abraham L., Multiple papilloma of the bladder constituting an obstruction of the vesical neck, successfully treated with the Oudin (fulguration) current. (Multiple Papillome der Blase, drohender Verschluß des Blasenausganges; Heilung mittels des Oudinschen Stromes [Fulguration].) Urol. a. cut. rev. Bd. **17**, Nr. 10, S. 538—539. **3,** 664.

Wolf, A., Angiom der Harnröhre als Ursache heftiger Blutung. Wien. klin. Wochenschr. Jg. **26**, Nr. 34, S. 1364. **2,** 765.

Young, Hugh Hampton, The present status of the diagnosis and treatment of vesical tumors. (Der gegenwärtige Stand der Diagnostik und Behandlung von Blasentumoren.) Journal of the Americ. med. assoc. Bd. **61**, Nr. 21, S. 1857—1862. **4,** 266.

Zarri, Giuseppe, Due casi di ipernefroma del rene. (Zwei Hypernephrom-Fälle.) Clin. chirurg. Jg. **21**, Nr. 8, S. 1671—1706. **4,** 336.

Steine, Fremdkörper*).

Abell, Renal and ureteral calculi. (Nieren- und Uretersteine.) Ky. med. journal Bd. **11**, S. 406. **3,** 450.

Adams, W. T., Report of cases of renal calculi in which acute intestinal obstruction was an important·complication. (Bericht über einige Fälle von Nierensteinen, die durch akute Obstipation kompliziert waren.) St. Paul med. journal Bd. **15**, Nr. 2, S. 79—82. **3,** 663.

Baer, Lithotripsie eines walnußgroßen Steines (Inkrustation) und nachfolgende Extraktion einer Haarnadel aus der Blase eines siebenjährigen Mädchens. Münch. med. Wochenschr. Jg. **60**, Nr. 38, S. 2118—2119. **3,** 368.

Barringer, B. S., Unilaterial kidney calculus complicated by ureterocele of the opposite side. (Einseitiger Nierenstein durch cystische Erweiterung des Ureters der anderen Seite kompliziert.) Interstate med. journal Bd. **20**, Nr. 4, S. 343 bis 347. **2,** 117.

Bassargette, Des calculs de l'urètre en arrière d'un rétrécissement. (Uretersteine hinter einer Striktur.) Thèse de Paris. **4,** 337.

Bastos, Henrique, Fracture spontanée des calculs de la vessie. (Spontanzertrümmerung der Blasensteine.) Folia urol. Bd. **2**, Nr. 2, S. 81—90. **3,** 665.

---

*) Die hier vorkommenden Arbeiten sind auch in die vorhergehenden Abschnitte unter Harnorgane nach anderen Gesichtspunkten eingeordnet.

Beck, Emil G., The aid of the stereoscopic radiograph in locating and estimating the size of stones in the bladder and kidney. (Das Hilfsmittel der stereoskopischen Radiographie bei Lokalisierung und Größenbestimmung von Blasen- und Nieren-steinen.) Urol. a. cut. rev. Bd. 17, Nr. 10, S. 526—529.   3, 666.
Beer, Edwin, The relative values of the Roentgen ray and the cystoscope, in the diagnosis of vesical calculi. (Der relative Wert der Röntgenstrahlen in der Cystos-kopie für die Diagnose der Blasensteine.) Journal of the Americ. med. assoc. Bd. 61, Nr. 15, S. 1376.   4, 85.
Bornemann, W., Die sogenannten Bakteriensteine im Nierenbecken. Frankfurt. Zeitschr. f. Pathol. Bd. 14, H. 3, S. 458—469.   4, 580.
Boross, Ernst, Über die eingeklemmten Uretersteine. Bruns Beitr. z. klin. Chirurg. Bd. 84, H. 1, S. 94—101.   2, 120.
Braasch, William F., Clinical data on renal lithiasis. (Klinische Daten über Nephro-lithiasis.) Journal-lancet Bd. 33, Nr. 20, S. 561—564 u. Journal of the Tennessee State med. assoc. Bd. 6, Nr. 6, S. 209—214.   3, 490, 539.
Buerger, Leo, A new method of facilitating the passage of descending ureteral calculi (and of dilating the ureter). (Eine neue Methode zur Beschleunigung der Passage von Uretersteinen und zur Dilatation des Ureters) Americ journal of surg. Bd 27, Nr. 4, S. 151—154.   2, 120.
Buerger, Leo, A clinical study of the application of improved intravesical operative methods in diagnosis and therapy. (Klinische Studie über Anwendung verbesserter intravesicaler Operationsmethoden zu diagnostischen und therapeutischen Zwecken.) Med. record Bd. 83, Nr. 25, S. 1114—1119.   3, 70.
Buford, Coleman G., Large urethral caruncle in a girl of nine years. A preliminary note, with a summary of the subject. (Breite Urethralkarunkel bei einem 9jährigen Mädchen.) Journal of the Americ. med. assoc. Bd. 60, Nr. 71, S. 1281—1283.
                                                                              2, 122.
Busse, Operierter Blasenstein. (Naturwiss.-med. Ges., Jena, Sitzg. v. 13. Nov. 1913.) Münch. med. Wochenschr. Jg. 60, Nr. 51, S. 2861.   4, 26.
Cabot, Hugh, Operative treatment of stone in the ureter. (Operative Behandlung von Uretersteinen.) Americ. journal of surg. Bd. 27, Nr. 4, S. 154—156.   2, 322.
Cathelin, F., Réflexions sur douze cas récents de calculs vésicaux lithrotritiés. (Be-merkungen über zwölf neue Fälle lithotripsierter Blasensteine.) Année méd. de Caen Jg. 38, Nr. 7, S. 343—346.   2, 595.
Collinson, Harold, Notes on four cases of ureteral calculus in one of which a com-plete east of the ureter was present. (Vier Fälle von Ureterstein, davon einer ein vollkommener Abguß des Ureters.) Lancet Bd. 2, Nr. 21, S. 1456—1460.   4, 264.
Debeaux, Les calculs vésicaux latents, symptomatologie fruste dans la tuberculose vésicale. (Die latenten Blasensteine, verwischte Symptomatologie bei Blasentuber-kulose.) Rev. prat. des malad. des organ. génito-urin. Jg. 10, Nr. 59, S. 321—335.
                                                                              3, 491.
Devine, H. B., The ureter. With special reference to stone in the lower portion and the use of ureteral catheter. (Der Ureter; mit besonderer Berücksichtigung der Steine im unteren Ureterende und des Gebrauchs des Ureterkatheters.) Austral. med. journal Bd. 2, Nr. 103, S. 1107—1112.   3, 26.
Drew, Douglas, Large renal calculus associated with sarcoma of the kidney. (Großer Nierenstein verbunden mit Sarkom der Niere.) Lancet 184, S. 521—522. 1, 370.
Eastmond, Charles, The exact diagnosis of renal and ureteral calculi. (Die exakte Diagnose der Nieren- und Uretersteine.) Urol. a. cutan. rev. Bd. 17, Nr. 3, S. 123 bis 124.   2, 116.
Ehrich, William S., Urinary calculi. (Harnsteine.) Urol. and cut. rev. 17, S. 31 bis 32.   1, 142.
Eisendrath, Daniel N., Bilateral urinary calculi. (Doppelseitige Harnsteine.) Surg., gynecol. a. obstetr. Bd. 17, Nr. 2, S. 218—225.   3, 68.
Eisendrath, Daniel N., Pyelotomy for the removal of renal calculi. (Entfernung von Nierensteinen mittels Pyelotomie.) Journal of the Americ. med. assoc. Bd. 60, Nr. 15, S. 1145—1150.   2, 55.
Escomel, E., Un cas de lithotritie cystoscopique. (Ein Fall von cystoskopischer Lithrotripsie.) Clinique (Paris) Jg. 8, Nr. 40, S. 634—635.   5, 33.
Ferron, Jean, Calculs vésicaux et cystoscopie à vision directe. (Blasensteine und Cystoskopie im direkten Bild.) Journal d'urol. 3, S. 319—321.   1, 686.
Feschin, W. J., Ein Fall von Fremdkörper in der Harnblase, der per sectionem altam entfernt wurde. Militär-med. Zeitschr. Jg. 91, H. 6, S. 208—211. (Russisch.)   2, 323.

Francisco, Giacomo de, L'epicistotomia nella calcolosi vescicale e nuovo processo di sutura della vescica. (Über die Sectio alta bei Harnblasensteinen und eine neue Nahtmethode der Harnblase.) Gazz. med. ital. Jg. **64**, Nr. 24, S. 231—236. **2**, 705.

Funk, V. A., Acute postoperative intestinal obstructions. (Akuter postoperativer Darmverschluß.) Journal of the Indiana State med. assoc. Bd. **6**, Nr. 10, S. 443 bis 449. **3**, 472.

Furniss, Henry D., Renal hematuria, cessation after ureteral catheterization. (Nierenblutung, Aufhören derselben nach Ureterkatheterismus.) Americ. journal of obstetr. **67**, S. 139—140. **1**, 66.

Furniss, Henry Dawson, Large bilateral renal calculi forming casts of the pelvis. Radiographs. (Große doppelseitige Nierensteine, die einen Abguß des Nierenbeckens bilden. Röntgenaufnahmen.) (Transact. of the New York acad. of med., sect. on obstetr. a. gynecol., meet. 27. III. 1913.) Americ. journal of obstetr. Bd. **68**, Nr. 2, S. 342—343. **3**, 68.

Furniss, Henry Dawson, Renal and ureteral calculi. (Nieren- und Uretersteine.) Americ. journal of obstetr. a. dis. of wom. a. childr. Bd. **68**, Nr. 6, S. 1107—1132 **4**, 263.

Furniss, Henry D., Ureteral calculus, impacted at vesical orifice, released by fulguration cauterization. (Ureterstein, eingeklemmt in der Mündung, freigemacht durch Fulguration). Americ. journal of obstetr. **67**, S. 140—141. **1**, 66.

Gibbon, John H., The technic of nephro-pyelo- and uretero-lithotomy. (Die Technik der Nephro-Pyelo- und der Uretero-Lithotomie.) Ann. of surg. Bd. **58**, Nr. 2, S. 232 bis 243. **3**, 287.

Giuliani, Calcul du rein. Pyélotomie. (Nierenstein. Pyelotomie.) (Soc. des scienc. méd. de Lyon, séance 16. IV. 1913.) Lyon méd. Bd. **121**, Nr. 32, S. 238—240. **2**, 594.

Goto, J., Über die Entfernung von Fremdkörpern aus der weiblichen Blase. Dissertation: München. 16 S. **5**, 211.

Gouriou, Étude sur les calculs diverticulaires de la vessie. (Über Blasen-Divertikel-Steine.) Thèse: Paris. **5**, 126.

Guillet, Prolapsus rectal volumineux chez une jeune fille, dû à un gros calcul vésical développé autour d'un corps étranger et guéri par la taille hypogastrique. (Umfangreicher Rectumprolaps bei einem jungen Mädchen, hervorgerufen durch einen um einen Fremdkörper entwickelten großen Blasenstein und durch Leibschnitt geheilt.) Année méd. de Caen Jg. **38**, Nr. 4, S. 165—168. **1**, 709.

Haberern, Jonathan Paul, Fremdkörper in der Niere. Virchows Arch. f. pathol. Anat. u. Physiol. Bd. **213**, H. 2/3, S. 373—379. **3**, 450.

Haushalter et Fairise, Calculose vésicale et pyélonéphrite chez un enfant die 4 ans et demi. (Blasenstein und Pyelonephritis bei einem 4½jährigen Kinde.) Ann. de méd. et chirurg. infant. Jg. **17**, Nr. 12, S. 389—391. **2**, 762.

Hautefort, L., Corps étrangers de l'urèthre et de la vessie. (Fremdkörper der Urethra und der Blase.) Journal de méd. de Paris **33**, S. 142. **1**, 292.

Heinsius, Fritz, Über die cystoskopische Diagnose eines Uretersteins und seine Entfernung auf vaginalem Wege. Zeitschr. f. Gebursth. u. Gynaekol. Bd. **73**, H. 2, S. 441—451. **2**, 322.

Heller, Julius Sidney, The action of atropine in a case of nephrolithiasis. (Die Wirkung des Atropins in einem Falle von Nephrolithiasis.) Medical rev. of rev. Bd. **19**, Nr. 11, S. 661—663. **4**, 84.

Hirschberg, A., Über einen seltenen Sitz von Ligatursteinen der weiblichen Harnblase. Zeitschr. f. gynaekol. Urol. Bd. **4**, Nr. 3, S. 100—102. **2**, 170.

Kahn, Max, Study of the chemistry of renal calculi. (Über den Chemismus der Nierensteine.) Arch. of internal med. **11**, S. 92—99. **2**, 117.

Karo, Wilhelm, Zur Pathologie und Therapie der Nierensteinerkrankung. Med. Klinik Jg. **9**, Nr. 32, S. 1282—1284. **3**, 24.

Kelly, Howard A., The allotment of renal and ureteral stones in shadow diagram of the body. (Die Verteilung der Nieren- und Uretersteine im Röntgenbild des Körpers.) Old dominion journal of med. a. surg. Bd. **16**, Nr. 5, S. 229—231. **3**, 23.

Klieneberger, Carl, Kasuistische Mitteilungen. 1. Zur Diagnostik der Miliartuberkulose. 2. Zur Diagnostik von Uretersteinen. Fortschr. a. d. Geb. d. Röntgenstrahl. Bd. **20**, H. 6, S. 590—591. **3**, 451.

Kretschmer, Herman L., A case of bilateral urinary lithiasis. (Fall von doppelseitiger Urolithiasis.) Journal of the Americ. med. assoc. **60**, S. 114—115. **1**, 139.

Krotoszyner, Martin, Untoward results of nephrolithomy. (Ungünstige Resultate der Nephrolithotomie.) Journal of the Americ. med. assoc. Bd. **61**, Nr. 19, S. 1688 bis 1691. **4**, 262.

Läwen, A., Über doppelseitige Ureterlithotomie bei calculöser Anurie. Bruns Beitr. z. klin. Chirurg. Bd. **84**, H. 2, S. 411—420. **2**, 221.

Lane, W. Arbuthnot, An address on chronic intestinal stasis. (Ein Vortrag über chronische Intestinalstase.) British med. journal, Nr. **2757**, S. 1125—1128. **4**, 18.

Laporte, Les corps étrangers de la vessie et leur traitement. (Die Fremdkörper der Blase und ihre Behandlung.) Rev. de thérap. **80**, S. 186—192. **1**, 647.

Legueu, Fremdkörper in der Blase und ihre Behandlung. Allg. Wien. med. Zeit. Jg. **58**, Nr. 16, S. 176—177 u. Nr. 17, S. 188—189. **2**, 57.

Legueu, Épingle à cheveux dans la vessie. (Haarnadel in der Blase.) Rev. prat. des mal. des org. génito-urin. Jg. **10**, Nr. 57, S. 203—208. **3**, 69.

Legueu, Indications et contre-indications opératoires dans les reins. (Operative Indikationen und Kontraindikationen in der Nierenchirurgie.) Rev. prat. des mal. des organes génito-urin. Jg. **10**, Nr. 58, S. 286—292. **3**, 67.

Legueu, Valeur comparative des opérations dans la chirurgie rénale calculeuse. (Vergleich der verschiedenen Operationen bei Nierensteinen.) Rev. internat. de méd. et de chirurg. Jg. **24**, Nr. 6, S. 81—84. **2**, 256.

Legueu, Le choix de l'intervention dans la calculose rénale. (Die Wahl des Eingriffes bei der Steinniere.) Clinique (Paris) Jg. **8**, Nr. 31, S. 484—487. **3**, 230.

Legueu, Calculs urétéro-vésicaux. (Ureterblasensteine.) Clinique (Paris) Jg. **8**, Nr. 35, S. 549—551 u. Gazz. d. osp. e d. clin. Jg. **34**, Nr. 133, S. 1392—1394. **3**, 288, 594.

Lemoine, G., Note sur le traitement chirurgical des calculs de l'uretère pelvien. (Anmerkung über die chirurgische Behandlung der Steine des Pelvisureters.) Journal d'urol. Bd. **3**, Nr. 4, S. 441—446. **1**, 754.

Lenger, L. Relation de 15 cas de calculs du rein et du bassinet traités par la néphrolithototie et la pyélotomie. (15 Fälle von Nieren- bzw. Nierenbeckensteinen, mit Nephrolithotomie bzw. Pyelotomie behandelt.) Ann. de la soc. méd.-chirurg. de Liège Jg. **52**. H. 4, S. 138—148. **2**, 287.

Lewis, Bransford, Three kidney-stone cases: Object lessons in diagnosis. (3 Fälle von Nierenstein.) Americ. journal of surg. Bd. **27**, Nr. 4, S. 126—129. **2**, 117.

Lichtwitz, L., Die Bildung der Harnsedimente und Harnsteine. Zeitschr. f. Urol. Bd. **7**, H. 10, S. 810—820. **3**, 592.

Livermore, George R, Vesical calculus, With report of cases. (Über Blasensteine, mit kasuistischen Mitteilungen.) Journal of the Tennessee State med. assoc. Bd. **6**, Nr. 4, S. 147—151. **3**, 69.

Lomon, Radiographies de calculs des voies urinaires et de tumeurs du rein. (Röntgenaufnahmen von Konkrementen der Harnwege und von Nierentumoren.) Bull. et mém. de la soc. de radiol. méd. de Paris **5**, S. 77. **1**, 480.

Loumeau et Delaye, Calcul monstre de la vessie. (Abnorm großer Blasenstein.) Gaz. hebdom. des sciences méd. de Bordeaux. Jg. **34**, Nr. 19, S. 221—224. **2**, 290.

Lucas, R. Clement, Mr. Clement Lucas's case of complete calculus suppression of urine (after one kydney had been removed) for which he operated, removing the obstructing stone, alive and well twenty-eight years after, aet. 65. (Ein Fall von Klemens Lucas, bei dem es sich, nach Entfernung der einen Niere, um eine durch einen Stein bedingte totale Harnverhaltung der anderen Seite handelte. Operation, Entfernung des Verschlußsteines; Patientin lebte und ist jetzt, im Alter von 65 Jahren, 28 Jahre wohlauf.) Guy's hosp. gaz. Bd. 27, Nr. 655, S. 308. **3**, 24.

McCaskey, G. W., Functional diagnosis of kidney disease. (Funktionelle Diagnose der Nierenkrankheiten.) Lancet-clinic Bd. **110**, Nr. 7, S. 164—171. **3**, 70.

McMechan, F. Hoeffer, Impacted renal calculi. How to obviate the necessity for operation. (Eingeklemmte Nierensteine. Wie man eine Operation überflüssig machen kann.) Americ. journal of clin. med. Bd. **20**, Nr. 7, S. 576—578. **3**, 623.

Maly, G W, Ein Fall von außergewöhnlicher Blasensteinbildung an einem Fremdkörper Zeitschr. f. gynaekol. Urol. Bd. **4**, H. 2, S. 89—90. **1**, 683.

Marion, G., De la cystoscopie dans les calculs vésicaux. (Über die Cystoskopie bei Blasensteinen.) Journal d'urol. **3**, S. 311—318. **1**, 647.

Miller, H. R., A case of spontaneous fracture of an intravesical calculus. (Fall von Spontanfraktur von Blasensteinen.) Americ. journal of urol. Bd. **9**, Nr. 10, S. 453 bis 456. **4**, 268.

Moore, Harvey A., The removal of ureteral calculi with the operating cystoscope, with a report of three successful cases. (Die Entfernung der Uretersteine mittels

des Operationscystoskopes nebst einem Bericht von drei erfolgreichen Fällen.)
  Urol. a. cut. rev. Bd. 17, Nr. 12, S. 635—636. **4, 454.**
Moos, Blasenscheidenfistel mit Blasenstein. (Gynaekol. Ges. Breslau, Sitzg. v. 11. II.
  1913.) Monatsschr. f. Geb. u. Gynaekol. Bd. 37, H. 5, S. 703—704. **2, 170.**
Moos, Fall von Ureterstein. (Gynaekol. Ges., Breslau, Sitzg. v. 11. II. 1913.) Monats-
  schr. f. Geb. u. Gynäkol. Bd. 37, H. 5, S. 705. **2, 169.**
Morton, Henry H., A clinical lecture given in the Long Island college hospital,
  7. VIII. 1913. 1. Vesical calculus. 2. Hagner operation for gonorrheal epididymitis. 3. Perineal section for drainage. 4. Peracute gonorrhea. 5. Jodoform eruption and phimosis. 6. General paresis. (Klinische Vorlesung im Long-Island-
  Hospital, 7. VIII. 1913. Blasenstein. Hagnersche Operation bei gonorrhoischer
  Epididymitis. Perinealer Drainage-Schnitt. Akute Gonorrhöe. Jodoformeruption
  und Phimose. Allgemeine Parese.) Med. times Bd. 41, Nr. 11, S. 324—327. **3, 525.**
Nogier, Th., et G. Reynard, Un cas rare de grand diverticule vésical bourré
  de calculs. (Seltener Fall eines großen Blasendivertikels voll mit Steinen.) Journal
  d'urol. Bd. 3, Nr. 4, S 475—480 **2, 121.**
Nogier, Th., Calcul de l'uretère pelvien droit. Quelques rectifications nécessaires.
  (Stein im Beckenabschnitt des rechten Ureters. Einige notwendige Richtig-
  stellungen.) Lyon méd. Bd. 120, Nr. 20, S. 1069—1073. **2, 639.**
Ohlmacher, A. P., The bacteriology and bacteriotherapy of renal calculus and its
  sequels. (Bakteriologie und Bakteriotherapie der Steinniere und ihre Folgen.)
  Journal of the Americ. med. assoc. Bd. 60, Nr. 16, S. 1213—1216. **2, 220.**
Paoli, Des cystites incrustantes. (Cystitis calculosa.) Thèse de Lyon. **4, 337.**
Pascual, Salvador, Contribution à l'étude des calculs de la portion intrapariétale
  de l'uretère. (Beitrag zum Studium der intramuralen Uretersteine.) Journal d'urol.
  Bd. 3, Nr. 4, S. 447—468. **I, 753.**
Pasteau et Belot, Radiologie clinique d'un calcul urétéral. (Röntgenuntersuchung
  eines Uretersteines.) Bull. et mém. de la soc. de radiol. méd. de Paris Jg. 5, Nr. 47,
  S. 271—274. **3, 368.**
Petersen, L., Ein Fall von Graviditas interstitialis kompliziert durch eine Becken-
  niere. Finska Läharesällskapets handl. Bd. 55, H. 12, S. 746—747. (Schwedisch.)
  4, 204.
Pfister, E., Chinesische Blasensteine. Zeitschr. f. Urol. Bd. 7, H. 12, S. 945—956.
  5, 431.
Picqué, Lucien, et Émile Georghiu, Ectopie rénale et troubles mentaux. (Nieren-
  ektopie und Geistesstörungen.) Encéphale Jg. 8, Nr. 7, S. 35—49. **3, 191.**
Pilcher, Paul Monroe, Exactness in diagnosis and conservatism in treatment of
  renal calculus. (Exakte Diagnose und konservative Behandlung bei Nierensteinen.)
  Ann. of surg. Bd. 58, Nr. 5, S. 616—633. **4, 84.**
Ponzio, Mario, Un caso di pseudo-calcolo renale all'indagine radiologica. (Ein Fall
  von scheinbarer Nephrolithiasis im Röntgenbilde.) Giorn. della r. accad. di med. di
  Torino Jg. 76, Nr. 1/2, S. 43—45. **2, 449.**
Ponzio, Mario, Contribution à l'étude radiodiagnostique des pseudo-calculs du rein.
  (Beitrag zum radiodiagnostischen Studium der Pseudo-Nierensteine.) Arch. d'électr.
  med. 21, S. 258—262. **2, 120.**
Portner, Ernst, Fremdkörper in der Harnröhre. Med. Klinik Jg. 9, Nr. 51, S. 2122.
  4, 145.
Posner, C., Die Bildung der Harnsteine. Zeitschr. f. Urol. Bd. 7, H. 10, S. 799—809.
  4, 25.
Ransohoff, J. Louis, Passage of ureteral stones after intraureteral manipulations.
  (Abgang von Uretersteinen nach intra-ureteralen Eingriffen.) Lancet-clin. Bd. 109,
  Nr. 20, S .534—537. **2, 222.**
Ratera, J., et L. Ratera, Valeur d'une technique appropriée pour le radiodiagnostic
  des calculs du rein, avec exposition de trois cas cliniques. (Der Wert einer passenden
  Technik für die Röntgendiagnose der Nierensteine, an Hand von 3 klinischen
  Fällen.) Ann. d'électrobiol. et de radiol. 16, S. 31—36. **1, 376.**
Rieß, E., Ureterstein. (Dtsch. med. Ges., Chicago. Sitz. vom 20. III. 1913.) Münch.
  med. Wochenschr. Jg. 60, Nr. 32, S. 1804. **2, 639.**
Rush, John O., Removal of ureteral calculus by dilating ureter. (Entfernung eines
  Harnleitersteins durch Dilatation des Harnleiters.) Americ. journal of urol. Bd. 9,
  Nr. 10, S. 456—457. **4, 264.**
Salmont, Contributions nouvelles au traitement des calculs vésicaux. (Neue Beiträge
  zur Behandlung der Blasensteine.) Thèse. Paris. **3, 491.**
Schütze, J., Über das Wandern von Uretersteinen. Fortschr. d. Med. Jg. 31, Nr. 36,
  S. 993—994. **3, 26.**

Senge, Jos., Zur Kasuistik der Fremdkörper in der weiblichen Harnblase. Zeitschr.
    f. gynaekol. Urol. Bd. 4, H. 2, S. 91—94.   1, 554.
Sexton, L., Observations of vesical calculi. (Über Blasensteine.) New Orleans med.
    a. surg. journal Bd. 65, Nr. 10, S. 744—749.   2, 122.
Shenton, Edward W. H., Elimination of errors in the X-ray diagnosis of urinary
    calculus. (Die Ausschaltung von Irrtümern in der Röntgendiagnose von Steinen
    der Harnwege.) Lancet Bd. 185, Nr. 2, S. 77.   2, 767.
Smith, Oliver C., Bilateral nephrolithiasis. (Doppelseitige Nierensteine.) New York
    med. journal Bd. 97, Nr. 25, S. 1282—1285.   3, 119.
Squier, J. Bentley, Renal lithiasis. (Nierensteinerkrankung.) Americ. journal of
    surg. Bd. 27, Nr. 4, S. 121—126.   2, 118.
Steiner, Paul, Beiträge zur Chirurgie der Blasen-, Prostata- und Harnröhrensteine.
    Folia urol. Bd. 7, Nr. 8, S. 471—512.   3, 491.
Stevens, William E., Partial bilateral nephrectomy in a case of calculous pyone-
    phrosis. (Doppelseitige partielle Nierenresektion in einem Fall von Steinpyone-
    phrose.) California State journal of med. Bd. 11, Nr. 11, S. 447—448.   4, 262.
Stopford, J. S. B., A note on the significance of certain anomalies of the renal and
    spermatic arteries. (Über die Bedeutung gewisser Anomalien der Aa. renales und der
    Aa. spermaticae.) Journal of anat. a. physiol. Bd. 48, Nr. 1, S. 81—86. 3, 659.
Stordeur-Verhelst, Extraction d'un calcul par une fistule vésico-vaginale. (Stein-
    extraktion durch eine Fistula vesico-vaginalis.) Ann. de la soc. belge d'urol.
    Jg. 13, Nr. 1, S. 8—10.   5, 477.
Tauflieb, K., Über Fremdkörper der Harnröhre und Blase. Dissertation: Straß-
    burg.   5, 125.
Thévenot, Léon, Calculs développés dans les formations diverticulaires annexées
    à la vessie et à l'urètre. (Steinbildung in Blasen- und Ureterdivertikeln.) Prov. méd.
    Jg. 26, N.r 30, S. 329—330.   2, 705.
Tracy, Stephen E., Renal calculus in relation to the kidney and ureter. (Nieren-
    steine in ihren Beziehungen zur Niere und zum Ureter.) Americ. journal of obstetr.
    Bd. 68, Nr. 2, S. 229—236.   2, 763.
Turner, Philip, Renal calculi in both kidneys. (Beiderseitige Nierensteine.) Proceed.
    of the roy. soc. of med. Bd. 6, Nr. 8, clin. sect. S. 224—226.   2, 449.
Ureteral calculus (Mulberry type and tunneled). (Ureterstein [Maulbeerform und von
    einem Kanal durchzogen].) Surg. clin. of John B. Murphy Bd. 2, Nr. 2, S. 287
    bis 293.   3, 398.
Uteau, Calculs multiples du rein gauche. (Multiple Steine in der linken Niere.) Tou-
    louse méd. Jg. 15, Nr. 22, S. 336—337.   4, 263.
Voelcker, F., Beitrag zur Therapie der Uretersteine. Zeitschr. f. urol. Chirurg. 1,
    S. 1—16.   1, 429.
Warmuth, M. P., Report of five cases of nephrolithiasis with special reference to the
    symptomatology. (Bericht über 5 Fälle von Nephrolithiasis mit besonderer Berück-
    sichtigung der Symptomatologie.) Pennsylvania med. journal Bd. 16, Nr. 10, S. 792
    bis 796.   2, 702.
Watson, F. S., Report of 110 cases of renal and ureteral calculi and of ten cases
    simulating these conditions, with comments. (Bericht über 110 Fälle von Nieren-
    und Uretersteinen und über 10 Fälle, in denen solche Erscheinungen vorgetäuscht
    wurden, nebst Bemerkungen.) Boston med. a. surg. journal 168, S. 37—43. 1, 139.
Weisz, Franz, Diagnostic des calculs urétéraux. (Diagnostik der Uretersteine.)
    Journal d'urol. Bd. 4, Nr. 5, S. 781—784.   4, 264.
Werthern, Frhr. v., Über Erfahrungen mit der Blasennaht beim hohen Steinschnitt
    an Kindern. Münch. med. Wochenschr. 60, S. 134.   1, 27.
Wherry, George, An instance of large ureteral calculus and some other cases of cal-
    culi. (Ein Fall von großem Ureterstein und einige andere Fälle von Steinen.) Brit.
    med. journal Nr. 2733, S. 1043—1044.   2, 290.
Wischnewsky, A. W., Ein Fall von irrtümlicher Deutung eines Nierenröntgeno-
    gramms. Zeitschr. f. Urol. Bd. 7, H. 11, S. 879—881.   3, 663.

Lageveränderungen*).

Aleixandre, Concepción, Ektopische Niere und Gynaekologie. (3. span. Kongr.
    f. Gynaekol., Geburtsh. u. Päd.). Cron méd., Valencia, Jg. 25, Nr. 589, S. 222—223.
    (Spanisch.)   4, 410.

---

*) Die hier vorkommenden Arbeiten sind auch in die vorhergehenden Abschnitte unter
Harnorgane nach anderen Gesichtspunkten eingeordnet.

Alexander, Béla, Die Untersuchung der Wanderniere mittels X-Strahlen. Folia urol. 7, S. 271—280. 1, 67.

Alglave et Papin, Énorme dilatation pelvienne et lombaire d'un uretère anormale-ment abouché dans l'urètre. (Enorme Dilatation im Becken- und Lumbalteil eines Ureters, welcher abnormerweise in die Urethra mündete.) Bull. et mém. de la soc. de chirug. de Paris 39, S. 110—115. 1, 139.

Beer, Edwin, Transperitoneal resection of a diverticulum of the bladder. (Trans-peritoneale Resektion eines Blasendivertikels.) Ann. of surg. Bd. 58, Nr. 5, S. 634 bis 638. 4, 266.

Bowles, Thoma, Cystocele. (Cystocele.) Eclectic med. journal Bd. 73, Nr. 11, S. 582—584. 3, 541.

Busson, Traitement radical des diverticules congénitaux de la vessie. (Radikal-behandlung angeborener Blasendivertikel.) Thèse: Paris. 5, 125.

Caspari, Hémorragie dans un rein mobile. (Blutung aus einer Wanderniere.) Journal d'urol. méd. et chirurg. 3, S. 57—60. 1, 138.

Cathelin, F., Le rein mobile congénital (sa pathogénie et son traitement chirurgical.) (Die kongenitale Ren mobilis. [Pathogenese und chirurgische Therapie.]) Paris méd. Nr. 37, S. 253—257. 3, 24.

Chudovszky, Móricz, Über Blasenbrüche. Bruns Beitr. z. klin. Chirurg. Bd. 84, H. 1, S. 102—105. 2, 57.

Dufour, Henri, et J. Thiers, Rein ectopique pelvien. (Ektopische Becken-Niere.) Bull. et mém. de la soc. anat. de Paris Jg. 88, Nr. 6, S. 290—292. 2, 636.

Ekler, Rudolf, Ein Fall von linksseitiger Nierendystopie, kombiniert mit rechts-seitiger Graviditätspyelonephritis. Zeitschr. f. gynaekol. Urol. Bd. 4, H. 1, S. 51 bis 53. 1, 592.

Eliot, Henry, Les opérations plastiques portant sur le bassinet et la partie supé-rieure de l'uretère dans le traitement des rétentions rénales. (Die plastischen Operationen am Nierenbecken und an der oberen Partie des Ureters zur Behand-lung von renalen Harnretentionen.) Journal d'urol,. méd. et chirurg. 30, S. 161 bis 189. 1, 291.

Falgowski, Wanderniere mit Solitärcyste im kleinen Becken. 15. Versamml. d. dtsch. Ges. f. Gynaekol. Halle a. S., 14.—17. Mai 1913. 1, 680.

Firth, J. Lacy, On nephropexy. (Über Nephropexie.) Bristol med. chirurg. journal Bd. 31, Nr. 121, S. 220—226. 3, 540.

Franqué, Otto v., Über den Vorfall des Harnleiters durch die Harnröhre nebst Bemerkungen zur Histologie des Oedema bullosum. Monatsschr. f. Geburtsh. u. Gynaekol. Bd. 38, Erg.-H., S. 115—129. 2, 703.

Gilberti, Pietro, L'ernia dell'uretere. Contributo alla casistica. (Der Ureter im Bruchsack.) Riv. veneta di scienze med. Bd. 58, Nr. 2, S. 86—90, Nr. 3, S. 120 bis 133, Nr. 4, S. 169—182, Nr. 5, S. 227—235 u. Nr. 6, S. 254—268. 3, 663.

Gouriou, Étude sur les calculs diverticulaires de la vessie. (Über Blasen-Divertikel-Steine.) Thèse: Paris. 5, 126.

Hadden, David, Bacteriology of the urine in relation to movable kidney. (Infektion des Urins in Beziehung zur Wanderniere.) California State journal of med. Bd. 11, Nr. 8, S. 326—330. 3, 335.

Hicks, Philip, On the so-called movable kidney disease. (Über die sog. Wandernieren-krankheit.) Practitioner Bd. 91, Nr. 6, S. 854—859. 4, 25.

Hook, Weller van, Bladder deformity after ventro-suspension. (Verziehung der Blase nach Ventrofixation des Uterus.) Urol. a. cutan. rev. Bd. 17, Nr. 8, S. 427. 3, 120.

Hoppe, H., Die kongenital dystope Niere. Eine Literaturstudie unter Mitteilung eines neuen Falles beiderseitiger Dystopie ohne Verwachsung. Dissertation: Rostock. 4, 334.

Jackson, E. Sandford, Movable kidney. (Wanderniere.) Australas. med. gaz. Bd. 34, Nr. 20, S. 451—453. 4, 113.

Keene, F. E., The value of pyelography in the diagnosis of surgical diseases of the kidney. (Der Wert der Pyelographie bei der Diagnose chirurgischer Nierenerkran-kungen.) Pennsylvania med. journal Bd. 16, Nr. 8, S. 616—620. 2, 258.

Kocher, Theodor, Zur operativen Behandlung der Wanderniere. Korrespondenzbl. f. Schweiz. Ärzte Jg. 43, Nr. 18, S. 545—551. 2, 220.

Kreuter, Zur Operation des angeborenen Divertikels der Harnblase. Zentralbl. f. Chi-rurg. Jg. 40, Nr. 45, S. 1740—1742. 3, 594.

Kuschnir, M. G., Vorfall der Harnröhrenschleimhaut bei einem Kinde (Intussus-ceptio mucosae urethrae). Rußkji Wratsch Jg. 12, Nr. 29, S. 1038. (Russ.) 3, 28.

Lejars et Rubens-Duval, Contribution à l'étude des reins ectopiques congénitaux non pathologiques. (Beitrag zur Kenntnis der nicht erkrankten ektopischen Niere.) Rev. de chirurg. Jg. **33**, Nr. 10, S. 541—566. **3, 663.**

Marion, G., De la résection des diverticules vésicaux. (Über die Resektion von Blasendivertikeln.) Journal d'urol. Bd. **4**, Nr. 5, S. 785—792. **4, 265.**

Marshall, G. Balfour, Case of maldevelopment: congenital absence of vagina: partial development of right Müllers duct: ectopic left kidney in pelvis. (Mißbildung, kongenitales Fehlen der Vagina; teilweise Entwicklung des rechten Müllerschen Ganges; ektopische linke Niere im Becken.) Journal of obstetr. a. gynaecol. of the Brit. empire Bd. **23**, Nr. 4, S. 238—240. **2, 20.**

Monod, Gustave, On the so-called movable kidney disease. (Über die sogenannte Wandernierenerkrankung.) Practitioner Bd. **91**, Nr. 5, S. 675—680. **3, 538.**

Morris, Robert T., Newer ideas relating to the subject of loose kidney. (Neuere Ideen über Wanderniere.) Postgraduate Bd. **28**, Nr. 3, S. 244—247. **2, 636.**

Nogier, Th., et G. Reynard, Un cas rare de grand diverticule vésical bourré de calculs. (Seltener Fall eines großen Blasendivertikels voll mit Steinen.) Journal d'urol. Bd. **3**, Nr. 4, S. 475—480. **2, 121.**

Ottow, Benno, Beitrag zur Kenntnis der intermittierenden Ureterocele vesicalis. Zeitschr. f. gynaekol. Urol. Bd. **4**, H. 3, S. 103—106. **2, 222.**

Parlavecchio, G., Un caso di prolasso dell'uretra muliebre guarito stabilmente con un metodo operativo proprio. Applicazioni di questo metodo allabcura di altri prolassi. (Ein Fall von Urethralprolaps beim Weib, dauernd geheilt durch ein neues Operationsverfahren. Empfehlung der Methode für andere Prolapse.) Policlinico, sez. prat. **20**, S. 478. **1, 684.**

Plummer, S. C., Dystopic kidney. (Nierendystopie.) Surg., gynecol. a. obstetr. **16**, S. 1—14. **1, 26.**

Polak, John Osborn, Dystopic kidney. (Dystopische Niere.) New York obstetr. soc., meet. 11. III. 1913.) Americ. journal of obstetr. Bd. **68**, Nr. 1, S. 104—105. **2, 636.**

Putzu, F., Contributo allo studio dell'ernia della vescica. (Beitrag zum Studium der Blasenhernie.) Policlinico, sez. chirurg. **20**, S. 62—86. **1, 553.**

Rich, Ezra C., Treatment of prolapsus of the bladder. (Behandlung der Cystocele.) Northwest med. Bd. **5**, Nr. 2, S. 38—39. **2, 208.**

Rössle, Fälle von Nierenverlagerung. (Naturwiss. med. Ges., Jena. Sitzg. v. 26. VI. 1913.) Münch. med. Wochenschr. Jg. **60**, Nr. 33, S. 1855. **2, 702.**

Schoenlank, Werner, Zur Kenntnis der Dystopia renis sagittalis et transversa. (Anat. Inst., Univ. Zürich.) Gegenbaurs morphol. Jahrb. Bd. **45**, H. 4, S. 497—521. **3, 448.**

Suckling, C. W., Nephroptosis, dropped kidney. Its effect upon the nervous system, with special reference to insanity. (Nephroptosis-Wanderniere. Ihre Wirkung auf das Nervensystem, mit besonderer Berücksichtigung der Geistesgestörtheit.) Lancet-clin. Bd. **110**, Nr. 12, S. 304—307, Nr. 13, S. 331—334 u. Nr. 14, S. 354—357. **3, 539.**

Thomal, G. J., Report of a case of pelvic kidney: diagnosis before operation. (Ein Fall von Beckenniere: Diagnose vor der Operation.) Ann. of surg. Bd. **58**, Nr. 6, S. 809—811. **4, 452.**

Tosatti, Carlo, Reni mobili in degenerazione policistica. (Wanderniere in cystischer Degeneration.) Clin. chirurg. Bd. **21**, Nr. 5, S. 1129—1132. **2, 390.**

Uteau, R., et E. Saint-Martin, Sur un cas d'anomalie de situation des orifices urétéraux. (Lageanomalie der Ureteröffnungen.) (Soc. anat.-clin., séance du 12. IV. 1913.) Toulouse med. Jg. **15**, Nr. 8, S. 155—157. **2, 638.**

Werelius, Axel, Nephroptosis and nephropexy with special reference to the baskethandle operation. (Über Wanderniere und Wandernierenfixation, mit besonderer Berücksichtigung der Henkelkorb-Operation.) Journal of the Americ. med. assoc. **60**, S. 643—646. **1, 550.**

Worrall, Ralph, An operation for incontinence of urine. (Ein Operationsverfahren bei Harninkontinenz.) Journal of obstetr. a. gynaecol. of the Brit. Emp. Jg. **24**, N. 4, S. 225—228. **3, 625.**

Tumoren des knöchernen Beckens und der Glutäalgegend.

Camera, Ugo, L'importanza delle nevralgie sciatiche e lombari nella diagnosi dei tumori inflammatori tubercolari del bacino. (Über die Bedeutung der Ischias und der Neuralgie im Bereiche der Lumbalnerven für die Diagnose der tuberkulösen Beckentumoren.) Policlinico, sez. prat. Jg. **20**, Nr. 22, S. 769—771. **2, 450.**

Crailsheim, G., Über einen Fall von Beckenenchondrom. Dissertation: München.
4, 85.
Kober, C., Zur Lehre der gliomatösen Neuroepitheliome der Steißgegend. Dissertation:
Straßburg. 4, 339.
Koester, F. W. H., Über sakrococcygeale Geschwülste. Dissertation: Kiel. 4, 339.
Law, Arthur Ayer, Ventral tumors of the sacrum. (Ventral gelegene Tumoren am
Sacrum.) Surg., gynecol. a. obstetr. Bd. 17, Nr. 3, S. 340—346. 3, 231.
O'Kelly, W. D., Sacro-coccygeal tumours. (Sakro-coccygeale Tumoren.) Transact. of
the roy. acad. of med. in Ireland Bd. 31, S. 429—436. 4, 339.
Ollerenshaw, Robert, Sacrococcygeal tumors. With a report of a large teratoma.
(Sakrococcygeal-Geschwülste. Mit Bericht über ein großes Teratom.) Ann. of sur-
gery Bd. 58, Nr. 3, S. 384—387. 3, 596.
Parin, Wasili, Beitrag zur Kenntnis der angeborenen präsakral sitzenden Ge-
schwülste. Dtsch. Zeitschr. f. Chirurg. Bd. 123, H. 5/6, S. 584—600. 3, 174.
Thomschke, Über akute Osteomyelitis des Schambeins. Dtsch. Zeitschr. f. Chirurg.
Bd. 123, H. 3/4, S. 290—304. 2, 768.
Voron et Loaec, Volumineuse tumeur de la région sacrée chez un nouveau-né. (Großer
Tumor in der Regio sacralis bei einem Neugeborenen.) Bull. de la soc. d'obstétr. et
de gynécol. de Paris Jg. 2, Nr. 8, S. 694—696. 4, 363.
Wood, F. C., A case of chordoma of the sacrum. (Ein Fall von Chordoma des Kreuz-
beins.) Proceed. of the New York pathol. soc. Bd. 13, Nr. 3/4, S. 103—104. 3, 596.

Mamma.

Entzündungen.

Bertels, Arved, Über die Mastitis chronica (cystica) und ihren Übergang in Carcinom.
Dtsch. Zeitschr. f. Chirurg. Bd. 124, H. 1/4, S. 9—46. 3, 453.
Condamine, Des abcès froids de la mamelle et en particulier de leur diagnostic. (Kalte
Abscesse der Mamma; ihre Diagnose.) Thèse: Bordeaux. 59 S. 4, 271.
Coste, E. L. J., Contribution à l'étude des mammites typhoïdes. (Typhöse Entzün-
dung der Mamma.) Thèse de Montpellier. Nr. 95. 59 S. 5, 65.
David, Ch., Le traitement des abcès du sein sans incision. (Die Behandlung der Ab-
scesse der Brustdrüse ohne Incision.) Presse méd. Jg. 21, Nr. 79, S. 789. 3, 491.
Dubrisay, Louis, Observation de lymphangite du sein traitée par la ventouse de
Bier. Guérison. (Behandlung der Lymphangitis der Brust mit der Bierschen Saug-
glocke. Heilung.) Journal de méd. de Paris Jg. 33, Nr. 16, S. 325. 1, 702.
Euzière et Roger, Mammite légère au cours d'une fièvre typhoïde. (Leichte Mastitis
im Verlaufe eines Typhus.) (Soc. d. scienc. méd. de Montpellier, séanc. 9. V. 1913.)
Montpellier méd. Bd. 37, Nr. 30, S. 82—84. 3, 28.
Gussew, W. J., Ein Fall von Hypertrophie der Brustdrüsen. Gynaekol. Rundschau 7,
S. 131—132. 1, 298.
Masson, P., Le rôle des inflammations dans l'histogénèse de la maladie kystique du
sein. (Die Rolle der Entzündung in der Histogenese der Mastitis cystica.) Bull. et
mém. de la soc. anat. de Paris Jg. 88, Nr. 6, J. 285—290. 3, 174.
Neubauer, Rasche Heilung wunder Brustwarzen. Dtsch. med. Wochenschr. Jg. 39,
Nr. 49, S. 2410. 4, 27.

Neubildungen.

Alglave, P., Des kystes du sein. (Über Mammacysten.) Gaz. des hôp. Jg. 86, Nr. 133,
S. 2109—2118. 4, 271.
Baumgatner, Maladies chirurgicales de la mamelle. (Chirurgische Erkrankungen der
Brust.) Paris. 330 S. Frcs. 6.—. 4, 146.
Bénassy, Cancer bilatéral des seins (cancer double) primitif, cancer double successif
récidive dans le sein opposé. (Primärer bilateraler Brustkrebs [Doppelkrebs],
sukzessiver rezidiver Doppelkrebs an der zweiten Brust.) Thèse: Paris. Nr. 269.
99 S. 5, 321.
Black, Wm. T., Tumors of the breast. Symptoms and treatment. (Tumoren der Brust-
drüse. Symptome und Behandlung.) South. med. journal Bd. 6, Nr. 10, S. 666—669.
4, 28.
Bundschuh, Eduard, Über Carcinom und Tuberkulose derselben Mamma. Zieglers
Beitr. z. pathol. Anat. u. z. allg. Pathol. Bd. 57, H. 1, S. 65—74. 3, 72.

Cullings, Jesse J., Etiology and pathology of neoplasms of the breast. (Ätiologie
    und Pathologie der Neubildungen der Brustdrüse.) South. med. journal Bd. 6,
    Nr. 10, S. 663—666.   4, 27.
Deaver, John B., Review of five hundred and thirty-four operations on the mam-
    mary gland. (Rückblick auf 534 Operationen der Brustdrüse.) Journal of the Americ.
    med. assoc. 60, S. 795—800.   1, 640.
Depage, A propos du cancer aigu du sein. (Über den akuten Brustkrebs.) Journal de
    chirurg. et ann. de la soc. belge de chirurg. Jg. 21. Nr. 8/9, S. 237—240.   4, 545.
Farrar, Joseph, D., Successful removal of an ulcerated carcinoma of the breast
    by the „Halstead method". (Erfolgreiche Entfernung eines ulcerierten Mamma-
    carcinoms mit der „Halstead-Methode".) (Sect. on surg., med. soc. of the State of
    Pennsylvania, Scranton sess., 26. IX. 1912.) Pennsylvania med. journal Bd. 16,
    Nr. 9, S. 705—707.   2, 394.
Frühwald, Überzählige Brustdrüsen. (Med. Ges., Leipzig, Sitz. vom 1. VI I. 1913.
    Münch. med. Wochenschr. Jg. 60, Nr. 32, S. 1800.   2, 642.
Gosset, A., et P. Masson, Soixante-quinze cas de tumeurs du sein. Étude anatomo
    pathologique. (Fünfundsiebenzig Mammatumoren. Eine anatomisch-pathologische
    Studie.) Rev. de gynécol. et de chirurg. abdom. Bd. 21, Nr. 4, S. 257—306. 3, 370.
Greef, W., Die in den Jahren 1901—1911 in der Kgl. chirurg. Universitätsklinik zu
    Göttingen beobachteten Mammacarcinome. Dissertation: Göttingen.   4, 340.
Greenough, Robert B., and Channing C. Simmons, Fibro-epithelial tumors of
    the mammary gland. (Fibroepitheliale Tumoren der Brustdrüse.) Publ. of the
    Massachusetts gen. hosp. Bd. 4, Nr. 1, S. 340—365.   2, 558.
*Guianvarch, De l'extirpation systématique des muscles pectoraux dans le cancer
    du sein. (Systematische Entfernung der Brustmuskeln bei Brustkrebs.) Thèse:
    Bordeaux.   5, 128.
Hadley, Murray N., Cancer of the breast. (Carcinoma mammae.) Lancet-clin.
    Bd. 110, Nr. 23, S. 597—599.   4, 146.
Hartshorn, Willis E., Benign tumors of the female breast; report of a case. (Gut-
    artige Tumoren der weiblichen Brust.) Med. rec. Bd. 84, Nr. 22, S. 987—988.
                                                                 4, 113.
Hauser, Hans, Multiple primäre Carcinome des weiblichen Genitalapparates. Arch.
    f. Gynaekol. 99, S. 339—363.   1, 541.
Jaboulay, Cancer du sein. (Mammacarcinome.) Rev. internat. de méd. et de chirurg.
    Jg. 24, Nr. 1, S. 1—3.   2, 123.
Jaboulay, M., Transformation maligne des tumeurs du sein bénignes et sa cause.
    (Maligne Entartung der gutartigen Mammatumoren und ihre Ursache.) Lyon chi-
    rurg. Bd. 10, Nr. 3, S. 233—242.   3, 491.
Jedlicka, Rudolf, Sur la radiothérapie des tumeurs malignes. (Über die Radio-
    therapie maligner Tumoren.) Ann. d'électrobiol. et de radiol. 16, Nr. 4, S. 263
    bis 265.   2, 195.
Kennedy, J. W., Cancer as a surgical problem. (Das Problem des Krebses in der
    Chirurgie.) Med. council Bd. 18, Nr. 5, S. 212—213.   2, 251.
Klein, G., Erfolge der Röntgenbehandlung bei Carcinom des Uterus, der Ovarien und
    der Mamma. 15. Versamml. d. dtsch. Ges. f. Gynaekol. Halle a. S., 14.—17. Mai
    1913; Strahlentherapie B. 3, H. 1, S. 260—271 u. Münch. med. Wochenschr.
    Jg. 60, Nr. 17, S. 905—906.   2, 150; 3, 99; 1, 733.
Krönig und Gauss, Die operationslose Behandlung des Krebses. 15. Versamml. d.
    dtsch. Ges. f. Gynaekol. Halle a. S., 14.—17. Mai 1913.   2, 30.
Krompecher, E., Über Schweißdrüsencysten der Brustdrüse und deren Krebse.
    Verhandl. d. Dtsch. pathol. Ges. 16. Tag., Marburg, 31. III.—2. IV. 1913, S. 365
    bis 384.   3, 667.
Kronheimer, Mammacarcinom. (Nürnberger med. Ges. u. Poliklin., Sitzg. v. 9. I.
    1913.) Münch. med. Wochenschr. Jg. 60, Nr. 21, S. 1179.   2, 171.
Lacaille, E., Cancer du sein guéri par les rayons X; huit ans après accouchement.
    Allaitement, abcès du sein autrefois malade, incision, maintien de la guérison du
    cancer. (Durch Röntgenstrahlen geheiltes Mammacarcinom; nach acht Jahren
    Geburt, Stillen, Absceß der früher kranken Brust, Incision, Fortbestehen der
    Heilung des Krebses.) Rev. prat. d'obstétr. et de gynécol. 21, S. 18—21.   1, 190.
Lazzaraga, Die postoperative Röntgenbestrahlung des Mammacarcinoms. (Ärztl.
    Verein, Marburg, Sitzg. v. 28. VI. 1913.) Münch. med. Wochenschr. Jg. 60, Nr. 34,
    S. 1913.   3, 153.
Letulle, Maurice, Les tumeurs bénignes de la mamelle. Étude histo-pathologique.
    Esquisse pathogénique. 2. Les tumeurs bénignes de la glande mammaire. (Die

benignen Mammatumoren. Histo-pathologische Studie. Umriß der Pathogenese.)
Rev. de gynécol. et de chirurg. abdom. Bd. 21, Nr. 6, S. 449—584. 4, 146.
Lilienthal, Howard, Disappaerance of a secondary carcinoma without extirpation.
(Rückgang eines Carcinomrezidivs ohne radikale Exstirpation.) Internat. journal of
surg. Bd. 26, Nr. 5, S. 156—157. 2, 706.
Lockwood, C. B., Cancer of the breast. An experience of a series of operations and
their results. (Brustkrebs; Erfahrungen aus einer Serie von Operationen und ihre
Resultate.) London. 234 S. sh. 10/6. 4, 544.
Löhe, Fritz, Über den Bau des Mammaadenoms. Dissertation: Bonn. 25 S. 4, 706.
MacCarty, William Carpenter, The histogenesis of cancer (carcinoma) of the
breast and its clinical significance. (Die Histogenese des Brustkrebses und ihre
klinische Bedeutung.) Surg., gynecol. a. obstetr. Bd. 17, Nr. 4, S. 441—459. 3, 667.
Marangoni, G., Contributo allo studio dell' emoangioma della ghiandola mammaria.
(Beitrag zum Studium des Hämangioms der Brustdrüse.) Tumori Jg. 3, Nr. 3,
S. 398—406. 4, 502.
Marquis, E., Le cancer des mamelles bilatéral d'emblée. (Doppelseitiger gleichzeitiger
Brustkrebs.) Gaz. des hôp. Jg. 86, Nr. 91, S. 1451—1452. 3, 174.
Martin, E. Denegre, The surgical importance of the breast. (Die chirurgische Be-
deutung der Mamma.) Southern med. journal Bd. 6, Nr. 5, S. 327—330. 4, 339.
Mathieu, Fr., Maladie kystique de la mamelle. Son pronostique. (Mamma cystica.
Ihre Prognose.) Thèse de Montpellier. Nr. 37. 40 S. 5, 66.
Médan, J., La maladie kystique de la mamelle. (Cystische Erkrankung der Brust.)
Toulouse: C. Dirion. 77 S. Frcs. 3.—. 3, 453.
Montanelli, Giovanni, Associazioni di carcinoma dell' utero e carcinomi della cute
e delle mammelle. Forme metastatiche e forme primitive multiple. (Beziehungen
der Uteruscarcinome zu Carcinomen der Haut und der Mamma, metastatische und
multiple primäre Formen.) Ginecologia Jg. 10, Nr. 17, S. 513—544. 4, 139.
Morris, Robert T., Small mammary neoplasms. (Kleine Brustdrüsengeschwülste.)
Internat. journal of surg. Bd. 26, Nr. 5, S. 155—156. 3, 492.
Murphy, John B., Cylindric-cell carcinoma of the breast. (Zylinderzellencarcinom
der Brust.) Surg. clin. of John B. Murphy Bd. 2, Nr. 4, S. 625—629. 4, 28.
Nadal, Pierre, Cancer et tuberculose simultanée d'un ganglion axillaire. (Gleich-
zeitiges Vorkommen von Carcinom und Tuberkulose in einer axillaren Lymphdrüse.)
Bull. et mém. de la soc. anat. de Paris Jg. 88, Nr. 7, S. 354. 3, 71.
Nadal, Pierre, Maladie kystique du sein avec kyste à cholestérine. (Cystenbildungen
der Mamma mit Cholesterincyste.) Bull. et mém. de la soc. anat. de Paris Jg. 88,
Nr. 7, S. 355. 3, 72.
Nadal, Pierre, Envahissement rétrograde d'un ganglion dans un cancer du sein
(Retrograder carcinomatöser Einbruch in eine Lymphdrüse in einem Fall von
Mammacarcinom.) Bull. et mém. de la soc. anat. de Paris Jg. 88, Nr. 7, S. 353—354.
3, 72.
Nadal, Pierre, Evolution épidermoïdale désordonnée des éléments cellulaires dans
un cancer du sein. (Übermäßige epidermoidale Umwandlung der zelligen Elemente
eines Mammacarcinoms.) Bull. et mém. de la soc. anat. de la Paris Jg. 88, Nr. 7, S. 352.
3, 722.
Orlandi, Noël, Contributo statistico-istopatologico ai tumori primitivi sarcomatosi
della mammella muliebre. (Statistischer Beitrag zur Pathologie der primären Sarkome der weiblichen Mamma.) Osp. magg. (Milano.) Jg. 1, Nr. 8, S. 519—526. 3, 231.
Pfahler, George E., Inoperable primary carcinoma of the breast. Some good results in treatment by means of the Röntgen rays. (Inoperables primäres Cacrinom
der Brust. Einige gute Erfolge in der Behandlung mit Röntgenstrahlen.) New York
med. journal Bd. 97, Nr. 17, S. 853—857. 2, 223.
Pozzo, Antonio, Cancro mammario e secrezione ematica. Un caso di „blutende
Mamma". (Brustdrüsenkrebs und blutige Sekretion.) Morgagni, I, Jg. 55, Nr. 5,
S. 185—192. 2, 451.
Pusey, William Allen, What can be done in cancer with Roentgen rays? (Was
läßt sich mit Röntgenstrahlen bei der Behandlung des Carcinoms erreichen?)
Journal of the Americ. med. assoc. Bd. 61, Nr. 8, S. 552—556. 3, 264.
Quénu, De l'adénopathie précoce dans le cancer du sein. De l'adénopathie révélatrice.
(Die Drüsenerkrankung als Frühsymptom beim Brustkrebs.) Bull. méd. Jg. 27,
Nr. 94, S. 1039—1042. 4, 27.
Remer, Übergroße Mammatumoren bei einer Jugendlichen. (Med. Sekt. d. schles. Ges.
f. vaterl. Kultur, Sitzg. v. 17. X. 1913.) Berl. klin. Wochenschr. Jg. 50, Nr. 50,
S. 2353. 4, 113.

Ritter, Zur Prognose des Cystadenoma mammae. (Nordostdtsch. Ges. f. Gynaekol., Sitzg. v. 15. III. 1913). Monatsschr. f. Geb. u. Gynaekol. Bd. **37**, H. 5, S. 679—680.
2, 170.

Roberts, E. J., Cancer of the breast treated by secondary rays from tin. (Brustkrebs behandelt mit Sekundärstrahlen des Zinns.) Australas. med. gaz. Bd. **34**, Nr. 25, S. 564—565. **4**, 583.

Ruth, C. E., Operatives treatment of mammary carcinoma. (Die operative Behandlung des Mammacarcinoms.) Americ. journal of obstetr. a. dis. of women a. childr. Bd. **69**, Nr. 1, S. 80—100. **4**, 340.

Salomon, Albert, Beiträge zur Pathologie und Klinik der Mammacarcinome. Arch. f. klin. Chirurg. Bd. **101**, H. 3, S. 573—668. **2**, 559.

Sapotschinska, R., Über Gallertkrebs der Brustdrüse. Dissertation: Gießen. **4**, 340.

Schloffer, H., Zur Technik der Operation des Mammacarcinoms. Klin.-therapeut. Wochenschr. Jg. **20**, Nr. 38, S. 1117—1124. **3**, 491.

Schwarz, Emil, Three unusual tumors. Carcinoma and sarcoma mammae. Krukenberg tumor. Adenomyoma cervicis. (Drei seltene Tumoren. Carcinom und Sarkom der Mamma. Krukenberg-Tumor. Adenomyoma cervicis.) Americ. journal of obstetr. a. dis. of women a. childr. Jg. **68**, Nr. 4, S. 752—759. **3**, 596.

Sternberg, Carl, Ein Adenocarcinom der Mamma bei einem Meerschweinchen. Verhandl. d. Dtsch. pathol. Ges. 16. Tag., Marburg 31. III.—2. IV. 1913, S. 362-365. **3**, 597.

Stover, G. H., Two cases of multiple metastatic bone carcinoma originating in scirrhus of the breast. (Zwei Fälle von multiplen, metastatischem Knochencarcinom, von Scirrhus der Brust ausgehend.) Interstate med. journal Bd. **20**, Nr. 11, S. 1065 bis 1066. **3**, 696.

Strobell, C. W., The problem in local recurrent breast cancer. (Das Problem des Rezidivs bei Brustkrebs.) (Med. soc. of the county of New York, meet. 24. III. 1913.) Americ. journal of obstetr. Bd. **68**, Nr. 1, S. 129—131. **2**, 706.

Strobell, C. W., Cancer of the breast. A further consideration of its chemic exstirpation. (Brustkrebs. Weitere Betrachtung seiner chemischen Exstirpation.) Americ. journal of surg. Bd. **27**, Nr. 10, S. 367—369. **3**, 667.

Strong, Lawrence W., Leiomyoma of the breast. (Leiomyom der Mamma.) Americ. journal of obstetr. Bd. **68**, Nr. 1, S. 53—55. **2**, 558.

Takano, N., Über das Carcinoma sarcomatodes der Mamma. Arch. f. klin. Chirurg. Bd. **103**, H. 1, S. 155—176. **4**, 271.

Tansini, Iginio, Sul mio processo d'amputazione della mammella per cancro. (Meine Methode der Mammaamputation wegen Carcinoms.) Rif. med. Jg. **29**, Nr. 43, S. 1177 bis 1178. **3**, 667.

Taylor, Howad, C., Educational work in carcinoma of uterus. (Aufklärung des Publikums über den Gebärmutterkrebs.) Transact. of the Americ. gynaecol. soc. Bd. **38**, S. 453—461. **4**, 657.

Tourneux, J. P., Cancer psammeux du sein (psammo-carcinome). (Psammo-Carcinom der Brustdrüse.) Bull. et mém. de la soc. anat. de Paris Bd. **88**, Nr. 4, S. 203 bis 204 u. Arch. gén. de chirurg. Jg. **7**, Nr. 7, S. 783—798. **2**, 171; **4**, 28.

Wilms, Fall von ausgedehnter Beckenresektion. (Naturhist.-med. Ver., Heidelberg, Sitzg. v. 4. Nov. 1913.) Münch. med. Wochenschr. Jg. **60**, Nr. 51, S. 2681. **4**, 28.

Wilms, Amputatio interscapulo-thoracica bei Mammacarcinomrecidiv. (Naturhist.-med., Ver., Heidelberg, Sitzg. v. 4. Nov. 1913.) Münch. med. Wochenschr. Jg. **60**, Nr. 51, S. 2861. **4**, 28.

Weibel, Operationstechnik und Resultate bei Uteruscarcinom. 17. internat. med. Kongr., London, Sekt. f. Geburtsh. u. Gynaekol., 6.—12. VIII. 1913. **3**, 58.

Sonstiges.

Albrecht, Zur Frage der inneren Sekretion der Mamma. 15. Versamml. d. Dtsch. Ges. f. Gynaekol. Halle a. S., 14.—17. Mai 1913. **2**, 59.

Bilsted, E., Fall von Galaktorrhöe mit Amenorrhöe. (Verf. f. Gynaekol. u. Obstetr., 82. Sitz.) Ugeskrift for Laeger Jg. **75**, Nr. 26, S. 1125—1127. (Dänisch.) **3**, 696.

Campbell, J. Argyll, The chemistry of the mammary gland. (Die Chemie der Brustdrüse.) Quart. journal of exp. physiol. Bd. **7**, Nr. 1, S. 53—56. **3**, 542.

Cavagnis, Giuseppe, Contributo clinico e sperimentale allo studio della secrezione interna mammaria. (Klinischer und experimenteller Beitrag zum Studium der inneren Milchdrüsensekretion.) Ann. di ostetr. e ginecol. Jg. **35**, Nr. 11, S. 563—574. **4**, 216.

Charon, René, et Paul Courbon, Sein hystérique et suggestion. (Suggestion und
   Brust der Hysterischen.) Nouv. iconogr. de la salpêtr. Jg. 26, Nr. 2, S. 118—121.
                                                                        3, 289.
Cohn, Franz, Die innersekretorischen Beziehungen zwischen Mamma und Ovarium.
   Monatsschr. f. Geburtsh. u. Gynäkol. 37, S. 93—119.   1, 24.
Dufourt, Paul, Sécrétion mammaire consécutive à l'hystérectomie totale avec
   castration double. (Milchabsonderung nach Hysterektomie mit doppelseitiger
   Kastration.) (Soc. nat. de méd. de Lyon, séance 24. II. 1913.) Lyon méd. Bd. 120,
   Nr. 18, S. 959—960.   2, 59.
Eggeling, H. von, Über die Form des Milchdrüsenkörpers beim menschlichen Weibe.
   Anat. Anz. Bd. 45, Nr. 2/3, S. 33—38.   3, 492.
Erdheim, Siegmund, Über Graviditätshypertrophie der Mammae und der ak-
   zessorischen Brustdrüsen. Wien. klin. Wochenschr. Jg. 26, Nr. 39, S. 1571—1575.
                                                                        3, 337.
Gussew, W. J., Ein Fall von Hypertrophie der Brustdrüsen. Gynaekol. Rundschau 7,
   S. 131—132.   1, 298.
Heath, P. Maynard, Pseudo-hypertrophy of the breast. (Pseudohypertrophie der
   rechten Brustdrüse.) Proceed. of the roy. soc. of med. Bd. 6, Nr. 7, clin. sect.
   S. 205.   2, 394.
Juhle, Arvid Json, Beitrag zur Kenntnis der Hypertrophia mammae. Nord. med.
   Ark., Kirurgi 45, H. 2, 4.   1, 496.
Krüger, Warzenpflege in der Schwangerschaft. (Gynaekol. Ges. Breslau, Sitz. v.
   4. III. 1913.) Monatsschr. f. Geburtsh. u. Gynaekol. Bd. 37, H. 6, S. 867. 2, 263.
Méry et Parturier, Absence congénitale de la glande mammaire du côté droit avec
   conservation du mamelon, agénésie du grand pectoral correspondant (portion sterno-
   costale). (Angeborenes Fehlen der rechten Brustdrüse bei erhaltener Brustwarze,
   gleichzeitiger Defekt des sternocostalen Teils des M. pectoralis major.) Bull. de la
   soc. de pédiâtr. de Paris Jg. 1913, Nr. 10, S. 520—525.   4, 545.
Pasquier, A., L'hypertrophie mammaire. (Hypertrophie der Mamma.) Gaz. méd. de
   Nantes Jg. 31, Nr. 6, S. 101—106.   3, 668.
Peignaux, Un cas de micromastie chez une nourrice ayant allaité cinq enfants. (Ein
   Fall von Mikromastie bei einer Frau, die 5 Kinder gestillt hatte.) Clin. infant. Jg. 11,
   Nr. 22, S. 685—686.   4, 545.
Schaefer, Carl, Über einen Fall von familiärer Makromastie. Dissertation: Heidel-
   berg. 29 S.   4, 706.
Schickele, G., Der Einfluß der Ovarien auf das Wachstum der Brustdrüsen. Beiträge
   zur Lehre der inneren Sekretion. Zeitschr. f. Geburtsh. u. Gynaekol. Bd. 74, H. 1,
   S. 332—361.   3, 209.
Schiffmann, Josef, und Adolf Vystavel, Versuche zur Frage einer inneren Sekretion der Mamma. Wien. klin. Wochenschr. 26, S. 261—262.   1, 516.
Terrill, James J., Non-malignant retraction of the nipple. (Nichtmaligne Ein-
   ziehung der Brustwarze.) Texas State journal of med. Bd. 8, Nr. 11, S. 300—301.
                                                                        2, 59.
Variot, G., Micromastie avec lactation abondante chez une nourrice. (Über einen Fall
   von Micromastie und reichlicher Milchsekretion bei einer Amme.) Gaz. de gynécol.
   28, S. 65—66 u. Journal d. sages-femmes 41, S. 219—220.   1, 387, 605.
Ward, E., Multiple pigmented warts in pregnancy. (Multiple pigmentierte Warzen in
   der Gravidität.) Brit. journal of dermatol. 25, Nr. 5, S. 153—154.   2, 127.

Geburtshilfe.

Allgemeines.

Baisch, Karl, Die Chirurgie in der Geburtshilfe. Klin.-therapeut. Wochenschr.
   Jg. 20, Nr. 27, S. 797—805.   2, 394.
Becker, W., Erfahrungen aus der tierärztlichen Geburtshilfe. Berlin: R. Schoetz.
   123 S. M. 3.50.   3, 492.
Best, William, P., Specifics in obstetrics. (Spezifica in der Geburtshilfe.) National
   eclectic med. assoc. quart. Bd. 5, Nr. 2, S. 135—141.   4, 114.
Bobrie, Jean, L'arsénobenzol en obstétrique. (Das Arsenobenzol in der Geburts-
   hilfe.) Ann. des malad. vénér. 8, S. 55—72.   1, 103.

Boni, Andrea, Operazioni ostetriche e ginecologiche esseguite dal 1º marzo 1909
     al 1º luglio 1913. (Geburtshilfliche und gynaekologische Operationen in der Zeit vom
     1. März 1909 bis 1. Juli 1913.) Pisa. 56 S.   4, 531.
Bonney, Victor, The necessity of recognizing midwifery as a branch of surgery.
     (Die Notwendigkeit, die Geburtshilfe als einen Zweig der Chirurgie anzusehen.)
     Brit. med. journal 2724, S. 552—554.   1, 595.
Brodhead, George L., Progress of the year in obstetrics. (Fortschritte der Geburts-
     hilfe 1912.) Americ. journal of obstetr. 67, S. 12—25.   1, 196.
Bumm, Ernst, Grundriß zum Studium der Geburtshilfe. In 28 Vorlesungen und 666
     bildlichen Darstellungen. 9. verb. Aufl. Wiesbaden. XI, 828 S. M. 15.—.   4, 137.
Chipman, W. W., Problems of obsterical practice. (Probleme der geburtshilflichen
     Praxis.) Surg., gynecol. a. obstetr. Bd. 17, Nr. 1, S. 25—30.   2, 642.
Clarke, E. D., The proper management of obstetrical work by the general practitioner.
     (Rationelle Behandlung geburtshilflicher Fälle durch den Allgemeinpraktiker.)
     Providence med. journal Bd. 14, Nr. 3, S. 99—106.   2, 62,
Coston, H. R., An analysis of 700 cases of labor. (Eine Analyse einer Reihe von
     700 Geburten.) Journal of the Americ. med. assoc. Bd. 60, Nr. 26, S. 2033—2035.
                                                                                    2, 643.
Cotret, E. A. René de, Lés devoirs du médecin auprès d'une parturiente. (Die
     Pflicht des Arztes gegenüber einer Gebärenden.) Union méd. du Canada Bd. 42,
     Nr. 1, S. 31—41, Nr. 2, S. 69—79.   2, 62.
Couvelaire, A., Introduction de la chirurgie utérine obstétricale. (Einführung in die
     geburtshilfliche Uteruschirurgie.) Paris. 224 S. Frcs. 32.—.   4, 146.
Cranmer, J. B., A retrospect of 510 obstetrical cases. (Bericht über 510 geburtshilfliche
     Fälle.) Southern med. journal Bd. 6, Nr. 8, S. 543—544.   2, 778.
Cristalli, G., Il valore della vita in ostetricia. (Der Wert des Lebens in der Geburts-
     hilfe.) Rass. d'ostetr. e ginecol. Jg. 22, Nr. 8, S. 449—459 u. Nr. 9/10, S. 537—553.
                                                                                    4, 29.
Davis, Asa B., Three cases. 1. Intermittent and unilateral chyluria. 2. Myomectomy
     at the eighth week, pregnancy not interrupted; normal delivery at term. 3. Acute
     dilatation of the stomach following ventral fixation of the uterus; long labor;
     low forceps delivery; recovery. (Drei Fälle: 1. Intermittierende und einseitige
     Chylurie. 2. Myomektomie in der achten Woche, Schwangerschaft nicht unter-
     brochen; normale rechtzeitige Entbindung. 3. Akute Magenerweiterung nach Ventri-
     fixation des Uterus; lange Geburtsarbeit; Beckenausgangszange; Heilung.) (Trans-
     act of the Americ assoc. of obstetr. a. gynecol., 26. ann. meet., Providence, Rhode
     Island, 16.—18. IX. 1913.) Americ. journal of obstetr. a. dis. of women a. childr.
     Bd. 68, Nr. 5, S. 861—672.   4, 86.
Eckstein, Emil, Über das Verhältnis der modernen klinischen Geburtshilfe zur
     geburtshilflichen Praxis. Samml. klin. Vortr. 676, S. 601—619 u. Leipzig: J. A.
     Barth. 19 S. M. 0,75.   1, 233; 3, 492.
Eckstein, Emil, Geburtshilfliche Kasuistik aus dem 4. Quinquennium geburts-
     hilflicher Praxis. Gynäkol. Rundsch. 7, S. 58—71.   1, 196.
Fabre et Rhenter, Statistique de la clinique obstétricale de Lyon pendant l'année
     1912. (Statistik der geburtshilflichen Klinik in Lyon im Jahre 1912.) Bull. de la
     soc. d'obstétr. et de gynécol. de Paris Jg. 2, Nr. 3, S. 209—219.   3, 231.
Forssel, Olof H:son, Die obstetrische Wirksamkeit in der Entbindungsanstalt Pro
     Patria aus den Jahren 1880—1913. Allmänna Svenska Läkartidn. Bd. 10, H. 27,
     S. 723—734. (Schwedisch.)   2, 778.
Frank, Ph., Bericht über das 13. Tausend der Geburten in der Kgl. Universitäts-
     Frauenklinik zu Würzburg. Dissertation: Würzburg.   4, 29.
Frankenstein, Kurt, Sammelreferat über die geburtshilfliche Literatur im dritten
     Vierteljahre 1912. Fortschr. d. Med. Jg. 31, Nr. 35, S. 958—967.   3, 72.
Franz, R., Über die Giftigkeit des Harnes in Schwangerschaft, Geburt und Wochenbett.
     15. Versamml. d. dtsch. Ges. f. Gynaekol. Halle a. S. 14.—17. Mai 1913.   1, 840.
Franz, R., Bemerkungen zu der Arbeit von P. Esch „Untersuchungen über das Ver-
     halten der Harngiftigkeit" in der Schwangerschaft, in der Geburt und im Wochen-
     bett mit Berücksichtigung der Eklampsie. Arch. f. Gynaekol. 99, S. 222—223.
                                                                                    1, 147.
Funck-Brentano, L., L'obstétrique en 1913. (Die Geburtshilfe im Jahre 1913.)
     Paris méd. Nr. 22, S. 535—541.   2, 62.
Genty, Maurice, L'obstétrique au pays du Négus. (Die Geburtshilfe im Reiche des
     Negus.) Progr. méd. Jg. 44, Nr. 29, S. 388—389.   2, 559.
Goffe, Riddle J., The New York obstetrical society and what it has contributed to
     the progress of medicine. The anniversary address delivered at the fiftieth anni-

versary of the society. (Die New Yorker geburtshilfliche Gesellschaft und was sie zum Fortschritt der medizinischen Wissenschaft beigetragen hat. Der Jahresbericht erstattet am fünfzigsten Jahrestag der Gesellschaft.) Americ. journal of obstetr. a. dis. of women a. childr. Bd. 68, Nr. 4, S. 617—639. 3, 493.

Gordon, E. S., The responsibilities of the obstetrician and the ultimate results of faulty technique. (Die Verantwortung des Geburtsnelfers und die Folgen einer fehlerhaften Behandlung.) Texas State journal of med. Bd. 8, Nr. 9, S. 240—242. 2, 489.

Hite, G. M., Important remedies in gestation and parturition. (Wichtige Heilmittel in der Schwangerschaft und im Wochenbett.) Nation. eclect. med. assoc. quart. Bd. 4, Nr. 4, S. 348. 2, 452.

Hoeven, P. C. T. v. d., Die Stellung der verschiedenen Kunstgeburten in bezug aufeinander. Monatsschr. f. Geburtsh. u. Gynaekol. 37, S. 289—304. 1, 346.

Hoeven, P. C. T. van der, Pathologie der Schwangerschaft. Leiden. 200 S. (Holländisch.) 3, 696.

Hoytema, D. H. van, Operative Geburtshilfe. Nederl. maandschr. voor verlosk. en vrouwenz. Jg. 2, Nr. 9, S. 574—581. (Holländ.) 3, 543.

Jaeger, A. S., Gonorrhea in relation to pregnancy and the puerperal period. (Gonorrhöe in Beziehung zu Schwangerschaft, Geburt und Wochenbett.) Journal of the Indiana State med. assoc. Bd. 6, Nr. 8, S. 353—356. 3, 124.

Jardine, Robert, The management of difficult labour. (Die Behandlung von Geburtshindernissen.) (Obstetr. a. gynecol. soc., sess. 1912/1913, 11. XII. 1912.) Glasgow med. journal 79, S. 135—137. 1, 199.

Jaschke, Rud. Th., Die Beziehungen von Blutbeschaffenheit und Blutkreislauf zu Schwangerschaft, Geburt und Wochenbett. Zentralbl. f. d. ges. Gynaekol. u. Geburtsh. s. d. Grenzgeb. Bd. 1, H. 16, S. 713—728. 1, 713.

Keilmann, A., Gesichtspunkte einer ärztlich-geburtshilflichen Statistik der Ostseeprovinzen. Petersburger med. Zeitschr. Jg. 38, Nr. 17, S. 212—213. 3, 232.

Kosmak, George W., Radical and conservative methods in obstetric treatment. (Radikale und konservative Methoden in der geburtshilflichen Therapie.) Med. record 83, S. 514—517. 1, 760.

Kreutzmann, Henry J., Erfahrungen aus der geburtshilflichen Privatpraxis in 25jähriger Tätigkeit. Monatsschr. f. Geburtsh. u. Gynaekol. Bd. 38, H. 3, S. 260 bis 270. 3, 72.

Kupferberg, Geburtshilfliche und gynaekologische Tagesfragen. (Ärztl. Kreisver. Mainz, Sitzung v. 7. Jan. 1913.) Münch. med. Wochenschr. Jg. 60, Nr. 28, S. 1575. 2, 451.

Lankford, Burnley, Two interesting obstetrical cases. (2 interessante geburtshilfliche Fälle.) Virginia med. semi-monthly Bd. 18, Nr. 12, S. 300—302. 3, 492.

Laserstein, 1. Geburtshilfliche Betrachtungen. Med. Reform Jg. 21, Nr. 20, S. 377 bis 380 u. Nr. 21, S. 394—395. 3, 543.

Leigh, Southgate, Is obstetrics surgery? (Ist Geburtshilfe Chirurgie?) Virginia med. semi-monthly Bd. 18, Nr. 4, S. 81—83. 2, 259.

Lobenstine, Ralph Waldo, Tuberculosis in its relation to pregnancy, labor, and the puerperium. (Über Tuberkulose und ihre Beziehung zu Schwangerschaft, Geburt und Wochenbett.) (New York acad. of med., meet. 29. XI. 1912.) Americ. journal of obstetr. 67, S. 363—371 u. Americ. journal of obstetr. Bd. 67, Nr. 4, S. 697—711. 1, 758, 759.

Markos, James W., The practitioner as an obstetrician. (Der Allgemeinpraktiker als Geburtshelfer.) Bull. of the lying-in hosp. of the city of New York Bd. 9, Nr. 2, S. 117—125. 2, 451.

Martin, E. Denegre, The advancement of obstetrics and its relation to gynecology. (Die Fortschritte der Geburtshilfe und ihre Beziehung zur Gynaekologie.) New Orleans med. a. surg. journal Bd. 65, Nr. 7, S. 515—521. 2, 125.

Meyer-Rüegg, Hans, Die Frau als Mutter. Schwangerschaft, Geburt und Wochenbett, sowie Pflege und Ernährung der Neugeborenen in gemeinverständlicher Darstellung. 4. Aufl. Stuttgart, Enke. XII, 317 S. M. 4.—. 1, 594.

Moreland, S. W., Position and presentation in obstetrics. (Position und Präsentation in der Geburtshilfe.) Eclect. med. journal Bd. 73, Nr. 7, S. 339. 2, 560.

Paine, A. K., The obstetrical problem of the poor. (Das geburtshilfliche Problem bei den Armen.) Boston med. a. surg. journal Bd. 169, Nr. 4, S. 121—123. 2, 768.

Petri, Th., Über Fermentreaktion im Serum Schwangerer, Kreißender und Wöchnerinnen. 15. Versamml. d. dtsch. Ges. f. Gynaekol. Halle a. S. 14.—17. Mai 1913. 1, 837.

Piering, Oskar, Zucker in der Geburtshilfe. Prag. med. Wochenschr. 38, S. 30—32. 1, 72.

Poey-Noguez, Quelques recherches sur la morbidité à la clinique obstétricale de la faculté de Bordeaux. (Untersuchungen über die Morbidität in der Frauenklinik zu Bordeaux.) Thèse: Bordeaux. **4, 342.**

Radcliffe, Arthur A., Some simple points in obstetrics, with case reports. (Einige einfache Winke in der Geburtshilfe, mit Bericht über einige Fälle.) Med. council Bd. 18, Nr. 10, S. 379—391. **3, 492.**

Reid, John, Three cases in midwifery practice. (3 Fälle aus der geburtshilflichen Praxis.) Brit. med. journal 2720, S. 338. **1, 293.**

Richter, Geburtshilfliches Vademekum. 100 Fälle aus der Geburtshilfe für die Praxis bearb. nach den „seminaristischen Übungen" des Herrn Geh. Rat Prof. Dr. Leopold. Leipzig: Vogel. XVI, 385 S. M. 7.—. **2, 706.**

Sacks, B., A few obstetrical hints. (Einige geburtshilfliche Winke.) Therap. rec. Bd. 8, Nr. 92, S. 212—216. **2, 707.**

Santino, Vallerani, Casistica di patologia ostetrica, note ed osservazioni pratiche. (Kasuistische Mitteilungen von pathologischen Fällen aus der Geburtshilfe des Praktikers.) Arte ostetr. 27, S. 17—27 u. 33—42. **1, 337.**

Schlimpert, Untersuchungen auf Cholesterin im Blut von geburtshilflichen und gynaekologischen Fällen. (Freiburger med. Gesellsch. 18. II. 13.) Dtsch. med. Wochenschr. 39, S. 583. **1, 361.**

Schröder, Hans, Die Späterfolge geburtshilflichen Handelns. Monatsschr. f. Geburtsh. u. Gynaekol. Bd. 38, Erg.-H., S. 129—141. **2, 566.**

Selenew, P., Die Morbidität der Kreißenden 1. u. II. Kl. im Frauenspital Basel 1901 bis 1910. Dissertation: Basel. **4, 342.**

Sellheim, H., Die Geburt des Menschen (nach anatomischen, vergleichend-anatomischen, physikalischen, entwicklungsmechanischen, biologischen und sozialen Gesichtspunkten). Deutsche Frauenheilkunde, hrsg. v. E. Opitz. Wiesbaden: J. F. Bergmann. 293 S. **4, 341.**

Sigler, C. L., Obstetrical experiences of a country doctor. (Geburtshilfliche Erfahrungen eines Landarztes.) New York med. journal Bd. 98, Nr. 13, S. 622—623. **3, 399.**

Solomons, Bethel, Some sequelae of labour. (Einige Geburtsfolgen.) Journal of obstetr. a. gynaecol. of the Brit. emp. Bd. 24, Nr. 1, S. 12—18. **3, 696.**

Stratz, C. H., Schwangerschaft in der Kunst. Zeitschr. f. Geburtsh. u. Gynaekol. Bd. 74, H. 2/3, S. 899—913 u. 15. Versamml. d. dtsch. Ges. f. Gynaekol. Halle a. S., 14.—17. Mai 1913. **4, 114 1, 689.**

Suttner, C. N., Operative midwifery in general practice. (Operative Geburtshilfe in der allgemeinen Praxis.) Northwest med. Bd. 5, Nr. 10, S. 276—279. **3, 492.**

Turner, W. S., Responsibility of the obstetrician. (Verantwortlichkeit des Geburtshelfers.) (Ohio State eclect. med. assoc., meet. 14.—16. V. 1912, Columbus.) Eclect. med. journal Bd. 73, Nr. 1, S. 29—32. **2, 62.**

Villa, F. N., Rendiconto statistico dell'O. P. Guardia Ostetrica del 1912. (Statistische Berichterstattung über O. P. Guardia Ostetrica von 1912.) Arte ostetr. 27, S. 49 bis 58. **1, 360.**

Vogt, E., Die geburtshilfliche Bedeutung des Status hypoplasticus. 15. Versamml. d. dtsch. Ges. f. Gynaekol. Halle a. S., 14.—17. Mai 1913. **1, 784.**

Waasbergen, G. H., van, Die Pathologie der Geburt. Nederl. Maandschrift voor vorlosk. en vrouwenz Jg. 2, Nr. 6, S. 385—390. (Holländisch.) **2, 394.**

Waldvogel, A., Statistische Bemerkungen zu den Geburten in der Kgl. Universitätsklinik in München in dem Zeitraum von 1892—1912. Ein Beitrag zu den Untersuchungen über Fruchtbarkeit. Dissertation: München. **4, 342.**

Wehner, Ph., Tod der Mütter in der Kgl. Universitäts-Frauenklinik zu München vom 1. Januar 1897—31. Dezember 1911. Disseration: München. **4, 342.**

Schwangerschaft.

Physiologie und Diätetik der Schwangerschaft.

Anatomie und Physiologie des Eies und seiner Anhänge.

Acconci, G., Sulla fine struttura della placenta. (Über den feineren Bau der Placenta.) Internat. Monatsschr. f. Anat. u. Physiol. Bd. 30, H. 7/9, S. 233—257. **4, 30.**

Adair, Fred L., Remarks on the pathology of the ovum, with report of three cases. (Bemerkungen über die Pathologie des Ovum mit einem Bericht über 3 Fälle.) Journal-lancet Bd. 33, Nr. 12, S. 327—332. **2, 645.**

Alexandresco, De la nécessité de l'intégrité de la muqueuse utérine au point de vue de l'évolution normale de la gestation. (Die Notwendigkeit der Intaktheit der Uterusschleimhaut für den normalen Verlauf der Schwangerschaft.) Thèse de Paris, Nr. 385, 112 S. **5, 66.**

Armann, William F., Pulsations observed in the primitive cardiac tube of a human embryo in the second week. (Pulsationen im Herzschlauch eines menschlichen Embryo in der 2. Woche.) Americ. journal of obstetr. **67**, S. 253—255. **1, 387.**

Asch, Über intrauterine Ernährung. (Gynaekol. Ges. Breslau, Sitzg. v. 11. II. 1913.) Monatsschr. f. Geb. u. Gynaekol. Bd. **37**, H. 5, S. 701—702. **2, 175.**

Ballerini, G., Ricerche istochimiche sul grasso e sui lipoidi placentari. (Histochemische Untersuchungen über die Fette und Lipoide der Placenta.) Ann. di ostetr. e ginecol. **35**, S. 65—112. **2, 395.**

Björkenheim, Edv. A., Golgi's Apparato reticolare interno in den Placentarepithelien. Arch. f. Gynaekol. Bd. **100**, H. 2, S. 446—453. **3, 29.**

Boerma, N. J. A. F., Beitrag zur Kenntnis der Einbettung des menschlichen Eies. Monatsschr. f. Geburtsh. u. Gynaekol. Bd. **37**, H. 6, S. 723—740. **2, 291.**

Bordé, Sulla sede della placenta. (Über den Sitz der Placenta.) (Soc. Emiliana e Marchigiana di ostetr. e ginecol., 26 gennaio 1913, Bologna.) Ann. di ostetr. e ginecol. **35**, S. 248—249. **1, 687.**

Branca, A., Recherches sur la structure, l'évolution et le rôle de la vésicule ombilicale de l'homme. (Untersuchungen über Bau, Entwicklung und Bedeutung des Nabel. bläschens beim Menschen.) Journal de l'anat. et de la physiol. **49**, S. 1—40, 171—211 u. 383—407. **2, 644.**

Brenner, Über ein junges menschliches Ei. (Naturhist.-med. Verein, Heidelberg, Sitzg. v. 3. VI. 1913.) Münch. med. Wochenschr. Jg .**60**, Nr. 35, S. 1969. **3, 174.**

Buglia, G., Über den Übergang der Eiweißverdauungsprodukte von der Mutter auf den Foetus. Biochem. Zeitschr. **48**, S. 362—372 u. Arch. ital. de biol. Bd. **59**, Nr. 3, S. 329—332. **1, 485; 5, 433.**

Daels, Fr., Contribution à l'étude de l'invasion chorio-épithéliale bénigne dans la paroi de l'utérus et des trompes (p. 2). (Beitrag zum Studium des Eindringens chorio-epithelialer Elemente in die Wand der Gebärmutter oder er Eileiter.) Bull. de l'acad. roy. de méd. de Belgique Bd. **27**, Nr. 2, S. 198—211. **2, 129.**

Debeyre, A., Vésicule ombilicale d'un embryon humain de 4 millimètres 5. Nabelbläschen eines menschlichen Embryos von 4½ mm.) Cpt. rend. hebdom. des séanc. de a soc. de biol. Bd. **74**, Nr. 12, S. 670—672. **1, 606.**

Dědek, B., Zur Frage der Entstehung der Atmungsbewegungen beim menschlichen Foetus. Lékařské rozhledy H. 2, S. 82—91 u. Folia neuro-biol. Bd. **7**, Nr. 6, S. 539 bis 548. **1, 497; 2, 771.**

Durme, Modeste van, Du rôle des mitochondries dans la genèse de l'ovoplasme. (Über den Anteil der Mitochondrien an der Genese des Eiplasmas.) Ann. et bull. de la soc. de méd. de Gand Bd. **4**, H. 6/7, S. 270—278. **3, 120.**

Fornero, Arturo, Appunti di biologia placentare. Processi culturali in vitro. (Betrachtungen über Placentarbiologie. Kulturen „in vitro".) Ginecologia Jg. **10**, Nr. 12, S. 377—387. **4, 114.**

Foulkrod, Collin, A consideration of the reaction of the human organism to the class of foreign proteids represented by the syncytial cell. (Untersuchungen über die Reaktion des menschlichen Organismus auf diejenige Klasse der artfremden Proteide, deren Vertreter die Syncytialzellen darstellen.) Transact. of the Americ. gynecol. soc. Bd. **38**, S. 590—600. **5, 243.**

Franco, P. M., Sulla nidazione dell' uovo umano e sulla fisiologia del trofoblasta. (Die Implantation des menschlichen Eies und Physiologie des Trofoblast.) Arch. ital. di ginecol. **16**, S. 86—88. **2, 263.**

Friedenthal, Demonstration von Wandtafeln, die die Formverwandtschaft des menschlichen Embryo mit andern, oft zoologisch weit entfernten Tieren zeigen. (Sitzungsber. d. Berl. physiol. Ges.) Berl. klin. Wochenschr. **50**, S. 365. **1, 310.**

Fuss, A., Über die Geschlechtszellen des Menschen und der Säugetiere. Dissertation: Bonn. **4, 342.**

Grosser, Otto, Ein menschlicher Embryo mit Chordakanal. Anat. Hefte **47**, S. 653 bis 686. **1, 497.**

Hinselmann, Die Entstehung der Syncytiallakunen junger menschlicher Eier. 15. Versamml. d. dtsch. Ges. f. Gynaekol. Halle a. S., 14.—17. Mai 1913. **1, 688.**

Jägerroos, B. H., Findet im Chorion junger menschlicher Eier eine Blutgefäß- und Blutbildung statt? Arch. f. mikroskop. Anat. Bd. **82**, H. 3, Abt. I, S. 271—288. **2, 394.**

Jörgensen, Max, Zellenstudien 1. Morphologische Beiträge zum Problem des Ei-
    wachstums. Arch. f. Zellforsch. 10, S. 1—126.   1, 598.
Johnstone, Junges menschliches Ei. 17. internat. med. Kongr., London, Sekt. f.
    Geburtsh. u. Gynaekol., 6.—12. VIII. 1913.   3, 73.
Kay, J. A., A new ovum and its miracidium. (Ein neues Ei und sein Miracidium.)
    Practitioner Bd. 91, Nr. 4, S. 580—582.   3, 370.
Jams, Honoré, Étude de l'oeuf de cobaye aux premiers stades de l'embryogenèse.
    (Das Studium des Meerschweincheneies in den ersten Stadien des Embryogenese.
    Arch. de biol. Bd. 28, Nr. 2, S. 229—323.   2, 126.
Lazitch, Émilie, Les villosités choriales humaines, leurs formes, leurs modes de
    ramification. (Die Formen und Verzweigungsarten der menschlichen Chorionzotten.)
    Bibliogr. anat. Bd. 24, Nr. 1, S. 37—52.   3, 696.
Lévy, Ed., A. Magnan et Ch. Sellet, Recherches sur la croissance foetale. (Nach-
    forschungen über das fötale Wachstum.) Rev. prat. d'obstétr. et de paediatr.
    Jg. 26, Nr. 290, S. 210—215.   2, 769.
Loeb, Jacques, Die Ursache der spontanen Furchung beim unbefruchteten Seeigelei.
    Arch. f. Entwicklungsmech. d. Organismen Bd. 36, H. 4, S. 626—632.   2, 395.
Lynch, Frank W., Cervical decidua. (Deciduabildung in der Cervix.) Surg., gynecol.
    a. obstetr. Bd. 16, Nr. 6, S. 694—701.   2, 452.
Miller, John Willoughby, Corpus luteum und Schwangerschaft. Das jüngste
    operativ erhaltene menschliche Ei. Berl. klin. Wochenschr. Jg. 50, Nr. 19, S. 865
    bis 869.   4, 30.
Niklas, Friedrich, Zur Frage der Placentarhormone und der Verwendung von
    Placentarsubstanzen als Lactagoga. Monatsschr. f. Geburtsh. u. Gynaekol. Bd. 38,
    Erg.-H., S. 60—89.   2. 492.
Obmann, K, Fortbestand der Schwangerschaft bei uterinen Blutungen. Disser-
    tation: Erlangen. 42 S.   5, 67.
Oppermann, Karl, Die Entwicklung von Forelleneiern nach Befruchtung mit
    radiumbestrahlten Samenfäden. Arch. f. mikroskop. Anat., Ab. 2, Bd. 83, H. 1/2,
    S. 141—189.   3, 357.
Orgler, Arnold, Beobachtungen an Zwillingen. Das Längenwachstum der Zwillinge.
    Mitteilg. 2. Monatsschr. f. Kinderheilk., Orig. Bd. 12, Nr. 8, S. 490—501. 5, 129.
Oria, J. H., Nabelschnurgeräusche. Bol. mens. de colegio de méd. d· l. prov. de
    Gerona 18, S. 23—25 u. Bol. de Cirugía Santander, Jg. 3, Nr. 2, S. 50—52.
    (Spanisch.)   1, 338; 4, 115.
Péterfi, Tiberius, Beiträge zur Histologie des Amnions und zur Entstehung der
    fibrillären Strukturen. Anat. Anz. Bd. 45, Nr. 7, S. 161—173.   3, 668.
Puech, P., et J. Vanverts, Du rôle du corps jaune dans la nidation et le développe-
    ment de l'oeuf chez la femme. (Über die Rolle des Corpus luteum bei der Nidation
    und Entwickelung des menschlichen Eies.) Rev. mens. de gynécol., d'obstétr. et de
    pédiatr. Jg. 8, Nr. 4, S. 236—243.   3, 175.
Read, J. Marion, The intra-uterine growth-cycles of the guinea-pig. (Die intrauterinen
    Wachstumszyklen des Meerschweinchens.) Arch. f. Entwicklungsmech. d. Organism.
    35, S. 708—723.   1, 769.
Ries, Chorionzotten nach 18 Jahren. (Dtsch. med. Ges. in Chicago, Sitz. vom 27. II.
    1913.) Münch. med. Wochenschr. Jg. 60, Nr. 27, S. 1522.   2, 452.
Rosenbloom, Jacob, The biochemistry of the female genitalia. 4. On the absence
    of certain enzymes from the human chorion. (Die Biochemie der weiblichen Geni-
    talien. 4. Über das Fehlen gewisser Enzyme im menschlichen Chorion.) Biochem.
    bull. Bd. 2, Nr. 6, S. 236—237.   2, 262.
Sakaki, C., Über die Phosphorverteilung in der Placenta. Biochem. Zeitschr. Bd. 54,
    H. 1/2, S. 5—10.   2, 645.
Sakaki, C., Über einige Phosphtiade aus der menschlichen Placenta. Mitteilg. 1, 2.
    Biochem. Zeitschr. 49, S. 317—332 u. Biochem. Zeitschr. Bd. 54, H. 1/2, S. 1—4.
                                                                 1, 433; 3, 75.
Stern, Maximilian, The grafting of preserved amniotic membrane to burned and
    ulcerated surfaces, substituting skin grafts. A preliminary report. (Transplantation
    von konservierter Amnionhaut auf Brandwunden und Geschwürsflächen. Vor-
    läufiger Bericht.) Journal of the Americ. med. assoc. 60, S. 973—974. 1, 597.
Vogt, E., Röntgenuntersuchungen über die Arterien der normalen Placenta. Fortschr
    a. d. Geb. d. Röntgenstrahl. Bd. 21, H. 1, S. 30—31.   3, 399.
Vogt, E., Demonstration von injizierten Placenten und Kindern. 15. Versamml. d
    dtsch. Ges. f. Gynaekol. Halle a. S., 14.—17. Mai 1913.   1, 773.
Wagner, G. A., Beiträge zur Frage der Herkunft des Fruchtwassers mit pathologisch

anatomischen, experimentellen und klinischen Untersuchungen über die Funktion
der fötalen Nieren. Leipzig u. Wien, Deuticke. IV, 174 S., 6 Taf. M. 5.—. **2, 173.**
Wallgren, Axel, Beiträge zur Kenntnis der Struktur der Deciduazelle. Finska
Läkaresällsk. Handl., Bd. **55,** H. 8, S. 191—197. (Schwedisch.) **2, 644.**
Wallin, Ivan E., A human embryo of thirteen somites. (Ein menschlicher Embryo
von 13 Ursegmenten.) Americ. journal of anat. Bd. **15,** Nr. 3, S. 319—331. **3, 697.**
Werelius, Axel, Do the parathyroids functionate in intrauterine life? (Findet eine
Sekretion der Epithelkörperchen im intrauterinen Leben statt?) Surgery, gynecol.
a. obstetr. **16,** S. 141—144. **1, 298.**
Winter, L. de, Études sur l'ovogenèse chez les podures. (Studien über die Entwicklung
des Eies bei der Podura aquatica.) Arch. de biol. Bd. **28,** Nr. 2, S. 197—227. **2, 126.**
Wolff, Alfred, Oxydasenreaktion in der Placenta. Monatsschr. f. Geburtsh. u. Gy
näkol. **37,** S. 173—179. **1, 161.**
Wolff, Bruno, Biologische Beziehungen zwischen Mutter und Kind während der
Schwangerschaft. Stud. z. Pathol. d. Entwickl. Bd. **1,** H. 1, S. 50—70. **3, 698.**
Wolff, Bruno, Über die Herkunft des Amnioswassers. Berl. klin. Wochenschr. Jg. **50,**
Nr. 31, S. 1437—1441. **3, 73.**
Wolff, Bruno, Über fetale Hormone. Rostock, Habilitationsschr. 54 S. Jena,
Fischer u. Habilitationsschr.: Rostock. **2, 261; 4, 585.**
Zangemeister, Junges menschliches Ei. 15. Versamml. d. dtsch. Ges. f. Gynaekol.
Halle a. S., 14.—17. Mai 1913. **1, 768.**

Diagnose der Schwangerschaft.
Serodiagnostik.

Abderhalden, Emil, Abwehrfermente des tierischen Organismus gegen körper-,
blutplasma- und zellfremde Stoffe, ihr Nachweis und ihre diagnostische Bedeutung
zur Prüfung der Funktion der einzelnen Organe. 3. verm. Aufl. Berlin: Springer.
XV, 229 S. u. 1 Taf. M. 6.80. **4, 3.**
Abderhalden, Emil, Die Diagnose der Schwangerschaft mittels des Dialysier-
verfahrens und der optischen Methode. 15. Versamml. d. dtsch. Ges. f. Gynaekol.
Halle a. S., 14.—17. Mai 1913; Gynaekol. Rundsch. Jg. **7,** H. 13, S. 467—469 u.
Monatsschr. f. Geburtsh. u. Gynaekol. Bd. **38,** H. 1, S. 24—27. **1, 841, 2, 490, 491.**
Abderhalden, Emil, Über Serumfermentwirkung bei vorschwangeren und Tumor-
kranken. Bemerkungen zu der Arbeit von Paul Lindig. Münch. med. Wochenschr.
60, S. 411—413. **1, 295.**
Abderhalden, Emil, Der Nachweis blutfremder Stoffe mittels des Dialysierver-
fahrens und der optischen Methode und die Verwendung dieser Methoden mit den
ihnen zugrunde liegenden Anschauungen auf dem Gebiete der Pathologie. Beitr. z.
Klin. d. Infektionskrankh. u. z. Immunitätsforsch. 1, S. 243—270, **1, 454.**
Abderhalden, Emil, Bemerkung zu dem Aufsatz von Evler: Beiträge zu Abder-
haldens Serodiagnostik. Med. Klin. Jg. **9,** Nr. 29, S. 1171. **2, 561.**
Abderhalden, Emil, Bemerkung „Zur Geschichte der Serodiagnostik der Schwanger-
schaft" von R. Freund. Münch. med. Wochenschr. **60,** S. 701—702. **1, 485.**
Abderhalden, Emil, und Andor Fodor, Über Abwehrfermente im Blutserum
Schwangerer und Wöchnerinnen, die auf Milchzucker eingestellt sind. Münch. med.
Wochenschr. Jg. **60,** Nr. 34, S. 1880. **3, 176.**
Abderhalden, Emil, und Erwin Schiff, Weiterer Beitrag zur Kenntnis der
Spezifität der Abwehrfermente. Das Verhalten des Blutserums schwangerer Ka-
ninchen gegenüber verschiedenen Organen. Münch. med. Wochenschr. Jg. **60,**
Nr. 35, S. 1923—1924. **3, 42.**
Abderhalden, Emil, und Arthur Weil, Beitrag zur Kenntnis der Fehlerquellen
des Dialysierverfahrens bei serologischen Untersuchungen. Über den Einfluß des
Blutgehaltes der Organe. Münch. med. Wochenschr. Jg. **60,** Nr. 31, S. 1703—1704.
  2, 726.
Adler, L., Das Abderhaldensche Dialysierverfahren. 15. Versamml. d. dtsch. Ges. f.
Gynaekol. Halle a. S., 14.—17. Mai 1913. **2, 22.**
Alcober, T., Die Abderhaldensche Reaktion zur Schwangerschaftsdiagnose. Cron.
méd. Valencia Jg. **25,** Nr. 5⁹2, S. 140—141. (Span.) **2, 490.**
Alfieri, Emilio, Alcune osservazioni sul metodo dialittico dell' Abderhalden per la
diagnosi della gravidanza. (Bemerkungen über die Anwendung des Abderhalden-
schen Dialysierverfahrens zur Schwangerschaftsdiagnose.) Fol. gynaecol. Bd. **8,**
Nr. 3, S. 479—525. **4, 548.**
Aschner, Bernhard, Untersuchungen über die Serumfermentreaktion nach Abderhalden. Berl. klin. Wochenschr. Jg. **50,** Nr. 27, S. 1243—1245. **2, 560.**

Aschoff, L., Bemerkung zu der Arbeit von J. W. McNee, Zur Frage des Cholestearingehalts der Galle während der Schwangerschaft. Dtsch. med. Wochenschr. Jg. **39**, Nr. 21, S. 996—997. **2.** 179.

Ball, C. F., Serodiagnosis (Abderhalden) of cancer and pregnancy. Action of the protective ferments in cancer and pregnancy. (Serodiagnose [Abderhalden] bei Carcinom und Schwangerschaft. Wirkung der Schutzfermente bei Carcinom und Schwangerschaft.) New York med. journal Bd. **98**, Nr. 26, S.1249—1255. **4,** 343.

Behne, Ergibt das Dialysierverfahren von Abderhalden eine spezifische Schwangerschaftsreaktion. Zentralbl. f. Gynaekol. Jg. **37**, Nr. 17, S. 613—619. **2, 127.**

Bolaffio, Michele, Contributo alla diagnosi di gravidanza col metodo ottico di Abderhalden. (Beitrag zur Schwangerschaftsdiagnose mit der optischen Methode nach Abderhalden.) Pathologica Jg. **5**, Nr. 111, S. 352—355. **2, 453.**

Calderini, F., Diagnosi di gravidanza. (Die Diagnose der Schwangerschaft.) Lucina Jg. **18**, Nr. 5, S. 65—68, Nr. 6, S. 81—84. **2, 396.**

Clowes, G. H. A., and Francis C., Goldsborough, On the antitryptic reaction exhibited in pregnancy. (Antitryptische Reaktion bei Gravidität.) Proceed. of the soc. for exp. biol. a. med. New York Bd. **10**, Nr. 3, S. 109. **1, 689.**

Clowes, G. H. A., Francis C. Goldsborough and F. West, Preliminary communication on a complement deviation reaction exhibited in pregnancy. (Vorläufige Mitteilung einer Reaktion mit Komplementablenkung bei Schwangerschaft.) Proceed of the soc. for exp. biol. a. med. New York Bd. **10**, Nr. 3, S. 107—108. **1,** 689.

Cohrs, Em., Le séro-diagnostic de la grossesse. (Die Serodiagnose der Schwangerschaft.) Scalpel et Liège méd. Jg. **66**, Nr. 4, S. 53—55 u. Nr. 5, S. 71—75. **2,** 768.

Corin, G., et H. Welsch, Sur l'utilisation de la méthode d'Abderhalden pour le diagnostic de la grossesse en médecine légale. (Die Brauchbarkeit der Abderhaldenschen Schwangerschaftsreaktion in der gerichtlichen Medizin.) Bull. de l'acad. roy. de méd. de Belgique Bd. **27**, Nr. 8, S. 683—695. **3,** 605.

Cova, Ercole, Sull'origine di una reazione chimica particolare del sangue delle gravide. (Über den Ursprung einer besonderen chemischen Reaktion im Blute Schwangerer.) Ann. di ostetr. e ginecol. Bd. 2, Nr. 10, S. 495—512. **3,** 626.

Daunay et Ecalle, De l'examen du sérum de la femme enceinte et du sérum de la femme non enceinte, par la méthode de dialysie d'E. Abderhalden. (Untersuchung von Serum der schwangeren und nichtschwangeren Frau nach der Methode von Abderhalden.) Cpt. rend. hebdom. des séanc. de la soc. de biol. Bd. **74**, Nr. 20, S. 1190 bis 1192. **2,** 292.

Decio, C., I fermenti protettivi dell'organismo per la diagnosi di gravidanza e per lo studio di alcune questioni collaterali. (Die Abwehrfermente des Organismus in Beziehung zur Diagnose der Schwangerschaft und zum Studium einiger anschließender Fragen.) Ann. di ostetr. e ginecol. Jg. **35**, Nr. 9, S. 412—438. **4,** 31.

Decio, Cesare, Prime ricerche sull'applicazione della reazione di Abderhalden nel campo ostetrico. (Erste Untersuchungen über die Anwendung der Abderhaldenschen Reaktion auf geburtshilflichem Gebiete.) Ann. di ostetr. e ginecol. **35**, S. 198—205. **1,** 483.

Decio, Cesare, Untersuchungen über die Anwendung der Abderhaldenschen Reaktion auf dem Gebiete der Geburtshilfe. Gynaekol. Rundsch. Jg. **7**, H. 12, S. 436—441. **2,** 492.

Deutsch, Felix, und Robert Köhler, Serologische Untersuchungen mittels des Dialysierverfahrens nach Abderhalden. Wien. klin. Wochenschr. Jg. **26**, Nr. 34, S. 1361—1363. **4,** 148.

Ebeler, Serodiagnostik in der Schwangerschaft. 15. Versamml. d. dtsch. Ges. f. Gynaekol. Halle a. S., 14.—17. Mai 1913. **1,** 760.

Ebeler, F., und E. Löhnberg, Zur serologischen Schwangerschaftsreaktion nach Abderhalden. Berl. klin. Wochenschr. Jg. **50**, Nr. 41, S. 1898—1899. **3,** 400.

Écalle, G., Nouvelles observations concernant l'action du sang de la mère et du foetus sur le placenta (méthode de la dialyse de E. Abderhalden). (Neue Beobachtungen über die Wirkung des mütterlichen und fötalen Blutes auf die Placenta [Abdeshaldensche Dialysiermethode].) Bull. de la soc. d'obstétr. et de gynécol. de Paris Jg. **2**, Nr. 8, S. 671—676. **4,** 273.

Écalle, G., De l'examen du sérum de la femme enceinte et du sérum de la femme non enceinte par la méthode de dialyse d'Abderhalden. Valeur de cet examen au point de vue du diagnostic de la grossesse. (Prüfung des Serums von Schwangeren und Nichtschwangeren nach der Dialysiermethode von Abderhalden. Der Wert dieser Prüfung vom Gesichtspunkte der Schwangerschaftsdiagnose.) Bull. de la soc. d'obstétr. et de gynécol. de Paris Jg. **2**, Nr. 7, S. 622—627. **3,** 544.

Ekler, Rudolf, Erfahrungen mit der biologischen Diagnose der Schwangerschaft nach Abderhalden. Wien. klin. Wochenschr. Jg. 26, Nr. 18, S. 696—698. 3, 121.

Engelhorn, Ernst, Zur biologischen Diagnose der Schwangerschaft. Münch. med. Wochenschr. 60, S. 587—588 u. Centralbl. f. Gynaekol. Jg. 37, Nr. 20, S. 731.
1, 432; 2, 174.

Engelhorn, E., Über die Beeinflussung des Hämoglobinkatalysators in der Schwangerschaft. (Weichardtsche Reaktion.) 15. Versamml. d. dtsch. Ges. f. Gynaekol. Halle a. S., 14.—17. Mai 1913 u. Münch. med. Wochenschr. Jg. 60, Nr. 22, S. 1195 bis 1197.   1, 767; 2, 225.

Engelmann, Über die Serodiagnostik der Schwangerschaft nach Abderhalden. (Sitz.-Ber. d. klin. Demonstrationsabende d. Krankenanst. zu Dortmund.) Med. Klin. 9, S. 476.   1, 557.

Evler, Zur Abderhalden'schen Reaktion. Berl. klin. Wochenschr. Jg. 50, Nr. 35, S. 1606 bis 1607.   3, 121.

Evler, Beiträge zu Abderhaldens Serodiagnostik. Med. Klin. Jg. 9, Nr. 26, S. 1042 bis 1044 u. Nr. 27, S. 1086—1088.   5, 324.

Fekete, Alexander, und Felix Gál, Zur Serodiagnose der Schwangerschaft mittelst der Abderhaldenschen Reaktion. Orvosi Hetilap. Jg. 57, Nr. 39, S. 715—717. (Ungarisch.)   3, 627.

Ferrai, Carlo, Sulla specificità dei peptoni placentari nella diagnosi della gravidanza col metodo polarimetrico. (Über die Artbeschränktheit der Placentarpeptone in der Diagnose der Schwangerschaft, bestimmt mit der polarimetrischen Methode.) Pathologica Bd. 5, Nr. 114, S. 449—451.   3, 74.

Flatow, L., Über die Abderhaldensche Schwangerschaftsdiagnose. Münch. med. Woschenschr. Jg. 61, Nr. 9, S. 468—469.   5, 129.

Fraenkel, Curt, Ein Beitrag zur Serodiagnose der Schwangerschaft. Berl. klin. Wochenschr. Jg. 50, Nr. 49, S. 2280—2282.   4, 31.

Freund, R., Zur Geschichte der Serodiagnostik der Schwangerschaft. Münch. med. Wochenschr. 60, S. 700—701.   1, 596.

Freund, R., Über Serumfermentwirkungen bei Schwangeren und Tumorkranken. Erwiderung auf E. Abderhaldens Artikel. Münch. med. Wochenschr. 60, S. 763 bis 764.   1, 597.

Freund, R., und Brahm, Beiträge zur serologischen Blutuntersuchung. 15. Versamml. d. dtsch. Ges. f. Gynaekcl., Halle a. S., 14.—17. Mai 1913.   1, 769.

Freund, Richard, und Carl Brahm, Die Schwangerschaftsdiagnose mittelst der optischen Methode und des Dialysierverfahrens. Münch. med. Wochenschr. 60, S. 685—690.   1, 484.

Gambaroff, G. v.: Die Diagnose der bösartigen Neubildungen und der Schwangerschaft mittels der Abderhaldenschen Methode. Münch. med. Wochenschr. Jg. 60, Nr. 30, S. 1644.   2, 643.

Gammeltoft, S. A., Untersuchungen über die antiproteolytischen Stoffe des Blutes während der Gravidität. Gynaekol. Rundsch. Jg. 7, H. 15, S. 543—553 u. Ugeskrift for Læger Jg. 75, Nr. 50, S. 2030. (Dänisch.)   2, 644; 3, 697.

Gorisontoff, N. I.: Zur Frage der Schwangerschaftsdiagnose nach Abderhalden. Verhandl. d. 12. Pirogoff-Kongr., St. Petersburg, 29. V. bis 5. VI. 1913, Bd. 2, S. 82 bis 83. (Russisch.)   4, 419.

Gottschalk, Abderhaldensche Serodiagnostik. Herzfehler und Schwangerschaft. 15. Versammlung d. dtsch. Ges. f. Gynaekol. Halle a. S., 14.—17. Mai 1913. 1, 762.

Gottschalk, Sigmund, Zur Abderhaldenschen Schwangerschaftsreaktion. Berl. klin. Wochenschr. Jg. 50, Nr. 25, S. 1151—1152.   2, 561.

Gózony, Ludwig, Über serologische Unterschiede zwischen mütterlichen und fötalem Blutserum. Zeitschr. f. Immunitätsforsch., Orig. Bd. 19, H. 2, S. 172—178.
3, 122.

Guggenheimer, Hans, Über Förderung autolytischer Enzymwirkung durch pathologisches und Schwangerschaftsserum. Dtsch. Arch. f. klin. Med. Bd. 112, H. 3/4, S. 248—286.   4, 214.

Gutman, Jacob, and Samuel J. Druskin, Experiences wit the Abderhalden test in the diagnosis of pregnancy. (Erfahrungen mit der Abderhaldenschen Probe zur Schwangerschaftsdiagnose.) Med. record Bd. 84, Nr. 3, S. 99—103.   3, 121.

Heaney, N. Sproat, and Carl H. Davis, Abderhalden's test of pregnancy. (Abderhaldenscher Schwangerschaftsnachweis.) Americ. journal of obstetr. a. dis. of women a. childr. Bd. 68, Nr. 3, S. 450—462.   3, 233.

Heilner, Ernst, und Th. Petri, Über künstlich herbeigeführte und natürlich vorkommende Bedingungen zur Erzeugung der Abderhaldenschen Reaktion und ihre Deutung. Münch. med. Wochenschr. Jg. 60, Nr. 28, S. 1530—1532. 2, 490.

Heimann, Schwangerschaftsreaktion nach Abderhalden. 15. Versamml. d. dtsch. Ges. f. Gynaekol. Halle a. S., 14.—17. Mai 1913 u. Berl. Klin. Jg. **25**, H. 301, S. 1—9.
Heimann, Fritz, Zur Bewertung der Abderhaldenschen Schwangerschaftsreaktion. Münch. med. Wochenschr. Jg. **60**, Nr. 17, S. 915. **1, 763.**
Henkel, M., Zur biologischen Diagnose der Schwangerschaft. Arch. f. Gynaekol. **99**, S. 56—66. **1, 235.**
Hirschfeld, Die Schwangerschaftsdiagnose nach Abderhalden und ihre wissenschaftliche Grundlage. Schweizer. Rundsch. f. Med. **13**, S. 534—539. **1, 557.**
Jamison, Chaillé, and J. C. Cole, The sero-diagnosis of pregnancy. (Die Serodiagnose der Schwangerschaft.) New Orleans med. a. surg. journal Bd. **66**, Nr. 3, S. 188—192. **3, 176.**
Jaworski, K., und Z. Szymanowski, Beitrag zur Serodiagnostik der Schwangerschaft. Wien. klin. Wochenschr. Jg. **26**, Nr. 23, S. 922—924. **3, 338.**
Jaworski, Kasimir, Klinische Bemerkungen betreffend die Abderhaldensche Reaktion. Gynaekol. Rundschau Jg. **7**, H. 16, S. 582—585. **3, 400.**
Jellinghaus, C. F., and J. R. Losee, The sero-diagnosis of pregnancy by the dialysation method. Based on the examination of serum from five hundred and sixty-three different individuals. (Die Serodiagnose der Schwangerschaft mittels der Dialysiermethode. Bericht über 563 Untersuchungen bei verschiedenen Personen.) Bull. of the lying-in hosp. of the city of New York Bd. **9**, Nr. 2, S. 68—96. **2, 561.**
Jonas, Demonstration von Schwangerschaftsreaktionen nach Abderhalden. (Med. Ver. Greifswald, 25. I. 1913.) Deutsche med. Wochenschr. **39**, S. 677. **1, 557.**
Jonas, W., Beiträge zur klinischen Verwertbarkeit der Abderhaldenschen Schwangerschaftsreaktion (Dialysierverfahren). Dtsch. med. Wochenschr. Jg. **39**, Nr. 23, S. 1099—1100. **2, 291.**
Judd, Charles C. W., The technique of Abderhaldens pregnancy reaction. (Die Technik der Abderhaldenschen Schwangerschaftsreaktion.) Americ. journal of the med. scienc. Bd. **146**, Nr. 3, S. 391—396. **3, 338.**
Judd, Charles C. W., The serum diagnosis of pregnancy. (Die Serodiagnostik der Schwangerschaft.) Journal of the Americ. med. assoc. Bd. **60**, Nr. 25, S. 1947 bis 1948. **6, 454.**
King, Victor L., Über trockenes Placentapulver und seine Anwendung bei dem Abderhaldenschen Dialysierverfahren bezüglich der Diagnose der Schwangerschaft. Münch. med. Wochenschr. Jg. **60**, Nr. 22, S. 1198. **2, 225.**
King, W. W., The serum reaction in pregnancy and cancer by the coagulation method. (Die Serumreaktion bei Schwangerschaft und Krebs mittels der Koagulationsmethode.) Journal of obstetr. a. gynecol. of the British Empire Bd. **24**, Nr. 6, S. 296—303. **4, 584.**
Labbé, Alphonse, La réaction d'Abderhalden. L'oeuf humain et le cancer. (Die Abderhaldensche Reaktion. Das menschliche Ei und der Krebs.) Gaz. méd. de Nantes Jg. **31**, Nr. 24, S. 461—468. **3, 669.**
Labbé, Alph., et P. Petridis, Le diagnostic biologique de la grossesse (réaction d'Abderhalden). (Die biologische Schwangerschaftsdiagnose (Reaktion von Abderhalden.) Rev. prat. d'obstétr. et de gynécol. Jg. **21**, Nr. 12, S. 358—361. **4, 344.**
Labusquière, R., Le diagnostic physiologique de la grossesse d'après la méthode d'Abderhalden. (Die physiologische Diagnose der Schwangerschaft nach der Methode von Abderhalden.) Ann. de gynécol. et d'obstétr. Bd. **10**, H. 11, S. 664—666. **3, 698.**
Lampé, Arno Ed., und Lavinia Papazolu, Serologische Untersuchungen mit Hilfe des Abderhaldenschen Dialysierverfahrens bei Gesunden und Kranken. Studien über die Spezifität der Abwehrfermente. Mitteilg. 1. Untersuchungen bei Gesunden. Münch. med. Wochenschr. Jg. **60**, Nr. 26, S. 1423—1425. **2, 524.**
Leroy, Arthur, Le diagnostic de la grossesse par le procédé du dialyseur. (Méthode d'Abderhalden.) (Die Diagnose der Schwangerschaft vermittels des Dialysierverfahrens. [Methode nach Abderhalden].) Paris méd. Nr. 23, S. 568. **2, 63.**
Lewy, Johanna, Zum Nachweis der Schwangerschaft durch das Dialysierverfahren nach Abderhalden. Frauenarzt Jg. **28**, H. 7, S. 290—293. **2, 769.**
Lichtenstein, Über das Dialysierverfahren nach Abderhalden. 15. Versamml. d. dtsch. Ges. f. Gynaekol. Halle a .S., 14.—17. Mai 1913. **1, 765.**
Lichtenstein, Zur Serumreaktion nach Abderhalden. Münch. med. Wochenschr. Jg. **60**, Nr. 26, S. 1427—1429. **2, 453.**
Lindig, Paul, Über Serumfermentwirkungen bei Schwangeren und Tumorkranken. Münch. med. Wochenschr. **60**, S. 288—290 u. Münch. med. Wochenschr. **60**, S. 702 bis 703. **1, 295, 597.**

Lurie, R. G., Abderhaldensche Reaktion. Russkji Wratsch Bd. 12, Nr. 19, S. 697
bis 701. (Russisch.) 2, 324.
Maccabruni, F., Contributo alla migliore conoscenza dei metodi di Abderhalden
applicati alla sierodiagnosi della gravidanza. (Beitrag zur besseren Kenntnis der
Abderhaldenschen Methoden der Serodiagnostik der Schwangerschaft.) Ann. di
ostetr. e ginecol. Bd. 35, Nr. 5, S. 486—523. 2, 260.
Maccabruni, Francesco, Über die Verwendbarkeit der Abderhaldenschen Reaktionen bei der Serumdiagnose der Schwangerschaft. Münch. med. Wochenschr.
Jg. 60, Nr. 23, S. 1259—1260. 2, 291.
McCord, Carey Pratt, The employant of protective enzymes of the blood as a
means of extracorporeal diagnosis. 1. Sero-diagnosis of pregnancy. (Die Verwendung der Schutzfermente des Blutes zur extrakorporalen Diagnose. Serodiagnose
der Schwangerschaft.) Surg., gynecol. a. obstetr. Bd. 16, Nr. 4, S. 418—421. 1, 763.
McDonald, Ellice, Studies in gynecology and obstetrics. Chapt. 8. Diagnosis of
early pregnancy. (Gynaekologisch-geburtshilfliche Studien. Kapitel 8. Diagnose
der Schwangerschaft im Beginne.) Americ. med. Bd. 19, Nr. 3, S. 169—177. 1, 688.
McNee, J. W., Zur Frage des Cholestearingehalts der Galle während der Schwangerschaft. Dtsch. med. Wochenschr. Jg. 39, Nr. 21, S. 994—996.
Markus, N., Untersuchungen über die Verwertbarkeit der Abderhaldenschen Ferment-
reaktionen bei Schwangerschaften und Carcinom. Berl. klin. Wochenschr. Jg. 50,
Nr. 17, S. 776—777. 1, 764; 2, 179.
Mayer, A., Die Abderhaldensche Schwangerschaftsreaktion. 15. Versamml. d. dtsch.
Ges. f. Gynaekol. Halle a. S. 14.—17. Mai 1913. 1, 843.
Mayer, A., Über die Abderhaldensche Untersuchungsmethode und die klinische Be-
deutung des Dialysierverfahrens. Med. Korresp.-Bl. d. württemb. ärztl. Landesver.
Bd. 83, Nr. 46, S. 725—728. 3, 597.
Mayer, A., Über die klinische Bedeutung des Abderhaldenschen Dialysierverfahrens.
Zentralbl. f. Gynaekol. Jg. 37, Nr. 32, S. 1183—1189. 2, 727.
Mayer, A., Über die Serumanwendung in der Geburtshilfe und Gynaekologie. Med.
Korrespondenzbl. d. württemberg. ärztl. Landesver. Bd. 83, Nr. 18, S. 261—263.
2, 61.
Mayer, A., Über die therapeutische Anwendung von normalen Schwangerenserum.
(Med.-naturwiss. Ver. Tübingen. Sitz. vom 10. Febr. 1913.) Münch. med. Wochen-
schr. Jg. 60, S. 1411. 2, 261.
Mayer, Wilhelm, Über die Spezifität der Abderhaldenschen Abwehrfermente.
Münch. med. Wochenschr. Jg. 60, Nr. 52, S. 2906—2907. 4, 456.
Mayoral, P. C. y M. Gimènez de la Serrana, Schwangerschaftsdiagnose mittels
der Elsbergschen Reaktion. Rev. Valenc. de cienc. méd. Bd. 15, Nr. 289, S. 89
bis 96, Nr. 290, S. 101—108, Nr. 291, S. 117—124. (Spanisch.) 2, 454.
Naumann, Experimentelle Beiträge zum Schwangerschaftsnachweis mittels des
Dialysierverfahrens nach Abderhalden. Dtsch. med. Wochenschr. Jg. 39, Nr. 43,
S. 2086—2088. 3, 669.
Neumann, Julius, Über fermentähnliche und Fermentreaktion des Blutserums
während der Gravidität. Biochem. Zeitschr. Bd. 50, H. 5/6, S. 347—361. 2, 259.
Pari, G. A., Sulla sierodiagnosi della gravidanza secondo l'Abderhalden. (Über die
Serumdiagnose der Schwangerschaft nach Abderhalden.) Gazz. degli osp. e delle
clin. Jg. 34, Nr. 69, S. 727—729. 2, 324.
Parsamoff, O. S., Biologische Schwangerschaftsdiagnose. Wratschebnaja Gazeta
Jg. 20, Nr. 20, S. 704—705 u. Nr. 21, S. 733—735. (Russisch.) 2, 324.
Parsamoff, Serodiagnostik nach Abderhalden. (Gynaekol. Ges., St. Petersburg,
2. V. 1913.) Zeitschr. f. Geburtsh. u. Gynaekol. Jg. 28, H. 11, S. 1638 ff. (Russisch.)
4, 115.
Parsamow, O., Die biologische Diagnostik der Schwangerschaft nach Abderhalden.
Zentralbl. f. Gynaekol. Jg. 37, Nr. 25, S. 934—936. 2, 397.
Petri, Über die Spezifität der gegen Placenta gerichteten Fermente des Schwanger-
schaftsserums. (Bayerische gynaekol. Gesellsch. Sitzung 9. III. 1913.) Centralbl.
f. Gynaekol. Jg. 37, Nr. 20, S. 731—734 u. Monatsschr. f. Geb. u. Gynaekol. 37,
H. 6, S. 859—862. 2, 174; 260.
Petri, Th., Über Fermentreaktion im Serum Schwangerer, Kreißender und Wöch-
nerinnen. 15. Versamml. d. dtsch. Ges. f. Gynaekol. Halle a. S., 14.—17. Mai 1913.
1, 837.
Petri, Th., Biologische Diagnose der Schwangerschaft. Zentralbl. f. Gynaekol. 37,
S. 235—240. 1, 235.
Petridis, Pavlos Ar., Ferments protecteurs de l'organisme animal. Diagnostic
biochimique de la grossesse par la réaction d'Abderhalden. Procédé du dialyseur.

(Über Schutzfermente des tierischen Organismus und den biochemischen Nachweis
der Schwangerschaft mit dem Abderhaldenschen Dialysierverfahren.) Progr. méd.
Jg. **44**, Nr. 35, S. 451—454.   **3**, 121.
Pfeiffer, Serodiagnostik nach Abderhalden. 15. Versamml. d. dtsch. Ges. f. Gynaekol.
Halle a. S., 14.—17. Mai 1913.   **2**, 22.
Piorkowski, Über biologische Reaktionen.   (Sitzungsber. d. Hufelandischen Ges.)
Berl. klin. Wochenschr. **50**, S. 323—324.   **1**, 197.
Pisani, S., e M. Savarè, La deviazione del complemento applciata alla diagnosi
biologica di gravidanza. (Die Komplementabweichung, angewandt auf die bio-
logische Diagnose der Gravidität.) Ginecologia **9**, S. 545—571.   **1**, 338.
Plotkin, G., Zur Frage von der Organspezifität der Schwangerschaftsfermente gegen-
über Placenta. (Bemerkung zu dem Artikel von E. Heilner und Th. Petri in Nr. 28
der Münch. med. Wochenschrift.) Münch. med. Wochenschr. Jg. **60**, Nr. 35, S. 1942.
                                                                          3, 74.
Polano, Zur biologischen Schwangerschaftsdiagnose. (Bayerische gynaekol. Gesellsch.
Sitzung 9. III. 13.) Centralbl. f. Gynaekol. Jg. **37**, Nr. 20, S. 730—731 u. Monats-
schr. f. Geb. u. Gynaekol. Bd. **37**, H. 6, S. 857—858.   **2**, 174, 259.
Polano, Demonstration zur biologischen Schwangerschaftsdiagnose nach Abder-
halden. Sitzungsber. d. physikal.-med. Ges., Würzburg Nr. 2, S. 23—24.   **2**, 492.
Porchownick, J. B., Die Serodiagnostik der Schwangerschaft. Zentralbl. f. Gynaekol.
Jg. **37**, Nr. 33, S. 1226—1229.   **4**, 626.
Richter, J., und J. Schwarz, Die Diagnose der Trächtigkeit bei Rind, Schaf und
Ziege mittels des Dialysierverfahrens. Zeitschr. f. Tiermed. Bd. **17**, H. 10, S. 417
bis 458.   **3**, 493.
Rosenthal, Eugen, Über weitere Erfahrungen mit der serologischen Schwanger-
schaftsdiagnostik. Berl. klin. Wochenschr. Jg. **50**, Nr. 25, S. 1149—1151.   **2**, 396.
Rübsamen, Zur biologischen Diagnose der Schwangerschaft mittels der optischen
Methode und des Dialysierverfahrens. 15. Versamml. d. dtsch. Ges. f. Gynaekol.
Halle a. S., 14.—17. Mai 1913 u. Münch. med. Wochenschr. Jg. **60**, Nr. 21, S. 1139
bis 1141.   **1**, 766; **2**, 396.
Sabin, Berthe, De la réaction d'Abderhalden dans le diagnostic de la grossesse.
(Über die Abderhaldensche Reaktion der in Diagnose der Schwangerschaft.) Presse
méd. Jg. **21**, Nr. 101, S. 1015—1016.   **4**, 115.
Schäfer, P., Der Abderhaldensche Fermentnachweis im Serum von Schwangeren.
Berl. klin. Wochenschr. Jg. **50**, Nr. 35, S. 1605—1606.   **3**, 120.
Schäfer, P., Fermentreaktion nach Abderhalden. 15. Versamml. d. dtsch. Ges. f.
Gynaekol. Halle a. S. 14.—17. Mai 1913.   **1**, 844.
Scherer, A., Praktische Erfahrungen mit der biologischen Schwangerschaftsreaktion
nach Abderhalden (Dialysierverfahren). Berl. klin. Wochenschr. Jg. **50**, Nr. 47,
S. 2183—2184.   **4**, 87.
Schiff, Erwin, Ist das Abderhaldensche Dialysierverfahren differential-diagnostisch
verwertbar? 15. Versamml. d. dtsch. Ges. f. Gynaekol. Halle a. S., 14.—17. Mai
1913 u. Münch. med. Wochenschr. Jg. **60**, Nr. 22, S. 1197—1198.   **2**, 261, 224.
Schlimpert, Erfahrungen mit der Abderhaldenschen Schwangerschaftsreaktion
(Dialysiermethode und Ninhydrinreaktion.) 15. Versamml. d. dtsch. Ges. f. Gynaekol.
Halle a. S., 14.—17. Mai 1913.   **1**, 761.
Schlimpert, Hans, und James Hendry, Erfahrungen mit der Abderhaldenschen
Schwangerschaftsreaktion (Dialysierverfahren u. Ninhydrinreaktion). Münch. med.
Wochenschr. **60**, S. 681—685.   **1**, 484.
Schmid, Hans Hermann, Serodiagnostik der Schwangerschaft mittels des Abder-
haldenschen Dialysierverfahrens. Prag. med. Wochenschr. Jg. **38**, Nr. 39, S. 541
bis 544.   **3**, 233.
Scholz, H., Die Schwangerschaftsdiagnose nach Rosenthal. Berl. tierärztl. Wochen-
schr. Jg. **29**, Nr. 48, S. 858—859.   **3**, 626.
La diagnosi biologica della gravidanza. (Die biologische Schwangerschaftsdiagnose.)
Morgagni, II. Jg. **55**, Nr. 21, S. 321—326.   **2**, 260.
Schwarz, Henry, Abderhalden's serodiagnosis of pregnancy and its practical appli-
cation. (Abderhaldens Serodiagnose der Schwangerschaft und ihre praktische
Anwendung.) Interstate med. journal **20**, S. 195—203.   **1**, 483.
Schwarz, Henry, The practial application of Abderhalden's biological test of preg-
nancy. (Die praktische Anwendung der Abderhaldenschen Serodiagnose der Schwan-
gerschaft.) Interstate med. journal Bd. **20**, Nr. 5, S. 393—397.   **2**, 224.
Schwarz, Henry, The serodiagnosis of pregnancy. (Die Serodiagnose der Schwangerschaft.) Journal of the Americ. med. assoc. Bd. **61**, Nr. 7, S. 484—486.   **3**, 29.

Stange, Bruno, Zur biologischen Diagnose der Schwangerschaft. Münch. med.
  Wochenschr. Jg. 60, Nr. 20, S. 1084—1085. 2, 127.
Stoeckel, Über die Abderhaldensche Schwangerschaftsreaktion. (Med. Ges. Kiel,
  Sitz. 5. VI. 1913.) Münch. med. Wochenschr. Jg. 60, Nr. 31, S. 1741. 2, 644.
Sunde, Anton, Die Abderhaldensche serologische Reaktion der Schwangerschaft.
  Norsk. Magaz. for Laegevidenskaben Jg. 74, Jg. 74, H. 19, S. 1234. (Norw.) 3, 121.
Tschudnowsky, Zur Frage über den Nachweis der Abwehrfermente mittels der op-
  tischen Methode und des Dialysierverfahrens nach Abderhalden im Blutserum bei
  Schwangerschaft und gynaekologischen Erkrankungen. Münch. med. Wochenschr.
  Jg. 60, Nr. 41, S. 2282—2283. 3, 386.
Veit, J., Die Serodiagnostik der Gravidität. Berl. klin. Wochenschr. Jg. 50, Nr. 27,
  S. 1241—1243. 2, 453.
Wallis, R. L. Mackenzie, The serum diagnosis of pregnancy. (Die Serumdiagnose
  der Schwangerschaft.) Journal of obstetr. a. gynecol. of the British emp. Bd. 24,
  Nr. 5, S. 249—256. 4, 148.
Wallis, R. L. Mackenzie, and Herbert Williamson, The serum diagnosis of
  pregnancy. (Die Serodiagnose der Schwangerschaft.) (Obstetr. a. gynecol. sect.,
  9. X. 1913.) Proceed. of the roy. soc. of med. Bd. 7, Nr. 1, S. 28—46. 4, 548.
Werner, Paul, und A. F. Ritter v. Winiwarter, Über die Schwangerschaftsreaktion
  nach Abderhalden. Wien. klin. Wochenschr. Jg. 26, Nr. 45, S. 1841—1845. 3, 597.
Williams, Philip F., and Richard M. Pearce, Abderhaldens biological test for
  pregnancy. (Abderhaldens biologischer Beweis für Schwangerschaft.) Surg., gynecol. a. obstetr. Bd. 16, Nr. 4, S. 411—418 u. Proceed. of the soc. for exp. biol. a.
  med. New York, Bd. 10, Nr. 3, S. 73. 1, 763; 2, 173.
Williamson, Herbert, The value of Abderhalden's test for pregnancy. (Über den
  Wert der Abderhaldenschen Schwangerschaftsreaktion.) Journal of obstetr. a. gynea-
  col. of the Brit. emp. Jg. 24, Nr. 4, S. 211—217. 4, 87.
Wohlgemuth, Julius, Grundriß der Fermentmethoden. Ein Lehrbuch für Mediziner,
  Chemiker und Botaniker. Berlin: Springer. IX, 355 S. M. 10.—. 2, 524.
Wolff, Günther, Die biologische Diagnose der Schwangerschaft nach Abderhalden.
  Monatsschr. f. Geburtsh. u. Gynaekol. Bd. 38, H. 4, S. 394—398. 3, 337.
Zoeppritz, Serodiagnostik der Schwangerschaft. Versamml. d. dtsch. Ges. f. Gynaekol.
  Halle a. S., 14.—17. Mai 1913. 1, 762.
Zubrzycki, J. R. v., Die Meiostagminreaktion in der Geburtshilfe. Gynaekol. Rund-
  schau Jg. 7, H. 23, S. 847—849. 3, 698.

Sonstige Diagnose der Schwangerschaft.

Adair, F. L., Obstetric diagnosis. (Geburtshilfliche Diagnosis.) Postgraduate Bd. 28,
  Nr. 12, S. 1096—1103. 4, 278.
Aubourg, Paul, Radiographies de foetus in utero. (Röntgenbilder vom Fötus in der
  Gebärmutter.) Bull. et mém. de la soc. de radiol. méd. de Paris Jg. 5, Nr. 45, S. 191.
  2, 397.
Cuzzi, Alfonso, La radiografia del feto nell'utero. (Die Röntgenographie des Foetus
  im Uterus.) Folia gynaecol. Bd. 8, Nr. 2, S. 307—333. 3, 699.
Heynemann, Th., Die diagnostische Verwertung der Röntgenstrahlen in der Geburtshilfe. Zeitschr. f. Geburtsh. u. Gynaekol. Bd. 73, H. 1, S. 92—136. 2, 325.
Ladinski, Louis J., The elastic area in the isthmus of the uterus a positive and
  early sign of uterine pregnancy. („Der elastische Raum" im Isthmus uteri, ein
  positives und frühes Zeichen der uterinen Schwangerschaft.) Americ. journal of
  obstetr. Bd. 68, Nr. 2, S. 210—222. 3, 626.
Lomon, Radiographie d'un cas de grossesse de cinq mois et demi. (Radiographie
  eines Falles von Schwangerschaft von 5½ Monaten.) Bull. et mém. de la soc. de
  radiol. méd. de Paris 5, S. 87. 1, 485.
Nippe, Über die gerichtsärztliche Bedeutung neuerer Methoden für die Unterscheidung mütterlichen und fötalen Blutes. Ärztl. Sachverständ.-Zeit. 19, S. 10
  bis 12. 1, 43.
Peters, H., Nochmals zu „Schottländer, Über die Bestimmung der Schwangerschaft
  auf Grund histologischer Placentarbefunde und über etwaige praktische Verwertbarkeit dieser Befunde". Zentralbl. f. Gynaekol. Jg. 37, Nr. 29, S. 1065—1069.
  2, 492.
Potocki, Delherm et Laquerrière, Note sur la radiographie en série du foetus
  in utero. (Mitteilungen über Serienaufnahmen des Foetus im Uterus.) Journal de
  radiol. Bd. 7, Nr. 1, S. 23—27 u. Médicin pratic. Jg. 9, Nr. 17, S. 264.
  2, 175; 4, 342.

Potocki, Delherm et Laquerrière, La radiographie du foetus in utero. (Die Radiographie des Foetus in utero.) Rev. prat. d'obstétr. et de gynécol. Jg. 21, Nr. 11, S. 336—339. **4, 547.**

Schwaab, A., et Albert-Weil, La radiographie du foetus pendant la grossesse. (Die Röntgenographie des Foetus während der Schwangerschaft.) Bull. et mém. de la soc. de radiol. méd. de Paris 5, S. 43—48. **1, 239.**

Geburtshilfliche Untersuchung.

Dessauer, Beiträge zur röntgenologischen Beckenmessung. Versamml. d. dtsch. Ges. f. Gynaekol., Halle a. S., 14.—17. Mai 1913. **1, 845.**

Dougal, Daniel, Some observations on pelvimetry. (Einige Beobachtungen bei der Beckenmessung.) Journal of obstetr. a. gynaecol. of the British emp. Bd. 24, Nr. 5, S. 263—270. **4, 206.**

Dougal, Daniel, A new form of pelvigraph. (Eine neue Form von Beckenmesser.) Journal of obstetr. a. gynaecol. cf the British emp. Bd. 24, Nr. 5, S. 257—262. **4, 206.**

Fabre et Trillat, Contribution à l'étude du détroit supérieur dans le bassin normal par la radiographie métrique. (Beitrag zum Studium des Beckeneingang beim normalen Becken durch Radiographie.) Bull. de la soc. d'obstétr. et de gynécol. de Paris Jg. 2, Nr. 8, S. 707—714. **4, 342.**

Heynemann, Th., Die Beckenuntersuchung mittelst Röntgenstrahlen und ihre praktische Bedeutung für die Geburtshilfe. Prakt. Ergebn. d. Geburtsh. u. Gynaekol. Jg. 5, H. 2, S. 237—274. **3, 339.**

Heynemann, Demonstration stereoskopischer Röntgenbilder. 15. Versamml. d. dtsch. Ges. f. Gynaekol. Halle a. S., 14.—17. Mai 1913. **1, 734.**

Kehrer, E., Ein neues Verfahren zur röntgenologischen Beckenmessung; klinische Untersuchungen. 15. Versamml. der dtsch. Ges. f. Gynaekol., Halle a. S., 14. bis 17. Mai 1913 u. Zentralbl. f. Gynäkol. 37, S. 55. **2, 125; 1, 103.**

Phillips, W. D., Comparative value of abdominal and vaginal examination in diagnosis of fetal presentation and position. (Vergleich über den Wert der äußeren und inneren Untersuchung zur Diagnose der Lage und Stellung des Föetus.) New Orleans med. a. surg. journal Bd. 65, Nr. 8, S. 584—587. **2, 128.**

Spalding, Alfred Baker, The value of abdominal measurements in pregnancy, a statistical study. (Der Wert abdominaler Messungen in der Schwangerschaft, statistische Studie.) Journal of the Americ. med. assoc. Bd. 61, Nr. 10, S. 746 bis 749. **3, 175.**

Zeitrechnung der Schwangerschaft und Schwangerschaftsdauer.

Fraenkel, L., Ovulation, Konzeption und Schwangerschaftsdauer. Zeitschr. f. Geburtsh. u. Gynaekol. Bd. 74, H. 1, S. 107—111. **3, 232.**

Grenier, Quelques documents concernant la durée de la gestation et le poids de l'enfant à terme. (Einige Dokumente über die Dauer der Schwangerschaft und das Gewicht des Kindes bei der Geburt.) Thèse: Bordeaux. **4, 274.**

Hart, Berry, Insemination and parturition. (Über Befruchtung und Zeit der Geburt.) (Edingburgh obstetr. soc., Jan. 8th 1913.) Lancet 184, S. 391. **1, 234.**

Hart, D. Berry, On the duration of the interval between insemination and parturition in certain mammals as studied in biometric curves, with special reference to the calculation of the onset of labour in human pregnancy. (Über die Dauer des Intervalles zwischen Eieinbettung und Geburt bei gewissen Säugetieren, studiert an biometrischen Kurven, mit besonderer Rücksicht auf die Berechnung des Geburtsbeginns bei der menschlichen Schwangerschaft.) Transact. of the Edinburgh obstetr. soc. Bd. 38, S. 107—140 u. Edinburgh med. journal Bd. 11, Nr. 4, S. 291 bis 309. **3, 697; 4, 86.**

Kober, E., Über die Beziehungen von Gewicht und Länge der Neugeborenen zur Dauer der Schwangerschaft. Dissertation: Tübingen. 22 S. (Laupp.) **5, 129.**

Koopmann, H., Über die Zuverlässigkeit der einzelnen Momente zur Bestimmung der mutmaßlichen Niederkunft, insbesondere über den Einfluß der Frühaufnahme auf die Verlängerung der Schwangerschaft. Dissertation: Tübingen. **4, 342.**

Lutz, Rolf, Die Reifezeichen der Frühgeburt im 9. Monat. Zentralbl. f. Gynaekol. 37, S. 127—130. **1, 197.**

Périer, Détermination de la date probable de l'accouchement. (Bestimmung des Schwangerschaftsendes.) Thèse de Toulouse. Nr. 58. 124 S. **5, 67.**

Peters, Zur Publikation Schottländers „Über die Bestimmung der Schwangerschaftsdauer auf Grund histologischer Placentarbefunde und über etwaige praktische
Verwertbarkeit dieser Befunde". Zentralbl. f. Gynaekol. **37**, S. 373—375.   **1, 378.**

Schottlaender, J., Über die Bestimmung der Schwangerschaftsdauer auf Grund
histologischer Placentarbefunde und über etwaige praktische Verwertbarkeit dieser
Befunde. Zentralbl. f. Gynaekol. **37**, S. 193—196.   **1, 143.**

Schottlaender, J., Nochmals: Über die Bestimmung der Schwangerschaftsdauer
auf Grund histologischer Placentarbefunde und über etwaige praktische Verwertbarkeit dieser Befunde, eine Antwort auf den gleichnamigen Artikel von Peters.
(Zentralblatt für Gynaekologie Jg. 37, Nr. 11.) Zentralbl. f. Gynaekol. Jg. **37**,
Nr. 22, S. 806—809.   **2, 224.**

Sellet, Contribution à l'étude des gestations dites prolongées. (Zur Kenntnis der
verlängerten Schwangerschaft.) Thèse: Paris.   **5, 67.**

Wehmer, Ch., Über die Zeitdauer der Gestationsperiode in Thüringen und den Zusammenhang von Lactationsatrophie des Uterus und Menstruation. Dissertation:
Jena.   **4, 370.**

Diätetik der Schwangerschaft und soziale Fürsorge für die Schwangere.

Ahlfeld, F., Der Mechanismus der Scheidenausspülungen ante partum. Zentralbl.
f. Gynaekol. Jg. **37**, Nr. 51, S. 1837—1839.   **4, 121.**

Baughman, Greer, The care of the woman during the thirty-nine weeks of gestation.
(Pflege der Schwangeren während der 39 Wochen der Gravidität.) Internat. clin.
23, 1, S. 158—163 u. Virginia med. semi-monthly Bd. **18**, Nr. 6, S. 148—151.
   1, 648; 3, 399.

Bondi, Josef, Das Gewicht des Neugeborenen und die Ernährung der Mutter. Wien.
klin. Wochenschr. Jg. **26**, Nr. 25, S. 1026—1028.   **3, 399.**

Desprechins, La puériculture avant la naissance. (Die Pflege des Kindes vor der
Geburt.) Rev. belge de puéricult. Jg. **2**, Nr. 8, S. 153—159, Nr. 9, S. 169—176 u.
Nr. 10, S. 183—187.   **4, 86.**

Devraigne, Louis, Remarques sur quelques lois de protection de la femme enceinte
et accouchée et sur leurs conséquences. 1. La loi sur le repos des femmes en couches
au Sénat. (Bemerkungen über einige Schutzgesetze für die Schwangeren und
Wöchnerinnen und über ihre Folgen. 1. Das Gesetz über die Ruhezeit der Frauen
im Wochenbett vor dem Französischen Senat.) Arch. mens. d'obstétr. et de gynécol. **2**,
S. 82—87.   **1, 326.**

Krüger, Warzenpflege in der Schwangerschaft. (Gynaekol. Ges., Breslau, Sitzg. v.
4. III. 1913.) Monatsschr. f. Geburtsh. u. Gynaekol. Bd. **37**, H. 6, S. 867.   **2, 263.**

Lockwood, T. F., A plea in behalf of the unborn. (Ein Plaidoyer zugunsten der
Ungeborenen.) Journal of the Missouri State med. assoc. Bd. **9**, Nr. 10, S. 336 bis
338.   **3, 557.**

Neumann, Julius, Über Ernährungsprinzipien während der Schwangerschaft.
Wien. med. Wochenschr. Jg. **63**, Nr. 39, S. 2510—2512.   **3, 232.**

Orlowski, Die Schönheitspflege. Für Ärzte und gebildete Laien. 3. verb. Aufl. Würzburg, Kabitzsch. VII, 132 S. M. 2.50.   **2, 375.**

Palmer, J. T., Care of the expectant mother. (Pflege der Frau in der Hoffnung.)
Journal of the Arkansas med. soc. Bd. **10**, Nr. 4, S. 103—106.   **3, 339.**

Pierra, Louis, Quel doit être le régime de la femme enceinte? (Diät bei Schwangeren.) Journal des sages-femmes Jg. **41**, Nr. 13, S. 289—291.   **2, 452.**

Plantenga, P., Das Radfahren. Ned. Tijdschr. v. Geneesk., Tweede helft. Jg. **1913**,
Nr. 22, S. 1862—1872. (Holländisch.)   **3, 675.**

Rudaux, P., Diététique obstétricale. (Diätetik bei Schwangerschaft.) Bull. et mém.
de la soc. anat. de Paris Jg. **88**, Nr. 4, S. 214—216.   **2, 262.**

Schoenflies, Rosalie, Die Fürsorge für Schwangere. Bl. f. Säuglingsfürs. Jg. **4**,
H. 7, S. 213—216.   **2, 127.**

Van Ingen, Philip, A campaign of prenatal hygiene in New York. (Ein Kampf für
die Hygiene vor der Geburt in New York.) Arch. of pediatr. Bd. **30**, Nr. 11, S. 838
bis 843.   **4, 358.**

Vicarelli, Giuseppe, Lavoro e maternità. Malattie professionali e gravidanza.
Studio etnico, clinico e sociale. (Arbeit und Schwangerschaft, Berufskrankheiten
und Schwangerschaft. Klinisch-soziale Studie.) (17. congr. d. soc. ital. di ostetr. e
ginecol., Napoli, novembre 1912.) Giorn. d. R. accad. di med. di Torino Jg. **76**,
Nr. 11/12, S. 360—501.   **5, 79.**

Fruchtbarkeit.

Carini, A., Di un caso di eccezionale fecondità nella donna. (Ein Fall von außergewöhnlicher Fruchtbarkeit beim Weibe.) Rass. d'ostetr. e ginecol. Jg. **22**, Nr. 2, S. 74—75.   **3**, 29.

Cobb, J. A., Human fertility. (Fruchtbarkeit des Menschen.) Eugenics rev. **4**, S. 379 bis 382.   **1**, 167.

Funck-Brentano, L., De la fécondation artificielle. (Über künstliche Befruchtung.) Sem. gynécol. **18**, S. 25—26.   **1**, 127.

Govaerts, Paul, Recherches sur la structure de l'ovaire des insectes, la différenciation de l'ovocyte et sa période d'accroissement. (Untersuchungen am Ovarium der Insekten und der Differenzierung und Wachstumperiode des Ovozyten.) Arch. de biol. Bd. **28**, Nr. 3, S. 347—445.   **2**, 626.

Jacobson, Max, und Kurt Jacobson, Betrachtungen zur künstlichen Befruchtung. Ärztl. Sachverst. Zeit. **19**, S. 58—60.   **1**, 598.

McDonald, Ellice, Studies in gynecology and obstetrics. Chapt. 1. Sterility in the female; its etiology and treatment, with report of a case of instrumental impregnation. (Ätiologie und Behandlung der Sterilität der Frau und Mitteilung eines Falles von künstlicher Befruchtung.) Americ. med. Bd. **19**, Nr. 3, S. 141—150.   **2** 21.

Neugebauer, Fr. v., Kasuistischer Beitrag zur Frage der ungewöhnlichen Fruchtbarkeit des Weibes. Zentralbl. f. Gynaekol. Jg. **37**, Nr. 29, S. 1061—1065.   **2**, 493.

Plauchu, La fécondité de la femme après l'opération césarienne conservatrice. (Über die Fruchtbarkeit nach konservativem Kaiserschnitt.) Rev. prat. d'obstétr. et de gynécol. **21**, S. 73—75 u. Journal de méd. de Paris Jg. **33**, Nr. 16, S. 324.   **1**, 564, 795.

Rouvier, J., Superembryonnement apparent dans une grossesse gémellaire univitelline, interrompue par avortement au cours du 4e mois. (Anscheinende Überfruchtung bei eineiiger Zwillingsschwangerschaft; Abort im 4. Monat.) Bull. de la soc. d'obstétr. et de gynécol. de Paris Jg. **2**, Nr. 6, S. 560—563.   **3**, 289.

Theilhaber, Felix A., Zur Messung der Fortpflanzung. Med. Reform **21**, S. 109.   **1**, 613.

Theilhaber, Felix A., Neue statistische Berechnungsmethoden der Fortpflanzung. Med. Reform **21**, S. 23—27.   **1**, 35.

Waldvogel, A., Statistische Bemerkungen zu den Geburten in der Kgl. Universitätsklinik in München in dem Zeitraum von 1892—1912. Ein Beitrag zu den Untersuchungen über Fruchtbarkeit. Dissertation: München.   **4**, 342.

Geschlechtsbestimmung.

Caullery, Maurice, Les problèmes de la sexualité. (Die Probleme der Geschlechtsbildung.) Paris: E. Flammarion. 332 S. Frcs. 3.50.   **4**, 625.

Hirsch, Max, Über das Verhältnis der Geschlechter. Eine Anregung. Zentralbl. f. Gynaekol. **37**, S. 419—423.   **1**, 822.

Kollmann, Max, Les idées nouvelles sur le déterminisme du sexe. (Die neuen Gedanken über die Bestimmung des Geschlechtes.) Revue anthropologique **23**, S. 269 bis 274.   **2**, 494.

Lams, Honoré, Les causes déterminantes du sexe. (Die das Geschlecht bestimmenden Ursachen.) Ann. et bull. de la soc. de méd. de Gand Bd. **4**, H. 10, S. 373—388. u. Belgique méd. Jg. **20**, Nr. 45, S. 531—434 u. Nr. 46, S. 543—546. **3**, 543; **4**, 86.

Nádory, Béla, Der Einfluß der Ovarien auf die Bestimmung des Geschlechts der Frucht. Pester med.-chirurg. Presse **49**, S. 91—93 u. 97—99.   **1**, 679.

Nolf, P., La détermination du sexe. (Die Bestimmung des Geschlechts.) Scalpel et Liège med. **65**, S. 531—534.   **1**, 219.

Pinard, A., et A. Magnan, Recherches sur la sexualité dans les naissances. (Untersuchungen über das Geschlecht bei der Geburt.) Cpt. rend. hebdom. des séanc. de l'acad. des scienc. Bd. **156**, Nr. 18, S. 1396—1399.   **2**, 141.

Poïarkov, E., L'influence du jeûne sur le travail des glandes sexuelles du chien (Der Einfluß des Hungerns auf die Funktion der Geschlechtsdrüsen des Hundes.) (Réun. biol. de Saint-Pétersbourg, séance du 12. XII. 1912.) Cpt. rend. hebdom. des séanc. de la soc. de biol. **74**, S. 141—143.   **1**, 205.

Schöner, Otto, Zur Frage der Vorausbestimmung des Geschlechts beim Menschen. Beitr. z. Geburtsh. u. Gynaekol. **18**, S. 290—306.   **1**, 555.

Steinach, E., Feminierung von Männchen und Maskulierung von Weibchen. Zentralbl. f. Physiol. Bd. **17**, Nr. 14, S. 717—723.   **4**, 29.

Weinberg, W., Zur Frage der Vorausbestimmung des Geschlechts beim Menschen. Beitr. z. Geburtsh. u. Gynaekol. 18, S. 147—151.   1, 34.
Wymer, Triuwigis, Die willkürliche Geschlechtsbestimmung beim Menschen. Die Theorie des Hippokrates auf Grund von Versuchen an Tieren nachgeprüft. München: Lehmann. 40 S. M. 1.20.   3, 598.

Sonstiges.

Abels, A., Arzneimittel zur Erregung des Geschlechtstriebes. I. Canthariden. Arch. f. Kriminalanthropologie 50, S. 201—230.   1, 126.
Andrews, Henry Russell, Acute abdominal pain in pregnancy. (Akute Bauchschmerzen in der Schwangerschaft.) Clin. journal Bd. 42, Nr. 23, S. 353—363.
                                5, 177.
Aschner, Bernhard, Über brunstartige Erscheinungen (Hyperämie und Hämorrhagie am weiblichen Genitale) nach subcutaner Injektion von Ovarial- oder Placentarextrakt. Arch. f. Gynaekol. Bd. 99, H. 3, S. 534—540.   2, 226.
Fabre et Rhenter, De la contraction utérine de la grossesse. (Über Uteruskontraktionen in der Schwangerschaft.) Bull. de la soc. d'obstétr. et de gynécol. de Paris Jg. 2, Nr. 5, S. 490—493.   3, 234.
Fellenberg, R. v., und A. Döll, Über die biologischen Beziehungen zwischen Mutter und Kind. Zeitschr. f. Geburtsh. u. Gynaekol. Bd. 75, H. 2, S. 285—319.
                                4, 99.
Forsmann, A. I., Zur Frage der Kontinuität der Keimbahn. Arb. d. Pathol. Ges. in St. Petersburg Jg. 4, S. 35—57. (Russisch.)   4, 418.
Fraenkel, L., Untersuchungen über die sogenannte Glande endocrine myométriale. Arch. f. Gynaekol. 99, S. 225—230.   1, 597.
Gaifami, Paolo, Über die Giftigkeit der wässerigen Placentaextrakte und über die giftabschwächende Wirkung des Blutserums. Pathologica Bd. 5, Nr. 113, S. 415 bis 419. (Italienisch.)   3, 262.
Geolkver Mardouk, Conséquence du rapprochement sexuel pendant la gestation. (Folgen des Geschlechtsverkehrs in der Schwangerschaft.) Thèse: Paris. 5, 177.
Goldberger, M. F., The relation of the cervix to sterility and pregnancy. (Die Beziehungen der Cervix zu Sterilität und Schwangerschaft.) Internat. journal of surgery Bd. 26, Nr. 8, S. 269—272.   3, 97.
Houssay, François, Conception dans l'aménorrée. (Schwangerschaft trotz Amenorrhöe.) Rev. mens. de gynécol., d'obstétr. et de pédiatr. 8, S. 26—28.   1, 591.
La Torre, Felice, Delle false gravidanze. (Falsche Schwangerschaft.) Clin. ostetr. 15, S. 97—105, 121—129, 145—154, 169—180, 193—202, 217—221, 241—250, 265—276, 289—297, 313—325, 337—347 u. 361—375.   3, 370.
Mancinelli, Ottorino, Falsa gravidanza da fibro-mioma uterino in una vacca. (Falsche Schwangerschaft infolge eines Fibromyoms des Uterus bei einer Kuh.) Pisa 7 S.   4, 535.
Meyer, Robert, Über die Beziehung der Eizelle und des befruchteten Eies zum Follikelapparat, sowie des Corpus luteum zur Menstruation. (Ein Beitrag zur normalen und pathologischen Anatomie und Physiologie des Ovariums.) Arch. f. Gynaekol. Bd. 100, H. 1, S. 1—19.   2, 544.
Näcke, P., Die Zeugung im Rausche. Mitteilg. 3. Zeitschr. f. d. ges. Neurol. u. Psychiatr., Orig. Bd. 17, H. 4, S. 474—484 u. Dtsch. med. Wochenschr. Jg. 39, Nr. 28, S. 1367—1368.   2, 491, 493.
Nyhoff, G. C., Die Bedeutung des überflüssigen Spermas für die Frucht. Ned. Tijdschr. voor geneesk., Tweede helft. Jg. 1913, Nr. 16, S. 1373—1381. (Holländ.)
                                3, 399.
Policard, A., A propos de parthénogénèse humaine. (Über menschliche Parthenogenese.) Arch. d'anthropol. crim. Bd. 28, Nr. 236/237, S. 672-677.   3, 175.
Raitsits, Emil, Falsche Lactation (Pseudolactatio.) (Eingebildete, angebliche Trächtigkeit.) Berl. tierärztl. Wochenschr. Jg. 29, Nr. 47, S. 829—831.   3, 710.
Richter, J., und V. Hiess, Über das für die erste Geburt günstigste Alter. Monatsschr. f. Geburtsh. u. Gynaekol. Bd. 38, H. 6, S. 625—635.   4, 147.
Scaffidi, Vittorio, Sulla trasmissione dello stato anafilattico dalla madre alla prole. (Die Übertragung des anaphylaktischen Zustandes von der Mutter auf die Nachkommenschaft.) Rif. med. Jg. 29, Nr. 47, S. 1296—1300.   4, 272.
Schnock, Über Schwangerschaft bei primärer Amenorrhöe. (Geburtsh.-Gynaekol. Ges. Cöln, Sitz. v. 12. II. 1913.) Monatsschr. f. Geburtsh. u. Gynaekol. Bd. 38, Ergänzungsh., S. 338.   2, 465.

Schweitzer, Bakteriologische Befunde in der Scheide Schwangerei. 15. Versamml.
d. dtsch. Ges. f. Gynaekol., Halle a. S., 14.—17. Mai 1913. 1, 846.
Smith, Geoffrey, Studies in the experimental analysis of sex. P. 10. The effect of
sacculina on the storage of fat and glycogen, and on the formation of pigment by its
host. (Beiträge zur experimentellen Geschlechtsanalyse 10. Abschnitt. Der Einfluß
von Sacculina (ein parasitärer Wurzelkrebs) auf Fett und Glykogenanreicherung und
auf Pigmentbildung des Wirtstieres.) Quart. journal of microscop. science Bd. 59,
Nr. 234, S. 267—295. 2, 674.
Steudel, H., Zur Histochemie der Spermatozoen. Mitteilg. 3. Hoppe-Seylers Zeitschr.
f. physiol. Chem. 83, S. 72—78. 1, 60.
Waldstein, Edmund, und Rudolf Ekler, Der Nachweis resorbierten Spermas
im weiblichen Organismus. Wien. klin. Wochenschr. Jg. 26, Nr. 42, S. 1689—1693.
3, 544.

Pathologie und Therapie der Schwangerschaft.

Anomalien der Geschlechtsorgane.

Abramowitsch, F. W., und G. W. Schor, Ein Fall von Blutung aus gravidem
Uterus in die Bauchhöhle. Russ. Monatsschr. f. Geburtsh. u. Gynaekol. 28, S. 113
bis 122. (Russisch.) 1, 236.
Baumgart, G., und R. Beneke, 4jährige Amenorrhöe nach Atmokausis, aus-
getragene Gravidität, Geburtsbeendigung durch Entfernung des graviden Uterus.
Monatsschr. f. Geburtsh. u. Gynaekol. Bd. 38, H. 6, S. 635—655. 4, 73.
Bertlich, H., Schwangerschafts- und Geburtsstörungen bei Mißbildung des Uterus,
speziell bei Uterus bicornis. Dissertation: Heidelberg. 4, 345.
*Borkowski, W., Über Blutungen in den ersten Monaten der Schwangerschaft und
ihre Beziehungen zum Abort. Dissertation: Berlin. 33 S. 5, 131.
Breil, W., Über einen Fall von Uterus unicornis gravidus mit Myom des rudimentären
Nebenhornes. Dissertation: Bonn. 4, 351.
Brindeau, A., A propos de deux cas d'utérus septus gravides. (Zwei Fälle von Uterus
septus gravidus.) Bull. de la soc. d'obstétr. et de gynécol. de Paris Jg. 2, Nr. 6,
S. 539—541. 3, 289.
Bublitschenko, Abortus spontaneus praeternaturalis als ätiologisches Moment bei
Entstehung einer Fistula cervicovaginalis laqueartica. Monatsschr. f. Geburtsh. u.
Gynaekol. Bd. 38, H. 4, S. 405—417. 3, 344.
Cova, Ercole, Dell'azione esercitata dalla gravidanza sopra un corno uterino
vuoto negli animali ad utero bicorne. (Über die Wirkung der Schwangerschaft
auf ein leeres Uterushorn bei Tieren mit Uterus bicornis.) Ginecologia Jg. 10,
Nr. 12, S. 361—376. 4, 115.
Fabre et Bourret, Étude clinique et anatomo-pathologique d'un cas d'hypertrophie
du col au cours de la grossesse. (Klinische und pathologisch-anatomische Studie
über einen Fall von Portiohypertrophie während der Schwangerschaft.) Bull. de la
soc. d'obstétr. et de gynécol. de Paris Jg. 2, Nr. 3, S. 206—209. 3, 234.
Fitz-Gerald, Gordon, Complications of pregnancy. (Über Komplikationen in der
Gravidität.) Med. chronicle Bd. 26, Nr. 1, S. 34—37. 3, 598.
Fonyó, Johann, Ein Fall von Retroflexio uteri gravidi partialis. Zentralbl. f. Gynaekol. Jg. 37, Nr. 34, S. 1258—1262. 3, 10.
Fränkel, L., Geburt nach operativer Vereinigung doppelter Gebärmütter. (Med.
Sekt. d. schlesischen Ges. f. vaterl. Kultur, Breslau, Sitzg. v. 1.3 VI. 1913.) Berl.
klin. Wochenschr. Jg. 50, Nr. 34, S. 1589. 3, 456.
Gérard, De la laparotomie dans la rétroversion irréductible de l'utérus gravide. (La-
parotomie bei irreduktibler Retroversio uteri gravidi.) Thèse de Lyon. Nr. 106.
107 S. 5, 68.
Gottschalk, Sigmund, Über die Ursachen und die Behandlung des Ausflusses
aus dem weiblichen Genitale. Dtsch. med. Wochenschr. 39, S. 249—252. 1, 220.
Gross, Georges, et Fruhinsholz, Un cas de grossesse normale après hémi-hysté-
rectomy pour hématométrie dans un utérus double. (Ein Fall von normaler Schwangerschaft nach Hemi-Hysterektomie wegen Hämatometra in einem Uterus duplex.)
Ann. de gynécol. et d'obstétr. Bd. 10, H. 9, S. 507—512 u. Bull. de la soc. d'obstetr.
et de gynécol. de Paris Jg. 2, Nr. 5, S. 504—510. 3, 370, 401.
Hammerschlag, Retroflexio uteri gravidi durch Laparotomie geheilt. (Sitzungsber.
d. Berl. med. Ges.) Berl. klin. Wochenschr. 50, S. 456. 1, 294.
Hart, D. Berry, Note on Dr. Gemmell's and Prof. A. M. Paterson's case of duplication of bladder, uterus, vagina and vulva, with successive full-time pregnancy

and labour in each uterus. (Bemerkung zu Gemmell und Patersons Veröffentlichung über einen Fall von Verdoppelung der Blase, des Uterus, der Vagina und Vulva, mit ausgetragener Schwangerschaft in jedem der beiden Uteri). Journal of obstetr. a. gynaecol. of the Brit. emp. 23, S. 139—141. 1, 434.

Henkel, Partielle Aussackung der hinteren Uteruswand bei Gravidität. (Naturwiss., med. Ges., Jena, Sitzg. v. 13. XI 1913.) Münch. med. Wochenschr. Jg. 60, Nr. 51, S. 2863. 4, 32.

Herrgott, A., Vomissements incoercibles et rétroversion de l'utérus gravide. (Unstillbares Erbrechen und Retroversio uteri gravidi.) Ann. de gynécol. et d'ob stétr. 10, S. 65—69; Journal de méd. interne 17, S. 82—83; Rev. méd. de l'est. Bd. 45, Nr. 6, S. 193—198; Journal des sages femmes Jg. 41, Nr. 10, S. 265—267 u. Rev. prat. d'obstétr. et de gynécol. Jg. 21, H. 8, S. 236—240.
1, 380, 488, 560; 2, 227; 3, 124.

Hoefl, H., Phlegmonöse Entzündung der Membrana chorii. Dissertation: München. 4, 419.

Kingman, Rufus A., The pernicious vomiting of pregnancy. (Das unstillbare Schwangerschaftserbrechen.) Americ. med. Bd. 19, Nr. 8, S. 519—531. 3, 291.

Kuhlmann, C., Ein Fall von Uterus septus. (Bei der Placentarlösung diagnostiziert.) Straßburg. med. Zeit. Jg. 10, H. 7, S. 177—178. 2, 562.

Mühlen, G. v. z., Fluor gravidarum. Petersburg. med. Zeitschr. Jg. 38, Nr. 16, S. 139 bis 195. 3, 75.

Öhmann, K. H., Ein Fall von Uterus bicornis mit ausgetragener Schwangerschaft im rechten Horn. Gynaekol. Rundschau Jg. 7, H. 20, S. 738—742. 3, 454.

Paquet, A., Grossesse de 7 mois dans un utérus en rétroversion avec enclavement partiel dans l'excavation. (Schwangerschaft von sieben Monaten in einem retrovertierten Uterus mit teilweiser Einklemmung im hinteren Douglas.) Semaine gynécol. Jg. 18, Nr. 40, S. 317—318 u. Bull. de la soc. d'obstétr. et de gynécol. de Paris Jg. 2, Nr. 7, S. 642—645. 3, 544, 598.

Pichevin, R., À propos de la rétrodéviation de l'utérus gravide. (Zur Retroflexio uteri gravidi.) Sem. gynécol. 18, S. 73—74. 1, 379.

Potocki et Sauvage, Thrombus pédiculé du vagin. (Gestielter Scheidenthrombus.) Bull. de la soc. d'obstétr. et de gynécol. de Paris Jg. 2, Nr. 4, S. 346—357. 3, 290.

Rudaux, P., Prolapsus de l'utérus gravide. (Vorfall der schwangeren Gebärmutter.) Clinique (Paris) 8, S. 169—170. 1, 558.

Szabó, Dénes, Über den künstlichen Abortus. Orvosképzés. Jg. 3, Nr. 7, S. 580 bis 604. (Ungarisch.) 3, 401.

Wenzel, W., Über Blasenblutungen bei Retroflexio uteri gravidi incarcerata. Dissertation: München. 4, 31.

Whitall, Dawson, An unusual indication for caesarean section. Ventrosuspension of the uterus (with linen thread) complicating pregnancy. (Eine ungewöhnliche Indikation für Kaiserschnitt. Komplikation der Schwangerschaft durch Ventrosuspension des Uterus mit Leinenfaden.) New York med. journal 97, S. 14—15. 1, 651.

Anomalien des Eies und seiner Hüllen.

Adair, Fred L., Remarks on the pathology of the ovum, with report of three cases. (Bemerkungen über die Pathologie des Ovum mit einem Bericht über 3 Fälle.) Journal-lancet Bd. 33, Nr. 12, S. 327—332. 2, 645.

Aggazzi, A., Intorno ai rapporti tra aderenze utero-placentari e sviluppo del feto. (Über die Beziehungen zwischen Adhärenz der Placenta und Entwicklung des Foetus.) Ann. di ostetr. e ginecol. Jg. 35, Bd. 1, Nr. 6, S. 633—638. 2, 596.

Albert, Schwere eitrige Endometritis in der Schwangerschaft. 15. Versamml. d. dtsch. Ges. f. Gynaekol. Halle a. S., 14.—17. Mai 1913. 1, 690.

Andérodias, J., et R. Brandeis, Mort du foetus par torsion exagérée du cordon. (Tod des Foetus durch Torsion der Nabelschnur.) Rev. mens. de gynécol., d'obstétr. et de pédiatr. Jg. 8, Nr. 6, S. 389—391. 3, 30.

Armytage, V. B. Green, Retained placenta due to implantation in a sacculus or horn cf the uterus. Manual removal. Rupture of the uterus. Hysterectomy and death. (Retention der Placenta infolge Implantation in Aussackung oder Horn des Uterus. Manuelle Entfernung. Ruptur des Uterus. Hysterektomie und Tod.) Journal of obstetr. a. gynaecol. of the British Emp. Bd. 24, Nr. 3, S. 172—173. 3, 599.

Arnold, H., Ein Beitrag zur Kenntnis der benignen Geschwülste der Placenta. Dissertation: Heidelberg. 4, 353.

Aroutunian, L., Contribution à l'étude des modifications anatomo-pathologiques du cordon ombilical. (Zur Kenntnis der anatomisch-pathologischen Veränderung des Nabelstrangs.) Dissertation: Genève. 5, 68.

Aymerich, G., Sulle cisti coriali della placenta. (Über die Chorioncysten der Placenta.) Folia gynaecol. Bd. 8, Nr. 2, S. 269—306. 4, 32.

Aymerich, G., Alterazioni placentari in donna cardiopatica. (Placentarveränderungen bei einer herzkranken Frau.) Ginecologia Jg. 10, Nr. 14, S. 429—437. 4, 115.

Ballantyne, J. W., and James Young, Fatal case of hydatidiform mole. (Tödlich verlaufender Fall von Blasenmole.) Journal of obstetr. a. gynaecol. of the British empire Bd. 24, Nr. 2, S. 104—108 u. Transact. of the Edinburgh obstetr. soc. Bd. 38, S. 267—285. 3, 290; 4, 274.

Beckmann, W. G., Zwei Fälle von progressierender Extrauteringravidität nach Ruptur der schwangeren Tube und des schwangeren Uterus. (Gynaek. Ges., Petersburg, Sept. 1913.) Zeitschr. f. Geburtsh. u. Gynaek. Jg. 28, H. 12, S. 1850 bis 1856. (Russisch.) 4, 204.

Benthin, Placentartumor. (Nordostdtsch. Ges. f. Gynaekol. Sitz. v. 1. II. 1913.) Monatsschr. f. Geb. u. Gynaekol. 37, S. 523. 1, 558.

Beyer, B., Bericht über einen Anocellus und einen Anencephalus mit Adhäsionen an der Placenta. Dissertation: Halle. 4, 429.

Boissard, Al., Mort du foetus et foetus macérés. (Tod des Foetus und macerierte Foeten.) Arch. mens. d'obstétr. et de gynécol. Jg. 2, Nr. 5, S. 455—461. 2, 226.

Boni, Andrea, Mola vescicolare infiltrante. (Infiltrierende Blasenmole.) Ann. di ostetr. e ginecol. Bd. 2, Nr. 8, S. 306—316. 3, 378.

Brandt, Kr., Missed abortion. (Forh. kir. Forening, Kristiania 1912, S. 103.) Norsk. Magaz. for Laegvidenskaben Jg. 74, H. 14. (Norwegisch.) 3, 123.

Brouha, Un cas de môle partielle. (Ein Fall von teilweiser Molenbildung.) Bull. de la soc. belge de gynécol. et d'obstétr. Bd. 23, Nr. 10, S. 254—258. 2, 63.

Brouha, La grossesse extra membraneuse. (Über Schwangerschaft außerhalb der Eihäute.) Scalpel et Liège méd. Jg. 66, Nr. 15, S. 235—237. 3, 401.

Brouha, Deux cas de grossesse extra-membraneuse. (Zwei Fälle von Schwangerschaft außerhalb der Eihäute.) Arch. mens. d'obstétr. et de gynécol. Jg. 2, Nr. 9, S. 105 bis 110. 3, 235

Burnett, E. Napier, Bacterial infection of foetal membranes. (Bakterielle Infektion der fötalen Membranen). (Roy. soc. of med., sect. of obstetr. a gynaecol. 1. V. 1913.) Lancet Bd. 184, Nr. 21, S. 1453—1454. 2, 226.

Burnett, E. Napier, Bacterial infection of the foetal membranes from a case of hydrorrhoea gravidarum. (Bakterieninfektion der Eihäute bei einem Fall von Hydrorrhoea gravidarum.) Proceed. of the roy. soc. of med. Bd. 6, Nr. 8, obstetr. a. gynaecol. sect. S. 264—272. 2, 495.

Butement, W., Case of hydatidiform degeneration of the chorion. (Blasenmole.) Austral med. gaz. Pd. 34, Nr. 1, S. 3. 3, 76.

Buttron, O., Über einen Fall von Graviditas extramembranacea. Dissertation: Würzburg. 4, 32.

Buzzoni, Renzo, Due casi di mola vescicolare nella pratica ostetrica. Mola vescicolare recidivante. (Zwei Fälle von Blasenmole in der geburtshilflichen Praxis. Blasenmolerezidiv.) Arte ostetr. Jg. 27, Nr. 23, S. 353—360. 4, 115.

Calderini, G., Nuova contributione allo studio della coincidenza della mola vescicolare colla degeneratione cistica delle ovaje e del corio-deciduoma. (Neuer Beitrag zur Kenntnis des Zusammentreffens von Blasenmole mit cystischer Degeneration der Ovarien und mit Chorionepitheliom.) (Soc. Emiliana e Marchigiana di ostetr. e ginecol., 34. adunanza, Bologna 29. VI. 1913.) Lucina Jg. 18, Nr. 7, p. 97—99.| 2, 543.

Cattani, Jole, Un caso di idrorrea gravidica, interruzione spontanea della gravidanza al 6º mese e mezzo, placenta previa laterale, presentazione podalica, secondamento tardivo. (Hydrorrhoea während der Gravidität, Abort nach dem VI. Monat, Placenta praevia lateralis bei Fußlage, verzögerte Placentalösung.) Arte ostetr. 27, S. 42—46. 1, 559.

Cockayne, E. A., Constriction of arm by amniotic bands. (Umschnürung des Armes durch amniotische Bänder.) (Sect. f. the study of dis. in children, 24. X. 1913.) Proceed. of the roy. soc. of med. Bd. 7, Nr. 1, S. 4—5. 4, 429.

Costa, Romolo, Osservazioni sulle placente dei feti macrosomi. Über Placenta der Riesenkinder.) Ann. di ostetr. e ginecol. Jg. 35, Nr. 3, S. 253—265. 1, 773.

Cramer, H., Neue Gesichtspunkte zur Ätiologie des Hydramnion. Hydramnion infolge mangelnder Resorption des Fruchtwassers. Monatsschr. f. Geburtsh. u. Gynaekol. Bd. 38, H. 3, S. 251—257. 3, 123.

Crookshank, F. G., Skiagrams of a case of dactylar deformity from amniotic bands. (Skiagramm eines Falles von Fingerdeformität infolge amniotischer Bänder.) (Sect. for the study of dis. in children, 28. XI. 1913.) Proceed. of the roy. soc. of med. Bd. 7, Nr. 2, S. 28. **4, 558.**

Curtis et Oui, Contribution à l'étude de la môle disséquante ou pénétrante. (Beitrag zum Studium der Mola dissecans oder destruens.) Ann. de gynécol. et d'obstétr. Jg. 40, H. 6, S. 321—351 u. H. 7. S. 398—439. **2, 770.**

Czyborra, Arthur, Uterus und Ovarien nach Röntgenbestrahlung. — Ovarialtumor im Anschluß an Blasenmole. Fortschr. d. Med. Jg. 31, Nr. 38, S. 1037 bis 1042. **3, 148.**

Dietrich, S., Zur Ätiologie der Hydrorrhoea amniotica. Zentralbl. f. Gynäkol. Jg. 37, Nr. 18, S. 645—649. **2, 63.**

Druskin, S. J., Report of case of pregnancy with hydramnion. (Gravidität mi. Hydramnion.) Americ. med. Bd. 19, Nr. 3, S. 190—191. **1, 690.**

Eden, Thomas Watts, Uterine mole showing low implantation of the ovum (placenta praevia). (Blutmole, an der die tiefe Insertion des Eies zu erkennen ist, placenta praevia.) Proceed. of the roy. soc. of med., London 6, obstetr. a. gynaecol. sect. S. 104—105. **1, 490.**

Ferguson, J. Haig, Unusual case of hydatidiform mole, dealt with abdominal hysterectomy. (Ein ungewöhnlicher Fall von Blasenmole mit abdominaler Hysterektomie behandelt.) Journal of obstetr. a. gynaecol. of the British empire Bd. 24, Nr. 2, S. 98—103 u. Transact. of the Edinburgh obstetr. soc. Bd. 38, S. 260—267. **3, 290; 4, 32.**

Fraipont, F., Grossesse môlaire prise pour un fibrome utérin. (Blasenmole für Myom gehalten.) Scalpel et Liège méd. Jg. 66, Nr. 24, S. 381—383. **4, 32.**

Fraser, John B., Lithopaedion. (Über Lithopaedion.) British med. journal Nr. 2765, S. 1624—1625. **4, 274.**

Fruhinsholz, et Hoche, Un cas de tumeur bénigne du placenta. (Ein Fall von gutartigem Placentartumor.) Bull. de la soc. d'obstétr. et de gynécol. de Paris Jg. 2, Nr. 4, S. 390—394. **3, 243.**

Funck-Brentano, Rétention prolongée dans l'utérus d'un crâne de foetus malgré deux curettages faits à un mois d'intervalle. (Verlängerte uterine Retention eines fötalen Schädels trotz zweier mit einem Monat Intervall ausgeführter Curettagen.) Sem. gynécol. Jg. 18, Nr. 23, S. 181 u. Bull. de la soc. d'obstétr. et de gynécol. de Paris Jg. 2, Nr. 6, S. 537—538. **2, 326; 3, 234.**

Gottschalk, Sigmund, Beitrag zur Lehre von der Hydrorrhoea uteri gravidi amnialis. Arch. f. Gynäkol. 99, S. 19—23. **1, 105.**

Gromadzki, H. v.: Ein Beitrag zur Lehre von der Blasenmole mit besonderer Berücksichtigung deren Pathogenese. Dissertation: Halle a. S. **4, 345.**

Hart, D. Berry, On the pressure experienced by the foetus in utero during pregnancy; with special reference to achondroplasia (chondrodystrophia foetalis). (Über den Druck, den der Foetus während der Schwangerschaft in utero erleidet; mit besonderer Beziehung zur Achondroplasie [Chondrodystrophia foetalis].) Edinburgh med. journal Bd. 10, Nr. 6, S. 496—501 u. Transact. of the Edinburgh obstetr. soc. Bd. 38, S. 249—259. **2, 300; 4, 157.**

Hedinger, H., Placenta mit multiplen Polypen. (Med. Ges. Basel, 23. I. 1913.) Dtsch. med. Wochenschr. 39, S. 488. **1, 341.**

Hertwig, Oscar, Keimesschädigung durch chemische Eingriffe. Sitzungsber. d. kgl. preuß. Akad. d Wiss., Physikal.-mathem. Kl. 30, S. 564—582. **2, 560.**

Herzberg, Th., Zur Differentialdiagnose von Ovarialcystom und Hydramnion. Dissertation: Erlangen. **4, 399.**

Hinselmann, Hans, Die angebliche, physiologische Schwangerschaftsthrombose von Gefäßen der uterinen Placentarstelle. Zeitschr. f. Geburtsh. u. Gynaekol. Bd. 73, H. 1, S. 146—222 u. Stuttgart: Enke. 79 S. XVIII, Taf. M. 6.—. **2, 397, 596.**

Hirst, John Cooke, Cases of hydatid mole. (Fälle von Blasenmole.) (Transact. of the obstetr. soc. of Philadelphia, meet. 3. IV. 1913.) Americ. journal of obstetr. Bd. 68, Nr. 2, S. 333—335. **3, 29.**

Hofmeier, Blasenmole. (Mittelrhein. Ges. f. Geburtsh. u. Gynaekol. Sitz. v. 16. II. 1913.) Monatsschr. f. Geburtsh. u. Gynaekol. Bd. 38, Ergänzungsh., S. 404. **2, 495.**

Holzapfel, Nabelschnur mit wahren Knoten. 15. Versamml. d. dtsch. Ges. f. Gynaekol. Halle a. S., 14.—17. Mai 1913. **1, 774.**

Huffmann, Otto V., Decidual casts. (Abgänge von Decidualgewebe.) Americ. journal of obstetr. a. dis. of women a. childr. Jg. 68, Nr. 4, S. 704—710. **3, 628.**

Imhoff, W., Über Blasenmole nebst Mitteilung eines Falles von Molenretention. Dissertation: Marburg. **4, 345.**

Kawasoye, M., Über die Einwirkung der Röntgenstrahlen auf die Eihäute. Zentralbl.
f. Gynaekol. **37**, S. 488—493. **1**, 485.

Keiffer, De la sensibilité du foetus aux émotions maternelles. (Beeinflussung der
Frucht durch Gemütsbewegungen der Mutter.) Bull. de la soc. belge du gynécol.
et d'obstétr. Bd. **24**, Nr. 4, S. 301—304. **3**, 455.

Kotsis, K. G., Geschwulst der Nabelschnur. Grèce med. Nr. **10**, S. 78. (Griechisch.)
3, 242.

Kreisch, E., Ein Fall von Missed labour. Münch. med. Wochenschr. Jg. **60**, Nr. 23,
S. 1263. **2**, 292.

Küster, Demonstration pathologischer Placenten. (Gynaekol. Ges., Breslau. Sitz.
21. I. 1913.) Monatsschr. f. Geb. u. Gynaekol. **37**, S. 520—522. **1**, 558.

Labourdette, P., Gros placenta et syphilis. (Große Placenta und Syphilis.) Paris:
Vigot frères. Frcs. 2.—. **3**, 371.

Lekachowitsch, Ch., Über das gleichzeitige Vorkommen von Myom und Carcinom
in utero. Dissertation: Berlin. **3**, 480.

Lepage, G., Chorioangiome du placenta. (Chorionangiome der Placenta.) Bull. de la
soc. d'obstétr. et de gynécol. de Paris Jg. 2, Nr. 8, S. 666—671. **4**, 274.

Le Souder, Du traitement d'urgence de l'hydramnios aiguë par la ponction abdo-
miale de l'utérus. (Erste Hilfe bei akutem Hydramnion durch abdominale Uterus-
punktion.) Thèse de Paris. **5**, 68.

Meyer, Robert, Die Entzündung als Entstehungsursache ektopischer Decidua oder
Paradecidua. Zeitschr. f. Geburtsh. u. Gynaekol. Bd. **74**, H. 1, S. 250—277. **3**, 234.

Mitchell, J. C., Death in utero. (Tod im Uterus.) Nation. eclect. med. assoc. quart.
Bd. **4**, Nr. 3, S. 216—218. **2**, 64.

Noury, Hydramnios pris pour de l'ascite; torsion exagérée du cordon. (Hydramnios
für Ascites gehalten; hochgradige Nabelschnurtorsion.) Année még. de Caen Jg. **38**,
Nr. 4, p. 120—123. **1**, 690.

Nyhoff, Ausstoßung eines Fruchtsacks im fünften Monat mit abgerissenen Nabelgefäßen. Nederl. gyn. vereenig., Sitzungsber. 9. III. 1913. (Holländisch.) **1**, 559.

Oria, Juan H., Blasendes Nabelschnurgeräusch. Bol. de Cirugía Santander, Jg. **3**,
Nr. 2, S. 50—52. (Spanisch.) **4**, 115.

Pinard, De la femme en état de rétention. (Folgen und Erscheinungen der Eiretention
bei der Frau.) Bull. méd. Jg. **27**, Nr. 86, S. 943—946. **3**, 545.

Plauchu, E., et P. Savy, De la nature inflammatoire des chorio-angiomes placentaires
(tumeurs bénignes du placenta.) (Über die entzündliche Natur der Chorioangiome
der Placenta.) Arch. mens. d'obstétr. et de gynécol. 2, S. 247—255. **1**, 485.

Proust, Robert, et Xavier Bender, Le chorio-épithéliome malin. Étude anatomo-pathologique et pathogénique. (Chorionepithelioma malignum, eine pathologisch-anatomische und pathogenetische Studie.) Rev. de gynécol. et de chirurg.
abdom. Bd. **20**, Nr. 4/5, S. 401—454. **2**, 481.

Prouvost, Rétention pendant quatre mois d'un foetus mort au 4e mois de la grossesse.
Expulsion de l'oeuf en bloc. (Verhaltung eines im vierten Monat der Schwanger-
schaft abgestorbenen Foetus während 4 Monate. Ausstoßung des Eies in toto.)
Bull. de la soc. d'obstétr. et de gynécol. de Paris Jg. 2, Nr. 8, S. 680—686. **4**, 275.

Rechl, A., Blasenmole, Eierstock und Corpus luteum. Dissertation: München. **4**, 320.

Remy, S., Note sur la coloration du liquide amniotique dans un cas d'éventration du
foetus. (Notiz über die Färbung des Fruchtwassers bei Foetus mit Eventration.)
Bull. de la soc. d'obstétr. et de gynécol. de Paris Jg. 2, Nr. 7, S. 654—656. **3**, 454.

Routh, Amand, Observations on the toxaemias of pregnancy, and on eugenics from
the obstetric standspoint. (Bemerkungen über die Toxämien der Schwangerschaft
und über Rassenhygiene vom Standpunkt der Geburtshilfe.) Brit. med. journal
Nr. **2740**, S. 17—20. **2**, 561.

Samuels, Jules, Über extrachoriale Fruchtentwicklung im Anschluß an drei Fälle.
Zeitschr. f. Geburtsh. u. Gynaekol. Bd. **73**, H. 3, S. 631—695. **3**, 371.

Sauvan, Hydramnios aigu. Obstruction intestinale. (Akutes Hydramnion und Darmverschluß.) Rev. prat. d'obstétr. et de gynécol. **21**, S. 75—80 u. Journal de méd.
de Paris Jg. **33**, Nr. 28, S. 565—566. **1**, 490; **2**, 563.

Schetter, C., Über einen Fall von Verwachsung der Placenta mit dem kindlichen
Schädel. Dissertation: Bonn. **4**, 353.

Schwaab, A., et Albert-Weil, Un cas de rétention foetale; diagnostic par la radiographie. (Ein Fall von Retentio foetus durch Radiographie diagnostiziert.) Bull. et
mém. de la soc. de radiol. méd. de Paris Jg. **5**, Nr. 44, S. 109—111. **2**, 129.

Seeligmann, Ludwig, Die chirurgische Behandlung von Uterusblutungen in der
Gravidität, Geburt und Wochenbett. Fortschr. d. Med. **21**, S. 91—95. **1**, 103.

Sfameni, P., Sulla origine della inserzione velamentosa del funicolo e delle anomalie placentari che con essa di frequente coincidono. (Über die Entstehung der Insertio velamentosa des Nabelstranges und der Nachgeburtsanomalien die mit ihr häufig zusammenfallen.) Ann. di ostetr. e ginecol. Bd. 2, Nr. 10, S. 441—494.   3, 700.

Sfameni, P., Sulla etiologia delle cisti subcoriali nella placenta umana. Nota critica. (Über die Ätiologie der subchorialen Cysten der menschlichen Placenta. Eine kritische Studie.) Cagliari. 14 S.   5, 374.

Shlenker, Milton A., A consideration of missed abortion and missed labor, with report of cases of missed abortion. (Über „Missed Abortion" und „Missed Labor" auf Grund von eignen Beobachtungen der ersteren Art.) South. med. journal Bd. 6, Nr. 10, S. 659—663.   3, 700.

Shoemaker, George Erety, Acute membranous vaginitis in pregnancy, due to enterococcus. (Akute membranöse Vaginitis in der Schwangerschaft, hervorgerufen durch den Enterococcus.) (Sect. on surg., med. soc. of the State of Pennsylvania, Scranton sess., 25. IX. 1912.) Pennsylvania med. journal Bd. 16, Nr. 9, S. 703—705.   2, 398.

Snoo, K. de, Zur Anatomie und Ätiologie der Blasenmole. Nederland. Tijdschr. v. verlosk. en gynaecol. Jg. 23, S. 56—80. (Mit 2 Tafeln.) (Holländisch.)   2, 325.

Sterling, Alexander, Supplementary or accessory placenta. Report of a case. (Placenta succenturiata oder accessoria. Kasuistische Mitteilung.) New York med. journal Bd. 98, Nr. 19, S. 920.   3, 669.

Tassius, Placentarinfarkt und intrauterine Unterernährung. (Gynaekol. Ges. Breslau. Sitzg. v. 4. III. 1913.) Monatsschr. f. Geburtsh. u. Gynaekol. Bd. 37, H. 6, S. 869.   2, 263.

Texidor, Ein Fall von Hydramnion. Bol. mens. del colegio de méd. d. l. prov. de Gerona 18, S. 17—19. (Spanisch.)   1, 339.

Vallois, Insertion vélamenteuse du cordon (présentation de pièce). (Velamentöse Insertion der Nabelschnui.) Bull. de la soc. d'obstétr. et de gynécol. de Paris Jg. 2, Nr. 3, S. 285.   3, 242.

Verdelli, Giuseppe, Alterazioni della placenta nella sifilide. (Veränderungen der Placenta bei Syphilis.) Folia gynaecol. Bd. 8, Nr. 1, S. 1—127.   3, 703.

Waldstein, Edmund, Über Breussche Molen und retinierte Eier im allgemeinen. Monatsschr. f. Geburtsh. u. Gynäkol. 37, S. 23—64.   1, 143.

Warthin, Aldred Scott, Miliary tuberculosis of the placenta with incipient pulmonary tuberculosis of the mother becoming latent after birth of child. (Miliartuberkulose der Placenta bei beginnender Lungentuberkulose der Mutter.) Journal of the Americ. med. assoc. Bd. 61, Nr. 22, S. 1951—1952.   4, 32.

Wasenius, Hannes, Ein Fall von Hydrorrhoea gravidarum amnialis bei extraamnialer Entwickelung der Frucht. Finska Läkaresällsk. Handl., Bd. 55, H. 8, S. 210—217. (Schwedisch.)   2, 646.

Werth, J., Ein Lithokelyphopaedion in utero. Dissertation. Berlin. 3, 555.

Weymeersch, A., À propos d'un cas de môle hydatiforme. (Zu einem Fall von Blasenmole.) Journal méd. de Bruxelles Jg. 18, Nr. 17, S. 155—158.   1, 775.

Williams, Philip F., A report of cases of hydatidiform mole from the service of the university maternity. (Bericht über Fälle von Blasenmole aus der Universitätsfrauenklinik.) Americ. journal of obstetr. 67, S. 471—480.   1, 598.

Wolz, E., Untersuchungen zur Morphologie der interstitiellen Eiserstockdrüse des Menschen. Dissertation: Bonn.   4, 320.

Vorzeitige Unterbrechung der Schwangerschaft, Abort.

Aubert, L., Le traitement de l'avortement septique. (Zur Therapie des septischen Abortes.) Schweizer. Rundsch. f. Med. Bd. 13, Nr. 15, S. 619—631.   2, 75.

Balaban, I. A., Zur Syphilistherapie bei Schwangeren. Arbeit a. d. geburt.-gynaek. Klin., Prof. Redlich, St. Petersburg, Bd. 1, S. 55—61. (Russ.)   2, 498.

Bayer, Heinrich, Läßt sich der künstliche Abortus aus rassehygienischen Gründen motivieren? Beitr. z. Geburtsh. u. Gynaekol. 18, S. 163—186.   1, 615.

Benthin, Die exspektative Behandlung fieberhafter Aborte. 15. Versamml. d. dtsch. Ges. f. Gynaekol., Halle a. S., 14.—17. Mai 1913 u. Zeitschr. f. Geburtsh. u. Gynaekol. Bd. 73, H. 3, S. 832—917.   1, 701; 3, 247.

Berthod, Contribution à l'étude du traitement des fausses couches. (Zur Behandlung der „fausses couches".) Thèse de Paris.   5, 69.

Birnbaum, Karl, Die kriminelle Eigenart der weiblichen Psychopathen. Archiv f. Kriminalanthropol. Bd. 52, Heft 3—4, S. 364—377.   2, 188.

Blacker, G., Portion of bone knitting needle, used to procure abortion, removed by operation from abdominal cavity; development of a pelvic abscess, faécal fistula, septic pyelonephritis, and general septic infection, with ultimate recovery. (Teil einer beinernen Stricknadel, benützt zur Aborteinleitung, durch Laparatomie aus dem Abdomen entfernt. Entwicklung eines Beckenabscesses, Kotfistel, septische Pyelonephritis und allgemeine Sepsis, endliche Heilung.) Proceed. of the roy. soc. of med., London 6, obstetr. a. gynaecol. sect. S. 107—111. ! **1**, 475.

Boissard, Al., A propos des avortements criminels. (Über kriminelle Aborte.) Enfance Jg. 1, Nr. 6, S. 431—434. **2**, 511.

Bondy, O., Die Bakteriologie des fieberhaften Abortes. Zentralbl. f. d. ges. Gynaekol. u. Geburtsh. s. d. Grenzgeb. Bd. 1, Hr. 3, S. 89—96. **1**, 89.

Bovis, R. de, La question du curettage dans les avortements fébriles. (Die Frage der aktiven Behandlung der fieberhaften Aborte.) Sem. méd. **33**, S. 109—110. **1**, 339.

Brunner, Georg, Bemerkungen zu einer Mitteilung in Nr. 44 der Med. Kl. vom Jahre 1913: Blutung post abortum et post partum. Med. Klinik J. **9**, Nr. 52, S. 2152. **4**, 152.

Bublitschenko, Abortus spontaneus praeternaturalis als ätiologisches Moment bei Entstehung einer Fistula cervicovaginalis laqueartica. Monatsschr. f. Geburtsh. u. Gynaekol. Bd. **38**, H. 4, S. 405—417. **3**, 344.

Calderini, G., Decorso clinico e diagnosi dell' aborto. (Klinischer Verlauf und Diagnose des Abortus.) Arte ostetr. Jg. **27**, Nr. 15. S. 225—232. **3**, 30.

Carlini, Pericle, Prematuranza fetale e mortalità infantile. (Frühgeburt und Kindersterblichkeit.) Ginecol. minore Jg. **6**, Nr. 1, S. 8—12. **2**, 495.

Corin, G., La mort subite au cours de l'avortement criminel. (Plötzlicher Tod bei kriminellem Abort.) Bull. de l'acad. roy. de méd. de Belgique Bd. **27**, Nr. 3, S. 256 bis 263 u. Arch. internat. de méd. lég. Bd. **4**, Nr. 2, S. 150—157. **2**, 188; **3**, 415.

Didier, Étude statistique sur 1000 cas d'avortement observés à la clinique Tarnier. (Statistik von 1000 Abortfällen der Klinik Tarnier.) Thèse de Paris. **4**, 345.

Dubrisay, Louis, Deux cas de délivrance artificielle après une injection de seigle ergoté. (Zwei Fälle von künstlicher Entbindung nach Ergotininjektion.) Journal des sages-femmes Jg. **41**, Nr. 11, S. 273—274. **2**, 297.

Durlacher, Über eine Frühgeburtseinleitung bei platt rachitischem Becken bei Gravidität des rechten Hornes eines Uterus bicornis unicollis mit einigen epikritischen Bemerkungen. Münch. med. Wochenschr. Jg. **60**, Nr. 34, S. 1882—1883. **3**, 77.

Ebeler, F., Zur Abortbehandlung. Zeitschr. f. Geburtsh. u. Gynaekol. Bd. |**75**, H. 2, S. 411—424. , **4**, 155.

Enderle, Walter, Seltener Fremdkörper im schwangeren Uterus. Med. Korrespondenz-Bl. d. Württemberg. ärztl. Landesver. Bd. **83**, Nr. 40, S 628—629. **3**, 372.

Statistik der Fehlgeburten in Magdeburg 1912. Sonderabdruck a. d. Jahresbericht d. Statistischen Amtes d. Stadt Magdeburg. **3**, 402.

Fehling, H., Der Geburtenrückgang und seine Beziehung zum künstlichen Abort und zur Sterilisierung. Zeitschr. f. Geburtsh. u. Gynaekol. Bd. **74**, H. 1, S. 68—74. **3**, 254.

Feodoroff, W. P., Zur Frage der Therapie des Aborts. Verhandl. d. 12. Pirogoff-Kongr., St. Petersburg, 29. V. bis 6. VI. 1913, Bd. **2**, S. 93. (Russisch.) **4**, 419.

Fraipont, F., Quelques réflexions à propos de l'avortement. (Einige Betrachtungen über den Abortus.) Journal d'accouchements **34**, S. 3—4. **1**, 486.

Frank, Robert T., Contraindications to curetting. A clinical study. (Kontraindikationen der Curettage. Eine klinische Studie.) New York med. journal Bd. **97**, Nr. 16, S. 808—811. **2**, 71.

Frazier, Ben Carlos, Chronic endometritis following abortion. Report of case. (Chronische Endometritis nach Abort. Bericht über einen Fall.) Louisville monthly journal **19**, S. 272—273. **1**, 740.

Freece, Margaret A., Indications for the interruption of pregnancy. (Indikationen zu Unterbrechung der Schwangerschaft.) Northwest med. Bd. **5**, Nr. 8, S. 221—224. **3**, 76.

Fritsch, Warum wird die künstliche Unterbrechung der Schwangerschaft verlangt? Neue Generation **9**, H. 5, S. 251—254. **2**, 129.

Grün, I. W., Die soziale und rechtliche Stellung des Aborts. Verhandl. d. 12. Pirogoff-Kongr., St. Petersburg, 29. V.—5. VI. 1913, Bd. **2**, 86—87. (Russisch.) **4**, 431.

Hammer, Fritz, Einiges über Tentamen abortus provocandi deficiente graviditate uterina, seine klinische und physiologische Bedeutung. Zeitschr. f. Geburtsh. u. Gynaekol. Bd. **75**, H. 1, S. 118—123. **3**, 700.

Hammerschlag, Über Abortbehandlung. Berl. klin. Wochenschr. Jg. 50, Nr. 29,
S. 1348—1351. 3, 402.

Harrison, Virginius W., The treatment of abortion. (Über die Behandlung des
Abortus.) Virginia med. semi-month. Bd. 18, Nr. 1, S. 8—9. 1, 775.

Hegar, A., Der fahrlässige Abort. Beitr. z. Geburtsh. u. Gynaekol. Bd. 18, H. 3,
S. 307—311. 3, 123.

Herz, Emanuel, Zur Technik der Ausräumung. Wien. med. Wochenschr. 63, S. 703
bis 705. 1, 379.

Himmelheber, Über die Ausräumung von Placentarresten. (Bemerkungen zu dem
Aufsatz: Beitrag zur Wirkung des Digalens.) Med. Klin. 9, S. 294. 1, 236.

Hirt, Gravider Uterus Menses III. samt Tuben vaginal exstirpiert. (Med. Ges., Magdeburg, 10. IV. 1913.) Münch. med. Wochenschr. Jg. 60, Nr. 31, S. 1745. 2, 646.

Hofmann, E., Zur einzeitigen Aborteinleitung und Tubensterilisation. Zeitschr. f.
Geburtsh. u. Gynaekol. Bd 75, H. 2, S. 320—323. 4, 149.

Impallomeni, Giovanni, e G. B. Colpi, In causa di percosse su donna incinta
seguite a distanza di settantatrè giorni da espulsione di feto macerato. Relazione
di perizia medico-legale. (Die Ausstoßung eines macerierten Fötus infolge von
Schlägen auf eine Schwangere, 73 Tage nach dem Trauma.) Clin. ostetr. 15, S. 49
bis 61. 1, 302.

Julien, L., Avortement criminel par perforation de l'utérus. (Krimineller Abort durch
Uterusperforation.) Bull. de la soc. d'obstétr. et de gynécol. de Paris Jg. 2, Nr. 5,
S. 470—471. 3, 415.

Kalima, Tauno, Über die ovulogene Ätiologie des Abortes. Duodecim Bd. 29,
H. 3 u. 4, S. 123—140. (Finnisch.) 2, 176.

Kastanajeff, G. M., Zur Frage der Fremdkörper im Uterus. Wratschebnaja Gazeta
29, S. 342—343. (Russisch.) 1, 559.

Klein, S. R., Morphinerscheinungen nach plötzlichem Abortus. Allg. Wien. med. Zeit.
Jg. 58, Nr. 16, S. 176. 1, 692.

Koblanck, Die Indikationen zur künstlichen Frühgeburt und deren Technik. Zeitschr.
f. ärztl. Fortbild. Jg. 10, Nr. 18, S. 545—552. 3, 176.

Kostler, De l'élimination spontanée du fœtus dans les grossesses extra-utérins,
au delà du troisième mois. (Spontane Ausstoßung des Foetus bei Schwangerschaft jenseits des 3. Monats.) Thèse de Nancy. Nr. 1012 (univ.). 113 S. 5, 69.

Kronecker, Einiges aus der modernen Abortbehandlung. Allg. med. Zentralzeit.
Jg. 82, Nr. 37, S. 438—439. 3, 123.

Kubinyi, Paul, Über die moderne Abortusfrage. Orvosképzes Jg. 3, H. 8/10, S. 800
bis 831. (Ungarisch.) 3, 700.

Kuligin, W. N., Herpes zoster linguae gangraenosus als Indikation zur Schwangerschaftsunterbrechung. Charkower Med. Journal Jg. 8, Nr. 6, S. 51—54. (Russisch.)
3, 30.

Länsimäki, Toivo, Schwere Verletzung der Scheiden-Blasenwand bei krimineller
Provokation von Abort. Letale Septicämie. Mitteilg. a. d. gynaekol. Klin. Otto
Engström Bd. 10, H. 3, S. 203—217. 3, 77.

Lalobe, E., Avortement provoqué par un ascaris? (Abort, hervorgerufen durch einen
Ascaris?) Scalpel et Liège méd. Jg. 66, Nr. 16, S. 254 3, 402.

Laurentie, Avortement gémellaire. Difficultés de la délivrance. (Zwillingsabort,
Schwierigkeit bei der Nachgeburtslösung.) Bull. de la soc. d'obstétr. et de gynécol. de Paris Jg. 2, Nr. 6, S. 601—604. 3, 344.

Lehmann, Habituelle Schwangerschaftsunterbrechung und interne Sekretion. 15. Versamml. d. dtsch. Ges. f. Gynaekol., Halle a. S., 14.—17. Mai 1913 u. Arch. f.
Gynaekol. Bd. 101, H. 1, S. 205—243. 1, 775; 3, 599.

Lepage, G., Conduite à tenir dans les accidents consécutifs à l'avortement. (Über das
Verhalten bei den Folgezuständen von Fehlgeburten.) Semaine gynécol. Jg. 18,
Nr. 36, S. 285—286. 3, 340.

Liebeck, A., Das Tentamen abortus provocandi deficiente graviditate und seine
rechtliche Bedeutung. Dissertation: Greifswald u. Monatsschr. f. Geburtsh. u. Gynaekol. Bd. 37, H. 6, S. 757—817. 4, 45; 2, 303.

Lindemann, Walther, Zum Infektionsbild bei Abortus criminalis (Staphylococcus
pyog. aur. haemol., albus, Streptococcus anhaemolyticus u. Bacillus aerogenes
capsulatus) dessen Genese und Therapie. Beitr. z. Klin. d. Infektionskrankh. u. z.
Immunitätsforsch. Bd. 1, H. 3, S. 447—471. 2, 407.

Lindsay, John, The ovum in relation to sterility and abortion. (Über die Beziehungen
des Ovarium zur Sterilität und Fehlgeburt.) Glasgow med. journal 79, S. 1—14.
1, 23.

Ludwig, Fr., Die Abortbehandlung. Prakt. Ergebn. d. Geburtsh. u. Gynaekol. Jg. 5, H. 2, S. 184—194. **3.** 290.

Ludwig, Fritz, Ureterblasenscheidenfistel nach kriminellem Abort. Zeitschr. f. urol. Chirurg. Bd. 1, H. 5, S. 459—464. **2,** 766.

McCann, Frederick J., Perforation of the fundus uteri post abortum. (Perforation des Fundus uteri nach Abortus.) Proceed. of the roy. soc. of med. Bd. **6,** Nr. 7, obstetr. a. gynaecol. sect. S. 231—234. **2,** 458.

Macht, David I., The action of so-called emmenagogue oils on the isolated uterus, with a report of a case of pennyroyal poisoning. (Die Wirksamkeit sogenannter wehenerregender Öle auf dem isolierten Uterus, nebst Bericht über einen Fall von Poleimünzenvergiftung.) Journal of the Americ. med. assoc. Bd. **62,** Nr. 2, S. 105—107. **2,** 499.

Marinelli, Filippo, Dell'aborto e della sua cura chirurgica (Abort und seine chirurgische Behandlung.) Gazz. degli osp. e delle clin. Jg. **34,** Nr. 76, S. 703—706. 2, 326.

Mériel, E., Polype utérin cavitaire et avortement. (Uterushöhlenpolyp und Abort.) Bull. de la soc. d'obstétr. et de gynécol. de Paris Jg. 2, Nr. 4, S. 415—416. **3,** 220.

Meyer, E., Zur Frage des künstlichen Abortes bei psychischen Störungen. (Nordostdtsch. Ges. f. Gynaekol., Sitzg. v. 28. VI. 1913.) Monatsschr. f. Geburtsh. u. Gynaekol. Bd. **38,** H. 3, S. 342—346. **3,** 509.

Meyer-Ruegg, H., Die Behandlung des Abortus. Korresp.-Bl. f. schweiz. Ärzte Jg. **43,** Nr. 52, S. 1730—1740. **4,** 275.

Moriez, S. du, L'avortement; étude hist., philos., sociale, médico-légale et de droit comparé. (Der Abort, seine histologische, philosophische, soziale, gerichtlich-medizinische u. allgemein-rechtliche Frage.) Paris: Marchal et Godde. Frcs. 7.50. **3,**341.

Neugebauer, Franz v., 29 Fälle von Tentamen abortus provocandi bei verkannter Extrauterinschwangerschaft. Gynaekol. Rundsch. Jg. 7, H. 11, S. 396 bis 412. **2,** 596.

Neugebauer, Franz v., Nachtrag zu dem Artikel: 29 Fälle von Tentamen abortus provocandi bei verkannter Extrauterinschwangerschaft. Gynaekol. Rundsch. Jg. 7, H. 13, S. 484. **2,** 398.

Nyhoff, Ausstoßung eines Fruchtsacks im fünften Monat mit abgerissenen Nabelgefäßen. Nederl. gyn. vereenig., Sitzungsber. 9. III. 1913. (Holländisch.) **1,** 559.

Orthmann, E. G., Zur Entstehung und Verhütung der Uterus- und Scheiden-Perforationen bei Abortausräumungen. Frauenarzt Jg. 28, H. 4, S. 146—160. **1,** 691.

Pazzi, Muzio, Per la profilassi dell'aborto criminoso e dell'infanticidio. (Zur Prophylaxe des kriminellen Abortes und des Kindesmordes.) Lucina Jg. **18,** Nr. 2, S. 17—19 u. Nr. 3, S. 33—36. **2,** 187.

Ponfick, W., Die Erfolge der künstlichen Frühgeburt beim engen Becken mittleren Grades. Zeitschr. f. Geburtsh. u. Gynaekol. Bd. **73,** H. 2, S. 452—468. **2,** 326.

Remy, S., A propos du foeticide médical. (Über Tötung der Frucht durch ärztlichen Eingriff.) Rev. méd. de l'est Bd. **45,** Nr. 8, S. 281—289. **3,** 235.

Römer, Carl, Erwiderung auf die „Bemerkungen" von E. Sachs zu meiner Arbeit „Über Bakteriämie bei Aborten". Beitr. z. Klin. d. Infektionskrankh. u. z. Immunitätsforsch. Bd. 2, H. 1, S. 149—152. **3,** 248.

Römer, C., Schlußwort zu der „Erwiderung auf die Bemerkungen von E. Sachs zu meiner Arbeit: Ueber Bakteriämie bei Aborten." Beitr. z. Klin. d. Infektionskrankh. u. z. Immunitätsforsch. Bd. **2,** H. 1, S. 154. **3,** 248.

Rongy, A. J., The use of foetal serum to cause the onset of labor. (Fötales Serum als Mittel zur Einleitung der Geburt.) New York State journal of med. **13,** S. 119 bis 128. **1,** 437.

Rosenstein, Tentamen abortus provocandi, graviditate extrauterina. (Gynaekol. Ges. Breslau, Sitz. 29. IV. 1913.) Monatsschr. f. Geburtsh. u. Gynaekol. Bd. **38,** H. 1, S. 110—112. **2,** 511.

Rouvier, J., Mort du foetus au cours du 5e mois de la grossesse, sa rétention jusqu'au terme de cette grossesse. (Absterben des Foetus im 5. Schwangerschaftsmonat. Seine Retention bis zum Ende der Schwangerschaft.) Bull. de la soc. d'obstétr. et de gynécol. de Paris Jg. 2, Nr. 6, S. 564—569. **3,** 371.

Sachs, E., Bemerkungen zu der Erwiderung von Römer auf die „Bemerkungen" von E. Sachs zu der Arbeit: Ueber Bakteriämie bei Aborten. Beitr. z. Klin. d. Infektionskrankh. u. z. Immunitätsforsch. Bd. 2, H. 1, S. 153. **3,** 248.

Sachs, E., Bemerkungen zu der Arbeit von Carl Römer „Über Bakteriämie bei Aborten und ihre Bedeutung in klinischer und theoretischer Beziehung". Beitr. z. Klin. d. Infektionskrankh. u. z. Immunitätsforsch. Bd. 2, H. 1, S. 137—147. **3,** 296.

Sauvage, C., Môle vésiculaire dans l'utérus. (Blasenmole in der Gebärmutter.) Ann. de gynécol. et d'obstétr. Jg. **40,** S. 193—207. **1,** 775.

Savaré, M., Ricerche serologiche e batteriologiche sull'influenza della sifilide nell'interruzione abortiva della gravidanza. (Serologische und bakteriologische Untersuchungen über die Beziehungen der Syphilis zur Schwangerschaftsunterbrechung.) Ginecologia Jg. 10, Nr. 16, S. 485—509. **4,** 186.

Scheffzek, Zur Würdigung der Postpartumblutungen. (Gynaekol. Ges. Breslau., Sitzg. v. 4. III. 1913.) Monatsschr. f. Geburtsh. u. Gynaekol. Bd. **37,** H. 6, S. 872 bis 874. **2,** 268.

Scherer, A., Kann und soll die bakteriologische Untersuchung in der Abortentherapie maßgebend sein? Orvosi Hetilap Jg. **57,** Nr. 18, S. 337—340 (Ungarisch) u. Pest. med.-chirurg. Presse Jg. **49,** Nr. 32, S. 261—265. **2,** 264, 650.

Schlayer, Schwangerschaftsunterbrechung bei Nierenerkrankung. 15. Versamml. d. dtsch. Ges. f. Gynaekol. Halle a. S., 14.—17. Mai 1913. **1,** 849.

Schmid, Hans Hermann, Nochmals zum Kampf gegen die kriminelle Fruchtabtreibung. Bemerkungen zu dem Aufsatze von Max Hirsch in Berlin. Zentralbl. f. Gynäkol. **37,** S. 207—208. **1,** 168.

Sellheim, Schwangerschaftsunterbrechung und Sterilisation in einer Sitzung auf abdominalem Wege. 15. Versamml. d. dtsch. Ges. f. Gynaekol., Halle a. S., 14. bis 17. Mai 1913 u. Monatsschr. f. Geburtsh. u. Gynaekol. Bd. **38,** H. 2, S. 166—170. **1,** 775; **2,** 646.

Sergent, Émile, Tuberculose et grossesse. (Tuberkulose und Schwangerschaft.) Presse méd. Jg. **21,** Nr. 55, S. 556—557. **2,** 456.

Singer, Hugo, Tentamen abortus provocandi praesente graviditate extrauterina. (Abortus herbeiführende Versuche in Gegenwart extrauteriner Schwangerschaft.) Sitzungsber. der k. ung. Ges. der Ärzte S. 155—157. **1,** 488.

Singer, Hugo, Versuch einer Fruchtabtreibung bei Gegenwart einer ektopischen Schwangerschaft: zugleich Beiträge zu den violenten Rupturen der Extrauteringraviditäten. Zentralbl. f. Gynaekol. Jg. **37,** Nr. 26, S. 961—965. **2,** 455.

Sippel, Albert, Die Massage des schwangeren Uterus. Zentralbl. f. Gynaekol. Jg. **37,** Nr. 28, S. 1029—1030. **2,** 490.

Sirtori, Carlo, L'aborto studiato nelle sue cause anatomo-patologiche. (Untersuchungen über die pathologisch-anatomischen Ursachen des Abortus.) Ann. di ostetr. e ginecol. Jg. **35,** Nr. 7, S. 1—205. **2,** 771.

Sokoloff, L'ablation du corps jaune au début de la grossesse expose-t-elle à l'avortement? (Führt Abtragung des Corpus luteum am Anfang der Schwangerschaft zum Abort?). Thèse Paris. **5,** 66.

Steffen, Im 5. Monat der Gravidität perforierter Uterus. (Mittelrhein. Ges. f. Geburtsh. u. Gynaekol., Sitzg. v. 28. VI. 1913.) Monatsschr. f. Geburtsh. u. Gynaekol. Bd. **38,** H. 4, S. 484—485. **3,** 628.

Surface, Frank M., The inhibiting effect of excess cow serum in complement fixation with infections abortion. (Der hemmende Einfluß von Überschuß des Kuhserums in der Komplementfixation bei infektiösem Abort.) Zeitschr. f. Immanitätsforsch., Orig. Bd. **17,** H. 5, S. 487—505. **2,** 23.

Szabó, Dénes, Über den künstlichen Abortus. Orvosképzés. Jg. **3,** Nr. 7, S. 580—604· (Ungarisch.) **3,** 401·

Teillot, Du traitement des retentions placentaires après l'avortement. (Behandlung der Placentarretention nach Abort.) Thèse de Montpellier. Nr. 94. 74 S. **5,** 73.

Tissier, L., L'avortement thérapeutique et la loi. (Der therapeutische Abort und das Gesetz.) Arch. mens. d'obstétr. et de gynécol. 2, S. 52—56 u. Bull. de la soc. de méd. lég. de France **45,** S. 26—32. **1,** 213, 359.

Traugott, M., Endresultate der konservativen Behandlung des Streptokokken-Aborts. 15. Versamml. d. dtsch. Ges. f. Gynaekol., Halle a. S., 14.—17. Mai 1913 u. Med. Klin. Jg. **9,** Nr. 27, S. 1067—1071. **1,** 701; **2,** 505.

Trinchese, J., Über den Zeitpunkt der luetischen Infektion des Foetus und dessen klinische Bedeutung. Beitr. z. Geburtsh. u. Gynaekol. **18,** S. 201—224. **1,** 607.

Tschunichin, P., Zur Statistik des Aborts und der Frühgeburt. Verhandl. d. 12. Pirogoff-Kongr., St. Petersburg, 29. V. bis 5. VI. 1913, Bd. 2, S. 91—93. (Russisch.) **4,** 419.

Tuszkai, Über Indikationen zur Unterbrechung der Schwangerschaft bei Hyperemesis und Herzkrankheiten. 17. internat. med. Kongr., London, Sekt. f. Geburtsh. u. Gynaekol., 6.—12. VIII. 1913. **3,** 76.

Vogelsberger, Ernst, Über die künstliche Einleitung der vorzeitigen und rechtzeitigen Geburt durch Galvanisation in Verbindung mit Pituitrin. Arch. f. Gynaekol. Bd. **99,** H. 3, S. 609—637. **2,** 601.

Waeber, A., Bericht über 593 Aborte mit spezieller Berücksichtigung der Therapie des fieberhaften Aborts. Petersburg. med. Zeitschr. Jg. **38**, Nr. 14, S. 163—167.
3, 32.
Wagner, M., Über künstliche Frühgeburt. Dissertation: München. **4**, 345.
Wallich, V., De l'avortement précoce. (Frühzeitiger Abortus.) Rev. de gynécol. Bd. **21**, Nr. 1, S. 1—22. **3**, 340.
Warnekros, Placentare Bacteriämie. 15. Versamml. d. dtsch. Ges. f. Gynaekol. Halle a. S., 14.—17. Mai 1913 u. Arch. f. Gynaekol. Bd. **100**, H. 1, S. 173—195.
1, 855; **2**, 569.
Weiss, E. A., Some moral and ethical aspects of feticide. (Einige moralische und ethische Bedenken gegen den Abort.) Americ. journal of obstetr. **67**, S. 72—87.
1, 168.
Werner, Paul, Erfolge und Technik der einzeitigen Schwangerschaftsunterbrechung und Sterilisierung bei Tuberkulose der Lunger. Zentralbl. f. Gynaekol. Jg. **37**, Nr. 43, S. 1581—1585. **3**, 404.
Weymeersch, A., Sur le mécanisme de l'avortement après excision des embryons et sur la restauration utérine consécutive (chez la lapine). (Über den Abortmechanismus nach Schnittentfernung der Embryonen und über die folgende Wiederherstellung des Uterus [beim Kaninchen.]) Gynécologie **17**, S. 1—13.
1, 342.
Wygodsky, I. E., Der artefizielle Abort vom wissenschaftlichen und sozialen Standpunkt. Verhandl. d. 12. Pirogoff-Kongr., St. Petersburg, 29 V. bis 6. VI. 1913. Bd. **2**, S. 88—89. (Russisch.) **4**, 420.
Yates, H. Wellington, and Plinn F. Moise, A case of uterus septus with hyperemesis gravidarum, interruption of pregnancy at three and one-half months followed by peritonitis. Recovery. (Ein Fall von Uterus septus mit Hyperemesis, Unterbrechung der Schwangerschaft von 3½ Monaten und folgende Peritonitis mit Ausgang in Heilung.) Americ. journal of obstetr. **67**, S. 347—358. **1**, 340.
Zappi, Recordati F., Considerazioni sul trattamento dell'aborto. (Betrachtungen über Abortbehandlung.) Clin. ostetr. **15**, S. 130—137. **1**, 599.

Extrauteringravidität.

Andrews, A., Ectopic pregnancy occuring twice in the same patient. (Zweimalige ektopische Schwangerschaft bei derselben Patientin.) Austral. med. Gaz. Bd. **33**, Nr. 11, S. 232. **2**, 130.
Arnold, I. A., Bilateral pyosalpinx ectopic gestation. (Doppelseitiger Pyosalpinx bei ektopischer Schwangerschaft.) Internat. journal of surg. Bd. **26**, Nr. 7, S. 249 bis 251. **3**, 372.
Audebert et Mériel, Volumineux kyste hématique de l'ovaire à symptomatologie de grossesse ectopique. (Umfangreiche Blutcyste des Eierstocks mit den Symptomen einer Extrauterin-Gravidität.) Bull. de la soc. d'obstétr. et de gynécol. de Paris Jg. **2**, Nr. 6, S. 604—607 u. Semaine gynécol. Jg. **18**, Nr. 37, S. 293—294.
3, 225, 403.
Baisch, Zur Behandlung des bei Tubenruptur in die Bauchhöhle ergossenen Blutes. (Münch. gynaekol. Ges., Sitzg. v. 23. I. 1913.) Monatsschr. f. Geb. u. Gynaekol. Bd. **37**, H. 5, S. 714—715. **2**, 178.
Baldwin, Y. F., Two unusual cases of ectopic pregnancy; one a triplet. (Zwei ungewöhnliche Fälle von extrauteriner Schwangerschaft; darunter Drillinge.) Journal of the Americ. med. assoc. Bd. **61**, Nr. 6, S. 392. **3**, 78.
Bandler, Case of ectopic gestation operated on before the surgical congress. (Ein Fall von Bauchschwangerschaft vor dem Chirurgenkongreß operiert.) (Transact. of the New York acad. of med., sect. on obstetr. a. gynecol., meet. 23. I. 1913.) Americ. journal of obstetr. Bd. **67**, Nr, 6, S. 1184. **2**, 456.
Bandler, Samuel W., Vaginal surgery. A contribution to the science, with report of several illustrative cases. (Beitrag zur Lehre von den vaginalen Operationen, mit Bericht über einige einschlägige Fälle.) New York med. journal Bd. **97**, Nr. 16, S. 797—801. **2**, 98.
Beckmann, W. G., Zwei Fälle von progressierender Extrauteringravidität nach Ruptur der schwangeren Tube und des schwangeren Uterus. (Gynaek. Ges., Petersburg, Sept. 1913.) Zeitschr. f. Geburtsh. u. Gynaek. Jg. **28**, H. 12, S. 1850—1856. (Russisch.) **4**, 204.
Beneke, Demonstration einer Ovarialschwangerschaft. Verhandl. d. Dtsch. pathol. Ges. 16. Tag., Marburg, 31. III.—2. IV. 1913, S. 355—356. **3**, 403.
Bertino, A., L'acetone e l'urobilina nella gravidanza extrauterina ed in altri stati

patologici dei genitali femminili. (Das Aceton und Urobilin bei extrauteriner Schwangerschaft und anderen Krankheiten der weiblichen Genitalien.) Folia gynaecol. Bd. 8, Nr. 2, S. 197—268. **3, 495.**

Boldt, Tubal abortion simulating appendicitis, with pyosalpinx on the opposite side. (Tubenabort, eine Appendicitis vortäuschend, mit Pyosalpinx auf der anderen Seite.) (New York obstetr. soc., meet. 11. III. 1913.) Americ. journal of obstetr. Bd **68**, Nr. 1, S. 99—100. **2, 597.**

Bonnet, Contribution à l'étude des grossesses intra-membraneuses. (Zur Kenntnis der interstitiellen Gravidität.) Thèse. Paris. **3, 496.**

Borisoff, A. L., Die chirurgische Behandlung der extrauterinen Gravidität. Med. Rundschau Jg. 40, H. 11, S. 929—941. (Russisch.) **2, 496.**

Bouchet, De la grossesse extra-utérine récidivée. (Wiederholte Extrauteringravidität.) Thèse de Lyon. Nr. 86. 129 S. **5, 69.**

Brikner, Samuel M., The diagnosis of extra-uterine pregnancy. (Die Diagnose der Extrauterinschwangerschaft.) Med. rev. Bd. **16**, Nr. 7, S. 351—353. **2, 497.**

Brouha, Deux cas de grossesse extra-membraneuse. (Zwei Fälle von Schwangerschaft außerhalb den Eihäuten.) Bull. de la soc. belge de gynécol. et d'obstétr. Bd. **23.** Nr. 10, S. 250—254. **2, 64.**

Buttron, O., Über einen Fall von Graviditas extramembranacea. Dissertation: Würzburg. **4, 32.**

Carter, J. Hugh, Tubal or extra-uterine pregnancy. (Über tubare oder extrauterine Schwangerschaft.) Southern med. journal Bd. **6**, Nr. 8, S. 521—525. **3, 30.**

Caturani, Michele, La diagnosi della gravidanza extra-uterina. Considerazioni su una statistica personale di circa 70 casi dei quali 54 furono controllaiti dall'operazione. (Die Diagnose der Extrauteringravidität. Bemerkungen zu einer eigenen Statistik von ca. 70 Fällen; Operationskontrolle bei 54 derselben.) Arch. ital. di ginecol. Jg. **16**, Nr. 5, S. 118—128. **2, 496.**

Chapple, Harold, Extra-uterine gestation. (Extra-uterin-Schwangerschaft.) Guys hosp. gaz. Bd. **27**, Nr. 663, S. 459—461. **4, 149.**

Chaput, Contribution à l'étude de la grossesse extra-utérine .Importance des crises douleureuses violentes et répétées l'hématocèle supra-utérine. (Beitrag zum Studium der Extrauteringravidität. Wichtigkeit der heftigen und wiederholten Schmerzanfälle. Haematocele suprauterina.) Rev. de gynécol. et de chirurg. abdom. Bd. **20.** Nr. 6, S. 545—550. **3, 599.**

Chaput et Marchak, Grossesse tubaire à terme avec conservation de l'enfant pendant trois ans dans le ventre de la malade. (Ausgetragene Tubargravidität mit Retention des Kindes während dreier Jahre.) Bull. et mém. de la soc. anat. de Paris Jg. **88**, Nr. 9, S. 479—480. **4, 149.**

Cheval, Max, Un cas de grossesse extra-utérine bilatérale avec avortement bilatéral. (Ein Fall von doppelseitiger Extrauteringravidität mit doppelseitigem Abort.) Bull. de la soc. belge de gynécol. et d'obstétr. Bd. **24**, Nr. 6, S. 335—336. **3, 701.**

Cheval, Max, Un cas de grossesse extra-utérine simultanée des deux trompes, avec avortement tubaire bilatéral et formation d'hématocèles bilatérales. (Ein Fall von gleichzeitiger Schwangerschaft in beiden Tuben mit beiderseitigem tubaren Abort und Bildung von Hämatocelen auf beiden Seiten.) Bull. de la soc. belge de gynécol. et d'obstétr. Bd. **24**, Nr. 5, S. 316—327. **4, 116.**

Cheval, Max, La grossesse tubaire avant le quatrième mois. (Die Tubenschwangerschaft vor dem 4. Monat.) Bull. de la soc. belge de gynécol. et d'obstétr. **23**, S. 185 bis 236; Bull. de la soc. belge de gynécol. et d'obstétr. Bd. **24**, Nr. 5, S. 327—333; Gynécologie 17, S. 82—102 u. Semaine gynécol. Jg. **8**, Nr. 43, S. 341—343. **1, 487; 3, 600; 1, 599; 4, 87.**

Chiene, George, A case of ruptured very early primary ovarian pregnancy. (Ein Fall von geplatzter, sehr früher, primärer Ovarialschwangerschaft.) Edinburgh med. journal **10**, S. 316—321; Transact. of the Edinburgh obstetr. soc. Bd. **38**, S. 96—107 u. Lancet **184**, S. 391. **1, 487; 4, 149; 1, 237**

Conway, Walter P., Tubal pregnancy unruptured at term. (Ausgetragene Tubarschwangerschaft.) (Transact. of the obstetr. soc. of Philadelphia, meet. 6. III. 1913.) Americ. journal of obstetr. Bd. **67**, Nr. 6, S. 1176—1177. **2, 456.**

Cope, V. Zachary, and E. H. Kettle, A case of chorionepithelioma of the Fallopian tube, following extra-uterine gestation. (Ein Fall von Chorionepitheliom der Tube nach Extrauteringravidität.) Proceed. of the roy. soc. of med. Bd. **6**, Nr. 7, obstetr. a. gynaecol. sect. S. 247—260. **2, 435.**

Cornell, Edward L., A case of blood transfusion in ectopic pregnancy. (Ein Fall von Bluttransfusion bei ektopischer Schwangerschaft.) Surg., gynecol. a. obstetr. Bd. **16**, Nr. 5, S. 577—578. **2, 264.**

Dagneau, P. C., Quatre observations de grossesse extra-utérine. (Vier Beobachtungen von extrauteriner Schwangerschaft.) Rev. mens. de gynécol., d'obstétr. et de pédiatr. Jg. 8, Nr. 10, S. 597—600. **3**, 600.

Daverne, Grossesse angulaire. (Nebenhornschwangerschaft.) Année méd. de Caen Jg. **38**, Nr, 11, S. 534—536. **3**, 669.

Decio, Cesare, Una serie di gravidanze extrauterine complicate da lesioni genitali inflammatorie e neoplastiche. (Eine Reihe von Extrauteringraviditäten, kompliziert mit Entzündungen und Neubildungen der Genitalorgane.) Ann. di ostetr. e ginecol. Bd. **35**, Nr. 11, S. 591—624. **4**, 204.

Delmas, Paul, Salpingectomie pour grossesse tubaire. (Tubenexstirpation wegen Tubargravidität.) Bull. de la soc. d'obstétr. et de gynécol. de Paris Jg. 2, Nr. 6, S. 589—590. **3**, 372.

Delmas, Paul, et Georges de Rouville, Volumineux kystes hématiques bilatéraux des ovaires à symptomatologie de grossesse ectopique. (Große doppelseitige Blutcysten der Ovarien, Symptome einer ektopischen Gravidität vortäuschend.) Bull. de la soc. d'obstétr. et de gynécol. de Paris Jg. 2, Nr. 3, S. 282—285. **3**, 331.

Desgouttes, Louis, Un cas de grossesse tubaire coincidant avec une grossesse utérine. (Ein Fall von gleichzeitiger intra- und extrauteriner Schwangerschaft.) Lyon chirurg. **9**, S. 47—49. **1**, 36.

Doederlein, Theodore O., and Maximilian Herzog, A new type of ectopic gestation: Pregnancy in an adenomyoma uteri. (Eine neue Art ectopischer Schwangerschaft. — Schwangerschaft in einem Adeno-Myoma uteri.) Surg., gynecol. a. obstetr. **16**, S. 14—20. **1**, 294.

Dorman, Franklin A., Cysts of the corpus luteum simulating ectopic gestation. (Corpus luteum-Cyste, Bauchhöhlenschwangerschaft vortäuschend.) (New York acad. of med., Meet. of Nov. 29, 1912.) Americ. journal of obstetr. **67**, S. 362—363. **1**, 226.

Dunlop, Norman J., Pregnancy after interstitial gestation. (Schwangerschaft nach Graviditas interstitialis.) Austral. med. gaz. Bd. **33**, Nr. 10, S. 214. **1**, 692.

Eckhart, G. G., Abdominal calamities. (Abdominalerkrankungen.) Journal of the Indiana State med. assoc. Bd. **6**, Nr. 5, S. 201—203. **2**, 390.

Els, H., Über die Giftigkeit und Gerinnungsverzögerung des intraperitonealen Blutergusses nach Tubenruptur. Arch. f. Gynäkol. **99**, S. 167—189. **1**, 105.

Engelhardt, E., Ein Fall von ausgetragener Tubenschwangerschaft nebst einer Statistik operierter Spätformen tubarer Gravidität aus den Jahren 1902—1911. Dissertation: Kiel. **4**, 346.

Engelking, Ernst, Intraligamentär entwickelte Eierstocksschwangerschaft. Ein Beitrag zur anatomischen Diagnose vorgeschrittener Fälle. Monatsschr. f. Geburtsh. u. Gynaekol. Bd. **37**, H. 6, S. 740—756. **2**, 265.

Engelking, E., Intraligamentär entwickelte Eierstocksschwangerschaft. Dissertation: Freiburg. **4**, 345.

Engelmann, F., Ein Fall von gleichzeitiger Intra- und Extrauteringravidität mit Ruptur des tubaren Eisacks. Frauenarzt Jg. **28**, H. 5, S. 194—195. **2**, 178.

Fabre et Bourret, Rupture de grossesse tubaire avec inondation péritonéale. (Ruptur der graviden Tube mit Erguß ins Peritoneum.) Bull. de la soc. d'obstétr. et de gynécol. de Paris Jg. 2, Nr. 2, S. 87—90. **3**, 235.

Falk, Edmund, Zur Therapie der Extrauteringravidität. Arch. f. Gynaekol. Bd. **99**, H. 3, S. 638—656. **2**, 177.

Fergusson, R. T., Extrauterine fullterm operation with recovery. (Operation einer ausgetragenen Extrauteringravidität mit Heilung.) Journ. So. Car. Ass. 1913. IX. **4**, 276.

Fingova, Contribution à l'étude des grossesses intra et extra-utérins simultanées. (Gleichzeitige intra- und extrauterine Schwangerschaft.) Thèse de Nancy. Nr. 1026 (univ.) 77 S. **5**, 69.

Flynn, E. H., The diagnosis and treatment of extrauterine pregnancy. (Zur Diagnose und Therapie der Extrauteringravidität.) Journal of the Michigan State med. soc. Bd. **12**, Nr. 10, S. 535—537. **3**, 495.

Fowler, Royale Hamilton, The early diagnosis of extra-uterine pregnancy. (Die Frühdiagnose der Extrauteringravidität.) New York State journal of med. Bd. **13**, Nr. 1, S. 38—40. **3**, 235.

Frankenstein, Kurt, Zur Diagnose und Therapie der Tubargravidität. Fortschr. d. Med. **31**, S. 119—129. **1**, 144.

Fraser, F. C., A case of ovarian foetation. (Ein Fall von Ovarialgravidität.) Ind. med. gaz. Bd. **48**, Nr. 4, S. 146—147. **2**, 130.

Fravel, R. C., Extra-uterine pregnancy. (Extrauterine Schwangerschaft.) Virginia med. semi-monthly Bd. 18, Nr. 9, S. 220—223.
3, 124.

Frazier, Ben Carlos, Ruptured tubal pregnancy. report of case. (Rupturierte Tubenschwangerschaft mit Bericht über einen Fall.) Louisville monthly journal of med. a surg. Bd. 20, Nr. 4, S. 104—106.
3, 124.

Freeman, John K., Ectopic gestation: report of a case operated upon before rupture (Bericht über einen vor der Ruptur operierten Fall.) Americ. journal of surg. Bd. 27, Nr. 7, S. 266—269.
2, 597.

Fries, Extrauteringravidität. (Med. Ver. Greifswald, 25. I. 1913.) Dtsch. med. Wochenschr. 39, S. 675.
1, 560.

Füth, H., Über die Differentialdiagnose der Blutungen bei unterbrochener Tubarschwangerschaft und bei frühem uterinen Abort. Med. Klinik Jg. 9, Nr. 21, S. 821 bis 823.
2, 227.

Gram, H., Über einen Fall von ausgetragener Extrauteringravidität. Dissertation: Bonn.
4, 346.

Green, Robert M., Transfusion in the treatment of ruptured tubal pregnancy. (Bluttransfusion bei der Behandlung der geplatzten Tubenschwangerschaft.) Boston med. a. surg. journal 168, S. 270—272.
1, 380.

Grimsdale, T. B., Case of ovarian pregnancy with full time foetus. (Ovarialschwangerschaft mit ausgetragenem Foetus.) Journal of obstetr. a. gynaecol. of the Brit. emp. 23, S. 115—117.
1, 294.

Grusdeff, W. S., Einige Beobachtungen bezüglich der Extrauteringravidität. (Vortrag geh. a. d. 12. Pirogoffschen Kongreß.) Praktizeskij Wratsch Jg. 12, Nr. 34, S. 483—485 u. Nr. 35, S. 498—500. (Russisch.)
3, 341.

Grusdjew, W. S., Zur Frage der Extrauteringravidität. Verhandl. d. 12. Pirogoff-Kongr., St. Petersburg, 29. V. bis 5. VI. 1913, Bd. 2, S. 458—460 u. 209. (Russisch.)
4, 420.

Gubareff, A. P., Die chirurgische Bedeutung der neugebildeten Gefäße bei Extrauteringravidität und bei den Tumoren der Bauchhöhle. Monatsschr. f. Geburtsh. u. Gynaekol. 28, S. 187—208. (Russ.)
1, 488.

Hadden, David, Report of case of double tubal pregnancy. (Bericht über einen Fall von doppelter Tubenschwangerschaft.) California state journal of med. Bd. 11, Nr. 2, S. 60—61.
3, 236.

Hamaker, W. D., Extrauterine pregnancy at full term. (Ausgetragene Extrauterinschwangerschaft.) Pennsylvania med. journal Bd. 17, Nr. 3, S. 232—233. **4, 459.**

Hammer, Fritz, Einiges über Tentamen abortu sprovocandi deficiente graviditate uterina, seine klinische und physiologische Bedeutung. Zeitschr. f. Geburtsh. u. Gynaekol. Bd. 75, H. 1, S. 118—123.
3, 700.

Hannes, Walther, Die Adnexerkrankungen (Entzündungen und Eileiterschwangerschaft). Ergebn. d. Chirurg. u. Orthop. Bd. 6, S. 609—648. Berlin, Springer.
2, 210.

Harrison, Virginius W., The anatomical and pathological causes of ectopic pregnancy. (Die anatomischen und pathologischen Ursachen der ektopischen Schwangerschaft.) Virginia med. semi-monthly Bd. 18, Nr. 16, S. 408—410. **3, 701.**

Hartmann, I. P., Beiträge zur Klinik der tubaren Schwangerschaft. Nord. med. Ark., Kirurg. Bd. 46, H. 1, Nr. 1, S. 1—84.
2, 771.

Hénault, L., La grossesse extra-utérine précoce. (Frühzeitige Extrauteringravidität.) Paris: A. Maloine. Frcs. 3.50.
3, 372.

Hirsch, Max, Wiederholte Tubargravidität. Erwiderung. Monatschr. f. Geburtsh. u. Gynaekol. 37, S. 503—507.
1, 560.

Hirt, 4 Fälle von Extrauteringravidität. (Med. Ges., Magdeburg, 10. IV. 1913.) Münch. med. Wochenschr. Jg. 60, Nr. 31, S. 1744.
2, 647.

Hoemann, M., Über Ovarialgravidität. Dissertation: Berlin. 32 S.
5, 132.

Hollaender, Eugène, Grossesse à terme développée dans une corne accessoire d'un utérus bicorne. (Ausgetragene Schwangerschaft im akzessorischen Nebenhorn eines Uterus bicornis.) Arch. mens. d'obstétr. et de gynécol. Jg. 2, Nr 4, S. 353—355.
2, 65.

Hood, Noel L., A case of full-term living child removed by laparotomy in an extrauterine pregnancy. (Ein Fall von ausgetragenem lebenden Kinde bei Extrauteringravidität durch Laparotomie zutage befördert.) Lancet Bd. 184, Nr. 24, S. 1662.
2, 398.

Horsley, J. Shelton, Abdominal pregnancy with a living child. (Bauchhöhlenschwangerschaft mit lebendem Kinde.) Surg., gynecol. a. obstetr. Bd. 17, Nr. 1, S. 58—60.
2, 707.

Huffman, Otto V., A theory of the cause of ectopic pregnancy. (Eine Theorie der Ursache der ektopischen Schwangerschaft.) Journal of the Americ. med. assoc. Bd. 61, Nr. 24, S. 2130—2136.　　　　　　　　　　　　4, 458.

Huffman, O. V., Ectopic pregnancy associated with anomalous fallopian tubes. (Ektopische Schwangerschaft verbunden mit anormalen Tuben.) Surg., gynecol. a. obstetr. Bd. 16, Nr. 5, S. 548—551.　　　　　　　　　2, 292.

Huffman, Otto V., Decidual casts. (Abgänge von Decidualgewebe.) Americ. journal of obstetr. a. dis. of women a childr. Jg. 68, Nr. 4, S. 704—710.　　3, 628.

Jacobs, Deux cas de grossesse extra-utérine. (Zwei Fälle von Extrauteringravidität.) Bull. de la soc. belge de gynécol. et d'obstétr. Bd. 24, Nr. 3, S. 280—283.　　3, 78.

Jacobs, Récidive de grossesse extra-utérine rompue. (Wiederholte geplatzte Tubenschwangerschaft.) Bull. de la soc. belge de gynécol. et d'obstétr. 23, S. 246—247.　　　　　　　　　　　　　　　　　　　　1, 487.

Jacobs, Grossesse extra-utérine interstitielle. (Interstitielle Schwangerschaft.) Bull. de la soc. belge de gynécol. et d'obstétr. 23, S. 245.　　　　　　1, 487.

Jacobs, Grossesse extrautérine avortée. (Tubenabort.) Bull. de la soc. belge de gynécol. et d'obstétr. 23, S. 179—180 u. S. 245—246.　　　　　1, 560, 560.

Kastanajeff, G. M., Graviditas extrauterina nach dem Material der gynaekologischen Abteilung des Obuchowspitals in St. Petersburg. Russkji Wratsch Bd. 12, Nr. 26, S. 935—937. (Russisch.)　　　　　　　　　　　　　　2, 646.

Kohlmann, Wm., Interstitial pregnancy. (Interstitielle Schwangerschaft.) New Orleans med. a. surg. journal Bd. 65, Nr. 8, S. 588—592.　　　　2, 226.

Krasnopolsky, N. G., Ein Fall von ausgetragener Extrauteringravidität mit lebendiger Frucht. Russ. Monatsschr. f. Geburtsh. u. Gynaekol. 28, S. 225—239. (Russisch.)　　　　　　　　　　　　　　　　　　　　　　1, 434.

Le Lorier, V., Grossesse extra-utérine récidivante. (Wiederholte Extrauterinschwangerschaft.) Bull. de la soc. d'obstétr. et de gynécol. de Paris Jg. 2, Nr. 4, S. 319 bis 320.　　　　　　　　　　　　　　　　　　　　　3, 235.

Lindquist, L., Ein Fall von Graviditas extramembranacea. Allm. Svenska Läkatidn. 10, Nr. 17, S. 456—458.　　　　　　　　　　　　2, 177.

Lingen, L. v., Zur Kasuistik der wiederholten Extrauteringravidität. Zentralbl. f. Gynaekol. Jg. 37, Nr. 24, S. 901—902.　　　　　　　　　2, 293.

Lizcano, Drei Fälle ektopischer Schwangerschaft. Siglo méd. Jg. 60, Nr. 3109, S. 438 bis 440. (Spanisch.)　　　　　　　　　　　　　　　　4, 116.

Lundblad, O., Eine extrauterine Schwangerschaft mit ausgetragenem, totem Kinde. Allm. Svenska Läkartidningen 10, S. 220—226.　　　　　1, 777.

McCann, Frederick J., A primary ovarian pregnancy at the fourth month. (Eine primäre Ovarialschwangerschaft im vierten Monat.) Proceed. of the roy. soc. of med. Bd. 6, Nr. 7, obstetr. a. gynecol. sect. S. 229—231.　　　　2, 399.

McDonald, Ellice, Studies in obstetrics and gynecology. A series of contributions on diseases of women. 13. Diagnosis of ectopic pregnancy. (Studien in Geburtshilfe und Gynaekologie. Eine Reihe zur Lehre der Frauenkrankheiten. 13. Die Diagnose der Extrauteringravidität.) Americ. med. Bd. 19, Nr. 11, S. 727—732.　　4, 608.

McDonald, Ellice, and William A. Krieger, Bilateral and multiple ectopic pregnancy. (Doppelseitige und vielfache Bauchschwangerschaft.) Journal of the Americ med. assoc. Bd. 60, Nr. 23, S. 1766—1769.　　　　　　　2, 456.

McGuire, Stuart, Report of five cases operated on a s cona time for extra uterine pregnancy. (Bericht über 5 Fälle von wiederholter Extrauteringravidität.) Old Dominion journal of med. a. surg. Bd. 16, Nr. 1, S. 14—18.　　　2, 771.

McNerthney, I. B., Ectopic pregnancy. (Extrauteringravidität.) Northwest med Bd. 5, Nr. 9, S. 259—261.　　　　　　　　　　　　　3, 496.

Mall, Franklin P., and Ernest K. Cullen, An ovarian pregnancy located in the graafian follicle. (Ovarialgravidität im Graafschen Follikel.) Surg., gynecol. a. ob stetr. Bd. 17, Nr. 6, S. 698—703.　　　　　　　　　　4, 149.

Mariantschik, N. P., Zur Frage der extrauterinen Gravidität. Med. Rundschau 80 Nr. 16, S. 418—430. (Russisch.)　　　　　　　　　　　3, 701.

Martini, C., Über die Hämatocelen nach Tubargravidität mit besonderer Berück sichtigung der Haematocele anteuterina. Dissertation: Leipzig.　　4, 346.

Mendels, Extrauterine Schwangerschaft. Nederl. gyn. vereenig., Sitzungsber. 9 III. 1913. (Holländisch.)　　　　　　　　　　　　　　1, 560.

Miller, G. Brown, Some observations on the diagnosis of extra-uterine pregnancy (Einige Beobachtungen bei der Diagnose Extrauterinschwangerschaft.) Americ journal of obstetr. 67, S. 259—264.　　　　　　　　　　1, 599.

Miltner, Th. v., Wiederholte Tubenschwangerschaft. Dissertation: München.
4, 33.

Mirto, F., Compartamento non comune del polso in alcuni casi di inondazione peritoneale da rottura di tuba gravida. (Ungewöhnliches Verhalten des Pulses bei einigen Fällen von Peritonealüberschwemmung infolge Tubenruptur.) Ann. di ostetr. e ginecol. Bd. 35, Nr. 11, S. 625—635. 4, 276.

Moore, S. B., Treatment of ectopic gestation. (Über die Behandlung ektopischer Schwangerschaft.) Virginia med. semi-monthly Bd. 18, Nr. 14, S. 347—349.
4, 116.

Mühsam, Richard, Die Diagnose und Therapie der Extrauteringravidität, zugleich Mitteilungen über eine lückenlose Serie von über 100 operativen Heilungen. Therap. d. Gegenw. Jg. 54, H. 5, S. 199—208. 2, 64.

Mykertschjanz, M. G., Über die Indicationen einer abwartenden Therapie bei Extrauteringravidität. Verhandl. d. 12. Pirogoff-Kongr., St. Petersburg, 29. V. bis 5. VI. 1913, Bd. 2, S. 82, 458. (Russisch.) 4, 420.

Nairn, Robert, Tubal gestation continuing to the sixth month after rupture at the sixth week. (Tubargravidität, welche bis zum sechsten Monat bestehen bleibt, nach einer in der sechsten Woche erfolgten Ruptur.) Lancet Bd. 2, Nr. 20, S. 1384—1385.
4, 33.

Neugebauer, Franz v., 29 Fälle von Tentamen abortus provocandi bei verkannter Extrauterinschwangerschaft. Gynaekol. Rundsch. Jg. 7, H. 11, S. 396—412.
2, 596.

Neugebauer, Fr. v., Eine neue Serie von 73 Fällen isochroner, heterotoper Zwillingsschwangerschaft, das eine Ei intrauterin, das andere extrauterin implantiert, nebst Schlußfolgerungen. Gynaekol. Rundschau Jg. 7, H. 22, S. 809—831 u. H. 23, S. 849—873. 4, 35.

Ohman Ein Fall von Uterus bicornis unicollis mit ausgetragener Schwangerschaft im rechten Horne. Finska Läkaresällskapets Handlinger 55, S. 10—17. (Finnisch.)
1, 235.

Oldfield, Carlton, Ovarion gestation. (Eierstocksschwangerschaft.) Journal of obstetr. a. gynecol. of the Brit. emp. 23, S. 41—42. 1, 198.

Orloff, A. N., Zur Ätiologie der Extrauteringravidität. Verhandl. d. 12. Pirogoff-Kongr., St. Petersburg, 29. V. bis 5. VI. 1913, Bd. 2, S. 83—84. (Russ.) 4, 420.

Paucot, H., Hématocèle du ligament large par rupture de grossesse tubaire. (Hämatocele des ligamentum latum durch Ruptur der Tubenschwangerschaft.) Rev. prat. d'obstétr. et de paediatr. Jg. 26, Nr. 286, S. 76—93. 1, 846.

Paucot, H., et A. Debeyre, Étude sur les grossesses ovariennes jeunes. (Untersuchungen über junge Eierstockschwangerschaften.) Ann. de gynécol. et d'obstétr. 10, S. 129—144. 1, 559.

Peterson, L., Ein Fall von Graviditas interstitialis kompliziert durch eine Beckenniere. Finska Läkaresällskapets Handl. Bd. 55, H. 12, S. 746—747. (Schwedisch.)
4, 204.

Peterson, Reuben, A case of full term ectopic gestation with a dead fetus retained in the abdominal cavity for eight months. (Ein Fall von ausgetragener Extrauterinschwangerschaft mit totem Kinde, das acht Monate lang in der Bauchhöhle zurückgehalten wurde.) Physician a. surg. Bd. 35, Nr. 5, S. 198—200. 3, 177.

Pierson, Contribution à l'étude des grossesses tubaires. (Zur Kenntnis der Tubenschwangerschaft.) Thèse. Paris. 3, 496.

Potherat, Gabriel, A propos de deux cas de grossesse extra-utérine rompue. (Über zwei Fälle von geplatzter extrauteriner Schwangerschaft.) Journal des sages-femmes Jg. 41, Nr. 14, S. 297—298; Journal de méd. de Paris Jg. 33, Nr. 39, S. 762 bis 763 u. Rev. prat. d'obstétr. et de gynécol. Jg. 21, Nr. 10, S. 307—310.
2, 563; 3, 372; 4, 276.

Puppel, Ernst, Wiederholte Tubargravidität. Monatsschrift f. Geburtsh. u. Gynäkol. 37, S. 198—202. 1, 144.

Purefoy, Richard D., A case of tubal pregnancy attended with serious symptoms without rupture. (Ein Fall von Tubenschwangerschaft mit schweren Symptomen ohne Ruptur.) Dublin journal of med. science. 135, S. 81—87 u. Transart. of the roy. acad. of med. in Ireland Bd. 31, S. 217—225. 1, 237; 4, 275.

Quain, E. P., Pregnancy in the rudimentary cornu of uterus unicornis and report of a case with full-term foetus. (Schwangerschaft im rudimentären Horn eines Uterus unicornis; Bericht über einen Fall mit ausgetragenem Kind.) Surg., gynecol. a. obstetr. Bd. 17, Nr. 4, S. 427—432. 3, 496.

Ratner, T., Beitrag zur Kenntnis der Nebenhorn-Schwangerschaft. Dissertation:
     Bern.   4, 33.
Reinhard, Hans, Ektopische Schwangerschaft und intraperitoneale Blutung aus
     Ovarialcysten, besonders solchen der Corpora lutea. Gynaekol. Rundsch. 7, S. 201
     bis 221.   1, 473.
Riggs, T. F., Report of four cases of tubal pregnancy. (Bericht über 4 Fälle von Tubar-
     gravidität.) Journal-lancet Bd. 33, Nr. 8, S. 236—238.   2, 130.
Rouffart, E., Diagnostic de la grossesse extra-utérine en évolution pendant les pre-
     miers mois. (Diagnose der Tubenschwangerschaft der ersten Monate.) Schweizer.
     Rundsch. f. Med. Bd. 13, Nr. 14, S. 587—591.   1, 776.
Rouffard, Edmond, Hémorragie péritonéale par rupture spontanée d'une grossesse
     ovarienne. (Blutung in die Bauchhöhle nach Spontanruptur einer Eihöhlen-
     schwangerschaft.) Ann. et bull. de la soc. roy. des sciences méd. et natur. de Bruxelles
     Jg. 71, N. 10, S. 232—235.   4, 346.
Rouville, G. de, Grossesse extra-utérine recidivée rompue foetus de 13 centimètres
     dans l'abdomen; laparotomie, guérison. (Rezidiv von Tubargravidität, Ruptur,
     Foetus von 13 cm in der Bauchhöhle; Laparotomie, Heilung.) Sem. gynécol. Jg. 18,
     Nr. 21, S. 165—167.   2, 293.
Sampson, John A., The influence of ectopic pregnancy on the blood supply of the
     uterus with special reference to uterine bleeding; based on the study of twenty-five
     injected uteri associated with ectopic pregnancy. (Der Einfluß der ektopischen
     Schwangerschaft auf die Blutversorgung des Uterus, speziell mit Rücksicht auf
     Uterusblutungen; gestützt auf die Untersuchung von 25 injizierten Uteri kombiniert
     mit ektopischer Schwangerschaft.) (Transact. of the Americ. gynecol. soc., 38. ann.
     meet., Washington 6.—8. V. 1913.) Americ. journal of obstetr. Bd. 68, Nr. 2, S. 305
     bis 306 u. Transact. of the Americ. gynecol. soc. Bd. 38, S 121—168.
                                                              3, 77; 5, 131.
Savariaud, Le diagnostic précoce de l'inondation péritonéale. (Die frühzeitige Dia-
     gnose der freien intraperitonealen Blutung.) Gaz. de gynécol. 28, S. 81—82. 1, 474.
Schenk, W., Über interstitielle Gravidität. Dissertation: Jena.   4, 346.
Scipiades, Elemér, Myom und Schwangerschaft. Abhandl. a. d. Geb. d. Geburtsh.
     u. Gynaekol. Bd. 2, H. 2, S. 201—575.   2, 598.
Sencert, L., Hémorragie cataclysmique. Mort apparente. Laparotomie. Transfusion
     sanguine. Guérison. (Heftigste innere Blutung. Drohender Tod. Laparotomie.
     Bluttransfusion. Heilung.) Bull. de la soc. d'obstétr. et de gynécol. de Paris Jg. 2,
     Nr. 8, S. 718—722.   4, 275.
Sencert, L., et M. Aron, Une curieuse observation de grossesse ovarienne. (Seltene
     Beobachtung von Ovarialgravidität.) Bull. de la soc. d'obstétr. et de gynécol. de
     Paris Jg. 2, Nr. 9, S. 830—835.   4, 628.
Siefart, Interstitielle Gravidität. Zentralbl. f. Gynaekol. 37, S. 375—378.   1, 487.
Singer, Hugo, Versuch einer Fruchtabtreibung bei Gegenwart einer ektopischen
     Schwangerschaft; zugleich Beiträge zu den violenten Rupturen der Extrauterin-
     graviditäten. Zentralbl. f. Gynaekol. Jg. 37, Nr. 26, S. 961—965.   2, 455.
Singer, Hugo, Tentamen abortus provocandi praesente graviditate extrauterina.
     (Abortus herbeiführende Versuche in Gegenwart extrauteriner Schwangerschaft.)
     Sitzungsber. der k. ung. Ges. der Ärzte S. 155—157.   1, 488.
Sirtori, Carlo, Due casi di occlusione dell'intestino da ematocele pelvico subperi-
     toneale. Contributo allo studio degli esiti della gravidanza tubarica. (Zwei Fälle
     von Darmokklusion infolge subperitonealer Hämatocele im Becken. Beitrag zum
     Studium der Folgen der Tubarschwangerschaft.) Arte ostetr. Jg. 27, Nr. 24, S. 369
     bis 383.   4, 276.
Smith, W. S., Extrauterine pregnancy. Operation three months after term. Recovery.
     (Extrauteringravidität. Operation drei Monate nach dem Geburtstermin. Genesung.)
     (Americ. assoc. of obstetr. a. gynecol., meet., Toledo, Ohio, 17.—19. IX. 1912.) Americ.
     journal of obstetr. Bd. 67, Nr. 4, S. 669—676.   1, 776.
Solowij, A., Ein weiterer Beitrag zur Beurteilung des Wertes des von mir angegebenen
     Frühsymptoms der Extrauteringravidität. Zentralbl. f. Gynaekol. Jg. 37, Nr. 46,
     S. 1682—1683.   3, 545.
Sonnenfeld, Julius, Intakte Tubargravidität trotz intrauterinen Eingriffs und
     wiederholter bimanueller Untersuchungen nebst Bemerkungen zur Diagnose der
     Tubargravidität. Monatsschr. f. Geburtsh. u. Gynäkol. 37, S. 179—182. 1, 144.
Sprigg, William Mercer, Treatment of early ectopic gestation. (Therapie der
     frühen Extrauteringravidität.) (Transact. of the Washington obstetr. a. gynecol. soc.,
     meet. 11. X. 1912.) Americ. journal of obstetr. Bd. 67, Nr. 6, S. 1209—1210.
                                                                          2, 398.

Sprigg, Incomplete tubal abortion operated upon six months after rupture. (Unvollständiger Tubarabort, 6 Monate nach Ruptur operiert.) (Transact. of the Washington obstetr. a. gynecol. soc., meet. 13. XII. 1912.) Americ. journal of obstetr. Bd. 67, Nr. 6, S. 1211—1212.   2, 398.
Strassmann, Tubargravidität. Gynaekol. Ges. Berlin. Sitzg. v. 25. IV. 1913.
                                                                              2, 398.
Strina, F., 11 casi di gravidanza extra uterina operati nella clinica. (11 in der Klinik operierte Fälle von extrauteriner Gravidität.) Ginecologia 9, S. 421—464.
                                                                              1, 106.
Turenne, A., Note sur la provocation criminelle de l'avortement dans la grossesse ectopique. (Krimineller Abort bei ektopischer Schwangerschaft.) Arch. mens. d'obstétr. et de gynécol. Jg. 2, Nr. 10, S. 179—181.   3, 510.
Unterberger jun., F., Gleichzeitige Schwangerschaft beider Tuben. Monatsscr. f. Geburtsh. u. Gynaekol. Bd. 38, H. 3, S. 247—251.   3, 124.
Vautrin, Grossesse utérine et grossesse tubaire simultanées. (Gleichzeitiges Bestehen von Intra- und Extrauterinschwangerschaft.) Bull. de la soc. d'obstétr. et de gynécol. de Paris Jg. 2, Nr. 2, S. 129—135.   3, 326.
Vogelsberger, Über Galvanisationsbehandlung des Uterus nach Bayer in Verbindung mit Pituitrin, als Mittel zur künstlichen Einleitung rechtzeitiger und vorzeitiger Geburt. Med. Klinik Jg. 9, Nr. 16, S. 620—622.   1, 775.
Ward, C., Case of prolonged gestation, double uterus, tubal abdominal pregnancy. (Ein Fall von übertragener Tubar-Abdominal-Gravidität mit doppeltem Uterus.) Transvaal med. Journal Bd. 8, S. 289.   4, 275.
Ward, Geo, G., Jr., Ruptured interstitial pregnancy. (Rupturirte interstitielle Gravidität.) (New York acad. of med., sect. on obstetr. a. gynecol., meet. 26. XII. 1912.) Americ. journal of obstetr. Bd. 67, Nr. 5, S. 1007—1010.   2, 177.
Ward, jr., Geo, Gray, Specimen of early ectopic gestation. (Präparat von junger Tubargravidität.) (Transact. of the New York acad. of med., sect. on obstetr. a. gynecol., meet. 22. V. 1913.) Americ. journal of obstetr. a. dis. of women a. childr. Bd. 68, Nr. 4, S. 782.   4, 33.
Weiß et Senkert, Un cas de grossesses intraet extra-utérine combinées. (Ein Fall von kombinierter intra- und extrauteriner Schwangerschaft.) Bull. de la soc. d'obstétr. et de gynécol. de Paris Jg. 2, Nr. 7, S. 648—651.   3, 495.
Wells, Brooks, Ectopic pregnancy in one tube of a double uterus. Right supravaginal hysterectomy, recovery. (Schwangerschaft in einer Tube bei Uterus duplex; Exstirpatio uteri supravaginalis auf der rechten Seite; Heilung.) Americ. journal of obstetr. 67, S. 141—142.   1, 197.
Weymeersch, Mole tubaire. (Tubenmole.) Bull. de la soc. belge de gynécol. et d'obstétr. Bd. 24, Nr. 2, S. 28—30.   2, 497.
White, Chas. S., Ruptured tubal pregnancy. (Geplatzte Extrauteringravidität.) (Transact. of the Washington obstetr. a. gynecol. soc., meet. 13. XII. 1912.) Americ. journal of obstetr. Bd. 67, Nr. 6, S. 1213—1214.   2, 496.
Whitehouse, Beckwith, Extra-uterine gestation occurring twice in the same patient, with a note on the treatment of tubal mole. (Zweimalige Extrauteringravidität bei derselben Patientin, nebst Bemerkungen über Behandlung der Tubenmole.) Journal of obstetr. a. gynaecol. of the British Empire Bd. 24, Nr. 6, S. 306 bis 307.   4, 710.
Williams, Philip F., Extrauterine pregnancy and its subsequent history: An analysis of one hundred and forty-seven cases. (Über Extrauteringravidität und ihre Folgen: Erfahrungen an 147 Fällen.) Americ. journal of obstetr. Bd. 67, Nr. 6, S. 1165—1170.   2, 455.
Williamson, Herbert, Tubal gestation: rupture of a gravid tube into a broad ligament cyst. (Durchbruch einer Tubenschwangerschaft in eine Cyste des breiten Mutterbandes.) Proceed. of the roy. soc. of med. 6, obstetr. a. gynaecol. sect. S. 65—66.   1, 197.
Wolff, Alfred, Interstitielle Gravidität. 15. Versamml. d. dtsch. Ges. f. Gynaekol. Halle a. S., 14.—17. Mai 1913.   1, 777.

Hyperemesis gravidarum.

Albeck, Ein Fall von Hyperemesis gravidarum. (Ver. f. Gynaekol. u. Obstetr., 82. Sitz.) Ugeskrift for Laeger Jg. 75, Nr. 50, S. 2027—2028. (Dänisch.)   3, 702.
Asch, Robert, Das Erbrechen der Schwangeren. 15. Versamml. d. dtsch. Ges. f. Gynaekol., Halle a. S., 14.—17. Mai 1913 u. Berl. klin. Wochenschr. Jg. 50, Nr. 28, S. 1292—1296.   1, 847; 3, 30.

Beloux, Jules, De l'origine habituellement névropathique des vomissements graves dits incoërcibles de la grossesse et de leur traitement par la psychothérapie. (Über die gewöhnlich neuropathische Ursache des schweren sog. unstillbaren Erbrechens der Schwangeren und dessen psychische Therapie.) Thèse de Paris. Nr. 148. 117 S.; Progr. de la clinica, Jg. 1, Nr. 9, S. 130 (Spanisch) u. Siglo méd. Jg. 60, Nr. 3116, S. 546—549. (Spanisch.) 4, 204; 3, 702: 4, 117.

Dantin, Contribution à l'étude de la sérothérapie dans les vomissements graves de la grossesse et les dermatoses gravido-toxiques. (Serotherapie des schweren Schwangerschaftserbrechens und der gravidotoxischen Dermatosen.) Thèse: Bordeaux. 143 S. 4, 504.

Delagénière, H., Vomissements incoercibles de la grossesse et appendicite. (Unstillbares Erbrechen während der Schwangerschaft und Appendicitis.) (17. congr. internat. de méd., Londres, 6.—12. VIII. 1913.) Arch. prov. de chirurg. Bd. 22, Nr. 11, S. 663—671. 4, 116.

Delestre, M., Les théories nouvelles sur la pathogénie et le traitement de l'auto-intoxication gravidique et des vomissements incoercibles. (Neue Theorie über Pathogenie und Behandlung der Autointoxikation und des unstillbaren Erbrechens der Schwangeren.) Gaz. des hôp. Jg. 86, Nr. 128, S. 2037—2038. 3, 628.

Dervaux, Vomissements incoercibles et urée. (Unstillbares Erbrechen und Harnstoff.) Bull. de la soc. d'obstétr. et de gynécol. de Paris Jg. 2, Nr. 4, S. 320—326. 3, 403.

Dubrisay, Louis, Un nouveau cas de vomissements incoercibles. (Beitrag zum unstillbaren Erbrechen der Schwangeren.) Journal de méd. de Paris Jg. 33, Nr. 44, S. 862. 3, 545.

Dubrisay, Louis, Deux cas de vomissements incoercibles traités par l'avortement provoqué. (Zwei Fälle von unstillbarem Erbrechen, die mit künstlichem Abort behandelt wurden.) Journal des sages-femmes Jg. 41, Nr. 23, S. 369—370 u. Rev. mens. de gynécol., d'obstétr. et de pédiatr. Jg. 8, Nr. 11, S. 670—673. 3, 702; 5, 132.

Dufour, H., Considérations cliniques sur un cas de vomissements incoercibles du nourrisson. Laparotomie par le Dr. Fredet. Guérison. (Klinische Betrachtungen über einen Fall von unstillbarem Erbrechen. Laparotomie durch Dr. Fredet. Heilung.) Bull. de la soc. de pédiatr. de Paris Bd. 15, Nr. 9, S. 464—468. 4, 347.

Falco, A., Su alcune alterazioni anatomo-patologiche nel vomito incoercibile di origine tossica. (Über pathologisch-anatomische Befunde beim unstillbaren Erbrechen auf toxischer Grundlage.) Ann. di ostetr. e ginecol. Jg. 35, Bd. 1, Nr. 6, S. 639—646. 2, 647.

Fieux, G., La sérothérapie appliquée au traitement des vomissements graves de la gestation. (Die Serumtherapie bei der Behandlung des unstillbaren Erbrechens der Schwangeren.) Journal de méd. interne 17, S. 32—33. 1, 237.

Fox, E. A., Adrenalinbehandlung des unstillbaren Schwangerschaftserbrechens. Rev. de la Soc. méd. Argentina Bd. 21, Nr. 120, S. 429—433. (Spanisch.) 3, 702.

Heinrichsdorff, Paul, Die Beziehungen der Hyperemesis gravidarum zur akuten gelben Leberatrophie und sonstigen Sektionsbefunden. Arch. f. Gynaekol. Bd. 99, H. 3, S. 555—608. 2, 265.

Herrgott, A., Vomissements incoercibles et rétroversion de l'utérus gravide. (Unstillbares Erbrechen und Retroversio uteri gravidi.) Ann. de gynécol. et d'obstétr. 10, S. 65—69; Journal de méd. interne 17, S. 82—83; Rev. méd. de l'est Bd. 45, Nr. 6, S. 193—198; Journal des sages-femmes Jg. 41, Nr. 10, S. 265-267; Rev. prat. d'obstétr. et de gynécol. Jg. 21, H. 8, S. 236—240 u. Journal de méd. de Paris Jg. 33, Nr. 49, S. 958—960. 1, 380, 488, 560; 2, 227; 3, 124; 4, 504.

Kellner, Hans, Beiträge zur Frage des unstillbaren Schwangerschaftserbrechens. Dissertation: Erlangen. 62 S. (H. Kutzner, München.) 5, 483.

Kingman, Rufus A., The pernicious vomiting of pregnancy. (Das unstillbare Schwangerschaftserbrechen. Americ. med. Bd. 19, Nr. 8, S. 519—531. 3, 291.

Léger, De l'origine habituellement névropathique des vomissements graves dits incoercibles de la grossesse et de leur traitement par la psychothérapie. (Über den habituellen neuropathischen Ursprung der schweren sog. unstillbaren Schwangerschaftserbrechen und ihre Behandlung durch die Psychotherapie.) Sem. gynécol. 18, S. 65—66 u. Journal d'accouchements 34, S. 100—101. 1, 380, 489.

Lepage, G., et Tiffeneau, Notes sur deux cas de vomissements graves de la grossesse. (Bericht über zwei Fälle von schwerem Schwangerschaftserbrechen.) Bull. de la soc. d'obstétr. et de gynécol. de Paris Jg. 2, Nr. 6, S. 545—558 u. Ann. de gynécol. et d'obstétr. Bd. 10, H. 11, S. 625—636. 3, 372, 702.

Loeper, A., A propos des effets sédatifs du sucre dans les dyspepsies infantiles avec intolérance gastrique chez les nourrissons. Expériences analytiques confirmatives chez l'adulte. (Erfahrungen beim Erwachsenen, welche die beruhigende Wirkung des Zuckers bei Erbrechen der Säuglinge im Verlauf von Verdauungsstörungen bestätigen.) Clin. infant. Jg. 11, Nr. 20, S. 609—612. **3, 496.**

Meunier, Vomissements incoercibles de la grossesse chez une primipare de 40 ans. Guérison par les injections hypodermiques d'adrénaline. (Unstillbares Schwangerschaftserbrechen bei einer 40jährigen Erstgeschwängerten. Heilung durch subcutane Adrenalininjektionen.) Tours méd. Jg. 9, Nr. 5, S. 89—92. **3, 177.**

Meunier et M. Lafay, Vomissements incoercibles de la grossesse. Guérison par le chlorhydrate d'adrénaline en injections hypodermiques. (Unstillbares E brechen in der Gravidität. Heilung durch Chlorhydrat-Adrenalin, subcutan injiziert.) Tours. méd. Jg. 9, Nr. 9, S. 177—181. **4, 116.**

Neu, Zur Pathologie und Therapie der Hyperemesis gravidarum. (Naturhist.-med Verein, Heidelberg, Sitzg. v. 3. VI. 1913.) Münch. med. Wochenschr. Jg. 60, Nr. 35, S. 1969. **3, 177.**

Oui, Sérothérapie des vomissements graves de la grossesse. (Serumbehandlung bei Hyperemesis gravidarum.) Rev. franç. de méd. et de chirurg. Jg. 10, Nr. 15, S. 235 bis 237. **3, 30.**

Remy, S., Vomissements incoercibles. Mort de l'embryon. Cessation des vomissements. (Unstillbares Erbrechen. Absterben der Frucht. Darauf Aufhören des Erbrechens.) Bull. de la soc. d'obstétr. et de gynécol. de Paris Jg. 2, Nr. 7, S. 652 bis 654. **3, 545.**

Roullier, De l'étude des modifications de quelques éléments de l'urine chez les femmes atteintes de vomissements incoercibles. (Urinveränderungen bei unstillbarem Erbrechen der Frauen.) Thèse: Paris. Nr. 135. 98 S. **5, 38.**

Rubeska, W., Normales Schwangerenserum bei unstillbarem Erbrechen der Schwangeren. Zentralbl. f. Gynaekol. 37, S. 307—310. **1, 295.**

Ryhiner, P., Über Hyperemesis gravidarum. Dissertation: Basel. **4, 346.**

Seitz, Die Störungen der inneren Sekretion in ihren Beziehungen zu Schwangerschaft, Geburt und Wochenbett. 15. Versamml. d. dtsch. Ges. f. Gynaekol. Halle a. S., 14.—17. Mai 1913. **1, 757.**

Seitz, L., Ein Vorwort zu meinem Referat: Über Störungen der inneren Sekretion in ihren Beziehungen zu Schwangerschaft, Geburt und Wochenbett. Monatsschr. f. Geburtsh. u. Gynaekol. 37, S. 417—420. **1, 555.**

Sperling, Max, Ein Fall von unstillbarem Erbrechen bei Retroversio uteri puerperalis. Zentralbl. f. Gynaekol. 37, S. 55—57. **1, 202.**

Sternberg, Wilhelm, Neue Gesichtspunkte für die Ätiologie und Therapie des Erbrechens in der Gravidität, bei Tabes und in der Seekrankheit. Arch. f. Verdauungskrankh. Bd. 19, H. 4, S. 447—455. **2, 771.**

Stolz, Max, Zur Hyperemesis gravidarum. Zentralbl. f. Gynaekol. 37, S. 90—92. **1, 145.**

Stzukin, J. W., Zur Pathologie und Therapie des unstillbaren Erbrechens und der Eklampsie Schwangerer. Wratschebnaja Gazeta Jg. 20, Nr. 41, S. 4109—1412. (Russisch.) **3, 545.**

Tuszkai, Über Indikationen zur Unterbrechung der Schwangerschaft bei Hyperemesis und Herzkrankheiten. 17. internat. med. Kongr., London, Sekt. f. Geburtsh. u. Gynaekol., 6.—12. VIII. 1913. **3, 76.**

Viannay, Un cas de vomissements incoercibles de la grossesse traités par la transfusion directe de sang de femme enceinte. (Ein Fall von unstillbarem Schwangerschaftserbrechen, behandelt mit direkter Transfusion von Blut einer Schwangeren.) Rev. prat. d'obstétr. et de gynécol. Jg. 21, H. 6, S. 176—179; Journal de méd. de Paris Jg. 33, Nr. 39, S. 761—762 u. Allg. Wien. med. Zeit. Jg. 58, Nr. 30, S. 334 bis 335. **2, 497; 3, 372, 403.**

Yates, H. Wellington, and Plinn F. Morse, A case of uterus septus with hyperemesis gravidarum, interruption of pregnancy at three and one-half months, followed by peritonitis. Recovery. (Ein Fall von Uterus septus mit Hyperemesis, Unterbrechung der Schwangerschaft von 3½ Monaten und folgende Peritonitis mit Ausgang in Heilung.) Americ. journal of obstetr. 67, S. 347—358. **1, 340.**

Zanfrognini, Organoterapia surreno-midollare in ostetricia. (Organotherapie mit Nebennierenextrakten in der Geburtshilfe.) (Soc. Emiliana e Marchigiana di ostetr. e ginecol. 26. I. 1913.) Morgagni Jg. 55, P. 2, Nr. 20, S. 314. **1, 692.**

Eklampsie, Toxikosen.

Eklampsie.

Aschner, Bernhard, Über die posteklamptische Amnesie. Zeitschr. f. Geburtsh. u. Gynaekol. Bd. 75, H. 2, S. 405—410. **4**, 150.

Ballantyne, J. W., The prevention of eclampsia. (Die Verhütung der Eklampsie.) Internat. clin. Bd. 2, Ser. 23, S. 233—244. **2**, 504.

Bársony, Johann, Die Eklampsie. Pester med. chirurg. Presse Jg. 49, Nr. 35, S. 285 bis 289 u. Nr. 36, S. 293—296 u. Orvosképzés Jg. 3, H. 6, S. 407—427. **3**, 128, 407.

Benedek, Ladislaus, Das Vorkommen des Babinskischen Phänomens bei organoider Eklampsie. Neurol. Zentralbl. Jg. 32, Nr. 17, S. 1087—1090. **3**, 128.

Benthin, W., Über den Kohlehydratstoffwechsel in der Gravidität und bei der Eklampsie. Ein Beitrag zur Frage der Leberinsuffizienz. Monatsschr. f. Geburtsh. u. Gynaekol. 37, S. 305—321. **1**, 385.

Bonnet-Laborderie, A., Accès éclamptiques observés chez deux accouchées à quelques heures d'intervalle. (2 Beobachtungen von Eklampsie innerhalb weniger Stunden.) Bull. de la soc. d'obstétr. et de gynécol. de Paris Jg. 2, Nr. 8, S. 686—692. **4**, 504.

Bonney, Victor, A case of „pre-eclampsia" at the twenty-fourth week; caesarean section. (Ein Fall von drohender Eklampsie in der 24. Woche: Heilung durch abdominellen Kaiserschnitt.) Journal of obstetr. a. gynaecol. of the British Empire Bd. 24, Nr. 6, S. 313—314. **4**, 348.

Chiarabba, U., Rottura spontanea della cicatrice uterina consecutiva alla operazione cesarea classica. (Spontanruptur einer Kaiserschnittnarbe.) Torino: Tip. G. U. Cassone succ. 13 S. **4**, 589.

Chirié, J. L., Recherches sur l'éclampsie puerpérale. (Untersuchungen über puerperale Eklampsie.) Epilepsia Bd. 4, Nr. 2, S. 194—214. **1**, 853.

Cooney, H. C., Vaginal caesarean section in certain cases of eclampsia, placenta previa, pernicious vomiting, and in hemorrhage due to premature separation of the placenta. (Vaginaler Kaiserschnitt in gewissen Fällen von Eklampsie, Placenta praevia, unstillbarem Erbrechen, und bei vorzeitiger Placentalösung mit schwerer Blutung.) Journal-Lancet Bd. 33, Nr. 10, S. 288—289. **2**, 566.

Cribb, A. G., Notes on eclampsia. (Bemerkungen über Eklampsie.) Austral. med. gaz. 33, S. 104. **1**, 345.

Croom, Sir Halliday, Pseudo-eclampsia, with two illustrative cases. 1. Cerebral tumour; 2. Meningitis. (Pseudo-Eklampsie, erläutert durch zwei Fälle. 1. Gehirntumor. 2. Meningitis.) Journal of obstetr. a. gynaecol. of the Brit. empire Bd. 23, Nr. 4, S. 213—226 u. Transact. of the Edinburgh ostetr. soc. Bd. 38, S. 46—49. **2**, 135; **3**, 501.

Cunningham, J. C., Significance of urinalysis in pregnancy. (Bedeutung der Urinanalyse in der Schwangerschaft.) Journal of the Arkansas med. soc. Bd. 9, Nr. 12, S. 286—288. **2**, 225.

Dienst, Weitere Mitteilungen über Blutveränderungen bei der Eklampsie und Schwangerschaftsniere im Gegensatz zur normalen Schwangerschaft und über Maßregeln, die sich daraus für die Therapie ergeben. Arch. f. Gynäkol. **99**, S. 24—55. **1**, 108.

Eckelt, Über die Funktion der Schwangerschafts- und Eklampsieniere. 15. Versamml. d. dtsch. Ges. f. Gynaekol. Halle a. S., 14.—17. Mai 1913. **1**, 792.

La morphine dans le traitement de l'éclampsie. D'après la technique du pr. Rouvier. (Morphium in der Behandlung der Eklampsie; nach der Technik des Professor Rouvier.) Journal de méd. de Paris Jg. 33, Nr. 51, S. 1001—1002. **4**, 150.

Engelhard, J. L. B., Über Schwangerschaftspsychosen und den Einfluß der Schwangerschaft auf bestehende psychische und neurologische Krankheiten. Nederl. Tijdschr. voor verloskunde en gynaecologie 21, S. 1—102. (Holländisch.) **1**, 435.

Engelmann, F., Die Behandlung der Eklampsie mittels Infusionen von Ringerscher Lösung. Kurze Bemerkung zu der Arbeit von R. Freund: Über Schwangerschaftstoxikosen (Dermatosen, Hyperemesis, Eklampsie) und ihre Behandlung mit Serum und Ringerscher Lösung. Zentralbl. f. Gynaekol. Jg. 37, Nr. 43, S. 1585 bis 1587. **3**, 501.

Engelmann, F., Über den Wert der „Therapie der mittleren Linie" bei der Behandlung der Eklampsie. Med. Klinik Jg. 9, Nr. 39, S. 1582—1584. **3**, 244.

Engelmann, F., und L. Elpers, Über das Verhalten der Blutviscosität bei der Ek-

lampsie sowie bei anderen Erkrankungen und Veränderungen des weiblichen Kör-
pers. Gynaekol. Rundsch. Jg. 7, H. 9, S. 315—323. **2, 69.**
Essen-Möller, Elis., Einige Worte über die Eklampsiefrage heutzutage. (Vortrag
bei d. Vers. schonischer Ärzte, Helsingborg, 15. VI. 1913.) Allm. svenska Läkartidn
Bd. 10, H. 32, S. 841—852. (Schwedisch.) **3, 32.**
Fabre, Traitement de l'éclampsie puerpérale. (Die Behandlung der puerperalen Ek-
lampsie.) (Hosp. de la charité, Lyon.) Rev. internat. de méd. et de chirug. Jg. 24,
Nr. 2, S. 17—20. **2, 405.**
Fabre et Favre, Un cas de mort par éclampsie avec oedème généralisé. (Eklampsie-
todesfall mit generalisiertem Ödem.) Bull. de la soc. d'obstétr. et de gynécol. de Paris
Jg. 2, Nr. 3, S. 239—241. **3, 244.**
Falk, H., Ist die Gebärparese des Rindes ein anaphylaktischer Vorgang? Berl. tier-
ärztl. Wochenschr. Jg. 29, Nr. 46, S. 815—817. **3, 602.**
Fleming, J. L., A case of puerperal eclampsia. (Ein Fall von Eklampsie.) Therap. rec.
Bd. 8, Nr. 92, S. 208—210. **2, 712.**
Fossati, Giuseppe, Le ghiandole sudoripare dei feti nati da albuminuriche e da
eclampsiche. (Über den Bau der Schweißdrüsen bei Föten, die von albuminurischen
und eklamptischen Müttern stammen.) Ann. di ostetr. e ginecol. Bd. 2, Nr. 10,
S. 513—528. **4, 94.**
Frank, Robert T., A short resume of our present knowledge concerning the patholgy
and etiology of eclampsia. (Kurze Zusammenfassung unserer derzeitigen Kentnnisse
der Pathologie und Ätiologie der Eklampsie.) Americ. med. Bd. 19, Nr. 7, S. 482
bis 485. **3, 549.**
Die Erkrankungen des weiblichen Genitales in Beziehung zur inneren Medizin red. v.
L. v. Frankl-Hochwart, C. v. Noorden u. A. v. Strümpell. Bd. 2. Akute Infektions-
krankheiten, Schwangerschaftstoxikosen, Eklampsie, Sepsis, Hautkrankheiten,
Asthenie, Enteroptose, Metastasen der Tumoren, Nervenkrankheiten. Wien u.
Leipzig: Alfred Hölder. XIX, 988 S. M. 22.40. **3, 673.**
Franz, R , Über die Giftigkeit des Harnes in Schwangerschaft, Geburt und Wochen-
bett. 15. Versamml. d. dtsch. Ges. f. Gynaekol. Halle a. S. 14.—17. Mai 1913.
1, 840.
Franz, R., Bemerkungen zu der Arbeit von P. Esch „Untersuchungen über das Ver-
halten der Harngiftigkeit" in der Schwangerschaft, in der Geburt und im Wochen-
bett mit Berücksichtigung der Eklampsie. Arch. f. Gynaekol. 99, S. 222—223.
1, 147.
Freund, R., Zur Eklampsietherapie. 15. Versamml. d. dtsch. Ges. f. Gynaekol.
Halle a. S., 14.—17. Nov. 1913. **1, 792.**
Full, F. K., Ein Fall von puerperaler Eklampsie. Dissertation: Würzburg. **4, 357.**
Gauchon, R., Du pronostic chez les éclamptiques. (Die Prognose der Eklampsie.)
Paris: Vigot frères. Frcs. 2.— u. Thèse. Paris. 88 S. **3, 379; 4, 276.**
Gibbons, R. A., A lecture on the etiology and treatment of puerperal eclampsia.
(Ätiologie und Behandlung der Puerperaleklampsie.) Brit. med. journal Nr. 2730,
S. 865—871. **2, 70.**
Gilles, R., Césarienne vaginale pour sténose du col chez une éclamptique. (Va-
ginaler Kaiserschnitt wegen Stenose des Collums bei einer Eklamptischen.)
Bull. de la soc. d'obstétr. et de gynécol. de Paris Jg. 2, Nr. 5, S. 528—530. **3, 295.**
Giunta, Rocco, Il metodo Bossi nel parto forzato per la cura dell'eclampsia. (Bossische
Dilatation zur Beschleunigung der Geburt bei Eklampsie.) Gazz. d. osp. e d. clin.
Jg. 34, Nr. 123, S. 1287—1288 u. Ginecol. moderna Jg, 6, S. 88—92. **3, 409; 5, 277**
Guggisberg, Zur Eklampsiebehandlung durch Injektionen in den Rückenmarkskanal.
Zentralbl. f. Gynaekol. 37, S. 369—373. **1, 385.**
Guillermit, Contribution à l'étude pathogénique et thérapeutique de l'éclampsie.
(Pathogenese und Therapie der Eklampsie.) Thèse de Toulouse. Nr. 63. 87 S.
5, 182.

Haddon, John, Treatment of puerperal eclampsia. (Behandlung der puerperalen
Eklampsie.) Brit. med. journal Nr. 2736, S. 1207. **2, 297.**
Haultain, F. W. N., Notes on some cases of eclampsia treated by veratrone. (Bericht
einiger Fälle von Eklampsie behandelt mit Veratrone.) Edinburgh med. journal
Bd. 11, Nr. 4, S. 313—316 u. Transact. of the Edinburgh obstetr. soc. Bd. 38, S. 306
bis 314. **3, 345; 4, 117.**
Healy, Daniel J., Suggestions regarding the treatment of eclampsia. (Anregungen
betreffs der Behandlung der Eklampsie.) Therapeutic rec. Bd. 8, Nr. 91, S. 177
bis 179. **3, 636.**
Henkel, M., Zur biologischen Diagnose der Schwangerschaft. Arch. f. Gynaekol. 99,
S. 56—66. **1, 235.**

Herzog, Georg, Über seltene Zirkulationsstörungen menschlicher Nieren, ein Fall
    von fast totaler Rindennekrose beider Nieren bei einer Eklamptischen. Verhandl.
    d. Dtsch. pathol. Ges. 16. Tag., Marburg, 31. III.—2. IV. 1913, S. 271—272.
                                                                                3, 707.
Holste, C., Viermaliges Auftreten der Eklampsie bei derselben Patientin. Berl. klin.
    Wochenschr. Jg. 50, Nr. 41, S. 1896—1897.   3, 408.
Hüffell, Adolf, Die Pathologie und Therapie der Eklampsie. Berl. Klinik Jg. 25,
    H. 303, S. 1—21.   3, 407.
Jahnel, Franz, Ein Beitrag zur Kenntnis der geistigen Störungen bei der Eklampsie.
    Arch. f. Psychiatr. u. Nervenkrankh. Bd. 52, H. 3, S. 1095—1115.   3, 670.
Jardine, Robert, and Alex. Mills Kennedy, Three cases of symmetrical necrosis
    of the cortex of the kidneys associated with puerperal eclampsia and suppression
    of urine. (Drei Fälle von symmetrischer Nekrose der Nierenrinde verbunden mit
    puerperaler Eklampsie und Anurie.) Lancet Bd. 184, Nr. 19, S. 1291—1295 u.
    Transact. of the Edinburgh obstetr. soc. Bd. 38, S. 158—189.   2, 168; 3, 549.
Jarzew, A. J., Über Pathogenese und Behandlung der Eklampsie. Zentralbl. f. Gy-
    naekol. 37, S. 301—304.   1, 385.
Jasonni, V., La siero-reazione di Rivalta in rapporto all'eclampsia. (Die Seroreaktion
    nach Rivalta in ihrer Beziehung zur Eklampsie.) (Soc. Emiliana e Marchigiana di
    ostetr. e ginecol., 34. adunanza, Bologna 29. VI. 1913.) Lucina Jg. 18, Nr. 7, S. 112
    u. Jg. 18, Nr. 8, S. 121—129.   2, 503, 776.
Kosmak, Geo. W., The diagnosis and treatment of eclampsia. (Diagnose und Be-
    handlung der Eklampsie.) Bull. of the lying-in hosp. of the city of New York Bd. 9,
    Nr. 2, S. 129—134 u, Americ. med. Bd. 19, Nr. 7, S. 477—481.   2, 459, 777.
Kouwer, B. P., Uterusruptur. Niederländ. gynaecol. Ges., Sitzungsber. v. 9. II. 1913.
    (Holländisch.)   1, 343.
Kroemer, P., Störung der Nierenfunktion bei Eklampsie. 15. Versamml. d. dtsch. Ges.
    f. Gynaekol. Halle a. S. 14.—17. Mai 1913.   1, 853.
Kuntze, G., Ein Fall von Eklampsie ohne Krämpfe und Bewußtseinsstörung. Disser-
    tation: Leipzig.   4, 33.
Labhardt, Alf., Die Eklampsie und ihre Behandlung. Schweizer Rundsch. f. Med. 13,
    S. 462—480.   1, 384.
Landsberg, Erich, Untersuchungen von Harn und Blut bei Eklamptischen bezüglich
    der Verteilung der Stickstoffsubstanzen und des Gehaltes an Fibrinogen und Rest-
    stickstoff. Ein Beitrag zur Frage der Bedeutung der Leberfunktion und Fibrinogen-
    menge für die Schwangerschaftsstörungen. Zeitschr. f. Geburtsh. u. Gynaekol.
    Bd. 73, H. 1, S. 234—265.   2, 504.
Lapeyre, N., La fonction rénale après la décapsulation du rein. (Die Nierenfunktion
    nach der Dekapsulation.) Journal de physiol. et de pathol. gén. 15, S. 241—252.
                                                                                1, 751.
La Vake, R. T., Prophylaxis and treatment of eclampsia. (Prophylaxe und Behand-
    lung der Eklampsie.) Journal-lancet Bd. 33, Nr. 2, S. 49—50.   2, 181.
Lewis, S. E., A case of eclampsia: recovery. (Ein Fall von Eklampsie; Heilung.)
    Journal of the roy. army med. corps Bd. 21, Nr. 5, S. 590—593.   3, 602.
Lichtenstein, Weitere Erfahrungen mit der abwartenden Eklampsiebehandlung.
    15. Versamml. d. dtsch. Ges. f. Gynaekol., Halle a. S., 14.—17. Mai 1913 u. Monats-
    schr. f. Geburtsh. u. Gynaekol. Bd. 38, H. 2, S. 152—165.   1, 791; 2, 603.
Liepmann, W., Eklampsie und Anaphylaxie, eine kritische Studie. Gynäkol. Rundsch.
    S. 55—57.   1, 1087.
Lindemann, Walther, Quantitative Gesamtfett-, Cholesterin- und Cholesterinester-
    bestimmungen bei Eklampsie und Amenorrhöe. 15. Versamml. d. dtsch. Ges. f.
    Gynaekol. Halle a. S., 14.—17. Mai 1913.   2, 134.
Lindemann, Walther, Untersuchungen zur Lipoidchemie des Blutes bei Schwanger-
    schaft, Amenorrhöe und Eklampsie. (Zugleich ein Beitrag zur Verdauungslipämie
    und zur Theorie der Schwangerschaftslipämie.) Zeitschr. f. Geburtsh. u. Gynaekol.
    Bd. 74, H. 2/3, S. 819—845.   3, 494.
Linville, A. Y., Eclampsia and its treatment. (Die Eklampsie und ihre Behandlung.)
    Southern med. journal Bd. 6. Nr. 5, S. 331—334.   3, 636.
Livingston, George R., Short notes on five patients who suffered from eclampsia.
    (Kurze Mitteilungen über 5 Patienten mit Eklampsie.) Transact. of the Edinburgh
    obstetr. soc. Bd. 38, S. 69—96.   3, 636.
Lutz, Rolf, Zur Eklampsiebehandlung. Zentralbl. f. Gynäkol. 37, S. 204—206. 1, 146.
McVea, Chas., The cases of eclampsia that I have seen. (Die von mir beobachteten
    Fälle von Eklampsie.) New Orleans med. a. surg. journal Bd. 66, Nr. 4, S. 293—300.
                                                                                3, 501.

Massaglia, A., Tetanie infolge experimenteller Parathyreoidinsufficenz während der Schwangerschaft und Eklampsie. Zentralbl. f. allg. Pathol. u. pathol. Anat. Bd. 24, Nr. 13, S. 577—581. 2, 647.

Mayer, A., Über die Heilung der Eklampsie durch intralumbale Injektion von normalem Schwangerenserum. Zentralbl. f. Gynaekol. 37, S. 297—298. 1, 302.

Miller, E. H., Epidemic puerperal eclampsia? (Epidemische Eklampsie?) Journal of the Missouri State med. assoc. Bd. 10, Nr. 4, S. 121—122. 3, 549.

Moran, John F., Obstetrical and surgical treatment of puerperal eclampsia. (Geburtshilfliche und chirurgische Behandlung der Eklampsie.) Surgery, gynecol. a. obstetr. 16, S. 219—221. 1, 345.

Nacke, Eklampsietherapie. 15. Versamml. d. dtsch. Ges. f. Gynaekol. Halle a. S., 14.—17. Mai 1913. 1, 852.

Nacke, und Less, Kritische Bemerkungen zur Schnellentbindung bei der Eklampsie mit einem Beitrag zur Aderlaßtherapie der Eklampsie. Zentralbl. f. Gynaekol. Jg. 37, Nr. 32, S. 1189—1191. 2, 712.

Nagel, W., Über Eklampsie. Berl. klin. Wochenschr. Jg. 50, Nr. 24, S. 1107—1109. 2, 329.

Nubiola, Fälle von atypischer Eklampsie. Instituto médico-farmacéutico, 14. Nov. 1912. Revista de medicina y cirurgia 27, 1, S. 15 bis 17. (Spanisch.) 1, 108.

Peterson, Reuben, Emptying the uterus as a method of treatment of puerperal eclampsia. (Die Entbindung als Behandlungsmethode der Eklampsie.) Americ. journal of obstetr. Bd. 68, Nr. 2, S. 201—209. 2, 777.

Raubitschek, Hugo, Über Beziehungen mütterlicher Erkrankungen zu den Organen der Föten und Neugeborenen. Beitr. z. pathol. Anat. u. z. allg. Pathol. Bd. 57, H. 2, S. 345—377. 4, 29.

Reid, Wm., Eclampsia: its cause and treatment. (Eklampsie: ihre Ursache und Behandlung.) Journal-Lancet Bd. 33, Nr. 10, S. 284—287. 2, 229.

Ricketts, R. M., Surgery of puerperal eclampsia; suprabubic caesarean section. (Die chirurgische Behandlung der Eklampsie; die Sectio caesarea suprabubica.) Transact. of the Western surg. ass., St. Louis. 5, 70.

Rissmann, Ist die Eklampsie durch Einspritzungen in den Rückenmarkskanal heilbar? Zentralbl. f. Gynaekol. 37, S. 196—198. 1, 146.

Rohrbach, Walter, Statistik und Kritik über 158 Eklampsiefälle und deren Behandlung. Zeitschr. f. Geburtsh. u. Gynaekol. Bd. 73, H. 2, S. 613—630. 2, 403.

Rothrock, J. L., How shall we treat puerperal eclampsia? (Wie sollen wir die Schwangerschaftseklampsie behandeln?) Saint Paul med. journal Bd. 15, Nr. 9, S. 444—456. 3, 181.

Rouvier, La morphine dans le traitement de l'éclampsie. (Morphium zur Eklampsiebehandlung.) Rev. prat. d'obstétr. et de gynécol. Jg. 21. Nr. 9, S. 272—275. 3, 345.

Rouvier, Jules, Traitement de l'éclampsie puerpérale par la morphine et ses adjuvants à la maternité d'Alger. (Die Behandlung der Eklampsie mit Morphin an der Gebäranstalt zu Algier.) Arch. mens. d'obstétr. et de gynécol. Jg. 2, Nr. 6, S. 533 bis 564 u. Journal de méd. de Paris Jg. 33, Nr. 40, S. 778—779. 2, 459; 3, 707.

Rouvier, Jules, Valeur sémiologique de l'hypertension artérielle survenant brusquement au cours de la convalescence de l'éclampsie ante partum. (Der semiologische Wert der in der Rekonvaleszenz von Eklampsie ante partum plötzlich eintretenden arteriellen Hypertension.) Bull. de la soc. d'obstétr. et de gynecol. de Paris Jg. 2, Nr. 2, S. 48—55. 3, 408.

Rudaux, P., De la mort subite pendant l'accouchement. (Plötzlicher Tod sub partu.) Clinique (Paris) 8, S. 82—86. 1, 200.

Schmidt, O., Beitrag zur Eklampsiefrage auf Grund von 98 Fällen. Zeitschr. f. Geburtsh. u. Gynaekol. Bd. 73, H. 2, S. 414—428. 2, 328.

Schossberger, Alexander, Zwei Fälle von Eklampsie geheilt mit Hypophysenextrakt. Dtsch. med. Wochenschr. Jg. 39, Nr. 22, S. 1046. 2, 229.

Schwab, M., Zur Behandlung Eklamptischer. Zentralbl. f. Gynaekol. Jg. 37, Nr. 23, S. 850—852. 2, 404.

Shulman, Alexander, Prognosis of eclampsia. (Die Prognose der Eklampsie.) Arch. of diagn. Bd. 6, Nr. 3, S. 279—282. 4, 150.

Siegel, P. W., Die Eklampsie. Zentralbl. f. d. ges. Gynaekol. u. Geburtsh. sowie d. Grenzgeb. Bd. 1, H. 7, S. 265—283. 1, 265.

Snoo, K. de, Über Eklampsiebehandlung. Ned. Tijdschr. v. Geneesk. Jg. 1913, Tweede helft Nr. 20, S. 1683—1702. (Holländisch.) 3, 549.

Soli, Ugo, Contributo al reperto anatomico dell'eclampsia con speciale riguardo all'apparecchio tiro-paratiroideo. (Beitrag zu den anatomischen Befunden bei der Eklampsie mit spezieller Berücksichtigung des Schilddrüsen- und Nebenschilddrüsensystems.) Ann. die clin. med. Jg. 3, Nr. 3, S. 325—403. 2, 775.

Stange, Bruno, Zur Eklampsiefrage. Zentralbl. f. Gynaekol. 37, S. 298—300. 1, 300.

Strempel, Alfred, Eklampsiebehandlung nach Stroganoff in der Arbeiterwohnung. Zeitschr. f. Geburtsh. u. Gynaekol. Bd. 73, H. 2, S. 493—499. 2, 459.

Stroganoff, W., Einige Bemerkungen über den Artikel von Prof. Freund „Über Eklampsie und ihre Behandlung auf Grund von 551 Fällen". Arch. f. Gynaekol. 99, S. 448—453. 2, 68.

Stzukin, J. W., Zur Pathologie und Therapie des unstillbaren Erbrechens und der Eklampsie Schwangerer. Wratschebnaja Gazeta Jg. 20, Nr. 41, S. 4109—1412. (Russisch.) 3, 545.

Szabó, Dénes, Über den künstlichen Abortus. Orvosképzés. Jg. 3, Nr. 7, S. 580 bis 604. (Ungarisch.) 3, 401.

Toldi, G., Le convulsioni in gravidanza. (Konvulsionen in der Schwangerschaft.) (Soc. Emiliana e Marchigiana di ostetr. e ginecol. 26. I. 1913.) Morgagni Jg. 55, P. 2, Nr. 20, S. 315. 1, 694.

Tourneau, Die Behandlung der Eklampsie. Fortschr. d. Med. Jg. 31, Nr. 25, S. 673 bis 679. 2, 404.

Tuley, Henry Enos, The toxemias of pregnancy. (Die Schwangerschaftstoxaemien.) (Americ. assoc. of obstetr. a. gynecol., meet., Toledo, Ohio, 17. bis 19. IX. 1912.) Americ. journal of obstetr. Bd. 67, Nr. 4, S. 740—754. 2, 70.

Uthmöller, Zur Behandlung der Eklampsie. Zentralbl. f. Gynaekol. 37, S. 305—307. 1, 300.

Veit, J., Die Eklampsie und ihre Behandlung. Berl. klin. Wochenschr. 50, S. 145—147. 1, 73.

Vertes, Oszkár, Zur Pathogenese der Eklampsie. Orvosi Hetilap. Jg. 57, Nr. 42, S. 771—775, Nr. 43, S. 794—795, Nr. 44, S. 814—816, u. Nr. 45, S. 830—832. (Ungarisch.) 3, 636.

Warren, Stanley P., Cesarean section; with discussion of technic, and brief clinica. histories of twenty-one personal cases. (Der Kaiserschnitt; seine Technik und die Krankengeschichten 21 eigener Fälle.) Americ. journal of obstetr. 67, S. 231—247. 1, 244.

Watrin, Le traitement de l'eclampsie. (Die Behandlung der Eklampsie.) Scalpel et Liège méd. 65, S. 565—568. 1, 300.

Wegner, Arthur, Zur Behandlung der Eklampsie. Med. Klinik Jg. 9, Nr. 33, S. 1318 bis 1321. 2, 777.

Willey, Florence, A case of hydrocephalus complicated by eclampsia, fibroids and a contraction ring. (Ein Fall von Hydrocephalus, der durch Eklampsie, Myome und einen Kontraktionsring kompliziert war.) Proceed. of the roy. soc. of med. 6, obstetr. a. gynaecol. sect. S. 86—92. 1, 240.

Williams, Espy Milo, Abdominal cesarean section in eclampsia and central placenta previa; with reports of cases so treated. (Die Sectio caesarea per laparotomiam wegen Eklampsie und zentraler Placenta praevia; mit einem Bericht über derartig behandelte Fälle.) New Orleans med. a. surg. journal Bd. 65, Nr. 9, S. 633—639. 2, 182.

Williams, John T., The present position of abdominal cesarean section in eclampsia. (Der gegenwärtige Stand des abdominalen Kaiserschnittes bei Eklampsie.) Boston med. a. surg. journal Bd. 168, Nr. 13, S. 456—458. 1, 699.

Willson, Cesarean section for treatment eclampsia and death of the child following circumcision. (Kaiserschnitt wegen drohender Eklampsie und Tod des Kindes nach der Circumcision.) (Transact. of the Washington obstetr. a. gynecol. soc., meet. 10. I. 1913.) Americ. journal of obstetr. Bd. 68, Nr. 2, S. 351—354. 2, 777.

Wilson, Mammary theory of the origin of eclampsia. (Mammäre Theorie der Eklampsie.) (Transact. of the Washington obstetr. a. gynecol. soc., meet. 13. XII. 1912.) Americ. journal of obstetr. Bd. 67, Nr. 6, S. 1214—1215. 2, 648.

Wilson, Prentiss, A contribution to the study of eclampsia as a toxemia of possible mammary origin. (Beitrag zur Deutung der Eklampsie als Toxämie vielleicht mammaren Ursprungs.) Americ. journal of obstetr. Bd. 67, Nr. 6, S. 1111—1133. 2, 404.

Winter, Aktive und konservative Eklampsiebehandlung. (Nordostdeutsche Ges f. Gynaekcl., Sitzg. v. 28. VI. 1913. Diskussion zu einem Vortrag von Schiller. Monatsschr. f. Geburtsh. u. Gynaekol. Bd. 38, H. 3, S. 346—349. 3, 456

Wolverton, W. C., Puerperal eclampsia. A discussion of the problem of its therapy. (Puerperale Eklampsie. Eine Aussprache über die Streitpunkte der Behandlung.) Americ. journal of clin. med. Bd. **20**, Nr. 3, S. 218—222. **3, 602.**

Zinke, E. Gustav, The medical versus the surgical treatment of puerperal eclampsia. (Die interne gegenüber der chirurgischen Behandlung der puerperalen Eklampsie.) New York State journal of med. Bd. **13**, Nr. 8, S. 422—429. **3, 602.**

Zinke, E. Gustav, A critical review of the medical und surgical treatment of puerperal eclampsia. (Kritischer Überblick über die medizinische und chirurgische Behandlung der puerperalen Eklampsie.) Americ. journal of obstetr. Bd. **67**, Nr. 6, S. 1065 bis 1088 u. Lancet-clin. Bd. **109**, Nr. 22, S. 603—612. **2, 459; 3, 129.**

Zinsser, Giftigkeit des Harns Gebärender und Eklamptischer. 15. Versamml. d. dtsch. Ges. f. Gynaekol. Halle a. S., 14.—17. Mai 1913. **1, 792.**

Zinsser, A., Über die Schädigung der Niere bei der Eklampsie. Berl. klin. Wochenschr. **50**, S. 388—390. **1, 344.**

Zinsser, A., Über die Toxizität des menschlichen Harnes im puerperalen Zustand und bei Eklampsie. Zentralbl. f. Gynaekol. **37**, S. 481—488. **1, 563.**

Zondek, M., Zur Behandlung der Eklampsie. Zentralbl. f. Gynäkol. **37**, S. 96. **1, 108.**

Zweifel, Paul, Über die Behandlung der Eklampsie. Eine übersichtliche Besprechung. Monatsschr. f. Geburtsh. u. Gynäkol. **37**, S. 1—23. **1, 37.**

Schwangerschafts-Toxikosen.

Aguilar, I. Martín, Gegenwärtiger Begriff der Schwangerschaftsintoxikation. Gac. méd. del Sur de Esp. Bd. **31**, Nr. 16, S. 365—373, Nr. 17, S. 399—406, Nr. 18, S. 424—430, Nr. 19, S. 450—455, Nr. 20, S. 473—478, Nr. 21, S. 488—495, Nr. 22, S. 515—519, Nr. 23, S. 544—549 u. Nr. 24, S. 565—568. (Spanisch.) **4, 347.**

Corbett, Dudley, The excretion of amylolytic ferments in the urine during the toxaemias of pregnancy. (Ausscheidung von amylolytischem Ferment im Urin bei der Schwangerschaftstoxämie.) Journal of obstetr. a. gynaecol. of the Brit. empire Bd. **23**, Nr. 4, S. 227—237. **1, 793.**

Crespigny, C. T. de, The toxaemia of pregnancy. (Schwangerschaftstoxämie.) Austral. med. gaz. **33**, S. 53—59. **1, 296.**

Dantin, Contribution à l'étude de la sérothérapie dans les vomissements graves de la grossesse et les dermatoses gravido-toxiques. (Serotherapie des schweren Schwangerschaftserbrechens und der gravidotoxischen Dermatosen.) Thèse: Bordeaux. 143 S. **4, 504.**

De Bengoa, R. Becerro, Fälle von Graviditätsintoxikation. (3. span. Kongr. f. Gynaekol., Geburtsh. u. Päd.) Crón. méd., Valencia, Jg. **25**, Nr. 592, S. 257—259 (Spanisch.) **4, 550.**

Delestre, M., Les théories nouvelles sur la pathogénie et le traitement de l'autointoxication gravidique et des vomissements incoercibles. (Neue Theorien über Pathogenie und Behandlung der Autointoxikation und des unstillbaren Erbrechens der Schwangeren.) Gaz. des hôp. Jg. **86**, Nr. 128, S. 2037—2038. **3, 628.**

Dobkevitch, De la chorée grave au cours de la grossesse. (Schwere Chorea in der Schwangerschaft.) Thèse: Paris. Nr. 282. 54 S. **5, 38.**

Eichmann, Elise, Schwangerschafts-Toxikodermien durch Ringersche Lösung geheilt. Münch. med. Wochenschr. **60**, S. 183—184. **1, 107.**

Engel, Emil, Zur Therapie der Schwangerschaftstoxikose. Dtsch. med. Wochenschr. Jg. **39**, Nr. 39, S. 1884—1885. **3, 602.**

Gaifami, P., A propos de la sérothérapie des intoxications gravidiques. (Über Serotherapie bei Schwangerschaftstoxikosen.) Rev. mens. de gynécol. d'obstétr. et de pédiatr. Jg. **8**, Nr. 10, S. 586—596. **4, 277.**

Green, Charles M., The conservative treatment of toxaemia of pregnancy with convulsions. (Die konservative Behandlung der Schwangerschaftstoxämie mit Krämpfen.) Boston med. a. surg. journal **168**, S. 376—380. **1, 563.**

Hidden, J. H., Acidosis as an etiological factor in the toxemias of pregnancy. (Acidosis als ätiologischer Faktor bei Schwangerschaftstoxämien.) Therapeut. rec. Bd. **9**, Nr. 97, S. 8—11. **4, 88.**

Mayer, A., Über die therapeutische Anwendung von normalem Schwangerenserum. (Med.-naturwiss. Ver. Tübingen. Sitz. vom 10. Febr. 1913.) Münch. med. Wochenschr. Jg. **60**, S. 1411. **2, 261.**

Mayer, A., Über die Serumanwendung in der Geburtshilfe und Gynaekologie. Med. Korrespondenzbl. d. württemberg. ärztl. Landesver. Bd. **83**, Nr. 18, S. 261—263. **2, 61.**

Pfeifer, William, Current opinions concerning the toxemia of pregnancy. (Die herr-
schenden Anschauungen über die Schwangerschaftstoxämie.) Americ. journal of
obstetr. Bd. 67, Nr. 6, S. 1088—1100. **2, 458.**
Pompe van Meerdervoort, N. J. F., Ungewöhnliche Formeiner Autoinfektion in
der Schwangerschaft. Nederl. Maandschrift voor verlosk. en. vrouwenz. Jg. 2,
Nr. 6, S. 371—377. (Holländisch.) **2, 293.**
Recaséns, Sebastián, Moderne Auffassung der Schwangerschafts-Intoxikation.
Rev. valenc. de cienc. méd. Jg. 15, S. 157—173. (Spanisch.) **2, 499.**
Routh, Amand, Observations on the toxaemias of pregnancy, and on eugenics from
the obstetric standpoint. (Bemerkungen über die Toxämien der Schwangerschaft
und über Rassenhygiene vom Standpunkt der Geburtshilfe.) Brit. med. journal
Nr. 2740, S. 17—20. **2, 561.**
Rübsamen, W., Weiterer Beitrag zur Schwangerschaftsserumtherapie der Schwanger-
schaftstoxikosen. Dtsch. med. Wochenschr. Jg. 39, Nr. 20, S. 931—932. **2, 71.**
Shears, George P., A new method of treating the toxemia of pregnancy. (Eine neue
Behandlungsmethode der Schwangerschaftstoxämie.) Med. record 83, S. 66—67.
1, 36.
Tigert, H. M., Toxemia of pregnancy. (Schwangerschaftstoxämie.) South practitioner
Bd. 35, Nr. 4, S. 151—164. **1, 793.**
Ullmann, Erich, Über die therapeutische Anwendung von Normalserum bei jucken-
den Dermatosen. Arch. f. Dermatol. u. Syphil., Orig. Bd. 118, H. 1, S. 125—147.
3, 345.
Wilson, T. G., The toxaemia of pregnancy. (Die Schwangerschaftstoxämien.) Austral.
med. gaz. 33, S. 49—53. **1, 296.**
Wolff, F., Serumtherapie bei Schwangerschaftstoxikosen. Berl. klin. Wochenschr.
Jg. 50, Nr. 36, S. 1661—1662. **3, 245.**

Komplikation der Schwangerschaft und Beckentumoren.

Arnavas, Giuseppe, Isterectomia totale addominale per fibromiomi uterini com-
plicati da gravidanza al secondo mese. (Hysterectomia totalis abdominalis wegen
Fibromyom, kompliziert mit Gravidität im 2. Monat.) Gazz. d. osp. e d. clin.
Jg. 34, Nr. 144, S. 1511—1512. **4, 35.**
Audebert et Fournier, Accouchement spontané dans quelques cas des fibromes
praevia. (Spontangeburt in einigen Fällen von blockierendem Myom.) Rev. mens.
de gynécol., d'obstétr. et de pédiatr. Jg. 8, Nr. 5, S. 309—322. **2, 773.**
Barret, Channing W., Ovarian tumors complicating pregnancy, delivery and the
puerperium. (Schwangerschaft, Entbindung und Wochenbett komplizierende
Eierstocksgeschwülste.) Surg., gynecol. a. obstetr. 16, S. 28—33. **1, 240.**
Benthin, Myom und Gravidität. (Nordostdtsch. Ges. f. Gynaekol. Sitzg. v. 28. VI.
1913.) Monatsschr. f. Geburtsh. u. Gynaekol. Bd. 38, H. 3, S. 356—359. **3, 455.**
Breil, W., Über einen Fall von Uterus unicornis gravidus mit Myom des rudimen-
tären Nebenhornes. Dissertation: Bonn. **4, 351.**
Brickner, Suppurating fibroid due to a criminal abortion. (Vereitertes Fibrom infolge
eines kriminellen Aborts.) (New York obstetr. soc., meet. 11. III. 1913.) Americ.
journal of obstetr. Bd. 68, Nr. 1, S. 99. **2, 599.**
Carmichael, E. Scott, Two tumours complicating pregnancy. (Zwei Tumoren als
Komplikation der Schwangerschaft.) Transact. of the Edinburgh obstetr. soc. Bd. 38
S. 301—305. **3, 632.**
Cathala, V., Kyste de l'ovaire et grossesse. (Eierstockcyste und Schwangerschaft.)
Sem. gynécol. 18, S. 17—20. **1, 145.**
Cathala, V., Kyste de l'ovaire à pédicule tordu pendant les suites de couches. (Ovarial-
cystom mit Stieldrehung im Wochenbett.) Sem. gynécol. Jg. 18, Nr. 30, S. 237
bis 239. **3, 89.**
Caturani, M., Two cases of fibroids of the uterus complicating pregnancy, with de-
monstration of specimens. (Zwei Fälle von Uterusfibromen als Schwangerschaftskomplikation.) Post-graduate 28, S. 59—60. **1, 298.**
Chenhall, William T., Two cases of uterine myomata complicating pregnancy.
(2 Fälle von Uterusmyom mit Komplikation der Schwangerschaft.) Austral. med.
gaz. Bd. 34, Nr. 6, S. 122—123. **3, 238.**
Christiani, Arnold, Hystereuryse bei Myom unter der Geburt. Zeitschr. f. Geburtsh. u. Gynaekol. Bd. 73, H. 2, S. 390—396. **2, 400.**
Davis, Asa B., Three cases. 1. Intermittent and unilateral chyluria. 2. Myomectomy at the eighth week, pregnancy not interrupted; normal delivery at term.
3. Acute dilatation of the stomach following ventral fixation of the uterus; long

labor; low forceps delivery; recovery. (Drei Fälle: 1. Intermittierende und einseitige Chylurie. 2. Myomektomie in der achten Woche, Schwangerschaft nicht unterbrochen; normale rechtzeitige Entbindung. 3. Akute Magenerweiterung nach Ventrifixation des Uterus; lange Geburtsarbeit; Beckenausgangszange; Heilung.) (Transact. of the Americ. assoc. of obstetr. a. gynecol., 26. ann. meet., Providence,- Rhode Island, 16.—18. IX. 1913.) Americ. journal of obstetr. a. dis. of women a. childr. Bd. **68**, Nr. 5, S. 861—772. **4, 86.**

Delle Chiaje, S., Fibromes sphacélés pendant les suites de couches. (Gangränöse Fibrome im Wochenbett.) Bull. de la soc. d'obstétr. et de gynécol. de Paris Jg. **2,** Nr 8, S. 663—666 u. Arch. ital. di ginecol. Jg. **16.** Nr. 12, S. 283—286. **4, 357, 357.**

D'Hotman de Villiers, A., Zur operativen Behandlung der die Schwangerschaft komplizierenden Ovarialcystome. Med. Rundschau Bd. **80,** Nr. 13, S. 134—141. (Russisch.) **3, 405.**

Dublanc, Epithélioma du col et grossesse. (Collumepitheliom und Schwangerschaft,) Thèse de Bordeaux. Nr. 74, 73 S. (A. Destout.) **4, 278.**

Faugère, Accouchement facile chez une femme ayant un volumineux fibrome praevia. Syphilis maternelle. (Leichte Entbindung einer Frau mit einem umfangreichen vorliegenden Fibrom. Syphilis der Mutter.) Rev.prat. d'obstétr. et de paediatr. **26**, S. 42—49. **1, 561.**

Ferrari, Présentation d'un cas de cancer utérin au cours de la grossesse; hystérectomie 2 mois après l'accouchement. (Vorstellung eines Falles von Gebärmutterkrebs im Verlaufe einer Schwangerschaft. Hysterektomie zwei Monate nach der Entbindung.) Bull. de la soc. d'obstétr. et de gynécol. de Paris Jg. **2,** Nr. 6, S. 573. **3, 292.**

Flohil, M., Uteruscarcinom und Schwangerschaft. Ned. maandschr. voor verlosk. en vrouwenz. Jg. **2,** Nr. 1, S. 18—26. (Holländisch.) **1, 787.**

Foulkrod, Collin, Cesarean section for dermoid cyst complicating labor. (Kaiserschnitt wegen Dermoid als Geburtshindernis.) Americ. journal of obstetr. **67**, S. 147 bis 148. **1, 74.**

Framond, De la rupture des kystes de l'ovaire pendant la grossesse, le travail et les suites de couches.) (Platzen von Ovarialcysten und Schwangerschaft, Geburt und Wochenbett.) Thèse de Montpellier. Nr. 81. 102 S. **5, 71.**

Frank, Myomectomy for necrotic fibroid during the fourth month of pregnancy: normal labor: pyelitis postpartum. (Myomektomie wegen eines nekrotischen Fibroids während des 4. Schwangerschaftsmonats; normale Geburt; Pyelitis im Wochenbett.) (New York obstetr. soc., meet. 11. III. 1913.) Americ. journal of obstetr. Bd. **68,** Nr. 1, S. 97—99. **2, 599.**

Freund, H., Myomotomie im Wochenbett. 15. Versamml. d. dtsch. Ges. f. Gynaekol. Halle a. S., 14.—17. Mai 1913. **1, 787.**

Fuchs, Doppelseitige Ovariotomie in der Schwangerschaft. (Nordostd. Ges. f. Gynaekol., Sitzg. v. 1. II. 1913.) Monatsschr. f. Geburtsh. u. Gynaekol. **37,** S. 525 bis 527. **1, 561.**

Gould, Sir Alfred Pearce, The Purvis lecture on the treatment of inoperable. cancer. (Vorlesung über die Behandlung des inoperablen Carcinoms. Lancet **184,** S. 215—219. **1, 742**

Grosse, A., Volumineux kyste du ligament large et grossesse; ablation du kyste; continuation de la grossesse. (Umfangreiche Cyste des Ligamentum latum und Schwangerschaft; Exstirpation der Cyste; Fortsetzung der Schwangerschaft.) Rev. mens. de gynécol., d'obstétr. et de pédiatr. Jg. **8,** Nr. 9, S. 537—538 u. Gaz. méd. de Nantes Jg. **31,** N:. 47, S. 948—950. **3, 405; 4, 90.**

Grosse, A., et X. Pasquerau, Fibrome utérin compliqué de grossesse; hystérectomie; guérison. (Fibrom des Uterus und Schwangerschaft. Exstirpation. Heilung.) Rev. mens. de gynécol., d'obstétr. et de pédiatr. Jg. **8,** Nr. 11, S. 665—670. **5, 40.**

Gussakoff, L. A., Retrocervicaler extraperitonealer Echinokokkus als Geburtshindernis. Wratschebnaja Gaz. (Russ.) S. 6—8. **1, 240.**

Harrison, George Tucker, Myoma and pregnancy. The therapeutical indications· (Myom und Schwangerschaft. Therapeutische Indikationen.) Virginia med. semimonthly. Bd. **17,** Nr. 24, S. 601—604. **2, 296.**

Hathcock, A. L., Report of a case of uterine myo-fibromata, accompanied by preg. nancy. Presentation os specimen. (Über einen Fall von Myofibrom des schwangeren Uterus.) Texas State journal of med. Bd. 8, Nr. 9, S. 242—243. **2, 131.**

Hauser, Myom und Schwangerschaft. Klin.-therap. Wochenschr. **20,** S. 317—323. **1, 436.**

Hendon, George A., Uterine fibro-myoma in pregnancy. Casuistic memoranda. (Uterusmyom während der Schwangerschaft. Kasuistischer Beitrag.) Americ. journal of surg. Bd. 27, Nr. 11, S. 429—430.   4, 90.
Hoeven, P. C. T. van der, Myomoperationen während der Schwangerschaft. Ned. Maandschrift voor verlosk. en vrouwenz. Jg. 2, Nr. 5, S. 285—289. (Holländisch.)
                                                                               2, 131.
Jones, Walter Clinton, Inversion of the uterus. With report of a case occurring during the puerperium and caused by a fibroid. (Puerperale Uterusinversion mit Fibrom kompliziert.) Surg., gynecol. a. obstetr. Bd. 16, Nr. 6, S. 632—650.   2, 502.
Kemp, D. C., Ovarian cyst exposed per vaginam during delivery by a midwife. (Ovarialcyste, die während der Geburt durch eine Hebamme durch die Scheide prolabierte.) Lancet Bd. 2, Nr. 12, S. 865—866.   4, 552.
Kowner, E., Über die Beziehungen zwischen Uterustumoren und Schwangerschaft. Dissertation: Bern.   4, 422.
Kuklinski, St., Beitrag zur Lehre von der Ovariotomie in der Schwangerschaft. Dissertation: Berlin.   3, 498.
Kusmin, P. I., Über Beckenausgangstumoren als Geburtshindernis. Med. Rundsch. 4, S. 343—340. (Russisch)   1, 695.
Lafforgue, Kyste de l'ovaire et puerpéralité. (Ovarialcyste und Puerperium.) Thèse: Bordeaux.   5, 139.
Lepage, G., et Vaudescal, Primipare ayant un fibrome volumineux occupant toute la partie postérieure de la cavité utérine. Accouchement spontané, à terme, enfant vivant; hémorragie de la délivrance nécessitant la délivrance artificielle. Déchirure du périnée; hystérectomie abdominale subtotale pour accidents d'infection dus au sphacèle du fibrome; abscès multiples, guérison. (Submucöses Myom, das die ganze hintere Uterushöhle einnahm bei einer I.-P. Spontangeburt am Ende; lebendes Kind. Blutung in der Nachgeburtsperiode, die manuelle Placentarlösung notwendig machte; Dammriß; wegen Infektion des nekrotischen Fibroms abdominale subtotale Hysterektomie; multiple Abscesse, Heilung.) Bull. de la soc. d'obstétr. et de gynécol. de Paris Jg. 2, Nr. 5, S. 435—443.   3, 377.
Lévy, Ed., Dystocie par tumeur ovarique praevia, ovariotomie abdominale et accouchement par les voies naturelles. (Geburtshindernis, gebildet durch einen vorliegenden Ovarialtumor; abdominale Ovariotomie und Geburt auf natürlichem Wege.) Ann. de gynécol. et d'obstétr. Bd. 10, H. 11, S. 660—663.   3, 704.
Lewin, A., Die Bedeutung der Myome während der Gravidität und Geburt. Dissertation: Berlin.   3, 498.
Lynch, Frank W., Fibroid tumors complicating pregnancy and labor. (Myome in der Schwangerschaft und bei der Geburt.) Americ. journal of obstetr. a. dis. of women a. childr. Bd. 68, Nr. 3, S. 427—450.   3, 239.
Maire et Clergier, Rupture spontanée pendant les suites de couches d'un kyste de l'ovaire prise pour une péritonite tuberculeuse. (Spontanruptur einer Ovarialcyste im Wochenbett, als tuberkulöse Peritonitis angesehen.) Journal de méd. de Paris Jg. 33, Nr. 40, S. 781—782.   3, 382.
Marchal, E., Ein Fall von Uterus bicornis unicollis myomatosus gravidus. Straßburg.   4, 316.
Muret, M., Tumeurs de l'ovaire et grossesse. (Ovarialgeschwülste und Schwangerschaft.) Rev. mens. de gynécol., d'obstétr. et de pédiatr. Jg. 8, Nr. 5, S. 322—327.
                                                                               2, 772.
Mylvaganam, H. B., A case of advanced carcinoma of the cervix uteri containing twins treated by vaginal hysterectomy. (Ein Fall von vorgeschrittenem Carcinom der Cervix uteri, kompliziert mit Zwillingsschwangerschaft, mit vaginaler Hysterektomie behandelt.) Lancet Bd. 2, Nr. 13, S. 930—931.   3, 329.
Norris, Richard C., Ovarian neoplasms, complicating pregnancy and labor. (Über die durch Ovarialtumoren komplizierte Schwangerschaft und Geburt.) Americ. journal of obstetr. a. dis. of women a. childr. Bd. 68, Nr. 3, S. 420—427.   3, 239.
Nubiola, Ein Fall von Schwangerschaft bei Beckenechinokokkus. (Barcelona medica, Sitz. v. 20. 10. 1913.) Progr. de la clínica Jg. 1, Nr. 11, S. 240—241. (Spanisch.)
                                                                               4, 35.
Orlandi, E., Tumore ovarico cistico complicante la gravidanza. Ovariotomia. Glicosuria postoperatoria. Nota clinica. (Komplikation der Schwangerschaft durch cystischen Ovarialtumor. Ovariotomie. Postoperative Glykosurie. Klinische Anmerkung.) Rass. d'ostetr. e ginecol. Jg. 22, Nr. 9/10, S. 513—522.   3, 704.
Perdoux, Myomectomie dans une grossesse de 5 mois pour fibrome enclavé. (Myomektomie in einer Schwangerschaft von 5 Monaten wegen eingekeilten Myoms.) Arch. provinc. de chirurg. Bd. 22, Nr. 7, S. 409—412.   3, 375

Pierra, Louis, Deux observations de fibrome volumineux du segment inférieur, compliquant la grossesse, avec ascension de la tumeur au cours du travail. (Zwei Fälle von großem Fibrom des unteren Uterussegmentes während der Schwangerschaft, mit Aufsteigen des Tumors während der Geburt.) Rev. mens. de gynécol., d'obstétr. et de pédiatr. Jg. 8, Nr. 5, S. 328—332 u. Journal d. sages-femmes Jg. 41, Nr. 17, S. 321—323. 3, 31, 239.

Puech, P., Des tumeurs de l'ovaire dans leurs rapports avec l'accouchement et les suites de couches. (Ovarialtumoren während der Geburt und im Wochenbett.) Montpellier méd. Bd. 37, Nr. 28, S. 25—32 u. Nr. 29, S. 49—54. 4, 682.

Puech, P., et J. Vanverts, Tumeurs de l'ovaire et grossesse. (Ovarien-Tumoren und Schwangerschaft.) Rev. franç. de méd. et de chirurg. Jg. 10, Nr. 16, S. 243 bis 247. 3, 126.

Rühle, Walter, Beitrag zum Verhalten der regionären Lymphdrüsen und des Ureters beim Carcinoma colli uteri in graviditate. Zeitschr. f. Geburtsh. u. Gynaekol. Bd. 74, H. 1, S. 321—331. 3, 179.

Samgin, B. N., Zur Frage der Schwangerschaft und Geburtskomplikation durch Ovarialcystom mit Beschreibung eines Falles von ruptura spontanea cystomatis ovarii sub partu. Med. Rundschau 4, S. 324—334. (Russisch.) 1, 695.

Schrenck, A. von, Über Uterusmyom und Schwangerschaft. Petersburg. med. Zeitschr. Jg. 38, Nr. 12, S. 140—145. 2, 708.

Schütze, Myom und Gravidität. (Nordostdtsch. Ges. f. Gynaekol., Sitzg. v. 28. VI 1913. Diskuss.) Monatsschr. f. Geburtsh. u. Gynaekol. Bd. 38, H. 3, S. 357—359. 3, 455.

Scipiades, Elemér, Myom und Schwangerschaft. Abhandl. a. d. Geb. d. Geburtsh. u. Gynaekol. Bd. 2, H. 2, S. 201—575. 2, 598.

Snoo, de, Uterus puerperalis mit Cervixcarcinom Operationspräparat. Demonstration. Niederländ. gynecol. Ges., Sitzungsber. vom 12. I. 1913. (Holländisch.) 1, 249.

Souttar, H. S., Calcified ovarian fibroma obstructing labour. (Verkalktes Ovarial-Fibrom als Geburtshemmnis.) Proceed. of the roy. soc. of med. Bd. 6, Nr. 9, obstetr. a. gynaecol. sect., S. 335—339. 3, 498.

Trethowan, W., Uterine fibroids and pregnancy. (Uterusfibrome und Schwangerschaft.) Austral. med. gaz. Bd. 34, Nr. 6, S. 119—121. 3, 239.

Unger, A. J., Vaginale Myomektomie am schwangeren Uterus. (Sitz. d. gynaekol. Ges., St. Petersburg, 2. V. 1913.) Zeitschr. f. Geburtsh. u. Gynaekol. Jg. 28, H. 11, S. 1638—1651. (Russisch.) 4, 117.

Vallois, Dystocie par fibrome praevia; opération césarienne et hystérectomie totale (présentation de pièce). (Geburtsstörung durch vorliegendes Myom. Kaiserschnitt und Totalexstirpation. Demonstration des Präparates.) Bull. de la soc. d'obstétr. et de gynécol. de Paris Jg. 2, Nr. 4, S. 370—374. 3, 239.

Velde, von de, Myom, Retroflexion und Schwangerschaft. Ned. Maandschrift voorverlosk. en vrouwenz. Jg. 2, Nr. 5, S. 290 bis 295. (Holländisch.) 2, 130.

Viannay, Myomectomie sur utérus gravide; guérison; continuation de la grossesse. (Myomektomie am schwangeren Uterus; Heilung; Weiterbestehen der Schwangerschaft.) Gaz. de gynécol. 28, S. 8—10 u. Sem. gynécol. 18, S. 68. 1, 107, 383.

Violet, H., Fibrome et grossesse; ablation d'un gros fibrome sous-péritonéal; conservation de l'utérus gravide; avortement. (Myom und Schwangerschaft; Abtragung eines großen subserösen Myoms; Zurücklassen des graviden Uterus; Abort.) Rev. mens. de gynécol., d'obstétr. et de pédiatr. Jg. 8, Nr. 4, S. 246—247. 3, 127.

Violet, H., Kyste de l'ovaire et grossesse au début; ablation du kyste et du corps jaune; pas d'avortement. (Ovarialcystom und Schwangerschaft im Beginn; Abtragung des Cyste und des gelben Körpers; kein Abort.) Rev. mens. de gynécol., d'obstétr. et de pédiatr. Jg. 8, Nr. 4, S. 247—248. 3, 127.

Voron et Volmat, Fibrome utérin et grossesse. Hystérectomie. (Uterusfibrom und Schwangerschaft. Hysterektomie.) Bull. de la soc. d'obstétr. et de gynécol. de Paris Jg. 2, Nr. 3, S. 225—228. 3, 375.

Waldo, Ralph, Uterine fibroids complicating pregnancy. (Komplikation der Gravidität durch Uterusfibrome.) New York State journal of med. Bd. 13, Nr. 1, S. 36 bis 38. 3, 293.

Weinbrenner, Uterus gravid. mens. III mit großem, verjauchtem Portiocarcinom. (Med. Ges., Magdeburg, Sitzg. v. 27. II. 1913.) Münch. med. Wochenschr. Jg. 60, Nr. 22, S. 1232. 2, 179.

Weise, F., Uteruscarcinom und Schwangerschaft. Dissertation: Jena u. Samml. wissenschaftl. Arb. Nr. 10. Langensalza: Wendt & Klauwell. 44 S. M. 1.—.
4, 351; 3, 375.
Willey, Florence, A case of hydrocephalus complicated by eclampsia, fibroids and a contraction ring. (Ein Fall von Hydrocephalus, der durch Eklampsie, Myome und einen Kontraktionsring kompliziert war.) Proceed. of the roy. soc. of med. **6,** obstetr. a. gynaecol. sect. S. 86—92.
1, 240.

Beziehungen zwischen der Schwangerschaft und dem Gesamtorganismus.

Blutgefäßsystem.

Arnold, J. O., Acute dilatation of the heart following labor. (Akute Herzdilatation nach der Geburt.) (Transact. of the obstetr. soc. of Philadelphia, meet. 3. IV. 1913.) Americ. journal of obstetr. Bd. **68,** Nr. 2, S. 336—338.
3, 130.
Aymerich, G., Alterationi placentari in donna cardiopatica. (Placentarveränderungen bei einer herzkranken Frau.) Ginecologia Jg. **10,** Nr. 14, S. 429—437.
4, 115.
Colle, Guido, Azione degli estratti di placenta sul sistema cardio-vascolare e sulla coagulazione del sangue. (Wirkung von Placentarextrakten auf das Gefäß- und Herzsystem und die Gerinnung des Blutes.) Gazz. degli osp. e delle clin. **34,** S. 394.
1, 581.
Decio, Cesare, Sul contenuto in grasso e colesterina del sangue delle gravide e delle puerpere in condizioni normali e patologiche. (Über den Fett- und Cholesteringehalt des Blutes von Schwangeren und Wöchnerinnen in normalen und pathologischen Verhältnissen.) Ann. di ostetr. e ginecol. Jg. **35,** Nr. 3, S. 281—314. **1, 687.**
Deluen, Contribution à l'étude de l'anémie pernicieuse progressive chez les femmes enceintes. (Über progressive perniziöse Anämie bei Schwangeren.) Thèse: Paris.
5, 183.
Donaldson, Malcolm, Some observations of blood pressures in cases of normal and abnormal pregnancies and labours (Untersuchungen über den Blutdruck bei normaler und pathologischer Schwangerschaft und Geburt.) Journal of obstetr. a. gynaecol. of the British Emp. Bd. **24,** Nr. 3, S. 133—144.
4, 344.
Eisenbach, M., Über Herzerkrankung und Schwangerschaft. Beitr. z. Geburtsh. u. Gynaekol. Bd. **19,** H. 1, S. 39—88.
3, 629.
Fabre et Trillat, Étude d'un cas d'anémie pernicieuse de la grossesse. Mort pendant le travail. (Fall von perniziöser Anämie in der Schwangerschaft. Tod in der Geburt.) Bull de la soc. d'obstétr. et de gynécol. de Paris Jg. **2,** Nr. 2, S 84—86.
3, 291.
Fellner, O. O., Herz und Schwangerschaft; Innere Sekretion. 15. Versamml. d. dtsch. Ges. f. Gynaekol. Halle a. S. 14.—17. Mai 1913.
2, 65.
Fellner, Otfried O., Herz und Schwangerschaft. Ber. 2. Monatsschr. f. Geburtsh. u. Gynaekol. Bd. **37,** H. 5, S. 594—610.
2, 65.
Freund, Hugo A., Heart in pregnancy. (Das Herz in der Gravidität.) Journal of the Michigan State med. soc. Bd. **12,** S. 648—650.
4, 34.
Fromme, Die Beziehungen der Erkrankungen des Herzens zu Schwangerschaft, Geburt und Wochenbett. 15. Versamml. d. dtsch. Ges. f. Gynaekol., Halle a. S., 14. bis 17. Mai 1913.
2, 171.
Gevachoff, S. W., Zur Frage der Herzveränderung während der Gravidität. Diss. Ref. in Nachrichten der Kaiserl. milit.-med. Akad. **1,** S. 90—92. (Russ.) **1, 560.**
Gnudi, Antonio, Anemia e gravidanza. (Anämie und Gravidität.) Lucina Jg. **18,** Nr. 12, S. 181—185.
4, 117.
Gottschalk, Abderhaldensche Serodiagnostik. Herzfehler und Schwangerschaft. 15. Versamml. d. dtsch. Ges. f. Gynaekol. Halle a. S., 14.—17. Mai 1913. **1, 762.**
Groné, O., Über Schwangerschaft und Entbindung bei organischen Herzkrankheiten. Allm. Svenska Läkartidningen **10,** S. 169—193 u. 201—219. (Schwedisch.)
1, 780.
Heynemann, Herz- und Zwerchfellstand in der Schwangerschaft. 15. Versamml. d. dtsch. Ges. f. Gynaekol., Halle a. S., 14.—17. Mai 1913 u. Zeitschr. f. Geburtsh. u. Gynaekol. Bd. **74,** H. 2/3, S. 854—880.
1, 767; 3, 454.
Hofmann, E., Zur Blutgerinnung und zum Blutbild bei normalen, hyperthyreotischen und hypothyreotischen Schwangeren und Wöchnerinnen. Zeitschr. f. Geburtsh. u. Gynaekol. Bd. **75,** H. 2, S. 246—263.
4, 150.
Korányi, Sándor, és Vilmos Tauffer, Anämie und Schwangerschaft. Sitzungsbericht der k. ung. Gesellschaft der Ärzte. S. 159 bis 162. (Ungarisch.) **1, 381.**

Kreiß, Herzfehler und Schwangerschaft. 15. Versamml. d. dtsch. Ges. f. Gynaekol., Halle a. S., 14.—17. Mai 1913 u. Zentralbl. f. Gynaekol. Jg. 37, Nr. 50, S. 1805 bis 1808. 1, 777; 4, 34.

Le Lorier, V., Le réaction intersexuelles du sang chez le cheval. (Blutuntersuchungen bei beiden Geschlechtern des Pferdes.) Arch. mens. d'obstétr. et de gynécol. Jg. 2, Nr. 4, S. 334—337. 3, 122.

Linzenmeier, G., Der Kalkgehalt des Blutes in der Schwangerschaft. Zentralbl. f. Gynaekol. Jg. 37, Nr. 26, S. 958—961. 2, 396.

Llorens, Joaquin Segarra, Herzleiden und Schwangerschaft. (3. span. Kongr. f. Gynaekol., Geburtsh. u. Päd.) Crón. méd., Valencia, Jg. 25, Nr. 589, S. 218—222. (Spanisch.) 4, 421.

Lynch, Frank W, Blood pressure during pregnancy (Der Blutdruck während der Schwangerschaft.) Surg., gynecol. a. obstetr. Bd. 17, Nr. 4, S. 472—479. 3, 493.

Melnikoff, G. J., und G. Th. Zomakion, Schwangerschaft bei Leukämie und deren Einfluß auf die Blutzusammensetzung. Russkji Wratsch 12, S. 294—297 u. 315—319. (Russisch.) 1, 556.

Morley, W. H., The calcium content of the blood during pregnancy, labor and puerperium. (Der Calciumgehalt des Blutes während Schwangerschaft, Geburt und Wochenbett.) (Transact. of the Americ. gynecol. soc., 38. ann. meet., Washington, 6.—8. V. 1913.) Americ. journal of obstetr. Bd. 68, Nr. 2, S. 327—329; Surg., gynecol. a. obstetr. Bd. 17, Nr. 3, S. 304—307 u. Transact. of the Americ. gynecol. soc. Bd. 38, S. 324—333. 3, 73, 289; 4, 680.

Neu, H., Zur Therapie der Herzerkrankungen in der Schwangerschaft. 15. Versamml. d. dtsch. Ges. f. Gynaekol., Halle a. S., 14.—17. Mai 1913. 1, 692.

Nubiola, Elektrokardiographische Untersuchungen während der Schwangerschaft. 17. internat. med. Kongr., London, Sekt. f. Geburtsh. u. Gynaekol., 6.—12. VIII. 1913 3, 75.

Pankow, Häufigkeit und Bewertung der Herzfehler in graviditate. 15 Versamml. d. dtsch. Ges. f. Gynaekol., Halle a. S., 14.—17. Mai 1913. 1, 850; 2, 294.

Pellissier, De la tension artérielle, de la viscosité du sang total et de leurs rapports au cours de la grossesse normale et pathologique, pendant le travail et les suites de couches. (Blutdruck und Viscosität und ihre Beziehungen in der normalen und pathologischen Schwangerschaft, während der Wehen und im Wochenbett.) Thèse de Paris. 5, 66.

Perazzi, Piero, Intorno alle variazioni della formula leucocitaria e del quadro neutrofilo di Arneth nella gravidanza, nel parto e nel puerperio. (Untersuchung über Veränderung des Leukocytenbefundes und des Arnethschen Blutbildes während der Schwangerschaft, Geburt und Wochenbett.) Fol. gynaecol. Bd. 8, Nr. 3, S. 459 bis 477. 4, 479.

Ries-Finley, Anna, Uterine dystocia, secondary to mitral stenosis. (Erschwerung der Geburt durch Mitralstenose.) Northwest med. Bd. 5, Nr. 7, S. 196—197. 3, 129.

Rosenthal, Leo Brooks, Patent ductus arteriosus: report of a case complicated by pregnancy. (Persistenz des Ductus arteriosus: Beschreibung eines Falles, kompliziert mit Schwangerschaft.) Americ. journal of obstetr. Bd. 68, Nr. 2, S. 252 bis 262. 3, 80.

Rubner, C., Über das Elektrokardiogramm bei Schwangeren. Zentralbl. f. Gynaekol. 37, S. 449—452. 1, 433.

Sauvage et Cl. Vincent, Anémie pernicieuse de la grossesse. (Perniziöse Anämie der Schwangerschaft.) Bull. de la soc. d'obstétr. et de gynécol. de Paris Jg. 2, Nr. 3, S. 156—166. 3, 291.

Scheidemann, H., Herzfehler und Schwangerschaft. Dissertation: Göttingen. 4, 349.

Scherer, A., Kasuistisches zur Frage Vitium cordis und Schwangerschaft. Gynaekol. Rundsch. Jg. 7, H. 19, S. 695—704. 3, 374.

Schevelev, Contribution à l'étude de l'anémie pernicieuse de la grossesse. (Schwangerschaft und perniziöse Anämie.) Thèse de Nancy. Nr. 1018 (univ.). 83 S. 4, 712.

Schewachoff, S. W., Zur Frage der Veränderung des Herzens während der Schwangerschaft. Arb. a. d. geburtshilfl.-gynaekol. Klin. Prof. Redlich, St. Petersburg Bd. 1, S. 3—40. (Russ.) 2, 563.

Sellheim, Die Beziehungen der Fortpflanzungsfunktion zum Herzen des Weibes. 15. Versamml. d. dtsch. Ges. f. Gynaekol., Halle a. S., 14.—17. Mai 1913. 1, 771,

Sellheim, Herzfehler und Schwangerschaft. 15. Versamml. d. dtsch. Ges. f. Gynaekol., Halle a. S., 14.—17. Mai 1913. 1, 779.

Tuszkai, Über Indikationen zur Unterbrechung der Schwangerschaft bei Hyperemesis und Herzkrankheiten. 17. internat. med. Kongr., London, Sekt. f. Geburtsh. u. Gynaekol., 6.—12. VIII. 1913. 3, 76.

Walthard, Die Beziehungen der Erkrankungen des Herzens zu Schwangerschaft, Geburt und Wochenbett. 15. Versamml. d. dtsch. Ges. f. Gynaekol., Halle a. S., 14.—17. Mai 1913. **1**, 778.

Webster, Clarence J., The conduct of pregnancy and labor in acuté and chronic affections of the heart. Surgical operations in acute and chronic affections of the heart. (Die Leitung der Schwangerschaft und der Geburt bei akuten und chronischen Herzaffektionen.) Surg., gynecol. a. obstetr. Bd. **17**, Nr. 3, S. 294—296; Americ. journal of obstetr. Bd. **68**, Nr. 2, S. 315—319 u. Transact. of the Americ. gynecol. soc. Bd. **38**, S. 223—236. **3**, 237, 629; **5**, 71.

Harnorgane.

Aschner, Bernhard, Untersuchungen über die Schwangerschaftsalbuminurie. 15. Versamml. d. dtsch. Ges. f. Gynaekol. Halle a. S., 14.—17. Mai 1913. **1**, 783.

Bailey, Harold C., The clinical significance of the urine in pregnancy. (Die klinische Bedeutung des Harnes in der Schwangerschaft.) Americ. journal of obstetr. Bd. **68**, Nr. 2, S. 263—273. **2**, 769.

Baisch, K., Untersuchungen über das spätere Schicksal herz- und nierenkranker Schwangerer. Versamml. d. dtsch. Ges. f. Gynaekol. Halle a. S., 14.—17. Mai 1913. **1**, 781.

Baisch, Karl, Bericht über die 15. Versammlung der Deutschen Gesellschaft für Gynaekologie, Halle a. S. 14.—17. Mai 1913. Thema des Kongresses: Die Beziehungen der Erkrankungen des Herzens und der Nieren sowie der Störungen der inneren Sekretion zur Schwangerschaft. Frauenarzt Jg. **28**, H. 7, S. 293—316. u. H. 8, S. 348—357. **2**, 687.

Bauereisen, Experimentelle Untersuchungen über den Einfluß der Schwangerschaft auf Leber und Nieren. 15. Versamml. d. dtsch. Ges. f. Gynaekol. Halle a. S., 14.—17. Mai 1913. **1**, 770.

Bogdanovics, Milos, Nephritis und Schwangerschaft. Orvosi Hetilap. Jg. **57**, Nr. 35, S. 638. (Ungarisch.) **3**, 125.

Bondy, Nierenerkrankung und Schwangerschaft. 15. Versamml. d. dtsch. Ges. f. Gynaekol. Halle a. S., 14.—17. Mai 1913. **1**, 782.

Brongersma, H., Die Behandlung von Pyelitis bei Schwangeren. Ned. Tijdschr. v. Geneesk. Helft 1, Nr. **11**, S. 529—534. (Holländisch.) **1**, 435.

Bruce-Bays, Pyelonephritis of pregnancy. (Schwangerschafts-Pyelonephritis.) South. African med. journal Bd. **11**, S. 116. **3**, 455.

Brühl, M., Die Erkrankungen der Blase in ihren Beziehungen zu Schwangerschaft, Geburt und Wochenbett. Dissertation: Marburg. **4**, 422.

Cunnigham, J. C., Significance of urinalysis in pregnancy. (Bedeutung der Urinanalyse in der Schwangerschaft.) Journal of the Arkansas med. soc. Bd. **9**, Nr. 12, S. 286—288. **2**, 225.

Davis, Die chirurgische Behandlung der Koliinfektion in der Schwangerschaft. 17. internat. med. Kongr., London, Sekt. f. Geburtsh. u. Gynaekol., 6.—12. VIII. 1913. **3**, 80.

Dor und Moiroud, Über Hämaturie in der Schwangerschaft. Allg. Wien. med. Zeit. **58**, S. 60—61. **1**, 238.

Eckelt, Über die Funktion der Schwangerschafts- und Eklampsieniere. Versamml. d. dtsch. Ges. f. Gynaekol. Halle a. S., 14.—17. Mai 1913 u. Zeitschr. f. Geburtsh. u. Gynaekol. Bd. **74**, H. 1, S. 434—450. **1**, 792; **3**, 176.

Fetzer, Über Nierenfunktion in der Schwangerschaft und bei Schwangerschaftstoxikoesn. 15. Versamml. d. dtsch. Ges. f. Gynaekol. Halle a. S., 14.—17. Mai 1913. **1**, 844.

Flouquet, Pyonéphrose; grossesse; scarlatine. Guérison. (Pyonephrose, Schwangerschaft, Scharlach. Heilung.) Rev. prat. des mal. des organes génitourin. Jg. **10**, Nr. 58, S. 292—293. **3**, 631.

Fossati, Giuseppe, Le ghiandole sudoripare dei feti nati da albuminuriche e da eclampsiche. (Über den Bau der Schweißdrüsen bei Föten, die von albuminurischen und eklamptischen Müttern stammen.) Ann. di ostetr. e ginecol. Bd. **2**, Nr. 10, S. 513—528. **4**, 94.

Franz, R., Über die Giftigkeit des Harns in Schwangerschaft, Geburt und Wochenbett. 15. Versamml. d. dtsch. Ges. f. Gynaekol. Halle a. S., 14.—17. Mai 1913. **1**, 840.

Gerest, Existe-t-til des indications de l'accouchement prémature provoqué dans l'albuminurie gravidique (éclampsie confirmée non comprise). (Bildet die Graviditäts-Albuminurie eine Indikation zum Abort [ohne Berücksichtigung der Eklampsie]?) Thèse de Lyon. Nr. 113. 230 S. **5**, 71.

Harris, S. Harry, Acute hydronephrosis of pregnancy. (Akute Schwangerschafts-Hydronephrose.) Austral. med. gaz. 33, S. 192—194. 1, 600.

Harris, S. Harry, Ureteral catheterisation in obstetrics. (Ureter-Katheterismus in der Geburtshilfe.) Austral. med. gaz. Bd. 34, Nr. 3, S. 47—50. 4, 26.

Heinsius, Fritz, Cystennieren und Gravidität. Zeitschr. f. Geburtsh. u. Gynaekol. Bd. 73, H. 2, S. 429—440. 2, 399.

Hiblot, Du pronostic eloigné de l'albuminurie chez les femmes enceintes. (Über die Spätprognose der Albuminurie der Schwangeren.) Thèse: Paris. 83 S. 4, 711.

Hicks, H. T., Hydronephrosis complicating pregnancy. (Hydropyonephrose als Komplikation der Schwangerschaft.) Journal of obstetr. a. gynaecol. of the British Empire Bd. 24, Nr. 6, S. 308—310. 4, 350.

Holzbach, Über Schwangerschaftsniere und Nephritis in graviditate. 15. Versamml. d. dtsch. Ges. f. Gynaekol. Halle a. S., 14.—17. Mai 1913. 1, 694.

Jaschke, Rud. Th., Niere und Schwangerschaft. 15. Versamml. d. dtsch. Ges. f. Gynaekol., Halle a. S., 14.—17. Mai 1913. 1, 783.

Jaschke, Rud. Th., Untersuchungen über die Funktion der Nieren in der Schwangerschaft. (Vers. dtsch. Naturforsch. u. Ärzte, Wien, 21.—26. IX. 1913.) Zeitschr. f. gynaekol. Urol. Bd. 4, H. 5, S. 192—200. 4, 88.

Jaschke, Rud. Th., Nierenerkrankungen in der Schwangerschaft herzkranker Frauen. 15. Versamml. d. dtsch. Ges. f. Gynaekol. Halle a. S., 14.—17. Mai 1913 u. Arch. f. Gynaekol. Bd. 101, H. 2. S. 396—429. 1, 693; 4, 118.

Kaltenschnee, Ureterfunktion in der Schwangerschaft. Zeitschr. f. gynaekol. Urol. Bd. 4, H. 5, S. 186—191. 4, 147.

Kolde, Wolfgang, Veränderungen der Nebenniere bei Schwangerschaft und nach Kastration. Arch. f. Gynaekol. 99, S. 272—283. 1, 560.

Kroemer, P., Zur Ätiologie und Behandlung der Pyelitis gravidarum. 15. Versamml. d. dtsch. Ges. f. Gynaekol. Halle a. S., 14.—17. Mai 1913. 1, 848.

Kroemer, P., Störung der Nierenfunktion bei Eklampsie. 15. Versamml. d. dtsch. Ges. f. Gynaekol. Halle a. S., 14.—17. Mai 1913. 1, 853.

Kroph, Blasenverletzungen bei Schwangeren. (Geburtsh.-gynaekol. Ges., Wien, Sitz. v. 11. III. 1913.) Zentralbl. f. Gynaekol. Jg. 37, Nr. 49, S. 1780. 4, 119.

Le Für, La pyélonéphrite del a grossesse. (Die Pyelonephritis bei Schwangerschaft.) (Soc. des chirurg. de Paris. 21. II. 1913.) Presse méd. 21, S. 236; Rev. prat. des mal. des org. génito-urin. Jg. 10, Nr. 57, S. 164—182 u. Tours méd. Jg. 9, Nr. 8, S. 162—170. 1, 434; 2, 400; 3, 341.

Lepoutre, C., La pyélonéphrite des suites de couches. (Die Pyelonephritis im Wochenbett.) Journal de méd. de Paris Jg. 33, Nr. 38, S. 744—745. 3, 704.

L'Hardy, A. Gaullier, La pyélonéphrite de la grossesse. (Die Pyelonephritis in der Schwangerschaft.) Gaz. des hôp. Jg. 86, Nr. 134, S. 2127—2129. 4, 89.

McCaskey, G. W., Functional diagnosis of kidney disease. (Funktionelle Diagnose der Nierenkrankheiten.) Lancet-clinic Bd. 110, Nr. 7, S. 164—171. 3, 70.

McDonald, Ellice, Studies in gynecology and obstetrics. Chapt. 10. Bladder troubles in pregnancy — a cystoscopic study based on 54 cases. (Gynaekologische und geburtshilfliche Studien. Kap. 10. Blasenstörungen in der Schwangerschaft — eine cystoskopische Studie auf Grund von 54 Fällen.) Americ. med. Bd. 19, Nr. 3, S. 180—183. 1, 684.

Mayer, A., Über Pyelitis und ihre Beziehungen zur Schwangerschaft. 15. Versamml. d. dtsch. Ges. f. Gynaekol. Halle a. S., 14.—17. Mai 1913 u. Münch. med. Wochenschr. Jg. 60, Nr. 27, S. 1479—1480. 1, 849; 2, 564.

Murlin, John R., Some observations on the protein metabolism of normale pregnancy and the normal puerperium. (Einige Beobachtungen der Eiweißumwandlung bei normaler Schwangerschaft und im Wochenbett.) Surg., gynecol. a. obstetr. 16, S. 43—53. 1, 378.

Opitz, Neue Beiträge zur Pyelitis gravidarum. 15. Versamml. d. dtsch. Ges. f. Gynaekol. Halle a. S., 14.—17. Mai 1913. 2, 66.

Pasteau, O., Considérations sur l'étiologie et le traitement de la pyélonéphrite gravidique. (Betrachtungen über die Ätiologie und die Behandlung der Schwangerschaftspyelonephritis.) Rev. mens. de gynécol., d'obstétr. et de pédiatr. Jg. 8, Nr. 8, S. 465—475. 3, 631.

Perazzi, Piero, Sui fermenti proteolitici dell'urina in gravidanza et puerperio. (Über proteolytische Fermente des Harns in Schwangerschaft und Wochenbett.) Folia gynaecol. Bd. 8, Nr. 1, S. 129—151. 3, 72.

Rübsamen, W., Zur Behandlung der Pyelitis gravidarum mittels Nierenbeckenspülungen. Zeitschr. f. gynaekol. Urol. Bd. 4, H. 4, S. 170—172. 3, 497.

Scheidemandel, Eduard, Die infektiösen Erkrankungen der Nieren und Harnwege (mit Ausnahme der Tuberkulose). Würzburger Abhandl. a. d. Gesamtgeb. d. prakt. Med. Bd. 13, H. 7/8, S. 179—255.   2, 217.
Schickele, Nierenstörungen und innere Sekretion während der Schwangerschaft. 15. Versamml. d. dtsch. Ges. f. Gynaekol. Halle a. S., 14.—17. Mai 1913. 1, 693.
Schlayer, Schwangerschaft und Nierenleiden. Monatsschr. f. Geburtsh. u. Gynaekol. Bd. 38, H. 1, S. 27—34.   2, 497.
Schlayer, Schwangerschaftsunterbrechung bei Nierenerkrankung. 15. Versamml. d. dtsch. Ges. f. Gynaekol. Halle a. S. 14.—17. Mai 1913. 1, 849.
Schmidt, Ad., Herz- und Nierenkrankheiten in der Schwangerschaft. 15. Versamml. d. dtsch. Ges. f. Gynaekol. Halle a. S. 14.—17. Mai 1913. 1, 850.
Slemons, J. Morris, Is albuminuria likely to recur in successive pregnancies? (Rezidiviert Albuminurie leicht bei nachfolgenden Schwangerschaften?) (Soc. of the alumni of the Sloane hosp. f. women, meet. 24. I. 1913.) Americ. journal of obstetr. Bd. 67, Nr. 5, S. 849—860 u. 1001—1004.   2, 228.
Spengler, C., Weitere Beiträge zur Pyelitis gravidarum. Dissertation: Zürich. 4, 460.
Stoeckel, Nierenerkrankung und Schwangerschaft. 15. Versamml. d. dtsch. Ges. f. Gynaekol. Halle a. S., 14.—17. Mai 1913. 1, 848.
Stoeckel, Pyelitis gravidarum. (Med. Ges., Kiel, Sitzg. v. 26. VI. 1913.) Münch. med. Wochenschr. Jg. 60, Nr. 38, S. 2147.   3, 178.
Weibel, Wilhelm, Serologisches und Klinisches über Schwangerschaftspyelitis. 1. Über Antikörper im mütterlichen und fötalen Blute bei Schwangerschaftspyelitis. Arch. f. Gynaekol. 99, S. 245—271.   1, 600.
Weibel, Wilhelm, Serologisches und Klinisches über Schwangerschaftspyelitis. 2. Klinisches zur Ätiologie der Schwangerschaftspyelitis. Arch. f. Gynaekol. Bd. 101, H. 2, S. 446—488.   4, 89.
Zangemeister, Die Beziehungen der Erkrankungen der Harnorgane zu Schwangerschaft, Geburt und Wochenbett. 15. Versamml. d. dtsch. Ges. f. Gynaekol., Halle a. S., 14.—17. Mai 1913, S. 64—211.   1, 838.
Zinsser, Giftigkeit des Harns Gebärender und Eklamptischer. 15. Versamml. d. dtsch. Ges. f. Gynaekol. Halle a. S., 14.—17. Mai 1913.   1, 792.

Darmtraktus.

Bovis, R. de, Autour de l'occlusion intestinale d'origine gravidique et de son mécanisme. (Durch Schwangerschaft verursachter Intestinalverschluß und der Mechanismus seines Zustandekommens.) Sem. méd. Jg. 33, Nr. 18, S. 205—206.   2, 387.
Caturani, Michele, Appendicite in gravidanza con rapporto di tre casi. (Entzündung des Wurmfortsatzes in der Schwangerschaft mit Bericht über drei Fälle.) Arch. ital. di ginecol. 16, S. 33—38.   1, 381.
Dibos, Pierre, Un cas d'occlusion intestinale pendant la grossesse. (Ein Fall von Darmverschluß während der Schwangerschaft.) Bull. de la soc. d'obstétr. et de gynécol. de Paris Jg. 2, Nr. 4, S. 344—345.   3, 237.
Freund, H., Appendicitis in der Schwangerschaft. 15. Versamml. d. dtsch. Ges. f. Gynaekol. Halle a. S., 14.—17. Mai 1913.   1, 786.
Füth, H., Weitere Beiträge zur Verschiebung des Coecums während der Schwangerschaft. Arch. f. Gynaekol. Bd. 101, H. 2, S. 362—375 u. 15. Versamml. d. dtsch. Ges. f. Gynaekol., Halle a. S., 14.—17. Mai 1913.   4, 88: 1, 770.
Füth, H., Über die hohe Mortalität der Appendicitis in graviditate und ihrer Ursachen. Med. Klinik Jg. 9, Nr. 39, S. 1575—1577.   3, 292.
Grassick, James, Fecal impaction complicating pregnancy. (Höchstgradige Stuhlverhaltung als Komplikation der Schwangerschaft.) Journal-lancet Bd. 33, Nr. 22, S. 632—634.   3, 704.
Lepage, Discussion sur la question de l'obstruction intestinale au cours de la gestation. (Diskussion über Darmverschluß während der Schwangerschaft.) Bull. de la soc. d'obstétr. et de gynécol. de Paris Jg. 2, Nr. 3, S. 142—148.   3, 374.
Lévy-Klotz, Cunéo et A. Pinard, Un cas d'occlusion intestinale pendant la gestation (7 e mois environ); laparotomie, anus caecal, continuation de la gestation. (Ein Fall von Darmverschluß im 7. Monat der Schwangerschaft; Laparotomie, Anlegen eines Anus coecalis, Fortdauer der Schwangerschaft.) Ann. de gynécol. et d'obstetr. Jg. 40, (H. 6), S. 372—376 u. Bull. de la soc. d'obstétr. et de gynécol. de Paris Jg. 2, Nr. 3, S. 148—152.   2, 707; 3, 374.
Ludwig, Fritz, Ileus bei Schwangerschaft. Geburt und Wochenbett. Zeitschr. f. Geburtsh. u. Gynaekol. Bd. 75, H. 2, S. 324—343.   4, 117.

Matignon, J. J., Contribution à l'étude du petit entérocolisme. Troubles intestinaux „post coïtum" chez certaines femmes entérocolitées. (Beitrag zur Studie über leichtere Darmstörungen. Intestinale Schmerzen post coitum bei Frauen, die an Darmbeschwerden leiden.) Gaz. hebdom. d. sciences méd. de Bordeaux 34, S. 147 bis 150. 1, 736.

Outerbridge, George W., Decidual reaction in the appendix in intra-uterine pregnancy. (Deciduale Reaktion im Wurmfortsatz bei intrauteriner Gravidität.) Journal of the Americ. med. assoc. Bd. 61, Nr. 19, S. 1702—1705. 3, 630.

Paddock, Charles E., Pregnancy complicated by appendicitis. (Über die durch Appendicitis komplizierte Schwangerschaft.) Americ. journal of obstetr. a. dis. of women a. childr. Bd. 68, Nr. 3, S. 401—419. 3, 237.

Pazzi, M., Tenia e gravidanza. (Bandwurm und Schwangerschaft.) (Soc. Emiliana e Marchigiana di ostetr. e ginecol., 34. adunanza, Bologna 29. VI. 1913.) Lucina Jg. 18, Nr. 7, S. 106—107. 2, 565.

Pierra, Louis, Sur quelques accidents produits par la constipation chez la femme enceinte. (Über einige durch Obstipation erzeugte Störungen bei Schwangeren.) Journal des sag.-femm. Jg. 41, Nr. 18, S. 329—333 u. Gaz. de gynécol. Bd. 28, Nr. 656, S. 305—313 u. Nr. 657, S. 321—327. 3, 373, 546.

Spoliansky, M., Appendicitis in der Schwangerschaft. Dissertation: München. 4, 350.

Sweringen, Budd van, Appendicitis during pregnancy, with the report of an interesting case. (Appendicitis während der Schwangerschaft mit Bericht über einen interessanten Fall.) (Americ. assoc. of obstetr. a. gynecol., Meet., Toledo, Ohio, 17.—19. IX. 1912.) Americ. journal of obstetr. Bd. 67, Nr. 5, S. 917—924. 2, 400.

Leber.

Aschoff, L., Wie entstehen die reinen Cholesterinsteine? Münch. med. Wochenschr. Jg. 60, Nr. 32, S. 1753—1756. 3, 284.

Aschoff, L., Bemerkung zu der Arbeit von J. W. Mc Nee, Zur Frage des Cholestearingehalts der Galle während Schwangerschaft. Dtsch. med. Wochenschr. Jg. 39, Nr. 21, S. 996—997. 2, 179.

Audebert, Cholécystite gravidique. (Cholecystitis in der Gravidität.) Bull. de la soc. d'obstétr. et de gynécol.-de Paris Jg. 2, Nr. 8, S. 735—740. 4, 349.

Bittner, A., Über Schwangerschaftsveränderungen an der Leber und anderen Organen. Dissertation: Gießen. 4, 422.

Gleiser, Leiba, Beitrag zur Frage der Leberfunktion in der Schwangerschaft. Schweiz. Rundschau f. Med. Bd. 14, Nr. 7, S. 241—251. 4, 506.

Green, Robert M, Cholecystitis and cholelithiasis associated with pregnancy. (Cholecystitis und Cholelithiasis im Zusammenhang mit Schwangerschaft.) Boston med. a. surg. journal Bd. 168, Nr. 19, S. 679—681. 2, 400.

Heinrichsdorf, Paul, Über Zonendegeneration der Leber in der Schwangerschaft. Dtsch. med. Wochenschr. Jg. 39, Nr. 42, S. 2034—2035. 3, 404.

McNee, J. W., Zur Frage des Cholestearingehalts der Galle während der Schwangerschaft. Dtsch. med. Wochenschr. Jg. 39, Nr. 21, S. 994—996. 2, 179.

Neu, M., und Fritz Keller, Zur Funktion der Leber in der Gravidität. Monatsschr. f. Geburtsh. u. Gynaekol. Bd. 38, H. 4, S. 383—393. 3, 370.

Opitz, Erich, Über Leberveränderungen in der Schwangerschaft. Zeitschr. f. Geburtsh. u. Gynaekol. Bd. 73, H. 2, S. 351—361. 2, 457.

Pollak, Rudolf, Gallenblase und weibliches Genitale. Zentralbl. f. d. ges. Gynaekol. u. Geburtsh. s. d. Grenzgeb. Bd. 1, H. 12, S. 521—535. 1, 521.

Rissmann, Hat es für den Frauenarzt Wert, eine „akute gelbe Leberatrophie" in der Schwangerschaft zu diagnostizieren? Frauenarzt Jg. 28, H. 12, S. 530—531. 4, 90.

Schlimpert, Hans, Über einen Fall von akuter gelber Leberatrophie in der Schwangerschaft. Frauenarzt Jg. 28, H. 10, S. 434—438. 3, 405.

Neurologie und Psychiatrie.

Apert, E., et Rouillard, Chorée et syphilis: 1. Chorée chez une femme enceinte; Wassermann positif; 2. Chorée intense et compliquée (hyperthermie, délire, paralysie généralisée, double parotidite) chez une femme hérédo-syphilitique et syphilitique secondaire. (Chorea bei einer Schwangeren; Wassermann positiv.) Bull. et mém. de la soc. méd. d. hôp. de Paris 29, S. 389—395. 1, 297.

Anufrieff, A. A., Herpes zoster in der Schwangerschaft, Geburt und im Wochenbett. Zeitschr. f. Geburtsh. u. Gynaekol. Jg. 28, H. 10, S. 1391—1396. (Russisch.) 3, 496.

Baldassari, V. D., Di un caso di emiparesi ripetuta in gravidanza. (Über einen
Fall von wiederholter Hemiparese während der Schwangerschaft.) Lucina Jg. 18,
Nr. 3, S. 36—45. **2, 227.**

Ballas, M., Über das Vorkommen von Hysterie in der Gravidität. Dissertation:
Kiel. **4, 350.**

Ballerini, G., Il sistema nervoso vegetativo nello stato puerperale. (Das vegetative
Nervensystem während Schwangerschaft und Wochenbett.) (Soc. Emiliana e
Marchigiana di ostetr. e ginecol., 34. adunanza, Bologna 29. VI. 1913.) Lucina Jg.18,
Nr. 7, S. 112—113. **2, 597.**

Ballerini, Morbo di Quincke e gravidanza. (Quinckesche Krankheit und Schwanger-
schaft.) (Soc. Emiliana e Marchigiana di ostetr. e ginecol. Bologna 26, I. 1913.)
Ann. di ostetr. e ginecol. 35, S. 249; Morgagni Jg. 55, P. 2, Nr. 20, S. 315—316;
Ann. di ostetr. e ginecol. Jg. 35, Nr. 3, S. 266—280 u. Gynaekol. Rundschau Jg. 7,
H. 17, S. 628—629. **1, 436, 694; 2, 227; 3, 125.**

Beck, R., Multiple Sklerose, Schwangerschaft und Geburt. Dissertation: Tübingen u.
Dtsch. Zeitschr. f. Nervenheilk. 46, S. 127—145. **4, 33; 1, 595.**

Bondioli, Angelo, Un caso di mielite trasversa in gravidanza. (Über einen Fall von
Myelitis transversa und Schwangerschaft.) Arte ostetr. Jg. 27, Nr. 22, S. 337—342.

Butler, T. Harrison, A case of optic neuritis with retinitis and consecutive atrophy
associated with pregnancy. (Ein Fall von Neuritis optica mit Retinitis und nachfolgender Atrophie in der Schwangerschaft.) Ophtalmoscope Bd. 11, Nr. 10, S. 597
bis 599. **3, 546.**

Clarke, Geoffrey, The forms of mental disorder occurring in connection with
child-bearing. (Die Formen der Geistesstörungen in Verbindung mit Schwangerschaft.) Journal of mental science 59, S. 67—74. **1, 212.**

Colorni, C., Dermatosi (herpes zoster) complicante una gravidanza. (Dermatose
[Herpes zoster] als Komplikation der Schwangerschaft.) (Soc. Emiliana e Marchigiana di ostetr. e ginecol., 34. adunanza, Bologna 29. VI. 1913.) Lucina Jg. 18,
Nr. 7, S. 110, Lucina Jg. 18, Nr. 8, S. 117—121 u. Rev. mens. de gynécol.,
d'obstétr. et de pédiatr. Jg. 8, Nr. 12, S. 749—753. **2, 564; 3, 79; 5, 132.**

Commandeur et Bertoye, Grossesse et accouchement chez une tabétique mor-
phinomane. (Schwangerschaft und Entbindung bei einer morphiumsüchtigen
tabischen Kranken.) Bull. de la soc. d'obstétr. et de gynécol. de Paris Jg. 2, Nr. 3,
S. 222—225. **3, 245.**

Damaye, Henri, Syndrome paralysie générale subaigu; récidive à l'occasion d'une
grossesse. (Progressive Paralyse mit subakutem Verlauf; Rückfall bei einer Schwangerschaft.) Arch. internat. de neurol. 11, 1 S. 1—7. **1, 72.**

Elfes, K., Katatonie mit besonderer Berücksichtigung des Verlaufs der Gravidität
Dissertation: Kiel. **4, 351.**

Engelhard, J. L. B., Über Schwangerschaftspsychosen und den Einfluß der
Schwangerschaft auf bestehende psychische und neurologische Krankheiten.
Nederl. Tijdschr. voor verloskunde en gynaecologie 21, S. 1—102. (Holländisch.)
1, 435.

Ferré, Spina bifida et puerpéralité. (Schwangerschaft und Geburt bei Spina bifida.)
Bull. de la soc. d'obstétr. et de gynécol. de Paris Jg. 2, Nr. 3, S. 316. **3, 373.**

Fraipont, F., De la chorée pendant la grossesse. (Über Chorea in der Schwangerschaft.) Scalpel et Liège méd. Jg. 65, Nr. 41, S. 687—694. **1, 648.**

Gilles, R., Grossesse et accouchement chez une femme atteinte de spina bifida. (Schwangerschaft und Geburt bei einer an Spina bifida leidenden Frau.) Bull. de la soc.
d'obstétr. et de gynécol. de Paris Jg. 2, Nr. 5, S. 520—521. **3, 238.**

Gilles, R., Spina bifida et puerpéralité. (Spina bifida und Schwangerschaft.) Rev. mens.
de gynécol., d'obstétr. et de pédiatr. Jg. 8, Nr. 7, S. 425—432 u. Journal des
sages-femmes Jg. 41, Nr. 22, S. 361—364. **2, 772; 4, 34**

Härtel, E., Salvarsan bei Chorea gravidarum. Münch. med. Wochenschr. 60, S. 184
bis 185. **1, 106**

Heykes, M., Beitrag zur Lehre der Schwangerschaftslähmungen. Dissertation: Kiel
5, 191

Hoff, R., Zur Kasuistik der Chorea gravidarum nach den Krankengeschichten der
Leipziger Klinik. Dissertation: Leipzig. **4, 350**

Huet, Accidents gravido-tabétiques. (Gravidität und Tabes.) Thèse de Lille. Nr. 19
64 S. **5, 192**

Kuligin, W. N., Herpes zoster linguae gangraenosus als Indikation zur Schwanger
schaftsunterbrechung. Charkower Med. Journal Jg. 8, Nr. 6, S. 51—54. (Russisch.
3, 30

Lepage, G., De la mort chez les choréiques pendant la grossesse. (Über den Tod an Chorea in der Gravidität.) Ann. de gynécol. et d'obstétr. Bd. 10, H. 8, S. 458—476 u. Bull. de la soc. d'obstétr. et de gynécol. de Paris Jg. 2, Nr. 4, S. 326—343. 3, 78, 292.

Lewis, S. E., Pregnancy complicated by epileptic fits, burns, and the status epilepticus. Caesarean section. Recovery. (Schwangerschaft, kompliziert durch ekileptische Anfälle, Verbrennungen und Status epilepticus, Kaiserschnitt, Heilung.) Journal the roy. army med. corps Bd. 20, Nr. 6, S. 706—708. 2, 563.

Passow, Carl Adolf, Zur Kasuistik von Psychosen während der Schwangerschaft· Berl. klin. Wochenschr. Jg. 50, Nr. 36, S. 1662—1664. 3, 79·

Pazzi, Muzio, Influenza dei traumi psichici e fisici sulla mestruazione, sulla gravidanza, sul parto, sul puerperio e sull'allattamento. (Einfluß psychischer und physischer Traumen auf Menstruation, Schwangerschaft, Geburt, Wochenbett und Stillgeschäft.) Arte ostetr. Jg. 27, Nr. 7, S. 97—101. 1, 819.

Pazzi, Muzio, Disordini psichici della donna in rapporto con le funzioni sessuali normali e patologiche. (Psychische Störungen in Beziehung zu den normalen und pathologischen Funktionen des weiblichen Geschlechtsapparates.) Bull. delle scienze med. Jg. 84, Nr. 6, S. 365—398. 2, 511.

Perrero, E., e E. Fenoglietto, Sopra un caso di polinevrite gravidica unita a morbo di Flaiani-Basedow. (Ein Fall von Polyneuritis in Verbindung mit Basedow bei einer Schwangeren.) Riv. di patol. nerv. e ment. Bd. 18, Nr. 10, S. 649—659. 4, 35.

Pinard, A propos de la communication de M. Lepage: sur un cas de chorée gravidique. (Bemerkungen zu einer Mitteilung von Lepage über einen Fall von Chorea gravidarum.) Bull. de la soc. d'obstétr. et de gynécol. de Paris Jg. 2, Nr. 5, S. 430—434. 3, 404.

Potocki et Sauvage, Chorée gravidique mortelle. (Tödlicher Ausgang einer Schwangerschaftschorea.) Bull. de la soc. d'obstétr. et de gynécol. de Paris Jg. 2, Nr. 6, S. 542—544. 3, 381.

Schaefer, J., Über Gravidität im Verlaufe der progressiven Paralyse. Dissertation: Kiel. 4, 350.

Seitz, L., Über galvanische Nervenmuskelerregbarkeit in der Schwangerschaft und über Schwangerschaftstetanie. Münch. med. Wochenschr. Jg. 60, Nr. 16, S. 849 bis 851. 3, 178.

Spire, Polynévrite gravidique sans vomissements incoercibles. (Polyneuritis in der Gravidität ohne Hyperemesis.) Bull. de la soc. d'obstétr. et de gynécol. de Paris Jg. 2, Nr. 5. S. 500—504. 3, 238.

Thierry, Hedwig, Untersuchungen über die elektrische Erregbarkeit bei Schwangeren. Zeitschr. f. Geburtsh. u. Gynaekol. Bd. 73, H. 3, S. 773—786. 3, 339.

Toldi, G., Le convulsioni in gravidanza. (Konvulsionen in der Schwangerschaft.) (Soc. Emiliana e Marchigiana di ostetr. e ginecol. 26. I. 1913.) Morgagni Jg. 55, P. 2, Nr. 20, S. 315. 1, 694.

Triboulet, H., Traitement de la chorée de Sydenham. (Behandlung der Sydenhamschen Chorea.) Clinique (Paris) Jg. 8, Nr. 32, S. 498—500. 2, 772.

Villandre, Plexus hypogastrique et son ganglion chez l'embryon humain, avant la fin du troisième mois. (Plexus hypogastricus und sein Ganglion beim menschlichen Embryo vor dem Ende des III. Monats.) Bull. et mém. de la soc. anat. de Paris Jg. 88, Nr. 6, S. 315—323. 2, 770.

Schilddrüse.

Carlson, A. J., The parathyroids and pregnancy. (Parathyreoiden und Schwangerschaft.) Proceed. of the soc. for exp. biol. a. med. Bd. 10, Nr. 5, S. 183—184. 2, 596

Cords, Clara, Injection von Thyreoidaextract bei graviden Kaninchen. Dissertation: Berlin. 18 S. (Ebering.) 5, 480.

Davidowitsch, Morbus Basedowii und Schwangerschaft. Dissertation: Berlin. 39 S. (Ebering.) 5, 486.

Gellhorn, George, Exophthalmic goiter and pregnancy. (Exophthalmus, Struma und Schwangerschaft.) (Transact. of the Americ. gynecol. soc., 38. ann. meet., Washington 6.—8. V. 1913.) Americ. journal of obstetr. Bd. 68, Nr. 2, S. 330—331; Americ. journal of obstetr. a. dis. of wom. a. childr. Bd. 68, Nr. 6, S. 1132—1139 u. Transact. of the Americ. gynecol. soc. Bd. 38, S. 386—396. 3, 126; 4, 151; 5, 182.

Graff, E. v., Schilddrüse und Gestation. 15. Versamml. d. dtsch. Ges. f. Gynaekol. Halle a. S., 14.—17. Mai 1913. 1, 767.

Hofmann, E., Zur Blutgerinnung und zum Blutbild bei normalen, hyperthyreotischen

und hypothyreotischen Schwangeren und Wöchnerinnen. Zeitschr. f. Geburtsh. u.
  Gynaekol. Bd. **75,** H. 2, S. 246—263.   **4,** 150.
Markoe, James W., and Lucius W. Wing, The thyroid in pregnancy. A report
  on an additional series of cases. (Die Thyreoidea in der Schwangerschaft. Bericht
  einer Reihe von Fällen.) Bull. of the lying-in hosp. of the city of New York Bd. **9,**
  Nr. 2, S. 96—103.   **2,** 769.
Massaglia, A., Tetanie infolge experimenteller Parathyreoidinsufficenz während
  der Schwangerschaft una Eklampsie. Zentralbl. f. allg. Pathol. u. pathol. Anat.
  Bd. **24,** Nr. 13, S. 577—581.   **2,** 647.
Mosbaher, Klinisch experimentelle Beiträge zur Frage Thyreoidea und Schwanger-
  schaft. 15. Versamml. d. dtsch. Ges. f. Gynaekol. Halle a. S., 14.—17. Mai 1913.
                                                                            2, 175.
Müller, B., Das Verhalten der Glandula thyreoidea im endemischen Kropfgebiet des
  Kantons Bern zu Schwangerschaft, Geburt und Wochenbett. Zeitschr. f. Geburtsh.
  u. Gynaekol. Bd. **75,** H. 2, S. 264—284.   **4,** 146.
Rübsamen, Strumektomie in der Schwangerschaft. 15. Versamml. d. dtsch. Ges. f.
  Gynaekol. Halle a. S., 14.—17. Mai 1913.   **1,** 786.
Schmauch, G., Die Schilddrüse der Frau und ihr Einfluß auf Menstruation und
  Schwangerschaft. Monatsschr f. Geburtsh. u. Gynaekol. Bd. **38,** H. 6, S. 662—680.
                                                                            4, 2.
Thompson, William M., The influence of the thyroid glands on pregnancy and lac-
  tation. (Der Einfluß der Schilddrüse auf Schwangerschaft und Milchsekretion.)
  Surg., gynecol. a. obstetr. Bd. **17,** Nr. 2, S. 226—231.   **3,** 75.
White, Clifford, A description of the ductless glands from a case of acute thyroid
  enlargement of pregnancy. (Beschreibung der Drüsen ohne Ausführungsgang bei
  einem Falle von akuter Vergrößerung der Thyreoidea in der Gravidität.) Journal
  of obstetr. a. gynaecol. of the British emp. Bd. **24,** Nr. 5, S. 271—273.   **4,** 349.

Hypophysis.

Aschner, Bernhard, Schwangerschaftsveränderungen der Zirbeldrüse. 15. Versamml. d. dtsch. Ges. f. Gynaekol., Halle a. S., 14.—17. Mai 1913.   **1,** 774.
Gliúski, L. K., Über die Hypophyse im allgemeinen und ihre Veränderungen während
  der Schwangerschaft. Klin.-therap. Wochenschr. Jg. **20,** Nr. 24, S. 709—717, 742
  bis 750 u. 769—774.   **3,** 236.
Turenne, A., L'extrait hypophysaire dans la pratique obstétricale. (Die Verwendung
  des Hypophysenextraktes in der Geburtshilfe.) Ann. de gynécol. et d'obstétr. Jg. **40.**
  Nr. 12, S. 708—718.   **4,** 352,
Wittek, Josef, Über das Verhalten der Rinderhypophyse bei den verschiedenen
  Geschlechtern, in der Gravidität und nach der Kastration. Arch. f. Anat. u. Physiol.,
  anat. Abt. Jg. **1913,** Suppl.-Bd., S. 127—152.   **4,** 292.

Tuberkulose.

Bacon, Charles S., What should be done with tuberculous puerperae and their
  children? (Was soll mit tuberkulösen Schwangeren und ihren Kindern geschehen?)
  Illinois med. journal Bd. **23,** Nr. 2, S. 141—146.   **1,** 799.
Bacon, Charles S., The essentials of sanatorium treatment of tuberculous gravidae
  and puerperae and their children. (Das Wesentliche bei der Sanatoriumsbehandlung
  tuberkulöser Schwangerer und Wöchnerinnen, sowie ihrer Kinder.) Journal of the
  Americ. med. assoc. Bd. **61,** Nr. 10. S. 750—752.   **3,** 631.
Bardeleben, H. von, Therapeutische Richtlinien aus alten und neuen Fo schungen
  über Lungentuberkulose und Schwangerschaft. Zentralbl. f. d. ges. Gynaekol. u. i.
  Grenzgeb. Bd. **1,** H. 1, S. 3—16.   **1,** 3.
Bardeleben, H. v., Die Prinzipien des therapeutischen Eingriffes bei Lungentuber-
  kulose und Schwangerschaft. Mod. Klin. u. Therap. Jg. **12,** H. 10, S. 440—452.
  (Russ.)   **4,** 277.
Chaillet, L. H. F., Het lot van de zwangere tuberkuleuze vrouw en van de zwangere
  hartpatiente. (Das Schicksal der tuberkulösen und herzleidenden Schwangeren.)
  Inauguraldissertation. Amsterdam. Treubsche Klinik. 166 S.   **2,** 327.
Cozzolino, Olimpio, Tubercolosi materna ed allattamento. Prolusione al corso ufficiale
  di clinica pediatrica nella regia univeisità di Cagliari, letta addì 13 gennaio 1913.
  (Sollen tuberkulöse Mütter stillen?) Tommasi **8,** S. 50—61.   **1,** 497.
Credé-Hoerder, Schwangerschaft und Tuberkulose. Tuberculosis Bd. **12,** Nr. 9,
  S. 404—406.   **4,** 349.

Delassus, Péritonite tuberculeuse opérée deux fois et suivie de grossesse normale. (Zweimal operierte tuberkulöse Peritonitis mit nachfolgender normaler Schwangerschaft.) Prov. méd. 26, S. 130—131; Rev. prat. d'obstétr. et de gynécol. Jg. 21, S. 110—112 u. Journal de méd. de Paris Jg. 33, Nr. 29, S. 586—586. 1,509, 2, 106,486.

Dufour, Henri, et J. Thiers, Transmission de la tuberculose de la mère au foetus. (Übertragung der Tuberkulose von der Mutter auf den Foetus.) Bull. de la soc. de pédiatr. de Paris Nr. 5, S. 274—277 u. Gynécologie Jg. 17, Nr. 7, S. 400—413. 2, 463; 3, 600.

Fabre et Bourret, Un cas de granulie péritonéale dans le post partum chez une malade présentant une tuberculose annexielle ancienne. (Ein Fall von Bauchfellmiliartuberkulose im post partum bei einer, eine alte tuberkulöse Adnexerkrankung darbietenden Patientin.) Journal de méd. de Paris Jg. 33, Nr. 32, S. 638 bis 639. 3, 228.

Franqué, Otto von, Pathologie und Therapie der Genitaltuberkulose des Weibes. Tuberkulose und Schwangerschaft. Würzburg. Abhandl. a. d. Gesamtgeb. d. prakt. Md. Bd. 14, H. 1, S. 1—38. 3, 522.

Heil, Karl, Die Totalexstirpation des graviden Uterus bei Phthisikerinnen. Klin.-therapeut. Wochenschr. Jg. 20, Nr. 35, S. 1017—1024. 3, 125.

Hoeven, P. C. T. van der, Lungentuberkulose und Schwangerschaft. Ned. maandschr. v. verlosk. en vrouwenz. Jg. 2, Nr. 4, S. 209—226. (Holländisch.) 1, 786.

Köhne, Wilhelm, Über den Einfluß der Generationsvorgänge auf die Lungentuberkulose. Beitr. z. Klin. d. Tuberkul. 26, S. 71—91. 1, 482.

Lobenstine, Ralph Waldo, Tuberculosis in its relation to pregnancy labor and the puerperium. (Über Tuberkulose und ihre Beziehung zu Schwangerschaft, Geburt und Wochenbett.) (New York acad. of med., meet. 29. XI. 1912.) Americ. journal of obstetr. 67, S. 363—371 u. Americ. journal of obstetr. Bd. 67, Nr. 4, S. 697—711. 1, 758, 759.

Lurz, L., Beiträge zur Komplikation von Tuberkulose und Schwangerschaft. Dissertation: Würzburg. 4, 34.

Müller, Wilhelm, Ist die Unterbrechung der Schwangerschaft im Falle der Lungentuberkulose berechtigt? Zeitschr. f. Tuberkul. Bd. 21, H. 1/2, (Festschr. d. 11. internat. Tuberkul.-Konf., Berlin, 22.—26. X. 1913), S. 123—133. 3, 702.

Raspini, M., Tubercolosi laringea e gravidanza. (Larynxtuberkulose und Schwangerschaft.) Ginecologia Jg. 10, Nr. 9, S. 249—304. 3, 497.

Seitzinger, H., Tuberkulose und Schwangerschaft. Dissertation: Erlangen. 100 S. (Jacob.) 5, 275.

Sellheim, Hugo, Tuberkulose und Schwangerschaft. Tuberculosis Bd. 12, Nr. 7, S. 271—280. 3, 125.

Sergent, Émile, Tuberculose et grossesse. (Tuberkulose und Schwangerschaft.) Presse méd. Jg. 21, Nr. 55, S. 556—557. 2, 456.

Stutz, Gustav, Beitrag zum Thema: Tuberkulose und Gravidität (Sterilisation). Zeitschr. f. Geburtsh. u. Gynaekol. Bd. 73, H. 2, S. 397—403. 2, 564.

Tecon, Influence de la grossesse, de l'accouchement et de l'état puerpéral sur la tuberculose pulmonaire. Avortement provoqué. Valeur du produit de conception, etc. (Einfluß von Schwangerschaft, Geburt und Wochenbett auf die Lungentuberkulose. Künstliche Fehlgeburt, Bewertung der Kinder usw.) (Soc. pour l'étude scient. de la tubercul., séance 9. II. 1913, Lausanne.) Schweiz. Rundsch. f. Med. Bd. 13, Nr. 23, S. 950—969. 3, 703.

Tussenbrock, Catharina van, Einfluß der Schwangerschaft auf die Sterblichkeit an Tuberkulose in den Niederlanden. Niederl. gynaecol. Ges., Sitzungsber. v. 9. II. (Holländisch.) u. Arch. f. Gynaekol. Bd. 101, H. 1, S. 84—99. 1, 341; 3, 672.

Villapadierna, Tuberkulose und Schwangerschaft. Arch. de Ginecopatia, Obstet. y Pediatr. 26, S. 31—33. (Spanisch) 1, 238.

Werner, Paul, Erfolge und Technik der einzeitigen Schwangerschaftsunterbrechung und Sterilisierung bei Tuberkulose der Lungen. Zentralbl. f. Gynaekol. Jg. 37, Nr. 43, S. 1581—1585. 3, 404.

Witt, Nils, Ein Fall von Larynxtuberkulose während Gravidität mit glücklichem Verlauf. Allm. Svenska Läkartidn Bd. 10, Nr. 33, S. 877—880. (Schwedisch.) 3, 545.

Yatsushiro, T., Experimentelle Versuche über den Einfluß der Kastration auf die tuberkulöse Infektion und den Verlauf der Tuberkulose. Dtsch. Zeitschr. f. Chir. Bd. 125, H. 5/6, S. 497—510. 4, 565.

Syphilis.

Balaban, J. A., Zur Frage der Syphilistherapie bei Schwangeren. Russ. Monatsschr. f. Geburtsh. u. Gynaekol. 28, S. 85—98 u. Arbeit a. d. geburts-gynaekol. Klin., Prof. Redlich, St. Petersburg, Bd. 1, S. 55—61. (Russ.) 1, 238; 2, 498.

Brisson, Recherches faites sur la réaction de Wassermann et sur les résultats obtenus par l'emploi du salvarsan et du néosalvarsan chez les femmes enceintes et les nouveau-nés. (Wassermannsche Reaktion, Salvarsan und Neosalvarsan bei Schwangeren und Neugeborenen.) Thèse de Paris. 5, 71.

Calderini, G., A propos de quelques cas de syphilis fruste observés chez des femmes enceintes. (Über einige Fälle von latenter Syphilis bei schwangeren Frauen.) Rev. mens. de gynécol., d'obstétr. et de pédiatr. Jg. 8, Nr. 3, S. 149—154. 1, 600.

Dupérié, R., Spirochètes pâles dans les viscères d'un nouveau-né, dont la mère a reçu pendant la gestation une injection intra-veineuse de 606. Septicémie à streptocoques chez un nourrisson hérédo-syphilitique. (Spirochäta pallida in den Organen eines Neugeborenen, dessen Mutter während der Schwangerschaft eine intravenöse Injektion von Salvarsan bekommen hat. Streptokokkensepsis bei einem hereditär syphilitischen Säugling.) Gaz. hebdom. d. scienc. méd. de Bordeaux 34, S. 87—89. 1, 307.

Faugère, Accouchement facile chez une femme ayant un volumineux fibrome praevia. Syphilis maternelle. (Leichte Entbindung einer Frau mit einem umfangreichen vorliegenden Fibrom. Syphilis der Mutter.) Rev. prat. d'obstétr. et de paediatr. 26, S. 42—49. 1, 561.

Holth, Marie, Salvarsanbehandelte Mütter und ihre Kinder. Dtsch. med. Wochenschr. 39, S. 462. 1, 348.

Jeanselme, Du traitement par le salvarsan des femmes syphilitiques en état de gestation. Avec la collab. de A. Vernes, P. Chevallier et Marcel Bloch. (Über Salvarsanbehandlung syphilitischer Frauen während der Schwangerschaft.) Ann. de gynécol. et d'obstétr. 40, S. 27—48. 1, 198.

Jeanselme, E., A. Vernes et M. Bloch, Du traitement des femmes syphilitiques enceintes par le salvarsan. (Über die Behandlung schwangerer syphilitischer Frauen mit Salvarsan.) Bull. et mém. de la soc. méd. d. hôp. de Paris 35, S. 130—132. 1, 106.

Labourdette, P., Gros placenta et syphilis. (Große Placenta und Syphilis.) Paris: Vigot frères. Frcs. 2.—. 3, 371.

Lemeland, J., et H. Brisson, Étude sur les résultats observés à la clinique Tarnier par l'emploi du salvarsan et du néo-salvarsan chez les femmes enceintes, chez les femmes en couches et chez l'enfant nouveau-né. (Die Resultate der Salvarsan- und Neosalvarsantherapie der Klinik Tarnier bei Schwangeren, Wöchnerinnen und Neugeborenen.) Arch. mens. d'obstétr. et de gynécol. 2, S. 113—160 u. 256-293. 1, 594.

Leredde, Le traitement de la syphilis par le salvarsan chez la femme enceinte. (Salvarsanbehandlung der Syphilis in der Schwangerschaft.) Journal de méd. de Paris Jg. 33, Nr. 16, S. 325—326 u. Rev. prat. d'obstétr. et de gynécol. Jg. 21, Nr. 5, S. 150—153. 2, 130, 293.

Oui, Rigidité du col chez une syphilitique. Opération césarienne vaginale. Mort. (Rigidität des Collum bei einer Syphilitischen. Vaginaler Kaiserschnitt. Tod.) Bull. de la soc. d'obstétr. et de gynécol. de Paris Jg. 2, Nr. 7, S. 637—641 u. Semaine gynécol. Jg. 18, Nr. 41, S. 325—326. 3, 601, 670.

Plicque, A.-F., Le traitement de la syphilis chez les femmes enceintes. (Behandlung der Syphilis bei Schwangeren.) Bull. méd. 27, S. 268—270. 1, 601.

Pouliot, Léon, Le traitement de la syphilis par le salvarsan pendant la grossesse. (Die Behandlung der Syphilis mit Salvarsan während der Schwangerschaft.) Rev. prat. d'obstétr. et de gynécol. 21, S. 6—15 u. Journal de méd. de Paris Jg. 33, Nr. 11, S. 223—226. 1, 239; 3, 497.

Ravogli, Augustus, Salvarsan versus Profeta's law. (Salvarsan gegen das Profetasche Gesetz.) Journal of the Americ. med. assoc. Bd. 61, Nr. 2, S. 95—97. 2, 536.

Sabin, Berthe, Etude de la loi de Profeta par la séro-réaction de Wassermann. (Prüfung des Profetaschen Gesetzes mittels der Wassermannschen Reaktion.) Ann. des mal. vénér. Jg. 8, Nr. 4, S. 263—281. 1, 798.

Sarateanu, F., und C. Velican, Die Wassermannsche Reaktion in der Schwangerschaft der Frauen und bei den Wöchnerinnen. Monatsschr. f. Geburtsh. u. Gynäkol. 37, S. 89—92. 1, 34.

Sauvage, Sull'uso del salvarsan nelle donne incinte sifilitiche. (Salvarsanbehandlung in der Schwangerschaft.) Clinica ostetr. Jg. 15, Nr. 22, S. 505—517 u. Nr. 23, S. 530—544. 4, 278.

Sauvage, C., De l'emploi du salvarsan chez les femmes enceintes syphilitiques. (Über die Anwendung des Salvarsans bei schwangernen luetischen Frauen.) Ann. de gynécol. et d'obstétr. 40, S. 49—56 u. 91—110 u. Rev. franç. de med. et de chirurg. 10, S. 70 bis 72. 1, 340, 382.

Verdelli, Giuseppe, Alterazioni delle placenta nella sifilide. (Veränderungen der Placenta bei Syphilis.) Folia gynaecol. Bd. 8, Nr. 1, S. 1—127. 3, 703.

Watson, H. Ferguson, Unusual fertility in syphilitic parents, associated with anomalous involvement of the children. (Ungewöhnliche Fruchtbarmachung syphilitischer Eltern mit Frühgeburten.) Brit. med. journal Nr. 2730, S. 877—878. 1, 786.

Wolff, Siegfried, Salvarsanbehandelte Mütter und ihre Kinder. Dtsch. med. Wochenschr. Jg. 39, Nr. 25, S. 1199—1200. 2, 783.

Glykosurie.

Colorni, C., Glicosuria e diabete sotto il punto di vista ostetrico-ginecologico. (Glykosurie und Diabetes vom geburtshilflichen und vom gynaekologischen Standpunkt aus.) Lucina Jg. 18, Nr. 5, S. 69—74 u. Gazz. med. lombarda Jg. 72, Nr. 29, S. 227—229. 2, 374, 707.

Folliet, Louis, Diabetes and Pregnancy. (Diabetes und Schwangerschaft.) Med. Review 16, S. 77—80. 1, 297.

Fruhinsholz, A., Diabète et gestation. (Diabetes und Schwangerschaft.) Ann. de gynécol. et d'obstétr. Bd. 10, H. 8, S. 477—483. 3, 78.

Fruhinsholz, A., Diabète et gestation. (Diabetes und Schwangerschaft.) Rev. méd. de l'est. Bd. 45, Nr. 18, S. 665—673. 3, 238.

Gräfenberg, Über spontane Lävulosurie in der Schwangerschaft. 15. Versamml. d. dtsch. Ges. f. Gynaekol. Halle a. S., 14.—17. Mai 1913. 1, 689.

Jacobsen, Th. B., Untersuchungen über den Einfluß verschiedener Nahrungsmittel auf den Blutzucker bei normalen, zuckerkranken und graviden Personen. Biochem. Zeitschr. Bd. 56, H. 5/6, S. 471—494. 4, 35.

Jaeger, Franz, Experimentelle Glykosurie bei graviden und nichtgraviden Frauen. Zeitschr. f. Geburtsh. u. Gynaekol. Bd. 74, H. 2/3, S. 586—599. 4, 215.

Mann, Die Schwangerschaftsglykosurie, eine Form des renalen Diabetes. Zeitschr. f. klin. Med. Bd. 78, H. 5/6, S. 488—500. 3, 630.

Mc Donald, Archibald L., Glycosuria in pregnancy. (Glykosurie in der Schwangerschaft.) Americ. pract. 47, S. 14—21 u. Urol. and cut. rev. 17, S. 18—19. 1, 104, 142.

Neumann, Hermann, Schwangerschaftsdiabetes. Zeitschr. f. ärztl. Fortbild. Jg. 10, Nr. 12, S. 367—373. 2, 294.

Novak, J., O. Porges und R. Strisower, Über eine besondere Form von Glykosurie in der Gravidität und ihre Beziehungen zum echten Diabetes. 15. Versamml. d. dtsch. Ges. f. Gynaekol. Halle a. S., 14.—17. Mai 1913 u. Zeitschr. f. klin. Med. Bd. 78, H. 5/6, S. 413—453. 2, 178; 3, 630.

Remy, S., Diabète et grossesse. (Diabetes und Schwangerschaft.) Rev. méd. de l'est. Bd. 45, Nr. 12, S. 453—456. 2, 647.

Stolper, Lucius, Über den Einfluß der weiblichen Keimdrüse auf den Zuckerstoffwechsel. Gynaekol. Rundschau 7, S. 93—107. 1, 298.

Tuley, Henry Enos, Diabetes in pregnancy. Continued report of case. (Diabetes in der Schwangerschaft — weiterer Bericht über einen Fall.) Louisville monthly journal 19, S. 276. 1, 238.

Stoffwechsel.

Benthin, W., Über den Kohlehydratstoffwechsel in der Gravidität und bei der Eklampsie. Ein Beitrag zur Frage der Leberinsuffizienz. Monatsschr. f. Geburtsh. u. Gynaekol. 37, S. 305—321. 1, 385.

Drennan, Jennie G., The abstraction of calcium salts from the mother's blood by the fetus, the cause of the rapid progress of tubercular processes. (Entziehung von Kalksalzen des mütterlichen Blutes durch den Foetus, die Ursache schnellen Fortschreitens tuberkulöser Prozesse.) Americ. journal of obstetr. Bd. 67, Nr. 5, S. 893—895 u. Americ. journal of obstetr. a. dis. of women a. childr. Jg. 68, Nr. 4, S. 759—760. 2, 173; 4, 92.

Fetzer, Max, Studien über den Stoffhaushalt in der Gravidität nach experimentellen Untersuchungen des Verhaltens trächtiger Tiere und ihrer Früchte bei eisenreicher

und eisenarmer Ernährung. Zeitschr. f. Geburtsh. u. Gynaekol. Bd. 74, H. 2/3,
S. 542—578. **3, 494.**
Gammeltoft, S. A., Untersuchungen über den Stickstoffwechsel während der Graviditätät. Skandinav. Arch. f. Physiol. Bd. 28, H. 4/6, S. 325/432. **2, 262.**
Hauch, Lemeland et Vaudescal, Les récents travaux sur la nutrition pendant
la gestation. (Neuere Arbeiten über den Stoffwechsel in der Schwangerschaft.)
Arch. mens. d'obstétr. et de gynécol. 2, S. 294—299. **1, 557.**
Kehrer, E., Vergleichende Untersuchungen über den Kalkgehalt des Blutes in der
physiologischen und pathologischen Schwangerschaft, sowie im Wochenbett.
15. Versammlung der dtsch. Ges. f. Gynaekol. Halle a. S., 14.—17. Mai 1913.
2, 128.
Morel, Albert, et Georges Mouriquand, Comparaison entre le sang du foetus
à terme et le sang de la mère au point de vue de la répartition naturelle des substances azotées (urée, aminoacides, usw.). (Vergleich der Stickstoffreaktionen
[Harnstoff, Aminosäuren usw.] im fötalen und mütterlichen Blut am Ende der
Schwangerschaft.) Cpt. rend. hebdom. des séances de la soc. de biol. Bd. 75, Nr. 37,
S. 643—646. **4, 344.**

Innere Sekretion.

Fraenkel, L., Innere Secretion und Schwangerschaft. 15. Versamml. d. dtsch. Ges. f.
Gynaekol., Halle a. S., 14.—17. Mai 1913. **1, 762.**
Gentili, Attilio, La decidua considerata come glandola endocrina. (Die Decidua als
Drüse mit innerer Sekretion betrachtet.) Ann. di ostetr. e. ginecol. Bd. 2, Nr. 8,
S. 257—305. **3, 338.**
Good, Wm. Harmar, Some obstetric observations pertaining to internal secretion. (Geburtshilfliche Beobachtungen zur inneren Sekretion.) Americ. journal
of obstetr. Bd. 67, Nr. 6, S. 1100—1106. **2, 498.**
Landsberg, Erich, Die Bedeutung der innersekretorischen Drüsen für den Stoffwechsel in der Schwangerschaft. 15. Versamml. d. dtsch. Ges. f. Gynaekol.,
Halle a. S., 14.—17. Mai 1913. **1, 766.**
Lehmann, Habituelle Schwangerschaftsunterbrechung und interne Sekretion. 15. Versamml. d. dtsch. Ges. f. Gynaekol. Halle a. S., 14.—17. Mai 1913 u. Arch. f. Gynaekol. Bd. 101, H. 1, S. 205—243. **1, 775; 3, 599.**
Mohr, L., Über die innere Sekretion der Speicheldrüsen und ihre Beziehungen zu den
Genitalorganen. Zeitschr. f. Geburtsh. u. Gynaekol. Bd. 74, H. 1, S. 408—433.
3, 261.
Murlin, John R., and Harold C. Bailey, Further observations on the protein
metabolism of normal pregnancy. (Weitere Beobachtungen über den Proteinmetabolismus bei normaler Gravidität.) Arch of internal med. Bd. 12, Nr. 3, S. 288
bis 314. **3, 400.**
Murray, H. Leith, The immunology of pregnancy, some complement-fixation,
lecithin-precipitation and cobra-haemolysin reactions in normal and toxic pregnancy; with a review of recent literature. (Die Immunität der Schwangerschaft.
Mitteilungen über Komplementfixation, Lecithinpräcipitation und Cobrahämolyse
bei normaler und toxischer Schwangerschaft; nebst einem Überblick über die
neuere Literatur.) Journal of obstetr. a. gynaecol. of the Brit. emp. 23, S. 87—108.
1, 296.
Seitz, Die Störungen der inneren Sekretion in ihren Beziehungen zu Schwangerschaft, Geburt und Wochenbett. 15. Versamml. d. dtsch. Ges. f. Gynaekol. Halle a. S.
14.—17. Mai 1913; 15. Versamml. d. dtsch. Ges. f. Gynaekol. Halle a. S., 14.—17.
Mai 1913 u. Leipzig: Barth. IV. 256 S., 6 Taf. M. 7.—. **1, 757; 2, 60; 3, 339.**
Seitz, L., Ein Vorwort zu meinem Referat: Über Störungen der inneren Sekretion
in ihren Beziehungen zu Schwangerschaft, Geburt und Wochenbett. Monatsschr.
f. Geburtsh. u. Gynaekol. 37, S. 417—420. **1, 555.**

Sonstiges.

Andrews, Henry Russell, Acute abdominal pain in pregnancy. (Akute Bauchschmerzen in der Schwangerschaft.) Clin. journal Bd. 42, Nr. 23, S. 353—363
5, 177.
Aymerich, G., Ricerche sperimentali sulla intossicazione tabagica in gravidanza.
(Experimentelle Untersuchungen über Nicotinvergiftung in der Schwangerschaft.)
Ann. di ostetr. e ginecol. Jg. 35, Nr. 9, S. 361—392. **4, 277.**

Balthazard, V., et Maurice Nicloux, Intoxication mortelle oxycarbonée chez une femme enceinte de huit mois. Dosage de l'oxyde de carbone dans le sang maternel et dans le sang foetal. (Tödliche Vergiftung mit Kohlenoxyd bei einer 8 Monate schwangeren Frau. Messung des Kohlenoxydes im mütterlichen und kindlichen Blut.) Arch. mens. d'obstétr. et de gynécol. 2, S. 161—165. 1, 340.

Barbail, Contribution à l'étude de la scarlatine pendant la grossesse. (Scharlach während der Schwangerschaft.) Thèse de Toulouse, Nr. 48, S. 67. 5, 71.

Blau, A., R. Th. Jaschke, Fr. Kermauner u. a., Die Erkrankungen des weiblichen Genitales in Beziehung zur inneren Medizin. Bd. 2: Akute Infektionskrankheiten, Schwangerschaftstoxikosen, Eklampsie, Sepsis, Hautkrankheiten. Asthenie, Enteroptose, Metastasen der Tumoren, Nervenkrankheiten. Wien: Hölder. XIX, 988 S. M. 22.40. 3, 436.

Bobrie, Jean, L'arsénobenzol en obstétrique. (Das Arsenobenzol in der Geburtshilfe.) Ann. des malad. vénér. 8, S. 55—72. 1, 103.

Brickner, Samuel M., The rôle of the glands of internal secretion in the genesis of fibroma molluscum gravidarum. (Die Rolle der innersekretorischen Drüsen in der Genese des Fibroma molluscum gravidarum.) Surg., gynecol. a. obstetr. Bd. 17, Nr. 4, S. 402—408. 3, 494.

Brickner, Samuel M., The role of the glands of internal secretion in the genesis of fibroma molluscum gravidarum to which is appended the report of a hitherto undescribed pigmentation of the nails arising during pregnancy. (Der Einfluß der Drüsen mit innerer Sekretion bei der Entstehung des Fibroma molluscum gravidarum und Bericht über eine bisher unbeschriebene in der Gravidität aufgetretene Pigmentation der Fingernägel.) Transact. of the Americ. gynecol. soc. Bd. 38, S. 601 bis 612. 5, 133.

Cantoni, Vittorio, La sintesi dell'acido ippurico nella gravidanza et nel puerperio. (Die Hippursäuresynthese während der Schwangerschaft und im Wochenbette.) Ann. di ostetr. e ginecol. Bd. 35, Nr. 9, S. 393—411. 3, 544.

Chidichimo, Francesco, Il chinino nell'infezione malarica complicante la gravidanza. (Das Chinin bei Malaria in der Schwangerschaft.) Arch. ital. di gynecol. Jg. 16, Nr. 4, S. 89—101. 2, 178.

Cova, Ercole, Studio sperimentale sull'avvelenamento da fosforo in gravidanza e sulle alterazioni prodotte dal fosforo nell'utero e nell'ovaio. (Experimentelle Studien über Phosphorvergiftung in der Schwangerschaft und über die durch Phosphor hervorgerufenen Veränderungen am Uterus und den Ovarien.) Ginecologia Jg. 10, Nr. 1, S. 1—24. 2, 498.

Daverne, Hémorragies de la grossesse. (Blutungen während der Schwangerschaft.) Année méd. de Caen Jg. 38, Nr. 6, S. 273—283 u. Nr. 7. 3, 75.

Drews, H., Schwangerschaft, Geburt und Wochenbett bei ausgedehnter halbseitiger Teleangiektasie und Varicenbildung mit lymphangiektatischer Elephantiasis. Berl. klin. Wochenschr. Jg. 50, Nr. 17, S. 779—780. 2, 62.

Ducuing, J., et Florence, De la valeur de la ponction exploratrice du cul de sac de Douglas dans un cas de rupture d'une branche de l'artère mésentérique chez une femme enceinte. (Über den Wert der Probepunktion des Douglas bei einem Falle von Ruptur eines Astes der Art. mesenterica bei einer Schwangeren.) Sem. gynécol. 18, S. 57—58. 1, 381.

Faas, J., Über die Schwangerschaftstetanie. Dissertation: Erlangen. 4, 351.

Foulkrod, Collin, A consideration of the reaction of the human organism to the class of foreign proteids represented by the syncytial cell. (Bemerkung über die Reaktion des menschlichen Organismus gegenüber der durch Synzitialzellen dargestellten Klasse fremder Proteine.) Surg., gynecol. a. obstetr. Bd. 17, Nr. 5, S. 598 bis 602. 3, 262.

Franqué, v., Kastration in der Schwangerschaft wegen Osteomalacie. 15. Versamml. d. dtsch. Ges. f. Gynaekol., Halle a. S., 14.—17. Mai 1913. 1, 786.

Fulci, Francesco, Die Restitutionsfähigkeit des Thymus der Säugetiere nach der Schwangerschaft. Zentralbl. f. allg. Pathol. u. pathol. Anat. Bd. 24, Nr. 21, S. 968 bis 974. 3, 597.

Gilles et Laurentie, Une observation de scarlatine au cours de la grossesse. (Ein Fall von Scharlach während der Schwangerschaft.) Bull. de la soc. d'obstétr. et de gynécol. de Paris Jg. 2, Nr. 4, S. 398—400. 3, 238.

Goslar, Anna, Das Verhalten der lymphocytären Zellen in den Gaumenmandeln vor und nach der Geburt. Zieglers Beitr. z. pathol. Anat. u. z. allg. Pathol. Bd. 56, H. 2, S. 405—416. 2, 227.

Grünfeld, Richard L., und Karl Allmeder, Varicen und Gravidität. Med. Klinik. Jg. 9, Nr. 22, S. 870—872 u. Nr. 23, S. 909—911. 2, 293.

Gussew, W. J., Ein Fall von Hypertrophie der Brustdrüsen. Gynaekol. Rundschau 7, S. 131—132. 1, 298.

Hallauer, Unklare Dyspnöe in der Schwangerschaft. Gynaekol. Ges. Berlin, Sitzg. v. 24. I. 1913. 2, 400.

Harabath, Rudolf, Über Graviditätshypertrichosis. Gynaekol. Rundsch. Jg. 7, H. 19, S. 705—706. 3, 341.

Hoeven, P. C. T., van der, Die Ursachen der Fehlgeburten bei akuten Infektionskrankheiten. Nederl. Maandschrift voor verlosk. en vrouwenz. Jg. 2, Nr. 6, S. 380—384. (Holländisch.) 2, 293.

Hotaling, A. S., The ammonia coefficient in pregnancy with a report of sixty cases. (Der Ammoniakkoeffizient in der Gravidität mit einem Bericht über 60 Fälle.) (Americ. assoc. of obstetr. a. gynecol., meet., Toledo, Ohio, 17.—91. IX. 1912.) Americ. journal of obstetr. Bd. 67, Nr. 5, S. 925—931. 2, 225.

Kalledey, Lajos, Schwangerschaft nach Akromegalie. Zentralbl. f. Gynaekol. Jg. 37, Nr. 28, S. 1030—1033 u. Orvosi Hetilap. Jg. 57, Nr. 30, S. 558. (Ungarisch.) 2, 498; 3, 125.

Keiffer, De la sensiblité du foetus aux émotions maternelles. (Beeinflussung der Frucht durch Gemütsbewegungen der Mutter.) Bull. de la soc. belge du gynécol. et d'obstétr. Bd. 24, Nr. 4, S. 301—304 u. Ann. et bull. de la soc. roy· des sciences méd. et natur. de Bruxelles Jg. 71, Nr. 6, S. 169—172. 3, 455; 4, 87.

Keller, R., Über Veränderungen am Follikelapparat des Ovariums während der Schwangerschaft. Beitr. z. Geburtsh. u. Gynaekol. Bd. 19, H. 1, S. 13—38. 3, 364.

Lafon, G., Sur le passage de la sécrétion interne du pancréas du foetus à la mère. (Übergang des inneren Pankreassekrets des Foetus auf die Mutter.) Cpt. rend. hebdom. des séances de la soc. de biol. Bd. 75, Nr. 29, S. 266—268. 3, 668.

Lalobe, E., Avortement provoqué par un ascaris? (Abort, hervorgerufen durch einen Ascaris?) Scalpel et Liège méd. Jg. 66, Nr. 16, S. 254. 3, 402.

Lathrop, A. E. C., and Leo Loeb, The influence of pregnancies on the incidence of cancer in mice. (Der Einfluß der Schwangerschaft auf das Auftreten von Mäusekrebs.) Proceed. of the soc. f. exp. biol. a. med. Bd. 11, Nr. 1, S. 38—40. 4, 309.

Lawes, C. H. E., Small pox and pregnancy. (Blattern und Schwangerschaft.) Austral-as. med. gaz. Bd. 34, Nr. 15, S. 340. 3, 629.

Lindemann, Walther, Untersuchungen zur Lipoidchemie des Blutes bei Schwangerschaft, Amenorrhöe und Eklampsie. (Zugleich ein Beitrag zur Verdauungslipämie und zur Theorie der Schwangerschaftslipämie.) Zeitschr. f. Geburtsh. u. Gynaekol. Bd. 74, H. 2/3, S. 819—845. 3, 494.

Martyn, H. L. A case of acute haemorrhagic splenitis with spontaneous rupture complicating early pregnancy. (Ein Fall von akuter hämorrhagischer Splenitis mit Spontanruptur im Beginne der Schwangerschaft.) Lancet 184, S. 317—318. 1, 380.

Mezbourian, A., Douleurs et contractions utérines suivies de montée laiteuse au huitième mois de la grossesse.— Allaitement. — Continuation de la grossesse. (Gesteigerte Milchproduktion im 8. Schwangerschaftsmcnate infolge von schmerzhaften Kontraktionen des Uterus. Säugen. Fortsetzung der Schwangerschaft.) Arch. de méd. des enfants Bd. 16, Nr. 9, S. 687—691. 3, 123.

Mirto, F., Intorno ad alcuni casi di colera in gravidanza. (Einige Fälle von Cholera während der Gravidität.) Ann. di ostetr. e ginecol. Jg. 35, Nr. 9, S. 354—360 u. Arte ostetr. Jg. 27, Nr. 22, S. 342—348. 3, 600; 4, 34.

Myers, Frances Merriam, Some unusual obstetrical complications. With reports of cases. (Mitteilung einiger ungewöhnlichen geburtshilflichen Komplikationen.) New York med. journal Bd. 97, Nr. 23, S. 1178—1181. 3, 81.

Nicloux, Maurice, Mécanisme du passage de l'oxyde de carbone de la mère au foetus et des respirations placentaire et tissulaire. (Mechanismus des Übergangs von Kohlenoxyd von der Mutter auf den Foetus und der placentaren und Gewebsatmung.) Arch. mens. d'obstétr. et de gynécol. 2, S. 42—51. 1, 433.

Paramore, R. H., The intra-abdominal pressure in pregnancy. (Der innere Abdominaldruck bei Schwangerschaft.) Lancet Bd. 184, Nr. 25, S. 1725—1727; Journal of obstetr. a. gynaecol. of the British Empire Bd. 24, Nr. 2, S. 76—90 u. Nr. 3, S. 149 bis 171; Proceed. of the roy. soc. of med. Bd. 6, Nr. 9, obstetr. a. gynaecol. sect., S. 291—334. 2, 560; 3, 627; 4, 273.

Pazzii, Muzio, Modifica Zioni fisiologiche e patologiche negli apparati organici della donna nello stato di gestazione ed all'infuori del medesimo. (Physiologische und pathologische Veränderungen in den organischen Apparaten des Weibes im

Schwangerschaftszustande und außerhalb desselben.) Clin. ostetr. Jg. 15, Nr. 10,
S. 222—231, Nr. 11, S. 251—255 u. Nr. 12, S. 276—281. 3, 260.

Perazzi, Piero, Intorno alle cause delle affezioni della bocca e dei denti nello stato
puerperale. (Ursachen der Mund- und Zahnkrankheiten in der Schwangerschaft.)
Ann. di ostetr. e ginecol. Bd. 35, Nr. 11, S. 575—590. 4, 205.

Pompe van Meerdervoort, N. J. F., Ungewöhnliche Form einer Autoinfektion in
der Schwangerschaft. Nederl. Maandschrift voor verlosk. en. vrouwenz. Jg. 2, Nr. 6,
S. 371—377. (Holländisch.) 2, 293.

Raubitschek, Hugo, Über Beziehungen mütterlicher Erkrankungen zu den Organen der Föten und Neugeborenen. Beitr. z. pathol. Anat. u. z. allg. Pathol.
Bd. 57, H. 2, S. 345—377. 4, 29.

Rosenstein, Paul, Die Erkrankungen der Mundorgane in der Schwangerschaft.
Dtsch. Monatsschr. f. Zahnheilk. 31, S. 170—192. 1, 436.

Rudaux, P., Diététique obstétricale. (Diätetik der Schwangerschaft.) Bull. et mém.
de la soc. anat de Paris Jg. 88, Nr. 4, S. 214—216. 2, 262.

Rudaux, P., Végétations ano-vulvaires pendant la grossesse. (Wucherungen am
After und am Scheideneingang während der Schwangerschaft.) Clinique (Paris)
Jg. 8, Nr. 27, S. 425. 2, 562.

Saenger, Hans, Über plötzliche, klinisch rätselhafte Todesursachen während oder
kurz nach der Geburt, unter Zugrundelegung eines Falles von akuter Pankreasnekrose. Münch. med. Wochenschr. Jg. 60, Nr. 24, S. 1321—1324. 2, 329.

Snoo, K. de, Wesen und Behandlung der Osteomalacie. Ned. maandschr. v. verlosk.
en vrouwenz. Jg. 2, Nr. 1, S. 1—17. (Holländisch.) 1, 786.

Taussig, Fred J., Factors in the formation of skin striations during pregnancy.
(Über die die Hautstriae in der Schwangerschaft bedingenden Faktoren.) Surg.,
gynecol. a. obstetr. Bd. 17, Nr. 3, S. 335—340 u. Transact. of the Americ. gynecol.
soc. Bd. 38, S. 343—352. 3, 233; 4, 681.

Tissier et Brumpt, A propos d'un cas de paludisme congénital. (Über einen Fall von
kongenitaler Malaria.) Arch. mens. d'obstétr. et de gynécol. 2, S. 166—174. 1, 601.

Vanderhoof, Don A., Ascending diphtheria complicating pregnancy. (Aufsteigende
Diphterie bei Schwangerschaft.) Lancet-clin. Bd. 110, Nr. 14, S. 350—351. 3, 497.

Vanverts, J., Phlébite par effort ? au cours de la grossesse. Mort par embolie 17 jours
après l'accouchement. (Phlebitis in der Gravidität infolge von Anstrengung (?).
Tod an Embolie 17 Tage nach der Entbindung.) Bull. de la soc. d'obstétr. et de
gynécol. de Paris Jg. 2, Nr. 3, S. 202—203. 3, 238.

Vogt, E., Die geburtshilfliche Bedeutung des Status hypoplasticus. 15. Versamml. d.
dtsch. Ges. f. Gynaekol. Halle a. S., 14.—17. Mai 1913 u. Dtsch. med. Wochenschr.
Jg. 39, Nr. 28, S. 1361—1363. 1, 784; 2, 505.

Vogt, E., Morbus Addisonii und Schwangerschaft. 15. Versamml. d. dtsch. Ges. f.
Gynaekol., Halle a. S., 14.—17. Mai 1913 u. Münch. med. Wochenschr. Jg. 60,
Nr. 33, S. 1821—1823. 1, 783; 3, 178.

Ward, E., Multiple pigmented warts in pregnancy. (Multiple pigmentierte Warzen in
der Gravidität.) Brit. journal of dermatol. 25, Nr. 5, S. 153—154. 2, 127.

Wesselkin, N., Über den Einfluß des Sauerstoffmangels auf das Wachstum und
die Entwicklung von Hühnerembryonen. Zentralbl. f. allg. Pathol. u. pathol. Anat.
Bd. 24, Nr. 23, S. 1033—1034. 4, 274.

Ziegelmann, Gaussel, Du réveil des inflammations utéro-annexielles anciennes
à l'occasion d'une grossesse. (Wiederaufflackern von alten Entzündungen des Uterus
und der Adnexe durch Schwangerschaft.) Journal de méd. de Paris Jg. 33, Nr. 31,
S. 619—620. 3, 79.

Geburt.

Physiologie und Diätetik der Geburt.

Geburtsmechanismus.

Berthaut, Considérations sur les dispositions anatomiques qui rendent nécessaire la
rotation intrapelvienne de la tête du foetus. (Betrachtungen über die anatomischen
Verhältnisse, welche die Beckendrehungen des kindlichen Kopfes verursachen.)
Rev. prat. d'obstétr. et de gynécol. 21, S. 65 u. Journal de méd. de Paris Jg. 33,
Nr. 26, S. 521—524. 1, 489; 2, 708.

Breitstein, L. I., The occipito-posterior position. (Positio occipito-posterior.) California state journal of med. Bd. 11, Nr. 4, S. 163—164. **2, 774.**
Fabre, De l'hystérographie. (Über die Hysterographie.) Arch. mens. d'obstétr. et de gynécol. Jg. 2, Nr. 11, S. 307—340. **3, 699.**
Ivanoff, Recherches sur la musculature du col de l'utérus gravide. (Untersuchungen über die Muskulatur des Halses der schwangeren Gebärmutter.) Bull. de la soc. d'obstétr. et de gynécol. de Paris 2, S. 2—5. **1, 341.**
Müller, A., Über Kopfform und Geburtsmechanismus. Monatsschr. f. Geburtsh. u. Gynaekol. Bd. 38, H. 2, S. 142—151. **2, 773.**
Paine, A. K., Some aspects of labor mechanism at the pelvic brim. (Betrachtungen über den Geburtsmechanismus des Beckeneinganges.) Boston med. a. surg. journal Bd. 169, Nr. 5, S. 154—157. **5, 708.**
Sellheim, Ein Experiment zur Illustration der regelmäßigen Drehung aller Kindesteile mit dem überwiegenden Durchmesser ihres Querschnittes in den überwiegenden Querdurchmesser des Beckeneinganges. 15. Versamml. d. dtsch. Ges. f. Gynaekol., Halle a. S., 14.—17. Mai 1913. **1, 787.**
Strasser, H., Lehrbuch der Muskel- und Gelenkmechanik. Bd. 2: Spezieller Teil. Berlin: Springer. VIII, 538 S. M. 28.—. **1, 383.**
Werboff, J., Die Gebärmutter des Weibes, ihre normale Arbeit und ihre Zerreißungen während der Geburt. Berlin: Karger. 149 S., 10 Taf. M. 6.—. **2, 131.**
Young, James, The cause of internal rotation of the foetal head. (Die Ursache der inneren Rotation des kindlichen Schädels.) Procéed. of the roy. soc. of med. Bd. 6, Nr. 5, obstetr. a. gynaecol. sect. S. 144—166. **1, 696.**

Klinische Leitung der Geburt.

Christiani, A., Die Walchersche Hängelage. Dissertation: Breslau. **3, 705.**
Colorni, C., Sui vantaggi dall'esplorazione rettale durante il travaglio di parto. (Über die Vorteile der Untersuchung per rectum während der Geburt.) (Soc. Emiliana e Marchigiana di ostetr. e ginecol., 34. adunanza, Bologna, 29. VI. 1913.) Lucina Jg. 18. Nr. 7, S. 110—112. **3, 632.**
Cox, Allen E., The obstetrician and the perineum, his care of during and after labor. (Der Geburtshelfer und die Sorge für das Perineum während und nach der Geburt.) Journal of the Arkansas med. soc. Bd. 9, Nr. 10, S. 232—237. **1, 791.**
Denny, Chas. F., Present views on the management of normal labor. (Gegenwärtige Ansichten über Leitung einer normalen Geburt.) Saint Paul med. journal Bd. 15, Nr. 8, S. 412—416. **3, 82.**
Gallant, Ernest, Prolonged-precipitate parturition due to disengagement of the disproportionate head. (Verzögerte-überstürzte Geburt durch Freimachen [d. h. Richtigstellen] des unproportionierten Kopfes.) Med. rec. Bd. 84, Nr. 8, S. 337 bis 339. **3, 86.**
Gaus, Friedrich, Desinfektion in der Geburtshilfe und manuelle Placentarlösung. Bemerkungen zu der Arbeit von C. Sievert in Dtsch. med. Wochenschr. Jg. 39, Nr. 23. Dtsch. med. Wochenschr. Jg. 39, Nr. 28, S. 1363. **2, 500.**
Goodman, Sylvester J., Observations on the preservation and repair of the female perineum. (Beobachtungen über Erhaltung und Wiederherstellung des weiblichen Dammes.) (Americ. assoc. of obstetr. a. gynecol., meet. Toledo, Ohio, 17.—19. IX. 1912.) Americ. journal of obstetr. Bd. 67, Nr. 4, S. 754—762. **1, 676.**
Krug, O., Ein neuer Handgriff (Kreuzgriff) bei Entbindungen. Zentralbl. f. Gynaekol. 37, S. 412—413. **1, 439.**
Naumann, L., Zu R. Roosens Mitteilung: Eine Vorrichtung zur aseptischen Einführung der Hand in den Uterus. Zentralbl. f. Gynaekol. Bd. 37, Nr. 35, S. 1290. **3, 705.**
Reber, K., Zur Behandlung der Nachgeburtsperiode. Korrespondenzbl. f. Schweiz. Ärzte 43, S. 225—232. **1, 303.**
Reich, Johannes, Zum Artikel Ahlfelds: „Hand von der Gebärmutter." Zentralbl. f. Gynaekol. 37, S. 124—127. **1, 147.**
Rittenhouse, William, How I shorten the course of labour. Practical advice upon a practical subject. (Wie ich die Geburtsdauer abkürze. Praktische Winke zu praktischen Fragen.) Americ. journal of clin. med. Bd. 20, Nr. 3, S. 216—218. **2, 709.**
Roosen, Rud., Eine Vorrichtung zur aseptischen Einführung der Hand in den Uterus. Zentralbl. f. Gynaekol. Jg. 37, Nr. 31, S. 1146—1147. **2, 612.**
Schlapoberski, J., Zur Untersuchung per rectum während der Geburt. Monatsschr. f. Geburtsh. u. Gynaekol. Bd. 38, H. 3, S. 258—260. **3, 82.**

Sievert, Carl, Lehren für die Desinfektion in der Geburtshilfe und für die Behandlung der Nachgeburtsblutungen an der Hand von 42 manuellen Placentarlösungen. Dtsch. med. Wochenschr. Jg. **39**, Nr. 23, S. 1100—1102. **2, 402.**

Valtorta, Francesco, Secondamento normale. Diagnosi del distacco placentare. (Normale Nachgeburtsperiode. Diagnose der Placentarlösung.) Arte ostetr. **27,** S. 65—70. **1, 489.**

Voigt, J., Abwartende Geburtsleitung. Therapeut. Monatsh. Jg. **27**, H. 6, S. 414—416. **2, 296.**

Voll, A., Schmerzlose Entbindungen. Münch. med. Wochenschr. **60**, S. 300—301. **1, 199.**

Westphalen, F., Seitenlage intra partum und „endogene" Infektion. (Bemerkung zur Neuauflage des Hebammenlehrbuches.) Zentralbl. f. Gynäkol. **37**, S. 280. **1, 308.**

Mehrlings-Geburten.

Ambrosini, Filippo, Note sulla gravidanza trigemina. (Über Drillingsschwangerschaft.) Arte ostetr. **27**, S. 81—89 u. 101—108. **2, 132.**

Baldwin, Y. F., Two unusual cases of ectopic pregnancy; one a triplet. (Zwei ungewöhnliche Fälle von extrauteriner Schwangerschaft; darunter Drillinge.) Journal of the Americ. med. assoc. Bd. **61**, Nr. 6, S. 392. **3, 78.**

Bar, P., Présentation d'un placenta de grossesse gémellaire mono-amniotique avec un des foetus bien développé et l'autre, petit, momifié, trouvé libre dans la cavité amnictique. (Demonstration einer monoamnialen Zwillingsplacenta; ein Foetus gut entwickelt, der andere klein und mumifiziert, frei im Fruchtsack vorgefunden.) Bull. de la soc. d'obstétr. et de gynécol. de Paris Jg. 2, Nr. 9, S. 772—775. **4, 631.**

Bassani, E., Gravidanza gemellare con un gemello acefalo acardiaco. (Zwillingsschwangerschaft mit einem kopf- und herzlosen Zwilling.) Ginecologia **9**, S. 465 bis 481. **1, 349.**

Brattström, E., Ein Fall von viereiigen Vierlingen nebst einigen Beobachtungen in bezug auf Vierlingsgeburten im allgemeinen. Allm. Svenska Läkartidn. Bd. **10**, Nr. 52, S. 1370—1386. (Schwedisch.) **4, 206.**

Commandeur et Croizier, Oedème généralisé d'un foetus dans une grossesse gémellaire univitelline. (Allgemeines Ödem des einen Foetus bei einer eineiigen Zwillingsschwangerschaft.) Bull. de la soc. d'obstétr. et de gynécol. de Paris Jg. 2, Nr. 5, S. 482—488. **3, 302.**

Coron, Contribution à l'étude de la grossesse triple. (Drillingsschwangerschaft.) Thèse de Lyon. Nr. 75. 71 S. **5, 71.**

Demelin, L., Le pronostic de la grossesse et de l'accouchement lorsque l'utérus contient deux jumeaux. (Die Prognose der Schwangerschaft und Geburt bei Zwillingen.) Rev. mens. de gynécol., d'obstétr. et de pédiatr. Jg. 8, Nr. 10, S. 577—585. u. Journal. des sages-femmes Jg. 41, Nr. 21, S. 353—356. **3, 632, 546.**

Evers, W., Die Mehrlingsgeburten an der Kgl. Universitäts-Frauenklinik zu Göttingen von 1888 bis 1910 inkl. Dissertation: Göttingen. **4, 460.**

Hauser, Hans, Vierlinge und Vierlingsmütter. Münch. med. Wochenschr. Jg. **60**, Nr. 15, S. 812—815. **1, 773.**

Herrgott, A., A propos d'un cas de grossesse triple. (Bemerkungen über einen Fall von Drillingsgeburt.) Rev. méd. de l'est Jg. **40**, Nr. 9, S. 321—324. **2, 180.**

Laurentie, Avortement gémellaire. Difficultés de la délivrance. (Zwillingsabort. Schwierigkeit bei der Nachgeburtslösung.) Bull. de la soc. d'obstétr. et de gynécol. de Paris Jg. 2, Nr. 6, S. 601—604. **3, 344.**

Lévy, Ed., Dystocie au cours de l'accouchement gémellaire. (Dystokie im Verlauf einer Zwillingsgeburt.) Rev. prat. d'obstétr. et de paediatr. Jg. **26**, Nr. 11, S. 337 bis 345. **4, 279.**

Mendels, Extrauterine Schwangerschaft. Nederl. gyn. vereenig., Sitzungsber. 9. III. 1913. (Holländisch.) **1, 560.**

Mylvaganam, H. B., A case of advanced carcinoma of the cervix uteri containing twins treated by vaginal hysterectomy. (Ein Fall von vorgeschrittenem Carcinom der Cervix uteri, kompliziert mit Zwillingsschwangerschaft, mit vaginaler Hysterektomie behandelt.) Lancet Bd. **2**, Nr. 13, S. 930—931. **3, 329.**

Neugebauer, Fr. v., Kasuistischer Beitrag zur Frage der ungewöhnlichen Fruchtbarkeit des Weibes. Zentralbl. f. Gynaekol. Jg. **37**, Nr. 29, S. 1061—1065. **2, 493.**

Neugebauer, Fr. v., Eine neue Serie von 73 Fällen isochroner, heterotoper Zwillingsschwangerschaft, das eine Ei intrauterin, das andere extrauterin implantiert, nebst Schlußfolgerungen. Gynaekol. Rundschau Jg. 7, H. 22, S. 809—831 u. H. 23, S. 849—873. **4, 35.**

Neuhäuser, P., Über Zwillingsschwangerschaften. Dissertation: München. **4,** 351.
Nyhoff, Mummifizierte Zwillinge. Nederl. gyn. verenig., Sitzungsber. 9. III. 1913.
  (Holländisch.) **1,** 568.
Orgler, Arnold, Beobachtungen an Zwillingen. Das Längenwachstum der Zwillinge.
  Mitteilg. 2. Monatsschr. f. Kinderheilk., Orig. Bd. **12,** Nr. 8, S. 490—501. **5,** 129.
Papitoff, D. E., Ein Fall von Drillingsgeburt. Zeitschr. f. Geburtshilfe u. Gynaekol.
  Jg. **28,** H. 10, S. 1413—1416. (Russisch.) **3,** 705.
Peet, Henry, A case of multiple pregnancy quadruplets. (Ein Fall von mehrfacher
  Schwangerschaft. Vierlinge.) Austral. med. gaz. Bd. **33,** Nr. 26, S. 620. **2,** 774.
Pursche, Fr. K., Über verhakte Zwillinge. Dissertation: Jena. **4,** 423.
Rabinowitsch, Ch., Über Zwillingsgeburten des Basler Frauenspitals für die Zeit von
  1896—1910. Dissertation: Basel. **3,** 705.
Sanchez y Carrascosa, M., Zwillingsschwangerschaft. Siglo méd. Jg. **60,** Nr. 3116,
  S. 349—554. (Spanisch.) **4,** 120.
Valloit, S., und H. Vallois, Un cas de grossesse gémellaire monoamniotique avec
  enroulements multiples des cordons. (Ein Fall von monoamniotischer Zwillings-
  schwangerschaft mit vielfacher Umschlingung der Nabelschnüre.) Bull. et mém.
  soc. d'anthropol. de Paris **4,** Nr. 2, S. 213—226. **2,** 501.
Vogel, H., Die Diagnose der Mehrlingsschwangerschaft unter Berücksichtigung des
  Röntgenverfahrens. Dissertation: Jena. **4,** 351.
Waasbergen, C. H. van, Zwillingsschwangerschaft. Nederl. maandschr. voor verlosk. en vrouwenz. Jg. **2,** Nr. 8, S. 493—514. (Holländisch.) **3,** 406.

Geburt in Gesichts- und Beckenendlage.

Gutiérrez, Julián, Unvollständige Steißlage. Gac. méd. del Sur de España.
  Bd. **31,** Nr. 25, S. 586—589. (Spanisch.) **4,** 423.
Obst, H., Die poliklinischen Geburten in Beckenendlage vom 1. IV. 1904—31. III. 1911.
  Dissertation: Breslau. **3,** 706.
Pierra, Louis, Bassin rachitique aplati et présentation du siège. (Rachitisch plattes
  Becken und Steißlage.) Journal des sages-femmes Jg. **41,** Nr. 15, S. 305—307.
  2, 711.
Skeel, A. J., Delivery by the breech, with special reference to technic. (Über Ent-
  bindungen bei Steißlage mit besonderer Berücksichtigung der Technik.) (Americ.
  assoc. of obstetr. a. gynecol., meet., Toledo, Ohio, 17.—19. IX. 1912.) Americ.
  journal of obstetr. Bd. **67,** Nr. 4, S. 711—725. **1,** 698.
Treub, Hector, Beckenendlagen der Amsterdamer Frauenklinik von 1902 bis 1911
  inkl. (Amsterdamsche Klin.) Nederl. Tijdschr. v. vorloskunde en gynaecol. **22,**
  pg. 103—119. (Holländisch.) **1,** 491.
Young, W. J., A bimanual method of rectifying a face presentation. (Bimanuelle
  Methode zur Korrektur der Gesichtslage.) Brit. med. journal Nr. **2730,** S. 880.
  2, 67.
Zangemeister, Handgriff zur Umwandlung der Gesichtslage. 15. Versamml. d. dtsch.
  Ges. f. Gynaekol. Halle a. S., 14.—17. Mai 1913 u. Münch. med. Wochenschr. Jg. **60,**
  Nr. 23, S. 1241—1243. **1,** 794, **2,** 501.

Sonstiges.

Baux, Georges, et Etienne Roques, Opothérapie surrénale et contraction utérine
  du travail; ligne blanche chez la femme enceinte. (Epinephrische Opotherapie und
  Uteruskontraktion während der Arbeit. Linea alba bei der Schwangeren.) Rev.
  mens. de gynécol., d'obstétr. et de pédiatr. Jg. **8,** Nr. 9, S. 509—522. **3,** 376.
Bondy, Oskar, Scheidenkeime und endogene Infektion. Zeitschr. f. Geburtsh. u.
  Gynaekol. Bd. **73,** H. 2, S. 604—612. **2,** 401.
Contreras, R., Eine sprachliche Mißbildung in der Geburtshilfe. Revista de med.
  y cirurg. **17,** S. 47—48. (Spanisch.) **1,** 378.
Donaldson, Malcolm, Some observations of blood pressures in cases of normal
  and abnormal pregnancies and labours. (Untersuchungen über den Blutdruck bei
  normaler und pathologischer Schwangerschaft und Geburt.) Journal of obstetr. a.
  gynaecol. of the British Emp. Bd. **24,** Nr. 3, S. 133—144. **4,** 344.
Fabre, De l'hystérographie. (Über die Hysterographie.) Arch. mens. d'obstétr. et
  de gynécol. Jg. **2,** Nr. 11, S. 307—340. **3,** 699.
Fabre, Externe Hysterographie. 17. internat. med. Kongr., London, Sekt. f. Geburtsh.
  u. Gynaekol., 6.—12. VIII. 1913. **3,** 81.

Fabre, Une méthode d'hystérographie externe. (Methode der äußeren Messung von
Uteruskontraktionen.) Bull. de la soc. d'obstétr. et de gynécol. de Paris Jg. 2, Nr. 2,
S. 68—83.   3, 240.
Fabre, Une méthode d'hystérographie interne. Comparaison des résultats obtenus
par les méthodes interne et externe. (Eine Methode der inneren Wehenmessung.
Vergleich der durch die innere und äußere Methode erhaltenen Resultate.) Bull. de
la soc. d'obstétr. et de gynécol. de Paris Jg. 2, Nr. 3, S. 228—236.   3, 240.
Fabre, Étude sur l'hystérographie des contractions utérines des suites de couches.
(Studie über graphische Aufzeichnung der Wehen im Wochenbett.) Bull. de la soc.
d'obstétr. et de gynécol. de Paris Jg. 2, Nr. 8, S. 696—698.   4, 506.
Fabre et Rhenter, De la contraction utérine de la grossesse. (Über Uteruskon-
traktionen in der Schwangerschaft.) Bull. de la soc. d'obstétr. et de gynécol. de
Paris, Jg. 2, Nr. 5, S. 490—493.   3, 234.
Faust, Louis, The delivery of the placenta and membranes. (Die Lösung der Placenta
und Eihäute.) New York State journal of med. 13, S. 141—144.   1, 438.
Fossati, Giuseppe, I fenomeni plastici della testa fetale e la diagnosi postuma die
presentazione e di posizione. (Die plastischen Phänomene am Kopfe des Kindes
und die nachträgliche Lagendiagnose.) Arte ostetr. Jg. 27, Nr. 11, S. 161—169 u.
Nr. 12, S. 185—189.   2, 648.
Fraenkel, L., Vasomotorische Phänomene am Kopf durch Extrakte innerer Drüsen.
15. Versamml. d. dtsch. Ges. f. Gynaekol. Halle a. S., 14.—17. Mai 1913.   1, 818.
Goldstrom, Margarete, Über die prognostische Bedeutung des Nachweises von
Streptokokken im Vaginalsekret Kreißender. Zeitschr. f. Geburtsh. u. Gynaekol.
Bd. 73, H. 3, S. 737—754.   3, 179.
Haller, O. v., Geburten bei jugendlichen Erstgebärenden. Dissertation: München.
                                                                               3, 705.
Jaeger, Franz, Versuche zur Verwendung des β-Imidazolyläthylamins in der Ge-
burtshilfe. Zentralbl. f. Gynaekol. 37, S. 265—269.   1, 232.
La Torre, Gibt es vom geburtshilflichen Standpunkt einen bestimmten Typus der
Uterusmuskulatur? 17. internat. med. Kongr., London, Sekt. f. Geburtsh. u. Gynae-
kol., 6.—12. VIII. 1913.   3, 81.
Morley, W. H., The calcium content of the blood during pregnancy, labor and puer-
perium. (Der Calciumgehalt des Blutes während Schwangerschaft, Geburt und
Wochenbett.) (Transact. of the Americ. gynecol. soc. 38. ann. meet., Washington
6.—8. V. 1913.) Americ. journal of obstetr. Bd. 68, Nr. 2, S. 327—329 u. Surg.,
gynecol. a obstetr. Bd. 17, Nr. 3, S. 304—307.   3, 73, 289.
Mosbacher, Emil, Klinisch-experimentelle Beiträge zur Frage: Thyreoidea und
Wehentätigkeit. Zeitschr. f. Geburtsh. u. Gynaekol. Bd. 75, H. 2, S. 362—374.
                                                                               4, 120.
Müller, A., Die Benennung der Kindeslagen in der Geburtshilfe. (Bayrische gynaekol.
Gesellsch., Sitzung 9. III. 1913.) Zentralbl. f. Gynaekol. Jg. 37, Nr. 20, S. 736—737.
                                                                               2, 179.
O'Connor, Thomas S. A., Technique of the delivery room. Delivery of the patient.
Abnormal presentations and complications, and their treatment. (Einrichtung des
Gebärraumes, Entbindung der Frau; abnorme Lagen und Komplikationen sowie
deren Behandlung.) Albany med. ann. Bd. 34, Nr. 9, S. 509—534.   3, 342.
Perazzi, Piero, Intorno alle variazioni della formula leucocitaria e del quadro neutro-
filo di Arneth nella gravidanza, nel parto e nel puerperio. (Untersuchung über die
Veränderung des Leukocytenbefundes und des Arnethschen Blutbildes während
Schwangerschaft, Geburt und Wochenbett.) Fol. gynaecol. Bd. 8, Nr. 3, S. 459
bis 477.   4, 479.
Plantier, L., Chiromancie obstétricale. La laxité des doigts, mesure de la rétropulsivité
coccygienne. (Geburtshilfliche Chiromantie. Die Schlaffheit der Finger als Maß
für die Beweglichkeit des Os coccygis.) Paris méd. Jg. 1912/13, Nr. 41, S. 346—347.
                                                                               3, 179.
Rudaux, P., Hémorrhagie rétro-placentaire. (Retroplacentare Blutung.) Clinique
(Paris) Jg. 8, Nr. 17, S. 260—261.   2, 134.
Schäfer, P., Elektrokardiographische Untersuchungen bei der Gebärenden. 15. Ver-
samml. d. dtsch. Ges. f. Gynaekol. Halle a. S., 14.—17. Mai 1913.   1, 852.
Seitz, Die Störungen der inneren Sekretion in ihren Beziehungen zu Schwangerschaft,
Geburt und Wochenbett. 15. Versamml. d. dtsch. Ges. f. Gynaekol. Halle a. S.,
14.—17. Mai 1913.   1, 757.
Seitz, L., Ein Vorwort zu meinem Referat: Über Störungen der innern Sekretion
in ihren Beziehungen zu Schwangerschaft, Geburt und Wochenbett. Monatsschr. f.
Geburtsh. u. Gynaekol. 37, S. 417—420.   1, 555.

Sellheim, Hugo, Über einen wesentlichen Unterschied zwischen natürlicher Geburt und künstlicher Entbindung. Beitr. z. Geburtsh. u. Gynaekol. Bd. 19, H. 1, S. 1—12. 3, 342.

Silvestri, T., Può l'adrenalina provocare l'aborto? (Kann Adrenalin Abortus verursachen?) Gazz. d. osp. e d. clin. Jg 34, Nr. 129, S. 1351—1352. 3, 547.

Solomons, Bethel A. H., Some sequelae of labour. (Über einige durch Geburten verursachte Schäden.) Transact. of the roy. acad. of med. in Ireland Bd. 31, S. 363 bis 375. 4, 280.

Telfair, John H., Vagitus uterinus. (Vagitus uterinus.) New York med. journal Bd. 98, Nr. 15, S. 711—713. 3, 548.

Traugott, M., und M. Goldstrom, Über die bakteriologische Untersuchung des Vaginalsekretes Kreißender und seine prognostische Bedeutung für den Verlauf des Wochenbetts. Zentralbl. f. Gynaekol. 37, S. 225—227. 1, 241.

Zanfrognini, Organoterapia surreno-midollare in ostetricia. (Organotherapeutische Anwendung des Adrenalins in der Geburtshilfe.) (Soc. Emiliana e Marchigiana di ostetr. e ginecol., 26. 1913, Bologna.) Ann. di ostetr. e ginecol. 35, S. 247—248. 1. 481.

Zinsser, Giftigkeit des Harns Gebärender und Eklamptischer. 15. Versamml. d. dtsch. Ges. f. Gynaekol. Halle a. S., 14.—17. Mai 1913. 1, 792.

Pathologie und Therapie der Geburt.

Anomalien der weichen und knöchernen Geburtswege.

Anomalien der Weichteile.

Alderson, G. G., Two cases of contraction ring complicating labour. (Zwei Fälle von Geburtshindernis infolge Kontraktionsringes.) Journal of obstetr. a. gynaecol. of the Brit. emp. Jg. 24, Nr. 4, S. 218—220. 4, 352.

Ambrosini, Filippo, Taglio cesareo demolitore in donna con distocia grave vaginale, (Kaiserschnitt, Porro, bei schwerer vaginaler Veränderung.) Arte ostetr. Jg. 27. Nr. 19, S. 289—293. 3, 409.

Bayer, Heinrich, Über Blasensprung und Blasenstich und über die Strikturen der Cervix. Zeitschr. f. Geburtsh. u. Gynaekol. Bd. 74, H. 1, S. 1—67. 3, 408.

Bertlich, H., Schwangerschafts- und Geburtsstörungen bei Mißbildung des Uterus, speziell bei Uterus bicornis. Dissertation: Heidelberg. 4, 345.

Bonnet, E., 4 Fälle von Geburtsstörungen nach vaginaler Fixation des Uterus. Dissertation: Greifswald. 4, 353.

Braude, J., Die Durchgängigkeit des Cervicalkanals und des Muttermundes am Ende der Schwangerschaft. Zentralbl. f. Gynaekol. Jg. 37, Nr. 47, S. 1709—1713. 3, 669.

Bublitschenko, Abortus spontaneus praeternaturalis als ätiologisches Moment bei Entstehung einer Fistula cervicovaginalis laqueartica. Monatsschr. f. Geburtsh. u. Gynaekol. Bd. 38, H. 4, S. 405—417. 3, 344.

Ferré, Musculature inusitée du tiers supérieur du vagin. Dystocie. (Ungewöhnliche Muskulatur des oberen Scheidendrittels. Geburtshindernis.) Bull. de la soc. d'obstétr. et de gynécol. de Paris Jg. 2, Nr. 3, S. 288—290. 3, 293.

Fränkel, L., Geburt nach operativer Vereinigung doppelter Gebärmütter. (Med. Sekt. d. schlesischen Ges. f. vaterl. Kultur, Breslau, Sitzg. v. 13. VI. 1913.) Berl. klin. Wochenschr. Jg. 50, Nr. 34, S. 1589. 3, 456.

Fraipont, Fissures péritonéales du corps utérin dans les cas de décollement du placenta normalement inséré. (Peritoneale Fissuren des Uteruskörpers in den Fällen von vorzeitiger Lösung der normal inserierten Placenta.) Bull. de l'acad. roy. de méd. de Belgique Bd. 27, Nr. 11, S. 905—919. 4,713.

Frank, Schwangerschaft und Geburt bei doppelter Gebärmutter und Scheide. (Geburtsh.-gynaekol. Ges. Cöln, Sitz. v. 12. II. 1913.) Monatsschr. f. Geburtsh. u. Gynaekol. Bd. 38, Ergänzungsh., S. 339—340. 2, 495.

Gilles, R., Césarienne vaginale pour sténose du col chez une éclamptique. (Vaginaler Kaiserschnitt wegen Stenose des Collums bei einer Eklamptischen.) Bull. de la soc. d'obstétr. et de gynécol. de Paris Jg. 2, Nr. 5, S. 528—530. 3, 295.

Gutzmann, Fr., Über Kaiserschnitte bei Geburtsstörungen nach antefixierenden Operationen am Uterus. Frauenarzt Jg. 28 H. 8, S. 338—347. 3, 636.

Harper, Paul T., Contraction ring dystocia. (Geburtsstörungen infolge tonischer Kontraktion des Bandlschen Ringes.) New York State journal of med. Bd. 13, Nr. 10, S. 535—539 u. Americ. journal of obstetr. a. dis. of women a. childr. Bd. 68, Nr. 4, S. 640—649. 3, 601; 4, 279.

Harris, S. Harry, A consideration of the effects on labour of ventrofixation of the uterus. With report of two cases of dystocia. (Betrachtung über den Einfluß der Ventrofixation des Uterus auf die Geburtsarbeit. Mit Bericht über 2 Fälle von Geburtsbehinderung.) Australas. med. gaz. Bd. **35**, Nr. 4, S. 61—64. **4**, 587.

Jardine, Robert, The retraction ring as a cause of obstruction in labour. (Der Kontraktionsring als Geburtshindernis.) Transact. of the Edinburgh obstetr. soc. Bd. **38**, S. 216—227 u. Lancet Bd. **2**, Nr. 14, S. 998—1000. **4**, 352, 507.

Jeannin, Cyrille, Dystocie par occlusion cicatricielle du vagin. Césarienne mutilatrice. Guérison. (Gebärunmöglichkeit infolge narbigen Verschlusses der Scheide. Kaiserschnitt mit Wegnahme des Uterus. Heilung.) Bull. de la soc. d'obstétr. et de gynécol. de Paris Jg. **2**, Nr. 8, S. 658—661. **4**, 279.

Jennissen, J. A. M. J., Geburtsstörung nach Ventrofixation. Geneesk. Tijdschr. Ned.-Indië Bd. **53**, H. 4, S. 607—614. (Holländisch.) **3**, 242.

Kirchbach, Uterus bicornis unicollis mit gleichzeitiger Gravidität in jedem der beiden Hörner und verschiedenzeitiger Ausstoßung lebender und lebensfähiger Früchte. Dtsch. med. Wochenschr. Jg. **39**, Nr. 26, S. 1253—1254. **2**, 502.

Kosmak, George W., Dystocia following in interposition operation, complicated by placenta previa. (Dystokie nach einer Interpositionsoperation, durch Placenta praevia kompliziert.) (Transact. of the New York acad. of med., sect. on obstetr. a gynecol., meet. 22. V. 1913.) Americ. journal of obstetr. a. dis. of women a. childr. Bd. **68**, Nr. 4, S. 783—784. **3**, 601.

Oui, Opération césarienne pour rigidité du col. Mort par embolie pulmonaire. (Kaiserschnitt wegen Starrheit der Cervix; Tod an Lungenembolie.) Bull. de la soc. d'obstétr. et de gynécol. de Paris Jg. **2**, Nr. 5, S. 466—468. **3**, 296.

Oui, Rigidité du col chez une syphilitique. Opération césarienne vaginale. Mort. (Rigidität des Collum bei einer Syphilitischen. Vaginaler Kaiserschnitt. Exitus.) Semaine gynécol. Jg. **18**, Nr. 41, S. 325—326. **3**, 670.

Oui, Hystéropexie par ventrofixation. Basin rétréci. Présentation du front transformé en face. Basiotripsie. (Befestigung des Uterus an der Bauchwand. Verengtes Becken. Stirnlage umgewandelt in Gesichtslage. Basiothrypsie.) Bull. de la soc. d'obstétr. et de gynécol. de Paris Jg. **2**, Nr. 7, S. 635—637. **3**, 547.

Pierra, Louis, A propos d'une observation de travail lent et irrégulier, par suite de spasme et d'œdème du col. (Ein Fall von langsamer und unregelmäßiger Geburtsarbeit infolge von Spasmus und Ödem des Muttermundes.) Journal des sages-femmes Jg. **41**, Nr. 16, S. 313—316. **2**, 774.

Pinzani, Lo spasmo del cercine di contrazione come causa di gravissima distocia nella deflessione della testa fetale. (Der Krampf am Kontraktionsring als Ursache einer sehr schweren Geburtskomplikation bei den Deflexionslagen.) (Soc. toscana di ostetr. e ginecol.) Morgagni, P. II. **55**, S. 137—140. **1**, 241.

Rudaux, P., De l'oblitération de l'orifice externe du col de l'utérus pendant le travail. (Obliteration des ostium externum cervicis uteri während der Geburt.) Clinique (Paris) Jg. **8**, Nr. 38, S. 603—605. **4**, 551.

Schlüter, H., Ein Fall von Conglutinatio orificii externi intra partum. Dissertation: München. **4**, 352.

Uthmöller, Schwere Geburten nach Vaginäfixur, ein Fall kompliziert durch einen Foetus papyraceus. Zentralbl. f. Gynäkol. Jg. **37**, Nr. 18, S. 653—355. **1**, 846.

Vallois, Opération césarienne tardive et rétraction de l'anneau de Bandl. (Später Kaiserschnitt und Zusammenschnüren des Bandelschen Ringes.) Bull. de la soc. d'obstétr. et de gynécol. de Paris Jg. **2**, Nr. 3, S. 256—259. **3**, 245.

White, Clifford, The contraction ring as a cause of dystocia. (Kontraktionsring als Geburtshindernis.) Clin. journal Bd. **42**, Nr. 3, S. 33—41. **1**, 696.

White, Clifford, The contraction ring as a cause of dystocia, with a description of a specimen removed by hysterectomy during labour. (Der Kontraktionsring als Geburtshindernis, mit Beschreibung eines Präparates, während der Geburt durch Hysterektomie entfernt.) Proceed. of the roy. soc. of med. **6**, obstetr. a. gynaecol. sect. S. 70—85 u. Lancet **184**, S. 604—607. **1**, 299, 344.

Willey, Florence, A case of hydrocephalus complicated by eclampsia, fibroids and a contraction ring. (Ein Fall von Hydrocephalus, der durch Eklampsie, Myome und einen Kontraktionsring kompliziert war.) Proceed. of the roy. soc. of med. **6**, obstetr. a. gynaecol. sect. S. 86—92. **1**, 240.

Anomalien des knöchernen Beckens.

Aguillon, L., Contribution à l'étude clinique des bassins coxalgiques au point de vue obstétrical. (Zur Kenntnis der coxalgischen Becken vom geburtshilflichen Gesichtspunkt.) Thèse: Algier. **5**, 276.

Bachrach, M., Die Assimilationsbecken der Heidelberger Universitäts-Frauenklinik.
Zeitschr. f. Geburtsh. u. Gynaekol. Bd. 75, H. 2, S. 425—469. 4, 461.
Baron, Naine achondroplasique. Accouchement au huitième mois. Dystocie osseuse.
Basiotripsie. (Zwergwuchs infolge Achondroplasie. Geburt im achten Monat.
Geburtshindernis durch die Beckenknochen. Kranioklasie.) (Soc. des sciences méd.
de la Côte-d'Or.) Prov. méd. 26, S. 121. 1, 437.
Becker, K., Ein beiderseitig ankylotisches Robertsches Becken. Monatsschr. f. Ge-
burtsh. u. Gynaekol. Bd. 38, H. 5, S. 517—523. 3, 499.
Bertino, Alessandro, Contributo alla studio del bacino ovalare obliquo di Naegele.
(Beitrag zur Kenntnis des schief ovalen Beckens von Nägele.) Ginecologia Jg. 10,
Nr. 15, S. 453—484. 4, 152.
Brandt, Kr., Über Osteomalacie. Norsk Magaz. for Laegevidenskaben Jg. 1913,
H. 10, S. 1332. (Norwegisch.) 3, 547.
Breus, C., Zur Ätiologie und Genese der Ottoschen Protrusion des Pfannenbodens.
Wien. klin. Wochenschr. 26, S. 167—175. 1, 107.
Castro, Antonio, Sopra un caso di disgiunzione della sinfisi pubica. (Über einen
Fall von mangelhafter Funktion der Symphysis pubica.) Nicosia. 16 S. 4, 551.
Commandeur, Bassin vicié par ankylose des deux hanches. (Beckenverengerung,
bedingt durch doppelseitige Hüftgelenksankylose.) Bull. de la soc. d'obstétr. et de
gynécol. de Paris Jg. 2, Nr. 2, S. 90—95. 3, 499.
Cuny, Fernand, Die Behandlung der Geburt bei engem Becken in Basel. Mit Vor-
wort von Otto v. Herff. Zeitschr. f. Geburtsh. u. Gynaekol. Bd. 74, H. 2/3, S. 709
bis 756. 3, 632.
Delmas, Paul, Opération césarienne vaginale avant le terme après insuccès des
moyens provocateurs de l'accouchement dans un cas de bassin rachitique aplati.
(Vaginaler Kaiserschnitt vor dem Schwangerschaftsende nach Versagen der Mittel
zur künstlichen Geburtseinleitung bei einem plattrachitischen Becken.) Bull. de la
soc. d'obstétr. et de gynécol. de Paris Jg. 2, Nr. 9, S. 819—822. 4, 634.
Dietrich, Hans Albert, Die Behandlung des engen Beckens. Zentralbl. f. d. ges.
Gynaekol. u. Geburtsh. s. d. Grenzgeb. Bd. 3, H. 7, S. 305—322. 3, 305.
Dührssen, A., Geburt bei engem Becken. Med. Klinik Jg. 9, N. 19, S. 735—739.
3, 377.
Durlacher, Über eine Frühgeburtseinleitung bei platt rachitischem Becken bei
Gravidität des rechten Hornes eines Uterus bicornis unicollis mit einigen epikri-
tischen Bemerkungen. Münch. med. Wochenschr. Jg. 60, Nr. 34, S. 1882—1883.
3, 77.
Esch, P., Wieviele ausgetragene Kinder passieren beim platten Becken in Schädel-
lage spontan den Beckeneingang und kommen lebend zur Welt? 15. Versamml. d.
dtsch. Ges. f. Gynaekol., Halle a. S., 14.—17. Mai 1913. 1, 697.
Esch, P., Über den Einfluß des platten Beckens auf die Geburt in normaler Schädel-
lage. Zeitschr. f. Geburtsh. u. Gynaekol. Bd. 74, H. 2/3, S. 920—941. 3, 498.
Fabre et Bourret, Un cas de bassin à diamètre antéro-postérieur prédominant.
(Über ein nur im graden Durchmesser erweitertes Becken.) Bull. de la soc. d'ob-
stétr. et de gynécol. de Paris Jg. 2, Nr. 2, S. 108—114. 3, 343.
Fabre et Bourret, Un cas de nanisme d'origine probablement achondroplasique.
(Ein Fall von Nanismus mit wahrscheinlichem achondroplasischem Ursprung.)
Bull. de la soc. d'obstétr. et de gynécol. de Paris Jg. 2, Nr. 9, S. 790—795. 4, 631.
Ferré, Difficulté du pronostic de bassin rétréci. (Prognostische Schwierigkeiten beim
engen Becken.) Bull. de la soc. d'obstétr. et de gynécol. de Paris Jg. 2, Nr. 3
S. 290—291. 3, 343
Franqué, Otto v., Über Spaltbecken. Zugleich ein Beitrag zur Verdoppelung der
inneren Genitalien. Zeitschr. f. Geburtsh. u. Gynaekol. Bd. 75, H. 1, S. 76—100
3, 634
Freudenthal, Gustav, Ein (neuer) Kunstgriff zur (unblutigen) Erweiterung des
grad-verengten Beckens. Berl. klin. Wochenschr. Jg. 50, Nr. 15, S. 688. 1, 698
Fries, J., Über das Becken bei spinaler Kinderlähmung mit besonderer Berücksichtigung
des Geburtsverlaufes. Dissertation: Würzburg. 21 S. 4, 712
Fruhinsholz, A., Histoire obstétricale d'une femme porteuse d'un bassin de Naegelé
(Geburtsgeschichte einer Frau mit „Naegelschem Becken".) Bull. de la soc. d'ob
stétr. et de gynécol. de Paris Jg. 2, Nr. 9, S. 840—848. 4, 630
Fruhinsholz, A., A propos d'une opération de Porro dans un cas de bassin coxalgiqu
à type exceptionnel. (Eine Porro-Operation bei einem Fall von coxalgischem Becken
von außergewöhnlicher Bildung.) Rev. prat. d'obstetr. et de paediatr. Jg. 26
Nr. 289, S. 161—170 u. Bull. de la soc. d'obstétr. et de gynécol. de Paris Jg. 2
Nr. 2, S. 116—121. 2, 603; 3, 246

Fuster, Rétrécissemen du bassin plus petit que 8 centimètres. Infection grave. Césarienne. Hystérectomie subtotale. (Verengtes Becken, kleiner als 8 cm. Schwere Infektion. Kaiserschnitt. Subtotale Hysterektomie.) Bull. de la soc. d'obstétr. et de gynécol. de Paris Jg. 2, Nr. 2, S. 58—61. **3, 376.**

Gallant, Ernest, Prolonged-precipitate parturition due to disengagement of the disproportionate head. (Verzögerte-überstürzte Geburt durch Freimachen [d. h. Richtigstellen] des unproportionierten Kopfes.) Med. rec. Bd. 84, Nr. 8, S. 337 bis 339. **3, 86.**

Gerstenberg, E., Bemerkungen zu Heinrich Rotters: „Verfahren zur Heilung enger Becken." Zentralbl. f. Gynaekol. **37,** S. 409—412. **1, 561.**

Gilles, R., Bassin fendu. (Spaltbecken.) Bull. de la soc. d'obstétr. et de gynécol. de Paris Jg. 2. Nr. 6, S. 597. **3, 242.**

Harrar, James A., When is the high forceps operation justifiable? (Wann ist die hohe Zange gerechtfertigt?) Americ. journal of obstetr. **67,** S. 217—226. **1, 247.**

Hirst, Barton Cooke, A case of unusual pelvic deformity. (Ein Fall von ungewöhnlicher Beckendeformität.) (Obstetr. soc. of Philadelphia, meet. 2. I. 1913.) Americ. journal of obstetr. Bd. **67,** Nr. 4, S. 777. **1, 698.**

Hüffel, Adolf, Zur Geburtsleitung beim engen Becken. Fortschr. d. Med. **31,** S. 148 bis 153. **1, 145.**

Jacob, Malformation, peut-être congénitale, du bassin, s'étant manifestée, pour la première fois, au moment de la puberté, sous les apparences d'une coxalgie. (Eine, vielleicht kongenitale, Beckendeformität, die sich zuerst in der Pubertät unter dem Bilde Coxalgie zeigte.) Bull. et mém. de la soc. de chirurg. Bd. **39,** Nr. 40, S. 1769 bis 1777. **4, 508.**

Imhof, A., Über Geisteskrankheit und Osteomalacie. Zeitschr. f. d. ges. Neurol. u. Psychiatr., Orig. **14,** S. 137—157. **1, 88.**

Itzkowitsch, J., Fertilität nach beckenerweiternden Operationen und Kaiserschnitt. Dissertation: München. **4, 353.**

Jung, Wöchnerin mit querverengtem (Robertschen) Becken. (Med. Ges. Göttingen. Sitz. 23. I. 1913.) Dtsch. med. Wochenschr. **39,** S. 436. **1, 300.**

Kahrs, N., Künstliche Frühgeburt bei engem Becken. Norsk Magaz. for Laegevidenskaben Jg. **1913,** H. 10, S. 1352. (Norwegisch.) **3, 547.**

Kalmikoff, K. N., Ein Fall von Osteomalacie geheilt durch Kastration. Russ. Monatsschr. f. Geburtsh. u. Gynaekol. **28,** S. 123—131. (Russisch.) **1. 239.**

Kehrer, E., Vorläufige Mitteilung zur exakten röntgenologischen Beckenmessung. Zentralbl. f. Gynäkol. **37,** S. 55. **1, 103.**

Knipe, Wm. H. Wellington, A case of pubiotomy for funnel pelvis. (Fall von Pubiotomie bei Trichterbecken.) (Soc. of the alumni of the Sloane hosp. f. women, meet. 24. I. 1913.) Americ. journal of obstetr. Bd. **67,** Nr. 5, S. 984—989. **2, 182.**

Kupferberg, Zur Therapie des engen Beckens. (Ärztl. Kreisver. Mainz, Sitz. vom 7. Jan. 1913.) Münch. med. Wochenschr. Jg. **60,** Nr. 28, S. 1575. **2, 457.**

Lassale, Bassin rachitique généralement rétréci et aplati. Opération de Porro. Rareté de l'opération césarienne à Nimes. (Rachitisches, allgemein verengtes und plattes Becken. Operation nach Porro. Seltenheit des Kaiserschnitts in Nimes.) Bull. de la soc. d'obstétr. et de gynécol. de Paris Jg. 2, Nr. 4, S. 360—365. **3, 245.**

Leavitt, Frederick E., Moderate degrees of pelvic contraction and their obstetric problems. (Mäßige Grade von Beckenverengerung und ihre geburtshilfliche Bedeutung.) Journal of the Americ. med. assoc. **60,** S. 4—6. **1, 73.**

Marx, S., Clinical experience with pituitrine in obstetrics and gynecology. (Klinische Erfahrungen mit Pituitrin in Geburtshilfe und Gynaekologie.) Americ. journal of surg. Bd. **27,** Nr. 9, S. 344—347. **3, 342.**

Mayer, A., Über einige seltene Formen von engem Becken. Beitr. z. Geburtsh. u. Gynäkol. **18,** S. 53—72. **1, 37.**

Nathanson, J., Ein Fall von halbseitigem chondrodystrophischem Zwergwuchs. Dissertation: Marburg. **5. 72.**

Ogata, M., Die Symptomatologie der Rachitis und Osteomalacie in Japan. Beitr. z. Geburtsh. u. Gynäkol. **18,** S. 8—38. **1, 70.**

Pierra, Louis, Bassin rachitique aplati et présentation du siège. (Rachitisch plattes Becken und Steißlage.) Journal des sages-femmes Jg. 41, Nr. 15, S. 305—307. **2, 711.**

Plauchu, E., Scolio-cyphose rachitique à grandes déformations. (Hochgradige rachitische Kyphoskoliose.) Rev. mens. de gynécol., d'obstétr. et de pédiatr. Jg. **8,** Nr. 6, S. 391—394. **3. 82.**

Ponfick, W., Die Erfolge der künstlichen Frühgeburt beim engen Becken mittleren Grades. Zeitschr. f. Geburtsh. u. Gynaekol. Bd. **73** H. 2, S. 452—468. **2, 326.**

Pouliot, Léon, Quelques considérations pratiques sur les indications de l'opération césarienne dans les bassins rétrécis. (Einige praktische Erwägungen über die Indikationen des Kaiserschnittes bei engem Becken.) Rev. prat. d'obstétr. et de gynécol. Jg. 21, Nr. 10, S. 289—298. 4, 122.

Remy, S., L'accouchement prématuré doit-il être conservé dans la thérapeutique des bassins rétrécis? (Soll die Frühgeburt in der Behandlung der engen Becken beibehalten werden?) Rev. méd. de l'est Bd. 45, Nr. 21, S. 784—791. 3, 634.

Ribas, Guillermo, Behandlung des engen Beckens. Rev. de med. y cirugía. Jg. 27, Nr. 5, S. 129—139. (Spanisch.) 3, 705.

Rotter, Heinrich, Verfahren zur Heilung enger Becken. Zentralbl. f. Gynäkol. 37, S. 52—55. 1, 73.

Rouvier, J., III para, à bassin aplati avec PPM de 0,07 centimètres. Accouchement prématuré provoqué au début du 9e mois. Opération de Gigli, avec forceps au détroit supérieur. Succès pour lamére et l'enfant. (Drittgebärende mit einem platten Becken, dessen Conjugata ca. 7 cm beträgt. Künstliche Frühgeburt im Beginn des IX. Monats. Operation nach Gigli, hohe Zange. Guter Ausgang für Mutter und Kind.) Bull. de la soc. d'obstétr. et de gynécol. de Paris Jg. 2, Nr. 9, S. 778—782. 4, 712.

Rouvier, Jules, Pelviviciation. Sphacèle génital ante-partum. Infection amniotique. Basiotripsie. Crochet axillaire. Guérison. (Fehlerhaftes Becken, Genital-Gangrän vor der Geburt. Infektion des Fruchtwassers. Basiotripsie. Achselhacken. Heilung.) Bull. de la soc. d'obstétr. et de gynécol. de Paris Jg. 2, Nr. 5, S. 449—452. 3, 293.

Schmid, Hans Hermann, Über dauernde Erweiterung des knöchernen Beckens. Vortrag, geh. a. d. 85. Vers. dtsch. Naturforscher u. Ärzte, Wien, 21.—26. IX. 1913. 3, 343.

Schwarz, Henry, The management of pregnancy and labor in the presence of pelvic contraction. (Leitung von Schwangerschaft und Geburt bei Beckenverengerungen.) Lancet-clin. Bd. 109, Nr. 8, S. 200—201. 5, 376.

Solomons, Bethel A. H., Some sequelae of labour. (Über einige durch Geburten verursachte Schäden.) Transact. of the roy. acad. of med. in Ireland Bd. 31, S. 633 bis 375. 4, 280.

Strasser, H., Lehrbuch der Muskel- und Gelenkmechanik. Bd. 2: Spezieller Teil. Berlin, Springer. VIII, 538 S. M. 28.—. 1, 383.

Taussig, Fred. J., Cesarean section in an achondroplastic dwarf. (Kaiserschnitt bei einem achondroplastischen Zwerg.) Americ. journal of obstetr. 67, S. 248—253. 1, 245.

Wessinger, John A., A case of flat pelvis, with some interrogations. (Ein Fall von flachem Becken, mit einigen Fragen.) Physician a. surg. Bd. 35, Nr. 5, S. 215—217. 3, 242.

Wilson, Treatment of obstructed labour. (Die Behandlung von Geburtshindernissen.) Lancet 184, S. 320. 1, 146.

Anomalien von seiten des Eies.

Fehlerhafte Lage der Frucht.

Bilsted, E., Vorfall beider Unterextremitäten neben dem Kopfe. Zentralbl. f. Gynaekol. Jg. 37, Nr. 38, S. 1398—1399. 3, 293.

Bonnet-Laborderie, A., Sur un cas de présentation de l'épaule négligée traité par l'embryotomie rachidienne. (Ein Fall von vorliegender, eingekeilter Schulter; Extraktion des Rumpfes nach Durchtrennung der Wirbelsäule.) Journal des sages-femmes Jg. 41, Nr. 13, S. 292—294. 2, 713.

Cauberghs-Pairot, Évolution spontanée chez une tertipare à 7¼ mois de grossesse. (Spontane Entwicklung einer 7¼ Monate alten, querliegenden Frucht bei einer III. para.) Journal d'accouchements 34, S. 109—110. 1, 649.

Fieux, A propos de l'abaissement prophylactique du pied dans la présentation du siège décomplété mode des fesses. (Über das Herunterholen des Fußes bei Steißfußlage.) Rev. prat. d'obstétr. et de paediatr. Jg. 26, Nr. 295, S. 353—370. 4, 353.

Gutiérrez, Julián, Unvollständige Steißlage. Gac. méd. del Sur de España, Bd. 31, Nr. 25, S. 586—589. (Spanisch.) 4, 423.

Grosvenor, F. B., Faulty presentations in obstetrics. (Fehlerhafte Lagen des Kindes in der Geburtshilfe.) Eclect. med. journal Bd. 73, Nr. 3, S. 132—134. 1, 788.

Heaney, N. Sproat, Birth by conduplicato corpore. (Geburt „conduplicato corpore".) Surg., gynecol. a. obstetr. Bd. 16, Nr. 6, S. 713—714. 3, 243.

Jullien, De l'hystérectomie totale dans les présentations vicieuses négligées. (Totalexstirpation des Uterus bei verschleppten falschen Lagen.) Prov. méd. 26, S. 45—47, Jg. 26, Nr. 27, S. 298 u. Nr. 41, S. 445—447.   1, 383; 2, 648; 3, 548.

King, Über Lagekorrektur der Querlage durch Schenkelkompression. 17. internat. med. Kongr., London, Sekt. f. Geburtsh. u. Gynaekol., 6.—12. VIII. 1913. 3, 83.

Klein, C. U. von, Uterus bicornis (supraseptus) als Ätiologie chronischer Querlage. (Sechs eigene Wendungen in einem, Sectio caesarea in einem anderen Falle.) Zentralbl. f. Gynaekol. 37, S. 452—456.   1, 437.

Kopeliowitsch, S., Beitrag zur Pathologie der Gesichts- und Stirnlagen. Dissertation. Berlin.   3, 499.

Lehle, Die Behandlung der Vorderhauptslagen. Münch. med. Wochenschr. Jg. 60, Nr. 16, S. 860—863.   1, 788.

Lévy, Ed., Dystocie au cours de l'accouchement gémellaire. (Dystokie im Verlauf einer Zwillingsgeburt.) Rev. prat. d'obstétr. et de paediatr. Jg. 26, Nr. 11, S. 337—345.   4, 279.

McGlinn, John A., Four cases of floating head due to anterior version of the uterus. (Vier Fälle von beweglichem Kopfe infolge von Anteversion des Uterus.) (Obstetr. soc. of Philadelphia, meet. 2. 1. 1913.) Americ. journal of obstetr. Bd. 67, Nr. 4, S. 766—770.   1, 649.

Morell, Th., Sechzehn Fälle von verschleppter Querlage und ihre Behandlung in der Universitäts-Frauenklinik zu München. Dissertation: München.   4, 353.

Mosher, Geo. C., The problem of the occipitoposterior position. (Über hintere Hinterhauptslagen.) Interstate med. journal Bd. 20, Nr. 11, S. 1058—1063.   4, 205.

Nacke, W., Drei Fälle von hohem Gradstand. (Zwei davon in Positio occip. pubica, einer in Positio occip. sacralis.) Zeitschr. f. Geburtsh. u. Gynaekol. Bd. 74, H. 2/3, S. 579—582.   3, 499.

Oria, Juan H., Thornscher Handgriff. Bol. de Cirugía, Santander Jg. 3, Nr. 2, S. 47—49. (Spanisch.)   4, 120.

Oui, Hystéropexie par ventrofixation. Basin rétréci. Présentation du front transformé en face. Basiotripsie. (Befestigung des Uterus an der Bauchwand. Verengtes Becken. Stirnlage umgewandelt in Gesichtslage. Basiothrypsie.) Bull. de la soc. d'obstétr. et de gynécol. de Paris Jg. 2, Nr. 7, S. 635—637. 3, 547.

Pankow, O., Der hohe Geradstand. Monatsschr. f. Geburtsh. u. Gynaekol. Bd. 38, H. 2, S. 128—142.   2, 602.

Pinzani, Lo Spasmo del cercine di contrazione come causa di gravissima distocia nella deflessione della testa fetale. (Der Krampf am Kontraktionsring als Ursache einer sehr schweren Geburtskomplikation bei den Deflexionslagen. (Soc. toscana di ostetr. e ginecol.) Morgagni, P. II. 55, S. 137—140.   1, 241.

Pursche, Fr. K., Über verhakte Zwillinge. Dissertation: Jena.   4, 423.

Rabaute, Présentation de l'épaule négligée et embryotomie dans la pratique rurale. (Verschleppte Schulterlage und Embryotomie in der Landpraxis.) Thèse de Toulouse. Nr. 55. 58 S.   5, 73.

Rouvier, J., Mutation spontanée d'une présentation du siège en présentation du sommet 24 heures avant l'accouchement à terme. (Spontane Umwandlung einer Beckenendlage in eine Schädellage 24 Stunden vor der Niederkunft.) Bull. de la soc. d'obstétr. et de gynécol. de Paris Jg. 2, Nr. 3, S. 172—175.   3, 240.

Villapadierna, M., Die Stirnlagen. Siglo méd. 60, S. 133—135 und 146—149. (Spanisch.)   1, 491.

Wortsmann, K., Über den Vorfall mehrerer Extremitäten bei Schädellage. Dissertation: Bern.   4, 90.

Placenta praevia.

Bengelsdorff, R., Ein Fall von Sectio caesarea bei Placenta praevia centralis. Finska Läkaresällsk. Handl. 55, H. 8, S. 204—209. (Schwedisch.)   2, 650

Boero, Enr. A., Behandlung der Blutung beim Sitz der Placenta auf dem unteren Uterinsegment. Rev. de la Soc. Méd. Argent. Bd. 21, Nr. 122, S. 633—666. (Spanisch.)   4, 120.

Boni, A., Sulla cura della placenta previa. (Die Behandlung der Placenta praevia.) Rass. d'ostetr. e ginecol. Jg. 22, Nr. 2, S. 65—73.   3, 31.

Calderon, Fernando, Vorläufiger Bericht über die neun ersten, wegen Placenta praevia in den Philippinen ausgeführten Fälle von Kaiserschnitt. Progresos de la Clinica, Jg. 1, Nr. 8, S. 57—58. (Spanisch.)   3, 409.

Cathala, V., Opération césarienne conservatrice pour insertion vicieuse du placenta. (Konservativer Kaiserschnitt bei fehlerhaftem Sitz der Placenta.) Bull. de la soc. d'obstétr. et de gynécol. de Paris Jg. 2, Nr. 9, S. 751—757. **4, 684.**

Cerecedo, M., Placenta praevia centralis. Siglo méd. Jg. **60**, Nr. 3114. (Spanisch.) **4, 120.**

Clivio, Innocente, Placenta previa. Arte ostetr. Jg. 27, Nr. 14, S. 209—219. (Vortrag in Hebammen-Versammlung.) **2, 711.**

Devèze, Deux cas d'insertion centrale du placenta. (Zwei Fälle von zentraler Placentarinsertion.) Bull. de la soc. d'obstétr. et de gynécol. de Paris Jg. 2, Nr. 4, S. 367—369. **3, 243.**

Döderlein, Über die Behandlung der Placenta praevia. 17. internat. med. Kongr., London, Sekt. f. Geburtsh. u. Gynaekol., 6.—12. VIII. 1913. **3, 82.**

Dubrowinsky, Sch. L., Zur Behandlung der Placenta praevia. Dissertation. Berlin. **3, 499.**

Engelmann, 3 Fälle von schwerer intrauteriner Blutung bei Placenta praevia. (Sitz.-Ber. d. klin. Demonstrationsabende der Krankenanst. zu Dortmund.) Med. Klinik **9**, S. 310. **1, 299.**

Foulkrod, Collin, Cesarean section for central placenta previa. (Sectio caesarea wegen Placenta praevia centralis.) Americ. journal of obstetr. **67**, S. 459—464. **1, 492.**

Gall, Piero, Pituglandol in der Behandlung der Placenta praevia. Zentralbl. f. Gynaekol. **37**, S. 334—337. **1, 343.**

Genter, G. G., Ein Fall von Placenta praevia. (Gynaek. Ges., Petersb., Sept. 1913.) Zeitschr. f. Geburtsh. u. Gynaek. Jg. 28, H. 12, S. 1856—1864. (Russ.) **4, 206.**

Gilles, R., Placenta praevia central. Dilatation manuelle et accouchement par voie transplacentaire. (Placenta praevia centralis. Manuelle Dilatation und Entbindung nach Durchbohrung der Placenta.) Bull. de la soc. d'obstétr. et de gynécol. de Paris Jg. 2, Nr. 6, S. 599—601 u. Rev. mens. de gynécol., d'obstétr. et de pédiatr. Jg. 8, Nr. 12, S. 753—755. **3, 243; 5, 135.**

Hauch, E., und Leopold Meyer, Pituitrin als Austreibungsmittel, besonders bei der Behandlung der Placenta praevia. Gynaekol. Rundschau 7, S. 132—137. **1, 343.**

Herz, Emanuel, Hypophysenextrakte bei Placenta praevia. Zentralbl. f. Gynaekol. Jg. **37**, Nr. 41, S. 1536—1539. **3, 378.**

Hüffell, Adolf, Die Pathologie und Therapie der Placenta praevia und die vorzeitige Lösung der regelrecht sitzenden Placenta. Zentralbl. f. d. ges. Gynaekol. u. Geburtsh. s. d. Grenzgeb. Bd. 2, H. 8, S. 337—358. **2, 337.**

Jolly, Die Entwicklung und Behandlung der Placenta praevia. 17. internat. med. Kongr., London, Sekt. f. Geburtsh. u. Gynaekol., 6.—12. VIII. 1913. **3, 83.**

Kosmak, George W., Dystocia following in interposition operation, complicated by placenta previa. (Dystokie nach einer Interpositionsoperation, durch Placenta praevia kompliziert.) (Transact. of the New York acad. of med., sect. on obstetr. a. gynecol., meet. 22. V. 1913.) Americ. journal of obstetr. a. dis. of women a. childr. Bd. **68**, Nr. 4, S. 783—784. **3, 601.**

Kosmak, George W., A case of placenta previa treated by cesarean section. (Ein Fall von Placenta praevia mit Kaiserschnitt behandelt.) (Soc. of the alumni of the Sloane hcsp. f. women, meet. 24. I. 1913.) Americ. journal of obstetr. Bd. **67**, Nr. 5, S. 999—1001. **3, 180.**

Kupermann, L., Placenta praevia und ihre Behandlung nach Braxton-Hicks. Dissertation: München. **4, 90.**

Lessing, H., Beitrag zur Lehre von der Placenta praevia. Dissertation. Berlin. **3, 499.**

McPherson, Ross, Treatment of placenta previa by cesarean section, when, if ever, is it justifiable? (Ist die Behandlung der Placenta praevia mit Kaiserschnitt berechtigt, und wenn ja, in welchen Fällen.) Americ. journal of obstetr. a. dis. of wom. a. childr. Bd. **68**, Nr. 6, S. 1140—1143. **4, 152.**

Morly, W. H., Report of two cases of abnormally situated placentae. (Mitteilung von zwei Fällen von Placenta praevia.) Journal of the Michigan State med. soc Bd. 12, Nr. 12, S. 653—654. **4, 90.**

Okada, H., Über einen Fall von Placenta marginata. Dissertation: München. **4, 353.**

Ortenberg, H. v., Placenta praevia centralis, kompliziert mit absolutem Wehenmangel und Querlage nach Vaginaefixatio. Zentralbl. f. Gynäkol. Jg. **37**, Nr. 18 S. 652—653. **1, 789.**

Pankow, Die anatomischen Grundlagen der Placenta praevia und ihre Bedeutung für die Therapie. Dtsch. med. Wochenschr. Jg. **39**, Nr. 18, S. 838—842. **1, 789.**

Scheffzek, Placenta praevia. (Gynaekol. Ges. Breslau. Sitzg. v. 4. III. 1913.) Monatsschr. f. Geburtsh. u. Gynaekol. Bd. 37, H. 6, S. 878—880. **2, 265.**

Schroeder, H., Placenta praevia und vaginaler Kaiserschnitt. Dissertation: München. **4, 424.**

Sutton, H. T., Management of placenta praevia by cesarean section. (Behandlung der Placenta praevia mittels Kaiserschnitt.) Lancet-clinic. Bd. 110, Nr. 21, S. 536 bis 537. **4, 279.**

Vallois, Présentation d'un placenta marginé. (Vorstellung einer Placenta marginata.) Bull. de la soc. d'obstétr. et de gynécol. de Paris Jg. 2, Nr. 4, S. 370. **3, 243.**

Wells, J. M., Placenta previa centralis. (Placenta praevia centralis.) Eclect. med. journal Bd. 73, Nr. 2, S. 73—74. **1, 789.**

Williams, Espy Milo, Abdominal cesarean section in eclampsia and central placenta previa; with reports of cases so treated. (Die Sectio caesarea per laparotoniam wegen Eklampsie und zentraler Placenta praevia; mit einem Bericht über derartig behandelte Fälle.) New Orleans med. a. surg. journal Bd. 65, Nr. 9, S. 633—639. **2, 182.**

Zabala, Placenta praevia und Kaiserschnitt. Arch. de ginecopatia, obstetr. y pediatr. 26, S. 1—9. (Spanisch.) **1, 243.**

Vorzeitige Lösung der normal sitzenden Placenta.

Couvelaire, Traitement chirurgical des hémorragies par décollement du placenta normalement et vicieusement inséré. (Chirurgische Behandlung von Blutungen, bedingt durch Placentarlösung bei normalem und pathologischem Sitz derselben.) Journal d. sages-femmes 41, S. 241—244, 249—250 u. 257—259. **2, 68.**

Essen-Möller, E., Beitrag zur Kenntnis der Pathologie der vorzeitigen Ablösung der normal inserierten Placenta. Lunds Univ. Arsskr. N. F. Afd. 2, Bd. 9, Nr. 10 (Kongl. Fysiograf. Sällsk. Handl. N. F. Bd. 24, Nr. 10). (Schwed.) **2, 458.**

Genter, H., Vorzeitige Lösung der normal sitzenden Placenta. Dissertation: St. Petersburg. 455 S. (Russisch.) **3, 128.**

Leemann, J., Solutio praematura placentae normaliter insertae. Gynaecol. helvet. Jg. 13, Herbstausg., S. 298—307. **5, 277.**

Queisner, Vorzeitige Lösung der normal sitzenden Placenta. (Nordostdtsch. Ges. f. Gynaekol., Sitz. v. I. II. 1913.) Monatsschr. f. Geburtsh. u. Gynaekol. 37, S. 529 bis 532. **1, 562.**

Spaeth, F., Kaiserschnitt bei vorzeitiger Lösung der regelrecht sitzenden Nachgeburt. Dtsch. med. Wochenschr. Jg. 39, Nr. 33, S. 1596—1598. **3, 180.**

Trillat, Décollement prématuré du placenta normalement inséré sans hématome rétro-placentaire. Anémie aiguë. Méthode de Momburg. Mort. (Vorzeitige Lösung der normal sitzenden Placenta ohne retroplacentares Hämatom. Starker Blutverlust. Anwendung der Momburgschen Methode. Tod.) Bull. de la soc. d'obstétr. et de gynéocl. de Paris Jg. 2, Nr. 8, S. 704—707. **4, 424.**

Anomalien der Nabelschnur (Umschlingung, Torsion, Vorfall, Zerreißung, Knotenbildung).

Andérodias, J., et R. Brandeis, Mort du foetus par torsion exagérée du cordon. (Tod des Foetus durch Torsion der Nabelschnur.) Rev. mens. de gynécol., d'obstétr. et de pédiatr. Jg. 8, Nr. 6, S. 389—391 u. Journal d. sages-femmes Jg. 41, Nr. 17, S. 323—324. **3, 30, 294.**

Berneick, Spontane vollständige Zerreißung der Nabelschnur bei einer an sich normalen Geburt. Zeitschr. f. Medizinalbeamte Jg. 26, Nr. 19, S. 728—729. **3, 344.**

Delle Chiaje, S., Torsion funiculaire et mort du foetus. (Drehung der Nabelschnur und Tod des Kindes.) Bull. de la soc. d'obstétr. et de gynécol. de Paris 2, S. 9—12; Rev. mens. de gynécol., d'obstétr. et de pédiatr. Jg. 8, Nr. 3, S. 174—176; Arch. ital. di ginecol. 16, S. 78—79 u. Rev. mens. de gynécol., d'obstetr. et de pédiatr. Jg. 8, Nr. 3, S. 174—176. **1, 242, 562; 2, 176, 292.**

Engau, Zur forensischen Bedeutung der Nabelschnurumschlingung. Vierteljahrsschr. f. gerichtl. Med. 45, S. 108—111. **1, 44.**

Guldjoglou, Alexandre, Conduite à tenir dans la procidence du condon ombilical. (Verhalten bei Nabelschnurvorfall.) Journal de méd. de Paris 33, S. 239—244. **1, 490.**

Henne, H., Zur Reposition des vorgefallenen Nabelschnur. Zentralbl. f. Gynaekol. Jg. 37, Nr. 51, S. 1853—1854. **4, 120.**

Holzapfel, Karl, Tod des Kindes durch einen wahren Nabelschnurknoten. Zeitschr. f. Geburtsh. u. Gynaekol. Bd. **74**, H. 1, S. 186—188. **3, 180.**

Johansson, Ruth, Contribution à l'étude de la procidence du cordon ombilical. (Beitrag zur Lehre des Nabelschnurvorfalles.) Arch. mens. d'obstétr. et de gynécol. Jg. 2, Nr. 12, S. 475—493. **4, 279.**

Johansson, Ruth, Beitrag zur Frage der Behandlung des Nabelschnurvorfalls. Allm. Svenksa Läkartidning Bd. **10**, Nr. 42, S. 1089—1107 u. Nr. 43, S. 1113—1122. (Schwedisch.) **3, 706.**

Kunsch, Nabelschnurumschlingung. Gynaekol. Ges., Berlin, Sitzg. v. 24. I. 1913. **2, 402.**

Le Lorier, V., Diagnostic des circulaires du cordon pendant la grossesse. (Diagnose der Nabelschnurumschlingungen während der Schwangerschaft.) Bull. de la soc. d'obstétr. et de gynécol. de Paris 2, S. 5—6. **1, 235.**

Lobo, V., Fuß- und Nabelschnurvorfall bei Schädellage. Siglo méd. Jg. **60**, Nr. 3096, S. 229—230. (Span.) **2, 502.**

Nebesky, O., Beitrag zur Nabelschnurzerreißung intra partum. Arch. f. Gynaekol. Bd. **100**, H. 3, S. 601—640. **3, 634.**

Plauchu et Faujas, Cordon en écharpe cause de mort du foetus pendant la grossesse. (Nabelschnurumschlingung als Todesursache des Kindes während der Schwangerschaft.) Rev. mens. de gynécol., d'obstétr. et de pédiatr. 8, S. 24—25. **2, 176.**

Sfameni, P., Sulla origine della inserzione velamentosa del funicolo e delle anomalie placentari che con esssa di frequente coincidono. (Über die Entstehung der Insertio velamentosa des Nabelstranges und der Nachgeburtsanomalien die mit ihr häufig zusammenfallen.) Ann. di ostetr. e ginecol. Bd. **2**, Nr. 10, S. 441—494. **3, 700.**

Sonstiges.

Basset, Richard, Über die Bedeutung des frühzeitigen Blasensprunges für Geburt und Wochenbett. Zeitschr. f. Geburtsh. u. Gynaekol. Bd. **73**, H. 2, S. 566—581. **2, 401.**

Bonnet-Laborderie, A., Physométrie par putréfaction foetale. (Physometra durch Fäulnis der Frucht.) Bull. de la soc. d'obstétr. et de gynécol. de Paris Jg. 2, Nr. 3, S. 197—201. **3, 180.**

Champneys, Sir Francis, Case of obstructed labour due to hydrocephalus. (Fall von Geburtshindernis infolge Hydrocephalus.) Journal of obstetr. a. gynaecol. of the Brit. emp. Bd. **23**, Nr. 5, S. 308—309. **2, 327.**

Costa, Romolo, Osservazioni sulle placente dei feti macrosomi. (Über Placenta der Riesenkinder.) Ann. di ostetr. e ginecol. Jg. **35**, Nr. 3, S. 253—265. **1, 773.**

Finken, H., Die fötale Hydrocephalie in geburtshilflicher Beziehung. Dissertation: München. **3, 706.**

Frank, Seltenheiten aus der Praxis. Hämangiom des Armes als Geburtshindernis. Münch. med. Wochenschr. Jg. **60**, Nr. 21, S. 1149—1150. **2, 228.**

Hanson, D. S., Fetal abnormality complicating delivery. (Geburtskomplikation durch fötale Mißbildung.) Cleveland med. journal Bd. **12**, Nr. 5, S. 323—324. **2, 502.**

Hapke, F., Zur Frage des verspäteten Blasensprunges. Dissertation: Freiburg i. Br. **4, 90.**

Hoeven, P. C. T. v. d., Über die Bedeutung des frühzeitigen Blasensprunges für Geburt und Wochenbett. Zeitschr. f. Geburtsh. u. Gynaekol. Bd. **73**, H. 3, S. 826 bis 828. **3, 243.**

Hotaling, A. S., The ammonia coefficient in pregnancy with a report of sixty cases. (Der Ammoniakkoeffizient in der Gravidität mit einem Bericht über 60 Fälle.) (Americ. assoc. of obstetr. a. gynecol., meet., Toledo, Ohio, 17.—91. IX. 1912.) Americ. journal of obstetr. Bd. **67**, Nr. 5, S. 925—931. **2, 225.**

Hübner, A., Zur Ätiologie des Riesenwuchses mit Berücksichtigung seiner forensischen Bedeutung. Monatsschr. f. Geburtsh. u. Gynaekol. Bd. **38**, Erg.-H., S. 186—216. **2, 409.**

Kosmak, George W., Fetal overgrowth and its significance in labor. (Riesenkinder und die Bedeutung derselben für den Geburtsverlauf.) New York State journal of med. **13**, S. 128—135. **1, 438.**

Kröner, Max, Über den Geburtsverlauf bei occipitalen und dorsalen Meningocelen. Beitr. z. Geburtsh. u. Gynaekol. Bd. **18**, H. 3, S. 364—376. **2, 775.**

Le Lorier, Dystocie par excès de volume du foetus. Accouchement prématuré provoqué. Étude de deux observations. (Geburtshindernis infolge zu großen Kindes, künstliche Frühgeburt. Zwei Beobachtungen.) Bull. de la soc. d'obstétr. et de

gynécol. de Paris 2, S. 6—9; Rev. mens. de gynécol., d'obstétr. et de pédiatr. 8, S. 100—102 u. Journal d. sages-femmes Jg. 41, Nr. 17, S. 324—325.
1, 242; 2, 601; 3, 294.

Luker, S. Gordon, Difficult labour caused by foetal ascites. (Erschwerte Geburt infolge fötalen Ascites.) Lancet Bd. 184, Nr. 19, S. 1309. **2, 458.**

Motta, Oliveira, Hydrocephalus als Geburtskomplikation. Brazil-medico Jg. 27, Nr. 40, S. 431. (Portugiesisch.) **3, 706.**

Oui, Rigidité du col chez une syphilitique. Opération césarienne vaginale. Mort. (Rigidität des Collum bei einer Syphilitischen. Vaginaler Kaiserschnitt. Tod.) Bull. de la soc. d'obstétr. et de ginécol. de Paris Jg. 2, Nr. 7, S. 637—641. **3, 601.**

Rudaux, P., De la dystocie utérine. (Uterine Geburtsstörungen.) Clinique (Paris) 8, S. 218—219. **2, 133.**

Scherbak, Ad. Leop., Leichtes Erkennen kleinster Placentardefekte. Münch. med. Wochenschr. Jg. 60. Nr. 24, S. 1327. **2, 327.**

Seitz, H., Zur Therapie der Retention von Placentarresten. Dissertation: München. **4, 353.**

Sellheim, Hugo, Über einen wesentlichen Unterschied zwischen natürlicher Geburt und künstlicher Entbindung. Beitr. z. Geburtsh. u. Gynaekol. Bd. 19, H. 1, S. 1—12. **3, 342.**

Warren, Stanley P., Cesarean section; with discussion of technic, and brief clinical histories of twenty-one personal cases. (Der Kaiserschnitt; seine Technik und die Krankengeschichten 21 eigener Fälle.) Americ. journal of obstetr. 67, S. 231—247. **1, 244.**

Willey, Florence, A case of hydrocephalus complicated by eclampsia, fibroids and a contraction ring. (Ein Fall von Hydrocephalus, der durch Eklampsie, Myome und einen Kontraktionsring kompliziert war.) Proceed. of the roy. soc. of med. 6, obstetr. a. gynaecol. sect. S. 86—92. **1, 240.**

Zimmermann, Rob., Zur Blutstillung in der Nachgeburtszeit und nach Ausstoßung der Placenta. Dtsch. med. Wochenschr. Jg. 39, Nr. 47, S. 2296—2299. **3, 706.**

Zickel, Georg, Seltene Art des Kaiserschnittbeckens. Dtsch. med. Wochenschr. Jg. 39, Nr. 36, S. 1732—1733. **3, 130.**

Anomalien von seiten der treibenden Kräfte.

Albrecht, Henry F., Pituitrin therapy. (Pituitrintherapie.) Albany med. ann. Bd. 34, Nr. 12, S. 707—719. **4, 298.**

Alcober, Tomás, Pituitrin als geburtförderndes Mittel. Crón. méd. Valencia 25, S. 29—32. (Spanisch.) **1, 481.**

Antecki, St., i Z. Zakrzewski, Das Pituitrin und dessen Anwendung in der Geburtshilfe. Przeglad chirurgiczny i ginekologiczny 7, Heft 2. (Polnisch.) **1, 378.**

Basset, Richard, Klinische Erfahrungen mit Pituglandol. Med. Klin. 9, S. 457 bis 461. **1, 481.**

Basso, G. L., Sull'uso dell'estratto di ghiandola pituitaria in ostetricia ed in ginecologia. (Über die Anwendung der Hypophysenextrakte in der Geburtshilfe und in der Gynaekologie.) Ann. di ostetr. e ginecol. Jg. 35, Bd. 1, Nr. 6, S. 537—632. **2, 600.**

Baux et Roques, Opothérapie surrénale et contraction utérine du travail. Ligne blanche chez la femme enceinte. (Nebennierentherapie und Wehentätigkeit. Die weiße Linie bei Schwangeren.) Bull. de la soc. d'obstétr. et de gynécol. de Paris Jg. 2, Nr. 3, S. 294—305. **3, 343.**

Biancardi, Guido, Inerzia uterina in sopraparto. (Die Wehenschwäche.) (Conf. prom. d. assoc. lomb. frale levatr, Milano 12. VI. 1913.) Arte ostetr. Jg. 27, Nr. 16, S. 241—247, Nr. 17, S. 257—263 u. Nr. 18, S. 273—279. **4, 508.**

Bogdanowitsch, Milos, Entbindung bei vollständiger Lähmung des Rumpfes. Zentralbl. f. Gynaekol. Jg. 37, Nr. 22, S. 809—814. **2, 230.**

Bondioli, A., L'opoterapia ipofisaria in ostetricia. (Die Organotherapie durch Hypophysenpräparate in der Geburtshilfe.) Arte ostetr. Jg. 27, Nr. 9, S. 129—136. **2, 401.**

Bonnet-Laborderie, A., et H. Fourdinier, A propos de l'emploi comme ocytocique de l'extrait hypophysaire (pituitrine). (Über die Anwendung des Hypophysenextraktes [Pituitrin] als Wehenmittel.) Journal ges sag.-femmes Jg. 41, Nr. 19, S. 337—339. **3, 376.**

Bosse, Hugo, Die Vorzüge des Pituglandols für die Geburtshilfe des Praktikers. Dtsch. med. Wochenschr. Jg. 39, Nr. 36, S. 1731—1732. **3, 81.**

Cerecedo, M., Beitrag zur Kontraindikation des Pituitrins. Siglo méd. Jg. **60**, Nr. 3117, S. 564—566. (Spanisch.) **4**, 190.

Cerrano, E., L'estratto ipofisario nell'esercizio ostetrico del medico pratico. (Das Hypophysenextrakt in der geburtshilflichen Praxis des praktischen Arztes.) Gazz. degli osp. e delle clin. Jg. **34**, Nr. 62, S. 648—650. **2**, 228.

Chidichimo, Francesco, Dell'uso degli estratti ipofisari in ostetricia e ricerche sperimentali sull'azione del „Pituglandol" sui muscoli lisci con speciale riguardo all'utero. (Anwendung der Hypophysenextrakte in der Geburtshilfe und Experimentelles über die Wirkung des Pituglandols auf die glatte Muskulatur, insbesondere auf den Uterus.) Arch. ital. di ginecol. Jg. **16**, Nr. 6, S. 137—149. **2**, 500.

Cragin, Edwin B., Under what conditions should uterine inertia be treated by artifical delivery? (Wann soll bei Wehenschwäche künstlich entbunden werden?) (Americ. gynecol. soc., meet. 6.—8. V. 1913.) Americ. journal of obstetr. Bd. **68**, Nr. 1, S. 79—82, Surg., gynecol. a. obstetr. Bd. **17**, Nr. 3, S. 320—323. u. Transact. of the Americ. gynecol. soc. Bd. **38**, S. 39—56. **2**, 712; **4**, 90; **5**, 135.

Croci, Cesare, Sull'impiego degli estratti ipofisari in ostetricia. (Über die Wirkung von Hypophysenextrakten in der Geburtshilfe.) Ginecologia **9**, S. 521—529. **1**, 293.

Delcourt, A., Utilisation de la pituitrine en phases d'accouchement. (Anwendung des Pituitrin in der Geburtshilfe.) Scalpel et Liège méd. Jg. **66**, Nr. 19, S. 303—307. **3**, 601.

Demelin et Petit, Spasme de l'utérus parturient. (Krampf des gebärenden Uterus.) Bull. de la soc. d'obstétr. et de gynécol. de Paris Jg. **2**, Nr. 9, S. 762—765. **4**, 631.

Deutsch, Alfred, Pituitrin als Wehenmittel. Wien. med. Wochenschr. Jg. **63**, Nr. 22, S. 1367—1369. **2**, 228.

Dubrisay, Louis, Deux cas de délivrance artificielle après une injection de seigle ergoté. (Zwei Fälle von künstlicher Entfernung der Nachgeburt nach Injektion von Mutterkorn.) Journal de méd. de Paris **33**, S. 140; Rev. prat. d'obstétr. et de gynécol. Jg. **21**, S. 100—102 u. Journal des sages-femmes Jg. **41**, Nr. 11, S. 273 bis 274. **1**, 248; **2**, 72, 297.

Edgar, J. Clifton, Pituitary extract in uterine inertia. (Hypophysenextrakt bei Wehenschwäche.)Americ. journal of obstetr. Bd. **68**, Nr. 1, S. 20—28 u. Transact. of the gynecol. soc. Bd. **38**, S. 28—38. **1**, 773; **5**, 135.

Ehrenfest, Hugo, Drugs in uterine inertia. (Arzneimittel bei Wehenschwäche.) (Transact. of the Americ. gynecol. soc., 38. ann. meet., Washington 6.—8. V. 1913.) Americ. journal of obstetr. Bd. **68**, Nr. 2, S. 331—332 u. Transact. of the Americ. gynecol. soc. Bd. **38**, S. 334—342. **3**, 127; **5**, 41.

Ertl, Franz, Klinische Versuche mit wehenanregenden Mitteln. Münch. med. Wochenschr. Jg. **60**, Nr. 18, S. 973—975. **2**, 67.

Espeut, Germanus, Uterusruptur nach Pituglandol. Münch. med. Wochenschr. Jg. **60**, Nr. 32, S. 1774. **2**, 711.

Fabre et Rhenter, Dix-sept observations d'injection de pituitrine au cours du travail. (17 Fälle von Pituitrin-Injektion bei der Geburt.) Bull. de la soc. d'obstétr. et de gynécol. de Paris Jg. **2**, Nr. 2, S. 95—108. **3**, 241.

Fair, H. D., Retarded labor due to slow dilation of the cervix. (Geburtsverlangsamung infolge langsamer Erweiterung der Cervix.) Americ. journal of clin. med. Bd. **20**, Nr. 4, S. 332—334. **2**, 774.

Foges, Arthur, Pituitrinanwendung in der Geburtshilfe. Arch. f. Gynaekol. Bd. **99**, H. 3, S. 455—462. **3**, 179.

Fuchs, Arnold, Erfahrungen mit Pituglandol in der geburtshilflichen Praxis. Zeitschr. f. Geburtsh. u. Gynaekol. Bd. **73**, H. 2, S. 517—527. **2**, 325.

Führner, Hermann, Über die isolierten wirksamen Substanzen der Hypophyse. Dtsch. med. Wochenschr. **39**, S. 491—493. **1**, 364.

Führner, Hermann, Über die Wirkung von Pituitrin und Histamin an der isolierten Gebärmutter. Therap. Monatsh. **27**, S. 202—204. **1**, 334.

Führner, Hermann, Pharmakologische Untersuchungen über die wirksamen Bestandteile der Hypophyse. Zeitschr. f. d. ges. exp. Med. Bd. **1**, H. 5, S. 397—443. **2**, 368.

Gall, Piero, Pituglandol in der Behandlung der Placenta praevia. Zentralbl. f. Gynaekol. **37**, S. 334—337. **1**, 343.

Genella, L. J., Clinical studies in pituitary irritation, with report of a case. (Klinische Studien über Reizung der Hypophysis mit Bericht eines Falles.) New Orleans med. a. surg. journal Bd. **66**, Nr. 2, S. 93—98. **2**, 728.

Gisel, Alfred, Über die Wirkung von Pantopon und Pituglandol in der Geburtshilfe. Zentralbl. f. Gynäkol. **37**, S. 167—169. **1**, 143.

Good, Frederick Leo, A new obstetrical rubber dilating bag. (Ein neuer Gummi-
ballon zur Dilatation in der Geburt.) Surg., gynecol. a. obstetr. 16, S. 329—330.
1, 603.
Gousew, Pituitary extract in obstetrics .(Hypophysenextrakt in der Geburtshilfe.)
Med. press u. circ. Bd. 146, S. 149. 1, 595.
Grumann, Zur Kasuistik der Pituitrinwirkung. Münch. med. Wochenschr. Jg. 60,
Nr. 26, S. 1436—1437. 2, 500.
Guggenheim, M., Beitrag zur Kenntnis der Wirkung von Hypophysenextrakten
(Pituglandol). Med. Klinik Jg. 9, Nr. 19, S. 755—756. 2, 132.
Gussew, W. J., Sekakornin als prophylaktisches Mittel in der Nachgeburtsperiode.
Zentralbl. f. d. ges. Therapie 31, S. 169—171. 1, 562.
Hamlin, Mont. M., Uterine inertia. (Wehenschwäche.) Americ. med. journal 41,
S. 467—469. 1, 438.
Harper, Paul T., Uterine inertia. (Über Wehenschwäche.) Albany med. ann. Bd. 34,
Nr. 9, S. 535—543. 3, 294.
Harrison, F. C., On the use of pituitary extract in obstetrics. (Über die Anwendung
des Pituitrins in der Geburtshilfe.) Arch. of internal med. Bd. 12, Nr. 3, S. 323
bis 330 u. Canad. practit. a. rew. Bd. 38, Nr. 11, S. 653—661. 3, 293, 601.
Harrison, George Tucker, Uterine inertia, its treatment. (Wehenschwäche und
ihre Behandlung.) (Americ. gynecol. soc., meet. 6.—8. V. 1913.) Americ. journal of
obstetr. Bd. 68, Nr. 1, S. 79; Surg. gynecol. a. obstetr. Bd. 17, Nr. 3, S. 385—387 u.
Transact. of the Americ. gynecol. soc. Bd. 38, S. 22—27. 2, 775; 3, 243; 5, 135.
Hauch, E., und Leopold Meyer, Pituitrin als Austreibungsmittel, besonders bei der
Behandlung der Placenta praevia. Gynaekol. Rundschau 7, S. 132—137. 1, 343.
Helbing, H. H., Subculoid lobelia in obstetrics. (Lobeliatinktur in der Geburtshilfe.
Americ. med. journal Bd. 41, Nr. 7, S. 640—641. 2, 709.
Herz, Emanuel, Zur ungleichmäßigen Wirkung der Hypophysenextrakte. Wien.
med. Wochenschr. Jg. 63, Nr. 34, S. 2100—2102. 3, 406.
Herz, Emanuel, Hypophysenextrakte bei Placenta praevia. Zentralbl. f. Gynaekol.
Jg. 37, Nr. 41, S. 1536—1539. 3, 378.
Herz, Emanuel, Ein Fall von Uterusruptur nach Pituitrin. Zentralbl. f. Gynaekol.
Jg. 37, Nr. 20, S. 720—723. 2, 133.
Hiden, J. H., Irregular uterine contractions in labor. (Unregelmäßige Uteruszusammen-
ziehungen unter der Geburt.) Virginia med. semi-monthly Bd. 18, Nr. 11, S. 269
bis 272. 3, 294.
Hofstätter, R., Über Mißerfolge und Schädigungen durch die Hypophysen-Medikation.
Monatsschr. f. Geburtsh. u. Gynaekol. Bd. 38, Erg.-H., S. 142—186. 2, 600.
Holländer, E., Pituitrin in der Geburtshilfe. Gyógyászat Bd. 53, Nr. 14, S. 239
bis 241. (Ungarisch.) 2, 181.
Hoytema, D. G. von, Pituitrin in der geburtshilflichen Praxis. Ned. Maandscha-
rift voor verlosk. en vrouwenz. Jg. 2, Nr. 5, S. 296—308. (Holländisch.) 2, 133.
Jacoby, Max, Pituglandol als Wehenmittel. Zentralbl. f. d. ges. Therap. 31, S. 1—9.
1, 44.
Koch, C., Kritische Betrachtung zur Frage unserer modernen Wehenmittel mit
besonderer Berücksichtigung des β-Imidazolyläthylamins. Zentralbl. f. Gynaekol.
Jg. 37, Nr. 16, S. 564—570. 1, 686.
Krosz, Über Erfahrungen mit Tenosin. Zentralbl. f. Gynaekol. Jg. 37, Nr. 43, S. 1587
bis 1590. 3, 456.
Kurdinowsky, E. M., Grundzüge des rationellen experimentell-klinischen Studiums
der Uterinmittel im allgemeinen und besonders des Pituitrin. Wratschebnaja Gaz.
S. 49—51; 91—94; 134—137. (Russisch.) 1, 218.
Liepmann, W., Retentio placentae und Pituglandol. Zentralbl. f. Gynaekol. Jg. 37.
Nr. 21, S. 764—765. 2 402.
Lieven, F., Zur Wirkung des Hypophysenextraktes. Zentralbl. f. Gynaekol. 37,
S. 337—339. 1, 338.
Lindemann, Walther, Über Wehenmittelsynthese und ein neues Wehenmittel (Prä-
parat 197-Roche). Berl. klin. Wochenschr. Jg. 50, Nr. 44, S. 2042—2044. 3, 546.
Lindemann, Walther, und Bernhard Aschner, Über Natur und Verbreitung
vasokonstriktorischer und wehenerregender Substanzen im Körper. (85. Natur-
forsch. u. Ärztekongr., Wien, 1913.) Münch. med. Wochenschr. Jg. 60, Nr. 50,
S. 2779—2782. 4, 67.
Linzenmeier, Georg, Die Bedeutung der Hypophysenpräparate für die Heb-
osteotomie. Zentralbl. f. Gynäkol. 37, S. 159—162. 1, 147.

Litzenberg, Jennings C., Pituitrin in obstetrics. With report of cases and warning against its promiscuous use. (Pituitrin in der Geburtshilfe. Mit Krankenberichten und Warnung vor seiner unterschiedslosen Anwendung). Saint Paul med. journal Bd. 15, Nr. 8, S. 399—411. 2, 710.

Löfqvist, Reguel, Die Bedeutung des Pituitrins in der Geburtshilfe. 10. Versammlung des Nordischen chirurgischen Vereins, Kopenhagen, 31. Juli bis 2. Aug. 2, 709.

Löfqvist, Reguel, Das Pituitrin in der Obstetrik. Finska Läkaresällsk. Handl. 55, Nr. 10 S. 447—457 u. Allm. Svenska Läkartidn. 10, Nr. 41, S. 1073—1082. (Schwedisch.) 3, 547.

Macht, David I., The action of so-called emmenagogue oils on the isolated uterus, with a report of a case of pennyroyal poisoning. (Die Wirksamkeit sogenannter wehenerregender Öle auf dem isolierten Uteurus, nebst Bericht über einen Fall von Poleimünzenvergiftung.) Journal of the Americ. med. assoc. Bd. 62, Nr. 2, S. 105—107. 2, 499.

Mañueco, P. Zuloaga, Verabreichung von Hypophyse. Rev. méd. de Sevilla, Bd. 61, Nr. 4, S. 97—116; Nr. 5, S. 130—146; Nr. 6, S. 162—177; Nr. 7, S. 203—213; Nr. 8, S. 241—248; Nr. 9, S. 277—288; Nr. 10, S. 301—312; Nr. 11, S. 335—347 u. Nr. 12, S. 353—361. (Spanisch.) 4, 298.

Marx, S., Clinical experience with pituitrine in obstetrics and gynecology. (Klinische Erfahrungen mit Pituitrin in Geburtshilfe und Gynaekologie.) Americ. journal of surg. Bd. 27, Nr. 9, S. 344—347. 3, 342.

Mátyás, Mátyás, Über die Wirkung des Glanduitrin. Med. Klin. Jg. 9, Nr. 29, S. 1164—1166. 2, 711.

Mayor, A., et B. Wiki, Un principe actif de l'ergot de seigle, la paraoxyphényléthylamine. (Ein aktives Prinzip des Mutterkorns, das Paroxyphenyläthylamin.) Rev. méd. de la Suisse rom. Jg. 33, Nr. 9, S. 661—673. 3, 213.

Metzger, De l'utilisation des extraits hypophysaires en obstétrique et en gynécologie. (Über die Verwendung der Hypophysenextrakte in Geburtshilfe und Gynaekologie.) Arch. mens. d'obstétr. et de gynécol. Jg. 2, Nr. 5, S. 481—499. 2, 228.

Metzger, L'emploi des extraits hypophysaires en obstétrique, ses indications et ses contre-indications. (Die Anwendung der Hypophysenextrakte in der Geburtshilfe, ihre Indikationen und Contraindikationen.) Paris méd. Jg. 1912/13, Nr. 48, S. 509—513. 3, 498.

Milne, Charles, The pituitary gland and the uses of its extract in labour. (Die Hypophyse und die Verwendung ihres Extraktes beim Partus.) Indian med. gaz. Bd. 48, Nr. 6, S. 225—227. 2, 710.

Moritz, E.:, Über wehenerregende Mittel. Zentralbl. f. d. ges. Gynaekol. u. Geburtsh. s. d. Grenzgeb. Bd. 1, H. 14, S. 617—637. 1, 617.

Neuwirth, Karl, Pituitrin in der Eröffnungsperiode. Münch. med. Wochenschr. Jg. 60, Nr. 38, S. 2120. 3, 632.

Officer, E. A., Pituitrin in labour. (Pituitrin während der Geburt.) Australas. med. gaz. Bd. 34, Nr. 11, S. 243—244. 3, 601.

Oppenheimer, Hermann, Pituitrin in der Geburtshilfe. Arch. f. Gynaekol. Bd. 101, H. 2, S. 501—512. 4, 119.

Ortenberg, H. v., Placenta praevia centralis, kompliziert mit absolutem Wehenmangel und Querlage nach Vaginaefixatio. Zentralbl. f. Gynäkol. Jg. 37, Nr. 18, S. 652—653. 1, 789.

Pari, L'estratto ipofisario in ostetricia. (Der Hypophysenextrakt in der Geburtshilfe.) Gazz. d. osped. e d. clin. 34, S. 84—85. 1, 75.

Piering, Oskar, Zucker in der Geburtshilfe. Prag. med. Wochenschr. 38, S. 30—32. 1, 72.

Pierra, Louis, A propos d'une observation de travail lent et irrégulier, par suite de spasme et d'oedème du col. (Ein Fall von schlechter und unregelmäßiger Wehentätigkeit infolge von Striktur und Ödem des Muttermundes.) Rev. mens. de gynécol., d'obstetr. et de pédiatr. Jg. 8, Nr. 3, S. 169—174 u. Journal des sagesfemmes Jg. 41, Nr. 16, S. 313—316. 1, 697; 2, 774.

Pinzani, Lo spasmo del cercine di contrazione come causa di gravissima distocia nella deflessione della testa fetale. (Der Kampf am Kontraktionsring als Ursache einer sehr schweren Geburtskomplikation bei den Deflexionslagen.) (Soc. toscana di ostetr. e ginecol.) Morgagni, P. II. 55, S. 137—140. 1, 241.

General discussion of the value of pituitrin in obstetrics. (Allgemeine Diskussion über den Wert des Pituitrins in der Geburshilfe.) Journal of the Arkansas med. soc. Bd. 10, Nr. 6, S. 147—150. 4, 36.

Popielski, L., Hypophysis und ihre Präparate in Verbindung mit ihren wirksamen
Substanzen. Berl. klin. Wochenschr. Jg. 50, Nr. 25, S. 1156—1158. 2, 368.
Pouliot et Vayssières, Quelques essais de provocation de l'accouchement par les
injections d'extrait de lobe postérieure d'hypophyse. (Einige Versuche über Geburts-
einleitung vermittels Injektionen von Extrakt des hinteren Hypophysenlappens.)
Journal de méd. de Paris 33, S. 98—102. 1, 302.
Procopio, Gius. Sav., L'estratto ipofisario in 41 casi ostetrici. (Hypophysen
extrakt bei 41 Geburten.) Ginecologia Jg. 10, Nr. 6, S. 161—176. 3, 241.
Puppel, Ernst, Geburtshilfliche Indikationen und Kontraindikationen der Hypophysenpräparate. Monatsschr. f. Geburtsh. u. Gynaekol. Bd. 38, H. 4, S. 399—405.
3, 375.
Reinhard, Hans, Zur medikamentösen Behandlung der Wehenschwäche während
der Geburt. Dtsch. med. Wochenschr. Jg. 39, Nr. 16, S. 747—748. 1, 699.
Rongy, A. J., The use of foetal serum to cause the onset of labor. (Fötales Serum
als Mittel zur Einleitung der Geburt.) New York State journal of med. 13, S. 119
bis 128. 1, 437.
Rotmann, Schädelfraktur durch Sturzgeburt. (Güstrower ärztlicher Bezirksverein
E. V., Sitz. v. 19. XII. 1912.) Korrespondenz-Bl. d. mecklenburg. Ärztevereinsb.
Jg. 1913, S. 785. 1, 203.
Rowland, Pituitary extract in obstetrics. (Pituitrin in der Geburtshilfe.) Med.
Journal Bd. 56, S. 161. 4, 278.
Rübsamen, W., Klinisch-experimentelle Untersuchungen über die Wirksamkeit syn-
thetischer Wehenmittel. 15. Versamml. d. dtsch. Ges. f. Gynaekol., Halle a. S.,
14.—17. V. 1913 u. Münch. med. Wochenschr. 60, Nr. 49, S. 2724—2726.
1, 773; 4, 67.
Rübsamen, Klinisch-experimentelle Untersuchungen über die Wirksamkeit der
Wehenmittel in der Nachgeburtsperiode. (Gynaekol. Gesellsch. zu Dresden, Sitzung
16. I. 1913.) Zentralbl. f. Gynaekol. Jg. 37, Nr. 21, S. 774—776 u. Münch. med.
Wochenschr. Jg. 60, S. 627—630. 2, 180; 1, 601.
Schickele, Wehenerregende Substanzen und innere Sekretion. 15. Versamml. d.
dtsch. Ges. f. Gynaekol., Halle a. S., 14.—17. Mai. 1, 686.
Schlimpert, Experimentelle Untersuchungen zur Physiologie der Hypophyse.
15. Versamml. d. dtsch. Ges. f. Gynaekol., Halle a. S., 14.—17. Mai u. Monatsschr.
f. Geburtsh. u. Gynaekol. Bd. 38, H. 1, S. 8—23. 1, 769; 2, 401.
Senge, Jos., Klinisch-experimentelle Versuche über das Wehenmittel Hypophysin.
Dtsch. med. Wochenschr. Jg. 39, Nr. 38, S. 1833—1834. 3, 376.
Spaeth, F., Hat das Pituitrin einen nachteiligen Einfluß auf das Kind? Zentralbl.
f. Gynaekol. 37, S. 165—167. 1, 151.
Stolper, Lucius, Hypophysenextrakt und Spätgeburt. Zentralbl. f. Gynäkol. 37,
S. 162—164. 1, 147.
Summers, Ed., Pituitrin. (Coles County med. soc., Charleston), I. VII. 1913.
Illinois med. journal Bd. 24, Nr. 2, S. 127—128. 2, 711.
Tilles, Randall S., Hypophyseal extract in obstetrics and gynecology. (Hypo-
physenextrakt in Geburtshilfe und Gynaekologie.) Interstate med. journal Bd. 20,
Nr. 5, S. 451—459. 2, 196.
Tucker, C. A., Pituitrin as an oxytoxic. (Pituitrin als Oxytoxium.) Americ. med.
journal Bd. 41, Nr. 8, S. 656—660. 3, 342.
Vogelsberger, Über Galvanisationsbehandlung des Uterus nach Bayer in Ver-
bindung mit Pituitrin, als Mittel zur künstlichen Einleitung rechtzeitiger und vor-
zeitiger Geburt. Med. Klinik Jg. 9, Nr. 16, S. 620—622 u. Arch. f. Gynaekol.
Bd. 99, H. 3, S. 609—637. 1, 775; 2, 601.
Vogt, E., Pituitrin in der Nachgeburtsperiode. Dtsch. med. Wochenschr. Jg. 39,
Nr. 49, S. 2401—2402. 3, 705.
Warnecke, K., Erfahrungen mit Pituitrin in der Geburtshilfe. Dissertation: Göttingen.
4, 422.
Watson, B. P., Pituitritary extract in obstetrical practice. (Pituitrin in der ge-
burtshilflichen Praxis.) Canad. med. assoc. journ. Bd. 3, Nr. 9, S. 739—758. 3, 241.
Wellmann, E., Resultate mit Hypophysenextrakten als wehenanregende und blut-
stillende Mittel bei der Geburt. Dissertation: Freiburg i. Br. 4, 422.
Welz, W. E., The use of pituitrin in obstetrics, with report of sixty-one cases. (Der
Gebrauch von Pituitrin in der Geburtshilfe mit Bericht über 61 Fälle.) Journal of
the Michigan State med. soc. Bd. 12, Nr. 9, S. 464—467. 3, 127.
Welz, Walter E., A study of the induction and augmentation of labor pains. (Über

Hervorrufung und Verstärkung der Geburtswehen.) Americ. journal of obstetr. Bd. **68**, Nr. 1, S. 1—11. **2, 565.**

Willette, R., Deux observations d'injection de pituitrine au cours du travail. (Zwei Beobachtungen vonPituitrininjektionen während der Geburt.) Bull. de la soc. d'obstétr. et de gynécol. de Paris Jg. **2**, Nr. 2, S. 43—44. **3, 241.**

Wolf, K., Zirbeldrüsenextrakt in der geburtshilflichen Landpraxis. Dtsch. med. Wochenschr. Jg. **39**, Nr. 32, S. 1557. **2, 710.**

Zinsmeister, A., Beeinflussung der Wehentätigkeit durch Scopolamin-Pantopon- und Scopolamin-Narkophin-Injektionen. Dissertation: München. **4, 36.**

Verletzungen der weichen und knöchernen Geburtswege.

Uterusruptur.

Allmann, Nachteile der Ventrifixur. Zentralbl. f. Gynäkol. Jg. **37**, Nr. 18, S. 649—652. **1, 835.**

Andrews, H. Russell, Unusual case of rupture of the uterus. (Ein seltener Fall von Uterusruptur.) (Roy. soc. of med., sect. of obstetr. a. gynaecol., 1. V. 1913.) Lancet Bd. **184**, Nr. 21, S. 1454 u. Proceed. of the roy. soc. of med. Bd. **6**, Nr. 8, obstetr. a. gynaecol. sect. S. 272—274. **2, 229, 458.**

Armytage, V. B. Green, Retained placenta due to implantation in a sacculus or horn of the uterus. Manual removal. Rupture of the uterus. Hysterectomy and death. (Retention der Placenta infolge Implantation in Aussackung oder Horn des Uterus. Manuelle Entfernung. Ruptur des Uterus. Hysterektomie und Tod.) Journal of obstetr. a. gynaecol. of the British Emp. Bd. **24**, Nr. 3, S. 172 bis 173. **3, 599.**

Armytage, V. B. Green, A case of spontaneous rupture of the uterus at the eighth month. (Ein Fall von spontaner Uterusruptur im 8. Schwangerschaftsmonate.) Journal of obstetr. a. gynaecol. of the British Emp. Bd. **24**, Nr. 3, S. 174—175. **4, 279.**

Banister, J. Bright, A case of extensive rupture of the utero-vaginal junction with escape of the placenta into the peritoneal cavity. (Ein Fall von ausgedehnter Zerreißung des Scheidengewölbes mit Austritt der Placenta in die Bauchhöhle.) Proceed. of the royal soc. of med. Bd. **6**, Nr. 7, obstetr. a gynaecol. sect. S.237—240. **2, 402.**

Beyer, Ein Fall von spontaner Uterusruptur in der Schwangerschaft. Münch. med. Wochenschr. **60**, S. 25—27. **1, 35.**

Bretschneider, R., Über die Ursachen, Therapie und die forensische Bedeutung der violenten Gebärmutterverletzungen. Monatsschr. f. Geburtsh. u. Gynaekol. **37**, S. 80—89. **1, 201.**

Colie, E. M., Spontaneous rupture of the uterus. (Spontane Uterusruptur.) (Soc. of the alumni of the Sloane hosp. f. women, meet. 24. I. 1913.) Americ. journal of obstetr. Bd. **67**, Nr. 5, S. 989—990. **2, 229.**

Corrado, Gaetano, e G. de Crecchio, Un caso di rottura spontanea dell'utero in travaglio di parto. Nota di casistica medico-legale. (Ein Fall von spontaner Uterusruptur während der Geburt. Eine kasuistische, gerichtlich-medizinische Mitteilung.) Giornale internaz. d. scienze med. Jg. **35**, Nr. 19, S. 865—883. **3, 406.**

Davis, C. H., Review of the literature and case reports of ruptured uterus. (Literaturübersicht und kasuistische Mitteilungen von Ruptura uteri.) Surg., gynecol. a. obstetr. Bd. **17**, Nr. 1, S. 51—58. **3, 84.**

Espeut, Germanus, Uterusruptur nach Pituglandol. Münch. med. Wochenschr. Jg. **60**, Nr. 32, S. 1774. **2, 711.**

Freund, Herm., Traumatische Uterusruptur oder Krimen? 15. Versamml. d. dtsch. Ges. f. Gynaekol. Halle a. S., 14.—17. Mai 1913. **1, 790.**

Freund, H., Violente Uterusruptur bei der Wendung. 15. Versamml. d. dtsch. Ges. f. Gynaekol., Halle a. S., 14.—17. Mai 1913. **1, 789.**

Henkel, Uterusruptur nach vorangegangener Wendung und Zangenversuchen. (Naturwiss. med. Ges. Jena, Sitz. v. 13. XI. 1913.) Münch. med. Wochenschr. Jg. **60**, Nr. 51, S. 2862. **4, 36.**

Herz, Emanuel, Ein Fall von Uterusruptur nach Pituitrin. Zentralbl. f. Gynaekol. Jg. **37**, Nr. 20, S. 720—723. **2, 133.**

Hirst, Barton Cooke, Rupture of the uterus. (Uterusruptur.) Surg., gynecol. a. obstetr. **16**, S. 330—332. **1, 562.**

Kouwer, B. P., Uterusruptur. Niederländ. gynaecol. Ges., Sitzungsber. v. 9. II. 1913. (Holländisch.) **1, 343.**

Krüger, Spontangeburten nach wiederholter Uterusruptur. (Nordostdtsch. Ges. f.
Geb. u. Gynaekol., Sitzg. v. 15. III. 1913. Diskussion.) Monatsschr. f. Geb. u.
Gynaekol. Bd. 37, H. 5, S. 683.   2, 181.
Kuschtaloff N. J., Über die Selbstheilung der vollständigen Risse des schwangeren
Uterus. Zeitschr. f. Geburtsh. u. Gynaek. Jg. 28, H. 12, S. 1743—1763. (Russisch.)
4, 280.
Langes, Erwin, Intraperitoneale Verblutung intra partum infolge von Venenruptur
des Uterus. Zentralbl. f. Gynaekol. Jg. 37, Nr. 15, S. 537—540.   1, 649.
Lloyd, H. Cairns, Rupture of the uterus occurring during labour. (Intrapartale
Uterusruptur.) Austral. med. journal Bd. 2, Nr. 118, S. 1259—1262.   4, 714.
Madill, Two case of rupture of the uterus. (2 Fälle von Uterusruptur.) Transact. of
the roy. acad. of med. in Ireland Bd. 31, S. 396—398.   4. 588.
Meurer, Uterusruptur mit unglücklichem Ausgang. Nederl. gyn. vereenig., Sitzungs-
ber. 9. III. 1913. (Holländisch.)   1, 562.
Meyer-Ruegg, Uterusruptur. Gynaekol. Rundschau Jg. 7, H. 22, S. 833—836. 3, 635.
Mironowa, S. M., Zur Frage der wiederholten Uterusruptur während der Geburt.
Russkji Wratsch Jg. 12, Nr. 16, S. 531—533. (Russisch.)   2, 67.
Müller, Friedrich, Ein unter dem Krankheitsbilde der Gebärparese verlaufender
Fall von innerer Verblutung infolge einer Ruptura uteri post partum. Berl. tier-
ärztl. Wochenschr. 29, S. 115—116.   1 201.
Nebesky, Oskar, Beitrag zur Therapie der kompletten Uterusruptur. Monatsschr. f.
Geburtsh. u. Gynaekol. Bd. 38, H. 4, S. 417—427.   3, 379.
Peterson, L., Ein Fall von Ruptura colli uteri post partum. Finska Läkaresällskap.
Handl. Bd. 55, N. 12, S. 744—746. (Schwed.)   4, 280.
Porter, W. D., A case of rupture of the uterus. (Ein Fall von Uterusruptur.) (Cincin-
nati obstetr. soc., meetr. 20. III. 1913.) Lancet-clin. Bd. 109, Nr. 19, S. 517—518.
2, 602.
Rudaux, P., De la mort subite pendant l'accouchement. (Plötzlicher Tod sub partu.)
Clinique (Paris) 8, S. 82—86.   1, 200.
Scheffzek, Zur Würdigung der Postpartumblutungen. (Gynaekol. Ges. Breslau.
Sitzg. v. 4. III. 1913.) Monatsschr. f. Geburtsh. u. Gynaekol. Bd. 37, H. 6, S. 872
bis 874.   2, 268.
Schwarz, Ruptur des graviden Uterus nach vorausgegangenem klassischen Kaiser-
schnitt. Münch. med. Wochenschr. Jg. 60, Nr. 15, S. 815—816.   1, 795.
Sellheim, Ein Fall von Uteruszerreißung in der Schwangerschaft. 15. Versamml. d.
dtsch. Ges. f. Gynaekol., Halle a. S., 14.—17. Mai 1913.   1, 790.
Sheill, J. Spencer, Clinical notes of two instructive cases of uterine rupture. (Kli-
nische Notizen über zwei Fälle von Uterusruptur.) Transact. of the roy. acad. of
med. in Ireland Bd. 31, S. 272—280.   4, 462.
Sigwart, W., Die Ausschaltung der Peritonitisgefahr bei der operativen Therapie der
Uterusruptur. 15. Vers. d. dtsch. Ges. f. Gynaekol., Halle a. S., 14.—17. Mai 1913.
u. Arch. f. Gynaekol. Bd. 100, H. 1, S. 196—224.   1, 790; 3, 378.
Snoo, de, Dreimalige Uterusruptur bei derselben Frau. Niederländ. gynaecol. Ges.,
Sitzungsber. vom 12. I. 1913. (Holländisch.)   1, 242.
Snoo, de, Uterusruptur mit tödlichem Ausgang. Nederl. gyn. vereenig., Sitzungs-
ber. 9. III. 1913. (Holländisch.)   1, 562.
Solomons, Bethel A. H., Some sequelae of labour. (Über einige durch Geburten
verursachte Schäden.) Transact. of the roy. acad. of med. in Ireland Bd. 31, S. 363
bis 375.   4, 280.
Solowij, A., Über eine seltene Ursache der spontanen Zerreißung der Gebärmutter
während der Entbindung. Zentralbl. f. Gynaekol. Jg. 37, Nr. 44, S. 1623—1626.
3, 500.
Steenhuis, T. S., Spontane Uterusruptur während der Geburt. Nederl. Tijdschr. voor
Geneesk., Tweede helft Nr. 6, S. 390—396. (Holländ.)   3, 181.
Theodor, P., Über die Ätiologie und Therapie der Uterusruptur. Dissertation: Königs-
berg.   3, 548.
Utrobin, Ein Fall von Uterusruptur während der Geburt. Monatsschr. f. Geburtsh.
u. Gynaekol. Bd. 28, H. 4, S. 628—631. (Russ.)   2, 68.
Vinson, Des risques de rupture utérine au cours de l'extériorisation dans la césarienne.
(Gefahr der Uterusruptur bei Sectio caesarea.) Thèse de Toulouse. Nr. 24. 63 S.
5, 75.
Werboff, J., Die Gebärmutter des Weibes, ihre normale Arbeit und ihre Zerreißungen
während der Geburt. Berlin, Karger. 149 S. 10 Taf. M. 6.—.   2, 131.
Wolff, Die Uterusruptur in der alten Kaiserschnittnarbe nach suprasymphysärem
Kaiserschnitt. Charité-Ann. Jg. 37, S. 356—364.   4, 123.

Zalewski, Eduard, Beobachtung einer beginnenden Spontanruptur des Uterus gelegentlich einer Sectio suprapubica. Münch. med. Wochenschr. Jg. **60**, Nr. 44, S. 2456—2457. **3, 550.**

Perforation des schwangeren Uterus.

Asch, Uterusperforation infolge krimineller Abtreibung. (Gynaekol. Ges. Breslau, Sitzg. v. 11. II. 1913.) Monatsschr. f. Geb. u. Gynaekol. Bd. **37**, H. 5, S. 701. **2, 176.**

Audebert, Berny et Laurentie, Un grave traumatisme obstétrical: double perforation du vagin et de la vessie ayant entraîné la mort par hémorragie secondaire. (Eine schwere geburtshilfliche Verletzung: doppelte Perforation der Vagina und der Blase, die den Tod durch sekundäre Hämorrhagie zur Folge hatte.) Bull. de la soc. d'obstétr. et de gynécol. de Paris Jg. **2**, Nr. 5, S. 522 bis 524. **3, 294.**

Bastianelli, Pietro, Osservazioni diagnostiche-operative e istologiche sopra un caso di perforazione d'utero con ansa del tenue ospitalizzata. (Diagnostisch-operative u. histologische Beobachtungen über einen Fall von Uterusperforation mit eingeklemmter Darmschlinge.) Ginecologia Jg. **10**, Nr. 2, S. 33—51. **2, 602.**

Braude, I., Uterusperforation mit Abreißen des Wurmfortsatzes und multiplen perforierenden Darmverletzungen operativ geheilt. Zentralbl. f. Gynaekol. Jg. **37**, Nr. 52, S. 1875—1880. **4, 203.**

Küstner, Ein am Fundus perforierter Uterus mit Adnexen. 15. Versamml. d. dtsch. Ges. f. Gynaekol., Halle a. S., 14.—17. Mai 1913. **1, 691.**

Länsimäki, Toivo, Schwere Verletzung der Scheiden-Blasenwand bei krimineller Provokation von Abort. Letale Septicämie. Mitteilg. a. d. gynaekol. Klin. Otto Engström Bd. **10**, H. 3, S. 203—217. **3, 77.**

McCann, Frederick J., Perforation of the fundus uteri post abortum. (Perforation des Fundus uteri nach Abortus.) Proceed. of the roy. soc. of med. Bd. **6**, Nr. 7, obstetr. a. gynaecol. sect. S. 231—234. **2, 458.**

Maly, G. W., Über eine seltenere Art des Zustandekommens von Uterusverletzungen. Zentralbl. f. Gynaekol. Jg. **37**, Nr. 21, S. 763—764. **2, 181.**

Neugebauer, Franz v., Nachtrag zu dem Artikel: 29 Fälle von Tentamen abortus provocandi bei verkannter Extrauterinschwangerschaft. Gynaekol. Rundsch. Jg. **7**, H. 13, S. 484. **2, 398.**

Orthmann, E. G., Zur Entstehung und Verhütung der Uterus- und Scheiden-Perforationen bei Abortausräumungen. Frauenarzt Jg. **28**, H. 4, S. 146—160. **1, 691.**

Puppe, G., Perforation de l'uterus au cours d'operations médicales. Examen médico-légal. (Die gerichtsärztliche Beurteilung instrumenteller, durch Ärzte bewirkter Uterusperforationen.) Arch. internat. de méd. lég. Bd. **4**, Nr. 2, S. 191 bis 194. **3, 555.**

Steffen, Im 5. Monat der Gravidität perforierter Uterus. (Mittelrhein. Ges. f. Geburtsh. u. Gynaekol. Sitzg. v. 28. VI. 1913.) Monatsschr. f. Geburtsh. u. Gynaekol. Bd. **38**, H. 4, S. 484—485. **3, 628.**

Zimbler, A., Ein Fall von Uterusperforation durch einen Fremdkörper. Münch. med. Wochenschr. Jg. **60**, Nr. 32, S. 1773—1774. **2, 771.**

Ruptur des Dammes.

Berger, H., Über Prognose und Häufigkeit der Dammrisse. Dissertation: Freiburg i. Br. **4, 354.**

Cox, Allen E., Repair of perineal injuries. (Wiederherstellung von Dammverletzungen [Dammnaht].) Journal of the Arkansas med. soc. Bd. **10**, Nr. 5, S. 126—127. **4, 36.**

Cox, Allen E., The obstetrician and the perineum, his care of during and after labor. (Der Geburtshelfer und die Sorge für das Perineum während und nach der Geburt.) Journal of the Arkansas med. soc. Bd. **9**, Nr. 10, S. 232—237. **1, 791.**

Lepage, G. et Vaudescal, Primipare ayant un fibrome volumineux occupant toute la partie postérieure de la cavité utérine. Accouchement spontané, à terme, enfant vivant; hémorragie de la délivrance nécessitant la délivrance artificielle. Déchirure du périnée; hystérectomie abdominale subtotale pour accidents d'infection dus au sphacèle du fibrome; abscès multiples, guérison. (Submucöses Myom das die ganze hintere Uterushöhle einnahm bei einer I.-P. Spontangeburt am Ende; lebendes Kind. Blutung in der Nachgeburtsperiode, die manuelle Placentarlösung notwendig machte; Dammriß; wegen Infektion des nekrotischen Fibroms abdominale subtotale Hysterektomie; multiple Abscesse, Heilung.) Bull. de la soc. d'obstétr. et de gynécol. de Paris Jg. **2**, Nr. 5, S. 435—443. **3, 377.**

McDonald, Ellice, Studies in obstetrics and gynecology. A series of contributions

on diseases of women. 14. Laceration of the perineum and primary repair. (Geburtshilfliche und gynaekologische Studien. Beiträge zu Frauenkrankheiten. 14. Zerreißung des Dammes und seine ursprüngliche Wiederherstellung.) Americ. med. Bd. **19.** Nr. 11, S. 733—747.
4, 121.

Metzlar, C., Ein seltener Fall von Ruptura perinei. Zentralbl. f. Gynaekol. Jg. **37,** Nr. 46, S. 1684.
3, 635.

Plocher, R., Zur Frage des kompletten Dammrisses. Dissertation: Freiburg i. Br.
4, 354.

Schabak, K. F., Primäre und Dauerresultate bei operativer Behandlung der Dammrisse, Scheiden und Uterusprolapse durch Herstellung des Beckenbodens. Diss., ref. in: Med. Rundschau Jg. **40,** H. 7, S. 630—631. (Russisch.)
1, 744.

Swift, Albert G., Central laceration of the perineum. (Zentraler Dammriß.) New York State journal of med. Bd. **13,** Nr. 11, S. 601—602.
4, 588.

Torrance, Gaston, Repair of the perineum using silk-worm gut and leaving the sutures in for two or three months. (Wiederherstellung des Perineums mit Silkworm, die Fäden bleiben 2 oder 3 Monate liegen.) Journal-rec. of med. Bd. **60,** Nr. 7, S. 315.
3, 548.

Williams, Charles E., Rupture of the perineum. (Dammriß.) Austral. med. gaz. Bd. **34,** Nr. 445, S. 74—76.
3, 181.

Sonstiges.

Björkenheim, Edv. A., Zur Kasuistik der Kolpaporrhexis sub partu. Zentralbl. f. Gynäkol. **37,** S. 269—273.
1, 299.

Brickner, Samuel M., The diagnosis of extrauterine pregnancy. (Die Diagnose der Extrauterinschwangerschaft.) Americ. journal of obstetr. **67.** S. 27—33.
1, 105.

Buecheler, Geburten auf ungewöhnlichem Weg. (Mittelrhein. Ges. f. Geburtsh. u. Gynaekol., Sitzg. v. 28. VI. 1913.) Monatsschr. f. Geburtsh. u. Gynaekol. Bd. **38,** H. 4, S. 493—494.
3, 635.

Cauwenberghe, André van, Thrombus et hématomes vulvo-vaginaux. (Thrombus und vulvovaginale Hämatome.) Bull. de la soc. belge de gynécol. et d'obstétr. **23,** S. 167—179.
1, 602.

Deisenhofer, L., Einige Fälle von Beckenverletzungen. Dissertation: München. **4, 91.**

Fetherston, R. H., Obstetrical trauma. (Geburtsverletzungen.) Austral. med. journal Bd. **2.** Nr. 118, S. 1257—1259.
4, 462.

Jones, Walter Clinton, The prevention of gynecological diseases of obstetrical origin, with special reference to those originating in the puerperium. (Die Verhütung gynaekologischer Krankheiten, die bei Geburten entstanden, mit besonderer Beziehung der im Wochenbett veranlaßten.) Internat. journal of surg. Bd. **26,** Nr. 10, S. 360—371.
4, 153.

Jullien, L'hystérectomie totale dans les présentations vicieuses négligées. (Die totale Hysterektomie bei verschleppten Falschlagen.) Prov. méd. Jg. **26,** Nr. 41, S. 445 bis 447.
3, 548.

Marx, S., Clinical experience wit pituitrine in obstetrics and gynecology. (Klinische Erfahrungen mit Pituitrin in Geburtshilfe und Gynaekologie.) Americ. journal of surg. Bd. **27,** Nr. 9, S. 344—347.
3, 342.

Paquet, André, Quelques mots au sujet d'un cas de désinsertion spontanée de l'extrémité supérieure du vagin. (Kurze Notiz über einen Fall von spontanem Abreißen des oberen Teils der Scheide.) Rev. franç. de méd. et de chirurg. Jg. **10,** Nr. 8, S. 123—125.
1, 791.

Reddingius, W., Über die Zerreißungen des Scheidengewölbes während der Geburt. Dissertation: Göttingen.
4, 354.

Tuley, Henry Enos, Rupture of the symphysis pubis in labor. (Ruptur der Symphyse unter der Geburt.) (Transact. of the Americ. assoc. of obstetr. a. gynecol., 26. ann. meet., Providence, Rhode Island, 16.—18. IX. 1913.) Americ. journal of obstetr. a. dis. of women a. childr. Bd. **68,** Nr. 5, S. 852—860.
3, 670.

Uljanowsky, L. W., Bildung von Hämatomen der äußeren Genitalien und der Vagina während der Geburt. Arbeit a. d. geburtshilfl. gynaekol. Klin. Prof. Redlich, St. Petersburg. Bd. **1,** S. 161—176. (Russisch.)
2, 648.

Unger-Brjanzewa, A., Haematom der Scheide und der äußeren Genitalien. Russkji Wratsch Jg. **12,** Nr. 14, S. 472—475. (Russ.)
2, 67; 4, 552.

Vercesi, Carlo, Sulla rottura della sinfisi pubica in travaglio di parto. (Symphysenruptur intra partum.) Ginecologia Jg. **10,** Nr. 8, S. 217—230.
3, 500.

Zubrzycki, Januarius v., Eine während der Geburt entstandene Blutgeschwulst der Vulva. Zentralbl. f. Gynaekol. **37,** S. 274—275.
1, 241.

Blutungen unter der Geburt.

Abramowitsch, F. W., und G. W. Schor, Ein Fall von Blutung aus gravidem Uterus in die Bauchhöhle. Russ. Monatsschr. f. Geburtsh. u. Gynaekol. 28, S. 113—122. (Russisch)
1, 236.
Bar, Paul, Die chirurgische Behandlung der Schwangerschafts-, Geburts- und Nachgeburtsblutungen. Gynaekol. Rundsch. 7, S. 163—174.
1, 482.
Bengelsdorff, R., Ein Fall von Sectio caesarea bei Placenta praevia centralis. Finska Läkaresällsk. Handl. 55, H. 8, S. 204—209. (Schwedisch.)
2, 650.
Brunner, Georg, Blutung post aportum et post partum. Med. Klinik Jg. 9, Nr. 44, S. 1808—1809.
4, 37.
Brunner, Georg, Bemerkungen zu einer Mitteilung in Nr. 44 der Med. Kl. vom Jahre 1913: Blutung post abortum et post partum. Med. Klinik Jg. 9, Nr. 52, S. 2152
4, 152.
Bué, V., Un cas d'hémorrhagie rétro-placentaire à marche insidieuse. (Fall von nichterkannter retroplacentarer Blutung.) Bull. de la soc. d'obstétr. et de gynécol. de Paris Jg. 2, Nr. 7, S. 646.
3, 500.
Calderon, Fernando, Vorläufiger Bericht über die neun ersten, wegen Placenta praevia in den Philippinen ausgeführten Fälle von Kaiserschnitt. (Colegio méd.-farmac. de Filipinas, 4. XII. 1912.) Progresos de la Clinica, Jg. 1, Nr. 8, S. 57—58. (Spanisch.)
3, 409.
Carr, Caesarean section. (Kaiserschnitt.) W. Va. med. Journal Bd. 8, S. 11.
4, 281.
Clivio, I., A proposito di tre casi di gravi emorragie postpartum. (Über drei Fälle von schwerer Blutung post partum.) Boll. d. clin. Jg. 30, Nr. 9, S. 395—400. 3, 545.
Couvelaire, Traitement chirurgical des hémorragies par décollement du placenta normalement et vicieusement inséré. (Chirurgische Behandlung von Blutungen, bedingt durch Placentalösung bei normalem und pathologischem Sitz derselben.) Journal d. sages-femmes 41, S. 241—244, 249—250 u. 257—259.
2, 68.
Credé-Hörder, Carl, Zur Therapie der atonischen Nachblutungen. Med. Ref. Jg. 21, Nr. 11, S. 213—215.
2, 403.
Döderlein, Über die Behandlung der Placenta praevia. 17. internat. med. Kongr. London, Sekt. f. Geburtsh. u. Gynaekol., 6.—12. VIII. 1913.
3, 82.
Engelmann, 3 Fälle von schwerer intrauteriner Blutung bei Placenta praevia. (Sitzungsber. d. klin. Demonstrationsabende der Krankenanst. zu Dortmund.) Med. Klinik 9, S. 310.
1, 299.
Erps, E. van, L'hémostase en obstétrique par le procédé de Momburg modifié. (Blutstillung in der Geburtshilfe durch eine Modifikation des Momburgschen Verfahrens.) Clinique (Bruxelles) 27, S. 17—19.
1, 38.
Essen-Möller, Akzidentelle Blutung. 17. internat. med. Kongr., London, Sekt. f. Geburtsh. u. Gynaekol., 6.—12. VIII. 1913.
3, 84.
Essen-Möller, Elis, L'hémorragie rétro-placentaire. (Die retroplacentare Blutung.) Arch. mens. d'obstétr. et de gynécol. Jg. 2, Nr. 10, S. 145—169.
3, 500.
Fieux, G., La position de Trendelenburg dans les hémorragies graves de la délivrance. (Die Trendelenburgsche Lage bei schweren Geburtsblutungen.) Bull. de la soc. d'obstétr. et de gynécol. de Paris Jg. 2, Nr. 9, S. 757—762.
5, 73.
Foulkrod, Collin, Cesarean section for central placenta previa. (Sectio caesarea wegen Placenta praevia centralis.) Americ. journal of obstetr. 67, S. 459—464.
1, 492.
Füth, H., Über die Differentialdiagnose der Blutungen bei unterbrochener Tubarschwangerschaft und bei frühem uterinen Abort. Med. Klinik Jg. 9, Nr. 21, S. 821 bis 823.
2, 227.
Gjestland, G., Große Blutungen bei Geburt. Wie große Blutverluste kann der Mensch vertragen? Norsk Magazin for Laegevidenskaben Nr. 5, S. 593. (Norwegisch.)
2, 133.
Gräf, E., Ein vergessener geburtshilflicher Handgriff. Münch. med. Wochenschr. Jg. 60, Nr. 52, S. 2910—2911.
4, 683.
Hahl, Carl, Der Einfluß des Pituitrins auf den Blutdruck nach Blutungen. Finska Läkaresällsk. Handl., Bd. 55, H. 8, S. 218—225. (Schwedisch.)
2, 648.
Harrar, James A., Massive infraperitoneal hematoma of the pelvis. Report of three cases following parturition. (Großes extraperitoneales Hämatom des Beckens. Bericht über 3 Fälle im Anschluß an eine Geburt.) Bull. of the lying-in hosp. of the city of New York Bd. 9, Nr. 2, S. 125—128.
2, 566.
Klages, Kombinierte Anwendung von Mutterkorn und Kochsalz zur Bekämpfung atonischer Uterusblutungen. Charité-Ann. Jg. 37, S. 365-376.
4, 91.

Langes, Erwin, Intraperitoneale Verblutung intra partum infolge von Venenruptur des Uterus. Zentralbl. f. Gynaekol. Jg. **37,** Nr. 15, S. 537—540. **1,** 649.

La Torre, Felice, A proposito del compressore lombardo dell'aort a addominale nelle emorragie ostetriche. Note polemiche. (Lombardo und die Einführung seines Kompressionsapparates der Aorta bei Hämmorrhagien in der Geburtshilfe.) Arch. ital. di ginecol. Jg. **16,** Nr. 10, S. 236—244 u. Nr. 12, S. 287—290. **3,** 548; **4,** 281.

La Torre, Felice, Per la compressione dell'aorta abdominale. (Kompression der Aorta abdominalis bei Uterusblutungen.) Ginecol. minore Jg. **6,** Nr. 5, S. 65—69. **3,** 86.

Lepage, G. et Vaudescal, Primipare ayant un fibrome volumineux occupant toute la partie postérieure de la cavité utérine. Accouchement spontané, à terme, enfant vivant; hémorragie de la délivrance nécessitant la délivrance artificielle. Déchirure du périnée; hystérectomie abdominale subtotale pour accidents d'infections dus au sphacèle du fibrome; abscès multiples, guérison. (Submucöses Myom, das die ganze hintere Uterushöhle einnahm bei einer I.-P. Spontangeburt am Ende; lebendes Kind. Blutung in der Nachgeburtsperiode, die manuelle Placentarlösung notwendig machte; Dammriß; wegen Infektion des nekrotischen Fibroms abdominale subtotale Hysterektomie; multiple Abscesse, Heilung.) Bull. de la soc. d'obstétr. et de gynécol. de Paris Jg. **2,** Nr. 5, S. 435—443. **3,** 377.

Lombardo, A., A proposito del compressore Lombardo dell'aorta addominale nelle emorragie ostetriche. Note polemiche. (Über das Lombardosche Aortenkompressoirum bei Blutungen während der Geburt. Polemik.) Arch. ital. di ginecol. Jg. **16,** Nr. 11, S. 263—266. **4,** 91.

Lombardo, Antonino, Il mio compressore dell'aorta addominale nelle emorragie ostetriche in sostituzione del laccio elastico alla Momburg. (Mein Kompressor der Abdominalaorta bei Geburtsblutungen als Ersatz des Momburgschen Schlauches.) Arch. ital. di ginecol. Jg. **16,** Nr. 8, S. 185—192. **3,** 295.

Mansfeld, Tödliche Atonie bei Hypoplasie des Adrenalin-Systems. 15. Versamml. d. dtsch. Ges. f. Gynaekol. Halle a. S., 14.—17. Mai 1913. **1,** 852.

Mayer, August, Über Gefahren des Momburgschen Schlauches. Gynaekol. Rundsch. Jg. **7,** H. 11, S. 391—396. **2,** 328.

Müller, Friedrich, Ein unter dem Krankheitsbilde der Gebärparese verlaufender Fall von innerer Verblutung infolge einer Ruptura uteri post partum. Berl. tierärztl. Wochenschr. **29,** S. 115—116. **1,** 201.

Puech, Hémorragie rétro-placentaire silencieuse. (Stille retroplacentäre Blutung.) Bull. de la soc. d'obstétr. et de gynécol. de Paris Jg. **2,** Nr. 9, S. 817—818. **4,** 683.

Rittenhouse, William, Postpartum hemorrhage, and how best to control it. (Hämorrhagie post partum und ihre Bekämpfung.) Americ. journal of clin. med. Bd. **20,** Nr. 4, S. 327—329. **2,** 775.

Rudaux, P., Hémorrhagie réto-placentaire. (Retroplacentare Blutung.) Clinique (Paris) Jg. **8,** Nr. 17, S. 260—261. **2,** 134.

Rudaux, P., De la mort subite pendant l'accouchement. (Plötzlicher Tod sub partu.) Clinique (Paris) **8,** S. 82—86. **1,** 200.

Rübsamen, W., Über den Blutverlust in der Nachgeburtsperiode. Klin.-therap. Wochenschr. Jg. **20,** Nr. 26, S. 765—769. **3,** 635.

Schechner, Michael, Blutung post abortum et post partum. (Eine forensisch wichtige Bemerkung.) Med. Klin. Jg. **9,** Nr. 30, S. 1207. **4,** 602.

Scheffzek, Zur Würdigung der Postpartumblutungen. (Gynaekol. Ges. Breslau, Sitzg. v. 4. III .1913.) Monatsschr. f. Geburtsh. u. Gynaekol. Bd. **37,** H. 6, S. 872 bis 874. **2,** 268.

Seeligmann, Ludwig, Die chirurgische Behandlung von Uterusblutungen in der Gravidität, Geburt und Wochenbett. Fortschr. d. Med. **21,** S. 91—95. **1,** 103.

Sievert, Carl, Lehren für die Desinfektion in der Geburtshilfe und für die Behandlung der Nachgeburtsblutungen an der Hand von 42 manuellen Placentarlösungen. Dtsch. med. Wochenschr. Jg. **39,** Nr. 23, S. 1100—1102. **2,** 402.

Sigwart, Walter, Die Ausschaltung der Peritonitisgefahr bei der operativen Behandlung der Uterusruptur und der perforierenden Uterusverletzungen. Arch. f. Gynaekol. Bd. **100,** H. 1, S. 196—224. **3,** 378.

Stephan, Siegfried, Intraperitonealer Verblutungstod sub partu aus einem Varixknoten an der Uteruskante. Gynaekol. Rundschau Jg. **7,** H. 18, S. 657—660. **3,** 181.

Trillat, Décollement prématuré du placenta normalement inséré sans hématome rétro-placentaire. Anémie aiguë. Méthode de Momburg. Mort. (Vorzeitige Lösung der normal sitzenden Placenta ohne retroplacentares Hämatom. Starker Blutverlust

Anwendung der Momburgschen Methode. Tod.) Bull. de la soc. d'obstétr. et de
gynécol. de Paris Jg. 2, Nr. 8, S. 704—707. **4, 424.**
Uljanowsky, L. W., Zur Lehre der Hämatome der äußeren Geschlechtsorgane u.
Vagina während der Entbindung. Zeitschr. f. Geburtsh. u. Gynaekol. Jg. 28, H. 12.
S. 1765—1780. (Russisch.) **4, 121.**
Unger Brjanzew, Hämatom der Scheide und der äußeren Geschlechtsteile. Russki
Wratsch Bd. 12, Nr. 14, S. 472—475. (Russisch.) **4, 552,**
Wallich, V., et P. Abrami, Des modifications du sang dans les anémies par
hémorragies obstétricales. Indications pronostiques. (Blutveränderungen bei
durch geburtshilfliche Blutungen hervorgerufenen Anämien. Prognostische An-
zeichen.) Arch. des malad. du cœur, des vaiss. et du sang Jg. 6, Nr. 12, S. 777—791.
4, 424.
Weber, Arthur, Über intravenöse Injektionen kleiner Mengen von Menschenblut
bei der Behandlung schwerer Anämien. Münch. med. Wochenschr. Jg. 60, Nr. 24,
S. 1307—1309. **2, 566.**
Wellmann, E., Resultate mit Hypophysenextrakten als wehenanregende und blutstillende Mittel bei der Geburt. Dissertation: Freiburg i. Br. **4, 422.**
Zabala, Placenta praevia und Kaiserschnitt. Arch. de ginecopatia, obstetr. y pediatr. 26, S. 1—9. (Spanisch.) **1, 243.**
Zimmermann, Rob., Zur Blutstillung in der Nachgeburtszeit und nach Ausstoßung
der Placenta. Dtsch. med. Wochenschr. Jg. 39, Nr. 47, S. 2296—2299. **3, 706.**
Zubrzycki, Januarius v., Eine während der Geburt entstandene Blutgeschwulst
der Vulva. Zentralbl. f. Gynaekol. 37, S. 274—275. **1, 241.**

Inversio uteri.

Alsberg, Paul, Zur Therapie der puerperalen Uterusinversion. Dtsch. med. Wochen-
schr. Jg. 39, Nr. 23, S. 1102. **2, 297.**
Béhague, A., Deux cas d'inversion utérine d'origine différente. (Zwei Fälle von
Uterus-Inversion aus verschiedenen Ursachen.) Journal de méd. de Paris 33,
S. 263—265. **1, 491.**
Bierer, J., Credéscher Hangriff und Uterininversion. Dtsch. med. Wochenschr.
Jg. 39, Nr. 21, S. 1002—1003. **2, 229.**
Colle, P., et J. Colle, Inversion utérine. Réduction manuelle après deux mois
(Umstülpung der Gebärmutter, 2 Monate später manuell zurückgebracht.) Bull.
de la soc. d'obstétr. et de gynécol. de Paris Jg. 2, Nr. 3, S. 195—196. **3, 244.**
Crossen, H. S. The conservative operative treatment of longstanding inversion of
the uterus. (Die konservative, operative Behandlung lange bestehender Uterus-
inversionen.) Transact. of the Western surg. ass., St. Louis. **4, 425.**
Fehling, Nierenerkrankung und Schwangerschaft. 15. Versamml. d. dtsch. Ges. f.
Gynaekol., Halle a. S., 14.—17. Mai 1913. **1, 782.**
Ferré, Deux cas d'inversion utérine (renversement de la matrice) chez des vaches.
(Zwei Fälle von Inversio uteri bei Kühen.) Bull. de la soc. d'obstétr. et de gynécol.
de Paris Jg. 2, Nr. 6, S. 592—594. **3, 295.**
Fieux, G., Histoire lamentable d'une délivrance forcée. (Traurige Geschichte einer
überstürzten künstlichen Entbindung.) Rev. prat. d'obstétr. et de gynécol. 21,
S. 15—17 u. Journal de méd. de Paris Jg. 33, Nr. 15, S. 305. **1, 200, 603.**
Froriep, Leop., Zur Inversio uteri. Zentralbl. f. Gynaekol. Jg. 37, Nr. 20, S. 718
bis 720. **2, 134.**
Hanns et S. Remy, Un cas d'inversion utérine. (Ein Fall von Inversio uteri.) Bull.
de la soc. d'obstétr. et de gynécol. de Paris Jg. 2, Nr. 4, S. 383—385. **3, 244.**
Jonas, Willi, Über puerperale Uterusinversion. Zentralbl. f. Gynaekol. Jg. 37, Nr. 52,
S. 1880—1886. **4, 283.**
Jones, Walter Clinton, Inversion of the uterus. With report of a case occurring
during the puerperium and caused by a fibroid. (Puerperale Uterusinversion mit
Fibrom kompliziert.) Surg., gynecol. a. obstetr. Bd. 16, Nr. 6, S. 632—650. **2, 502.**
McAfee, Duncan J., Complete inversion of the uterus with adherent placenta.
(Vollständige Uterusinversion mit adhärenter Placenta.) Brit. med. journal 2725,
S. 608. **1, 439.**
Mosbacher, Klinisch experimentelle Beiträge zur Frage Thyreoidea und Schwanger-
schaft. 15. Versamml. d. dtsch. Ges. f. Gynaekol. Halle a. S., 14.—17. Mai 1913.
2, 175.
Nebel, Puerperale Uterusinversion. (Mittelrhein. Ges. f. Geburtsh. u. Gynaekol.
Sitz. v. 16 II. 1913.) Diskussion.) Monatsschr. f. Geburtsh. u. Gynaekol. Bd. 38,
Ergänzungsh., S. 394—395. **2, 503.**

Neugebauer, Franz v., Über eine Geburt 5 Jahre nach vorausgegangener Piccoli-operation wegen puerperaler Uterusinversion. Zugleich eine Frage an die Herren Fachgenossen. Zentralbl. f. Gynaekol. Jg. 37, Nr. 15. S. 529—536. 1, 602.

Nyhoff, G. C., en T. M. Mesdag, Operation bei akuter puerperaler Inversion. Ned. maandschr. ,v. verlosk. en vrouwenz. Jg. 2, Nr. 3, S. 145—154. (Holländisch.) 1, 791.

Rebaudi, Stefano, La placenta umana nell'infezione colerica. (Die menschliche Placenta bei der Cholerainfektion.) Ann. di ostetr. e gineocl. Jg. 35, Nr. 4, S. 329 bis 359. 2, 175.

Ricci, A. Parmenide, Sulle alterazioni della mucosa uterina nella inveisione cronica. (Contributo isto-patologico.) (Über die Veränderungen der Uterusschleimhaut bei chronischer Inversion.) Arh. ital. di ginecol. Jg. 16, Nr. 12, S. 276—282. 4, 395.

Riedmeier, C., Über einen Fall von onkogenetischer Totalinversion des Uterus. Dissertation: München. 4, 316.

Robertson, Allen, Complete inversion of the uterus with prolapse. (Vollkommene Inversion des prolabierten Uterus.) Austral. med. journal 2, S. 926—927. 1, 562.

Scheffen, Puerperale Uterusinversion. (Mittelrhein. Ges. f. Geburtsh. u. Gynaekol., Sitz. v. 16. II. 1913. Diskussion.) Monatsschr. f. Geburtsh. u. Gynaekol. Bd. 38, Ergänzungsh., S. 393—394. 2, 503.

Schüpbach, A., Über perniziöse Anämie in Schwangerschaft und Wochenbett. Korresp.-Bl. f. schweiz. Ärzte Jg. 43, Nr. 47, S. 1535—1541. 4, 88.

Stark, J. Nigel, Four cases of inversion of the uterus. (Vier Fälle von Uterusinversion.) Journal of obstetr. a. gynaecol. of the British empire Bd. 24, Nr. 2, S. 68 bis 75. 3, 345.

Tédenat, Inversion de l'utérus. (Inversio uteri.) Bull. de la soc. d'obstétr. et de gynéccl. de Paris Jg. 2, Nr. 9, S. 804—810. 4, 633.

Théoharide, A. G., Contributions à l'étude du traitement chirurgical de l'inversion utérine. (Beitrag zum Studium der chirurgischen Behandlung der Uterusinversion.) Paris. 235 S. Frcs. 5.—. 4, 206.

Theoharide, A. G., Contribution à l'étude du traitement chirurgical de l'inversion utérine récente et ancienne d'origine puerpérale. (Chirurgische Behandlung frischer und alter Uterusinversion puerperalen Ursprungs.) Thèse de Paris. 243 S. 4, 206.

Tweedy, E. H., Polypus complicating inversion of the uterus and illustrating the difficulty of diagnosis. (Ein Fall von Uterusinversion, kompliziert durch einen Polypen; dadurch erschwerte Diagnosenstellung.) Transact. of the roy. acad. of med. in Ireland Bd. 31, S. 395—396. 4, 207.

Vautrin, La cure l'inversion utérine doit être conservatrice. (Die Behandlung der Inversio uteri muß konservativ sein.) Bull. de la soc. d'obstétr. de et gynécol. de Paris Jg. 2, Nr. 8, S. 723—726. 4, 355.

Vautrin, Quelques considérations sur l'inversion utérine et sur la cure conservatrice qui lui est applicable. (Zur Frage der Inversio uteri und ihrer konservativen Behandlung.) Gynécologie Jg. 17, Nr. 12, S. 705—727. 4, 488.

Vogt, E., Demonstration von injizierten Placenten und Kindern. 15. Versamml. d. dtsch. Ges. f. Gynaekol. Halle a. S., 14.—17. Mai 1913. 1, 773.

Zangemeister, W., Über puerperale Uterusinversion. (Ärztl. Ver., Marburg. Sitz. vom 18. Januar 1913.) Münch. med. Wochenschr. 60, S. 616—617 u. Dtsch. med. Wochenschr. Jg. 39, Nr. 16, S. 729—733. 1, 384, 563.

Tod der Mutter unter der Geburt; Geburt nach dem Tode der Mutter.

Hauch, E., Ein Fall von Sectio caesarea post mortem. (Ver. f. Gynaekol. u. Obstetr., 79. Sitz.) Ugeskrift for Laeger Jg. 75, Nr. 50, S. 2017. (Dänisch.) 3, 707.

Holland, Eardley, A uterus from a patient who died during obstructed labour: with microscopical sections trough the lower uterine segment. (Uterus einer Patientin, welche während der behinderten Geburt starb: mit mikroskopischen Schnitten durch das untere Uterinsegment.) Transact. of the Edinburgh obstetr. soc. Bd. 38, S. 243—249. 3, 549.

Kirchberg, Paul, Psychische Störungen während der Geburt. Arch. f. Psychiatr. u. Nervenkrankh. Bd. 52, H. 3, S. 1153—1163. 3, 707.

Pery, J., Un cas d'accouchement „post mortem". (Ein Fall von künstlicher Entbindung „post mortem".) Journal de méd. de Paris 33, S. 52—55. 1, 244.

Rudaux, P., De la mort subite pendant l'accouchement. (Plötzlicher Tod sub partu.) Clinique (Paris) 8, S. 82—86. 1, 200.

Saenger, Hans, Über plötzliche, klinisch rätselhafte Todesursachen während oder

kurz nach der Geburt, unter Zugrundelegung eines Falles von akuter Pankreas-
nekrose. Münch. med. Wochenschr. Jg. **60**, Nr. 24, S. 1321—1324.			**2**, 329.
Stephan, Siegfried, Intraperitonealer Verblutungstod sub partu aus einem Varixknoten an der Uteruskante. Gynaekol. Rundschau Jg. **7**, H. 18, S. 657—660.
3, 181

Sonstiges.

Anufrieff, A. A., Herpes zoster in der Schwangerschaft, Geburt und im Wochenbett.
Zeitschr. f. Geburtsh. u. Gynaekol. Jg. **28**, H. 10, S. 1391—1396. (Russisch.)
3, 496.
Arnold, J. O., Acute dilatation of the heart following labor. (Akute Herzdilatation
nach der Geburt.) (Transact. of the obstetr. soc. of Philadelphia, meet. 3. IV. 1913.)
Americ. journal of obstetr. Bd. **68**, Nr. 2, S. 336—338.			**3**, 130.
Beck, Richard, Multiple Sklerose, Schwangerschaft und Geburt. Dtsch. Zeitschr.
f. Nervenheilk. **46**, S. 127—145.			**1**, 595.
Bovis, R. de, La dilatation aiguë de l'estomac chez les parturientes et les nouvelles
accouchées. (Die akute Magendilatation bei Gebärenden und Frischentbundenen.)
Sem. méd. **33**, S. 169—170.			**2**, 137.
Commandeur et Bertoye, Grossesse et accouchement chez une tabétique mor-
phinomane. (Schwangerschaft und Entbindung bei einer morphiumsüchtigen
tabischen Kranken.) Bull. de la soc. d'obstétr. et de gynécol. de Paris Jg. **2**, Nr. 3,
S. 222—225.			**3**, 245.
Dahlmann, Albert, Zur Kenntnis der Facialislähmungen bei Spontangeburten.
Charité-Ann. Jg. **37**, S. 377—380.			**4**, 121.
Euzière, J., et F. Bonnet, L'hémorragie méningée chez la parturiente. (Über
meningeale Blutung bei Gebärenden.) Gaz. des hôp. Jg. **86**, Nr. 117, S. 1821—1822.
3, 501.
Faugère, Accouchement facile chez une femme ayant un volumineux fibrom
praevia. Syphilis maternelle. (Leichte Entbindung einer Frau mit einem umfang-
reichen vorliegenden Fibrom. Syphilis der Mutter.) Rev. prat. d'obstétr. et de
paediatr. **26**, S. 42—49.			**1**, 561.
Faugère, Phénomènes de shock consécutifs à l'accouchement. (Über Erscheinungen
von Shock infolge der Entbindung). Rev. prat. d'obstétr. et de paediatr. Jg. **26**,
Nr. 287, S. 105—126.			**2**, 230.
Ferré, Spina-bifida et puerpéralité. (Schwangerschaft und Geburt bei Spina bifida.)
Bull. de la soc. d'obstétr. et de gynécol. de Paris Jg. **2**, Nr. 3, S. 316.			**3**, 373.
Fingerhut, F., Zur Lehre von den transitorischen Bewußtseinsstörungen während
der Geburt. Dissertation: Kiel.			**4**, 355.
Gilbert, H., Notes on a case of subcutaneous emphysema of the face, neck and chest
occurring during labour. (Bemerkungen über einen Fall von subcutanem Em-
physem des Gesichtes, des Halses und der Brust während der Geburtstätigkeit.)
Australas. med. gaz. Bd. **34**, Nr. 26, S. 583—584.			**4**, 552.
Gröné, O., Über Schwangerschaft und Entbindung bei organischen Herzkrankheiten.
Allm. Svenska Läkartidningen **10**, S. 169-193 u. 201-219. (Schwedisch.)			**1**, 780.
Hartung, Erich, Fall von Dementia paralytica und Geburt. Dtsch. med. Wochen-
schr. **39**, S. 72—73.			**1**, 39.
Jellet, Henry, David G. Madill and R. Marshall Allan, Clinical report of the
Rotunda Hospital for one year, November, 1st, 1911, to October 31st, 1912. (Kli-
nischer Bericht des Rotunda-Hospitals für ein Jahr. 1. Nov. 1911—31. Okt. 1912.)
Dublin journal of the med. science Bd. **136**, Nr. 499, S. 1—19 u. Nr. 500, S. 81—92.
2, 746.
Ilyin, Th., Die Luftembolie in der Geburtshilfe. Experimentell-klinische Unter-
suchung. Arch. f. Gynaekol. Bd. **101**, H. 2, S. 273—291.			**4**, 91.
Kemp, D. C., Ovarian cyst exposed per vaginam during delivery by a midwife. (Ovarial-
cyste, die während der Geburt durch eine Hebamme durch die Scheide prolabierte.)
Lancet Bd. **2**, Nr. 12, S. 865—866.			**4**, 552.
Koleno, D., Die Morbidität der Kreißenden 1. und 2. Klasse im Frauenspital Basel
1901—1910. Dissertation: Basel.			**3**, 707.
Ludwig, Fritz, Ileus bei Schwangerschaft, Geburt und Wochenbett. Zeitschr. f.
Geburtsh. u. Gynaekol. Bd. **75**, H. 2, S. 324—343.			**4**, 117.
Mac Laren, Archibald, Aneurism of the internal iliac. Probably immediately
following a severe instrumental delivery: operation and partial cure. (Aneurisma d.
Iliaca interna, wahrscheinlich in unmittelbaren Anschluß an schwere operative

Entbindung. Operation u. teilweise Heilung.) Ann. of surg. Bd. 58, Nr. 2, S. 269
bis 270. **2, 712.**

Mansfeld, Tödliche Atonie bei Hypoplasie des Adrenalin-Systems. 15. Versamml. d.
dtsch. Ges. f. Gynaekol., Halle a. S., 14.—17. Mai 1913. **1, 852.**

Pazzi, Muzio, Influenza dei traumi psichici e fisici sulla mestruazione, sulla gravidanza,
sul parto, sul puerperio e sull'allattamento. (Einfluß psychischer und physischer
Traumen auf Menstruation, Schwangerschaft, Geburt, Wochenbett und Stillgeschäft.) Arte ostetr. Jg. 27, Nr. 7, S. 97—101. **1, 819.**

Remy, S., Un cas de mort par collapsus 6 h. ½ après l'accouchement. (Todesfall
infolge Kollaps 6½ Stunden nach der Entbindung.) Bull. de la soc. d'obstétr. et
de gynécol. de Paris Jg. 2, Nr. 8, S. 727—730. **4, 280.**

Ries-Finley, Anna, Uterine dystocia, secondary to mitral stenosis. (Erschwerung
der Geburt durch Mitralstenose.) Northwest med. Bd. 5, Nr. 7, S. 196—197. **3, 129.**

Rizzacasa, Niccolô, Morte di una partoriente per rottura di varici esofagee. (Tod
durch Ruptur von Oesophagusvaricen während der Geburt.) Giorn. internaz. delle
scienze med. Jg. 35, Nr. 7, S. 301—306. **1, 793.**

Solomons, Bethel A. H., Some sequelae of labour. (Über einige durch Geburten
verursachte Schäden.) Transact. of the roy. acad. of med. in Ireland Bd. 31, S. 363
bis 375. **4, 280.**

Sturrock, W. D., Gastric haemorrhage and other complications in a case of childbirth. (Magenblutung und andere Komplikationen unter der Geburt und im Wochenbett.) Brit. med. journal 2718, S. 218—219. **1, 243.**

Terzaghi, G., Febbre in travaglio. Criteri che guidano la condotta dell'ostetrico.
(Fieber intra partum. Geburtshilfliche Indikationen bei demselben.) Arte ostetr.
27, S. 70—74. **1, 605.**

Trillat et Croizier, Phénomènes syncopaux graves, de cause indéterminée, survenant dans le post partum. (Erscheinungen schwerer Synkope nach der Geburt
ohne erkennbare Ursache.) Bull. de la soc. d'obstétr. et de gynécol. de Paris Jg. 2,
Nr. 5, S. 493—498. **3, 245.**

Vautrin, La cure de l'inversion utérine doit être conservatrice. (Die Behandlung der
Inversio uteri muß konservativ sein.) Bull. de la soc. d'obstétr. et de gynécol. de
Paris Jg. 2, Nr. 8, S. 723—726. **4, 355.**

Vogt, E., Über ein unter der Geburt entstandenes Bauchdeckenhämatom. Zentralbl.
f. Gynaekol. 37, S. 493—495. **1, 566.**

Zangemeister, Die Beziehungen der Erkrankungen der Harnorgane zu Schwangerschaft, Geburt und Wochenbett. 15. Versamml. d. dtsch. Ges. f. Gynaekol., Halle
a. S., 14.—17. Mai 1913. S. 64—211. **1, 838.**

Geburtshilfliche Operationen.

Vorbereitung und Instrumente.

Saniter, Robert, Geburtshilfliches Besteck. Münch. med. Wochenschr. Jg. 60,
Nr. 26, S. 1437. **2, 489.**

Scheidentamponade.

Weber, F., Über die Gefahren der Tamponade. 15. Versamml. d. dtsch. Ges. f.
Gynaekol., Halle a. S., 14.—17. Mai 1913. **2, 135.**

Blasensprung, künstlicher.

Bayer, Heinrich, Über Blasensprung und Blasenstich und über die Strikturen der
Cervix. Zeitschr. f. Geburtsh. u. Gynaekol. Bd. 74, H. 1, S. 1—67. **3, 408.**

Abort, Frühgeburt, künstliche.

Herz, Emanuel, Zur Technik der Ausräumung. Wien. med. Wochenschr. 63, S. 703
bis 705. **1, 379.**

Herzberg, E., Eine neue Abortuszange. Münch. med. Wochenschr. Jg. 60, Nr. 38,
S. 2120—2121. **3, 296.**

Hirt, Gravider Uterus Menses III. samt Tuben vaginal exstirpiert. (Med. Ges.,
Magdeburg, 10. IV. 1913.) Münch. med. Wochenschr. Jg. 60, Nr. 31, S. 1475.
2, 646.

Koblanck, Die Indikationen zur künstlichen Frühgeburt und deren Technik. Zeitschr.
    f. ärztl. Fortbild. Jg. 10, Nr. 18, S. 545—552.   3, 176.
Le Lorier, V., Dystocie par excès de volume du foetus; accouchement prématuré
    provoqué (étude de deux observations). (Geburtshindernis durch übergroßen Um-
    fang des Foetus; künstliche Frühgeburt, 2 Beobachtungen.) Rev. mens. de gynécol.,
    d'obstétr. et de pédiatr. 8, S. 100—102.   2, 601.
Madon, Opération césarienne conservatrice et accouchement prématuré provoqué à
    la clinique obstétricale de Montpellier du 1er janvier 1906 au 15 juin 1913. (Kon-
    servative Sectio caesarea und künstliche Frühgeburt in der Frauenklinik zu Mont-
    pellier.) Thèse de Montpellier. Nr. 79. 116 S.   5, 75.
Remy, S., L'accouchement prématuré doit-il être conservé dans la thérapeutique
    des bassins rétrécis? (Soll die Frühgeburt in der Behandlung der engen Becken
    beibehalten werden?) Rev. méd. de l'est Bd. 45, Nr. 21, S. 784—791.   3, 634.
Vallois, Action heureuse et immédiate de la position ventrale dans deux cas de vo-
    missements graves consécutifs à une opération césarienne et à un accouchement
    provoqué. (Günstige sofortige Wirkung der Bauchlage bei zwei Fällen von schwerem
    Erbrechen im Anschluß an einen Kaiserschnitt und an eine künstliche Frühgeburt.)
    Bull. de la soc. d'obstétr. et de gynécol. de Paris Jg. 2, Nr. 6, S. 576—580.   3, 614.
Van Cauwenberghe, A., Utilité de l'accouchement prématuré artificiel. (Die
    Vorteile der künstlichen Frühentbindung.) Rev. mens. de gynécol., d'obstétr. et
    de pédiatr. Jg. 8, Nr. 12, S. 729—743.   5, 187.
Vogelsberger, Ernst, Über die künstliche Einleitung der vorzeitigen und recht-
    zeitigen Geburt durch Galvanisation in Verbindung mit Pituitrin. Arch. f. Gynaekol.
    Bd. 99, H. 3, S. 609—637.   2, 601.

Erweiterung der weichen und knöcheren Geburtswege.

Baumm, Ballonbehandlung mit tierischen Blasen. Dtsch. med. Wochenschr. Jg. 39,
    Nr. 25, S. 1021—1204.   2, 405.
Christiani, Arnold, Hystereuryse bei Myom unter der Geburt. Zeitschr. f. Ge-
    burtsh. u. Gynaekol. Bd. 73, H. 2, S. 390—396.   2, 400.
Cooney, H. C., Vaginal cesarean section in certain cases of eclampsia, placenta
    previa, pernicious vomiting, and in hemorrhage due to premature separation of
    the placenta. (Vaginaler Kaiserschnitt in gewissen Fällen von Eklampsie, Pla-
    centa praevia, unstillbarem Erbrechen, und bei vorzeitiger Placentalösung mit
    schwerer Blutung.) Journal-Lancet Bd. 33, Nr. 10, S. 288—289.   2, 566.
Delestre, La césarienne vaginale. (Der vaginale Kaiserschnitt.) Gaz. des hôp. Jg. 86,
    Nr. 138, S. 2192—2195.   3, 708.
Delmas, Paul, Opération césarienne vaginale avant le terme après insuccès des moyens
    provocateurs de l'accouchement dans un cas de bassin rachitique aplati. (Vaginaler
    Kaiserschnitt von dem Schwangerschaftsende nach Versagen der Mittel zur künst-
    lichen Geburtseinleitung bei einem plattrachitischen Becken.) Bull. de la soc.
    d'obstétr. et de gynécol. de Paris Jg. 2, Nr. 9, S. 819—822.   4, 634.
Fischer, O., Über Kaiserschnitte, Symphyseotomien und Hebosteotomien. Zeitschr. f.
    Geburtsh. u. Gynaekol. Bd. 75, H. 1, S. 38—75.   3, 707.
Frank, Erfahrungen über den subcutanen Symphysenschnitt. 17. internat. med.
    Kongr., London, Sekt. f. Geburtsh. u. Gynaekol., 6.—12. VIII. 1913.   3, 86.
Friedrich, Spontanentbindungen nach Pubosteotomie. (Med. Ges., Kiel, Sitz. vom
    5. VI. 1913.) Münch. med. Wochenschr. Jg. 60, Nr. 31, S. 1741.   2, 650.
Gilles, R., Césarienne vaginale pour sténose du col chez une éclamptique. (Va-
    ginaler Kaiserschnitt wegen Stenose des Collums bei einer Eklamptischen.) Bull.
    de la soc. d'obstétr. et de gynécol. de Paris Jg. 2, Nr. 5, S. 528—530.   3, 295.
Giunta, Rocco, Il metodo Bossi nel parto forzato per la cura dell'eclampsia.
    (Bossische Dilatation zur Beschleunigung der Geburt bei Eklampsie.) Gazz. d.
    osp. e. d. clin. Jg. 34, Nr. 123, S. 1287—1288 u. Ginecol. moderna Jg. 6, S. 88
    bis 92.   3, 409; 5, 277.
Gluskinos, R., Zur Geschichte der Symphyseotomie, mit besonderer Berücksichtigung
    einer Schrift J. G. Walters: De dissectione synchondroseos ossium pubis in partu
    difficili. Berlin-Stralsund 1782. Dissertation: Gießen.   4, 37.
Good, Frederick Leo, A new obstetrical rubber dilating bag. (Ein neuer Gummi-
    ballon zur Dilatation in der Geburt.) Surg., gynecol. a. obstetr. 16, S. 329—330.
                                                                                       1, 603.
Gruber, S., Spätere Geburten nach vaginalem Kaiserschnitt. Dissertation: München.
                                                                                       4, 426.

Hafenbraedi, F. X. Frhr., v., Sectio caesarea vaginalis als Methode der künstlichen Fehl- und Frühgeburt. Dissertation: München. **4, 426.**

Janvier, A., Hébotomie ou symphyséotomie? (Hebotomie oder Symphyseotomie?) Bull. de la soc. belge de gynécol. et d'obstétr. Bd. 24, Nr. 2, S. 34—275. **2, 568.**

Itzkowitsch, J., Fertilität nach beckenerweiternden Operationen und Kaiserschnitt. Dissertation: München. **4, 353.**

Kehrer, E., Die subcutane Symphysiotomie von Frank. Arch. f. Gynaekol. **99,** S. 294—338. **1, 604.**

Knipe, Wm. H. Wellington, A case of pubiotomy for funnel pelvis. (Fall von Pubiotomie bei Trichterbecken.) (Soc. of the alumni of the Sloane hosp. f. women, meet. 24. I. 1913.) Americ. journal of obstetr. Bd. **67,** Nr. 5, S. 984—989. **2, 182.**

König, Fritz, Umführungszange für den Draht oder die Giglisäge bei Knochenoperationen. Zentralbl. f. Chirurg. Jg. **40,** Nr. 22, S. 861—862. **2, 425.**

Kriwsky, L. A., Zur Frage von der Hebosteotomie. Monatsschr. f. Geburtsh. u. Gynaekol. **37,** S. 435—456. **1, 564.**

Linzenmeier, Georg, Die Bedeutung der Hypophysenpräparate für die Hebosteotomie. Zentralbl. f. Gynäkol. **37,** S. 159—162. **1, 147.**

Lott, Henry S., Rapid dilatation and accouchement forcé. (Schnelldilatation und Accouchement forcé.) (Americ. assoc. of obstetr. a. gynecol. Meet. at Toledo, Ohio, 17.—19. IX. 1912.) Americ. journal of obstetr. Bd. **67,** Nr. 5, S. 937—945. **2, 181.**

McKay, W. J. Stewart, Notes on a case in which vaginal caesarean section was performed. (Bericht über einen Fall von vaginalem Kaiserschnitt.) Austral. med. gaz. Bd. **34,** Nr. 6, S. 121. **3, 636.**

Oui, Rigidité du col chez une syphilitique. Opération césarienne vaginale. Mort. (Rigidität des Collum bei einer Syphilitischen. Vaginaler Kaiserschnitt. Tod.) Bull. de la soc. d'obstétr. et de gynécol. de Paris Jg. 2, Nr. 7, S. 637—641. Semaine gynécol. Jg. 18, Nr. 41, S. 325—326. **3, 601, 3, 670.**

Pery, J., Un cas d'accouchement „post mortem". (Ein Fall von künstlicher Entbindung „post mortem".) Journal de méd. de Paris **33,** S. 52—55. **1, 244.**

Podgoretzki, E. D., Zur Frage des vaginalen Kaiserschnittes (Hepterotomia vaginalis). Diss. Ref. in Nachrichten der Kaiserl. milit.-med. Akad. **1,** S. 72—74. (Russisch.) **1, 564**

Reed, Charles B., Hebosteotomy. (Hebosteotomie.) Internat. clin. Bd. 2, Ser. 23, S. 226—232. **2, 568.**

Rotter, Heinrich, Über meine beckenerweiternde Operation durch Promontoriumresektion. (85. Vers. dtsch. Naturforsch. u. Ärzte, Wien, September 1913.) Zentralbl. f. Gynaekol. Bd. **37,** Nr. 48, S. 1752—1755. **3, 708.**

Rudolph, Über artifizielle Scheidendammdehnungen intra partum. Zentralbl. f. Gynaekol. Jg. **37,** Nr. 32, S. 1191—1193. **3, 130.**

Savage, Smallwood, Pubiotomy and its place in the obstetric treatment of contracted pelvis, with notes of three cases. (Die Pubiotomie und ihre Stellung in der geburtshilflichen Behandlung des engen Beckens unter Mitteilung von 3 Fällen.) Birmingham med. rev. Bd. **73,** Nr. 416, S. 173—182. **1, 700.**

Schmid, Hans Hermann, Über dauernde Erweiterung des knöchernen Beckens. Vortrag, geh. a. d. 85. Vers. dtsch. Naturforscher u. Ärzte, Wien, 21.—26. IX. 1913. **3, 343.**

Schmid, Hans Hermann, Über dauernde Erweiterung des knöchernen Beckens durch Promontoriumsresektion. Zentralbl. f. Gynaekol. Jg. **37,** Nr. 44, S. 1615 bis 1623. **3, 502.**

Schroeder, H., Placenta praevia und vaginaler Kaiserschnitt. Dissertation: München. **4, 424.**

Scipiades, Elemér, Hebosteotomie und präperitonealer Kaiserschnitt. Abhandl. a. d. Geb. d. Geburtsh. u. Gynaekol. Bd. **2,** H. 2, S. 576—618. **2, 649.**

Strina, F., Le complicazioni della dilatazione strumentale del canal cervicale. (Die Komplikationen der instrumentellen Erweiterung des Cervicalkanales.) Riv. veneta di scienze med. Bd. **58,** Nr. 6, S. 269—278. **3, 550.**

Vanverts, J., Moyen d'éviter la disparition des laminaires. (Mittel, um die Einschlüpfung der Laminaria in die Uterushöhle zu vermeiden.) Gaz. de gynécol. Bd. **28,** Nr. 652, S. 241—243. **2, 707.**

Wallace, Arthur J., A note on hebosteotomy. (Über Hebosteotomie.) Liverpool med.-chirurg. journal **33,** S. 167—177 u. Journal of obstetr. a. gynaecol. of the Brit. emp. **23,** S. 33—40. **1, 244.**

Weibel, W., Extraperitonealer Kaiserschnitt und Beckenspaltung. Zentralbl. f.
Gynaekol. Jg. 37, Nr. 45, S. 1649—1652. **3, 637.**

Zangenoperation.

Berthaut, Le signalement du forceps Tarnier. (Die Merkzeichen der Tarnierschen
Zange.) Rev. prat. d'obstétr. et de gynécol. Jg. 21, H. 7, S. 208—214 u. Journal
de méd. de Paris Jg. 33, Nr. 41, S. 799—801. **2, 778; 3, 708.**

Dietrich, Intrauterin entstandene Ruptur der kindlichen Leber. (Gynaekol. Ges.
Breslau. Sitzg. v. 4. III. 1913.) Monatsschr. f. Geburtsh. u. Gynaekol. Bd. 37,
H. 6, S. 868. **2, 270.**

Doran, Alban, Eighteenth century obstetric forceps. (Geburtshilfliche Zangen des
18. Jahrhunderts.) (Roy. soc. of med. sect. of hist. of med. Jan. 29th 1913.) Lancet
184, S. 387—388 u. Proceed. of the roy. soc. of med. London 6, sect. of the hist. of
med., S. 54—76. **1, 232, 432.**

Doran, Alban Burton („Dr. Slop"), His forceps and his foes. P. 1. (Burton
[„Dr. Slop"], seine Zange und seine Widersacher.) Journal of obstetr. a. gynaecol.
of the Brit. emp. 23, S. 3—24. **1, 196.**

Doran, Alban, Burton („Dr. Slop"), His forceps and his foes. P. 2. Foundation of
the York county hospital and persecution of Dr. Burton. (Burton, „Dr. Slop" seine
Zange und seine Feinde. 2. Teil. Gründung des Yorker Krankenhauses und Verfolgungen Dr. Burtons.) Journal of obstetr. a gynaecol. of the Brit. emp. 23, S. 65
bis 86. **1, 232.**

Doran, Alban, Mursinna, Osiander, Weissbrod. A study of forceps' (Mursinna,
Osiander, Weißbrot. Eine Studie über die Zange.) Journal of obstetr. a. gynaecol.
of the Brit. emp. Bd. 24, Nr. 1, S. 1—11. **3, 106.**

Doran, Alban, Jointed obstetric forceps. (Über Zangen mit Gelenken.) Journal
of obstetr. a. gynaekol. of the Brit. emp. Jg. 24, Nr. 4, S. 197—210. **3, 708.**

Drinkwater, Katharine R., The midwifery forceps: historical sketch. (Die geburtshilfliche Zange: eine geschichtliche Skizze.) Liverpool med.-chirurg. journal Bd. 33,
Nr. 64, S. 451—465. **2, 643.**

Fejér, Julius, Ödem der Hornhaut nach Zangengeburt. Zentralbl. f. prakt. Augenheilk. Jg. 37, H. 6, S. 164—165. **2, 463.**

Fleischmann, Carl, Bemerkungen zu Neuwirth,: „Über den Forceps intrauterinus
in Nr. 45 d. Blattes. Zentralbl. f. Gynaekol. Jg. 37, Nr. 49, S. 1775—1776. **4, 122.**

Fleurent, H., Über Zangenanwendung in der Privatpraxis. Zeitschr. f. Geburtsh.
u. Gynaekol. Bd. 74, H. 1, S. 99—106. **3, 130.**

Grant, H. C., Indications for the use of forceps. (Indikationen für die Anwendung
der Zange.) Virginia med. semi-monthly Bd. 17, Nr. 23, S. 592—593. **2, 266.**

Harrar, James A., When is the high forceps operation justifable? (Wann ist die
hohe Zange gerechtfertigt?) Americ. journal of obstetr. 67, S. 217—226 u. Bull
of the lying-in hosp. of the city of New York 9, S. 26—34. **1, 247, 604.**

Herzfeld, Karl A., Über den Forceps intrauterinus Neuwirths. Zentralbl. f. Gynaekol. Jg. 37, Nr. 49, S. 1774—1775. **4, 425.**

Hofmeier, M., Zur Berichtigung der Erwiderung Neuwirths betreff. Diskussion über
„Forceps intrauterinus". Zentralbl. f. Gynaekol. Jg. 37, Nr. 49, S. 1773 bis 1774.
3, 708.

McDonald, Ellice, Studies in gynecology and obstetrics. Chapt 5. A new obstetrical forceps. (Gynaekologische und geburtshilfliche Studien. Kap. 5. Eine
neue geburtshilfliche Zange.) Americ. med. Bd. 19, Nr. 3, S. 163—166. **1, 794.**

Neuwirth, Karl, Über den Forceps intrauterinus, die Anwendung der geburtshilflichen Zange innerhalb der Gebärmutter bei nicht verstrichenem Muttermunde.
Zentralbl. f. Gynaekol. Jg. 37, Nr. 37, S. 1353—1358. **3, 182.**

Neuwirth, Karl, Nachschrift zu meinem Artikel: „Über den Forceps intrauterinus"
in Nr. 37 des heurigen Jahrganges. Zentralbl. f. Gynaekol. Jg. 37, Nr. 45, S. 1652
bis 1657. **4, 122.**

Old, Herbert, Indications for the high forceps operation. (Indikationen für die
hohe Zange.) Virginia med. semi-monthly Bd. 18, Nr. 6, S. 136—139. **2, 778.**

Pin, Le forceps et ses indications. (Die Zange und ihre Indikationen.) Thèse: Paris.
5, 75.

Rittenhouse, Williams, The use of the obstetric forceps. A chapter of practical
suggestions. (Über den Gebrauch der Geburtszange.) Americ. journal of clin.
med. Bd. 20, Nr. 5, S. 403—404, Nr. 6, S. 495—497, Nr. 7, S. 583—584 u. Nr. 9,
S. 741—742. **4, 92.**

Schneider, Otto, Über eine neue Geburtszange und ihre Anwendung. Münch. med. Wochenschr. Jg. **60**, Nr. 50, S. 2790—2792. **4, 355.**
Wilcox, Dewitt G., Head injuries of the new-born. (Kopfverletzungen der Neugeborenen.) Boston med. a. surg. journal Bd. **168**, Nr. 16, S. 568—571. **2, 270.**
Wright, Adam H., Anaesthesia and the forceps in labor. (Anästhesie und Zange bei der Entbindung.) Canada-lancet Bd. **47**, Nr. 1, S. 7—12. **3, 705.**

Wendung.

Döderlein, Über die Behandlung der Placenta praevia. 17. internat. med. Kongr., London, Sekt. f. Geburtsh. u. Gynaekol., 6.—12. VIII. 1913. **3, 82.**
Freund, H., Violente Uterusruptur bei der Wendung. 15. Versamml. d. dtsch. Ges. f. Gynaekol. Halle a. S., 14.—17. Mai 1913. **1, 789.**
Gallant, Ernest, Prolonged-precipitate parturition due to disengagement of the disproportionate head. (Verzögerte-überstürzte Geburt durch Freimachen [d. h. Richtigstellen] des unproportionierten Kopfes.) Med. rec. Bd. **84**, Nr. 8, S. 337 bis 339. **3, 86.**
King, Über Lagekorrektur der Querlage durch Schenkelkompression. 17. internat. med. Kongr., London, Sekt. f. Geburtsh. u. Gynaekol., 6.—12. VIII. 1913. **3, 83.**
Little, Herbert M., Version and extraction as a means of delivery. (Wendung und Extraktion als Entbindungsmethode.) Transact. of the Americ. gynecol. soc. Bd. **38**, S. 467—481. **4, 715.**
Lom, O. v., Über die Wendung und Extraktion als entbindende Operation bei Beckenenge an der Hand von 130 Fällen aus der kgl. Frauenklinik in Dresden. Dissertation: Jena. **4, 355.**
Oria, J. H., Der Thornsche Handgriff. Bol. mens. de colegio de méd. d. la prov. de Gerona 18, S. 20—22. (Spanisch.) **1, 346.**
Rouvier, I, Formules simplifiées pour la version podalique, par manoeuvres internes, dans les présentations de l'ovoide céphalique. (Vereinfachte Formeln für die Wendung auf die Füße, durch innere Handgriffe, bei vorliegendem Kopfe.) Bull. de la soc. d'obstétr. et de gynécol. de Paris Jg. 2, Nr. 2, S. 46—48. **3, 182.**
Schwarzwäller, Über den Kegelkugelhandgriff. Zentralbl. f. Gynaekol. Bd. **37**, Nr. 35, S. 1289—1290. **3, 130.**
Treub, Hector, Beckenendlagen der Amsterdamer Frauenklinik von 1902 bis 1911 incl. (Amsterdamsche Klin.) Nederl. Tijdschr. v. vorlooskunde en gynaecol. **22**, S. 103—119. (Holländisch.) **1, 491.**
Young, W. J., A bimanual method of rectifying a face presentation. (Bimanuelle Methode zur Korrektur der Gesichtslage.) Brit. med. journal Nr. **2730**, S. 880. **2, 67.**
Zangemeister, W., Ein Handgriff zur Umwandlung der Gesichtslage. Münch. med. Wochenschr. Jg. **60**, Nr. 23, S. 1241—1243. **2, 501.**
Zangemeister, Über die Wendung. (Ärztl. Verein, Marburg, Sitzg. v. 24. V. 1913. Münch. med. Wochenschr. Jg. **60**, Nr. 34, S. 1913. **3, 182.**

Extraktion am Beckenende.

Bouquet, De l'accouchement artificiel manuel. (Über die manuelle Extraktion.) Bull. de la soc. d'obstétr. et de gynécol. de Paris Jg. 2, Nr. 3, S. 166—170. **3, 379.**
Büttner, K., Die Extraktionen am Beckenende und die Ergebnisse für Mutter und Kind an der Kgl. Universität Würzburg 1900—1911. Dissertation: Würzburg. **4, 355.**
Fieux, A propos de l'abaissement prophylactique du pied dans la présentation du siège décomplété mode des fesses. (Über das Herunterholen des Fußes bei Steißfußlage.) Rev. prat. d'obstétr. et de paediatr. Jg. **26**, Nr. 295, S. 353—370. **4, 353.**
Oria, Juan H., Thornscher Handgriff. Bol. de Cirugia, Santander, Jg. **3**, Nr. 2, S. 47—49. (Spanisch.) **4, 102.**
Scheffzek, Knochennaht am Femur eines Neugeborenen. (Gynaekol. Ges. Breslau. Sitzg. v. 4. III. 1913.) Monatsschr. f. Geburtsh. u. Gynaekol. Bd. **37**, H. 6, S. 874 bis 875. **2, 270.**
Snoo, K. de, Eine neue Methode zur Extraktion des nachfolgenden Kopfes. Sitzungsber. d. Niederl. Gynaekol. Ges., 13. April 1913. (Holländisch.) **2, 136.**

Strempel, Alfred, Zur Extraktion mit Küstners Steißhaken. Zeitschr. f. Geburtsh.
u. Gynaekol. Bd. 73, H. 2, S. 487—492. 4, 509.
Trey, R. de, L'extraction d'après Deventer-Mueller. (Die Extraktion nach Deventer-Mueller.) Dissertation: Lausanne. 5, 74.
Ziegler, Albert, Was leistet die Deventer-Müllersche Entwicklung des Schulter-
gürtels? Beitr. z. Geburtsh. u. Gynaekol. 18, S. 271—289. 1, 603.

Craniotomie, Embryotomie.

Adad, Contribution à l'étude de l'embryotomie. (Beitrag zum Studium der Embryotomie.) Médecin pratic. Jg. 9, Nr. 26, S. 405. 2, 505.
Bohec, Sur une technique chirurgicale de l'embryotomie comparée aux méthodes
obstétricales classiques. (Über eine chirurgische Technik der Embryotomie, verglichen
mit den klassischen geburtshilflichen Methoden.) Thèse: Bordeaux. 5, 279.
Cohen, Adad, Contribution à l'étude de l'embryotomie. (Beitrag zur Kenntnis der
Embryotomie.) Thèse: Paris. 5, 75.
Oui, Hystéropexie par ventrofixation. Basin rétréci. Présentation du front trans-
formé en face. Basiotripsie. (Befestigung des Uterus an der Bauchwand. Ver-
engtes Becken. Stirnlage umgewandelt in Gesichtslage. Basiothrypsie.) Bull.
de la soc. d'obstétr. et de gynécol. de Paris Jg. 2, Nr. 7, S. 635—637. 3, 547.
Rabaute, Présentation de l'épaule négligée et embryotomie dans la pratique rurale.
(Verschleppte Schulterlage und Embryotomie in der Landpraxis.) Thèse de
Toulouse. Nr. 55. 58 S. 5, 73.
Rouvier, Jules, Pelviviciation. Sphacèle génital ante-partum. Infection amniotique.
Basiotripsie. Crochet axillaire. Guérison. (Fehlerhaftes Becken. Genital-Gangrän
vor der Geburt. Infektion des Fruchtwassers. Basiotripsie. Achselhacken. Hei-
lung.) Bull. de la soc. d'obstétr. et de gynécol. de Paris Jg. 2, Nr. 5, S. 449—452.
3, 293.

Kaiserschnitt, abdominaler.

Ambrosini, Filippo, Taglio cesareo demolitore in donna con distocia grave vaginale.
(Kaiserschnitt, Porro, bei schwerer vaginaler Veränderung.) Arte ostetr. Jg. 27,
Nr. 19, S. 289—293. 3, 409.
Audebert, La cicatrice utérine après la césarienne. (Die Uterusnarbe nach dem
Kaiserschnitt.) Ann. de gynécol. et d'obstétr. Jg. 40, Nr. 5, S. 290—299. 2, 266.
Baldwin, J. F., Caesarean section with hysterectomy in cases of positive infection.
(Kaiserschnitt mit Uterusexstirpation bei infizierten Fällen.) New York med.
journal Bd. 98, Nr. 8, S. 372—373. 3, 131.
Banister, J. Bright, A case of acute intestinal obstruction following caesarean
section. (Fall von akutem Darmverschluß nach Kaiserschnitt.) Lancet 184, S. 386
bis 387. 1, 201
Baumm, P., Erfahrungen über den extraperitonealen Kaiserschnitt. Dtsch. med
Wochenschr. 39, S. 212—215. 1, 245.
Beckmann, W., Kaiserschnitt wegen Scheidenstenose mit vorausgegangener Blasen
fisteloperation. Zeitschr. f. gynaekol. Urol. Bd. 4, Nr. 3, S. 95—99. 2, 182
Bengelsdorff, R., Ein Fall von Sectio caesarea beim Placenta prævia centralis
Finska Läkaresällsk. Handl. 55, H. 8, S. 204—209. (Schwedisch.) 2, 650
Bertino, A., Contributo clinico e considerazioni sul taglio cesareo extraperitoneale
(Klinischer Beitrag und Betrachtungen über den extraperitonealen Kaiserschnitt.
Rass. d'ostetr. e ginecol. Jg. 22, Nr. 1, S. 1—14. 3, 131
Bondy, Oskar, Bakteriologische Untersuchungen bei extraperitonealen Kaiser
schnitt. Zeitschr. f. Geburtsh. u. Gynaekol. Bd. 73, H. 2, S. 582—603. 2, 567
Bonney, Victor, A case of caesarean section; with remarks on the operation. (Übe
einen Kaiserschnitt; mit Bemerkungen über die Operation.) Journal of obstetr
a. gynaecol. of the Btitish Empire Bd. 24, Nr. 6, S. 311—312. 4, 426
Bonney, Victor, A case of „pre-eclampsia" at the twenty-fourth week; caesarean
section. (Ein Fall von drohender Eklampsie in der 24. Woche: Heilung durch ab
dominellen Kaiserschnitt.) Journal of obstetr. a. gynaecol. of the British Empir
Bd. 24, Nr. 6, S. 313—314. 4, 348
Bovis, R. de, L'application de l'opération césarienne aux utérus infectés. (Kaiser
schnitt bei infiziertem Uterus.) Sem. méd. 33, S. 110—111. 1, 346
Calderon, Fernando, Vorläufiger Bericht über die neun ersten, wegen Placent
praevia in den Philippinen ausgeführten Fälle von Kaiserschnitt. Progresos de l
Clinica, Jg. 1, Nr. 8, S. 57—58. (Spanisch.) 3, 409

Carr, Caesarean section. (Kaiserschnitt.) W. Va. mea. Journal Bd. 8, S. 11.   4, 281.
Carstens, J. H., A third caesarean section on the same woman. (Ein dritter Kaiser-
schnitt bei derselben Frau.) Lancet-clin. Bd. 109, Nr. 8, S. 205—212.   5, 377.
Cathala, V., Kyste de l'ovaire à pédicule tordu pendant les suites de couches. (Ovarialcystom mit Stieldrehung im Wochenbett.) Sem. gynécol. Jg. 18, Nr. 30, S. 237
bis 239.   3, 89.
Chiarabba, U., Rottura spontanea della cicatrice uterina consecutiva alla operazione
cesarea classica. (Spontanruptur einer Kaiserschnittnarbe.) Torino: Tip. G. U.
Cassone succ. 13 S.   4, 589.
Colorni, C., Osservazioni intorno a tre casi di taglio cesareo classico, dei quali uno
ripetuto nella stessa donna. (Soc. Emiliana e Marchigiana di ostetr. e. ginecol.
34. adunanza, Bologna 29. VI. 1913.) Lucina Jg. 18, Nr. 7, S. 107—110.   2, 648.
Crossen, H. S., The high, short incision for cesarean section. (Die hohe, kurze Incision beim Kaiserschnitt.) Interstate med. journal Bd. 20, Nr. 12, S. 1143—1147.
4, 153.
Crutcher, Howard, Caesarean section with unusual bladder complication — re-
covery. (Kaiserschnitt mit ungewöhnlicher Komplikation von seiten der Blase.
Heilung.) Americ. med. 19, S. 114—115.   1, 492.
Davis, Asa B., Cesarean section. A study of a consecutive series of cases. (Der
Kaiserschnitt. Eine Studie über eine Serie von Fällen.) Americ. journal of obstetr.
a. dis. of wom. a. childr. Bd. 68, Nr. 6, S. 1017—1031.   4, 152.
Davis, Asa B., Abdominal caesarean section. (Abdominaler Kaiserschnitt.) Lancet-
clin. Bd. 109, Nr. 8, S. 201—205.   5, 377.
Davis, Edward P., The present status of cesarean section. (Über den derzeitigen
Stand des Kaiserschnitts.) Americ. journal of obstetr. Bd. 68, Nr. 1, S. 12—20.
2, 650.
Davis, Edward P., The classic cesarean section. (Sectio caesarea classica.) Americ.
journal of obstetr. 67, S. 451—455.   1, 650.
Delaney, Martin D., Caesarean section. (Über Kaiserschnitt.) Viginia med. semi-
monthly Bd. 17, Nr. 20, S. 502—506.   2, 460.
Delle Chiaje, S., A proposito di un parto cesareo. È utile incidere in due tempi
la parete utero-ovulare? (Betreffs einer Kaiserschnittgeburt. Ist es nützlich, die
Uteruswand und die Eihüllen zweizeitig zu durchtrennen?) Arch. italiano di
ginecol. 16, S. 18—21 u. Bull. de la soc. d'obstétr. et de gynécol. de Paris. 2, S. 12
bis 15.   1, 246, 346.
Döderlein, Über die Behandlung der Placenta praevia. 17. internat. med. Kongr.
London, Sekt. f. Geburtsh. u. Gynaekol., 6.—12. VIII 1913.   3, 82.
Dührssen, A., Geburt bei engem Becken. Med. Klinik Jg. 9, Nr. 19, S. 735—739.
3, 377.
Felldin, F., Über die Prinzipien der modernen Technik des abdominalen Kaiser-
schnittes. Dissertation: Greifswald.   4, 92.
Fenton, Frederick, Report of a series of abdominal caesarean sections. (Bericht
über eine Serie abdominaler Kaiserschnitte.) Canadian med. assoc. journal Bd. 3,
Nr. 10, S. 837—844.   3, 456.
Ferré, Sure une série d'opérations césariennes récentes. (Eine Serie von Kaiser-
schnitten.) Bull. de la soc. d'obstétr. et de gynécol. de Paris Jg. 2, Nr. 8, S. 741—747.
4, 281.
Finkelkraut, M., Über extraperitonealen Kaiserschnitt. Dissertation: Berlin.   3, 502.
Fischer, O., Über Kaiserschnitte, Symphyseotomien und Hebosteotomien. Zeitschr.
f. Geburtsh. u. Gynaekol. Bd. 75, H. 1, S. 38—75.   3, 707.
Foulkrod, Collin, Cesarean section for central placenta previa. (Sectio caesarea
wegen Placenta praevia centralis.) Americ. journal of obstetr. 67, S. 459—464.
1, 492.
Foulkrod, Collin, Cesarean section for dermoid cyst complicating labor. (Kaiser-
schnitt wegen Dermoid als Geburtshindernis.) Americ. journal of obstetr. 67,
S. 147—148.   1, 74.
Fuster, Rétrécissement du bassin plus petit que 8 centimètres. Infection grave.
Césarienne. Hystérectomie subtotale. (VerengtesBecken. Kleiner als 8 cm. Schwere
Infektion. Kaiserschnitt. Subtotale Hysterektomie.) Bull. de la soc. d'obstétr. et
de gynécol. de Paris Jg. 2, Nr. 2, S. 58—61.   3, 376.
Gómez, S. Estela, Abdominaler Kaiserschnitt. Cron. méd., Valencia Jg. 25,
Nr. 584, S. 162—163. (Spanisch.)   4, 426.
Good, Frederick L., Cesarean section; its indications with report of twenty cases.
(Kaiserschnitt. Seine Indikationen, mit Bericht über 20 Fälle.) Boston med. a.
surg. journal Bd. 169, Nr. 10, S. 345—348.   3, 245.

Gutzmann, Fr., Über Kaiserschnitte bei Geburtsstörungen nach antefixierenden
  Operationen am Uterus. Frauenarzt Jg. **28**, H. 8, S. 338—347.   **3**, 636.
Hartmann, Karl, und Hermann Loeschcke, Die Uterusnarbe nach suprasym-
  physärem extraperitonealem Kaiserschnitt. Gynaekol. Rundsch. Jg. **7**, H. 10,
  S. 354—367.   **2**, 182.
Hauch, E., Ein Fall von Sectio caesarea post mortem. (Ver. f. Gynaekol. u. Obstetr.
  79. Sitz.) Ugeskrift for Læger Jg. **75**, Nr. 50, S. 2017. (Dänisch.)   **3**, 707.
Heinricius, G., Kaiserschnitt an einer 47 jährigen Erstgebärenden.   Finska Läkaresällsk. Handl. Bd. **55**, H. 6, S. 762. (Schwedisch.)   **2**, 778.
Hirst, Barton Cooke, The advantages of the suprasymphyseal extraperitoneal
  cesarean section in clean as well as in presumably infected cases. (Die Vorteile
  des suprasymphysären extraperitonealen Kaiserschnittes in reinen sowohl als wie
  in wahrscheinlich infizierten Fällen.) Americ. journal of obstetr. **67**, S. 456—458.
                                                                          1, 700.
Hirst, Barton Cooke, The modern extraperitoneal caesarean section with a des-
  cription of the best technique for its performance. (Der moderne extraperitoneale
  Kaiserschnitt mit einer Beschreibung der besten Technik bei seiner Ausführung.)
  Surg., gynecol. a. obstetr. Bd. **17**, Nr. 4, S. 504—506.   **3**, 502.
Hoeven, P. C. T., van der, Schwangerschaftsaussichten nach klassischem Kaiser-
  schnitt. Ned. maandbl. v. verlosk. en vrouwenz. Jg. **2**, Nr. 2, S. 96—100.
  (Holländisch.)   **1**, 795.
Hubbard, J. C., An unusal obstetrical history. (Außergewöhnliche Geburtenge-
  schichte einer V para.) Boston med. a. surg. journal Bd. **168**, Nr. 13, S. 459—461.
                                                                          1, 607.
Hussey, A., The indications for caesarean section, found in a series of fortyfour
  cases from the gynecological obstetrical service of the Brooklyn hospital. (Die Indikationen für den Kaiserschnitt aufgestellt nach einer Serie von 45 Fällen aus der
  gynaekologisch-geburtshilflichen Abteilung des Brooklyn-Hospitals.) Long Island
  med. journal Bd. **7**, S. 462.   **4**, 684.
Jeannin, Cyrille, Comment conçoit-on actuellement en France la technique de
  l'opération césarienne abdominale. (Über die derzeitige Technik des abdominalen
  Kaiserschnittes in Frankreich) Presse méd. Jg. **21**, Nr. 65, S. 663—666.   **3**, 130.
Jeannin, Cyrille, Dystocie par occlusion cicatricielle du vagin. Césarienne mu-
  tilatrice. Guérison. (Gebärunmöglichkeit infolge narbigen Verschlusses der Scheide.
  Kaiserschnitt mit Wegnahme des Uterus. Heilung.) Bull. de la soc. d'obstétr. et de
  gynécol. de Paris Jg. **2**, Nr. 8, S. 658—661.   **4**, 279.
Itzkowitsch, J., Fertilität nach beckenerweiternden Operationen und Kaiserschnitt
  Dissertation: München.   **4**, 353.
Judd, E. S., Caesarean section and caesarean-porro operation. Report of 12 cases.
  (Sectio caesarea und Porro.) St. Paul med. journal Bd. **15**, Nr. 2, S. 70—78. **3**, 708.
Kaufmann, E., Zur Frage der transperitonealen cervicalen Uterusentleerung. Zen-
  tralbl. f. Gynaekol. Jg. **37**, Nr. 15, S. 541—545.   **1**, 605.
Kayser, Der Kaiserschnitt im Wandel der Zeiten. Fortschr. d. Med. Jg. **31** Nr. 30,
  S. 813—826.   **2**, 603.
King, H. I., The present status and indication for abdominal cesarean section. (Gegen-
  wärtiger Stand und Indikation für den abdominalen Kaiserschnitt.) Journal-
  lancet Bd. **33**, Nr. 7, S. 200—204.   **2**, 183.
Kitner, O., Kaiserschnitt an der toten und sterbenden Frau. Monatsschr. f. Geburtsh.
  u. Gynaekol. Bd. **28**, H. 4, S. 539—562. (Russ.)   **2**, 71.
Kosmak, George W., A case of placenta previa treated by cesarean section. (Ein
  Fall von Placenta praevia mit Kaiserschnitt behandelt.) (Soc. of the alumni of the
  Sloane hosp. f. women, meet. 24. I. 1913.) Americ. journal of obstetr. Bd. **67**, Nr. 5,
  S. 999—1001.   **3**, 180.
Lange, Zur Frage des subrasymphysären, cervicalen Kaiserschnittes. (Nordostdtsch.
  Ges. f. Gynaekol., Sitzg. v. 15. III. 1913.) Monatsschr. f. Geb. u. Gynaekol. Bd. **37**,
  H. 5, S. 681.   **2**, 184.
Lassale, Bassin rachitique généralement rétréci et aplati. Opération de Porro.
  Rareté de l'opération césarienne à Nîmes. (Rachitisches, allgemein verengtes
  und plattes Becken. Operation nach Porro. Seltenheit des Kaiserschnitts in
  Nimes.) Bull. de la soc. d'obstétr. et de gynécol. de Paris Jg. **2**, Nr. 4, S. 360
  bis 365.   **3**, 245.
Lequeux et R. Dupont, Discussion sur la question de l'entérostomie contre les
  accidents péritonéaux consécutifs à l'opération césarienne. (Diskussion über die
  Frage der Enterostomie gegen peritoneale Erscheinungen nach Sectio caesarea.)
  Bull. de la soc. d'obstétr. et de gynécol. de Paris Jg. **2**, Nr. 2, S. 30—42.   **3**, 295.

Lewis, S. E., Pregnancy complicated by epileptic fits, burns, and the status epilepticus. Caesarean section. Recovery. (Schwangerschaft, kompliziert durch epileptische Anfälle, Verbrennungen und Status epilepticus, Kaiserschnitt, Heilung.) Journal of the roy. army med. corps Bd. 20, Nr. 6, S. 706—708. **2, 563.**

McPherson, Ross, The indications for abdominal cesarean section, with the technic of the operation and analysis of 352 cases. (Sectio caesarea abdominalis; Indikation und Technik. Kasuistik von 352 Fällen.) New York State journal of med. 13, S. 135—141. **1, 699.**

Madon, Opération césarienne conservatrice et accouchement prématuré provoqué à la clinique obstétricale de Montpellier du 1er janvier 1906 au 15 juin 1913. (Konservative Sectio caesarea und künstliche Frühgeburt in der Frauenklinik zu Montpellier.) Thèse de Montpellier. Nr. 79. 116 S. **5, 75.**

Maxwell, W. H., Caesarean section, with especial reference to the rarer indications for the operation. (Kaiserschnitt mit besonderer Berücksichtigung seltener Indikationen.) Brit. med. journal Nr. 2734, S. 1105—1107. **2, 183.**

Mortier, M., Über Adhäsionen nach Kaiserschnitt, zugleich ein Beitrag zur Lehre vom queren Fundalschnitt (nach Fritsch). Dissertation: Heidelberg. **4, 426.**

Müller, Joseph, Sectio caesarea. (Verein der Ärzte Wiesbadens, Sitz. v. 21. V. 1913.) Berliner klin. Wochenschr. Bd. 50, H. 29, S. 1375. **2, 505.**

O'Hara, Henry M., An interesting case of caesarean section. (Ein interessanter Fall von Kaiserschnitt.) Austral. med. gaz. 33, S. 121—122. **1, 439.**

Oui, Opération césarienne pour rigidité du col. Mort par embolie pulmonaire. (Kaiserschnitt wegen Starrheit der Cervix; Tod an Lungenembolie.) Bull. de la soc. d'obstétr. et de gynécol. de Paris Jg. 2, Nr. 5, S. 466—468. **3, 296.**

Patek, Rudolf, Ein Beitrag zur Widerstandskraft des Peritoneums und der Uterusnaht nach Sectio caesarea (von der Patientin selbst ausgeführt.) Zentralbl. f. Gynaekol. Jg. 37, Nr. 30, S. 1105—1109. **2, 779.**

Péradon, André, Indications de l'opération césarienne et précautions á prendre. (Indikationen der Sectio caesarea und die dabei zu beobachtenden Vorsichtsmaßregeln.) Méd. prat. Jg. 9, Nr. 51, S. 801—804. **4, 122.**

Peterson, Reuben, The indications for abdominal caesarean section. (Indikationen zur Sectio caesarea abdominalis.) Surg., gynecol. a. obstetr. Bd. 17, Nr. 2, S. 198—203 und Physican a. surg. Bd. 35, Nr. 3, S. 109—117. **3, 182, 182.**

Plauchu, La fécondité de la femme après l'opération césarienne conservatrice. (Über die Fruchtbarkeit nach konservativem Kaiserschnitt.) Rev. prat. d'obstétr. et de gynécol. 21, S. 73—75. **1, 564.**

Pobiedinski, N. I., Die Erfolge des Kaiserschnittes in Rußland in den letzten 25 Jahren. Med. Rundsch. Jg. 40, H. 11, S. 964—965. (Russ.) **2, 567.**

Pobedinsky, N., Die Erfolge des Kaiserschnittes in Rußland in den letzten 25 Jahren. Zentralbl. f. Gynaekol. Jg. 37, Nr. 21, S. 757—763. **2, 230.**

Podolsky, A., Der extraperitoneale Kaiserschnitt. Dissertation: Göttingen. **4, 356.**

Polak, John Osborn, Complete prolapse of the uterus: Cesarean section. (Vollständiger Vorfall des Uterus. Kaiserschnitt.) Med. times Bd. 41, Nr. 12, S. 363 bis 365. **4, 16.**

Poucher, John Wilson, The advantage of Cesarean section over other procedures in border-line cases. (Der Vorteil des Kaiserschnittes vor anderen Methoden in Grenzfällen.) Americ. journal of obstetr. a. dis. of wom. a. childr. Bd. 68, Nr. 6, S. 1143—1149. **4, 152.**

Pouliot, Léon, Quelques considérations pratiques sur les indications de l'opération césarienne dans les bassins rétrécis. (Einige praktische Erwägungen über die Indikationen des Kaiserschnittes bei engem Becken.) Rev. prat. d'obstétr. et de gynécol. Jg. 21, Nr. 10, S. 289—298. **4, 122.**

Rachmanoff, A. N., 30 Fälle von klassischem Kaiserschnitt. Med. Rundsch. Jg. 40, H. 11, S. 942—945. (Russisch.) **2, 567.**

Remy, S., L'accouchement prématuré doit-il être conservé dans la thérapeutique des bassins rétrécis? (Soll die Frühgeburt in der Behandlung der engen Becken beibehalten werden?) Rev. méd. de l'est Bd. 45, Nr. 21, S. 784—791. **3, 634.**

Ricketts, R. M., Surgery of puerperal eclampsia; suprabubic caesarean section. (Die chirurgische Behandlung der Eklampsie; die Sectio caesarea suprabubica.) Transact. of the Western surg. ass., St. Louis, Dec. **5, 70.**

Rindfleisch, Karl, Kaiserschnittstechnik. Krorrespondenz-Bl. d. allg. ärztl. Ver.
v. Thüringen **42**, S. 13—14. **1**, 201.
Roncaglia, G., Per la statistica del taglio cesareo soprasinfisario transperitoneale.
(Zur Statistik des suprasymphysären transperitonealen Kaiserschnittes.) Ann.
di ostetr. e ginecol. Jg. **35**, N. 7, S. 206—211. **3**, 87.
Rouvier, J., A propos des opérations césariennes de choix. (Zur Frage des Kaiser-
schnitts als Operation der Wahl.) Bull. de la soc. d'obstétr. et de gynécol. de Paris
Jg. **2**, Nr. 9, S. 783—787. **4**, 634.
Sauvage, De l'entérostomie dans le traitement des accidents graves consécutifs à la
section césarienne. (Die Enterostomie in der Behandlung schwerer Störungen nach
Kaiserschnitt.) Bull. de la soc. d'obstétr. et de gynécol. die Pars 2, S. 15—26. **1**, 247.
Scheffzek, Zur Sectio extraperitonealis. (Gynaekol. Ges. Breslau. Sitzg. v. 4. III.
1913.) Monatsschr. f. Geburtsh. u. Gynaekol. Bd. **37**, H. 6, S. 880—882. **2**, 266.
Scholz, G., Die Methoden der Kaiserschnitte seit der Veröffentlichung von Frank
und die seit 1907 in der Frauenklinik zu Halle behandelten Kaiserschnittfälle.
Dissertation: Halle. **4**, 356.
Schwarz, Ruptur des graviden Uterus nach vorausgegangenem klassischen Kaiser-
schnitt. Münch. med. Wochenschr. Jg. **60**, Nr. 15, S. 815—816. **1**, 795.
Scipiades, Elemér, Hebosteotomie und präperitonealer Kaiserschnitt. Abhand.
a. d. Geb. d. Geburtsh. u. Gynaekol. Bd. **2**, H. 2, S. 576—618. **2**, 649.
Spaeth, F., Kaiserschnitt bei vorzeitiger Lösung der regelrecht sitzenden Nach-
geburt. Dtsch. med. Wochenschr. Jg. **39**, Nr. 33, S. 1596—1598. **3**, 180.
Stirling, L. G., Report of a cesarean section. (Bericht über einen Fall von Kaiserschnitt.) New Orleans med. a. surg. journal Bd. **65**, Nr. 12, S. 874—876. **2**, 266.
Sutton, H. T., Management of placenta praevia by cesarean section. (Behandlung
der Placenta praevia mittels Kaiserschnitt.) Lancet-clinic Bd. **110**, Nr. 21, S. 536
bis 537. **4**, 279.
Taniguchi, Y., Über den extraperitonealen Kaiserschnitt, besonders seine Technik
und Indikationsstellung. Dissertation: München. **4**, 37.
Taussig, Fred J., Cesarean section in an achondroplastic dwarf. (Kaiserschnitt bei
einem achondroplastischen Zwerg.) Améric. journal of obstetr. **67**, S. 248—253.
1, 245.
Vallois, Dystocie par fibrome praevia; opération césarienne et hystérectomie totale
(présentation de pièce). (Geburtsstörung durch vorliegendes Myom. Kaiserschnitt
und Totalexstirpation. Demonstration des Präparates.) Bull. de la soc. d'obstétr.
et de gynécol. de Paris Jg. **2**, Nr. 4, S. 370—374. **3**, 239
Vallois, Opération césarienne tardive et rétraction de l'anneau de Bandl. (Später
Kaiserschnitt und Zusammenschnüren des Bandelschen Ringes.) Bull. de la soc
d'obstétr. et de gynécol. de Paris Jg. **2**, Nr. 3, S. 256—259. **3**, 245
Vallois, Action heureus et immédiate de la position ventrale dans deux cas de vo
missements graves consécutifs à une opération césarienne et à un accouchemen
provoqué. (Günstige sofortige Wirkung der Bauchlage bei zwei Fällen von schweren
Erbrechen im Anschluß an einen Kaiserschnitt und an eine künstliche Frühgeburt.
Bull. de la soc. d'obstétr. et de gynécol. de Paris Jg. **2**, Nr. 6, S. 576—580. **3**, 614
Veit, J., Zur Technik des Kaiserschnittes. Zentralbl. f. Gynaekol. Jg. **37**, Nr. 20
S. 713—717. **2**, 72
Vinson, Des risques de rupture utérine au cours de l'extériorisation dans la césarienne
(Gefahr der Uterusruptur bei Sectic caesarea.) Thèse de Toulouse. Nr. 24
63 S. **5**, 75
Warren, Stanley P., Cesarean section; with discussion of technic, and brief clinica
histories of twenty-one personal cases. (Der Kaiserschnitt; seine Technik und di
Krankengeschichten 21 eigener Fälle.) Améric. journal of obstetr. **67**, S. 231—247
1, 244
Weibel, W., Extraperitonealer Kaiserschnitt und Beckenspaltung. Zentralbl. f. Gy
naekol. Jg. **37**, Nr. 45, S. 1649—1652. **3**, 637
Whitall, Dawson, An unusal indication for caesarean section. Ventrosuspensio
of the uterus (with linnen thread) complicating pregnancy. (Eine ungewöhnlich
Indikation für Kaiserschnitt. Komplikation der Schwangerschaft durch Ven
trosuspension des Uterus mit Leinenfaden.) New York med. journal **97**, S. 14—1
1, 651
Williams, Espy Milo, Abdominal cesarean section in eclampsia and central placent
previa; with reports of cases so treated. (Die Sectio caesarea per laparotoniar
wegen Eklampsie und zentraler Placenta praevia; mit einem Bericht über derarti
behandelte Fälle.) New Orleans med. a. surg. journal Bd. **65**, Nr. 9, S. 633—63
2, 18

Williams, John T., The present position of abdominal cesarean section in eclampsia. (Der gegenwärtige Stand des abdominalen Kaiserschnittes bei Eklampsie.) Boston med. a. surg. journal Bd. **168**, Nr. 13, S. 456—458. **1**, 699.

Willson, Cesarean section for threatened eclampsia and death of the child following circumcision. (Kaiserschnitt wegen drohender Eklampsie und Tod des Kindes nach der Circumcision.) (Transact. of the Washington obstetr. a. gynecol. soc., meet. 10. I. 1913.) Americ. journal of obstetr. Bd. **68**, Nr. 2, S. 351—354. **2**, 777.

Wilson, John M., Caesarean section. (Kaiserschnitt.) Southern med. journal Bd. **6**, Nr. 5, S. 334—337. **2**, 779.

Witherstine, H. H., Indications for the caesarian section. (Indikationen für den Kaiserschnitt.) St. Paul med. journal Bd. **15**, Nr. 2, S. 68—69. **3**, 707.

Wolff, Die Uterusruptur in der alten Kaiserschnittnarbe nach suprasymphysärem Kaiserschnitt. Charité-Ann. Jg. **37**, S. 356—364. **4**, 123.

Zabala, Placenta praevia und Kaiserschnitt. Arch. de ginecopatia, obstetr. y pediatr. **26**, S. 1—9. (Spanisch.) **1**, 243.

Zalewski, Eduard, Beobachtung einer beginnenden Spontanruptur des Uterus gelegentlich einer Sectio supiapubica. Münch. med. Wochenschr. Jg. **60**, Nr. 44, S. 2456—2457. **3**, 550.

Zickel, Georg, Seltene Art des Kaiserschnittbeckens. Dtsch. med. Wochenschr. Jg. **39**, Nr. 36, S. 1732—1733. **3**, 130.

Zoeppritz, B., Neuere Kaiserschnittmethoden. Klin.-therap. Wochenschr. **20**, S. 141—146. **1**, 246.

Porro'sche Operation, Uterusexstirpation.

Ambrosini, Filippo, Taglio cesareo demolitore in donna con distocia grave vaginale. (Kaiserschnitt, Porro, bei schwerer vaginaler Veränderung.) Arte ostetr. Jg. **27**, Nr. 19, S. 289—293. **3**, 409.

Fruhinsholz, A., A propos d'une opération de Porro dans un cas de bassin coxalgique à type exceptionnel. (Eine Porro-Operation bei einem Fall von coxalgischem Becken von außergewöhnlicher Bildung.) Rev. prat. d'obstetr. et de paediatr. Jg. **26**, Nr. 289, S. 161—170 u. Bull. de la soc. d'obstétr. et de gynécol. de Paris Jg. **2**, Nr. 2. S. 116—121. **2**, 603; **3**, 246.

Judd, E. S., Caesarean section and caesarean-porro operation. Report of 12 cases. (Sectio caesarea und Porro.) St. Paul med. journal Bd. **15**, Nr. 2, S. 70—78. **3**, 708.

Jullien, De l'hystérectomie totale dans les présentations vicieuses négligées. (Totalexstirpation des Uterus bei verschleppten falschen Lagen.) Prov. méd. **26**, S. 45 bis 47 u. Nr. 27, S. 298. **1**, 383; **2**, 648.

Lassale, Bassin rachitique généralement rétréci et aplati. Opération de Porro. Rareté de l'opération césarienne à Nîmes. (Rachitisches, allgemein verengtes und plattes Becken. Operation nach Porro. Seltenheit des Kaiserschnitts in Nimes.) Bull. de la soc. d'obstétr. et de gynécol. de Paris Jg. **2**, Nr. 4, S. 360—365. **3**, 245.

Wilhelm, A., Les hystérotomies vaginales en obstétrique. (Vaginale Uterusexstirpationen in der Geburtshilfe.) Paris. 255 S. Frcs. 8.— u. Thèse: Paris. **4**, 146; **5**, 42.

Zoeppritz, B., Neuere Kaiserschnittmethoden. Klin.-therap. Wochenschr. **20**, S. 141—146. **1**, 246.

Lösung der Placenta, künstliche.

Dubrisay, Louis, Deux cas de délivrance artificielle après une injection de seigle ergoté. (Zwei Fälle von künstlicher Entfernung der Nachgeburt nach Injektion von Mutterkorn.) Journal de méd. de Paris **33**, S. 140 u. Rev. prat. d'obstétr. et de gynécol. Jg. **21**, S. 100—102. **1**, 248; **2**, 72.

Gaus, Friedrich, Desinfektion in der Geburtshilfe und manuelle Placentarlösung, Bemerkungen zu der Arbeit von C. Sievert in Dtsch. med. Wochenschr. Jg. 39. Nr. 23. Dtsch. med. Wochenschr. Jg. **39**, Nr. 28, S. 1363. **2**, 500.

Liertz, Rhaban, Pantopon, Pantopon-Scopolamin und Secacornin in der Landarztpraxis. Med. Klin. Jg. **9**, Nr. 26, S. 1041—1042. **2**, 368.

Schechner, Michael, Blutung post abortum et post partum. (Eine forensisch wichtige Bemerkung.) Med. Klin. Jg. **9**, Nr. 30, S. 1207. **2**, 602.

Sievert, Carl, Lehren für die Desinfektion in der Geburtshilfe und für die Behandlung der Nachgeburtsblutungen an der Hand von 42 manuellen Placentarlösungen. Dtsch. med. Wochenschr. Jg. **39**, Nr. 23, S. 1100—1102. **2**, 402.

Wochenbett.

Physiologie und Diätetik des Wochenbettes.

Laktation.

Auché, B., Le lait des femmes tuberculeuses. (Die Milch tuberkulöser Frauen.) Cpt.
rend. hebdom. des séances de la soc. de biol. Bd. **75**, Nr. 36, S. 594—596.   **4**, 153.

Audebert et Etchevers, De la tension artérielle pendant la montée du lait. (Über
den arteriellen Blutdruck zu Beginn der Milchsekretion.) Bull. de la soc. d'obstétr.
et de gynécol. de Paris Jg. **2**, Nr. 3, S. 309—314 u. Ann. de gynécol. et d'obstétr.
Bd. **10**, Nr. 11, S. 588—592.   **3**, 296, 503.

Bamberg, Karl, Zur Physiologie der Lactation mit besonderer Berücksichtigung
der chemischen Zusammensetzung der Frauenmilch milchreicher Frauen und des
Einflusses der Menstruation. Zeitschr. f. Kinderheilk., Orig. Bd. **6**, H. 5/6, S. 424
bis 438.   **2**, 72.

Becerro de Bengoa, R., Anregung der Milchsekretion durch Eigenmilchinjektionen.
Rev. méd. de Sevilla, Jg. **32**, Nr. 730, S. 20—23. (Spanisch.)   **4**, 281.

Beeson, H. O., (Milch.) Denver med. times Bd. **33**, Nr. 4, S. 127—131.   **3**, 503.

Caille, A., The management of mother and infant in case of tardy or inadequate
lactation. (Die Behandlung von Mutter und Kind im Falle träger oder ungenügender
Milchabsonderung.) Post-graduate Bd. **28**, Nr. 9, S. 795—802.   **3**, 296.

Cameron, Hector Charles, A lecture on the causes of the failure of women to nurse
their infants at the breast. (Vorlesung über die Ursachen des Unvermögens der
Frauen, ihre Kinder zu stillen.) Lancet Bd. **2**, Nr. 13, S. 911—917.   **4**, 281.

Cantoni, Vittorio, La sintesi dell'acido ippurico nella gravidanza et nel pueruerio.
(Die Hippursäuresynthese während der Schwangerschaft und im Wochenbette.)
Ann. di ostetr. e ginecol. Bd. **35**, Nr. 9, S. 393—411.   **3**, 544.

Cavagnis, Giuseppe, Contributo clinico e sperimentale allo studio della secrezione
interna mammaria. (Klinischer und experimenteller Beitrag zum Studium der
inneren Milchdrüsensekretion.) Ann. di ostetr. e ginecol. Jg. **35**, Nr. 11, S. 563
bis 574.   **4**, 216.

Devillé, G., Sur la disparition du colostrum chez les parturientes. (Wann schwindet
das Colostrum im Wochenbett?) Arch. internat. de méd. lég. **4**, S. 60—93. **1**, 250.

Etchevers, De la tension arterielle pendant la montée du lait. (Über den Blutdruck
zur Zeit des Milchanstieges.) Thèse de Toulouse. Nr. 37. 100 S.   **5**, 75.

Gavin, W., On the effects of administration of extracts of pituitary body and corpus
luteum to milch cows. (Von der Wirkung von Hypophysen- und Corpus-luteum-
Extrakten auf Milchkühe.) Quart. journal of exp. physiol. Bd. **6**, Nr. 1, S. 13—16.
                                                                 2, 73.

Grumme, Über die Möglichkeit, den Fettgehalt der Milch zu steigern. (Tierexperimentelle Studie.) Zeitschr. f. exp. Pathol. u. Therap. Bd. 14, H. 3, S. 549—554. **4**, 281.

Hammond, John, The effect of pituitary extract on the secretion of milk. (Die
Wirkung des Hypophysenextraktes auf die Milchsekretion.) Quart. journal of exp.
physiol. Bd. **6**, Nr. 4, S. 311—338.   **3**, 602.

Houssay, B. A., L. Giusti und C. Maag, Wirkung der Hypophysenextrakte und
ihres aktiven Prinzips auf die Milchsekretion. Rev. soc. méd. Argentina. Bd. **21**,
Nr. 120, S. 365—385. (Spanisch.)   **3**, 710.

Huët, G. J., Einfluß von Malztropon auf die Milchsekretion. Ned. tijdschr.
v. geneesk. Nr. 18, S. 1267. (Holländisch.)   **1**, 796.

Kaupe, Walther, Schwierigkeiten beim Stillen. Zeitschr. f. Säuglingsschutz Jg. **5**,
H. 5, S. 186—187.   **2**, 297.

Langstein, L., F. Rott und F. Edelstein, Der Nährwert des Colostrums. Ein
Beitrag zur Frage des Energiebedarfs des Säuglings in den ersten Lebenstagen.
Zeitschr. f. Kinderheilk., Orig. Bd. **7**, H. 3/4, S. 210—225.   **2**, 231.

Lindet, M. L., Sur les caséines solubles du lait. (Über die löslichen Caseine der Milch.
Rev. gén. du lait Bd. **9**, Nr. 17, S. 395—400.   **3**, 458.

Raitsits, Emil, Falsche Lactation (Pseudolactatio). (Eingebildete, angebliche
Trächtigkeit.) Berl. tierärztl. Wochenschr. Jg. **29**, Nr. 47, S. 829—831.   **3**, 710.

Reder, Francis, The complete absence of milk in the primipara. (Völlige Milch-
verhaltung bei Erstgebärenden.) Americ. journal of obstetr. **67**, S. 66—72. **1**, 249.

Risel, Zur Lactation der Frau. (Med. Ges. Leipzig, Sitz. vom 11. II. 1913.) Münch med. Wochenschr. **60**, S. 673. **1, 440.**

Sammartino, Uvaldo, La secrezione lattea e gl'idrati di carbonio iniettati sotto cute. (Milchsekretion und subcutane Injektion von Kohlehydraten.) Fol. gynaecol. Bd. **8**, Nr. 3, S. 335—393. **4, 554.**

Schäfer, E. A., On the effect of pituitary and corpus luteum extracts on the mammary gland in the human subject. (Über die Wirkung von Hypophysen- und Corpusluteum-Extrakten auf die menschliche Brustdrüse.) Quart. journal of exp. physiol. Bd. **6**, Nr. 1, S. 17—19. **2, 73.**

Stewart, Douglas H., Lactation atrophy of the uterus. (Über Laktationsatrophie des Uterus.) (Transact. of the Americ. assoc. of obstetr. a. gynecol., 26. ann. meet., Providence, Rhode Island, 16.—18. IX. 1913.) Americ. journal of obstetr. a. dis. of women a. child. Bd. **68**, Nr. 5, S. 847—851. **3, 709.**

Thiemich, Die Amenorrhöe der Stillenden und ihr Einfluß auf die Neukonzeption. Med. Klinik Jg. **9**, Nr. 50, S. 2065—2066. **4, 92.**

Thomas, Erwin, Zur Biologie der Colostrumkörperchen. Zeitschr. f. Kinderheilk., Orig. Bd. **8**, H. 4, S. 291—297. **2, 726.**

Thompson, William M., The influence of the thyroid glands on pregnancy and lactation. (Der Einfluß der Schilddrüse auf Schwangerschaft und Milchsekretion.) Surg., gynecol. a. obstetr. Bd. **17**, Nr. 2, S. 226—231. **3, 75.**

Tibone, D., Sui rapporti fra mestruazione, allattamento e lattante. (Wechselbeziehung zwischen Menstruation, Stillung und Säugling.) Rass. d'ostetr. e ginecol. Jg. **22**, Nr. 3, S. 129—151. **3, 41.**

Torday, Franz v., Über das Stillen. Pest. med. chirurg. Presse Jg. **49**, Nr. 46, S. 373 bis 379. **3, 551.**

Troschke, Mitteilungen über Gynesan, Frauen-Nährsalz. Allg. med. Zentral-Zeit. Jg. **82**, Nr. 16, S. 189—190. **1, 651.**

Variot, G., Micromastie avec lactation abondante chez une nourrice. (Über einen Fall von Micromastie und reichlicher Milchsekretion bei einer Amme.) Gaz. de gynécol. 28, S. 65—66 u. Journal d. sages-femmes 41, S. 219—220. **1, 387, 605.**

Voigt, M., Beobachtungen an Stillenden. Dissertation: München. **4, 591.**

White, J. A. Henton, Cotton-seed extract and pituitary extract during lactation. (Including an account of o case of triplets entirely breast-fed for seven months.) (Baumwollensamenextrakt und Hypophysenextrakt in der Laktation, zugleich ein Bericht über Drillinge, welche durch sieben Monate ausschließlich an der Brust ernährt wurden.) Practitioner Bd. **91**, Nr. 3, S. 422—423. **3, 637.**

Mutterschutz.

Amidieu, De l'allaitement au sein des ouvrières. Chambres d'allaitement. (Brustnahrung der Arbeiterinnen. Stillstuben.) Thèse de Lyon. Nr. 78, 92 S. **5, 75.**

Bellegarde, Paul de, Le repos des femmes en couches. (Die Schonung im Wochenbett.) Rev. philanthrop. Bd. **33**, Nr. 198, S. 677—683. **3, 550.**

Brennecke, Die Vereinigung zur Förderung der Wöchnerinnenasyle und ihre sozialhygienischen Bestrebungen. Zentralbl. f. Gynaekol. Bd. **37**, Nr. 35, S. 1285—1289. **3, 380.**

Brennecke, Die Vereinigung zur Förderung der Wöchnerinnenasyle und ihrer sozialhygienischen Bestrebungen. Erwiderung an Dr. Ekstein. Zentralbl. f. Gynaekol. Jg. **37**, Nr. 49, S. 1776—1779. **4, 45.**

Cahen, Georges, La fédération des cantines maternelles. (Der Bund für mütterliche Kantinen.) Rev. philantr. **16**, S. 411—415. **1, 612.**

Campbell, Donald, Die Mutterschaftsprämie. Annalen f. soziale Politik u. Gesetzgeb. Bd. **2**, H. 5 u. 6, S. 655. **2, 233.**

Devraigne, Louis, Remarques sur quelques lois de protection de la femme enceinte et sur leurs conséquences. 1. La loi sur le repos des femmes en couches au Sénat. (Bemerkungen über einige Schutzgesetze für die Schwangeren und Wöchnerinnen und über ihre Folgen. 1. Das Gesetz über die Ruhezeit der Frauen im Wochenbett vor dem Französischen Senat.) Arch. mens. d'obstétr. et de gynécol. 2, S. 82—87. **1, 326.**

Ekstein, Emil, Über die zwanglose Vereinigung zur Förderung der Wöchnerinnenasyle und ihrer sozial-hygienischen Bestrebungen. Zentralbl. f. Gynaekol. Jg. **37**, Nr. 46, S. 1684—1686. **3, 607.**

Hausner, Marie, Die Wohlfahrts-Auskunftsstelle für Wöchnerinnen in der Universitätsfrauenklinik München. Bl. f. Säuglingsfürs. Jg. **4,** H. 11, S. 340—344. **3, 138.**

Klages, Praktische Winke für die Leitung der Wochenbettpflege bei Soldatenfrauen. Dtsch. militär-ärztl. Zeitschr. Jg. **42,** H. 18, S. 681—692. **3, 601.**

Levant, La loi sur le repos des femmes en couches à la chambre des députés. (Das Gesetz über Wöchnerinnenschutz.) Arch. mens. d'obstétr. et de gynécol. Jg. **2,** Nr. 12, S. 505—520. **4, 431.**

Mabilleau, Léopold, Organisation administrative des mutualités maternelles françaises. (Verwaltungsorganisation der französischen Mutterhilfen auf Gegenseitigkeit.) Rev. belge de puéricult. Jg. **2,** Nr. 10, S. 190—193. **3, 717.**

Mangiagalli, Luigi, Allattamento. (Das Stillen.) (Assoc. lombarda fra le levatrici, conf. 19. VI. 1913.) Arte ostetr. Jg. **27,** Nr. 20, S. 205—213. **3, 601.**

Mens, E., Dell'influenza di alcuni stiptici sull'involuzione uterina puerperale. (Über den Einfluß einiger Styptica auf die Uterusinvolution im Wochenbett.) Ginecologia Jg. **10,** Nr. 10, S. 328—332. **4, 123.**

Morley, W. H., The calcium content of the blood during pregnancy, labor and puerperium. (Der Calciumgehalt des Blutes während Schwangerschaft, Geburt und Wochenbett.) (Transact. of the Americ. gynecol. soc. 38. ann. meet., Washington 6.—8. V. 1913.) Americ. journal of obstetr. Bd. **68,** Nr. 2, S. 327—329 u. Surg., gynecol. a. obstetr. Bd. **17,** Nr. 3, S. 304—307. **3, 73, 289.**

Müller, Georg, Die Anwendung des sogenannten Genter Systems auf die Mutterschaftsversicherung. Sozial. Praxis **22,** S. 449—453. **1, 33.**

Murlin, John R., Some observations on the protein metabolism of normale pregnancy and the normal puerperium. (Einige Beobachtungen der Eiweißumwandlung bei normaler Schwangerschaft und im Wochenbett.) Surg., gynecol. a. obstetr. **16,** S. 43—53. **1, 378.**

Mutterschaftsprämien, Australiches Bund.-Gesetz. Veröffentl. des kaiserl. Gesundheitsamtes **37,** S. 286. **1, 407.**

Australisches Gesetz betreffend Zahlung von Mutterschaftsprämien (in Kraft getreten am 10. Oktober 1912). Zeitschr. f. Säuglingssch. Jg. **5,** H. 4, S. 156—157. **1, 819.**

Durée obligatoire pour les nourrices de l'allaitement de leurs enfants. (Gesetzlicher Schutz für die Mütter während der Stillzeit.) Journal d'accouch. Jg. **34,** Nr. 47, S. 419—420. **3, 637.**

Nagel, Über die Blutgefäße des puerperalen Uterus. 17. internat. med. Kongr., London, Sekt. f. Geburtsh. u. Gynaekol., 6.—12. VIII. 1913. **3, 88.**

Neter, Eugen, Über einige Schwierigkeiten beim Stillen. Zeitschr. f. Kinderpfl. Jg. **8,** Nr. 12, S. 281—285. **3, 709.**

Niklas, Friedrich, Zur Frage der Placentarhormone und der Verwendung von Placentarsubstanzen als Lactagoga. Monatsschr. f. Geburtsh. u. Gynaekol. Bd. **38,** Erg.-H., S. 60—89. **2, 492.**

Nobécourt, L'allaitement maternel et l'assistance des mères. (Brustnahrung und Unterstützung der selbststillenden Mütter.) Rev. internat. de méd. et de chirurg. Jg. **24,** Nr. 18, S. 279—281. **3, 350.**

Pazzi, M., Protesi addominale ginecologica. (Eine Leibbinde für Frauen.) (Soc. Emina e Marchigiana di ostetr. e ginecol., 34. adunanza, Bologna 29. VI. 1913.) Lucina Jg. **18,** Nr. 7, S. 102—106. **3, 132.**

Perazzi, Piero, Intorno alle variazioni della formula leucocitaria e del quadro neutro.
filo di Arneth nella gravidanza, nel parto e nel puerperio. (Untersuchung über die Veränderung des Leukocytenbefundes und des Arnethschen Blutbildes während Schwangerschaft, Geburt und Wochenbett.) Fol. gynaecol. Bd. **8,** Nr. 3, S. 459 bis 477. **4, 479.**

Perazzi, Piero, Sui fermenti proteolitici dell'urina in gravidanza et puerperio. (Über proteolytische Fermente des Harns in Schwangerschaft und Wochenbett.) Folia gynaecol. Bd. **8,** Nr. 1, S. 129—151. **3, 72.**

Pierra, Louis, Injections vaginales et suites de couches. (Vaginale Spülungen und Puerperium.) Journal des sagesfemmes Jg. **41,** Nr. 21, S. 356—358. **3, 709.**

Plantenga, P., Das Radfahren. Ned. Tijdschr. v. Geneesk. Tweede helft. Jg. **1913,** Nr. 22, S. 1862—1872. (Holländisch.) **3, 675.**

Sachs, Ernst, Über die Bedeutung des Streptokokkenbefundes im Vaginalsekret Kreißender. Anmerkungen zu der gleichnamigen Arbeit von K. W. Jötten. Zentralbl. f. Gynaekol. Jg. **37,** Nr. 17, S. 607—609. **1, 796.**

Seitz, Die Störungen der inneren Sekretion in ihren Beziehungen zu Schwangerschaft, Geburt und Wochenbett. 15. Versamml. d. dtsch. Ges. f. Gynaekol. Halle a. S., 14.—17. Mai 1913. **1, 757,**

Seitz, L., Ein Vorwort zu meinem Referat: Über Störungen der inneren Sekretion in ihren Beziehungen zu Schwangerschaft, Geburt und Wochenbett. Monatsschr. f. Geburtsh. u. Gynaekol. **37,** S. 417—420. **1, 555.**

Severi, R., La grafica di accrescimento del lattante osservazioni e rilievi. (Die Zunahme des Stillens, Beobachtungen und Bemerkungen.) Rass. d'ostetr. e ginecol. Jg. **22,** Nr. 5, S. 257—266. **5. 281.**

Solowij, A., ·Über die Kontrolle des Verhaltens der Gebärmutter in der Nachgeburtsperiode und in den ersten 3 Stunden nach derselben. Zentralbl. f. Gynaekol. **37,** S. 457—459. **1, 493.**

Staeps, Mutterschutz- und Säuglingsfürsorge-Einrichtungen der Aktien Gesellschaft für Anilin-Fabrikation in Greppin-Werke. Zentralbl. f. Gewerbehyg. Jg. 1, H. 12, S. 542—543. **3, 717·**

Traugott, M., und M. Goldstrom, Über die bakteriologische Untersuchung des Vaginalsekretes Kreißender und seine prognostische Bedeutung für den Verlauf des Wochenbetts. Zentralbl. f. Gynaekol. **37,** S. 225—227. **1, 241.**

Treub, Hector, Mutterschutz. Rektoratsrede. Amsterdam. Scheltema und Holkema. 38 S. (Holländisch.) **1, 33.**

Uhlenhuth, P., und P. Mulzer, Über die Infektiosität von Milch syphilitischer Frauen. Dtsch. med. Wochenschr. Jg. **39,** Nr. 19, S. 879—881. **2, 232.**

Vaudescal, Remarques sur quelques lois de protection de la femme enceinte et accouchée et sur leurs conséquences. 2. Le „maternity benefit" d'Angleterre. Ses conséquences sur l'enseignement et la pratique de l'obstétrique en Écosse. (2. Die „Mutterschafts-Entschädigung" in England. Ihre Folgen für den Unterricht in der Geburtshilfe und deren Ausübuug in Schottland.) Arch. mens. d'obstétr. et gynécol. 2, S. 87—89. **1, 213.**

Walther, Heinr., Leitfaden zur Pflege der Wöchnerinnen und Neugeborenen zum Gebrauche für Wochenpflege- und Hebammen-Schülerinnen. Mit Vorwort zur 1. Aufl. v. Herm. Löhlein. 4. verm. u. verb. Aufl. Wiesbaden: Bergmann. XXV, 206 S. u. 25 Temperaturzettel. M. 2.65. **3, 384.**

Zubrzycki, Januarius v., und Richard Wolfsgruber, Normale Hämagglutinine in der Frauenmilch und ihr Übergang auf das Kind. Dtsch. med. Wochenschr. **39,** S. 210—212. **1, 303.**

Sonstiges.

Abderhalden, Emil, und Andor Fodor, Über Abwehrfermente im Blutserum Schwangerer und Wöchnerinnen, die auf Milchzucker eingestellt sind. Münch. med. Wochenschr. Jg. **60,** Nr. 34, S. 1880. **3, 176.**

Ballerini, G., Il sistema nervoso vegetativo nello stato puerperale. (Das vegetative Nervensystem während Schwangerschaft und Wochenbett.) (Soc. Emiliana e Marchigiana di ostetr. e ginecol., 34. adunanza, Bologna 29. VI. 1913.) Lucina Jg. **18,** Nr. 7, S. 112—113. **2, 597.**

Banholzer, K., Der Einfluß des Nichtstillens auf das Schicksal der Neugeborenen. Dissertation: München. **4, 358.**

Boije, O. A., Die Prophylaxe des Wochenbettfiebers. Finska Läkaresällsk. Handl. Bd. **55,** H. 5, S. 547—557. (Finnisch.) **2, 329.**

Bolaffio, Michele, Sui lipoidi del sangue e sull'azione lipolitica del siero nello stato puerperale. (Über die Lipoidsubstanzen des Blutes und über die lipolytische Wirkung des Serums im Wochenbett.) Ann. di ostetr. e ginecol. Jg. **35,** Nr. 11, S. 541—562. **4, 186.**

Borde, Administration de la morphine à une nourrice sans aucun inconvénient pour le nourrisson. (Anwendung des Morphium bei einer stillenden Mutter ohne Schade für den Säugling). (Soz. de méd. et de chirurg., séance 7. II. 1913. Bordeaux.) Gaz. hebdom. des sciences méd. de Bordeaux Jg. **34,** Nr. 19, S. 225—226. **2, 267.**

Bouchacourt, L., Sur les divers éléments de la technique rationelle du traitement myogénétique et ambulatoire des suites de couches. (Die verschiedenen Arten einer rationellen Behandlung der Folgen der Entbindung durch Muskelkräftigung und Aufstehen.) Rev. mens. de gynécol., d'obstétr. et de pédiatr. 8, S. 73—85. **1, 493.**

Bouchacourt, L., Est-on autorisé à penser que la pratique du lever précoce des accouchées retarde l'involution utérine et favorise la production des thromboses et des embolies ? (Kann man annehmen, daß das Frühauftsehen der Wöchnerinnen die Zurückbildung des Uterus verzögert und die Bildung von Thrombosen und Embolien begünstigt ?) Rev. mens. de gynécol., d'obstétr. et de pédiatr. 8, S. 5—18. **1, 605.**

Bouffe de Saint-Blaise, A propos du lever hâtıf des accouchées. (Beiträge zum Frühaufstehen der Wöchnerinnen.) Rev. mens. de gynécol., d'obstétr. et de pédiatr. 8, S. 1—4. **1, 493.**

Bouffe de Saint-Blaise, De la situation de l'utérus après l'accouchement à terme et pendant les suites de couches immédiates et tardives. (Die Lage des Uterus nach der Geburt bei ausgetragener Schwangerschaft und im Früh- und Spätwochenbett.) Paris méd. Nr. 22, S. 541—547. **2, 184.**

Briz, H., Anaphylaxie beim Stillen? Progresos de la chinica. Jg. 1, Nr. 4, S. 155. (Spanisch.) **3, 183.**

Brommer, Über die Behandlung der Bauchdecken und des muskulären Beckenbodens bei Wöchnerinnen mittels des Bergoniéschen Verfahrens. Münch. med. Wochenschr. Jg. **60,** Nr. 42, S. 2325—2326. **3, 503.**

Buschan, G., Schilddrüsenbehandlung. Real-Encyclop. d. ges. Heilk. 4. Aufl. Berlin u. Wien, Urban u. Schwarzenberg. S. 174—197. **1, 125.**

Cozzolino, Olimpio, Tubercolosi materna ed allattamento. Prolusione al corso ufficiale di clinica pediatrica nella regia università di Cagliari, letta addi 13 gennaio 1913. (Sollen tuberkulöse Mutter stillen?) Tommasi 8, S. 50—61. **1, 497.**

Davidsohn, Heinrich, Über die Reaktion der Frauenmilch. Zeitschr. f. Kinderheilk., Orig. Bd. **9,** H. 1, S. 11—18. **3, 709.**

Davis, E. N., Involution of the uterus, or the care of the puerperium. (Involution des Uterus oder die Behandlung des Puerperium.) Journal of the Arkansas med. soc. Bd. **9,** Nr. 9, S. 207—211. **2, 184.**

Drennan, Jennie G., The abstraction of calcium salts from the mother by the nursling the cause of the coagulation of the milk in the mammary glands of the former. (Die Entziehung der Calziumsalze von der Mutter durch den Säugling, die Ursache der Milchkoagulation in den Brüstdrusen der ersteren.) Americ. journal of obstetr. a. dis. of women a. childr. Jg. **68,** Nr. 4, S. 759—760. **4, 92.**

Fabre et Petzetakis, A quelle variété de bradycardies appartient la bradycardie des suites de couches. (Die Pulsverlangsamung im Wochenbett.) Bull. de la soc. d'obstétr. et de gynécol. de Paris Jg. **2,** Nr. 9, S. 795—801. **4, 635.**

Fedde, B. A., The management of the puerperium and its minor abnormalities. (Die Leitung des Wochenbettes und seine leichteren Störungen.) Med. record Bd. **83,** Nr. 17, S. 752—755. **2, 136.**

French, Margaret, Babies, a book for maternity nurses. (Babys. Ein Buch für Wochenbettspflegerinnen.) London: Macmillan. 80 S. **3. 93.**

Frost, Conway, A., Nerves and the nursing mother. (Die Nerven der stillenden Mutter.) (Transact. of the med. soc. of the State of Rew York. Sect. od pediatr.) Americ. journal of obstetr. Bd. **67,** Nr. 6, S. 1261—1264 u. Arch. of pediatr. Bd. **30,** Nr. 8, S. 608—610. **2, 460; 3, 132.**

Fuchs, Warzenkappe. (Nordostdtsch. Ges. f. Gynaekol. Sitz. v. 1. II. 1913.) Monatsschr. f. Geburtsh. u. Gynaekol. **37,** S. 524—525. **1, 565.**

Hannes, Walther, Die Bedeutung der Gonorrhöe für die Wochenbettsdiätetik. Zeitschr. f. Geburtsh. u. Gynaekol. Bd. **73,** H. 2, S. 528—537. **2, 405.**

Hirsch, Georg, Die Gründe des Nichtstillens und die Frage der Stillfähigkeit. Frauenarzt Jg. **28,** H. 9, S. 386—398. **3, 185.**

Jones, A. McK., The management of the puerperium. (Die Behandlung des Puerperiums.) Texas State journal of med. Bd. **8,** Nr. 9, S. 239—240. **1, 795.**

Jones, Walter Clinton, The prevention of gynecological diseases of obstetrical origin, with special reference to those originating in the puerperium. (Die Verhütung gynaekologischer Krankheiten, die bei Geburten entstanden, mit besonderer Beziehung der im Wochenbett veranlaßten.) Internat. journal of surg. Bd. **26,** Nr. 10, S. 360—371. **4, 153.**

Knapp, Ludwig, Klinische Untersuchungen zur Beurteilung des Spätwochenbettes, mit besonderer Berücksichtigung des Einflusses des „Frühaufstehens". Arch. f. Gynaekol. Bd. **100,** H. 3. S. 540—600. **3, 502.**

Lagane, L., Action de l'eau oxygénée sur l'amylase du lait de femme. (Wirkung des Sauerstoffwassers auf die Analyse der Frauenmilch.) Cpt. rend. hebdom. des séanc. de l'acad. des scienc. Bd. **156,** Nr. 25, Nr. 25, S. 1941—1943. **2, 460.**

Leidenius, Laimi, Untersuchungen über den Einfluß der Desinfektion der Kreißenden auf den Keimgehalt des puerperalen Uterus. Arch. f. Gynaekol. Bd. **100,** H. 3, S. 455—529. **3, 379.**

Marfan, E. Feullié, et Fr. Saint-Girons, Contribution à l'étude de la cytologie du lait de femme, en dehors de la période colostrale. Origine épithéliale des cellules du lait normal. (Beitrag zur Kenntnis der Cytologie der Frauenmilch außerhalb der colostralen Periode. Epitheliale Abstammung der Zellen der normalen

Milch.) Cpt. rend. hebdom. des séances de la soc. de biol. Bd. **75**, Nr. 32, S. 387 bis 389.   **3**, 709.

Meigs, Edward B., and Howard L. Marsh, The comparative composition of human milk and of cow's milk. (Vergleich über die Zusammensetzung der menschlichen und der Kuhmilch.) Journal of biol. chem. Bd. **16**, Nr. 1, S. 147—168.   **3**, 504.

Pellissier, De la tension artérielle, de la viscosité du sang total et de leurs rapports au cours de la grossesse normale et pathologique, pendant le travail et les suites de couches. (Blutdruck und Viscosität und ihre Beziehungen in der normalen und pathologischen Schwangerschaft, während der Wehen und im Wochenbett.) Thèse de Paris.   **5**, 66.

Pathologie und Therapie des Wochenbettes.

Puerperalfieber.

Ahlfeld, F., Quellen und Wege der puerperalen Selbstinfektion. Zeitschr. f. Geburtshilfe u. Gynaekol. Bd. **73**, H. 1, S. 1—76.   **2**, 406.

Ahrendts, G., Über Operationen bei puerperal-septischen Erkrankungen. Dissertation: Berlin.   **3**, 507.

Aschheim, S., Die Behandlung des fieberhaften Aborts. Med. Klinik Jg. **9**, Nr. 49, S. 2034—2036.   **3**, 637.

Aubert, L., Le traitement de l'avortement septique. (Zur Therapie des septischen Abortes.) Schweizer. Rundsch. f. Med. Bd. **13**, Nr. 15, S. 619—631.   **2**, 75.

Aubuchon, W. E., Sepsis. (Sepsis.) Nation. eclect. med. assoc. quart. Bd. **4**, Nr. 4, S. 312—315.   **2**, 461.

Audebert et Laurentie, Un cas mortel d'infection amniotique. (Ein tödlich verlaufener Fall von Infektion vom Amniossack aus.) Bull. de la soc. d'obstétr. et de gynécol. de Paris Jg. 2, Nr. 4, S. 401—407.   **3**, 246.

Becker, F., Die Sepsisfälle nach Abort und nach reifer Geburt. Dissertation: Jena.   **4**, 426.

Benech, Traitement des infections abortives. (Behandlung der abortiven Infektionen.) Thèse. Paris.   **3**, 507.

Bennecke, H., Behandlung schwerster Sepsis mit intravenöser Infusion größerer Mengen menschlichen Normalserums nach vorangegangenem Aderlaß. Münch. med. Wochenschr. Jg. **60**, Nr. 35, S. 1926—1929.   **3**, 457.

Benthin, Die exspektative Behandlung fieberhafter Aborte. 15. Versamml. d. dtsch. Ges. f. Gynaekol. Halle a. S., 14.—17. Mai 1913.   **1**, 701.

Benthin, W., Zur Behandlung des fieberhaften Aborts. Zeitschr. f. Geburtsh. u. Gynaekol. Bd. **73**, H. 3, S. 832—917.   **3**, 247.

Bichat, H., Un cas de gangrène utérine d'origine abortive. (Uterusgangrän nach Abort.) Bull. de la soc. d'obstétr. et de gynécol. Jg. 2, Nr. 4, S. 380—382.   **3**, 246.

Birdwood, G. T., The management of the puerperium and its relation to puerperal fever. (Die Leitung des Wochenbettes und seine Beziehungen zum Puerperlafieber.) Ind. med. gaz. **48**, S. 94—97.   **1**, 565.

Bleynie, G., Infection puerpérale et salvarsan. (Puerperalfieber und Salvarsan.) Rev. mens. de gynécol., d'obstétr. et de pédiatr. Jg. 8, Nr. 3, S. 163—168 u. Journal des sag.-femmes Jg. 41, Nr. 20, S. 347—349.   **1**, 605; **3**, 457.

Boije, O. A., Die Prophylaxe des Wochenbettfiebers. Finska Läkaresällsk. Handl. Bd. **55**, H. 5, S. 547—557. (Finnisch.)   **2**, 329.

Bonazzi, O., Su una forma di localizzazione settica puerperale. (Über eine Form lokalisierter septischer Puerperalinfektion.) Rass. d'ostetr. e ginecol. Jg. 22, Nr. 4, S. 209—215.   **3**, 132.

Bondy, O., Die Bakteriologie des fieberhaften Abortes. Zentralbl. f. d. ges. Gynaekol. u. Geburtsh. s. d. Grenzgeb. Bd. **1**, H. 3, S. 89—96.   **1**, 89.

Bondy, Oskar, Neuere Ergebnisse der Puerperalfieberforschung. Monatsschr. f. Geburtsh. u. Gynaekol. Bd. **37**, H. 6, S. 821—849.   **2**, 231.

Bondy, Oskar, Scheidenkeime und endogene Infektion. Zeitschr. f. Geburtsh. u. Gynaekol. Bd. **73**, H. 2, 604—612.   **2**, 401.

Bonnaire et G. Durante, Une forme rare de septicémie streptococcique postpuerpérale. (Eine seltene Form von puerperaler Streptokokkensepsis.) Journal de méd. de Paris **33**, S. 37—38.   **1**, 249.

Bovis, R. de, La question du curettage dans les avortements fébriles. (Die Frage der aktiven Behandlung der fieberhaften Aborte.) Sem. méd. **33**, S. 109—110.
                                                                                                              1, 339.

Bovis, R. de, La prévention des infections puerpérales par les injections ante partum.

(Die Verhütung der puerperalen Infektion durch Scheidenspülungen ante partum.)
Semaine méd. Jg. **33**, Nr. 51, S. 601—602. **4**, 92.
Brix, Über einen durch Operation geheilten Fall von puerperaler Sepsis. Münch.
med. Wochenschr. Jg. **60**, Nr. 24, S. 1325—1326. **2**, 329.
Bruar, C., Die Puerperalfieberfälle der septischen Station der Straßburger Frauen-
klinik in den Jahren 1902—1910. Dissertation: Straßburg. **4**, 356.
Brugnatelli, Ernst, Puerperalfieber durch einen Bacillus aus der Gruppe „hä-
morrhagische Septicämie" (Pasteurella). Zentralbl. f. Bakteriol., Parasitenk. u.
Infektionskrankh., Orig. Bd. **70**, H. 7, S. 337—345. **3**, 183.
Bullard, E. A., A case of total occlusion of cervix and partial obliteration of uterine
cavity after puerperal sepsis. Resume of the literature. (Ein Fall von vollständigen
Verschluß der Cervix und teilweiser Obliteration der Gebärmutterhöhle nach
puerperaler Sepsis. Übersicht über die betreffende Literatur.) Americ. journal
of obstetr. a. dis. of women a. schildr. Bd. **68**, Nr. 4, S. 671—678. **3**, 506.
Burnett, E. Napier, Bacterial infection of the foetal membranes from a case of
hydrorrhoea gravidarum. (Bakterieninfektion der Eihäute bei einem Fall von
Hydrorrhoea gravidarum.) Proced. of the roy. soc. of med. Bd. **6**, Nr. 8, obstetr.
a. gynaecol. sect. S. 264—272. **2**, 495.
Calmann, A., Ein Beitrag zur Behandlung langdauernder, fieberhafter, eitriger
Adnexerkrankungen. Fortschr. d. Med. Jg. **31**, Nr. 35, S. 953—957. **3**, 63.
Casedevant, De la valeur de la méthode de Fochier (abcès de fixation) dans l'in-
fection puerpérale. (Etude clinique.) (Klinische Studie über den Wert der Fochierschen
Methode des Fixationsabscesses bei puerperaler Infektion.) Thèse de Paris. Nr. 320,
134 S. (Ollier-Hentry.) u. Journal de méd. et de chirurg. Montreal, Canada Jg. **8**,
Nr. 12, S. 461—463. **4**, 356, 591.
Cerecedo, Martinez, Ein seltener Fall von chronisch-intermittierender Pyämie.
Progresos de la clinica Jg. **1**, Nr. 9, S. 171—176. (Spanisch.) **4**, 37.
Daels, Frans, Über die Wirkung des Elektrargols Clin. Zentralbl. f. Gynaekol. **37**,
S. 329—334. **1**, 538.
Darnall, Wm. Edgar, The operative treatment of puerperal septicemia. (Die
operative Behandlung der puerperalen Septicämie.) (Americ. assoc. of obstetr. a.
gynecol. meet., Toledo, Ohio, 17.—19. IX. 1912.) Americ. journal of obstetr. Bd. **67**,
Nr. 5, S. 904—910. **2**, 231.
De Gasperi, Federico, A proposito di carbonchio sintomatico e di edema maligno
post-partum nelle vacche. (Beitrag zur Kenntnis der Geburtsrauschbrandes und
des malignen Ödems bei den Kühen.) Pathologica Jg. **5**, Nr. 115, S. 494—497.
3, 133.
Delmas, Paul, Du tamponnement à l'essence de térébenthine pure dans l'endo-
métrite puerpérale. (Tamponade mit unverdünntem Terpentinöl bei puerperaler
Endometritis.) Rev. prat. d'obstétr. et de gynécol. Jg. **21**, H. 8, S. 243—245;
Bull. de la scc. d'obstétr. et de gynécol. de Paris Jg. **2**, Nr. 3, S. 278—281; Journal
de méd de Paris Jg. **33**, Nr. 43, S. 843—844; Journal des sages-femmes Jg. **41**,
Nr. 23, S. 372—373 u. Rev. mens. de gynécol. d'obstétr. et de pédiatr. Jg. **8**, Nr. 11,
S. 662—664. **3**, 89, 346, 504; **4**, 123; **5**, 44.
Delmas, Paul, La pratique journalière de l'infection puerpérale. (Die praktische
Behandlung der Infektionen im Wochenbett.) Journal d. sages-femmes **41**, S. 201
bis 202, 209—211 u. 217—219. **1**, 565.
Delmas, Paul, L'essence de térébenthine dans l'infection puerpérale. (Ol. terebenthin.
im Puerperalfiebei.) Semaine gynécol. Jg. **18**, Nr. 44, S. 349. **4**, 155.
Denning, C. E., Tetanus successfully treated by antitetanic serum. (Tetanus erfolgreich
mit Antitetanusserum behandelt.) Brit. med. journal Nr. **2736**, S. 1206. **2**, 267.
Dingman, John H., Puerperal infection. (Die puerperale Infektion.) Albany med.
ann. Bd. **34**, Nr. 4, S. 204—207. **5**, 492.
Donald, Archibald, A case of puerperal pyaemia. (Ein Fall von puerperabler
Pyämie.) Journal of obstetr. a. gynaecol. of the Brit. emp. Jg. 24, Nr. 4, S. 223—224.
4, 427.
Ebeler, F., Zur Abortbehandlung. Zeitschr. f. Geburtsh. u. Gynaekol. Bd. **75**, H. 2,
S. 411—424. **4**, 155.
Erggelet, Fall von metastatischer Ophthalmie. (Naturw. med. Gesellsch. zu Jena,
Sitz. vom 13. Febr. 1913.) Münch. med. Wochenschr. **60**, Nr. 14, S. 785. **1**, 496.
Findley, Palmer, The management of puerperal thrombophlebitis. (Die Behandlung
der puerperalen Thrombophlebitis.) (Transact. of the Americ. gynecol. soc.,
Washington 6.—8. V. 1913.) Americ. journal of obstetr. Bd. **68**, Nr. 2, S. 325—327;
Surg., gynecol. a. obstetr. Bd. **17**, Nr. 3, S. 316—319 u. Transact. of the Americ.
gynecol. scc. Bd. **38**, S. 312—323. **2**, 779; **3**, 247; **4**, 716.

Folliet, Louis, Diabetes and Pregnancy. Diabetes und Schwangerschaft.) Med. Review 16, S. 77—80. 1, 297.

Frazier, Ben Carlos, Chronic endometritis following abortion. Report of case. (Chronische Endometritis nach Abort. Bericht über einen Fall.) Louisville monthly journal 19, S. 272—273. 1, 740.

Funck-Brentano et Roulland, Deux cas de septicémie grave guéris par le sérum antistreptococcique associés à l'abcès de fixation. (Zwei Fälle von schwerer Septikämie, geheilt durch Antistreptokokkenserum in Verbindung mit lokalisierenden Abcessen.) Gynécologie Jg. 17, Nr. 4, S. 193—200. 2, 407.

Geilenkirchen, F., Die Entwicklung der Frage der puerperalen Autoinfektion. Dissertation: Bonn. 4, 356.

Gillmore, Robert T., Advanced treatment of puerperal infection. (Moderne Behandlung des Wochenbettfiebers.) Journal of the Americ. med. assoc. Bd. 60, Nr. 25, S. 1944—1946. 2, 569.

Goldstrom, M., Über die prognostische Bedeutung des Nachweises von Streptokokken im Vaginalsekret Kreißender. Dissertation: Gießen u. Zeitschr. f. Geburtsh. u. Gynäkol. Bd. 73, H. 3, S. 737—754. 4, 356; 3, 179.

Good, Edwin S., and Lamert S. Corbett, Investigations of the etiology of infectious abortion of mares and jennets in Kentucky. (Untersuchungen über die Ätiologie des infektiösen Abortes bei Stuten in Kentucky. Journal of infect. dis. Bd. 13, Nr. 1, S. 53—68. 2, 713.

Grangée, F.-M., Sérothérapie intensive. (Energische Serumtherapie.) Paris méd. S. 417—418. 1, 566.

Gröné, Otto, Metritis dissecans puerperalis. 10. Versammlung des Nordischen chirurgischen Vereins, Kopenhagen, 31. Juli—2. Aug. 2, 651.

Grosse, A., Quelques idées nouvelles sur les phlébites puerpérales (pathogénie; phlébite utéro-pelvienne). (Einige neue Gedanken über puerperale Phlebitiden. Pathogenese; Uterus-Beckenvenenentzündung.) Gaz. méd. de Nantes Jg. 31, Nr. 39, S. 761—772. 3, 506.

Gutiérrez, Julián, Die intravenösen Injektionen von Sublimat gegen Puerperalinfektionen. Gac. méd. del Sur de España Bd. 31, Nr. 20, S. 470—473. (Spanisch.) 4, 426.

Hahn, Gustav, Beitrag zur Atophantherapie unter Berücksichtigung der kombinierten Arzneiwirkung. Prag. med. Wochenschr. Jg. 38, Nr. 26, S. 367. 2, 713.

Hamm, A., Ein seltener Fall von Kolipyämie; zugleich ein Beitrag zur klinischen Bedeutung des Bakterienanaphylatoxins. Münch. med. Wochenschr. 60, S. 292 bis 294. 1, 386.

Hammerschlag, Über Abortbehandlung. Berl. klin. Wochenschr. Jg. 50, Nr. 29, S. 1348—1351. 3, 402.

Harrar, James A., The treatment of puerperal streptococcemia with intravenous injections of magnesium sulphate. (Die Behandlung der puerperalen Streptokokkämie mit intravenösen Injektionen von Magnesiumsulfat.) (Transact. of the Americ. assoc. of obstetr. a. gynecol., 26. ann. meet., Providence, Rhode Island, 16.—18. IX. 1913.) Americ. journal of obstetr. a. dis. of women a. childr. Bd. 68, Nr. 5, S. 825—846. 3, 710.

Harrigan, Anthony H., Intramural abscess of the puerperal uterus. (Intramuraler Absceß des puerperalen Uterus.) New York med. journal 97, S. 444—447. 1, 386.

Hecker, Hans von, Beitrag zur Bewertung der bakteriologischen Scheidensekret- und Blutuntersuchung für die Diagnose und Prognose puerperaler Infektionen. Beitr. z. Geburtsh. u. Gynaekol. Bd. 19, H. 1, S. 89—142. 3, 380.

Hellier, John B., A clinical lecture on pelvic cellulitis. (Klinischer Vortrag über Beckenzellgewebsentzündungen.) Clin. journal Bd. 42, Nr. 6, S. 81—89. 2, 99.

Henkel, M., Die puerperale Wundinfektion im Lichte neuer Forschung. Korresp.-Bl. d. allg. ärztl. Ver. v. Thüringen Jg. 42, Nr. 11, S. 601—611. 4, 37.

Hicks, H. T., Localizing peritonitis of puerperal origin. (Lokale puerperlae Peritonitis.) Journal of obstetr. a. gynaecol. of the Brit. emp. Bd. 23, Nr. 5, S. 300—303. 2, 506.

Himmelheber, Über die Ausräumung von Placentarresten. (Bemerkungen zu dem Aufsatz: Beitrag zur Wirkung des Digalens.) Med. Klin. 9, S. 294. 1, 236.

Hirst, Barton Cooke, Robert L. Dickinson and Joseph B. DeLee, Report of the committee on the treatment of puerperal fever. (Bericht des Komitees über die Behandlung des Puerperalfiebers.) Journal of the Americ. med. assoc. Bd. 61, Nr. 17, S. 1528—1531. 3, 505.

Horne, G., Posterior colpotomy. (Hintere Kolpotomie.) Austral. med. journal Bd. 2, Nr. 96, S. 1037—1038. 2, 408.

Hoytema, D. G. van, Pathologie des Wochenbettes. Nederl. Maandblad voor
    verlosk. en vrouwenz. Jg. 2, Nr. 8, S. 521—529. (Holländisch.)   3, 410.
Hüssy, Paul, Über die Passage von Streptokokken durch das Blutserum fiebernder
    Wöchnerinnen. Gynaekol. Rundsch. Jg. 7, H. 14, S. 508—512.   2, 506.
Huggins, Raleigh R., Differential diagnosis and treatment of puerperal infection.
    (Differentialdiagnose und Behandlung der puerperalen Infektion. (Sect. on surg.,
    med. soc. of the State of Pennsylvania, Scranton sess., 25. IX. 1912.) Pennsylvania
    med. journal Bd. 16, Nr. 9, S. 695—699.   2, 460.
Jacobsohn, Sidney D., Septate uterus causing fatal puerperal septicemia. (Uterus
    septus duplex, als Ursache einer letal endenden Wochenbettsepsis.) (New York
    acad. of med., sect. on obstetr. a. gynecol., meet. 27. II. 1913.) Americ. journal of
    obstetr. Bd. 68, Nr. 1, S. 111—112.   3, 132.
Jacoulet, F., La colpotomie dans le traitement de l'infection puerpérale grave. (Die
    Kolpotomie in der Behandlung der schweren Wochenbettinfektion.) Paris méd.
    Jg. 1912/13, Nr. 46, S. 450—452.   3, 457.
Jeannin, Cyrille, Pathogénie et symptomatologie des phlébites puerpérales. (Pa-
    thologie und Symptomatologie der puerperalen Phlebitiden.) Médecin pratic.
    Jg. 9, Nr. 5, S. 72—73.   2, 461.
Jeannin, Cyrille, Les phlébites utéro-pelviennes des femmes en couches. (Die
    Venenentzündung des Uterus und Beckens bei frischentbundenen Frauen.) Paris
    méd. Nr. 22, S. 547—552.   2, 74.
Jeannin, Cyrille, et J.-L. Roux-Berger, A propos de deux cas de transfusion
    du sang suivie du succès chez deux accouchées atteintes d'infection et de grave
    anémie post-hémorragique. (Über 2 Fälle von erfolgreicher Bluttransfusion bei
    fiebernden Wöchnerinnen mit schwerer Anämie.) Arch. mens. d'obstétr. et de
    gynécol. Jg. 2, Nr. 12, S. 465—474.   4, 282.
Jellett, Henry, The surgical treatment of pelvic thrombosis of septic origin. (Die
    chirurgische Behandlung der septischen Beckenthrombose.) Surg., gynecol. a.
    obstetr. Bd. 17, Nr. 2, S. 147—157 u. Transact. of the roy. acad. of med. in Ireland
    Bd. 31, S. 248—271.   3, 133; 4, 207.
Ilkewitsch, W. J., Über die Behandlung der Puerperalsepsis durch intravenöse
    Injektionen von Aqua destillata. Zentralbl. f. Gynaekol. Jg. 37, Nr. 38, S. 1399
    bis 1401.   3, 183.
Ingraham, C. B., The treatment of puerperal infection. (Die Behandlung des Wochen-
    bettfiebers.) Americ. journal of obstetr. a. dis. of women a. childr. Bd. 68, Nr. 3,
    S. 470—478.   3, 346.
Johnson, Gertrude M., Report of a case of puerperal septicemia. (Bericht über
    einen Fall von puerperaler Sepsis.) Journal of the Michigan State med. soc. Bd. 12,
    Nr. 7, S. 365—367.   3, 507.
Jones, Walter Clinton, The prevention of gynecological diseases of obstetrical
    origin, with special reference to those originating in the puerperium. (Die Ver-
    hütung gynaekologischer Krankheiten, die bei Geburten entstanden, mit besonderer
    Beziehung der im Wochenbett veranlaßten.) Internat. journal of surg. Bd. 26, Nr. 10,
    S. 360—371.   4, 153.
Jordan, J. Furneaux, Vaccine treatment in cases of puerperal fever. (Vaccine-
    behandlung bei Kindbettfieber.) Journal of clin. res. Bd. 6, Nr. 3, S. 92—96.
                                                                            3, 401.
Kasashima, Y., Zur Frage über die aktive Therapie bei fieberndem und septischem
    Abort. Beitr. z. Geburtsh. u. Gynäkol. 18, S. 73—89.   1, 36.
Kausch, W., Über Kollargol. (42. Kongr. d. dtsch. Ges. f. Chirurg., 26. III. 1913.)
    Arch. f. klin. Chirurg. Bd. 102, H. 1, S. 159—181.   4, 298.
Keim, G., Les phlébites puerpérales. Leur prophylaxie, leur traitement médical.
    (Die puerperale Venenentzündung, ihre Prophylaxe und ihre arzneiliche Behandlung.)
    Journal de méd. de Paris Jg. 33, Nr. 45, S. 877—879 u. Rev. prat. d'obstétr. et de
    gynécol. Jg. 21, Nr. 10, S. 299—307.   3, 551; 4, 154.
Keim, G., De la responsabilité de l'accoucher en cas de phlébite. (Die Verantwortlich-
    keit des Geburtshelfers im Fall von Phlebitis.) Journal d. sages-femmes 41, S. 225
    bis 226 u. 233—235.   1, 565.
Klauhammer, Fall von puerperaler Sepsis. (Naturw.- med. Ges., Jena, Sitz. vom
    13. Februar 1913.) Münch. med. Wochenschr. 60, Nr. 14, S. 785.   1, 495.
Kleinhaus, F., Klinischer Beitrag zur Kenntnis vom Puerperalprozeß, hervorge-
    rufen durch Streptococcus viridans. Prag. med. Wochenschr. Sg. 38, Nr. 38, S. 527
    bis 529.   3, 296.
Kronecker, Einiges aus der modernen Abortbehandlung. Allg. med. Zentralzeit.
    Jg. 82, Nr. 37, S. 438—439.   3, 123.

Kupferberg, Fingerlange abgebrochene Hutnadel aus dem unteren Uterinsegment einer fiebernden Kreißenden extrahiert. (Mittelrhein. Ges. f. Geburtsh. u. Gynaekol., Sitz. v. 16. II. 1913.) Monatsschr. f. Geburtsh. u. Gynaekol. Bd. **38**, Ergänzungsh., S. 402—403. **2, 506.**

Laffont, Un cas de phlegmon du ligament large traité par l'air chaud. (Ein Fall von mit heißer Luft behandelten Phlegmone des Ligamentum latum.) Bull. de la soc. d'obstétr. et de gynécol. de Paris Jg. **2**, Nr. 5, S. 453—454. **3, 297.**

Lea, Arnold, Puerperal venous thrombosis after a normal labour, associated with pyrexia, continuing fo five months. (Puerperale Venenthrombose nach einer normalen Entbindung mit 5 Monate lang dauernden Temperatursteigerungen.) Proceed. of the roy. soc. of med. Bd. **6**, Nr. 9, obstetr. a. gynaecol. sect., S. 281—284. **3, 603.**

Leidenius, Laimi, Untersuchungen über den Einfluß der Desinfektion der Kreißenden auf den Keimgehalt des puerperalen Uterus. Arch. f. Gynaekol. Bd. **100**, H. 3, S. 455—529. **3, 379.**

Le Masson, C., Cas d'infection puerpérale grave survenu 7 jours après l'accouchement et guéri par les injections de sérum antistreptococcique. (Ein Fall von schwerer Puerperalinfektion am 7. Tage nach der Entbindung, geheilt durch Injektionen von Antistreptokokkenserum.) Rev. prat. d'obstétr. et de paediatr. Jg. **26**, Nr. 290, S. 216—221. **3, 132.**

Lepage, Behandlung der Post-abortum-Erkrankungen. 17. internat. med. Kongr., London, Sekt. f. Geburtsh. u. Gynaekol., 6.—12. VIII. 1913. **3, 89.**

Lepage, G., Conduite à tenir dans les accidents consécutifs à l'avortement. (Das Verhalten bei den Erkrankungen nach Aborten.) (17. congr. internat. des siences méd., Londres, août 1913.) Gynécologie Jg. **17**, Nr. 9, S. 522—526. **4, 555.**

Lindemann, Walther, Zum Infektionsbild bei Abortus criminalis (Staphylococcus pyog. aur. haemol., albus, Streptococcus anhaemolyticus u. Bacillus aerogenes capsulatus) dessen Genese und Therapie. Beitr. z. Klin. d. Infektionskrankh. u. z. Immunitätsforsch. Bd. **1**, H. 3, S. 447—471. **2, 407.**

Lourida, K. Th., Polyvalentes Antistreptokokkenserum bei Puerperalfieber. Grèce med. Nr. **9/10**, S. 144. (Griechisch.) **3, 247.**

Ludwig, Fr., Die Abortbehandlung. Prakt. Ergebn. d. Geburtsh. u. Gynaekol. Jg. **5**, H. 2, S. 184—194. **3, 290.**

McDonald, Ellice, Studies in gynecology and obstetrics. Chapt. 9. Puerperal infection from the gonococcus. With report cf a case of death from gonococcus puerperal infection and a resume of 17 previously reported cases. (Puerperale Infektion durch Gonokokken. Bericht über einen Todesfall infolge puerperaler Gonokokkeninfektion und über 17 früher mitgeteilte Krankheitsfälle.) Americ. med. Bd. **19**, Nr. 3, S. 177—180. **2, 74.**

Marquié, Traitement de l'infection puerpérale généralisée à forme pyohémique par les injections sous-cutanées d'ergotine. (Die Behandlung der pyämischen Form der allgemeinen puerperalen Infektion mit subcutanen Ergotininjektionen.) Journal des sages-femmes Jg. **41**, Nr. 11, S. 276—277. **2, 231.**

Michard, Considérations sur les infections vulvo-vaginales du post-partum et sur quelquesunes de leurs nouvelles méthodes de traitement. (Betrachtungen über die vulvo-vaginalen Post-partum-Puerperal-Infektionen und einige neuere Behandlungsmethoden.) Thèse de Toulouse. Nr. 35. 88 S. **5, 75.**

Mihálkovics, Elemér v., und Eugen Rosenthal, Klinische und bakteriologische Beiträge zur Abortustherapie. Monatsschr. f. Geburtsh. u. Gynaekol. Bd. **38**, Erg.-H., S. 90—114. **2, 461.**

Miller, C. Jeff, The surgical treatment of puerperal infection. (Die schirurgische Behandlung der puerperalen Infektion.) New Orleans med. a. surg. journal Bd. **65**, Nr. 8, S. 594—601. **2, 136.**

Nacke, W., Sepsis und Pyämie. Zeitschr. f. Geburtsh. u. Gynaekol. Bd. **74**, H. 2/3, S. 583—585. **3, 551.**

Petermöller, F., „Hoher Puls, ein Hinweis auf die bestehende Gefahr der Embolie". Ein Fall von Embolia arteriae centralis retinae. Frauenarzt 18, S. 50—52. **1, 202.**

Pierra, Louis, Injections vaginales et suites de couches. (Vaginale Spülungen und Puerperium. Journal des sages-femmes, Jg. **41**, Nr. 21, S. 356—358. **3, 709.**

Pierra, Louis, Infection puerpérale et curettage utérin. (Puerperalinfektion und Uteruscurettage.) Journal des sag.-femmes Jg. **41**, Nr. 20, S. 345—347. **3, 457.**

Polak, Intrauterine Behandlung der Infektionen post abortum und post partum. 17. internat. med. Kongr., London, Sekt. f. Geburtsh. u. Gynaekol., 6.—12. VIII. 1913; Internat. journal of surg. Bd. **26**, Nr. 12, S. 441—443 u. Long Island med. journal Bd. **7**, S. 459. **3, 88; 4, 509, 685.**

Reding, Al. v., Ein ungewöhnlicher Fall ausgedehnter Nekrose des puerperalen Uterus. Korrespondenzbl. f. Schweiz. Ärzte Jg. **43**, Nr. 21, S. 651—658.	**2**, 267.

Römer, Carl, Über Bakteriämie bei Aborten und ihre Bedeutung in klinischer und theoretischer Beziehung. Beitr. z. Klin. d. Infektionskrankh. u. z. Immunitätsforsch. **1**. S. 299—333.	**1**, 495.

Römer, Carl, Erwiderung auf die „Bemerkungen" von E. Sachs zu meiner Arbeit „Über Bakteriämie bei Aborten". Beitr. z. Klin. d. Infektionskrankh. u. z. Immunitätsforsch. Bd. **2**, H. 1, S. 149—152.	**3**, 248.

Römer, C., Schlußwort zu der Erwiderung auf 3ie „Bemerkungen" von E. Sachs zu meiner Arbeit Über Bakteriämie bei „Aborten." Beitr. z. Klin. d. Infektionskrankh. u. z. Immunitätsforsch. Bd. **2**, H. 1, S. 154.	**3**, 248.

Rubeška, W., Über das Puerperalfieber und seine Prophylaxe. Prag. Rev. v. neuropsychopatologii H. 1, S. 21—26. (Tschechisch.)	**1**, 494.

Rumpel, Pyurie mit Schüttelfrost nach normalem Abort. (Sitzungsber. d. Berl. urolog. Ges.) Berl. klin. Wochenschr. **50**, S. 370.	**1**, 303.

Sachs, E., Bemerkungen zu der Erwiderung von Römer auf meine „Bemerkungen" zu seiner Arbeit „Über Bakteriämie bei Aborten." Beitr. z. Klin. d. Infektionskrankh. u. z. Immunitätsforsch. Bd. **2**, H. 1, S. 153.	**3**, 248.

Sachs, E., Bemerkungen zu der Arbeit von Carl Römer „Über Bakteriämie bei Aborten und ihre Bedeutung in klinischer und theoretischer Beziehung". Beitr. z. Klin. d. Infektionskrankh. u. z. Immunitätsforsch. Bd. **2**, H. 1, S. 137—147.	**3**, 296.

Sachs, Ernst, Über die Bedeutung des Streptokokkenbefundes im Vaginalsekret Kreißender. Anmerkungen zu der gleichnamigen Arbeit von K. W. Jötten. Zentralbl. f. Gynaekol. Jg. **37**, Nr. 17, S. 607—609.	**1**, 796.

Scheer, K., Bedeutung der vaginalen Untersuchung bzw. operativer Eingriffe be der Geburt für den Verlauf des Wochenbettes unter spezieller Berücksichtigung de bakteriologischen Befundes. Dissertation.	**4**, 427

Scherer, A., Kann und soll die bakteriologische Untersuchung in der Abortentherapie maßgebend sein? Orvosi Hetilap Jg **57**, Nr. 18, S. 337—340 (Ungarisch. u. Pest. med.-chirurg. Presse Jg. **49**, Nr. 32, S. 261—265.	**2**, 264, 650

Schneider, E., Über Thrombose und Embolie im Wochenbett. Dissertation: Tü bingen.	**4**, 92

Schweitzer, Bakteriologische Befunde in der Scheide Schwangerer. 15. Versamml. d dtsch. Ges. f. Gynaekol. Halle a. S. 14.—17. Mai 1913.	**1**, 846

Schweitzer, Zur Prophylaxe puerperaler Infektion. 15. Versamml. d. dtsch. Ges. f Gynaekol., Halle a. S., 14.—17. Mai 1913.	**1**, 854

Schweitzer, Bernhard, Zur Prophylaxe des Wochenbettfiebers, zugleich ein Beitrag zur Bakteriologie der Scheide Schwangerer. Leipzig: Hirzel. VI, 64 S M. 4.—.	**3**, 346

Sitzenfrey, Anton, und Nikolaus Vatnick, Zur Frage der prognostischen und praktischen Verwertung bakteriologischer Befunde bei puerperalen Prozessen Beobachtungen an Schwangeren, Kreißenden und Wöchnerinnen. Arch. f. Hyg Bd. **79**, H. 2/3, S. 72—140.	**3**, 505

Somma, E., Contributo sul metodo Fochier nella infezione puerperale. (Beitrag zu Methode Fochier bei Puerperalfieber.) Arch. ital. di ginecol. Bd. **16**, Nr. 8, S. 19 bis 195.	**3**, 185

Stern, M. A., Ein Fall von puerperaler Septikämie kompliziert durch multiple Lym phadenitis. Wratschebnaja Gazeta **20**, S. 312—316. (Russisch.)	**1**, 565

Stone, I. S., Puerperal infection which was relieved by one injection of a stoc streptococcie vaccine. (Wochenbettfieber behoben durch Injektion von Strepto kokkenvorratvaccine.) (Transact. of the Washington obstetr. a. gynecol. soc., meet 19. XII. 1912.) Americ. journal of obstetr. Bd. **67**, Nr. 6, S. 1212—1213.	**2**, 407

Stookes, A., Note on puerperal mortality in Liverpool. (Über Wochenbettsmoi talität in Liverpool.) Lancet **184**, S. 536—537.	**1**, 305

Suggs, L. A., Treatment of a septic uterus. (Behandlung des septischen Uterus Texas State journal of med. Bd. **8**, Nr. 10, S. 270—272.	**2**, 74

Surface, Frank M., The inhibiting effect of excess cow serum in complement fixatio with infections abortion. (Der hemmende Einfluß von Überschuß des Kuhserum in der Komplementfixation bei infektiösem Abort.) Zeitsch. f. Immunitätsforsch Orig. Bd. **17**, H. 5, S. 487—505.	**2**, 2

Terzaghi, G., Febbre in travaglio. Criteri che guidano condotta dell'ostetrico. (Fieb intra partum. Geburtshilfliche Indikationen bei demselben.) Arte ostetr. **27**, S. 7 bis 74.	**1**, 60

Traugott, M., Endresultate der konservativen Behandlung des Streptokokken-Abort 15. Versamml. d. dtsch. Ges. f. Gynaekol. Halle a. S., 14.—17. Mai 1913. **1**, 70

Traugott, M., und M. Goldstrom, Über die bakteriologische Untersuchung des Vaginalsekretes Kreißender und seine prognostische Bedeutung für den Verlauf des Wochenbetts. Zentralbl. f. Gynaekol. **37**, S. 225—227. **1, 241**.

Traugott, Marcel, Über die Ätiologie und Prophylaxe der endogenen puerperalen Infektion. Zentralbl. f. Gynaekol. Jg. **37**, Nr. 52, S. 1869—1874. **4, 123**.

Traugott, Marcel, Aktive und konservative Behandlung des Streptokokkenaborts und ihre Resultate. Zeitschr. f. Geburtsh. u. Gynaekol. Bd. **75**, H. 2, S. 375—398. **4, 154**.

Traugott, Marcel, Die konservative Behandlung des Streptokokkenaborts und ihre Resultate. Med. Klin. Jg. **9**, Nr. 27, S. 1067—1071. **2, 505**.

Tumminia, Pietro, Contributo allo studio della patogenesi e della terapia dell'infezione puerperale. (Beitrag zur Pathogenese und Therapie der Puerperalinfektion.) Morgagni Jg. **55**, T. 1, Nr. 8, S. 315—320 u. Riv. internaz. di clin. e terap. Jg. **8**, Nr. 19/20, S. 208—210. **3, 133, 603**.

Veech, M. S., Case of autogenous streptococcal septicaemia. (Ein Fall von autogener Streptokokken-Septicämie.) Austral. med. gaz. Bd. **34**, Nr. 3, S. 50. **4, 282**.

Vineberg, Hiram N., Excision of the entire right ovarian vein, presenting suppurative peri-phlebitis, together with the uteru spresenting gangrenous endometritis and remains of necrotic placental tissue for streptococcic puerperal sepsis. Recovery. (Excision der ganzen rechten Ovarialvene wegen eitriger Periphlebitis, zusammen mit dem Uterus, der eine gangränöse Endometritis darbot und Reste von nekrotischem Placentargewebe enthielt. Puerperalfieber. Heilung.) (New York obstetr. soc., meet. 11. III. 1913.) Americ. journal of obstetr. Bd. **68**, Nr. 1, S. 101 bis 104. **4, 510**.

Waeber, A., Bericht über 593 Aborte mit spezieller Berücksichtigung der Therapie des fieberhaften Aborts. Petersburg. med. Zeit₋chr. Jg. **38**, Nr. 14, S. 163—167. **3, 32**.

Waegeli, C., Contribution à l'étude bactériologique de l'avortement fébrile ou septique. (Beitrag zum bakteriologischen Studium des fieberhaften oder septischen Abortes.) Rev. méd. de la Suisse romande Jg. **33**, Nr. 12, S. 873—896. **4, 154**.

Ward, Wilbur, The treatment of puerperal sepsis at the Sloane hospital for women. (Die Behandlung der puerperalen Sepsis im Sloane-Spital für Frauen.) Americ. journal of obstetr. **67**, S. 464—470. **1, 651**.

Warnekros, Placentare Bacteriämie. 15. Versamml. d. dtsch. Ges. f. Gynaekol., Halle a. S., 14.—17. Mai 1913 u. Arch. f. Gynaekol. Bd. **100**, H. 1, S. 173—195. **1, 855; 2, 569**.

Wassertrüdinger, O., Über das Blutbild bei septischen Erkrankungen. Dissertation: München. **4, 426**.

Watkins, Thomas J., Puerperal infection. A study of some of the more important features of the disease with a review of the cases treated during the last eight years. (Puerperale Infektion. Eine Studie über die wichtigsten Formen der Krankheit mit einem Rückblick auf die während der letzten 8 Jahre behandelten Fälle.) Americ. journal of obstetr. a. dis. of women a. childr. Bd. **68**, Nr. 3, S. 462—469. **3, 345**.

Werner, Paul, Bakteriologische Untersuchungen beim fieberhaften Abort. Zeitschr. f. Gynaekol. u. Geburtsh. Bd. **74**, H. 2/3, S. 481—493. **3, 504**.

Wolf, Wilhelm, Über die Wirksamkeit von Kollargolklysmen bei septischen Prozessen. Dtsch. med. Wochenschr. Jg. **39**, Nr. 20, S. 944—945. **2, 244**.

Wynn, W. H., The vaccine treatment of septicaemia. (Die Vaccintherapie der Septicämie.) Med. rev. **16**, S. 125—136; Birmingham med. rev. Bd. **73**, Nr. 413, S. 1 bis 20 u. Clin. journal Bd. **42**, Nr. 4, S. 49—60. **1, 347, 605, 2, 298**.

Yates, H. Wellington, and Plinn F. Morse, A case of uterus septus with hyperemesis gravidarum, interruption of pregnancy at three and one-half months, followed by peritonitis. Recovery. (Ein Fall von Uterus septus mit Hyperemesis, Unterbrechung der Schwangerschaft von 3½ Monaten und folgende Peritonitis mit Ausgang in Heilung.) Americ. journal of obstetr. **67**, S. 347—358. **1, 340**.

Zappi, Recordati F., Considerazioni sul trattamento dell' aborto. (Betrachtungen über Abortbehandlung.) Clin. ostetr. **15**, S. 130—137. **1, 599**.

Zazkin, A. E., Zur Bedeutung der hämolytischen Streptokokken in der Pathologie des Wochenbetts. Arbeiten aus der geburtshilfl. gynaekol. Klinik Prof. Redlich, St. Petersburg. S. 83—112. (Russisch.) **2, 651**.

Zazkin, A. E., Zu der Frage der Bedeutung der hämolytischen Streptokokken in der Pathologie des Wochenbettes.) Monatsschr. f. Geburtsh. u. Gynaekol. **28**, S. 377—399. (Russ.) **1, 495**.

Ziegelmann, Gaussel, Du réveil des inflammations utéro-annexielles anciennes à l'occasion d'une grossesse (Wiederaufflackern von alten Entzündungen des Uterus

und der Adnexe durch Schwangerschaft.) Journal de méd. de Paris Jg. **33**, Nr. 31,
S. 619—620.   **3**, 79.
Zweifel, P., Die Verhütung der durch Spontaninfektion verursachten Wochen-
bettfieber. Zentralbl. f. Gynaekol. Jg. **37**, Nr. 39, S. 1443—1449.   **3**, 247.

Erysipel, Tetanus, akute Infektionskrankheiten.

Bonnet, Fernand, Tétanos puerpéral postabortif. (Tetanus nach Abort.) Bull.
de la soc. d'obstétr. et de gynécol. de Paris Jg. **2**, Nr. 6, S. 585—589.   **3**, 381.
Fabre et Bourret, Un cas de granulie peritoneale dans le post partum chez une
malade présentant une tuberculose annexielle ancienne. (Ein Fall von peritonealer
Miliartuberkulose nach Geburt bei einer Kranken mit alter Adnextuberkulose.)
Rev. prat. d'obstétr. et de gynecol. **21**, S. 48—52.   **1**, 368.
Fabre et Bourret, Infection puerpérale à pneumocoques. Guérison de la mère.
Mort œ l'enfant par méningite à pneumocoques. (Puerperale Pneumokokken-
infektion; Heilung der Mutter. Exitus des Kindes an Pneumokokkenmeningitis.)
Bull. de la soc. d'obstétr. et de gynécol. de Paris Jg. **2**, Nr. 5, S. 474—479. **3**, 381.
Fichera, Salvatore, Quattro casi di tetano guariti. Sopra un nuovo sintoma
del tetano. (Vier Fälle von geheiltem Tetanus. Über ein neues Symptom des Tetanus.) Gazz. internaz. di med., chirurg., ig. Nr. 17, S. 392—396.   ·   **2**, 330.
Hoeven, P. C. T. van der, Die Ursachen der Fehlgeburten bei akuten Infektionskrankheiten. Nederl. Maandschrift voor verlosk. en vrouwenz. Jg. **2**, Nr. 6, S. 380
bis 384. (Holländisch.)   **2**, 93.
Kehrer, E., Über Tetanie. 15. Versammlung der dtsch. Ges. f. Gynaekol., Halle a. S.,
14.—17. Mai 1913.   **2**, 124.
Löhninger, Klemens, Angina und Sepsis. Dissertation: Mürchen. 31 S.   **4**, 510.
Ostmann, F., Ein Fall von Tetanus puerperalis anschließend die der Literatur aus
den Jahren 1900—1912. Dissertation: Greifswald.   **4**, 357.
Plauchu, Rougeole et puerpéralité. (Masern im Wochenbett.) Journal de méd. de
Paris Jg. **33**, Nr. 51, S. 1002.   **4**, 357.
Werner, Über einen geheilten Fall von Tetanus puerperalis. (Nordostdtsch. Ges. f.
Gynaekol., Sitzg. v. 15. III. 1913.) Monatsschr. f. Geb. u. Gynaekol. Bd. **37**, H. 5,
S. 671—672.   **2**, 184.
Worrall, Ralph, Case of puerperal tetanus. (Ein Fall von Tetanus puerperalis.)
Austral. med. gaz. Bd. **33**, Nr. 20, S. 464.   **2**, 462.

Sonstiges.

Ahlfeld, F., Quellen und Wege der puerperalen Selbstinfektion. Zeitschr. f. Geburtsh.
u. Gynaekol. Bd. **73**, H. 1, S. 1—76.   **2**, 406.
Alsberg, Paul, Zur Therapie der puerperalen Uterusinversion. Dtsch. med. Wochenschr. Jg. **39**, Nr. 23, S. 1102.   **2**, 297.
Anufrieff, A. A., Herpes zoster in der Schwangerschaft, Geburt und im Wochenbett.
Zeitschr. f. Geburtsh. u. Gynaekol. Jg. **28**, H. 10, p. 1391—1396. (Russisch.)
                                                                              3, 496.
Bertoloni, Giovanni, Cisti dermoide dell'ovaio sinistro, suppurata, compli-
cante il puerperio. (Vereiterte Dermoidcyste des linken Ovars als Wochenbett-
komplikation.) Ginecologia Jg. **10**, Nr. 5, S. 129—134.   **3**, 12.
Bollag, Karl, Beitrag zur Calciumtherapie (Calcine) bei Urticaria im Wochenbett.
Münch. med. Wochenschr. Jg. **60**, Nr. 45, S. 2514—2515.   **3**, 637.
Bosse, Bruno, Blutungen im Spätwochenbett. Berl. Klinik **25**, H. 296, S. 1—21.
                                                                              1, 249.
Bovis, R. de, La dilatation aiguë de l'estomac chez les parturientes et les nouvelles
accouchées. (Die akute Magendilatation bei Gebärenden und Frischentbundenen.)
Sem. méd. **33**, S. 169—170.   **2**, 137.
Cathala, V., Opération césarienne conservatrice pour insertion vicieuse du placenta.
(Konservativer Kaiserschnitt bei fehlerhaftem Sitz der Placenta.) Bull. de la soc.
d'obstétr. et de gynécol. de Paris Jg. **2**, Nr. 9, S. 751—757.   **4**, 684.
Chantemesse, Pierre-Kahn et Mercier, Un cas de surdité totale bilatérale d'origine centrale avec troubles aphasiques chez une accouchée albuminurique avec
amélioration sous forme de surdité verbale. (Ein Fall von totaler zweiseitiger Taub-
heit von zentralem Ursprung mit aphasischen Störungen bei einer albuminuristischen
Wöchnerin mit Verbesserung in die Form der Worttaubheit.) Bull. et mém. de la soc.
méd. des hôp. de Paris Jg. **29**, Nr. 15, S. 893—901.   **2**, 408.

Chirié, J. L., Recherches sur l'éclampsie puerpérale. (Untersuchungen über puerperale Eklampsie.) Epilepsia Bd. 4, Nr. 2, S. 194—214. 1, 853.
Cochez, M., Nouveau cas de périostite fémorale consécutive à un avortement. (Neuer
Fall vcn Periostitis des Femur im Anschluß an Abort.) Bull. de la soc. d'obstétr.
et de gynécol. de Paris Jg. 2, Nr. 2, S. 56—57. 3, 249.
Debord, Fièvre typhoide et puerpéralité. (Typhus und Puerperium.) Thèse de Paris.
5, 76.
Decio, Cesare, Sul contenuto in grasso e colesterina del sangue delle gravide e delle
puerpere in condizioni normali e patologiche. (Über den Fett- und Cholesteringehalt
des Blutes von Schwangeren und Wöchnerinnen in normalen und pathologischen
Verhältnissen.) Ann. di ostetr. e ginecol. Jg. 35, Nr. 3, S. 281—314. 1, 687.
Delle Chiaje, S., Fibromes sphacélés pendant les suites de couches. (Gangränöse
Fibrome im Wochenbett.) Bull. de la soc. d'obstétr. et de gynecol. de Paris Jg. 2,
Nr. 8, S. 663—666 u. Arch. ital. di ginecol. Jg. 16, Nr. 12, S. 283—286. 4, 357, 357.
Dujol, Diagnostic bacteriologique et clinique de la gonococcie puerpérale. Influence
sur le puerpérium immédiat. (Bakteriologie und Klinik der puerperalen Gonokokzie
und ihr unmittelbarer Einfluß auf das Puerperium.) Thèse de Lyon. Nr. 102.
248 S. 5, 76.
Eidam, B., Gonorrhoische Erkrankungen im Wochenbett. Dissertation: Berlin.
3, 507.
Fabre et Bourret, Phénomènes de shock après un accouchement. (Shock nach
Geburt.) Bull. de la soc. d'obstétr. et de gynécol. de Paris Jg. 2, Nr. 8, S. 698—702.
4, 357.
Fieux, G., Le traitement des hémorragies de la puerpéralité doît-il être chirurgical
ou obstétrical? (Sollen die Blutungen im Puerperium chirurgisch oder geburts-
hilflich behandelt werden?) Rev. prat. d'obstétr. et de gynécol. 21, S. 81—86 u.
Journal de méd. de Paris Jg. 33, Nr. 25, S. 503—505. 1, 492; 2, 506.
Frank, Myomectomy for necrotic fibroid during the fourth month of pregnancy:
normal labor; pyelitis postpartum. (Myomektomie wegen eines nekrotischen
Fibroids während des 4. Schwangerschaftsmonats; normale Geburt; Pyelitis im
Wochenbett.) (New York obstetr. soc., meet. 11. III. 1913.) Americ. journal of
obstetr. Bd. 68, Nr. 1, S. 97—99. 2, 599.
Freeman, James V., The incidence of malaria in the puerperium. (Vorkommen
von Malaria im Wochenbett.) Southern med. journal Bd. 6, Nr. 7, S. 429—431.
2, 713.
Full, F. K., Ein Fall von puerperaler Eklampsie. Dissertation: Würzburg. 4, 357.
Haddon, John, Treatment of puerperal eclampsia. (Behandlung der puerperalen
Eklampsie.) Brit. med. journal Nr. 2736, S. 1207. 2, 297.
Hammer, W., Über Appendicitis im Wochenbett. Dissertation: Berlin. 4, 92.
Hohmann, A., Über Puerperalpsychosen. Dissertation: Königsberg. 43 S. 5, 192.
Jacobson, Sidney D., Spinal anesthesia. A case of acute appendicitis operated
four days after labor. Recovery. (Lumbalanästhesie. Eine akute Appendicitis
vier Tage nach einer Entbindung operiert. Heilung.) Americ. journal of obstetr.
Bd. 68, Nr. 1, S. 43—48. 2, 696.
Jardine, Robert, and Alex. Mills Kennedy, Three cases of symmetrical necrosis
of the cortex of the kidneys associated with puerperal eclampsia and suppression
of urine. (Drei Fälle von symmetrischer Nekrose der Nierenrinde verbunden mit
puerperaler Eklampsie und Anurie.) Lancet Bd. 184, Nr. 19, S. 1291—1295.
u. Transact. of the Edinburgh obstetr. soc. Bd. 38, S. 158—189. 2, 168; 3, 549.
Jonas, Willi, Über puerperale Uterusinversion. Zentralbl. f. Gynaekol. Jg. 37,
Nr. 52, S. 1880—1886. 4, 283.
Kehrer, E., Vergleichende Untersuchungen über den Kalkgehalt des Blutes in der
physiologischen und pathologischen Schwangerschaft, sowie im Wochenbett.
15. Versammlung der dtsch. Ges. f. Gynaekol., Halle a. S., 14.—17. Mai 1913.
2, 128.
Kunz, Hans, Herpes zoster im Wochenbett. Zentralbl. f. Gynäkol. 37, S. 121—124.
1, 147.
Lafforgue, Kyste de l'ovaire et puerpéralité. (Ovarialcyste und Puerperium.)
Thèse: Bordeaux. 5, 139.
Lastaria, F., La febbre intermittente delle puerpere e l'infezione melitense. (Das
intermittierende Fieber der Wöchnerinnen und Maltafieber.) Arch. italiano di
ginecol. 16, S. 22—24. 1, 348.
Lemeland, J., et H. Brisson, Étude sur les résultats observés à la clinique Tarnier
par l'emploi du salvarsan et du néo-salvarsan chez les femmes enceintes, chez les
femmes en couches et chez l'enfant nouveau-né. (Die Resultate der Salvarsan-

und Neosalvarsantherapie der Klinik Tarnier bei Schwangeren, Wöchnerinnen und Neugeborenen.) Arch. mens. d'obstétr. et de gynécol. 2, S. 113—160 u. 256—293.
1, 594.
Lepage, G., Conduite à tenir dans les accidents consécutifs à l'avortement. (Über das Verhalten bei den Folgezuständen von Fehlgeburten.) Semaine gynécol. Jg 18, Nr 36, S. 285—286.
3, 340.
Lepoutre, C., La pyélonéphrite des suites de couches. (Die Pyelonephritis im Wochenbett.) Rev. prat. d'obstétr. et de gynécol. Jg. 21, (Nr. 5), S. 140—145. 5, 702.
Loofs, Fr. A., Beitrag zur Ätiologie der Spätblutungen im Wochenbett. Beitr. z. Geburtsh. u. Gynaekol. 18, S. 225—241. 1, 496.
Ludwig, Fritz, Ileus bei Schwangerschaft, Geburt und Wochenbett. Zeitschr. f. Geburtsh. u. Gynaekol. Bd. 75, H. 2, S. 324—343. 4, 117.
Maire et Clergier, Rupture spontanée pendant les suites de couches d'un kyste de l'ovaire prise pour une péritonite tuberculeuse. (Spontanruptur einer Ovarialcyste im Wochenbett, als tuberkulöse Peritonitis angesehen.) Journal de méd. de Paris Jg. 33, Nr. 40, S. 781—782. 3, 382.
Masotti, Piero, Di un caso di appendicite ricorrente riacutizzata susseguente a travaglio di parto. (Ein Fall von akutem Perityphlitisrezidiv infolge einer Geburt.) Riv. veneta Bd. 59, Nr. 7, S. 321—327. 3, 591.
Messa, G. E., Contributo allo studio delle neuriti traumatiche puerperali. (Beitrag zur Kenntnis der traumatischen Puerperalneuritis.) Ginocologia Jg. 9, Nr. 23, S. 689—706. 2, 267.
Nebel, Puerperale Uterusinversion. (Mittelrhein. Ges. f. Geburtsh. u. Gynaekol., Sitz. v. 16. II. 1913.) Diskussion.) Monatsschr. f. Geburtsh. u. Gynaekol. Bd. 38, Ergänzungsh., S. 394—395. 2, 503.
Nyhoff, G. C., en T. M. Mesdag, Operation bei akuter puerperaler Inversion. Ned. maandschr. v. verlosk. en vrouwenz. Jg. 2, Nr. 3, S. 145—154. (Holländisch.)
1, 791.
Öhman, K. H., Ein Fall von Pyovarium nach dem Partus. Finska Läkaresällsk. Handl. Bd. 55, H. 4, S. 447—452 (Finnisch.) u. Zentralbl. f. Gynaekol. Jg. 37, Nr. 28, S. 1033—1036. 1, 747; 2, 435.
Osouf, L., Contribution à l'étude de la dilation aiguë de l'estomac chez les nouvelles accouchées. (Akute Magenerweiterung bei Frischentbundenen.) Thèse d'Alger Nr. 4, 46 S. 4, 686.
Patel, Annexite lombaire d'origine puerpérale. (Lumbal gelegene Adnexitis puerperalen Ursprungs.) (Soc. de chirurg. Lyon, séance 17. IV. 1913.) Lyon méd. Bd. 121, Nr. 36, S. 392—394 u. Rev. mens. de gynécol. d'obstétr. et de pédiatr. Jg. 8, Nr. 10, S. 600—602. 3, 249; 4, 492.
Pazzi, Muzio, Influenza dei traumi psichici e fisici sulla mestruazione, sulla gravidanza, sul parto, sul puerperio e sull'allattamento. (Einfluß psychischer und physischer Traumen auf Menstruation, Schwangerschaft, Geburt, Wochenbett und Stillgeschäft.) Arte ostetr. Jg. 27, Nr. 7, S. 97—101. 1, 819.
Pelz, A., Über einen im Wochenbett unter dem Bilde eines Hirntumors mit Ausgang. in Heilung aufgetretenen Krankheitszustand. Berl. klin. Wochenschr. Jg. 50, Nr. 30, S. 1400—1403. 2, 651.
Plauchu, Rougeole et puerpéralité. (Masern und Wochenbett.) Bull. de la soc. d'obstétr. et de gynécol. de Paris Jg. 2, Nr. 5, S. 488—490. 3, 381.
Rieck, Darmverschluß nach Entbindungen bei plattem bzw. rachitisch plattem Becken. Zentralbl. f. Gynäkol. 37, S. 19—23. 1, 107.
Rochaix, Contribution à l'étude des troubles mentaux d'origine puerpérale. (Puerperale Geistesstörung.) Thèse de Lyon. Nr. 77. 367 S. 5, 76.
Rolleston, H. D., Symmetrical necrosis of the cortex of the kidneys associated with suppression of urine in women shortly after delivery. (Symmetrische Nekrose der Nierenrinde mit Urinretention bei Frauen kurz nach der Entbindung.) Lancet Bd. 2, Nr. 17, S. 1173—1175. 3, 538.
Rudaux, Traitement des coliques hépatiques puerpérales. (Behandlung der puerperalen Gallensteinkoliken.) Médecin pratic. Jg. 9, Nr. 6, S. 91. 2, 408.
Rudaux, P., De la mort subite pendant les suites de couches. (Plötzlicher Tod im Wochenbett.) Clinique (Paris) Jg. 8, Nr. 15, S. 231—232. 1, 652.
Sarateanu, F., und C. Velican, Die Wassermannsche Reaktion in der Schwangerschaft der Frauen und bei den Wöchnerinnen. Monatsschr. f. Geburtsh. u. Gynäkol. 37, S. 89—92. 1, 34.
Scheffen, Puerperale Uterusinversion. (Mittelrhein. Ges. f. Geburtsh. u. Gynaekol. Sitz. v. 16. II. 1913. Diskussion.) Monatsschr. f. Geburtsh. u. Gynaekol. Bd. 38, Ergänzungsh., S. 393—394. 2, 503.

Schenck, Benjamin R., Thrombosis and embolism following operation and child birth. (Postoperative und puerperale Thrombose und Embolie.) (Transact. of the Americ. gynecol. soc., 38. ann. meet., Washington 6.—8. V. 1913.) Americ. journal of obstetr. Bd. 68, Nr. 2, S. 324—325. **2, 742.**

Scherer, Alexander, Seltenere Formen der Gallenblasenkrankheiten im Wochenbett. Orvosi Hetilop. Jg. 57, Nr. 30, S. 551. (Ungarisch.) **3, 133.**

Seligmann, Ludwig, Die chirurgische Behandlung von Uterusblutungen in der Gravidität, Geburt und Wochenbett. Fortschr. d. Med. 21, S. 91—95. **1, 103.**

Snoo, de, Uterus puerperalis mit Cervixcarcinom, Operationspräparat. Niederländ. gynaecol. Ges., Sitzungsber. vom 12. I. 1913. (Holländisch.) **1, 249.**

Sperling, Max, Ein Fall von unstillbarem Erbrechen bei Retroversio uteri puerperalis. Zentralbl. f. Gynaekol. 37, S. 55—57. **1, 202.**

Stark, J. Nigel, Four casse of inversion of the uterus. (Vier Fälle von Uterusinversion.) Journal of obstetr. a. gynaecol. of the British empire Bd. 24, Nr. 2, S. 68—75. **3, 345.**

Staude, C., Über Peroneuslähmung post partum. Monatsschr. f. Geburtsh. u. Gynaekol. Bd. 37, H. 5, S. 611—623. **2, 184.**

Stoddart, W. H., Puerperal insanity. (Über puerperale Psychosen.) Clin. journal Bd. 42, Nr. 12, S. 189—192. **2, 462.**

Sturrock, W. D., Gastric haemorrhage and other complications in a case of child birth. (Magenblutung und andere Komplikationen unter der Geburt und im Wochenbett.) Brit. med journal 2718, S 218—219 **1, 243.**

Teixeira, Amaro, Radikale Spontanheilung einer Inguinalhernie durch Nekrose im Wochenbett. Brazil-medico Jg. 27, Nr. 16, S. 153—154. (Portugiesisch.) **3, 692.**

Uhlenhuth, P., und P. Mulzer, Über die Infektiosität von Milch syphilitischer Frauen. Dtsch. med. Wochenschr. Jg. 39, Nr. 19, S. 879—881. **2, 232.**

Vanverts, J., Phlébite par effort ? au cours de la grossesse. Mort par embolie 17 jours après l'accouchement. (Phlebitis in der Gravidität infolge von Anstrengung (?). Tod an Embolie 17 Tage nach der Entbindung.) Bull. de la soc. d'obstétr. et de gynécol. de Paris Jg. 2, Nr. 3, S. 202—203. **3, 238.**

Vogt, E., Die klinischen und anatomischen Grundlagen der Trendelenburgschen Operation bei der puerperalen Lungenembolie. Zeitschr. f. Geburtsh. u. Gynaekol. Bd. 73, H. 1, S. 137—145. **2, 310.**

Walthard, Die Beziehungen der Erkrankungen des Herzens zu Schwangerschaft, Geburt und Wochenbett. 15. Versamml. d. dtsch. Ges. f. Gynaekol. Halle a. S., 14.—17. Mai 1913. **1, 778.**

Wehmer, Ch., Über die Zeitdauer der Gestationsperiode in Thüringen und den Zusammenhang von Lactationsatrophie des Uterus und Menstruation. Dissertation: Jena. **4, 370.**

Wittwer de Froutiguen, Contribution à l'étude des rapports du spina bifida et de la puerpéralité. (Beziehungen zwischen Spina bifida und Puerperium.) Thèse de Toulouse. Nr. 64. 80 S. **5, 139.**

Wolodarsky, M., Über Spätblutungen im Wochenbett. Dissertation: Berlin. **3, 507.**

Wolverton, W. C., Puerperal eclampsia. A discussion of the problem of its therapy. (Puerperale Eklampsie. Eine Aussprache über die Streitpunkte der Behandlung.) Americ. journal of clin. med. Bd. 20, Nr. 3, S. 218—222. **3, 602.**

Zangemeister, Die Beziehungen der Erkrankungen der Harnorgane zu Schwangerschaft, Geburt und Wochenbett. 15. Versamml. d. dtsch. Ges. f. Gynaekol., Halle a. S., 14.—17. Mai 1913, S. 64—211. **1. 838.**

Zangemeister, W., Über puerperale Uterusinversion. (Ärztl. Ver., Marburg Sitz. vom 18. Januar 1913.) Münch. med. Wochenschr. 60, S. 616—617 u. Dtsch. med. Wochenschr. Jg. 39, Nr. 16, S. 729—733. **1, 384, 563.**

Zeiss, E., Beitrag zu den Puerperalpsychosen. Dissertation: Göttingen. **4, 92.**

Zinke, E. Gustav, A critical review of the medical und surgical treatment of puerperal eclampsia. (Kritischer Überblick über die medizinische und chirurgische Behandlung der puerperalen Eklampsie.) Americ. journal of obstetr. Bd. 67, Nr. 6, S. 1065 bis 1088 u. Lancet-clin. Bd. 109, Nr. 22, S. 603—612. **2, 459; 3, 129.**

Zinke, E. Gustav, The medical versus the surgical treatment of puerperal eclampsia. (Die interne gegenüber der chirurgischen Behandlung der puerperalen Eklampsie.) New York State journal of med. Bd. 13, Nr. 8, S. 422—429. **3, 602.**

Zinsser, A., Über die Toxizität des menschlichen Harnes im puerperalen Zustand und bei Eklampsie. Zentralbl. f. Gynaekol. 37, S. 481—488. **1, 563.**

Foetus, Neugeborenes und Säugling.

Säuglingsernährung, -Fürsorge und -Sterblichkeit.

Säuglingsernährung.

Backhaus, 20 Jahre Erfahrung in der Kindermilchbereitung. Berl. klin. Wochenschr. Jg. **50**, Nr. 29, S. 1354—1356. **2**, 572.

Banholzer, K., Der Einfluß des Nichtstillens auf das Schicksal der Neugeborenen. Dissertation: München. **4**, 358.

Beck, C., Die Ernährung magenkranker Säuglinge mit Eiweißmilch. Klin.-therap. Wochenschr. Jg. **20**, Nr. 25, S. 737—742. **2**, 652.

Belin, Un nouveau bacille coagulant le lait après chauffage à 100°. (Ein neuer Bacillus, der die Milch nach Erhitzung auf 100° zum Gerinnen bringt.) Rev. de pathol. comp. **13**, S. 28—30. **1**, 209.

Bertlich, Heinz, Poliklinische Erfahrungen mit Larosan. Zeitschr. f. Kinderheilk., Orig. Bd. **9**, H. 3/5, S. 338—380. **4**, 360.

Bonnamour, Le lait desséché dans l'alimentation du nourrisson bien portant et du nourrisson malade. Les résultats, son mode d'émploi. (Die Trockenmilch in der Ernährung des gesunden und kranken Säuglings, die Erfolge und die Anwendungsweise derselben.) Arch. de méd. des enf. Bd. **16**, Nr. 5, S. 321—358 u. Nr. 6, S. 401 bis 432. **2**, 572.

Bradley, William N., What can be done to prevent milk poisoning? (Was kann geschehen, um der Vergiftung durch Milch vorzubeugen?) Arch. of pediatr. Bd. **30**, Nr. 7, S. 519—528. **3**, 298.

Calvary, Martin, Die Bedeutung des Zuckers in der Säuglingsnahrung. Ergebn. d. inn. Med. u. Kinderheilk. **10**, S. 699—725. **7**, 74.

Coit, Henry L., The viability of infants deprived of woman's milk during the first year. (Die Lebensaussichten von Kindern, denen im ersten Lebensjahre die Muttermilch vorenthalten wird.) Americ. practitioner Bd. **47**, Nr. 10, S. 524—527. **3**, 637.

Copeland, Edgar P., Artificial feeding in its relation to infant mortality. (Künstliche Ernährung in Beziehung zur Kindersterblichkeit.) Louisville month. journal **19**, S. 302—308 u. Viriginia med. semimonthly Bd. **17**, Nr. 22, S. 554—559.
1, 440; **2**, 507.

Cozzolino, Olimpio, Zur Frage: „Stillen bei Muttertuberkulose". Arch. f. Kinderheilk. Bd. **60—61**, Festschr. f. Adolf Baginsky, S. 221—241. **2**, 714.

Cran, Disney H. D., Breast feeding: Dr. Variot's teaching. (Brusternährung. Die Lehre des Dr. Variot.) Lancet Bd. **184**, Nr. 24, S. 1659—1660. **2**, 331.

Curschmann, Larosanmilch. (Ärztl. Kreisver., Mainz, Sitzg. v. 4. XI. 1913.) Münch. med. Wochenschr. Jg. **60**, Nr. 51, S. 2864. **4**, 38.

Czerny, Ad., und **A. Keller**, Des Kindes Ernährung, Ernährungsstörungen und Ernährungstherapie. Ein Handbuch für Ärzte. Abt. 8. Wien. 191 S. M. 5.—.
4, 208.

Davidsohn, Heinrich, Neue Methode zur Unterscheidung von Frauenmilch und Kuhmilch, zugleich ein Beitrag zum Studium des lipolytischen Milchferments. Zeitschr. f. Kinderheilk., Orig. Bd. **8**, H. 1, S. 14—23. **2**, 570.

Engel, Zur Technik der Ernährung und Ernährungstherapie im Säuglingsalter. Dtsch. med. Wochenschr. Jg. **39**, Nr. 26, S. 1251—1252. **2**, 330.

Eufinger, J., Die Veränderung der Frauen- und Kuhmilch durch Schütteln. Dissertation: Gießen. **4**, 37.

Feer, E., Säuglingsernährung mit einer einfachen Eiweiß-Rahmmilch. Jahrb. f. Kinderheilk. Bd. **78**, H. 1, S. 1—46. **3**, 458.

Fievez, René, Le babeurre, aliment-médicament chez le nourrisson malade. (Buttermilch als Heilnahrung bei kranken Säuglingen.) Scalpel et Liège méd. Jg. **66**, Nr. 4, S. 55—59. **2**, 782.

Forcart, M. K., Larosan als Ersatz für Eiweißmilch. Münch. med. Wochenschr. Jg. **60**, Nr. 22, S. 1199. **2**, 268.

Forsyth, David, Breast feeding. (Brusternährung.) Lancet Bd. **184**, Nr. 24, S. 1656 bis 1657. **2**, 330.

Forsyth, David, Observations on breast feeding. (Beobachtungen über Brusternährung.) Americ. med. Bd. **19**, Nr. 6, S. 373—377. **3**, 297.

Frankau, Aug., Die Kuhmilch und ihre Produkte. Grundriß der Milchwirtschaft f. Mediziner. Mit e. Einführg. v. Bruno Salge. Freiburg i. Br.: Speyer & Kaerner. 40 S. M. 1.20. **3**, 346.

Friedmann, Ernährungs- und Entwicklungsstörungen beim Brustsäugling. Med. Klinik Jg. 9, Nr. 16, S. 616—618. **1, 796.**

Fruhinsholz, A., Présentation d'un tire-lait biberon. (Demonstration einer Milchsaugflasche.) Bull. de la soc. d'obstétr. et de gynécol. de Paris Jg. 2, Nr. 4, S. 395 bis 396.) **3, 299.**

Grant, Sull' allattamento artificiale. (Über künstliche Ernährung.) Clin. ostetr. Jg. 15, Nr. 13, S. 297—301. **2, 571.**

Großer, Paul, Über den Einfluß des Kochens auf das physikalisch-chemische Verhalten von Frauenmilch, Kuhmilch und Buttermilch. Biochem. Zeitschr. 48, S. 427 bis 431. **1, 348.**

Guidi, Germano, Terapia alimentare col latte al Larosan. (Alimentäre Therapie mit Larosanmilch.) Gazz. internaz. di med.-chirurg.-ig. Jg. 22, Nr. 45, S. 1068—1070. **4, 37.**

Haubridge, W. B., Infant feeding with undiluted cow's milk. (Ernährung von Kindern mit unverdünnter Kuhmilch.) Med. rev. of rev. Bd. 19, Nr. 7, S. 420—423. **3, 458.**

Hirsch, Georg, Die Gründe des Nichtstillens und die Frage der Stillfähigkeit. Frauenarzt Jg. 28, H. 9, S. 386—398. **3, 185.**

Hoffa, Th., Über Pellidol und Azodolen in der Säuglingspraxis. Dtsch. med. Wochenschr. Jg. 39, Nr. 25, S. 1209—1210. **2, 332.**

Jaschke, Rud. Th., Neue Beiträge zur Physiologie und Technik der natürlichen Ernährung des Neugeborenen. Zeitschr. f. Geburtsh. u. Gynaekol. Bd. 74, H. 2/3, S. 494—541. **3, 604.**

Kaupe, Walther, Schwierigkeiten beim Stillen. Zeitschr. f. Säuglingsschutz Jg. 5, H. 5, S. 186—187. **2, 297.**

Kern, Hans, und Erich Müller, Über eine vereinfachte Herstellung der Eiweißmilch. Berl. klin. Wochenschr. Jg. 50, Nr. 48, S. 2237—2238. **3, 711.**

Kudicke, R., und H. Sachs, Über das biologische Verhalten roher und gekochter Milch. (Immunisierungs- und Komplementbindungsversuche.) Zeitschr. f. Immunitätsforsch. u. exp. Therap., Orig. Bd. 20, H. 4, S. 316—335. **4, 360.**

Kühl, Hugo, Trockenmilchpräparate. Eine nahrungsmittel-hygienische Studie. Hyg. Rundsch. Jg. 23, Nr. 12, S. 709—713. **2, 268.**

Lane-Claypon, Janet E., Über den Wert der gekochten Milch als Nahrung für Säuglinge und junge Tiere. Ergebn. d. inn. Med. u. Kinderheilk. 10, S. 635—698. **1, 42.**

Langmead, Frederick, On the value of citrated whole milk in infant feeding. (Über den Wert der Citratvollmilch in der Säuglingsernährung.) Americ. med. Bd. 19, Nr. 6, S. 368—373. **3, 297.**

Laroche, Gouttes de lait et allaitement au sein; les résultats statistiques de la Goutte de Lait de Montceau-les-Mines. (Milchkühe und Brusternährung; Statistik der Goutte de lait in Montceau-les-Mines.) Clin. infant. Jg. 11, Nr. 13, S. 398—404. **2, 571.**

Lavialle, P., et Longevialle, Contribution à l'étude chimique de la caséine du lait de vache. (Beitrag zum Studium der Chemie des Kuhmilchcaseins.) Clin. infant. Jg. 11, Nr. 17, S. 518—526. **3, 457.**

Lewis, D. M., The cell content of milk. (Der Zellgehalt der Milch.) Americ. journal of dis. of childr. Bd. 6, Nr. 4, S. 225—231. **4, 283.**

Lindet, M. L., Lur les caséines solubles du lait. (Über die löslichen Caseine der Milch.) Rev. gén. du lait Bd. 9, Nr. 17, S. 395—400. **3, 458.**

Lowenburg, Harry, Etiology of artificial feeding. A plea for the study of breastmilk problems. (Ätiologie der künstlichen Ernährung. Ein Mahnwort zugunsten des Studiums des Stillproblems.) Journal of the Americ. med. assoc. Bd. 61, Nr. 24, S. 2124—2130. **4, 155.**

Lynch, Charles F., Milk and its care for the baby. (Die Milch und deren Pflege für den Säugling.) Americ. journal of clin. med. Bd. 20, Nr. 8, S. 666—667. **3, 711.**

Marfan, A. B., La ration alimentaire de l'enfant au sein. (Der Nahrungsbedarf des Kindes an der Brust.) Nourrisson 1, S. 65—74; Journal des sages-femmes Jg. 41, Nr. 8, S. 250—252 u. Nr. 9, S. 259—262 u. Journal de méd. interne Jg. 17, Nr. 24, S. 231—233. **1, 566, 702; 3, 711.**

Meyer-Rüegg, Hans, Die Frau als Mutter. Schwangerschaft, Geburt und Wochenbett, sowie Pflege und Ernährung der Neugeborenen in gemeinverständlicher Darstellung. 4. Aufl. Stuttgart, Enke. XII, 317 S. M. 4.—. **1, 594.**

Morse, John Lovett, Sterilization, boiling and pasteurization of milk. (Sterilisation, Kochen und Pasteurisation der Milch.) Journal of the Americ. med. assoc. 60, S. 875—878. **1, 606.**

Morse, John Lovett, Nourriture des enfants; ce que l'on en pense et ce que l'on enseigne à se sujet à Boston. (Wie man in Boston über Säuglingsernährung denkt und was darüber gelehrt wird.) Enfance Jg. 1, H. 9, S. 667—684.   3, 458.

Moussous, André, et Eugène Leuret, Les accidents du sevrage. (Die Störungen bei der Entwöhnung.) Prov. méd. Jg. 26, Nr. 39, S. 422—424.   3, 382.

Moussous, André, et Eugène Leuret, Les sevrages anormaux. (Die anormale Entwöhnung des Säuglings.) Prov. méd. Jg. 26, Nr. 35, S. 381—385 u. Sem. gynécol. Jg. 18, Nr. 25, S. 198—201.   3, 183, 711.

Moussous, André, et Eugène Leuret, Le sevrage normal. (Die normale Entwöhnung.) Prov. méd. Jg. 26, Nr. 32, S. 351—355; Rev. prat. d'obstétr. et de gynécol. Jg. 21, Nr. 9, S. 257—268 u. Journal de méd. de Paris Jg. 33, Nr. 52, S. 1015—1018.   3, 185, 297; 4, 156.

Naish, Lucy, Breast feeding; its management and mismanagement. (Brusternälrung.) Lancet Bd. 184, Nr. 24, S. 1657—1659.   2, 330.

Naish, Lucy, Breast-feeding. (Brustnahrung.) Child Bd. 3, Nr. 11, S. 990—997.   2, 604.

Nobécourt, L'allaitement maternel et l'assistarce des mères. (Brustnahrung und Unterstützung der selbststillenden Mütter.) Rev. internat. de méd. et de chirurg. Jg. 24, Nr. 18, S. 279—281.   3, 350.

Nobécourt, P., et G. Schreiber, Essais sur le lait albumineux. Les dangers de la privation du sucre chez le nourrisson. (Ernährungsversuche mit Eiweißmilch. Die Gefahren der Zuckerentziehung beim Säugling.) Bull. de la soc. de pédiatr. de Paris Bd. 15, Nr. 7, S. 377—403.   3, 604.

Nothmann, H., Zur Pflege und Ernährung der Frühgeburten. Reichs-Med.-Anz. Jg. 38, Nr. 8, S. 225—232, Nr. 9, S. 263—267, Nr. 10, S. 289—292.   2, 507.

Opitz, Kann die Milch der eignen Mutter dem Säugling schädlich sein? 15. Versamml. d. dtsch. Ges. f. Gynaekol., Halle a. S., 14.—17. Mai 1913.   2, 73.

Peiser, J., Eine Präzisionswage für die Säuglingsernährung. Münch. med. Wochenschr. 60, S. 475.   1, 387.

Philippson, Paula, Über die Entwicklung junger Säuglinge bei künstlicher Ernährung. Monatsschr. f. Kinderheilk., Orig. Bd. 12, Nr. 4, S. 157—176.   3, 299.

Porcher, M. Ch., Les qualités, que doit posséder un bon lait desséché au point de vue médical. (Welche Eigenschaften muß eine gute Trockenmilch vom medizinischen Standpunkte aus besitzen?) Arch. de méd. des enf. Bd. 16, Nr. 6, S. 433 bis 446.   2, 713.

Pouliot, L., Une petite remarque à propos de l'ektogan. (Eine kleine Bemerkung über Ektogan.) Rev. prat. d'obstétr. et de gynécol. Jg. 21, S. 113.   2, 76.

Pouliot, Léon, La poudre de lait dans l'alimentation des nourrissons. (Milchpulver in der Säuglingsernährung.) Rev. prat. d'obstétr. et de gynécol. Jg. 21, Nr. 11, S. 329—335.   4, 124.

Ratschläge für die Ernährung und Pflege der Kinder im ersten Lebensjahr. Merkbl. d. vaterländ. Frauen-Ver. S. 1—4.   3, 133.

Raudnitz, R. W., Frauenkurse über Säuglings- und Kinderpflege. Prag. med. Wochenschr. Jg. 38, Nr. 35, S. 487—488.   3, 382.

Ribadeau-Dumas, L., Les troubles alimentaires et le lait albumineux. (Die Ernährungsstörungen und die Eiweißmilch.) Nourrisson Jg. 1, Nr. 3, S. 162—175.   2, 269.

Roeder, H., Die Kindermilch im Hause. Bl. f. Säuglingsfürs. Jg. 4, H. 11, S. 344 bis 349.   3, 90.

Schloßmann, Artur, Über keimfreie Rohmilch. Arch. f. Kinderheilk. Bd. 60—61, Festschr. f. Adolf Baginsky, S. 676—688.   2, 268.

Schloßmann, Die Ernährung des Säuglings. Zeitschr. f. Kinderpfl. Jg. 8, H. (7), S. 181—185.   3, 133.

Smith, Claude A., The proper care of milk in the home. (Die richtige Pflege der Milch im Hause.) Atlanta journal record of med. Bd. 60, Nr. 3, S. 97—106. 2, 571.

Steinitz, Franz, und Richard Weigert, Erfahrungen mit Molkensuppe bei Säuglingen. Monatsschr. f. Kinderheilk., Orig. Bd. 12, Nr. 5, S. 243—260. 3, 298.

Stewart, Douglas H., The alpha and omega of the digestive tract in the newborn child. (Das Alpha und Omega des Verdauungstraktus beim neugeborenen Kind.) (Americ. assoc. of obstetr. a. gynaecol., meet., Toledo, Ohio, 17.—19. IX. 1912.) Americ. journal of obstetr. Bd. 67, Nr. 4, S. 682—687.   2, 572.

Stoeltzner, Über Eiweißmilch-Ersatzpräparate. Med. Klinik Jg. 9, Nr. 22, S. 868 bis 869.   2, 232.

Stoeltzner, Larosan, ein einfacher Ersatz der Eiweißmilch. Klin.-therap. Wochenschr. Jg. 20, Nr. 24, S. 722 u. Münch. med. Wochenschr. 60, S. 291—292. 1, 299, 304.

Stooß, M., Einige Ratschläge für die Ernährung des Säuglings. 2. Aufl. Bern: A.
Francke. 15 S. M. —.20. **4,** 155.
Ströse, A., Eine Prüfung des Auerbachschen Milch-Schnellkochers. Zeitschr. f.
Fleisch- u. Milchhyg. Jg. **23,** H. 17, S. 385—387. **2,** 299.
Tassius, Placentarinfarkt und intrauterine Unterernährung. (Gynaekol. Ges. Breslau.
Sitzg. v. 4. III. 1913.) Monatsschr. f. Geburtsh. u. Gynaekol. Bd. **37,** H. 6, S. 869. **2,** 263.
Tibone, D., Sui rapporti fra mestruazione, allattamento e lattante. (Wechselbe-
ziehung zwischen Menstruation, Stillung und Säugling.) Rass. d'ostetr. e ginecol.
Jg. **22,** Nr. 3, S. 129—151. **3,** 41.
Torday, Ferencz, Vom Säugen. Sitzungsbericht der k. ung. Gesellschaft der
Ärzte Nr. 7, S. 128—136. (Ungarisch.) **1,** 347.
Uhlenhuth, P., und P. Mulzer, Über die Infektiosität von Milch syphilitischer
Frauen. Dtsch. med. Wochenschr. Jg. **39,** Nr. 19, S. 879—881. **2,** 232.
Variot, Lavialle et Rousselot, La modification du lait par l'hypersucrage (sac-
charose) dans les dyspepsies infantiles. (Zuckerzusatz zur Milch [Saccharose] bei
der Dyspepsie der Kinder.) Bull. de la soc. de pédiatr. de Paris Bd. **15,** Nr. 3,
S. 109—111. **1,** 797.
Variot, Zuber, Lavialle et Sédillot, Essai sur la valeur alibile du lait desséché.
(Nährwert der Trockenmilch.) Clin. infant. **11,** S. 35—41 u. 65—72. **1,** 305.
Vincent, Ralph, On pasteurized milk and its effects. (Über pasteurisierte Milch
und ihre Wirkung.) Americ. med. Bd. **19,** Nr. 6, S. 365—368. **3,** 298.
Vorschriften über den Verkehr mit Milch. Ausgearbeitet und empfohlen vom wissen-
schaftlichen Beirat der Zentrale für Säuglingsfürsorge in Bayern. Bl. f. Säuglings-
fürs. Jg. **5,** H. 1, S. 1—7. **4,** 37.
Webb, Ella G., Breast feeding of infants. (Über das Stillen der Säuglinge.) Transact.
of the roy. acad. of med. in Ireland Bd. **31,** S. 376—391. **4,** 463.
Wehner, Philipp, Neue Anwendungsform von Larosan. Dtsch. med. Wochenschr.
Jg. **39,** Nr. 44, S. 2147. **3,** 507.
Zajceff, T. A., Das Stillen durch kranke Mütter nach dem Material des Timister-
Krankenhauses. Med. Rundschau Bd. **80,** H. 12. (Russisch.) **3,** 410.

Säuglingsfürsorge.

Armand-Delille, P.-F., Les facteurs urbains de l'anémie chlorotique des nourrissons et son traitement préventif. (Die städtischen Faktoren der Blutarmut der
Säuglinge und ihre Präventivbehandlung.) Rev. mens. de gynécol., d'obstétr. et
de pédiatr. 8, S. 102—104. **2,** 238.
Ascher, Die Säuglingsfürsorge im Stadt- und Landkreis Hamm. Zeitschr. f. Säuglingsschutz Jg. **5,** H. 5, S. 184—185. **2,** 304.
Aviragnet, E.-C., Contrôle de l'élevage des nourrissons. (Überwachung der Säuglingspflege.) Nourisson 1, S. 21—28. **1,** 165.
Boehm, Henry, Was bezweckt ein Zusammenschluß der deutschen Krippen? Zeit
schr. f. Säuglingsschutz Jg. **5,** H. 5. S. 167—174. **2,** 303.
Bosc, Frédéric-J., Ce que doit être une consultation des nourrissons; compte rendu de
la consultation des nourrissons de Montpellier (années 1908—1912). (Was eine Säuglingsberatungsstelle sein muß; Bericht über die Säuglingsberatungsstelle von Montpellier.) Montpellier méd. **36,** S. 81—96 u. 105—119 u. Pédiatr. prat. Jg. **11,** Nr. 4,
S. 62—73. **1,** 213; **3,** 96.
Bouchacourt, L., Sur la nécessité d'entreprendre une lutte sérieuse contre l'alcoo-
lisme, pour améliorer la race, et pour diminuer la mortalité infantile. (Über die
Notwendigkeit, ein strenges Gesetz gegen den Alkoholismus einzubringen, um die
Rasse zu verbessern und die Kindersterblichkeit zu verringern. Journal de méd.
de Paris Jg. **33,** Nr. 50, S. 976—981. **4,** 366.
Bremme, Walter, Über Selbststillen von Großstadtmüttern. Dtsch. Vierteljahr-
schrift f. öffentl. Gesundheitspfl. Bd. **45,** H. 3, S. 397—420. **3,** 458.
Brüning, Herm., Die Rostocker Krippe. Zeitschr. f. Säuglingsschutz 5, S. 13—25. **1,** 77.
Cohn, Michael, Aufgaben und Leistungen unserer Säuglingsfürsorgestelle und die
Mitarbeit der Hebammen. Zeitschr. f. Säuglingsschutz **5,** S. 54—69. **1,** 407.
D'Astros, L., et M. Teissonnière, La réaction de Wassermann chez le nouveauné
et le nourisson Étudiée chez 500 enfants du service des enfants assistés des Bouches-
du-Rhône. (Die Wassermannsche Reaktion beim Neugeborenen und Säugling.
Bericht über 500 Kinder der Kinderkrippe der Rhonemündung.) Pédiatr. prat.
Jg. **11,** Nr. 3, S. 46—55, Nr. 4, S. 74—76. **3,** 638.
Deutsch, Ernö, Sozialhygienische Versorgung der abnormen Kinder. Zeitschr. f.
Säuglingsfürs. Bd. **7,** H. 5, S. 167—177 u. H. 6, S. 202—214. **3,** 717.
Doernberger, Kleinkinderfürsorge. Bl. f. Säuglingsfürs. Jg. **4,** H. 11, S. 325—340. **3,** 140.

Doernberger, E., Kommunale Säuglingsfürsorge. Bl. f. Säuglingsfürs. 4, S. 102—116.
4, 165.
Epstein, Alois, Über die Bedeutung der Wassermannschen Reaktion in der Säuglingsfürsorge. Prag. med. Wochenschr. Jg. 38, Nr. 45, S. 621—622.   4, 95.
Felhoen, R., De l'élevage du nourrisson dont la mère travaille à l'usine. (Das Aufziehen der Brustkinder von Fabrikarbeiterinnen.) (Congr. nat. de la protect. du prem. âge, Borderaux, mai 1913.) Nourrisson Jg. 1, Nr. 4, S. 224—227 u. Pédiatr. prat. Jg. 11, Nr. 18, S. 323—329.   2, 655; 3, 255.
Felhoen, Decherf et Mercier, De l'élevage du nourrisson dont la mère travaille à l'usine, des crèches industrielles. (Über Pflege der Säuglinge, deren Mütter in der Fabrik arbeiten, über Krippen in Fabriken.) (Congr. rég. de la protect. du prem. âge, Bordeaux 9./10. V. 1913.) Ann. de méd. et chirurg. infant. Jg. 17, Nr. 12, S. 383—385.   2, 335.
Fischl, Rudolf, und Rudolf Lawatschek, Zur Errichtung von Säuglingsheimen in Deutsch-Böhmen. Prag. med. Wochenschr. 38, S. 41—45.   1, 214.
Gannet, La protection des enfants du premier âge en France. (Säuglingsschutz in Frankreich.) Thèse de Paris.   5, 76.
Gosselin, Considérations sur la loi Roussel. (Loi du 23 décembre 1874.) (Bemerkungen über das Gesetz Roussel. [Gesetz vom 23. Dezember 1874].) Bull. mens. de la soc. d'hyg. de l'enf. Jg. 27, Nr. 220, S. 67—70.   2, 656.
Gottstein, Adolf, Die Kleinkinderfürsorge. Zeitschr. f. Säuglingsschutz 5, S. 1—12.
1, 77.
Grassi, Giovanni, La tutela igienica della prima infanzia e il funzionamento dell' ispettorato V° della beneficenza baliatica nei primi sei anni. (Fürsorge für die Neugeborenen und die Tätigkeit des V. Bezirks der Mutterberatungsstelle in Mailand während der 6 ersten Jahre.) Arte ostetr. Jg. 27, Nr. 8, S. 113—124 u. Nr. 9, 136 bis 139.   2, 720.
Grassl, Geburtenzahl und Säuglingsfürsorge. Vierteljahrsschr. f. gerichtl. Med. 45, S. 119—148.   1, 42.
Graßl, Mutter und Kind gehören zusammen. Die Notwendigkeit der Tageskrippen. Blätter f. Säuglingsfürs. Jg. 4, H. 8, S. 226—233.   2, 192.
Guelmi, C. A., L'igiene del bambino 2. ediz. (Die Hygiene der Kinder.) Piacenza: Arti Graf. Dante Fcroni. 55 S.   2, 783.
Guidi, G., Igiene del bambino. 4ª ediz. (Hygiene des Neugeborenen.) Milano. 263 S.
4, 283.
Guillaumet, Une école de puériculture avec consultation de nourrissons dans une école normale de jeunes filles. (Eine Schule für Kinderpflege mit Beratungen über Säuglingspflege in einer Normalschule für Mädchen.) Bull. mens. de la soc. d'hyg. de l'enf. Bd. 27, Nr. 219, S. 51—58.   2, 608.
Hanssen, Peter, Mehr Fürsorge für eheliche Säuglinge. Zeitschr. f. Säuglingsschutz Jg. 5, H. 6, S. 222—228.   2, 720.
Helbich, H., Jahresbericht der städtischen Säuglingsfürsorgestelle in Berlin-Schöneberg für das Etatsjahr 1911—1912. Med. Reform 21, S. 127—128.
1, 613.
Henkel, M., Säuglingsfürsorge und Waisenpflegerinnen. Bl. f. Säuglingsfürs. Jg. 4, H. 7, S. 195—203.   2, 141.
Herzog, Säuglingsfürsorge und Degeneration. Zeitschr. f. Säuglingssch. Jg. 5, H. 4, S. 133—151.   1, 821.
Herzog, Reichsversicherungsordnung und Säuglingsschutz. Zeitschr. f. Säuglingsschutz Jg. 5, H. 9, S. 350—351.   3, 459.
Hirsch, Georg, Die Gründe des Nichtstillens und die Frage der Stillfähigkeit. Frauenarzt Jg. 28, H. 9, S. 386—398.   3, 185.
Hirsch, Beiträge zur Stillungsnot in München. (Bayrische gynaekol. Gesellsch. Sitzung 9. III. 1913.) Zentralbl. f. Gynaekol. Jg. 37, Nr. 20, S. 737—738.   2, 189.
Hoffa, Th., Probleme der Säuglingsfürsorge im Deutschen Reiche. Zeitschr. f. Kindersch. u. Jugendfürs. 5, S. 46—49 u. 81—83.   1, 456.
Hoffa, Th., Säuglingsfürsorge in Barmen 1912/13. Zentralbl. f. allg. Gesundheitspfl. Jg. 32, H. 7/8, S. 255—263.   3, 350.
Hoffa, Theodor, Über Säuglings- und Kleinkinderfürsorge. Zeitschr. f. Kinderschutz u. Jugendfürsorge Jg. 5, Nr. 11, S. 325—329.   3, 717.
Jaschke, Rud. Th., Ziele und Erfolge der Säuglingsfürsorge an Gebäranstalten. Reichs-Med.-Anzeiger 38, S. 1—6.   1, 41.
Japha, Alfred, Hitze und Säuglingssterblichkeit in ihrer Beziehung zu Fürsorgemaßnahmen. Zeitschr. f. Kinderheilk., Orig. Bd. 7, H. 5/6, S. 518—528.   2, 299.

Jeanselme, M. E., Syphilis et nourrisson. (Syphilis und Pflegekind.) Rev. prat. d'obstétr. et de gynécol. Jg. 21, Nr. 5), S. 136—140. 2, 460.

Joël, Julius, Die staatliche Säuglingsfürsorge in Lübeck. Arch. f. Kinderheilk. Bd. 60—61, Festschr. f. Adolf Baginsky, S. 427—436. 2, 414.

Jordan, Edwin O., The municipal regulation of milk-supply. (Milchversorgung unter städtischer Kontrolle.) Journal of the Ameiic. med. assoc. Bd. 61, Nr. 26, S. 2286 bis 2291. 4, 365.

Jullian, La protection hygiénique de l'enfance à Toulouse. (Kinderschutz in Toulouse.) Thèse. Nr. 44. 93 S. 5, 45.

Kaupe, Walther, Über unentbehrliche Einrichtungen eines Säuglingsheims. Zentralbl. f. allg. Gesundheitspfl. Jg. 32, H. 3/4, S. 120—128. 1, 820.

Keilmann, A., Geburtshilfe und Säuglingsfürsorge. Zeitschr. f. Geburtsh. u. Gynaekol. Bd. 73, H. 2, S. 335—350. 2, 414.

Keller, Kleinkinderfürsorge. Bl. f. Säuglingsfürs. Jg. 5, H. 3, S. 65—81. 4, 208.

Kindler, Arno, Säuglingsfürsorge und Hebammen. Zeitschr. f. Medizinalbeamte Jg. 26, Nr. 22, S. 847—850. 3, 714.

Koebner, Franz, Die Fürsorgeschwestern in München. Bericht über die Zuweisungen von Säuglingen im Jahre 1912. Bl. f. Säuglingsfürs. Jg. 5, H. 1, S. 7—14. 4, 93.

Koebner, Franz, Säuglingsfürsorge und Mädchenerziehung. Klin.-therap. Wochenschr. 20, S. 426—432 u. 460—464. 1, 821.

Langstein, Leo, Weibliche Schuljugend und Säuglingsschutz. Vorwort zum Bericht über die Mitarbeit der weiblichen Schuljugend im Kampfe gegen die Säuglingssterblichkeit in New York von Eugen Borchardt. Erg.-H. d. Zeitschr. f. Säuglingsschutz Jg. 1, H. 4, S. 223—225. 2, 141.

Lassablière, P., Hygiene du 1er âge. (Hygiene des ersten Lebensjahres.) Paris. Frcs. 5.—. 4, 155.

Leo-Wolf, C. G., Care of the new-born. (Pflege des Neugeborenen.) (Transact. of the med. soc. of the State of New York. Sect. on pediatr.) Americ. journal of obstetr. Bd. 67, Nr. 6, S. 1266—1269 u. New York State journal of med. Bd. 13, Nr. 8, S. 440—442. 2, 409; 3, 347.

Marfan, A.-B., L'assistance aux nourrissons dans les grandes villes. (Die Säuglingsfürsorge in den Großstädten.) Nourrisson Jg. 1, Nr. 4, S. 197—205. 2, 608.

Marois, R., Les consultations de nourrissons dans l' Yonne en 1912. (Säuglingspflege im Departement de l' Yonne im Jahre 1912.) Rev. philanthrop. Bd. 33, Nr. 198, S. 684—696. 3, 671.

Mazoyer, E., Le livret sanitaire du nourrisson et du petit enfant. (Das Gesundheitsbüchlein des Säuglings und des kleinen Kindes.) Prov. méd. Jg. 26, Nr. 38, S. 413 bis 417. 3, 297.

Meier, Josef, Hebammenausbildung und Säuglingspflege vor 400 Jahren. Blätter f. Säuglingsfürs. 4, S. 132—141 u. 165—167. 2, 139.

Meier, Josef, Säuglings- und Kinderkrippen. Bl. f. Säuglingsfürs. Jg. 4, H. 12, S. 358—371. 3, 410.

Meyer, Ludw., Über den Hospitalismus der Säuglinge. Eine klin. Studie. Berlin: Karger. III, 78 S. M. 4.—. 3, 346.

Mittelhäuser, Zweiter Jahresbericht der Säuglingsfürsorgestelle Apolda. Korrespondenzbl. d. allg. ärztl. Ver. v. Thüringen Jg. 42, Nr. 5, S. 258—264. 2, 414.

Moncorvo fils, Protection de l'enfance au Brésil. Notes historiques sur l'institut de protection et assistance à l'enfance de Rio de Janeiro. (Schutz der Kindheit in Brasilien. Historische Beiträge über das Institut „Kinderschutz- und -hilfe" in Rio de Janeiro.) Clin. infant. 11, S. 203—207 u. 241—247. 2, 80.

Neter, Eugen, Das einzige Kind. Zeitschr. f. Kinderpfl. Jg. 8, H. 8, S. 201—208. 2, 604.

Neter, Eugen, Für und wider die moderne Belehrung über Säuglingspflege. Zeitschr. f. Säuglingssch. Jg. 5, H. 4, S. 151—156. 2, 76.

Oberwarth, Lillie, Mutterbriefe. Leitfaden zur Pflege und Ernährung des Säuglings. 2. verb. Aufl. Leipzig: Griebens Verlag. 85 S. M. 1.20. 3, 249.

Paterne, Veil-Picard et Sergent, La loi Roussel. Des améliorations à apporter au contrôle de l'élevage. (Das Gesetz Roussel. Verbesserungen zur Kontrolle der Säuglingspflege.) (Congr. nat. de la protect. du prem. âge, Bordeaux, mai 1913.) Nourrisson Jg. 1, Nr. 4. S. 234—235. 2, 654.

Pauli, Säuglingsfürsorge in Lübeck. Zeitschr. f. Säuglingsschutz Jg. 5, H. 10, S. 399 bis 406. 3, 670.

Peller, Sigismund, Der Einfluß sozialer Momente auf den körperlichen Entwicklungszustand der Neugeborenen. Österr. Sanitätswesen Jg. 1913, Nr. 38, Beiheft, S. 1 bis 47. 3, 603.

Pürckhauer, Die Säuglingsmilchküche in kleinen Städten. Bl. f. Säuglingsfürs.
    Jg. 4, H. 7, S. 203—212.   2, 236.
Py, L., La puériculture en France à l'heure actuelle. (Moderne Puerikultur in Frank-
    reich.) Thèse de Toulouse. Nr. 23. 78 S.   5, 76.
Rapmund, Otto, Säuglingspflege und Hebammen. Zeitschr. f. Medizinalbeamte
    Jg. 26, Nr. 24, S. 928—930.   4, 427.
Reinach, O., Die Errichtung von Säuglingspflegematerial- und Wäschedepots im
    Anschluß an die bestehenden Säuglingsfürsorgeeinrichtungen oder als eigene In
    stitutionen. Münch. med. Wochenschr. Jg. 60, Nr. 25, S. 1380—1382.   3, 350.
Römer, Hermann, Die Rostocker Kostkinder in den beiden ersten Jahren (1910/11)
    nach der Reorganisation des Kostkinderwesens. Zeitschr. f. Säuglingsfürs. Bd. 7,
    H. 6, S. 191—201, H. 7, S. 237—248, H. 8, S. 272—285.   4, 428.
Roller, Margarete, Die Fürsorgeorganisation der Deutschen Landeskommission für
    Kinderschutz und Jugendfürsorge in Mähren. Zeitschr. f. Kinderschutz u. Jugend-
    fürsorge Jg. 5, Nr. 11, S. 313—316.   4, 93.
Rommel, Otto, Über die Unterbringung der luetischen Kostkinder. Bl. f. Säuglings-
    fürs. 4, S. 98—102.   1, 215.
Rott, Organisation eines deutschen Krippenverbandes. Zeitschr. f. Säuglingsschutz
    Jg. 5, H. 5, S. 174—183.   2, 336.
Rousseau, Réflexions sur l'hygiène des nourrissons à la campagne. (Betrachtungen
    über die Pflege der Ziehkinder in der Provinz.) Bull. mens. de la soc. d'hyg. de
    l'enfance Jg. 27, Nr. 221, S. 86—87.   2, 414.
Die 2. preußische Landeskonferenz für Säuglingsschutz. Zeitschr. f. Säuglingsschutz
    Jg. 5, H. 6, S. 228—236.   3, 459.
Sagher, P. de, Ce que doit être une parfaite consultation de nourrissons. (Wie muß
    eine gute Säuglinsgfürsorge beschaffen sein ?) Scalpel et Liège méd. Jg. 65, Nr. 45,
    S. 762—768.   2, 335.
Salge, B., Die Stellung der Ärzte in der Säuglingsfürsorge. Zeitschr. f. Säuglingsfürs.
    Bd. 7, H. 5, S. 149—156.   3, 304.
Schmidt, Hans, Statistischer Bericht über die Tätigkeit der Säuglingsberatungs-
    stelle und -milchküche München-Westend in den Jahren 1908 und 1909. Zeitschr.
    f. Säuglingsfürs. Bd. 7, H. 1, S. 21—31, H. 2, S. 48—74.   4, 92.
Schoedel, Joh., Säuglingstuberkulose und Säuglingsfürsorge. Zeitschr. f. Säug-
    lingsschutz 5, S. 45—54.   1, 408.
Schröter, Städtische Säuglingsprämiierung in Bergisch-Gladbach. Zentralbl. f. allg.
    Gesundheitspfl. 32, S. 5—6.   1, 408.
Sieveking, G. H., Hamburger Krippensorgen. Zeitschr. f. Säuglingsschutz Jg. 5,
    H. 10, S. 387—399.   4, 39.
Sittler, Paul, Die Bestrebungen der Säuglingsfürsorge und ihre Unterstützung
    durch die Hebammen. Straßburg. med. Zeit. Jg. 10, H. 11, S. 249—252.   4, 284.
Sperk, Bernhard, Über die ärztliche Kontrolle der Säuglinge in der Fürsorgestelle
    des Vereins „Säuglingsschutz", Zeitschr. f. Kinderschutz u. Jugendfürs. Jg. 5,
    Nr. 7, S. 202—207.   4, 510.
Sprinkmeyer, Fr., Versuche über die Einwirkung von Saugflaschen mit Rohr auf
    den Keimgehalt der daraus abgesaugten Milch. Milchwirtschaftl. Zentralbl. 42,
    S. 174—178.   1, 498.
Staeps, Mutterschutz- und Säuglingsfürsorge-Einrichtungen der Aktien-Gesellschaft
    für Anilin-Fabrikation in Greppin-Werke. Zentralbl. f. Gewerbehyg. Jg. 1, H. 12,
    S. 542—543.   3, 717.
Strauss, Paul, La puériculture. (Der Kinderschutz.) Rev. philanthrop. Jg. 17,
    Nr. 199, S. 5—19.   3, 711.
Thiede, Walter, Über die elektrische Sicherheitscouveuse (Baginsky-Hanfland).
    Arch. f. Kinderheilk. Bd. 60—61, Festschr. f. Adolf Baginsky, S. 713—718. 2, 299.
Tilmant, A., La prophylaxie des nourrissons dans les crèches et les gouttes de lait.
    (Zum Schutz der Kinder in den Kinderkrippen und Beratungsstellen.) Progr.
    méd. Jg. 44, Nr. 33, S. 429—431.   3, 141.
Van Ingen, Philip, A campaign of prenatal hygiene in New York. (Ein Kampf
    für die Hygiene vor der Geburt in New York.) Arch. of pediatr. Bd. 30, Nr. 11,
    S. 838—843.   4, 358.
Variot, G., La loi Roussel devant l'académie de médecine. (Das Gesetz Roussel vor
    der Akademie der Medizin.) Clin. infant. Jg. 11, Nr. 17, S. 513—518.   3, 141.
Variot, G., La création d'écoles de puériculture départementales pour les nourrices
    et les éleveuses, des enfants-assistés. (Die Gründung von Provinzialschulen für
    Kinderpflege zur Ausbildung von Ammen und Schülerinnen.) Clinique infant.
    Jg. 11, Nr. 18, S. 545—549.   3, 459.

Veil-Picard et Sergent, La loi Roussel. Des améliorations à apporter au contrôle de l'élevage. (Das Gesetz Roussel. Anzubringende Verbesserungen bei der Kontrolle der Kinderaufzucht.) Rev. philantrop. Bd. 33, Nr. 196, S. 417—443. 3, 350.

Wahrendorf, Fritz, Wege zur Säuglingsfürsorge. Zeitschr. f. Säuglingsfürs. Bd. 7, H. 1, S. 1—20, H. 2, S. 37—48. 4, 38.

Waldron, Louis V., Milk stations or infant mortality. (Milchstationen oder Kindersterblichkeit.) Arch. of pediatr. Bd. 30, Nr. 4, S. 279—284. 2, 138.

Walther, Heinr., Leitfaden zur Pflege der Wöchnerinnen und Neugeborenen zum Gebrauche für Wochenpflege- und Hebammen-Schülerinnen. Mit Vorwort zur 1. Aufl. v. Herm. Löhlein. 4. verm. u. verb. Aufl. Wiesbaden: Bergmann. XXV, 206 S. u. 25 Temperaturzettel. M. 2.65. 3, 384.

Weil-Picard, H. Sergent et Paterne, La loi Roussel. Des améliorations à apporter au contrôle de l'élevage. Le contrôle moral et administratif, le contrôle médical. (Lex Roussel. Notwendige Verbesserungen der Säuglingsfürsorge in moralischer, administrativer und ärztlicher Hinsicht.) (Congr. rég. de la protect. du prem. âge, Bordeaux 9./10. V. 1913.) Ann. de méd. et chirurg. infant. Jg. 17, Nr. 12, S. 382 bis 383. 2, 336.

Welde, Ernst, Über das Schicksal von 396 kongenital syphilitischen Kindern und die Notwendigkeit einer organisierten Fürsorge. Zeitschr. f. Kinderheilk., Orig. Bd. 7, H. 5/6, S. 451—471. 2, 192.

Würtz, Jahresbericht des Zentralvereins für Säuglings- und Mütterfürsorge zu Straßburg (Säuglingsheilstätte und Mütterheim) für das Jahr 1912. Straßburg. med. Zeit. Jg. 10, H. 5, S. 125—126. 2, 141.

Würtz, Adolf, Bevölkerungsproblem und Kinderfürsorge. Zeitschr. f. Säuglingsschutz Jg. 5, H. 9, S. 339—349. 3, 462.

Zur Nieden, Die Säuglingsfürsorge in den Landkreisen der Rheinprovinz. Concordia 20, S. 5—9. 1, 42.

Säuglingssterblichkeit.

Baker, S. Josephine, The reduction of infant mortality in New York City. (Der Rückgang der Säuglingssterblichkeit in der Stadt New York.) Americ. journal of dis. of childr. 5, S. 151—161. 1, 408.

Behrens, R., Statistischer Rückblick auf die Säuglingssterblichkeit im Großherzogtum Baden. Zeitschr. f. Säuglingsfürs. Bd. 7, H. 5, S. 156—167. 3, 384.

Behr-Pinnow, v., Geburtenrückgang und Bekämpfung der Säuglingssterblichkeit. Berlin, Springer. 87 S. M. 2.—. 2, 414.

Boecale, Säuglingssterblichkeit und Geburtenrückgang, eine Parallele zwischen der Stadt Regensburg und dem Bezirksamte Regensburg. Bl. f. Säuglingsfürs. Jg. 4, H. 9, S. 269—272. 2, 413.

Bogusat, Im Kampfe gegen Tuberkulose, Säuglingssterblichkeit und Alkoholmißbrauch. Med. Reform. Jg. 21, Nr. 24, S. 441—443. 3, 608.

Borchardt, Eugen, Die Mitarbeit der weiblichen Schuljugend im Kampfe gegen die Säuglingssterblichkeit in New York. Erg.-H. d. Zeitschr. f. Säuglingsschutz Jg. 1. H. 4, S. 226—268 u. Berlin: G. Stilke. M. 6.—. 2, 191; 3, 351.

Breyer, H., Sommersterblichkeit der Säuglinge in Leipzig in den Jahren 1904 bis 1911. Dissertation: Leipzig. 4, 717.

Brüning, H., und W. Stein, Die Säuglingssterblichkeit im Großherzogtum Mecklenburg-Strelitz, nebst Bemerkungen über ihre Ursachen und Bekämpfung. Zeitschr. f. Säuglingsschutz Erg.-H. 3, S. 141—222. 2, 189.

Brumund, Die Ursachen der hohen Sommersterblichkeit im Jahre 1911 im Regierungsbezirk Magdeburg. Zeitschr. f. Säuglingsschutz Jg. 5, H. 6, S. 201—221, H. 7, S. 260—278, H. 9, S. 352—374 u. H. 10, S. 407—428. 3, 639.

Buddee, Säuglingssterblichkeit oder Geburtenrückgang? Zeitschr. f. Medizinalbeamte 26, S. 101—107. 1, 455.

Burns, John, Infant mortality and child welfare. (Kindersterblichkeit und Kinderschutz.) Child Bd. 4, Nr. 1, S. 1—14. 4, 40.

Carlini, Pericle, Prematuranza fetale e mortalità infantile. (Frühgeburt und Kindersterblichkeit.) Ginecol. minore Jg. 6, Nr. 1, S. 8—12. 2, 495.

Chalmers, Kindersterblichkeit in den vier ersten Lebenswochen. 17. internat. med. Kongr., London, Sekt. f. Geburtsh. u. Gynaekol., 6.—12. VIII. 1913. 3, 92.

Comméléran, Morbidité et mortalité infantiles dans le cercle de Tivaouane en 1912. (Morbidität und Sterblichkeit im Bezirk Tivaouane im Jahre 1912.) Ann. d'hyg. et de méd. colon. Bd. 16, Nr. 2, S. 333—336. 2, 656.

Cruveilhier, Louis, Mortalité infantile et taudis. (Säuglingssterblichkeit und Woh-
nungsnot.) Nourrisson Jg. 1, Nr. 5, S. 276—281.	3, 459.
Dupuy, H., A propos de la morti-natalité et de la mortalité infantile dans les contrées
de Captieux et de Villandraut. (Über die Totgeburten und die kindliche Sterblich-
keit in den Gegenden von Captieux und Villandraut.) Gaz. hebdom. des sciences
méd. de Bordeaux Jg. 34, Nr. 49, S. 577—585 u. Nr. 50, S. 591—593.	4, 156.
Felsenthal, S., Die Säuglingssterblichkeit in der Statistik des Großherzogtums.
Baden. Arch. f. Kinderheilk. Bd. 60,—61, Festschr. f. Adolf Baginsky, S. 314—321.
	2, 415.
Fife, Charles A., Infant mortality. (Kindersterblichkeit.) Pennsylvania med. journal
Bd. 17, Nr. 2, S. 114—119.	4, 93.
Frey, Beitrag zur Bekämpfung der Säuglingssterblichkeit in ländlichen Bezirken.
(Veröff. a. d. Geb. d. Medizinalverwaltung, Heft 9.) Berlin. VII, 168 S. M. 5.—.
	4, 155.
Gumprecht, Die Säuglingssterblichkeit im Herzogtum Sachsen-Weimar. (Naturwiss.-
med. Ges., Jena. Sitz. 16. I. 1913.) Münch. med. Wochenschr. 60, S. 494.
	1, 327.
Hanauer, W., Neuere Arbeiten über Säuglingssterblichkeit. Berl. klin. Wochenschr.
50, S. 19—24.	1, 75.
Hanssen, Über Unregelmäßigkeiten im Abfall der Säuglingssterblichkeit nach Tagen
und Monaten. „Klippen". Zeitschr. f. Säuglingssch. 5, S. 92—102.	1, 582.
Hanssen, Peter, Die Säuglingssterblichkeit und ihre Bekämpfung in der Stadt Kiel.
Zeitschr. f. Säuglingsfürs. Bd. 7, H. 3, S. 77—98 u. Nr. 4, S. 113—142.	3, 304.
Hanssen, Peter, Erwiderung auf Sieveking „Einige Bemerkungen über die Säuglings-
sterblichkeit in Hamburg". Zeitschr. f. Säuglingsfürs. Bd. 7, H. 5, S. 178—183.
	3, 304.
Hastings, Chas. J., The role played by milk infant mortality. (Die Rolle, die die Milch
in der Säuglingssterblichkeit spielt.) Americ. med. Bd. 19, Nr. 6, S. 428—433.
	3, 301.
Jahnke, E., und J. Pick, Über Säuglingssterblichkeit. Eine physikalische Studie
Klin.-therap. Wochenschr. Jg. 20, Nr. 15, S. 449—451.	1, 606.
Japha, Alfred, Hitze und Säuglingssterblichkeit in ihrer Beziehung zu Fürsorge-
maßnahmen. Zeitschr. f. Kinderheilk., Orig. Bd. 7, H. 5/6, S. 518—528.	2, 299.
Ingen, Philip van, Some neglected aspects of the problem of infant mortality.
(Einige vernachlässigte Seiten des Problems der Kindersterblichkeit.) (Transact.
of the med. soc. of the State of New York. Sect. on pediatr.) Americ. journal of ob-
stetr. Bd. 67, Nr. 6, S. 1257—1260 u. New York State journal of med. Bd. 13,
Nr. 11, S. 605—607.	2, 573.
Koeppe, Hans, Säuglingssterblichkeit und Geburtenziffer m. 6 Kurven. Wien u.
Leipzig: Alfred Hölder. 74 S. M. 2.—.	3, 512; 4, 39.
Koplik, Kindersterblichkeit in den ersten 4 Lebenswochen. 17. internat. med. Kongr.,
London, Sekt. f. Geburth. u. Gynaekol., 6.—12. VIII. 1913.	3, 91.
Kschischo, Die Säuglingssterblichkeit in Altona. Zeitschr. f. Säuglingsschutz Jg. 5,
H. 11, S. 455—465 u. H. 12, S. 498—514.	4, 359.
Laffont, La mortinatalité et la mortalité infantile à Alger. (Totgeburt und Kinder-
sterblichkeit in Algier.) Bull. de la soc. d'obstétr. et de gynécol. de Paris Jg. 2, Nr. 2,
S. 63—66.	3, 411.
Lambrechts, Du jeu dans la lutte contre la mortalité infantile. (Wie hilft uns das
Spielen im Kampf gegen die Sterblichkeit der Kinder.) Belgique méd. 20, S. 51—52.
	1, 166.
Laqua, J., Fünf Jahre Säuglingssterblichkeit in Pommern (1906—1910). Dissertation
Greifswald.	4, 591.
Lederle, Ernst J., Plans for the reduction of infant mortality. (Vorschläge zur Herab-
minderung der Kindersterblichkeit.) New York med. journal Bd. 98, Nr. 1, S. 3—5
u. Americ. journal of obstetr. Bd. 68, Nr. 1, S. 157—159.	3, 141; 4, 39.
Lederle, Ernest J., Plans for summer work in combatting diseases of infancy in
New York City. (Pläne für die Sommerarbeit zur Bekämpfung der Säuglingskrank-
heiten in New York Stadt.) Americ. med. Bd. 19, Nr. 6, S. 425—428.	3, 348.
Levrat, Étienne, Ligue contre la mortalité infantile (Section de la Haute-Garonne)
Année 1912. Rapport. (Bund z. Bekämpfung der Kindersterblichkeit.) (Soc. de
méd. de Toulouse.) Arch. méd. de Toulouse Jg. 20, Nr. 15, S. 163—169.	2, 720.
Liefmann, H., Steigerungen der Säuglingssterblichkeit im Frühjahr. Dtsch. med.
Wochenschr. Jg. 39, Nr. 36, S. 1729—1731.	3, 303.
Methorst, H. W., Kindersterblichkeit der im Haag 1908 Geborenen von 1 bis 4 Jahren
im Zusammenhang mit der Ernährung und den sozialen Verhältnissen; Sterblichkei

im ersten Lebensjahre von 1909 bis 1912. Verbesserungsvorschläge. Im Auftrage der Gesundheitskommission veröffentlicht. 116 S. m. Tab. (Holländ.) **3, 192.**

Methorst, H. W., Säuglingssterblichkeit in den Niederlanden im Zusammenhange mit dem Haager Ergebnis 1908—1909. Ned. Tijdschr. v. Geneesk. Jg. **1913**, H. 1, Nr. 16, S. 1061—1080. (Holländisch.) **1, 712.**

Moll, Die Verteilung der Sommersterblichkeit der Säuglinge in Österreich auf Stadt und Land. Zeitschr. f. Kinderschutz u. Jugendfürsorge **5**, S. 19—21. **1, 78.**

Peiper, Albrecht, Beobachtungen über das Wintermaximum der Säuglingssterblichkeit. Zeitschr. f. Kinderheilk., Orig. Bd. **9**, H. 3/5, S. 381—400. **4, 284.**

Perreau, La dépopulation et la mortalité infantile. Causes et remèdes. (Die Abnahme der Bevölkerung und die kindliche Sterblichkeit. Ursachen und Gegenmittel.) Enfance Jg. **1**, Nr. 6, S. 401—418. **2, 512.**

Putzig, Hermann, Zur Frage der Sterblichkeit kranker Säuglinge in den ersten Tagen des Anstaltsaufenthalts. Med. Klinik Jg. **9**, Nr. 39, S. 1591—1593. **3, 251e**

Retrouvey, La lutte contre la mortalité infantile à Nantes. (Der Kampf gegen di‑ Kindersterblichkeit in Nantes.) Thèse de Lyon. **4, 358·**

Reuben, Mark S., Infant mortality. (Kindersterblichkeit.) Med. record Bd. **84**, Nr. 6· S. 236—242. **3, 639.**

Rietschel, H., Noch einmal Sommerhitze und Säuglingssterblichkeit. Jahrb. f. Kinderheilk. Bd. **78**, H. 3, S. 312—340. **3, 461.**

Robert, Friedrich, Die Milch, der Würgengel unserer Kinder. Berlin-Schöneberg: Leichter. 72 S. M. 1.—. **2, 409.**

Säuglings-Ernährung und Säuglings-Sterblichkeit in München. Mitteilg. d. stat. Amtes d. Stadt München Bd. **24**, H. 1, T. 2, S. 1—20. **3, 139.**

Säuglingssterblichkeit in Bayern im Jahre 1912. Veröffentlich. d. k. bayerisch. statist. Landesamtes München. **2, 189.**

Bericht des Kaiserin Auguste-Viktoria-Hauses zur Bekämpfung der Säuglingssterblichkeit im Deutschen Reiche vom 1. April 1911 bis 31. März 1912. Erg.-H. d. Zeitschr. f. Säuglingsschutz Jg. **1**, Nr. 1, S. 5—73. **2, 237.**

Bericht des Kaiserin-Auguste-Victoria-Hauses zur Bekämpfung der Säuglingssterblichkeit im Deutschen Reiche vom 1. April 1912 bis 31. März 1913. Erg.-H. d. Zeitschr. f. Säuglingsschutz Bd. **2**, H. 2, S. 143—202. **3, 139.**

Schmelzle, Hans, Methodisches zur Berechnung der Säuglingssterblichkeit. Zeitschr. d. K. Bayerisch. statist. Landesamts Jg. **45**, Nr. 4, S. 686—688. **4, 284.**

Schrader, Joh., Die Todesfälle der Säuglinge nach der Stocklage der Sterbewohnung in Halle a. S. 1909—1911. Hyg. Rundsch. **23**, S. 57—63. **1, 75.**

Shaw, Henry L. K., Infant mortality. (Kindliche Mortalität.) Albany med. ann. Bd. **34**, Nr. 12. S. 719—726. **4, 359.**

Sieveking, G. Hermann, Einige Bemerkungen über die Säuglingssterblichkeit Hamburgs. Zeitschr. f. Säuglingsfürs. Bd. **7**, H. 3, S. 99—102. **2, 606.**

Solomon, Meyer, Infant mortality and eugenics. (Kindersterblichkeit und Eugenik.) Illinois med. journal Bd. **23**, Nr. 3, S. 256—267. **2, 237.**

Stein, W., und H. Brüning, Die Säuglingssterblichkeit im Großherzogtum Mecklenburg-Strelitz, nebst Bemerkungen über ihre Ursachen und Bekämpfung. Erg.-H. d. Zeitschr. f. Säuglingsschutz Jg. **1**, H. 3, S. 142—222. **2, 237.**

Strauss, Paul, Pierre Baudin et Lesage, Ligue contre la mortalité infantile. (Liga gegen die Kindersterblichkeit.) Rev. philanthrop. Bd. **33**, Nr. 198, S. 697 bis 709. **3, 552.**

Thierry-Detaille, De la mortalité infantile dans les quatre premières semaines de la vie. (Kindersterblichkeit in den ersten 4 Lebenswochen.) Thèse de Paris. **5, 190.**

Wallich, Kindersterblichkeit in den vier ersten Lebenswochen. 17. internat. med. Kongr., London, Sekt. f. Geburtsh. u. Gynaekol., 6.—12. VIII. 1913; Rev. d'hyg. et de police sanit. Bd. **35**, Nr. 9, S. 989—1008; Rev. prat. d'obstétr. et de paediatr. Jg. **26**, Nr. 292, S. 257—283 u. Pathol. infant. Jg. **10**, Nr. 8, S. 141—158. **3, 91, 301, 384; 4, 285.**

Wendel, Syphilitische Pflegekinder. Jugendfürsorge Jg. **14**, H. 6, S. 351—354. **2, 464.**

Wertz, T. Howard, Milk in its relation to disease, especially infant mortality. (Zusammenhang zwischen Milch und Krankheiten, und besonders Kindersterblichkeit.) Pennsylvania med. journal Bd. **16**, Nr. 10, S. 810—815. **2, 714.**

Wolf, Marga, Die Säuglingssterblichkeit der Tübinger Poliklinik in den Jahren 1911 und 1912. Med. Korresp.-Bl. d. württemberg. ärztl. Landesver. Bd. **83**, Nr. 49, S. 773—775. **4, 38.**

Würtz, Adolf, Bevölkerungsproblem und Kinderfürsorge. Zeitschr. f. Säuglingsschutz Jg. **5**, H. 9, S. 339—349. **3**, 462.

Physiologie und Pathologie.

Physiologie des Neugeborenen.

Addison, William H. F., and Harold W. How, On the prenatal and neonatal
lung. (Die Lunge vor und nach der Geburt.) Americ. journal of anat. Bd. **15**, Nr. 2,
S. 199—214. **3**, 300.

Apert, E., La température centrale chez le nouveau-né et le prématuré. (Die zentrale
Temperatur beim Neugeborenen und Frühgeborenen.) Nourrisson **1**, S. 29—33.
1, 148.

Armann, William F., Pulsations observed in the primitive cardiac tube of a human
embryo in the second week. (Pulsationen im Herzschlauch eines menschlichen
Embryo in der 2. Woche.) Americ. journal of obstetr. **67**, S. 253—225. **1**, 387.

Bakker, Klaas, Über die Lebensaussichten frühgeborener Kinder mit besonderer
Berücksichtigung der spontan frühgeborenen Kinder. Mitt. a. d. Hamburg. Staatskrankenanst. Bd. **14**, H. 8, S. 93—123. **3**, 249.

Balard, P., Le pouls et la tension artérielle de l'enfant et du nouveau-né. (Der Puls
und die arterielle Spannung des Kindes und des Neugeborenen.) Gaz. des hôp.
Jg. **86**, Nr. 52, S. 837—841. **2**, 137.

Behring, E. v., Dritte Mitteilung über v. Behrings neues Diphtherieschutzmittel.
Anhang. Dtsch. med. Wochenschr. Jg. **39**, Nr. 21, S. 980—982. **2**, 232.

Benecke, M., Die Bedeutung einzelner Merkmale zur Altersbestimmung des neugeborenen Kindes. Dissertation: Leipzig. 26 S. **5**, 190.

Benestad, Georg, Die Gewichtsverhältnisse reifer norwegischer Neugeborener in den
ersten 12 Tagen nach der Geburt. Arch. f. Gynaekol. Bd. **101**, H. 2, S. 292—350.
4, 124.

Bondi, Josef, Das Gewicht des Neugeborenen und die Ernährung der Mutter. Wien.
klin. Wochenschr. Jg. **26**, Nr. 25, S. 1026—1028. **3**, 399.

Bosman, de Kat Angelino, Ida en A. J. Margot Sannes, Schicksal von 740
Neugeborenen unter 3000 Gramm Geburtsgewicht. Nederl. Tijdschrift voor ver-
losk. en gynaecologie Jg. **23**, S. 1—55 (Holländisch.) u. Zeitschr. f. Säuglingssch.
Jg. **5**, H. 7, S. 243—258 u. H. 8, S. 295—315. **2**, 331; **3**, 90.

Canestrini, Silvio, Über das Sinnesleben des Neugeborenen (nach physiologischen
Experimenten). Monograph. a. d. Ges.-Geb. d. Neurol. u. Psychiatr. H. 5. Berlin:
Springer. 104 S. M. 6.—. **2**, 409.

Carlson, A. J., The correlation between the physiological state of the thyroid of the
mother and of the fetus. (Die physiologischen Beziehungen der mütterlichen und
fötalen Schilddrüsen.) Proceed. of the soc. for exp. biol. a. med. Bd. **10**, Nr. 5, S. 185
bis 187. **2**, 677.

Carpenter, Howard Childs, and J. Claxton Gittings, The coagulation time of
blood in infants and children. (Gerinnungszeit des Blutes bei Säuglingen und Kindern.) Americ. journal of dis. of child. **5**, S. 1—17. **2**, 75.

Costa, Romolo, Osservazioni sulle placente dei feti macrosomi. (Über Placenta der
Riesenkinder.) Ann. di ostetr. e ginecol. Jg. **35**, Nr. 3, S. 253—265. **1**, 773.

Dĕdek, B., Zur Frage der Entstehung der Atmungsbewegungen beim menschlichen
Foetus. Lékařské rozhledy H. 2, S. 82—91. (Polnisch.) **1**, 497.

Delherm, Lecture du travail de candidature du Docteur Jean Pozier, Étude radiographique de l'ossification du genou chez le nouveau-né. (Röntgenologische Untersuchungen über die Ossification des Knies beim Neugeborenen.) Bull. off. de la soc.
franç. d'électrothérap. et de radiol. Jg. **21**, Nr. 1, S. 9—10. **2**, 76.

Dervieux, Sur la viabilité des nouveau-nés. (Von der Lebensfähigkeit der Neugeborenen.) Rév. de méd. lég. **20**, S. 1—6. u. Journal de méd. de Paris Jg. **33**, Nr. 18,
S. 364—366 u. Allg. Wien. med. Zeitg. Jg. **58**, Nr. 23, S. 257. **1**, 202; **2**, 75; 408.

Frank, Kurt, und Georg Wolff, Der Stoffwechsel eines atrophischen Säuglings.
Jahrb. f. Kinderheilk. Bd. **78**, Erg.-H., S. 1—28. **4**, 556.

Grosser, Otto, Ein menschlicher Embryo mit Chordakanal. Anat. Hefte **47**,
S. 653—686. **1**, 497.

*Grumeau, Étude médico-légale sur la viabilité des nouveau-nés. (Forensische Studie
über die Lebensfähigkeit der Neugeborenen.) Thèse de Lille. Nr. 15. 59 S. 5, 140.
Gutfeld, Fritz v., Über den Einfluß körperlicher und sozialer Verhältnisse der Mütter
auf die Körpermaße ihrer Neugeborenen. Zeitschr. f. Geburtsh. u. Gynaekol.
Bd. 73, H. 1, S. 266—279. 2, 462.
Guy, Un nouveau-né géant. (Ein Riesenneugeborener.) Paris méd. Jg. 1912/13
Nr. 50, S. 553. 3, 603.
Hagner, Otto, Schwankungen im Eiweißgehalt und in der Leitfähigkeit beim Säug-
lingsblute. Zeitschr. f. Kinderheilk., Orig. Bd. 8, H. 1, S. 50—75. 2, 299.
Hansen, H. J., Untersuchungen betreffend das Gewicht neugeborener Kinder (Mit-.
teilungen vom anthropologischen Komité, Kopenhagen 1913). 2, 651.
Hansen, Sören, The inferior quality of the first-born children. (Minderwertigkeit
erstgeborener Kinder.) Eugenics rev. Bd. 5, Nr. 3, S. 252—259. 3, 637.
Heller, Fritz, Zur Physiologie des neugeborenen Kindes. Zeitschr. f. Kinderheilk.,
Ref. Bd. 4, H. 8, S. 505—523. 2, 330.
Hübner, A., Zur Ätiologie des Riesenwucses mit Berücksichtigung seiner forensischen
Bedeutung. Monatsschr. f. Geburtsh. u. Gynaekol. Bd. 38, Erg.-H., S. 186—216.
 2, 409.
Kjölseth, Marie, Untersuchungen über die Reifezeichen des neugeborenen Kindes.
Monatsschr. f. Geburtsh. u. Gynaekol. Bd. 38, Erg.-H., S. 216—298. 2, 570.
Kraft, H., Die Entwicklung des Drehreflexes am Neugeborenen. Zeitschr. f. Geburtsh.
u. Gynaekol. Bd. 74, H. 1, S. 201—210. 3, 185.
Lurie, William A., Collection of urine from female babies. (Das Auffangen des Urins
bei weiblichen Säuglingen.) Journal of the Americ. med. assoc. Bd. 60, Nr. 26,
S. 2045. 2, 652.
Mayerhofer, Ernst, Der Harn des Säuglings. Ergebn. d. inn. Med. u. Kinderheilk.
Bd. 12, S. 553—619 (Berlin: Springer). 4, 464.
Mensi, Enrico, La respirazione periodica nel neonato. (Die periodische Atmung beim
Neugeborenen.) Riv. di clin. pediatr. Bd. 11, Nr. 11, S. 829—832. 4, 360.
Miller, J. Milton, Does teething ever produce morbid symptoms? (Bewirkt die Zah-
nung jemals irgendwelche krankhaften Symptome?) Vortr. Philad. Ped. Soc.
11. II. 1913. Arch. of pediatr. Bd. 30, Nr. 7, S. 538—546. 3, 508.
Nebesky, Oscar, Beitrag zur Kenntnis des Caput succedaneum. Monatsschr. f. Geburtsh. u. Gynaekol. Bd. 38, H. 6, S. 655—662. 4, 40.
Niceforo, Alfredo, Sulla variabilità del peso dei neonati secondo l'ordine di
nascita con un cenno su qualche metodo per il calcalo della variabilità. (Die Veränderlichkeit des Gewichtes der Neugeborenen nach der Zahl der Geburten, mit Angabe einer Methode zur Berechnung dieser Veränderlichkeit.) Riv. di antropol.
Bd. 18, Nr. 3, S. 337—381. 5, 442.
Niemann, Albert, Der respiratorische Gaswechsel im Säuglingsalter. Ergebn. der
inn. Med. u. Kinderheilk. Bd. 11, S. 32—71. Berlin, Springer. 2, 298.
Nippe, Ergebnisse mikroskopischer Untersuchungen von Lungen Neugeborener
für die Feststellung des Gelebthabens. Ärztl. Sachverständ.-Zeit. Jg. 19, Nr. 9,
S. 185—188. 2, 187.
Perrando, G. G., Del meconio rispetto agli indizii che ne sono desumibili nelle necros-
copie del neonato. (Die Bedeutung des Meconiums bei Sektionen Neugeborener.)
Rif. med. 29, S. 325—327, 352—357, 376—380 u. 401—404. 1, 702.
Reid, Douglas G., Studies in the intestine and peritoneum in the human foetus.
P. 5. The convolutions of the small intestine (mesenteric plications). (Teil 5.) Die
Dünndarmschlingen [Mesenterialfalten].) Journal of anat. a. physiol. Bd. 47, S. 268
bis 281 u. S. 486—509. 1, 702; 3, 299.
Reid, Douglas G., Studies in the intestine and perito neum in the human foetus.
P. 4. The septum bursarum omentalium and the areas of gastric adhesion. (Unter-
suchungen über den Darm und das Peritoneum des menschlichen Foetus: 7. Teil.
Das Septum bursarum omentalium und die Adhäsionsflächen des Magens.) Journal
of anat. a. physiol. Bd. 47, S. 255—267. 1, 702.
Rinne, H., Über das Verhalten der Blutelemente beim Foetus. Dissertation: Göt-
tingen. 5, 76.
Rousseau-Saint-Philippe, Le diagnostic du „cri" chez l'enfant. (Die Deutung des
„Schreies" beim Kinde.) Médecin pratic. Jg. 9, Nr. 5, S. 71—72. 2, 409.
Rumberg, P., Über die Kopfblutgeschwulst bei Neugeborenen. Dissertation: Göt-
tingen. 5, 191.
Samelson, S., Über den Energiebedarf des Säuglings in den ersten Lebensmonaten-
Habilitationsschrift: Straßburg. Berlin: Springer. 49 S. M. 2.—. 4, 463.

Schloßmann, Arthur, Die Ökonomie im Stoff- und Kraftwechsel des Säuglings.
Münch. med. Wochenschr. 60, S. 285—288. 1, 202.
Schütt, Gg., Über die Temperaturverhältnisse bei Neugeborenen. Dissertation:
Gießen. 17 S. 5, 222.
Seiffert, G., Behrings neue Diphtherieschutzimpfung. Reichs-Med. Anz. Jg. 38,
Nr. 13, S. 386—389. 2, 333.
Shears, George P., The administration of oxygen to the fetus. (Die Einwirkung von
Sauerstoff auf den Foetus.) Med. record. Bd. 84, Nr. 3, S. 112—113. 3, 410.
Soldin, Max, Über einen Fall von verzögertem Meconium-Abgang. Jahrb. f. Kinder-
heilk. 77, S. 453—455. 1, 607.
Stolte, K., Über Störungen des Längenwachstums der Säuglinge. Jahrb. f. Kinderheilk.
Bd. 28, H. 4, S. 399—425. 3, 552.
Trepper, A., Über die Gewichtsabnahme der Neugeborenen. Dissertation: Gießen.
4, 40.
Voelckel, Ernst, Untersuchungen über die Rechtshändigkeit beim Säugling. Zeit-
schr. f. Kinderheilk., Orig. Bd. 8, H. 4, S. 351—358. 2, 782.
Vogt, E., Das Arteriensystem Neugeborener im Röntgenbilde. Fortschr. a. d. Geb. d.
Röntgenstrahl. Bd. 21, H. 1, S. 32. 3, 346.
Ziemke, Die Bedeutung der Kopfgeschwulst als Zeichen der vitalen Reaktion. Viertel-
jahrsschr. f. gerichtl. Med. 45, Suppl.-H. 1, Verhandl. d. 8. Tag. a. dtsch. Gesellsch.
f. gerichtl. Med., S. 113—129. 1, 387.

Erste Sorge für das Neugeborene.

Adair, Fred L., Care of the umbilical stump. A bacteriologic study. (Versorgung
des Nabels. Eine bakteriologische Studie.) Journal of the Americ. med. assoc.
Bd. 61, Nr. 8, S. 537—539. 4, 93.
Carlini, Pericle, Terapia della prematuranza fetale. (Behandlung vorzeitig ge-
borener Kinder.) Ginecol. minore Jg. 6, Nr. 9, S. 129—132. 4, 464.
Fernández, U., Ein neuer elektrischer Brustschrank mit automatischem Thermo-
regulator. Rev. de la soc. Argentina Bd. 21, Nr. 121, S. 521—533. (Spanisch.)
4, 125.
Lutz, Sur les inconvénients résultant pour l'hygiène des nouveau-nés de l'emploi de
certaines tétines. (Über die Schäden, die durch den Gebrauch gewisser Sauger für
die Hygiene der Neugeborenen erwachsen.) Clin. infant. Jg. 11, Nr. 20, S. 621—623.
4, 93.
Lutz, L., Sur les inconvénients résultant, pour l'hygiène des nouveau-nés de l'emploi
de certaines tétines. (Über die vom Gebrauch gewisser Saugpropfen herrührenden
Störungen der Hygiene der Neugeborenen.) Bull. del'acad. de méd. Bd. 70, Nr. 33,
S. 300—306. 3, 605.
Nádory, Béla, Eine einfache chirurgische Versorgung des Nabelschnurstumpfes der
Neugeborenen. Budapesti orvosi ujsag-szülészet es Nögyögyászot 1 sz. S. 1—3
(Ungarisch) u. Zentralbl. f. Gynaekol. Jg. 37, Nr. 21, S. 765—769. 1, 796; 2, 180.
Pinard, A., Sur les inconvénients résultant, pour l'hygiène des nouveau-nés, de
l'emploi de certaines tétines. (Schädigungen der Neugeborenen bei der Anwendung
gewisser Gummisauger.) Rev. prat. d'obstétr. et de paediatr. Jg. 26, Nr. 11, S. 321
bis 325. 4, 361.
Rachmanoff, A. N., Methode des Nichtabbindens der Nabelschnur. Monatsschr. f.
Geburtsh. u. Gynaekol. (Russisch) 28, S. 459—462. 1, 489.
Salge, B., Zur Beruhigung schreiender Säuglinge durch Anblasen. Münch. med.
Wochenschr. Jg. 60, Nr. 51, S. 2842. 4, 125.
Stoll, A., Neuere Methoden in der Behandlung des Nabelschnurrestes. Dissertation:
Freiburg i. Br. 4, 361.
Valtorta, F., L'allacciatura del funicolo. (Unterbindung der Nabelschnur.) Arte
ostetr. Jg. 27, Nr. 13, S. 193—200. 2, 565.
Viereck, Dritte Mitteilung über v. Behrings neues Diphtherieschutzmittel. 2. Tech-
nische und theoretische Bemerkungen zur Anwendung des neuen Diphtherieschutz-
mittels. Dtsch. med. Wochenschr. Jg. 39, Nr. 21, S. 978—980. 2, 233.
Weißwange, Fritz, Über das Baden der Neugeborenen. Zentralbl. f. Gynaekol.
Jg. 37, Nr. 30, S. 1101—1104. 2, 570.
Zangemeister, W., Dritte Mitteilung über v. Behrings neues Diphtherieschutzmittel.
1. Die Anwendung des neuen Diphtherieschutzmittels in der Marburger Frauenklinik. Dtsch. med. Wochenschr. Jg. 39, Nr. 21, S. 977—978. 2, 233.

Asphyxie des Neugeborenen.

Balard, P., L'oscillomètre de Pachon, critère de la persistance de la circulation dans la mort apparente du neuveau-né. (Das Oscillometer nach Pachon als Hilfsmittel, das Bestehen der Herztätigkeit beim scheintoten Neugeborenen zu erkennen.) Presse méd. 21, S. 253—254. 1, 498.

Bonnet-Laborderie, A., Traitement, par la paracentèse d'urgence, de l'asphyxie „immédiate" des nouveau-nés syphilitiques, atteints d'ascite. (Sofortige Punktion bei Asphyxie syphilitischer Neugeborenen infolge Ascites.) Bull. de la soc. d'obstétr. et de gynécol. de Paris Jg. 2, Nr. 5, S. 468—469 u. Rev. prat. d'obstétr. et de gynécol. Jg. 21, Nr. 9, S. 275—277. 3, 250.

Doughtie, Chas. W., Asphyxia neonatorum. (Die Asphyxia neonatorum.) Virginia med. semi-month. Bd. 18, Nr. 2, S. 33—38. 2, 138.

Edgar, J. Clifton, The infant pulmotor. An apparatus for artificial respiration on asphyxiated newly born infants. (Pulmotor für Kinder. Ein Apparat für künstliche Atmung bei asphyktischen Neugeborenen.) Americ. journal of obstetr. 67, S. 255—259. 1, 305.

Engelmann, F., Die Sauerstoffdruckatmung zur Bekämpfung des Scheintods der Neugeborenen. Med. Klinik 9, S. 325—327. 1, 305.

Farini, Morte apparente dei neonati. (Scheintod der Neugeborenen.) Gazz. degli osp. e delle clin. Jg. 34, Nr. 69, S. 729. 2, 463.

Fry, Henry D., Demonstration of the infant pulmotor, with remarks on its use in the treatment of asphyxia neonatorum. (Demonstration eines Inhalationsapparates für Kinder mit Gebrauchsanweisung für die Behandlung der Asphyxie Neugeborener.) Surg., gynecol. a. obstetr. Bd. 17, Nr. 3, S. 366—367 u. Transact. of the Americ. gynecol. soc. Bd. 38, S. 57—63. 3, 250; 4, 687.

Fry, Henry D., The infant pulm^{o}tor: its use in asphyxia neonatorum. (Die Verwendung des „Baby-Pulmotors" bei der Asphyxia neonatorum.) (Americ. gynecol. soc., meet. 6.—8. V. 1913.) Americ. journal of obstetr. Bd. 68, Nr. 1, S. 85. 3, 134.

Gaifami, P., Asphyxie extra-utérine grave par hydropisie ascite chez un nouveau-né syphilitique; parcentèse immédiate; guérison définitive en bonne voie grâce au traitement mercuriel ultérieur. (Schwere Asphyxie bei einem syphilitischen Neugeborenen durch Ascites. Sofortige Punktion. Aussicht auf definitive Heilung durch Quecksilberbehandlung im weiteren Verlauf.) Rev. mens. de gynécol., d'obstétr. et de pédiatr. Jg. 8, Nr. 5, S. 332—333. 3, 91.

Gaifami Junior, Paolo, Grave asfissia extrauterina per idrope-ascite in neonato sifilitico; paracentesi immediata; guarigione definitiva bene avviata con la cura mercuriale successiva. (Schwere Asphyxie eines syphilitischen Neugeborenen, Punktion, definitive Heilung durch nachfolgende Quecksilberbehandlung.) Ginecologia 9, S. 530—531. 1, 388.

Höger, Walter, Ein verbesserter Aspirator. Gynaekol. Rundsch. Jg. 7, H. 15, S. 556 bis 557. 2, 715.

Parrott, W. T., Intubation. (Die Intubation.) Virginia med. semi-monthly Bd. 17, Nr. 19, S. 478—481. 2, 509.

Geburtsverletzungen des Neugeborenen.

Abels, Hans, Zur Genese und Symptomatologie intrakranieller Blutungen beim Neugeborenen. Arch. f. Gynaekol. 99, S. 1—18. 1, 203.

Breathwit, William, The optic hazard in obstetric practice. (Gefährdung der kindlichen Augen unter der Geburt.) Journal of the Arkansas med. soc. Bd. 10, Nr. 3, S. 78—80. 3, 186.

Broca, Fractures du crâne après la naissance. (Schädelbrüche nach der Geburt.) Pédiatr. prat. Jg. 11, Nr. 22, S. 386—389. 3, 460.

Dietrich, Intrauterin entstandene Ruptur der kindlichen Leber. (Gynaekol. Ges. Breslau. Sitzg. v. 4. III. 1913.) Monatsschr. f. Geburtsh. u. Gynaekol. Bd. 37, H. 6, S. 686. 2, 270.

Doazan, J., Étiologie, symptomes et traitement chirurgical des hémorragies méningées du nouveau-né. (Ätiologie, Symptomatologie und chirurgische Behandlung der Gehirnblutungen beim Neugeborenen.) Arch. gén. de chirurg. 7, S. 10—29. 1, 149.

Eastman, Alexander C., Intraventricular hemorrhage of the new-born. (Intraventrikularblutung beim Neugeborenen.) Boston med. surg. journal 168, S. 165 bis 166. 1, 307.

Facchin, Alberto, Un metodo pratico per la cura delle fratture del femore nel neonato. (Eine praktische Behandlungsmethode der Femurfrakturen bei Neugeborenen.) Arte ostetr. Jg. 27, Nr. 13, S. 200—202.   2, 715.
Fejér, Julius, Ödem der Hornhaut nach Zangengeburt. Zentralbl. f. prakt. Augenheilk. Jg. 37, H. 6, S. 164—165.   2,463.
Fitzwilliams, Duncan C. L., Case of cephalhaematoma. (Fall von Cephalhämatom.) (Sect. f. the study of dis. in children, 24. X. 1913.) Proceed. of the roy. soc. of med. Bd. 7, Nr. 1, S. 20.   4, 361.
Fowler, Royale Hamilton, Lower arm type of obstetric (brachial) paralysis. Report of a case. (Ein Fall von unterer Plexuslähmung des Armes bei der Geburt.) Internat. journal of surg. Bd. 26, Nr. 6, S. 196—199.   2, 781.
Gfoerer, W., Zum Einfluß der Schädelimpression auf den Neugeborenen und seine körperliche Entwicklung. Zeitschr. f. Geburtsh. u. Gynaekol. Bd. 75, H. 1, S. 101 bis 117.   4, 94.
Gröné, Otto, Epidurales Haematom im Rückenmarkskanal bei Neugeborenen. 10. Versammlung des Nordischen chirurgischen Vereins, Kopenhagen, 31. Juli bis 2. August 1913 u. Zentralbl. f. Gynaekol. Jg. 37, Nr. 51, S. 1849—1853.
                    2, 653; 4, 95.
Haenisch, Die Röntgendiagnose der Epiphysenlösung am oberen Humerusende bei Geburtslähmung. Verhandl. d. dtsch. Röntgen-Ges. Bd. 9, S. 86.   3, 639.
Henschen, K., Die diagnostische und therapeutische Fontanellaspiration des subduralen Geburtshämatoms der Neugeborenen. Zentralbl. f. Gynaekol. Jg. 37, Nr. 24, S. 925—931.   2, 333.
Hintzy, Contribution à l'étude des lésions traumatiques de l'orbite chez le nouveau-né au cours de l'accouchement. (Traumatische Orbitaverletzungen beim Neugeborenen während der Geburt.) Thèse: Paris. Nr. 222. 54 S.   5, 281.
Klotz, Max, Die ätiologische Bedeutung des Geburtstraumas für die geistige und körperliche Entwicklung. Zeitschr. f. d. ges. Neurol. u. Psychiatr. Bd. 8, H. 1, S. 1—9.   3, 411.
Kosmak, Geo. W., Immediate treatment of depressed fractures of the skull in the newborn. (Die sofortige Behandlung von Impressionen des Schädels bei Neugeborenen.) Americ. journal of obstetr. 67, S. 264—269 u. Bull. of the lying-in hosp. city of New York 9, S. 34—39.   1, 306, 567.
Kotsis, K. G., Abschälung der Haut des Kindes an verschiedenen Stellen durch allzu kräftige Uteruswehen (Krampfwehen). Atonie des Uterus. Tödliche Gehirnverletzungen des Kindes. Grèce méd. Nr. 10, S. 77. (Griechisch.)   2, 714.
Kraus, Verletzungen des kindlichen Auges während der Geburt. (Nürnberger med. Ges. u. Poliklin., Sitzg. v. 8. V. 1913.) Münch. med. Wochenschr. Jg. 60, Nr. 35, S. 1972.   3, 186.
Leclercq, J., et G. Devulder, A propos d'un cas de fracture du crâne chez un nouveau-né. (Ein Schädelbruch bei einem Neugeborenen.) Journal de méd. de Paris. Jg. 33, Nr. 30, S. 601—603.   3, 507.
Leclercq, J., et André Paput, Note sur les hémorragies du système cérébrospinal chez le nouveau-né. (Blutungen im Cerebrospinalsystem beim Neugeborenen.) Gynécologie Jg. 17, Nr. 4, S. 213—218.   2, 301.
Lévy, De la pathogénie des lésions traumatiques de l'orbite chez le foetus au cours des extractions par le forceps. (Über die Pathogenese der Verletzungen der Orbita beim Foetus durch Zangenwirkung.) Ann. de gynécol. et d'obstétr. Bd. 10, Nr. 11 S. 561—575.   3, 588
Luftmann, A., Ein Fall von Erbscher Schulter-Armlähmung beim Neugeborenen Dissertation: München.   4, 429
Magnus, Entbindungslähmung des linken Arms (Epiphyseolyse). (Ges. f. Natur- u Heilk., Dresden, Sitz. 26. IV. 1913.) Münch. med. Wochenschr. Jg. 60, Nr. 30 S. 1684.   2, 605
Maliwa, Edmund, Beitrag zur Kenntnis des Icterus neonatorum. Med. Klin. 9 S. 297—300.   1, 306
Pincus, Friedrich, Über Schädigung des Auges durch Zangenentbindung. Klin. therapeut. Wochenschr. Jg. 20, Nr. 29, S. 857—862.   2, 715
Pironneau, Sur les paralysies obstétricales radiculaires. (Über die radikulären Lähmungen geburtshilflichen Ursprungs.) Clin. infant. Jg. 11, Nr. 11, S. 321—332
                    2, 333
Pott, R., Über Tentoriumzerreißungen in der Geburt. Dissertation: Halle. 4, 361
Rotmann, Schädelfraktur durch Sturzgeburt. (Güstrower ärztlicher Bezirksverein E. V. Sitzg. v. 19. XII. 1912.) Korrespondenz-Bl. d. mecklenburg. Ärztevereinsb S. 785.   1, 203

Scheffzek, Knochennaht am Femur eines Neugeborenen. (Gynaekol. Ges., Breslau, Sitzg. v. 4. III. 1913.) Monatsschr. f. Geburtsh. u. Gynaekol. Bd. 37, H. 6, S. 874 bis 875.   **2, 270.**
Tissier, Léon, Fracture du cráne un nouveau-né. (Schädelbruch bei einem Neugeborenen.) Bull. de la soc. de méd. lég. de France 45, S. 1—4.   **1, 203.**
Vogt, E., Zur Kenntnis der Weichteildefekte am Kopfe Neugeborener. Monatsschr. f. Geburtsh. u. Gynäkol. 37, S. 119—122.   **1, 109.**
Voigts, Kephalhaematom. Gynaekol. Ges., Berlin, Sitzg. v. 25. IV. 1913.   **2, 410.**
Wilcox, Dewitt G., Head injuries of the new-born. (Kopfverletzungen der Neugeborenen.) Boston med. a. surg. journal Bd. 168, Nr. 16, S. 568—571.   **2, 270.**

Icterus des Neugeborenen.

Bédier, Ed., Recherches sur les causes de l'ictère idiopathique des nouveau-nés. (Untersuchungen über die Ursachen des idiopathischen Ikterus beim Neugeborenen.) Paris: Vigot frères. Frcs. 1.50.   **3, 347.**
Hirsch, Ada, Befunde beim Icterus neonatorum. Mitteilg. d. Ges. f. inn. Med. u. Kinderheilk. Jg. 12, Nr. 10, S. 149—150.   **3, 383.**
Hirsch, Ada, Icterus neonatorum und Gallenfarbstoffsekretion bei Föten und Neugeborenen. Münch. med. Wochenschr. Jg. 60, Nr. 42, S. 2346.   **3, 412.**
Hirsch, Ada, Die physiologische Ikterusbereitschaft des Neugeborenen. (85. Vers. dtsch. Naturforsch. u. Ärzte, Wien, Sept. 1913.) Zeitschr. f. Kinderheilk., Orig. Bd. 9, H. 3/5, S. 196—207.   **4, 41.**
M'Gibbon, John, Fatal cases of jaundice in the new-born child, with notes of a case in successive pregnancies. (Tödliche Fälle von Gelbsucht beim Neugeborenen mit Bemerkungen über einen Fall bei aufeinanderfolgenden Schwangerschaften.) Transact. of the Edinburgh obstetr. soc. Bd. 38, S. 385—301.   **4, 428.**
Schmitz, W., Untersuchungen zur Pathogenese und Klinik des Icteurs neonatorum. Dissertation: Gießen.   **4, 428; 5, 594.**
Ylppö, Arvo, Icterus neonatorum und Gallenfarbstoffsekretion beim Foetus und Neugeborenen. Münch. med. Wochenschr. Jg. 60, Nr. 39, S. 2161—2162.   **3, 383.**
Ylppö, Arvo, Icterus neonatorum (inkl. I. n. gravis.) und Gallenfarbstoffsekretion beim Foetus und Neugeborenen. Quantitative (spektrophotometrische) Studien über das Verhalten des Gallenfarbstoffes im fötalen und im Neugeborenorganismus. Zeitschr. f. Kinderheilk., Orig. Bd. 9, H. 3/5, S. 208—318.   **4, 40.**

Melaena des Neugeborenen.

Clippingdale, S. D., Haemorrhage in a newly born infant. (Meläna bei einem neugeborenen Kind.) British med. journal Nr. 2756, S. 1058.   **3, 713.**
Franz, R., Serum therapy in melaena neonatorum. (Serumtherapie bei Melaena neonatorum.) Med. rev. 16, S. 198—200.   **2, 77.**
Lövegren, E., Erfahrungen und Studien über Melaenae neonatorum. Finska Läkaresällsk. Handl. Bd. 55, H. 5, S. 579—610 (Finnisch) u. Jahrb. f. Kinderheilk. Bd. 78, H. 3, S. 249—277.   **2, 332; 3, 300.**
Lusseau, Contribution à l'étude générale du melaena vera des nouveau-nés et notammant de sa pathogénie et de son traitement. (Zur allgemeinen Kenntnis der Melaena vera der Neugeborenen, besonders ihre Pathogenese und Therapie.) Thèse: Paris.   **5, 334.**
Merckens, Albert, Ein Fall schwerster Melaena neonatorum geheilt durch Injektion von defibriniertem Menschenblut. Münch. med. Wochenschr. Jg. 60, Nr. 18, S. 971—973.   **2, 77.**
Nürnberger, Ludwig, Volvulus als Ursache von Melaena neonatorum. Samml. klin. Vortr. Nr. 679, S. 639—667 u. Leipzig: J. A. Barth. 29 S. M. 0.75. **2, 332; 3, 347.**
Petzold, R., Über Melaena neonatorum an der Hand von 34 Fällen, die an der Kgl. Universitäts-Frauenklinik zu München vom 1. X. 1900 bis 31. IX. 1912 beobachtet wurden. Dissertation: München. 27 S.   **4, 511.**
Rowell, Hubert N., Infantile melaena. (Melaena neonatorum.) Pacific med. journal Bd. 56, Nr. 5, S. 273—274.   **2, 509.**

Ophthalmoblenorrhöe des Neugeborenen.

Anlauff, A., Die Sopholprophylaxe bei Neugeborenen und ihre Leistungsfähigkeit. Dissertation: Greifswald.   **4, 428.**
Attias, G., Oftalmoblenorrea dei neonati pseudomembranosa da ,,bacillus subtilis".

(Pseudomembranöse Ophthalmoblenorrhöe der Neugeborenen durch Bacillus subtilis bedingt.) Arch. di ottalmol. Jg. **20**, Nr. 11, S. 573—588. **2**, 269.

Bublitschenkao, L. I., Die Blennorrhoea neonatorum und deren Verhütung. Diss. ref. in: Med. Rundsch. Jg. **40**, H. 6, S. 549—551. (Russisch.) **1**, 800.

Cheney, Frederick E., The control of ophthalmia neonatorum in Massachusetts with suggestions for the improvement of existing conditions. (Die Kontrolle von Ophthalmia neonatorum im Staate Massachusetts mit Vorschlägen zur Verbesserung der bestehenden Verhältnisse.) Boston med. a. surg. journal **168**, S. 117 bis 122. **1**, 204.

Claiborne, J. Herbert, A severe caustic effect produced upon the eye by the use of a 2 per cent solution of nitrate of silver. (Schwere Ätzwirkung am Auge durch Anwendung einer 2 proz. Lösung von salpetersaurem Silber.) Med. times Bd. **41**, Nr. 9, S. 274. ·**3**, 347.

Credé-Hörder, C., Histologische Untersuchung der Ätzwirkung der Prophylaktica. Monatsschr. f. Geburtsh. u. Gynaekol. Bd. **38**, H. 3, S. 310—320. **3**, 90.

Credé-Hörder, C. A., Die Augeneiterung der Neugeborenen (Ätiologie, Pathologie, Therapie und Prophylaxe.) Berlin: Karger. 140 S. M. 5.—. **2**, 604.

Credé-Hörder, C., Über die „Spätinfektion" der Ophthalmoblennorrhöe. Münch. med. Wochenschr. **60**, S. 23—24. ❬**1**, 39.

Credé-Hörder, C., Über nichtgonorrhoische Ophthalmoblennorrhöe der Neugeborenen und Säuglinge. Dtsch. med. Wochenschr. **39**, S. 74—75. **1**, 39.

Greene, Henry Copley, Ophthalmia neonatorum, administrative standards. (Blennorrhoe neonatorum, Vorschläge zur Verhütung derselben.) Boston med. a. surg. journal **168**, S. 275—278. **1**, 499.

Grósz, Emil v., Obligatorische Prophylaxe gegen die Augeneiterung der Neugeborenen. Klin. Monatsbl. f. Augenheilk. Jg. **51**, H. 5, S. 695—696. **3**, 185.

Harman, N. Bishop, The incidence of ophthalmia neonatorum in London. (Die Häufigkeit der Ophthalmia neonatorum in London.) Brit. med. journal Nr. **2734**, S. 1099—1100. **2**, 232.

Heckel, Edward B., Ophthalmia neonatorum and its relation to blindness. (Ophthalmie der Neugeborenen und ihre Beziehung zur Erblindung.) (Med. soc. Pennsylvania med. journal Bd. **16**, Nr. 4, S. 278—289. **2**, 77.

Holloway, T. B., Ophthalmia neonatorum. (Die Augenentzündung der Neugeborenen.) Pennsylvania med. journal Bd. **17**, Nr. 3, S. 186—192. **4**, 208.

Imre, Josef, Prophylaxe und Therapie der Augenentzündung der Neugeborenen. Orvoskèpzès Jg, **3**, Nr. 6, S. 467—483. (Ungarisch.) **3**, 412.

Post, M. H., The prevention of blindness. (Die Prophylaxe der Blindheit.) Journal of the Missouri State med. Assoc. Bd. **9**, Nr. 7, S. 232—234. **2**, 652.

Reid, George, Ophthalmia neonatorum. Journal of the roy. sanit. inst. **34**, S. 107 bis 112. **1**, 442.

Sussmann, Richard, Ein Beitrag zur Kenntnis der Einschlußblennorrhöe der Neugeborenen. Dtsch. med. Wochenschr. Jg. **39**, Nr. 32, S. 1545—1548. **3**, 250.

Verrey-Westphal, Arnold, Recherches sur l'action des sels de zinc dans la conjonctivite diplobacillaire. (Untersuchungen über die Einwirkungen der Zinksalze auf die Ophthalmoblenorrhöe.) Ann. d'oculist. Bd. **150**, Nr. 3, S. 165—185. **3**, 348.

Weidenbaum, G., Zur Blennorrhöeprophylaxe am Neugeborenen. Petersburg. med. Zeitschr. Jg. **38**, Nr. 11, S. 134—136. **2**, 507.

Syphilis des Neugeborenen.

Babonneix, L., Du rôle de la syphilis dans la production des malformations foetales. (Über den Einfluß der Syphilis auf die Erzeugung fötaler Mißbildungen.) Gaz. des hôp. Jg. **86**, Nr. 141, S. 2237—2238. **4**, 95.

Blackfan, Kenneth D., S. T. **Nicholson** jr., and T. Wistar **White**, A sudy of the Wassermann reaction in one hundred infants. (Eine Studie über die Wassermannsche Reaktion bei hundert Säuglingen.) Americ. journal of dis. of childr. Bd. **6**, Nr. 3, S. 162—165. **3**, 460.

Boissard, Al., Mort du foetus et foetus macérés. (Tod des Foetus und macerierte Foeten.) Arch. mens. d'obstétr. et de gynécol. Jg. 2, Nr. 5, S. 455—461. **2**, 226.

Bonnet-Laborderie, A., Pathogénie de la mort subite immédiate des foetus syphilitiques. (Leidensgeschichte des plötzlichen Todes der syphilitischen Neugeborenen.) Rev. prat. d'obstétr. et de gynécol. 21, S. 1—5; Rev. mens. de gynécol., d'obstétr. et de pédiatr. 8, S. 19—23; Journal de méd. de Paris Jg. **33**, Nr. 17, S. 347—348 u. Nr. 38, S. 748—750. **1**, 151, 702, 800; **3**, 250.

Bonnet-Laborderie, A., Considérations nouvelles sur la mort subite des enfants hérédo-syphilitiques immédiatement après la naissance. (Neue Betrachtungen über den plötzlichen Tod hereditär syphilitischer Kinder unmittelbar nach der Geburt.) Pédiatr. prat. Jg. 11, Nr. 5, S. 84—87.   2, 779.

Brisson, Recherches faites sur la réaction de Wassermann et sur les résultats obtenus par l'emploi du salvarsan et du néosalvarsan chez les femmes enceintes et les nouveau-nés. (Wassermannsche Reaktion, Salvarsan und Neosalvarsan bei Schwangeren und Neugeborenen.) Thèse de Paris.   5. 71.

Carle, Quatrième et dernière note sur l'hérédo-syphilis, ses lois, et leur interprétation. (Vierte und letzte Note über die hereditäre Lues, ihre Gesetze und ihre Erklärung.) Ann. de dermatol. d. syphiligr. Bd. 4, Nr. 8/9, S. 451—460.   3, 347.

Chambrelent, Le salvarsan chez le nouveau-né. (Die Anwendung des Salvarsans beim Neugeborenen.) Arch. mens. d'obstétr. et de gynécol. Jg. 2, Nr. 4, S. 356 bis 402.   2, 138.

Conradi, Erich, Friedlaender-Sepsis mit schweren Nebennierenblutungen in einem Falle von Lues hereditaria. Jahrb. f. Kinderheilk. 77, S. 190—193.   1, 148.

Cronqvist, C., Colles und Profetas Gesetzes durch die Wassermannsche Reaktion beleuchtet. Allm. Svenska Läkartidningen 10, S. 137—147. (Schwedisch.) 1, 233.

D'Astros, L., et M. Teissonnière, La réaction de Wassermann chez le nouveau-né et le nourrisson. Étudiée chez 500 enfants du service des enfants assistés des Bouches-du-Rhône. (Die Wassermannsche Reaktion beim Neugeborenen und Säugling. Bericht über 500 Kinder der Kinderkrippe der Rhonemündung.) Pédiatr. prat. Jg. 11, Nr. 3, S. 46—55, Nr. 4, S. 74—76.   3, 638.

DeBuys, L. R., A study of the Wassermann reaction in connection with hereditary syphilis. (Die Wassermannsche Reaktion in ihrer Beziehung zur hereditären Syphilis.) Americ. journal of dis. of childr. 5, S. 65—69.   1, 325.

Dupérié, R., Spirochètes pâles dans les viscères d'un nouveau-né, dont la mère a reçu pendant la gestation une injection intra-veineuse de 606. Septicémie à streptocoques chez un nourrisson hérédo-syphilitique. (Spirochäta pallida in den Organen eines Neugeborenen, dessen Mutter während der Schwangerschaft eine intravenöse Injektion von Salvarsan bekommen hat. Streptokokkensepsis bei einem hereditär-syphilitischen Säugling.) Gaz. hebdom. d. scienc. méd. de Bordeaux 34, S. 87—89.   1, 307.

Epstein, Alois, Über die Bedeutung der Wassermannschen Reaktion in der Säuglingsfürsorge. Prag. med. Wochenschr. Jg. 38, Nr. 45, S. 621—622.   4, 95.

Ferreira, Clemente, Nouvelle contribution à l'étude de la valeur diagnostique du signe de Sisto dans l'hérédo-syphilis infantile. (Neuer Beitrag zum Studium über den diagnostischen Wert des Sistoschen Zeichens bei Kindern mit hereditärer Lues.) Rev. mens. de gynécol., d'obstétr. et de pédiatr. Jg. 8, Nr. 9, S. 522—529.   3, 713.

Holth, Marie, Salvarsanbehandelte Mütter und ihre Kinder. Dtsch. med. Wochenschr. 39, S. 462.   1, 348.

Jeanselme, E., Syphilis et nourrisson. (Syphilis und Säugling.) Journal de méd. de Paris 33, S. 199—200 u. Rev. prat. d'obstétr. et de gynécol. Jg. 21, (Nr. 5), S. 136—140.   1, 441; 2, 460.

Lemeland, J., et H. Brisson, Étude sur les résultats observés à la clinique Tarnier par l'emploi du salvarsan et du néo-salvarsan chez les femmes enceintes, chez les femmes en couches et chez l'enfant nouveau-né. (Die Resultate der Salvarsan- und Neosalvarsantherapie der Klinik Tarnier bei Schwangeren, Wöchnerinnen und Neugeborenen.) Arch. mens. d'obstétr. et de gynécol. 2, S. 113—160 u. 256—293.   1, 594.

Lévy-Bing, A., et L. Duroeux, Traitement de la syphilis des nourrissons. (Behandlung der Syphilis beim Säugling.) L'enfance 1, S. 28—39.   1, 205.

Mensi, Enrico, La reazione di Wassermann e il Salvarsan nella sifilide ereditaria. (Die Wassermannsche Reaktion und das Salvarsan bei Hereditärsyphilis.) Gazz. degli osp. e delle clin. Jg. 34, Nr. 99, S. 1032—1034.   3, 187.

Rabinowitsch, Marcus, Syphilis und Wassermannsche Reaktion bei den Findelsäuglingen. Zentralbl. f. Bakteriol., Parasitenk. u. Infektionskrankh., Orig. Bd. 72, H. 4/5, S. 344—362.   4, 556.

Rommel, Otto, Über die Unterbringung der luetischen Kostkinder. Bl. f. Säuglingsfürs. 4, S. 98—102.   1, 215.

Roux, Edm., La réaction de Wassermann chez le nouveau-né et le nourrisson. (Die Wassermannsche Reaktion beim Neugeborenen und beim Säugling.) Thèse de Montpellier. Nr. 59. 98 S.   5, 77.

Sabin, Berthe, Etude de la loi de Profeta par la séro-réaction de Wassermann.

(Prüfung des Profetaschen Gesetzes mittels der Wassermannschen Reaktion
Ann. des mal vénér. Jg. **8**, Nr. 4, S. 263—281. **1**, 798.
Sabrazès, J., et R. Dupérié, Nouvelles contributions à l'étude anatomo-patho-
logique et microbiologique de l'hérédo-syphilis des nourrissons. (Neue Beiträge
zum anatomisch-pathologischen und mikro-biologischen Studium der erblichen
Syphilis der Säuglinge.) Gaz. hebdom. des scienc. méd. de Bordeaux Jg. **34**, Nr. 20,
S. 233—234, Nr. 21, S. 243—248, Nr. 22, S. 255—258, Nr. 23, S. 267—271, Nr. 24,
S. 279—285. **2**, 605.
Sauvage, C., et Louis Géry, Un cas de gommes syphilitiques volumineuses chez
un nouveau-né. Répartition des tréponèmes. (Ein Fall von syphilitischen Gum-
matas von erheblichem Umfange bei einem Neugeborenen. Verteilung der Spi-
rochäten.) Ann. de l'inst. Pasteur Bd. **27**, Nr. 6, S. 489—497. **2**, 653.
Savariaud, Les manifestations osseuses et articulaires de l'hérédo-syphilis chez
l'enfant. (Knochen- und Gelenkerkrankungen der Heredosyphilis beim Kinde.)
Journal de méd. de Paris Jg. **33**, Nr. 45, S. 875—876. **3**, 552.
Simpson, J. W., and Lewis Thatcher, The treatment of congenital syphilis
by salvarsan. (Die Salvarsanbehandlung der kongenitalen Syphilis.) Brit. med.
journal Nr. 2748, S. 534—536. **3**, 92.
Trinchese, J., Über den Zeitpunkt der luetischen Infektion des Foetus und dessen
klinische Bedeutung. Beitr. z. Geburtsh. u. Gynaekol. **18**, S. 201—224. **1**, 607.
Trolard et Laffont, Syphilis héréditaire réno-hépatique. (Hereditäre Syphilis mit
Lokalisation in Nieren und Leber.) Bull. de la soc. d'obstétr. et de gynécol. de Paris
Jg. **2**, Nr. 3, S. 185—189. **3**, 347.
Viana, Odorico, A proposito della diagnosi precoce di sifilide nei brefotrofi. (Über
die frühzeitige Erkennung der Syphilis im Säuglingsheim.) Riv. di clin. pediatr.
Jg. **11**, Nr. 12, S. 894—907. **4**, 557.
Welde, Ernst, Über das Schicksal von 396 kongenital syphilitischen Kindern und die
Notwendigkeit einer organisierten Fürsorge. Zeitschr. f. Kinderheilk.. Orig. Bd. **7**,
H. 5/6, S. 451—471. **2**, 192.
Wendel, Syphilitische Pflegekinder. Jugendfürsorge Jg. **14**, H. 6, S. 351—354. **2**, 464.
Wolff, Siegfried, Salvarsanbehandelte Mütter und ihre Kinder. Dtsch. med
Wochenschr. Jg. **39**, Nr. 25, S. 1199—1200. **2**, 783.

Tuberkulose des Neugeborenen.

Bacon, Charles S., What should be done with tuberculous puerperae and their
children? (Was soll mit tuberkulösen Schwangeren und ihren Kindern geschehen?)
Illinois med. journal Bd. **23**, Nr. 2, S. 141—146. **1**, 799.
Cruchet, René, Évolution de la tuberculose médicale chez le nourrisson. (Die Tu-
berkulose des Säuglings.) Rev. prat. d'obstétr. et de paediatr. Jg. **26**, Nr. 288,
S. 144—160. **2**, 510.
Dufour, Henri, et J. Thiers, Transmission de la tuberculose de la mère au foetus.
(Übertragung der Tuberkulose von der Mutter auf den Foetus.) Bull. de la soc. de
pédiatr. de Paris Nr. 5, S. 274—277. **2**, 463.
Lubarsch, O., Zur Pathologie der Tuberkulose im Säuglings- und Kindesalter.
Reichs-Med.-Anz. Jg. **38**, Nr. 9, S. 257—263. **2**, 40.
Ségard, Maurice, La tuberculose du nourrisson. (Über Säuglingstuberkulose.)
Rev. internat. de la tubercul. Bd. **23**, Nr. 6, S. 405—411. **2**, 510.
Zarfl, Max, Zur Kenntnis der angeborenen Tuberkulose. Zeitschr. f. Kinderheilk.,
Orig. Bd. **8**, H. 5, S. 370—382. **3**, 301.

Ernährungsstörungen des Neugeborenen und Säuglings.

Aschenheim, Erich, Die Anwendung von Calcium lacticum bei Ernährungsstörungen von Säuglingen. Monatsschr. f. Kinderheilk., Orig. Bd. **12**, Nr. 5, S. 229
bis 232. **3**, 187.
Bauer, L., Untersuchungen über ClNa-Stoffwechsel bei an Ernährungskrankheiten
leidenden (künstlich genährten) Säuglingen. Pest. med.-chirurg. Presse Jg. **49**,
Nr. 47, S. 387—390, Nr. 48, S. 395—397 u. Nr. 49, S. 402—405. **4**, 286.
Benoit, Deléarde et Hallez, Dosages comparatifs de l'urée dans le sang, le liquide
céphalo-rachidien et l'urine des nourrissons atteints de troubles gastrointestinaux,
leur valeur pronostique. (Vergleichende Untersuchungen über die Harnstoffmenge
im Blut, der Lumbalflüssigkeit und dem Harn von an Magen-Darmstörungen
leidenden Säuglingen. Ihr prognostischer Wert.) Clinique (Paris) **8**, S. 1—6. **1**, 45.

Birk, W., Leitfaden der Säuglingskrankheiten. Bonn. M. 4.—. **4, 156.**

Blum, Sanford, Infantile diarrhea caused by fresh alfalfa dairy ration. (Säuglings-durchfälle durch frische Futterkleefütterung der Kühe verursacht.) Arch. of pediatr. Bd. **30,** Nr. 7, S. 534—537. **3, 460.**

Bonnet-Laborderie, A., Hémorragies gastro-intestinales chez deux nouveaunés ayant absorbé le lait de la même femme. (Gastrointestinale Hämorrhagien bei zwei Neugeborenen, die die Milch derselben Frau tranken.) Bull. de la soc. d'obstétr. et de gynécol. de Paris Jg. **2,** Nr. 7, S. 630—635; Journal des sages-femmes Jg. **41,** Nr. 24, S. 377—379 u. Rev. prat. d'obstétr. et de gynécol. Jg. **21,** Nr. 12, S. 353 bis 358. **3, 507; 4, 125, 361.**

Bowditch, Henry I., Results of the investigations of summer diarrhea at the Boston floating hospital. (Untersuchungen über die Sommerdiarrhöe in dem schwimmenden Hospital zu Boston.) (Transact. of the New York acad. of med., meet. 17. X. 1913.) Americ. journal of obstetr. a. dis. of wom. a. childr. Bd. **68,** Nr. 6, S. 1197—1204. **4, 156.**

Burnett, Henry Winans, Dispensary management of infantine malnutrition. (Die poliklinische Behandlung der kindlichen Ernährungsstörungen.) Providence med. journal Bd. **14,** Nr. 5, S. 219—223. **3, 256.**

Cameron, H. Charles, Summer diarrhoea and summer heat. (Sommerbrechdurchfall und Sommerhitze.) Proceed. of the roy. soc. of med. Bd. **6,** Nr. 5, sect. of the stud. of dis. in childr. S. 142—148. **1, 802.**

Carr, Walter Lester, Medicinal treatment of summer diarrhea. (Die arzneiliche Behandlung der Sommerdiarrhöe.) Americ. journal of obstetr. Bd. **68,** Nr. 1, S. 152—157. **2, 606.**

Clock, Ralph Oakley, One hundred and seventeen cases of infantile diarrhoea treated by intestinal implantation of the bacillus lactis bulgaricus at the babie's hospital of the city of New York. (117 Fälle von Säuglingsdurchfällen, behandelt durch intestinale Implantation des Bacillus lactis bulgaricus im Säuglingsspital der Stadt New York.) Journal of the Americ. med. assoc. Bd. **61,** Nr. 3, S. 164 bis 168. **4, 511.**

Dorlencourt, H., et H. Edelmann, La constipation habituelle du nourrisson. (Die habituelle Obstipation beim Säugling.) Gynécologie 17, S. 14—24. **1, 501.**

Dubois, Maurice, Troubles intestinaux par engagement herniaire chez le nourrisson. (Verdauungsstörungen durch Brucheinklemmung beim Säugling.) Scalpel et Liège méd. Jg. **65,** Nr. 45, S. 761—762. **2, 269.**

Duthoit, R., Essai de classifications des maladies du tube digestif chez le nourrison. (Versuch einer Einteilung der Erkrankungen des Verdauungstrakts beim Säugling.) Clinique (Brüssel) Jg. **27,** Nr. 37, S. 577—581 u. Nr. 38, S. 593—598. **3, 253.**

Epstein, Alois, Über den Sommerdurchfall des Säuglings und seine Ursachen. Beih. z. med. Klinik Jg. **9,** H. 9, S. 241—268. **3, 349.**

Figueira, Fernandes, et Ursulina Lopes, De la fièvre alimentaire ou syndrome de Finkelstein. (Über alimentäres Fieber oder das Finkelsteinsche Zeichen.) Arch. de méd. des enfants 16, S. 1—10. **1, 498.**

Finkelstein, H., Zur Einteilung der Ernährungsstörungen des Säuglings. Zeitschr. f. Kinderheilk., Orig. Bd. 7, H. 1/2, S. 67—86. **2, 508.**

Fleischner, E. C., Summer diarrhea from the standpoint of the clinician. (Der Sommerdurchfall der Kinder in klinischer Betrachtung.) California State journal of med. Bd. 11, Nr. 5, S. 178—183. **2, 233.**

Floquet. André, Selles vertes et liquides chez un nourrisson exclusivement au sein. Légère toxicité du lait de la mère disparaissant par l'allaitement mixte. (Grüne flüssige Stühle bei Brustnahrung. Leichte Toxizität der Muttermilh, die bei Zwiemilch verschwindet.) Clin. infant. 11, S. 115—116. **1, 388.**

Forsyth, R. L., Research work in summer diarrhoea of children. (Klinisch-bakteriologische Erforschung der Sommerdiarrhöe der Kinder.) Austral. med. journal Bd. 2, Nr. 109, S. 1168—1169. **3, 253.**

Frank, Else Anna, Die Anwendung der Molketherapie bei ruhrartigen Darmkatarrhen und ihre Erfolge. Jahrb. f. Kinderheilk. 77, S. 163—175, 333—347 u. 422—452. **1, 388.**

Friedmann, Ernährungs- und Entwicklungsstörungen beim Brustsäugling. Med. Klinik Jg. **9,** Nr. 16, S. 616—618. **1, 796.**

Gildemeister, E., und K. Baerthlein, Bakteriologische Untersuchungen bei darmkranken Säuglingen. Dtsch. med. Wochenschr. Jg. **39,** Nr. 21, S. 982—984. **2, 185.**

Hayashi, A., Über das Verhalten des Fettes in der Leber bei atrophischen Säuglingen und bei Inanition. Monatsschr. f. Kinderheilk., Orig. Bd. 1**2,** Nr. 4, S. 221 bis 228. **3, 303.**

Heim, Paul, Die parenteralen Infektionen und die Ernährungsstörungen der Säug-
    linge. Orvosképzés. Jg. 3, Nr. 7, S. 559—568. (Ungarisch.)   3, 411.
Hutinel· et Nobécourt, Les colites aiguës chez les enfants.   (Akute Kolitis bei
    Kindern.) Rev. d. thérap. 80, S. 1—10 v. Arch. de méd. des enf. 16, S. 161—195
    u. 250—288.   1, 45, 802.
Kaminer, Gisa, und Ernst Mayerhofer, Über den klinischen Wert der Be-
    stimmung des anorganischen Phosphors im Harne unnatürlich ernährter Säug-
    linge. Zeitschr. f. Kinderheilk., Orig. Bd. 8, H. 1, S. 24—49.   2, 302.
Kerley, Charles Gilmore, Prophylaxis of summer diarrhea.   (Prophylaxe der
    Sommerdiarrhöe.) Americ. journal of obstetr. Bd. 68, Nr. 1, S. 149—152. 2, 606.
Koplik, Henry, A classification of the summer diarrheas in infancy.   (Sommer-
    diarrhöe des Kindes.) Arch. of pediatr. Bd. 30, Nr. 7, S. 484—491; Americ. journal
    of obstetr. Bd. 68, Nr. 1, S. 159—161.   2, 606.
Longevialle, Les effets du sucrage du lait dans le traitement des dyspepsies in-
    fantiles avec vomissements. Étude de chirurgie et elinique. (Einfluß der Zucke-
    rung der Milch auf die Behandlung der mit Erbrechen einhergehenden kindlichen
    Dyspepsie. Chirurgische und klinische Studie.) Thèse de Paris.   4, 428.
Lust, F., Die Durchlässigkeit des Magendarmkanales für heterologes Eiweiß bei
    ernährungsgestörten Säuglingen. Jahrb. f. Kinderheilk. 77, S. 243—276 u. 383
    bis 404.   2, 269.
Maitland, Littyon, Essentials of fever nursing. (Säuglingsfieber.) London. 116 S.
    sh. 1/—.   4, 156.
Mayerhofer, Ernst, und E. Rach, Ein Fall von Pylorospasmus im Säuglingsalter.
    (Ges. f. inn. Med. u. Kinderheilk. in Wien, pädiatr. Sekt., Sitz. 29. V. 1913.) Mitteilg.
    d. Ges. f. inn. Med. u. Kinderheilk. in Wien Jg. 12, Nr. 8, S. 113—115. 2, 411.
Mello-Leitão, Flagellate dysentery in children.   (Flagellatenruhr bei Kindern.)
    Brit. journal of children's dis. 10, S. 60—66.   1, 802.
Mielecki, v., Magengeschwüre bei Neugeborenen.   (Sitzungsber. d. Hufelandisch.
    Ges., Berlin.) Berl klin. Wochenschr. 50, S. 564—565.   1, 567.
Morgan, Harold J., Some remarks of infantile diarrhoea.   (Über die Diarrhöe im
    frühen Kindesalter.) Denver med. times Bd. 33, Nr. 2, S. 70—74.   3, 509.
Nobécourt et Maillet, Azotémie et athrepsie, la forme athrepsique de l'azotémie
    des nourrissons. (Die Stickstoffüberladung des Blutes bei der Pädatrophie der
    Säuglinge.) Méd. infant. 21, S. 26—32.   2, 77.
Ostrowski, Stanislaus, Die Engel-Turnausche Reaktion bei Brustkindern. Jahrb.
    f. Kinderheilk. Bd. 77, H. 5, S. 575—579.   2, 271.
Peignaux, Hypotrophie prolongée chez un prématuré débile.   (Langdauernde Hy-
    potrophie bei einer schwächlichen Frühgeburt.) Clin. infant. Jg. 11, Nr. 20, S. 617
    bis 620.   3, 712.
Prunier, L'hypoalimentation chez le nourrisson et ses rapports avec l'hypertrophie.
    L'atrophie infantile et le rachitisme. (Die Hypoalimentation beim Säugling und
    ihre Beziehungen zur Hypertrophie. Atrophie und Rachitis.) Thèse de Paris. 4, 464.
Ribadeau-Dumas, L., Les troubles alimentaires et le lait albumineux. (Die Ernährungs-
    störungen und die Eiweißmilch.) Nourrisson Jg. 1, Nr. 3, S. 162—175. 2, 269.
Saint-Girons, Fr., Les diarrhées par élimination microbienne ou toxique chez le
    nourrisson. (Die durch Bakterien- oder Toxinaausscheidung bedingten Diarrhöen
    beim Säugling.) Nourrisson Jg. 1, Nr. 3, S. 154—161.   2, 300.
Saxl, Paul, Über Calciumtherapie. Med. Klinik, Jg. 9, Nr. 15, S. 578—580. 1, 638.
Schreiber, Georges, Traitement de la constipation chez le nourisson. (Behand-
    lung der Verstopfung bei den Säuglingen.) Paris méd. Nr. 23, S. 569—570. 2, 139.
Sébilleau, Jules, Traitement des vomissements chez les nourrissons. (Behandlung
    des Erbrechens beim Säugling.) Méd. infant. 17, S. 9—18.   1, 253.
Siegel, Erich, Über Y-Ruhr bei Säuglingen.   Arch. f. Kinderheilk. Bd. 60—61,
    Festschr. f. Adolf Baginsky, S. 689—698.   3, 135.
Silvestre, Séméiologie et traitement des vomissements du nourrisson. (Semiologie
    und Therapie des Erbrechens der Säuglinge.) Thèse. Paris.   3, 507.
Silvestre, Julien, Les vomissements du nourrisson dans les maladies du système
    nerveux et les troubles névropathiques.   (Das Erbrechen des Säuglings bei den
    Krankheiten des Nervensystems und den neuropathischen Störungen.) Clin. infant.
    Jg. 11, Nr. 11, S. 335—339.   2, 464.
Silvestre, Julien, Les effets de l'hypersucrage du lait dans les dyspepsies infantiles
    avec vomissements. (Die Wirkung zu großen Zuckergehalts der Milch bei der kind-
    lichen Dyspepsion mit Erbrechen.) Clin. infant. Jg. 11, Nr. 12, S. 357—364. 2, 268.
Troitzkï, J.-V., Maladies gastro-intestinales de la première enfance: anatomie patho-
    logique: étiologie. (Übersetzung aus der Vratchebnaïa Gazeta.) (Gastrointestinale

Erkrankungen des frühen Kindesalters; pathologische Anatomie; Ätiologie.) Enfance Jg. **1**, Nr. 2, S. 81—103. **2, 271.**

Variot, G., Vomissements incoercibles datant de la naissance chez un nourrisson de 9 mois. Grande hypotrophie. Dilatation de l'estomac constatée par la radiographie. Guérison par l'emploi du lait condensé sucré et du lait homogénéisé hypersucré. (Unstillbares Erbrechen bei einem Säugling von 9 Monaten seit der Geburt. Starke Unterernährung; Magenerweiterung, durch Röntgendurchleuchtung festgestellt. Heilung durch gezuckerte kondensierte und durch überzuckerte homogenisierte Milch.) Clin. infant. Jg. **11**, Nr. 12, S. 353—357 u. Bull. de la soc. de pédiatr. de Paris Bd. **15**, Nr. 7, S. 337—341. **2, 300; 3, 301.**

Weill-Hallé, B., L'entéro-colite dysentériforme de la première enfance. (Die dysenteriforme Enterokolitis des frühen Kindesalters.) Nourrisson **1**, S. 93—108. **1, 570.**

Wetterwald, F., Maladies de la untrition. (Ernährungsstörungen.) Paris: F. Alcan. Frcs. 4.—. **3, 383.**

Wolff, Siegfried, Beitrag zur Frage der Sommerdiarrhöen der Säuglinge. Jahrb. f. Kinderheilk. Bd. **77**, H. 5, S. 569—574. **2, 270.**

Zahorsky, John, Heat and summer diarrhea. (Hitze- und Sommerbrechdurchfall.) Americ. journal of dis. of childr. Bd. **6**, Nr. 5, S. 289—318. **4, 72.**

Sonstige Erkrankungen des Neugeborenen.

Armand-Delille, P.-F., Le traitement martial de l'anémie post-hémorragique du nouveau-né et le rôle eutrophique du fer chez certains nourrissons. (Die Behandlung der posthämorrhagischen Anämie mit Eisen und der gewichtsvermehrende Einfluß des Eisens bei einigen Säuglingen.) Rev. mens. de gynécol., d'obstétr. et de pédiatr. **8**, S. 104—105. **2, 463.**

Arneth, Über die Bahandlung der akuten Bronchitis, Bronchiolitis und Bronchopneumonie bei Säuglingen und jungen Kindern, speziell mit heißen Bädern. Dtsch. med. Wochenschr. Jg. **39**, Nr. 33, S. 1868—1874. **3, 461.**

Audebert, Hémorragie ombilicale incoercible. (Unstillbare Nabelblutung.) Bull. de la soc. d'obstétr. et de gynécol. de Paris Jg. **2**, Nr. 5, S. 525—527. **3, 249.**

Azéma, Fracture méconnue de la clavicule chez un nouveau-né; abcès ostéomyélitique au cours d'une septicémie. (Osteomyelitischer Absceß im Verlauf einer Septicämie an einer übersehenen Clavicularfraktur bei einem Neugeborenen.) Bull. de la soc. d'obstétr. et de gynécol. de Paris Jg. **2**, Nr. 5, S. 530—532. **3, 251.**

Azéma, Un cas de mort par vaccine ulcéreuse. (Todesfall durch ulcerierende Vaccine.) Bull. de la soc. d'obstétr. et de gynécol. de Paris Jg. **2**. Nr. 3, S. 305—308. **3, 304.**

Beck, S. C., Beitrag zur Kenntnis der Epidermolysis. Virchows Arch. f. pathol. Anat. u. Physiol. Bd. **213**, H. 2/3, S. 234—244. **3, 188.**

Blühdorn, Kurt, Moderne Methoden der Blutstillung. Med. Klin. **9**, S. 422—423. **1, 391.**

Blühdorn, Kurt, Ein Fall von Paratyphuserkrankung beim Brustkind durch Kontakinfektion. Monatsschr. f. Kinderheilk., Orig. Bd. **12**, Nr. 2, S. 80—81. **2, 574.**

Blühdorn, Kurt, Die Therapie sogenannter unstillbarer Blutungen im Säuglingsalter. Berl. klin. Wochenschr. **50**, S. 14—16. **1, 40.**

Bourgeois, A., Ostéomyélite aiguë du maxillaire supérieur gauche chez un nouveau-nés avec complications de voisinage. (Akute Osteomyelitis des linken Oberkiefers bei einem Neugeborenen mit Ergriffensein der Nachbarschaft.) Pédiatr. prat. Jg. **11**, Nr. 26, S. 472—473. **3, 91.**

Capdevilla, Les infections du premier âge. (Die Infektionen des Säuglingsalters.) Thèse: Paris. **5, 77.**

Commandeur, Hémorragie gastro-intestinale du nouveau-né par ulcération de l'estomac. Mort. (Magendarmblutung eines Neugeborenen infolge eines Magengeschwürs. Tod.) Bull. de la soc. d'obstétr. et de gynécol. de Paris Jg. **2**, Nr. 8, S. 702—703. **4, 286.**

Commiskey, Leon John Joseph, Morbid hemorrhagic conditions in children. (Hämorrhagische Erkrankungen bei Kindern.) (New York acad. of med., sect. on pediatr., meet. 13. II. 1913.) Americ. journal of obstetr. Bd. **67**, Nr. 4, S. 827 bis 828. **1, 801.**

Cruchet, Renato, Considerazioni cliniche sul tetano e sulla tetania specialmente nel bambino. (Klinische Betrachtungen über Tetanus und Tetanie mit besonderer Berücksichtigung des Kindesalters.) Clin. ostetr. **15**, S. 73—85. **1, 608.**

David, Charles, Phlébite double des membres inférieurs chez un nouveau-né consécutive à une infection d'origine ombilicale. (Doppelseitige Phlebitis der unteren Extremität bei einem Neugeborenen nach einer Nabelinfektion.) Arch. de méd. des enf. Bd. **16**, Nr. 8, S. 615—616. **3, 186.**

Davis, Edward P., Visceral hemorrhage in the newborn. (Blutungen in der Bauchhöhle bei Neugeborenen.) Internat. clin. Bd. 2, Ser. 23, S. 139—153. 2, 573.
Davis, Edward P., Thymus death in the new-born, with report of a case. (Thymus-
tod beim Neugeborenen mit Bericht eines Falles.) Americ. journal of obstetr.
Bd. 67, Nr. 5, S. 888—892. 2, 573.
Dowd, Charles N., Resection of one-third of the colon for irreducible intussusception
in an infant five days old. (Resektion von einem Drittel des Kolons wegen nicht
zurückzubringender Intussuszeption bei einem 5 Tage alten Kind.) Ann. of surg.
Bd. 57, Nr. 5, S. 713—717 2, 443.
Dubois, Maurice, Méningite colibacillaire aiguë et curable chez le nourrisson:
Contribution à l'étiologie des convulsions essentielles de la première enfance. (Heil-
bare akute Kolimeningitis beim Säugling; Beitrag zur Ätiologie der essentiellen
Konvulsionen der ersten Kindheit.) Scalpel et Liège méd. Jg. 66, Nr. 5, S. 69—71.
2, 783.
Dunoyer, A., De certaines contractures, tetaniformes chez l'enfant nouveau-né.
(Gewisse tetaniforme Kontrakturen beim Neugeborenen.) Paris: Vigot frères.
Frcs. 2.50. 3, 384.
Epstein, Alois, Über Variola bei Neugeborenen. Arch. f. Kinderheilk. Bd. 60—61,
Festschr. f. Adolf Baginsky, S. 289—313. 3, 187.
Fairise et Bonnet, Ictère grave d'origine ombilicale chez un nouveau-né. (Schwerer
Ikterus infolge Nabelinfektion bei Neugeborenen.) Prov. méd. 26, S. 149—152.
1, 567.
Fitch, Alice Lyon, Eclampsia, infantile convulsions. (Eklampsia infantum,
Krampfzustände bei Säuglingen.) Nation. eclect. med. assoc. quart. Bd. 4, Nr. 3,
236—237. 2, 76.
Fossati, Giuseppe, Le ghiandgole sudoripare dei feti nati da albuminuriche e da
eclampsiche. (Über den Bau der Schweißdrüsen bei Föten, die von albuminurischen
und eklamptischen Müttern stammen.) Ann. di ostetr. e ginecol. Bd. 2, Nr. 10,
S. 513—528. 4, 94.
Fragale, V., Contributo allo studio della malaria nei neonati e nella prima infanzia.
(Beitrag zum Studium der Malaria bei Neugeborenen und bei der ersten Kindheit.)
Gaz. internaz. di med., chirurg., ig. S. 265—268. 1, 797.
Frankenau, Harnkrankheiten des Kindes. (Nürnberg. med. Ges. u. Poliklin. 24. IV.
1913.) Münch. med. Wochenschr. Jg. 60, Nr. 31, S. 1745. 2, 716.
Gaifami Junior, Paolo, Emoperitoneo in neonati. (Contributo all'anatomia pato-
logica dell'asfissia endo-uterina e alle cause meno frequenti di morte del neonato).
(Bluterguß im Peritonealraum bei Neugeborenen [Beitrag zur Pathologie der endou-
terinen Asphyxie und den selteneren Ursachen für den Tod der Neugeborenen].
Ginecologia 9, S. 497—520. 1, 348.
Gallas Pierre De l'ulcère du duodenum chez le nouveau-né et le nourrisson. (Das
Ulcus duodeni beim Neugeborenen und Säugling.) Nourrisson Jg. 1. Nr. 6. S. 331
bis 344 u. Thèse: Paris. 4. 285; 5, 191.
Gallois, Paul, Le coup de chaleur chez les nourrissons. (Der Hitzschlag beim Säug-
ling.) Bull. méd. Jg. 27. Nr. 41, S. 485—486. 2, 573.
Gallois, Paul, Le coup de chaleur des nourrissons et la réfrigération des crèches.
(Der Hitzschlag der Säuglinge und die Kühlung der Kinderkrippen.) (Soc. de thé-
rapeut., séance du 14. V. 1913.) Bull. gén. de thérapeut. Bd. 165, Nr. 21, S. 843—847.
2, 299.
Genersich, Gustav, Schwere des Schnupfens im Säuglings- und Kindesalter.
Orvosképzés Jg, 3, Nr. 6, S. 425—447. (Ungarisch.) 3, 412.
Gogitidze, S. K., Zur Physiologie der Neugeborenen: physiologische Uterinblutung
bei Neugeborenen. Metrorrhagia neonatorum. Pediatria 1, S. 13—23. 1, 498.
Goldmann, J., Über die Todesursachen der unter der Geburt gestorbenen Kinder.
Dissertation: Heidelberg. 4, 428.
Goldstine, Mark T., Hemorrhage in the new-born. (Blutungen bei Neugeborenen.)
Illinois med. journal Bd. 24, Nr. 3, S. 170—175. 3, 382.
Grasty, G. D., Influenzal meningitis in a child, with report of a case. (Über einen
Fall von Influenza-Meningitis bei einem Kind.) (Transact. of the Washington
obstetr. a. gynecol. soc., meet. 8. XI. 1912.) Americ. journal of obstetr. Bd. 67,
Nr. 6, S. 1211. 2, 511.
Guérin-Valmale et L. Payan, Orchite double chez un nouveau-né. (Doppel-
seitige Orchitis bei einem Neugeborenen.) Journal de méd. de Paris 33, S. 79—80.
1, 607.
Harriehausen, Autovaccination der Säuglingsfurunkulose. Therapeut. Monatsh. 27,
S. 106—115. 1, 149.

Hart, Carl, und Oscar Lessing, Der Skorbut der kleinen Kinder. (Möller-Bar-lowsche Krankheit.) Monographische Abhandlung an der Hand tierexperimenteller Untersuchungen. Stuttgart: Enke. 264 S. 24 Taf. M. 16.—. **2, 508.**

Hjort, Johan. Eine sonderbare Todesursache bei einem Neugeborenen. Norsk. Mag. for Lagevidenskaben S. 204. (Norwegisch.) **1, 797.**

Hofmann, L., Zur Kenntnis der Ätiologie des Pemphigoids (Pomphigus neonatorum resp. infantilis), seiner Beziehungen zur Ritter von Rittershainschen Dermatitis exfoliativa neonatorum und zur Impetigo contagiosa (s. vulgaris) staphylogenes. Arch. f. Dermatol. u. Syphil., Orig. Bd. 118, H. 1, S. 245—259. **3, 712.**

Hubbard, J. C., An unusal obstetrical history. (Außergewöhnliche Geburtengeschichte einer V para.) Boston med. a. surg. journal Bd. 168, Nr. 13, S. 459—461. **1, 607.**

Jörgensen, Gustav, Untersuchungen über Kochsalzfieber bei Säuglingen. Uge-skrift for Laeger, Jg. 75, Nr. 29, S. 1219—1230. (Dän.) **2, 509.**

Juda, Ad., Über Uterusblutungen Neugeborener. Med. Klinik Jg. 9, Nr. 15, S. 584 bis 585. **1, 499.**

Kassowitz, M., Über Rachitis. 3. Rachitis bei Neugeborenen. Jahrb. f. Kinder-heilk. 77, S. 277—332. **1, 441.**

Kehrer, E., Über Tetanie Neugeborener. Jahrb. f. Kinderheilk. Bd. 27, H. 6, S. 629 bis 634 **2, 410.**

Kraus, Alfred, Über Acne neonatorum. Arch. f. Dermatol. u. Syphil., Orig. Bd. 116, H. 3, S. 704—722. **2, 604.**

Kronecker, Die Beriberi des kindlichen Alters. Vergiftung des Säuglings durch die Milch der beriberikranken Mutter. Auf Grund der Arbeiten amerikanischer Ärzte auf den Philippinen. Allg. med. Zentralzeitg. Jg. 82, Nr. 34, S. 404—406 u. Nr. 35, S. 415—417. **3, 94.**

Krüger-Franke, M., Über eine seltene Erkrankung eines Neugeborenen. (Akute Tetanie.) Zentralbl. f. Gynäkol. 37, S. 58—60. **1, 148.**

Lagane, Louis, Le béribéri des nourrissons; ses rapports avec l'allaitement. (Beri-beri der Säuglinge; ihre Ernährung.) Nourrisson Jg. 1, Nr. 5, S. 282—289. **3, 605.**

Le Gendre, Indications générales du traitement de l'obésité chez les enfants. (All-gemeine Richtlinien bei der Behandlung der kindlichen Fettsucht.) Rev. prat. d'obstétr. et de paediatr. Jg. 26, H. 10, S. 306—320. **4, 95.**

Leidenius, Laimi, Ein Fall von Gonokokkämie ohne nachweisbaren Eingang bei einem Neugeborenen. Finska Läkaresällsk. Handl. Bd. 55, H. 8, S. 226—231. (Schwedisch.) **2, 652.**

Lesage, A., et C. Bobillier, La dysenterie amibienne chez les tout petits enfants. (Die Amöbendysenterie bei den ganz kleinen Kindern.) Journal de méd. de Paris Jg. 33, Nr. 36, S. 701—704 u. Nr. 38, S. 739—744. **3, 253.**

Lewin, Julius, Über primäre eitrige Speicheldrüsenentzündung des frühen Säug-lingsalters. Arch. f. Kinderheilk. Bd. 60—61, Festschr. f. Adolf Baginsky, S. 462 bis 467. **2, 232.**

Ligabue, Piero, Contributo allo studio della spina bifida. (Beitrag zum Studium der Spina bifida.) Clin. chirurg. Jg. 21, Nr. 11, S. 2353—2402. **4, 464.**

Linder, F., Über Hydrops foetus. Dissertation: München. 23 S. 2 Tafeln. **4, 717.**

Londe, P., Les bronchitis méconnues des nourrissons. (Die verkannten Bronchitiden der Säuglinge.) Nourrisson Jg. 1, Nr. 4, S. 206—211. **2, 783.**

Lotsch, Über die sogenannte Invaginatio ileocoecalis beim Säugling. Berl. klin. Wochenschr. Jg. 50, Nr. 46, S. 2140—2143. **4, 286.**

Lundsgaard, C., Nebennierenblutungen bei Neugeborenen. (Ver. f. Gynaekol. u. Obstetr., 79. Sitz.) Ugeskrift for Laeger, Jg. 75, Nr. 50, S. 2019—2022. (Dänisch.) **3, 713.**

McGowan, A. G., Haemorrhage in the new-born. (Blutung beim Neugeborenen.) Austral. med. journal Bd. 2, Nr. 128, S. 1357. **4, 511.**

Marie, René, et H. Rouèche, Hémoglobinurie chez un enfant. Injections de sérum antidiphtérique. Guérison. (Hämoglobinurie bei einem Kind. Einspritzungen mit Diphterieserum. Heilung.) Paris méd. S. 246—248 u. Méd. infant. Jg. 21, Nr. 8, S. 189—191. **1, 310; 4, 95.**

Martin, Etienne, Hémorragie méningée chez un nouveau-né coïncidant avec des hémorragies des capsules surrénales et des ecchymoses sous-pleurales. (Meningeal-blutungen bei einem Neugeborenen, zusammen mit Kapselblutungen der Neben-nieren und Elkchymosen unter der Pleura.) Arch. d'anthropol. crim. de méd. lég. Bd. 28, Nr. 232, S. 272—275. **1, 607.**

Martin, Etienne, et Georges Mouriquand, La mort subite des enfants. (Der

plötzliche Tod der Kinder.) Arch. d'anthropol. crim. de méd. lég. et de psychol.
norm. et pathol. Bd. 28, Nr. 238/239, S. 781—798.   3, 509.
Martin, G., et G. Mouriquand, La mort subite des enfants. (Der plötzliche Tod
von Kindern.) Ann. d'hyg. publ. et de méd. lég. Bd. 20, Nr. 10, S. 328—350. 3, 553.
Mayer, A., Über die Heilung der Eklampsie durch intralumbale Injektion von normalem
Schwangerenserum. Zentralbl. f. Gynaekol. 37, S. 297—298.   1, 302.
Mayerhofer, Ernst, Zwei Fälle von sogenannter Sklerodermie der Neugeborenen.
Mitteilg. d. Ges. f. inn. Med. u. Kinderheilk. i. Wien Jg. 12, Nr. 12, S. 180. 4, 638.
Meyers, Sidney J., Haemophilia in an infant, treated with normal horse serum.
Report of case. (Hämophilie bei einem Neugeborenen; Behandlung mit normalem
Pferdeserum.) Louisville monthly journal 19, S. 266—272.   1, 307.
Monod, Lorenz, Scléréme en plaques disséminées chez un nourrisson d'un mois
et demi. Guérison rapide. (Multiples papulöses Sklerem bei einem Säugling von
1½ Monaten. Schnelle Heilung.) (Soc. de pédiâtr.) Clin. infant. Jg. 11, Nr. 22,
S. 682—685.   4, 94.
Morozoff, A. K., Ein Fall von Leishmanscher Krankheit bei einem 1 Jahr und
2 Monate altem Kinde. Pediatria Jg. 1913, Nr. 8, S. 85—92. (Russisch.)   3, 413.
Nathan, Marcel, Les obésités glandulaires de l'enfant. (Die glandulären Formen
der Fettsucht beim Kinde.) Ann. de méd. et chirurg. infant. Jg. 17, Nr. 22, S. 744
762.   4, 286.
Neau, Essai sur la contagiosité de la rougeole chez le nouveau-né et le nourrisson
et ses allures cliniques. (Studie über die Kontagiosität der Masern beim Neugeborenen und beim Säugling. Ihre klinischen Eigentümlichkeiten.) Thèse:
Bordeaux.   5, 46.
Nobécourt, P., et Léon Tixier, Les injections de peptone de Witte dans le
traitement de l'hémophilie familiale et du purpura. (Die Injektionen mit Witteschem
Pepton in der Behandlung der hereditären Hämophilie und der Purpura.) Arch.
des mal. du coeur, des vaiss. et du sang Jg. 6, Nr. 6, S. 397—403.   3, 304.
Ogata, M., Die Symptomatologie der Rachitis und Osteomalacie in Japan. Beitr. z.
Geburtsh. u. Gynäkol. 18, S. 8—38.   1, 70.
Paisseau, G., Les purpuras chez l'enfant. (Purpura beim Kinde.) Gaz. méd. de
Nantes Jg. 31, Nr. 30, S. 585—592.   3, 553.
Pasquier, A., A propos d'un cas d'ozène du nourrisson. (Ozaena beim Säugling.)
Rev. mens. de gynécol., d'obstétr. et de pédiatr. Jg. 8, Nr. 11, S. 673—675. 5, 77.
Pfender, Charles A., Barlow's disease in an infant fed on pasteurized cow's milk.
(Barlowsche Krankheit bei einem mit pasteurisierter Kuhmilch ernährten Kinde.)
Med. record. Bd. 83, Nr. 16, S. 704—707.   2, 716.
Philipps, W. D., and M. Thomas Lanaux, The frequency and causes of stillbirth.
(Häufigkeit und Ursachen der Totgeburt.) New Orleans med. a. surg. journal
Bd. 66, Nr. 4, S. 286—293.   3, 605.
Pinniger, W. J. H., On hemorrhagie diseases of the new-born, with report of a case
due to duodenal ulcer. (Die hämorrhagischen Erkrankungen des Neugeborenen
mit einem Bericht über einen Fall von Ulcus duodeni.) Bristol med. chirurg. journal
Bd. 31, Nr. 121, S. 248—256.   3, 553.
Pisek, Godfrey R., Diagnosis and lantern slide demonstration of spasm of the
pylorus in children. (Diagnose und Röntgendemonstration von Pyloruskrampf
bei Kindern.) (Clin. soc. of the New York post-graduate med. school a. hosp.,
meet., 21. III. 1913.) Post-graduate Bd. 28, Nr. 6, S. 545—550.   2, 782.
Porter, Langley, Pancreatic insufficiency. (Pankreasinsuffizienz.) Vortr. v. d.
Amer. Ped. Soc., Washington, Mai 1913. Americ. journal of dis. of childr. Bd. 6,
Nr. 2, S. 65—74.   3, 302.
Priestley, John, Treatment of the verminous child. (Behandlung der Wurm-
krankheit der Kinder.) Child. Bd. 3, Nr. 12, S. 1096—1099.   2, 783.
Rachmilewitsch, E. A., Die Hautreaktion bei Kindern mit exsudativer Diathese.
Pediatria 2, S. 139—145.   1, 571.
Reano, Mario, La pleurite nei lattanti. (Die Pleuritis des Säuglings.) Pediatria
Jg. 21, Nr. 8, S. 588—594.   3, 32.
Richter, Georg, Über kongenitale Hydronephrosen. Dissertation: Berlin. (Ebe-
ring.)   5, 443.
Riehl, Robert, Über einen Fall von Urticaria pigmentosa bei einem hereditär-
luetischen Kinde. Wien. med. Wochenschr. Jg. 63, Nr. 39, S. 2565—2570.   3, 251.
Sabrazès, J., P. Lande et L. Muratet, Seconde note sur le sang cadaverique,
en médicine légale, du foetus, du nouveau-né et de l'enfant. (Zweite Mitteilung über
gerichtlich-medizinische Untersuchungen am Leichenblute vom Foetus, Neugeborenen und Kinde.) Rev. de méd. légale Jg. 20, Nr. 9, S. 257—267.   3, 415.

Schkarin, A., Über Ekzema bei Säuglingen im Anschluß an die Lehre von Diathesen im Kindesalter. Jahrb. f. Kinderheilk. Bd. 78, H. 2, S. 156—166. **2, 782.**

Schloss, Oscar M., Remarks on the etiology and pathology of hemorrhagic disease in the new-born. (Bemerkungen über die Ätiologie und Pathologie der Hämorrhagien bei Neugeborenen.) (New York acad. of med., sect. on pediatr., meet. 13. II. 1913.) Americ. journal of obstetr. Bd. 67, Nr. 4, S. 820—823. **1, 799.**

Schulze, M., Ein erfolgreich behandelter Fall von Tetanus neonatorum. Dissertation: Greifswald. **4, 428.**

*Schwartz, H., Über seltene Todesursachen beim Neugeborenen. Dissertation: Göttingen. **5, 140.**

Simpson, J. W., Incontinence of urine in children. Edinburgh med. journal 10, S. 49 bis 54. **1, 27.**

Snow, Irving M., Purpura, urticaria and angioneurotic edema of the hands and feet in a nursing baby. (Purpura, Urticaria und angioneurotisches Ödem der Hände und Füße bei einem Säugling.) Journal of the Americ. med. assoc. Bd. 61, Nr. 1. S. 18—19. **2, 716.**

Soresi, A. L., Hemorrhagic diseases in children. Etiology, pathology and treatment. (Hämorrhagien bei Kindern. Ätiologie, Pathologie und Therapie.) (New York acad. of med., sect. on pediatr., meet. 13. II. 1913.) Americ. journal of obstetr. Bd. 67, Nr. 4, S. 823—825. **1, 801.**

Spaeth, F., Hat das Pituitrin einen nachteiligen Einfluß auf das Kind? Zentralbl. f. Gynaekol. 37, S. 165—167. **1, 151.**

Stiftar, N., Anatomisch-histologische Besonderheiten des Baues des Pankreas bei nicht ausgetragenen Kindern im Vergleich mit dem der ausgetragenen. Russkji Wratsch. Jg. 12, Nr. 30, S. 1059—1061. (Russisch.) **3, 134.**

Thomas, Lee W., A study of stillbirts. (Studie über Totgeburten.) New York med. journal Bd. 98, Nr. 9, S. 413—419. **3, 134.**

Triboulet et Debré, Tuberculose intestinale et mésentérique sans localisations thoraciques chez un nourrisson. (Darm- und Mesenterial-Tuberkulose ohne Lokalisation im Thorax bei einem Säugling.) Pédiatr. prat. Jg. 11, Nr. 20, S. 359—362. **2, 630.**

Tuley, Henry Enos, Hemorrhage from intestine in new-born. (Darmblutung bei einem Neugeborenen.) Louisville monthly journal of med. a. surg. Bd. 20, Nr. 5. S. 146—148. **3, 713.**

Ungar, Über die Bedeutung des Nachweises kleinerer Mengen von Fruchtwasserbestandteilen in den Luftwegen Neugeborener für die Feststellung der Todesursache. Vierteljahrsschr. f. gerichtl. Med. 45, Suppl.-H. 1, Verhandl. d. 8. Tag. d. dtsch. Gesellsch. f. gerichtl. Med. S. 101—113. **1, 387.**

Variot, G., et Lorenz-Monod, Sclérème en plaques disséminées chez un nourrisson d'un mois et demi. Guérison rapide. (Circumscriptes Sklerem bei einem Säugling von 6 Wochen.) Bull. de la soc. de pédiatr. de Paris Bd. 15, Nr. 9, S. 477—480. **4, 361.**

Vaugirard de, Contribution à l'étude des érythrodermies des quamatives des nourrissons. (Zur Kenntnis der desquamativen Erythrodermien der Säuglinge.) Thèse: Paris. **5, 77.**

Vogt, E., Hernia duodeno-jejunalis beim Säugling. Monatsschr. f. Geburtsh. u. Gynaekol. Bd. 37, H. 6, S. 817—821. **2, 301.**

Wall, Max, Über die Weiterentwicklung frühgeborener Kinder mit besonderer Berücksichtigung späterer nervöser, psychischer und intellektueller Störungen. Monatsschr. f. Geburtsh. u. Gynaekol. 37, S. 456—486. **1, 704.**

Wasenius, Hannes, Ein Fall von Morphiumvergiftung bei einem 3 Wochen alten Kinde. Finska Läkaresällsk. Handl. Bd. 55, H. 4, S. 472—474. (Finnisch.) **1. 798.**

Welch, John Edgar, Human serum treatment for hemorrhagic diseases of the new-born. (Behandlung der Hämorrhagien beim Neugeborenen mit menschlichem Serum.) New York State journal of med. Bd. 13, Nr. 11, S. 588—591. **4, 94.**

Wieland, E., Über Rachitis und ihre Behandlung. Schweiz. Rundsch. f. Med. 13, S. 313—340. **1. 112.**

Willson, Cesarean section for threatened eclampsia and death of the child following circumcision. (Kaiserschnitt wegen drohender Ekmlapsie und Tod des Kindes nach der Circumcision.) (Transact. of the Washington obstetr. a. gynecol. soc. meet. 10. I. 1913.) Americ. journal of obstetr. Bd. 68, Nr. 2, S. 351—354. **2, 777.**

Wolff, Georg, Ein geheilter Fall von Tetanus neonatorum. Dtsch. med. Wochenschr. Jg. 39, Nr. 37, S. 1789—1791. **3, 251.**

Zarfl, Max, Ein Fall von Pemphigus benignus congenitus. Mitteilg. d. Ges. f. inn.
Med. u. Kinderheilk. Jg. 12, Nr. 10, S. 136—138. 2, 780.

Zwenigorodski, E. L., Ein Fall von Leinerscher Krankheit (Erythrodermia des-
quamativa Leiner). (Frauenklin. Charkoff.) Pediatria Bd. 4, S. 299—307. (Russ.)
2, 301.

Mißbildungen.

Allaria, G. B., Iperevolutismo parziale congenito in un bambino di madre acro-
megalica. (Partielle angeborene Überentwickelung [Hyperevolution] bei einem
Kinde einer Mutter mit Akromegalie.) Riv. di clin. pediatr. Bd. 11, Nr. 8, S. 561
bis 576. 3, 460.

Arfanis, E., Tumeur énorme solide sacrococcygienne. (Großer solider Tumor der
Kreuzsteißbeingegend.) Paris méd. S. 352—353. 1, 347.

Audebert et Laurentie, Achondroplasie chez un nouveau-né. (Chondrodystrophia
foetalis Kaufmann bei einem Neugeborenen.) Bull. de la soc. d'obstétr. et de gynécol.
de Paris Jg. 2, Nr. 3, S. 291—293. 3, 252.

Aulhorn, E., Demonstration eines Foetus mit Steißteratom. (Ges. f. Natur- u.
Heilk., Dresden, Sitz. vom 11. 1. 1913.) Münch. med. Wochenschr. 60, S. 667.
1, 442.

Babonneix, L., Du rôle de la syphilis dans la production des malformations foetales.
(Über den Einfluß der Syphilis auf die Erzeugung fötaler Mißbildungen.) Gaz. des
hôp. Jg. 86, Nr. 141, S. 2237—2238. 4, 95.

Baisch, Mißbildung aus dem 8. Schwangerschaftsmonat. (Münchner gynaekol. Ges.,
Sitz. v. 12. XII. 1912.) Monatsschr. f. Geb. u. Gynaekol. 37, S. 538—539. 1, 568.

Balard, P., et C. Commes, Sur trois cas de dents à la naissance. (Über 3 Fälle
von mit Zähnen geborenen Kindern.) Ann. de méd. et chirurg. infant. Jg. 17,
Nr. 14, S. 461—467. 2, 574.

Bassani, E., Gravidanza gemellare con un gemello acefalo acardiaco. (Zwillingsschwangerschaft mit einem kopf- und herzlosen Zwilling.) Ginecologia 9, S. 465
bis 481. 1, 349.

Baudouin, Marcel, Un nouveau craniopage vivant: Emi-Lisa Stoll. (Ein neuer
lebender Craniopage.) Semaine méd. Jg. 33, Nr. 47, S. 553—555. 3, 605.

Bermbach, Eine außerordentlich seltene Mißbildung. Ärztl. Sachverst.-Zeit. Jg. 19,
Nr. 15, S. 321—322. 2, 782.

Beyer, B., Bericht über einen Anocellus und einen Anencephalus mit Adhäsionen
an der Placenta. Dissertation: Halle. 4, 429.

Biener, Lothar, Lithopädion im Mesenterium durch 20 Jahre getragen. Monatsschr. f. Geburtsh. u. Gynaekol. Bd. 38, H. 4, S. 428—437. 3, 348.

Bonnaire, E., et G. Ecalle, De la disjonction diaphyso-épiphysaire traumatique
de l'extrémité supérieure de l'humérus chez le nouveau-né (pseudo-luxation de
l'épaule). (Über die traumatische Diaphysen-Epiphysen-Trennung des oberen
Humerusendes beim Neugeborenen [Pseudoluxation der Schulter].) Arch. mens.
d'obstétr. et de gynécol. Jg. 2, Nr. 8, S. 49—66. 2, 780.

Bonnaire et Ecalle, Rein polykystique et vessie à colonnes chez un nouveau-ne.
(Polycystische Niere und Trabekelblase bei einem Neugeborenen.) Bull. et mém.
de la soc. anat. de Paris Jg. 88, Nr. 9, S. 475—477. 4, 125.

Bonnet-Laborderie, A., Tache bleue mongolique coexistant avec une fistule
coccygienne. (Blauer mongolischer Flecken mit gleichzeitiger Steißbeinfistel.)
Rev. mens. de gynécol., d'obstétr. et de pédiatr. Jg. 8, Nr. 7, S. 440—442. 3, 94.

Booker, Lyle S., Congenital pyloric stenosis, with report of case. (Kongenitale
Stenose des Pylorus mit Bericht eines Falles.) Virginia med. semi-monthly Bd. 18,
Nr. 10, S. 243—245. 3, 135.

Branca, A., et R. Marmier, Contribution à l'étude des malformations épen-
dymaires. (Beitrag zum Studium der Ependym-Mißbildungen.) Bibliogr. anat.
Bd. 23, Nr. 3, S. 279—300. 2, 770.

Broca, A., R. Français et Bize, Dysplasie périostale et fractures intra-utérines
multiples. (Periostale Dysplasie und multiple intrauterine Frakturen.) Rev.
d'orthop. Jg. 24, Nr. 4, S. 289—299. 3, 134.

Brouwer, B., Über partielle Anencephalie, mit Diastematomyelie ohne Spina bifida.
Journal f. Psychol. u. Neurol. Bd. 20, H. 5/6, S. 173—218. 4, 43.

Bruin, J. de, Mehrfache vollständige Spontanfrakturen bei einem einjährigen Kind.
Nederl. Maandschrift voor verlosk. en vrouwenz. Jg. 2, Nr. 6, S. 394—397.
(Holländisch.) 2, 300.

Buday, Koloman, Über eine hochgradige Entwicklungsstörung der Nieren bei einem Neugeborenen in Verbindung mit anderen Entwicklungsfehlern (Laryngealstenose, Verkrümmung des Unterschenkels). Virchows Arch. f. pathol. Anat. u. Physiol. Bd. 213, H. 2/3, S. 253—262. **4, 43.**

Chalier, André, et Paul Santy, Spina bifida géant. (Riesenhafte Spina bifida.) Rev. d'orthop. Jg. 24, Nr. 3, S. 257—267. **2, 271.**

Champneys, Sir Francis, Case of obstructed labour due to hydrocephalus. (Fall von Geburtshindernis infolge Hydrocephalus.) Journal of obstetr. a. gynaecol. of the Brit. emp. Bd. 23, Nr. 5, S. 308—309. **2, 327.**

Chiari, H., Über familiäre Chondrodystrophia foetalis. Münch. med. Wochenschr. 60, S. 248—249. **1, 204.**

Chop, H., Syndaktylie mit amniotischen Abschnürungen und Brachydaktylie, zwei kasuistische Beiträge zum Studium der Extremitätenteratologie. Dissertation: Königsberg. **4, 362.**

Cockayne, E. A., Constriction of arm by amniotic bands. (Umschnürung des Armes durch amniotische Bänder.) (Sect. f. the study of dis. in children, 24. X. 1913.) Proced. of the roy. soc. of med. Bd. 7, Nr. 1, S. 4—5. **4, 429.**

Commandeur et Croizier, Oedème généralisé d'un foetus dans une grossesse gémellaire univitelline. (Allgemeines Ödem des einen Foetus bei einer eineiigen Zwillingsschwangerschaft.) Bull. de la soc. d'obstétr. et de gynécol. de Paris Jg. 2, Nr. 5, S. 482—488. **3, 302.**

Croizier, Contribution à l'étude de l'œdème généralisé du fœtus. (Fötale Wassersucht.) Thèse de Lyon. Nr. 114. 264 S. **5, 78.**

Crookshank, F. G., Skiagrams of a case of dactylar deformity from amniotic bands. (Skiagramm eines Falles von Fingerdeformität infolge amniotischer Bänder.) (Sect. for the study of dis. in children, 28. XI. 1913.) Proceed. of the roy. soc. of med. Bd. 7, Nr. 2, S. 28. **4, 558.**

Derry, Douglas E., A case of hydrocephalus in an Egyptian of the Roman period. (Ein Fall von Hydrocephalus bei einem Ägypter des römischen Zeitalters.) Journal of anat. a. physiol. Bd. 47, T. 4, S. 436—458. **3, 640.**

Di Mattei, Emilio, Di un caso di malformazioni vescico-genitali. (Über einen Fall von vesico-genitalen Mißbildungen.) Sassari: Tip. e legat. G. Galizzi e Co. 8 S. **5, 77**

Duckworth, W. L. H., Note on a human foetal skull, apparently the subject of cephalocele. (Veränderungen eines knöchernen Kinderschädels, die wahrscheinlich durch eine Cephalocele hervorgerufen sind.) Journal of anat. a. physiol. Bd. 47, S. 343—349. **1, 703.**

Ebbenhorst Tengbergen, J. van, Ein Fall von Achondroplasie. Nederl. Maandschrift voor verlosk. en vrouwenz. Jg. 2, Nr. 6, S. 377—379. (Holländisch.) **2, 301.**

Estor, E., et Étienne, Les faux spina-bifida. (Médullomes ou médulloembryomes.) (Spina bifida falsa [Medullome oder Medulloembryome].) Rev. de chirurg. Jg. 33, Nr. 6, S. 785—816. **2, 653.**

Falk, Edmund, Fötale Entwicklungsstörungen am Becken und an der Wirbelsäule als Ursache von Deformitäten, insbesondere von Skoliosen und angeborener Hüftluxation. Zeitschr. f. orthop. Chirurg. Bd. 31, H. 3/4, S. 545—566 u. Med. Klin. 9, S. 274—275. **1, 787, 204.**

Finken, H., Die fötale Hydrocephalie in geburtshilflicher Beziehung. Dissertation: München. **3, 706.**

Forssner, Hj., Die Pathogenese der angeborenen Darmatresien. Allm. Svenska Läkartidningen 10, S. 36—45. (Schwedisch.) **1, 251.**

Fränkel, James, Zur Ätiologie und Therapie des angeborenen Klumpfußes. Zeitschr. f. orthop. Chirurg. Bd. 32, S. 115—200. **3, 302.**

Frank, Über Atresia ani. (Geburtshilfl.-gynaekol. Ges., Köln, Sitz. v. 12. II. 1913.) Monatsschr. f. Geburtsh. u. Gynaekol. Bd. 38, Ergänzungsgh., S. 340—341. **2, 509.**

Fraser, John B., Lithopaedion. (Über Lithopaedion.) British med. journal Nr. 2765, S. 1624—1625. **4, 274.**

Fredet, P., et L. Tixier, Sténose hypertrophique du pylore chez un nourrisson Gastro-entérostomie à l'âge de treize tours. Guérison. (Hypertrophische Pylorusstenose bei einem Neugeborenen. Gastro-Enterostomie am dreizehnten Lebenstag.) Bull. et mém. de la soc. méd. des hôp. de Paris 28, S. 868—881; Ann. de méd. et chirurg. inf. 17, S. 103—107 u. Pédiatr. prat. Jg. 11, Nr. 7, S. 119—125. **1, 110, 250; 2, 605.**

Graham, Lewis, Notes on the dissection of an agnathic foetus. (Bemerkungen über die Sektion eines Foetus agnathicus.) Journal of anat. a. physiol. Bd. 47, T. 4, S. 425—432. **2, 574.**

Grenet, Veau et Sédillot, Hypertrophie congénitale du pylore opérée à l'âge de deux mois. (Kongenitale Hypertrophie des Pylorus. Operation derselben im Alter von 2 Monaten.) Clinique infant. 11, S. 197—201. 1, 705.

Grosse, A., Imperforation anale chez le nouveau-né. (Atresia ani beim Neugeborenen.) Gaz. méd. de Nantes Jg. 31, Nr. 15, S. 288—292. 3, 413.

Guy, Un nouveau-né géant. (Ein Riesenneugeborener.) Paris méd. Jg. 1912/13, Nr. 50, S. 553. 3, 603.

Häberle, A., Ein Fall von Doppelmißbildung. (Dicephalus tribrachius.) Beitr. z. Geburtsh. u. Gynäkol. 18, S. 39—52. 1, 38.

Häberle, A., Über angeborene Pulmonalatresie und Aortenstenose. Zeitschr. f. Geburtsh. u. Gynaekol. Bd. 75, H. 1, S. 124—131. 3, 713.

Hässner, H., Beiträge zur Lehre fetaler Knochenkrankheiten. Stud. z. Pathol. d. Entwickl. Bd. 1, H. 1, S. 12—49. 3, 712.

Hanson, D. S., Fetal abnormality complicating delivery. (Geburtskomplikation durch fötale Mißbildung.) Cleveland med. journal Bd. 12, Nr. 5, S. 323—324. 2, 502

Hart, D. Berry, On the pressure experienced by the foetus in utero during pregnancy; with special reference to achondroplasia (chondrodystrophia foetalis.) (Über den Druck, den der Foetus während der Schwangerschaft in utero erleidet; mit besonderer Beziehung zur Achondroplasie [Chondrodystrophia foetalis].) Edinburgh med. journal Bd. 10, Nr. 6, S. 496—501 u. Transact. of the Edinburgh obstetr. soc. Bd. 38, S. 249—259. 2, 300; 4, 157.

Heide, C. C. van der, Intrauterine Traumen bei Neugeborenen. Ned. maandschr. v. verlosk. en vrouwenz. Jg. 2, Nr. 1, S. 3—50. (Holländisch.) 1, 798.

Heijl, Carl, Weitere Untersuchungen über die akardialen Mißgeburten. Frankfurt. Zeitschr. f. Pathol. Bd. 13, H. 3, S. 411—433. 3, 252.

Hellseid, W. L., Über universellen Hydrops bei Neugeborenen. Dissertation: München. 4, 361.

Heyn, A., Steißtumor. Zeitschr. f. Geburtsh. u. Gynaekol. Bd. 73, H. 2, S. 469—478. 2. 334.

Heynemann, Demonstration stereoskopischer Röntgenbilder. 15. Versamml. d. dtsch. Ges. f. Gynaekol. Halle a. S., 14.—17. Mai 1913. 1, 734.

Hillmann, J., Ein Fall von Archinencephalie mit medianer Spaltung der Oberlippe. Dissertation: Bonn. 4, 362.

Hochsinger, Karl, Ein Fall von angeborenem Turmschädel. Monatsschr. f. Kindheilk., Orig. Bd. 12, Nr. 8, S. 502—504. 4, 558.

Jansen, Murk, The causation of the condition known as achondroplasia. (Die Ursache des als Achondroplasie bekannten Zustandes.) Journal of anat. a. physiol. Bd. 47, S. 360—362. 2, 139.

Jansen, Murk, Das Wesen und das Werden der Achondroplasie. Eine Abhandlung über Wachstumsstörung embryonaler Zellgruppen, verursacht durch Amniondruck in den verschiedenen Stadien der Skelettentwicklung. (Anencephalie, Achondroplasie, Kakomelie.) Aus d. Engl. übers. v. G. Hohmann u. E. Windstosser. Stuttgart: Enke. VIII, 114 S. M. 5.—. 5, 47.

Jaroschy, Wilhelm, Zur Kenntnis des klinischen Bildes der Chondrodystrophia foetalis. Bruns Beitr. z. klin. Chirurg. 83, S. 379—418. 1, 442.

Ipsen, C., Ein Fall von foetaler, vollständiger Atresie des Aortenostiums mit Stenose der aufsteigenden Brustaorta und Hypoplasie des linken Ventrikels und Vorhofs auf dem Boden einer angeborenen Endokarditis. (Demonstration.) Vierteljahrsschr. f. gerichtl. Med. 45, Suppl.-H. 1, Verhandl. d. 8. Tages d. dtsch. Gesellsch. f. gerichtl. Med. S. 207—218. 1, 500.

Kaiser, Angeborene Mißbildung. (Ges. f. Natur- u. Heilk., Dresden, Sitzg. v. 18. X. 1913.) Münch. med. Wochenschr. Jg. 60, Nr. 51, S. 2859. 4, 42.

Kalledey, Lajos, Schwangerschaft nach Akromegalie. Zentralbl. f. Gynaekol. Jg. 37, Nr. 28, S. 1030—1033. 2, 498.

Kalmanowitsch, Frieda, Schwere Veränderungen der Extremitäten eines Neugeborenen als Folge der Geburt bei Uterus bicornis unicollis. Gynaekol. Rundsch. Jg. 7, H. 14, S. 512—515. 2, 605.

Keefe, John W., Stenosis of the pylorus in infancy with report of cases. (Pylorusstenose bei Säuglingen.) (Transact. of the Americ. assoc. of obstetr. a. gynecol., 26. ann. meet., Providence, Rhode Island, 16.—18. IX. 1913.) Americ. journal of obstetr. a. dis. of women a. childr. Bd. 68, Nr. 5, S. 957—964. 3, 638.

Kondring, Bilder eines Neugeborenen mit einer medianen Spaltbildung des Gesichts, der sog. Doggennase. (Nordostdtsch. Ges. f. Gynaekol., Sitzg. v. 15. III. 1913.) Monatsschr. f. Geb. u. Gynaekol. Bd. 37, H. 5, S. 680—681. 2, 186.

Kondring, Heinrich, Basale sphenoorbitale Meningocelé. Monatsschr. f. Geburtsh.
  u. Gynaekol. Bd. 38, H. 2, S. 170—176.   3, 714.
Küster, Hermann, Intrauterine Amputation des Oberschenkels mit Verschluß von
  Harnröhre und Mastdarm. Zeitschr. f. Geburtsh. u. Gynaekol. Bd. 73, H. 2, S. 554
  bis 565.   2, 410.
Kuskowa, P. W., Zur Frage der Pylorusstenose bei Säuglingen. Ein Fall von Py-
  lorospasmus bei einem 8 monatigem Kinde. Med. Rundschau Bd. 80, Nr. 12,
  S. 13—47. (Russisch.)   3, 414.
Läwen, A., Über einen Fall von kongenitaler Wirbel-, Bauch-, Blasen-, Genital- und
  Darmspalte mit Verdoppelung des Coecums und des Wurmfortsatzes. Zieglers
  Beitr. z. pathol. Anat. u. z. allg. Pathol. 55, S. 575—594.   1, 500.
La Fétra, L. E., An early case of chondrodystrophy with radiogram and necropsy.
  Americ. journal of dis. of child. 5, S. 18—24.   1, 75.
Le Gendre, Indications générales du traitement de l'obésité chez les enfants. (All-
  gemeine Richtlinien bei der Behandlung der kindlichen Fettsucht.) Rev. prat.
  d'obstétr. et de paediatr. Jg. 26, H. 10, S. 306—320.   4, 95.
Leplat, Georges, Description et interprétation d'un foetus humain cyclope. (Be-
  schreibung und Erklärung einer menschlichen Cyklopenfrucht.) Arch. d'ophtalmol.
  Bd. 33, Nr. 8, S. 469—477.   3, 92.
Lerda, Guido, Zur Behandlung der Syndaktylie. Zentralbl. f. Chirurg. Jg. 40,
  Nr. 36, S. 1396—1397.   3, 32.
Lichtenstein, M., Über einen Fall von angeborener Bauchspalte. Dissertation:
  München.   4, 429.
Liebich, Ernst, Über einen Fall von Transposition der großen Gefäße. Zentralbl.
  f. Gynaekol. Jg. 37, Nr. 16, S. 570—572.   1, 703.
Ligabue, Piero, Contributo allo studio della spina bifida. (Beitrag zum Studium
  der Spina bifida.) Clin. chirurg. Jg. 21, Nr. 11, S. 2353—2402.   4, 464.
Lundsgaard, C., Zwei Fälle von angeborener doppelseitiger Cystenniere bei Neu-
  geborenen. (Ver. f. Gynaekol. u. Obstetr., 79. Sitz.) Ugeskrift for Laeger Jg. 75,
  Nr. 50, S. 2018. (Dänisch.)   3, 713.
Lundsgaard, C., Demonstration von Mikrophotographien vom Rückenmark eines
  Amelos. (Ver. f. Gynaekol. u. Obstetr., 79. Sitz.) Ugeskrift for Laeger Jg. 75,
  Nr. 50, S. 2019. (Dänisch.)   3, 714.
Lundsgaard, Christen, Eigentümliche Veränderungen im Rückenmarke eines
  Neugeborenen (kongenitale Syringomyelie). Zeitschr. f. d. ges. Neurol. u. Psychiatr.,
  Orig. Bd. 20, H. 2, S. 279—304.   4, 429.
Martin et Berny, Spina-bifida. Myélo-méningocèle. (Spina bifida. Myelomeningo-
  cele.) Bull. de la soc. d'obstétr. et de gynécol. de Paris Jg. 2, Nr. 3, S. 314—316.
                                                                         3, 413.
Martius, K., Ein Fall von persistierender wahrer Kloake mit bandförmigem Ovarium
  und anderen seltenen Mißbildungen im Urogenitalsystem. Frankfurter Zeitschr. f.
  Pathol. 12, S. 47—62.   1, 110.
Mayerhofer, Ernst, Zwei Fälle von sogenannter Sklerodermie der Neugeborenen.
  Mitteilg. d. Ges. f. inn. Med. u. Kinderheilk. i. Wien Jg. 12, Nr. 12, S. 180. 4, 638.
Mees, Richard, Kleinhirnexstirpation bei einem Fall von angeborener Hydren-
  cephalocele occipitalis. Beitr. z. Geburtsh. u. Gynäkol. 18, S. 1—7. 1, 40.
Mencière, Louis, Ostéotomie pour rorrection de l'attitude vicieuse du membre
  dans la paralysie obstétricale du membre supérieur. Influence de la correction de
  l'attitude sur la fonction elle-même. (Observations de malades.) (Osteotomie zur
  Verbesserung einer fehlerhaften Haltung des Armes auf Grund von Lähmung bei
  der Geburt. Der Erfolg der Operation in funktioneller Beziehung.) Gynécologie
  Jg. 17, Nr. 4, S. 205—212.   2, 507.
Mitchell, J. Elmsly, Urachal fistula. (Urachusfistel.) Brit. med. journal Nr. 2732,
  S. 984—985.   2, 186.
Monier, A., et G. Roche, Monstre célosomien. (Mißbildung mit Bauchspalte.)
  Bull. de la soc. d'obstétr. et de gynécol. de Paris Jg. 2, Nr. 7, S. 616—618. 4, 429.
Monier, A., et G. Roche, Récidive conceptionelle de monstre exencéphalien.
  Grossesse gémellaire comprenant 1 foetus normal et 1 monstre exencéphalien.
  (Wiederholung einer exencephalen Mißgeburt bei zwei folgenden Schwangerschaften.
  Zwillingsschwangerschaft mit einem normal gebildeten Foetus und einem Exence-
  phalus.) Bull. de la soc. d'obstétr. et de gynécol. de Paris Jg. 2, Nr. 7, S. 618—622.
                                                                         3, 639.
Moro, Kind mit Myotonia congenita. (Naturhist.-med. Verein, Heidelberg, Sitzg.
  v. 6. V. 1913.) Münch. med. Wochenschr. Jg. 60, Nr. 34, S. 1912.   3, 187

Motta, Oliveira, Hydrocephalus als Geburtskomplikation. Brazil-medico Jg. 27,
    Nr. 40, S. 431. (Portugiesisch.)   3, 706.
Myers, Frances Merriam, Some unusual obstetrical complications. With reports
    of cases. (Mitteilung einiger ungewöhnlichen geburtshilflichen Komplikationen).
    New York med. journal Bd. 97, Nr. 23, S. 1178—1181.   3, 81.
Nebesky, Oskar, Über einen operierten Fall von angeborener Sakralgeschwulst.
    Gynaekol. Rundschau Jg. 7, Nr. 21, S. 773—778.   3, 554.
Nolte, R., Über Foetus compressus sive papyraceus. Dissertation: Kiel.   4, 429.
Nyhoff, Mummifizierte Zwillinge. Nederl. gyn. verenig., Sitzungsber. 9. III. 1913.
    (Holländisch.)   1, 568.
Oldekop, A. M., Hernia cerebri; anus vestibularis, aplasia digiti. Monatsschr. f.
    Geburtsh. u. Gynaekol. 28, S. 407—417. (Russ.).   1, 500.
Ombrédanne, L., Malformations congénitales par brides amniotiques.   (Ange-
    borene Mißbildungen durch amniotische Stränge.) Rev. d'orthop. Jg. 24, Nr. 3,
    S. 277—280.   2, 78.
Omi, K., Sarkom der Bauchdecken. Dissertation: München.   4, 429.
Oster, A., Über einen Fall von Doppelmißbildung: Dicephalus tribrachius. Disser-
    tation: Würzburg.   4, 429.
Park, A report of fourteen cases of spina bifida and one of sacrococcygeal tumor.
    (Bericht über 14 Fälle von Spina bifida und einen Fall von Sacrococcygeal-Tumor.)
    Buffalo med. journ. 68, S. 437.   1, 800.
Pern, S., Some congenital abnormalities of the thyroid gland. (Einige kongenitale
    Abnormitäten der Schilddrüse.)   Austral. med. journal Bd. 2, Nr. 101, S. 1087
    bis 1090.   2, 780.
Pfreimbter, Über sogenannte angeborene Wassersucht. (Naturwiss. med. Ges.,
    Jena. Sekt. für Heilk. Sitz. vom 27. II. 1913.) Münch. med. Wochenschr. 60,
    Nr. 17, S. 951.   1, 703.
Pokahr, W., Über angeborenen partiellen Riesenwuchs mit besonderer Berück-
    sichtigung eines Falles von Riesenwuchs der unteren Körperhälfte. Dissertation:
    Königsberg.   4, 362.
Rachmanow, A., Ein Fall von Encephalocele occipitalis (Hirnbruch ohne Cysten-
    bildung). Frankf. Zeitschr. f. Pathol. Bd. 13, H. 3, S. 402—410.   3, 554.
Radwańska, W. v., Der angeborene gänzliche Prolapsus uteri bei einem mit Spina
    bifida behafteten Neugeborenen. Gynaekol. Rundschau. Jg. 7, H. 14, S. 515—517.
                                                                            2, 780.
Reed, Edward N., Infant disemboweled at birth, appendectomy successful. (Even-
    tratio eines Kindes bei Geburt, erfolgreiche Appendektomie.) Journal of the Americ.
    med. assoc. Bd. 61, Nr. 3, S. 199.   2, 653.
Remy, S., Note sur la coloration du liquide amniotique dans un cas d'éventration du
    foetus. (Notiz über die Färbung des Fruchtwassers bei Foetus mit Eventration.)
    Bull. de la soc. d'obstétr. et de gynécol. de Paris Jg. 2, Nr. 7, S. 654—656. 3, 454.
Rendu, André, Amputations congénitales, partielle à gauche, complète à droite,
    des deux avant-pieds. (Angeborene Amputation beider Vorderfüße, links zum Teil,
    rechts total.) (Soc. des sciences méd., Lyon, séance 14. V. 1913.) Lyon méd. Bd. 121,
    Nr. 36, S. 390—391.   3, 32.
Reyher, P., Über bemerkenswerte Ossificationsbefunde an den Händen bei fötaler
    Chondrodystrophie. Fortschr. a. d. Geb. d. Röntgenstrahl. Bd. 20, H. 4, S. 408—413
                                                                            2, 509
Rössle, Uterus bicornis unicollis mit mächtiger Hypertrophie des einheitlichen Cervix-
    teiles. (Naturwiss.-med. Ges., Jena, Sitzg. v. 13. Nov. 1913.) Münch. med. Wochen-
    schr. Jg. 60, Nr. 51, S. 2862.   4, 42
Rotch, Thomas Morgan, Three types of occlusion of the esophagus in early life
    (Drei Typen von Oesophagusverschluß im Kindesalter.) (Transact. of the Americ
    pediatr. soc., meet. 5.—7. V. 1913.) Americ. journal of obstetr. Bd. 68, Nr. 2
    S. 380—381.   3, 413
Rudaux, P. et Le Lorier, Du rôle de la syphilis sur la genèse des anomalies
    foetales. (Die Rolle der Syphilis in der Genese der Mißbildungen.)   Clinique
    (Paris) Jg. 8, Nr. 47, S. 741—744.   5, 78
Russell, A. W., and Alex. Mills Kennedy, Teratoma of the thyroid in a foetus
    (Teratom der Schilddrüse bei einem Foetus.) Journal of obstetr. a. gynaecol. o:
    the Brit. emp. 23, S. 109—114.   1, 443
Sachs, E., Über einen Holoacardius mit ausgebildetem Rumpf, Extremitäten und
    Kopfskelett. Monatsschr. f. Geburtsh. u. Gynaekol. Bd. 37, H. 5, S. 639—659
                                                                            2, 186

Sauvage, C., De l'oedème généralisé du foetus. (Über allgemeines Ödem des Foetus.) Ann. de gynécol. et d'obstétr. Jg. 40, (H. 7), S. 385—397. 2, 781.

Savariaud, Fracture intra-utérine chez un enfant nouveau-né consolidée au moyen d'appareils plâtrés successifs. (Intrauterine Fraktur bei einem Neugeborenen mittels häufig erneuerter Gipsverbände zur Konsolidierung gebracht.) Bull. et mém. de la soc. de chirurg. de Paris Bd. 39, Nr. 26, S. 1125. 2, 574.

Scheffzek, Sakralparasit. (Gynaekol. Ges. Breslau. Sitzg. v. 4. III. 1913.) Monatsschr. f. Geburtsh. u. Gynaekol. Bd. 37, H. 6, S. 876—878. 2, 271.

Scheicher, A., Mißbildungen mit Verwischung des Geschlechtscharakters. (Nebst einem kasuistischen Beitrag.) Dissertation.: München. 4, 362.

Schemensky, W., Zur Frage der Chondrodystrophia foetalis und ihre Begrenzung gegen andere äußerlich ähnliche Wachstumsanomalien. Dissertation: Jena. 5, 78.

Schohl, A., Über den sogen. Mongolenfleck. Dissertation: München. 3, 713.

Schumann, Edward A., Observations upon the formation of terata. (Bemerkungen über die Bildung von Mißgeburten.) Americ. journal of obstetr. Bd. 67, Nr. 6, S. 1159—1165. 2, 771.

Die Morphologie der Mißbildungen des Menschen und der Tiere. Ein Hand- und Lehrbuch für Morphologen, Physiologen, prakt. Ärzte und Studierende. Hrsg. von Ernst Schwalbe, Tl. 3: Die Einzelmißbildungen. Jena. 4, 557.

Schwalbe, Ernst, Über die Methoden und den Wert des Vergleichs menschlicher und tierischer Mißbildungen. Vergleichende Teratologie. Stud. z. Pathol. d. Entwickl. Bd. 1, H. 1, S. 1—11. 3, 554.

Setschko, A., Ein Fall von Wachstumsanomalie einer Frucht. Russ. Monatsschr. f. Geburtsh. u. Gynaekol. 28, S. 293—294. (Russisch.) 1, 443.

Sheill, Spencer, Congenital cystic tumour. (Kongenitaler, cystischer Tumor.) Transact. of the roy. acad. of med. in Ireland Bd. 31, S. 402—403. 4, 287.

Sieburg, E., Zur Chemie der Hydrocephalusflüssigkeit. Hoppe-Seylers Zeitschr. f. physiol. Chem. Bd. 86, H. 6, S. 503—510. 2, 728.

Simon, Etude clinique de quelques monstruosités foetales portant sur l'extrémité céphalique. (Klinische Untersuchungen über einige fötale Mißbildungen des Kopfes.) Thèse: Paris. 4, 362.

Simpson, G. C. E., Congenital anomalies connected with the development of the umbilicus. (Kongenitale Nabelmißbildungen.) Liverpool med.-chirurg. journal Bd. 33, Nr. 64, S. 427—436. 3, 301.

Smith, Richard R., Intra-uterine fracture. Report of a case and a review of the literature. (Intrauteriner Knochenbruch. Bericht über einen Fall und Literaturübersicht.) Surg., gynecol. a. obstetr. Bd. 17, Nr. 3, S. 346—356. 3, 638.

Snoo, de, Herz mit fehlendem rechten Ventrikel. Demonstration. Niederländ. gynaecol. Ges. Sitzungsber. v. 12. I. 1913. (Holländisch.) 1, 250.

Speese, John, Report of a case cf hydrocephalus. (Bericht über einen Fall von Hydrocephalus.) Arch. of pediatr. Bd. 30, Nr. 8, S. 600—602. 3, 135.

Spina bifida; meningocele. (Spina bifida; Meningocele.) Surg. clin. of John B. Murphy Bd. 2, Nr. 2, S. 265—274. 3, 554.

Stauffer, P., Un cas de défect partiel congénital de la colonne vertébrale et de la moëlle épinière avec fente thoraco-abdomino-pelvienne. (Fall teilweisen angeborenen Fehlens der Wirbelsäule und des Marks mit Brust-Bauch-Beckenspalte.) Dissertation: Lausanne. 4, 429.

Steinert, Ernst, Angeborene Atresie des Oesophagus. Gastrostomie. (Landes-Findelanst., Prag.) Prag. med. Wochenschr. Jg. 38, Nr. 32, S. 447—448. 4, 42.

Stratz, C. H., Foetus papyraceus. Zeitschr. f. Geburtsh. u. Gynaekol. Bd. 74, H. 2/3, S. 914—919. 3, 508.

Strauch, August, Congenital stenosis of the pylorus. (Angeborene Pylorusstenose.) Med. rec. Bd. 84, Nr. 9, S. 386—388. 3, 590.

Swoboda, Norbert, Chondrodystrophisches Kind einer chondrodystrophischen Zwergin. Mitteilg. d. Ges. f. inn. Med. u. Kinderheilk. in Wien Jg. 12, Nr. 10, S. 141—145. 3, 134.

Symmers, Douglas, and G. H. Wallace, Observations on the pathological changes in the thyroid gland in a cretinistic variety of chondrodystrophia foetalis. (Beobachtungen über pathologische Veränderungen der Thyreoidea bei kretinistischer Varietät der fötalen Chondrodystrophie.) Arch. of internal med. Bd. 12, Nr. 1, S. 37—48. 3, 92.

Twining, Daniel O., A case of exomphalos. (Über einen Fall von Exomphalos.) Journal of obstetr. a. gynaecol. of the British emp. Bd. 24, Nr. 5, S. 277. 4, 208.

Usener, Walther, Über Nabelschnurbruch. Jahrb. f. Kinderheilk. 77, S. 181—189.
        1, 151.
Uthmöller, Schwere Geburten nach Vaginäfixur, ein Fall kompliziert durch einen
        Foetus papyraceus. Zentralbl. f. Gynäkol. Jg. 37, Nr. 18, S. 653—655.   1, 846.
Vogt, E., Die geburtshilfliche Bedeutung des Status hypoplasticus. 15. Versamml. d.
        dtsch. Ges. f. Gynaekol. Halle a. S., 14.—17. Mai 1913.   1, 773.
Voron et Loaec, Volumineuse tumeur de la région sacrée chez un nouveau-né.
        (Großer Tumor in der Regio sacralis bei einem Neugeborenen.) Bull. de la soc.
        d'obstetr. et de gynécol. de Paris Jg. 2, Nr. 8, S. 694—696.   4, 363.
Wachs, I., Über einen menschlichen Janiceps asymmetrus mit Geburtsverlauf.
        Dissertation: Leipzig.   4, 429.
Wagner, G. A., Über familiäre Chondrodystrophie. (Beitrag zur Ätiologie und
        Pathogenese der Chondrodystrophie.) Arch. f. Gynaekol. Bd. 100, S. 70—134.
        3, 139
Waldeyer, W., Das Skelett eines Scheinzwitters. Sitzungsber. d. kgl. preuß. Akad.
        d. Wiss. Bd. 20, S. 368—380.   2, 139
Weber, H., Zwei Fälle von Anencephalie. Dissertation: München.   4, 429
Weizmann, M., Fötale Peritonitis und Gynatresien. Dissertation: Berlin.   3, 555
Werth, J., Ein Lithokelyphopaedion in utero. Dissertation: Berlin.   3, 555
Winkler, L., Intraperitoneales Teratom bei einem Neugeborenen. Dissertation
        Heidelberg.   4, 362
Wolff, Bruno, Über die Herkunft des Amnioswassers. Berl. klin. Wochenschr. Jg. 50
        Nr. 31, S. 1437—1441.   3, 73
Zurhelle, Erich, Osteogenesis imperfecta bei Mutter und Kind. (Beitrag zur Frage
        der Identität dieser Erkrankung mit der Osteopsathyrosis idiopathica.) Zeitschr
        f. Geburtsh. u. Gynaekol. Bd. 74, H. 2/3, S. 942—950.   3, 553

Hebammenwesen und -Unterricht.

Ahlfeld, F., Die Händedesinfektion in den verschiedenen Ausgaben des preußischen
        Hebammen-Lehrbuches. Zeitschr. f. Medizinalbeamte Jg. 26, Nr. 9, S. 346—353
        2, 140
Baas, Karl, Mittelalterliche Hebammenordnungen. Festschrift f. Sudhoff. Arch
        f. d. Gesch. der Naturwiss. d. Technik Bd. 6, S. 1—7.   3, 714
Backhaus, Erfahrungen über Fortbildungskurse der Hebammen. (Ges. f. Geburtsh
        u. Gynäkol., Leipzig, Sitzg. v. 21. IV. 1913.) Zentralbl. f. Gynaekol. Jg. 37, Nr. 38
        S. 1404.   3, 94
Baker, S. Josephine, The function of the midwife. (Der Beruf der Hebamme.
        Woman's med. journal Bd. 23, Nr. 9, S. 196—197.   3, 348
Baldassari, La levatrice: quello che è e quello che dovrebbe essere. (Die Hebamme
        wie sie ist, und wie sie sein sollte.) Ginecol. minore Jg. 6, Nr. 9, S. 132—134. 4, 512
Baldassari, D., Per l'istruzione delle levatrici. (Über die Ausbildung der Hebammen.
        Ginecol. minore Jg. 6, Nr. 1, S. 12—13.   3, 95
Bericht, offizieller, über die Verhandlungen des 5. Verbandstages des preußischen Heb
        ammen-Verbandes am 28. u. 29. VIII. 1912 im Gewerbehause zu Danzig. Berlin
        144 S. M. 1.—.   4, 559
Bossi, L. M., Manuale di ostetricia (ginecologia minore), per le levatrici. 2. ediz
        curata ed ampliata da V. de Blasi. (Geburtshilfliche Handgriffe [kleine Gynae
        kologie] durch die Hebamme.) Milano. XV. 497 S. L. 4.50.   4, 287
Bossi, L. M., La „ginecologia minore" al suo 6° anno di vita. (Zum 6. Lebensjahr
        der Zeitschrift „Ginecologia minore".) Ginecol. minore Jg. 6, Nr. 1, S. 3—4. 2, 510
Brennecke, Der Kampf um die Gesundung der geburtshilflichen Ordnung in eine
        Sammlung alter und neuer Beiträge beleuchtet. Magdeburg: Lichtenberg & Bühling
        VII, 360 S. M. 5.—.   3, 187
Cody, Edmond F., The registered midwife: a necessity. (Die „eingeschriebene
        [approbierte] Hebamme — ein Bedürfnis.) Boston med. a. surg. journal 168, S. 41
        418.   1, 568
Cohn, Michael, Aufgaben und Leistungen unserer Säuglingsfürsorgestelle un
        die Mitarbeit der Hebammen. Zeitschr. f. Säuglingsschutz 5, S. 54—69. 1, 407
Donnarumma, Benilde Corsini, L'analisi delle orine in rapporto all'arte del
        levatrice. (Urinanalyse in der Hebammentätigkeit.) Ginecol. minore Jg. 6, Nr.
        S. 25—27.   2, 510
Ekstein, Emil, Zum Exodus der klinischen Vorstände anläßlich der 6. Tagung de
        „Vereinigung zur Förderung des Hebammenwesens" in Halle a. S. Ann. f.
        ges. Hebammenw. Bd. 4, H. 4, S. 351—355.   4, 4

Fehling, H., und G. Walcher, Lehrbuch der Geburtshilfe für Hebammen auf Grund der 14. Aufl. von Fr. K. Nägele's Lehrbuch völlig neu bearb. 5. verb. Aufl. Tübingen: Laupp. VIII, 191 S. M. 4.—. 2, 575.

French, Margaret, Babies, a book for maternity nurses. (Babys. Ein Buch für Wochenbettspflegerinnen.) London: Macmillan. 80 S. 3, 93.

Freund, Hermann, Organisation der Hebammenschulen. Ann. f. d. ges. Hebammenwes. d. In- u. Auslandes Bd. 4, H. 2, S. 141—162. 2, 140.

Grumme, F., Ein Widerspruch im preußischen Hebammenlehrbuch, Ausgabe 1912. Zeitschr. f. Medizinalbeamte Jg. 26, Nr. 17, S. 656—657. 3, 93.

Hartmann, Karl, Hebammenausbildung, die Hebung des Hebammenstandes und ärztliche Praxis. Gynaekol. Rundsch. 7, S. 175—181. 1, 444.

Hauser, Über Hebammennachprüfungen. Ann. f. d. ges. Hebammenwes. d. In- u. Auslandes Bd. 4, H. 2, S. 101—116. 2, 78.

Die deutschen Hebammen-Lehranstalten im Jahre 1913. Berlin. 20 S. M. —.50. 4, 287.

Holste, C., Vorschläge zur Verbesserung des neuen preußischen Hebammenlehrbuches. Berl. klin. Wochenschr. 50, S. 400—402. 1, 349.

Huntington, James Lincoln, The midwife in Massachusetts: her anomalous position. (Die abnorme Lage der Hebamme in Massachusetts.) Boston med. a. surg. journal 168, S. 418—421. 1, 704.

Kindler, Arno, Säuglingsfürsorge und Hebammen. Zeitschr. f. Medizinalbeamte Jg. 26, Nr. 22, S. 847—850. 3, 714.

Kirstein, Über die Beziehungen der geburtshilflichen Wissenschaft zu den Fragen des Hebammenstandes. Ann. f. d. ges. Hebammenw. Bd. 4, H. 4, S. 303—319. 3, 715.

Kosmak, Geo. W., Does the average midwife meet the requirements of a patient in confinement? A comparison between the facilities afforded by lying-in charities and the average midwife. (Entspricht die Durchschnittshebamme den Anforderungen, welche während der Geburt und im Wochenbett an sie gestellt werden? Vergleich zwischen den durch unentgeltliche Gebäranstalten gebotenen Annehmlichkeiten und den Leistungen der Durchschnittshebamme.) Bull. of the lying-in hosp. of the city of New York 9, S. 15—25. 1, 652.

Krohne, Die den Hebammen, Hebammenlehrern und Kreisärzten durch die Neuauflage des preußischen Hebammenlehrbuches erwachsenden Aufgaben. Ann. f. d. ges. Hebammenwes. 4, S. 1—63. 1, 251, 252, 350.

Kühn, Wilh., Neues medizinisches Fremdwörterbuch für Schwestern, Samariter, Heilgehilfen, Krankenpfleger und gebildete Leserkreise. 3. bedeut. verm. u. verb. Aufl. Leipzig: Krüger & Co. 1913. II, 124 S. M. 1.50. 2, 540.

Kuschel, Statistisches aus Hebammentagebüchern. Zeitschr. f. Medizinalbeamte Jg. 26, Nr. 16, S. 617—621. 3, 93.

Lassalle, C. F., Notes on midwifery, specially for midwives. (Bemerkung über Hebammenkunst, besonders für Hebammen.) Edinburgh. 138 S. sh. 2/6. 4, 559.

La Torre, F., I rapporti fra gli ostetrici e le levatrici. (Geburtshelfer und Hebammen.) Clin. ostetr. Jg. 15, Nr. 1, S. 2—11. 2, 302.

Lumpe, Zur Händedesinfektion für Hebammen. Ann. f. d. ges. Hebammenwes. 4, S. 87—91. 1, 309.

Martius, Heinrich, Festalkol, ein neues Händedesinfektionsmittel für die Hebammen- und Außenpraxis. Dtsch. med. Wochenschr. Jg. 39, Nr. 43, S. 2088 bis 2091. 3, 575.

Meier, Josef, Hebammenausbildung und Säuglingspflege vor 400 Jahren. Bl. f. Säuglingsfürs. 4, S. 132—141 u. 165—167. 2, 139.

Mészáros-Eisenstein, Karl, Reflexionen und Vorschläge zur Hebammenreform mit spezieller Rücksicht auf Ungarn. Ann. f. d. ges. Hebammenw. Bd. 4, H. 4, S. 320 bis 347. 4, 511.

Murray, H. Leith, Percivall Willughby's „Observations in midwifery, as also the countrey midwife's opusculum" (circe 1670). („Geburtshilfliche Erfahrungen, Vademekum für Hebammen".) Liverpool med.-chirurg. journal 33, S. 178—186. 1, 309.

Pazzi, M., L'organizzazione di classe delle levatrici italiane. (Klassenorganisation der italienischen Hebammen.) Ginecol. minore Jg. 6, Nr. 3, S. 33—35. 4, 512.

Pazzi, Muzio, La stampa periodica e la levatrice. (Die periodische Presse und die Hebamme.) Ginecol. minore Jg. 6, Nr. 7, S. 102—107 u. Nr. 8, S. 115—121. 3, 508.

Pittinger, Fürsorgerin oder Hebamme? Bl. f. Säuglingsfürs. Jg. 5, H. 2, S. 38—43. 4, 287.

Polizeiverordnung über die Berufspflichten der Hebammen. Preußen. Reg.-Bez. Düssel-
    dorf. Vom 13. August 1912. (Samml. v. Bekanntm. u. Verordn. d. Stadt Duisburg.
    Jg. 3, Nr. 1.) Veröff d. kais. Gesundheitsamts Jg. 37, Nr. 16, S. 384 bis 387. **1**, 652.
Poten, W. A., Postgraduate Courses for midwives in Prussia. (Wiederholungskurse
    für Hebammen in Preußen.) Ann. f. d. ges. Hebammenwes. **4**, S. 64—82.   **1**, 309,
                                                                                              443.
Poten, W. A., Wiederholungslehrgänge für Hebammen. Thesen. Ann. f. d. ges.
    Hebammenwes. d. In- u. Auslandes Bd. **4**, H. 2, S. 100.   **2**, 140.
Rapmund, Otto, Säuglingspflege und Hebammen. Zeitschr. f. Medizinalbeamte
    Jg. **26**, Nr. 24, S. 928—930.   **4**, 427.
Rezza, Teresio, La ginecologia nella pratica della levatrice. (Die Gynaekologie in
    der Praxis der Hebamme.) Lucina Jg. **18**, Nr. 10, S. 149—156 u. Nr. 11, S. 165
    bis 179.   **4**, 43.
Rieländer, A., Die Ausbildung „gebildeter Frauen" als Hebammen, eine Antwort
    auf den Aufsatz von Rissmann: Kann man die Einrichtung spezieller Kurse für
    „gebildete Frauen" empfehlen? Ann. f. d. ges. Hebammenwes. **4**, S. 83—86. **1**, 501.
Rinehart, J. S., Chairman's address before the section on obstetrics and gynecology.
    (Rede des Vorsitzenden an die Sektion für Geburtshilfe und Gynaekologie.) Journal
    of the Arkansas med. soc. Bd. **10**, Nr. 2, S. 41—42.   **2**, 746.
Rissmann, Die Vereinigung zur Förderung des Hebammenwesens. Ann. f. d. ges.
    Hebammenw. Bd. **4**, H. 4, S. 348—350.   **3**, 715.
Rissmann, Die Ausbildung von Säuglingspflegerinnen in ihren Beziehungen zu den
    Hebammenschwestern und zu den Krankenschwestern.   Gynäkol. Rundsch. **7**,
    S. 11—13.   **1**, 44.
Rissmann, Thesen zu dem Thema „Nachprüfungen". Ann. f. d. ges. Hebammenwes.
    d. In- u. Auslandes Bd. **4**, H. 2, S. 137—140.   **2**, 79.
Royer, B. Franklin, Midwives in Pennsylvania. (Die Hebammen in Pennsylvanien.)
    (Med. soc. Pennsylvania, Scranton sess., gen. meet. 25. IX. 1912.) Pennsylvania
    med. journal Bd. **16**, Nr. 4, S. 289—294.   **2**, 186.
Rühle, Walter, Die Organisation der Hebammenlehranstalten.   Ann. f. d. ges.
    Hebammenwes. d. In- u. Auslandes Bd. **4**, H. 2, S. 163—235.   **2**, 139.
Rühle, Walter, Vereinigung zur Förderung des Hebammenwesens. Frauenarzt
    Jg. **28**, H. 9, S. 398—405.   **3**, 640.
Semon, M., Über Entbehrlichkeit und weitere Einschränkung der inneren Unter-
    suchung in der Hebammenpraxis. Thesen. Ann. f. d. ges. Hebammenwes. d. In-
    u. Auslandes Bd. **4**, H. 2, S. 98.   **2**, 78.
Sittler, Paul, Die Bestrebungen der Säuglingsfürsorge und ihre Unterstützung durch
    die Hebammen. Straßburg. med. Zeit. Jg. **10**, H. 11, S. 249—252.   **4**, 284.
Spaet, Frz., und Frdr. Stenglein, Das ärztliche Gebührenwesen in Bayern.
    Nebst e. Anh.: Die Gebühren der Bader und Hebammen.   2. umgearb. Aufl.
    München: Beck. XVII, 419 S. M. 8.—.   **3**, 508.
Verhandlungen der Vereinigung zur Förderung des Hebammenwesens. 6. Tagung in
    Halle a. S. am 13. Mai 1913. Ann. f. d. ges. Hebammenwes. Bd. **4**, H. 3, S. 237—301.
                                                                                 2, 687.
Walther, Wiederholungslehrgänge für Hebammen. Thesen. Ann. f. d. ges. Hebammen-
    wes. d. In- u. Auslandes Bd. **4**, H. 2, S. 99—100.   **2**, 78.
Walther, H., Nachprüfungen für Hebammen. (Ergänzung zu dem 1911 erstatteten
    Referate über die Wiederholungslehrgänge für Hebammen.) Ann. f. d. ges. Heb-
    ammenwes. d. In- u. Auslandes Bd. **4**, H. 2, S. 117—136.   **2**, 79.
Walther, Heinr., Leitfaden zur Pflege der Wöchnerinnen und Neugeborenen zum
    Gebrauche für Wochenpflege- und Hebammen-Schülerinnen. Mit Vorwort zur 1.
    Aufl. v. Herm. Löhlein. 4. verm. u. verb. Aufl. Wiesbaden: Bergmann. XXV,
    206 S. u. 25 Temperaturzettel. M. 2.65.   **3**, 384.
Westphalen, F., Seitenanlage intra partum und „enogene" Infektion. (Bemerkung
    zur Neuauflage des Hebammenlehrbuches.) Zentralbl. f. Gynäkol. **37**, S. 280.
                                                                                 1, 308.
Wile, Ira S., Immigration and the midwife problem. (Einwanderung und Heb-
    ammenproblem.) Bull. of the Americ. acad. of med. Bd. **14**, Nr. 3, S. 196—202.
                                                                                 2, 334.
Wolf, W., Das Hebammenwesen. Reichs-Med.-Anz. **38**, S. 75—77.   **1**, 152.
Ziegler, Charles Edward, The elimination of the midwife. (Die Abschaffung des
    Hebammenstandes.) Journal of the Americ. med. assoc. **60**, S. 32—38. **1**, 153.

Grenzgebiete.

Neurologie und Psychiatrie.

Alperin, M. S., Reflektorische Schmerzempfindungen bei Druck auf den Plexus coeliacus bei entzündlichen Erkrankungen der weiblichen Geschlechtsorgane. Zentralbl. f. Gynaekol. **37**, S. 340—344.   **1,** 361.

Ambrosi, R., Il caso di Bianca Soci. (Der Fall „Bianca Soci".) Una vittoria del prof. Bossi. Ginecol. minore Jg. **6,** Nr. 8, S. 113—114.   **3,** 509.

Ambrosi, R., Il caso di Bianca Soci. Una nuova vittoria delle teorie del prof. Bossi nel campo delle psicapatie d'origine genitale. (Der Fall Bianca Soci. Ein neuer Erfolg der Bossischen Theorien im Gebiete der Psychopathien genitalen Ursprungs.) Ginecol. moderna Jg. **6,** S. 93—98.   **5,** 284.

Babitzki, P., Die Anästhesie des N. ischiadicus. Zentralbl. f. Chirurg. **40,** S. 227 bis 229.   **1,** 405.

Babitzki, P., Zur Anästhesie des N. ischiadicus. Zentralbl. f. Chirurg. **40,** S. 460—461.   **1,** 664.

Baldassari, V. D., Di un caso di emiparesi ripetuta in gravidanza. (Über einen Fal, von wiederholter Hemiparese während de rSchwangerschaft.) Lucina Jg. **18.** Nr. 3, S. 36—45.   **2,** 227,

Ballas, M., Über das Vorkommen von Hysterie in der Gravidität. Dissertation: Kiel.   **4,** 350.

Becker, Werner H., Die Beziehungen der Psychiatrie zu den anderen medizinischen Spezialgebieten. Arch. f. Psychiatr. u. Nervenkrankh. Bd. **51,** H. 3, S. 1095—1105.   **3,** 137.

Bennett, F. C., Hysteria. (Hysterie.) New Orleans med. a. surg. journal Bd. **66,** Nr. 5, S. 362—367.   **3,** 606.

Bericht über die psychiatrische Literatur im Jahre 1912. Allg. Zeitschr. f. Psychiatr. u. psych.-gerichtl. Med. Bd. **70,** Lit.-H. 1, S. 1—204.   **3,** 254.

Bernheim, H., L'hystérie. (Hysterie.) Pari : O. Doin et fils. 450 S. Frcs. 5.—.   **3,** 462.

Birnbaum, Karl, Die kriminelle Eigenart der weiblichen Psychopathen. Archiv. f. Kriminalanthropol. Bd. **52,** Heft 3—4, S. 364—377.   **2,** 188.

Bleuler, E., Der Sexualwiderstand. Jahrb. f. psychoanalyt. u. psychopathol. Forsch. Bd. **5,** Hälfte 1, S. 442—452.   **2,** 607.

Bogdan, Georges, Un nouveau cas d'infanticide commis pendant l'accouchement. (Ein neuer Fall von Kindesmord während der Entbindung.) Rev. prat. d'obstétr. et de gynécol. Jg. 21, Nr. 11, S. 340—344.   **4,** 287.

Bossi, L. M., Eierstocks-Uteruskrankheiten und Psychopathien. Beitr. z. Geburth. u. Gynäkol. **18,** S. 136—146 u. Frauenarzt 28, S. 7—15.   **1,** 28, 212.

Bossi, Psychiatrie und Gynaekologie. Münch. med. Wochenschr. **60,** S. 134—135.   **1,** 263.

Bossi, L. M., A proposito di un impressionante suicidio. (Anläßlich eines ergreifenden Selbstmordes.) Ginecol. minore Jg. **6,** Nr. 2, S. 17—21.   **3,** 414.

Breteille, Étude historique et médicolégale du masochisme. (Historisches und Forensisches über Masochismus.) Thèse. Paris.   **3,** 510.

Brill, A. F., The conception of homosexuality. (Der Begriff der Homosexualität.) Journal of the Americ. med. assoc. Bd. **61,** Nr. 5, S. 335—340.   **3,** 349.

Bruck, Zur Wirkung des Phenakodins bei Kopfschmerzen und Migräne. Klin.-therapeut. Wochenschr. Jg **20,** Nr 39, S. 1182—1186.   **3,** 254.

Bumke, Oswald, Gynaekologie und Psychiatrie. Med. Klin. Jg. **9,** Nr. 30, S. 1194 bis 1196.   **3,** 188.

Busse, Gynaekologische Untersuchungen und Operationen bei Psychosen. (Naturwiss.-med. Ges., Jena, Sitzg. v. 13. XI. 1913.) Münch. med. Wochenschr. Jg. **60,** Nr. 51, S. 2863.   **4,** 44.

Caesar, Gustav, Der migränöse Anfall, seine Kennzeichen, seine Ursachen und sein Wesen unter besonderer Berücksichtigung der Wechselwirkung zwischen Migräne und Sexualleben. Med. Klinik 9, S. 49—53.   **1,** 87.

Camera, Ugo, L'importanza delle nevralgie sciatiche e lombari nella diagnosi de tumori infiammatori tubercolari del bacino. (Über die Bedeutung der Ischias und der Neuralgie im Bereiche der Lumbalnerven für die Diagnose der tuberkulösen Beckentumoren.) Policlinico, sez. prat. Jg. **20,** Nr. 22, S. 769—771.   **2,** 450.

Carstens, J. H., Nervous conditions and their relations to pelvic diseases. (Nervöse
    Störungen und ihre Beziehungen zu Krankheiten der Unterleibsorgane.) New York
    med. journal Bd. 98, Nr. 9, S. 407—410.   3, 189.
Chantemesse, Pierre-Kahn et Mercier, Un cas de surdité totale bilatérale d'ori-
    gine centrale avec troubles aphasiques chez une accouchée albuminurique avec
    amélioration sous forme de surdité verbale. (Ein Fall von totaler zweiseitiger Taub-
    heit von zentralem Ursprung mit aphasischen Störungen bei einer albuminuristischen
    Wöchnerin mit Verbesserung in die Form der Worttaubheit.) Bull. et mém. de la
    soc. méd. des hôp. de Paris Jg. 29, Nr. 15, S. 893—901.   2, 408.
Charles, J. R., The pathology of migraine. (Die Pathologie der Migräne.) Practi-
    tioner Bd. 91, Nr. 3, S. 414—420.   3, 135.
Charon, René, et Paul Courbon, Sein hystérique et suggestion. (Suggestion und
    Brust der Hysterischen.) Nouvel. iconogr. de la salpêtr. Jg. 26, Nr. 2, S. 118—121.
                                                                              3, 289.
Cimbal, W., Taschenbuch zur Untersuchung nervöser und psychischer Krankheiten.
    Eine Anleitung für Mediziner und Juristen, insbesondere für beamtete Ärzte.
    2. verm. Aufl. Berlin, Springer. XV, 211 S. M. 4,40.   1, 711.
Clarke, Geoffrey, The forms of mental disorder occurring in connection with child
    bearing. (Die Formen der Geistesstörungen in Verbindung mit Schwangerschaft.
    Journal of mental science 59. S. 67—74.   1, 212
Commandeur et Bertoye, Grossesse et accouchement chez une tabétique mor-
    phinomane. (Schwangerschaft und Entbindung bei einer morphiumsüchtiger
    tabischen Kranken.) Bull. de la soc. d'obstétr. et de gynécol. de Paris Jg. 2, Nr. 3
    S. 222—225.   3, 245
Courtade, Denis, Influence du spasme de l'uretère dans la pathogénie des para
    lysies vésicales d'origine neurasthérique action des courants galvanc-faradiques
    (Einfluß des Urethralspasmus in der Pathogenese der Blasenparalysen neurasthe
    nischen Ursprungs, behandelt mit glavanisch-faradischen Strömen.) Clin. prat
    méd. chirurg. et spéc. Jg. 9, Nr. 3, S. 56—59 u. Ann. d'électrobiol. et de radicl
    Jg. 16, Nr. 7, S. 425—427.   2, 257; 3, 171
Damaye, Henri, Syndrome paralysie générale subaigu; récidive à l'occasion d'un
    grossesse. (Progressive Paralyse mit subabutem Verlauf; Rückfall bei eine
    Schwangerschaft.) Arch. internat. de neurol. 11, 1 S. 1—7.   1, 72
Delherm, Louis, Action de la radiothérapie dans la sciatique. (Die Wirkung de
    Radiotherapie bei Ischias.) Médicin pratic. Jg. 9, Nr. 17, S. 264.   4, 295
Dercum, F. X., The nervous symptoms of pelvic disease. (Nervöse Symptome be
    Beckenerkrankung.) Americ. med. journal Bd. 41, Nr. 11, S. 767—773.   4, 126
Determann, H., Zur Hydrotherapie der nervösen Schlaflosigkeit. Zeitschr. f. physika
    u. diätet. Therap. 17, S. 85—87.   1, 254
Dolenc, Method, Vierfache Kindesabschlachtung durch die Mutter infolge eine
    Raptus melancholicus. Arch. f. Kriminalanthropol. Bd. 51, S. 48—52.   1, 120
Dragomanow, Ein Fall von psychischem Feminismus. Aus der forensisch psychia
    trischen Kasuistik. Vortrag, geh. in d. russ. Med. Ges. d. Univ. Warschau. 4, 45
Ebstein, Erich, Zur Therapie der Schlaflosigkeit. Ergänzende Bemerkungen zu de
    Abhandlung von O. Moszeik, Berlin. (Nr. 24 dieser Zeitschrift.) Med. Klinik Jg. 9
    Nr. 39, S. 1598.   3, 255
Ellis, Havelock, Sexo-aesthetic inversion. (Sexualästhetische Inversion.) Alienis
    and neurologist Bd. 34, Nr. 2, S. 156—167 u. Zeitschr. f. Psychotherap. u. mec
    Psychol. Bd. 5, H. 3/4, S. 134—162.   2, 272, 607
Ellis, Havelock, The relation of erotic dreams to vesical dreams. (Die Beziehunge
    erotischer zur Blasenträumen.) Journal of abnorm. psychol. Bd. 8, Nr. 3, S. 13
    bis 167.   3, 137
Engelhard, J. L. B., Über Schwangerschaftspsychosen und den Einfluß der Schwar
    gerschaft auf bestehende psychische und neurologische Krankheiten. Neder
    Tijdschr. voor verloskunde en gynaecologie 21, S. 1—102. (Holländisch.) 1, 433
Enriquez, Ed., et R.-A. Gutmann, La sciatique appendiculaire (appendicit
    claudicante.) (Appendicitis mit Hinken.) Bull. et mém. de la soc. méd. des hôp
    de Paris Jg. 29, Nr. 23, S. 1238—1245.   2, 755
Enriquez, Ed., et René A. Gutmann, La fausse coxalgie d'origine appendiculaii
    (une 2e forme d'appendicite claudicante). (Falsche Coxalgie hervorgerufen durc
    Appendicitis [eine zweite Form der „Appendicitis mit Hinken"].) Bull. et mén
    de la soc. méd. des hôp. de Paris Jg. 29, Nr. 26, S. 175—179.   2, 757
Faas, J., Über die Schwangerschaftstetanie. Dissertation: Erlangen.   4, 35

Farkas, Martin, Hat die Hydrotherapie unmittelbare psychische Wirkungen? Pest. med.-chirurg. Presse Jg. 49, Nr. 21, S. 173—176. 2, 196.

Fingerhut, F., Zur Lehre von den transitorischen Bewußtseinsstörungen während der Geburt. Dissertation: Kiel. 4, 355.

Flatau, G., Zur Psychologie des Schamgefühls. Zeitschr. f. Psychotherap. u. med. Psychol. Bd. 5, H. 5, S. 269—293. 3, 606.

Fraipont, F., De la chorée pendant la grossesse. (Über Chorea in der Schwangerschaft.) Scalpel et Liège méd. Jg. 65, Nr. 41, S. 687—694. 1, 648.

Friedel, Gynaekologische Untersuchungen und Operationen bei Psychosen. (Naturwiss.-med. Ges., Jena, Sitz. v. 13. XI. 1913.) Münch. med. Wochenschr. Jg. 60, Nr. 51, S. 2863. 4, 44.

Fuchs, Adolf, Versuchter Familienmord einer Schwangeren. Ein Beitrag zur forensischen Beurteilung der konstitutionellen Verstimmung. Arch. f. Kriminal-Anthropol. u. Kriminalist. Bd. 55, H. 3/4, S. 345—349. 4, 44.

Gelb, A., Bibliographie der deutschen und ausländischen Literatur des Jahres 1912 über Psychologie, ihre Hilfswissenschaften und Grenzgebiete, mit Unterstützung von Prof. H. C. Warren. Zeitschr. f. Psychol. u. Physiol. d. Sinnesorg. Bd. 66, H. 5/6, S. 321—506. 3, 414.

Gilbert, A., Traitement de la migraine. (Die Behandlung der Migräne.) Paris méd. Nr. 24, S. 585—587. 2, 187.

Gilles, R., Grossesse et accouchement chez une femme atteinte de spina bifida. (Schwangerschaft und Geburt bei einer an Spina bifida leidenden Frau.) Bull. de la soc. d'obstétr. et de gynécol. de Paris Jg. 2, Nr. 5, S. 520—521. 3, 238.

Göring, M. H., Sexualdelikte Geisteskranker. Zeitschr. f. d. ges. Neurol. u. Psychiatr., Ref. u. Erg. Bd. 7, H. 6, S. 649—673. 2, 411.

Graves, W. P., Relationship between gynecological and neurological diseases. (Über die Beziehungen zwischen gynaekologischen und Nervenerkrankungen.) Boston med. a. surg. journal Bd. 169, Nr. 16, S. 557—567. 3, 606.

Greiwe, John E., Ptosis of the colon, its relation to auto-intoxication and neurasthenia. (Ptosis des Kolon, ihre Beziehung zur Autointoxikation und Neurasthenie.) Lancet-clin. Bd. 109, Nr. 21, S. 558—562. 3, 398.

Gunzburg, I., Die physiologische Behandlung der Ischias. Zeitschr. f. physikal. u. diätet. Therap. Bd. 17, H. 7, S. 398—402. 2, 783.

Hartung, Erich, Fall von Dementia paralytica und Geburt. Dtsch. med. Wochenschr. 39, S. 72—73. 1, 39.

Hausmann, Theodor, Die Psoaspalpation und der Psoasschmerz. Münch. med. Wochenschr. Jg. 60, Nr. 45, S. 2517—2519. 4, 96.

Haymann, Hermann, Menstruationsstörungen bei Psychosen. Zeitschr. f. d. ges. Neurol. u. Psychiatr., Orig. Bd. 15, H. 5, S. 511—527. 1, 745.

Heykes, M., Beitrag zur Lehre der Schwangerschaftslähmungen. Dissertation: Kiel. 5, 191.

Hirschfeld, F., Untersuchungen des Nervensystems bei 62 Fällen von Parametritis posterior. Dissertation: Berlin. 3, 483.

Hoff, R., Zur Kasuistik der Chorea gravidarum nach den Krankengeschichten der Leipziger Klinik. Dissertation: Leipzig. 4, 350.

Hohmann, A., Über Puerperalpsychosen. Dissertation: Königsberg. 43 S. 5, 192.

Hübner, A. H., Lehrbuch der forensischen Psychiatrie. Bonn. M. 28.—. 4, 287.

Huet, Accidents gravido-tabétiques. (Gravidität und Tabes.) Thèse de Lille. Nr. 19. 64 S. 5, 192.

Jahnel, Franz, Ein Beitrag zur Kenntnis der geistigen Störungen bei der Eklampsie. Arch. f. Psychiatr. u. Nervenkrankh. Bd. 52, H. 3, S. 1095—1115. 3, 670.

Jaspers, Karl, Allgemeine Psychopathologie. Ein Leitfaden für Studierende. Ärzte und Psychologen. Berlin: Springer. XV, 338 S. M. 8,80. 3, 605.

Imhof, A., Über Geisteskrankheit und Osteomalacie. Zeitschr. f. d. ges. Neurol. u. Psychiatr., Orig. 14, S. 137—157. 1, 88.

Joltrain, Ed., Syndrome méningé fruste d'origine syphilitique ayant simulé une affection abdominale. (Verborgene meningitische Syndromesyphilitischen Ursprungs, eine Unterleibserkrankung vortäuschend.) Bull. de la soc. franç. de dermatol. et de syphiligr. Jg. 24, Nr. 7, S. 363—365. 2, 783.

Jones, H. MacNaughton, The relation of puberty and the menopause to neurasthenia. (Die Beziehungen von Pubertät und Menopause zur Neurasthenie.) Med. brief Bd. 41, Nr. 8, S. 485—491. 3, 137.

Keiffer, De la sensibilité du foetus aux émotions maternelles. (Beeinflussung der Frucht durch Gemütsbewegungen der Mutter.) Bull. de la soc. belge du gynécol. et d'obstétr. Bd. 24, Nr. 4, S. 301—304 u. Ann. et bull. de la soc. roy des sciences méd. et natur. de Bruxelles Jg. 71, Nr. 6, S. 169—172.　**3**, 455; **4**, 87.

Kirchberg, Paul, Psychische Störungen während der Geburt. Arch. f. Psychiatr. u. Nervenkrankh. Bd. **52**, H. 3, S. 1153—1163.　**3**, 707.

Knappe, W., Die Generationspsychosen in der Provinzial-Heil- und Pflegeanstalt zu Osnabrück. Dissertation: Greifswald.　**4**, 44.

König und Linzenmeier, Über die Bedeutung gynaekologischer Erkrankungen und den Wert ihrer Heilung bei Psychosen. Arch. f. Psychiatr. u. Nervenkrankh. Bd. **51**, H. 3, S. 1002—1054.　**3**, 94.

Kuerbitz, W., Der Geisteszustand der Kindermörderinnen. Arch. f. Kriminalanthropol. **52**, S. 39—60.　**1**, 611.

Ladame, Paul, Inversion sexuelle et pathologie mentale. (Sexuelle Inversion und Geisteskrankheit.) Rev. de méd. lég. Jg. **20**, Nr. 11, S. 321—324.　**4**, 44.

Ladame, Paul-Louis, Névroses et sexualité. (Neurosen und Sexualleben.) L'encéphale **8**, S. 51—72 u. 157—180.　**1**, 405.

Langbein, R., Beitrag zur Behandlung der Ischias mit epiduralen Injektionen. Dtsch. med. Wochenschr. **39**, S. 20—21.　**1**, 163.

Lapinsky, M. N., Die Bedeutung der Headschen hyperästhetischen Zonen für die Diagnostik der symptomatischen Gesichtsneuralgie und für die Behandlung derselben bei gynaekologischen Affektionen. Neurol. Zentralbl. Jg. **32**, Nr. 11, S. 674 bis 686.　**2**, 302.

Lapinsky, Michael, Die latente Form der Neuralgie des N. cruralis und ihre diagnostische Bedeutung bei den Erkrankungen der Organe des kleinen Beckens. Zeitschr. f. d. ges. Neurol. u. Psychiatr., Orig. Bd. **20**, H. 3, S. 386—424.　**4**, 559.

Latzko, Fall von Spina bifida occulta. (Geburtsh.-gynaekol. Ges., Wien. Sitzg. v. 11. II. 1913.) Zentralbl. f. Gynaekol. Jg. **37**, Nr. 35, S. 1294.　**3**, 138.

Le Fur, L'impuissance génitale et son traitement. (Geschlechtliche Impotenz und ihre Behandlung.) Paris: A. Maloine. Fr. 1.—.　**3**, 349.

Léger, De l'origine habituellement névropathique des vomissements graves dits incoercibles de la grossesse et de leur traitement par la psychothérapie. (Der meist neuropathische Ursprung des schweren, sog. unstillbaren Erbrechens in der Schwangerschaft und seine psychotherapeutische Behandlung.) Journal d'accouchements **34**, S. 100—101 u. Sem. gynécol. **18**, S. 65—66.　**1**, 489; 380.

Lewis, S. E., Pregnancy complicated by epileptic fits, burns, and the status epilepticus. Caesarean section. Recovery. (Schwangerschaft, kompliziert durch epileptische Anfälle, Verbrennungen und Status epilepticus, Kaiserschnitt, Heilung.) Journal of the roy. army med. corps Bd. **20**, Nr. 6, S. 706—708.　**2**, 563.

Lizcano, P., Adnexentzündung und Neurose vom operativen Standpunkt. Siglo méd. Jg. **60**, Nr. 3094, S. 193—195. (Span.)　**2**, 484.

Lomer, Georg, Über einige Beziehungen zwischen Gehirn, Keimdrüsen und Gesamtorganismus. Arch. f. Psychiatr. u. Nervenkrankh. Bd. **51**, H. 2, S. 578—586.　**3**, 190.

Mack, C. W., The psychiatrical aspects of a sterilization law. (Ansicht eines Psychiaters über das Sterilisationsgesetz.) Journal of the Michigan State med. soc. Bd. **12**, Nr. 8, S. 421—424.　**2**, 784.

M'Murtrie, Douglas C., Principles of homosexuality and sexual inversion in the female. (Homosexualität und konträre Sexualempfindung beim Weibe.) Americ. journal of urol. Bd. **9**, Nr. 3, S. 144—153 u. Arch. f. Kriminial-Anthropol. u. Kriminalist. Bd. **55**, H. 1/2, S. 141—147.　**2**, 83; **3**, 510.

Macnaughton-Jones, H., The relation of puberty and the menopause to neurasthenia. (Beziehung von Pubertät und Menopause zur Neurasthenie.) Lancet **184**, S. 879—881.　**1**, 518.

Mayer, A., Die Lehre Bossis und die Gynaekologie. Wien. klin. Wochenschr. **26**, S. 499—501.　**1**, 454.

Mello-Leitao, Treatment of nocturnal enuresis in children. (Behandlung des nächtlichen Bettnässens der Kinder.) Pediatrics **25**, S. 27—34.　**1**, 756.

Messa, G. E., Contributo allo studio delle neuriti traumatiche puerperali. (Beitrag zur Kenntnis der traumatischen Puerperalneuritis.) Ginocologia Jg. **9**, Nr. 23, S. 689 bis 706.　{**2**, 267.

Morris, Robert T., Stigmata of decadence in gynecology. (Stigmata der Decadenz in der Gynaekologie.) New York State journal of med. Bd. 13, Nr. 10, S. 527—529.
3, 417.
Moszeik, O., Zur Therapie der Schlaflosigkeit. Med. Klinik Jg. 9, Nr. 24, S. 954—955.
2, 272.
Näcke, P., Die Zeugung im Rausche. Dtsch. med. Wochenschr. Jg. 39, Nr. 28, S. 1367—1368.
2, 493.
Näcke, P., Die Zeugung im Rausche. Mitteilg. 3. Zeitschr. f. d. ges. Neurol. u. Psychiatr., Orig. Bd. 17, H. 4, S. 474—484.
2, 491.
New, Gordon B., Post-operative hysterical hiccough. (Postoperativer Singultus auf hysterischer Grundlage.) Saint Paul med. journal Bd. 15, Nr. 9, S. 465—466.
3, 215.
Obregia, M., C. Parhon, et C. Urechia, Recherches sur les glandes génitales testicules et ovaires dans la démence précoce. (Untersuchungen über die Geschlechtsdrüsen [Hoden und Ovarien] bei der Dementia praecox.) Encéphale 8, S. 109—117.
1, 368.
Oldfield, Carlton, Some pelvic disorders in relation to neurasthenia. (Einige Erkrankungen der Beckenorgane in ihrer Beziehung zur Neurasthenie.) Practitioner Bd. 91, Nr. 3, S. 335—343.
3, 137.
Opitz, Erich, Einiges über Beziehungen von Entzündungen des Dickdarms zu den weiblichen Geschlechtsteilen und zu funktionellen Neurosen. Zeitschr. f. Geburtsh. u. Gynaekol. Bd. 73, H. 2, S. 362—389.
2, 319.
Ortenau, G., The gynaecological treatment of nervous diseases. (Gynaekologische Behandlung nervöser Erkrankungen.) Med. Review 16, S. 75—77.
1, 263.
Palmer, Chauncey D., Some practical considerations for the relief and cure of the functional neuroses of women. (Betrachtungen über die Behandlung funktioneller Neurosen bei Frauen.) Lancet-clin. Bd. 110, Nr. 24, S. 611—617.
4, 126.
Parisse, Eugénie, Rôle du système nerveux dans l'étiologie des rétrodéviations utérines chez les nullipares. (Beteiligung des Nervensystems an der Ätiologie der Gebärmutterverlagerungen bei Nulliparen.) Sem. gynécol. Jg. 18, Nr. 19, S. 149 bis 150.
2, 159.
Passow, Carl Adolf, Zur Kasuistik von Psychosen während der Schwangerschaft. Berl. klin. Wochenschr. Jg. 50, Nr. 36, S. 1662—1664.
3, 79.
Pazzi, Muzio, Disordini psichici della donna in rapporto con le funzioni sessuali normali e patologische. (Psychische Störungen in Beziehung zu den normalen und pathologischen Funktionen des weiblichen Geschlechtsapparates.) Bull. delle scienze med. Jg. 84, Nr. 6, S. 365—398.
2, 511.
Pazzi, Muzio, Influenza dei traumi psichici e fisici sulla mestruazione, sulla gravidanza, sul parto, sul puerperio e sull'allattamento. (Einfluß psychischer und physischer Traumen auf Menstruation, Schwangerschaft, Geburt, Wochenbett und Stillgeschäft.) Arte ostetr. Jg. 27, Nr. 7, S. 97—101.
1, 819.
Peretti, J., Noch einiges zum Kapitel: Gynaekologie und Psychiatrie. Med. Klin. 9, S. 255—256.
1, 406.
Phleps, Eduard, Die Tetanie. Handb. d. Neurol. Bd. 4, Spez. Neurol. 3. S. 159—240. Berlin: Springer.
2, 272.
Pick, Alois, Die Behandlung der Appetitlosigkeit mit besonderer Berücksichtigung ihrer nervösen Formen. Mitteilg. d. Ges. f. d. ges. Therap. Jg. 1, H. 3, S. 14—29.
2, 22.
Picqué, Lucien, Hystérie et chirurgie. (Hysterie und Chirurgie.) Rev. de psychiatr. Bd. 17, Nr. 6, S. 221—238.
3, 191.
Picqué, Lucien, et Émile Georghiu, Ectopie rénale et troubles mentaux. (Nierenektopie und Geistesstörungen.) Encéphale Jg. 8, Nr. 7, S. 35—49.
3, 191.
Pierra, Louis, Sur quelques particularités de la menstruation chez les neuroarthritiques. (Über Besonderheiten bei der Menstruation der Neuro-Arthritiker.) Rev. mens. de gynécol., d'obstétr. et de pédiatr. 8, S. 85—95.
1, 677.
Porchownik, J. B., Übertragen der Schmerzempfindungen bei Erkrankungen der Genitalsphäre. Monatsschr. f. Geburtsh. u. Gynaekol., Jg. 28, H. 5/6, S. 719—734. (Russisch.)
3, 190.
Raimist, J. M., Hysterie. Zur Frage über die Entstehung hysterischer Symptome. Berlin: Karger. 101 S. M. 3.50.
3, 136.
Reinhardt, Ad., Phlebektasien und Varicen des Nervus ischiadicus. Frankfurt. Zeitschr. f. Pathol. Bd. 13, H. 3, S. 353—389.
3, 461.
Robinson, William J., Sexual neurasthenia, its causes, symptoms, and treatment. (Die sexuelle Neurasthenie, ihre Ursachen, Symptome und Behandlung.) Americ. journal of clin. med. Bd. 20, Nr. 5, S. 393—399.
3, 191.

Rochaix, Contribution à l'étude des troubles mentaux d'origine puerpérale. (Puerperale Geistesstörung.) Thèse de Lyon. Nr. 77. 367 S.   5, 76.
Rosenfeld, M., Über die Beziehungen des manisch-depressiven Irreseins zu körperlichen Erkrankungen. Allg. Zeitsschr. f. Psychiatr. 70, S. 185—204.   1, 518.
Rothfeld, J., Über Dystrophia adiposo-genitalis bei Hydrocephalus chronicus und
bei Epilepsie. Jahrb. f. Psychiatr. u. Neurol. Bd. 34, H. 1/2, S. 137—151.   3, 349.
Rowland, Eleanor, Report of experiments at the state reformatory for women at
Bedford, New York. (Bericht über Experimente an der Frauenbesserungsanstalt
des Staates New York zu Bedford.) Psychol. rev. Bd. 20, Nr. 3, S. 245—249.
                                                                             2, 238.
Sawicki, Br., Meningocele sacralis anterior. Przeglad chirurgiczny i ginekologiczny
Bd. 9, H. 2, S. 129—154. (Polnisch.)   3, 417.
Schaefer, J., Über Gravidität im Verlaufe der progressiven Paralyse. Dissertation:
Kiel.   4, 350.
Scheer, W. M. van der, Osteomalacie und Psychose. Arch. f. Psychiatr. Bd. 50,
S. 815—985 u. Bd. 51, H. 1, S. 79—208.   2, 272.
Schockaert, R., Psychopathies d'origine génitale. (Psychische Störungen infolge
von Genitalveränderungen.) Bull. de la soc. belge de gynécol. et d'obstétr. Bd. 23,
Nr. 10, S. 263—277; Rev. mens. de gynécol., d'obstétr. et de pédiatr. Jg. 8, Nr. 6,
S. 373—388, Ginecol. min. Jg. 6, Nr. 10, S. 145—153 u. Ginecol. moderna Jg. 6,
S. 24—37.   2, 141; 3, 189; 4, 363; 5, 284.
Schultze, B. S., Über Diagnose und operative Behandlung der Genitalkrankheiten
der weiblichen Irren. Med. Klinik 9, S. 16—17.   1, 48.
Schultze, B. S., Diagnosis and operative treatment of the diseases of the genitalia
in the female insane. (Diagnose und operative Behandlung gynaekologischer Leiden
bei geisteskranken Frauen.) Americ. journal of obstetr. 67, S. 114—120.   1, 164.
Sibley, W. Knowsley, Psychopathia sexualis: erotic dreams. (Psychopathia
sexualis: Erotische Träume.) Urol. a. cutan. rev. Bd. 17, Nr. 6, S. 308—309. 3, 190.
Sichel, Max, Der Geisteszustand der Protistuierten. Zeitschr. f. d. ges. Neurol. u.
Psychiatr., Orig. 14, S. 445—482.   1, 456.
Silvestre, Julien, Les vomissements du nourrisson dans les maladies du système
nerveux et les troubles névropathiques. (Das Erbrechen des Säuglings bei den
Krankheiten des Nervensystems und den neuropathischen Störungen.) Clin. infant.
Jg. 11, Nr. 11, S. 335—339.   2, 464.
Sinnhuber, Franz, Die Differentialdiagnose der Ischia und der akuten und chronischen Hüftgelenkserkrankungen des jugendlichen Alters. Festschrift zum 60. Geburtstage v. Otto v. Schjerning S. 48—61.   3, 304.
Sippel, Albert, Über differentiell-diagnostische Schwierigkeiten in der Gynaekologie. Dtsch. med. Wochenschr. 39, S. 263—265.   1, 121.
Spire, Polynévrite gravidique sans vomissements incoercibles. (Polyneuritis in der
Gravidität ohne Hyperemesis.) Bull. de la soc. d'obstétr. et de gynécol. de Paris
Jg. 2, Nr. 5, S. 500—504.   3, 238.
Steyerthal, Armin, Der Hysteriebegriff. Fortschr. d. Med. Jg. 31, Nr. 36, S. 981
bis 986.   3, 136.
Stoddart, W. H., Puerperal insanity. (Über puerperale Psychosen.) Clin. journal
Bd. 42, Nr. 12, S. 189—192.   2, 462.
Stolfel, A., Neues über das Wesen der Ischias und neue Wege für die operative Behandlung des Leidens. Münch. med. Wochenschr. Jg. 60, Nr. 25, S. 1365—1368.
                                                                             2, 716.
Suggs, L. A., Ovarian neuralgia. (Ovarial-Neuralgie.) Texas State journal of med.
Bd. 9, Nr. 8, S. 245—246.   4, 320.
Tannenbaum, Samuel A., Sexual abstinence and nervousness. (Sexuelle Abstinenz und Nervenleiden.) Americ. journal of urol. Bd. 9, Nr. 6, S. 290—322.
                                                                             2, 607.
Toulouse, E., et L. Marchand, Influence de la menstruation sur l'épilepsie. (Der
Einfluß der Menstruation auf die Epilepsie.) Rev. de psychiatr. Bd. 17, Nr. 5,
S. 177—184.   2, 359.
Traugott, Rich., Die nervöse Schlaflosigkeit und ihre Behandlung. 3. umgearb.
u. verm. Aufl. Würzburg: Kabitzsch. VI, 117 S. M. 2.—.   3, 349.
Trembur, F., Neuere, insbesondere röntgenologische und cystoskopische Befunde bei
erwachsenen Enuresis-nocturna-Kranken. Med. Klinik Jg. 9, Nr. 37, S. 1494—1497.
                                                                             3, 446.
Tronchin, Les fatiguées. (Die Ermüdeten.) Rev. prat. d'obstétr. et de gynécol.
Jg. 21, H. 7, S. 202—204.   2, 717.

Türkel, Siegfried, Liebe zum Gatten als „überwertige Idee". Ein psychologischer Beitrag zur Kasuistik des Betruges. Arch. f. Kriminal-Anthropol. u. Kriminalist. Bd. 55, H. 3/4, S. 328—344. **3, 715.**

Urstein, M., Die Bedeutung des Abderhaldenschen Dialysierverfahrens für die Psychiatrie und das korrelative Verhältnis der Geschlechtsdrüsen zu anderen Organen mit innerer Sekretion. Wien. klin. Wochenschr. Jg. 26, Nr. 33, S. 1325—1331 **3, 146.**

Van der Bogert, Frank, Enuresis and chronic digestive disturbances. (Enuresis und chronische Darmstörungen.) New York State journal of med. Bd. 13, Nr. 12, S. 646—649. **4, 334.**

Van der Bogert, Frank, Enuresis and chronic digestive disturbances. (Enuresis und chronische Darmerkrankungen.) (Transact. of the med. soc. of the State New York, Sect. on pediatr.) Americ. journal of obstetr. Bd. 67, Nr. 6, S. 1269—1271. **2, 488.**

Vinchon, Jean, Le fétichisme de la poupée et le vol aux étalages. (Der Puppenfetischismus und der Diebstahl in den Auslagen.) Rev. de méd. légale Jg. 20, Nr. 10, S. 289—301. **3, 510.**

Wall, Max. Über die Weiterentwicklung frühgeborener Kinder mit besonderer Berücksichtigung späterer nervöser, psychischer und intellektueller Störungen. Monatsschr. f. Geburtsh. u. Gynaekol. 37, S. 456—486. **1, 704.**

Wiesel, Josef, Agenitalismus und Hypogenitalismus. Die Bindegewebsdiathese als Ursache multiglandulärer Störungen. (Insuffisance pluriglandulaire.) Handb. d. Neurol. Bd. 4, Spez. Neurol. 3, S. 407—433, Berlin: Springer. **2, 361.**

Wolfheim, M., Aleudrin, ein neues Beruhigungs- und Schlafmittel. Fortschr. d. Med. Jg. 31, Nr. 34, S. 933—936. **2, 680.**

Zahn, Theodor, Zur Beurteilung der Arbeitsfähigkeit bei nervösen Zuständen. Med. Klinik Jg. 9, Nr. 36, S. 1446—1449. **3, 94.**

Zeiss, E., Beitrag zu den Puerperalpsychosen. Dissertation: Göttingen. **4, 92.**

Gerichtliche Medizin.

Addison, William H. F., and Harold W. How, On the prenatal and neonatal lung. (Die Lunge vor und nach der Geburt.) Americ. journal of anat. Bd. 15, Nr. 2, S. 199—214. **3, 300.**

Arnaud, Avortement criminel. Péritonite diffuse aigue, hystérectomie abdominale totale. Mort en 100 heures. (Krimineller Abort. Akute diffuse Peritonitis, abdominale Totalexstirpation. Tod in 100 Stunden. (Soc. des scienc. méd. Lyon. Seance 9. IV. 1913.) Sem. gynécol. Jg. 18, Nr. 32, S. 256—257. **3, 254.**

Asch, Uterusperforation infolge krimineller Abtreibung. (Gynaekol. Ges. Breslau, Sitzg. v. 11. II. 1913.) Monatsschr. f. Geb. u. Gynaekol. Bd. 37, H. 5, S. 701. **2, 176.**

Balthazard, V., Plaintes et poursuites criminelles contre les médecins, sages-femmes et dentistes. (Klagen und gerichtliche Verfahren gegen Ärzte, Hebammen und Zahnärzte.) Paris méd. Nr. 32, S. 141—146. **2, 431.**

Birnbaum, Karl, Die kriminelle Eigenart der weiblichen Psychopathen. Archiv f. Kriminalanthropol. Bd. 52, Heft 3—4, S. 364—377. **2, 188.**

Blacker, G., Portion of bone knitting needle, used to procure abortion, removed by operation from abdominal cavity; development of a pelvic abscess, faecal fistula, septic pyelonephritis, and general septic injection, with ultimate recovery. (Teil einer beinernen Stricknadel, benützt zur Aborteinleitung, durch Laparatomie aus dem Abdomen entfernt. Entwicklung eines Beckenabscesses, Kotfistel, septische Pyelonephritis und allgemeine Sepsis, endliche Heilung.) Proceed. of the roy. soc. of med., London 6, Obstetr. a. gynaecol. sect. S. 107—111. **1, 475.**

Boas, Hugo, Zur forensischen Bedeutung und Behandlung der mit psychischen Störungen einhergehenden Menstruationszustände. Arch. f. Kriminalanthropologie 53, S. 324—326. **2, 465.**

Bogdan, Georges, Un nouveau cas d'infanticide commis pendant l'accouchement. (Ein weiterer Fall von Kindesmord während der Geburt.) Rev. de méd. lég. Jg. 20, Nr. 6, S. 161—165; Journal de méd. de Paris Jg. 33, Nr. 39, S. 763—764 u. Rev. prat. d'obstétr. et de gynécol. Jg. 21, Nr. 11, S. 340—344 **3, 192, 350; 4, 287.**

Boissard, Al., A propos des avortements criminels. (Über kriminelle Aborte.) Enfance Jg. 1, Nr. 6. S. 431—434. **2, 511.**

Bretschneider, R., Über die Ursachen, Therapie und die forensische Bedeutung

der viclenten Gebärmutterverletzungen. Monatsschr. f. Geburtsh. u. Gynaekol. **37**,
   S. 80—89.   **1, 201.**
Brickner, Suppurating fibroid due to a criminal abortion. (Vereitertes Fibrom infolge
   eines kriminellen Aborts.) (New York obstetr. soc., meet. 11. III. 1813.) Americ.
   journal of obstetr. Bd. **68**, Nr. 1, S. 99.   **2, 599.**
Cimbal, W., Taschenbuch zur Untersuchung nervöser und psychischer Krank-
   heiten. Eine Anleitung für Mediziner und Juristen, insbesondere für beamtete
   Ärzte. 2. verm. Aufl. Berlin, Springer. XV, 211 S. M. 4.40.   **1, 711.**
Corin, G., La mort subite au cours de l'avortement criminel. (Plötzlicher Tod bei kri-
   minellem Abort.) Bull. de l'acad. roy. de méd. de Belgique Bd. **27**, Nr. 3, S. 256—263;
   Arch. internat. de méd. lég. Bd. **4**, Nr. 2, S. 150—157 u. Journal de méd. interne
   Jg. 17, Nr. 20, S. 191—192.   **2, 188; 3, 415; 4, 96**
Corin, G., et H. Welsch, Sur l'utilisation de la méthode d'Abderhalden pour le
   diagnostic de la grossesse en médecine légale. (Die Brauchbarkeit der Abderhalden-
   schen Schwangerschaftsreaktion in der gerichtlichen Medizin.) Bull. de l'acad. roy
   de méd. de Belgique Bd. **27**, Nr. 8, S. 683—695   **3, 605**
Handbuch der ärztlichen Sachverständigen-Tätigkeit hrsg. v. Paul **Dittrich.** Bd. 2
   Hans Chiari: Leichenerscheinungen, Leichenbeschau. Albin Haberda: Behördliche
   Obduktionen. Alexander Kolisko: Plötzlicher Tode aus natürlicher Urasche
   Wien u. Leipzig: Wilhelm Braumüller. VII, 1496 S. u. 2 Taf. M. 42.—.   **4, 365**
Dolenc, Method, Vierfache Kindesabschlachtung durch die Mutter infolge eine
   Raptus melancholicus. Arch. f. Kriminalanthropol. **51**, S. 48—52.   **1, 120**
Douglas, John, Bougie removed from the abdomen ten weeks after introduction pe
   vaginam. (Entfernung eines Bougie aus der Bauchhöhle, 10 Wochen nach Einführun
   desselben in die Vagina.) Americ. journal of obstetr. **67**, S. 25—26.   **1, 157**
Dragomanow, Ein Fall von psychischem Feminismus. Aus der forensisch-psy
   chiatrischen Kasuistik. Vortrag, geh. in d. russ. Med. Ges. d. Univ. Warschau
                                                                     4, 45
Dyrenfurth, Felix, Zum Nachweis des Menstrualblutes durch die Glykogen
   jodreaktion. Zeitschr. f. Medizinalbeamte Jg. **26**, Nr. 12, S. 452—455. **2, 411**
Engau, Zur forensischen Bedeutung der Nabelschnurumschlingung. Vierteljahrsschr
   f. gerichtl. Med. **45**, S. 108—111.   **1, 44**
Fraipont, F., Quelques réflexions à propos de l'avortement. (Einige Betrachtunge
   über den Abortus.) Journal d'accouchements **34**, S. 3—4.   **4, 486**
Frank, Ernst R. W., Über Verletzungen der Harnblasenschleimhaut durch Ab
   treibungsversuche. Vierteljahrsschr. f. gerichtl. Med. Bd. **46**, H. 1, S. 27—41
                                                              3, 170
Freund, Herm., Traumatische Uterusruptur oder Krimen? 15. Versamml. d. dtsch
   Ges. f. Gynaekol. Halle a. S., 14.—17. Mai 1913.   **1, 790**
Fuchs, Adolf, Versuchter Familienmord einer Schwangeren. Ein Beitrag zur fc
   rensischen Beurteilung der konstitutionellen Verstimmung. Arch. f. Krimina
   Anthropol. u. Kriminalist. Bd. **55**, H. 3/4, S. 345—349.   **4, 44**
Göring, M. H., Sexualdelikte Geisteskranker. Zeitschr. f. d. ges. Neurol. u. Psychiatr.
   Ref. u. Erg. Bd. **7**, H. 6, S. 649—673.   **2, 41**
Grover, Arthur L., Fatal peritonitis due to infection with bacillus coli. (Ein Fa
   von tödlicher Peritonitis im Anschluß an eine Infektion mit Kolibacillen nac
   Perforation des Uterus.) Journal of the Americ. med. assoc. Bd. **60**, Nr. 1
   S. 1297.   **2, 200**
Grün, I. W., Die soziale und rechtliche Stellung des Aborts. Verhandl. d. 12. Pirogof
   Kongr., St. Petersburg, 29. V.—5. VI. 1913, Bd. **2**, S. 86—87, (Russisch.) **4, 43**
Guggisberg, Hans, Geburtshilfe und Strafrecht. Bern, Franke.   **1, 40**
Haberda, A., Die gerichtsärztliche Untersuchung in Fällen von Geschlechtsdelikte
   Wien. med. Wochenschr. Jg. **63**, Nr. 39, S. 2485—2492.   **3, 41**
Hübner, A., Zur Ätiologie des Riesenwuchses mit Berücksichtigung seiner forensische
   Bedeutung. Monatsschr. f. Geburtsh. u. Gynaekol. Bd. **38**, Erg.-H., S. 186—21
                                                              2, 40
Impallomeni, Giovanni, e G. B. Colpi, In causa di percosse su donna incint
   seguite a distanza di settantatrè giorni da espulsione di feto macerato. Relazio
   di perizia medico-legale. (Die Ausstoßung eines macerierten Foetus infolge vc
   Schlägen auf eine Schwangere, 73 Tage nach dem Trauma.) Clin. ostetr. **15**, S. 4
   bis 61.   **1, 30**
Josephson, C. D., Ein Nachweis von Spermatozoen in Cervix Uteri in 2 Fälle
   von Notzucht 18 Stunden nach der Gewalttat. Allm. Svenska Läkartidningen 1
   S. 245—257. (Schwedisch.)   **1, 81**

Julien, L., Avortement criminel par perforation de l'utérus. (Krimineller Abort durch Uterusperforation.) Bull. de la soc. d'obstétr. et de gynecol. de Paris Jg. 2, Nr. 5, S. 470—471. **3, 415.**

Kastanajeff, G. M, Zur Frage der Fremdkörper im Uterus. Wratschebnaja Gazeta 20, S. 342—343. **1, 559.**

Kuerbitz, W., Der Geisteszustand der Kindermörderinnen. Arch. f. Kriminalanthropol. 52, S. 39—60. **1, 611.**

Kupferberg, Fingerlange abgebrochene Hutnadel aus dem unteren Uterinsegment einer fiebernden Kreißenden extrahiert. (Mittelrhein. Ges. f. Geburtsh. u. Gynaekol., Sitz. v. 16. II. 1913.) Monatsschr. f. Geburtsh. u. Gynaekol. Bd. 38, Ergänzungsh., S. 402—403. **2, 506.**

Länsimäki, Toivo, Schwere Verletzung der Scheiden-Blasenwand bei krimineller Provokation von Abort. Letale Septicämie. Mitteilg. a. d. gynaekol. Klin. Otto Engström Bd. 10, H. 3, S. 203—217. **3, 77.**

Leers, Otto, Gerichtsärztliche Untersuchungen. Ein Leitfaden für Mediziner und Juristen. Berlin, Springer. XV, 162 S. M. 4.60. **2, 80.**

Lepage, G., Conduite à tenir dans les accidents consécutifs à l'avortement. (Über das Verhalten bei den Folgezuständen von Fehlgeburten.) Semaine gynécol. Jg. 18, Nr. 36, S. 285—286. **3, 340.**

Liebeck, A., Das Tentamen abortus provocandi deficiente graviditate und seine rechtliche Bedeutung. Dissertation: Greifswald u. Monatsschr. f. Geburtsh. u. Gynaekol. Bd. 37, H. 6, S. 757—817. **4, 45; 2, 303.**

Lindemann, Walther, Zum Infektionsbild bei Abortus criminalis (Staphylococcus pyog. aur. haemol., albus, Streptococcus anhaemolyticus u. Bacillus aerogenes capsulatus) dessen Genese una Therapie. Beitr. z. Klin. d. Infektionskrankh. u. z. Immunitätsforsch. Bd. 1, H. 3, S. 447—471. **2, 407.**

Liszt, Eduard Ritter von, Die kriminelle Fruchtabtreibung. Eine Erwiderung. Arch. f. Kriminal-Anthropol. u. Kriminalist. Bd. 55, H. 1/2, S. 98—100. **3, 510.**

Litschkus, L. G., Der kriminelle Abort. Verhandl. d. 12. Pirogoff-Kongr., St. Petersburg, 29. V. bis 5. VI. 1913, Bd. 2, S. 84—86. (Russisch.) **4, 430.**

Ludwig, Fritz, Ureterblasenscheidenfistel nach kriminellem Abort. Zeitschr. f. urol. Chirurg. Bd. 1, H. 5, S. 459—464. **2, 766.**

McCann, Frederick J., Perforation of the fundus uteri post abortum. (Perforation des Fundus uteri nach Abortus.) Proceed. of the roy. soc. of med. Bd. 6, Nr. 7. Obstetr. a. gynaecol. sect. S. 231—234. **2, 458.**

Macht, David I., The action of so-called emmenagogue oils on the isolated uterus, with a report of a case of pennyroyal poisoning. (Die Wirksamkeit sogenannter wehenerregender Öle auf dem isolierten Uterus, nebst Bericht über einen Fall von Poleimünzenvergiftung.) Journal of the Americ. med assoc. Bd. 62, Nr. 2, S. 105—107. **2, 499.**

McMechan, F. Hoeffer, Medicolegal aspects of anaesthesia. (Gerichtlich medizinische Betrachtungen über die Narkose.) Ann. of surg. Bd. 58, Nr. 6, S. 956 bis 974. **4, 386.**

Martin, Ed., Prolaps und Unfall. Ärztl. Sachverst.-Ztg. 19, S. 117—122. **1, 469.**

Meyer, E., Zur Frage des künstlichen Abortes bei psychischen Störungen. (Nordostdtsch. Ges. f. Gynaekol., Sitzg. v. 28. VI. 1913.) Monatsschr. f. Geburtsh. u. Gynaekol. Bd. 38, H. 3, S. 342—346. **3, 509.**

Meyer-Rüegg, H., Der Kampf gegen die kriminelle Fruchtabtreibung. Korrespondenz-Bl. f. Schweiz. Ärzte 43, S. 129—144. **1, 406.**

Näcke, P., Die Zeugung im Rausche. Dtsch. med. Wochenschr. Jg. 39, Nr. 28, S. 1367—1368. **2, 493.**

Näcke, P., Die Zeugung im Rausche. Mitteilg. 3. Zeitschr. f. d. ges. Neurol. Psychiatr. Orig.-Bd. 17, H. 4, S. 474—484. **2, 491.**

Neugebauer, Franz v., 29 Fälle von Tetamen abortus provocandi bei verkannter Extrauterinschwangerschaft. Gynaekol. Rundsch. Jg. 7, H. 11, S. 396—412 **2, 596.**

Neugebauer, Franz v., Nachtrag zu dem Artikel: 29 Fälle von Tentamen abortus provocandi bei verkannter Extrauterinschwangerschaft. Gynaekol. Rundsch. Jg. 7, H. 13, S. 484. **2, 398.**

Nippe, Ergebnisse mikroskopischer Untersuchungen von Lungen Neugeborener für die Feststellung des Gelebthabens. Ärztl. Sachverständ.-Zeit. Jg. 19, Nr. 9, S. 185—188. **2, 187.**

Nippe, Über die gerichtsärztliche Bedeutung neuerer Methoden für die Unterscheidung mütterlichen und fötalen Blutes. Ärztl. Sachverständ.-Zeit. 19, S. 10 bis 12. **1, 43.**

Pazzi, Muzio, Per la profilassi dell'aborto criminoso e dell'infanticidio. (Zur Prophylaxe des kriminellen Abortes und des Kindesmordes.) Lucina Jg. 18, Nr. 2, S. 17 bis 19 u. Nr. 3, S. 33—36. 2, 187.

Pazzi, M., Misure preventive contro l'aborto criminoso e l'infanticidio. (Maßregeln zur Verhütung des kriminellen Abortus und des Kindermordes.) Rass. d'obstetr. e ginecol. Jg. 22, Nr. 9/10, S. 523—536 u. Nr. 11/12, S. 614—630. 4, 430.

Pazzi, M., Concetto giuridico e scientifico dell'infanticidio e dell'aborto criminoso e considerazioni critiche relative. (Gesetzlicher und wissenschaftlicher Begriff des Kindesmordes und des kriminellen Abortes mit kritischen Bemerkungen.) Rass. d'ostetr. e ginecol. Jg. 22, Nr. 4, S. 194—209 u. Nr. 5, S. 267—289. 4, 639.

Pazzi, Muzio, Disordini psichici della donna in rapporto con le funzioni sessuali normali e patologiche. (Psychische Störungen in Beziehung zu den normalen und pathologischen Funktionen des weiblichen Geschlechtsapparates.) Bull. delle scienze med. Jg. 84, Nr. 6, S. 365—398. 2, 511.

Pazzi, Muzio, Correlazione funzionale delle glandole a secrezione interna come elemento di concausa nella mutabilità della personalità psichica della donna. (Funktionelle Wechselbeziehung der endokrinen Drüsen als nebenursächliches Element in der Änderung der psychischen Personalität des Weibes.) Ginecol. moderna Jg. 6, S. 38—47. 5, 496.

Perrando, G. G., Del meconio rispetto agli indizii che ne sono desumibili nelle necroscopie del neonato. (Die Bedeutung des Meconiums bei Sektionen Neugeborener.) Rif. med. 29, S. 325—327, 352—357, 376—380 u. 401—404. 1, 702.

Puppe, G., Perforation de l'uterus au cours d'operations médicales. Examen médico-légal. (Die gerichtsärztliche Beurteilung instrumenteller, durch Ärzte bewirkter Uterusperforationen.) Arch. internat. de méd. lég. Bd. 4, Nr. 2, S. 191—194. 3, 555.

Puppel, Ernst, Erwiderung an Max Hirsch. Monatsschr. f. Geburtsh. u. Gynaekol. 37, S. 508—509. 1, 583.

Remy, S., A propos du foeticide médical. (Über Tötung der Leibesfrucht.) Rev. méd. de l'est Bd. 45, Nr. 8, S. 281—289. 2, 575.

Rintelen, August, Über die forense Bedeutung der Röntgenstrahlen. Eine chronologische Fortsetzung der Abhandlung des Dr. Goldfeld in Bd. 6 des Arch. f. Kriminal-Anthropol. u. Kriminalistik, S. 161. Arch. f. Kriminal-Anthropol. u. Kriminalistik Bd. 54, H. 1/2, S. 114—129. 2, 784.

Rosenfeld, Die strafrechtlichen Grundlagen der Sterilisation. Vierteljahrsschr. f. gerichtl. Med. 45, Suppl.-H. 1, Verhandl. d. 8. Tag. d. dtsch. Ges. f. gerichtl. Med., S. 160—174. 1, 582.

Rosenstein, Tentamen abortus provocandi, graviditate extrauterina. (Gynaekol. Ges, Breslau, Sitz. 29. IV. 1913.) Monatsschr. f. Geburtsh. u. Gynaekol. Bd. 38, H. 1. S. 110—112. 2, 511.

Rupprecht, Die Straffälligkeit der Jugendlichen in Deutschland. Umschau Jg. 17, Nr. 39, S. 820. 3, 464.

Sabrazès, J., P. Lande et L. Muratet, Seconde note sur le sang cadaverique, en médicine légale, du foetus, du nouveau-né et de l'enfant. (Zweite Mitteilung über gerichtlich-medizinische Untersuchungen am Leichenblute vom Foetus, Neugeborenen und Kinde.) Rev. de méd. légale Jg. 20, Nr .9, S. 257—267. 3, 415.

Salles, Miguel, Ein Fall von Scheidenklappenzerreißung durch Einführung eines fremden Fingers in die Scheide. Vierteljahrsschr. f. gerichtl. Med. 45, S. 351—354. 1, 461.

Schechner, Michael, Blutung post abortum et post partum. (Eine forensisch wichtige Bemerkung.) Med. Klin. Jg. 9, Nr. 30, S. 1207. 2, 602.

Schmid, Hans Hermann, Nochmals zum Kampf gegen die kriminelle Fruchtabtreibung. Bemerkungen zu dem Aufsatze von Max Hirsch in Berlin. Zentralbl. f. Gynäkol. 37, S. 207—208. 1, 167.

Singer, Hugo, Versuch einer Fruchtabtreibung bei Gegenwart einer ektopischen Schwangerschaft; zugleich Beiträge zu den violenten Rupturen der Extrauteringraviditäten. Zentralbl. f. Gynaekol. Jg. 37, Nr. 26, S. 961—965. 2, 455.

Sorel, E., Étude histologique du poumon foetal en médecine légale. (Histologische Studie der kindlichen Lunge in der gerichtlichen Medizin.) Arch. méd. de Toulouse Jg. 20, Nr. 19, S. 221—226. 3, 640.

Spinner, J. R., Periodenstörungsmittel. Ein Beitrag zur Kenntnis des kriminellen Kurpfuschertums. Arch. f. Kriminal-Anthropol. u. Kriminalist. Bd. 54, H. 3/4, S. 226—250. 3, 191.

Stock, O., Beitrag zu den Unglücksfällen bei geburtshilflichen Operationen und ihrer gerichtsärztlichen Begutachtung. Dissertation: Erlangen. 4, 45.

Strassmann, La mort des enfants envisagée au point de vue médico-légal. (Der Tod von Kindern vom gerichtsärztlichen Standpunkte.) Ann. d'hyg. publ. et de méd. lég. Bd. 20, Nr. 10, S. 350—365. **3, 555.**

Thomas, Lee W., A study of stillbirths. (Studie über Totgeburten.) New York med. journal Bd. 98, Nr. 9, S. 413—419. **1, 134.**

Thorn, Das Intrapessar in foro. (Med.-Ges., Magdeburg, 10. VI. 1913.) Münch. med. Wochensch. Jg. 60, Nr. 31, S. 1745. **2, 717.**

Tissier, L., L'avortement thérapeutique et la loi. (Aborteinleitung und Gesetz.) Arch. mens. d'obstétr. et de gynécol. 2, S. 52—56 u. Bull. de la soc. de med. leg. de France 45, S. 26—32. **1, 213, 359.**

Turenne, A., Note sur la provocation criminelle de l'avortement dans la grossesse ectopique. (Krimineller Abort bei ektopischer Schwangerschaft.) Arch. mens. d'obstétr. et de gynécol. Jg. 2, Nr. 10, S. 179—181. **3, 510.**

Ungar, Über die Bedeutung des Nachweises kleinerer Mengen von Fruchtwasserbestandteilen in den Luftwegen Neugeborener für die Feststellung der Todesursache. Vierteljahrsschr. f. gerichtl. Med. 45, Suppl.-H. 1, Verhandl. d. 8. Tag. d. dtsch. Gesellsch. f. gerichtl. Med. S. 101—113. **1, 387.**

Waasbergen, G. H., Gerechtelyke verloskunde. (Forensische Geburtshilfe.) Ned. maandbl. v. verlosk. en vrouwanz. Jg. 2, Nr. 4, S. 226—234. **1, 819.**

Waldschmidt, Wilhelm, Die Unterdrückung der Fortpflanzungsfähigkeit und ihre Folgen für den Organismus. Stuttgart, Enke. VIII, 177 S. M. 4.80. **2, 415.**

Wall, Max, Über die Weiterentwicklung frühgeborener Kinder mit besonderer Berücksichtigung späterer nervöser, psychischer und intellektueller Störungen. Monatsschr. f. Geburtsh. u. Gynaekol. 37, S. 456—486. **1, 704.**

Weiss, E. A., Some moral and ethical aspects of feticide. (Einige moralische und ethische Bedenken gegen den Abort.) Americ. journal of obstetr. 67, S. 72—87. **1, 168.**

Welsch, H., et J. Voncken, A propos de l'infanticide par omission recherches sur la mort tardive dans l'asphyxie. (Zur Kindestötung durch Vernachlässigung. Untersuchungen über Spättod bei Asphyxie.) Arch. internat. de méd. lég. Bd. 4, Nr. 2, S. 180—187. **3, 671.**

Zimbler, A., Ein Fall von Uterusperforation durch einen Fremdkörper. Münch. med. Wochenschr. Jg. 60, Nr. 32, S. 1773—1774. **2, 771.**

Zimmermann, Paul, Masturbation und Verbrechen. Geschlecht u. Gesellschaft Bd. 8, H. 6, S. 225—236. **3, 350.**

Zweifel, E., Krimineller Abortivversuch bei nicht bestehender Schwangerschaft. Dtsch. med. Wochenschr. Jg. 39, Nr. 35, S. 1679—1680. **3, 254.**

Soziales, Statistik.

Anthropologie.

Boas, Franz, Veränderungen der Körperform der Nachkommen von Einwanderern in Amerika. Zeitschr. f. Ethnol. Jg. 45, H. 1, S. 1—22. **2, 238.**

Frassetto, F., Proposta d'unificazione della metodologia antropologica. (Vorschlag zur Vereinheitlichung der anthropologischen Methodologie.) Riv. di antropol. 17, S. 363—365. **1, 823.**

Freise, Ferd., Hat der Mensch eine „Paarungszeit"? Die Umschau. Nr. 37, S. 761 bis 762. **3, 142.**

Horst, Maurus, Grundlinien der künftigen Menschenkunde. Polit.-anthropol. Rev. Jg. 12. Nr. 3, S. 141—151. **2, 238.**

Horst, Maurus, Die natürlichen Grundstämme der Menschheit. (Beitr. z. Rassenk. H. 12.) Hildburghausen: Thüring. Verlags-Anst. 35 S. M. —.75. **3, 719.**

Martin, Rud., Lehrbuch der Anthropologie in systematischer Darstellung. Jena. M. 22.—. **4, 157.**

Maxwell, J., Anthropologie, psychologie et sociologie. Une question de méthode. (Methodik in der Anthropologie, Psychologie und Soziologie.) Arch. d'anthropol. crim. Bd. 28, Nr. 234, S. 401—409. **2, 415.**

Pittard, Eugène, Analyse comparative de quelques grandeurs du corps chez les tatars des deux sexes. (Vergleichende Analyse einiger Körpermaße bei Tartaren beiderlei Geschlechts.) Cpt. rend. hebdom. d. séanc. de l'acad. d. scienc. Bd. 157, Nr. 12, S. 498—501. **3, 416.**

Schlaginhaufen, Otto, Die Anthropologie in ihren Beziehungen zur Ethnologie und Prähistorie. Eine akademische Antrittsrede. Jena. Fischer. 20 S. M. —.80. **1, 823.**

Schwalbe, Ernst, Über die Methoden und den Wert des Vergleich· menschlicher und
tierischer Mißbildungen. Vergleichende Teratologie. Stud. z. Pathol. d. Entwickl.
Bd. 1, H. 1, S. 1—11. **3, 554.**
Stadler, Ed., Arbeiten über Rasser- und Gesellschaftsbiologie. Med. Klinik Jg. **9,**
Nr. 37, S. 1510—1511. **3, 96.**
Steiger, Max, Über den Einfluß des Klimas und der Rasse auf das weibliche Ge-
schlechtsleben. Korrespondenzbl. f. Schweiz. Ärzte Jg. **43,** Nr. 28, S. 869—877 u.
Umschau Bd. 17, Nr. 44. **2, 719; 3, 464.**
Vidal, Charles, Étude médicale, physiologique et philosophique de la femme. (Me-
dizinische, physiologische und philosophische Studien über das Woib.) Paris: Bloud
Bloud et Cie. XI, 299 S. Frcs. 5.—. **4, 96.**

Ethnologie.

Berkusky, H., Der Einfluß abergläubischer Vorstellungen auf das wirtschaftliche und
soziale Leben der Naturvölker. Zeitschr. f. Sozialwiss. Jg. **4,** H. 7, S. 489—498 u.
Zeitschr. f. Sczialwiss. Jg. **4,** H. 8/9, S. 567—584. **2, 576, 720.**
Bogdan, Georges, et A. Grosi, Trois nouveaux cas de castration rituelle. (Dre
neue Fälle von ritueller Kastration. Arch. d'anthropol. crim. de méd. lég. Bd. 28
Nr. 233, S. 364—372. **2, 142.**
Chochod, Louis, Les philtres et les talismans d'amour à Hué. (Die Liebestränke
und Liebestalismane zu Hué.) Bull. de l'école franc. d'Extrême-Orient 12, S. 11—13.
2, 143.
Coomaraswamy, Ananda, K., Sati a vindication of the Hindu woman. (Sati, eine
Rechtfertigung des Hinduweibes.) Sociolog. review. 4, S. 116—135. **2, 142.**
Eisenstädter, Jul., Elementargedanke und Übertragungstheorie in der Völker-
kunde. Stuttgart: Strecker & Schröder. VIII, 206 S. M. 10.—. **3, 352.**
Fischer, Eug., Die Rehobother Bastards und das Bastardierungsproblem beim Menschen. Anthropologische und ethnographische Studien am Rehobother Bastardvolk
in Deutsch-Südwest-Afrika, ausgeführt m. Unterstützg. der kgl. preuß. Akademie
der Wissenschaften. Jena: Fischer. VII, 327 S., 19 Taf. M. 16.—. **3, 384.**
Fishberg, Maurice, Die Rassenmerkmale der Juden. (272 S. m. 42 Taf.). München,
Ernst Reinhardt. **1, 168.**
Gilhodes, Ch., Mariage et condition de la femme chez les Katchins (Birmanie). (Ehe
und Stellung der Frau bei den Katschins Birmas.) Anthropos, Rev. intern. d'ethnol.
et de ling. Bd. 8, S. 363—375. **4, 48.**
Grandidier, G., Le marriage à Madagascar. (Die Ehe auf Madagaskar.) Bull. et Mém.
de la Soc. d'anthropol. Paris. Bd. 4, S. 9—46. **3, 718.**
Hodson, T. C., Seasonal marriages. (Saisonheiraten.) Man, a monthly Rec. of anthropol.
science Bd. 13, Nr. 4, S. 5 3—54. **3, 718.**
Hoefler, M., Die Verhüllung, ein volksmedizinischer Heilritus. Janus, Arch. internat.
pour l'hist. de la méd. 18, S. 104—108. **1, 856.**
Joseph, G., Condition de la femme en Côte-d'Ivoire. (Stellung der Frau an der Elfen-
beinküste.) Bull. et mém. soc. d'anthropol., Bd. 4, S. 585—589. **4, 432.**
Kahn, F., Das Versehen der Schwangeren in Volksglaube und Dichtung. Dissertation.
Berlin. **3, 510.**
May, R. E., Die Zahl der Israeliten am Sinai und ihre Fruchtbarkeit in Ägypten.
Zeitschr. f. Demogr. u. Stat. d. Juden Jg. **9,** Nr. 10, S. 141—151 u. Nr. 11, S. 160
bis 167. **3, 718.**
Ploss, Heinrich, und Max Bartels, Das Weib in der Natur- und Völkerkunde.
Anthropologische Studien. 10. verm. Aufl. Neu bearb. u. hrsg. v. Paul Bartels.
Leipzig: Griebens Verlag. XV, 1024 u. 904 S. M. 30.—. **3, 510.**
Regnault, Félix, Les monstres dans l'ethnographie et dans l'art. (Die Monstra in
der Ethnographie und Kunst.) Bull. et Mém. Soc. d'anthropol. Paris 4, S. 400—411.
3, 511.
Scott, I. G., The position of women in Burmah. (Die Stellung der Frauen in Birma.
Sociolog. review **6,** S. 139—146. **2, 142.**
Spiess, C., Heidnische Gebräuche der Evhe-Neger. Archiv f. Religionswiss. Bd. **15,**
S. 162—170. **4, 157.**
Swanwick, H. M., Eastern ideals of women. A note on Dr. Coomaraswamys paper.
(Die Ideale vom Weibe im Osten, eine Bemerkung zu Dr. Coomaraswamy's Arbeit.)
Sociolog. review 4, S. 136—138. **2, 142.**
Tao, P. L. K., The family system in China. (Das Familiensystem in China.) Sociol.
Rev. **6,** S. 46—54. **1, 264.**

Weissenberg, S., Die Formen des ehelichen Geschlechtsverkehrs. Arch. f. Rassen-
u. Gesellschaftsbiol. 9, S. 612—616. 1, 519.
Wilke, Geburt und Mißgeburt in Mythus und Kunst. Die Umschau Jg. 17, Nr. 43,
S. 895—898. 3, 462.

Rassenhygiene.

Barr, Sir James, The positive aspect of eugenics. (Der positive Gehalt der Eugenik.)
Americ. practitioner Bd. 47, Nr. 2, S. 565—577. 4, 96.
Bayer, Heinrich, Läßt sich der künstliche Abortus aus rassehygienischen Gründen
motivieren? Beitr. z. Geburtsh. u. Gynaekol. 18, S. 163—186. 1, 615.
Bertholet, Ed., Die Wirkung des chronischen Alkoholismus auf die Organe des
Menschen, insbesondere auf die Geschlechtsdrüsen. Autoris. Übers. m. Ergänzg.
v. Alfred Pfleiderer. Stuttgart, Mimir Verl. 101 S. 4, 375.
Borntraeger, J., Bewirkt die Geburtenbeschränkung eine Rassenverbesserung?
Düsseldorf, Voss & Co. 16 S. M. 0.60. 2, 236.
Cobb, J. A., Human fertility. (Fruchtbarkeit des Menschen.) Eugenics rev. 4,
S. 379—382. 1, 167.
Darwin, L., The eugenic ideal. (Das eugenetische Ideal.) Eugenics rev. Bd. 5, Nr. 1,
S. 2—9. 1, 823.
Darwin, Leonard, Das Wesen der „Eugenic Education". (Das Wesen der Heran-
bildung eines tüchtigen Menschengeschlechtes.) Eos, Jg. 9, H. 2, S. 81—93. 2, 336.
Dew, H. W., Sterilization of the feeble-minded, insane and habitual criminals. (Steri-
lisieren der Schwachsinnigen, Irrsinnigen und Gewohnheitsverbrecher.) Virginia
med. semi-month. Bd. 18, Nr. 1, S. 4—8. 2, 192.
Drugeon, Etienne-Louis, Néo-malthusisme et eugénique. (Neo-Malthusianismus
und Eugenik.) Rev. internat. de sociol. Jg. 21, Nr. 10, S. 658—660. 3, 416.
Divorce and eugenics. (Ehescheidung und Eugenik.) Eugenics rev. 4, S. 373—378.
1, 167.
Feilchenfeld, W., Die Bestrebungen der Eugenik in den Vereinigten Staaten von
Nordamerika und ihre Übertragung auf deutsche Verhältnisse. Med. Reform Jg. 21,
Nr. 26, S. 479—482. 4, 159.
Ferguson, James Haig, Some twentieth-century problems in relation to marriage
and childbirth. (Einige Aufgaben des zwanzigsten Jahrhunderts für Ehe und Zeu-
gung.) Transact. of the Edinburgh obstetr. soc. Bd. 38, S. 3—45. 3, 718.
Fischer, Alfons, Grundriß der sozialen Hygiene. Für Mediziner, Nationalökonomen,
Verwaltungsbeamte und Sozialreformer. Berlin, Springer. VIII 1, 359.
Fischer, Alfons, Die Begriffe „Soziale Hygiene" und „Soziale Medizin". Münch.
med. Wochenschr. Jg. 60, Nr. 35, S. 1943—1944. 3, 142.
Fischer, Alfons, Ein sozialhygienischer Gesetzentwurf aus dem Jahre 1800, ein
Vorbild für die Gegenwart. Berlin: Springer. 41 S. M. 1.—. 3, 351.
Fischer, E., Das Problem der Rassenkreuzung beim Menschen. Verhandl. d. Ge-
sellsch. deutscher Naturf. u. Ärzte, 85. Vers., Wien Tl. 1, S. 72—85. 4, 128.
Futcher, T. B., Eugenics in its relationship to the welfare of the public. (Die Be-
ziehungen der Eugenik zur Volkswohlfahrt.) New Orleans med. a. surg. journal
Bd. 66, Nr. 1, S. 1—16. 2, 654.
Gerngroß, Friedr. Ludw., Sterilisation und Kastration als Hilfsmittel im Kampfe
gegen das Verbrechen. München: Lehmann. 42 S. M. 1,20. 3, 256.
Goldstein, Kurt, Über Rassenhygiene. Berlin, Springer. XI, 96 S. M. 2.80. 2, 143.
Gotto, A. C., The relation of eugenic education to public health. (Die Beziehungen
zwischen Erziehung zur Rassenhygiene und öffentlicher Hygiene.) Journal of state
med. Bd. 21, Nr. 10, S. 623—631. 3, 351.
Gross, Hans, Zur Frage der Kastration und Sterilisation. Arch. f. Kriminal-Anthro-
pol. u. Kriminalistik 51, S. 316—325. 1, 408.
Groszmann, Maximilian P. E., Sane eugenic. (Gesunde Eugenik.) Pacific med.
journal Bd. 66, Nr. 11, S. 614—622. 3, 720.
Hanauer, W., Soziale Hygiene. (Alkoholismus, Morphinismus, Irrenpflege, Fürsorge-
erziehung. § 175 R. St. G.) Fortschr. d. Med. Jg. 31, Nr. 33, S. 913—915 u. Nr. 34,
S. 940—947. 2, 720.
Harris, F. R., Eugenics. (Rassenhygiene.) Southern med. journal Bd. 6, Nr. 7, S. 448
bis 453. 3, 142.
Hegar, August, Beitrag zur Frage der Sterilisierung aus rassehygienischen Gründen.
Münch. med. Wochenschr. 60, S. 243—247. 1, 216.
Hirsch, Max, Über die rassenhygienische Indikation in der gynaekologischen Praxis.

Ein Beitrag zu den Beziehungen zwischen Gynaekologie und Rassenhygiene. Zeitschr. f. Geburtsh. u. Gynaekol. Bd. **38**, S. 561—583. **3**, 672.
Hoffmann, Géza von, Die Rassenhygiene in den Vereinigten Staaten von Nordamerika. 237 S. München, Lehmann. 1913. 4 M. **2**, 717.
Hoffmann, Géza von, Die Durchführung der Sterilisierungsgesetze in den Vereinigten Staaten von Nordamerika. Monatsschr. f. Kriminalpsych. u. Strafrechtsref. Jg. **10**, H. 5/6, S. 297—302. **2**, 784.
Hoffmann Geza von, Sterilisierung der Minderwertigen im Staate Kalifornien. Arch. f. Kriminalanthropologie **53**, S. 337—341. **2**, 576.
Jack, George N., Forests and their relationship to eugenics. (Beziehung der Wälder zur Eugenik.) New York State journal of med. Bd. **13**, Nr. 8, S. 446—449. **3**, 142.
Jordon, H. E., Surgical sex-sterilization. Its value as a eugenic measure. (Chirurgische Geschlechtssterilisation. Ihr Wert als Hilfsmittel zur Rassenhygiene.) Americ. journal of clin. med. Bd. **20**, Nr. 12, S. 983—987. **4**, 159.
Irwell, Lawrence, Alcohol as a factor in the evolution of the human race. (Alkohol als Faktor in der Entwicklung der menschlichen Rasse.) Denver med. times Bd. **33**, Nr. 4, S. 131—134. **4**, 159.
Kleinschmid, Rufus Bernhard von, The state and eugenics. (Staat und Eugenik.) Lancet-clin. Bd. **110**, Nr. 9, S. 220—224. **3**, 640.
Koscinske, M., Kurzer Abriß der Eugenik. Hygiene **3**, S. 235—241. **2**, 142.
Lydston, G. Frank, Is sterilization destined to be a social menace. (Ist die Sterilisation bestimmt, eine soziale Drohung zu werden?) Illinois med. journal Bd. **24**, Nr. 6, S. 321—323. **4**, 288.
Mack, C. W., The psychiatrical aspects of a sterilization law. (Ansicht eines Psychiaters über das Sterilisationsgesetz.) Journal of the Michigan State med. assoc. Bd. **12**, Nr. 8, S. 421—424. **2**, 784.
Mackechney, L., Eugenics, the science of the future. (Eugenik, die Wissenschaft der Zukunft.) Texas State journal of med. Bd. **9**, Nr. 5, S. 160—161. **3**, 352.
March, Lucien, Depopulation and eugenics. (Entvölkerung und Eugenik., Eugenics rev. Bd **5**, Nr. 3, S. 234—251 u. Nr. 4, S. 343—351. 1913 u. 1914. **4**, 431.
Maurel, E., Contribution à l'étude de l'eugénisme. État de la question, définitions, ses caractères, ses principes. (Beitrag zur Lehre des Eugenismus.) Médecin pratic. Jg. **9**, Nr. 13, S. 200—202. **2**, 720.
Maurel, E., Conditions povant exerces leur influence sur l'eugénisme ou le dysgénisme. (Über die Umstände, welche für die Eugenik oder Dysgenik von Bedeutung sein können.) Prov. méd. Jg. **26**, Nr. 15, S. 159—162. **1**, 664.
Maurel, E., De la masculinité commé caractère de l'eugénisme ou du dysgenisme. (Über die Maskulinität als Anzeichen der Eugenik oder Dyseugenik.) Prov. méd. Jg. **26**, Nr. 28, S. 317—323. **2**, 654.
Maurel, L., Étude de la mortinatalité au point de vue de l'eugénisme ou du dysgénisme. (Studie über die Mortalität bei Geburt vom Standpunkt der Rassenhygiene.) Prov. méd. Jg. **26**, Nr. 40, S. 434—437. **3**, 463.
Maus, L. Mervin, Heredity and eugenics. (Vererbung und Eugenik.) Pennsylvania med. journal Bd. **16**, Nr. 12, S. 963—969 u. Med. Times Bd. **41**, Nr. 8, S. 227—230. **3**, 351, 384.
Nammack, Charles Edward, How mu h of eugenics is sci ntific? (Wie viel der Eugenik ist wissenschaftlich?) New York med. journal Bd. **97**, Nr 15, S. 749—750. **1**, 856.
Osborne, W., Die Gefahren der Kultur für die Rasse und Mittel zu deren Abwehr. Gemeinfaßlich dargestellt. Würzburg: C. Kabitzsch. 91 S. M. 1.20. **3**, 720.
Otté, Paul, Generative Hygiene? Hygiene Bd. **3**, H. 20, S. 513—516. **3**, 463.
Palmer, J. Foster, Eugenics and history. (Eugenik und Geschichte.) Med. magazine Bd. **22**, Nr. 4, S. 187—192. **2**, 238.
Patellani, Serafino, L'insegnamento dell' eugenetica nella R. università di Genova. (Vorlesung über Rassenhygiene an der Königlichen Universität Genua.) Ginecol. moderna Jg. **6**, S. 73—87. **5**, 448.
Pazzi, Muzio, Dal campo ostetrico-ginecologico alle frontiere della pediatria e della Eugerica razionale. (Aus dem Gebiete der Geburtshilfe und der Gynaekologie hinaus bis zur Grenze der Kinderheilkunde und der rationalen Eugenik.) Bull. d. scienze med. Jg. **84**, Nr. 9, S. 530—534. **3**, 352.
Pinard, La eugenesi. (Eugenik.) Clin ostetr. Jg. **15**, Nr. 15, S. 347—356. **3**, 351.
Puppel, Ernst, Erwiderung an Max Hirsch. Monatsschr. f. Geburtsh. u. Gynaekol. **37**, S. 508—509. **1**, 583.
Reid, A. P., Eugenics, the sordid, scientific side or life. (Rassenhygiene, die unsaubere, wissenschaftl. Seite d. Lebens.) Public health journal Bd. **4**, Nr. 5, S. 284—287. **2**, 655.

Reitzenstein, Ferd. v. Zur Mischehenfrage. (44. allgem. Vers. d. Dtsch. anthropol. Ges. Nürnberg 1913.) Korrespondenzbl. d. Dtsch. Ges. f. Anthropol., Ethnol. u. Urgesch. Jg. 44, Nr. 8/12, S. 103—110. **4, 160.**

Rosenfeld, Die strafrechtlichen Grundlagen der Sterilisation. Vierteljahrsschr. f. gerichtl. Med. 45, Suppl.-H. 1, Verhandl. d. 8. Tag. d. dtsch. Ges. f. gerichtl. Med., S. 160—174. **1, 582.**

Rotter, Heinrich, Eugenik und Geburtshilfe. Gynaekol. Rundschau 7, S. 107—114 u. 137—141. **1, 325.**

Saleeby, C. W., Eugenics and public health. (Eugenik und öffentliche Gesundheitspflege.) Journal of state med. Bd. 21, Nr. 7, S. 440—445. **2, 415.**

Singer, H. Douglas. The sterilization of the insane, criminal and delinquent. (Die Sterilisierung der Geisteskranken, Kriminellen und Delinquenten.) Illinois med. journal Bd. 23, Nr. 5, S. 480—485. **3, 672.**

Tandler, Julius, Konstitution und Rassenhygiene. Zeitschr. f. angew. Anat. u. Konstituitonsl. Bd. 1, H. 1, S. 11—26. **2, 115.**

White, Douglas, Eugenics and venereal disease. (Eugenik und venerische Krankheiten.) Eugenics rev. Bd. 5, Nr. 3, S. 264—270. **3, 462.**

Williams, Edward Huntington, and James Spencer Brown, Venereal diseases and practical eugenics in small communities. (Geschlechtskrankheiten und praktische Eugerik in kleinen Gemeinden.) Med. rec. Bd. 84, Nr. 23, S. 1018—1020. **4, 159.**

Williams, J. W., Heredity. Eugenics. Hereditary alcoholism an undeniable fact. (Heredität. Eugenik. Die Heredität des Alkoholismus ist eine unleugbare Tatsache.) Virginia med. semi-monthly Bd. 18, Nr. 18, S. 460—463. **4, 367.**

Vererbungslehre.

Correns, C., und R. Goldschmidt, Die Vererbung und Bestimmung des Geschlechtes. Berlin: Gebr. Borntraeger. M. 4.50. **3, 462.**

Fehling, H., Ehe und Vererbung. Stuttgart, Enke. 34 S. M. 1.20. **1, 519.**

Friedenthal, Hans, Die Vererbung und Bestimmung des Geschlechtes. Naturwissenschaften Jg. 1, H. 38, S. 906—908. **3, 96.**

Garnier, Marcel, Les lois générales de l'hérédité. (Die allgemeinen Vererbungsgesetze.) Progr. méd. Jg. 44, Nr. 42, S. 539—545. **3, 462.**

Goldschmidt, Richard, Einführung in die Vererbungswissenschaft in zweiundzwanzig Vorlesungen für Studierende, Ärzte, Züchter. 2. völl. umgearb. u. verm. Aufl. Leipzig u. Berlin: Engelmann. XII, 546 S. M. 13.—. **4, 48.**

Herbst, Curt, Vererbungsstudien 8: Die Bastadierung von Eiern mit ruhenden Riesenkernen. Sitzungsber. d. Heidelberg. Akad. d. Wiss., math.-naturwiss. Kl. Abt. B. Abhandl. 8, S. 3—16. **2, 674.**

Herbst, Curt, Vererbungsstudien 9: Der Einfluß der Behandlung der Geschlechtsprodukte mit Anmmoniak auf ihre Fähigkeit, die elterlichen Eigenschaften zu übertragen. Sitzungsber. d. Heidelberg. Akad. d. Wiss., math.-naturwiss. Kl. Abt. B. Abhandl. 8, S. 17—32. **2, 674.**

Hertwig, Oscar, Versuche an Tritoneiern über die Einwirkung bestrahlter Samenfäden auf die tierische Entwicklung. 2. Beitrag zur experimentellen Zeugungsund Vererbungslehre. Arch. f. mikroskop. Anat., Abt. 2, 82, S. 1—63. **1, 556.**

Kanngießer, Friedrich, Hat die Blutsverwandtschaft der Eheleute einen schädlichen Einfluß auf die Gesundheit der Nachkommen? Münch. med. Wochenschr. 60, S. 762—763. **1, 613.**

Lehmann, E., Experimentelle Abstammungs- und Vererbungslehre. Leipzig, Teubner. 104 S. **1, 99.**

Maurel, E., Influence comparée du père et de la mère sur le houveau-né. (Einfluß von Vater und Mutter auf das Neugeborene.) Prov. méd. Jg. 26, Nr. 48, S. 530 bis 532. **3, 717.**

Plate, Ludwig, Selektionsprinzip und Probleme der Artbildung. Ein Handbuch des Darwinismus. 4., sehr verm. Aufl. Leipzig u. Berlin: Wilhelm Engelmann. XV, 650 S. M. 16.—. **3, 719.**

Plate, Ludwig, Vererbungslehre. Mit besonderer Berücksichtigung des Menschen, für Studierende, Ärzte und Züchter. Handbücher der Abstammungslehre. Bd. 2. Leipzig, Engelmann. XII, 519 S., 3 Taf. M. 18.—. **1, 583.**

Reid, A. P., Heredity and public health. (Erblichkeit und öffentliche Gesundheitspflege.) Public health journal Bd. 4, Nr. 4, S. 225—228. **3, 256.**

Saw, Athelstan, Heredity. (Vererbung.) Australas. med. gaz. Bd. 34, Nr. 14, S. 311—315. **3, 558.**

Wilde, P. S. de, Onderzoek naar de erfelykheid en bloedverwantschap by de doof-
stommen in Nederland. (Erblichkeit und Verwandtschaft der Taubstummen in
den Niederlanden.) Ned. Tijdschr. v. Geneesk. H. 1, Nr. 19, S. 1287—1305.   2, 80.

Geburtenrückgang.

Behr-Pinnow, v., Geburtenrückgang und Bekämpfung der Säuglingssterblichkeit.
Berlin: Springer. 87 S. M. 2.—.   2, 41.
Biaute, De la dépopulation. (Über die Entvölkerung.) Gaz. méd. de Nantes Jg. 31,
Nr. 26, S. 501—504.   3, 511.
Blaschko, Geschlechtskrankheiten und Bevölkerungsproblem. (11. Jahresvers. d.
dtsch. Ges. z. Bekämpf. d. Geschlechtskrankh. Breslau 21. VI. 1913.) Mitteilg. d.
dtsch. Ges. z. Bekämpf. d. Geschlechtskrankh. Bd. 11, Nr. 4, S. 59—60.   2, 719.
Boecale, Säuglingssterblichkeit und Geburtenrückgang, eine Parallele zwischen de.
Sadt Regensburg und dem Bezirksamte Regensburg. Bl. f. Säuglingsfürs. Jg. 4.
H. 9, 269—272.   2, 413.
Bogusat, Im Kampfe gegen Tuberkulose, Säuglingssterblichkeit und Alkoholmiß-
brauch. Soz. Hyg. u. prakt. Med. Jg. 21, Nr. 24, S. 441—443.   3, 608.
Buddee, Säuglingssterblichkeit oder Geburtenrückgang? Zeitschr. f. Medizinal-
beamte 26, S. 101—107.   1, 455.
Cros-Mayrevieille, G., La dépopulation et l'assistance aux familles nombreuses.
(Entvölkerung und Unterstützung kinderreicher Familien.) Rev. philanthrop.
Bd. 33, Nr. 198, S. 627—668.   3, 716.
Delefosse, E., Considérations sur la natalité française. (Betrachtungen über die
Geburten in Frankreich.) Enfance Jg. 1, Nr. 3, S. 170—194.   2, 191.
Delzons, Louis, Le mouvement social contemporain, la famille française et son
évolution. (Die moderne soziale Bewegung, die französische Familie und ihr Werde-
gang.) Enfance Jg. 1, Nr. 6, S. 435—439.   2, 464.
Fehling, H., Der Geburtenrückgang und seine Beziehung zum künstlichen Abort
und zur Sterilisierung. Zeitschr. f. Geburtsh. u. Gynaekol. Bd. 74, H. 1, S. 68
bis 74.   3, 254.
Fehlinger, Hans, Geburtenrückgang. Polit.-anthropol. Rev. 12, S. 43—49.   1, 582.
Fuerst, Nochmals zur Bedeutung der Geburtenziffern. Die Umschau Jg. 17, Nr. 30,
S. 612—613.   2, 575.
Garnier, La question de la dépopulation à la S. H. F. (Die Frage der Entvölkerung
in der S. H. E. (Société d'Hygiêne de l'enfance.) Bull. mens. de la soc. d'hyg. de
l'enfance Jg. 27, Nr. 221, S. 82—85 u. Nr. 224, S. 129—133.   3, 608.
Hanauer, Abnahme der Geburten in Frankfurt a. M. (Ärztl. Verein in Frankfurt a. M.
Sitz. vom 6. I. 1913.) Münch. med. Wochenschr. 60, S. 381.   1, 216.
Hanssen, Über den Geburtenrückgang. Münch. med. Wochenschr. Jg. 60, Nr. 36,
S. 2004—2006.   3, 96.
Herbst, Zur Frage des Geburtenrückgangs und die Mittel zu seiner Bekämpfung unter
besonderer Berücksichtigung der Verhältnisse im Kreise Kempen a. Rh. Zeitschr.
f. Medizinalbeamte 26, S. 85—100.   1, 612.
Knöpfel, L., Der Geburtenrückgang und die Sterblichkeit bei der jüdischen Be-
völkerung. Zeitschr. f. Demogr. u. Stat. d. Juden Jg. 9, Nr. 1, S. 2—8.   2, 237.
Koeppe, Hans, Säuglingssterblichkeit und Geburtenziffer m. 6 Kurven. Wien u.
Leipzig: Alfred Hölder. 74 S. M. 2.—.   3, 512.
Kopp, Karl, Zur Frage des Bevölkerungsrückgangs in Neupommern. Arch. f.
Schiffs- u. Tropen-Hyg. Bd. 17, Nr. 21, S. 729—750.   3, 608.
Laserstein, Ärztliche Indikationen in Hinsicht auf den Geburtenrückgang. Med.
Reform 21, S. 32—34.   1, 34.
Laurent, Fernand, La dépopulation en France et en Allemagne. (Die Bevölkerungs-
abnahme in Frankreich und Deutschland.) Enfance Jg. 1, Nr. 6, S. 425—430.
                                                            2, 608.
Marshall, W. C., The effect of economic conditions on the birth-rate. (Der Einfluß
der ökonomischen Bedingungen auf die Geburtenrate.) Eugenics rev. Bd. 5, Nr. 2,
S. 114—129.   2, 512.
Meyer, Der Geburtenrückgang in Frankreich. Zeitschr. f. Medizinalbeamte Jg. 26,
Nr. 22, S. 851—854.   3, 717.
Pilf, Traugott, Über die Ursachen des Geburtenrückganges in Deutschland. Berl.
klin. Wochenschr. 50, S. 261—264.   1, 215.
Pilsky, Maßnahmen gegen den Geburtenrückgang. Fortschr. d. Med. Jg. 13, Nr. 50,
S. 1373—1384.   4, 46.

Pilsky, Über die Frage des Rückgangs der Geburten in Preußen. Fortschr. d. Med.
Jg. 31, Nr. 46, S. 1261—1267. **3,** 671.
Rauch, Sozialdemokratie und Geburtenrückgang. Zeitschr. f. Medizinalbeamte **26,**
S. 107—108. **1,** 407.
Reibmayr, Albert, Über die Zu- und Abnahme der geschlechtlichen Reproduktions-
kraft der Rassen und Völker. Polit.-anthropol. Rev. **9,** S. 518—534, 577—592 u.
631—650. **1,** 614.
Reichel, Charlotte, Geburtenrückgang und Wohnungsfrage. Frauenbewegung
Jg. 19, Nr. 12, S. 94. **2,** 336.
Ritter und Hallwachs, Über den Rückgang der Geburtenziffern im Regierungs-
bezirk Stade. Vierteljahrsschr. f. gerichtl. Med. u. öff. Sanitätsw. Bd. **46,** H. 2,
S. 348—365. **3,** 511.
Rizat, Quelques causes de la diminution de la natalité en France. Avortements pro-
voqués. Difficultés que l'on rencontre pour contracter mariage. Infanticides
criminels. Infanticides officiels ou administratifs. Rétablissement des „tours"
comme seul moyen efficace pour prévenir les infanticides criminels. (Einige Ursachen für den Rückgang der Geburten in Frankreich: Kriminelle Aborte, Schwierigkeiten beim Eingehen der Ehe, Kindesmorde. Wiedereinführung der „geheimen
Findelanstalten", des einzigen wirksamen Mittels zur Verhütung der Kindesmorde.)
L'enfance Jg. 1, Nr. 10, S. 721—740. **3,** 558.
Rohleder, Hermann, Der Geburtenrückgang — eine Kulturfrage. Berl. Klinik **25,**
S. 1—35. **1,** 455.
Samuel, Erlaß des Herrn Ministers des Innern vom 10. Juli 1913 betreffend Rund-
frage über Fehlgeburten. Bericht ü. d. 52. Sitzg. d. Ärztekammer f. d. Prov. Pommern
v. 23. X. 1913, Stettin, S. 30—35. **3,** 715.
Schaeffer, R., Statistische Beiträge zum Geburtenrückgang in Deutschland. Zeit-
schr. f. Geburtsh. u. Gynaekol. Bd. **74,** H. 2/3, S. 636—677. **3,** 557.
Schlossmann, Arthur, Die treibenden Kräfte. Ein Beitrag zur Frage des Ge-
burtrückganges. Zeitschr. f. Säuglingsfürs. Bd. **7,** H. 6, S. 185—190. **4,** 45.
Veit, J., Der Geburtenrückgang, seine Ursache und die Mittel zu seiner Bekämpfung.
Prakt. Ergebn. d. Geburtsh. u. Gynaekol. Jg. **5,** H. 2, S. 219—236. **3,** 144.
Waldschmidt, Wilhelm, Die Unterdrückung der Fortpflanzungsfähigkeit und ihre
Folgen für den Organismus. Stuttgart: Enke. VIII, 177 S. M. 4.80. **2,** 415.
Weissenberg, S., Der Rückgang der Geburtenziffer bei den russischen Juden.
Zeitschr. f. Demogr. u. Statist. d. Juden Jg. **9.** Nr. 4, S. 53—56. **1,** 711.
Young, G. Pallister, Heredity, eugenics and the falling birth-rate. Practitioner
Bd. **90,** Nr. 4, S. 752—763. **1,** 712.

Soziale Stellung der Frau.

Ander, Adam, Mutterschaft oder Emanzipation? Eine Studie über die Stellung
des Weibes in der Natur und im Menschenleben. Berlin: Paul Nitschmann. II,
180 S. M. 3.—. **4,** 47.
Baum, Marie, Die Stellung der Frau in der Reichsversicherungsordnung. Zeitschr.
f. Säuglingsfürs. Bd. **7,** H. 7, S. 225—237 u. H. 8, S. 261—272. **4,** 560.
Bonis de nobili irene. Di alcune malattie professionali delle donne: comunicazione
IV congresso nazionale per le malattie del lavoro. (Berufserkrankung der Frau,
IV. internationaler Kongreß für Frauenleiden.) Rom. **4,** 366.
Guradze und Eisenstadt, Krankheit und Kinderzahl bei den Frauen der mitt-
leren Postbeamten. Fortschr. d. Med. Jg. **31,** Nr. 19, S. 512—517. **2,** 236-
Gutfeld, Fritz v., Über den Einfluß körperlicher und sozialer Verhältnisse der
Mütter auf die Körpermaße ihrer Neugeborenen. Zeitschr. f. Geburtsh. u. Gynae.
kol. Bd. **73,** H. 1, S. 266—279. **2,** 462.
Heng, H., Über den Einfluß der Berufsarten auf die Entstehung von Frauenkrank-
heiten. Dissertation: Bonn. **4,** 45.
Hirsch, Max, Frauenerwerbsarbeit und Frauenkrankheit. (Ein Beitrag zu den Be-
ziehungen zwischen Gewerbehygiene und Gynaekologie.) Monatsschr. f. Geburtsh.
u. Gynaekol. Bd. **38,** Erg.-H., S. 298—322. **2,** 412.
Jores, Landwirtschaftliche Erntearbeiten und Fehlgeburten. Ärztl. Sachverständ.-
Zeitg. Jg. **19,** Nr. 24, S. 519. **4,** 127.
La réglementation légale de la durée du travail des enfants et de femmes dans l'industrie.
(Gesetzliche Regelung der Arbeitsdauer für Kinder und Frauen in der Industrie.)
Bull. de l'off. du trav. **20,** S. 43—47. **1,** 327.
Lüders, Else, Sozialpolitik und Frauenfrage in naturwissenschaftlicher Beleuchtung.
Frauenbeweg. **19,** S. 9—11. **1,** 70.

McBride, James H., Women in industry in the United States. (Frauen in der Industrie in den Vereinigten Staaten.) Bull. of the Americ. acad. of med. 14, S. 1 bis 18.　　1 360.

Massey, What New Zealand does to promote the health of the women and children. (Was Neu-Seeland für die Gesundheit von Frauen und Kindern tut. Publ. health journal Bd. 4, Nr. 8, S. 462—464.　　2, 784.

Mayer, Moritz, Landwirtschaftliche Erntearbeiten und Fehlgeburten. Ärztl. Sachverst.-Zeit. Jg. 19, Nr. 18, S. 378—380.　　3, 672.

Morton, Rosalie Slaughter, Effects of industrial strain on the working woman. (Wirkung der Industriearbeit auf die arbeitende Frau.) Americ. journal of obstetr. 67, S. 1—2.　　1, 166.

Mosse, M., Tuberkulose und soziale Lage. Tuberculosis Bd. 12, Nr. 7, S. 281—289.　　3, 142.

Theilhaber, Adolf, Der Einfluß der sozialen Lage auf die Entstehung von Geschwülsten. Krankh. u. soz. Lage 3, S. 608—622.　　1, 327.

Tinker, Martin B., The future of trained nursing in surgery. (Die Aussichten für geübte Krankenpflegerinnen in der Chirurgie.) New York State journal of med. Bd. 13, Nr. 10, S. 547—550.　　3, 556.

Tussenbrock, C. van, Die Aussichten für den weiblichen Arzt. Maandblad voor vrouwenstudie Jg. 1, Abl. 8, Nov. 1913. (Holländisch.)　　3, 556.

Yule, Bransky, The training of nursery nurses: A profession for gentlewomen (Ausbildung von Kinderpflegerinnen: Ein Beruf für gebildete Frauen.) Child Bd. 4, Nr. 2, S. 107—112.　　3, 556.

Sexuelle Aufklärung, Jugenderziehung und Körperpflege.

Gottschalk, Sigmund, Gesundheitspflege für Frauen und Mütter. Bücherei der Gesundh.-Pflege Bd. 16. Stuttgart: Moritz 1913. 196 S. M. 2.40.　　2, 336.

Hopf, Friedr. Eugen. Die Bedeutung des Schwimmens für die Frau. Jahrbuch des Deutschen Schwimmverbandes S. 15—33. Stuttgart, Rob. Zeller. 1912—1913.　　1. 166.

Hylla, E.: Der Unterschied der Geschlechter und seine Bedeutung für die Jugenderziehung. Die deutsche Schule, Bd. 17, Nr. 12, S. 782—790. 1913.　　4, 157.

Macy, Mary Sutton, Instruction in sex hygiene. A parent's problem. (Aufklärung in sexueller Hygiene. Eine Aufgabe für Eltern.) New York med. journal Bd. 97, Nr. 16, S. 826—828.　　1, 823.

Meirowsky, E., Geschlechtsleben der Jugend, Schule und Elternhaus. Mit 1 Beilage: Elternmerkblatt der deutschen Gesellschaft zur Bekämpfung der Geschlechtskrankheiten. 3. Aufl. Leipzig. 80 S. M. —.90.　　4, 158.

Müller, J. P., Mein System für Frauen. Leipzig: Grethlein. 90 S. M. 2.—.　　2, 412.

Müller, J. P., Mein System für Kinder. Leipzig: Grethlein. 116 S. M. 2.—.　　2, 511.

Ruland, Ludwig, Das Findelhaus, seine geschichtliche Entwicklung und sittliche Bewertung. Veröff. d. Ver. f. Säuglingsfürs. im Regierungsbez. Düsseldorf H. 9/10. Berlin: Heymann. 110 S.　　3, 558.

Rupprecht, Die Straffälligkeit der Jugendlichen in Deutschland. Umschau Jg. 17, Nr. 39, S. 820.　　3, 464.

Schlesinger, Eugen, Schwachbegabte Kinder. Ihre körperliche und geistige Entwicklung während und nach dem Schulalter und die Fürsorge für dieselben. Stuttgart: Enke. 131 S. M. 4.80.　　2, 304.

Seher, Carl, Jugendfragen. Ärztliche und pädagogische Winke über sexuelle Erziehung. Chemnitz: Gottlob Koezlei 163 S. M. 3.50.　　4, 47.

Siemering, Hertha, Die Pflege der weiblichen Jugend im Deutschen Reiche Zeitschr. f. Kinderschutz u. Jugendfürs. Jg. 5, Nr. 12, S. 347—349.　　4, 158.

Siemering, Hertha, Die Pflege der weiblichen Jugend und die Zentralstelle für Volkswohlfahrt. Jugendfürs. Jg. 14, H. 12, S. 713—718.　　4, 127.

Siemering, Henriette, Die Frage der weiblichen Jugend und die Zentralstelle für Volkswohlfahrt. Ratgeber f. Jugendvereinigungen Bd. 17, Nr. 11, S. 329—334.　　4, 158.

Straßmann, Paul, Gesundheitspflege des Weibes. Wissensch. u. Bildung Bd. 111. Leipzig: Quelle & Meyer. VIII, 175 S. M. 1.25.　　2, 411.

Stratz, C. H., Die Schönheit des weiblichen Körpers. Den Müttern, Ärzten und Künstlern gewidmet. 22. verm. u. verbess. Aufl. Stuttgart: F. Enke. XV. 488 S. u. 8 Taf. M. 18.—.　　4, 157

Tschudi, Rob., Pubertät und Schule. Zeitschr. f. Kinderforsch. Jg. 18, H. 8/9,
S. 364—374. **2, 412.**
Wilker, Karl, Die Stellung der höheren Schulen zur Aufklärung ihrer Schüler über
sexuelle Fragen. Zeitschr. f. Schulges.-Pfl. Jg. 26, Nr. 7, S. 458—466. **3, 352.**

Krankheiten und Ehe.

Asch, Paul, Urethroscopy and marriage consent. (Urethroskopie und Heirats-
erlaubnis.) Urol. a. cut. rev., techn. suppl. Bd. 1, Nr. 4, S. 393—394. **4, 105.**
Balzer, F., Le mariage du syphilitique; doit-il avouer sa maladie avant le mariage?
(Die Ehe Syphilitischer; muß man seine Krankheit vor der Heirat eingestehen?)
Rev. internat. de méd. et de chirurg. Jg. 24, Nr. 17, S. 265—269. **3, 415.**
David, Geschlechtskrankheiten und Eherecht. (11. Jahresvers. d. dtsch. Ges. z.
Bekämpf. d. Geschlechtskrankh., Breslau 21. VI. 1913) Mitteilg. d. dtsch. Ges. z.
Bekämpf. d. Geschlechtskrankh. Bd. 11, Nr. 4, S. 62—63. **2, 719.**
Darwin, L., Notes on the report of the royal commission on divorce and matrimonial
causes. (Bemerkungen zu dem Bericht der Kgl. Kommission über Ehescheidung und
eheliche Ursachen.) Eugenics rev. 4, S. 363—372. **1, 167.**
Dowd, J. Henry, Where should permission to marry end? (Grenzen des Heirats-
konsenses.) Med. rev. of rev. Bd. 19, Nr. 8, S. 480—484. **3, 96.**
Heller, Geschlechtskrankheiten und Eherecht. (11. Jahresvers. d. dtsch. Ges. z.
Bekämpfg. d. Geschlechtskrankh., Breslau 21. VI. 1913.) Mitteilg. d. dtsch. Ges.
z. Bekämpfg. d. Geschlechtskrankh. Bd. 11, Nr. 4, S. 61—62. **2, 718.**
Hoffmann, Erich, Dauer der Kontagiosität der Syphilis und Ehekonsens im Lichte
der neuen Forschung. Dtsch. med. Wochenschr. 39, S. 14—17. **1, 120.**
Mjöen, A., Legal certificates of health before marriage. Personal healthdeclaration
versus medical examination. (Gerichtliche Gesundheitszeugnisse vor Eingehen der
Ehe. Persönliche Gesundheitserklärung gegenüber einer ärztlichen Prüfung.)
Eugenics rev. 4, S. 356—362. **1, 167.**
Thibierge, G., Syphilis et mariage. (Syphilis und Ehe.) Bull. de la soc. de méd.
lég. de France 45, S. 47—51. **1, 360.**

Soziale Bedeutung der Geschlechtskrankheiten.

Blaschko, A., und W. Fischer, Einfluß der sozialen Lage auf die Geschlechts-
krankheiten. Krankh. u. soz. Lage 3, S. 497—531. **1, 263.**
Finger, Ernest, Die Syphilis als Staatsgefahr und die Frage der Staatskontrolle.
Wien. med. Wochenschr. Jg. 63, Nr. 16, S. 985—994. **1, 664.**
Flesch, Max, Die Frauen und die Geschlechtskrankheiten. Kultur u. Fortschr.
Nr. 481. 18 S. **2, 234.**
French, H. C., Syphilis, its dangers to the community, and the question of state con-
trol. (Syphilis, ihre Gefahren für das Gemeinwohl und die Frage nach ihrer staat-
lichen Kontrolle.) Lancet Bd. 2, Nr. 13, S. 914—917 u. Nr. 14, S. 990—994. **3, 608.**
Hahn, Gerhard, Die Geschlechtskrankheiten und die ärztliche Verantwortlichkeit.
Halle: C. Marhold. 27 S. M. 1.—. **3, 462.**
Marcuse, Julian, Geschlechtskrankheiten und Bevölkerungsproblem. (11. Jahres-
vers. d. dtsch. Ges. z. Bekämpf. d. Geschlechtskrankh., Breslau 21. VI. 1913.)
Mitteilg. d. dtsch. Ges. z. Bekämpf. d. Geschlechtskrankh. Bd. 11, Nr. 4, S. 57—59.
2, 719.
Schreiman, Ferdinand, The social aspect of gonorrhea. (Die soziale Bedeutung
der Gonorrhöe.) Journal of the Missouri State med. assoc. Bd. 9, Nr. 9, S. 302
bis 306. **2, 616.**
Thornley, J. P., A practical scientific reason for sexual purity in women. (Ein
praktisch wissenschaftlicher Grund für sexuelle Reinheit der Frauen.) Med. rev.
of rev. Bd. 19, Nr. 7, S. 423—428. **2, 494.**

Prostitution.

Balser, Zur Prostitutionsfrage. Klin. f. psych. u. nerv. Krankh. Bd. 8, H. 3, S. 227
bis 252. **3, 559.**
Bluhm, George Irving, Prostitution and its remedy. (Die Mittel gegen die Prostitution.) Pacific med. journal Bd. 56, Nr. 10, S. 556—559. **4, 128.**
Dreuw, Moderne Prostituierten-Untersuchung. Vorschläge zur Hygiene im polizei-
ärztlichen Untersuchungszimmer. Zeitschr. f. Medizinal-Beamte Jg. 26, Beil.:
Offiziell. Ber. ü. d. 9. Hauptvers., Breslau, 12.—13. IX. 1913. S. 39—71. **4, 432.**

Fehlinger, Hans, Das britische Gesetz zur Unterdrückung der Prostitution. Archiv
f. Kriminalanthropol. u. Kriminalistik **51**, S. 281—287.   **1, 264.**
Gaucher, E., et H. Gougerot, Les dangers de la syphilis pour la communauté et
la question du contrôle. (Die Gefahren der Syphilis für das Gemeinwesen und die
Frage der Kontrolle.) Ann. d'hyg. publ. et de méd. lég. Bd. **20**, H. 11, S. 385—425.
                                                                            3, 720.
Hancock, Frank H., Regulation of prostitution in the city of Norfolk, Virginia.
(Reglementation der Prostitution in der Stadt Norfolk, Virginia.) Virginia med.
semi-monthly Bd. **17**, Nr. 22, S. 559—561.   **3, 144.**
Jacob, Donald R., A saner attempt for the cure o a moral cancer. (Ein gesünderer
Versuch zur Heilung eines sittlichen Krebses.) Louisville monthly journal of med.
a. surg. Bd. **20**, Nr. 5, S. 131—134.   **3, 512.**
McMurtrie, Douglas C., Prostitution in Japan.   New York med. journal **97**,
S. 278—281.   **1, 328.**
McMurtrie, Douglas C., Further notes on prostitution in Japan. Abolition of the
slavery system; early history of the yoshiwara; illicit prostitution; medical in-
spection and statistics; jurisprudence. (Weitere Beiträge zur Prostitution in Japan;
Aufhebung der Sklaverei; Geschichte des Yoshiwara; heimliche Prostitution;
ärztliche Kontrolle und Statistik; Gesetzgebung.) New York med. journal Bd. **98**,
Nr. 2, S. 76—80.   **2, 512.**
McMurtrie, Douglas C., Prostitution in New York City. A study in social hygiene.
(Die Prostitution in der Stadt Neuyork, eine sozialhygienische Studie.) Med. record
Bd. **83**, Nr. 22, S. 970—974.   **2, 416.**
M'Murtrie, Douglas C., The primitive origins of prostitution.   (Die Uranfänge
der Prostitution.) Lancet-clinic Bd. **110**, Nr. 18, S. 457—460.   **3, 559.**
Mohr, Wilhelmine, Geschlechtsleben und Prostitution der Jugend. Berlin: Born-
gräber. 73 S. M. 1.—.   **3, 416.**
E. S., Die Bekämpfung der Prostitution in Chicago. Arch. f. Kriminal-Anthropol. u.
Kriminalist. **52**, S. 87—90.   **1, 520.**
Robinson, William J., How to deal with the problem of prostitution. (Wie ist
das Problem der Prostitution zu behandeln?) Americ. journal of urol. Bd. **9**, Nr. 8,
S. 381—390.   **3, 144.**
Rupprecht, Die Prostitution jugendlicher Mädchen und ihre Bekämpfung. Dermatol.
Wochenschr. Bd. **57**, Nr. 39, S. 1154—1156.   **3, 352**
Rupprecht, Die Prostitution jugendlicher Mädchen in München.   Münch. med.
Wochenschr. **60**, S. 12—15.   **1, 32.**
Scheven, Katharina, Die ethischen Wirkungen der Reglementierung. Dermatol.
Wochenschr. **56**, S. 22—28 u. 53—57.   **1, 584.**
Schlasberg, H. J., Zur Frage von der Heilbarkeit der Gonorrhöe bei Prostituierten.
Dermatol. Zeitschr. Bd. **20**, H. 11, S. 953—967.   **3, 560.**
Schmidt, Ferdinand, Über Rectalgonorrhöe bei Prostituierten. Dermatol. Zeitschr.
Bd. **20**, H. 12, S. 1065—1077.   **3, 694.**
Schmölder, Rob., Die Prostitution, ihre alsbaldige Regelung ein dringendes Be-
dürfnis. Leipzig: J. A. Barth. 24 S. M. —.30.   **3, 384.**
Schwarz, Marie, Mädchenschutz.   Nachklänge zum Salzburger Kinderschutz-
Kongreß. Zeitschr. f. Kinderschutz u. Jugendfürs. Jg. **5**, Nr. 12, S. 341—345.
                                                                            4, 48.
Sichel, Max, Der Geisteszustand der Prostituierten. Zeitschr. f. d. ges. Neurol. u.
Psychiatr., Orig. **14**, S. 445—482.   **1, 456.**
Weidanz, The sanitary supervision of prostitution at Bremen. (Die sanitäre Über-
wachung der Prostitution in Bremen.) Journal of state med. Bd. **21**, Nr. 4, S. 221
bis 227.   **1, 824.**
Wolf, Julius, Die „Rationalisierung" des Geschlechtsverkehrs in unseren Tagen.
Sexualprobleme Jg. **9**, H. 5, S. 289—295.   **2, 235.**

Sonstiges Soziales.

Alexander, S., Die Stellungnahme der Strafrechtskommission des Reichsjustizamtes
zum ärztlichen Operationsrecht. Berl. klin. Wochenschr. Jg. **50**, Nr. 42, S. 1951
bis 1953.   **4, 127.**
Bernheim, Samuel, Tuberculose et mutualité. (Tuberkulose und Kassen.) Rev.
internat. de la tubercul. Bd. **24**, Nr. 3, S. 171—193.   **3, 416.**
Bowers, Paul E., Constitutional immorality. (Konstitionelle Unmoral.) Internat.
clinics Ser. **23**, Bd. 4, S. 271—284.   **4, 288.**
Czerny, Vincenz, Über die neuen Bestrebungen das Los der Krebskranken zu ver-

bessern. Naturwiss. Vortr. u. Schrift., hrsg. von d. Berl. Urania H. 10. Leipzig
u. Berlin: Teubner. 18 S. M. 0.60.   **2, 373.**
Deutsch, Ernö, Sozialhygienische Versorgung der abnormen Kinder. Zeitschr. f.
Säuglingsfürs. Bd. 7, H. 5, S. 167—177 u. H.6, S. 202—214.   **3, 717.**
Dross, Aus dem Recht der unglücklichen Ehe. Jugendfürsorge Jg. 14, H. 8, S. 478
bis 480.   **2, 784.**
Ellison, Katherine, Public health nursing. (Öffentliche Krankenpflege.) Lancet-
clin. Bd. 110, Nr. 16, S. 411—412.   **3, 555.**
Eulenburg, Albert, Sexuelle Diätetik. Geschlecht u. Gesellschaft Bd. 8, H. 7,
S. 287—303.   **3, 384.**
Forel, August, Die sexuelle Frage. Gekürzte Volksausg. München: Reinhardt.
VIII. 299 S. M. 2.80.   **2, 512.**
Herzfelder, Henriette, Das Recht des unehelichen Kindes im neuen schwei-
zerischen Zivilgesetzbuch. Kultur u. Fortschr. 453, S. 1—11.   **1, 614.**
Gattelli, E., Per la ricerca della paternità. (Für die Erforschung der Vaterschaft.)
Ginecol. minore Jg. 6, Nr. 4, S. 49—50.   **4, 432.**
Gitermann, M., Die unentgeltliche Geburtshilfe der Stadt Zürich. Concordia Jg. 20,
Nr. 22, S. 438—440.   **3, 607.**
Grün, I. W., Die soziale und rechtliche Stellung des Aborts. Verhandl. d. 12. Pirogoff-
Kongr., St. Petersburg, 29. V. bis 5. VI. 1913, Bd. 2, S. 86—87. (Russisch.)   **4, 431.**
Haller, A., Die sexuelle Frage im Lichte der Medizin und Hygiene. Öffentl. Vortr.
Reval, Kluge. 30 S. M. —.50.   **2, 238.**
Hirsch, Max, Über das Verhältnis der Geschlechter. Eine Anregung. Zentralbl. f.
Gynaekol. 37, S. 419—423.   **1, 822.**
Hirschfeld, Magnus, und Ernst Burchard, Der sexuelle Infantilismus. Jur.-
psychiatr. Grenzfragen Bd. 9, H. 5, S. 3—46.   **2, 304.**
Jellinek, Camilla, Das uneheliche Kind und seine Mutter in der modernen euro-
päischen Gesetzgebung. Monatsschr. f. Kriminalpsychol. u. Strafrechtsref. Jg. 10,
H. 3, S. 144—153.   **3, 255.**
Jenouvrier, L., Un danger mortel. (Eine Lebensfrage.) Enfance Jg. 1, Nr. 6,
S. 440—446.   **2, 655.**
Klunker, Der Umfang der Unehelichkeit. Umschau 17, S. 339—240.   **1, 519.**
Lehmann, Il presentimento della morte. (Die Todesahnung.) Clin. ostetr. Jg. 15,
Nr. 19, S. 441—444.   **3, 558.**
Lehmann, F., Über das Verhältnis der Geschlechter. Zentralbl. f. Gynaekol. Jg. 37,
Nr. 16, S. 572.   **1, 822.**
Löwenstein, S., Zur Frage Unfall und Krebskrankheit. Monatsschr. f. Unfallheilk.
u. Invalidenwes. 20, S. 52—54.   **1, 520.**
McMurtrie, Douglas C., Figure characteristics in the female as factors in sexual
allurement. The influence of the corset. (Charakteristika der weiblichen Gestalt als
Faktoren sexueller Anlockung — der Einfluß des Korsetts.) Lancet-clinic. Bd. 110,
Nr. 7, S. 171—174.   **3, 143.**
Mueller, Artur, Diskrete Entbindungen in Frankreich und der Schweiz, ein Krebs-
schaden für das deutsche Volk. Bl. f. Säuglingsfürs. Jg. 5, H. 1, S. 14—27.   **3, 556.**
Pinard, A., et A. Magnan, Recherches sur la sexualité dans les naissances. (Untersuchungen über das Geschlecht bei der Geburt.) Cpt. rend. hebdom. des séanc.
de l'acad. des scinec. Bd. 156, Nr. 18, S. 1396—1399.   **2, 141.**
Rohleder, Hermann, Der Geschlechtsverkehr zwischen Blutsverwandten. Geschlecht u. Gesellsch. Bd. 8, H. 2, S. 49—66.   **2, 234.**
Rowland, Eleanor, Report of experiments at the state reformatory for women
at Bedford, New York. (Bericht über Experimente an der Frauen-Besserungs-
anstalt des Staates New York zu Bedford.) Psychol. rev. Bd. 20, Nr. 3, S. 245—249.
                                                                                  2, 238.
Schäfer, E. A., Das Leben. Sein Wesen, sein Ursprung und seine Erhaltung. Dtsch.
von Charlotte Fleischmann. Berlin, Springer. V, 67 S. M. 2.40.   .   **2, 416.**
Silbernagel, Alfred, Kinder- und Frauenschutz im schweizerischen Strafgesetz-
buche. Zeitschr. f. Kinderschutz u. Jugendfürs. Jg. 5, Nr. 12, S. 345—347.   **4, 158.**
Tayler, J. Lionel, Die Natur des Weibes. Stuttgart: Strecker u. Schröder. XIII,
175 S.   **3, 720.**
Theilhaber, Felix A., Zur Messung der Fortpflanzung. Soz. Hyg. u. prakt. Med.
21, S. 109.   **1, 613.**
Treub, Freie Ausübung der Heikunst. Vragen des Tijds. (Holländisch.)   **4, 48.**
Tussenbrock, Catharina van, Invloed van Zwangerschap op de Tuberkulose-
sterfte in Nederland. (Einfluß der Schwangerschaft auf die Sterblichkeit an Tuberkulose in den Niederlanden.) Niederl. gynaecol. Ges., Sitzungsber. v. 9. II.   **1, 341.**

Tussenbrock, Catharine van, Der Einfluß der Schwangerschaft und des Wochenbettes auf die Sterblichkeit der weiblichen Bevölkerung an Tuberkulose. Arch. f. Gynaekol. Bd. **101**, H. 1, S. 84—99.   **3**, 672.

Vaerting, Das günstigste elterliche Zeugungsalter für die geistigen Fähigkeiten der Nachkommen. Würzburg: Curt Kabitzsch. 63 S. M. 1.20.   **3**, 464.

Variot, G., La création d'écoles de puériculture départementales pour les nourrices et les éleveuses, des enfants-assistés. (Die Gründung von Provinzialschulen für Kinderpflege zur Ausbildung von Ammen und Schülerinnen.) Clinique infant. Jg. **11**, Nr. 18, S. 545—549.   **3**, 459.

Wahl, Les débuts de l'asslstance aux enfants anormaux. (Die Anfangsstadien der Pflege und Erziehung anormaler Kinder.) France méd. **59**, S. 1—2.   **1**, 215.

Weiss, E. A., Some moral and ethical aspects of feticide. (Einige moralische und ethische Bedenken gegen den Abort.) Americ. journal of obstetr. **67**, S. 72—87. **1**, 168.

Wygodsky, I. E., Der artefizielle Abort vom wissenschaftlichen und sozialen Standpunkt. Verhandl. d. 12. Pirogoff-Kongr., St. Petersburg, 29. V. bis 6. VI. 1913, Bd. **2**, S. 88—89. (Russisch.)   **4**, 420.

Statistik.

Behla, Robert, Über die Sterblichkeit an Krebs in Preußen während der Jahre 1903—1911 nach Altersklassen. Berl. klin. Wochenschr. Jg. **50**, Nr. 19, S. 882 bis 883.   **2**, 142.

Bewegung der Bevölkerung im Jahre 1910. Bearbeitet im Kaiserlichen Statistischen Amte. Statistik des Deutschen Reiches, Bd. **246**. Berlin: Puttkammer u. Mühlbrecht. 62 + 159 S. M. 4.—.   **5**, 142.

Bewegung der bayerischen Bevölkerung 1912. Zeitschr. d. k. bayerisch. statist. Landesamtes Jg. **45**, Nr. 2, S. 326.   **2**, 239.

Die Bewegung der jüdischen Bevölkerung in Preußen in den Jahren 1910 und 1911. Zeitschr. f. Demogr. u. Statist. d. Juden Jg. **9**, Nr. 9, S. 134—136.   **3**, 256.

Comméléran, Morbidité et mortalité infantiles dans le cercle de Tivaouane en 1912. (Morbidität und Sterblichkeit im Bezirk Tivaouane im Jahre 1912.) Ann. d'hyg. et de méd. colon. Bd. **16**, Nr. 2, S. 333—336.   **2**, 656.

Danner, Bevölkerungsbewegung im Stadtbezirk Regensburg im Jahre 1912. Bl. f. Säuglingsfürs. Jg. **4**, H. 12, S. 371—374.   **3**, 716.

Die Entbindungsanstalten im Jahre 1912. Statistische Mitteilungen über das Großherzogtum Baden. Jg. 1913, S. 121.   **3**, 608.

Statistik der Fehlgeburten in Magdeburg 1912. Sonderabdruck a. d. Jahresbericht d. Statistischen Amtes d. Stadt Magdeburg.   **3**, 402.

Fischer, A., Fehlgeburtenstatistik. Umschau **17**, Nr. 50.   **4**, 127.

Das Gesundheitswesen des Preußischen Staates im Jahre 1911. Bearbeitet in der Medizinalverwaltung des Ministeriums des Innern. Veröffentlichungen des Kaiserl. Gesundheitsamtes Jg. **37**, Nr. 171, S. 405—413.   **2**, 240.

Statistisches Jahrbuch für das Großherzotum Baden. Herausgegeben v. Großh. Statistischen Landesamt. Jg. **41**, Karlsruhe. 421 S.   **3**, 608.

Keilmann, A., Gesichtspunkte einer ärztlich-geburtshilflichen Statistik der Ostseeprovinzen. Petersburger med. Zeitschr. Jg. **38**, Nr. 17, S. 212—213.   **3**, 232.

Medizinalbericht von Württemberg für das Jahr 1911. Herausgegeben v. d. Kgl. Medizinal-Kollegium. Stuttgart. 209 S.   **3**, 560.

Mitteilungen aus dem statistischen Jahrbuch der Stadt Paris für 1910. Veröffentlichungen des Kaiserl. Gesundheitsamtes Jg. **37**, Nr. 19, S. 462—463.   **2**, 239.

Monatsberichte des Statistischen Amtes der Stadt Charlottenburg. Januar.   **1**, 616.

Segall, J., Die Entwickelung der jüdischen Bevölkerung in Berlin von 1811 bis 1910. Zeitschr. f. Demogr. u. Stat. d. Juden Jg. **9**, Nr. 1, S. 8—12.   **2**, 464.

Theilhaber, Felix A., Neu statistische Berechnungsmethoden der Fortpflanzung. Med. Reform **21**, S. 23—27.   **1**, 35.

Ungermann, E., Bericht über die Tätigkeit des Untersuchungsamtes für ansteckende Krankheiten am hygienischen Institut der Universität Halle im Jahre 1912. Hyg. Rundsch. Jg. **23**, Nr. 16, S. 957—977.   **2**, 720.

Vortisch-van Vloten, H., Statistik einer chinesischen Poliklinik. Arch. f. Schiffs- u. Tropen-Hyg. Bd. **17**, Nr. 8, S. 253—262.   **1**, 824.

Würtz, Jahresbericht des Zentralvereins für Säuglings- und Mütterfürsorge zu Straßburg (Säuglingsheilstätte und Mütterheim) für das Jahr 1912. Straßburg. med. Zeit. Jg. **10**, H. 5, S. 125—126.   **2**, 141.

Autorenregister.

Rist 11, 19.
— E., et M. Léon-Kindberg 121.
Ritschel, W., und O. Stange 92.
Rittenhouse, W. 92, 432, 455, 462.
Ritter 368.
— und Hallwachs 537.
— Carl 229, 264.
Rive, Th. 166.
Rives, A. s. Tédenat, E. 197, 204.
Rivière, J. A. 56, 131.
Riwlin, A. 203, 282.
Rixford, E. 180.
Rizat 537.
Rizzacasa, N. 459.
Robb, H. 40, 82, 217.
Robert, F. 495.
Roberts, E. I. 56, 368.
— J. M. s. Meine, B. M. 114.
— W. O. 82, 236.
Robertson, A. 457.
— T. Brailsford, and Th. C. Burnett 131.
Robin, A. 131,
Robineau 101.
— M. 254.
Robinson, A. 11, 139.
— B. 254.
— D. E., and W. L. Finton 236.
— R. 19, 254.
— S. 93.
— W. J. 540, 525.
Robitschek, M. 77.
Rochaix 484, 526.
Roche, G. s. Monier, A. 515.
Rocher, H.-L., et J. Ferron 309, 336, 348.
Rochet 309, 325, 348.
Rockey, A. E. 93, 220.
Rockitzki, W. 73, 280.
Rockwood, H. L. 115.
Rodella, A. 276.
Rodler-Zipkin 196, 203, 244.
Roedel, W. 19.
Roeder, C. A. 264.
— H. 488.
Römer, C. 394, 480.
— Carl 394, 480,
— H. 492.
Roemer, R. 146.
Roerdansz, W. 40.
Rössle 4, 11, 31, 77, 196, 203, 211, 303, 348, 364, 516.
Roger s. Euzière 365.
— H. 31, 276.
— — s. Rouville, G. de 276.
Rogers, J. 93.
Rogg, F. A. 254.
Rohde, E. 110.
Rohdenburg, G. L. 131.
Rohleder, H. 537, 541.

Rohr, A. 131.
Rohrbach, W. 409.
Rojdestvensky, E. 269.
Roith, O. 73, 93.
Rolland 254.
— s. Esmein 268.
— P. s. Cunéo, B. 79.
Rolle, A. 131.
Roller, M. 492.
Rolleston, H. D. 303, 348, 484.
— J. D. 289, 314.
Rollett, H. 155.
Rollmann 31.
Rollo, A. 131.
Roman, B. 146.
Romeis, B. 155.
Romeo, P. 40, 268.
Romieu, A. s. Marc 252.
Rominger, E. 56.
Rommel, O. 492, 503.
Róna, D. 244.
Roncaglia, G. 468.
— Gius. 101.
Roncali, D. 131.
— D. B. 131.
Rondoni, P. 131.
Rongy, A. J. 394, 449.
Roosen, Rud. 82, 432.
Roques s. Baux 445.
— C.-M. 56, 166, 177.
— E. s. Baux, G. 434.
Rose, A. 73, 220.
Rosenberg, E. s. Drowatzky, K. 119.
— M. 131.
Rosenblatt, J., und Margoulies 336.
Rosenbloom, J. 31, 211, 374.
— — s. De Witt Stetten 17.
— — s. Erpf-Lefkovics, Th. A. 24.
Rosenfeld 77, 530, 535.
— E. 303, 356.
— H. 229.
— M. 526.
— S. 131.
Rosenstein 203, 394, 530.
— P. 431.
Rosenthal 4, 155.
— E. s. Goldzieher, M. 126.
— Eugen 31, 380.
— — s. Mihálkovics, E. 479.
— F. s. Frank, E. 25.
— Jos. s. Rieder, H. 55.
— L. B. 417
— S. 4, 289.
— W. J. 56.
Ross, D. 229.
— J. L. s. Burger, T. O. 84.
Rost, G. A., und R. Krüger 56.
Rotch, T. M. 516.
Rotgans, I. 131.
Roth, M. 303, 336.

Roth, M. und Th. Mayer 73, 115.
Rothacker, A., und Charon 121.
Rothe, H. 146.
Rothfeld, J. 526.
Rothhardt, E. 121.
Rothbrock, J. L. 409.
Rothschuh, E. 63.
Rothwell, P. D. 155.
Rotmann 449, 500.
Rotschild 73, 121.
— H. de s. Léopold-Lévi 28.
Rott 492.
— F. s. Langstein, L. 470.
Rotter, H. 440, 461, 535.
— J. 269.
Roubaix, de 188.
Roubier, Ch. s. Cade, A. 272.
Rouèche, H. s. Marie, R. 301, 509.
Rouffart 166, 203, 259, 269.
— et Potvin 101, 223.
— E. 402.
— Edmond 402.
Rouhier s. Pozzi, S. 203.
— G. s. Pozzi, S. 165.
Rouillard s. Apert, E. 421.
Roulland s. Funck-Brentano 18, 105, 477.
— H. 101, 146.
Roullier 405.
Rous, P. und J. B. Murphy 131.
Rousseau 492.
— F., et Cassard 254.
Rousseau-Saint-Philippe 497.
Rousselot s. Variot, L. 489.
Roussiel, M. 236, 254.
Routh, A. 139, 390, 412.
Routier 242.
Rouvier 73, 409.
— J. 146, 384, 394, 440, 441, 463, 468.
— Jules 409, 440, 464.
Rouville, de 146, 155, 177, 196, 203, 211, 276, 325.
— et Arrivat 11, 107.
— G. de 402.
— — et Arrivat 211, 240.
— — et H. Roger 276.
— Georges de s. Delmas, P. 207, 398.
— M. de 217.
Roux, C. 82, 254.
— Edm. 503.
— G. s. De Rouville 4, 150.
— Jean-Ch. 73, 107.
Roux-Berger s. Jeannin, C. 98.
— J.-L. s. Jeannin, C. 98. 478.
Roveda 211.
Rovsing, T. 289, 303, 348.

Alphabetisches Register der einzelnen Abschnitte.